MANUAL WASHINGTON®
DE TERAPÉUTICA MÉDICA

35.ª Edición

Department of Medicine
Washington University
School of Medicine
St. Louis, Missouri

Editores

Pavat Bhat, M.D.

Alexandra Dretler, M.D.

Mark Gdowski, M.D.

Rajeev Ramgopal, M.D.

Dominique Williams, M.D.

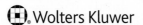

Philadelphia • Baltimore • New York • London
Buenos Aires • Hong Kong • Sydney • Tokyo

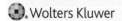

Av. Carrilet, 3, 9.ª planta, Edificio D - Ciutat de la Justícia
08902 L'Hospitalet de Llobregat
Barcelona (España)
Tel.: 93 344 47 18
Fax: 93 344 47 16
Correo electrónico: consultas@wolterskluwer.com

Revisión científica
Dr. Jorge Federico Bacigaluppi
Especialista en Medicina Interna (UBA). Especialista en Alergia e Inmunopatología (SAAI).
Jefe del Servicio de Alergia, Hospital Bernardino Rivadavia. Buenos Aires, Argentina.

Dr. Rodolfo Cano Jiménez
FACP. Director de Investigación en Salud. Comisión Coordinadora de Institutos Nacionales de Salud
y Hospitales de Alta Especialidad.
Secretaria de Salud. México.

Dr. Francesc Cardellach
Consultor Senior de Medicina Interna. Hospital Clínico de Barcelona.
Catedrático de Medicina. Universidad de Barcelona.

Traducción
Dra. M.ª Jesús del Sol Jaquotot
Lda. Medicina y Cirugía. Traductora médica, España

Dirección editorial: Carlos Mendoza
Editora de desarrollo: Núria Llavina
Gerente de mercadotecnia: Juan Carlos García
Cuidado de la edición: M.ª Jesús del Sol Jaquotot
Diseño de portada: Sonia Bocharán
Maquetación: Lanchuela
Impresión: C&C Offset Printing Co. Ltd./Impreso en Chinaa

Se han adoptado las medidas oportunas para confirmar la exactitud de la información presentada y describir la práctica más aceptada. No obstante, los autores, los redactores y el editor no son responsables de los errores u omisiones del texto ni de las consecuencias que se deriven de la aplicación de la información que incluye, y no dan ninguna garantía, explícita o implícita, sobre la actualidad, integridad o exactitud del contenido de la publicación. Esta publicación contiene información general relacionada con tratamientos y asistencia médica que no debería utilizarse en pacientes individuales sin antes contar con el consejo de un profesional médico, ya que los tratamientos clínicos que se describen no pueden considerarse recomendaciones absolutas y universales.

El editor ha hecho todo lo posible para confirmar y respetar la procedencia del material que se reproduce en este libro y su copyright. En caso de error u omisión, se enmendará en cuanto sea posible. Algunos fármacos y productos sanitarios que se presentan en esta publicación sólo tienen la aprobación de la *Food and Drug Administration* (FDA) para uso limitado al ámbito experimental. Compete al profesional sanitario averiguar la situación de cada fármaco o producto sanitario que pretenda utilizar en su práctica clínica, por lo que aconsejamos consultar con las autoridades sanitarias competentes.

Dedicamos este Manual al excelente personal médico de la Washington University/Barnes-Jewish Hospital: su sabiduría, dedicación y compasión siguen inspirándonos todos los días.

Índice de capítulos

9 Enfermedad pulmonar obstructiva 249

Jeffrey J. Atkinson, Junfang Jiao y Mario Castro

Enfermedad pulmonar obstructiva crónica 249
Asma 262

10 Enfermedades pulmonares 279

Murali Chakinala, Tonya D. Russell, Patrick Aguilar, Adrian Shifren, Andrea Loiselle, Alexander Chen, Ali Sadoughi, Allen Burks, Praveen Chenna, Brad Bemiss y Daniel B. Rosenbluth

Hipertensión pulmonar 279
Síndrome de apnea-hipopnea obstructiva del sueño 290
Neumopatía intersticial 295
Nódulo pulmonar solitario 304
Derrame pleural 310
Hemoptisis 317
Fibrosis quística 324

11 Alergia e inmunología 332

Sean Brady, Jungfang Jiao, Jennifer M. Monroy y Andrew L. Kau

Reacciones adversas a fármacos 332
Anafilaxia 336
Eosinofilia 340
Urticaria y angioedema 346
Inmunodeficiencia 350

12 Tratamiento hidroelectrolítico 354

Anubha Mutneja, Steven Cheng y Judy L. Jang

Fluidoterapia y alteraciones de la volemia 354

El paciente euvolémico 355
El paciente hipovolémico 356
El paciente hipervolémico 357
Trastornos de la concentración de sodio 358
Hiponatremia 358
Hipernatremia 364

13 Nefropatías 389

Rajesh Rajan, Seth Goldberg y Daniel W. Coyne

15 Antimicrobianos 478

David J. Ritchie, Matthew P. Crotty y Nigar Kirmani

16 Infecciones de transmisión sexual, virus de la inmunodeficiencia humana y síndrome de inmunodeficiencia adquirida 503

Caline Mattar, Rachel Presti y Hilary E. L. Reno

19 Hepatopatías 576

María Samuel, Kristen Singer y Mauricio Lisker-Melman

20 Trastornos de la hemostasia y trombosis 616

Kristen M. Sanfilippo, Brian F. Gage, Tzu-Fei Wang y Roger D. Yusen

21 Trastornos hematológicos y tratamiento transfusional 647

Amy Zhou, Tom Regenboen, Ronald Jackups y Morey Blinder

22 Cáncer 678

Siddhartha Devarakonda, Daniel Morgensztern y Ramaswamy Govindan

23 Diabetes mellitus y trastornos relacionados 730
Cynthia J. Herrick y Janet B. McGill

26 Urgencias médicas   808

Rebecca Bavolek, Evan S. Schwarz y Jason Wagner

27 Enfermedades neurológicas 824

Robert C. Bucelli y Beau M. Ances

28 Toxicología 869

S. Eliza Halcomb, Evan S. Schwarz y Michael E. Mullins

Apéndice A: Inmunizaciones y tratamientos tras la exposición   931

Abigail L. Carlson y Carlos A. Q. Santos

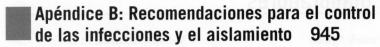

Colaboradores

Patrick Aguilar
Fellow
Division of Pulmonary and Critical Care Medicine

Zarmeena Ali, M.D.
Instructor in Medicine
Division of Rheumatology

Beau M. Ances, M.D., PhD, MS
Associate Professor
Department of Neurology

Jeffrey J. Atkinson, M.D.
Assistant Professor of Medicine
Division of Pulmonary and Critical Care Medicine

Philip M. Barger, M.D.
Associate Professor of Medicine
Division of Cardiovascular Medicine

Rebecca Bavolek, M.D.
Instructor in Emergency Medicine
Division of Emergency Medicine

Brad Bemiss, M.D.
Postdoctorate Research Scholar
Division of Pulmonary and Critical Care Medicine

Morey Blinder, M.D.
Associate Professor of Medicine
Division of Hematology

Sean Brady, M.D.
Fellow
Division of Allergy and Immunology

Angela L. Brown, M.D.
Assistant Professor of Medicine
Division of Cardiology

Robert C. Bucelli, M.D., PhD
Assistant Professor
Department of Neurology

Allen Burks, M.D.
Fellow
Division of Pulmonary and Critical Care Medicine

Abigail L. Carlson, M.D.
Fellow
Division of Infectious Diseases

Mario Castro, M.D.
Professor of Medicine
Division of Pulmonary and Critical Care Medicine

Murali Chakinala, M.D.
Associate Professor of Medicine
Division of Pulmonary and Critical Care Medicine

Alexander Chen, M.D.
Assistant Professor of Medicine
Division of Pulmonary and Critical Care Medicine

Catherine Chen, M.D.
Fellow
Division of Pulmonary and Critical Care Medicine

Steven Cheng, M.D.
Assistant Professor of Medicine
Division of Renal Diseases

Praveen Chenna, M.D.
Assistant Professor of Medicine
Division of Pulmonary and Critical Care Medicine

William E. Clutter, M.D.
Associate Professor of Medicine
Division of Medical Education

Daniel H. Cooper, M.D.
Assistant Professor of Medicine
Division of Cardiovascular Medicine

Daniel W. Coyne, M.D.
Professor of Medicine
Division of Renal Diseases

Matthew P. Crotty, PharmD
Infectious Diseases Pharmacy Resident
BJH Department of Pharmacy

Vladimir Despotovic, M.D.
Assistant Professor of Medicine
Division of Pulmonary and Critical Care Medicine

Siddhartha Devarakonda, M.D.
Fellow
Division of Hematology and Oncology

Mitchell N. Faddis, M.D., PhD
Associate Professor of Medicine
Division of Cardiovascular Medicine

Brian F. Gage, M.D.
Professor of Medicine
Division of General Medical Sciences

Mark Gdowski, M.D.
Instructor in Medicine
Division of Medical Education

Anne C. Goldberg, M.D.
Associate Professor of Medicine
Division of Endocrinology and Metabolism

Seth Goldberg, M.D.
Assistant Professor of Medicine
Division of Nephrology

Jacob S. Goldstein
Fellow
Cardiovascular Division

María González-Mayda, M.D.
Assistant Professor of Medicine
Division of Rheumatology

Ramaswamy Govindan, M.D.
Professor of Medicine
Division of Medical Oncology

C. Prakash Gyawali, M.D.
Professor of Medicine
Division of Gastroenterology

S. Eliza Halcomb, M.D.
Assistant Professor
Division of Emergency Medicine

Cynthia J. Herrick, M.D.
Instructor in Medicine
Division of Endocrinology, Metabolism, and
  Lipid Research

Ronald Jackups, M.D.
Assistant Professor of Pathology and
  Immunology
Laboratory and Genomic Medicine

Judy L. Jang, M.D.
Assistant Professor of Medicine
Division of Renal Diseases

Junfang Jiao, M.D.
Fellow
Division of Allergy and Immunology

Eric Johnson, M.D.
Instructor in Medicine
Division of Hospital Medicine

Andrew L. Kau, M.D.
Instructor in Medicine
Division of Allergy and Immunology

Daniel S. Kim, M.D.
Instructor in Medicine
Division of Medical Education

Nigar Kirmani, M.D.
Professor of Medicine
Division of Infectious Diseases

Marin H. Kollef, M.D.
Professor of Medicine
Division of Pulmonary and Critical Care
  Medicine

Shane J. LaRue, M.D.
Instructor in Medicine
Cardiovascular Division

Stephen Y. Liang, M.D.
Instructor in Medicine
Division of Infectious Diseases

Brian R. Lindman, M.D.
Assistant Professor of Medicine
Division of Cardiovascular Medicine

Mauricio Lisker-Melman, M.D.
Professor of Medicine
Division of Gastroenterology

Andrea Loiselle, M.D.
Instructor in Medicine
Division of Pulmonary and Critical Care
  Medicine

Caline Mattar, M.D.
Fellow
Division of Infectious Diseases

Janet B. McGill, M.D.
Professor of Medicine
Division of Endocrinology

Adam Meyer, M.D.
Instructor in Medicine
Division of Hospital Medicine

Jennifer M. Monroy, M.D.
Assistant Professor of Medicine
Division of Allergy and Immunology

Daniel Morgensztern, M.D.
Associate Professor of Medicine
Division of Medical Oncology

Clare E. Moynihan, M.D.
Fellow
Division of Endocrinology and Metabolism

Michael E. Mullins, M.D.
Associate Professor of Emergency Medicine
Department of Medicine

Anubha Mutneja, M.D.
Fellow
Division of Renal Diseases

Allison L. Nazinitsky, M.D.
Fellow
Division of Infectious Diseases

Amit Patel, M.D.
Fellow
Division of Gastroenterology

Rachel Presti, M.D.
Assistant Professor of Medicine
Division of Infectious Diseases

Rajesh Rajan, M.D.
Fellow
Division of Renal Diseases

Dominic Reeds, M.D.
Associate Professor of Medicine
Division of Geriatrics and Nutritional Science

Tom Regenbogen, M.D.
Fellow
Division of Medical Oncology

Hilary E. L. Reno, M.D.
Assistant Professor of Medicine
Division of Infectious Diseases

David J. Ritchie, PharM.D.
Clinical Pharmacist
Division of Infectious Diseases

Daniel B. Rosenbluth, M.D.
Professor of Medicine and Pediatrics
Division of Pulmonary and Critical Care Medicine

Tonya D. Russell, M.D.
Associate Professor of Medicine
Division of Pulmonary and Critical Care Medicine

Ali Sadoughi, M.D.
Fellow
Division of Pulmonary and Critical Care Medicine

Maria Samuel, M.D.
Fellow
Division of Gastroenterology

Kristen M. Sanfilippo, M.D.
Instructor in Medicine
Division of Hematology

Carlos A. Q. Santos, M.D.
Assistant Professor of Medicine
Division of Infectious Diseases

Rowena Delos Santos, M.D.
Assistant Professor of Medicine
Division of Renal Diseases

Evan S. Schwarz, M.D.
Assistant Professor of Emergency Medicine
Division of Emergency Medicine

Adrian Shifren, M.D.
Assistant Professor of Medicine
Division of Pulmonary and Critical Care Medicine

Kristen Singer, M.D.
Resident
Department of Internal Medicine

Marc A. Sintek, M.D.
Fellow
Cardiovascular Division

Rupinder Sodhi, M.D.
Fellow
Division of Renal Diseases

Mark Thoelke, M.D.
Associate Professor
Division of Hospital Medicine

Justin M. Vader, M.D.
Assistant Professor of Medicine
Cardiovascular Division

Tiphanie Vogel, M.D.
Fellow
Division of Rheumatology

Jason Wagner, M.D.
Assistant Professor of Emergency Medicine
Division of Emergency Medicine

Tzu-Fei Wang, M.D.
Assistant Professor of Internal Medicine
Division of Hematology
The Ohio State University

Peter H. Yen, M.D.
Resident
Department of Medicine

Roger D. Yusen, M.D., MPH
Associate Professor of Medicine
Division of Pulmonary and Critical Care Medicine

Amy Zhou
Fellow
Division of Medical Oncology

Nota del director

La velocidad con la que aumenta el conocimiento médico impone una enorme carga a los médicos que quieren mantenerse al día de los avances más recientes, particularmente en terapias novedosas que mejorarán la evolución de los pacientes. El *Manual Washington® de terapéutica médica* es una fuente fácilmente accesible de información actual que incluye un abordaje clínico para el diagnóstico, el estudio y el tratamiento de enfermedades médicas frecuentes de forma habitual. La versión electrónica online y el formato de bolsillo del *Manual Washinton®* garantiza que seguirá siendo de gran ayuda para internos, residentes, estudiantes de medicina y otros médicos que necesiten disponer fácilmente de información clínica práctica. Satisface una importante necesidad no satisfecha en una era de sobrecarga de información.

Quiero expresar mi agradecimiento a los autores, entre los que se incluyen médicos de plantilla, facultativos en formación y visitantes de la Washington University/Barnes-Jewish Hospital. Sus esfuerzos y su notable habilidad son evidentes en la calidad del producto final. En particular, estoy orgulloso de nuestros editores, Drs. Pavan Bath, Alexandra Dretler, Mark Gdowski, Rajeev Ramgopal y Dominique Williams, y del editor de la serie, Tom De Fer, que han trabajado incansablemente para producir otra notable edición del *Manual Washington® de terapéutica médica*. También agradezco al Dr. Melvin Blanchard, Chief of the Division of Medical Education en el Department of Medicine de la Washington University, su guía y consejo. Confío en que esta edición cumpla su objetivo deseado de ofrecer conocimiento práctico que se pueda aplicar directamente a la mejora de la asistencia de los pacientes.

Victoria J. Fraser, M.D.
Adolphus Busch Professor of Medicine
Chairman, Department of Medicine
Washington University School of Medicine
St. Louis, Missouri

Prefacio

Tenemos el placer de presentar la 35.ª edición del *Manual Washington® de terapéutica médica*. «El *Manual*», como se le llama con cariño aquí, en la Washington University, tiene una gran tradición de ser editado por los residentes de último año de medicina interna. Se desarrolló inicialmente para el uso por los estudiantes de medicina de los últimos años y médicos de plantilla locales, pero actualmente se ha convertido en uno de los textos médicos más vendidos en todo el mundo. Al mismo tiempo, también ha crecido el tamaño y la complejidad del *Manual*, reflejo de la práctica de la medicina.

Desde la primera edición, editada por Wayland MacFarlane en 1943, se han realizado numerosas revisiones, pasando de ser un texto corto a una referencia fácil de transportar, y ahora un texto tanto en formato impreso como en versión electrónica disponible para los aparatos electrónicos portátiles. Sin embargo, a través de las numerosas revisiones, los editores han mantenido las virtudes responsables de su éxito: una exposición concisa de la fisiopatología, una descripción de los tratamientos actuales basada en la evidencia y un formato sensato. Además, en cada nueva edición, se ha actualizado cuidadosamente el contenido para reflejar los avances en continuo cambio de la tecnología y la terapéutica médica.

El *Manual Washington® de terapéutica médica* ha establecido una tradición de excelencia que pretendemos mantener. Ninguna presentación del *Manual* sería completa sin mencionar al fantástico personal de plantilla, los médicos en formación, los estudiantes de medicina y los médicos visitantes con los que trabajamos a diario. Su brillantez, compasión y dedicación son realmente destacables. Es verdaderamente un honor que busquen una guía en el *Manual*. Tenemos una profunda deuda por el importante apoyo y orientación que nos ha proporcionado el Dr. Tom De Fer, editor de la serie, para la creación de esta edición del *Manual*. También agradecemos sinceramente a Katie Sharp y al personal editorial de Wolters Kluwer su ayuda y paciencia con nuestros ocupados calendarios.

Hemos tenido el honor y el placer de ser jefes de residentes de las compañías Shatz-Strauss, Karl-Flance, Kipnis-Daughaday y North Campus, y de The Primary Care Medicine Clinic en el Barnes-Jewish Center for Outpatient Health. Nuestros jefes de compañía, los Dres. Megan Wren, Emily Fondahn, Geoffrey Cislo y E.-P. Barrette, han sido fundamentales durante este año, actuando como mentores y modelos de rol. Nuestro director del programa, Dr. Melvin Blanchard, nos ha ayudado mucho en la producción del *Manual*. Nuestra Directora médica, Dra. Vicky Fraser, nos ha guiado y apoyado en la creación de este texto. Agradecemos a nuestras familias su apoyo, paciencia e inspiración. A Muffie, Rob, Charlotte y Dough; a toda la familia Gdowski, pero especialmente a Henry; a Carolyn, John y Stanley; a Caroline, Priya, Kolari y Shashi; y a las familias Ramgopal y Martin... nuestra gratitud es inconmensurable.

Pavan Bath, M.D.
Alexandra Dretler, M.D.
Mark Gdowski, M.D.
Rajeev Ramgopal, M.D.
Dominique Williams, M.D.

Prólogo a la edición española

Es para mí un honor poder firmar el Prólogo de la edición en español de la 35.ª edición del *Manual Washington® de terapéutica médica*. Como médico internista y profesor de la Universidad de Barcelona desde hace más de cuatro décadas, conozco y me considero usuario habitual de este magnífico libro en formato de bolsillo que tanto éxito ha conseguido desde su primera aparición en el año 1942. Su traducción a numerosos idiomas, entre los que destacan el español, portugués, griego, húngaro, rumano, turco, coreano, chino y japonés, así como la impresión de más de 200 000 copias de la anterior edición, la 34.ª, avalan con creces las razones de su amplia aceptación. Esta enorme difusión acredita su indudable calidad y excelente acogida por parte de sus potenciales usuarios, fundamentalmente estudiantes, médicos residentes, especialistas y otros profesionales de la salud.

No quisiera pecar de arrogante al manifestar que mi experiencia personal en el ámbito de la literatura médica, especialmente en el entorno de las revistas y los libros de texto, es ya bastante dilatada. Mi doble responsabilidad como Subdirector a lo largo de 16 años del texto clásico *Farreras-Rozman Medicina Interna*, una obra con 87 años de historia y una amplia difusión entre la población hispanoparlante, y también como Codirector de su *Compendio*, me permite opinar con suficiente conocimiento de causa sobre una obra ejemplar como la presente, en lengua española.

El contenido del *Manual Washington® de terapéutica médica* está muy específicamente dirigido a la terapéutica, como muy bien señala el propio título de la obra, aunque no olvida un aspecto absolutamente necesario para la concreción de aquélla en la toma de decisión de cualquier acto del ejercicio profesional, como es el fundamental apartado del diagnóstico. Esta combinación de contenidos básicos (diagnóstico y tratamiento), definitivamente imprescindibles en la actividad profesional «a la cabecera del paciente», no está reñida con la coexistencia de obras de otra índole, pero con objetivos distintos (aunque complementarios) dentro del entorno formativo y profesional. Ello es el resultado de un aumento exponencial del conocimiento científico, sobre todo en los últimos 50 años, que debe ser procesado y administrado en aquellos formatos más oportunos según las circunstancias en función de las necesidades y de las expectativas de los potenciales usuarios. No me cabe la menor duda de que la aportación y consolidación del *Manual Washington® de terapéutica médica* es absolutamente acertada, y esta 35.ª edición (oportunamente actualizada y renovada respecto a la anterior) traducida al español acumula prestigio y va a ser muy bien recibida en aquellos ámbitos donde esta lengua constituye el medio fundamental de relación, de aprendizaje y de ejercicio profesional.

La 35.ª edición original de esta obra, junto a la presente traducción al español con el nivel de calidad que nos tiene acostumbrados Wolters Kluwer en ediciones anteriores, me permite introducir una última reflexión. Existe desde hace muchos años una permanente discusión instalada en los medios de comunicación escrita acerca del futuro de las obras de estas características, impresas en papel. Pero a la vez, es admirable y casi sorprendente que en una era donde, ciertamente, la e-tecnología va adquiriendo cada vez más protagonismo, algunos textos, lejos de sentirse amenazados, han consolidado con firmeza su posición en el mercado. Tal es el caso del *Manual Washington® de terapéutica médica* que, como otras obras de demostrada calidad (no demasiadas, ciertamente), han sabido conjugar de forma acertada lo clásico con lo moderno, la realidad con la imaginación. A mi juicio, éste es, cuanto menos en el momento actual y en un período futuro suficientemente tranquilizador, la base general del aprendizaje, un apoyo necesario en el ejercicio profesional y el refuerzo imprescindible de la obligada formación continuada en el ámbito de la medicina.

Finalmente, aunque ya se haya manifestado con mayor oportunidad en la versión original en inglés, siento con verdadero placer la necesidad de felicitar a los editores de la obra (Pavan Bhat, Alexandra Detler, Mark Godowski, Rajeev Ramgopal y Dominique Wiliams) por su excelente labor de coordinación y a Wolters Kluwer por su cuidada presentación. Así mismo, la impecable traducción al español (a cargo de la Dra. Mª Jesús del Sol Jaquotot) certifica, sin ningún tipo de duda, el cuidado y esmero de los responsables en procurar la participación de los mejores profesionales en este proyecto. Todos estos aspectos, al lado de los estrictamente científicos, son de gran relevancia práctica y justifican también gran parte del éxito de esta obra.

En definitiva, me complace enormemente dar la bienvenida a la magnífica 35.ª edición en español del *Manual Washington® de terapéutica médica*.

Dr. Francesc Cardellach
Consultor Senior de Medicina Interna
Hospital Clínico de Barcelona
Catedrático de Medicina
Universidad de Barcelona

Asistencia a los pacientes en medicina interna

Mark Thoelke, Eric Johnson y Adam Meyer

Asistencia general al paciente hospitalizado

PRINCIPIOS GENERALES

- Aunque se puede perfilar un abordaje general de los problemas frecuentes, el **tratamiento se debe personalizar.** Hay que explicar cuidadosamente al paciente todos los procedimientos diagnósticos y terapéuticos, incluyendo los posibles riesgos, beneficios y alternativas.
- El período de hospitalización representa una interrelación compleja de múltiples cuidadores que somete a los pacientes a posibles perjuicios por **errores médicos y complicaciones iatrogénicas.** Hay que intentar por todos los medios minimizar estos riesgos, y las medidas básicas son:
  - Uso de abreviaturas y designaciones de dosis estandarizadas.
  - Comunicación excelente entre los médicos y otros profesionales.
  - Instauración de precauciones profilácticas adecuadas.
  - Prevención de las infecciones nosocomiales, prestando atención a la higiene y la retirada de los catéteres innecesarios.
  - Conciliación de los fármacos en todas las transferencias asistenciales.
- **Órdenes hospitalarias**
  - La informatización de las órdenes de ingreso se debe escribir poco después de la evaluación de un paciente. Hay que tener disponible un número de teléfono de contacto.
  - Los turnos diarios deben incluir la valoración de la necesidad progresiva de líquidos i.v., telemetría, catéteres y oxígeno suplementario, todo lo cual puede limitar la movilidad del paciente.
  - No se aconseja la realización de pruebas de laboratorio sistemáticas, como el hemograma completo y el panel metabólico completo, porque puede provocarse una anemia yatrogénica importante.
- **Alta**
- La **planificación del alta** empieza en el momento del ingreso, y es en ese momento cuando se debe evaluar la situación social del paciente y sus posibles necesidades con vistas al alta.
- La **coordinación temprana** con profesionales de enfermería, trabajadores sociales y coordinadores/gestores de casos facilita el alta eficiente y un plan completo tras ella.
- Hay que **enseñar a los pacientes** todo lo concerniente a los cambios de medicación y otros tratamientos nuevos. En el cumplimiento del tratamiento influye el conocimiento de éste por parte del paciente.
- Se deben escribir las **prescripciones** de todos los nuevos fármacos, y se proporcionará al paciente una lista completa de fármacos que incluya las instrucciones y las indicaciones.
- La **comunicación** con los médicos que retomarán la asistencia al paciente después del alta es importante para lograr una asistencia de seguimiento óptima y debe formar parte del proceso del alta.

MEDIDAS PROFILÁCTICAS

Profilaxis de la tromboembolia venosa

PRINCIPIOS GENERALES

Epidemiología

La **tromboembolia venosa (TEV)** es una causa de muerte evitable en los pacientes hospitalizados. En el mayor estudio observacional realizado hasta la fecha para tratar de estratificar el riesgo en pacientes internados, el 1,2 % de los pacientes presentó TEV en los 90 días siguientes al ingreso. Se consideró que un total del 10 % al 30 % de los pacientes tenían un riesgo elevado de sufrir TEV, definido como la presencia de **2 o más puntos** por los factores de riesgo ponderados a continuación *(Chest 2011;140:706)*.

Factores de riesgo

- 3 puntos: TEV previa, trombofilia.
- 1 punto: cáncer, edad > 60 años.

Prevención

- Se debe animar a los pacientes a **caminar** varias veces al día.
- La **profilaxis farmacológica** reduce un 50 % el riesgo de TEV, si bien aquí se incluyen numerosas trombosis asintomáticas de venas de la pantorrilla que no progresan. No se ha demostrado que la profilaxis proporcione beneficio alguno en cuanto a la mortalidad global.
- Todos los pacientes graves con riesgo elevado de TEV, sin hemorragia activa ni riesgo elevado de hemorragia, se deben tratar con heparina no fraccionada (HNF) en dosis baja, 5 000 unidades s.c. cada 12 h o cada 8 h, o heparina de bajo peso molecular (HBPM), enoxaparina, 40 mg s.c. al día, o dalteparina, 5 000 unidades s.c. al día, o fondaparinux, 2,5 mg s.c. al día.
- El ácido acetilsalicílico (aspirina) como monoterapia no es suficiente para la profilaxis en los pacientes hospitalizados *(Chest 2012;141:e195S)*.
- En los pacientes en situación de riesgo y con contraindicaciones para la profilaxis anticoagulante, se puede recurrir a la profilaxis mecánica con medias de compresión neumática intermitente o medias de compresión gradual, aunque no se ha demostrado el beneficio *(Ann Intern Med 2011;155:625)*.

Úlceras de decúbito

PRINCIPIOS GENERALES

Epidemiología

Las **úlceras de decúbito** suelen producirse en las primeras 2 semanas del ingreso hospitalario y pueden desarrollarse en 2 a 6 h. Una vez aparecen, es difícil que cicatricen, y se han asociado a un aumento de la mortalidad *(J Gerontol A Biol Sci Med Sci 1997;52:M106)*. Entre los factores de riesgo para la aparición de úlceras de decúbito se encuentran la edad avanzada, la parálisis y la enfermedad grave *(Clin Dermatol 2010;28(5):527)*.

Prevención

La **prevención** es la clave del tratamiento de las úlceras de decúbito. Se reconoce que no todas las úlceras de decúbito son evitables *(J Wound Ostomy Continence Nurs 2014;41:313)*. Las medidas de prevención son:
- **Evaluación de los factores de riesgo,** como inmovilidad, limitación de la actividad, incontinencia, deterioro del estado nutricional, deterioro de la circulación y alteración del nivel o estado de conciencia.
- En los pacientes de riesgo deben usarse **colchones estáticos** o revestimientos *(Ann Intern Med 2015;162:359)*.

■ **Cuidados de la piel,** como inspección diaria con una atención particular a las prominencias óseas (incluidos los talones), minimización de la exposición a la humedad y aplicación de humectantes en la piel sacra seca.

■ Pueden proporcionarse **suplementos nutricionales** a los pacientes en situación de riesgo.

■ Se recomiendan los cambios posturales frecuentes (mínimo cada 2 h, o cada 1 h en pacientes en silla de ruedas).

DIAGNÓSTICO

Presentación clínica

Clasificación del National Pressure Ulcer Advisory Panel:

■ **Sospecha de lesión tisular profunda:** zona localizada de color púrpura o granate, o de piel intacta decolorada o ampolla llena de sangre por lesión del tejido blando subyacente por presión y/o corte. En la misma zona puede haber existido previamente un tejido doloroso, firme, empastado, edematoso, más caliente o más frío que el tejido adyacente.

■ **Fase I:** piel intacta con enrojecimiento que no se palidece (blanquea) por la presión en una zona localizada, habitualmente sobre un saliente óseo. La piel con pigmentación oscura puede ocultar los hallazgos.

■ **Fase II:** pérdida parcial del grosor de la dermis que se manifiesta como una úlcera abierta poco profunda con un lecho de la herida de color rosado-rojo, sin esfacelo. También se puede manifestar como una ampolla.

■ **Fase III:** pérdida completa del grosor del tejido. Se puede ver la grasa subcutánea, pero no existe exposición de hueso, tendón ni músculo. Puede haber tejido de degranulación, aunque no oculta la profundidad de la pérdida de tejido. Puede incluir socavamiento y tunelización.

■ **Fase IV:** pérdida completa del grosor del tejido con exposición de hueso, tendón o músculo. Puede haber esfacelo o escara en algunas partes del lecho de la herida. Con frecuencia existe socavamiento y tunelización.

■ **Inclasificable:** pérdida completa del grosor del tejido en la que la base de la úlcera está recubierta por un tejido de degranulación (amarillo, tostado, gris, verde o marrón), una escara (tostada, marrón o negra), o ambas cosas, en el lecho de la herida.

TRATAMIENTO

El tratamiento óptimo de las úlceras por presión sigue estando poco definido. Algunos datos apoyan lo siguiente (*Ann Intern Med 2015;162:370*).

■ Los **apósitos hidrocoloides o de espuma** pueden reducir el tamaño de la herida.

■ Se recomiendan los **suplementos de proteínas o aminoácidos,** aunque no se dispone de datos suficientes para recomendar una pauta concreta de suplementos (*Cochrane Database Syst Rev 2014*).

■ La **estimulación eléctrica** puede acelerar la cicatrización.

■ **Otros tratamientos complementarios** con menos evidencias que los apoyen son el calor radiante, la terapia con presión negativa y el factor de crecimiento derivado de las plaquetas. Los fármacos tópicos (sulfadiazina de plata) pueden optimizar la cicatrización o desbridar un esfacelo menor.

■ Los antibióticos no contribuyen a la cicatrización de una úlcera no infectada.

Otras precauciones

PRINCIPIOS GENERALES

■ Hay que entregar por escrito **precauciones para prevenir caídas** a los pacientes con antecedentes o riesgo importante de éstas (p. ej., pacientes con demencia, síncope, hipotensión ortostática). Las caídas constituyen el accidente más habitual en los pacientes hospitalizados y con frecuencia producen lesiones. **El riesgo de caída no debe implicar confinamiento en cama,** que puede provocar debilitamiento y aumentar el riesgo de futuras caídas.

■ Se debe **prevenir la posible aparición de convulsiones,** con almohadillado de las barras laterales de las camas y la presencia de una vía aérea oral junto al lecho de los pacientes con antecedentes o riesgo de sufrir convulsiones.

■ Hay que entregar por escrito las **indicaciones sobre sujeciones** a los pacientes con riesgo de autolesionarse o de interferir en el tratamiento debido a sus conductas perturbadoras o peligrosas. Estas indicaciones se deben revisar y renovar cada 24 h. Las sujeciones físicas pueden empeorar la agitación. En situaciones adecuadas se pueden valorar alternativas como alarmas, cuidadores junto al paciente o sedantes.

ASISTENCIA A LOS PACIENTES INGRESADOS CON ENFERMEDAD AGUDA

En esta sección se presenta un enfoque de una serie de síntomas frecuentes seleccionados. Generalmente, una evaluación debe constar de una anamnesis y una exploración física dirigidas, la revisión de la lista de problemas médicos (incluyendo las afecciones crónicas), la revisión de los fármacos, prestando atención especial a los cambios recientes en cuanto a éstos, y la consideración de procedimientos recientes.

Dolor torácico

PRINCIPIOS GENERALES

Las causas habituales de dolor torácico oscilan entre causas potencialmente mortales, como el infarto de miocardio y la embolia pulmonar, hasta otras causas como el reflujo esofágico, la enfermedad ulcerosa péptica, la neumonía, la costocondritis u osteocondritis, el herpes zóster, un traumatismo y la ansiedad.

DIAGNÓSTICO

Anamnesis y exploración física

■ La anamnesis debe incluir los antecedentes cardíacos o vasculares, factores de riesgo cardíaco y factores que podrían predisponer a la aparición de una embolia pulmonar.

■ Lo ideal es poder realizar la exploración física durante un episodio de dolor, y abarcará la comprobación de los signos vitales (con medición bilateral de la presión arterial ante una presunta disección aórtica), una exploración cardiopulmonar y abdominal, y la inspección y la palpación del tórax.

Pruebas diagnósticas

En la mayoría de los pacientes es adecuado realizar una evaluación del nivel de oxigenación, una radiografía de tórax y un electrocardiograma (ECG). Se deben obtener biomarcadores cardíacos seriados ante una presunta isquemia. Para diagnosticar una embolia pulmonar se utilizará una tomografía computarizada (TC) helicoidal y una gammagrafía de ventilación/perfusión (VQ).

TRATAMIENTO

■ Ante la posibilidad de una isquemia cardíaca, en el capítulo 4, *Cardiopatía isquémica*, se pueden consultar más detalles.

■ Si se sospecha un origen digestivo del dolor torácico, se puede administrar una combinación de hidróxido de aluminio e hidróxido de magnesio y difenhidramina (mezcla 1:1).

■ El dolor osteomuscular suele responder al tratamiento con paracetamol o con antiinflamatorios no esteroideos (AINE).

■ Se debe plantear una anticoagulación empírica precoz si existe una elevada sospecha de infarto de miocardio o embolia pulmonar.

Disnea

PRINCIPIOS GENERALES

La **disnea** se produce con mayor frecuencia por una alteración cardiopulmonar, como insuficiencia cardíaca congestiva (ICC), isquemia cardíaca, broncoespasmo, embolia pulmonar, infección, tapones mucosos y aspiración. Se debe evaluar rápidamente y cuidadosamente.

DIAGNÓSTICO

Anamnesis y exploración física

■ La evaluación inicial debe incluir una revisión de los antecedentes médicos para detectar enfermedades pulmonares o cardiovasculares subyacentes, y una anamnesis dirigida.

■ Se debe realizar una exploración cardiopulmonar detallada que incluya los signos vitales

Pruebas diagnósticas

■ La evaluación de la oxigenación mediante pulsioximetría o gasometría arterial y una radiografía de tórax es útil en la mayoría de los pacientes.

■ Otras medidas diagnósticas deben ir dirigidas por los hallazgos de la evaluación inicial.

TRATAMIENTO

Si es necesario, debe administrarse oxígeno rápidamente. Otras medidas terapéuticas deberán ir dirigidas por los hallazgos de la evaluación inicial.

Episodios hipertensivos agudos

PRINCIPIOS GENERALES

■ Los episodios hipertensivos agudos que se producen en el hospital suelen deberse a una hipertensión esencial tratada inadecuadamente. Si existe evidencia de lesión orgánica (emergencia hipertensiva), está indicada la medicación i.v. Los fármacos orales son más adecuados para una urgencia hipertensiva sin lesión orgánica.

■ La sobrecarga de volumen y el dolor pueden empeorar la hipertensión, y deben reconocerse y tratarse de forma adecuada.

■ Hay que tener en cuenta la posibilidad de hipertensión asociada a síndromes de abstinencia (p. ej., alcohol, cocaína) y la hipertensión de rebote asociada a la suspensión súbita de fármacos antihipertensores (clonidina, antagonistas adrenérgicos α). Estas entidades se deben tratar como se expone en el capítulo 3, *Cardiología preventiva*.

Fiebre

PRINCIPIOS GENERALES

La fiebre acompaña a muchas enfermedades y es un marcador útil de actividad de la enfermedad. La infección es un problema fundamental. La reacción farmacológica, las neoplasias malignas, la TEV, la vasculitis, la fiebre central y el infarto tisular son otras posibilidades diagnósticas, si bien se trata de diagnósticos de exclusión.

DIAGNÓSTICO

Anamnesis y exploración física

■ La anamnesis debe incluir: cronología de la fiebre y de los síntomas asociados, fármacos, posibles exposiciones, y una anamnesis completa social y de viajes.

■ La exploración física debe incluir la monitorización de la temperatura oral o rectal. En el paciente hospitalizado debe prestarse una atención especial a las vías i.v., una acumulación anómala de líquido y los dispositivos permanentes como las sondas urinarias.

■ En el capítulo 22, *Cáncer,* se ofrece más información sobre el tratamiento de la fiebre neutropénica.

Pruebas diagnósticas

■ El estudio incluye hemocultivos y urocultivos, hemograma completo con fórmula leucocitaria, bioquímica sérica con pruebas de función hepática, análisis de orina y coprocultivos, si está indicado.
■ La evaluación diagnóstica suele incluir una radiografía de tórax.
■ Se deben solicitar cultivos de acumulaciones anómalas de líquido, esputo, líquido cefalorraquídeo y heces cuando esté indicado por el cuadro clínico. Lo ideal es obtener las muestras para los cultivos antes del inicio de los antibióticos; sin embargo, no se deben retrasar éstos ante una presunta infección grave.

TRATAMIENTO

■ Se pueden administrar antipiréticos para reducir el malestar asociado. El ácido acetilsalicílico (325 mg) y el paracetamol (325 mg a 650 mg v.o. o por vía rectal cada 4 h) son los fármacos de elección.
■ Se plantearán antibióticos empíricos en pacientes hemodinámicamente inestables en quienes exista la posibilidad de infección, y en pacientes neutropénicos y esplenectomizados.
■ El golpe de calor y la hipertermia maligna son urgencias médicas que precisan un reconocimiento y un tratamiento rápidos (v. capítulo 26, *Urgencias médicas*).

Dolor

PRINCIPIOS GENERALES

El dolor es subjetivo, por lo que su tratamiento se debe personalizar. El dolor crónico puede no asociarse a hallazgo físico objetivo alguno. Se deben emplear escalas de dolor para la cuantificación.

TRATAMIENTO

■ El dolor agudo suele precisar únicamente tratamiento transitorio.
■ En el dolor crónico, se usará una combinación de analgesia basal con administración de bolos a demanda.
■ Si el dolor no responde al tratamiento convencional, pueden ser adecuadas modalidades no farmacológicas como bloqueos nerviosos, simpatectomía y psicoterapia cognitiva.

Medicamentos

■ Paracetamol
  • Efectos: tiene efectos antipirético y analgésico, pero carece de propiedades antiinflamatorias y antiagregantes plaquetarias.
  • Dosis: 325 mg a 1 000 mg cada 4-6 h (dosis máxima, 4 g/día), disponible para administración oral, i.v. y en supositorio rectal. En los pacientes con hepatopatía, la dosis no debe ser superior a 2 g/día.
  • Efectos adversos: la principal *ventaja* del paracetamol es la ausencia de toxicidad gástrica. La hepatotoxicidad puede ser grave, y una sobredosis aguda de 10-15 g puede producir necrosis hepática mortal (v. capítulo 19, *Hepatopatías,* y capítulo 26, *Urgencias médicas*).
■ Ácido acetilsalicílico (aspirina)
  • Efectos: tiene efectos analgésico, antipirético, antiinflamatorio y antiagregante plaquetario. El AAS debe usarse con precaución en pacientes con hepatopatía o nefropatía o trastornos hemorrágicos, en pacientes gestantes y en quienes reciban tratamiento anticoagulante. Los efectos antiagregantes plaquetarios pueden durar hasta 1 semana después de una única dosis.

- Dosis: 325 mg a 650 mg v.o. cada 4 h según sea necesario (dosis máxima, 4 g/día); disponible para administración oral y como supositorio rectal. Los comprimidos con cubierta entérica pueden minimizar los efectos secundarios gastrointestinales.
- Efectos adversos: los efectos adversos relacionados con la dosis son: acúfenos (*tinnitus*), mareo e hipoacusia. Puede aparecer dispepsia y hemorragia digestiva, que puede ser grave. Son inusuales las reacciones de hipersensibilidad, como broncoespasmo, edema laríngeo y urticaria, aunque los pacientes con asma y pólipos nasales son más propensos. El uso crónico puede causar nefritis intersticial y necrosis papilar.

■ AINE
- Efectos: los AINE tienen propiedades analgésica, antipirética y antiinflamatoria mediadas por la inhibición de la ciclooxigenasa. Todos los AINE tienen una eficacia y unos efectos adversos similares, con un perfil de efectos secundarios similar al del ácido acetilsalicílico. No se deben administrar AINE a pacientes con reacciones alérgicas o broncoconstrictoras al AAS. En el capítulo 25, *Artritis y enfermedades reumatológicas,* se proporciona más información.

■ Analgésicos opioides
- Efectos: los analgésicos opioides son similares farmacológicamente al opio o la morfina, y son los fármacos de elección cuando se desea analgesia sin acción antipirética.
- Dosis: la tabla 1-1 presenta las dosis equianalgésicas.
  - El dolor constante precisa analgesia continua (basal) con dosis suplementarias (a demanda) para el dolor intercurrente de aproximadamente el 5 % al 15 % de la dosis basal diaria. Si se requieren dosis a demanda frecuentes, hay que aumentar la dosis de mantenimiento o se debe reducir el intervalo de administración.
  - Cuando se cambia a un narcótico nuevo debido a una respuesta escasa o a intolerancia por parte del paciente, el nuevo fármaco se debe empezar con la mitad de la dosis equianalgésica para tener en cuenta una tolerancia cruzada incompleta.
  - La administración parenteral y transdérmica es útil cuando existe disfagia, vómitos o disminución de la absorción gastrointestinal.
  - Hay que utilizar fármacos con semivida corta, como la morfina. En los pacientes que nunca se hayan utilizado narcóticos se debe empezar con la menor dosis posible, mientras que los pacientes con tolerancia demostrada necesitarán dosis mayores.
  - Con frecuencia se utiliza analgesia controlada por el paciente para controlar el dolor en los pacientes postoperados y en pacientes con enfermedades terminales. En los pacientes en quienes nunca se han utilizado opioides no deben prescribirse tasas basales debido al riesgo de sobredosis.
  - Opiáceos seleccionados:
    - La codeína suele administrarse combinada con ácido acetilsalicílico o paracetamol.

TABLA 1-1	**Dosis equipotentes de analgésicos opioides**			
Fármaco	**Inicio (min)**	**Duración (h)**	**i.m./i.v./s.c. (mg)**	**v.o. (mg)**
Fentanilo	7-8	1-2	0,1	NA
Levorfanol	30-90	4-6	2	4
Hidromorfona	15-30	2-4	1,5-2	7,5
Metadona	30-60	4-12	10	20
Morfina	15-30	2-4	10	30[a]
Oxicodona	15-30	3-4	NA	20
Codeína	15-30	4-6	120	200

NA, no aplicable.
Nota: Las equivalencias se basan en estudios de dosis única.
[a] Se utiliza un cociente i.m.:v.o. de 1:2 a 1:3 para la administración repetida.

- También se dispone de oxicodona e hidrocodona para administración oral combinadas con paracetamol; existe oxicodona sin paracetamol en formulaciones de liberación inmediata y de liberación prolongada. Hay que procurar evitar la sobredosis de paracetamol con estas formulaciones.
- Se pueden utilizar preparados de sulfato de morfina de liberación inmediata y de liberación prolongada. La forma líquida puede ser útil en pacientes con dificultad para tragar comprimidos. La morfina se debe utilizar con precaución en la insuficiencia renal.
- La metadona es muy eficaz cuando se administra por vía oral, y suprime los síntomas de abstinencia de otros opioides debido a su semivida prolongada. A pesar de la prolongada semivida, la duración de la acción analgésica es mucho menor.
- La hidromorfona es un potente derivado de la morfina (cinco a seis veces más potente que ésta), y hay que tener precaución al prescribir este fármaco.
- Se dispone de fentanilo en parche transdérmico de liberación mantenida durante 72 h. El inicio de la acción está diferido. Con este fármaco se puede producir depresión respiratoria con más frecuencia.
- Precauciones
  - Los opioides están relativamente contraindicados en enfermedades agudas en las que el patrón y el grado del dolor son signos diagnósticos importantes (p. ej., lesiones craneales, dolor abdominal). También puede aumentar la presión intracraneal.
  - Los opioides deben utilizarse con precaución en pacientes con hipotiroidismo, enfermedad de Addison, hipopituitarismo, anemia, enfermedad respiratoria (p. ej., enfermedad pulmonar obstructiva crónica [EPOC], asma, cifoescoliosis, obesidad grave), malnutrición grave, debilidad general o corazón pulmonar (*cor pulmonale*) crónico.
  - La dosis de los opioides se debe ajustar en los pacientes con alteración de la función hepática o renal.
  - Los fármacos que potencian los efectos adversos de los opioides son las fenotiazinas, los antidepresivos, las benzodiazepinas y el alcohol.
  - Con el uso crónico se produce tolerancia, y coincide con la aparición de dependencia física, que se caracteriza por un síndrome de abstinencia (ansiedad, irritabilidad, sudoración, taquicardia, molestias digestivas e inestabilidad térmica) cuando se interrumpe súbitamente el fármaco. Puede producirse después de tan sólo 2 semanas de tratamiento.
  - La administración de un antagonista de opioides puede precipitar el síndrome de abstinencia tras sólo 3 días de tratamiento. La abstinencia se puede minimizar reduciendo de forma lenta y progresiva la dosis del fármaco a lo largo de varios días.
- Efectos adversos y tóxicos
  - Los efectos sobre el sistema nervioso central (SNC) son: sedación, euforia y constricción pupilar.
  - La depresión respiratoria se relaciona con la dosis y es especialmente pronunciada tras la administración i.v.
  - Los efectos cardiovasculares son vasodilatación periférica e hipotensión.
  - Los efectos digestivos son estreñimiento, náuseas y vómitos. Deben administrarse ablandadores de las heces y laxantes para evitar el estreñimiento. Los opioides pueden precipitar un megacolon tóxico en pacientes con enfermedad inflamatoria intestinal.
  - Entre los efectos genitourinarios se incluye la retención urinaria.
  - Aparece prurito con más frecuencia con la administración raquídea.
- Sobredosis de opioides
  - La naloxona, un antagonista de los opioides, debe estar disponible para su administración en caso de sobredosis accidental o intencional. Se pueden encontrar los detalles sobre la administración en el capítulo 26, *Urgencias médicas.*
- ■ Medicamentos alternativos
  - El tramadol es una agonista de los opioides y un analgésico no opioide de acción central que actúa sobre vías que procesan el dolor.

- Dosis: se pueden administrar entre 50 mg y 100 mg v.o. cada 4-6 h para el dolor agudo. En pacientes ancianos y pacientes con disfunción renal o hepática, se recomienda reducir la dosis.
- Efectos adversos: hay que evitar el uso simultáneo de alcohol, sedantes o narcóticos. También pueden aparecer náuseas, mareos, estreñimiento y cefalea. No se ha descrito depresión respiratoria con las dosis prescritas, aunque puede observarse en caso de sobredosis. No se debe administrar tramadol a pacientes tratados con un inhibidor de la monoaminooxidasa, ya que puede contribuir a la aparición de un síndrome serotoninérgico.
- Los anticonvulsivos (p. ej., gabapentina, pregabalina, carbamazepina, oxcarbazepina), los antidepresivos tricíclicos (p. ej., amitriptilina) y la duloxetina son fármacos administrados por v.o. que se pueden utilizar para tratar el dolor neuropático.
- Los anestésicos tópicos (p. ej., lidocaína) pueden producir analgesia en una región localizada (p. ej., neuralgia postherpética).

Alteración del estado mental

PRINCIPIOS GENERALES

Los cambios del estado mental tienen un diagnóstico diferencial amplio que incluye causas neurológicas (p. ej., ACV, convulsiones, trastorno confusional), metabólicas (p. ej., hipoxemia, hipoglucemia), tóxicas (p. ej., efectos de fármacos, abstinencia alcohólica) y otras etiologías. La infección (p. ej., infección urinaria, neumonía) es una causa frecuente en ancianos y en pacientes con una enfermedad neurológica subyacente. El «síndrome del atardecer» se refiere al empeoramiento de la confusión a última hora de la tarde y se asocia a demencia, trastorno confusional y entorno no familiar.

DIAGNÓSTICO

Anamnesis y exploración física

- Hay que centrarse particularmente en: medicamentos, demencia subyacente, alteración cognitiva, trastornos neurológicos o psiquiátricos, y un antecedente de consumo de alcohol o drogas.
- La familia y el personal de enfermería pueden proporcionar detalles adicionales.
- La exploración física suele incluir: signos vitales, búsqueda de focos de infección, exploración cardiopulmonar completa y exploración neurológica detallada que incluya la evaluación del estado mental.

Pruebas diagnósticas

- Las pruebas incluyen: glucemia, electrólitos séricos, creatinina, hemograma completo, análisis de orina y valoración de la oxigenación
- Otras pruebas como punción lumbar, estudio toxicológico, cultivos, pruebas de función tiroidea, TC craneal sin contraste, electroencefalograma, radiografía de tórax o EEG, deben realizarse si así lo indican los hallazgos iniciales.

TRATAMIENTO

El tratamiento de los trastornos específicos se expone en el capítulo 27, *Enfermedades neurológicas*.

Medicamentos

La agitación y la psicosis pueden ser signos de un cambio del estado mental. El antipsicótico haloperidol y la benzodiazepina lorazepam suelen utilizarse en el tratamiento agudo de estos síntomas. Los antipsicóticos de segunda generación (risperidona, olanzapina, quetiapina, clozapina, ziprasidona, aripiprazol, paliperidona) son fármacos alternativos que pueden asociarse a una menor incidencia de síntomas extrapiramidales. Todos estos fármacos pueden conllevar riesgos en pacientes ancianos y con demencia si se administran a largo plazo.

■ El haloperidol es el fármaco inicial de elección para el tratamiento agudo de la agitación y la psicosis. La dosis inicial de 0,5 mg a 5 mg (0,25 mg en pacientes ancianos) v.o. y 2 mg a 10 mg i.m. o i.v. se puede repetir cada 30-60 min. El haloperidol tiene menos metabolitos activos y menos efectos anticolinérgicos, sedantes e hipotensores que otros antipsicóticos, aunque puede tener más efectos adversos extrapiramidales. En dosis bajas, el haloperidol casi nunca produce hipotensión, deterioro cardiovascular o sedación excesiva.

■ Se puede observar una prolongación del intervalo QT. Hay que interrumpir su uso ante una prolongación de $QT_C > 450$ ms o $> 25\%$ respecto al valor inicial.

■ La hipotensión postural puede ser en ocasiones aguda e intensa después de la administración. Se deben administrar líquidos i.v. inicialmente para el tratamiento. Si se requieren vasopresores, debe evitarse la dopamina, ya que puede empeorar el estado psicótico.

■ Síndrome neuroléptico maligno (v. capítulo 27, *Enfermedades neurológicas*).

■ El lorazepam es una benzodiazepina útil en la agitación y la psicosis en el contexto de la disfunción hepática y la abstinencia de sedantes o de alcohol. La dosis inicial es de 0,5 mg a 1 mg i.v. El lorazepam tiene una breve duración de acción y pocos metabolitos activos. Se puede producir depresión respiratoria y sedación.

Tratamientos no farmacológicos

Los pacientes con síndrome confusional de cualquier etiología suelen responder a la reorientación frecuente, el cumplimiento del ciclo de luz día-noche y al mantenimiento de un entorno familiar.

Insomnio y ansiedad

PRINCIPIOS GENERALES

■ El insomnio y la ansiedad se pueden atribuir a diversos trastornos médicos y psiquiátricos subyacentes, y los síntomas pueden empeorar por el ingreso hospitalario.

■ Las causas de insomnio son la alteración del entorno, trastornos del estado de ánimo y de ansiedad, trastornos por consumo de sustancias tóxicas, el uso de medicamentos frecuentes (bloqueantes β, corticoesteroides, broncodilatadores), apnea del sueño, hipertiroidismo y mioclonías nocturnas.

■ Se puede observar ansiedad en el trastorno de ansiedad, la depresión, los trastornos por consumo de sustancias, el hipertiroidismo y las crisis parciales complejas.

DIAGNÓSTICO

El diagnóstico del insomnio y la ansiedad es clínico. No hay pruebas analíticas ni de imagen que ayuden a establecer el diagnóstico; sin embargo, pueden contribuir a descartar otras etiologías.

TRATAMIENTO

■ Con frecuencia se usan benzodiazepinas para el tratamiento de la ansiedad y el insomnio. La tabla 1-2 muestra una lista de benzodiazepinas seleccionadas, y sus usos y dosis habituales.

• Farmacología: la mayoría de las benzodiazepinas sufre una oxidación a metabolitos activos en el hígado. El lorazepam, el oxazepam y el temazepam experimentan glucuronidación a metabolitos inactivos; por tanto, estos fármacos pueden ser particularmente útiles en los ancianos y en pacientes con hepatopatía. Las benzodiazepinas con semivida prolongada pueden acumularse considerablemente en los ancianos, en quienes la semivida puede estar aumentada muchas veces.

• Posología: con las dosis indicadas en la tabla 1-2 se consigue el alivio de la ansiedad y el insomnio. El tratamiento debe iniciarse con la menor dosis recomendada con pautas posológicas intermitentes.

TABLA 1-2	Características de algunas benzodiazepinas seleccionadas			

Fármaco	Vía	Usos habituales	Dosis habitual	Semivida (h)[a]
Alprazolam	v.o.	Trastornos de ansiedad	0,75-4 mg/24 h (en 3 dosis)	12-15
Clordiazepóxido	v.o.	Trastornos de ansiedad, síndrome de abstinencia alcohólica	15-100 mg/24 h (en dosis divididas)	5-30
Clonazepam	v.o.	Trastornos de ansiedad, trastornos convulsivos	0,5-4 mg/24 h (en 2 dosis)	18-28
Diazepam	v.o.	Trastornos de ansiedad, trastornos convulsivos, preanestesia	6-40 mg/24 h (en 1 a 4 dosis)	20-50
	i.v.		2,5-20 mg (bolo i.v. lento)	20-50
Flurazepam	v.o.	Insomino	15-30 mg al acostarse	50-100
Lorazepam[b]	v.o.	Trastornos de ansiedad	1-10 mg/24 h (en 2 o 3 dosis)	10-20
	i.v. o i.m.	Medicación preanestésica	0,05 mg/kg (máximo 4 mg)	10-20
Midazolam	i.v.	Medicación preanestésica e intraoperatoria	0,01-0,05 mg/kg	1-12
	i.m.		0,08 mg/kg	1-12
Oxazepam[b]	v.o.	Trastornos de ansiedad	10-30 mg/24 h (en 3 a 4 dosis)	5-10
Temazepam[b]	v.o.	Insomnio	15-30 mg al acostarse	8-12
Triazolam	v.o.	Insomnio	0,125-0,250 mg al acostarse	2-5

[a] La semivida de los metabolitos activos puede variar.
[b] Los metabolitos están inactivos.

- Los efectos adversos son: somnolencia, mareo, astenia, deterioro psicomotor y amnesia anterógrada. La malnutrición, la edad avanzada, las hepatopatías y el consumo simultáneo de alcohol, otros depresores del SNC y los inhibidores de CYP3A4 pueden intensificar los efectos adversos de las benzodiazepinas.
  - La administración i.v. de diazepam y midazolam se puede asociar a hipotensión, bradicardia, y parada respiratoria o cardíaca.
  - Se puede producir depresión respiratoria incluso con la administración oral en pacientes con alteración respiratoria.
  - Puede desarrollarse tolerancia a las benzodiazepinas, y puede aparecer dependencia después de sólo 2 a 4 semanas de tratamiento.
  - Con la interrupción repentina de las benzodiazepinas pueden producirse convulsiones y síndrome confusional. Después de 1 a 10 días de una disminución rápida de la dosis o de la interrupción súbita del tratamiento, se inicia un *síndrome de abstinencia* que consiste en agitación, irritabilidad, insomnio, temblor, palpitaciones, cefalea, molestias digestivas y trastornos de la percepción. Los fármacos de acción corta y de acción intermedia se deben reducir en un 10-20 % cada 5 días, con una disminución más lenta en las últimas semanas. Los preparados de acción prolongada se pueden reducir más rápidamente.

- Sobredosis
    - Se debe disponer fácilmente de flumazenilo, un antagonista de las benzodiazepinas, en caso de sobredosis accidental o intencionada. En el capítulo 26, *Urgencias médicas,* se proporcionan detalles sobre su administración. Los efectos adversos frecuentes son: mareo, náuseas y vómitos.

■ Trazodona
- La trazodona es un antidepresivo antagonista de los receptores de serotonina que puede ser útil para el tratamiento de la ansiedad y el insomnio graves. La dosis habitual es de 50 mg a 100 mg al acostarse.
- Es muy sedante y puede causar hipotensión postural. Casi nunca se asocia a priapismo.
- Las concentraciones pueden aumentar considerablemente si se usan con inhibidores de CYP3A4.

■ Hipnóticos no benzodiazepínicos
Parecen actuar sobre el receptor de benzodiazepinas, y se ha demostrado que estos fármacos son seguros y eficaces para el inicio del sueño. Todos ellos deben usarse con precaución en pacientes con alteraciones de la función respiratoria.
- El zolpidem es un hipnótico imidazopiridínico útil para el tratamiento del insomnio. No produce síndrome de abstinencia, insomnio de rebote ni tolerancia. Entre los efectos adversos se encuentran la cefalea, la somnolencia diurna y las molestias digestivas. La dosis inicial es de 5 mg v.o. todas las noches al acostarse.
- El zaleplón tiene una semivida de aproximadamente 1 h y carece de metabolitos activos. Entre sus efectos adversos se incluyen mareo y alteración de la coordinación. La dosis inicial es de 10 mg v.o. al acostarse (5 mg en los ancianos y en pacientes con disfunción hepática).
- La eszopiclona tiene una semivida más prolongada que los fármacos anteriores. Los efectos adversos son cefalea y mareo. La dosis inicial es de 1 mg v.o. al acostarse.
- El ramveltón es un análogo de la melatonina. La dosis habitual es de 8 mg v.o. al acostarse.

■ Antihistamínicos
Se pueden utilizar antihistamínicos de libre dispensación (sin receta) para el insomnio y la ansiedad, sobre todo en pacientes con antecedentes de dependencia de drogas. Los efectos adversos anticolinérgicos limitan la utilidad de estos fármacos, especialmente en los ancianos.

MEDICINA PERIOPERATORIA

La función del consultor médico es estimar el nivel de riesgo cardíaco asociado a una intervención concreta, determinar la necesidad de una evaluación adicional, según el riesgo estimado, y prescribir posibles intervenciones para mitigar el riesgo. Aunque la consulta preoperatoria suele centrarse en el riesgo cardíaco, es esencial señalar que se puede producir una evolución desfavorable por una enfermedad significativa de otros sistemas orgánicos. Para proporcionar unos cuidados preoperatorios óptimos, es necesaria una evaluación del paciente en su conjunto.

Evaluación cardíaca preoperatoria

PRINCIPIOS GENERALES

Las complicaciones cardíacas perioperatorias generalmente se definen como muerte cardíaca, infarto de miocardio (tanto con elevación del segmento ST como sin elevación de ST), insuficiencia cardíaca congestiva (ICC) y trastornos del ritmo clínicamente significativos.

Epidemiología

■ En general, se calcula que cada año se producen 50 000 infartos perioperatorios y 1 millón de otras complicaciones cardiovasculares *(N Engl J Med 2001;345:1677).* Entre los pacientes que tienen un IM perioperatorio, se estima un riesgo de mortalidad intrahospitalaria del 10% al 15% *(Chest 2006;130:584)*.

■ Se considera que el IM perioperatorio (IMP) se produce por dos mecanismos diferentes. El IMP de tipo I se produce por la erosión o rotura de una placa ateroesclerótica inestable, que causa trombosis coronaria y subsiguiente lesión miocárdica. El IMP de tipo II se produce cuando la demanda de oxígeno del miocardio supera al aporte sin que exista una trombosis manifiesta.

■ Aunque los datos angiográficos sugieren que las estenosis existentes pueden desempeñar un papel en algunos episodios perioperatorios, un número significativo de IMP están relacionados con el «estrés» (IMP de tipo II) y no se deben a la rotura de una placa *(Am J Cardiol 1996;77:1126; J Cardiothorac Vasc Anesth 2003;17:90)*.

■ Los datos de la autopsia sugieren que los IMP mortales se producen fundamentalmente en pacientes con afectación de múltiples vasos y especialmente de la coronaria principal izquierda, por el mismo mecanismo que los infartos de miocardio no perioperatorios *(Int J Cardiol 1996;57:37)*.

DIAGNÓSTICO

Presentación clínica

Anamnesis

El objetivo de la anamnesis es identificar factores del paciente y enfermedades coincidentes que afectarán al riesgo perioperatorio. Las directrices actuales se centran en la identificación de cardiopatías activas y de factores de riesgo conocidos de episodios perioperatorios, entre ellos:

■ Síndromes coronarios inestables, incluyendo la angina de pecho grave.
■ IM reciente (definido como el que se ha producido hace > 7 días, pero < 30).
■ ICC descompensada (clase IV de la New York Heart Association, que empeora o insuficiencia cardíaca de nueva aparición).
■ Arritmias significativas, incluido el ritmo no sinusal (frecuencia controlada y estable).
■ Valvulopatía grave.
■ Factores de riesgo clínicos de arteriopatía coronaria.
■ Arteriopatía coronaria estable previa.
■ ICC compensada o previa.
■ Diabetes mellitus.
■ Accidente cerebrovascular (ACV) o accidente isquémico transitorio (AIT) previos.
■ Nefropatía crónica.
■ Hipertensión mal controlada.
■ ECG alterado (p. ej., hipertrofia del ventrículo izquierdo, bloqueo de rama izquierda, alteraciones del segmento ST-onda T).
■ Se ha identificado en varios estudios que la edad > 70 años es un factor de riesgo significativo *(JAMA 2001;285:1865; Eur Heart J 2008;29:394)*, aunque no se acepta de un modo uniforme como factor de riesgo independiente.

Exploración física

Hay que prestar una atención específica a:

■ Signos vitales, sobre todo los signos de hipertensión. En general se considera aceptable una presión arterial sistólica (PAS) < 180 y una presión arterial diastólica (PAD) < 110. Existe controversia sobre el tratamiento de la hipertensión en fase III (PAS > 180 o PAD > 110). Sin embargo, es aceptable posponer la cirugía programada para lograr un control adecuado de la presión arterial en esta situación, aunque no está claro cuánto hay que esperar tras el inicio del tratamiento.
■ Signos de ICC descompensada (elevación de la presión venosa yugular [PVY], crepitantes, estertores, S3, edema).
■ Soplos indicativos de lesiones valvulares significativas. Según las Directrices de la American Heart Asociation (AHA)/American College of Cardiology (ACC) de 2014 sobre

el tratamiento de los pacientes con cardiopatías valvulares, el riesgo de cirugía no cardíaca aumenta en todos los pacientes con valvulopatía importante, si bien se cree que la estenosis aórtica sintomática es la que conlleva mayor riesgo. El riesgo estimado de complicaciones cardíacas en pacientes con una estenosis aórtica grave no diagnosticada que se somete a cirugía no cardíaca es del 10 % al 30 %. Sin embargo, la sustitución de la válvula aórtica también se asocia a un riesgo considerable. El análisis entre riesgo y beneficio parece inclinarse hacia la realización de cirugía no cardíaca programada de riesgo intermedio (v. a continuación) con una monitorización hemodinámica intraoperatoria y postoperatoria adecuada (incluyendo cateterismo cardíaco derecho intraoperatorio o ecocardiografía transesofágica) en lugar de sustitución profiláctica de la válvula aórtica en el contexto de una enfermedad grave asintomática. Las mismas recomendaciones (aunque con menos datos que lo apoyen) se aplican a la insuficiencia mitral grave sintomática, la insuficiencia aórtica grave asintomática con fracción de eyección normal y la estenosis mitral grave asintomática (suponiendo que la morfología valvular no es susceptible de una comisurotomía mitral percutánea con globo, lo que, si no, debe considerarse para optimizar la situación cardíaca antes de proceder con la cirugía). La valvulopatía grave sintomática de cualquier tipo debe derivarse para consulta preoperatoria inmediata con cardiología. En la sección sobre Cardiopatía valvular del capítulo 6 se presentan más detalles.

Criterios diagnósticos

Las Directrices de 2014 del ACC/AHA sobre evaluación cardiovascular y cuidados preoperatorios en cirugía no cardíaca proporcionan un enfoque paso a paso de la evaluación preoperatoria y la estratificación de riesgos (fig. 1-1).

■ Paso 1: establecer la urgencia de la cirugía. En muchas operaciones es poco probable que haya tiempo suficiente para una evaluación.

■ Paso 2: evaluar para detectar cardiopatías activas (v. la sección previa «Anamnesis»).

■ Paso 3: determinar el riesgo específico de la cirugía:
• Las operaciones de riesgo bajo (riesgo esperado de episodios cardíacos adversos < 1 %) incluyen intervenciones superficiales, cirugía de cataratas, cirugía mamaria, técnicas endoscópicas y la mayoría de las intervenciones que se pueden realizar en un contexto ambulatorio.
• Las operaciones de riesgo intermedio (riesgo de episodios cardíacos adversos del 1 % al 5 %) incluyen: endarterectomía carotídea, operaciones intraperitoneales/intratorácicas, cirugía ortopédica, cirugía de cabeza y cuello, y cirugía prostática.
• En general se considera que la cirugía vascular que supone revascularización de una extremidad y las operaciones aórticas tienen el máximo riesgo (riesgo de episodios cardíacos adversos > 5 %).

■ Paso 4: evaluar la capacidad funcional del paciente.
• Una capacidad funcional baja (< 4 equivalentes metabólicos [MET]) se asocia a un aumento del riesgo de episodios cardíacos perioperatorios (*Arch Intern Med 1999;159:2185; Chest 1999;116:355*). Aunque la prueba de esfuerzo es el método de referencia, la capacidad funcional se puede estimar de un modo fiable por el informe del propio paciente (*Am J Cardiol 1989:64:651*). Los ejemplos de actividades que indican una capacidad funcional al menos moderada (> 4 MET) son: subir uno o dos tramos de escaleras o caminar una manzana (una cuadra) deprisa. Los pacientes con una capacidad funcional > 4 MET y asintomáticos pueden someterse a cirugía con un riesgo relativamente bajo.

■ Paso 5: evaluar los factores de riesgo clínicos del paciente.
• El número de factores de riesgo combinado con el riesgo específico de la cirugía (intermedio frente a vascular) determina el tratamiento posterior. Los siguientes factores de riesgo están adaptados del índice de riesgo cardíaco revisado (RCRI: *Revised Cardiac Risk Index) (Circulation 1999;100:1043)*:
  ◦ Cardiopatía isquémica.
  ◦ Antecedente de AIT o ACV.
  ◦ Antecedente de ICC.
  ◦ Creatinina sérica preoperatoria ≥ 2 mg/dl.
  ◦ Diabetes mellitus que precisa insulina.

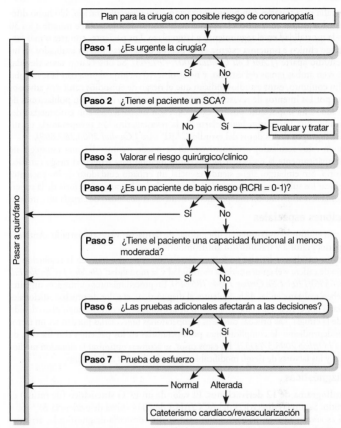

Figura 1-1. Algoritmo de la evaluación cardíaca para cirugía no cardíaca. (Modificado de *Circulation 2014;130:e278-e333*.)

- Los pacientes sin factores de riesgo clínicos tienen riesgo bajo de forma inherente (riesgo de episodios cardíacos < 1 %) y pueden someterse directamente a cirugía sin pruebas adicionales. Los pacientes con uno o dos factores de riesgo clínicos suelen tener un riesgo intermedio y pueden pasar a cirugía, aunque la prueba de esfuerzo puede ofrecer una mejor estimación en casos seleccionados. Los pacientes con tres o más factores de riesgo clínicos tienen riesgo elevado de sufrir episodios cardíacos adversos, sobre todo cuando se les realiza cirugía vascular. En esta población especialmente, la prueba de esfuerzo puede proporcionar una mejor estimación del riesgo cardiovascular y se puede plantear si el conocimiento de este mayor riesgo alterará el tratamiento (*J Am Coll Cardiol 2006;48:964*). Una prueba de esfuerzo positiva en un paciente de alto riesgo presagia un riesgo considerablemente mayor de un episodio cardíaco perioperatorio, mientras que un resultado negativo en la prueba sugiere un menor riesgo del que se prevé sólo mediante los factores clínicos (*JAMA 2001;285:1865*).

Revascularización

■ Los mejores datos disponibles sobre la revascularización preoperatoria proceden del estudio Coronary Artery Revascularization Prophylaxis (CARP), un estudio prospectivo de pacientes en los que se había programado cirugía vascular (*N Engl J Med 2004;351:2795*). Se distribuyó aleatoriamente a los pacientes con coronariopatía importante demostrada por angiografía para tratarles con revascularización o sin revascularización. No hubo diferencias entre los grupos en cuanto a la aparición de infarto de miocardio o muerte a los 30 días, ni en la mortalidad en el seguimiento a largo plazo. Los pacientes con tres o más factores de riesgo clínico e isquemia extensa en la prueba de esfuerzo fueron evaluados en un pequeño estudio aparte *(J Am Coll Cardiol 2007;49:1763)*. Se observaron tasas elevadas de episodios en ambas ramas del estudio, y no se observó mejoría alguna con la revascularización. En conjunto, estos estudios indican que el riesgo de episodios cardíacos adversos no se altera por los intentos de revascularización preoperatoria, incluso en poblaciones de riesgo elevado. Una importante posible excepción son los pacientes con enfermedad del tronco común, que parecieron beneficiarse de la revascularización preoperatoria en un análisis de subgrupos de los datos del estudio CARP *(Am J Cardiol 2008;102:809)*.

■ Basándose en estos resultados acumulativos, no se puede recomendar una estrategia de realizar sistemáticamente la revascularización como método para reducir el riesgo cardíaco perioperatorio. Sin embargo, sigue siendo esencial un cribado cuidadoso de los pacientes para identificar los subgrupos de riesgo elevado que pueden lograr una mejoría de la supervivencia por la revascularización independientemente de la necesidad de cirugía no cardíaca.

Consideraciones especiales

■ Pacientes con endoprótesis coronarias liberadoras de fármacos: véase el apartado «Anticoagulación perioperatoria y tratamiento antitrombótico».

■ En numerosos estudios se ha observado una correlación entre el retraso en la resolución de una fractura de cadera y el aumento de la morbilidad y la mortalidad *(Br Med J (Clin Res Ed) 1986; 293(6556):1203; Clin Orthop 1984;(186):45)*. En procedimientos quirúrgicos urgentes (los que deben realizarse en las 48 h siguientes al diagnóstico), el valor de pruebas adicionales se ve superado por el riesgo del empeoramiento de la evolución a corto y a largo plazo debido al retraso de la cirugía. Las pruebas cardíacas preoperatorias innecesarias pueden ser un factor de riesgo independiente de complicaciones postoperatorias en los pacientes con fractura de cadera *(Am J Orthop 2008;37(1)32)*. En estos casos, se aconseja optimizar la situación médica del paciente y los factores de riesgo modificables, y acudir después al quirófano.

Pruebas diagnósticas

■ **Electrocardiograma de 12 derivaciones.** El valor de un ECG sistemático (de rutina) es controvertido. Según las directrices del ACC/AHA de 2014 (nivel de evidencia B):

• El ECG es «razonable» en pacientes con cardiopatía coronaria diagnosticada, arritmia importante, arteriopatía periférica, enfermedad cerebrovascular u otras cardiopatías estructurales signifcativas antes de una cirugía de riesgo intermedio y mayor (Clase IIa).

• «Puede considerarse» en pacientes asintomáticos sin coronariopatía diagnosticada antes de una cirugía de riesgo intermedio y elevado (Clase IIb).

• «No es útil» en pacientes asintomáticos a los que se realizan procedimientos quirúrgicos de escaso riesgo (Clase III).

■ **Ecocardiograma en reposo.** En general, las indicaciones de la evaluación ecocardiográfica en el contexto preoperatorio no son diferentes a las del contexto no quirúrgico. Los soplos encontrados en la exploración física e indicativos de una valvulopatía subyacente significativa (v. anteriormente) se deben evaluar mediante ecocardiografía. Se debe plantear la evaluación de la función ventricular izquierda ante la posible existencia de una ICC subyacente no diagnosticada previamente o si existe deterioro desde la última exploración.

■ **Evaluación de esfuerzo.** La decisión de realizar una evaluación de esfuerzo debe estar guiada por una evaluación del riesgo preoperatorio, como se indicó anteriormente. En el capítulo 4, *Cardiopatía isquémica*, se ofrecen más detalles sobre la prueba de esfuerzo.

TRATAMIENTO

Medicamentos

■ Bloqueantes β

• Múltiples estudios han apoyado el uso perioperatorio de bloqueantes β en pacientes con arteriopatía coronaria (AC) o con riesgo de AC a los que se realiza cirugía no cardíaca. El efecto beneficioso más importante se ha observado en pacientes de riesgo elevado a los que se realiza cirugía vascular cuando se ajusta la dosis del bloqueante β para controlar la frecuencia cardíaca *(J Am Coll Cardiol 2006;48:964; Circulation 2006;114(suppl):1344)*. Sin embargo, en un análisis posterior se ha cuestionado el papel del ajuste de la dosis *(J Am Coll Cardiol 2014 Aug 1, E-pub antes de impresión)*. Aunque se ha observado de un modo uniforme la reducción de episodios cardíacos perioperatorios, hay que mencionar los escasos datos que apoyan la eficacia del bloqueo β en la reducción de la mortalidad.

- Según las recomendaciones del ACC/AHA de 2014:
  - En pacientes con tres o más factores de riesgo del RCRI (v. anteriormente) o signos de isquemia miocárdica en pruebas de esfuerzo preoperatoria, es razonable iniciar bloqueo β preoperatorio (nivel de evidencia: B).
  - El bloqueo β no debe iniciarse el día de la intervención quirúrgica, ya que su eficacia es mínima y realmente puede ser nocivo (nivel de evidencia: B).
  - Los pacientes ya tratados con bloqueantes β deben continuar con la medicación (nivel de evidencia: B).

■ Estatinas
- Se considera que las estatinas mejoran la evolución cardiovascular estimulando la función endotelial, reduciendo la inflamación vascular y estabilizando la placa ateroesclerótica, además de su efecto de reducción de lípidos. Múltiples estudios han demostrado una disminución de los episodios cardíacos perioperatorios y/o la mortalidad con el uso de estatinas en pacientes sometidos a cirugía vascular. Además, en un estudio de cohortes reciente sobre el tratamiento con estatinas de pacientes sometidos a cirugía no cardíaca ni vascular de riesgo intermedio demostró la reducción de cinco veces la mortalidad a los 30 días por todas las causas junto con una reducción estadísticamente significativa del conjunto de resultados de mortalidad a los 30 días por todas las causas, fibrilación auricular e IM no mortal *(Clin Cardiol 2013;36(8):456)*.
- Según las recomendaciones del ACC/AHA de 2014:
  - Los pacientes que ya están siendo tratados con estatinas deben seguir con la medicación (nivel de evidencia: B).
  - Los pacientes sometidos a cirugía vascular y los que con factores de riesgo se someten a cirugía de riesgo intermedio pueden beneficiarse del inicio perioperatorio del tratamiento con estatinas (nivel de evidencia: B y C, respectivamente). No están claras la dosis óptima, la duración del tratamiento ni la concentración objetivo de lipoproteínas de baja densidad (LDL) para reducir el riesgo perioperatorio.

■ Ácido acetilsalicílico (aspirina)
Se expone en la sección «Anticoagulación perioperatoria y tratamiento antitrombótico».

OBSERVACIÓN/SEGUIMIENTO

Infarto postoperatorio y seguimiento

■ La mayoría de los episodios se producen entre las 48 h y las 72 h siguientes a la operación, y gran parte de ellos se producen en las primeras 24 h *(CMAJ 2005;173:779)*.

■ La mayor parte de estos episodios no van precedidos de dolor torácico y pueden ser **clínicamente asintomáticos** *(Anesthesiology 1990;72:153)*. Aunque la mortalidad global a los 30 días se ha relacionado con la elevación postoperatoria de la troponina *(JAMA 2012;307:2295)*, la causa de la muerte no es previsible, y no puede ofrecerse una pauta terapéutica específica.

■ Las directrices del ACC/AHA de 2014 *(Circulation 2014;130;e278)* señalan que:
- No se recomiendan ECG y determinación de troponinas postoperatorios sistemáticos.
- El beneficio de las determinaciones de troponina y los ECG en pacientes de riesgo cardíaco elevado es dudoso.
- En los infartos sintomáticos se debe aplicar el tratamiento habitual de los síndromes coronarios agudos (v. capítulo 4, *Cardiopatía isquémica*). La principal dificultad es que se debe considerar cuidadosamente el riesgo de hemorragia con los anticoagulantes.

Anticoagulación perioperatoria y tratamiento antitrombótico

PRINCIPIOS GENERALES

- Los pacientes con aticoagulación crónica por fibrilación auricular, TEV o prótesis valvulares mecánicas suelen necesitar someterse a procedimientos que conllevan riesgo de hemorragia.
- La indicación de anticoagulación y el riesgo de la interrupción deben sopesarse frente al riesgo de hemorragia quirúrgica (incluyendo la posible anestesia neuroaxial).
- Hasta disponer de mejores datos de investigación, las decisiones sobre la anticoagulación perioperatoria deberán tomarse con la ayuda de directrices con una evidencia relativamente débil *(Chest 2012;141:326S).*

TRATAMIENTO

- El tratamiento recomendado varía según la indicación para la anticoagulación, el fármaco utilizado y el riesgo de hemorragia quirúrgica.
- **En pacientes tratados con anticoagulantes orales/antagonistas de la vitamina K (AVK)**
  - Los procedimientos con **escaso riesgo de sangrado** permiten continuar con la **anticoagulación oral** durante todo el período perioperatorio (p. ej., intervenciones dentales y dermatológicas menores, cirugía de cataratas, endoscopia sin biopsia, artrocentesis). La colocación de marcapasos y desfibriladores cardioversores implantables (DCI) causa menos hematoma si no se interrumpe la anticoagulación *(N Engl J Med 2013;368:2084)*
  - En **intervenciones con riesgo importante de sangrado** hay que interrumpir el tratamiento anticoagulante.
  - Aunque el índice internacional normalizado (INR) con el que se puede realizar de forma segura la cirugía es subjetivo, un INR < 1,5 suele ser un objetivo razonable.
  - El AVK (p. ej., warfarina) deberá interrumpirse 5 días antes de la intervención.
  - Se debe comprobar el INR el día anterior a la intervención. Si no se obtiene un nivel < 1,5, una dosis oral de 1 mg a 2,5 mg de vitamina K logra eficazmente un INR < 1,5 el día de la cirugía.
  - El AVK suele poder reiniciarse 12 h a 24 h después de la operación si se ha controlado la hemorragia postoperatoria *(Chest 2012;141:326S).*
  - Los **procedimientos con riesgo elevado de sangrado** (p. ej., intracraneales o raquídeos) con posible evolución catastrófica debido a la hemorragia descartarán toda anticoagulación en el perioperatorio. Otras intervenciones con riesgo elevado de hemorragia (p. ej., polipectomía sésil, resección intestinal, biopsia renal, esplénica o hepática, cirugía plástica u ortopédica amplia) deberán demorar al menos 48 h antes de reanudar la anticoagulación.
- El **tratamiento de transición** consiste en la administración de una anticoagulación alternativa durante el tiempo que se prevé que el INR esté por debajo del intervalo terapéutico. La posible disminución de trombosis debe sopesarse frente al mayor riesgo de hemorragia *(Circulation 2012;126:1630).*
- **Los pacientes con riesgo elevado de trombosis** deben recibir tratamiento de transición.
  - Válvula mitral mecánica.
  - Válvula mecánica de generación anterior (p. ej., válvula de bola-jaula de Starr-Edwards).
  - Cualquier válvula mecánica con antecedente de embolia cardíaca en los 6 meses anteriores.
  - Fibrilación auricular no valvular con antecedente de embolia en los 3 meses previos o puntuación $CHADS_2 \geq 5$ (v. capítulo 7, *Arritmias cardíacas*).
  - Fibrilación auricular valvular.
  - TEV reciente (< 3 meses).
  - Estado trombofílico diagnosticado (p. ej., deficiencia de proteína C).
- En **pacientes con riesgo trombótico moderado,** puede plantearse el tratamiento puente en aquellos con riesgo hemorrágico escaso. Se considera aceptable la dosis para profilaxis de la trombosis venosa profunda (TVP).

- Válvula aórtica mecánica (bivalva) con uno o más factores de riesgo asociados: fibrilación auricular, ICC, hipertensión, edad ≥ 75 años, diabetes mellitus, y antecedente de ACV o AIT.
- Fibrilación auricular con puntuación $CHADS_2$ de 3 o 4, o antecedente de embolia previa.
- Antecedente de TEV en los 3-12 meses previos.
- Trombofilia de riesgo no elevado (p. ej., heterocigoto para la mutación del factor V Leiden).
- Antecedente de TEV recurrente.
- Neoplasia maligna activa.

■ **No** se considera que los pacientes **con riesgo trombótico bajo** precisen tratamiento de transición. Una alternativa es el tratamiento con dosis de HBPM o HNF para la profilaxis de la TVP. Este grupo incluye pacientes con:
- Válvula aórtica mecánica (bivalva) sin factores de riesgo asociados, como se señaló anteriormente.
- Fibrilación auricular no valvular con puntuación $CHADS_2 \leq 2$ y sin antecedente de embolia.
- TEV previa > 12 meses antes (sin antecedente de TEV recurrente ni de estado de hipercoagulabilidad diagnosticado).

■ Las **opciones para el tratamiento de transición** suelen ser HBPM y HNF, incluyendo los pacientes con válvulas cardíacas mecánicas *(Chest 2012;141:326S)*. En este contexto, la experiencia es menor con otros fármacos (p. ej., fondaparinux), y no se puede considerar su uso sistemático.
- Las **HBPM** tienen las ventajas de contar con una farmacocinética relativamente predecible y la posibilidad de usarlas por vía subcutánea. Normalmente no es necesaria la monitorización del efecto anticoagulante. En pacientes no dializados se dispone de dosificación renal. La administración subcutánea permite el tratamiento ambulatorio en pacientes adecuados. Esto reduce el tiempo que debe permanecer ingresado el paciente, y también el coste por hospitalización. La última dosis debe administrarse 24 h antes de la cirugía.
- La **HNF** es el fármaco de elección en los pacientes con nefropatía terminal. Suele administrarse por vía i.v. y requiere monitorización frecuente del tiempo de tromboplastina parcial activada. La HNF debe interrumpirse al menos 4 h antes de la intervención quirúrgica prevista para permitir que desaparezca el efecto anticoagulante. Se ha demostrado que la HNF subcutánea en dosis fija es eficaz en el tratamiento de la TEV, y puede considerarse una opción *(JAMA 2006;295:1152)*.
- Los **nuevos anticoagulantes orales** tienen semividas relativamente cortas (dabigatrán = 14 h; rivaroxabán = 9 h; apixabán = 12 h), lo que evita la necesidad del tratamiento de transición. Los fármacos deben suspenderse durante dos o tres semividas en procedimientos con escaso riesgo de sangrado, y tres o cuatro semividas en aquellos con riesgo de sangrado elevado, teniendo en cuenta los efectos de la función renal en la eliminación. Actualmente, se están desarrollando fármacos de inversión.

■ **Pacientes tratados con antiagregantes plaquetarios**
- La continuación de los antiagregantes plaquetarios durante la intervención conlleva también riesgo de hemorragia, mientras que la interrupción puede aumentar los episodios cardiovasculares. Los fármacos irreversibles deben suspenderse durante 5 a 7 días antes de que los efectos desaparezcan por completo. Los médicos se encuentran de nuevo con datos escasos y con directrices a veces conflictivas.
- En los **procedimientos con escaso riesgo de sangrado** (p. ej., intervenciones dentales o dermatológicas leves) se puede continuar la administración de ácido acetilsalicílico (AAS) como prevención secundaria de enfermedad cardiovascular.
- En los **pacientes sometidos a cirugía no cardíaca** debe suspenderse generalmente el clopidogrel (u otra tienopiridina) durante 5 días antes de la intervención. El pronto reinicio con una dosis de carga de 300 mg debe realizarse tras la intervención. Una estratificación adicional rige las decisiones sobre el AAS:
  - **Riesgo cardíaco moderado o elevado,** en cuyo caso debe continuarse el AAS durante la intervención.
  - **Riesgo cardíaco bajo,** en cuyo caso el AAS debe suspenderse 7 días antes de la operación.
- En los **pacientes candidatos a un injerto de derivación coronario** suele continuarse el AAS durante la intervención, y suspenderse el clopidogrel 5 días antes de ésta.

- Las **endoprótesis (*stents*) coronarias** plantean un riesgo particular de estenosis en la endoprótesis e infarto si el tratamiento antiagregante doble se suspende de forma prematura. Siempre que sea posible, debe demorarse la cirugía hasta completar el período mínimo de tratamiento antiagregante doble (angioplastia con globo sin endoprótesis, 14 días; endoprótesis liberadoras de fármaco, 12 meses; endoprótesis metálicas desnudas, 6 semanas).
- En **cirugías urgentes** en las franjas temporales anteriores se debe actuar con tratamiento antiagregante doble continuo, si es posible. Si el riesgo de hemorragia se considera elevado, debe continuarse el AAS únicamente. El tratamiento de transición con heparina no ha demostrado beneficio alguno. No se recomienda de forma sistemática el tratamiento de transición con antagonistas de la glucoproteína IIb/IIIa i.v. o anticoagulantes orales reversibles (p. ej., ticagrelor) *(Chest 2012;141:326S).*

TRATAMIENTO PERIOPERATORIO DE ENFERMEDADES ESPECÍFICAS

Hipertensión

PRINCIPIOS GENERALES

■ La **hipertensión grave** (PA > 180/110) en el preoperatorio suele causar fluctuaciones amplias de la PA intraoperatoria y se ha asociado a un aumento de la incidencia de episodios cardíacos perioperatorios (v. la sección «Evaluación cardíaca preoperatoria», anteriormente).

■ Los fármacos antihipertensores que esté tomando el paciente antes del ingreso para cirugía pueden influir en el período perioperatorio:
- Cuando el paciente recibe bloqueantes β o clonidina de forma crónica, la suspensión de estos fármacos puede causar taquicardia e hipertensión de rebote, respectivamente.
- Se ha señalado que la suspensión de los inhibidores de la enzima conversora de la angiotensina y de los antagonistas del receptor de la angiotensina II el día de la operación puede reducir la hipotensión perioperatoria. Se cree que esto se debe al efecto de esta clase de fármacos sobre la atenuación de la activación compensadora del sistema renina-angiotensina en el período perioperatorio.

DIAGNÓSTICO

El control de la presión arterial debe formar parte de la determinación sistemática de los signos vitales del paciente, y se usará para ello un esfigmomanómetro de pared o portátil. En caso de hipertensión grave, la PA se medirá en ambos brazos y con dos tipos de manguitos diferentes para asegurar la exactitud.

TRATAMIENTO

■ La hipertensión en el período postoperatorio es un problema frecuente con múltiples causas posibles.
- Se deben excluir o tratar todas las **causas subsanables de hipertensión,** como dolor, agitación, hipercapnia, hipoxia, hipervolemia y distensión vesical.
- En el período postoperatorio inmediato, no es infrecuente el control inadecuado de la hipertensión esencial secundaria a la interrupción de los fármacos que estaba tomando previamente el paciente, por lo que se recomienda revisar la lista de fármacos que toma en su domicilio.
- Una causa inusual de hipertensión perioperatoria es el **feocromocitoma,** sobre todo si no se conocía su existencia. Los pacientes pueden presentar una crisis hipertensiva aguda en el período preoperatorio, que debe tratarse; en esta situación, se recomienda el tratamiento con **fentolamina** o **nitroprusiato.** Cuando se sospeche el diagnóstico, se aconseja el tratamiento preoperatorio para minimizar este riesgo, lo que suele conseguirse administrando **fenoxibenzamina** en el preoperatorio.

- Se dispone de muchos antihipertensores parenterales para los pacientes que no puedan tomar fármacos por vía oral. La clonidina transdérmica también es una opción, aunque el inicio de su acción es diferido.

Marcapasos y desfibriladores automáticos implantables

PRINCIPIOS GENERALES

- El uso de electrocauterización durante la operación puede influir de forma adversa sobre la función de los dispositivos cardíacos implantados.
- Se pueden producir diversos errores, desde el reajuste del dispositivo hasta una descarga inadvertida de un desfibrilador cardioversor implantable (DCI).
- Las complicaciones son inusuales, aunque son más probables con la cirugía abdominal y torácica.
- Hay que determinar el tipo de dispositivo (marcapasos o DCI) y el fabricante.
- Se determinará la indicación inicial de la implantación y el ritmo subyacente del paciente. Lo ideal es que se pueda determinar a partir de la anamnesis y con un ECG.
- Se debe evaluar el dispositivo en los 3 a 6 meses siguientes a una intervención quirúrgica importante.

TRATAMIENTO

Si el paciente depende de un marcapasos, se debe reprogramar el dispositivo en modo asincrónico (p. ej., VOO, DOO) para la operación.

- La aplicación de un imán hará que la mayoría de los marcapasos reviertan a un modo de estimulación asincrónico; sin embargo, si éste es el tratamiento previsto, se debe comprobar en el preoperatorio, especialmente en pacientes dependientes del marcapasos.
- Hay que señalar que el efecto de un imán sobre los DCI suele ser diferente al efecto sobre los marcapasos, porque afecta a la función antitaquicárdica, pero no altera la función de estimulación de la mayoría de los modelos. Si es necesario alterar la función de estimulación de un DCI en el período perioperatorio, habrá que reprogramar el dispositivo.
- La función antitaquicárdica de un DCI deberá desactivarse para intervenciones quirúrgicas en las que el electrocauterio pueda causar interferencias con la función del dispositivo, lo que llevaría a la posibilidad de una descarga involuntaria. El efecto de un imán sobre esta función es variable, por lo que el tratamiento de elección es la programación. Es esencial la monitorización continua para detectar arritmias durante el período en el que esté suspendida esta función.
- Se recomienda la monitorización continua del ECG y del pulso durante la operación. La monitorización del pulso no debe verse afectada por la interferencia con el electrocauterio.
- Puede ser necesaria la evaluación postoperatoria del dispositivo, sobre todo si los ajustes de éste se modificaron en el período perioperatorio o si el paciente depende del marcapasos.
- Si existe alguna duda sobre el manejo perioperatorio de un dispositivo, es muy recomendable **consultar con un especialista en electrofisiología.**

Enfermedades pulmonares y evaluación pulmonar preoperatoria

PRINCIPIOS GENERALES

Las complicaciones pulmonares postoperatorias probablemente sean más frecuentes que las complicaciones cardíacas, y la incidencia de una puede predisponer a la aparición de la otra *(Am J Med 2003;115:515; Am J Respir Crit Care Med 2005; 171:514)*. Las complicaciones pulmonares clínicamente significativas son: neumonía, broncoespasmo, atelectasia, empeoramiento de una enfermedad pulmonar crónica subyacente e insuficiencia respiratoria. La insuficiencia respiratoria postoperatoria puede ser una complicación potencialmente mortal, con una tasa de mortalidad a los 30 días de hasta el 26,5 % *(J Am Coll Surg 2007;204:1188)*.

Factores de riesgo

■ Tanto los factores de riesgo que dependen del paciente como los específicos de la cirugía determinan el riesgo global *(Ann Intern Med 2006;144:575)*.

■ Factores de riesgo relacionados con la intervención:

• Generalmente se considera que la localización quirúrgica es el principal determinante del riesgo de complicaciones pulmonares, de modo que las operaciones abdominales altas y torácicas son las que se asocian a un mayor riesgo *(N Engl J Med 1999;340:937)*. La neurocirugía, y las operaciones que afectan a la boca y el paladar también presentan un mayor riesgo *(Ann Surg 2000;232:242; J Am Coll Surg 2007;204:1188)*.

• La duración de la cirugía tiene una correlación positiva con el riesgo en múltiples estudios *(Chest 1997;111:564; Acta Anaesthesial Scand 2001;45:345; Am J Respir Crit Care Med 2003;167:741)*.

• El tipo de anestesia utilizado puede influir también en el riesgo. Aunque existe cierta controversia, debido a datos conflictivos y heterogeneidad de los estudios, parece que la anestesia del SNC conlleva menos riesgo de neumonía, de insuficiencia respiratoria y, posiblemente, de mortalidad a corto plazo en comparación con la anestesia general *(Br Med J 2000;321:1493; Lancet 2008;372(9638):562)*.

■ Factores de riesgo dependientes del paciente

• De forma constante se ha observado que la enfermedad pulmonar obstructiva crónica (EPOC) es un factor de riesgo de complicaciones pulmonares postoperatorias. La gravedad de la enfermedad se correlaciona con el riesgo de enfermedades graves *(Chest 1993;104:1445)*. Sin embargo, si se considera necesario, se puede realizar cirugía de un modo seguro a pacientes incluso con neumopatías avanzadas *(Br Med J 1975;3:670; Arch Intern Med 1992;152:967)*. A diferencia de lo que sucede con la hepatopatía, no se ha identificado grado alguno que impida la cirugía.

• Es probable que las neumopatías intersticiales hagan que los pacientes tengan más riesgo, aunque no están bien estudiadas en pacientes sometidos a cirugía general *(Chest 2007;132:1637)*. El asma bien controlada y la fisiología restrictiva asociada a la obesidad no parecen ser factores de riesgo significativos *(Ann Intern Med 2006;144:575; Br J Anaesth 2009;103(1):i57)*.

• La hipertensión pulmonar se asocia a morbilidad significativa en los pacientes operados *(J Am Coll Cardiol 2005;45:1691; Br J Anaesth 2007;99:184)*.

• Los datos de la revisión sistemática que constituían la base de las directrices del American College of Physicians en cuanto a la estratificación de riesgo pulmonar para la cirugía no cardíaca sugiere que la insuficiencia cardíaca puede aumentar el riesgo de complicaciones pulmonares hasta un nivel mayor que el observado con la EPOC *(odds ratios* ajustadas acumuladas de 2,93 y 2,36, respectivamente) *(Ann Intern Med 2006;144:581)*.

• Un estado general de salud deficiente se asocia a un aumento del riesgo pulmonar perioperatorio. Múltiples índices de estado general de salud, entre ellos el grado de dependencia funcional y la clase de la American Society of Anesthesiologists, se han correlacionado con una evolución pulmonar desfavorable *(Ann Intern Med 2006;144:581)*. En una cohorte de gran tamaño, se observaron razones de probabilidad *(odds ratios)* de insuficiencia respiratoria postoperatoria de 2,53 y 2,29 para la hipoalbuminemia (<3 g/dl) y la hiperazoemia (BUN > 30 mg/dl), respectivamente *(Ann Surg 2000;232:242)*.

• La anteriormente mencionada revisión sistemática del ACP identificó la edad > 50 años como un factor independiente de predicción de complicaciones pulmonares postoperatorias tras el ajuste para comorbilidades relacionadas con la edad; se observó que el riesgo aumentaba de forma lineal con el aumento de la edad. En estudios observacionales de gran tamaño sobre modelos de predicción de riesgos actualmente en uso (véase a continuación) han validado esta observación, a diferencia del riesgo cardíaco posquirúrgico.

• El tabaquismo es un factor de riesgo claro tanto de complicaciones pulmonares como de complicaciones no pulmonares *(Ann Surg 2014;259:52)*. Al igual que con las neoplasias malignas, el riesgo parece depender de la dosis y se asocia al consumo activo *(Chest 1998;113(4):883; Am J Respir Crit Care Med 2003;167:741).*

• Cada vez se reconoce más la apnea obstructiva del sueño (AOS) como factor de riesgo de complicaciones perioperatorias, tanto pulmonares como cardíacas *(Chest 2008;133:1128).* En un metaanálisis se observó que la AOS multiplicaba por 2-4 la probabilidad *(odds)* de varias complicaciones postoperatorias *(Br J Anaesth 2012;109:897);* la complicación pulmonar más frecuente parece ser la hipoxemia *(Anesthesiology 2008;108:822).* La apnea del sueño no reconocida puede plantear un riesgo incluso mayor *(Mayo Clin Proc 2001;76:897).* Se calcula que más de la mitad de los pacientes con AOS que van a someterse a cirugía no están diagnosticados *(Br J Anaesth 2013;110:629; Sleep Med 2013;14:407).*

DIAGNÓSTICO

Presentación clínica

Anamnesis

La evaluación pulmonar preoperatoria debe centrarse en los factores de riesgo dependientes del paciente anteriormente mencionados.

■ Se debe detallar cualquier antecedente de neumopatía. Si existe una neumopatía crónica, se intentará determinar la situación inicial del paciente y si se ha producido algún deterioro reciente, como aumento de la tos, sibilancias o expectoración.

■ Se detectará cualquier síntoma de una infección respiratoria alta actual. Aunque no es una contraindicación absoluta para la cirugía, parece prudente posponer las intervenciones programadas hasta que se hayan resuelto estas infecciones.

■ Hay que realizar una anamnesis completa sobre el tabaquismo.

■ Se debe preguntar a los pacientes sobre síntomas que pueden ser compatibles con una AOS (ronquidos, somnolencia diurna, apneas observadas). Se presentan más detalles en la sección «Síndrome de apnea obstructiva del sueño-hipopnea» en el capítulo 10.

■ Numerosas enfermedades comórbidas no pulmonares influyen en la probabilidad de complicaciones pulmonares (como se ha señalado anteriormente), por lo que es esencial contar con una anamnesis médica completa.

Exploración física

■ Se debe calcular el índice de masa corporal (IMC). Aunque la obesidad en sí no se asocia a complicaciones pulmonares postoperatorias, la prevalencia de la AOS aumenta con el incremento del IMC. La hipertensión no controlada también puede sugerir una apnea del sueño no diagnosticada. La determinación de la saturación de oxígeno mediante pulsioximetría contribuye a la estratificación del riesgo *(Anethesiology 2010;113:1338).*

■ Hay que determinar una puntuación de Mallampati. En un estudio con 137 adultos en quienes se evaluó la presencia de AOS se observó que cada aumento de un punto en la puntuación de Mallampati multiplicaba por 2,5 la probabilidad de AOS (intervalo de confianza del 95 % de 1,2-5) *(Slep 2006;29:903).*

■ Se debe prestar atención a los signos de neumopatía crónica, como aumento de la dimensión anteroposterior del tórax, acropaquia y la presencia de ruidos pulmonares adventicios (v. capítulo 9, *Enfermedad pulmonar obstructiva,* y capítulo 10, *Enfermedades pulmonares).* La tos persistente tras una tos voluntaria también es un indicador de aumento del riesgo *(Am J Respir Crit Care Med 2003;167:741).*

■ De nuevo, deben buscarse signos de insuficiencia cardíaca descompensada (v. la sección sobre Evaluación cardíaca preoperatoria, en este mismo capítulo, y el capítulo 5, *Insuficiencia cardíaca y miocardiopatía).*

Estratificación de riesgos

Se han elaborado varios índices de riesgo para cuantificar el riesgo de insuficiencia respiratoria postoperatoria (definida como la imposibilidad de retirada de la ventilación mecánica en las 48 h siguientes a la cirugía) o neumonía postoperatoria *(Ann Surg 2000;232:242; Chest 2011;140:1207; Mayo Clin Proc 2013;88:1241).* El índice Arozullah para la insuficiencia respiratoria se basó en el análisis multivariable de una cohorte de 81 719 pacientes y se validó en otros 99 390 pacientes. Tiene la ventaja de que el cálculo se realiza de forma manual junto al paciente. Los calculadores Gupta para la neumonía y la insuficiencia respiratoria postoperatorias derivan de una serie de datos de 211 410 pacientes y están validados en otros 257 385. Aunque considerablemente más complicados que el índice Arozullah, estos calculadores son accesibles *online* y su descarga es gratuita.

Pruebas diagnósticas

■ **Pruebas funcionales respiratorias**
* La utilidad de las pruebas funcionales respiratorias (PFR) preoperatorias es discutible en situaciones distintas a la cirugía de resección pulmonar, en la que está mejor definida su utilidad (v. la sección sobre «Enfermedad pulmonar obstructiva crónica», en el capítulo 9, y la sección sobre «Cáncer de pulmón», en el capítulo 22). En otros contextos quirúrgicos, las mediciones obtenidas en las PFR no logran predecir complicaciones pulmonares o añaden poco a lo que se puede obtener con métodos clínicos *(Chest 1997;111:1536)*. Aunque las directrices actuales no parecen justificar la realización sistemática de PFR *(Ann Intern Med 2006;144:575)*, sí deben plantearse en los pacientes con disnea o intolerancia al esfuerzo sin causa aparente, y en los pacientes con neumopatía diagnosticada y una situación basal dudosa.
■ **Gasometría arterial**
* No existen datos que sugieran que los resultados de la gasometría arterial (GA) contribuyan a la estimación del riesgo pulmonar preoperatorio más allá de otras variables obtenidas por métodos clínicos. No obstante, se debe realizar una GA cuando sea necesaria por otros motivos clínicos, como por ejemplo para determinar si la enfermedad pulmonar del paciente está compensada (v. la sección sobre «Insuficiencia respiratoria» en el capítulo 8).
■ **Radiografía de tórax**
* En general, la radiografía de tórax sólo se recomienda si está indicada clínicamente por otros motivos (p. ej., la evaluación de una disnea sin causa aparente). Muchos hallazgos considerados anómalos son crónicos y no afectan al tratamiento *(Can J Anesth 2005;52:568)*.

TRATAMIENTO

El tratamiento debe centrarse en los factores de riesgo modificables relacionados con el paciente y relacionados con el procedimiento.
■ El efecto sobre las complicaciones pulmonares del abandono del tabaco en el preoperatorio se ha descrito principalmente en cirugía cardiotorácica, donde se ha demostrado la utilidad del abandono total del tabaco al menos 2 meses antes de la operación *(Mayo Clin Proc 1989;64:609)*. El efecto en una población quirúrgica general es menos evidente, porque la mayor parte del efecto observado en este grupo se ha relacionado con mejorías de criterios no pulmonares, como menos complicaciones de la herida *(Ann Surg 2008;248:739)*. Sin embargo, ante los efectos beneficiosos a largo plazo del abandono del tabaco, se debe aconsejar a todos los pacientes que dejen de fumar incluso si faltan < 8 semanas para la operación. No parecen justificadas las preocupaciones previas con respecto a un aumento paradójico de las complicaciones *(Arch Intern Med 2011;171(11):983)*.
■ Se debe optimizar el tratamiento de la EPOC y el asma (v. capítulo 9, *Enfermedad pulmonar obstructiva*). Puede que sea necesario posponer las intervenciones no urgentes para permitir la recuperación de la función pulmonar a su nivel basal.
■ Siempre que sea posible, la AOS debe tratarse antes de realizar una cirugía de alto riesgo programada. Los datos en el preoperatorio son limitados, pero en un reciente estudio clínico aleatorio abierto se observó que en los pacientes con AOS moderada que se distribuyeron aleatoriamente para recibir presión positiva continua en la vía respiratoria «autoajustada» mejoró la saturación de oxígeno postoperatoria y disminuyeron considerablemente los índices de apnea-hipopnea en comparación con los pacientes de referencia (control), incluso a pesar del escaso cumplimiento observado *(Anesthesiology 2013;119:837)*.
■ Si es posible, en los pacientes de alto riesgo deben considerarse procedimientos alternativos con riesgo pulmonar reducido. Las operaciones por vía laparoscópica pueden aso-

ciarse a menos complicaciones pulmonares *(Br J Anaesth 1996;77:448; Ann Intern Med 2006;144:581);* el bloqueo nervioso regional también parece asociarse a un menor riesgo *(Am Rev Respir Dis 1979;119;293).* Si es absolutamente necesaria la anestesia general, la duración de ésta debe minimizarse lo más posible.

Anemia y transfusión en cirugía

PRINCIPIOS GENERALES

- Los riesgos asociados a la transfusión son la transmisión de infecciones transmitidas por la sangre, la lesión pulmonar aguda relacionada con la transfusión (LPART), las reacciones transfusionales y los efectos inmunodepresores.
- Se produce anemia postoperatoria en el 5 % al 35 % de los pacientes, dependiendo de la definición de anemia y el tipo de cirugía estudiada *(Lancet 2011 Oct 15;378(9800):1396-407).*

DIAGNÓSTICO

- Se preguntará sobre los antecedentes de anemia, enfermedades hematológicas o diátesis hemorrágica, y se revisarán historias médicas y estudios previos.
- Cualquier signo clínico de anemia (p. ej., palidez) o de coagulopatía (p. ej., petequias) debe conllevar una evaluación adicional.
- No existe una evaluación preoperatoria estandarizada para la anemia.
  - En procedimientos de escaso riesgo, no hay datos que indiquen que el estudio sistemático en pacientes asintomáticos antes de las intervenciones de escaso riesgo aumente la seguridad *(Ann Surg 2012;256(3):518-28).*
  - En procedimientos de mayor riesgo, sobre todo en los que se asocian a un mayor riesgo de hemorragia, se suele realizar un hemograma completo y un perfil de coagulación iniciales. Si está indicado, se realizarán más pruebas.

TRATAMIENTO

La reposición de volumen y el control de la hemorragia activa constituyen el tratamiento inicial de la anemia, sobre todo en el período perioperatorio, cuando la hemorragia aguda es un fenómeno frecuente.

- Las directrices para las transfusiones perioperatorias son variables.
- La anemia preoperatoria, hematocrito < 39 % en los hombres y < 36 % en mujeres, se asocia de forma independiente a un aumento del riesgo de morbilidad/mortalidad a los 30 días *(Lancet 2011 Oct 15;378(9800)).*
- En el período postoperatorio, en una cohorte de pacientes que rechazaron la transfusión no se detectó mortalidad si la hemoglobina era > 7 g/dl. Se produjo un aumento importante del riesgo cuando la concentración de hemoglobina disminuyó por debajo del umbral de 5 g/dl *(Transfusion 2002;42:812).*
- No está clara la utilidad de la transfusión con niveles de anemia tolerables fisiológicamente.
  - El estudio TRICC, un estudio realizado en pacientes de unidades de cuidados intensivos, no mostró diferencias en cuanto a la mortalidad entre umbrales de hemoglobina para la transfusión < 7 g/dl o < 10 g/dl. El análisis de subgrupos mostró una mejoría en cuanto a la mortalidad en los pacientes más jóvenes y menos graves al usar el umbral para la transfusión de una hemoglobina < 7 g/dl *(N Engl J Med 1999;336:933).* La aplicabilidad de este estudio al contexto perioperatorio es dudosa.
  - En el estudio clínico FOCUS no se observó diferencia alguna en cuanto a la mortalidad entre un umbral para la transfusión restrictivo (hemoglobina < 8 g/dl) y liberal (hemoglobina < 10 g/dl) en pacientes de riesgo elevado (diagnosticados o con factores de riesgo de enfermedad cardiovascular) tras someterse a cirugía de cadera *(N Engl J Med 2011;365(26):2453-2462).*
  - En general, no está indicada la transfusión con cifras de hemoglobina > 10 g/dl en pacientes estables.

- En los pacientes estables, puede plantearse la transfusión con valores de hemoglobina de 7-8 g/dl.
- En los pacientes estables y con enfermedad cardiovascular, debe utilizarse un umbral de 8 g/dl para la transfusión.
- En los pacientes con una posible isquemia cardíaca activa, pueden estar indicadas las transfusiones para alcanzar una hemoglobina de 8-10 g/dl, pero no es una recomendación uniforme.

Otros tratamientos no farmacológicos

Cuando sea posible, se deben utilizar medidas para reducir la necesidad de sangre alergénica.

- Se debe plantear la donación de sangre autóloga antes de operaciones programadas en las que la necesidad prevista de transfusión sea elevada.
- La epoetina (EPO) preoperatoria no suele estar indicada, si bien puede considerarse en pacientes que rechazan los hemoderivados por razones personales o religiosas *(Transfusion 1994;34(1):66).*
- Evitando la hipotermia perioperatoria también se puede limitar la hemorragia, y de esta forma se reduce la necesidad de transfusión *(Anesthesiology 2008;108:71).*

CONSIDERACIONES ESPECIALES

En general, se debe transfundir a los pacientes con anemia drepanocítica hasta una hemoglobina de 10 g/dl en el preoperatorio para reducir la incidencia de complicaciones *(Lancet 2013;381:930).*

Hepatopatías

PRINCIPIOS GENERALES

- Los pacientes con disfunción hepática tienen mayor riesgo de presentar una evolución desfavorable cuando se les opera, y pueden sufrir una descompensación hepática aguda en el postoperatorio.
- Los múltiples efectos sistémicos de la disfunción hepática conllevan también un aumento de la frecuencia de otras complicaciones, como hemorragia e infección.

Clasificación

- Los modelos estadísticos mejor validados para predecir el riesgo quirúrgico son las puntuaciones de Child-Turcotte-Pugh (CTP) y Model for End-stage Liver Disease (MELD) (v. capítulo 19, *Hepatopatías*).
- Una extensa revisión de pacientes a los que se realizaron diversas intervenciones quirúrgicas identificó claramente una demarcación entre la clase A de CTP (puntuación <7) y los pacientes con enfermedad de clases B y C *(Anesthesiology 1999;90:42).* La mortalidad a los 30 días fue del 9,4 % en el grupo de la clase A de CTP y del 16,7 % en las clases B y C combinadas. Otras complicaciones también fueron significativamente más frecuentes.
- Los pacientes con enfermedad de la clase C de CTP tienen un riesgo quirúrgico particularmente muy elevado, con una mortalidad perioperatoria > 80 % con la cirugía abdominal en este grupo *(Surgery 1997;122:730).*
- La mortalidad a los 30 días se correlacionaba de forma lineal con la puntuación MELD en un estudio de 772 pacientes con cirrosis sometidos a cirugía mayor digestiva, traumatológica o cardiovascular *(Gastroenterology 2007;132:1261).* La puntuación MELD > 20 predecía una mortalidad > 50 %.
- No existe acuerdo sobre la superioridad de un modelo u otro como predictor de riesgo en cirugía diferente al trasplante. Se ha sugerido que los pacientes con cirrosis y clase A de CTP o MELD < 10 pueden someterse de forma segura a cirugía programada, aquellos de clase B o MELD de 10-15 pueden someterse a cirugía programada con precaución, y los que presentan clase C o MELD > 15 no deben someterse a cirugía programada *(Natl Clin Pract Gastroenterol Hepatol 2007;4:266).*

DIAGNÓSTICO

Presentación clínica

Anamnesis

Se indagará en la anamnesis sobre la presencia de signos que sugieran riesgo de hepatopatía (p. ej., consumo de alcohol o drogas, transfusiones previas, antecedente familiar de cirrosis).

Exploración física

Hay que señalar los signos de disfunción hepática en la exploración física. Algunos deben ser evidentes, como la ictericia y la distensión abdominal con ascitis, aunque otras alteraciones como arañas vasculares, eritema palmar y atrofia testicular, pueden ser más sutiles.

Pruebas diagnósticas

■ Debido a que una enfermedad significativa suele ser clínicamente evidente, no se recomienda el cribado analítico sistemático para detectar la disfunción hepática en pacientes candidatos a cirugía *(Med Clin North Am 2003;87:211)*.

■ En los pacientes con hepatopatía diagnosticada o presunta, deberá realizarse una evaluación exhaustiva de la función hepática que incluya concentraciones de enzimas hepáticas, medición de la albúmina y la bilirrubina, y estudio para detectar una coagulopatía.

■ También se debe evaluar la función renal, incluyendo electrólitos, nitrógeno ureico en sangre (BUN) y creatinina.

TRATAMIENTO

■ Los pacientes con hepatitis alcohólica o vírica aguda toleran mal la cirugía y, si es posible, se recomienda retrasar ésta hasta la recuperación.

■ Los pacientes con hepatitis crónica sin signos de descompensación hepática suelen tolerar bien la cirugía.

■ Debido a las ya mencionadas elevadas tasas de mortalidad perioperatoria en los pacientes con cirrosis avanzada, se deben plantear seriamente alternativas no quirúrgicas.

■ En los pacientes que precisan cirugía, se deben dar pasos para optimizar el estado preoperatorio.
  • Hay que corregir la coagulopatía lo máximo posible.
    • Se administrará vitamina K si el INR está elevado. Sin embargo, como la coagulopatía puede no responder a esta medida cuando existe una alteración de la función hepática, puede que sea necesario administrar plasma fresco congelado o crioprecipitado, o ambas cosas.
    • La trombocitopenia también es frecuente y se debe corregir si es grave. La recomendación general para la mayoría de las intervenciones quirúrgicas es un recuento plaquetario mínimo de 50 000. Sin embargo, hay que tener en cuenta la posibilidad de una disfunción plaquetaria coexistente debida a hepatopatía, sobre todo si hay hemorragia clínica.
  • Se deben abordar las alteraciones renales y electrolíticas, y hay que prestar una atención especial a la volemia.
    • Se deben evitar los fármacos nefrotóxicos, como los AINE y los aminoglucósidos.
    • Los pacientes con cirrosis suelen tener hipopotasemia y alcalosis. Se deben corregir esas alteraciones en el preoperatorio para minimizar los riesgos de arritmias cardíacas y para limitar la encefalopatía.
    • Si aparece hiponatremia, puede que sea necesaria la restricción de agua libre.
    • Se debe tratar la ascitis. Se ha observado que la ascitis es un factor de riesgo independiente de complicaciones pulmonares postoperatorias *(J Am Coll Surg 2007;204:1188)*. Si hay tiempo, se debe iniciar el tratamiento con diuréticos. Se debe plantear la paracentesis en el preoperatorio si los diuréticos no son eficaces o si las circunstancias impiden su uso.
  • Hay que tratar la encefalopatía de forma enérgica.
    • En los pacientes con encefalopatía, se empezará con lactulosa hasta obtener dos o tres deposiciones blandas al día.

- Se ha recomendado la restricción proteica en los pacientes que responden mal a la lactulosa, aunque hay que tener precaución ya que una restricción excesiva puede contribuir realmente a la malnutrición.
- Los sedantes y los opioides pueden precipitar o empeorar la encefalopatía, por lo que se deben utilizar sólo con precaución y se plantearán reducciones de las dosis.
- Se debe proporcionar una nutrición adecuada. La malnutrición suele acompañar a la cirrosis avanzada, y las carencias de vitaminas liposolubles y electrólitos no son inusuales en la colestasis crónica y el consumo de alcohol, respectivamente.

Diabetes mellitus

PRINCIPIOS GENERALES

■ Los pacientes médicos y quirúrgicos con hiperglucemia tienen un mayor riesgo de evolución desfavorable (*J Clin Endocrinol Metab 2002;87:978*).

■ Un control preoperatorio deficiente de la glucosa, como indica una elevación de la concentración de hemoglobina A1c, se asocia a un aumento del riesgo de infecciones quirúrgicas (*Arch Surg 2006;141:375*). La hiperglucemia postoperatoria también parece asociarse a aumento del riesgo de infección postoperatoria (*JPEN J Parenter Enteral Nutr 1998;22:77*).

■ Se ha señalado, sobre todo en pacientes sometidos a cirugía cardiotorácica, que un tratamiento médico más intensivo de la hiperglucemia atenúa el riesgo de infección y posiblemente de mortalidad (*Ann Thorac Surg 1997;63:356; J Thorac Cardiovasc Surg 2003;125:1007*).

■ Parece estar relativamente claro que la hiperglucemia es un marcador de evolución desfavorable. Sin embargo, se desconoce si el tratamiento intensivo realmente la mejora. Los resultados de los estudios han sido contradictorios.
- En una población de pacientes principalmente quirúrgicos que precisaron cuidados críticos se observaron impresionantes reducciones de la mortalidad en un estudio en un único centro (*N Engl J Med 2001;345:1359*). Los resultados de este estudio llevaron a la adopción generalizada de protocolos insulínicos intensivos en las UCI quirúrgicas.
- Sin embargo, un reciente estudio multicéntrico más extenso, con pacientes de cuidados intensivos tanto médicos como quirúrgicos, no demostró mejoría de la evolución y de hecho detectó un ligero aumento del riesgo con el tratamiento intensivo de la hiperglucemia (*N Engl J Med 2009:360:1283*).
- Los diabéticos tienen **mayor riesgo de sufrir enfermedades cardiovasculares.** En la evaluación perioperatoria de estos pacientes es fundamental una estratificación adecuada del riesgo de complicaciones cardíacas de la cirugía.

CLASIFICACIÓN

■ Establecer la etiología de la hiperglucemia tiene implicaciones importantes en el tratamiento posterior de los pacientes.
- Se puede producir **hiperglucemia de estrés** en el contexto perioperatorio debido a la respuesta del cuerpo a la cirugía con la liberación de hormonas contrarreguladoras y citocinas que dificultan el metabolismo de la glucosa. Estos pacientes necesitan un control adecuado de la glucosa en el período perioperatorio, pero es poco probable que precisen ese tratamiento posteriormente.
- Sin embargo, la diabetes de tipo 2 está claramente subdiagnosticada, y la aparición de hiperglucemia perioperatoria puede ser el primer dato de su existencia.

■ Es esencial distinguir entre diabetes mellitus de tipo 1 y de tipo 2.
- Los **diabéticos de tipo 1** necesitarán un aporte continuo de insulina independientemente de la concentración de glucosa y de la ingesta oral.
- Las necesidades de insulina, si es que las tienen, de los **diabéticos de tipo 2** durante el período perioperatorio serán variables.

DIAGNÓSTICO

■ Se debe realizar una medición de la **hemoglobina A1c.**
• Esto puede ayudar a diferenciar la hiperglucemia de estrés perioperatoria de una diabetes no diagnosticada.
• El conocimiento del control glucémico reciente en los diabéticos diagnosticados también es útil para determinar qué tratamiento es necesario.
■ Debido al aumento de la prevalencia de nefropatía en los diabéticos, también se recomienda evaluar la **función renal.**
■ La estratificación del riesgo cardiovascular puede precisar otras evaluaciones (v. «Evaluación cardíaca preoperatoria», anteriormente).

TRATAMIENTO

■ La cirugía programada en pacientes con diabetes mellitus no controlada se debe planificar preferiblemente después de haber conseguido un control glucémico aceptable.
■ Si es posible, la operación se debe programar para primera hora de la mañana, a fin de minimizar el ayuno prolongado.
■ En todas las situaciones se requiere una monitorización frecuente de la glucemia.
■ **Diabetes de tipo 1**
• En todo momento se requiere alguna forma de insulina basal.
• La tarde previa a la operación se debe continuar la insulina basal programada normalmente. Si se utiliza por la mañana, a pesar de todo se recomienda administrar la insulina basal programada normalmente sin ajustar la dosis *(Diabetes Care 2004;27:553).* Sin embargo, en los pacientes con un control muy estricto puede aumentar el riesgo de hipoglucemia y se les debe monitorizar rigurosamente. En esta circunstancia se puede plantear una disminución de la última dosis de insulina basal preoperatoria.
• Se pueden administrar infusiones de glucosa (p. ej., líquidos que contengan glucosa al 5 %) para evitar la hipoglucemia mientras el paciente está en ayuno absoluto y hasta que se haya establecido la tolerancia de la ingesta oral en el postoperatorio.
• En operaciones complejas y operaciones que precisen un ayuno absoluto prolongado, es probable que sea necesaria una infusión continua de insulina.
• **Hay que tener precaución con el uso de insulina subcutánea** en los contextos intraoperatorio y de cuidados intensivos, porque las alteraciones de la perfusión tisular pueden dar lugar a una absorción variable.
■ **Diabetes de tipo 2**
• El tratamiento de los diabéticos de tipo 2 varía según las necesidades preoperatorias y la complejidad de la intervención prevista *(Med Clin North Am 2003;87:175).*
• Se debe prestar atención a la eficacia del régimen actual del paciente. Si no está bien controlado en situación inicial, puede ser necesario un aumento del tratamiento.
• **La diabetes de tipo 2 controlada con dieta** se puede tratar generalmente sin insulina. Se deben comprobar con frecuencia los valores de glucosa, y las concentraciones elevadas (> 180 mg/dl) se pueden tratar con dosis intermitentes de insulina de acción corta.
• **Diabetes de tipo 2 tratada con fármacos orales**
  ◦ Las **sulfonilureas de acción corta** y **otros antidiabéticos orales** de acción corta se deben suspender el día de la operación.
  ◦ La **metformina y** las **sulfonilureas de acción prolongada** (p. ej., clorpropamida) se deben suspender 1 día antes de las intervenciones quirúrgicas programadas. La metformina suele suspenderse hasta 48 h después de la operación, siempre que no exista lesión renal aguda. Otros fármacos orales se pueden reiniciar cuando los pacientes toleren la dieta previa a la intervención.
  ◦ A la mayoría de los pacientes se les puede tratar sin una infusión de insulina.
  ◦ Se debe medir con frecuencia la concentración de glucosa, y las concentraciones elevadas (> 180 mg/dl) se pueden tratar con dosis intermitentes de insulina de acción corta.
• **Diabetes de tipo 2 tratada con insulina**

- Si se prevé que el paciente podrá comer en el postoperatorio, se debe administrar insulina basal la mañana de la operación.
- Si se administra como insulina de acción prolongada (p. ej., insulina glargina) y el paciente suele ponerse la dosis por la mañana, se puede administrar el 50 % al 100 % de la dosis habitual.
- Si el paciente utiliza insulina de acción intermedia (p. ej., NPH), se administra entre la mitad y dos tercios de la dosis matutina habitual para evitar la hiperglucemia en el período perioperatorio.
- Pueden ser necesarios líquidos i.v. que contengan glucosa para evitar la hipoglucemia.
- Los pacientes a los que se realicen intervenciones mayores suelen necesitar un goteo de insulina en el período perioperatorio.
- El tratamiento insulínico habitual se puede reinstaurar una vez que se haya establecido la ingesta oral en el postoperatorio.

■ **Objetivo de concentración de glucosa**
- No existe un acuerdo general sobre los objetivos de concentración de glucosa aplicables a toda la población posquirúrgica.
  - La bibliografía anterior recomienda el control intensivo de la glucosa en el contexto de cuidados críticos *(Diabetes Care 2008;31S:S12; N Engl J Med 2009;360:1283-1297)*.
  - En una población médica-quirúrgica general, las concentraciones de glucosa > 200 mg/dl de forma recurrente se asociaron a una evolución desfavorable *(J Clin Endocrinol Metab 2002;87:978)*.
- A la espera de más estudios, parece razonable contemplar un objetivo de concentraciones de glucosa < 180 mg/dl en el contexto postoperatorio. Hay que señalar que para ello pueden seguir siendo necesarios tratamientos intensivos, como las infusiones de insulina.
- En los pacientes tratados con insulina según las glucemias, es esencial monitorizar la respuesta al tratamiento. Es poco probable que los pacientes con hiperglucemia continua presenten un control adecuado de la glucosa sólo con tratamiento intermitente, y se debe introducir un régimen de insulina basal/en bolo si la hiperglucemia es persistente *(Diabetes Care 2007:30:2181)*.

Insuficiencia suprarrenal y tratamiento con corticoesteroides

PRINCIPIOS GENERALES

■ La cirugía es un potente activador del eje hipotálamo-hipofisario, y los pacientes con insuficiencia suprarrenal pueden carecer de la capacidad de responder adecuadamente al estrés de la cirugía.

■ Los pacientes que reciben corticoesteroides como tratamiento antiinflamatorio casi nunca presentan insuficiencia suprarrenal postoperatoria. Las descripciones de casos de posible insuficiencia suprarrenal de la década de 1950 llevaron al uso generalizado de esteroides perioperatorios en «dosis de estrés» en esta población *(JAMA 1952;149:1542; Ann Intern Med 1953;39:116)*.

■ La dosis y la duración de los corticoesteroides exógenos necesarios para producir una insuficiencia suprarrenal terciaria clínicamente significativa son muy variables, aunque se pueden perfilar unos principios generales *(Med Clin North Am 2003:87:175)*.
- El tratamiento diario con 5 mg o menos de prednisona (o su equivalente), el tratamiento con corticoesteroides a días alternos y cualquier dosis administrada durante < 3 semanas no deben producir una supresión suprarrenal clínicamente significativa.
- Se puede esperar que los pacientes que reciben > 20 mg/día de prednisona (o equivalente) durante > 3 semanas y los pacientes con aspecto clínico «cushingoide» muestren una supresión significativa de la reactividad suprarrenal.
- No se puede predecir fácilmente la función del eje hipotálamo-hipofisario en los pacientes que reciban dosis de prednisona de 5 mg a 20 mg durante > 3 semanas.

PRUEBAS DIAGNÓSTICAS

También se puede realizar una prueba de estimulación con tetracosactida para determinar la reactividad suprarrenal, midiendo los niveles de cortisol 30 min después de la administración de 250 μg de tetracosactida. Puede realizarse en cualquier momento del día y no es necesario determinar el nivel basal de cortisol. Unos niveles > 18 μg/dl a los 30 min generalmente sugiere que el eje hipotálamo-hipofisario está intacto.

TRATAMIENTO

■ Ante una posible insuficiencia suprarrenal secundaria, es razonable **continuar proporcionando los esteroides suplementarios basales** en el período perioperatorio *(Arch Surg 2008;143:1222)*. Puede que sea prudente cambiar a una formulación i.v. para asegurarse de que no se suspenden mientras se mantiene al paciente con dieta absoluta.

■ En los pacientes con insuficiencia suprarrenal primaria, se ha desarrollado un esquema de estratificación de estrés, basado en la opinión de expertos. En el capítulo 24, *Enfermedades endocrinas,* se presentan los detalles del tratamiento.

Insuficiencia renal crónica y nefropatía en fase terminal

PRINCIPIOS GENERALES

■ La **insuficiencia renal crónica (IRC)** es un factor independiente de riesgo de **complicaciones cardíacas perioperatorias,** por lo que todos los pacientes con nefropatía precisan una estratificación adecuada del riesgo cardíaco *(JAMA 2001;285:1865)*.

■ Los **pacientes con nefropatía en fase terminal** tienen un riesgo elevado de mortalidad cuando se les somete a intervenciones quirúrgicas *(Arch Intern Med 1994;154:1674)*.

■ La mayoría de los anestésicos generales no producen nefrotoxicidad apreciable ni efecto alguno sobre la función renal aparte de los efectos mediados por cambios hemodinámicos *(Anesthesiol Clin 2006;24:523)*.

TRATAMIENTO

■ **Estado de la volemia**
  • Hay que intentar por todos los medios **alcanzar la euvolemia** en el preoperatorio para reducir la incidencia de complicaciones relacionadas con el volumen tanto durante la operación como en el postoperatorio *(Med Clin North Am 2003;87:193)*.
  • Aunque esto suele suponer la reducción del volumen, algunos pacientes pueden tener hipovolemia y precisan hidratación.
  • Los pacientes con IRC no tratados con hemodiálisis pueden precisar tratamiento con diuréticos del asa.
  • Los pacientes tratados con **hemodiálisis** deben ser sometidos a ésta antes de la intervención, y suele realizarse el día antes de la operación. La hemodiálisis también se puede realizar el día de la operación, pero hay que tener en cuenta la posibilidad de que se produzcan alteraciones electrolíticas y cambios hemodinámicos transitorios después de la diálisis.

■ **Alteraciones electrolíticas**
  • Hay que tratar la **hiperpotasemia** en el preoperatorio, sobre todo porque la destrucción tisular asociada a la cirugía puede elevar aun más la concentración de potasio en el postoperatorio.
    • En los pacientes tratados con diálisis, se debe realizar diálisis en el preoperatorio.
    • En los pacientes con IRC a los que no se realiza diálisis se necesitarán métodos alternativos de excreción de potasio.
      ◦ Se pueden utilizar **diuréticos del asa,** sobre todo si el paciente también tiene hipervolemia.
      ◦ También se pueden utilizar **resinas de poliestireno sulfonato sódico (PSS).** Se ha sugerido la posibilidad de que se produzca **necrosis intestinal** con resinas de PSS con más frecuencia en el contexto perioperatorio *(Am J Kidney Dis 1992;20:159)*.

- Aunque la **acidosis metabólica** crónica no se ha asociado a un aumento del riesgo perioperatorio, algunos anestésicos locales tienen menos eficacia en los pacientes acidóticos. Hay que corregir la acidosis metabólica preoperatoria con infusiones de bicarbonato sódico o con diálisis.

■ **Diátesis hemorrágica**
- Desde hace mucho tiempo, la **disfunción plaquetaria** se ha asociado a uremia.
  - Se ha puesto en duda la utilidad del tiempo de hemorragia preoperatorio para predecir la hemorragia postoperatoria *(Blood 1991;77:2547)*. Por tanto, no se recomienda medir el tiempo de hemorragia en el preoperatorio.
- Sin embargo, se debe tratar a los pacientes con signos de hemorragia perioperatoria.
  - En los pacientes con NFT, la **diálisis** mejora la función plaquetaria.
  - Se puede utilizar **desmopresina** (0,3 µg/kg i.v. o intranasal).
  - El **crioprecipitado**, 10 UI i.v. en 30 min, es una opción adicional.
  - En pacientes con anemia coexistente, las **transfusiones de eritrocitos** pueden mejorar la hemorragia en la uremia.
  - En pacientes con **antecedente de hemorragia urémica previa,** se debe plantear el tratamiento preoperatorio con desmopresina o con **estrógenos conjugados** (0,5 [mg/kg]/día i.v. durante 5 días).
- La **heparina** administrada con la diálisis puede aumentar el riesgo de hemorragia. Se debe plantear con el nefrólogo del paciente la posibilidad de diálisis sin heparina cuando esté prevista una operación.

Insuficiencia renal aguda

PRINCIPIOS GENERALES

La cirugía se ha asociado a un aumento del riesgo de **insuficiencia renal aguda** (IRA) *(Med Clin North Am 2003;87:193)*.
■ Los pacientes con **IRC** tienen mayor riesgo de IRA.
■ La IRA en pacientes con función renal preoperatoria normal es relativamente infrecuente, aunque se asocia a un aumento de la mortalidad cuando se produce *(Anesthesiology 2007;107:892)*.

DIAGNÓSTICO

■ El abordaje de la IRA en el contexto perioperatorio no difiere sustancialmente del que se produce en el contexto no quirúrgico (v. capítulo 13, *Nefropatías).*
■ Sin embargo, al evaluar la causa en el contexto perioperatorio hay que tener en cuenta varios factores adicionales:
- Deben considerarse los **cambios hemodinámicos intraoperatorios,** sobre todo la hipotensión.
  - Los factores intraoperatorios asociados a IRA en el postoperatorio incluyen el uso de vasopresores y diuréticos *(Anesthesiology 2007;107:892)*.
  - Se recomienda una revisión meticulosa del informe quirúrgico.
- Algunas operaciones pueden tener efectos adversos sobre la función renal (p. ej., operaciones con pinzado aórtico), por lo que hay que prestar mucha atención a los detalles de la intervención.
- Se debe prestar especial atención a la posibilidad de que la hemorragia sea responsable de un estado de insuficiencia renal prerrenal.

TRATAMIENTO

En el capítulo 13, *Nefropatías,* se presenta una exposición detallada del tratamiento de la insuficiencia renal aguda.

2

Soporte nutricional

Dominic Reeds y Peter H. Yen

Necesidades nutricionales

PRINCIPIOS GENERALES

■ Energía

- El **gasto energético diario total** (GEDT) es la suma del gasto energético en reposo (normalmente ~70 % del GEDT), el efecto térmico de los alimentos (normalmente ~10 % del GEDT) y el gasto energético de la actividad física (normalmente ~20 % del GEDT).
- Es imposible determinar de forma precisa las **necesidades energéticas diarias** con ecuaciones de predicción, debido a la complejidad de los factores que afectan a la tasa metabólica. El uso prudente de las ecuaciones de predicción puede proporcionar una estimación razonable, que debe modificarse cuando sea necesario según la evolución clínica del paciente.
- La **malnutrición** y la **alimentación hipocalórica** pueden reducir el gasto energético en reposo hasta valores un 15-20 % por debajo de los esperados para el tamaño corporal real, mientras que los estresantes metabólicos, como las enfermedades inflamatorias y los traumatismos, suelen incrementar las necesidades energéticas (habitualmente alrededor de un 50 % de los valores previos a la enfermedad).
- La **ecuación de Harris-Benedict** proporciona una estimación razonable del gasto energético en reposo (en kcal/día) en los adultos sanos. La ecuación tiene en cuenta el efecto del tamaño corporal y la masa de tejido magro (que depende del sexo y la edad) sobre las necesidades energéticas, y se puede utilizar para calcular las necesidades energéticas diarias totales en pacientes hospitalizados:
  - Hombres = $66 + (13,7 \times P) + (5 \times A) - (6,8 \times E)$
  - Mujeres = $665 + (9,6 \times P) + (1,8 \times A) - (4,7 \times E)$

  donde P es el peso en kilogramos, A, la altura en centímetros y E, la edad en años *(Publication Nº 279. Carnegie Institute of Washington, Filadelfia: JB Lippincott, 1919:223).*
- Las necesidades energéticas por cada kilogramo de peso corporal se relacionan inversamente con el índice de masa corporal (IMC) (tabla 2-1). Hay que considerar el intervalo inferior de cada categoría en los pacientes graves con resistencia insulínica, salvo que tengan depleción de grasa corporal.
- Se puede calcular el **peso corporal ideal** según la altura:
  - Para los hombres: 48 kg + 2,7 kg por cada 2,5 cm por encima de 152,4 cm.
  - Para las mujeres: 45,4 kg + 2,25 kg por cada 2,5 cm por encima de 152,4 cm.

■ Proteínas

- Una ingesta proteínica de 0,8 (g/kg)/día satisface las necesidades del 97 % de la población adulta.
- Las necesidades de proteínas dependen de varios factores, como la cantidad de calorías suministradas no procedentes de proteínas, las necesidades energéticas totales, la calidad de las proteínas, el estado nutricional basal y la presencia de estresantes metabólicos (tabla 2-2).
- Las cantidades inadecuadas de cualquiera de los aminoácidos esenciales conducen a una utilización ineficiente.
- Las enfermedades aumentan la salida de aminoácidos desde el músculo esquelético; sin embargo, hay que señalar que el aumento de la ingesta proteínica hasta > 1,2 g/kg del

TABLA 2-1	Necesidades energéticas estimadas en pacientes hospitalizados según el índice de masa corporal

Índice de masa corporal (kg/m^2)	Necesidades energéticas ([kcal/kg]/día)
15	35-40
15-19	30-35
20-24	20-25
25-29	15-20
≥30	<15

Nota: Estos valores se recomiendan en pacientes graves y en todos los pacientes obesos; añada un 20 % de las calorías totales cuando se estimen las necesidades energéticas en pacientes no graves.

peso corporal anterior al ingreso hospitalario por día en los pacientes graves puede no reducir el efecto de la enfermedad sobre la pérdida de masa corporal magra *(Crit Care Med 1998;26(9):1529).*

■ **Ácidos grasos esenciales**
- El hígado puede sintetizar la mayoría de los ácidos grasos, aunque los seres humanos carecen de la enzima desaturasa necesaria para producir las series de ácidos grasos ω-3 y ω-6. Por tanto, para evitar que se produzca una carencia de ácidos grasos esenciales, el ácido linoleico debe constituir al menos el 2 %, y el ácido linolénico al menos el 0,5 % de la ingesta calórica diaria.
- Se puede utilizar el patrón plasmático de aumento del cociente entre trienos y tetraenos (> 0,4) para detectar una carencia de ácidos grasos esenciales.
- Los pacientes que no pueden recibir soluciones de lípidos por vía i.v. u oral pueden obtenerlos de una aplicación tópica diaria de 1 cucharadita de aceite de cártamo, que aporta ácidos grasos esenciales.

■ **Carbohidratos**
Determinados tejidos, como la médula ósea, los eritrocitos, los leucocitos, la médula renal, los tejidos oculares y los nervios periféricos, no pueden metabolizar los ácidos grasos y necesitan glucosa (~ 40 g/día) como combustible. Otros tejidos, como el cerebro, prefieren glucosa (~ 120 g/día).

■ **Macroelementos**
Los macroelementos son importantes para el equilibrio iónico, el equilibrio hídrico y la función celular normal.

TABLA 2-2	Ingesta diaria recomendada de proteínas

Situación clínica	Necesidades de proteínas (g/kg PCI/día)[a]
Normal	0,8
«Estrés» metabólico (enfermedad/lesión)	1-1,5
Insuficiencia renal aguda (sin diálisis)	0,8-1
Hemodiálisis	1,2-1,4
Diálisis peritoneal	1,3-1,5

PCI, peso corporal ideal.
[a]Puede ser necesaria una ingesta proteínica adicional para compensar el exceso de pérdida de proteínas en poblaciones específicas de pacientes, como los que tienen lesiones por quemaduras, heridas abiertas, y enteropatía o nefropatía con pérdida de proteínas. Puede ser necesaria una menor ingesta proteínica en pacientes con insuficiencia renal crónica a los que no se trata con diálisis y en algunos pacientes con encefalopatía hepática.

TABLA 2-3	Oligoelementos, vitaminas liposolubles y vitaminas hidrosolubles: aporte diario recomendado, carencia, poblaciones de riesgo, toxicidad y evaluación del estado				
Nutriente	Aporte entérico diario recomendado[1]/ aporte parenteral[2]	Signos y síntomas de carencia[4]	Población con riesgo de carencia[1,4]	Signos y síntomas de toxicidad[4]	Evaluación del estado[4,5]
Cromo (Cr[3+])	30-35 µg/ **10-15 µg**	Intolerancia a la glucosa, neuropatía periférica[a]	Ninguna[a,4]	v.o.: gastritis i.v.: irritación cutánea Cr[6+]: (acero, soldadura) carcinógeno pulmonar si se inhala	Cromo_su
Cobre (Cu[2+])	900 µg/ **300-500 µg**	Anemia hipocrómica normocítica o macrocítica (rara vez microcítica), neutropenia, trombocitopenia, diarrea, osteoporosis/fracturas patológicas[a] Intrínsecas: enfermedad de Menkes[18]	Diarrea crónica, dietas con abundante/escaso zinc[7,8]	v.o.: gastritis, náuseas, vómitos, coma, alteraciones del movimiento/neurológicas, necrosis hepática Intrínsecas: enfermedad de Wilson	Cobre_su,o Ceruloplasmina_p
Yodo (I⁻)	150 µg/**70-140 µg** *(no se añade de forma sistemática)*	Hiperplasia tiroidea (bocio) + hipotiroidismo funcional Intrínsecos intrauterinos: cretinismo, desarrollo deficiente del SNC, hipotiroidismo	Los que no tienen acceso a sales reforzadas, cereales, leche o aceite de cocina[11]	El hipotiroidismo bloquea la síntesis de tiroxina O hipertiroidismo Suplementación excesiva en la carencia grave	TSH, yodo_o (la ingesta de 24 h o el cociente yodo:Cr son más representativos que una sola muestra) Tiroglobulina_s[13]

(Continúa)

TABLA 2-3	Oligoelementos, vitaminas liposolubles y vitaminas hidrosolubles: aporte diario recomendado, carencia, poblaciones de riesgo, toxicidad y evaluación del estado (Continuación)				
Nutriente	Aporte entérico diario recomendado[1]/ aporte parenteral[2]	Signos y síntomas de carencia[4]	Población con riesgo de carencia[1,4]	Signos y síntomas de toxicidad[4]	Evaluación del estado[4,5]
Hierro (Fe$^{2+,3+}$)	8 mg/1-1,5 mg (no se añade de forma sistemática)	Cansancio, anemia hipocrómica microcítica, glositis, coiloniquia	Mujeres en edad fértil, mujeres gestantes, anemias crónicas, hemoglobinopatías, tras derivación (bypass) gástrica/duodenectomía, alcohólicos	v.o. o i.v.: hemosiderosis, seguida por el depósito en el hígado, el páncreas, el corazón y las glándulas Intrínsecas: hemocromatosis hereditaria	Ferritina$_s$, TIBC$_s$, % de saturación de transferrina$_c$, hierro$_s$
Manganeso (Mn^{2+})	2,3 mg/60-100 µg	Hipercolesterolemia, dermatitis, demencia, adelgazamiento[b]	Hepatopatía crónica, poblaciones con ferropenia	v.o.: ninguna[b] Inhalación: alucinaciones, síntomas parkinsonianos[9]	No hay marcadores fiables El manganeso$_s$ no refleja los depósitos corporales, especialmente en el SNC
Selenio (SeO$_4^{2-}$)	55 µg/20-60 µg	Mialgias, miocardiopatía[a] Intrínsecos: enfermedad de Keshan (niños chinos), enfermedad de Kashin-Beck, cretinismo mixedematoso endémico	Entre las áreas endémicas con escaso contenido en la tierra se encuentran China y Nueva Zelanda[13]	v.o.: náuseas, diarrea, alteración del estado psíquico, irritabilidad, cansancio, neuropatía periférica, alopecia, uñas con manchas blancas, halitosis (olor similar al ajo)	Selenio$_{su}$, actividad de la glutatión-peroxidasa$_b$

Zinc (Zn²⁺)	11 mg/**2,5-5 mg**	Cicatrización deficiente de las heridas, diarrea (riesgo elevado de fístulas), disgeusia, teratogenia, hipogonadismo, esterilidad, lesiones cutáneas acras y en los orificios (glositis, alopecia), cambios de conducta Intrínsecos: acrodermatitis enteropática	Diarrea crónica, dietas basadas en cereales, alcohólicos, hepatopatía crónica, drepanocitosis, VIH, insuficiencia pancreática/ todos los estados de malabsorción intestinal, fístulas/ostomías, síndrome nefrótico, diabetes, tras *bypass gástrico*/ duodenectomía, anorexia, embarazo[12] Intrínsecos: acrodermatitis enteropática	v.o.: náuseas, vómitos, gastritis, diarrea, HDL bajas, erosiones gástricas La competición con la absorción digestiva puede precipitar una *carencia de Cu²⁺* Inhalado: hiperpnea, debilidad, diaforesis	$Zinc_{s,p}$, fosfatasa alcalina (buena en los que siguen NPT, pero puede dar datos erróneos en los niveles leucocíticos, eritrocítico, del cabello y del $zinc_s$) Estudios con radioisótopos del zinc (las pruebas más exactas hoy en día; limitadas por el coste y la disponibilidad)[12]
Molibdeno	45 µg/**45 µg**	Toxicidad sobre el SNC, hiperoxipurinemia, hipouricemia, baja excreción urinaria de sulfato[a,10] (también documentada con la infusión parenteral de sulfito) Intrínsecas: carencia del cofactor del molibdeno, déficit aislado de sulfito-oxidasa	Ninguna[a]	v.o. o cualquier exposición: hiperuricemia + gota Inhalado: neumoconiosis (exposición industrial)	$Molibdeno_s$

(Continúa)

| TABLA 2-3 | Oligoelementos, vitaminas liposolubles y vitaminas hidrosolubles: aporte diario recomendado, carencia, poblaciones de riesgo, toxicidad y evaluación del estado *(Continuación)* |

Nutriente	Aporte entérico diario recomendado[1]/ aporte parenteral[2]	Signos y síntomas de carencia[4]	Población con riesgo de carencia[1,4]	Signos y síntomas de toxicidad[4]	Evaluación del estado[4,5]
Vitamina A *Retinol*	900 µg/*3300UI*	Xerosis conjuntival, queratomalacia, hiperqueratosis folicular, ceguera nocturna, *manchas de Bitot*, disfunción corneal + retiniana	Cualquier estado de malabsorción que afecte al intestino delgado proximal, hepatopatía crónica	Agudos: teratógeno, exfoliación cutánea, hipertensión intracraneal, necrosis hepatocelular Crónicos: alopecia, ataxia, queilitis, dermatitis, conjuntivitis, seudotumor cerebral, hiperlipidemia, hiperostosis	Retinol$_{su}$, ésteres de retinol$_p$, electrorretinograma, biopsia hepática (diagnóstico de toxicidad), proteínas fijadoras de retinol (útil en nefropatía terminal, valora con exactitud los niveles sanguíneos)[14]
Vitamina D *Ergocalciferol*	5-15 µg/*200UI*	Raquitismo/osteomalacia	Cualquier estado de malabsorción que afecte al intestino delgado proximal, hepatopatía crónica Hay que señalar: los que tienen un contenido elevado de melanina en la piel (piel más oscura) tienen niveles basales de 25-OH vitamina D bajos; no está claro si esto justifica su inclusión como una población «de riesgo»[15]	Hipercalcemia, hiperfosfatemia, que puede causar precipitación de CaPO$_4$, calcificación sistémica ± AEM ± LRA	25-OH vitamina D$_{su}$ Hay que señalar: debate entre IOM y la Sociedad Endocrina en cuanto a las definiciones de carencia, niveles séricos objetivo de 25-OH y población de riesgo[15,16]

Vitamina E (α,γ)-*Tocoferol*	15 mg/**10 UI**	Anemia hemolítica, degeneración de la columna posterior, oftalmoplejía, neuropatía periférica. Se observa en la malabsorción grave, abetalipoproteinemia	Cualquier estado de malabsorción que afecte al intestino delgado proximal, hepatopatía crónica	Posible aumento del riesgo en ACV hemorrágico, inhibición funcional de procoagulantes mediados por la vitamina K	Tocoferol. Debe explicar el cociente colesterol/triglicéridos: por lo demás, un cociente colesterol/triglicéridos mayor hipervalora la vitamina E, un cociente colesterol/triglicéridos menor infravalora la vitamina E^{2c}
Vitamina K *Filoquinona*	120 µg/**150 UI**	Enfermedad hemorrágica del recién nacido; coagulopatía	Cualquier estado de malabsorción que afecte al intestino proximal, hepatopatía crónica	Intrauterinos: anemia hemolítica, hiperbilirrubinemia, ictericia nuclear (*kernicterus*) i.v.: rubefacción, disnea, hipotensión (relacionada posiblemente con el agente de dispersión)	Tiempo de protrombina$_p$
Vitamina B$_1$ *Tiamina*	1,2 mg/**6 mg**	Irritabilidad, cansancio, cefalea *Encefalopatía de Wernicke, psicosis de Korsakoff, beri-beri «húmedo», beri-beri «seco»*	Alcohólicos, pacientes con malnutrición grave	i.v.: letargo y ataxia	Actividad transcetolasa eritrocítica, tiamina$_s$ y o

(Continúa)

TABLA 2-3	Oligoelementos, vitaminas liposolubles y vitaminas hidrosolubles: aporte diario recomendado, carencia, poblaciones de riesgo, toxicidad y evaluación del estado (Continuación)				
Nutriente	Aporte entérico diario recomendado[1]/ aporte parenteral[2]	Signos y síntomas de carencia[4]	Población con riesgo de carencia[1,4]	Signos y síntomas de toxicidad[4]	Evaluación del estado[4,5]
Vitamina B2 Riboflavina	1,3 mg/**3,6 mg**	Queilosis, estomatitis angular, glositis, dermatitis seborreica, anemia normocrómica normocrómica	Alcohólicos, pacientes con malnutrición grave	Ninguna[b]	Actividad glutatión-reductasa eritrocítica[p]
Vitamina B3 Niacina	16 mg/**40 mg**	Pelagra, disestesias, glositis, estomatitis, vaginitis, vértigo Intrínsecos: enfermedad de Hartnup	Alcohólicos, síndrome carcinoide maligno, malnutrición grave	Rubefacción, hiperglucemia, hiperuricemia, lesión hepatocelular[b]	N-metil-nicotinamida[o]
Vitamina B5 Ácido pantoténico	5 mg/**15 mg**	Cansancio, dolor abdominal, vómitos, insomnio, parestesias[b]	Alcohólicos[6]	v.o.: diarrea	Ácido pantoténico[o]
Vitamina B6 Piridoxina	1,3-1,7 mg/**6 mg**	Queilosis, estomatitis, glositis, irritabilidad, depresión, confusión, anemia normocítica normocrómica	Alcohólicos, diabéticos, esprúe celíaco, uso crónico de isoniazida o penicilamina[6]	Neuropatía periférica, fotosensibilidad	Fosfato de piridoxal[p]

Vitamina B7 *Biotina*	30 µg/**60 µg**	Alteraciones del estado psíquico, mialgias, hiperestesias, anorexia[c,5] (consumo excesivo de huevos blancos que causa una inactivación de la biotina mediada por la avidina)	Alcohólicos[6]	Ninguno[b,5]	Biotina[p], metil-citrato[o], 3-metil.crotoniglicina[o], 3-hidroxiisovalerato[o]
Vitamina B9 *Ácido fólico*	400 µg/**600 µg**	Supresión de la médula ósea, anemia macrocítica megaloblástica, glositis, diarrea. Puede precipitarse por sulfasalazina + fenitoína	Alcohólicos, esprúe celiaco o tropical, uso crónico de sulfasalazina[6]	v.o.: puede disminuir el umbral convulsivo en los tratados con anticonvulsivos	Ácido fólico[su], ácido fólico eritrocítico[p]
Vitamina B12 *Cobalamina*	2,4 µg/**5 µg**	Supresión de la médula ósea, anemia macrocítica megaloblástica, glositis, diarrea, desmielinización de la columna posterolateral, alteración del estado psíquico, depresión, psicosis	Vegetarianos, gastritis atrófica, anemia perniciosa, esprúe celiaco, enfermedad de Crohn, tras gastrectomía o resección ileal	Ninguno[b]	Cobalamina (B12)[su], ácido metilmalónico[su,p]

(Continúa)

TABLA 2-3	Oligoelementos, vitaminas liposolubles y vitaminas hidrosolubles: aporte diario recomendado, carencia, poblaciones de riesgo, toxicidad y evaluación del estado *(Continuación)*			
Nutriente	**Aporte entérico diario recomendado[1]/ aporte parenteral[2]**	**Signos y síntomas de carencia[4]**	**Población con riesgo de carencia[1,4]**	**Evaluación del estado[4,5]**
Vitamina C *Ácido ascórbico*	90 mg/**200 mg**	*Escorbuto*, alteraciones de la osificación El tabaco disminuye la vitamina C[2] en plasma y leucocítica La interrupción repentina de la vitamina C en dosis elevadas puede precipitar la aparición de escorbuto	Dieta con escasa fruta, fumadores[1], nefropatía terminal[3]	Ácido ascórbicop, ácido ascórbico leucocítico

ACV, accidente cerebrovascular; HDL, lipoproteína de alta densidad (colesterol); IOM, Institute of Medicine; i.v., intravenoso; LRA, lesión renal aguda; NPT, nutrición parenteral total; SNC, sistema nervioso central; TIBC, capacidad de fijación de hierro total.

Subíndices: c, calculado; o, orina; p, plasma; s, sangre; su, suero.

[a]Sólo documentado en pacientes con NPT prolongada.

[b]Nunca demostrado en los humanos.

[c]Sólo se puede inducir en condiciones experimentales o sólo en animales.

[1]Trumbo P, Yates AA, Schlicker S, et al. Institute of Medicine, Food and Nutrition Board. Dietary reference intakes for vitamin A, vitamin K, arsenic, boron, chromium, copper, iodine, iron, manganese, molybdenum, nickel, silicon, vanadium, and zinc. *J Am Diet Assoc.* 2001;101(3):294-301.

[2]Mirtallo J, Canada T, Johnson D, et al. Safe practices for parenteral nutrition. *JPEN J Parenter Enteral Nutr.* 2004;28:S39-S74.

[3]Deicher R, Horl WH Vitamin C in chronic kidney disease and hemodialysis patients. *Kidney Blood Press Res.* 2003;26:100-106.

[4]Office of Dietary Supplements: National Institutes of Health. Dietary supplement fact sheet: chromium. Office of Dietary Supplements: National Institutes of Health. http://ods.od.nih.gov/pdf/factsheets/Chromium-HealthProfessional.pdf. August 5, 2005. Accessed March 10-25, 2012.

Ibid. (June 24, 2011). Dietary supplement fact sheet: iodine. Office of Dietary Supplements: National Institutes of Health, http://ods.od.nih.gov/pdf/factsheets/Iodine-HealthProfessional.pdf. June 24, 2011. Accessed March 10-25, 2012.

Ibid. (August 24, 2007). Dietary supplement fact sheet: iron. Office of Dietary Supplements: National Institutes of Health, http://ods.od.nih.gov/factsheets/Iron-HealthProfessional/. August 24, 2007. Accessed March 10-25, 2012.

Ibid. (October 11,2011). Dietary supplement fact sheet: selenium. Office of Dietary Supplement: National Institutes of Health. Retrieved March 10-25, 2012, from http://ods.od.nih.gov/factsheets/Selenium-HealthProfessional/

Ibid. (April 23, 2006). Dietary supplement fact sheet: vitamin A. Office of Dietary Supplements: National Institutes of Health. Retrieved March 10-25, 2012, from http://ods.od.nih.gov/factsheetsA/itaminA-HealthProfessional/

Ibid. (June 24, 2011). Dietary supplement fact sheet: vitamin B12. Office of Dietary Supplements: National Institutes of Health. Retrieved March 10-25, 2012, from http://ods.od.nih.gov/factsheetsA/itaminB12-HealthProfessional/. June 24, 2011. Accessed March 10-25, 2012.

Ibid. (June 24, 2011). Dietary supplement fact sheet: vitamin C. Office of Dietary Supplements: National Institutes of Health, http://ods.od.nih.gov/factsheets/ VitaminC-HealthProfessional/. June 24, 2011. Accessed March 10-25, 2012.

Ibid. (June 24, 2011). Dietary supplement fact sheet: vitamin D. Office of Dietary Supplements: National Institutes of Health, http://ods.od.nih.gov/factsheets/ VitaminD-HealthProfessional/. June 24, 2011. Accessed March 10-25, 2012.

Ibid. (September 15, 2011). Dietary supplement fact sheet: vitamin B6. Office of Dietary Supplements: National Institutes of Health, http://ods.od.nih.gov/ factsheetsA/itaminB6-HealthProfessional/. September 15, 2011. Accessed March 10-25, 2012.

Ibid. (October 11, 2011). Dietary Supplement fact sheet: vitamin E. Office of Dietary Supplements: National Institutes of Health, http://ods.od.nih.gov/factsheets/ VitaminE-HealthProfessional/. October 11, 2011. Accessed March 10-25, 2012.

Ibid. (September 20, 2011). Dietary Supplement fact sheet: zinc. Office of Dietary Supplements: National Institutes of Health, http://ods.od.nih.gov/factsheets/ Zinc-HealthProfessional/. September 20, 2011. Accessed March 10-25, 2012.

[5]Feldman M, Friedman LS, Brandt LJ. Sleisenger and Fordtran's Gastrointestinal and Liver Disease, 9th ed. Philadelphia: Saunders Elsevier, 2010.

[6]Said HM. Intestinal absorption of water-soluble vitamins in health and disease. Biochem J. 2011;437:357-372.

[7]Stern BR. Essentiality and toxicity in copper research risk assessment: overview, update and regulatory considerations. J Toxicol Environ Health A. 2010;73:114-127.

[8]Abumrad NN, Schneider AJ, Steel D, et al. Amino acid intolerance during prolonged total parenteral nutrition reversed by molybdate therapy. Am J Clin Nutr. 1981;34(II):2551-2559.

[9]Santamaria AB, Sulsky, SI. Risk assessment of an essential element: manganese. J Toxicol Environ Health A. 2010;73:128-155.

[10]Linus Pauling Institute, http://lpi.oregonstate.edu/

Higdon J, Drake VL, Turnlund JR. Micronutrient information center: moylbdenum. Linus Pauling Institute, Micronutrient Research and Optimum Health, http://lpi.oregonstate.edu/infocenter/minerals/molybdenum/. Accessed March 10-25, 2012.

Higdon J, Drake VL, Mock D. Micronutrient information center: biotin. Linus Pauling Institute, Micronutrient Research and Optimum Health, http:// lpi.oregonstate.edu/infocenter/vitamins/biotin/. Accessed March 10-25, 2012.

[11]Zimmermann MB. Iodine deficiency. Endocr Rev. 2009 Jun;30(4):376-408.

[12]Semrad C. Zinc and intestinal function. Curr Gastroenterol Rep. 1999;1:398-403.

[13]Fairweather-Tait SJ, Collings R, Hurst R. Selenium bioavailability: current knowledge and future research requirements. Am J Clin Nutr. 2010;91(suppl):1484S-1491S.

[14]Mahmood K, Samo AH, Lairamani KL, et al. Serum retinol binding protein as an indicator of vitamin A status in cirrhotic patients with night blindness. Saudi J Gastroenterol. 2008;14(1):7-11.

[15]Rosen CJ, Abrams SA, Aloia JF, et al. IOM committee members respond to Endocrine Society vitamin D guideline. J Clin Endocrinol Metab. 2012;97:1146-1152.

[16]Holick MF, Binkley NC, Bischoff-Ferrari HA, et al. Evaluation, treatment, and prevention of vitamin D deficiency: an Endocrine Society clinical practice guideline. J Clin Endocrinol Metab. 2001;96:1911-1930.

[17]Ford L, Farr J, Morris P, et al. The value of measuring serum cholesterol-adjusted vitamin E in routine practice. Ann Clin Biochem. 2006;43:130-134.

[18]Uauy R, Olivares O, Gonzales M. Essentiality of copper in humans. Am J Clin Nutr. 1998;67(suppl):952S-959S.

■ **Micronutrientes (oligoelementos y vitaminas)**

Los oligoelementos y las vitaminas son componentes esenciales de los complejos enzimáticos. La ingesta dietética recomendada de oligoelementos, vitaminas liposolubles y vitaminas hidrosolubles se establece en dos desviaciones estándar por encima de la media estimada para que cubra las necesidades del 97 % de la población sana. En la tabla 2-3 se han expuesto las valoraciones de los estados nutricionales relativos a los micronutrientes, así como los signos y síntomas de las carencias y los efectos tóxicos de micronutrientes específicos.

CONSIDERACIONES ESPECIALES

■ Tanto la magnitud como la localización de una resección previa del tubo digestivo influyen en las necesidades de nutrientes. Los pacientes con una reducción de la longitud del intestino delgado funcional pueden necesitar vitaminas y minerales adicionales si no reciben nutrición parenteral. La tabla 2-4 ofrece directrices para los suplementos en estos pacientes.

■ La inflamación y la resección del íleon distal, la enfermedad inflamatoria intestinal (EII) y la derivación *(bypass)* ileoyeyunal pueden provocar una carencia de vitamina B_{12} y una pérdida de sales biliares. La diarrea en este contexto puede mejorarse con la administración oral de colestiramina con la primera comida del día.

■ La resección del tubo digestivo proximal (estómago o duodeno) por gastrectomía parcial, Billroth I y II, cruce duodenal/derivación biliopancreática, derivación gástrica en Y de Roux, pancreaticoduodenectomía (Whipple) y gastrectomía tubular puede alterar la absorción de cationes divalentes como el hierro, el calcio y el cobre. La carencia de cobre es extremadamente frecuente en los pacientes que, tras una derivación gástrica, no reciben suplementación de forma sistemática (*Int J Obes (Lond) 2012;36(3):328*).

■ Los pacientes con pérdidas excesivas por el tubo digestivo precisan líquidos y electrólitos adicionales. Para determinar las necesidades de líquidos, es necesario realizar una evaluación de las pérdidas de líquidos debidas a diarrea, salida por la ostomía y volumen del drenaje de las fístulas. Las pérdidas intestinales de minerales pueden calcularse multiplicando el volumen de la pérdida de líquido por la concentración de electrólitos en el líquido intestinal (tabla 2-5).

TABLA 2-4	Directrices para los suplementos de vitaminas y minerales en pacientes con malabsorción grave	
Suplemento	**Dosis**	**Vía**
Multivitamínico prenatal con minerales[a]	1 comprimido al día	v.o.
Vitamina D[a]	50 000 unidades 2 o 3 veces a la semana	v.o.
Calcio[a]	500 mg de calcio elemental 3-4 veces al día	v.o.
Vitamina B_{12}[b]	1 mg al día	v.o.
	100-500 μg cada 1-2 meses	s.c.
Vitamina A[b]	10 000-50 000 UI al día	v.o.
Vitamina K[b]	5 mg/día	v.o.
	5-10 mg/semana	s.c.
Vitamina E[b]	30 UI/día	v.o.
Gluconato magnésico[b]	108-169 mg de magnesio elemental 4 veces al día	v.o.
Sulfato magnésico[b]	290 mg de magnesio elemental 1 a 3 veces por semana	i.m./i.v.
Gluconato de zinc o sulfato de zinc[b]	25 mg de zinc elemental al día más 100 mg de zinc elemental por cada litro de líquido intestinal perdido	v.o.
Sulfato ferroso[b]	60 mg de hierro elemental 3 veces al día	v.o.
Dextrano-hierro[b]	Dosis diaria basada en fórmula o tabla	i.v.

[a]Recomendado sistemáticamente en todos los pacientes.
[b]Recomendado en pacientes con carencia documentada de nutrientes o malabsorción.

TABLA 2-5	Concentraciones de electrólitos en los líquidos digestivos			
Localización	Na (mEq/l)	K (mEq/l)	Cl (mEq/l)	HCO$_3$ (mEq/l)
Estómago	65	10	100	—
Bilis	150	4	100	35
Páncreas	150	7	80	75
Duodeno	90	15	90	15
Porción media del intestino delgado	140	6	100	20
Íleon terminal	140	8	60	70
Recto	40	90	15	30

Evaluación del estado nutricional

PRINCIPIOS GENERALES

- Se debe evaluar a los pacientes para detectar la presencia de una malnutrición proteica-energética, además de carencias de nutrientes específicos.
- El mejor método para evaluar el estado nutricional es una anamnesis y una exploración física meticulosas combinadas con estudios analíticos adecuados.

DIAGNÓSTICO

Presentación clínica

Anamnesis

- Se valorarán los posibles cambios en el patrón de la dieta (tamaño, número y contenido de las comidas). Si existen, deberá investigarse el motivo de la alteración de la ingesta de alimentos.
- Una pérdida de peso involuntaria de > 10 % del peso corporal en los 6 meses previos se asocia a evolución clínica desfavorable *(Am J Med 1980;69:491)*.
- Hay que buscar la presencia de signos de **malabsorción** (diarrea, pérdida de peso).
- En la tabla 2-3 se muestran los síntomas de **carencias de nutrientes** específicos.
- Debe buscarse la existencia de factores que puedan aumentar el estrés metabólico (p. ej., infección, enfermedad inflamatoria, neoplasia maligna).
- Se evaluará el estado funcional del paciente (p. ej., en cama, actividad subóptima, gran actividad).

Exploración física

- Siguiendo los criterios de la Organización Mundial de la Salud (OMS), los pacientes pueden clasificarse según el IMC como de peso insuficiente (< 18,5 kg/m^2), de peso normal (de 18,5 a 24,9 kg/m^2), con sobrepeso (de 25 a 29,9 kg/m^2), con obesidad de clase I (de 30 a 34,9 kg/m^2), con obesidad de clase II (de 35 a 39,9 kg/m^2) o con obesidad de clase III (≥ 40 kg/m^2) *(Obes Res 1998;6(Suppl2):S53)*.
- Los pacientes con un **peso extremadamente insuficiente** (IMC < 14 kg/m^2) y los que tienen una **pérdida rápida e importante de peso** (incluso con un IMC mayor de lo normal) tienen un riesgo elevado de muerte, y debe considerarse el ingreso hospitalario para que reciban soporte nutricional.
- Se observará si existe **depleción hística** (pérdida de grasa corporal y emaciación del músculo esquelético).
- Se evaluará la **función muscular** (estudio de la fuerza de grupos musculares individuales).

■ **Estado hídrico:** se evaluará a los pacientes para detectar la presencia de deshidratación (p. ej., hipotensión, taquicardia, sequedad de mucosas, etc.) o de un exceso de líquido corporal (edema o ascitis).

■ Se evaluará al paciente para detectar causas de pérdida de proteínas o nutrientes: heridas de gran tamaño, quemaduras, síndrome nefrótico, drenajes quirúrgicos, etc. Se cuantificará el volumen del drenaje, y la concentración de grasa y el contenido de proteínas.

Pruebas diagnósticas

■ Hay que realizar estudios analíticos para detectar carencias de nutrientes específicos sólo cuando esté indicado clínicamente, puesto que la concentración plasmática de muchos nutrientes puede no reflejar las reservas corporales verdaderas (tabla 2-3).

■ No se debe utilizar la concentración plasmática de albúmina y prealbúmina para evaluar la presencia de malnutrición proteica-calórica ni para monitorizar la idoneidad del soporte nutricional. Aunque las concentraciones de estas proteínas plasmáticas se correlacionan con la evolución clínica, la inflamación y la lesión pueden alterar su síntesis y degradación, lo que limita su utilidad para la evaluación nutricional *(Crit Care Med 1982;10:305; Gastroenterology 1990;99:1845)*.

■ La mayoría de los pacientes hospitalizados presentan una carencia de vitamina D, y hay que tener un umbral bajo para medir la concentración plasmática de 25-OH vitamina D *(N Engl J Med 1998;338:777)*.

Nutrición entérica

PRINCIPIOS GENERALES

Siempre que sea posible, se prefiere la alimentación **oral/entérica** a la alimentación **parenteral,** ya que reduce la atrofia mucosa, mantiene la secreción de inmunoglobulina A (IgA) y evita la colelitiasis. Además, la nutrición oral/entérica es menos costosa que la nutrición parenteral.

■ **Tipos de nutrición**

Las **dietas hospitalarias** pueden ser dietas normales o dietas modificadas en cuanto al contenido de nutrientes (cantidad de fibra, grasa, proteínas o sodio) y la consistencia (líquida, en puré o blanda). Existen métodos mediante los cuales se puede aumentar con frecuencia la ingesta de alimentos:

• Animar a los pacientes a que coman.

• Ofrecer ayuda a la hora de la comida.

• Permitir que los familiares y amigos les suministren algunos alimentos.

• Limitar las comidas omitidas para la realización de pruebas médicas e intervenciones.

• Evitar las dietas poco sabrosas. Las fórmulas lácteas contienen leche como fuente de proteínas y grasas, y tienden a ser más sabrosas que otras dietas de fórmulas definidas.

• Utilizar suplementos con densidad calórica.

■ **Fórmulas líquidas definidas**

• Las **fórmulas poliméricas** son adecuadas para la mayoría de los pacientes. Contienen nitrógeno en forma de proteínas enteras e incluyen alimentos en puré, alimentos lácteos y fórmulas sin lactosa. Se dispone de otras fórmulas con contenido nutricional modificado, como fórmulas ricas en nitrógeno, en calorías, en fibra, y con bajo contenido en potasio, fósforo o magnesio.

• Las **fórmulas *oligoméricas* semielementales** contienen proteínas hidrolizadas en forma de péptidos pequeños y aminoácidos libres. Aunque pueden ser útiles en pacientes con insuficiencia pancreática exocrina o intestino corto, el aporte de enzimas pancreáticas es una intervención menos costosa y tiene la misma eficacia en la mayoría de ellos.

• Las **fórmulas monoméricas elementales** contienen nitrógeno en forma de aminoácidos libres y pequeñas cantidades de grasa (< 5 % de las calorías totales) y son hiperosmolares

(550 mOsm/kg a 650 mOsm/kg). No tienen un sabor agradable, y precisan alimentación por sonda o la mezcla con otros alimentos o con saborizantes para la ingestión oral. Los aminoácidos libres se absorben mal y, debido a ello, estas fórmulas no han demostrado ser clínicamente superiores a las fórmulas oligoméricas o poliméricas en los pacientes con una función digestiva pancreática adecuada. Estas fórmulas pueden empeorar la diarrea osmótica en pacientes con intestino corto.

- Las **soluciones para rehidratación oral** estimulan la absorción de sodio y agua aprovechando el cotransportador de sodio-glucosa presente en el borde en cepillo del epitelio intestinal. El tratamiento de rehidratación oral (con soluciones de 90-120 mEq/l para evitar la secreción intestinal de sodio y el equilibrio negativo de sodio y agua) puede ser especialmente útil en pacientes con síndrome del intestino corto *(Clin Ther 1990;12 (Suppl A):129)*. En la tabla 2-6 se presentan las características de varias soluciones de rehidratación oral.

■ **Alimentación por sonda**
- La alimentación por sonda es útil en pacientes con un **tubo digestivo funcional** pero que no pueden o no quieren ingerir los nutrientes adecuados.
- El tipo de método seleccionado de alimentación por sonda (sonda nasogástrica, nasoduodenal, nasoyeyunal, de gastrostomía, de yeyunostomía, de faringostomía y de esofagostomía) depende de la experiencia del médico, el pronóstico clínico, la permeabilidad y la motilidad del tubo digestivo, el riesgo de aspiración del contenido gástrico, la preferencia del paciente y la duración prevista de la alimentación.
- La alimentación con sonda a corto plazo (< 6 semanas) se puede realizar mediante la colocación de una sonda de alimentación nasogástrica o nasoentérica de pequeño calibre. Aunque la alimentación nasogástrica suele ser la vía más adecuada, también puede necesitarse la alimentación orogástrica en pacientes intubados, o en aquellos con lesión o deformidad nasal. Las sondas de alimentación nasoduodenal y nasoyeyunal se pueden colocar a la cabecera del paciente con un índice de éxito próximo al 90 % en manos experimentadas *(Nutr Clin Pract 2001;16:258)*.
- La alimentación por sonda a largo plazo (> 6 semanas) suele precisar una sonda de gastrostomía o yeyunostomía, que se puede colocar por vía percutánea con ayuda endoscópica o radiológica. También puede recurrirse a la cirugía, dependiendo de la situación clínica y la experiencia local.

■ **Pautas de alimentación:** los pacientes que tienen sondas de alimentación en el estómago suelen poder tolerar bolos intermitentes o alimentación por gravedad, en la que la cantidad total de fórmula diaria se divide entre cuatro y seis porciones iguales.
- La **alimentación en bolo** se administra con jeringa de forma tan rápida como se tolere.
- La **alimentación por gravedad** se infunde durante 30-60 min.
- Es conveniente elevar la mitad superior del cuerpo del paciente 30-45 grados durante la toma y durante al menos 2 h después. Las sondas se deben lavar con agua después de cada toma. Las tomas intermitentes son útiles en los pacientes a los que no se pueda realizar una elevación continua de la cabecera de la cama o que precisen una mayor libertad de alimentación. Los pacientes que tienen náuseas y saciedad precoz con la alimentación por gravedad en bolo pueden precisar una infusión continua a menor velocidad.
- La **alimentación continua** suele poder iniciarse a una velocidad de 20-30 ml/h y se puede aumentar en 10 ml/h cada 6 h hasta que se alcance el objetivo de nutrición. Los pacientes que tienen gastroparesia con frecuencia toleran la alimentación con sonda gástrica cuando se empieza a una velocidad menor (p. ej., 10 ml/h) y se aumenta con incrementos pequeños (p. ej., 10 ml/h cada 8-12 h). En los pacientes con gastroparesia grave puede ser necesario introducir la punta de la sonda de alimentación más allá del ligamento de Treitz. **Siempre debe emplearse la alimentación continua cuando la sonda esté en el duodeno o en el yeyuno, para evitar la distensión, el dolor abdominal y el síndrome de vaciamiento rápido (*dumping*).**
- La **alimentación yeyunal** puede realizarse en pacientes con monitorización rigurosa con **pancreatitis aguda** leve o moderada *(J Am Coll Nutrition 1995;14(6):662)*.

TABLA 2-6	Fórmulas de alimentación entérica: comparación de la composición						
Fórmula	**kcal/ml**	**Proteínas (%)**	**Lípidos (%)**	**Carbohidratos (%)**	**K⁺ (mEq/l)**	**PO₄³⁻ (mg/l)**	**Objetivo**
Osmolite	1	16,7	29	54,3	40,2	760	Polimérica estándar
Jevity	1,5	17	29	53,6	40,2	1 200	Polimérica estándar
TwoCal NH	2	16,7	40,1	43,2	62,6	1 050	Volumen limitado
Nepro con Carb constante	1,8	18	48	34	27,2	700	Nefropatía terminal
Glucerna	1,2	20	45	35	51,8	800	Intolerancia a la glucosa/diabetes
Promote	1	25	23	52	50,8	1 200	Proteínas altas
Peptamen AF	1,2	25	39	36	41	800	Intestino corto, insuficiencia pancreática exocrina
Vivonex RTF	1	20	10	70	31	670	Malabsorción de grasas
Oxepa	1,5	16,7	55,2	28,1	50,1	1 060	SRIS, SDRA, sepsis

SDRA, síndrome de dificultad respiratoria del adulto; SRIS, síndrome de respuesta inflamatoria sistémica.
Tabla adaptada de Barnes-Jewish Hospital Enteral Nutrition Formulary (8/2009).

■ **Contraindicaciones:** no se puede utilizar de forma eficaz el tubo digestivo en algunos pacientes debido a:
• Náuseas o vómitos persistentes.
• Dolor abdominal posprandial intolerable o diarrea.
• Obstrucción mecánica o hipomotilidad grave.
• Malabsorción grave.
• Presencia de fístulas de débito elevado.

COMPLICACIONES

■ **Complicaciones mecánicas**
• **La colocación errónea de la sonda de alimentación nasogástrica** se produce con más frecuencia en los pacientes inconscientes. Se ha documentado una intubación del árbol traqueobronquial hasta en el 15 % de los pacientes. En pacientes con fractura de cráneo se puede producir una colocación intracraneal.
• La **lesión hística erosiva** puede causar erosiones nasofaríngeas, faringitis, sinusitis, otitis media, neumotórax y perforación del tubo digestivo.
• La **oclusión de la sonda** suele deberse al uso de fórmulas de alimentación espesas o a la administración de fármacos pulverizados a través de sondas de diámetro pequeño (< 10 Fr). Lavar la sonda con frecuencia empleando 30 ml a 60 ml de agua y evitar la administración de fragmentos de comprimidos o de medicamentos «espesos» ayuda a evitar la oclusión. Entre las técnicas utilizadas para desatascar las sondas se encuentra el uso de una jeringa de volumen pequeño (10 ml) para lavar con agua templada o enzimas pancreáticas (lipasa, proteasa y amilasa disueltas en agua) a través de la sonda.

■ **Hiperglucemia**
• Sigue sin existir un acuerdo sobre qué concentración exacta de glucosa debe mantenerse en los pacientes hospitalizados.
• La insulina administrada por vía subcutánea suele poder mantener un buen control glucémico. Se pueden utilizar protocolos de infusión i.v. continua de insulina para controlar la glucemia en pacientes graves con anasarca o con inestabilidad hemodinámica para garantizar una absorción adecuada de la insulina.
• Con frecuencia puede emplearse de forma segura la insulina de duración intermedia (p. ej., NPH) una vez que la alimentación por sonda ha llegado a 1 000 kcal/día. La insulina de larga duración (p. ej., detemir, glargina) se debe utilizar con precaución en pacientes graves, porque los cambios del estado clínico pueden afectar a la farmacocinética y aumentar el riesgo de hipoglucemia mantenida.
• Los pacientes que reciban alimentación en bolo deben recibir insulina de acción corta a la hora de la toma.
• Los pacientes con alimentación continua (24 h al día) deben recibir insulina de duración intermedia cada 8 h cuando se encuentren clínicamente estables. Si se interrumpe la alimentación por sonda y se ha administrado insulina, debe iniciarse una infusión de solución glucosada a una velocidad equiparable a la velocidad de infusión de la alimentación por sonda pautada hasta que desaparece la insulina.

■ **Aspiración pulmonar**
• Puede ser difícil determinar la etiología de la **aspiración pulmonar** en los pacientes alimentados por sonda, ya que se puede producir aspiración por reflujo de la alimentación por la sonda o por secreciones bucofaríngeas que no están relacionadas con la alimentación. Algunos datos recientes sugieren que las secreciones orales desempeñan un papel muy superior en la aparición de neumonía asociada al respirador que la aspiración de la alimentación de la sonda *(JAMA 2013;309(3):249-56).*
• Para diagnosticar la aspiración, **no deben añadirse** colorantes alimentarios a la alimentación por sonda. Este método es poco sensible para el diagnóstico, y varias descripciones de casos indican que, en los pacientes graves, los colorantes alimentarios pueden ser absorbidos en el tubo digestivo, lo que puede provocar complicaciones graves y muerte *(N Engl J Med 2000:343:1047).*

• Los residuos gástricos tienen poca capacidad para predecir el riesgo de aspiración.
• Para evitar el reflujo, se reducirá la secreción de ácido gástrico con tratamiento farmacológico (antagonista del receptor H2, inhibidores de la bomba de protones), se elevará la cabecera de la cama durante las tomas y se evitará la alimentación gástrica en los pacientes de riesgo elevado (p. ej., pacientes con gastroparesia, vómitos frecuentes, obstrucción de la salida gástrica).

■ **Complicaciones digestivas**
• Es frecuente que se produzcan náuseas, vómitos y dolor abdominal.
• La **diarrea** suele asociarse al tratamiento con antibióticos *(JPEN J Parenter Enteral Nutr 1991;15:27)* y al uso de medicamentos líquidos que contienen carbohidratos no absorbibles, como el sorbitol *(Am J Med 1990;88:91)*. Si la diarrea debida a la alimentación por sonda persiste después de una evaluación adecuada de las posibles causas, está justificada una prueba con fármacos antidiarreicos o fibra. La diarrea es frecuente en pacientes que reciben alimentación por sonda y aparece hasta en el 50 % de los pacientes graves.
• En los pacientes con intestino corto, se puede reducir al mínimo la diarrea que no tiene otras causas, como infección por *Clostridium difficile*, mediante comidas frecuentes y de poca cantidad que no contengan dulces concentrados (p. ej., refrescos). Hay que maximizar el tiempo de tránsito intestinal para permitir la absorción de los nutrientes utilizando tintura de opio, loperamida o difenoxilato. Se puede utilizar clonidina en dosis bajas (0,025 mg a 0,05 mg por vía oral dos veces al día) para reducir la diarrea en pacientes hemodinámicamente estables con síndrome de intestino corto *(JPEN J Parenter Enteral Nutr 2004;28(4):265)*.
• Se han descrito casos de **isquemia/necrosis intestinal** en pacientes que reciben alimentación por sonda. Estos casos se han producido sobre todo en pacientes graves tratados con vasopresores, para mantener la presión arterial, junto con la nutrición enteral. No hay signos clínicos fiables para el diagnóstico, y la tasa de mortalidad es elevada. **Hay que tener precaución si se administra nutrición enteral a pacientes graves que precisan vasopresores.**

Nutrición parenteral

PRINCIPIOS GENERALES

■ Se debe plantear la nutrición parenteral si la ingesta energética no se puede cubrir, o se prevé que no se va a poder cubrir (< 50 % de las necesidades diarias), mediante nutrición entérica durante un período que supere los 7-10 días. Esta norma surge de dos metaanálisis centrados en unidades de cuidados intensivos (UCI) que mencionan el aumento de complicaciones *(Am J Clin Nutr 2001;74:534)* y el aumento de la mortalidad global *(JAMA 1998;280:2013)* en pacientes ingresados en la UCI que reciben nutrición parenteral precoz (en los primeros 7 días del ingreso) comparados con los que no reciben soporte nutricional *(JPEN J Parenter Enteral Nutr 2009;33(3):285)*. En estudios recientes se ha observado que los pacientes graves que no pueden lograr los objetivos calóricos únicamente mediante nutrición entérica durante los primeros 8 días de hospitalización requieren ingresos más prolongados y presentan mayores tasas de mortalidad que aquellos a los que se administró nutrición parenteral total (NPT) durante los 8 primeros días desde el ingreso hospitalario *(N Engl J Med 2011;365:506)*.

■ **Recomendaciones**
• **Nutrición parenteral central**
  ∘ La infusión de soluciones de nutrientes hiperosmolares (habitualmente > 1 500 mOsm/l) precisa un vaso de gran calibre y flujo elevado para minimizar la irritación y la lesión del vaso.
  ∘ Las técnicas más utilizadas para el acceso para la nutrición parenteral central (NPC) son el **cateterismo** percutáneo de la vena subclavia y el cateterismo venoso central con inserción en una vena periférica (CVCIP). También se utilizan las venas yugular

interna, safena y femoral, aunque son menos deseables, debido a la menor comodidad del paciente y a la dificultad para mantener la esterilidad. Se prefieren los catéteres que se tunelizan debajo de la piel en los pacientes que probablemente reciban NPT durante > 8 semanas, para reducir el riesgo de fallo mecánico.

- Cada vez se utilizan más los catéteres venosos centrales insertados en una vena periférica (lo que reduce el riesgo de neumotórax) para administrar NPC en pacientes con un acceso adecuado a la vena antecubital. Estos catéteres no son adecuados para pacientes en los que se prevé que será necesaria la NPC durante un período prolongado (> 6 meses).
- **Soluciones de macronutrientes para nutrición parenteral central**
  - Se utilizan **soluciones de aminoácidos** cristalinas que contienen el 40 % al 50 % de aminoácidos esenciales y el 50 % al 60 % de aminoácidos no esenciales (generalmente, con cantidades pequeñas o nulas de glutamina, glutamato, aspartato, asparagina, tirosina y cisteína) para satisfacer las necesidades de proteínas (tabla 2-2). Los aminoácidos infundidos se oxidan y se deben incluir en la estimación de la energía que se proporciona como parte de la formulación parenteral.
  - Se han modificado algunas soluciones de aminoácidos para enfermedades específicas, como las soluciones enriquecidas en aminoácidos de cadena ramificada que se usan en pacientes con encefalopatía hepática y las soluciones que contienen principalmente aminoácidos esenciales para su uso en pacientes con insuficiencia renal.
  - La **glucosa (dextrosa)** en soluciones i.v. se hidrata; cada gramo de monohidrato de glucosa aporta 3,4 kcal. Aunque no hay ninguna necesidad absoluta de glucosa en la mayoría de los pacientes, la administración de > 150 g de glucosa al día maximiza el equilibrio proteínico.
  - Se dispone de **emulsiones de lípidos** como soluciones al 10 % (1,1 kcal/ml) o al 20 % (2 kcal/ml), y aportan energía además de ser una fuente de ácidos grasos esenciales. Las partículas de la emulsión tienen un tamaño y una estructura similares a los quilomicrones, y se metabolizan como quilomicrones nacientes después de adquirir apoproteínas por el contacto con partículas endógenas circulantes de colesterol-lipoproteínas de alta densidad. Las emulsiones de lípidos son tan eficaces como la glucosa en el mantenimiento de la economía del nitrógeno corporal una vez que se han satisfecho las necesidades absolutas de glucosa de los tejidos. Se desconoce el porcentaje óptimo de calorías que deben infundirse en forma de grasa, aunque en la mayoría de los pacientes es razonable un 20 % a un 30 % de las calorías totales. La velocidad de infusión no debe ser mayor de 1 (kcal/kg)/h (0,11 [g/kg]/h), ya que la mayoría de las complicaciones asociadas a las infusiones de lípidos se han descrito cuando se administra una cantidad mayor *(Curr Opin Gastroenterol 1991;7:306)*. Una velocidad de 0,03-0,05 (g/kg)/h es adecuada en la mayoría de los pacientes que reciben NPC de forma continua. No deben administrarse emulsiones de lípidos a pacientes con concentraciones de triglicéridos > 400 mg/dl. Además, en los pacientes con riesgo de sufrir hipertrigliceridemia se deben medir las concentraciones séricas de triglicéridos al menos una vez durante la infusión de la emulsión de lípidos, para garantizar una eliminación adecuada. La alimentación insuficiente de pacientes obesos por la cantidad de calorías procedentes de lípidos que se administrarían normalmente (p. ej., el 20 % al 30 % de las calorías) facilita la movilización de los depósitos de grasa endógenos como combustible y puede mejorar la sensibilidad insulínica. Es necesario seguir administrando lípidos i.v. a estos pacientes dos veces a la semana para aportarles ácidos grasos esenciales.

■ **Nutrición parenteral periférica**
- La nutrición parenteral periférica suele considerarse de escasa utilidad debido al elevado riesgo de tromboflebitis.
- Los ajustes adecuados en el manejo de la nutrición parenteral periférica pueden prolongar el uso de un único punto de infusión hasta > 10 días. Se recomiendan las siguientes directrices:
  - Aportar al menos el 50 % de la energía total en forma de una emulsión de lípidos, en forma colateral con la solución de glucosa-aminoácidos.
  - Añadir 500-1 000 UI de heparina y 5 mg de hidrocortisona por litro (para reducir la flebitis).

- Introducir un catéter de poliuretano recubierto de povidona (polivinilpirrolidona) de diámetro pequeño, de calibre 22 G o 23 G, en una vena del mayor tamaño posible del antebrazo proximal, utilizando una técnica estéril.
- Colocar un parche de pomada de trinitrato de glicerol de 5 mg (o 0,6 cm de pomada de nitroglicerina al 2 %) sobre el punto de infusión.
- Infundir la solución con una bomba volumétrica.
- Mantener el volumen infundido total en < 3 500 ml/día.
- Filtrar la solución con un filtro en línea de 1,2 μm *(Nutrition 1994;10:49).*

■ **Nutrición parenteral domiciliaria a largo plazo**
- La nutrición parenteral domiciliaria prolongada suele administrarse con un **catéter tunelizado** o con un punto de acceso subcutáneo implantable insertado en la vena subclavia.
- Se pueden infundir **formulaciones de nutrientes** durante la noche para permitir las actividades diurnas en pacientes que toleren la carga de líquido. Pueden no ser necesarios los lípidos i.v. en pacientes que puedan ingerir y absorber cantidades adecuadas de grasa.
- Para administrar NPT domiciliaria, es esencial realizar una selección de los pacientes adecuados, debido al elevado índice de complicaciones (aproximadamente el 50 % a los 6 meses). Los factores de riesgo de aparición de complicaciones son: el uso de un catéter no tunelizado o con múltiples luces, la extracción de muestras de sangre a través del catéter, la infusión de fármacos no parenterales, el uso de infusiones lipídicas, la anticoagulación, la edad avanzada y las heridas abiertas *(JPEN J Parenter Enteral Nutr 2014;38:6; JPEN J Parenter Enteral Nutr; en prensa).*

COMPLICACIONES

■ **Complicaciones mecánicas**
- Entre las complicaciones que se producen en el momento de la colocación del catéter se encuentran el neumotórax, la embolia gaseosa, la punción arterial, el hemotórax y la lesión del plexo braquial.
- Trombosis y embolia pulmonar: con frecuencia se produce una trombosis confirmada radiológicamente de la vena subclavia; sin embargo, las manifestaciones clínicas (edema de la extremidad superior, síndrome de la vena cava superior) son inusuales. Se puede producir una embolia pulmonar microvascular mortal por precipitados no visibles en las soluciones de nutrición parenteral. Se deben utilizar filtros en línea con todas las soluciones para minimizar el riesgo de estas embolias.

■ **Complicaciones metabólicas:** habitualmente causadas por una administración de nutrientes excesiva o inadecuada:
- Sobrecarga de líquidos.
- Hipertrigliceridemia.
- Hipercalcemia.
- Carencias de nutrientes específicos: considérese la administración de **tiamina** suplementaria (100 mg durante 3-5 días) durante el inicio de la NPC en pacientes con riesgo de déficit de tiamina (p. ej., alcoholismo).
- Hipoglucemia.
- **Hiperglucemia.** El control riguroso de la glucemia (entre 90 mg/dl y 120 mg/dl) ha sido siempre el dogma estándar en los pacientes de la UCI *(N Engl J Med 2001;345:1359);* sin embargo, esta práctica se ha cuestionado ante un estudio controlado y aleatorizado realizado en 2009, en el que se muestra una mortalidad global y una incidencia hipoglucemia grave superior en pacientes cuya glucemia estaba siendo controlada rigurosamente *(N Engl J Med 2009;360(13):1283).* El tratamiento de los pacientes con hiperglucemia o diabetes de tipo 2 *(Mayo Clin Proc 1996;71:587)* puede realizarse del modo siguiente:
- Si la glucemia es > 200 mg/dl, se considerará la obtención de un control mejor de ésta antes de iniciar la NPC.
- Si se inicia la NPC: *a)* se limitará la glucosa a < 200 g/día; *b)* se añadirá 0,1 UI de insulina rápida por cada gramo de glucosa en la solución de NPC (p. ej., 15 UI cada 150 g); *c)* se suspenderán otras fuentes de glucosa i.v. y *d)* se prescribirá insulina regular

(de acción rápida) de forma sistemática con control de la glucemia mediante medición de la glucosa capilar cada 4-6 h, o infusión i.v. de insulina regular con monitorización de la glucemia mediante medición de la glucosa capilar cada 1-2 h.

- En pacientes ambulatorios que utilicen insulina, se puede calcular una estimación de la reducción de la glucemia que producirá la administración de 1 UI de insulina dividiendo 1 500 por la dosis diaria total de insulina (p. ej., para un paciente que reciba 50 UI de insulina de forma ambulatoria, se puede predecir que 1 UI de insulina reducirá la concentración plasmática de glucosa en $1\,500/50 = 30$ mg/dl).
- Si la glucemia sigue siendo > 200 mg/dl y el paciente ha precisado insulina s.c., se añadirá un 50 % de la insulina de acción corta suplementaria administrada en las últimas 24 h a la solución de NPC del día siguiente, y se duplicará la dosis de insulina s.c. según las glucemias para valores de glucosa > 200 mg/dl.
- Es importante mantener el cociente insulina-glucosa en la formulación de NPC cuando se modifique el contenido de glucosa de la NPC.

■ **Complicaciones infecciosas**

- La sepsis relacionada con el catéter es la complicación potencialmente mortal más frecuente en los pacientes que reciben NPC, y la mayoría de las veces está causada por la microflora cutánea: *Staphylococcus epidermidis* y *Staphylococcus aureus.*
- En **pacientes inmunodeprimidos** y en pacientes con NPC prolongada (> 2 semanas), la infección puede estar producida por *Enterococcus,* género *Candida, Escherichia coli, Pseudomonas, Klebsiella, Enterobacter, Acinetobacter, Proteus* y *Xanthomonas.*
- Los principios de la **evaluación y el tratamiento** de la presunta infección relacionada con el catéter se resumen en el capítulo 14, *Tratamiento de las enfermedades infecciosas.*
- Aunque los antibióticos suelen infundirse a través del catéter central, se ha utilizado con éxito la **técnica de sellado con antibióticos** para tratar y prevenir las infecciones relacionadas con los catéteres centrales *(Nutrition 1998;14:466; Antimicrob Agents Chemother 1999;43:2200).* Esta técnica supone la administración local de antibióticos en el catéter sin administración sistémica.

■ **Complicaciones hepatobiliares.** Aunque estas alteraciones suelen ser benignas y transitorias, en un pequeño grupo de pacientes puede producirse una enfermedad más grave y progresiva, habitualmente después de 16 semanas de tratamiento con NPC y en pacientes con intestino corto *(Diseases of the Liver. 7th ed. Philadelphia: JB Lippincott, 1993:1505).*

- Bioquímicas: con frecuencia se observan elevaciones de las aminotransferasas y de la fosfatasa alcalina.
- Alteraciones histológicas: se ha detectado esteatosis, esteatohepatitis, lipidosis, fosfolipidosis, colestasis, fibrosis y cirrosis.
- En los pacientes que reciben NPC durante > 3 semanas suelen producirse complicaciones biliares.
  - Colecistitis alitiásica.
  - Barro biliar.
  - Colelitiasis.
- Entre los métodos habituales para evitar las complicaciones hepatobiliares en todos los pacientes que reciben NPC a largo plazo, se encuentran la administración de una parte (20 % a 40 %) de las calorías en forma de grasa, el ciclado de la NPC para interrumpir la infusión de glucosa durante al menos 8-10 h al día, el favorecimiento para la ingesta entérica para estimular la contracción de la vesícula biliar y mantener la integridad de la mucosa, la evitación de una ingesta calórica excesiva y la prevención de la hiperglucemia.
- Si se producen alteraciones de la bioquímica hepática u otros signos de lesión hepática, es importante realizar una evaluación para detectar otras posibles causas de hepatopatía.
- Si se detectan complicaciones hepatobiliares leves, no es necesario interrumpir la nutrición parenteral, aunque se pueden aplicar terapéuticamente los mismos principios utilizados para prevenir las complicaciones hepáticas.
- Cuando exista colestasis, es importante eliminar de la fórmula de la NPC el cobre y el manganeso, para evitar su acumulación en el hígado y en los ganglios basales. En algunos

pacientes se ha descrito la utilidad de administrar metronidazol o ácido ursodesoxicólico durante 4 semanas.

■ **Osteopatía metabólica**

- En pacientes que reciben NPC a largo plazo (> 3 meses) se ha detectado la presencia de una osteopatía metabólica.
- Los pacientes pueden estar asintomáticos. Entre las manifestaciones clínicas se encuentran las fracturas óseas y el dolor *(Annu Rev Nutr 1991;11:93)*. Se puede apreciar desmineralización en los estudios radiológicos. Puede existir osteopenia, osteomalacia o ambas.
- Se desconocen las causas exactas de la osteopatía metabólica, aunque se han propuesto varios mecanismos, como efectos tóxicos del aluminio, toxicidad de la vitamina D y equilibrio cálcico negativo.
- En los pacientes con signos de alteraciones óseas deben plantearse diversas opciones terapéuticas.
- Si las concentraciones de hormona paratiroidea y de 1,25-hidroxivitamina D son bajas, se eliminará la vitamina D de la formulación de NPC.
- Se reducirán las proteínas a < 1,5 (g/kg)/día, ya que los aminoácidos producen hipercalciuria.
- Se mantendrá un equilibrio del magnesio normal, puesto que el magnesio es necesario para la acción normal de la hormona paratiroidea y la conservación renal de calcio.
- Se aportarán suplementos orales de calcio de 1-2 g/día.
- Se considerará el tratamiento con bisfosfonatos para reducir la reabsorción ósea.

CONSIDERACIONES ESPECIALES

Control del soporte nutricional

■ Con frecuencia se precisan ajustes de la formulación de los nutrientes cuando cambia el tratamiento médico o la situación clínica.

■ Cuando se inicia el soporte nutricional, deben interrumpirse otras fuentes de **glucosa** (p. ej., infusiones i.v. periféricas de glucosa) y debe ajustarse el volumen de otros líquidos i.v. de modo que se tenga en cuenta la NPC.

■ Hay que comprobar los signos vitales cada 8 h.

■ En algunos pacientes debe controlarse a diario el peso corporal, el aporte y las pérdidas de líquidos.

■ Tras iniciar la NPC, hay que determinar los electrólitos séricos (incluido el fósforo) cada 1 o 2 días hasta que los valores se estabilicen, y después deben medirse cada semana.

■ Se debe determinar la glucosa sérica cada 4-6 h midiendo la glucemia capilar hasta que las concentraciones sanguíneas de glucosa se estabilicen, y después volver a medirse cada semana.

■ Si se administran emulsiones de lípidos, deben medirse los **triglicéridos séricos** durante la infusión de lípidos en los pacientes con riesgo de sufrir hipertrigliceridemia, para asegurar una eliminación adecuada (la concentración de triglicéridos debe ser < 400 mg/dl).

■ Prestar una atención rigurosa al catéter y al punto de inserción de éste puede ayudar a evitar las **infecciones relacionadas con el catéter.**

- Los apósitos deben cambiarse cada 48-72 h o cuando estén contaminados o húmedos, aunque los apósitos transparentes se pueden cambiar cada semana.
- Hay que cambiar cada 24 h los tubos que conecten las soluciones parenterales con el catéter.
- Debe introducirse un filtro de 0,22 µm entre la sonda i.v. y el catéter cuando se infunda una **NPC sin lípidos,** y debe cambiarse con la sonda.
- Se debe utilizar un filtro de 1,2 µm cuando se infunda una mezcla de nutrientes totales que contenga una **emulsión de lípidos.**
- Cuando se utilice un catéter de **una sola luz** para administrar la NPC, no debe emplearse el catéter para infundir otras soluciones o medicamentos (con la excepción de antibióticos compatibles), y no debe usarse para controlar la presión venosa central.
- Cuando se utilice un catéter de **triple luz,** el puerto de acceso distal debe reservarse únicamente para la administración de la NPC.

Realimentación del paciente con malnutrición grave

COMPLICACIONES

El inicio de la terapia nutricional en los pacientes con malnutrición grave y que han tenido una ingesta mínima de nutrientes puede tener consecuencias clínicas adversas y puede precipitar el síndrome de realimentación.

■ **Hipofosfatemia, hipopotasemia e hipomagnesemia:** se producen disminuciones rápidas e importantes de estos electrólitos durante las fases iniciales de la realimentación debido a los aumentos, estimulados por la insulina, de la captación celular de minerales desde el líquido extracelular. Por ejemplo, la concentración plasmática de fósforo puede disminuir por debajo de 1 mg/dl y provocar la muerte a las pocas horas de iniciar la terapia nutricional si no se administran cantidades adecuadas de fosfato *(Am J Clin Nutr 1981;34:393)*.

■ La **sobrecarga de líquidos** y la **insuficiencia cardíaca congestiva** se asocian a una disminución de la función cardíaca y a un aumento, inducido por la insulina, de la reabsorción de sodio y agua, junto a la terapia nutricional que contiene agua, glucosa y sodio. Se puede reducir la masa renal, lo que disminuye la capacidad de excretar cargas de sal o agua.

■ **Arritmias cardíacas:** los pacientes con desnutrición grave suelen presentar bradicardia. Puede producirse muerte súbita por taquiarritmias ventriculares en la primera semana de la realimentación en los pacientes con desnutrición grave, y se puede asociar a una prolongación del intervalo QT *(Ann Intern Med 1985;102:49)* o a alteraciones de los electrólitos plasmáticos. Es necesario controlar con telemetría, posiblemente en una UCI, a los pacientes que tengan alteraciones del ECG.

■ **Intolerancia a la glucosa:** la inanición produce resistencia insulínica, de modo que la realimentación con comidas ricas en carbohidratos o con grandes cantidades de glucosa parenteral puede producir importantes elevaciones de la glucemia, glucosuria, deshidratación y coma hiperosmolar. Además, en los pacientes con depleción de tiamina, la realimentación con carbohidratos puede precipitar una encefalopatía de Wernicke.

■ **Recomendaciones**

• **Antes de iniciar la realimentación, es importante realizar una evaluación** cuidadosa de la función cardiovascular y de los electrólitos plasmáticos (anamnesis, exploración física, ECG y análisis de sangre), y una corrección de los electrólitos plasmáticos alterados.

• La realimentación por vía oral o entérica supone la administración frecuente o continua de pequeñas cantidades de alimento o de una fórmula líquida isotónica.

• Si el intestino no tolera la alimentación, pueden ser necesarios suplementos parenterales o una nutrición parenteral completa.

• Al iniciar la realimentación, la ingesta de líquidos debe limitarse a unos 800 ml/día más las pérdidas insensibles. Es necesario ajustar la ingesta de líquidos y de sodio en los pacientes que muestren signos de sobrecarga de líquidos o de deshidratación.

• Los cambios en el peso corporal son una guía útil para evaluar la eficacia de la administración de líquidos. Un aumento de peso > 0,25 kg/día o de 1,25 kg/semana probablemente represente acumulación de líquido, además de repleción de los tejidos. En un principio, hay que administrar a diario en torno a 15 kcal/kg, que contienen unos 100 g de carbohidratos y 1,5 g de proteínas por cada kilogramo de peso corporal real.

• La velocidad a la que se puede aumentar la ingesta calórica depende de la gravedad de la desnutrición y de la tolerancia a la alimentación. En general, los aumentos de 2-4 kcal/kg cada 24-48 h son adecuados.

• Es necesario restringir el sodio a unos 60 mEq o 1,5 g/día, aunque deben administrarse cantidades generosas de fósforo, potasio y magnesio a los pacientes con una función renal normal.

• Todos los demás nutrientes deben administrarse en las cantidades necesarias para satisfacer la ingesta dietética recomendada (tabla 2-7).

• Es conveniente **monitorizar a diario** el peso corporal, la ingesta de líquidos, la diuresis, la glucosa plasmática y las concentraciones de electrólitos en las fases tempranas de la realimentación (en los 3 a 7 primeros días) para poder modificar adecuadamente la terapia nutricional cuando sea necesario.

TABLA 2-7	Necesidades diarias, carencia, toxicidad y evaluación diagnóstica de los principales minerales			
Mineral	Aporte entérico[1]/aporte parenteral[2] diario recomendado	Signos y síntomas de carencia	Signos y síntomas de toxicidad	Evaluación diagnóstica
Sodio	1,2-1,5 g[3,5]/1-2 mEq/kg	Encefalopatía, convulsiones, debilidad, deshidratación, edema cerebral	Encefalopatía, convulsiones	$Sodio_p$ (corregir por hiperglucemia) $Sodio_o$ (con frecuencia, sólo proporciona un cálculo aproximado, es decir, demasiado bajo, demasiado alto)
Potasio	4 700 mg[4,5]/1-2 mEq/kg	Espasmos intestinales, diarrea, parestesias, prolongación del intervalo QT, debilidad	Ensanchamiento del complejo QRS, acortamiento del intervalo QT (morfología de onda sin en casos extremos), ondas T picudas	$Potasio_{st,s}$
Calcio	1000-1200 mg/10-15 mEq	Ensanchamiento del complejo QRS, parestesias (signo de Trousseau), tetania (signo de Chvostek), osteomalacia	Encefalopatía, cefalea, dolor abdominal, nefrolitiasis, calcificación metastásica	$Calcio_{st,s}$, calcio en orina de 24 h (corregido por $albúmina_{su}$)

Magnesio	420 mg/8-20 mEq	Taquiarritmia, debilidad, calambres musculares, hiperestimulación del sistema nervioso central y periférico (convulsiones, tetania)	Hiporreflexia, náuseas, vómitos, debilidad, encefalopatía, disminución del impulso respiratorio, hipocalcemia, hiperpotasemia, bloqueo cardíaco	Magnesio$_{su}$, magnesio$_o$
Fósforo	700 mg/20-40 mmol	Debilidad, cansancio, aumento de la fragilidad de la membrana celular (anemias hemolíticas, alteración de la función leucocítica y plaquetaria), encefalopatía	Calcificación metastásica, riesgo teóricamente mayor de nefrolitiasis, hiperparatiroidismo secundario	Fósforo$_p$

o, orina; p, plasma; s, sangre; su, suero; st, sangre total.

[1]Trumbo P, Yates AA, Schlicker S, et al. Institute of Medicine, Food and Nutrition Board. Dietary reference intakes for vitamin A, vitamin K, arsenic, boron, chromium, copper, iodine, iron, manganese, molybdenum, nickel, silicon, vanadium, and zinc. *J Am Diet Assoc.* 2001;101(3):294-301.

[2]Mirtallo J, Canada T, Johnson D, et al. Safe practices for parenteral nutrition. *JPEN J Parenter Enteral Nutr.* 2004;28: S39-S74.

[3]Higdon J, Drake V, Obarzanek E. Micronutrient Information Center: sodium (chloride). Linus Pauling Institute: Micronutrient Research for Optimum Health, http://lpi.oregonstate.edu/infocenter/minerals/sodium/. Accessed March 10-27, 2012.

[4]Higdon J, Drake V, Pao-Hwa L. Micronutrient Information Center: potassium. Linus Pauling Institute: Micronutrient Research for Optimum Health, http://lpi.oregonstate.edu/infocenter/minerals/potassium/. Accessed March 10-27, 2012.

[5]*Nota:* Aporte diario adecuado.

3

Cardiología preventiva

Angela L. Brown, Daniel S. Kim, Clare E. Moynihan
y Anne C. Goldberg

Hipertensión

PRINCIPIOS GENERALES

Definición

La **hipertensión** se define como la existencia de un valor de presión arterial (PA) elevado que aumenta el riesgo de que los pacientes sufran lesiones orgánicas en diversos lechos vasculares, como la retina, el encéfalo, el corazón, los riñones y las arterias de gran calibre (tabla 3-1, tabla 3-2).

Clasificación

- La **PA normal** se define como una presión arterial sistólica (PAS) < 120 mm Hg y una presión arterial diastólica (PAD) < 80 mm Hg; no está indicada intervención farmacológica alguna.
- La **prehipertensión** se define como una PAS entre 120 y 139 mm Hg o una PAD entre 80 y 89 mm Hg. Los pacientes con prehipertensión deben iniciar un programa exhaustivo de modificación del estilo de vida para retrasar la progresión o evitar el desarrollo de hipertensión. Se debe iniciar el tratamiento farmacológico en los pacientes prehipertensos con evidencia de lesión orgánica o diabetes.
- **En la hipertensión en estadio 1** (PAS 140-159 mm Hg o PAD 90-99 mm Hg) **y en estadio 2** (PAS > 160 mm Hg o PAD > 100 mm Hg), es necesario comenzar tratamiento farmacológico, además de introducir cambios en el estilo de vida, para reducir la PA por debajo de 140/90 mm Hg en pacientes sin diabetes ni nefropatía crónica y edad inferior a 60 años. En pacientes de edad igual o superior a 60 años sin diabetes ni nefropatía crónica, se iniciará el tratamiento farmacológico además de las modificaciones en el estilo de vida para disminuir la PA a < 150/90 mm Hg. En los pacientes diabéticos o con una nefropatía crónica y edad ≥ 18 años, la PA debe disminuirse a < 140/90 mm Hg.
- Los pacientes con una PA > 20/10 mm Hg por encima del valor deseado con el tratamiento suelen necesitar más de un fármaco para conseguir un control adecuado, y puede recurrirse a una pauta con dos fármacos como tratamiento inicial. Los pacientes con una PA promedio de 200/120 mm Hg o superior necesitan tratamiento inmediato y, si se detectan lesiones orgánicas sintomáticas, ingreso hospitalario.
- La **crisis hipertensiva** incluye emergencias y urgencias hipertensivas. Suele producirse en pacientes con antecedentes de PA elevada, aunque puede afectar a pacientes que eran normotensos. La gravedad de la crisis hipertensiva no sólo se correlaciona con el grado absoluto de elevación de la PA, sino también con la rapidez de aparición, ya que los mecanismos de autorregulación no disponen de tiempo suficiente para adaptarse.
  - Las **urgencias hipertensivas** se definen como un incremento importante de la PA, en general con una PAD > 120 mm Hg, y se producen en aproximadamente el 1 % de los pacientes hipertensos. Las urgencias hipertensivas (niveles superiores de la hipertensión en estadio 2, hipertensión con edema de papila, complicaciones orgánicas progresivas en lugar de lesiones e hipertensión perioperatoria grave) obligan a reducir la PA en pocas horas (*JAMA 2003;289:2560*).
  - Entre las **emergencias hipertensivas** se encuentran la **hipertensión acelerada,** que se define como una PAS > 210 mm Hg y una PAD > 130 mm Hg que se asocian a cefaleas, visión borrosa o síntomas neurológicos focales, y la **hipertensión maligna** (para la que se exige la presencia de edema de papila). En las emergencias hipertensivas hay que redu-

TABLA 3-1	Manifestaciones de la enfermedad en órganos periféricos

Sistema orgánico	Manifestaciones
Grandes vasos	Dilatación aneurismática Aterosclerosis acelerada Disección aórtica
Cardíaco	*Agudas:* Edema pulmonar, infarto de miocardio *Crónicas:* Evidencia clínica o de ECG de EAC; HVI en ECG o ecocardiograma
Cerebrovascular	*Agudas:* Hemorragia intracerebral, coma, convulsiones, cambios del estado mental, AIT, ACV *Crónicas:* AIT, ACV
Renal	*Agudas:* Hematuria, uremia *Crónicas:* Creatinina sérica > 1,5 mg/dl, proteinuria > 1+ en la tira reactiva
Retinopatía	*Agudas:* Edema de papila, hemorragias *Crónicas:* Hemorragias, exudados, muescas arteriales

ACV, accidente cerebrovascular; AIT, accidente isquémico transitorio; EAC, enfermedad arterial coronaria; ECG, electrocardiograma; HVI, hipertrofia ventricular izquierda.

cir de forma inmediata la PA un 20-25 % para evitar o minimizar las lesiones orgánicas (encefalopatía hipertensiva, hemorragia intracraneal, angina de pecho inestable, infarto agudo de miocardio [IAM], insuficiencia ventricular izquierda aguda con edema pulmonar, aneurisma disecante de aorta, insuficiencia renal progresiva o eclampsia).

■ La **hipertensión sistólica aislada** se define como una PAS > 140 mm Hg con una PAD normal; se produce con frecuencia en ancianos (a partir de la quinta década y aumenta con la edad). El tratamiento no farmacológico se debe iniciar con medicamentos a demanda para disminuir la PAS hasta el nivel adecuado según la edad y las enfermedades coexistentes.

Epidemiología

■ La **carga para la salud pública** de la hipertensión es enorme, y se calcula que afecta a 67 millones de estadounidenses adultos *(Circulation 2014;130:1692)*. De hecho, el riesgo que tienen las personas no hipertensas de 55-65 años de edad de sufrir hipertensión a lo largo de la vida es del 90 % *(JAMA 2002;287:1003)*.

TABLA 3-2	Clasificación de la presión arterial en adultos de 18 años en adelante[a]

Categoría	Presión sistólica (mm Hg)	Presión diastólica (mm Hg)
Normal	<120 y	<80
Prehipertensión	120-139 o	80-89
Hipertensión		
Estadio 1	140-159 o	90-99
Estadio 2	>160 o	>100

[a]No reciben fármacos antihipertensivos ni sufren enfermedad aguda. Cuando las presiones arteriales sistólicas y diastólicas se clasifican en distintas categorías, debe elegirse la más alta para clasificar la presión arterial (PA) de la persona.
De: National High Blood Pressure Education Program. *The Seventh Report of the Joint National Committee on Prevention, Detection, Evaluation, and Treatment of High Blood Pressure.* Bethesda (MD): National Heart, Lung, and Blood Institute (US), 2004.

■ Los datos derivados del estudio Framingham han demostrado que en los pacientes hipertensos *se multiplican por cuatro* los accidentes cerebrovasculares (ACV) y *se multiplica por seis* la incidencia de insuficiencia cardíaca congestiva (ICC) en comparación con personas de referencia (controles) normotensas.

■ La morbilidad y la mortalidad asociadas a la enfermedad, incluida la enfermedad cardiovascular ateroesclerótica, el accidente cerebrovascular (ACV), la insuficiencia cardíaca y la insuficiencia renal, aumentan con niveles más elevados de PAS y PAD.

■ En las últimas tres décadas, el tratamiento intensivo de la hipertensión ha conseguido una reducción notable de la mortalidad por ACV y cardiopatía coronaria. Lamentablemente, la frecuencia de nefropatía terminal e ingresos hospitalarios por insuficiencia cardíaca congestiva (ICC) ha seguido aumentando. Las tasas de control de la PA han mejorado, aunque siguen siendo desfavorables y sólo un 50,1 % de los pacientes hipertensos tratados consiguen valores de PA por debajo del nivel deseado *(JAMA 2010;303:2043)*.

Etiología

■ La PA aumenta con la edad. Otros factores que contribuyen a ello son el sobrepeso/obesidad, el aumento de la ingesta de sal en la dieta, la menor actividad física, el aumento del consumo de alcohol, y un escaso consumo de frutas, verduras y potasio.

■ Más del 90 % de todos los pacientes hipertensos sufre una hipertensión primaria o esencial; los demás sufren una hipertensión secundaria debida a causas como enfermedad parenquimatosa renal, enfermedad vascular renal, feocromocitoma, síndrome de Cushing, hiperaldosteronismo primario, coartación de aorta, apnea obstructiva del sueño, y trastornos infrecuentes autosómicos dominantes o recesivos del eje suprarrenal-renal que provocan retención de sal.

DIAGNÓSTICO

Presentación clínica

■ El incremento de la PA se suele detectar en pacientes asintomáticos durante una revisión sistemática.

■ La detección y la valoración óptimas de la hipertensión requieren una medición no invasiva exacta de la PA, que debe realizarse con el paciente sentado y con el brazo apoyado a la altura del corazón. Se debe utilizar un manguito de PA calibrado y de tamaño adecuado (la vejiga inflable debe rodear al menos el 80 % del brazo), ya que, cuando el manguito es demasiado pequeño, la lectura puede ser falsamente elevada.

■ Es necesario realizar dos lecturas, con 2 min de diferencia. La PAS se registra cuando aparecen los ruidos de Korotkoff (fase I), y la PAD, cuando estos ruidos desaparecen (fase V).

■ En algunos pacientes, los ruidos de Korotkoff no desaparecen, sino que persisten hasta 0 mm Hg. En este caso, los primeros ruidos amortiguados (fase IV) se deben considerar como PAD. Hay que procurar no registrar lecturas de PA demasiado bajas de forma falsa por un intervalo de silencio en la auscultación, que se debe a la desaparición y reaparición de los ruidos de Korotkoff en pacientes hipertensos, y que en ocasiones produce un intervalo de hasta 25 mm Hg entre la PAS medida y la real. Se debe confirmar la hipertensión en los dos brazos y utilizar la lectura más alta.

Anamnesis

■ En la anamnesis se intenta buscar causas secundarias de hipertensión y registrar el consumo de medicamentos y suplementos que puedan afectar a la PA (p. ej., descongestionantes, anticonceptivos orales, anorexígenos, simpaticomiméticos, venlafaxina, antidepresivos tricíclicos, inhibidores de la monoaminooxidasa [IMAO], clorpromazina, algunos suplementos herbarios [ma huang], esteroides, antiinflamatorios no esteroideos [AINE], ciclosporina, cafeína, hormona tiroidea exógena, cocaína, consumo de alcohol, epoetina).

■ El diagnóstico de hipertensión secundaria debe plantearse en las siguientes situaciones:
  • Edad de aparición inferior a 30 años o superior a 60 años.
  • Hipertensión de difícil control tras iniciar el tratamiento.

- Hipertensión estable que se vuelve difícil de controlar.
- Aparición clínica de una crisis hipertensiva.
- Presencia de signos o síntomas de una causa secundaria, como hipopotasemia o alcalosis metabólica, que no se pueden explicar por el uso de diuréticos.

■ En los pacientes que acuden a consulta con una hipertensión importante en edades tempranas, la anamnesis familiar puede aportar datos sobre alguna forma de hipertensión que siga una herencia mendeliana simple.

Exploración física

La exploración física debe incluir una valoración de lesiones en órganos diana o de posibles causas secundarias de hipertensión, buscando la existencia de soplos carotídeos, un tono S_3 o S_4, soplos cardíacos, déficits neurológicos, elevación de la presión venosa yugular, estertores, retinopatía, pulsos desiguales, riñones aumentados de tamaño o pequeños, rasgos cushingoides y soplos abdominales. Debe valorarse la existencia de sobrepeso/obesidad midiendo la talla y el peso y/o el perímetro abdominal.

Diagnóstico diferencial

■ La hipertensión puede formar parte de varios síndromes importantes tras la suspensión de algunas drogas o fármacos, como alcohol, cocaína o analgésicos opioides. Se puede encontrar también un incremento por rebote de la PA en pacientes que suspenden de forma brusca el tratamiento antihipertensor, sobre todo con antagonistas adrenérgicos β y agonistas α_2 centrales (v. «Complicaciones»).

■ La cocaína y otros fármacos simpaticomiméticos (p. ej., anfetaminas, clorhidrato de fenciclidina) pueden producir hipertensión en cuadros de intoxicación aguda y cuando se interrumpe de forma brusca la administración tras un uso crónico. La hipertensión se suele complicar por lesiones en otros órganos, como la cardiopatía isquémica, el ictus (ACV) y las convulsiones. La fentolamina es un tratamiento agudo eficaz, y el nitroprusiato sódico o la nitroglicerina pueden ser una alternativa. Los antagonistas adrenérgicos β se deben evitar por el riesgo de actividad adrenérgica α no contrarrestada, que puede agravar la hipertensión.

Pruebas diagnósticas

■ Se necesitan pruebas para identificar a los pacientes con posibles lesiones orgánicas, para valorar el riesgo cardiovascular y para obtener un nivel basal a partir del cual monitorizar los efectos adversos del tratamiento.

■ Los datos analíticos básicos deben incluir: análisis de orina, hematocrito, glucemia, potasio sérico, creatinina sérica, calcio, ácido úrico y concentraciones de lípidos en ayunas.

■ Otras pruebas son el electrocardiograma (ECG) y la radiografía de tórax. La ecocardiografía puede ser útil en algunos pacientes para valorar la función cardíaca o la hipertrofia ventricular izquierda (HVI).

TRATAMIENTO

■ El objetivo del tratamiento es evitar las secuelas a largo plazo (lesión orgánica) al mismo tiempo que se controlan otros factores de riesgo cardiovascular modificables.

- En la hipertensión sistólica aislada, el objetivo terapéutico debe ser disminuir la PAS a < 140 mm Hg. La PAS > 140 mm Hg se asocia a un aumento de los episodios cerebrovasculares y cardíacos.
- En pacientes con nefropatía crónica o diabetes, hay que reducir la PA hasta un objetivo de < 140/90 mm Hg.
- En pacientes de edad ≥ 60 años sin nefropatía crónica ni diabetes, se debe reducir la PA hasta un objetivo de < 150/90 mm Hg. Hay que tener prudencia al prescribir fármacos para disminuir la PA que pueden afectar de forma adversa al riesgo cardiovascular por otras vías (p. ej., control de la glucosa, metabolismo lipídico, niveles de ácido úrico).

■ Si no existe crisis hipertensiva, la PA debe reducirse gradualmente para evitar la isquemia orgánica (p. ej., cerebral).

TABLA 3-3	Modificaciones del estilo de vida y efectos

Modificación	Reducción aproximada de la PAS
Disminución de peso (por cada 10 kg de pérdida de peso)	5-20 mm Hg
Adopción del plan de alimentación DASH	8-14 mm Hg
Reducción del sodio de la dieta (ingesta <2 g/día)	2-8 mm Hg
Actividad física (150 min/semana)	4-9 mm Hg
Moderación del consumo de alcohol (consumo <2 bebidas/día)	2-4 mm Hg

DASH, Dietary Approaches to Stop Hypertension; PAS, presión arterial sistólica.

■ Debe fomentarse la modificación del estilo de vida en todos los pacientes hipertensos, independientemente de si necesitan medicación (tabla 3-3). Estos cambios pueden ejercer efectos beneficiosos sobre otros factores de riesgo cardiovascular. Algunos son: dejar de fumar, disminuir el peso corporal si el paciente tiene sobrepeso, consumo prudente de alcohol, aporte nutricional adecuado de minerales y vitaminas, reducción de la ingesta de sodio y aumento de la actividad física.

■ Salvo que exista una necesidad evidente de tratamiento farmacológico inmediato, la mayoría de los pacientes deben tener la oportunidad de lograr la reducción de la PA en un intervalo de 3-6 meses aplicando modificaciones no farmacológicas y tratamientos farmacológicos si son necesarios.

Fármacos

■ **Tratamiento farmacológico inicial**

• La elección del tratamiento inicial puede verse afectada por factores coexistentes como la edad, la raza, la angina de pecho, la insuficiencia cardíaca, la insuficiencia renal, la hipertrofia del ventrículo izquierdo (HVI), la obesidad, la hiperlipidemia, la gota y el broncoespasmo. También hay que tener en cuenta el coste y las interacciones farmacológicas. La respuesta de la PS suele ser uniforme dentro de un tipo determinado de fármaco; por tanto, si un fármaco no logra controlar la PA, no es probable que otro fármaco de la misma clase sea eficaz. Sin embargo, en ocasiones, un cambio dentro de una clase de fármacos puede ser útil para reducir los efectos adversos. Para controlar la PA, se debe usar la menor dosis eficaz posible, ajustada cada 1-2 meses según sea necesario (tabla 3-4).

• Los diuréticos, antagonistas del calcio (bloqueantes de los canales de calcio), los inhibidores de la enzima conversora de la angiotensina (IECA) y los bloqueantes del receptor de la angiotensina (BRA) deben considerarse tratamiento de primera línea para la población general (salvo de raza negra), incluyendo los pacientes con diabetes (los casos con nefropatía crónica se comentan más adelante). En múltiples estudios clínicos a gran escala, controlados y aleatorizados se han demostrado efectos comparables sobre la disminución de la mortalidad cardiovascular y cerebrovascular global con las cuatro clases de fármacos *(JAMA 2014;311(5):507)*.

• En la población general de raza negra, incluyendo los pacientes diabéticos, puede considerarse un diurético o un antagonista del calcio como tratamiento de primera línea. Los datos del ensayo ALLHAT han demostrado una menor morbilidad y mortalidad cardiovascular y cerebrovascular con el uso de diuréticos tiazídicos o antagonistas del calcio que con el uso de un inhibidor de la ECA *(JAMA 2002;288:2981)*.

• En pacientes con nefropatía crónica, debe considerarse el tratamiento inicial o de combinación con un inhibidor de la ECA o un BRA.

■ **Tratamiento adicional.** Cuando se necesita un segundo fármaco, generalmente se debe elegir entre los demás fármacos de primera línea.

■ **Ajustes de la pauta terapéutica.** Antes de considerar una modificación del tratamiento por una respuesta inadecuada al régimen actual, se debe investigar la posible presencia

| TABLA 3-4 | Antihipertensores más empleados según la clase funcional | | |

Fármacos según su clase	Propiedades	Dosis inicial	Intervalo habitual de dosis (mg)
Antagonistas adrenérgicos β			
Atenolol[a]	Selectivo	50 mg v.o. diarios	25-100
Betaxolol	Selectivo	10 mg v.o. diarios	5-40
Bisoprolol[a]	Selectivo	5 mg v.o. diarios	2,5-20
Metoprolol	Selectivo	50 mg v.o. 2 veces al día	50-450
Metoprolol XL	Selectivo	50-100 mg v.o. diarios	50-400
Nebivolol[a,b]	Selectivo con propiedades vasodilatadoras	5 mg v.o. diarios	5-40
Nadolol[a]	No selectivo	40 mg v.o. diarios	20-240
Propranolol	No selectivo	40 mg v.o. 2 veces al día	40-240
Propranolol LA	No selectivo	80 mg v.o. diarios	60-240
Timolol	No selectivo	10 mg v.o. 2 veces al día	20-40
Pindolol	ASI	5 mg v.o. diarios	10-60
Labetalol	Propiedades antagonista α y β	100 mg v.o. 2 veces al día	200-1 200
Carvedilol	Propiedades antagonista α y β	6,25 mg v.o. 2 veces al día	12,5–50
Carvedilol CR[b]	Propiedades antagonista α y β	10 mg v.o. diarios	10-80
Acebutolol[a]	ASI, selectivo	200 mg v.o. 2 veces al día, 400 mg v.o. diarios	200-1 200
Antagonistas del calcio			
Amlodipino	DHP	5 mg v.o. diarios	2,5-10
Diltiazem		30 mg v.o. 4 veces al día	90-360
Diltiazem LA		180 mg v.o. diarios	120-540
Diltiazem CD		180 mg v.o. diarios	120-480
Diltiazem XR		180 mg v.o. diarios	120-540
Diltiazem XT		180 mg v.o. diarios	120-480
Isradipino	DHP	2,5 mg v.o. 2 veces al día	2,5-10
Nicardipino[b]	DHP	20 mg v.o. 3 veces al día	60-120
Nifedipino	DHP	10 mg v.o. 3 veces al día	30-120
Nifedipino XL(o CC)	DHP	30 mg v.o. diarios	30-90
Nisoldipino	DHP	20 mg v.o. diarios	20-40
Verapamilo		80 mg v.o. 3 veces al día	80-480
Verapamilo SR		120 mg v.o. diarios	120-480
Inhibidores de la enzima conversora de angiotensina[c]			
Benazepril		10 mg v.o. 2 veces al día	10-40
Captopril		25 mg v.o. 2 a 3 veces al día	50-450
Enalapril		5 mg v.o. diarios	2,5-40
Fosinopril		10 mg v.o. diarios	10-40

(Continúa)

TABLA 3-4 **Antihipertensores más empleados según la clase funcional** *(Cont.)*

Fármacos según su clase	Propiedades	Dosis inicial	Intervalo habitual de dosis (mg)
Inhibidores de la enzima conversora de angiotensina[c]			
Lisinopril		10 mg v.o. diarios	5-40
Moexipril		7,5 mg v.o. diarios	7,5-30
Quinapril		10 mg v.o. diarios	5-80
Ramipril		2,5 mg v.o. diarios	1,25-20
Trandolapril		1-2 mg v.o. diarios	1-4
Perindopril		4 mg v.o. diarios	2-16
Bloqueantes del receptor de la angiotensina II[c]			
Azilsartán[b]		40 mg v.o. diarios	40-80
Candesartán		8 mg v.o. diarios	8-32
Eprosartán		600 mg v.o. diarios	600-800
Irbesartán		150 mg v.o. diarios	150-300
Olmesartán		20 mg v.o. diarios	20-40
Losartán		50 mg v.o. diarios	25-100
Telmisartán		40 mg v.o. diarios	20-80
Valsartán		80 mg v.o. diarios	80-320
Inhibidores directos de la renina[c]			
Aliskirén[b]		150 mg v.o. diarios	150-300
Diuréticos[c]			
Clortalidona	Diurético tiazídico	25 mg v.o. diarios	12,5-50
Hidroclorotiazida	Diurético tiazídico	12,5 mg v.o. diarios	12,5-50
Hidroflumetiazida[b]	Diurético tiazídico	50 mg v.o. diarios	50-100
Indapamida	Diurético tiazídico	1,25 mg v.o. diarios	2,5-5
Meticlotiazida	Diurético tiazídico	2,5 mg v.o. diarios	2,5-5
Metolazona	Diurético tiazídico	2,5 mg v.o. diarios	1,25-5
Bumetanida	Diurético del asa	0,5 mg v.o. diarios (o i.v.)	0,5-5
Ácido etacrínico[b]	Diurético del asa	50 mg v.o. diarios (o i.v.)	25-100
Furosemida	Diurético del asa	20 mg v.o. diarios (o i.v.)	20-320
Torasemida	Diurético del asa	5 mg v.o. diarios (o i.v.)	5-10
Amilorida	Diurético ahorrador de potasio	5 mg v.o. diarios	5-10
Triamtereno[b]	Diurético ahorrador de potasio	50 mg v.o. 2 veces al día	50-200
Eplerenona	Antagonista de aldosterona	25 mg v.o. diarios	25-100
Espironolactona	Antagonista de aldosterona	25 mg v.o. diarios	25-100

(Continúa)

TABLA 3-4	Antihipertensores más empleados según la clase funcional *(Cont.)*

Fármacos según su clase	Propiedades	Dosis inicial	Intervalo habitual de dosis (mg)
Antagonistas adrenérgicos α			
Doxazosina		1 mg v.o. diarios	1-16
Prazosina		1 mg v.o. 2 a 3 veces al día	1-20
Terazosina		1 mg v.o. al acostarse	1-20
Fármacos adrenérgicos de acción central			
Clonidina		0,1 mg v.o. 2 veces al día	0,1-1,2
Parche de clonidina		STT 1/semana (equivalente a liberación de 0,1 mg/día)	0,1-0,3
Guanfacina		1 mg v.o. diarios	1-3
Guanabenz		4 mg v.o. 2 veces al día	4-64
Metildopa[a]		250 mg v.o. 2 a 3 veces al día	250-2 000
Vasodilatadores de acción directa			
Hidralazina[a]		10 mg v.o. 4 veces al día	50-300
Minoxidil		5 mg v.o. diarios	2,5-100
Otros			
Reserpina		0,5 mg v.o. diarios	0,01-0,25

[a]Ajustar en la insuficiencia renal.
[b]Disponible como marca registrada. Hay que suponer que se dispone de todos los fármacos en forma genérica, salvo que se indique lo contrario mediante el supraíndice «b».
[c]Antes de iniciar la administración de todos los inhibidores de la angiotensina hay que considerar la funcion renal.
ASI, actividad simpaticomimética intrínseca; DHP, dihidropiridina; i.v., intravenoso; STT, sistema terapéutico transdérmico; v.o., vía oral.

de otros factores contribuyentes. Es necesario descartar un mal cumplimiento por parte del paciente, el uso de fármacos antagonistas (p. ej., simpaticomiméticos, venlafaxina, antidepresivos tricíclicos, inhibidores de la monoaminooxidasa [IMAO], clorpromazina, algunos suplementos herbarios [ma huang], esteroides, antiinflamatorios no esteroideos [AINE], ciclosporina, cafeína, hormonas tiroideas, cocaína, epoetina), una ingesta de sodio demasiado alta o un aumento del consumo de alcohol, que pueden ser la causa de la respuesta inadecuada de la PA. Hay que considerar causas secundarias de hipertensión cuando un régimen que antes era eficaz se vuelve inadecuado y no existen otros factores de confusión.

■ Los **diuréticos** (v. tabla 3-4) son fármacos eficaces en el tratamiento de la hipertensión, y se ha demostrado que reducen la incidencia de ACV y complicaciones cardiovasculares. Se dispone de diversas clases de diuréticos, que suelen clasificarse según el lugar del riñón en el que actúan.

■ Los **diuréticos tiazídicos** y similares (p. ej., hidroclorotiazida, clortalidona) bloquean la reabsorción de sodio principalmente en el túbulo contorneado distal inhibiendo el cotransportador Na^+/Cl^- sensible a las tiazidas. Los tiazídicos pueden causar debilidad, calambres musculares e impotencia. Entre los efectos secundarios de tipo metabólico se encuentran la hipopotasemia, la hipomagnesemia, la hiperlipidemia (con incremento de las concentraciones de lipoproteínas de baja densidad [LDL] y triglicéridos), la hipercalcemia, la hiperglucemia, la hiperuricemia, la hiponatremia y, en raras ocasiones, la uremia. También se han descrito casos de pancreatitis inducida por tiazidas. Los efectos secundarios metabólicos pueden limitarse cuando se emplean dosis bajas de tiazidas (p. ej., 12,5-25 mg/día de hidroclorotiazida).

■ Los **diuréticos del asa** (p. ej., furosemida, bumetanida, ácido etacrínico y torasemida) bloquean la reabsorción de sodio en el segmento ascendente grueso del asa de Henle por inhibición del cotransportador $Na^+/K^+/2Cl^-$, y son los fármacos más eficaces en pacientes con insuficiencia renal (filtrado glomerular estimado < 35 ml/min/$1,73$ m^2). Los diuréticos del asa pueden causar alteraciones electrolíticas, como hipomagnesemia, hipocalcemia e hipopotasemia, pero también pueden producir ototoxicidad irreversible (en general, relacionada con la dosis y sobre todo con el tratamiento parenteral).

■ La **espironolactona y la eplerenona, fármacos ahorradores de potasio,** actúan inhibiendo de forma competitiva las acciones de la aldosterona sobre el riñón. El triamtereno y la amilorida son fármacos ahorradores de potasio que inhiben el canal de Na^+ epitelial de la nefrona distal para inhibir la reabsorción de Na^+ y la secreción de potasio. Los diuréticos ahorradores de potasio son débiles cuando se emplean solos, por lo que suelen combinarse con una tiazida para aumentar su potencia. Los antagonistas de la aldosterona pueden aportar beneficios adicionales, ya que mejoran la función miocárdica en la insuficiencia cardíaca y este efecto puede ser independiente del que realizan sobre los mecanismos de transporte renales. La espironolactona y la eplerenona pueden provocar hiperpotasemia; sin embargo, la ginecomastia que puede aparecer en varones y la sensibilidad mamaria en mujeres no se han descrito con la eplerenona. El triamtereno (que se suele combinar con hidroclorotiazida) puede causar lesiones tubulares renales y litiasis renal. A diferencia de las tiazidas, los diuréticos ahorradores de potasio y los diuréticos del asa no producen efectos adversos sobre los lípidos.

■ Los **antagonistas del calcio** (v. tabla 3-4) son fármacos que, en general, no producen efectos secundarios significativos en el SNC y se pueden usar en el tratamiento de enfermedades que se asocian a la hipertensión, como la angina de pecho. **Ante el temor de que el uso de antagonistas del calcio de acción rápida, como la dihidropiridina, pueda aumentar el número de episodios de isquemia cardíaca, no están indicados para el tratamiento de la hipertensión** *(JAMA 1995;274:620);* los fármacos de acción prolongada se consideran seguros en el tratamiento de la hipertensión *(Am J Cardiol 1996;77:81).*

 • Las **clases de antagonistas del calcio** son las difenilalquilaminas (p. ej., verapamilo), las benzotiazepinas (p. ej., diltiazem) y las dihidropiridinas (p. ej., nifedipino). Entre las dihidropiridinas se encuentran muchos fármacos de segunda generación más recientes (p. ej., amlodipino, felodipino, isradipino y nicardipino), que son más vasoselectivos y tienen semividas plasmáticas más largas que el nifedipino. El verapamilo y el diltiazem tienen una actividad inótropa y cronótropa cardíaca negativa. El nifedipino también tiene un efecto inótropo negativo, pero en el uso clínico es mucho menos pronunciado que el del verapamilo o el diltiazem, gracias a la vasodilatación periférica y la taquicardia refleja. Se han descrito menos efectos inotrópicos negativos con las dihidropiridinas de segunda generación. Todos los antagonistas del calcio se metabolizan en el hígado, por lo que en los pacientes con cirrosis debe ajustarse el intervalo de dosificación en consecuencia. Algunos de estos fármacos también inhiben el metabolismo de otros que se eliminan por vía hepática (p. ej., ciclosporina). El verapamilo y el diltiazem se deben emplear con precaución en pacientes con alteraciones de la conducción cardíaca, porque pueden empeorar la insuficiencia cardíaca en aquellos con una función ventricular izquierda reducida.

 • Entre los **efectos secundarios** del verapamilo se encuentran el estreñimiento, las náuseas, las cefaleas y la hipotensión ortostática. El diltiazem puede producir náuseas, cefaleas y exantema. Las dihidropiridinas pueden producir edema en miembros inferiores, enrojecimiento, cefalea y exantema. Los antagonistas del calcio no afectan de forma significativa a la tolerancia a la glucosa, los electrólitos o el perfil lipídico.

■ Los **inhibidores del sistema renina-angiotensina** (v. tabla 3-4) incluyen inhibidores de la ECA, BRA y un inhibidor directo de la renina.

- Los **inhibidores de la ECA** pueden tener efectos beneficiosos en pacientes con una insuficiencia cardíaca (IC) o una nefropatía coexistente. Un estudio ha sugerido también que los inhibidores de la ECA (ramipril) pueden reducir de forma significativa la mortalidad y la frecuencia de infarto de miocardio (IM) y ACV en pacientes sin IC o fracción de eyección baja *(N Engl J Med 2000;342:145)*. Además, pueden reducir la hipopotasemia, la hipercolesterolemia, la hiperglucemia y la hiperuricemia causadas por el tratamiento con diuréticos, y son especialmente eficaces en situaciones de hipertensión asociada a una elevación de la renina (p. ej., crisis renal de la esclerodermia). Los **efectos secundarios** asociados al uso de inhibidores de la ECA son poco frecuentes. Pueden causar sequedad bucal (hasta en el 20 % de los pacientes), edema angioneurótico e hipotensión, pero no aumentan las concentraciones de lípidos, glucosa ni ácido úrico. Los inhibidores de la ECA que contienen un grupo sulfhidrilo (p. ej., captopril) pueden producir alteraciones gustativas, leucopenia y una glomerulopatía con proteinuria. Como los inhibidores de ECA provocan vasodilatación, sobre todo de la arteriola eferente renal, puede producirse un deterioro de la función renal en pacientes con una perfusión renal baja o con una grave insuficiencia renal previa. Los inhibidores de la ECA pueden producir hiperpotasemia, y se deben usar con precaución en pacientes con un filtrado glomerular reducido que reciben suplementos de potasio o que toman diuréticos ahorradores de potasio.
- Los **bloqueantes del receptor de angiotensina (BRA)** son una clase de antihipertensores que resultan eficaces en diversas poblaciones de pacientes *(N Engl J Med 1996;334:1649)*. Los BRA son alternativas útiles para pacientes con IC que no toleran los inhibidores de la ECA *(N Engl J Med 2001;345:1667)*. Los **efectos secundarios** de los BRA son inusuales, y entre ellos se encuentran el angioedema, las reacciones alérgicas y el exantema.
- La clase de los **inhibidores directos de la renina (IDR)** consta de un fármaco, el aliskirén, que sólo está indicado para el tratamiento de la hipertensión (v. tabla 3-4). Puede utilizarse combinado con otros antihipertensores, aunque está contraindicado su uso combinado con BRA o con inhibidores de la ECA en pacientes diabéticos *(FDA Drug Safety Communication, abril 2012)*.

■ Los **antagonistas adrenérgicos** β (v. tabla 3-4) forman parte de los regímenes médicos que reducen de forma demostrada la incidencia de ictus, infarto de miocardio e insuficiencia cardíaca. El mecanismo de acción de estos fármacos es la inhibición competitiva de los efectos de las catecolaminas en los receptores β-adrenérgicos, lo que reduce la frecuencia cardíaca y el gasto cardíaco. Estos compuestos reducen también la renina plasmática y producen un reajuste de los barorreceptores para aceptar unas cifras más bajas de PA. Los antagonistas adrenérgicos β producen la liberación de prostaglandinas vasodilatadoras, reducen el volumen plasmático y también pueden tener un efecto antihipertensor mediado por el sistema nervioso central (SNC).

- Los **antagonistas adrenérgicos** β se pueden subdividir en cardioselectivos, que tienen efectos bloqueantes fundamentalmente β_1, y no selectivos, que bloquean tanto receptores β_1 como β_2. En dosis bajas, los fármacos cardioselectivos se pueden administrar con precaución a pacientes con enfermedad pulmonar obstructiva crónica leve, diabetes mellitus (DM) o enfermedad vascular periférica. En dosis más altas, estos compuestos pierden la selectividad β_1 y pueden provocar efectos no deseados a estos pacientes. Los antagonistas adrenérgicos β se pueden clasificar también según muestren o no actividad simpaticomimética agonista parcial o intrínseca (ASI). Los antagonistas adrenérgicos β con ASI producen menos bradicardia que los carentes de ella. Además, existen fármacos de propiedades mixtas con acciones antagonistas adrenérgicas tanto α como β (labetalol y carvedilol). El nebivolol es un antagonista adrenérgico β muy selectivo que se comporta como vasodilatador por un mecanismo poco claro.
- Los **efectos secundarios** son: bloqueo auriculoventricular (AV) de alto grado, insuficiencia cardíaca, fenómeno de Raynaud e impotencia. Los antagonistas adrenérgicos β lipófilos, como el propranolol, presentan una mayor incidencia de efectos secundarios sobre el SNC, incluidos el insomnio y la depresión. El propranolol también puede causar con-

gestión nasal. Los antagonistas adrenérgicos β pueden producir efectos adversos sobre el perfil lipídico; se producen aumentos de los triglicéridos y reducción de las concentraciones de lipoproteínas de alta densidad (HDL) fundamentalmente con los antagonistas adrenérgicos β no selectivos, pero en general no se producen con los antagonistas adrenérgicos β con ASI. El pindolol, un antagonista adrenérgico β selectivo con ASI, puede incluso incrementar las HDL y teóricamente aumentar los triglicéridos. Entre los efectos secundarios del labetalol se encuentran lesiones hepatocelulares, hipotensión postural, un resultado positivo en la prueba de anticuerpos antinucleares (ANA), un síndrome similar al lupus, temblores y posible hipotensión durante la anestesia con halotano. El carvedilol parece tener un perfil de efectos secundarios similar al de otros antagonistas adrenérgicos β. El labetalol y el carvedilol tienen efectos insignificantes sobre los lípidos. Es raro que se produzca una taquicardia refleja por los efectos vasodilatadores iniciales del labetalol y el carvedilol. Dado que la densidad de los receptores β aumenta con el antagonismo crónico, una interrupción súbita de estos fármacos puede provocar angina de pecho, incremento de la PA y otros efectos atribuibles a un aumento del tono adrenérgico.

■ Los **antagonistas adrenérgicos α selectivos,** como la prazosina, la terazosina y la doxazosina, han sustituido a los antagonistas adrenérgicos α no selectivos, como la fenoxibenzamina (v. tabla 3-4) en el tratamiento de la hipertensión esencial. Según el ensayo ALLHAT, parece que estos fármacos son menos eficaces que los diuréticos, los antagonistas del calcio y los inhibidores de la ECA para reducir los criterios de evaluación primarios de la enfermedad cardiovascular cuando se emplean en monoterapia *(JAMA 2002;283:1967; JAMA 2002;288:2981).*

  • Entre los **efectos secundarios** de estos compuestos se encuentra un «efecto de primera dosis», que se debe a una mayor reducción de la PA con la primera dosis que con las dosis posteriores. Los antagonistas adrenérgicos α_1 selectivos pueden producir síncope, hipotensión ortostática, mareos, cefalea y somnolencia. En la mayoría de los casos, se trata de efectos adversos autolimitados, que no reaparecen al seguir el tratamiento. Los antagonistas adrenérgicos α_1 selectivos pueden mejorar los perfiles lipídicos al reducir el colesterol total y los triglicéridos y aumentar las HDL. Además, estos fármacos pueden mejorar los efectos negativos que los diuréticos tiazídicos y los antagonistas adrenérgicos β inducen sobre los lípidos. La doxazosina puede resultar menos eficaz para reducir la PAS que los diuréticos tiazídicos, y se puede asociar a un mayor riesgo de insuficiencia cardíaca e ictus en pacientes con hipertensión y al menos un factor de riesgo adicional de enfermedad arterial coronaria (EAC) *(JAMA 2002;283:1967).*

■ Los **fármacos adrenérgicos de acción central** (v. tabla 3-4) son potentes antihipertensores. Además de las formas orales, la clonidina se comercializa en forma de parche transdérmico, que se aplica una vez a la semana.

  • Entre los **efectos secundarios** pueden encontrarse: bradicardia, somnolencia, sequedad bucal, hipotensión ortostática, galactorrea y disfunción sexual. La clonidina transdérmica produce exantema hasta en el 20 % de los pacientes. Estos compuestos pueden precipitar una insuficiencia cardíaca en pacientes con reducción de la función ventricular izquierda, y su interrupción súbita puede precipitar un síndrome agudo por privación (SAP) con PA elevada, taquicardia y diaforesis. La metildopa produce una respuesta de anticuerpos directos positivos (Coombs) hasta en el 25 % de los pacientes y es mucho menos frecuente la anemia hemolítica importante. Cuando se produce una anemia hemolítica secundaria a metildopa, debe interrumpirse la administración del fármaco. Los casos de anemia hemolítica grave pueden necesitar tratamiento con glucocorticoesteroides. La metildopa también provoca resultados positivos en la prueba de ANA en un 10 % de los pacientes, y puede ser el origen de una reacción inflamatoria hepática indistinguible de una hepatitis vírica; se han descrito casos de hepatitis mortales. El guanabenz y la guanfacina reducen el colesterol total, y la guanfacina también puede disminuir las concentraciones de triglicéridos.

■ Los **vasodilatadores de acción directa** son potentes antihipertensores (v. tabla 3-4) que actualmente se reservan para la hipertensión que no responde o para circunstancias específicas, como el uso de hidralazina durante el embarazo.

- La hidralazina combinada con nitratos es útil para tratar a pacientes con hipertensión e IC con fracción de eyección reducida (v. capítulo 5, *Insuficiencia cardíaca y miocardiopatía*). Entre los **efectos secundarios** del tratamiento con hidralazina se pueden encontrar cefaleas, náuseas, vómitos, taquicardia e hipotensión postural. Los pacientes asintomáticos pueden tener resultados positivos en la prueba de ANA y en el 10 % de los pacientes se produce un síndrome de tipo lúpico secundario a hidralazina. Los enfermos que pueden tener más riesgo de esta complicación son los tratados con dosis excesivas (p. ej., > 400 mg/día), los que tienen alteraciones de la función renal o cardíaca, y los que tienen un fenotipo de acetilador lento. Hay que suspender la administración de hidralazina cuando aparecen signos clínicos de un síndrome de tipo lúpico y el resultado en la prueba de ANA es positivo. Este síndrome se suele resolver al interrumpirse la administración del fármaco y no aparecen efectos adversos a largo plazo.
- Entre los **efectos secundarios** del minoxidil se encuentran el aumento de peso, la hipertricosis, el hirsutismo, alteraciones del ECG y derrames pericárdicos.

■ La **reserpina**, la **guanetidina** y el **guanadrel** (v. tabla 3-4) fueron algunos de los primeros antihipertensores eficaces. Hoy en día, ya no se consideran fármacos de primera ni segunda línea debido a sus importantes efectos secundarios.

- Los **efectos secundarios** de la reserpina incluyen la depresión grave en un 2 % de los pacientes; la sedación y la congestión nasal son otros posibles efectos secundarios. La guanetidina puede producir una hipotensión postural importante, debido a la reducción del gasto cardíaco y de las resistencias periféricas, y al estancamiento venoso en las extremidades. Hay que advertir a los pacientes tratados con guanetidina y que tienen hipotensión ortostática que deben levantarse lentamente y llevar medias compresivas. La guanetidina puede causar también alteraciones en la eyaculación y diarrea.

■ Los **antihipertensores parenterales** están indicados para la reducción inmediata de la PA en las emergencias hipertensivas. La administración prudente de estos compuestos (tabla 3-3) también puede ser adecuada en pacientes con hipertensión complicada por IC o IM. Estos fármacos están indicados en pacientes con una urgencia hipertensiva perioperatoria o que necesitan una cirugía de emergencia. Si es posible, hay que determinar de forma precisa la PA basal antes de iniciar el tratamiento. El paciente que sufre una emergencia hipertensiva debe ingresar en la unidad de cuidados intensivos (UCI) para una vigilancia rigurosa, y se debe emplear un monitor intraarterial si se dispone de él. Aunque los fármacos parenterales están indicados como tratamiento de primera línea en las emergencias hipertensivas, los fármacos orales también pueden ser eficaces en este grupo; la elección del tipo de fármaco y la vía de administración deben personalizarse. Si se empieza con fármacos parenterales, se deben administrar fármacos orales poco después, para facilitar una retirada rápida de los tratamientos parenterales.

- El **nitroprusiato sódico**, un vasodilatador arterial y venoso de acción directa, es el fármaco de elección en la mayoría de las emergencias hipertensivas (v. tabla 3-5). Reduce con rapidez la PA, se ajusta con facilidad y su acción dura poco cuando se suspende. Los pacientes deben ser controlados de forma muy rigurosa para evitar una respuesta hipotensora exagerada. El tratamiento durante más de 48-72 h con una dosis acumulada alta o en pacientes con insuficiencia renal puede causar la acumulación de tiocianato, un metabolito tóxico. La toxicidad por tiocianato puede producir parestesias, acúfenos (*tinnitus*), visión borrosa, confusión o convulsiones. Las concentraciones de tiocianato sérico se deben mantener por debajo de 10 mg/dl. Hay que medir las concentraciones séricas de tiocianato tras 48-72 h de tratamiento en los pacientes que reciben dosis altas (> 2-3 [mg/kg]/min) o en los que sufren disfunción renal. En pacientes con una función renal normal o que reciben dosis menores, se pueden medir las concentraciones en 5-7 días. La disfunción hepática puede provocar acumulación de cianuro, que puede causar acidosis metabólica, disnea, vómitos, mareos, ataxia y síncope. Conviene considerar la hemodiálisis cuando existe una intoxicación por tiocianato. Se pueden administrar nitritos y tiosulfato intravenosos en la intoxicación por cianuro.
- La **nitroglicerina** administrada en infusión i.v. continua (v. tabla 3-5) puede ser adecuada en situaciones en las que existe una contraindicación relativa para el nitroprusiato sódico,

TABLA 3-5	Fármacos antihipertensores parenterales				
Fármaco	**Administración**	**Inicio**	**Duración de la acción**	**Dosis**	**Efectos adversos y comentarios**
Fenoldopam	Infusión i.v.	< 5 min	30 min	0,1-0,3 (µg/kg)/min	Taquicardia, náuseas, vómitos
Nitroprusiato sódico	Infusión i.v.	Inmediata	2-3 min	0,5-10 (µg/kg)/min (dosis inicial, 0,25 (µg/kg)/min para la eclampsia y la insuficiencia renal)	Hipotensión, náuseas, vómitos, aprensión. Riesgo de toxicidad por tiocianato y cianuro aumentado en la insuficiencia renal y hepática, respectivamente; es importante controlar las concentraciones. Se debe proteger de la luz
Diazóxido	En bolo i.v.	15 min	6-12 h	50-100 mg cada 5-10 min, hasta 600 mg	Hipotensión, taquicardia, náuseas, vómitos, retención de líquidos, hiperglucemia. Puede agravar la isquemia miocárdica, la insuficiencia cardiaca o la disección aórtica
Labetalol	En bolo i.v. Infusión i.v.	5-10 min	3-6 h	20-80 mg cada 5-10 min hasta 300 mg 0,5-2 mg/min	Hipotensión, bloqueo cardíaco, insuficiencia cardíaca, broncoespasmo, náuseas, vómitos, hormigueo en cuero cabelludo, respuesta presora paradójica. Puede no ser eficaz en pacientes tratados con antagonistas α o β

Fármaco	Administración	Inicio	Duración	Dosis	Efectos secundarios
Nitroglicerina	Infusión i.v.	1-2 min	3-5 min	5-250 µg/min	Cefalea, náuseas, vómitos. Puede desarrollarse tolerancia con uso prolongado
Esmolol	En bolo i.v. Infusión i.v.	1-5 min	10 min	500 (µg/kg)/min durante el primer minuto 50-300 (µg/kg)/min	Hipotensión, bloqueo cardiaco, insuficiencia cardiaca, broncoespasmo
Fentolamina	En bolo i.v.	1-2 min	3-10 min	5-10 mg cada 5-15 min	Hipotensión, taquicardia, cefalea, angina, respuesta presora paradójica
Hidralazina (tratamiento de la eclampsia)	En bolo i.v.	10-20 min	3-6 h	10-20 mg cada 20 min (si no se consigue efecto con 20 mg, probar con otro fármaco)	Hipotensión, sufrimiento fetal, taquicardia, cefalea, náuseas, vómitos, tromboflebitis local. El sitio de infusión se debe cambiar a las 12 h
Metildopa (tratamiento de la eclampsia)	En bolo i.v.	30-60 min	10-16 h	250-500 mg	Hipotensión
Nicardipino	Infusión i.v.	1-5 min	3-6 h	5 mg/h, aumentar 1-2,5 mg/h cada 15 min hasta 15 mg/h	Hipotensión, cefaleas, taquicardia, náuseas, vómitos
Enalaprilato	En bolo i.v.	5-15 min	1-6 h	0,6255 mg cada 6 h	Hipotensión

i.v., intravenoso.

como los enfermos con insuficiencia coronaria grave, o nefropatía o hepatopatía avanzadas. Se trata del fármaco de elección para pacientes con una hipertensión moderada en casos de isquemia coronaria aguda o tras la cirugía de derivación coronaria, debido a sus efectos más favorables sobre el intercambio pulmonar de gases y el flujo colateral coronario. En los pacientes con una elevación importante de la PA, el nitroprusiato sódico sigue siendo el fármaco de elección. La nitroglicerina reduce la precarga más que la poscarga, y debe usarse con precaución o evitarse en pacientes con un IM inferior con afectación del ventrículo derecho y que dependen de la precarga para mantener el gasto cardíaco.

- El **labetalol** se puede administrar por vía parenteral (v. tabla 3-5) en las crisis hipertensivas, incluso en pacientes en estadios precoces de un IAM, y es el fármaco de elección en las emergencias hipertensivas asociadas al embarazo. Cuando se administra por vía i.v., su efecto antagonista adrenérgico β es superior al antagonismo adrenérgico α. A pesar de todo, puede aparecer una hipotensión postural sintomática cuando se administra i.v., de forma que los pacientes deben recibir el tratamiento en decúbito supino. El labetalol puede ser especialmente beneficioso durante los excesos adrenérgicos (p. ej., retirada de clonidina, feocromocitoma, tras el injerto de derivación coronaria). Como la semivida del labetalol es de 5 h a 8 h, pueden ser preferibles las dosis en bolo i.v. intermitentes a la infusión i.v. Se puede interrumpir la infusión i.v. antes de comenzar el labetalol oral. Cuando empieza a aumentar la PAD en decúbito supino, se puede empezar la administración de 200 mg v.o., seguida a las 6-12 h de 200-400 mg v.o. según la respuesta de la PA.
- El **esmolol** es un fármaco antagonista adrenérgico β cardioselectivo parenteral de acción rápida (v. tabla 3-5), que se puede emplear en el tratamiento de las emergencias hipertensivas en pacientes en los que existen dudas de intolerancia a los bloqueantes β. El esmolol puede ser útil también en el tratamiento de la disección aórtica. Los antagonistas adrenérgicos β pueden resultar ineficaces en monoterapia como tratamiento de la hipertensión grave y con frecuencia se combinan con otros compuestos (p. ej., nitroprusiato sódico en el tratamiento de la disección aórtica).
- El **nicardipino** es un antagonista del calcio i.v. eficaz (v. tabla 3-5) aprobado para su uso en la hipertensión postoperatoria. Entre sus efectos secundarios se encuentran la cefalea, el enrojecimiento, la taquicardia refleja y la irritación venosa. El nicardipino se debe administrar por una vía venosa central. Cuando se administra de forma periférica, es necesario cambiar la vía i.v. cada 12 h. En los primeros 30 min se produce un 50 % del efecto máximo, pero el efecto máximo completo no se alcanza hasta 48 h después de la administración.
- El **enalaprilato** es la forma activa desesterificada del enalapril (v. tabla 3-5), que se produce por la conversión hepática después de administrar una dosis oral. El enalaprilato (y otros inhibidores de la ECA) se ha empleado con eficacia en casos de hipertensión grave y maligna. Sin embargo, también se han obtenido resultados variables e impredecibles. La inhibición de la ECA puede provocar una reducción rápida de la PA en pacientes hipertensos con situaciones que cursan con renina elevada, como la hipertensión renovascular, cuando se administran de forma simultánea vasodilatadores, y en las crisis renales de la esclerodermia; por tanto, el enalaprilato se debe usar con precaución para no precipitar una hipotensión. El tratamiento se puede cambiar a un fármaco oral cuando ya no sea necesario el tratamiento i.v.
- El **diazóxido** y la **hidralazina** no suelen usarse en las crisis hipertensivas, y aportan nulas o pocas ventajas sobre los fármacos comentados anteriormente. Sin embargo, hay que recordar que la hidralazina es un fármaco útil para las emergencias hipertensivas relacionadas con el embarazo por su perfil de seguridad confirmado.
- El **fenoldopam** es un agonista selectivo de los receptores de dopamina 1 periféricos, y produce vasodilatación, aumenta la perfusión renal y fomenta la natriuresis. El fenoldopam tiene una acción de corta duración y su semivida de eliminación es < 10 min. Este fármaco tiene importantes aplicaciones como tratamiento parenteral en pacientes quirúrgicos hipertensos de alto riesgo y en el tratamiento perioperatorio de pacientes sometidos a trasplantes de órganos.

■ La **carga oral de fármacos antihipertensores** se ha utilizado con éxito en pacientes con crisis hipertensivas en las que se precisa una reducción urgente, pero no inmediata, de la PA.

• La **carga de clonidina oral** se consigue con una dosis inicial de 0,2 mg v.o. seguidos de 0,1 mg v.o. cada hora hasta alcanzar una dosis total de 0,7 mg o reducir la presión diastólica 20 mm Hg o más. Es importante comprobar la PA cada 15 min durante la primera hora, cada 30 min durante la segunda hora y luego una vez por hora. Transcurridas 6 h, se puede añadir un diurético y se puede iniciar un intervalo de dosificación de clonidina cada 8 h. Los efectos secundarios de tipo sedante son importantes.

• El **nifedipino sublingual** empieza a activarse a los 30 min, pero puede producir amplias fluctuaciones y reducciones excesivas de la PA. Debido al riesgo de episodios cardiovasculares adversos (ictus/IM), el nifedipino sublingual se debe evitar en el tratamiento agudo de la PA elevada. Entre sus efectos secundarios se cuentan el enrojecimiento facial y la hipotensión postural.

CONSIDERACIONES ESPECIALES

■ **Crisis hipertensiva.** En la emergencia hipertensiva, es más importante controlar las lesiones orgánicas, agudas o progresivas, que los niveles absolutos de la PA. El control de la PA con fármacos parenterales de acción rápida debe conseguirse lo antes posible (en 1 h), para reducir el riesgo de disfunción permanente de los órganos y de muerte. Un objetivo razonable sería una reducción del 20-25 % de la presión arterial media o una reducción de la presión diastólica a 100-110 mm Hg en un período de minutos a horas. Puede producirse una caída demasiado rápida de la PA en pacientes ancianos, con depleción de volumen o que reciben otros antihipertensores, por lo que es importante procurar evitar la hipoperfusión cerebral. El control de la PA en las urgencias hipertensivas se puede conseguir más lentamente. El objetivo inicial del tratamiento de urgencias es conseguir una PAD de 100-110 mm Hg. Es importante evitar las reducciones excesivas o rápidas de la PA, para disminuir el riesgo de hipoperfusión cerebral o insuficiencia coronaria. Puede alcanzarse una PA normal de forma gradual a lo largo de varios días según la tolerancia del paciente concreto.

■ **Disección aórtica**

La disección aórtica proximal aguda (tipo A) es una emergencia quirúrgica, mientras que la disección distal no complicada (tipo B) se puede tratar con buenos resultados mediante tratamiento médico aislado. Todos los pacientes, incluidos los que reciben tratamiento quirúrgico, necesitan tratamiento antihipertensor agudo y crónico para conseguir la estabilización inicial y evitar complicaciones (p. ej., rotura de la aorta, disección continua). El tratamiento médico de la disección aórtica crónica estable debe conseguir mantener una PAS de 130-140 mm Hg o inferior, según la tolerancia. Los antihipertensores con propiedades inótropas negativas, incluidos los antagonistas del calcio, los antagonistas adrenérgicos β, la metildopa, la clonidina y la reserpina, son los de elección para el tratamiento de la fase posterior a la aguda.

• El **nitroprusiato sódico** se considera el fármaco inicial de elección por la posibilidad de predecir la respuesta y la ausencia de taquifilaxia. Es necesario ajustar la dosis hasta conseguir una PAS de 100-120 mm Hg o la mínima PA posible que permita una perfusión adecuada de los órganos. El nitroprusiato provoca un incremento de la contractilidad ventricular izquierda con las consiguientes fuerzas de cizallamiento arterial, lo que contribuye a una disección progresiva de la íntima. Por tanto, al administrar este compuesto, es esencial un **tratamiento simultáneo con antagonistas adrenérgicos β**, independientemente de si existe o no hipertensión sistólica. Tradicionalmente se ha recomendado el propranolol. Puede ser preferible el **esmolol**, un antagonista adrenérgico β i.v. cardioselectivo y de duración muy corta, sobre todo en pacientes con contraindicaciones relativas a los antagonistas β. Si se tolera el esmolol, hay que emplear un antagonista adrenérgico β de acción más prolongada.

• El **labetalol i.v.** se ha empleado con éxito como fármaco único en el tratamiento de la disección aórtica aguda. Este fármaco produce una disminución (relacionada con la dosis) de la PA y reduce la contractilidad. Tiene la ventaja de permitir la administración oral tras el tratamiento eficaz de la fase aguda de la disección.

■ El **anciano hipertenso** (mayor de 60 años) se caracteriza generalmente por presentar un aumento de la resistencia vascular, una reducción de la actividad de renina plasmática y una mayor HVI que los pacientes más jóvenes. Con frecuencia, los ancianos hipertensos sufren problemas médicos asociados que es necesario tener en cuenta al iniciar el tratamiento antihipertensor. Las dosis de los fármacos deben aumentarse lentamente, para evitar la aparición de efectos adversos e hipotensión. Se ha demostrado que la administración de diuréticos como tratamiento inicial reduce la incidencia de ACV, IM mortal y la mortalidad global en este grupo de edad *(JAMA 1991;265:3255)*. Los antagonistas del calcio reducen la resistencia vascular, no afectan de forma negativa a las concentraciones de lípidos y pueden ser buenas alternativas en los ancianos. Los inhibidores de la ECA y los BRA pueden ser fármacos eficaces en esta población de pacientes.

■ Los **hipertensos de raza negra** suelen tener una concentración menor de renina plasmática, una mayor volemia y más resistencia vascular que los pacientes de raza blanca. Por tanto, estos pacientes responden bien a los diuréticos, solos o combinados con antagonistas del calcio. Los inhibidores de la ECA, los BRA y los antagonistas adrenérgicos β son también fármacos eficaces en esta población de pacientes, sobre todo combinados con un diurético.

■ El **hipertenso obeso** se caracteriza por elevaciones más leves de la resistencia vascular, mayor gasto cardíaco, un incremento del volumen intravascular y una menor actividad de renina plasmática para cualquier nivel de presión arterial determinado. La reducción del peso es el objetivo fundamental del tratamiento, y consigue reducir de forma eficaz la PA e inducir la regresión de la HVI.

■ El **paciente diabético** con nefropatía puede presentar una proteinuria significativa e insuficiencia renal, que pueden complicar el tratamiento (v. capítulo 13, *Nefropatías*). El control de la PA es la intervención más importante que reduce de forma demostrada el deterioro de la función renal. Los inhibidores de la ECA deben usarse como tratamiento de primera línea, ya que se ha demostrado que reducen la proteinuria y retrasan la pérdida progresiva de la función renal, independientemente de su efecto antihipertensor. Los inhibidores de la ECA también pueden ser útiles para reducir la incidencia de muerte, IM o ictus en diabéticos con factores de riesgo cardiovascular, pero que no presentan disfunción ventricular izquierda. La hiperpotasemia es un efecto secundario frecuente en los pacientes diabéticos tratados con inhibidores de la ECA, sobre todo en los que tienen una alteración moderada o grave del filtrado glomerular. Los BRA también son antihipertensores eficaces, y se ha demostrado que retrasan la velocidad de progresión a una nefropatía terminal, lo que indica un efecto protector renal *(N Engl J Med 2001;345(12):861)*.

■ En el **paciente hipertenso con insuficiencia renal crónica,** la hipertensión suele depender parcialmente del volumen. La retención de sodio y agua agrava el estado hipertensivo existente y los diuréticos son importantes en el tratamiento de este problema. Cuando el filtrado glomerular estimado es < 30-35 (ml/min)/1,73 m^2, los diuréticos del asa son el tipo más eficaz. Si existe proteinuria, hay que considerar los inhibidores de la ECA/BRA porque la mayor excreción urinaria de proteínas se asocia a una disminución más rápida del filtrado glomerular, independientemente de la causa de la insuficiencia renal.

■ El **paciente hipertenso con HVI** tiene un mayor riesgo de muerte súbita, IM y mortalidad por todas las causas. Aunque no existen evidencias directas, cabría esperar que la regresión de la HVI redujera el riesgo de complicaciones posteriores. Los inhibidores de la ECA parecen tener el mayor efecto sobre esta regresión *(Am J Hypertens 1998;11(6 Pt 1):631)*.

■ El **paciente hipertenso con EAC** tiene mayor riesgo de sufrir angina de pecho inestable (AI) e infarto de miocardio (IM). En estos pacientes, se pueden emplear como fármacos de primera línea los antagonistas adrenérgicos β, ya que pueden reducir la mortalidad cardíaca y el reinfarto posterior en presencia de un IAM y reducir la progresión a IM de los enfermos que acuden con una AI. Los antagonistas adrenérgicos β también son útiles en la prevención secundaria de episodios cardíacos y aumentan la supervivencia a largo plazo tras un IM. Es importante la precaución en los pacientes con enfermedades del sistema de conducción cardíaca. Los antagonistas del calcio deben emplearse con precaución en el IAM, porque los estudios han obtenido resultados conflictivos sobre su uso. Los inhibidores de la ECA también son útiles en pacientes con EAC y reducen la mortalidad de pacientes que debutan con IAM, sobre todo si tienen disfunción ventricular izquierda *(Eur Heart J 1999;20(2):136; N Engl J Med 1991;325(5):293; Lancet 1995;345(8951):669; Lancet 1994;343(8906):1115)*.

■ El **paciente hipertenso con IC** tiene riesgo de presentar dilatación progresiva del ventrículo izquierdo y muerte súbita. En esta población de pacientes, los inhibidores de la ECA reducen la mortalidad *(N Engl J Med 1992;327:685)* y, en presencia de un IAM, reducen el riesgo de IM recurrente, el ingreso hospitalario por IC y la mortalidad *(N Engl J Med 1992;327:669)*. Los BRA tienen unos efectos beneficiosos similares y parecen ser una alternativa eficaz en los pacientes que no toleran un inhibidor de la ECA *(N Engl J Med 2001;345:1667)*. Los nitratos y la hidralazina reducen también la mortalidad de los pacientes con IC independientemente de la hipertensión, pero la hidralazina puede causar taquicardia refleja y empeorar la isquemia en los pacientes con síndromes coronarios inestables, por lo que se debe emplear con precaución. Es conveniente evitar los antagonistas del calcio no dihidropiridínicos en pacientes en los que los efectos inótropos negativos pudieran afectar a su situación de forma adversa.

■ **En la paciente gestante y con hipertensión,** existe el riesgo de morbilidad y mortalidad materna y fetal asociadas al incremento de la PA y los síndromes clínicos de preeclampsia y eclampsia. También hay que tener en cuenta la posibilidad de efectos teratógenos u otros efectos adversos de los medicamentos antihipertensores sobre el desarrollo fetal.

■ El American College of Obstetrics and Gynecology ha propuesto una **clasificación de la hipertensión** durante el embarazo *(Obstet Gynecol 2013;122(5):1122)*.

• **Preeclampsia-eclampsia.** El diagnóstico se establece ante una hipertensión *reciente* (nueva aparición) después de 20 semanas de gestación y la presencia de proteinuria. Se califica como hipertensión una PAS sistólica elevada ≥ 140 mm Hg o PAD ≥ 90 mm Hg en dos ocasiones separadas al menos por un intervalo de 4 h o la medición única de PAS ≥ 160 mm Hg o PAD ≥ 110 mm Hg. Si no existe proteinuria, se define con la presencia de hipertensión junto con uno de los siguientes: recuento de plaquetas < 100 000/µl, creatinina > 1,1 mg/dl (o doble del valor basal), valor de las transaminasas hepáticas más de dos veces el valor normal, edema pulmonar o síntomas cerebrales/visuales. La eclampsia incluye estos parámetros y, además, convulsiones generalizadas.

• **Hipertensión crónica (preexistente).** Este trastorno se define como una PA ≥ 140/90 mm Hg antes de la semana 20 de embarazo.

• **Hipertensión crónica con preeclampsia sobreañadida.** Esta clasificación se usa cuando una mujer con hipertensión crónica presenta empeoramiento de la hipertensión y aparición de proteinuria y/o otros de los signos de preeclampsia mencionados anteriormente.

• **Hipertensión gestacional o gravídica.** Este trastorno se define por una PA ≥ 140/90 mm Hg tras la semana 20 del embarazo sin proteinuria ni otros signos de preeclampsia.

■ **Tratamiento.** El tratamiento de la hipertensión durante el embarazo debe iniciarse si la PAS es ≥ 160 mm Hg o la PAD es ≥ 100 mm Hg.

• El tratamiento no farmacológico, como la reducción del peso y el ejercicio intenso, no se recomienda durante el embarazo.

• Debe desaconsejarse de forma enérgica el consumo de alcohol y tabaco.

• Se recomienda la intervención farmacológica con labetalol, nifedipino o metildopa como tratamiento de primera línea por su seguridad demostrada. Otros antihipertensores tienen inconvenientes teóricos, aunque no se ha demostrado que ninguno, salvo los inhibidores de la ECA, aumente la morbilidad o mortalidad fetales.

• Si se sospecha que la paciente sufre preeclampsia o eclampsia, se recomienda derivarla con urgencia a un obstetra especializado en gestaciones de alto riesgo.

• **Inhibidores de la monoaminooxidasa (IMAO).** Los IMAO asociados a determinados fármacos o alimentos pueden provocar un estado de exceso de catecolaminas e hipertensión acelerada. Son frecuentes las interacciones con antidepresivos tricíclicos, meperidina (petidina), metildopa, levodopa, fármacos simpaticomiméticos y antihistamínicos. Entre los alimentos que contienen tiramina y que pueden causar este síndrome se encuentran algunos quesos, el vino tinto, la cerveza, el chocolate, el hígado de pollo, la carne procesada, el arenque, las habas, los higos envasados y las levaduras. El nitroprusiato, el labetalol y la fentolamina se han empleado con eficacia en el tratamiento de la hipertensión acelerada asociada al uso de inhibidores de la monoaminooxidasa (v. tabla 3-5).

COMPLICACIONES

Síndrome de privación asociado a la interrupción del tratamiento antihipertensor. Cuando llega el momento de sustituir un tratamiento en pacientes con una hipertensión moderada a grave, es razonable aumentar las dosis del nuevo fármaco con incrementos pequeños, al mismo tiempo que se ajusta la dosis del fármaco anterior, con el fin de evitar fluctuaciones excesivas de la PA. En ocasiones, se produce un síndrome de privación asociado (SPA), generalmente durante las primeras 24-72 h. A veces, las cifras de la PA aumentan a niveles muy superiores a los basales. Las complicaciones más graves del SPA son la encefalopatía, el ACV, el IM y la muerte súbita. El SPA se asocia sobre todo a fármacos adrenérgicos de acción central (fundamentalmente, la clonidina) y antagonistas adrenérgicos β, pero también se ha descrito con otros fármacos, incluidos los diuréticos. La interrupción de los antihipertensores debe realizarse con precaución en los pacientes con una enfermedad cerebrovascular o cardíaca de base. El tratamiento del SPA mediante la reintroducción del fármaco que se administraba anteriormente suele ser eficaz.

OBSERVACIÓN/SEGUIMIENTO

■ La PA debe medirse en múltiples ocasiones en condiciones carentes de estrés (p. ej., en reposo, en posición sentada, con la vejiga vacía, a temperatura confortable) para conseguir una valoración precisa de la PA en un paciente concreto.

■ La hipertensión no debe diagnosticarse a partir de una sola medición, salvo que sea > 210/120 mm Hg o se asocie a lesiones orgánicas. Antes de plantearse el tratamiento, hay que obtener dos o más lecturas anómalas, si es posible en varias semanas.

■ Hay que procurar descartar la pseudohipertensión, que suele afectar a adultos ancianos con vasos rígidos, no compresibles. Una arteria palpable que persiste después de insuflar el manguito (signo de Osler) debe alertar al médico de esta posibilidad.

■ El control domiciliario y ambulatorio de la PA permite valorar la verdadera PA media del paciente, que se relaciona mejor con las lesiones orgánicas. Las circunstancias en las que puede ser útil un control ambulatorio de la PA son:
  • Presunta «hipertensión de la bata blanca» (aumentos de la PA asociados al estrés de acudir a la consulta del médico), que se debe evaluar rigurosamente.
  • Valoración de una posible «resistencia farmacológica», cuando se sospeche.

Dislipidemia

PRINCIPIOS GENERALES

■ Los lípidos son moléculas poco solubles entre las que se encuentran el colesterol, los ácidos grasos y sus derivados.

■ Los lípidos plasmáticos se transportan mediante partículas de lipoproteínas compuestas por **apolipoproteínas, fosfolípidos, colesterol libre, ésteres de colesterol** y **triglicéridos.**

■ Las lipoproteínas plasmáticas humanas se clasifican en **cinco grandes grupos** según su densidad:
  • Quilomicrones (las menos densas).
  • Lipoproteínas de muy baja densidad (VLDL).
  • Lipoproteínas de densidad intermedia (IDL).
  • Lipoproteínas de baja densidad (LDL).
  • Lipoproteínas de alta densidad (HDL).

TABLA 3-6	Propiedades físicas de las lipoproteínas plasmáticas[a]

Lipoproteína	Composición de lípidos	Origen	Apolipoproteínas
Quilomicrones	TG, 85 %; col, 3 %	Intestino	B-48; A-I, A-IV, C-I, C-II, C-III; E
VLDL	TG, 55 %; col, 20 %	Hígado	B-100; C-I, C-II, C-III; E
IDL	TG, 25 %; col, 35 %	Producto del metabolismo de VLDL	B-100; C-I, C-II, C-III; E
LDL	TG, 5 %; col, 60 %	Producto del metabolismo de IDL	B-100
HDL	TG, 5 %; col, 20 %	Hígado, intestino	A-I, A-II; C-I, C-II, C-III; E
Lp(a)	TG, 5 %; col, 60 %	Hígado	B-100; Apo(a)

Col, colesterol; HDL, lipoproteína de alta densidad; IDL, lipoproteína de densidad intermedia; LDL, lipoproteína de baja densidad; Lp(a), lipoproteína(a); TG, triglicéridos; VLDL, lipoproteína de densidad muy baja.
[a]El resto de partícula está compuesto por fosfolípido y proteína.

■ Una sexta clase, la lipoproteína(a) [Lp(a)], se parece a las LDL en composición lipídica, y su densidad se solapa con la de las LDL y HDL.
■ En la tabla 3-6 se resumen las propiedades físicas de las lipoproteínas plasmáticas.
■ Casi el 90 % de los pacientes con cardiopatía coronaria tienen alguna forma de dislipidemia. Los niveles aumentados de colesterol-LDL, resto de lipoproteínas y LP(a) y niveles disminuidos de colesterol-HDL se han asociado a un aumento del riesgo de enfermedad vascular prematura *(Circulation 1992;85:2025; Circulation 1998;97:2519)*.

TABLA 3-7	Diagnóstico diferencial de las principales alteraciones lipídicas

Alteración de los lípidos	Trastornos primarios	Trastornos secundarios
Hipercolesterolemia	Hipercolesterolemia familiar poligénica, defecto familiar de apo B-100	Hipotiroidismo, síndrome nefrótico, anorexia nerviosa
Hipertrigliceridemia	Deficiencia de lipoproteína lipasa, deficiencia de apo C-II, deficiencia de apo A-V, hipertrigliceridemia familiar, disbetalipoproteinemia	Diabetes mellitus, obesidad, síndrome metabólico, consumo de alcohol, estrógenos orales, insuficiencia renal, hipotiroidismo, ácido retinoico, lipodistrofias
Hiperlipidemia combinada	Hiperlipidemia familiar combinada, disbetalipoproteinemia	Diabetes mellitus, obesidad, síndrome metabólico, hipotiroidismo, síndrome nefrótico, lipodistrofias
HDL baja	Alfalipoproteinemia familiar, enfermedad de Tangier (deficiencia ABCA1), mutaciones apoA1, deficiencia de lecitina: colesterol aciltransferasa	Diabetes mellitus, síndrome metabólico, hipertrigliceridemia, tabaquismo, esteroides anabolizantes

apo, apolipoproteína; HDL, lipoproteína de alta densidad.

TABLA 3-8   Revisión de las principales dislipoproteinemias genéticas

Tipo de dislipidemia genética	Perfil lipídico habitual	Tipo de herencia	Características fenotípicas	Otros datos
Hipercolesterolemia familiar (HF)	• Aumento de colesterol-LDL (>190 mg/dl) • La forma homocigota o la forma heterocigota compuesta (rara) pueden presentar colesterol-LDL >500 mg/dl	Autosómica dominante (prevalencia de 1 por cada 200-500 para la forma heterocigota y de 1 por cada 250 000 para la forma homocigota)	• EAC prematura • Xantomas tendinosos • Arco corneal prematuro (arco completo antes de los 40 años) • Forma homocigota: xantomas planos y tendinosos y EAC en la infancia y la adolescencia	Las mutaciones del receptor de LDL, apolipoproteína B-100 y mutaciones de ganancia de función de proproteína-convertasa/kexina subtipo 9 (PCSK9) provocan la alteración de la captación y degradación de LDL
Hiperlipidemia familiar combinada (HFC)	• Niveles elevados de VLDL, LDL o ambas • Nivel de LDL apo B100 >130 mg/dl	Autosómica dominante (prevalencia del 1-2 %)	• EAC prematura • Los pacientes *no* presentan xantomas tendinosos	No se han establecido defectos genéticos ni metabólicos
Disbetalipoproteinemia familiar	• Elevaciones simétricas del colesterol y los triglicéridos (300-500 mg/dl) • Incremento del cociente entre VLDL y los triglicéridos (>0,3)	Autosómica recesiva	• EAC prematura • Xantomas tuberosos o tuberosos-eruptivos • Los xantomas planos de los pliegues palmares son esencialmente patognomónicos	Mutación del gen de ApoE Muchos homocigotos son normolipidémicos, y la aparición de la hiperlipidemia con frecuencia requiere un factor metabólico secundario como diabetes mellitus, hipotiroidismo u obesidad

Hipertrigliceridemia familiar (puede producir síndrome de quilomicronemia)	• La mayoría de los pacientes tiene niveles de triglicéridos de 150-500 mg/dl • Pueden aparecer manifestaciones clínicas cuando las cifras de triglicéridos superan los 1 500 mg/dl	• La hipertrigliceridemia familiar es un trastorno autosómico dominante causado por una hiperproducción de triglicéridos VLDL y se manifiesta en adultos	• Xantomas eruptivos • Lipidemia retiniana • Pancreatitis • Hepatoesplenomegalia	Los pacientes pueden desarrollar el síndrome de quilomicronemia en presencia de factores secundarios como obesidad, consumo de alcohol o diabetes
Hiperquilomicronemia familiar	• Similar a la hipertrigliceridemia familiar	• El inicio antes de la pubertad indica deficiencia de lipoproteína-lipasa o apo C-II, ambas autosómicas recesivas	• Similar a la hipertrigliceridemia familiar	También se encuentra (inusual) homocigosidad para mutaciones en apoAV y GHIHBP1

EAC, enfermedad arterias coronarias; GHIHBP1, proteína 1 fijadora de lipoproteína de alta densidad anclada a glicosilfosfatidilinositol; LDL, lipoproteína de baja densidad; VLDL, lipoproteína de muy baja densidad.

■ **Dislipoproteinemias clínicas**
* La mayor parte de las dislipidemias son de origen multifactorial y reflejan influencias genéticas que interactúan con la dieta, la actividad, el tabaquismo, el consumo de alcohol o patologías asociadas, como la obesidad y la DM.
* En la tabla 3-7 se resume el diagnóstico diferencial de las principales alteraciones lipídicas.
* La tabla 3-8 revisa las principales dislipoproteinemias genéticas *(Circulation 1974;49:476; J Lipid Res 1990;31:1337; Clin Invest 1993;71:362).*
* La hipercolesterolemia familiar y la hiperlipidemia combinada familiar son trastornos que contribuyen significativamente a la enfermedad cardiovascular prematura.
* La hipercolesterolemia familiar es una afección autosómica codominante poco diagnosticada, con una prevalencia de 1:200 a 1:500 personas y que produce concentraciones elevadas de LDL-colesterol desde el nacimiento. Si no se trata, se asocia a un aumento importante del riesgo de enfermedad cardiovascular prematura *(J Clin Lipidol 2011;5:133).*
* La hiperlipidemia combinada familiar tiene una prevalencia del 1 % al 2 %, y suele manifestarse en adultos, aunque la obesidad y el consumo elevado de grasa e hidratos de carbono en la dieta han provocado un aumento de la aparición del cuadro en la infancia y la adolescencia *(J Clin Endocrinol Metab 2012;97:2969).*

■ **Normas de asistencia en las hiperlipidemias**
* El tratamiento para reducir el colesterol ligado a LDL, sobre todo con inhibidores de la hidroximetilglutaril coenzima A (HMG-CoA) reductasa (denominados habitualmente estatinas), reduce el riesgo de muerte por EAC, la morbilidad y las intervenciones de revascularización en pacientes **con** (prevención secundaria) *(Lancet 1994;344:1383; N Engl J Med 1996;335:1001; N Engl J Med 1998;339:1349; Lancet 2002;360:7)* o **sin** (prevención primaria) *(Lancet 2002;360:7; N Engl J Med 1995;333:1301; JAMA 1998;279:1615; Lancet 2003;361:1149; Lancet 2004;364:685)* cardiopatía coronaria.
* La prevención de la enfermedad cardiovascular aterosclerótica (ECVAS) es el objetivo fundamental de las directrices de 2013 del American College of Cardiology (ACC)/American Heart Association (AHA). Estas directrices abordan la valoración del riesgo *(Circulation 2014;129:S49),* las modificaciones del estilo de vida *(Circulation 2014;129:S76),* la evaluación y el tratamiento de la obesidad *(Circulation 2014:129:S102),* y la evaluación y el control del colesterol sanguíneo *(Circulation 2014;129:S1).*

DIAGNÓSTICO

Detección selectiva

■ La detección selectiva (cribado) de la hipercolesterolemia debe empezar **en todos los adultos a partir de los 20 años** *(Circulation 2014;129:S49).*
■ La detección selectiva debe incluir un perfil de lípidos (colesterol total, colesterol ligado a LDL y HDL, y triglicéridos) medido tras 12 h de ayuno.
■ Si no se puede obtener un perfil de lípidos en ayunas, se debe medir el colesterol total y ligado a HDL. Un colesterol no ligado a HDL ≥ 220 mg/dl puede indicar una causa genética o secundaria. Si el colesterol no ligado a HDL es ≥ 220 mg/dl o la cifra de triglicéridos es ≥ 500 mg/dl, se requiere un perfil de lípidos en ayunas.
■ Si el paciente no presenta una indicación para tratar de disminuir las LDL, puede realizarse un cribado cada 4-6 años entre los 40 y los 70 años de edad *(Circulation 2014;129:S49).*
■ En los pacientes hospitalizados por un síndrome coronario agudo (SCA) o para revascularización coronaria debe realizarse un perfil de lípidos en las primeras 24 h de ingreso si se desconocen las concentraciones de lípidos.
■ En los pacientes con hiperlipidemia es importante valorar posibles **causas secundarias,** como hipotiroidismo, diabetes mellitus, hepatopatía obstructiva, nefropatía crónica como síndrome nefrótico, y consumo de fármacos como estrógenos, gestágenos, esteroides anabolizantes/andrógenos, corticoesteroides, ciclosporina, retinoides, antipsicóticos atípicos y antirretrovirales (sobre todo, inhibidores de la proteasa).

EVALUACIÓN DEL RIESGO

■ Las directrices de 2013 identifican cuatro grupos de pacientes en quienes los beneficios del tratamiento para disminuir el colesterol ligado a LDL con inhibidores de la HMG-CoA reductasa (estatinas) superan claramente a los riesgos *(Circulation 2014;129:S1)*.
  1. Pacientes con ECVAS clínica.
  2. Pacientes con colesterol-LDL ≥ 190 mg/dl.
  3. Pacientes de 40-75 años con diabetes mellitus y con colesterol-LDL entre 70 mg/dl y 189 mg/dl.
  4. Pacientes con riesgo calculado de ECVAS ≥ 7,5 %.

■ Para los pacientes **sin** ECVAS clínica o un colesterol-LDL ≥ 190 mg/dl, las directrices aconsejan calcular el riesgo de ECVAS del paciente basándose en la edad, el sexo, la raza, el colesterol total y el colesterol-HDL, la PAS (tratada o no), la presencia de diabetes mellitus y el consumo de tabaco actual *(Circulation 2014;129:S49)*.

• Puede accederse al calculador de riesgo del ACC/AHA en http://my.americanheart.org/cvriskcalculator.
• Para los pacientes que no son afroamericanos ni blancos no hispanos, el riesgo no puede valorarse tan bien. Se sugiere utilizar el cálculo del riesgo en pacientes blancos no hispanos, entendiendo que el riesgo puede ser menor que el calculado en americanos con origen asiático oriental y en americanos hispanos, y mayor en nativos americanos y del sudeste asiático.
• Debe calcularse el riesgo a 10 años empezando a los 40 años de edad en pacientes sin ECVAS o colesterol-LDL ≥ 190 mg/dl.
• El riesgo para toda la vida puede calcularse en pacientes de 20-39 años de edad y en pacientes de 40-59 años con un riesgo a los 10 años < 7,5 %, para informarles sobre las decisiones con respecto a la modificación del estilo de vida.

TRATAMIENTO

■ Las directrices de 2013 reconocen que los factores del estilo de vida, entre ellos la dieta *(Circulation 2014;129:S76)* y el control del peso *(Circulation 2014;129:S102)*, son un componente importante para la reducción del riesgo en todos los pacientes.
■ Hay que aconsejar a los pacientes que sigan una dieta con abundantes frutas y verduras, cereales integrales, pescado, carne magra, productos lácteos descremados, legumbres y nueces, y con reducción del consumo de carne roja, grasas saturadas y *trans*, dulces y bebidas azucaradas (tabla 3-9). Las grasas saturadas no deben suponer más del 5-6 % de las calorías totales *(Circulation 2014;129:S76)*.
■ Se recomienda la actividad física, con ejercicio aeróbico y de resistencia, a todos los pacientes *(Circulation 2014;129:S76)*.
■ En todos los pacientes obesos (índice de masa corporal ≥ 30) y en los pacientes con sobrepeso (índice de masa corporal ≥ 25) con factores de riesgo adicionales, una pérdida de peso mantenida del 3-5 % o superior reduce el riesgo de ECVAS *(Circulation 2014;129:S102)*.
■ Puede ser útil la consulta con un dietista titulado para planificar, iniciar y mantener una dieta limitada en grasas saturadas y que promueva la pérdida de peso.
■ Antes de iniciar el tratamiento, debe haber una conversación entre el paciente y al médico, en la que se debe hablar sobre:
• Los posibles beneficios de la reducción del riesgo de ECVAS.
• Los posibles efectos adversos e interacciones farmacológicas.
• El estilo de vida cardiosaludable y el tratamiento de otros factores de riesgo.
• Las preferencias del paciente.

■ **ECVAS clínica**
• La ECVAS clínica comprende síndromes coronarios agudos, antecedentes de IM, angina inestable, revascularización arterial (coronaria u otra), ictus, ataque isquémico transitorio o arteriopatía periférica atroesclerótica.

TABLA 3-9	Composición de nutrientes de la dieta indicada en el cambio terapéutico del estilo de vida

Nutriente	Ingesta recomendada
Grasa saturada[a]	<5-6 % de las calorías totales
Grasas poliinsaturadas	Hasta un 10 % de las calorías totales
Grasas monoinsaturadas	Hasta un 20 % de las calorías totales
Grasas totales	25-35 % de las calorías totales
Carbohidratos[b]	50-60 % de las calorías totales
Fibra	20-30 g/día
Proteínas	Aproximadamente 15 % de las calorías totales
Colesterol	<200 mg/día
Calorías totales (energía)[c]	Equilibrar la ingesta y el gasto de energía con el fin de mantener un peso corporal deseable/evitar el aumento del peso

[a]Los ácidos grasos trans son otra grasa que aumenta la lipoproteína de baja densidad (LDL) que se deben mantener en niveles mínimos.
[b]Los carbohidratos deben proceder sobre todo de alimentos ricos en carbohidratos complejos, como cereales (sobre todo integrales), frutas y verduras.
[c]El gasto energético diario debe incluir al menos una actividad física moderada (que contribuya a unas 200 kcal/día).
De: *Circulation* 2014;129:S76.

• La prevención secundaria es una indicación de terapia de alta intensidad con estatinas, que ha demostrado reducir los episodios más que el tratamiento con estatinas de intensidad moderada. En la tabla 3-10 se muestran las pautas con estatinas.
• Si está contraindicado el tratamiento con dosis elevadas de estatinas o la tolerancia es mala o existen riesgos importantes con el tratamiento de intensidad elevada (incluida la edad >75 años), el tratamiento de intensidad moderada es una opción.
■ **Colesterol-LDL ≥ 190 mg/dl**
• Estas personas tienen un riesgo elevado toda la vida debido a la exposición prolongada a niveles de colesterol-LDL muy elevados, y el calculador de riesgo no lo tiene en cuenta.
• Hay que reducir la cifra de colesterol-LDL al menos el 50 %, principalmente con tratamiento con estatinas de alta intensidad. Si el tratamiento de alta intensidad no se tolera, debe usarse la intensidad máxima tolerada.

TABLA 3-10	Pautas del tratamiento con estatinas según la intensidad	
Intensidad alta (↓ LDL ≥50 %)	**Intensidad media** (↓ LDL 30-50 %)	**Intensidad baja** (↓ LDL <30 %)
Atorvastatina 40-80 mg	Atorvastatina 10-20 mg	*Fluvastatina 20-40 mg*
Rosuvastatina 20-40 mg	Fluvastatina 40 mg dos veces al día, 80 mg XL	Lovastatina 20 mg
	Lovastatina 40 mg	*Pitavastatina 1 mg*
	Pitavastatina 2-4 mg	Pravastatina 10-20 mg
	Pravastatina 40-80 mg	*Simvastatina 10 mg*
	Rosuvastatina 5-10 mg	
	Simvastatina 20-40 mg	

LDL, lipoproteína de baja densidad; ↓, disminuir. Las dosis en cursiva no se han estudiado en estudios clínicos controlados aleatorizados, pero logran este nivel de reducción de LDL en el uso clínico.
De: *Circulation* 2014;129:S1.

- Incluso el tratamiento de alta intensidad con estatinas puede no ser suficiente para reducir el colesterol-LDL un 50%, y en ocasiones se requieren tratamientos aparte de las estatinas para lograr ese objetivo (*J Clin Lipidol 2011;5:S18*).

- La aféresis de LDL es un tratamiento opcional en pacientes con hipercolesterolemia familiar homocigota y en pacientes con hipercolesterolemia familiar heterocigota con respuesta insuficiente a la medicación. La lomitapida, un inhibidor de la proteína microsomal de transferencia de triglicéridos, y el mipomersén, un oligonucleótido antisentido de la apolipoproteína B, son fármacos nuevos que están indicados para el tratamiento de pacientes con hipercolesterolemia familiar homocigota (*Eur Heart J 2013;34:3478*).

- Debido a que la hiperlipidemia de este grado suele estar determinada genéticamente, hay que plantear el cribado de otros miembros de la familia (incluso los niños) para identificar posibles candidatos al tratamiento. Además, hay que hacer un cribado para tratar causas secundarias de la hiperlipidemia (*Curr Opin Lipidol 2012;23:282*).

■ **Pacientes con diabetes, de 40-75 años de edad y colesterol-LDL de 70-189 mg/dl**
- Usando el calculador de riesgo de la AHA/ACC, calcular el riesgo a 10 años de un episodio de ECVAS en estos pacientes (categorías: ≥7,5% o <7,5%).
- Si el riesgo es ≥7,5%, se considerará el tratamiento de alta intensidad con estatinas. De lo contrario, la indicación para estos pacientes es el tratamiento de intensidad moderada con estatinas.

■ **Pacientes sin diabetes, de 40-75 años de edad y colesterol-LDL de 70-189 mg/dl**
- Usando el calculador de riesgo de la AHA/ACC, calcular el riesgo a 10 años de un episodio de ECVAS en estos pacientes (categorías: ≥7,5%, entre 5% y 7,5%, y <5%).
- Un riesgo a 10 años ≥7,5% es una indicación para tratamiento de intensidad moderada o alta con estatinas. La decisión entre intensidad moderada y alta debe tomarse con el paciente, según los riesgos y beneficios individualizados previstos.
- Para un riesgo a 10 años de 5% a 7,5%, es razonable el tratamiento de moderada intensidad con estatinas.

■ **Otras poblaciones de pacientes**
- Algunos pacientes no descritos anteriormente pueden beneficiarse también del tratamiento con estatinas: si la decisión sobre el tratamiento no está clara, las directrices plantean la valoración de los antecedentes familiares, la proteína C reactiva de sensibilidad elevada (hs-CRP), la puntuación de calcio en las arterias coronarias (CAC) o el índice arterial-braquial (ABI) como opciones para definir el riesgo (*Circulation 2014;129:S49; Circulation 2014;129:S1*).
- El antecedente familiar de ECVAS prematura se define como un episodio en un familiar de primer grado varón antes de los 55 años o en un familiar de primer grado del sexo femenino antes de los 65 años.
- Un mayor riesgo también viene indicado por una hs-CRP ≥ 2 mg/l; un CAC ≥300 unidades Agatston o un percentil ≥75 para edad, sexo y raza, o un ABI ≤0,9.
- El papel de otros biomarcadores en la valoración del riesgo sigue siendo dudoso.
- Dependiendo de la preferencia del paciente y de la valoración de los riesgos y beneficios, pueden considerarse para tratamiento niveles inferiores de colesterol-LDL (sobre todo, si el colesterol-LDL es ≥ 160 mg/dl).
- Los pacientes con diabetes y menores de 40 años o mayores de 75 años son candidatos razonables para el tratamiento con estatinas según cada evaluación individual.
- El uso del tratamiento con estatinas debe personalizarse en los pacientes mayores de 75 años. En estudios clínicos controlados aleatorizados, los pacientes mayores de 75 años seguían beneficiándose del tratamiento con estatinas, sobre todo como prevención secundaria (*Lancet 2002;360:7; Lancet 2002;360:1623*). Además, numerosos episodios de ECVAS se producen en este grupo de edad, y los pacientes sin otras afecciones coexistentes pueden beneficiarse considerablemente de la reducción del riesgo cardiovascular.
- Las directrices no señalan recomendaciones oficiales en cuanto al inicio o la continuación del tratamiento con estatinas en pacientes en hemodiálisis de mantenimiento o con insuficiencia cardíaca sistólica isquémica de clase II-IV de la New York Heart As-

sociation. Los datos de estudios clínicos controlados aleatorizados no han demostrado beneficio alguno del tratamiento con estatinas en estas subpoblaciones de pacientes *(Circulation 2014;129:S1).*

■ **Hipertrigliceridemia**

• La hipertrigliceridemia puede ser un **factor de riesgo cardiovascular independiente** *(Circulation 2007;115:450; Ann Intern Med 2007;147:377; Circulation 2011;123:2292).*

• La hipertrigliceridemia se suele observar en el síndrome metabólico *(Circulation 2011;123:2292)* y puede tener muchas etiologías, como obesidad, DM, insuficiencia renal, dislipidemias genéticas y tratamiento con estrógenos orales, glucocorticoesteroides, bloqueantes β, tamoxifeno, ciclosporina, antirretrovirales y retinoides.

• La clasificación de las concentraciones de triglicéridos séricos es la siguiente *(Circulation 2011;123:2292):* normal: < 150 mg/dl; límite alto: 150-199 mg/dl; alta: 200-499 mg/dl; muy alta: ≥ 500 mg/dl. La Endocrine Society ha añadido dos categorías más: grave: 1 000-1 999 mg/dl (aumenta considerablemente el riesgo de pancreatitis) y muy grave: ≥ 2 000 mg/dl *(J Clin Endocrinol Metab 2012;97:2969).*

• El tratamiento de la hipertrigliceridemia depende del nivel de gravedad.

   ○ En pacientes con triglicéridos muy elevados, la reducción de éstos mediante una dieta muy pobre en grasas (≤ 15 % de las calorías), ejercicio, pérdida de peso y fármacos (fibratos, ácido nicotínico, ácidos grasos omega-3) es el objetivo principal del tratamiento para evitar la pancreatitis aguda.

   ○ Cuando el grado de hipertrigliceridemia es menor, el objetivo principal del tratamiento inicial es conseguir controlar el colesterol-LDL. Los cambios en el estilo de vida están indicados para disminuir el nivel de triglicéridos *(J Clin Endocrinol Metab 2012;97:2969).*

■ **Colesterol-HDL bajo**

• Un colesterol HDL bajo es un **factor de riesgo independiente de ECVAS** que se identifica como riesgo de colesterol no unido a LDL y se incluye en el algoritmo de valoración de la puntuación d ACC/AHA *(Circulation 2014;129:S49).*

• Entre las causas del colesterol-HDL bajo se encuentran afecciones genéticas, la inactividad física, la obesidad, la resistencia a la insulina, la DM, la hipertrigliceridemia, el tabaquismo, las dietas con abundantes carbohidratos (> 60 % de calorías) y algunos fármacos (bloqueantes β, esteroides anabolizantes/andrógenos, progestágenos).

• Dada la limitada eficacia de las intervenciones terapéuticas en casos de colesterol-HDL bajo, las directrices recomiendan considerar éste como un componente de riesgo global, en lugar de como un objetivo terapéutico específico.

• No se dispone de datos de estudios clínicos que indiquen algún beneficio de los métodos farmacológicos de elevación del colesterol-HDL.

■ **Inicio y control del tratamiento**

• Antes de iniciar el tratamiento, las directrices recomiendan la comprobación de: alanina-aminotraferasa (ALT), hemoglobina A1C (si se desconoce el estado de diabetes), pruebas analíticas para causas secundarias (si está indicado) y creatinina-cinasa (si está indicado).

• Hay que evaluar las características del paciente que aumenten el riesgo de episodios adversos por el tratamiento con estatinas, entre ellas alteración de las funciones hepática y renal, antecedente de intolerancia a las estatinas, antecedente de trastornos musculares, elevaciones sin causa aparente de ALT más de tres veces el límite superior de la normalidad, fármacos que afectan al metabolismo de las estatinas, origen asiático y edad > 75 años *(Circulation 2014;129:S1).*

• Está indicado **repetir un panel lipídico** 4-12 semanas después de iniciar el tratamiento, para valorar su cumplimiento, con una nueva valoración cada 3-12 meses según esté indicado.

• A diferencia de directrices y normas previas, no se recomiendan los objetivos terapéuticos, ya que los objetivos específicos y una estrategia de «tratar para conseguir» no se han evaluado en estudios clínicos controlados aleatorizados.

- En pacientes sin el nivel previsto de reducción del colesterol-LDL basado en la intensidad del tratamiento con estatinas (≥ 50 % en caso de intensidad alta, 30-50 % en caso de intensidad moderada), hay que valorar el cumplimiento del tratamiento y las modificaciones de estilo de vida, evaluar la intolerancia y considerar causas secundarias. Tras la evaluación, si la respuesta al tratamiento sigue siendo insuficiente con el tratamiento con estatinas máximo tolerado, es razonable considerar la adición de un fármaco que no sea estatina.
- La creatina-cinasa no debe comprobarse de forma sistemática en los pacientes tratados con estatinas, pero es razonable determinarla en los pacientes con síntomas musculares.
- En el año 2012, la FDA estableció que las pruebas de enzimas hepáticas deben realizarse antes de iniciar el tratamiento con estatinas, y a partir de ese momento sólo si existe indicación clínica para ello. La FDA concluyó que la lesión hepática grave es inusual e imprevisible con el tratamiento con estatinas, y que el control sistemático de las enzimas hepáticas no parece ser eficaz para detectar o evitar la lesión hepática grave. Las elevaciones de las transaminasas hepáticas dos o tres veces por encima del límite superior de la normalidad dependen de la dosis, pueden disminuir en pruebas repetidas incluso continuando el tratamiento con estatinas, y son reversibles con la interrupción de la administración del fármaco.

Tratamiento del colesterol-LDL elevado

■ Inhibidores de la HMG-CoA reductasa (estatinas)

- Las estatinas (v. tabla 3-10) son el tratamiento de elección cuando existe aumento del colesterol-LDL, y suele disminuir las cifras en un 30-50 % con un tratamiento con estatinas de intensidad moderada y ≥ 50 % con tratamiento con estatinas de intensidad elevada (*J Clin Lipidol 2011;5:S18; N Engl J Med 1999;341:498; Circulation 2014;129:S1*).
- Los efectos hipolipidemiantes de las estatinas aparecen en la primera semana de administración y se estabilizan tras unas 4 semanas de uso.
- Entre los efectos secundarios frecuentes (5-10 % de los pacientes) se cuentan molestias digestivas (p. ej., dolor abdominal, diarrea, flatulencia, estreñimiento), y dolor o debilidad muscular, que pueden aparecer sin elevaciones de la creatina-cinasa. Otros posibles efectos secundarios son malestar, astenia, cefalea y exantema (*N Engl J Med 1999;341:498; Ann Pharmacother 2002;36:1907; Circulation 2002;106:1024*).
- Las mialgias son la causa más frecuente de interrupción del tratamiento con estatinas y suelen depender de la dosis. Se observan con mayor frecuencia al aumentar la edad y el número de fármacos que el paciente recibe, y con el deterioro de la función renal y el menor tamaño corporal (*Circulation 2002;106:1024; Endocrinol Metab Clin North Am 2009;38:121*).
- Las directrices de la AHA/ACC recomiendan interrumpir la administración de estatinas en los pacientes que presentan síntomas musculares hasta que puedan ser evaluados. Si los síntomas son graves, se evaluará la posible presencia de rabdomiólisis (*Circulation 2014;129:S1*).
- Si los síntomas son leves o moderados, se evaluará la presencia de trastornos que aumentan el riesgo de aparición de síntomas musculares, como alteración renal o hepática, hipotiroidismo, déficit de vitamina D, trastornos reumatológicos y trastornos musculares primarios. Las mialgias inducidas por las estatinas se resuelven probablemente a los 2 meses de interrumpir su administración.
- Si los síntomas desaparecen, puede instaurarse de nuevo la misma dosis de estatina o una dosis inferior.
- Si los síntomas reaparecen, se usará una dosis baja de una estatina diferente y se irá aumentando según la tolerancia.
- Si se determina que la causa de los síntomas no está relacionada, se reiniciará la estatina original.
- Las estatinas se han asociado a un aumento de la incidencia de diabetes mellitus. Sin embargo, el beneficio total del uso de estos fármacos suele superar a los posibles efectos adversos de un aumento de la glucemia (*Lancet 2010;375:735*).

- En muy raras ocasiones se ha asociado el uso de estatinas a una alteración cognitiva reversible, y no se ha asociado a la aparición de demencia progresiva o irreversible.
- Como algunas estatinas son metabolizadas por el sistema enzimático del citocromo P450, el uso de estos fármacos combinados con otros que también se metabolizan por este sistema enzimático aumenta el riesgo de **rabdomiólisis** *(N Engl J Med 1999;341:498; Ann Pharmacother 2002;36:1907; Circulation 2002;106:1024).* Entre estos fármacos se encuentran los fibratos (mayor riesgo con gemfibrocilo), el itraconazol, el ketoconazol, la eritromicina, la claritromicina, la ciclosporina, la nefazodona y los inhibidores de proteasas *(Circulation 2002;106:1024).*
- Las estatinas pueden interactuar también con el consumo de gran cantidad de zumo de pomelo, aumentando el riesgo de miopatía.
- La simvastatina puede aumentar las concentraciones de warfarina y digoxina, y tiene importantes interacciones (que exigen la limitación de la dosis) con el amlodipino, la amiodarona, la dronedarona, el verapamilo, el diltiazem y la ranolazina, y otros fármacos que requieren el uso de dosis inferiores de simvastatina. La rosuvastatina puede aumentar también las concentraciones de warfarina.
- Debido a que pueden producirse diversas interacciones farmacológicas dependiendo de la estatina y de otros fármacos utilizados, se deben consultar los prospectos y los programas de interacciones farmacológicas *(J Clin Lipidol 2014;8:S30).*
- El uso de estatinas está contraindicado durante el embarazo y la lactancia.

■ **Resinas quelantes de ácidos biliares**
- En la actualidad se dispone de las siguientes resinas quelantes de ácidos biliares:
  - **Colestiramina:** 4-24 g/día v.o. en dosis divididas antes de las comidas.
  - **Colestipol:** comprimidos, 2-16 g/día v.o.; gránulos, 5-30 g/día v.o. en dosis divididas antes de las comidas.
  - **Colesevelam:** comprimidos de 625 mg, tres comprimidos cada 12 h v.o. o seis comprimidos diarios v.o. con alimento (máximo, siete comprimidos diarios), o suspensión, un sobre al día.
- Los quelantes de ácidos biliares reducen de forma característica las concentraciones de colesterol-LDL un 15-30 %, de forma que reducen la incidencia de EAC *(N Engl J Med 1999;341:498; JAMA 1984;251:351).*
- Estos fármacos no se deben emplear como monoterapia en pacientes con concentraciones de triglicéridos > 250 mg/dl, ya que pueden incrementarlas. Pueden combinarse con ácido nicotínico o estatinas.
- Entre los efectos secundarios habituales de las resinas se encuentran el estreñimiento, el dolor abdominal, la flatulencia y las náuseas.
- Los quelantes de los ácidos biliares pueden reducir la absorción oral de otros muchos fármacos, como la warfarina, la digoxina, la hormona tiroidea, los diuréticos tiazídicos, la amiodarona, la glipizida y las estatinas.
  - El colesevelam interactúa con menos fármacos que las resinas más antiguas, pero puede afectar a la absorción de la tiroxina.
  - Otros medicamentos deben administrarse al menos 1 h antes o 4 h después de las resinas.

■ **Ácido nicotínico (niacina)**
- El ácido nicotínico puede reducir el colesterol-LDL un 15 % o más, y los triglicéridos, un 20-50 %, y aumentar las concentraciones de colesterol-HDL hasta un 35 % *(Circulation 2007;115:450; Arch Intern Med 1994;154:1586).*
- El ácido nicotínico cristalino se administra en dosis de 1-3 g/día v.o. en dos o tres dosis divididas con las comidas. El ácido nicotínico de liberación prolongada se administra por la noche, con una dosis inicial de 500 mg v.o., y la dosis se puede ajustar una vez al mes con incrementos de 500 mg hasta alcanzar la dosis máxima de 2 000 mg diarios v.o. (se administrará la dosis con leche, compota de manzana o galletitas saladas).
- Entre los efectos secundarios frecuentes del ácido nicotínico se encuentran la rubefacción, el prurito, la cefalea, las náuseas y la flatulencia. Otros posibles efectos secundarios son la elevación de las transaminasas hepáticas, la hiperuricemia y la hiperglucemia.

- La rubefacción se reduce administrando ácido acetilsalicílico, 325 mg 30 min antes de las primeras dosis.
- La hepatotoxicidad asociada al ácido nicotínico depende parcialmente de la dosis y parece más prevalente con los preparados de liberación lenta de venta sin receta.
- Se evitará el uso de ácido nicotínico en pacientes con gota, hepatopatía, úlcera péptica activa y diabetes mellitus no controlada.
- El ácido nicotínico se puede usar con precaución en pacientes con diabetes mellitus bien controlada (HgA$_{lc}$ ≤ 7 %).
- Es necesario controlar las transaminasas séricas, la glucosa y el ácido úrico cada 6-8 semanas durante el ajuste de la dosis y luego cada 4 meses.
- Los estudios clínicos no han demostrado beneficio alguno del uso de ácido nicotínico en pacientes con concentraciones de colesterol-LDL bien controladas (con estatinas) *(N Engl J Med 2011;365:2255; Eur Heart J 2013;34:1279)*. El ácido nicotínico puede ser útil como fármaco adicional en pacientes con valores muy elevados de colesterol-LDL.

■ **Ezetimiba**
- La ezetimiba es el único inhibidor de la absorción de colesterol disponible actualmente. Parece actuar en el borde en cepillo del intestino delgado e inhibe la absorción de colesterol.
- La ezetimiba puede conseguir una reducción media adicional del 25 % del colesterol-LDL cuando se combina con una estatina, y consigue reducir un 18 % aproximadamente el colesterol-LDL cuando se usa en monoterapia *(Am J Cardiol 2002;90:1092; Eur Heart J 2003;24:729; Am J Cardiol 2002;90:1084; Mayo Clin Proc 2004;79:620)*.
- La dosis recomendada es de 10 mg una vez al día v.o. No se necesitan ajustes de dosis en la insuficiencia renal, en las alteraciones hepáticas leves ni en los ancianos. No se recomienda administrar este fármaco a pacientes con una alteración hepática moderada a grave.
- Los efectos secundarios son escasos, entre ellos síntomas digestivos (p. ej., diarrea, dolor abdominal) y mialgias.
- En los ensayos clínicos no se ha observado un exceso de casos de rabdomiólisis ni miopatía en comparación con la estatina o el placebo en solitario.
- Se deben controlar las enzimas hepáticas cuando se combina con fenofibrato, pero no es necesario hacerlo cuando se usa en monoterapia o con una estatina.
- En un estudio clínico se observó una disminución de la reducción de episodios cardiovasculares con la combinación de simvastatina y ezetimiba en comparación con el placebo en pacientes con insuficiencia renal crónica *(Lancet 2011;377:2181)*. En el estudio clínico IMPROVE-IT recientemente completado, se demostró una reducción de los criterios de valoración cardiovasculares cuando se añadía ezetimiba a la simvastatina en pacientes de alto riesgo con niveles de colesterol-LDL ya bajos *(American Heart Association Scientific Sessions 2014)*.
- La ezetimiba es útil en pacientes con hipercolesterolemia familiar que no logran reducciones adecuadas del colesterol-LDL sólo con el tratamiento con estatinas *(J Clin Lipidol 2011;5:S38)*.

Tratamiento de la hipertrigliceridemia

■ **Tratamiento no farmacológico**
Los tratamientos no farmacológicos son importantes para el tratamiento de la hipertrigliceridemia. Los métodos son:
- Cambio de los estrógenos orales por estrógenos transdérmicos.
- Reducción de la ingesta de alcohol.
- Fomento de la pérdida de peso y el ejercicio.
- Control de la hiperglucemia en pacientes con diabetes mellitus.
- Evitar los azúcares simples (monosacáridos) y las dietas muy ricas en carbohidratos *(Circulation 2011;123:2292; J Clin Endocrinol Metab 2012;97:2969)*.

■ **Tratamiento farmacológico**
- El tratamiento farmacológico de la hipertrigliceridemia grave incluye un derivado del ácido fíbrico (fibratos), ácido nicotínico o ácidos grasos omega-3.

- Los pacientes con hipertrigliceridemia grave (> 1 000 mg/dl) deben tratarse con farmacoterapia además de con reducción de la grasa de la dieta, del alcohol y de los carbohidratos simples para disminuir el riesgo de pancreatitis.
- Las estatinas pueden ser eficaces en pacientes con una hipertrigliceridemia leve o moderada y elevaciones simultáneas de las concentraciones de colesterol-LDL *(Circulation 2011; 123:2292; J Clin Endocrinol Metab 2012;97:2969; N Engl J Med 2007;357:1009).*
- **Derivados del ácido fíbrico**
  - Entre los derivados del ácido fíbrico disponibles actualmente se encuentran:
    - **Gemfibrozilo:** 600 mg v.o. cada 12 h antes de las comidas.
    - **Fenofibrato:** disponible en varias formas, la dosis suele ser de 48-145 mg/día v.o.
  - Los fibratos suelen reducir las concentraciones de triglicéridos un 30-50 % y aumentar las concentraciones de colesterol-HDL un 10-35 %. Pueden reducir las concentraciones de colesterol-LDL un 5 % a un 25 % en los pacientes con triglicéridos normales, pero pueden realmente aumentarlas en los pacientes con triglicéridos elevados *(N Engl J Med 2007;357:1009, Lancet2005;366:1849).*
  - Entre los efectos secundarios frecuentes se encuentran la dispepsia, el dolor abdominal, la colelitiasis, el exantema y el prurito.
  - Los fibratos pueden potenciar los efectos de la warfarina *(N Engl J Med 1999;341:498).* La administración de gemfibrocilo combinado con estatinas puede incrementar el riesgo de rabdomiólisis *(Circulation 2002;106:1024; Am J Med 2004;116:408; Am J Cardiol 2004;94:935; Am J Cardiol 2005;95:120).*
- **Ácidos grasos omega-3**
  - En dosis elevadas, los ácidos grasos omega-3 del aceite de pescado pueden reducir los triglicéridos *(J Clin Invest 1984;74:82; J Lipid Res 1990;31:1549).*
  - Los ingredientes activos son el ácido eicosapentaenoico (EPA) y el ácido docosahexaenoico (DHA).
  - Para reducir las concentraciones de triglicéridos, se necesitan 1-6 g/día de ácidos grasos omega-3, ya sea con EPA solo o con EPA más DHA.
  - Los principales efectos secundarios son eructos, flatulencia y diarrea.
  - Se dispone de compuestos para prescripción de ácidos grasos omega-3 y están indicados para cifras de triglicéridos > 500 mg/dl. Uno de los compuestos contiene EPA y DHA; cuatro comprimidos contienen unos 3,6 g de ésteres etilo de ácidos omega-3 y pueden reducir los triglicéridos un 30-40 %. Otros preparados sólo contienen EPA o bien EPA no esterificado y DHA.
  - En la práctica, los ácidos grasos omega-3 se emplean como un complemento a las estatinas u otros fármacos en pacientes con unas concentraciones moderadamente elevadas de triglicéridos.
  - La combinación de ácidos grasos omega-3 más una estatina tiene la ventaja de evitar el riesgo de miopatía observado con la combinación de estatinas y fibratos *(Am J Cardiol 2008;102:429; Am J Cardiol 2008;102:1040).*

Tratamiento del colesterol-HDL bajo

- El colesterol-HDL bajo suele asociarse a la hipertrigliceridemia y el síndrome metabólico. El tratamiento del colesterol-LDL elevado acompañante, la hipertrigliceridemia y el síndrome metabólico puede conseguir mejorar el colesterol-HDL *(Circulation 2001;104:3046).*
- Los tratamientos no farmacológicos constituyen la base del tratamiento, y consisten en:
  - Abandono del tabaco.
  - Ejercicio.
  - Pérdida de peso.
- Además, deben evitarse los medicamentos que reducen las concentraciones de HDL, entre ellos los bloqueantes β (excepto el carvedilol), los gestágenos y los compuestos androgénicos.
- No existen estudios clínicos que hayan demostrado un beneficio evidente del tratamiento farmacológico para elevar el colesterol-HDL.

4 Cardiopatía isquémica

Marc A. Sintek y Philip M. Barger

Enfermedad arterial coronaria y angina estable

PRINCIPIOS GENERALES

Definición

- El término enfermedad arterial coronaria (EAC) se refiere al estrechamiento de la luz de una arteria coronaria, generalmente por aterosclerosis. La EAC es el principal contribuyente a la cardiopatía isquémica, que comprende la angina de pecho, el infarto de miocardio (IM) y la isquemia miocárdica silente.
- La enfermedad cardiovascular (ECV) comprende la cardiopatía isquémica, la insuficiencia cardíaca, las arritmias, la hipertensión, el accidente cerebrovascular (ACV), las enfermedades aórticas, la enfermedad vascular periférica (EVP), las valvulopatías y las cardiopatías congénitas.
- La angina estable se define como la presencia de síntomas de angina de pecho o síntomas equivalentes a ésta que se reproducen por niveles constantes de actividad y se alivian con el reposo.
- Las directrices de la American Heart Association/American College of Cardiology (AHA/ACC) proporcionan una información más detallada de la cardiopatía isquémica estable (*J Am Coll Cardiol 2012;60:e44;* actualización *J Am Coll Cardiol 2014;64:1929*).

Epidemiología

- La cardiopatía isquémica es la causa de uno de cada seis fallecimientos en Estados Unidos (*Circulation 2013;127:e6*).
- El riesgo de cardiopatía isquémica para el resto de la vida es, a los 40 años de edad, de uno de cada dos en los hombres y una de cada tres en las mujeres.
- Hay más de 15 millones de estadounidenses con cardiopatía isquémica, el 50% de ellos con angina de pecho crónica.
- La ECV se ha convertido en una causa importante de muerte en todo el mundo, siendo responsable de casi el 30% de todos los fallecimientos, y cada vez es más importante en los países en desarrollo.
- Los fallecimientos por ECV siguen disminuyendo debido, en gran parte, al cumplimiento de las directrices actuales.

Etiología

- La EAC se debe con mayor frecuencia a la acumulación luminal de una placa de ateroma.
- Otras causas de EAC obstructiva son las malformaciones congénitas coronarias, el puente miocárdico, la vasculitis y los antecedentes de radioterapia.
- Aparte de la EAC obstructiva, otras causas de angina de pecho son el consumo de cocaína, la estenosis aórtica valvular y no valvular, la miocardiopatía hipertrófica, la hipertrofia ventricular izquierda (HVI), la hipertensión maligna, la miocardiopatía dilatada, la disección coronaria espontánea y el vasoespasmo coronario/angina de Prinzmetal.
- Cualquier factor que reduzca el aporte de oxígeno al miocardio o aumente la demanda puede causar o empeorar la angina de pecho (tabla 4-1).

| TABLA 4-1 | Afecciones que pueden provocar o empeorar isquemia/angina independientemente del empeoramiento de la ateroesclerosis |

Aumento de la demanda de oxígeno	Disminución del aporte de oxígeno
	No cardíacas
Hipertermia	Anemia
Hipertiroidismo	Drepanocitosis
Toxicidad simpaticomimética	Hipoxemia
(consumo de cocaína)	*Neumonía*
Hipertensión	*Reagudización asmática*
Ansiedad	*Enfermedad pulmonar obstructiva crónica*
	Hipertensión pulmonar
	Fibrosis pulmonar
	Apnea obstructiva del sueño
	Embolia pulmonar
	Toxicidad simpaticomimética (consumo de cocaína, feocromocitoma)
	Hiperviscosidad
	Policitemia
	Leucemia
	Trombocitosis
	Hipergammaglobulinemia
	Cardíacas
Miocardiopatía hipertrófica	Estenosis aórtica
Estenosis aórtica	Presión telediastólica elevada en el ventrículo
Miocardiopatía dilatada	izquierdo
Taquicardia	Miocardiopatía hipertrófica
Ventricular	Enfermedad microvascular
Supraventricular	

Adaptado de AHA/ACC Guidelines on Stable Ischemic Heart Disease. *J Am Coll Cardiol* 2012;60:e44.

Fisiopatología

■ La angina estable se debe a la obstrucción luminal progresiva de arterias coronarias epicárdicas visibles en la ecocardiografía o, con menos frecuencia, a la obstrucción de la circulación microvascular, que causa un desajuste entre el aporte y la demanda de oxígeno al miocardio.

■ La ateroesclerosis es un proceso inflamatorio, que se inicia por el depósito de lípidos en la íntima arterial y va seguido por el reclutamiento de células inflamatorias y la proliferación de las células musculares lisas arteriales para formar una placa de ateroma.

• Las lesiones coronarias responsables de la angina estable difieren de las placas vulnerables asociadas al IM agudo. La lesión de la angina estable es fija y tiende menos a fisurarse, por lo que produce síntomas que son más previsibles *(Circulation 2012;125:1147)*.

• Todas las lesiones coronarias son excéntricas y no alteran de un modo uniforme la circunferencia interna de la arteria.

• Las lesiones coronarias epicárdicas que causan menos del 40 % de obstrucción luminal generalmente no alteran significativamente el flujo coronario.

• Las lesiones angiográficas moderadas (obstrucción del 40-70 %) pueden interferir en el flujo y normalmente se infravaloran en las angiografías coronarias debido a la localización excéntrica de la EAC.

Factores de riesgo

■ De todos los episodios de cardiopatía isquémica, > 90 % pueden atribuirse a elevaciones de, al menos, un factor de riesgo principal *(JAMA 2003;290:891)*.

- La evaluación de los factores de riesgo tradicionales de enfermedad cardiovascular comprende:
  - Edad.
  - Presión arterial (PA).
  - Glucemia. (Nota: la diabetes se considera un equivalente de riesgo de cardiopatía isquémica).
  - Perfil lipídico (lipoproteínas de baja densidad [LDL], lipoproteínas de alta densidad [HDL], triglicéridos); LDL directas para muestras en situación de no ayuno o triglicéridos muy elevados.
  - Tabaquismo. (Nota: el cese del tabaquismo restablece el riesgo de cardiopatía isquémica al del paciente no fumador en aproximadamente 15 años.) *(Arch Intern Med 1994;154(2):169).*
  - Antecedente familiar de EAC prematura: definido como la existencia de un familiar varón de primer grado con cardiopatía isquémica antes de los 55 años o familiar mujer antes de los 65 años
  - Medidas para la obesidad, sobre todo para la obesidad central; el índice de masa corporal objetivo se sitúa entre $18,5\,kg/m^2$ y $24,9\,kg/m^2$. El perímetro de la cintura objetivo es de $<100\,cm$ en el hombre y de $<87,5\,cm$ en la mujer.
- A partir de 2013, las directrices de la AHA/ACC recomiendan evaluar el riesgo para 10 años de enfermedad cardiovascular ateroesclerótica (ECVAS) en pacientes de 40-79 años usando nuevas ecuaciones de cohortes específicas para raza y edad *(J Am Col Cardiol 2014;63:2935).*
  - El calculador de riesgo de ECVAS está disponible *online* (*http://tools.cardiosource.org/ ASCVD-Risk-Estimator/*).
  - Si sigue existiendo duda sobre estimados de riesgo menores, puede determinarse la proteína C reactiva de alta sensibilidad ($\geq 2\,mg/dl$), la puntuación del calcio en las coronarias (≥ 300 unidades Agatston o $\geq$ percentil 75) o el índice tobillo-brazo ($<0,9$) para revisar al alza los estimados.
  - Los factores de riesgo tradicionales señalados anteriormente deben valorarse en pacientes menores de 40 años y cada 4-6 años a partir de los 40 años de edad; el riesgo de ECVAS a los 10 años se debe calcular cada 4-6 años en pacientes de 40-79 años de edad.
  - El riesgo a lo largo de la vida puede evaluarse usando el calculador de riesgo de ECVAS, y puede ser útil para asesorar a los pacientes sobre las modificaciones del estilo de vida.

Prevención

Prevención primaria: véase el capítulo 3, *Cardiología preventiva.*

Presentación clínica

Anamnesis

- Angina de pecho: **la angina típica tiene tres características:** *1)* molestia torácica subesternal con una calidad y duración características, que *2)* se provoca por el estrés o el esfuerzo, y *3)* se alivia con el reposo o la nitroglicerina (NTG).
  - La **angina atípica** muestra dos de estas tres características.
  - El **dolor torácico no cardíaco** cumple una o ninguna de estas tres características.
- Puede reproducirse la precipitación de la angina crónica estable de un modo previsible mediante el esfuerzo o el estrés emocional, y aliviarse en 5-10 min con nitroglicerina sublingual o reposo.
- La gravedad de la angina de pecho se puede cuantificar con el sistema de clasificación de la Canadian Cardiovascular Society (CCS) (tabla 4-2).
- Entre los síntomas asociados pueden encontrarse: disnea, diaforesis, náuseas, vómitos, mareos, dolor mandibular y dolor en el brazo izquierdo.
- Las mujeres y los pacientes diabéticos o con nefropatía crónica pueden presentar síntomas mínimos o atípicos que sirven como equivalentes anginosos. Estos síntomas son: disnea (el más habitual), dolor epigástrico y náuseas.
- La valoración médica de la probabilidad de cardiopatía isquémica antes de las pruebas es el indicador importante para realizar pruebas diagnósticas adicionales en pacientes sin EAC

TABLA 4-2	Sistema de clasificación de la Canadian Cardiovascular Society
Clase	**Definición**
CCS 1	Angina con actividad extenuante o prolongada
CCS 2	Angina con actividad moderada (caminar más de dos manzanas o subir un tramo de escalera)
CCS 3	Angina con actividad leve (caminar menos de dos manzanas o subir menos de un tramo de escalera)
CCS 4	Angina que aparece con cualquier actividad o en reposo

Los síntomas anginosos pueden ser molestias torácicas típicas o equivalentes anginosos.
CCS, Canadian Cardiovascular Society.
De: Sangareddi V, Anand C, Gnanavelu G, et al. Canadian Cardiovascular Society classification of effort angina: an angiographic correlation. *Coronary Artery Dis* 2004;15:111-114.

diagnosticada y se determina fundamentalmente a partir de la anamnesis (tabla 4-3). En los pacientes con una probabilidad baja antes de las pruebas (< 5 %) de EAC no es probable que se obtenga beneficio alguno de la realización de pruebas diagnósticas adicionales destinadas a detectar la presencia de EAC.

Exploración física

- La exploración física debe incluir medición de la PA, la frecuencia cardíaca y los pulsos arteriales.
- Los hallazgos en la exploración de un soplo de insuficiencia mitral o un soplo de estenosis aórtica pueden alertar al médico de que una ECV adicional puede estar contribuyendo a los síntomas de la angina de pecho.
- Deben registrarse los signos clínicos de hiperlipidemia, como el arco corneal y los xantelasmas.
- Los signos de insuficiencia cardíaca, entre ellos un galope S_3, crepitantes inspiratorios en la exploración pulmonar, incremento del pulso venoso yugular y edema periférico, también son hallazgos de alto riesgo en la exploración.
- La exploración vascular debe incluir la palpación bilateral de los pulsos radial, femoral, poplíteo, tibial posterior y pedio (dorsal del pie) para comparar las diferencias. Se auscultará con la campana del estetoscopio para evaluar la presencia de soplos femorales o carotídeos.
- El dolor que puede reproducirse en la exploración física sugiere una causa osteomuscular de dolor torácico, pero no descarta la presencia de EAC.

TABLA 4-3	Probabilidad previa a la prueba de enfermedad coronaria según la edad, el sexo y los síntomas						
Edad (años)	**Asintomático**		**Dolor torácico no anginoso**		**Angina atípica/ probable**		**Angina típica/ clara**	
Sexo	Mujeres	Hombres	Mujeres	Hombres	Mujeres	Hombres	Mujeres	Hombres
30-39	<5	<5	2	4	12	34	26	76
40-49	<5	<10	3	13	22	51	55	87
50-59	<5	<10	7	20	31	65	73	93
60-69	<5	<5	14	27	51	72	86	94
	Muy bajo <5 %		**Bajo <10 %**		**Intermedio 10 %–80 %**		**Alto >80 %**	

Datos de: Gibbons RJ, Balady GJ, Bricker JT, et al. ACC/AHA 2002 guideline update for exercise testing: Summary article. A report of the ACC/AHA Task Force on Practice Guidelines (Committee to Update the 1997 Exercise Testing Guidelines). *Circulation* 2002;106:1883.

Diagnóstico diferencial

■ Una amplia gama de trastornos pueden manifestarse con malestar torácico y pueden tener causas cardiovasculares y no cardiovasculares (tabla 4-4).

■ Una anamnesis detallada y centrada en los factores de riesgo cardíaco, la exploración física y la evaluación de laboratorio inicial suele acotar el diagnóstico diferencial.

■ En los pacientes con cardiopatía isquémica establecida, hay que buscar siempre factores de empeoramiento que contribuyan a la isquemia (v. tabla 4-1).

Pruebas diagnósticas

■ **Pruebas diagnósticas generales**
  • Un ECG en reposo puede ser útil para determinar la presencia de infartos previos o un trastorno del sistema de conducción, y puede alertar al médico sobre la posibilidad de EAC en pacientes con dolor torácico.
  • La radiografía de tórax puede usarse para evaluar la presencia de cardiomegalia, insuficiencia cardíaca o enfermedad vascular (pulmonar o aórtica), que pueden ser importantes en el tratamiento de los pacientes con dolor torácico o cardiopatía isquémica.
  • La ecocardiografía transtorácica (ETT) puede ser útil para determinar la presencia de disfunción del ventrículo izquierdo o valvulopatías que puedan afectar al tratamiento y el diagnóstico de la cardiopatía isquémica. La ETT también puede utilizarse para valorar las anomalías de la movilidad de la pared en reposo, que pueden deberse a un IM previo.

TABLA 4-4	Diagnóstico diferencial del dolor torácico excluyendo la ateroesclerosis epicárdica
Diagnóstico	**Comentarios**
Cardiovascular	
Estenosis aórtica	Pueden aparecer episodios anginosos en la estenosis aórtica grave
MCH	Puede aparecer una isquemia subendocárdica con el ejercicio y/o agotamiento
Angina de Prinzmetal	Vasoespasmo coronario que puede ser inducido por el esfuerzo o por estrés emocional
Síndrome X	Dolor torácico isquémico en pacientes con arterias coronarias normales, que se considera relacionado con una enfermedad microvascular
Pericarditis	Dolor torácico pleurítico asociado a inflamación del pericardio por enfermedades infecciosas o autoinmunitarias
Disección aórtica	Puede parecerse al dolor anginoso y/o afectar a las arterias coronarias
Consumo de cocaína	Produce vasoespasmo coronario y/o formación de trombos
Otros	
Anemia	La anemia intensa puede producir un desajuste entre las necesidades y el aporte de O_2 al miocardio
Tirotoxicosis	El aumento de las necesidades miocárdicas de oxígeno puede provocar un desajuste entre las necesidades y el aporte de O_2
Enfermedad esofágica	La ERGE y el espasmo esofágico pueden parecerse a la angina (respuesta a la NTG)
Cólico biliar	Los cálculos biliares se visualizan en la ecografía abdominal
Enfermedades respiratorias	Neumonía con dolor pleurítico. Embolia pulmonar. Hipertensión pulmonar
Musculoesquelético	Costocondritis (síndrome de Tietze)

ERGE, enfermedad por reflujo gastroesofágico; MCH, miocardiopatía hipertrófica; NTG, nitroglicerina.

- La evidencia de enfermedad vascular o IM previo en las pruebas diagnósticas mencionadas anteriormente debe hacer pensar, antes de efectuar más pruebas, en la probabilidad de la existencia de cardiopatía isquémica en los pacientes que acuden con dolor torácico.

■ **Pruebas de esfuerzo: generalidades**
- En todas las pruebas de esfuerzo se requiere un esfuerzo cardiovascular y un método de obtención de imágenes de cambios cardíacos compatibles con isquemia; el esfuerzo y las técnicas de imagen las elige el médico según las necesidades diagnósticas del paciente.
- Muchas pruebas de esfuerzo no sólo detectan la presencia de isquemia/EAC, sino que también proporcionan información sobre el pronóstico en función de la magnitud de la isquemia.
- En la tabla 4-5 se presenta un resumen de la sensibilidad y la especificidad de cada una de las pruebas de esfuerzo y de imagen, junto con las ventajas y los inconvenientes que el médico debe tener en cuenta.

■ **Pruebas de esfuerzo y sus indicaciones**
- Pacientes sin una EAC conocida:
  - No están indicadas en pacientes asintomáticos como prueba de detección selectiva.
  - Pacientes con síntomas anginosos y con riesgo intermedio.
  - Pacientes de riesgo intermedio asintomáticos que se plantean comenzar un programa de ejercicio intenso o que tienen profesiones de alto riesgo (p. ej., piloto de aerolíneas).
  - Presencia de síntomas atípicos en pacientes de alto riesgo de cardiopatía isquémica (pacientes con diabetes o con enfermedad vascular).
- Pacientes con una EAC conocida:
  - Estratificación del riesgo tras un IM (v. apartado sobre IM con elevación del segmento ST).
  - Valoración del riesgo preoperatorio si va a modificar el tratamiento antes de la cirugía.
  - Síntomas anginosos de repetición a pesar del tratamiento médico o de revascularización.
  - No hay acuerdo sobre la detección selectiva rutinaria en pacientes asintomáticos tras la revascularización.

■ **Contraindicaciones para las pruebas de esfuerzo**
- IM agudo en los 2 días previos.
- Angina inestable no estabilizada con tratamiento médico previo.
- Arritmias cardíacas que producen síntomas o compromiso hemodinámico.
- Estenosis aórtica grave sintomática.
- Insuficiencia cardíaca sintomática.
- Embolia pulmonar aguda, miocarditis, pericarditis o disección aórtica.

■ **Prueba de esfuerzo con ejercicio**
- Es la prueba de elección para la valoración de la mayoría de los pacientes con riesgo intermedio de EAC (v. tabla 4-3).
- Protocolo de Bruce: consiste en fases de 3 min con un incremento progresivo de la velocidad y la pendiente de la cinta sin fin. Se controla la PA, la frecuencia cardíaca y el ECG durante todo el estudio y el período de recuperación.
- El estudio se considera positivo si:
  - Aparecen nuevas depresiones del segmento ST de > 1 mm en múltiples derivaciones contiguas.
  - Se observa respuesta hipotensora al ejercicio.
  - Las arritmias ventriculares sostenidas se precipitan por el ejercicio.
- La escala para cinta sin fin de Duke aporta información pronóstica en pacientes con angina crónica (tabla 4-6).
- Cuando la prueba de esfuerzo se combina con la obtención de imágenes (ecocardiografía de esfuerzo o gammagrafía de perfusión) y la prueba es normal con la frecuencia cardíaca objetivo para la edad, el riesgo de infarto o muerte por ECV es < 1 % anual en los pacientes sin antecedentes de cardiopatía isquémica. En los pacientes que no pueden realizar esfuerzo y requieren pruebas farmacológicas, el riesgo anual de infarto o muerte en un estudio normal se duplica (2 % al año), subrayando más la importancia de la imposibilidad de realizar actividad física como una contribución al aumento del riesgo cardiovascular.

TABLA 4-5   Precisión diagnóstica de pruebas de esfuerzo habituales en pacientes sin cardiopatía isquémica diagnosticada

Tipo de prueba	Sensibilidad	Especificidad	Ventajas	Inconvenientes
ECG				
Ejercicio	61 %	70-77 %	• Fácil de realizar	• Menos precisión diagnóstica; especialmente en mujeres
Farmacológica	—	—	• Barata	• Sin valoración de viabilidad
Ecocardiografía				
Ejercicio	70-85 %	77-89 %	• Detecta otra información importante sobre la función diastólica, valvulopatías y presiones pulmonares	• Limitado por la calidad de la imagen
Farmacológica (dobutamina)	85-90 %	79-90 %	• Puede valorar la viabilidad con estrés farmacológico	• La precisión diagnóstica se reduce con las anomalías de la movilidad de la pared en reposo
Imagen con perfusión nuclear				
Ejercicio	82-88 %	70-88 %	• Más sensible para áreas pequeñas de isquemia/infarto	• Radiación importante
Farmacológica (adenosina, regadenosón o dobutamina)	82-91 %	75-90 %	• Valoración muy precisa de la fracción de eyección • Fácil de comparar con estudios previos	• Puede infravalorar la isquemia grave equilibrada • No ofrece otra información valvular o estructural • La viabilidad puede requerir pruebas aparte
RM cardiaca				
Ejercicio	—	—	• Excelente valoración de la viabilidad	• Caro
Farmacológica[a]	91 %	81 %	• Detalle anatómico excelente del corazón y los grandes vasos	• Requiere RM cerrada • La opción de ejercicio no suele estar disponible

Todas las precisiones diagnósticas no están ajustadas por sesgo de derivación; datos de *J Am Col Cardiol* 2012;60:e44.
[a]Sólo estrés vasodilatador; la dobutamina tiene una sensibilidad del 83 % y una especificidad del 86 %.

TABLA 4-6	Pruebas de esfuerzo con ejercicio: escala para la cinta sin fin de Duke

Escala para la cinta sin fin de Duke=minutos de ejercicio – [5×desviación máxima del segmento ST] – [4 × escala de la angina]. Escala de la angina: 0 = nula, 1 = no limita la prueba, 2 = limita la prueba

Puntuación

5	Mortalidad anual 0,25 %	Estudio de bajo riesgo
–10 a 4	Mortalidad anual 1,25 %	Estudio de riesgo intermedio
<–10	Mortalidad anual > 5 %	Estudio de riesgo elevado

En general, antes de las pruebas de esfuerzo se deben suspender los bloqueantes β, otros fármacos bloqueantes del nódulo y los nitratos.
De: *N Engl J Med* 1991;325:849.

■ **Pruebas de esfuerzo con estudios radiológicos**
• Se recomiendan en pacientes con las siguientes alteraciones del ECG basal:
  • Preexcitación (síndrome de Wolf-Parkinson-White).
  • Hipertrofia ventricular izquierda (HVI).
  • Bloqueo de rama izquierda (BRI) o ritmo de marcapasos.
  • Retraso de la conducción intraventricular (RCIV).
  • Cambios de la onda T o del segmento ST en reposo.
  • Pacientes que no pueden realizar esfuerzo o cuyo ECG en reposo o con esfuerzo no se puede interpretar.
  • Pueden considerarse en pacientes con una probabilidad elevada previa a las pruebas de cardiopatía isquémica que no han cumplido con el umbral de la angiografía invasiva.
• **Gammagrafía de perfusión miocárdica.** Suele emplear trazadores que emiten radiación detectada por una cámara, junto con ejercicio o estrés farmacológico. Los estudios de perfusión comparan imágenes de perfusión en reposo y de perfusión con esfuerzo, para distinguir áreas de isquemia o infarto. Puede estar limitada por el hábito corporal, la atenuación de los pechos, y la calidad de la obtención y el procesado de las imágenes. La EAC grave puede provocar una reducción equilibrada en perfusión y una infravaloración de la magnitud (carga) isquémica.
• **Ecocardiografía.** Las pruebas de esfuerzo con ejercicio o de provocación con dobutamina se pueden realizar con una ecocardiografía para facilitar el diagnóstico de EAC. La ecocardiografía aumenta la sensibilidad y la especificidad de la prueba, al mostrar áreas de alteración del movimiento de la pared. La calidad técnica de esta prueba puede estar limitada por la calidad de la imagen (p. ej., obesidad).
• **Estudios de perfusión con resonancia magnética:** secuencias de RM obtenidas con contraste y prueba de estrés con vasodilatadores. La prueba de esfuerzo requiere un ergómetro compatible con la RM y se ha realizado con éxito en casos seleccionados. Tiene la ventaja de poder valorar la viabilidad sin pruebas adicionales, y proporciona una evaluación de otras causas de disfunción miocárdica que pueden parecer una cardiopatía isquémica (sarcoidosis o miocardiopatías infiltrantes). No puede realizarse en pacientes con dispositivos cardíacos implantados (desfibriladores y marcapasos).
■ **Pruebas de provocación farmacológica**
• En los pacientes que no pueden realizar esfuerzo, pueden ser preferibles las pruebas de provocación farmacológica.
• El dipiridamol, la adenosina y el regadenosón son vasodilatadores que se suelen combinar con la gammagrafía de perfusión miocárdica. Son los fármacos de elección en los pacientes con BRI o ritmo de marcapasos en el ECG, debido a la elevada incidencia de resultados positivos falsos con las pruebas de esfuerzo o la infusión de dobutamina. Técnicamente, estos fármacos no imponen un estrés fisiológico. Se explica la isquemia relativa a través de un lecho vascular coronario, ya que los vasos sanos se dilatan más que los vasos afectados con obstrucción fija. Esto provoca a su vez cambios relativos en la perfusión que se reflejan en las imágenes obtenidas tras la acción del vasodilatador.

- La dobutamina es un fármaco inotrópico positivo que suele utilizarse en las pruebas de esfuerzo con ecocardiografía, y que puede aumentarse con atropina para alcanzar la frecuencia cardíaca objetivo para la edad.

Técnicas diagnósticas

■ Coronariografía

- Es la prueba de referencia para valorar la anatomía coronaria, ya que cuantifica la existencia y la gravedad de las lesiones ateroscleróticas, y proporciona información pronóstica basada en la extensión y la gravedad de la EAC.
- Es una prueba invasiva que se asocia a un pequeño riesgo de muerte, IM, ACV, hemorragia, arritmia y complicaciones vasculares. Por tanto, se reserva para pacientes en los que la relación riesgo/beneficio se inclina hacia un enfoque invasivo, como:
  - Pacientes con IM con elevación del segmento ST (IMEST).
  - La mayoría de los pacientes con angina inestable (AI)/IM sin elevación del segmento ST (IMSEST).
  - Pacientes sintomáticos con pruebas de esfuerzo de riesgo elevado en los que se espera que la revascularización sea eficaz.
  - Angina de pecho de clase III y IV a pesar del tratamiento médico (v. tabla 4-2).
  - Supervivientes a una muerte súbita cardíaca o que presentan arritmias ventriculares graves.
  - Signos o síntomas de insuficiencia cardíaca o disminución de la función del ventrículo izquierdo.
  - Angina de pecho que no se controla de forma adecuada sólo con tratamiento médico por el estilo de vida del paciente.
  - Cirugía de derivación coronaria o intervención coronaria percutánea (ICP) previas.
  - EAC, presunta o diagnosticada, de la coronaria izquierda (estenosis ≥ 50 %) o de tres vasos grave.
  - Para diagnosticar EAC en pacientes con angina de pecho a quienes no se ha realizado prueba de esfuerzo por una probabilidad elevada de presencia de EAC antes de la prueba (v. tabla 4-3).
- Puede ser diagnóstica y terapéutica si se necesita una ICP.
- Se puede usar para la valoración de pacientes con una presunta isquemia de origen no ateroesclerótico (p. ej., anomalía coronaria, disección coronaria, vasculopatía por radiación).
- Puede usarse la ecografía intravascular para la visualización directa de la magnitud y la anatomía de la placa de ateroma.
- La importancia funcional de las lesiones estenóticas intermedias (estrechamiento del 50-70 %) puede evaluarse además mediante la reserva de flujo fraccional (RFF).
  - La RFF se calcula determinando la proporción entre la presión distal a la obstrucción coronaria con respecto a la de la presión aórtica con hiperemia (flujo) máxima.
  - Una RFF ≤ 0,8 se considera limitante de flujo, y la ICP mejora la revascularización urgente por angina inestable o IM, y puede llegar a mejorar la mortalidad cardiovascular en comparación con el tratamiento médico (*N Engl J Med 2014;371:1208*).
- La medición de las presiones de llenado del VI (función diastólica) y los gradientes de las válvulas mitral y aórtica, la evaluación del movimiento regional de la pared y la función del VI, y la evaluación de determinadas afecciones aórticas puede efectuarse colocando un catéter en la cavidad del ventrículo izquierdo o la aorta directamente, y realizando las mediciones de presión adecuadas y/o inyección de contraste.

■ La **nefropatía inducida por contraste (NIC)** aparece hasta en el 5 % de los pacientes a quienes se realiza una coronariografía, y es más frecuente en pacientes con insuficiencia renal basal y diabéticos. En la mayoría de los pacientes, la creatinina regresa a valores basales en 7 días. Para la prevención de la NIC:

- Hay que reducir al mínimo el volumen del medio de contraste usado, y hay que considerar intervenciones por etapas en los pacientes con un aclaramiento de creatinina < 60 ml/min.
- Antes de la angiografía hay que proporcionar una hidratación adecuada con solución cristaloide isotónica. Se recomienda un bolo de 3 ml/kg de solución salina normal al

menos 6 h antes del procedimiento, con una velocidad de infusión continua de 1 ml/kg hasta que empieza el procedimiento.

- Se deben mantener diuréticos i.v. si es posible.
- Hay que continuar o iniciar la administración de estatinas de gran potencia la noche anterior al procedimiento y la mañana del día en que éste se realiza *(J Am Coll Cardiol 2014;63:12S)*. Se recomienda la atorvastatina, 40-80 mg, o la continuación de un tratamiento comparable con estatinas domiciliario.
- Todos los pacientes deben recibir tratamiento para la prevención de la NIC: hidratación oral, hidratación i.v., diuréticos mantenidos o tratamiento con estatinas.
- Se deben emplear contrastes no iónicos de baja osmolalidad.
- La *N*-acetil-L-cisteína puede no ser útil para la prevención de la NIC.
- El National Cardiovascular Data Registry Acute Kidney Injury Risk Model es un instrumento riguroso para la estratificación del riesgo de lesión renal aguda y la necesidad de hemodiálisis tras el cateterismo cardíaco *(J Am Heart Assoc 2014;3:e001380)* (tabla 4-7).

■ **Tomografía computarizada cardíaca**
- Es una técnica no invasiva que se usa para establecer un diagnóstico de EAC. Al igual que la angiografía cardíaca, expone al paciente a la radiación y al material de contraste. Tiene un valor predictivo negativo elevado, por lo que se adapta mejor a pacientes sintomáticos con una probabilidad baja o intermedia de EAC antes de la prueba para descartar la enfermedad, como pacientes con ingresos repetidos en urgencias por dolor torácico o pacientes con resultados dudosos en las pruebas de esfuerzo.
- Resultados recientes del estudio clínico PROMISE sugieren que la TC no ofrece ventajas sobre la prueba de esfuerzo para reducir la aparición de episodios clínicos adversos importantes en pacientes con riesgo intermedio de cardiopatía isquémica que acuden con dolor torácico. En los pacientes a quienes se efectuó una TC era menos probable obtener unos resultados normales en la coronariografía, y la TC parece ser una prueba diagnóstica segura al evaluar el dolor torácico en esta población de pacientes *(N Engl J Med 2015;372;1291)*.
- Puede ayudar a identificar anomalías congénitas de las coronarias.
- Debido a la reducida calidad del estudio, no es útil en pacientes con una calcificación coronaria extensa, endoprótesis coronarias o vasos de pequeño calibre.

TRATAMIENTO

■ El principal objetivo del tratamiento es reducir los síntomas.
■ Se consigue una reducción absoluta de la incidencia de IM o muerte por causa cardíaca en pacientes con cardiopatía isquémica estable principalmente mediante tratamiento médico y no revascularización.
■ Se puede emplear una combinación de modificaciones en el estilo de vida, tratamiento médico y revascularización coronaria. En la figura 4-1 se muestra una estrategia recomendada para la valoración y el tratamiento del paciente con angina estable.
■ El **tratamiento médico** intenta mejorar la oxigenación del miocardio, reducir el consumo miocárdico de oxígeno, controlar los factores agravantes (anemia) y limitar el desarrollo de enfermedad ateroesclerótica.
■ El tratamiento médico suele bastar para controlar los síntomas anginosos en la angina estable crónica.

Fármacos

■ **Tratamiento antiagregante**
- El **ácido acetilsalicílico (AAS)** (75-162 mg/día) reduce los episodios cardiovasculares, entre ellos la revascularización repetida, el IM y la muerte cardíaca, aproximadamente en un 33 % *(BMJ 1994;308:81; Lancet 1992;114:1421)*.
- En la mayoría de los pacientes parece bastar con 81 mg de AAS (prevención primaria o secundaria tanto de coronariopatía como de ACV).
- Se puede realizar una desensibilización frente al AAS en pacientes con alergia a este compuesto.
- Se puede emplear **clopidogrel** (75 mg/día) en pacientes alérgicos o que no toleran el AAS.

| TABLA 4-7 | Modelo de riesgo NCDR AKI: riesgo de lesión renal aguda y lesión renal aguda que desemboca en hemodiálisis en pacientes sometidos a ICP (los puntos se determinan por la columna de puntos y los puntos totales se convierten en riesgo en la columna de conversión de riesgo) |

Puntos			Conversión de riesgo			
Variables	LRA	LRA + HD	Puntos Total	Riesgo de LRA (%)	Puntos Total	Riesgo de HD (%)
			0	1,9	≤6	<1
			5	2,6	7	1,5
Edad ≤50	0		10	3,6	8	2,6
50-59	2		15	4,9	9	4,4
60-69	4		20	6,7	10	7,6
70-79	6		25	9,2	11	12,6
80-89	8		30	12,4	12	20,3
>90	10		35	16,5	13	31
Insuficiencia cardíaca en 2 semanas	11	2	40	21,7		
FG ≤30	18	5	45	27,9		
FG 31-34	8	3	50	35,1		
FG 45-59	3	1	55	43		
Diabetes mellitus	7	1	>60	51,4		
Cualquier insuficiencia cardíaca previa	4	—				
Cualquier enfermedad cerebrovascular/ictus previo	4	—				
Anemia (Hb <10 g/dl)	10	—				
Presentación AI/IMSEST	6	1				
Presentación IMEST	15	2				
Shock antes del procedimiento	16	—				
Parada cardíaca antes del procedimiento	8	3				
Uso de contrapulsación con globo intraaórtico	11	—				

AI, angina inestable; FG, filtrado glomerular; HD, hemodiálisis; Hb, hemoglobina; ICP, intervención coronaria percutánea; IMEST, infarto de miocardio con elevación de ST; IMSEST, infarto de miocardio sin elevación de ST; LRA, lesión renal aguda; NCDR, National Cardiovascular Data Registry.
El FG se calcula usando la fórmula de Modificación de la dieta en la enfermedad renal (MDRD, *Modification of Diet in Renal Disease*). La LRA se define como al menos un aumento ≥0,3 mg/dl, aumento o aumento relativo ≥1,5 veces en la creatinina tras el procedimiento o el inicio de hemodiálisis (HD) tras el procedimiento. Los pacientes se descartaron si estaban ya con hemodiálisis en el momento del procedimiento.

■ **Tratamiento antisquemia**

• Los **antagonistas adrenérgicos** β (tabla 4-8) controlan los síntomas anginosos al reducir la frecuencia cardíaca y el trabajo miocárdico, lo que reduce el consumo miocárdico de oxígeno.

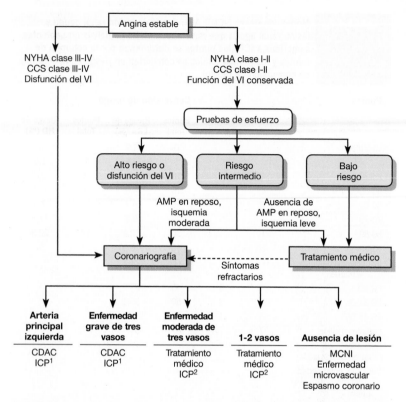

Figura 4-1. Abordaje de la valoración y el tratamiento del paciente con angina estable. Los pacientes con insuficiencia cardíaca clínica, angina limitante grave y que sufren disfunción del ventrículo izquierdo deben someterse a una coronariografía para definir la enfermedad coronaria subyacente. Los pacientes sin estas características pueden someterse a una estratificación del riesgo con pruebas de esfuerzo. Tras las pruebas de esfuerzo, se puede realizar una coronariografía o tratamiento médico empírico en función del perfil de riesgo. Es preciso efectuar una coronariografía en los pacientes que reciben tratamiento médico inicial y que tienen síntomas refractarios. [1]Suele preferirse la CDAC por la ventaja de una mejor supervivencia sobre el tratamiento médico solo; sin embargo, si las lesiones coronarias no son complejas, la ICP puede proporcionar resultados cardiovasculares similares a la CDAC, salvo una mayor necesidad de revascularizaciones futuras. [2]La ICP debe reservarse para pacientes con lesiones de alto grado, isquemia importante y los que no responden al tratamiento médico. AMP, alteración de la movilidad de la pared; CCS, clasificación de la Canadian Cardiovascular Society (angina); CDAC, cirugía de derivación de la arteria coronaria; ICP, intervención coronaria percutánea; MCNI, miocardiopatía no isquémica; NYHA, New York Heart Association; VI, ventrículo izquierdo.

- Se deben evitar los bloqueantes β con actividad simpaticomimética intrínseca.
- Se puede ajustar la dosis hasta conseguir una frecuencia cardíaca en reposo de 50-60 lpm.
- Se usarán con precaución o se evitarán los bloqueantes β en pacientes con broncoespasmo activo, bloqueo auriculoventricular (AV), bradicardia en reposo o insuficiencia cardíaca (IC) mal compensada.

TABLA 4-8	Bloqueantes β que suelen emplearse en la cardiopatía isquémica

Fármaco	Selectividad del receptor β	Dosis
Propranolol	β_1 y β_2	20-80 mg 2 veces al día
Metoprolol	β_1	50-200 mg 2 veces al día
Atenolol	β_1	50-200 mg diarios
Nebivolol	β_1	5-40 mg diarios
Nadolol	β_1 y β_2	40-80 mg diarios
Timolol	β_1 y β_2	10-30 mg 3 veces al día
Acebutolol*	β_1	200-600 mg 2 veces al día
Bisoprolol	β_1	10-20 mg diarios
Esmolol (i.v.)	β_1	50-300 (µg/kg)/min
Labetalol	Combinado α, β_1, β_2	200-600 mg 2 veces al día
Pindolol*	β_1 y β_2	2,5-7,5 mg 3 veces al día
Carvedilol	Combinado α, β_1, β_2,	3,125-25 mg 2 veces al día

*Bloqueantes β con actividad simpaticomimética intrínseca.

- Los **antagonistas del calcio (bloqueantes de los canales de calcio)** se pueden usar con bloqueantes β o en lugar de éstos cuando existen contraindicaciones o efectos adversos, como fármacos de segunda línea (tabla 4-9).
  - Los antagonistas del calcio se suelen combinar con bloqueantes β cuando estos últimos no consiguen eliminar los síntomas anginosos de forma eficaz. Se pueden usar tanto dihidropiridinas de acción prolongada como fármacos no dihidropiridínicos.
  - Los antagonistas del calcio son eficaces para el tratamiento del vasoespasmo coronario.
  - Los fármacos no dihidropiridínicos (verapamilo/diltiazem) se deben evitar en pacientes con disfunción sistólica por sus efectos inotrópicos negativos.
  - Se debe evitar el uso de dihidropiridinas de acción rápida (nifedipino) por el posible aumento del riesgo de aparición de efectos adversos cardíacos.

TABLA 4-9	Antagonistas del calcio que suelen emplearse en la cardiopatía isquémica

Fármaco	Duración de la acción	Dosis habitual
Dihidropiridinas		
Nifedipino	Prolongada	30-180 mg/día
Amlodipino	Prolongada	5-10 mg/día
Felodipino (LP)	Prolongada	5-10 mg/día
Isradipino	Intermedia	2,5-10 mg/día
Nicardipino	Corta	20-40 mg 3 veces al día
No dihidropiridinas		
Diltiazem		
Liberación inmediata	Corta	30-80 mg 4 veces al día
Liberación lenta	Prolongada	120-360 mg/día
Verapamilo		
Liberación inmediata	Corta	80-160 mg 3 veces al día
Liberación lenta	Prolongada	120-480 mg/día

TABLA 4-10	Nitratos que suelen emplearse en la cardiopatía isquémica		
Preparado	**Dosis**	**Inicio (min)**	**Duración**
Nitroglicerina sublingual	0,3-0,6 mg a demanda	2-5	10-30 min
Nitroglicerina en aerosol	0,4 mg a demanda	2-5	10-30 min
Dinitrato de isosorbida oral	5-40 mg 3 veces al día	30-60	4-6 h
Mononitrato de isosorbida oral	10-20 mg 2 veces al día	30-60	6-8 h
Mononitrato de isosorbida oral LP	30-120 mg diarios	30-60	12-18 h
Pomada de nitroglicerina al 2 %	1,27-5,08 cm 3 veces al día	20-60	3-8 h
Parches de nitroglicerina transdérmicos	5-15 mg diarios	>60	12 h
Nitroglicerina intravenosa	10-200 µg/min	<2	Durante la infusión

- Los **nitratos**, tanto los preparados de acción prolongada para uso crónico como los compuestos sublinguales/tópicos para los síntomas anginosos agudos, se usan con más frecuencia como antianginosos complementarios (tabla 4-10).
  - Los preparados sublinguales deben emplearse como primera indicación para la angina o de forma profiláctica antes de iniciar actividades que se sabe que precipitan ésta. Los pacientes deben buscar atención médica urgente si la angina se produce en reposo o no responde tras la tercera dosis sublingual.
  - La tolerancia a los nitratos, que se traduce en una menor respuesta terapéutica, se puede observar con todos los nitratos. Establecer un período libre de nitratos de 10-12 h (en general, por la noche) permite aumentar la eficacia del tratamiento.
  - En pacientes con ECA, los nitratos no han demostrado beneficio alguno sobre la mortalidad.
  - El uso de nitratos está contraindicado (incluso en pacientes con síndrome coronario agudo [SCA]) cuando se está tratando con inhibidores de la fosfodiesterasa 5, debido al riesgo de hipotensión grave. Antes de usarlos, se requiere un período de «lavado» de 24 h para el sildenafilo y el vardenafilo, y de 48 h para el tadalafilo.
- La **ranolazina** está indicada para la angina de pecho que no responde al tratamiento médico habitual y ha demostrado eficacia para mejorar los síntomas y la calidad de vida. Interactúa con el metabolismo de la simvastatina, por lo que no deben usarse juntos.
- **Otros fármacos para la prevención secundaria**
  - **Los inhibidores de la enzima conversora de la angiotensina (IECA) y los bloqueantes del receptor de angiotensina (BRA)** tienen efectos de protección cardiovascular que reducen la recidiva (reaparición) de episodios isquémicos.
    - El tratamiento con IECA, o con BRA en quienes no toleran los IECA, debe usarse en todos los pacientes con fracción de eyección del ventrículo izquierdo (FEVI) < 40 % y en aquellos con hipertensión, diabetes o nefropatía crónica.
    - Es razonable el uso de IECA en todos los pacientes con angina estable.
  - Las **estatinas** tienen un efecto importante en la prevención secundaria, y debe emplearse una estatina de alta potencia en todos los pacientes con cardiopatía isquémica que puedan tolerar el tratamiento (v. capítulo 3, *Cardiología preventiva*). Hay que señalar que en la prevención secundaria de la enfermedad coronaria, aparte de las estatinas, ningún otro hipocolesterolemiante ha demostrado un beneficio constante sobre la mortalidad. Si las estatinas no se toleran o se necesitan reducciones adicionales de colesterol-LDL, puede usarse de forma segura la ezetimiba.
  - Se recomienda la **vacunación antigripal** para todos los pacientes con cardiopatía isquémica.

Revascularización

■ Revascularización coronaria

- En general, se debe probar el tratamiento médico con al menos dos clases de fármacos antianginosos antes de considerar que esta opción ha fracasado y realizar una revascularización coronaria.
- El objetivo más frecuente de todos los procedimientos de revascularización es aliviar los síntomas anginosos.
- La indicación para todos los procedimientos de revascularización debe considerar la rapidez de la presentación, la extensión de la isquemia y la posibilidad de lograr la revascularización completa. La selección de la revascularización debe adaptarse a cada paciente y, en los casos complejos, incluir un equipo cardíaco multidisciplinar. Este equipo incluye (aunque no se limita a) un cirujano cardíaco, un cardiólogo intervencionista, un cardiólogo no intervencionista, un médico de atención primaria y otros miembros importantes de la asistencia del paciente.
- La elección entre la ICP y la cirugía de derivación coronaria (CDAC) depende de la anatomía coronaria, de los trastornos médicos asociados y de las preferencias del paciente.
  - En general, en los pacientes con una afección compleja y difusa es más eficaz la CDAC, mientras que en determinados pacientes con una anatomía coronaria adecuada la ICP puede lograr resultados comparables a los de la CDAC. Debido a la naturaleza más invasiva de esta última, las comorbilidades del paciente suelen necesitar ICP para la revascularización.
  - La puntuación Syntax es un modelo angiográfico validado que puede ayudar al médico a determinar los resultados tras la ICP o la CDAC. En general, los pacientes con una puntuación Syntax baja o intermedia evolucionan igual de bien o mejor con la ICP comparado con la CDAC *(Eur Heart J 2011;32:2125)* (disponible en *http://www. syntaxscore.com/*).
  - La puntuación de la Society of Thoracic Surgeons (STS) puede ayudar a determinar el riesgo de mortalidad y morbilidad asociado a la CDAC, y debe determinarse en todos los pacientes cuando se considera la revascularización quirúrgica (disponible en *http:// riskcalc.sts.org/*).
- Se demuestra que la revascularización **mejora la supervivencia,** en comparación con el tratamiento médico, en las siguientes circunstancias:
  - CDAC por afectación > 50 % de la coronaria principal izquierda que no ha sido derivada (desprotegida). La ICP es una alternativa razonable para pacientes con afectación de la coronaria principal izquierda si éstos no son buenos candidatos a la cirugía (puntuación STS > 5) y tienen una morfología favorable para la ICP. En un contexto clínico adecuado, la ICP puede tener índices de IM, ACV o muerte similares a la CDAC *(N Engl J Med 2009;360:961)*.
  - CDAC por afectación de tres vasos o afectación de dos vasos que incluye la parte proximal de la descendente anterior izquierda (DAI).
  - CDAC para pacientes con afectación de dos vasos que no incluya la DAI si existe isquemia extensa (> 20 % del miocardio en riesgo) o en pacientes con afectación aislada de la parte proximal de la DAI cuando se realiza una revascularización de la arteria mamaria interna.
  - CDAC, en comparación con la ICP o el tratamiento médico, en pacientes con afectación de múltiples vasos y diabetes, si puede colocarse una arteria mamaria interna izquierda en la DAI *(N Engl J Med 1996;335:217)*. La ICP puede proporcionar una supervivencia similar en pacientes diabéticos con múltiples vasos afectados y una puntuación Syntax baja (< 22), pero con una mayor necesidad de repetición de revascularización *(J Am Coll Cardiol 2010;55:1067)*.
  - ICP o CDAC en pacientes que han sobrevivido a una muerte súbita cardíaca por taquicardia ventricular isquémica.
  - ICP o CDAC en pacientes con SCA.

- Debido a la morbilidad de una CDAC repetida, suele usarse la ICP para mejorar los síntomas de los pacientes con angina de pecho recurrente tras una CDAC.
- El uso de injertos de la arteria mamaria interna se asocia a una permeabilidad del injerto a los 10 años del 90%, que contrasta con el 40-50% de los injertos de vena safena. La permeabilidad a largo plazo del injerto de arteria radial es del 80% a los 5 años. Tras 10 años de seguimiento, en el 50% de los pacientes se produjo una reaparición de la angina u otros episodios cardíacos adversos relacionados con el fracaso tardío del injerto venoso o la progresión de la EAC original.
- Entre los riesgos de la ICP programada se encuentran una mortalidad < 1%, una frecuencia de IM no mortal del 2-5% y una necesidad < 1% de CDAC urgente por fracaso del procedimiento. Los pacientes sometidos a una ICP tienen un ingreso hospitalario más corto, pero requieren procedimientos de revascularización repetidos más frecuentes en comparación con la CDAC.
- Los pacientes ancianos representan una población especial cuando se plantea la revascularización, debido a las afecciones coexistentes, la fragilidad, la fisiología del envejecimiento en cuanto al metabolismo de los fármacos y la función cardiopulmonar, y el problema de la «polifarmacia». En general, esta población ha estado poco representada en la mayor parte de los estudios clínicos, pero sigue obteniendo beneficios de la revascularización en cuanto al alivio de los síntomas. Hay que considerar seriamente la fragilidad de estos pacientes al plantear un procedimiento o aconsejar sobre los beneficios de la revascularización.
- Es razonable usar la revascularización en determinados pacientes con disfunción grave del ventrículo izquierdo (FE < 35%), pero en general no existen evidencias claras en los estudios clínicos de que la CDAC o la ICP mejorarán la función del ventrículo izquierdo o la mortalidad, en comparación con el tratamiento médico (*N Engl J Med 2011;364:1407*).
- Las pruebas de viabilidad (imagen con perfusión nuclear o RM) pueden proporcionar cierta ayuda al médico al tratar de determinar el posible beneficio de la revascularización en pacientes con IM previo o disfunción grave del ventrículo izquierdo, pero sigue sin demostrarse en su mayor parte.

EDUCACIÓN DEL PACIENTE

- Se debe recordar al paciente la importancia del cumplimiento con los fármacos, la dieta y el ejercicio. Hay que animar a todos los pacientes a participar en un programa de rehabilitación cardíaca y a reunirse con un dietista titulado.
- Los pacientes con una EAC diagnosticada deben acudir a consulta si se produce cualquier cambio del patrón, la frecuencia o la intensidad del dolor torácico.
- Es importante que los pacientes también sean valorados de nuevo si refieren la presencia de síntomas de insuficiencia cardíaca.

OBSERVACIÓN/SEGUIMIENTO

- El seguimiento riguroso del paciente es un componente esencial del tratamiento de la EAC porque las modificaciones del estilo de vida y la reducción de los factores de riesgo necesitan nuevas valoraciones e intervenciones seriadas.
- En todos los pacientes deben tratarse de forma enérgica los factores de riesgo tradicionales mencionados anteriormente.
- Los cambios relativamente leves de los síntomas anginosos pueden tratarse de forma segura ajustando y/o añadiendo fármacos antianginosos.
- Los cambios significativos de las molestias anginosas (frecuencia, intensidad o tiempo hasta la aparición con la actividad) se deben valorar con pruebas de esfuerzo (habitualmente, junto con una técnica radiológica) o mediante angiografía cardíaca, según sea necesario.
- Hay que ofrecer o instaurar un programa de ejercicio y rehabilitación cardíaca.

Síndromes coronarios agudos, angina inestable e infarto de miocardio sin elevación del segmento ST

PRINCIPIOS GENERALES

Definición

- El infarto de miocardio sin elevación del segmento ST (IMSEST) y la angina inestable (AI) son trastornos muy relacionados cuya patogenia y clínica son similares, pero que se diferencian en cuanto a la gravedad.
- Si el flujo coronario no está lo suficientemente afectado o la oclusión no persiste lo bastante para causar necrosis miocárdica (indicada por biomarcadores cardíacos positivos), el síndrome se etiqueta como AI.
- El IMSEST se define por una elevación de los biomarcadores cardíacos sin elevación del segmento ST en el ECG.
- El IMSEST, al igual que el IMEST, puede provocar shock cardiogénico.
- Las directrices de la AHA/ACC proporcionan una revisión más exhaustiva del IMSEST/AI (*J Am Coll Cardiol 2014;65:e139*).

Epidemiología

- La incidencia anual de SCA es de >780 000 episodios, de los cuales >70 % son IMSEST/AI.
- Aproximadamente un 60 % de los pacientes con SCA tiene una AI y un 40 % sufre un IM (un tercio de los IM se manifiesta con un IMEST).
- Al año, los pacientes con AI/IMSEST tienen un riesgo considerable de muerte (~6 %), de sufrir un IM recurrente (~11 %) y de necesidad de revascularización (~50-60 %). Es importante recordar que, aunque la mortalidad a corto plazo del IMEST es mayor que la del IMSEST, la mortalidad a largo plazo es similar (*J Am Coll Cardiol 2007;50:e1; JAMA 1996;275:1104*).
- Los pacientes con IMSEST/AI tienden a presentar más afecciones coincidentes, tanto cardíacas como no cardíacas, que los pacientes con IMEST.
- Las mujeres con IMSEST/AI presentan peores evoluciones, a corto y a largo plazo, y más complicaciones que los hombres. Gran parte de ello se atribuye a los retrasos en el reconocimiento de los síntomas y a la infrautilización del tratamiento dirigido y el tratamiento invasivo.

Etiología y fisiopatología

- La isquemia miocárdica se debe a una reducción del aporte de oxígeno al miocardio o un aumento de las demandas, o ambas cosas. En la mayoría de los casos, el IMSEST se debe a una reducción súbita del aporte de sangre por oclusión parcial del vaso afectado. En algunos casos, el incremento importante de las necesidades miocárdicas de oxígeno puede ser la causa del IMSEST (isquemia por demanda), como se observa en la anemia grave, las crisis hipertensivas, la insuficiencia cardíaca descompensada, la cirugía y otros factores estresantes fisiológicamente significativos.
- La AI/IMSEST suele representar un estrechamiento grave de arterias coronarias o una rotura/erosión aguda de una placa ateroesclerótica y la formación de un trombo sobre ella. Otra posibilidad es que se produzca una obstrucción mecánica progresiva por la enfermedad ateroesclerótica avanzada, una reestenosis dentro de la endoprótesis o una enfermedad sobre el injerto de derivación.
- La rotura de la placa se puede desencadenar por inflamación local y/o sistémica y por fuerzas de cizallamiento. La rotura permite la exposición de los componentes subendoteliales ricos en lípidos a las plaquetas circulantes y las células inflamatorias, que actúan como un potente sustrato para la formación del trombo. Se considera que una delgada cubierta fibrinosa (fibroateroma con cubierta fina) es más vulnerable a la rotura, y en la angiografía se representa con mayor frecuencia como una estenosis sólo moderada.

TABLA 4-11	Clasificación de Killip	
Clase	**Definición**	**Mortalidad**[a]
I	Ausencia de signos y síntomas de insuficiencia cardíaca	6 %
II	Insuficiencia cardíaca: galope S_3, estertores o DVY	17 %
III	Insuficiencia cardíaca grave: edema pulmonar	38 %
IV	Shock cardiogénico: PAS <90 mm Hg y signos de hipoperfusión y/o signos de insuficiencia cardíaca grave	81 %

DVY, distensión venosa yugular; PAS, presión arterial sistólica.
[a]Mortalidad intrahospitalaria en pacientes en 1965-1967 sin tratamiento de reperfusión (n = 250).
Adaptado de *Am J Cardiol* 1967;20:457.

■ Otras causas menos frecuentes son la obstrucción dinámica de la arteria coronaria por vasoespasmo (angina de Prinzmetal, cocaína), la disección de la arteria coronaria (más frecuente en las mujeres), la vasculitis coronaria y la embolia.

Presentación clínica

Anamnesis

■ Los síntomas del SCA comprenden todas las cualidades de la angina de pecho típica salvo que los episodios son más graves y de mayor duración, y que pueden aparecer en reposo.
■ Las tres formas principales de presentación de la AI son la **angina de reposo** (la angina se produce en reposo y es prolongada, en general > 20 min), la **angina de reciente aparición** y la **angina progresiva** (angina diagnosticada previamente que se hace más frecuente, dura más o se provoca con menos esfuerzo). La angina de nueva aparición y la angina progresiva deben aparecer con una actividad, al menos, leve a moderada (gravedad de clase III de la CCS).
  • El sexo femenino, la diabetes, la insuficiencia cardíaca, la nefropatía terminal y la edad avanzada son características que se han asociado a una mayor probabilidad de aparición de síntomas atípicos de SCA. Sin embargo, la presentación más habitual en estas poblaciones de pacientes sigue siendo el dolor torácico anginoso típico.
  • El dolor mandibular, cervical, del brazo, lumbar o epigástrico, y/o la disnea pueden ser equivalentes de la angina de pecho.
  • El dolor pleurítico, el dolor que se irradia hacia abajo por las piernas o que se origina en la parte media/inferior del abdomen, el dolor que puede reproducirse por movimientos de las extremidades o por palpación, y el dolor que dura segundos tienen pocas probabilidades de estar relacionados con el SCA.

Exploración física

■ La exploración física debe tratar de identificar la presencia de inestabilidad hemodinámica, la congestión pulmonar y otras causas de malestar torácico agudo.
■ Los signos objetivos de insuficiencia cardíaca, entre ellos hipoperfusión periférica, soplo cardíaco (particularmente, soplo de insuficiencia mitral), elevación del pulso venoso yugular, edema pulmonar, hipotensión y edema periférico, empeoran el pronóstico.
■ La clasificación de Killip puede ser útil para estratificar el riesgo y para identificar pacientes con signos de shock cardiogénico (tabla 4-11).
■ En la exploración pueden observarse también indicios de otras causas de isquemia, como tirotoxicosis o disección aórtica (v. tabla 4-4).

Pruebas diagnósticas

Electrocardiografía

■ Antes o inmediatamente después de la llegada al servicio de urgencias, es importante realizar un ECG basal a todos los pacientes con un presunto SCA. Un trazado normal no descarta la existencia de enfermedad.

- La presencia de ondas Q, cambios en el segmento ST o inversiones de la onda T sugiere EAC.
- Las ondas Q aisladas en la derivación III son sólo un hallazgo normal.
- Hay que realizar ECG seriados para valorar los cambios isquémicos dinámicos.
- Al evaluar los cambios dinámicos en un ECG, es importante comparar con ECG anteriores.
- La circulación posterior (distribución de la arteria coronaria circunfleja) se valora mal con la colocación habitual de las derivaciones del ECG, y siempre debe tenerse en cuenta al evaluar pacientes con SCA. Las derivaciones posteriores o la ecocardiografía urgente pueden valorar de un modo más exacto la presencia de isquemia cuando la sospecha es elevada.
- Alrededor del 50 % de los pacientes con AI/IMSEST presentan alteraciones importantes en el ECG, entre ellas elevaciones transitorias del segmento ST, depresiones del ST e inversiones de la onda T *(J Am Coll Cardiol 2007;50:e1)*.
  - La depresión del segmento ST en dos derivaciones contiguas es un indicador sensible de isquemia miocárdica, sobre todo si es dinámica y se asocia a síntomas.
    - El valor umbral de una depresión anómala del punto J debe ser de 0,5 mm en las derivaciones V_2 y V_3, y de 1 mm en las demás derivaciones.
    - La depresión del segmento ST en múltiples derivaciones con elevación del segmento ST en aVR y/o V_1 sugiere isquemia por afectación de la coronaria principal izquierda o de múltiples vasos.
  - La inversión profunda de las ondas T (> 5 mm) con prolongación de QT en las derivaciones V_2 a V_4 (ondas de Wellen) es muy sugestivo de una lesión grave en la distribución de la arteria DAI.
  - Las inversiones de la onda T y las alteraciones del segmento ST inespecíficas (las que no cumplen los criterios de voltaje) no son diagnósticas ni útiles en el tratamiento de la isquemia aguda, pero se asocian a un mayor riesgo de futuros episodios cardíacos.

Pruebas de laboratorio

- En todos los pacientes con una presunta EAC debe realizarse un hemograma completo, un panel metabólico básico, determinación de glucemia en ayunas y perfil lipídico. Pueden encontrarse otras afecciones que contribuyen a la isquemia (p. ej., anemia), que parecen una isquemia (p. ej., cambios en el ECG relacionados con una hiperpotasemia) o que pueden alterar el tratamiento (p. ej., trombocitopenia grave).
- Los biomarcadores cardíacos son esenciales para el diagnóstico de AI/IMSEST y se deben medir en todos los pacientes que acuden con un dolor torácico que sugiera un SCA. En los pacientes con marcadores cardíacos negativos en las primeras 6 h tras la aparición del dolor, debe obtenerse una segunda muestra 8-12 h después del inicio de los síntomas. La troponina es el biomarcador recomendado para la evaluación de la necrosis miocárdica.
  - La determinación de troponinas T e I es muy específica y sensible de necrosis del miocardio. Las concentraciones de troponina sérica suelen ser indetectables en personas sanas y cualquier elevación se considera anómala.
  - El tamaño del IM y el pronóstico son directamente proporcionales al incremento de la troponina *(N Engl J Med 1996;335:1333, Circulation 1998;98:1853)*.
- La creatina cinasa (CK)-MB es también un marcador aceptable de necrosis miocárdica, pero carece de especificidad, dado que se encuentra en las células musculares esqueléticas y cardíacas.
  - Se puede mejorar la especificidad empleando la fracción CK-MB/CK total. Una fracción de CK-MB superior a 5 % indica lesión del miocardio.
  - La CK-MB es una prueba útil para detectar la isquemia tras el infarto, porque una reducción con posterior elevación de las concentraciones enzimáticas sugiere reinfarto, sobre todo si se acompaña de síntomas de isquemia recurrente o alteraciones del ECG.
  - Las concentraciones de CK-MB y de troponina no deben medirse de forma sistemática tras la ICP o la cirugía cardíaca, ya que su valor pronóstico es dudoso. Los pacientes que presentan síntomas deben evaluarse con pruebas adecuadas, entre ellas los biomarcadores.
- El péptido natriurético cerebral (BNP, *brain natriuretic peptide*) puede ser un biomarcador útil de estrés miocárdico en pacientes con SCA, y su elevación se asocia a una evolución peor *(Circulation 2002;105:1760)*. Las elevaciones importantes del BNP en el contexto de

un SCA en pacientes sin insuficiencia cardíaca diagnosticada deben llevar a plantearse la posibilidad de un gran infarto y a la realización de una angiografía urgente.

TRATAMIENTO

■ El tratamiento inmediato debe dirigirse a aliviar los síntomas de dolor torácico.

■ La estratificación del riesgo puede ser útil para determinar las pruebas adecuadas, las intervenciones farmacológicas, y el momento o la necesidad de una angiografía coronaria.

■ El riesgo de muerte o progresión a IM es elevado con las siguientes **características de riesgo elevado de SCA:**
  • Angina recurrente/con aceleración a pesar del tratamiento médico adecuado.
  • Signos o síntomas de nueva insuficiencia cardíaca, edema pulmonar o shock (clasificación de Killip elevada).
  • Aparición o empeoramiento de una insuficiencia mitral.
  • Bloqueo de rama izquierda nuevo.
  • Taquicardia ventricular observada en la monitorización.

■ Estos hallazgos (en la presentación **o en cualquier momento durante la hospitalización**) deben inducir la realización de una angiografía coronaria urgente con intención de proporcionar revascularización.

■ Diversas herramientas clínicas pueden estimar el riesgo de IM recurrente y mortalidad cardíaca de un paciente, entre ellas las escalas de puntuación del riesgo Thrombolysis in Myocardial Infarction (TIMI) y Global Registry of Acute Coronary Events (GRACE). La escala de riesgo TIMI permite determinar el riesgo de muerte o de IM no mortal hasta 1 año después de un episodio de SCA y, dada la facilidad de su uso, es la herramienta de estratificación de riesgo recomendada por los autores de este capítulo. Los pacientes pueden clasificarse como de riesgo bajo, intermedio o alto, según su perfil clínico (fig. 4-2).
  • Los pacientes con una puntuación de riesgo TIMI de 0 y troponinas negativas presentan una tasa muy baja de episodios cardíacos adversos graves a los 30 adías.
  • En los pacientes con una puntuación de riesgo TIMI ≥ 3 es eficaz el tratamiento médico agresivo y la evaluación invasiva.

■ En el paciente estabilizado, se dispone de dos estrategias terapéuticas: el **enfoque dirigido a la isquemia** (anteriormente denominado *conservador*) y el **enfoque invasivo sistemático** (*precoz,* definido como antes de las 24 h de la presentación, o *tardío,* después de las 24 h). El enfoque debe personalizarse siempre en cada paciente (fig. 4-3). Todos los pacientes deben recibir tratamiento médico enérgico (antitrombótico, antiagregante e isquémico), independientemente de la estrategia de revascularización final. En la tabla 4-12 se resume el enfoque.
  • En la estrategia dirigida a la isquemia, si el paciente no presenta signos de alto riesgo de SCA, tiene enzimas cardíacas subsiguientes normales, no muestra signos dinámicos en el ECG y responde al tratamiento médico, debe realizarse una prueba de esfuerzo no invasiva para una evaluación adicional del riesgo.
    ◦ Antes de la prueba de esfuerzo, los pacientes deben permanecer asintomáticos durante al menos 12 h.
    ◦ Si se elige un paciente con enzimas cardíacas alteradas para una prueba no invasiva, puede realizarse una prueba de esfuerzo submáxima o farmacológica 72 h después del valor máximo.
  • La angiografía coronaria se reserva para pacientes que presentan signos de riesgo alto de SCA, tienen una prueba de esfuerzo de alto riesgo, presentan angina con niveles bajos de esfuerzo o se detecta que tienen una FEVI < 40 %.
  • En la **estrategia invasiva sistemática,** se programa una angiografía coronaria con la intención de revascularizar. Se recomienda un enfoque invasivo precoz (< 24 h desde la presentación) en pacientes con puntuaciones de alto riesgo u otras características de alto riesgo (v. tabla 4-12).
  • Nota: el dolor torácico que no responde al tratamiento, la inestabilidad hemodinámica o las arritmias ventriculares graves son indicaciones para una estrategia invasiva urgente/

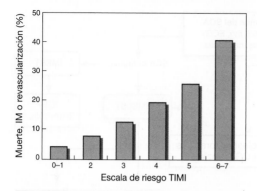

Escala de riesgo TIMI (1 punto por cada aspecto)

1. Edad >65 años
2. EAC diagnosticada (estenosis >50 %)
3. Dos o más episodios de dolor torácico en 24 h
4. Cambios en el segmento ST o la onda T
5. Elevación de los marcadores cardíacos
6. AAS en los últimos 7 días
7. Tres o más factores de riesgo de EAC

Figura 4-2. Frecuencias de muerte, IM o revascularización urgente a los 14 días en función de los resultados de los ensayos TIMI 1 IB y ESSENCE basados en el incremento de la escala de riesgo de TIMI. Entre los factores de riesgo de enfermedad arterial coronaria (EAC) se encuentran los antecedentes familiares de EAC, la diabetes, la hipertensión, la hiperlipidemia y el tabaquismo. AAS, ácido acetilsalicílico; HNF, heparina no fraccionada; HBPM, heparina de bajo peso molecular; IM, infarto de miocardio; TIMI, Thrombolysis in Myocardial Infarction. (Adaptado de *JAMA* 2000;284:835-842).

de emergencia similar al IMEST; no debe confundirse esto con una estrategia invasiva sistemática.

- También está justificada una estrategia invasiva precoz en pacientes con riesgo bajo o intermedio y con presentaciones repetidas de SCA a pesar de recibir el tratamiento adecuado.
- No se recomienda una estrategia invasiva sistemática en:
  - Pacientes con enfermedades comórbidas graves como nefropatía crónica, neumopatía o hepatopatía en fase terminal, o cáncer metastásico/no controlado en quienes es probable que los beneficios del procedimiento se vean superados por el riesgo que éste conlleva.
  - Dolor torácico agudo con escasa probabilidad de SCA y biomarcadores negativos, sobre todo en mujeres.

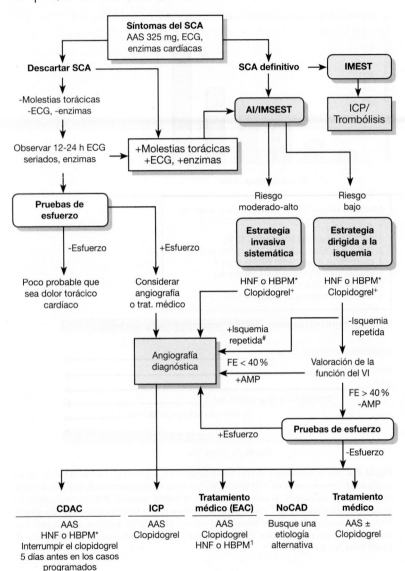

Figura 4-3. Abordaje diagnóstico y terapéutico de los pacientes que consultan con un SCA centrado en el tratamiento antiagregante y antitrombótico. *La bivalirudina es una alternativa adecuada a la HNF y la HBPM, o en el momento de la ICP los pacientes con HNF pueden cambiarse a bivalirudina. +Se elegirá clopidogrel, ticagrelor o prasugrel como segundo antiagregante. #Entre los indicadores de isquemia recurrente se encuentran el empeoramiento del dolor torácico, la elevación de las enzimas cardíacas, los signos/síntomas de insuficiencia cardíaca, la arritmia (TV/FV) y los cambios dinámicos del ECG. ¹HNF durante 48 h o HBPM hasta el alta o hasta durante 8 días, y clopidogrel o ticagrelor durante 1 año. ²El inhibidor de P2Y12 incluye los antiagregantes

TABLA 4-12	Selección adecuada de estrategia invasiva sistemática o estrategia de revascularización dirigida por la isquemia en pacientes con IMSEST/AI
Invasiva inmediata/ urgente (en 2 h)	Angina refractaria Empeoramiento de signos o síntomas de insuficiencia cardíaca o insuficiencia mitral Inestabilidad hemodinámica o shock TV mantenida o FV
Dirigida por la isquemia	Puntuación de bajo riesgo (TIMI ≤ 1 o GRACE < 109) Pacientes mujeres sin biomarcadores de bajo riesgo Preferencia del médico o del paciente en ausencia de características de alto riesgo
Invasiva precoz (en 24 h)	Ninguno de los anteriores, pero una puntuación de alto riesgo (TIMI ≥ 3 o GRACE > 140) Ritmo rápido de elevación de los biomarcadores Depresiones de ST nuevas o presumiblemente nuevas
Invasiva demorada (24-72 h)	Ninguno de los anteriores pero presencia de diabetes Insuficiencia renal (FG < 60) Fracción de eyección del VI < 40 % Angina precoz tras infarto ICP previa en 6 meses CDAC previa Puntuación TIMI ≥ 2 o puntuación GRACE 109-140 y ausencia de indicación de estrategia invasiva precoz

AI, angina inestable; CDAC, cirugía de derivación coronaria; FG, filtrado glomerular; FV, fibrilación ventricular; GRACE, Global Registry of Acute Coronary Events; ICP, intervención coronaria percutánea; IMSEST, infarto de miocardio sin elevación del segmento ST; TIMI, Thrombolysis in Myocardial Infarction; TV, taquicardia ventricular; VI, ventrículo izquierdo.

- A diferencia de la cardiopatía isquémica, se ha demostrado que un enfoque invasivo sistemático con posible ICP **disminuye la incidencia de IM recurrente, hospitalizaciones y muerte.** En general, en los pacientes con SCA debe realizarse una estrategia invasiva sistemática salvo que esté claro que el riesgo supera al posible beneficio en un paciente concreto.

Medicamentos

Los pacientes que acuden con AI/IMSEST deben tratarse con fármacos para reducir la isquemia miocárdica mediante la disminución de la demanda de oxígeno por el miocardio, la mejora de la perfusión coronaria y la prevención de la posterior formación de trombos.

■ Este enfoque debe incluir fármacos antiagregantes, anticoagulantes y antianginosos.

■ Si el paciente está hipoxémico (< 90 %) o presenta dificultad para respirar, debe administrarse oxígeno suplementario. No es necesario el uso sistemático de oxígeno, y posiblemente sea nocivo *(Heart 2009;95:198).*

←

clopidogrel, ticagrelor o prasugrel. AMP, alteraciones del movimiento de la pared; AAS, ácido acetilsalicílico; CDAC, cirugía de derivación de la arteria coronaria; EAC, enfermedad arterial coronaria; FE, fracción de eyección; HBPM, heparina de bajo peso molecular; HNF, heparina no fraccionada; ICP, intervención coronaria percutánea; IMEST, infarto de miocardio con elevación del segmento ST; IMSEST, infarto de miocardio sin elevación del segmento ST; SCA, síndrome coronario agudo; TV/FV, taquicardia ventricular/fibrilación ventricular. (Adaptado de ACC/AHA 2007 Guidelines for the Management of Patients With Unstable Angina/Non-ST-Elevation Myocardial Infarction.)

| TABLA 4-13 | Antiagregantes empleados en la angina inestable/IMSEST |

Fármaco	Dosis	Comentarios
Ácido acetil-salicílico (AAS)	162-325 mg iniciales, luego 75-100 mg	En pacientes con ticagrelor, la dosis de mantenimiento de ASA *no debe* superar los 100 mg
Clopidogrel	300-600 mg dosis de carga, 75 mg diarios	La combinación de AAS y clopidogrel (300-600 mg dosis de carga y luego 75 mg/día) redujo el criterio de resultado compuesto de muerte de origen cardiovascular, IM o ACV en un 18 %-30 % en pacientes con AI/IMSEST (*N Engl J Med 2001;345:494; Lancet 2001;358:527; JAMA 2002;288:2411*)
Ticagrelor	180 mg dosis de carga, luego 90 mg dos veces al día	El ticagrelor redujo la incidencia de muerte de origen vascular, IM o ACV (9,8 % frente a 11 %), pero con mayor riesgo de hemorragia no relacionado con la CDAC (4,5 % frente a 3,8 %) en comparación con el clopidogrel (*N Engl J Med 2009;361:1045*)
Prasugrel	60 mg dosis de carga, 10 mg diarios	El prasugrel tiene una potencia antiagregante mayor que la del clopidogrel El prasugrel redujo la incidencia de muerte cardiovascular, infarto de miocardio y ACV (9,9 % frente a 12,1 %) a expensas de un aumento de hemorragias graves (2,4 % frente a 1,1 %) y mortales (0,4 % frente a 0,1 %) en comparación con el clopidogrel (*N Engl J Med 2007;357:2001*)
Eptifibatida	180 µg/kg en bolo i.v., 2 (µg/kg)/min[a]	La eptifibatida reduce el riesgo de muerte o IM en pacientes con SCA sometidos a tratamiento invasivo o no invasivo combinado con AAS y heparina (*N Engl J Med 1998;339:436; Circulation 2000;101:751*) En comparación con el abciximab y el tirofibán, la eptifibatida muestra los efectos más constantes de inhibición plaquetaria con menor duración y semivida del fármaco (*Circulation 2002;106:1470-1476*)
Tirofibán	0,4 µg/kg en bolo i.v., 0,1 (µg/kg)/min[a]	El tirofibán reduce el riesgo de muerte o IM en pacientes con SCA sometidos a tratamientos invasivos o no invasivos cuando se combina con AAS y heparina (*Circulation 1997; 96:1445; N Engl J Med 1998;338:1498; N Engl J Med 1998;338:1488*)
Abciximab	0,25 mg/kg en bolo i.v., 10 µg/min[b]	El abciximab reduce el riesgo de muerte o IM en pacientes con SCA sometidos a intervención coronarla (*N Engl J Med 1994;330:956; Lancet 1997;349:1429; N Engl J Med 1997;336:1689*). No debe emplearse en pacientes en los que no se considere una intervención percutánea (*Lancet 2001;357:1915*) La inhibición plaquetaria se puede revertir con una transfusión de plaquetas

ACV, accidente cerebrovascular; AI, angina inestable; CDAC, cirugía de derivación de arteria coronaria; FG, filtrado glomerular; IM, infarto de miocardio; IMSEST, infarto de miocardio sin elevación de ST; SCA, síndrome coronario agudo.

[a]Las dosis en infusión se deben reducir un 50 % en pacientes con un FG inferior a 30 ml/min y se debe evitar en pacientes sometidos a hemodiálisis.

[b]El abciximab puede usarse en pacientes con una nefropatía terminal porque no se elimina por vía renal.

■ **Tratamiento antiagregante**

- En la tabla 4-13 se resumen los fármacos disponibles y las recomendaciones de dosificación para su uso en el SCA.
- En los pacientes con IMSEST/AI se recomienda un tratamiento antiagregante doble.
- El **ácido acetilsalicílico (aspirina)** bloquea la agregación plaquetaria en unos minutos.
  - Debe administrarse una dosis de AAS masticable de 162 mg a 325 mg inmediatamente al iniciarse los síntomas o en el primer contacto médico, salvo que exista alguna contraindicación. Se continuará con 81 mg/día de AAS indefinidamente.
  - Si existe alergia al AAS, puede sustituirse por clopidogrel. Hay que solicitar consulta con los alergólogos para una posible desensibilización, preferiblemente antes de que sea necesaria una endoprótesis coronaria.
  - Tras la ICP, la dosis recomendada actualmente de AAS es de 81 mg en el marco del tratamiento antiagregante doble.
- El **clopidogrel** es un profármaco cuyo metabolito bloquea el receptor P2Y12 e inhibe la activación y la agregación plaquetarias, bloqueando el sitio del receptor de difosfato de adenosina sobre las plaquetas.
  - Se ha observado que la adición de clopidogrel al AAS reduce la mortalidad cardiovascular y el IM recurrente, de forma aguda y a los 11 meses de seguimiento (*N Engl J Med 2001;345:494*).
  - En los pacientes que no han recibido antes tratamiento debe administrarse siempre una dosis de carga.
  - En los pacientes que no pueden tomar medicación oral o que no pueden absorber los fármacos orales debido a la presencia de íleo, se ha documentado la administración rectal, si bien no se ha demostrado. Esto puede tener una particular importancia tras la ICP cuando el tratamiento antiagregante es esencial.
  - Se puede usar como parte del protocolo tanto en la estrategia dirigida a la isquemia como en la invasiva precoz.
- El **prasugrel** también es un profármaco que bloquea el receptor de adenosina P2Y12; su conversión al metabolito activo se produce con más rapidez y en mayor medida que en el caso del clopidogrel.
  - Produce una inhibición plaquetaria mayor, más rápida y más uniforme, en comparación con el clopidogrel, a expensas de un mayor riesgo de hemorragia (*Circulation 2007;116:2923*).
  - En comparación con el clopidogrel, disminuye el riesgo de muerte por ECV, IM, ACV y trombosis aguda en la endoprótesis en pacientes con SCA, entre ellos los pacientes con IMEST.
  - Debe usarse con precaución o evitarse en pacientes de más de 75 años y con peso inferior a 60 kg. Está **contraindicado** en aquellos con antecedente de ictus o AIT.
  - Sólo se utiliza en la **estrategia invasiva del SCA** y **sólo tras conocer la anatomía coronaria y programar una ICP.** No ofrece beneficios sobre el clopidogrel cuando se prueba antes de iniciar la ICP.
- El **ticagrelor** no es un profármaco y bloquea el receptor de adenosina P2Y12 directamente.
  - En comparación con el clopidogrel, reduce el riesgo de muerte, IM, ACV y trombosis en la endoprótesis en los pacientes con SCA, entre ellos los pacientes con IMEST (*N Engl J Med 2009;361:1045*).
  - Tras la dosis de carga de AAS, la dosis de mantenimiento de este último **debe ser < 100 mg** (*Circulation 2011;124:544*).
  - Puede usarse como parte del protocolo tanto en la estrategia dirigida a la isquemia como en la invasiva precoz.
- Uso de **inhibidores de la bomba de protones (IBP)** con antagonistas del receptor P2Y12.
  - Los IBP deben usarse en pacientes que necesitarán tanto tratamiento con AAS como con un antagonista de P2Y12 y con antecedente de hemorragia digestiva, y puede considerarse en los que tienen un mayor riesgo de hemorragia (personas de edad avanzada,

pacientes con úlceras diagnosticadas o infección por *Helicobacter pylori*, y pacientes tratados también con warfarina, esteroides o AINE) *(Circulation 2010;122:2619)*.

- En estudios farmacológicos ha surgido la duda sobre la posibilidad de que los IBP amortigüen la eficacia del clopidogrel. Sin embargo, en un estudio prospectivo y aleatorizado no se observó interacción cardiovascular aparente alguna entre los IBP y el clopidogrel *(N Engl J Med 2010;363:1909)*.
- Los **antagonistas de la glucoproteína IIb/IIIa (GPIIb/IIIa)** (abciximab, eptifibatida o tirofibán) bloquean la interacción entre las plaquetas y el fibrinógeno, por lo que su objetivo es la vía final común de la agregación plaquetaria.
  - Con la introducción de antiagregantes orales más potentes, los inhibidores de GPIIb/IIIa desempeñan un papel limitado en el tratamiento del SCA.
  - *Debe evitarse* el uso sistemático de antagonistas de GPIIb/IIIa en la presentación inicial, antes de la angiografía, en los pacientes sometidos a la técnica invasiva, debido al mayor riesgo de hemorragia importante y a la ausencia de mejoría en la evolución.
  - Los antagonistas de la GPIIb/IIIa pueden considerarse en:
    - Pacientes que necesitan ayuda en el tratamiento por *empeoramiento* de la isquemia en algún momento antes de la angiografía o como parte del tratamiento conservador, incluso si el paciente ya está siendo tratado con tratamiento antiagregante y anticoagulación.
    - Uso discrecional durante la ICP debido a la presencia de lesiones coronarias complejas o trombo en las coronarias.
  - El abciximab se reserva sólo para el uso durante la ICP, iniciándose no antes de 4 h antes del procedimiento previsto.
  - La eptifibatida se ha usado como un antiagregante de transición, de corta acción, en pacientes sometidos recientemente a una ICP y que requieren cirugía cuando el tratamiento antiagregante doble no está permitido. Se inicia una infusión de transición en ausencia de tratamiento oral, que se detiene antes de la cirugía y que se reanuda pronto tras la intervención quirúrgica cuando se considera segura. Aunque se trata de una práctica habitual, no se ha demostrado el beneficio de esta estrategia.
  - La trombocitopenia, que puede ser grave, es una complicación inusual de estos fármacos y debe interrumpirse pronto.
- **Antiagregantes y momento para la CDAC**
  - Debido al mayor riesgo de hemorragia, hoy en día se recomienda interrumpir el clopidogrel durante al menos 5 días antes de la CDAC, el prasugrel, 7 días antes y el ticagrelor 5 días antes de la CDAC.
  - Los antagonistas de GPIIb/IIIa pueden ser una alternativa al clopidogrel, el ticagrelor y el prasugrel para uso previo (antes de la angiografía) en pacientes adecuados con AI/IMSEST que pueden necesitar finalmente una revascularización quirúrgica.
  - En general, el tratamiento antiagregante doble no debe interrumpirse durante el tratamiento inicial del SCA por la posible necesidad de revascularización quirúrgica. Existe un mayor riesgo de detener el tratamiento beneficioso a los pacientes en este contexto que causar un efecto nocivo complicando la revascularización quirúrgica.

■ **Tratamiento anticoagulante**
- En la tabla 4-14 se muestran el uso y las dosis en el SCA.
- Se necesita anticoagulación acompañada de tratamiento antiagregante doble en todos los pacientes AI/IMSEST, ya sea mediante la vía conservadora o la invasiva inicial.
- La **heparina no fraccionada (HNF)** actúa mediante fijación a la antitrombina III, lo que cataliza la inactivación de la trombina y otros factores de la coagulación.
  - Es la que se usa con mayor frecuencia y se controla fácilmente, si bien también es la menos uniforme en su anticuagulación y metabolismo.
  - Con el uso previo, existe el riesgo de trombocitopenia inducida por la heparina (TIH).
  - Su acción se invierte fácilmente en caso de que aparezca una complicación hemorrágica grave.
  - En el SCA requiere siempre una dosis agresiva en bolo y monitorización de la anticoagulación.

TABLA 4-14	Fármacos anticoagulantes	

Fármaco	Dosis	Comentarios
Heparina no fraccionada (HNF)	60 unidades/kg en bolo i.v. (dosis máxima 4000 unidades), 12-14 (U/kg)/h	El tratamiento con heparina, combinada con AAS, reduce la mortalidad precoz o el IM hasta un 60% *(JAMA 1996;276:811)* Se debe ajustar el tiempo de tromboplastina parcial activada (TTPa) para mantener un valor 1,5-2 veces el control
Enoxaparina (HBPM)	1 mg/kg s.c. 2 veces al día[a]	La HBPM es al menos tan eficaz como la HNF y puede reducir todavía más la mortalidad, el IM y la angina de repetición *(N Engl J Med 1997;337:447)* La HBPM puede aumentar la frecuencia de hemorragia *(JAMA 2004;292:45)* y no se puede revertir en las hemorragias refractarias La HBPM no necesita control para valorar el efecto clínico.
Fondaparinux	2,5 mg s.c. diarios	El fondaparinux muestra una eficacia similar a la HBPM y puede reducir la frecuencia de hemorragia *(N Engl J Med 2006;354:1464)*
Bivalirudina[b]	0,75 mg/kg en bolo i.v., 1,75 (mg/kg)/h	Cuando se combina con AAS y clopidogrel, la bivalirudina es al menos tan eficaz como la combinación de AAS, HNF, clopidogrel y antagonistas de GPIIb/IIIa, con una reducción de la frecuencia de sangrado *(N Engl J Med 2006;355:2203)*. Puede aumentar el riesgo de estenosis en el *stent* Se necesita monitorización para conseguir un TTPa 1,5-2,5 veces el control

TTPa, tiempo de tromboplastina parcial activada; AAS, ácido acetilsalicílico; FG, filtrado glomerular; GP, glucoproteína; HBPM, heparina de bajo peso molecular; IM, infarto de miocardio; HNF, heparina no fraccionada.

[a]La HBPM se debe administrar en dosis reducida (50%) en pacientes con una creatinina sérica superior a 2 mg/dl o un FG <30 ml/min.

[b]La bivalirudina necesita un ajuste de la dosis en pacientes con un FG <30 ml/min o que reciben hemodiálisis.

- Es el anticoagulante que se recomienda en el contexto de un SCA.
- La **heparina de bajo peso molecular (HBPM)** inhibe fundamentalmente el factor Xa, pero también afecta a la actividad de la trombina y ofrece la facilidad de administración (dosis subcutánea dos veces al día, según el peso). El riesgo de TIH es escaso, pero existe.
- En comparación con la HNF, tiene un efecto anticoagulante más predecible.
- Tiene una eficacia similar a la HNF, aunque se asocia a un mayor riesgo de hemorragia tras los procedimientos *(JAMA 2004;292:45)*.
- La HBPM debe ajustarse en caso de disfunción renal y debe evitarse en pacientes con alteraciones graves.
- Se debe administrar enoxaparina, 0,3 mg/kg i.v., en el momento de la ICP en los pacientes que han recibido menos de dos dosis terapéuticas o si la última dosis se administró más de 8 h antes de la ICP.
- El **fondaparinux** es un polisacárido sintético que inhibe de forma selectiva el factor X y puede administrarse por vía subcutánea en pauta diaria.
- En comparación con la enoxaparina, se asocia a menos riesgo de hemorragia y presenta similares evoluciones cardiovasculares adversas importantes.

- Se asocia a un mayor riesgo de trombosis durante la ICP y no debe usarse sin anti-coagulación antitrombínica adicional; por tanto, no se recomienda como tratamiento sistemático del SCA.
- En los pacientes que no se someten a tratamiento invasivo, el fondaparinux puede reducir significativamente la hemorragia y mejorar la evolución, en comparación con la HBPM *(JAMA 2015;313:707)*.
- La **bivalirudina** es un inhibidor directo de la trombina que se administra en infusión i.v. continua, y requiere la monitorización del tiempo de tromboplastina parcial (TTP) cuando se usa durante > 4 h.
  - No causa TIH, y se usa en el tratamiento de pacientes que presentan TIH o en pacientes con SCA y antecedentes de TIH.
  - Puede administrarse junto con AAS y clopidogrel en pacientes que acuden con AI/IMSEST y a los que se aplicará una estrategia invasiva sistemática.
  - Comparada con la combinación de HNF/HBPM + inhibidor GPIIb/IIIa, la bivalirudina sola se asocia a menos riesgo de hemorragia *(N Engl J Med 2006;355:2203)*. Datos recientes han demostrado que en el SCA sin un uso importante de inhibidor de GPIIb/IIIa se asocia a un mayor riesgo de trombosis en endoprótesis y revascularización de la lesión diana *(Lancet 2014;384:1849)*.
  - Hay que tener precaución con el uso sistemático de bivalirudina en el SCA salvo que exista un riesgo importante de hemorragia.
- ■ **Tratamiento antiisquémico** (el lector puede acudir también al apartado de Tratamiento de la angina estable).
  - **Nitroglicerina**
    - Se puede iniciar el tratamiento en el momento de la presentación con nitroglicerina sublingual. **Hay que señalar** que el 40 % de los pacientes con dolor torácico *no* debido a EAC mejorará con la nitroglicerina *(Ann Intern Med 2003;139;979)* (v. tabla 4-10).
    - Los pacientes con síntomas isquémicos progresivos o los que requieren fármacos adicionales para controlar una hipertensión importante pueden tratarse con nitroglicerina i.v. hasta que se alivie el dolor, se controle la hipertensión o ambas cosas.
    - Antes de administrar nitratos, hay que descartar un infarto ventricular derecho, ya que estos fármacos pueden precipitar una hipertensión grave.
  - **Bloqueantes adrenérgicos** β (el lector puede acudir también al apartado de Tratamiento de la angina estable).
    - El tratamiento oral debe empezarse de forma precoz cuando no existen contraindicaciones.
    - El tratamiento con un preparado i.v. debe reservarse para tratar la arritmia, el dolor torácico progresivo o hipertensión avanzada, más que como uso sistemático.
    - El uso sistemático de bloqueantes adrenérgicos β i.v. se asocia a un mayor riesgo de shock cardiogénico, por lo que debe evitarse.
    - Las contraindicaciones del tratamiento con bloqueantes β son el bloqueo AV avanzado, el broncoespasmo activo, la insuficiencia cardíaca descompensada, el shock cardiogénico, la hipotensión y la bradicardia.
  - La **morfina**, 2-4 mg i.v., puede usarse como complemento de los bloqueantes adrenérgicos β, los nitratos y los antagonistas del calcio. Hay que tener precaución para no enmascarar la evaluación clínica posterior por el uso intenso de medicamentos narcóticos.
- ■ **Otros tratamientos médicos**
  - Los **inhibidores de la ECA (IECA)** (el lector puede acudir también al apartado de Tratamiento de la angina inestable) son antihipertensores eficaces, y se ha demostrado que reducen la mortalidad en pacientes con enfermedad coronaria y disfunción sistólica del ventrículo izquierdo. Los IECA se deben emplear en pacientes con disfunción del ventrículo izquierdo (FE < 40 %), hipertensión o diabetes que acuden con un SCA. Los **BRA** resultan adecuados en pacientes que no toleran los IECA.
  - Hay que añadir **antagonistas de la aldosterona** si no hay contraindicaciones (potasio > 5 mEq/l o aclaramiento de creatinina [CrCl] < 30 ml/min), tras el inicio de los IECA en pacientes con diabetes o una FE del VI < 40 %.

- Los **inhibidores de la 3-hidroxi-3-metilglutaril-coenzima A (HMG-CoA) reductasa (estatinas)** son hipolipemiantes potentes que reducen la incidencia de isquemia, IM y muerte en pacientes con un SCA. Las estatinas en dosis elevadas se deben administrar de forma sistemática a los pacientes con SCA durante las primeras 24 h. Se debe solicitar un perfil lipídico de todos los pacientes.
  - El tratamiento con estatinas reduce las evoluciones desfavorables, gracias a su efecto hipolipemiante y, posiblemente, por efectos pleiotrópicos (antiinflamatorio y estabilizador de la placa ateroesclerótica).
  - El tratamiento intensivo con estatinas reduce el riesgo de isquemia recurrente, IM y muerte en pacientes con SCA *(JAMA 2001;285:1711)*.
  - Se puede observar una reducción de las evoluciones adversas de la ECV tras el inicio precoz de un tratamiento con estatinas en dosis elevada, logrando un valor de LDL <70 mg/dl a los 30 días de la presentación inicial con SCA *(N Engl J Med 2004;350:1495)*. El tratamiento intensivo para reducir las LDL reduce también la incidencia de IM en relación con la intervención tras las ICP *(J Am Coll Cardiol 2007;49:1272)*.
- Los **antiinflamatorios no esteroideos (AINE)** se asocian a un aumento del riesgo de muerte, IM, rotura del miocardio, hipertensión e insuficiencia cardíaca en algunos metaanálisis a gran escala *(Circulation 2006;113:2906)*. Se han descrito evoluciones negativas con fármacos no selectivos y selectivos de COX-2.
  - La administración de AINE debe interrumpirse en pacientes con AI/IMSEST.
  - El paracetamol es una alternativa aceptable para el tratamiento de la artrosis y el dolor osteomuscular de otro tipo.
- La glucemia no debe controlarse rigurosamente en los pacientes diabéticos que han sufrido un SCA porque puede aumentar la mortalidad. El objetivo es una cifra <180 mg/dl, evitando la hipoglucemia a cualquier precio.

Revascularización

ICP
En la sección «Revascularización» de las páginas 103-104 se exponen las estrategias terapéuticas invasivas.

CDAC
- Las indicaciones para la ICP y la CDAC en pacientes con AI/IMSEST son similares a las descritas en los pacientes con angina estable crónica (el lector debe acudir al apartado sobre revascularización en las páginas 103-104).
- La urgencia de la revascularización debe tener un gran peso en la decisión para la CDAC; los pacientes en shock cardiogénico pueden beneficiarse de la ICP y del soporte mecánico en comparación con la cirugía cardíaca de emergencia.
- La presencia de un IMSEST en el contexto de una arteriopatía de la coronaria principal izquierda debe urgir a la revascularización quirúrgica y al planteamiento de la contrapulsación con globo intraaórtico para estabilizar al paciente antes de inducir la anestesia.

Observación/seguimiento

La máxima frecuencia de progresión a IM o el desarrollo de IM recurrente se observa durante los 2 meses tras la presentación del primer episodio. Superado ese momento, la mayoría de los pacientes tienen una evolución clínica similar a la de los que sufren una angina estable crónica.
- Los pacientes deben recibir el alta con tratamiento antiagregante doble, bloqueantes adrenérgicos β y estatinas.
- La mayoría de los pacientes serán dados de alta con IECA.
- Hay que evaluar la necesidad de administrar antagonistas de la aldosterona.
- Deben detectarse factores estresantes y depresión. Si es necesario, se derivará al paciente para el tratamiento de la depresión.
- Debe fomentarse el abandono del tabaquismo y la modificación de los factores de riesgo.
- Hay que tratar de derivar a los pacientes para rehabilitación cardíaca.

Infarto de miocardio con elevación del segmento ST

PRINCIPIOS GENERALES

Definición

■ El IMEST se define como un síndrome clínico de isquemia miocárdica asociada a elevación del segmento ST en el ECG (v. apartado sobre ECG) y posterior liberación de biomarcadores de necrosis.

■ El IMEST es una emergencia médica.

■ Si se compara con la AI/IMSEST, el IMEST se asocia a una estancia hospitalaria más prolongada, con mayor morbilidad y mortalidad a los 30 días. Sin tratamiento, la mortalidad del IMEST puede superar el 30 %, y la existencia de complicaciones mecánicas (rotura de músculos papilares, comunicación interventricular [CIV] y rotura de la pared libre) aumenta la mortalidad al 90 %.

■ La fibrilación ventricular es responsable de aproximadamente el 50 % de la mortalidad y suele producirse en la primera hora desde la aparición de los síntomas.

■ Las claves del tratamiento del IMEST son el reconocimiento y el diagnóstico rápidos, la movilización coordinada de los recursos sanitarios y el tratamiento de reperfusión inmediato.

■ La mortalidad se relaciona de forma directa con el tiempo total de isquemia.

■ Las directrices de la AHA/ACC proporcionan una revisión más exhaustiva del IMEST (*J Am Coll Cardiol 2013;61:e78*).

Epidemiología

■ El IMEST es responsable de aproximadamente el 25-30 % de los casos de SCA al año, y la incidencia ha ido disminuyendo.

■ Durante las últimas décadas, se ha observado una mejora espectacular en la mortalidad a corto plazo hasta la tasa actual del 6-10 %.

■ Aproximadamente el 30 % de los casos de IMEST se producen en mujeres, pero las evoluciones y las complicaciones siguen siendo peores en comparación con sus homólogos varones.

Fisiopatología

■ El IMEST se produce por la oclusión aguda y total de una arteria coronaria epicárdica, con más frecuencia debido a la rotura/erosión de una placa ateroesclerótica y la subsiguiente formación de un trombo.

■ En comparación con el IMSEST/AI, la oclusión trombótica es completa, de forma que existe isquemia/infarto transmural total en la distribución de la gran arteria ocluida.

DIAGNÓSTICO

Presentación clínica

Anamnesis

■ El dolor torácico debido a un IMEST se parece a una angina, pero tiene mayor duración e intensidad, y no se alivia con reposo ni con nitroglicerina sublingual. Las molestias torácicas se pueden acompañar de disnea, diaforesis, palpitaciones, náuseas, vómitos, astenia y/o síncope.

■ Un dolor torácico de desgarro intenso o la presencia de déficits neurológicos focales debe hacer pensar en una posible disección aórtica. Esta afección puede parecerse al SCA; además, las disecciones de la aorta ascendente pueden afectar a la arteria coronaria derecha y causar elevaciones del segmento ST en el ECG.

■ Es obligatorio determinar el tiempo desde la aparición de los síntomas, ya que resulta esencial para determinar el método apropiado para la reperfusión.

■ Los IMEST pueden presentarse de forma atípica, sobre todo en mujeres, ancianos y pacientes postoperados, y también en diabéticos y pacientes con una nefropatía terminal.

Estos enfermos pueden presentar un dolor torácico atípico o no tener dolor torácico alguno, y pueden acudir con confusión, disnea, hipotensión sin causa aparente o insuficiencia cardíaca.

■ El IMEST debe considerarse siempre una causa ante cualquier paciente que presenta compromiso hemodinámico (postoperatorio, síndrome confusional o shock).

■ En la anamnesis inicial que realiza el médico se debe incidir siempre en la existencia de cirugía o procedimientos cardíacos previos. La ICP o la CDAC previas pueden tener una implicación importante en el tratamiento de revascularización aguda.

■ Deben evaluarse las contraindicaciones absolutas y relativas para el tratamiento trombolítico (v. a continuación) y los posibles problemas que complican la ICP primaria (alergia al contraste i.v., EVP/revascularización periférica, disfunción renal, enfermedad del SNC, embarazo, diátesis hemorrágica o comorbilidad grave).

■ Se preguntará por el consumo reciente de cocaína. En este caso, es importante emplear tratamiento médico intensivo con nitroglicerina, vasodilatadores coronarios y benzodiazepinas antes de plantearse la reperfusión coronaria.

Exploración física

La exploración física debe tratar de identificar una posible inestabilidad hemodinámica, congestión pulmonar, complicaciones mecánicas del IM y otras causas para las molestias torácicas agudas.

■ La clasificación de Killip (v. tabla 4-11) puede ser una guía útil al evaluar pacientes con SCA. La clasificación de Forrester utiliza datos hemodinámicos para la estratificación de riesgos y se usa con menos frecuencia.

■ La identificación de un soplo sistólico nuevo puede sugerir la presencia de una insuficiencia mitral isquémica o una CIV.

■ Una exploración neurológica limitada para detectar las deficiencias cognitivas y motoras basales y una exploración vascular (pulsos de los miembros inferiores y soplos) ayudarán a determinar si el paciente es candidato al tratamiento de reperfusión y a planificar éste.

■ El shock cardiogénico debido a un infarto de miocardio del ventrículo derecho (IMVD) se puede sospechar clínicamente ante la presencia de hipotensión, elevación de la presión venosa yugular y ausencia de congestión pulmonar.

■ Es importante medir la PA en ambos brazos para descartar una disección aórtica.

PRUEBAS DIAGNÓSTICAS

Electrocardiografía

El ECG es esencial para el diagnóstico del IMEST y se debe realizar en los 10 min siguientes a la aparición de la clínica. Si el diagnóstico de IMEST es dudoso, los ECG seriados pueden aclararlo. Entre los hallazgos clásicos se encuentran:

■ Las ondas T rectas picudas son la primera manifestación de lesión miocárdica.

■ Las elevaciones del segmento ST se correlacionan con el territorio de miocardio lesionado (tabla 4-15).

■ **Criterios ECG para el diagnóstico de IMEST** (*J Am Coll Cardiol 2009;53:1003*).

• Cuando las elevaciones del ST alcanzan valores umbral en dos o más derivaciones anatómicamente contiguas, puede establecerse un diagnóstico de IMEST.

• En hombres > 40 años, el valor umbral para una elevación anómala del segmento ST en el punto J es ≥ 2 mm en las derivaciones V_2 y V_3, y > 1 mm en el resto de derivaciones. En hombres < 40 años, el valor umbral para la elevación anómala del ST en el punto J en las derivaciones V_2 y V_3 es > 2,5 mm.

• En las mujeres, el valor umbral de elevación anómala del segmento ST en el punto J es > 1,5 mm en las derivaciones V_2 y V_3, y > 1 mm en el resto de derivaciones.

• En las derivaciones derechas (V_3R y V_4R), el umbral de la elevación anómala del ST en el punto J es 0,5 mm, salvo en hombres < 30 años, en quienes es de 1 mm. Deben registrarse las derivaciones derechas de todos los pacientes con signos de isquemia de la pared

TABLA 4-15	Distribución anatómica según el electrocardiograma	
Elevación de ST	**Territorio miocárdico**	**Arteria coronaria**
V_1-V_6 o BRI	Paredes anterior y septal	ADAI proximal o principal izquierda
V_1-V_2	Tabique	ADAI proximal o rama septal
V_2-V_4	Pared anterior	ADAI
V_5-V_6	Pared lateral	ACI
II, III, aVF	Pared inferior	ACD o ACI
I, aVL	Pared lateral alta	ACI diagonal o proximal

ACD, arteria coronaria derecha; ACI, arteria circunfleja izquierda; ADAI, arteria descendente anterior izquierda; BRI, bloqueo de rama izquierda.

inferior para descartar la isquemia ventricular derecha. Puede producirse infarto del VD con lesiones proximales de la arteria coronaria derecha (ACD).
- En las derivaciones posteriores (V_7, V_8 y V_9), el umbral de la elevación anómala de ST en el punto J es de 0,5 mm.
  - En todos los pacientes con depresión del segmento ST en las derivaciones V_1 a V_3, elevación de ST en la pared inferior u ondas R altas en V_1 a V_3 deben colocarse derivaciones posteriores para poder diagnosticar un IM de pared posterior. Los IMEST posteriores suelen deberse a oclusión de la arteria circunfleja y suelen diagnosticarse de forma errónea como AI/IMSEST. Las ondas R en V_1 o V_2 representan ondas Q en el territorio posterior.
  - La isquemia de la arteria circunfleja también puede ser silente en el ECG.
- La presencia de una depresión recíproca del segmento ST opuesta al territorio del infarto aumenta la especificidad del IM agudo.
- Un nuevo bloqueo de rama izquierda (BRI) sugiere un gran IM de la pared anterior con un peor pronóstico.
- En la tabla 4-16 pueden encontrarse los criterios electrocardiográficos para el diagnóstico de IMEST en pacientes con BRI preexistente o electroestimulación del ventrículo derecho. No se aplican los criterios anteriores.
- **Cambios en el ECG que se parecen al IM.** La elevación del segmento ST y las ondas Q se pueden deber a múltiples etiologías aparte del IM agudo, como el IM previo con formación de aneurismas, la disección aórtica, la hipertrofia del ventrículo izquierdo, la pericarditis, la miocarditis o la embolia pulmonar, o pueden ser un hallazgo normal (tabla 4-17). Resulta esencial obtener ECG previos para aclarar el diagnóstico.
- **Ondas Q.** El desarrollo de ondas Q patológicas nuevas se considera diagnóstico de IM transmural, pero se puede producir en pacientes con una isquemia prolongada o aporte colateral deficiente. La presencia de ondas Q únicamente no es una indicación para la

TABLA 4-16	Criterios de elevación del segmento ST en bloqueo de rama izquierda previo o ritmo de marcapasos del ventrículo derecho

Cambio ECG

Elevación del segmento ST superior a 1 mm en presencia de un complejo QRS positivo (concordante con el QRS)

Elevación del segmento ST superior a 5 mm en presencia de un complejo QRS negativo (discordante con el QRS)

Depresión del segmento ST superior a 1 mm en V_1-V_3

Criterios de Sgarbossa (GUSTO): *Am J Cardiol* 1996;77:423; *N Engl J Med* 1996;334:481; *Pacing Clin Electrophysiol* 2001;24:1289.

TABLA 4-17	Diagnóstico diferencial de la elevación del segmento ST en el ECG excluyendo el IMEST

Causas cardíacas	Otras causas
IM previo con formación de aneurisma	Embolia pulmonar
Disección aórtica con afectación coronaria	Hiperpotasemia
Pericarditis	
Miocarditis	
Hipertrofia VI o estenosis aórtica (con sobrecarga)[a]	
Miocardiopatía hipertrófica	
Vasoespasmo coronario (cocaína, angina de Prinzmetal)	
Repolarización precoz (variante de la normalidad)	
Síndrome de Brugada	

IM, infarto de miocardio; VI, ventrículo izquierdo.
[a]Se puede producir sobrecarga en muchas situaciones, como la hipertensión sistémica, la hipotensión, la taquicardia, el ejercicio o la sepsis.

reperfusión aguda; sin embargo, es muy útil contar con un ECG antiguo para comparar con el fin de determinar la cronicidad. Los criterios para el diagnóstico son:

• En las derivaciones V_2 y V_3, una onda Q patológica es $\geq 0,02$ s o un complejo QS en V_2 o V_3. Una onda Q aislada en la derivación V_1 o en la derivación III es normal.
• En derivaciones distintas a V_1 a V_3, la presencia de una onda Q $\geq 0,03$ s y $\geq 0,1$ mV de profundidad, o un complejo QS en dos derivaciones contiguas sugiere un IM previo.
• Una onda R $\geq 0,04$ s en V_1 y V_2, y un cociente R/S ≥ 1 con una onda T positiva sugiere un IM posterior previo (si no existe hipertrofia del ventrículo derecho [HVD] ni bloqueo de rama derecha [BRD]).

Pruebas de laboratorio y pruebas de imagen

■ El diagnóstico de IMEST y el inicio del tratamiento se realizan en un paciente que refiere un malestar torácico o equivalente anginoso prolongado con hallazgos electrocardiográficos que lo califican. Esperar a recibir los resultados de los biomarcadores cardíacos no hará más que añadir una demora innecesaria.

■ Se deben remitir muestras de sangre para determinar enzimas cardíacas (troponina, CK-MB), un hemograma completo, pruebas de coagulación (TTP, tiempo de protrombina [TP], índice internacional normalizado [INR]), creatinina, electrólitos (incluido el magnesio), y el grupo sanguíneo y la detección de aloanticuerpos. Se debe realizar un perfil de lípidos en ayunas en todos los pacientes con un IMEST para la prevención secundaria (hay que señalar, no obstante, que los niveles lipídicos pueden estar falsamente disminuidos durante la fase aguda del IM).

■ Las enzimas cardíacas iniciales (incluida la determinación de troponina) pueden ser normales, según el momento desde la aparición de los síntomas. La mioglobina es la primera enzima que se eleva.

■ La CK-MB puede emplearse para confirmar que la lesión miocárdica se produjo en las primeras 48 h, dado que las concentraciones de troponina pueden permanecer altas hasta durante 2 semanas después del IM.

■ El riesgo de muerte cardíaca posterior es directamente proporcional al incremento de las troponinas cardíacas específicas, aunque las concentraciones de CK-MB no estén elevadas. La medición de las enzimas cardíacas hasta que lleguen a su concentración máxima puede usarse para determinar la extensión de la lesión miocárdica.

■ No se recomienda la realización sistemática de pruebas radiológicas cardíacas no invasivas para el diagnóstico inicial de IMEST. Cuando se duda del diagnóstico, se puede solicitar una ecocardiografía transtorácica (ETT) para demostrar las alteraciones regionales de la pared. Si la ETT no permite una valoración adecuada, se puede realizar una ecocardiografía transesofágica (ETE) para valorar las complicaciones agudas del IM y la existencia de una disección aórtica.

■ La radiografía de tórax portátil permite valorar el edema pulmonar y descartar otras causas de dolor torácico, como la disección aórtica. Es importante recordar que un mediastino de anchura normal no descarta la disección aórtica, sobre todo si se sospecha por la clínica.

TRATAMIENTO

■ **Antes de acudir al hospital.** Es conveniente que el público en general conozca los signos y síntomas compatibles con un IM agudo que deberían llevarle a solicitar asistencia médica urgente. La disponibilidad de acceso al 112 y a los servicios de urgencias médicas facilita la asistencia urgente a los pacientes.

■ **Tratamiento agudo.** Se debe iniciar el tratamiento inmediatamente, en cuanto se sospeche el diagnóstico, dado que la mortalidad y el riesgo de insuficiencia cardíaca posterior se relacionan directamente con la duración de la isquemia (fig. 4-4).

■ Todos los centros médicos deben tener y emplear protocolos para el IMEST basados en las recomendaciones de la AHA/ACC. Los centros que no pueden realizar ICP deben disponer de protocolos para cumplir los tiempos aceptados para el traslado rápido a un centro capaz de realizar la ICP o administrar trombolíticos y trasladar posteriormente al paciente a un centro con posibilidad de ICP.

■ **En el servicio de urgencias,** se debe activar un protocolo de IM agudo que incluya una exploración clínica orientada y un ECG de 12 derivaciones en los primeros 10 min desde el ingreso.

■ **Tratamiento inmediato.** El objetivo del tratamiento inmediato en los pacientes con un IMEST es identificar a los candidatos para la reperfusión e iniciar el proceso inmediatamente. Otras prioridades son aliviar el dolor isquémico, y reconocer y tratar la hipotensión, el edema pulmonar y las arritmias.

■ **Medidas generales**
  • Se debe administrar oxígeno si la saturación es <90 %. Si fuera necesario, la ventilación mecánica disminuye el esfuerzo respiratorio y reduce el consumo de oxígeno del miocardio.
  • Hay que colocar dos vías i.v. periféricas en cuanto llegue el paciente.

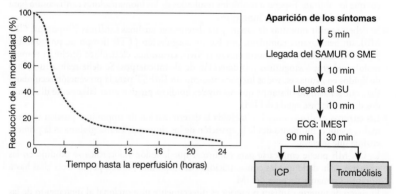

Figura 4-4. El beneficio de la reperfusión coronaria es inversamente proporcional al tiempo de isquemia. **Izquierda.** Representación gráfica del beneficio para la mortalidad de la reperfusión coronaria según el tiempo de isquemia. (Adaptado de *JAMA 2005;293:979*). **Derecha.** Secuencia temporal de acontecimientos recomendados desde la aparición del dolor según las recomendaciones ACC/AHA *(Circulation 2008;117:296)*. ACC/AHA, American Heart Association/American College of Cardiology; ECG, electrocardiograma; ICP, intervención coronaria percutánea; IMEST, infarto de miocardio con elevación del segmento ST; SU, Servicio de Urgencias.

- Es importante realizar ECG seriados en los pacientes sin elevación del segmento ST en el ECG inicial pero que siguen teniendo molestias torácicas, porque pueden presentar un IMEST en evolución. Se realizará control de las arritmias mediante telemetría.

Fármacos

El tratamiento médico debe incluir la administración de AAS y anticoagulantes, así como fármacos para reducir la isquemia miocárdica (tabla 4-18).

■ El **ácido acetilsalicílico (AAS)** masticable (162 mg a 325 mg) se debe administrar de forma inmediata a *todos* los pacientes con un presunto IM agudo; se prefiere la dosis de 325 mg para los que no han tomado antes AAS. Tras la ICP, la dosis siguiente de AAS es de 81 mg/día y se administrará indefinidamente *(Eur Heart J 2009;30:900).*

■ Lo antes posible tras la presentación, todos los pacientes con IMEST deben recibir una dosis de carga de un **inhibidor P2Y12,** como parte de un tratamiento antiagregante doble. Al elegir éste, hay que tener en cuenta el coste y el riesgo de hemorragia. *El lector puede encontrar más información sobre los fármacos y las dosis que se mencionan a continuación en el apartado sobre antiagregantes para la AI/IMSEST.*

- Si se va a administrar tratamiento fibrinolítico al paciente, junto con AAS y un anticoagulante:
  - Se administra clopidogrel, 300 mg de dosis de carga, durante las primeras 24 h de tratamiento; si se inició 24 h después de la administración de fibrinolíticos, se prefiere una dosis de carga de 600 mg. La dosis de mantenimiento es de 75 mg/día.
  - No se debe administrar la dosis de carga a los pacientes de más de 75 años.
- Si se va a realizar una ICP, debe añadirse **uno** de los siguientes fármacos al AAS y el anticoagulante:
  - **Clopidogrel,** 600 mg de dosis de carga y, a continuación, 75 mg/día durante 12 meses.
  - **Plasugrel,** 60 mg de dosis de carga y, a continuación, 10 mg/día durante un mínimo de 12 meses (está contraindicado en pacientes con ACV previo y debe evitarse en >75 años y pesos <60 kg). El plasugrel suele tener que administrarse tras la angiografía diagnóstica (o en la hora siguiente a la ICP) cuando se sabe que el paciente no necesitará CDAC, debido a la mayor incidencia de hemorragia relacionada con la cirugía en comparación con el clopidogrel *(Lancet 2009;373:723).*
  - **Ticagrelor,** 180 mg de dosis de carga y, a continuación, 90 mg dos veces al día (Nota: la dosis de mantenimiento de AAS es de 81-100 mg/día **únicamente**) durante un mínimo de 12 meses.

■ Los **inhibidores de GPIIb/IIIa** carecen de función en la presentación inicial de los pacientes con IMEST o como parte del tratamiento complementario con trombolíticos.

- Puede ser razonable el uso de inhibidores GPIIb/IIIa como una alternativa a un antagonista P2Y12 en los pacientes que acuden con complicaciones agudas del IM que requieren cirugía (insuficiencia mitral isquémica, rotura de músculos papilares o CIV).
- En general, el uso de inhibidores de GPIIb/IIIa debe dejarse a la opinión del cardiólogo intervencionista.

■ El **tratamiento anticoagulante** debe iniciarse al llegar en todos los pacientes con IMEST, independientemente de la elección entre ICP o tratamiento trombolítico. *El lector puede acudir a la sección sobre fármacos para la AI/IMSEST, donde encontrará más información sobre los fármacos que se mencionan a continuación.*

- **Los pacientes que se tratarán con fibrinolíticos deben empezar con:**
  - **HNF** con monitorización para confirmar que el TTPa duplica el límite superior del valor normal. La HNF debe continuarse durante 48 h después de la fibrinólisis. Si se prevé que la angiografía con intento de realizar ICP se efectuará poco después de la fibrinólisis, puede que sea preferible la HNF.
    - Dosis de HNF: dosis en bolo de 60 UI/kg (máximo de 4 000 UI), y a continuación 12 (UI/kg)/h (máximo de 1 000 UI/h) para mantener el TTP en 50-70 segundos.
  - **Enoxaparina:** si la creatinina sérica es <2,5 mg/dl en los hombres o de 2 mg/dl en las mujeres, se administra una dosis inicial de 30 mg i.v. en bolo, seguida 15 min después

TABLA 4-18	Tratamiento médico previo	

Fármaco	Dosis	Comentarios
Ácido acetilsalicílico (AAS)	162-325 mg	Los preparados sin cubierta entérica (masticables o para triturar) administrados por vía oral o rectal facilitan una absorción rápida del fármaco y la inhibición de las plaquetas
Clopidogrel	600 mg dosis de carga, 75-150 mg diarios	En dosis de 600 mg como dosis de carga, seguidos de 150 mg como dosis de mantenimiento durante 7 días puede reducir la incidencia de trombosis de la endoprótesis e IM, en comparación con la dosis de carga convencional de 300 mg y 75 mg de mantenimiento Se debe tener cuidado en los ancianos, dado que los ensayos clínicos de validación del uso de clopidogrel en IMEST no incluyeron ancianos o no incluyeron una dosis de carga
Prasugrel	60 mg dosis de carga, 10 mg diarios	Comparado con el clopidogrel, el prasugrel actúa más rápido y es un antiagregante más potente, con una mejor eficacia, pero aumentó de forma significativa la incidencia de hemorragia tras la CDAC El prasugrel no debe administrarse a pacientes mayores de 75 años, que pesen menos de 60 kg o con antecedentes de ACV/AIT
Ticagrelor	180 mg de carga, luego 90 mg 2 veces al día	La dosis de AAS no debe superar los 100 mg. El ticagrelor ha demostrado reducir la mortalidad más que el clopidogrel, a expensas de mayor incidencia de hemorragia
Heparina no fraccionada (HNF)	60 UI/kg en bolo i.v., 12 (UI/kg)/h	Es preciso administrar HNF a todos los pacientes sometidos a una ICP y a los que reciben trombolíticos, salvo estreptocinasa La dosis máxima en bolo i.v. son 4000 unidades
Enoxaparina (HBPM)	30 mg en bolo i.v., 1 mg s.c. 2 veces al día	Los pacientes mayores de 75 años no deben recibir una dosis de carga, y reciben 0,75 mg s.c. 2 veces al día Es necesario administrar una dosis de carga adicional de 0,3 mg/kg si la última dosis de HBPM se dio más de 8 h antes de la ICP. El uso de HBPM sólo está validado para la trombólisis y la ICP de último recurso
Bivalirudina	0,75 mg/kg en bolo i.v., 1,75 (mg/kg)/h	La bivalirudina se ha validado en pacientes sometidos a una ICP y no se ha estudiado combinada con trombólisis Los pacientes que recibieron heparina en bolo antes de bivalirudina mostraron una menor incidencia de trombosis de la endoprótesis en comparación con los que sólo recibieron bivalirudina
Fondaparinux	2,5 mg en bolo i.v., 2,5 mg s.c. diarios	Se ha demostrado que es mejor que la HNF; cuando se emplea durante la trombólisis se asocia a una menor frecuencia de hemorragia El fondaparinux aumenta el riesgo de trombosis del catéter cuando se usa durante la ICP (*JAMA* 2006;295:1519)

(Continúa)

TABLA 4-18	Tratamiento médico previo *(Continuación)*	
Fármaco	**Dosis**	**Comentarios**
Nitroglicerina	0,4 mg s.l. o infusión en aerosol: 10-200 µg/min	La nitroglicerina sublingual o en aerosol se puede administrar cada 5 min hasta un total de 3 dosis en ausencia de hipotensión. La nitroglicerina i.v. puede emplearse para las molestias torácicas no controladas
Metoprolol	25 mg v.o., aumentar a demanda	Es necesario evitar los bloqueantes β en pacientes con datos de insuficiencia cardíaca, inestabilidad hemodinámica, bloqueo AV de primer grado importante, bloqueo cardíaco avanzado y broncoespasmo

AIT, accidente isquémico transitorio; AV, auriculoventricular; HBPM, heparina de bajo peso molecular; CDAC, cirugía de derivación de arteria coronaria; ICP, intervención coronaria percutánea; IM; infarto de miocardio; IMEST, infarto de miocardio con elevación del segmento ST; s.l., sublingual.

de 1 mg/kg s.c. dos veces al día. Se administra durante todo el período de hospitalización, aunque no debe superar los 8 días.

- En pacientes ≥75 años, no se administra dosis en bolo, y la dosis subcutánea es de 0,75 mg/kg dos veces al día.
- Si el aclaramiento de creatinina es <30 ml/min, la dosis subcutána es de 1 (mg/kg)/día.
- **Fondaparinux:** con una dosis i.v. inicial de 2,5 mg, seguida de 2,5 mg s.c. al día. No se debe usar este fármaco si el CrCl es <30 ml/min. Se administrará durante el tiempo de hospitalización, sin superar los 8 días.
- Se puede usar **bivalirudina** en pacientes con TIH, pero no se ha estudiado ampliamente en pacientes con IMEST ni en pacientes con fibrinólisis.
- **Elección del anticoagulante para el paciente al que se practicará una ICP primaria:**
  - Muchos cirujanos suelen preferir la **HNF** durante la ICP, debido a la disponibilidad y a la monitorización terapéutica en tiempo real con tiempos de coagulación de activación (TCA) en el laboratorio de cateterismo. En la ICP se administran dosis adicionales de HNF en bolo, y la dosis y el objetivo del TCA dependen de si se han administrado antagonistas GPIIb/IIIa.
  - El uso de **enoxaparina** en pacientes con IMEST como anticoagulante para la ICP es dudoso.
    - Puede requerirse una dosis i.v. adicional en la ICP dependiendo del momento de la última dosis y del número total de dosis administradas.
    - Los pacientes que reciben enoxaparina no deben recibir HNF.
  - Puede administrarse **bivalirudina** a pacientes ya tratados con AAS y clopidogrel al inicio.
    - La bivalirudina es una alternativa razonable al uso de la combinación de heparina e inhibidor GPIIb/IIIa durante la ICP, con índices de hemorragia menores, pero con un mayor índice de trombosis en la endoprótesis *(N Engl J Med 2008;358:2218; JAMA 2003;19:853)*.
    - Es el fármaco de elección en pacientes con TIH diagnosticada.
    - Puede administrarse con o sin tratamiento previo con HNF. Si el paciente está siendo tratado con HNF, se interrumpirá ésta durante 30 min antes de iniciar la bivalirudina.
    - La dosis es de 0,75 mg/kg en bolo y, a continuación, 1,75 (mg/kg)/h en infusión.
  - El **fondaparinux** no está indicado para el uso en pacientes con IMEST como único anticoagulante, y debe administrarse junto con HNF debido al riesgo de trombosis relacionada con el catéter.

■ **Tratamiento antiisquémico** (el lector puede encontrar más información sobre los fármacos que se mencionan a continuación en el apartado sobre medicamentos para la AI/ IMSEST).

• Debe administrarse **nitroglicerina** a los pacientes con dolor torácico isquémico, como ayuda para el control de la hipertensión o como parte del tratamiento de la insuficiencia cardíaca. La nitroglicerina debe evitarse o usarse con precaución en pacientes con:
  • Hipotensión (PAS < 90 mm Hg).
  • Infarto ventricular derecho.
  • Frecuencia cardíaca > 100 lpm o < 50 lpm.
  • Uso documentado de inhibidores de la fosfodiesterasa en las 48 h previas.
• Puede usarse **morfina** (2-4 mg i.v.) para el dolor torácico que no responde al tratamiento con nitroglicerina. La analgesia adecuada reduce los niveles de catecolaminas circulantes y disminuye el consumo de oxígeno por el miocardio.
• Los **bloqueantes** β mejoran la isquemia miocárdica, limitan el tamaño del infarto y reducen los episodios cardíacos adversos importantes, entre ellos la mortalidad, la isquemia recurrente y las arritmias malignas.
  • Deben iniciarse (en las primeras 24 h) en todos los pacientes con IMEST que no tienen signos de nueva insuficiencia cardíaca, signos de shock cardiogénico (Killip II o superior), edad > 70 años, PAS < 120 mm Hg, pulso > 110 lpm o < 60 lpm, o bloqueo cardíaco avanzado *(Lancet 2005;366;1622)*.
  • Los bloqueantes β i.v. pueden aumentar la mortalidad en pacientes con IMEST, y deben reservarse para el tratamiento de arritmias o el tratamiento inmediato de hipertensión acelerada en pacientes sin las características mencionadas anteriormente. La taquicardia sinusal en el contexto de un IMEST puede ser una respuesta de compensación para mantener el gasto cardíaco, y no debe inducir el uso i.v. de bloqueantes β.

Reperfusión coronaria aguda

■ La mayoría de los pacientes que sufren un IMEST agudo tienen una oclusión trombótica de una arteria coronaria. El restablecimiento precoz de la perfusión coronaria limita el tamaño del infarto, conserva la función del ventrículo izquierdo y reduce la mortalidad.
■ El resto de tratamientos son secundarios, y no deben retrasar el objetivo de lograr a tiempo la reperfusión coronaria.
■ Salvo que se produzca la resolución espontánea de la isquemia (determinada por la desaparición del malestar torácico y la normalización de la elevación de ST), la elección de la estrategia de reperfusión comprende la trombólisis, la ICP primaria o la CDAC urgente (fig. 4-5).
• La normalización del ECG y los síntomas no debe impedir que el paciente sea derivado para una angiografía diagnóstica urgente. La morfina pude enmascarar síntomas isquémicos progresivos.
• Nota: los síntomas progresivos no son criterios para el tratamiento del IMEST en las primeras 12 h del inicio de los síntomas. Los pacientes que acuden en las primeras 12 h desde la aparición de los síntomas, a pesar de la resolución de éstos, pero aún con cambios en el ECG indicadores de IMEST siguen siendo candidatos a la reperfusión inmediata (ICP primaria o fibrinolíticos). En estas circunstancias, los autores del capítulo recomiendan la angiografía con intento de ICP/CDAC.
■ La selección del tratamiento de reperfusión debe tener una importancia secundaria frente al objetivo global de conseguir una reperfusión a tiempo.
• **ICP primaria**
  • La ICP primaria es la estrategia de reperfusión de elección cuando está disponible en los primeros 90 min desde el contacto con el médico. Comparada con el tratamiento fibrinolítico, la ICP proporciona una permeabilidad del vaso y una perfusión superiores (flujo TIMI 3), con menos riesgo de reinfarto, menos riesgo de hemorragia intracraneal y una mejor supervivencia, independientemente de la localización de la lesión o la edad del paciente Los pacientes con IMEST cuyos síntomas aparecieron

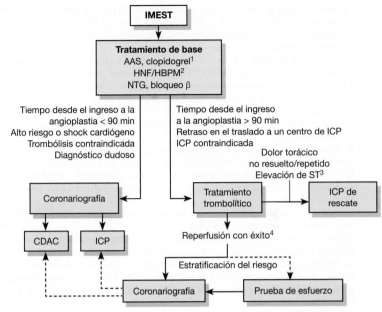

Figura 4-5. Estrategias para la reperfusión coronaria y la valoración del riesgo. [1]Si no se van a administrar fibrinolíticos, se usará clopidogrel solo. Si se plantea una ICP primaria, se administrará ticagrelor, prasugrel o clopidogrel. [2]La HNF se puede emplear con ICP o trombolíticos, mientras que la bivalirudina sólo se ha estudiado en la ICP, y la HBPM sólo se ha validado para el tratamiento trombolítico y la ICP de rescate. En los pacientes en los que se realizará fibrinólisis, se prefiere la HBPM y el fondaparinux a la HNF. [3]Los pacientes que no consiguen alivio del dolor, presentan dolor recurrente, arritmias inestables, aparición de insuficiencia cardíaca o no se produce la normalización del segmento ST a los 60-90 min de la fibrinólisis se deben someter a una ICP de último recurso. [4]Entre los signos de éxito de la reperfusión se cuentan el alivio del dolor torácico, un 50 % de reducción en la elevación del segmento ST y el ritmo idioventricular. AAS, ácido acetilsalicílico; CDAC, cirugía de derivación de la arteria coronaria; HBPM, heparina de bajo peso molecular; HNF, heparina no fraccionada; ICP, intervención coronaria percutánea; IMEST, infarto de miocardio con elevación del segmento ST; NTG, nitroglicerina.

    menos de 12 h antes tienen un pronóstico y una evolución mejores tras la ICP. Ésta debe seguir ofreciéndose a los pacientes con IMEST con síntomas progresivos que se iniciaron 12-24 h antes.

- Aunque los datos sobre beneficios son limitados, la ICP también debe tenerse en cuenta en pacientes asintomáticos en ese momento, pero que presentaron síntomas en las 12-24 h anteriores.
- En los pacientes asintomáticos que se encuentran estables desde el punto de vista hemodinámico y eléctrico y sin signos de isquemia, y cuyos síntomas se iniciaron más de 24 h antes, no debe realizarse ICP de una arteria coronaria infartada totalmente ocluida *(Circulation 2011;22:2320)*.
- Se prefiere siempre la **ICP** frente a la trombólisis en las situaciones siguientes:
  - Los pacientes que acuden con insuficiencia cardíaca o shock cardiogénico graves deben tratarse con ICP primaria (incluso si el traslado a un centro para ICP puede causar retrasos más prolongados que el objetivo de tiempo actual para la reperfusión). Los pacientes con clase III/IV de Killip o puntuación de riesgo TIMI ≥ 5 representan

grupos de riesgo elevado en los que se prefiere la ICP a pesar de una posible demora temporal *(Eur Heart J 2010;31:676; Circulation 2005;112:2017).*

* Pacientes con una contraindicación para el tratamiento fibrinolítico
* Pacientes sometidos a ICP reciente o CDAC previa.
* La ICP suele preferirse a la fibrinólisis en los pacientes cuyos síntomas se iniciaron más de 12 h antes *(N Engl J Med 1997;336;1621; Lancet 2003;361:13).*

* Las endoprótesis coronarias son mejores que la angioplastia con globo (balón) aislada y reducen la frecuencia de revascularización del vaso afectado.
* Las endoprótesis liberadoras de fármacos (ELF) reducen todavía más la necesidad de revascularización de los vasos afectados sin incrementar la incidencia de trombosis de la endoprótesis.
* Si el tratamiento de la arteria relacionada con el infarto tiene éxito y los pacientes tienen lesiones en arterias no relacionadas con el infarto que pueden beneficiarse de la ICP, puede lograrse un efecto favorable en cuanto a la mortalidad o el IM no mortal recurrente si se realiza la revascularización en el momento del IMEST *(N Engl J Med 2013;369:1115).*
* Los pacientes en shock deben presentar lesiones importantes en arterias no relacionas con el infarto intervenidas, si es posible.
* El abordaje transradial en el IMEST reduce la hemorragia y puede tener un efecto favorable sobre la mortalidad, en comparación con el acceso transfemoral.
* La ICP facilitada, una estrategia con dosis reducidas de inhibidores de GPIIb/IIIa y/o fármacos trombolíticos justo antes de la ICP, no se debe realizar de forma sistemática, puesto que no mejora la eficacia y sí aumenta las frecuencias de sangrado de forma significativa

* **Tratamiento fibrinolítico**
    * Las principales ventajas del tratamiento fibrinolítico son la amplia disponibilidad y la facilidad de administración. El principal inconveniente es el riesgo de hemorragia intracraneal, la duda de si se ha restablecido el flujo coronario normal y el riesgo de una nueva oclusión de la arteria relacionada con el infarto.
    * Se utiliza cuando no se puede disponer a tiempo de la ICP (demora superior a 120 min).
    * El tratamiento fibrinolítico está indicado para su uso en las 12 h siguientes al inicio de los síntomas con alteraciones electrocardiográficas de elevación del ST, nuevo bloqueo de rama izquierda (BRI) o infarto posterior real. Debe administrarse, cuando se hace, en los 30 min siguientes al contacto inicial con el paciente. El tratamiento fibrinolítico muestra su eficacia máxima cuando se administra en las primeras 3 h desde el inicio de los síntomas, y a partir de ahí el beneficio disminuye.
    * Los pacientes que acuden a un hospital en el que no puede realizarse una ICP deben ser trasladados para realizar ésta, en lugar de tratarse con fibrinolíticos, si el tiempo desde el primer contacto médico no va a ser mayor de 120 min. Esto parece ser particularmente importante en los pacientes que llegan entre 3 h y 12 h después del inicio de los síntomas.
    * En los pacientes trasladados para ICP, la ICP primaria redujo significativamente la incidencia de muerte, IM o ictus, en comparación con la fibrinólisis *in situ. (N Engl J Med 2003;249:733; J Am Coll Cardiol 2002;39:1713; Eur Heart J 2000;21:823).*
    * Todos los pacientes deben ser trasladados a un centro donde se pueda realizar ICP tras la fibrinólisis (angiografía sistemática precoz); esto debe realizarse con urgencia si los pacientes están en shock o si la reperfusión ha fracasado.
    * La ICP de rescate o de último recurso es una ICP que se realiza cuando la fibrinólisis ha fracasado, y ha demostrado ser mejor que el tratamiento conservador. Debido al riesgo de hemorragia, esta decisión debe adaptarse a cada paciente concreto y al estado clínico de éste (p. ej., cantidad de miocardio en riesgo, shock, otras enfermedades coincidentes).

- Se dispone de fármacos trombolíticos, entre ellos fármacos selectivos para la fibrina como la **alteplasa (activador del plasminógeno tisular recombinante, rt-PA),** la **reteplasa** (r-PA) y la **tenecteplasa** (TNK-tPA). La **estreptocinasa** es el único fármaco selectivo en uso. En la tabla 4-19 pueden encontrarse más detalles e información sobre las dosis.
  - La TNK-tPA es el fármaco de elección actual debido a la similitud en cuanto a eficacia, el menor riesgo de hemorragia y la conveniente administración en un solo bolo en comparación con la rt-PA. La estreptocinasa es el más barato y su uso sigue siendo amplio en todo el mundo.
  - Los fármacos selectivos para la fibrina deben usarse en combinación con el tratamiento anticoagulante, AAS y clopidogrel (v. anteriormente). Los inhibidores GPI-Ib/IIIa no deben usarse juntos. No se ha estudiado el uso conjunto de prasugrel y ticagrelor con fibrinolíticos.
- El tratamiento fibrinolítico está contraindicado:
  - En pacientes con evidencia en el ECG de depresión del segmento ST (salvo en un presunto IM posterior).

TABLA 4-19	Fármacos fibrinolíticos	
Fármaco	**Dosis**	**Comentarios**
Estreptocinasa (SK)	1,5 millones de UI i.v. en 60 min	Produce un estado fibrinolítico generalizado (no específico de coágulo) Reduce la mortalidad tras el IMEST: el 18 % de reducción relativa del riesgo y el 2 % de reducción absoluta del riesgo *(Lancet 1987;2:871)* Entre las reacciones alérgicas figuran los exantemas cutáneos, la fiebre y la anafilaxia, y se pueden encontrar en un 1-2 % de los pacientes. Se describe hipotensión aislada en un 10 % de los pacientes, que suele responder a la expansión de volumen Dado que se desarrollan anticuerpos, los pacientes tratados previamente con estreptocinasa deben recibir un trombolítico alternativo
Alteplasa (rt-PA)	15 mg en bolo i.v. 0,75 mg/kg en 30 min (máximo 50 mg) 0,5 mg/kg en 60 min (máximo 35 mg)	Este fármaco selectivo de la fibrina tiene una mayor especificidad por el coágulo en comparación con la SK No produce reacciones alérgicas ni hipotensión Beneficio sobre la mortalidad comparado con la SK, a expensas de aumento del riesgo de hemorragia intracraneal *(N Engl J Med 1993;329:673)*
Reteplasa (r-PA)	Dos bolos i.v. de 10 unidades administrados con 30 min de diferencia	Fármaco selectivo de la fibrina con una semivida más larga, pero menor especificidad por el coágulo que rt-PA Beneficio sobre la mortalidad equivalente a rt-PA *(N Engl J Med 1997;337:1118)*
Tenecteplasa (TNK-tPA)	0,50 mg/kg en bolo i.v. (dosis total de 30-50 mg)	Variante de rt-PA elaborada mediante ingeniería genética con una eliminación plasmática más lenta, mejor especificidad por la fibrina y mayor resistencia al PAI-1 Beneficio sobre la mortalidad equivalente a rt-PA con menor frecuencia de hemorragia *(Lancet 1999;354:716)* Se debe vigilar para conseguir un TTPa de 1,5-2,5 veces el control

IMEST, infarto de miocardio con elevación del segmento ST; PAI-1, inhibidor del activador del plasminógeno 1; TTPa, tiempo de tromboplastina parcial activada.

- En pacientes asintomáticos con síntomas iniciales que aparecen >24 h antes *(a diferencia de los pacientes asintomáticos con un inicio de los síntomas <12 h antes; v. anteriormente)*
- En pacientes con otras contraindicaciones para la fibrinólisis (tabla 4-20).
- En pacientes con cinco o más factores de riesgo de hemorragia intracraneal.
- La complicación más frecuente del tratamiento fibrinolítico es la hemorragia. Se produce una hemorragia intracraneal en >4 % de los pacientes con cinco o más de los siguientes factores de riesgo de hemorragia intracraneal *(Stroke 2000;31:1802):*
  - Edad ≥75 años.
  - Peso ≤65 kg en las mujeres y ≤80 kg en los hombres.
  - Sexo femenino.
  - Origen afroamericano.
  - Antecedente de ACV.
  - PAS ≥160 mm Hg.
  - INR >4 o TP >24.
  - Uso de alteplasa.
- En cualquier paciente que sufre un cambio súbito de la situación neurológica es necesario realizar una TC craneal urgente, y se deben interrumpir todos los anticoagulantes y trombolíticos. Hay que administrar plasma fresco congelado a los pacientes con una hemorragia intracerebral. Pueden emplearse también crioprecipitados para reponer las concentraciones de fibrinógeno y factor VIII. Las transfusiones de plaquetas y la protamina pueden resultar útiles en pacientes con tiempos de hemorragia muy prolongados. Se debe consultar de forma inmediata con el neurólogo y el neurocirujano.
- En aproximadamente el 10 % de los pacientes se producen complicaciones hemorrágicas graves que necesitan una transfusión de sangre.
- **Tratamiento tras la fibrinólisis**
  - Tras la fibrinólisis, todos los pacientes deben recibir tratamiento antiagregante doble adecuado y al menos 48 h de anticoagulación.
  - La angiografía coronaria sistemática en las 24 h siguientes a la trombólisis ha reducido los episodios cardíacos adversos en comparación con la ICP de último recurso *(Lancet 2004;264:1045).* El traslado inmediato para la angiografía (3 h a 24 h tras la fibrinólisis) en un centro con posibilidad de realizar ICP también ha demostrado ser beneficioso *(Lancet 2008;371:559).*

TABLA 4-20 | **Contraindicaciones del tratamiento trombolítico**

Contraindicaciones absolutas	Contraindicaciones relativas
Antecedente de hemorragia intracraneal o ictus hemorrágico	Ictus isquémico previo hace más de 3 meses
Ictus isquémico en los 3 meses anteriores	Alergia o uso previo de estreptocinasa (hace más de 5 días)[a]
Lesión cerebrovascular estructural diagnosticada (MAV, aneurisma, tumor)	Hemorragia interna reciente (2-4 semanas)
Lesión craneal cerrada en los 3 meses anteriores	RCP traumática/prolongada más de 10 min
Disección aórtica	Cirugía mayor en las 3 semanas anteriores
Hipertensión grave no controlada (PAS >180 mm Hg, PAD >110 mm Hg)	Enfermedad ulcerosa péptica activa
Hemorragia activa o diátesis hemorrágica	Punciones vasculares no compresibles
Pericarditis aguda	Antecedente de hemorragia intraocular
	Embarazo
	Hipertensión no controlada
	Uso de anticoagulantes orales

MAV, malformación arteriovenosa; PAD, presión arterial diastólica; PAS, presión arterial sistólica; RCP, reanimación cardiopulmonar.
[a]Pueden usarse otros trombolíticos aparte de la estreptocinasa.

* Los signos de la eficacia de la fibrinólisis son:
  - Alivio del dolor torácico o de los síntomas anginosos.
  - Reducción > 50 % de la elevación del segmento ST a los 90 min.
  - Arritmia de reperfusión (ritmo idioventricular acelerado) hasta 2 h después de completar la infusión.
* **ICP de último recurso tras el fracaso de la fibrinólisis**
  * El tratamiento trombolítico no logra la permeabilidad de la arteria coronaria en el 30 % de los pacientes. Por el contrario, la ICP primaria logra restablecer el flujo coronario normal (TIMI 3) en más del 95 % de los casos.
  * La ICP de último recurso reduce la incidencia de muerte, reinfarto e IC casi un 50 % *(Circulation 1994;90:2280; N Engl J Med 2005;353;2758)*.
  * Los signos de fracaso de la fibrinólisis son:
    - Síntomas de isquemia persistentes o recurrentes.
    - Los segmentos ST se corrigen < 50 % 90 minutos después de la fibrinólisis.
    - Inestabilidad eléctrica y hemodinámica.
    - Aparición de síntomas de IC.
* La **CDAC urgente** es una intervención de alto riesgo, que sólo se debe considerar si el paciente presenta afectación grave de la arteria coronaria principal izquierda o isquemia refractaria tras el fracaso de una ICP o cuando la anatomía coronaria impide realizar la ICP. También debe considerarse la cirugía de urgencia en pacientes con complicaciones mecánicas agudas del IM, como rotura del músculo papilar, insuficiencia mitral grave de origen isquémico, CIV, formación de un aneurisma ventricular en presencia de arritmias ventriculares que no pueden tratarse o rotura de la pared ventricular libre.

Tratamiento periinfarto

■ Las **unidades de cuidados coronarios (UCC)** fueron el primer gran avance en la era moderna del tratamiento del IM agudo. La mayoría de los pacientes con IMEST deben ser vigilados en una UCC especializada o una UCI durante al menos 24 h tras el IM.

■ El reposo en cama es un cuidado intermedio apropiado para las primeras 24 h tras la presentación de un IM agudo. Tras estas 24 h, los pacientes clínicamente estables pueden realizar cada vez más actividad, según su tolerancia.

■ Los pacientes deben someterse a una monitorización continua mediante telemetría para detectar isquemia recurrente y arritmias.

■ La evaluación diaria debe incluir la valoración de la reaparición de molestias torácicas, nuevos síntomas de insuficiencia cardíaca y ECG sistemáticos. La exploración física debe centrarse en la aparición de nuevos soplos y cualquier signo de insuficiencia cardíaca.

■ Hay que realizar una ecocardiografía basal para valorar la fracción de eyección, las alteraciones de la movilidad de la pared, las lesiones valvulares y la presencia de trombos ventriculares.

■ Pueden necesitarse **marcapasos cardíacos** en algunos casos de IM agudo. Las alteraciones del ritmo pueden ser transitorias, y en ese caso será suficiente con un marcapasos temporal hasta que se recupere el ritmo estable (v. a continuación). En comparación con los IM inferiores, en los que el bloqueo AV es transitorio y estable, el bloqueo AV con IM de la pared anterior puede ser inestable con ritmos de escape con QRS anchos y con una mortalidad del 80 %, y suelen requerir marcapasos temporales y permanentes.

Tratamiento médico tras un IMEST

■ V. también el apartado Medicamentos en la AI/IMSEST.

■ El **ácido acetilsalicílico (AAS)** debe continuarse indefinidamente. Se ha demostrado que la dosis de 81 mg/día es eficaz tras la ICP; sin embargo, también se ha apoyado el intervalo de 79 mg/día a 162 mg/día.

■ Hay que administrar **clopidogrel** (75 mg/día), **prasugrel** (10 mg/día) o **ticagrelor** (90 mg dos veces al día) durante un mínimo de 12 meses, independientemente de si se empleó una endoprótesis metálica desnuda (EMD) o una endoprótesis liberadora de fármacos

(ELF) *(a diferencia de los pacientes sin SCA a los que se coloca una EMD y la duración míni-ma del tratamiento es de 1 mes).*

■ Los **bloqueantes** β aportan beneficios sobre la mortalidad tras un IM agudo. El trata-miento debe iniciarse lo antes posible (si se puede, en las primeras 24 h) y se mantiene de forma indefinida, salvo que esté contraindicado.

■ Los **inhibidores de la ECA (IECA)** consiguen reducir la mortalidad a corto plazo, la inci-dencia de insuficiencia cardíaca y el IM recurrente cuando se comienza su administración en las primeras 24 h tras el IM agudo *(Lancet 1994;343:1115; Lancet 1995:345:669).*
  • Los pacientes con una fracción de eyección < 40 %, IM extenso anterior e IM previo consiguen el máximo beneficio con el tratamiento con IECA.
  • Las contraindicaciones son: hipotensión, antecedente de angioedema con el uso, emba-razo, insuficiencia renal aguda e hiperpotasemia.
  • En los pacientes que no toleran los inhibidores de la ECA se pueden usar BRA.

■ Los **inhibidores de la HMG-CoA-reductasa** deben administrarse a todos los pacientes que no tengan contraindicaciones. En varios estudios clínicos se han demostrado los bene-ficios del uso precoz y enérgico de estatinas en dosis elevadas tras un IM agudo. El objetivo será conseguir al menos una reducción del 50 % de la cifra de LDL o concentraciones de LDL < 70 mg/dl.

■ Los **antagonistas del receptor de aldosterona (espironolactona y eplerenona)** han lo-grado beneficios en pacientes que han sufrido un IM y cuya fracción de eyección del ven-trículo izquierdo es < 40 % *(N Engl J Med 1999;341:709; N Engl J Med 2003:348:1309).* Es necesario emplearlos con precaución en pacientes con hiperpotasemia e insuficiencia renal.

■ La **warfarina** no debe prescribirse sistemáticamente a los pacientes con hipocinesia api-cal en el caso de un IM anterior en ausencia de un trombo en el ventrículo izquierdo u otras indicaciones para la anticoagulación. Este tratamiento se asocia a un incremento de los casos de hemorragia y muerte. El riesgo real de presentar trombos en el ventrículo izquierdo es escaso porque muchos pacientes se recuperarán de la hipocinesia *(J Am Coll Cardiol 2015;8:155).*

CONSIDERACIONES ESPECIALES

Valoración del riesgo

■ Los pacientes asintomáticos que consultan transcurridas más de 24 h desde el comienzo de los síntomas, los que reciben tratamiento médico únicamente y aquellos en los que la revascularización es incompleta deben someterse a una valoración adicional del riesgo. Los pacientes pueden ser evaluados con una prueba de esfuerzo no invasiva o una estrategia invasiva (coronariografía).

■ Las **pruebas de esfuerzo** permiten determinar el pronóstico, la isquemia residual y la capacidad funcional. Los pacientes en los que tiene éxito la revascularización no requieren pruebas de esfuerzo antes de recibir el alta, salvo que las necesiten para ser derivados para rehabilitación cardíaca.
  • Se puede realizar una prueba de esfuerzo por debajo del máximo tan sólo 2-3 días después del IM en los pacientes estables que no han presentado más signos/síntomas de isquemia ni signos de insuficiencia cardíaca.
  • Otra opción consiste en realizar las pruebas de esfuerzo después del alta hospitalaria (2-6 semanas) en pacientes de bajo riesgo y en pacientes que inician la rehabilitación cardíaca.
  • Se debe realizar una coronariografía en pacientes con angina limitante, una carga isqué-mica importante o escasa capacidad funcional.

■ En los pacientes tratados médicamente o con fibrinolíticos y que presentan complicacio-nes del IM, entre ellas angina/isquemia recurrente, insuficiencia cardíaca, arritmia ventri-cular importante o una complicación mecánica del IM, debe procederse directamente a la angiografía coronaria para definir su anatomía y ofrecer la estrategia de revascularización adecuada.

■ **Situaciones clínicas especiales**

• El **infarto de miocardio del ventrículo derecho** se produce en pacientes con un IM agudo inferior secundario a la oclusión completa de la parte proximal de la ACD. La función del ventrículo derecho depende mucho de la precarga y, con frecuencia, la hipotensión responde a la reposición de líquidos.

  • La tríada clínica de hipotensión, presión venosa yugular elevada y campos pulmonares claros en el contexto de un IMEST debe inducir la evaluación de un posible IM del ventrículo derecho.

  • Las elevaciones del segmento ST de 1 mm en las derivaciones V_1 o V_4R son el indicador más sensible de afectación del ventrículo derecho.

  • Las presiones de llenado del ventrículo izquierdo suelen ser normales o bajas, las presiones auriculares derechas están elevadas (> 10 mm Hg) y el índice cardíaco se reduce. En algunos pacientes, las presiones auriculares derechas altas pueden no ser evidentes hasta que se administran líquidos i.v.

  • El tratamiento inicial consiste en administrar líquidos i.v. Si persiste la hipotensión, puede que sea necesario el soporte inotrópico con dobutamina y/o un balón (globo) de contrapulsación intraaórtico. Cuando el soporte farmacológico falla, se puede recurrir a dispositivos de soporte mecánico Se dispone de dispositivos de soporte mecánico del hemicardio derecho.

  • La vigilancia hemodinámica invasiva es esencial en el paciente con hipotensión persistente porque orienta sobre la situación de la volemia y la necesidad de administrar soporte mecánico o inotrópico.

  • En los pacientes con bloqueo cardíaco y asincronía AV, se puede obtener un gran beneficio con electroestimulación AV secuencial.

• La **reestenosis y la trombosis de la endoprótesis** son entidades patológicas propias de pacientes sometidos previamente a una ICP.

  • La reestenosis se debe a una hiperplasia (no de la íntima) y se produce con más frecuencia en pacientes con endoprótesis metálicas desnudas (EMD), pacientes diabéticos o pacientes con largas áreas de endoprótesis previa, y en pacientes con endoprótesis en pequeñas arterias. La reestenosis se manifiesta con mayor frecuencia en forma de angina progresiva estable y no se ve afectada por la interrupción del tratamiento antiagregante doble.

  • La trombosis de la endoprótesis es la oclusión trombótica de una endoprótesis coronaria colocada previamente, y se manifiesta como SCA o muerte súbita cardíaca. La trombosis de la endoprótesis se asocia a una mortalidad elevada y un pronóstico desfavorable *(JAMA 2005;293:2126; J Am Coll Cardiol 2009;53:1399)*.

    • La trombosis aguda de la endoprótesis se produce a las 24 h, y se debe a complicaciones mecánicas de la intervención y también a un tratamiento anticoagulante y antiagregante inadecuado.

    • La trombosis subaguda de la endoprótesis (24 h a 30 días) es consecuencia de una inhibición inadecuada de las plaquetas y de complicaciones mecánicas de la endoprótesis. La interrupción del tratamiento con inhibidores de P2Y12 (clopidogrel, prasugrel, ticagrelor) durante este período se asocia a un riesgo 30-100 veces mayor de sufrir una trombosis de la endoprótesis.

    • La trombosis tardía de la endoprótesis (30 días a 1 año) y las muy tardías se producen principalmente con endoprótesis liberadoras de fármacos (ELF).

    • La neoateroesclerosis es la placa ateroesclerótica sobre ICP previa, se produce en endoprótesis colocadas previamente y puede predisponer a la aparición de angina de pecho o a la rotura de la placa con un SCA consiguiente.

• La **insuficiencia mitral isquémica** es un indicador de mal pronóstico tras el IM. La rotura de músculos papilares se asocia a infartos inferiores y posteriores. El músculo papilar anterior tiene una irrigación doble, por lo que es menos vulnerable a la rotura. El mecanismo de la insuficiencia mitral crónica tras un IMEST consiste en disfunción del músculo papilar o fijación de las valvas por acinesia de la pared posterior.

- La insuficiencia mitral aguda por rotura de músculos papilares es una complicación grave del IM que se asocia a una mortalidad elevada (v. más adelante).
- La insuficiencia mitral progresiva tras el IM se puede producir como consecuencia de la dilatación del VI, remodelado apical o discinesia de la pared posterior. Estos cambios inducen una fijación de la valva o la dilatación del anillo mitral.
- La ecocardiografía es la técnica diagnóstica de elección.
- La insuficiencia mitral isquémica transitoria se produce a consecuencia de la isquemia de los músculos papilares y provoca una insuficiencia mitral grave transitoria y edema pulmonar. Cuando no se induce isquemia, puede ser difícil de detectar en la exploración o con técnicas de imagen.
- El tratamiento inicial de la insuficiencia mitral consiste en reducción enérgica de la poscarga y revascularización. Los pacientes *estables* deben someterse a un ciclo de tratamiento médico, y sólo se recurre a la cirugía si no mejoran.
- En pacientes que han **consumido** recientemente **cocaína**, el **IMEST** plantea una situación terapéutica especial y complicada *(Circulation 2008;117:1897-1907)*. La elevación del segmento ST se puede deber a la isquemia del miocardio secundaria al vasoespasmo coronario, a la formación *in situ* de un trombo y/o al aumento de las necesidades de oxígeno del miocardio. La fisiopatología común es una estimulación excesiva de receptores adrenérgicos α y β. El dolor torácico secundario al consumo de cocaína suele aparecer en las primeras 3 h tras el consumo, pero también puede observarse varios días después de éste.
- Se debe administrar oxígeno, ácido acetilsalicílico y heparina (HNF o HBPM) a todos los pacientes con IMEST asociado a cocaína.
- Los nitratos se deben emplear principalmente como tratamiento del vasoespasmo. Las benzodiazepinas pueden conseguir un alivio adicional, dado que reducen el tono simpático.
- Los **bloqueantes adrenérgicos** β están contraindicados; hay que evitar tanto los selectivos como los no selectivos.
- La fentolamina (antagonista adrenérgico α) y los antagonistas del calcio pueden revertir el vasoespasmo coronario y se recomiendan como fármacos de segunda línea.
- No existe acuerdo sobre el uso de la reperfusión, que se debe reservar para pacientes cuyos síntomas persisten a pesar del tratamiento médico inicial.
  - La ICP primaria es la opción preferida para el paciente con síntomas persistentes y cambios en el ECG a pesar del tratamiento médico intensivo. Es importante recordar que la coronariografía y la intervención se asocian a un riesgo significativo de empeoramiento del vasoespasmo.
  - Conviene reservar el tratamiento fibrinolítico para pacientes que están sufriendo claramente un IMEST y que no se pueden someter a una ICP.

COMPLICACIONES

Las lesiones del miocardio predisponen al paciente a sufrir posibles consecuencias adversas y complicaciones, que se deben tener en cuenta cuando un paciente presenta nuevos signos y/o síntomas clínicos, entre ellos dolor torácico recurrente, arritmias cardíacas, shock cardiogénico y complicaciones mecánicas de un IM.

■ El **dolor torácico recurrente** se puede deber a isquemia en el territorio del infarto original, a una pericarditis, a la rotura del miocardio o a una embolia pulmonar.
- Aparece angina de repetición en un 20-30 % de los pacientes que sufren un IM y reciben fibrinolíticos, y hasta el 10 % la sufre en el período precoz tras la revascularización percutánea. Estos síntomas pueden indicar una reaparición de la isquemia o una extensión del infarto.
- La valoración del paciente puede contemplar la detección de nuevos soplos o roces por fricción, la realización del ECG para valorar nuevos cambios isquémicos, la determinación de enzimas cardíacas (troponina y CK-MB), la ecocardiografía y la coronariografía repetida, si está indicada.

- Los pacientes con dolor torácico recurrente deben seguir recibiendo tratamiento con AAS, inhibición de P2Y12, heparina, nitroglicerina y antagonistas adrenérgicos β.
- Si la angina recurrente no responde al tratamiento médico, se deberá considerar una nueva coronariografía urgente y una nueva intervención.
- La **pericarditis aguda** se produce 24-96 h después del IM en aproximadamente el 10-15 % de los pacientes. El dolor torácico asociado suele ser pleurítico y puede aliviarse en posición erecta. Puede detectarse un roce por fricción en la exploración clínica, y el ECG puede mostrar elevación difusa del segmento ST y depresión del segmento PR. Puede existir elevación de PR en la derivación aVR. El tratamiento pretende controlar el dolor.
  - El AAS en dosis elevadas (hasta 650 mg cuatro veces al día como máximo) se considera en general un fármaco de primera línea. Si no es eficaz, se puede emplear un AINE como el ibuprofeno, pero debe evitarse justo después del IM agudo.
  - La colchicina junto con el AAS también puede ser beneficioso para los síntomas recurrentes y también puede ser más eficaz que cada fármaco en solitario.
  - Los glucocorticoesteroides (prednisona, 1 mg/kg diario) pueden ser útiles si los síntomas son graves y no responden al tratamiento inicial. Los esteroides deben usarse poco, ya que pueden aumentar el riesgo de recidiva de pericarditis. El uso de corticoesteroides se debe retrasar hasta al menos 4 semanas tras un IM agudo, debido a su efecto negativo sobre la cicatrización del infarto y el riesgo de aneurisma ventricular.
  - La heparina debe evitarse en la pericarditis asociada o no a derrame, ya que puede causar hemorragia pericárdica.
- El **síndrome de Dressler** se considera un proceso autoinmunitario caracterizado por malestar, fiebre, dolor pericárdico, leucocitosis, incremento de la velocidad de sedimentación y, con frecuencia, derrame pericárdico. A diferencia de la pericarditis aguda, el síndrome de Dressler se produce 1-8 semanas después del IM. El tratamiento es idéntico al de la pericarditis aguda.

■ **Arritmias.** Las alteraciones del ritmo cardíaco son frecuentes después del IM y entre ellas pueden figurar bloqueos de la conducción, arritmias auriculares y arritmias ventriculares. Las arritmias que provocan afectación hemodinámica necesitan una intervención inmediata y agresiva. Si la arritmia precipita una angina refractaria o insuficiencia cardíaca, estará indicado el tratamiento urgente. En todos los trastornos del ritmo, es importante descartar trastornos agravantes, como alteraciones de los electrólitos, hipoxia, acidosis y efectos secundarios de fármacos. En la tabla 4-21 se pueden encontrar detalles sobre arritmias específicas.

- En todas las bradiarritmias que se observen en un IMEST debe intentarse el uso de **atropina.** La bradicardia es una complicación habitual del estímulo vagal intenso sobre el nódulo AV a consecuencia de la activación de barorreceptores en el miocardio (lo que también se denomina reflejo de Bezold-Jarisch).
- **Marcapasos transcutáneo y transvenoso.** La enfermedad del sistema de conducción que evoluciona a un bloqueo cardíaco completo o provoca una bradicardia sintomática se puede tratar de forma eficaz con electroestimulación cardíaca. En circunstancias urgentes, puede usarse un dispositivo transcutáneo, mientras que en el tratamiento de duración más prolongada debe utilizarse un sistema transvenoso temporal.
  - Entre las indicaciones absolutas del marcapasos transvenoso temporal se cuentan la asistolia, la bradicardia sintomática, las pausas sinusales repetidas, el bloqueo cardíaco completo y la taquicardia ventricular polimorfa incesante.
  - El marcapasos transvenoso temporal también puede estar indicado en el bloqueo trifascicular de nueva aparición, en el bloqueo Mobitz tipo II reciente y en pacientes con BRI que necesitan un catéter en la arteria pulmonar, dado el riesgo de evolución a un bloqueo cardíaco completo.
- No se deben emplear de forma habitual **desfibriladores-cardioversores implantables (DCI)** en pacientes con una reducción de la función del ventrículo izquierdo tras un IM, ni en los pacientes con taquicardia/fibrilación ventricular (TV/FV) en presencia de isquemia o inmediatamente después de la reperfusión.

TABLA 4-21	Arritmias que complican el infarto de miocardio	
Arritmia	**Tratamiento**	**Comentarios**
Retrasos de la conducción intraventricular	Ninguno	El fascículo anterior izquierdo es el que suele verse más afectado, puesto que tiene un riego coronario aislado El bloqueo bifascicular y trifascicular puede progresar a un bloqueo cardíaco completo y otras arritmias
Bradicardia sinusal	Ninguno Atropina 0,5 mg Marcapasos temporal[a]	La bradicardia sinusal es frecuente en pacientes con infartos de la arteria coronaria derecha En ausencia de hipotensión o ectopia ventricular significativa, está indicada la observación
Bloqueo AV	Marcapasos temporal[a]	El bloqueo AV de primer grado no suele necesitar tratamiento específico El bloqueo de segundo grado Mobitz I se produce sobre todo en el IM inferior. Este bloqueo suele localizarse dentro del haz de His y no necesita tratamiento, salvo que exista una bradicardia sintomática El bloqueo de segundo grado Mobitz II se origina distal al haz de His y suele asociarse a IM anterior. Dado el riesgo significativo de progresión a bloqueo cardíaco completo, es preciso que los pacientes permanezcan en observación en la UCC y tratados con marcapasos temporal si desarrollan síntomas El bloqueo AV de tercer grado complica los infartos anteriores extensos y del ventrículo derecho. En los pacientes con un IM anterior, el bloqueo cardíaco de tercer grado tiene lugar a las 12-24 h de la presentación inicial y puede aparecer de forma súbita. Se recomienda marcapasos temporal, dado el riesgo de progresión a una asistolia ventricular
Taquicardia sinusal	Ninguno[b]	La taquicardia sinusal es frecuente en los pacientes con IAM y suele deberse a incremento de la actividad simpática secundario al dolor, la ansiedad, la hipovolemia, la insuficiencia cardíaca o la fiebre La taquicardia sinusal persistente sugiere una mala función ventricular basal y se asocia a una alta mortalidad
Fibrilación y flúter auricular	Bloqueantes β Anticoagulación Cardioversión	Se encuentran fibrilación y flúter auriculares hasta en el 20 % de los pacientes con IAM Dado que la fibrilación y el flúter auriculares suelen ser transitorios en el período del IAM, la anticoagulación a largo plazo no suele ser necesaria cuando se demuestra un ritmo sinusal estable
Ritmo de la unión acelerado	Ninguno	El ritmo de la unión acelerado se asocia al IM inferior. Este ritmo suele ser benigno y sólo necesita tratamiento si se asocia a hipotensión.
Extrasístoles ventriculares (ESV)	Bloqueantes β si sintomático[c]	Las ESV son frecuentes durante la evolución del IAM El tratamiento profiláctico con lidocaína y otros antiarrítmicos se ha asociado a un incremento de la mortalidad global y no se recomienda (*N Eng J Med 1989;321:406*)

(Continúa)

TABLA 4-21	Arritmias que complican el infarto de miocardio *(Continuación)*	
Arritmia	**Tratamiento**	**Comentarios**
Ritmo idioventricular acelerado (RIVA)	Ninguno	Se suele observar a las 48 h de una reperfusión eficaz y no se asocia a un incremento de la incidencia de evoluciones negativas Si está hemodinámicamente inestable, se puede recuperar la actividad sinusal con atropina o con un marcapasos auricular temporal
Taquicardia ventricular (TV)	Cardioversión si TV sostenida Lidocaína o amiodarona durante 24-48 h[d]	La taquicardia ventricular no sostenida (TVNS, < 30 s) es frecuente durante las primeras 24 h tras el IM y sólo se asocia a un aumento de la mortalidad cuando aparece en fases tardías de la evolución tras el IM La TV sostenida (> 30 s) durante las primeras 48 h después del IAM se asocia a un incremento de la mortalidad hospitalaria
Fibrilación ventricular (FV)	Cardioversión no sincronizada Lidocaína o amiodarona durante 24-48 h[d]	Se produce una FV hasta en el 5 % de los pacientes en el período inmediato tras el IM y pone en riesgo la vida

AV, auriculoventricular; IM, infarto de miocardio; UCC, unidad de cuidados coronarios; VD, ventrículo derecho.
[a]La atropina y los marcapasos temporales sólo se deben emplear en pacientes sintomáticos o con inestabilidad hemodinámica.
[b]El uso de bloqueantes β en pacientes con taquicardia sinusal y mala función del VI puede causar una insuficiencia cardíaca descompensada.
[c]Los bloqueantes β deben utilizarse con cuidado en pacientes con bradicardia y ESV frecuentes, porque pueden aumentar el riesgo de TV polimorfa.
[d]Hay que emplear la lidocaína en bolo de 1 mg/kg seguida de una infusión de 1-2 (mg/kg)/h. La amiodarona se debe administrar en bolo de 150-300 mg seguida de una infusión de 1 (mg/kg)/h durante 6 h y luego 0,5 (mg/kg)/h durante 18 h.

- La colocación habitual de DCI en pacientes con una reducción de la función del ventrículo izquierdo nada más producirse el IM no mejora el pronóstico *(N Engl J Med 2004;351:2481)*.
- Por el contrario, los pacientes que siguen teniendo una función del ventrículo izquierdo disminuida (FE < 35 % y una clase NYHA [New York Heart Association] II o III, o FE < 30 % independientemente de la clase NYHA) durante más de 40 días tras el IM se benefician del tratamiento mediante DCI *(N Engl J Med 2005;352:225; N Engl J Med 2002;346:877)*.
- El tratamiento con DCI también está indicado en pacientes con episodios repetidos de TV mantenida o fibrilación ventricular a pesar de la reperfusión coronaria.

■ El **shock cardiogénico** es una complicación poco frecuente, pero grave, del IM y se define como una hipotensión en presencia de una función ventricular inadecuada para satisfacer las demandas metabólicas de los tejidos periféricos. Los factores de riesgo son: IM previo, edad avanzada, diabetes e infarto anterior. La hipoperfusión de los órganos se puede manifestar como insuficiencia renal progresiva, disnea, diaforesis o cambios del estado mental. El control hemodinámico muestra unas presiones de llenado elevadas (presión de enclavamiento > 20 mm Hg), una reducción del índice cardíaco (< 2,5 [l/kg/min) e hipotensión.

- Los pacientes con un shock cardiogénico asociado a un IM sufren una mortalidad superior al 50 %. Estos pacientes pueden necesitar un control hemodinámico invasivo y tratamientos avanzados, como soporte inotrópico y mecánico.

- La **dobutamina** y la **milrinona** son los fármacos más usados para el soporte inotrópico. Ambos poseen propiedades vasodilatadoras (reduciendo la poscarga) y son arritmógenos. La milrinona no debe emplearse en pacientes con insuficiencia renal.
- La **dopamina** puede usarse como vasopresor y como inotrópico, pero aumenta el riesgo de arritmias auriculares en pacientes con shock y no es un fármaco de elección como tratamiento de primera línea.
- Pueden necesitarse **norepinefrina** y **fenilefrina** para mantener la PA sistémica. El uso de cualquier fármaco vasoconstrictor en pacientes con shock cardiogénico debe conducir a una evaluación del soporte circulatorio mecánico.
- La **epinefrina** es un potente vasopresor e inotrópico, y se usa con frecuencia como complemento de otros tratamientos médicos. Puede existir cierto beneficio preferente sobre la función del ventrículo derecho y, por tanto, es un fármaco que se puede usar en el shock secundario a infarto del ventrículo derecho o disfunción grave de este ventrículo.
- El **soporte circulatorio mecánico** comprende dispositivos de soporte temporales y de larga duración. Los dispositivos temporales son la bomba de contrapulsación intraaórtica, el catéter Impella®, el TandemHeart System® o la oxigenación con membrana extracorpórea. El soporte temporal se ofrece como transición a la recuperación o como transición a la decisión sobre el soporte mecánico prolongado a largo plazo como un dispositivo de asistencia ventricular para el ventrículo izquierdo (v. capítulo 5, *Insuficiencia cardíaca y miocardiopatía*). La elección del dispositivo de soporte temporal no siempre está clara y la debe tomar un equipo familiarizado con el tratamiento del shock cardiogénico.
- En todos los pacientes con shock cardiogénico se debe realizar una ecocardiografía con el fin de valorar las complicaciones mecánicas del IM (v. a continuación).
- Los **trombos en el ventrículo izquierdo** se producen con mayor frecuencia en el IM anterior y deben tratarse con anticoagulación. La warfarina es el anticoagulante de larga duración recomendado; hay que evitar anticoagulantes orales nuevos como el dabigatrán, porque no se han realizado estudios que documenten la seguridad en este contexto. La warfarina debe administrarse durante 3-6 meses salvo que otras indicaciones justifiquen su uso continuado.

■ **Complicaciones mecánicas**
- **Aneurisma.** Tras el IM, la región afectada del miocardio puede sufrir una expansión del infarto y adelgazamiento, formándose un aneurisma. La pared puede sufrir discinesia y la superficie endocárdica estará en peligro de formación de trombos murales.
  - Se sospechará la existencia de un aneurisma del ventrículo izquierdo ante la elevación persistente del ST en el ECG, y se puede diagnosticar con técnicas radiológicas, como ventriculografía, ecocardiografía o RM.
  - La anticoagulación está indicada para reducir el riesgo de episodios de embolia, sobre todo cuando existe un trombo mural.
  - La intervención quirúrgica puede resultar adecuada si el aneurisma causa insuficiencia cardíaca o arritmias ventriculares que no se controlan de forma satisfactoria con el tratamiento médico.
- **Pseudoaneurisma ventricular.** La rotura incompleta de la pared libre del miocardio puede asociarse a la formación de un pseudoaneurisma ventricular. En este caso, la sangre se escapa por la pared del miocardio y queda contenida por el pericardio visceral. En el paciente que se ha realizado una CDAC, una hemorragia secundaria a una rotura ventricular franca puede quedar contenida dentro del espacio fibroso del pericardio y producir un pseudoaneurisma.
  - La ecocardiografía (ETT con contraste o ETE) es la técnica diagnóstica preferida para valorar un pseudoaneurisma y con frecuencia permite distinguirlo de un aneurisma verdadero.
  - Se recomienda la intervención quirúrgica inmediata de los pseudoaneurismas, dada la elevada incidencia de rotura del miocardio.
- La **rotura de la pared libre** es una complicación catastrófica del IAM, que produce un 10 % de las muertes precoces. La rotura suele tener lugar en la primera semana tras el

IM y cursa con un colapso hemodinámico súbito. Esta complicación se puede producir tras un IM anterior o inferior, y es más frecuente en mujeres hipertensas con un primer IM transmural extenso, en pacientes que reciben tratamiento tardío con fibrinolíticos, y en los que toman AINE o glucocorticoesteroides.

* La ecocardiografía puede identificar a los pacientes con una pared ventricular especialmente adelgazada con riesgo de rotura.
* Es necesaria una corrección quirúrgica urgente.
* A pesar de las intervenciones óptimas, la mortalidad por rotura de la pared libre sigue siendo superior al 90 %.

* La **rotura del músculo papilar** *(se remite al lector al apartado sobre insuficiencia mitral, anteriormente)* es una complicación infrecuente tras el IM y se asocia a un deterioro clínico brusco. El músculo papilar medial posterior es el que suele verse afectado con más frecuencia, puesto que su irrigación es aislada, pero se han descrito roturas del músculo papilar anterolateral. Es importante recordar que la rotura de músculos papilares se puede observar en un IM agudo relativamente pequeño o incluso en un IMSEST.
* La prueba diagnóstica de elección es la ecocardiografía Doppler o la ETE, o ambas, ya que la exploración física sólo detecta un soplo en el 50 % de los casos.
* El tratamiento médico inicial debe incluir una reducción agresiva de la poscarga. Los pacientes con insuficiencia cardíaca que no responden al tratamiento y los que se encuentran hemodinámicamente inestables pueden necesitar soporte con inotrópicos, como dobutamina, y/o una contrapulsación con globo intraaórtico. La reparación quirúrgica está indicada en la mayoría de los pacientes.

* La **rotura del tabique ventricular** se asocia con más frecuencia a un IM anterior y aparece 3 a 5 días después del IM. La perforación puede seguir un trayecto directo entre los ventrículos o un trayecto serpenteante a través de la pared del tabique.
* El diagnóstico puede establecerse con ecocardiografía Doppler y con frecuencia se necesita la ETE.
* Se debe sospechar el diagnóstico en un paciente que ha sufrido un IM y que desarrolla síntomas de insuficiencia cardíaca y un nuevo soplo holosistólico.
* Puede requerirse la estabilización con reducción de la poscarga, soporte con inotrópicos y/o contrapulsación con balón intraaórtico en los pacientes inestables desde el punto de vista hemodinámico, hasta poder realizar el tratamiento definitivo con reparación quirúrgica.
* En los pacientes hemodinámicamente estables es mejor retrasar la cirugía al menos 1 semana, para mejorar la evolución del paciente. Sin tratamiento, la mortalidad se aproxima al 90 %.
* El cierre con dispositivos percutáneos en el laboratorio de cateterismo cardíaco se puede realizar en pacientes seleccionados con un riesgo quirúrgico inaceptable.

OBSERVACIÓN/SEGUIMIENTO

Se recomienda que el paciente con IAM sea atendido en consulta un mes después del alta y cada 3-12 meses a partir de ahí.

■ Los pacientes deben recibir instrucciones para consultar de forma más frecuente o acudir a urgencias para seguimiento si sufren algún cambio apreciable de su situación clínica.
■ Los planes específicos de seguimiento a largo plazo se deben personalizar según el estado clínico, la anatomía, las intervenciones previas y los cambios de los síntomas.
■ Hay que derivar a todos los pacientes para rehabilitación cardíaca.

5

Insuficiencia cardíaca y miocardiopatía

Shane J. LaRue y Justin M. Vader

INSUFICIENCIA CARDÍACA

Principios generales

DEFINICIÓN

La insuficiencia cardíaca (IC) es un **síndrome clínico** en el que se producen alteraciones estructurales o funcionales del corazón que dificultan su capacidad para llenarse de sangre o expulsarla, lo que produce disnea, cansancio y retención de líquidos *(Circulation 2013;128:e240-2327)*. Se trata de un trastorno progresivo, que se asocia a morbilidad y mortalidad extremadamente altas.

CLASIFICACIÓN

■ La IC puede deberse a alteraciones de la contracción del miocardio (disfunción sistólica), o de la relajación y el llenado (disfunción diastólica), o de ambas.
■ La fracción de eyección (FE) del ventrículo izquierdo (VI) se usa para subdividir a los pacientes con IC en grupos, con fines terapéuticos y pronósticos. Estos grupos son:
  • FE < 40 %: IC con FE reducida (ICFEr).
  • FE 40-50 %: IC con FE limítrofe *(borderline)*.
  • FE > 50 %: IC con FE conservada (ICFEc).
■ La IC se clasifica, según la evolución natural, por el estadio de IC del American College of Cardiology/American Heart Association (ACC/AHA) y, según el estado sintomático, por la clase funcional de la New York Heart Association (NYHA) (tablas 5-1 y 5-2).

EPIDEMIOLOGÍA

■ En Estados Unidos, más de 5,7 millones de personas viven con una IC *(Circulation 2014;131:e29-e322)*.
■ Cada año se diagnostican aproximadamente 870 000 casos nuevos.
■ La IC provoca más de 1 millón de ingresos hospitalarios cada año.
■ Se estima una mortalidad al año y a los 5 años del 30 % y el 50 %, respectivamente *(Circulation 2010;123(4):440-528)*.

ETIOLOGÍA

■ La enfermedad arterial coronaria (EAC) o coronaropatía es la causa más frecuente de IC en Estados Unidos. Otros factores de riesgo con alto riesgo atribuible a la población son el tabaquismo, la hipertensión, la diabetes y la obesidad *(Circulation 2014;131:e29-e322)*.
■ Otras causas de IC son la cardiopatía valvular, las sustancias tóxicas (alcohol, cocaína, quimioterapia), la miocarditis (infecciosa o autoinmunitaria), la miocardiopatía familiar, las enfermedades infiltrantes (amiloidosis, sarcoidosis, hemocromatosis), la miocardiopatía periparto, la miocardiopatía hipertrófica (MCH), la enfermedad pericárdica constrictiva, los estados de gasto cardíaco elevado (p. ej., las fístulas o malformaciones arteriovenosas), la miopatía generalizada (distrofias musculares de Duchenne o Becker), la miocardiopatía inducida por taquicardia y la miocardiopatía idiopática.

TABLA 5-1	Recomendaciones del American College of Cardiology/American Heart Association para la valoración y el tratamiento de la insuficiencia cardíaca crónica en adultos

Estadio	Descripción	Tratamiento
A	Ausencia de cardiopatía estructural y de síntomas, pero factores de riesgo: EAC, HTA, DM, cardiotoxinas, miocardiopatía familiar	Cambios del estilo de vida: dieta, ejercicio, abandono del tabaco; tratamiento de la hiperlipidemia y uso de IECA para la HTA
B	Alteraciones de la función sistólica del VI, IM, valvulopatía, pero ausencia de síntomas de IC	Modificaciones del estilo de vida, IECA, bloqueantes adrenérgicos β
C	Cardiopatía estructural con síntomas de IC	Modificaciones del estilo de vida, IECA, bloqueantes adrenérgicos β, diuréticos, digoxina
D	Síntomas de IC resistentes al tratamiento médico máximo	Tratamientos recogidos en A, B, C y dispositivos de soporte mecánico, trasplante cardíaco, infusión continua i.v. de inotrópicos, cuidados paliativos en pacientes seleccionados

DM, diabetes mellitus; EAC, enfermedad arterial coronaria; HTA, hipertensión; IC, insuficiencia cardíaca; IECA, inhibidores de la enzima conversora de la angiotensina; IM, infarto de miocardio; i.v., intravenoso; VI, ventrículo izquierdo.
De: Hunt SA, Baker DW, Chin MH, et al. ACC/AHA guidelines for the evaluation and management of chronic heart failure in the adult: executive summary. *J Am Coll Cardiol* 2005;46:1116-1143.

■ Los empeoramientos de la IC pueden precipitarse por falta de cumplimiento dietético o de la medicación; sin embargo, la isquemia miocárdica, la hipertensión, las arritmias (sobre todo la fibrilación auricular), las infecciones, la sobrecarga de volumen, el alcohol/las sustancias tóxicas, la enfermedad tiroidea, los fármacos (antiinflamatorios no esteroideos [AINE], antagonistas del calcio, doxorubicina) y la embolia pulmonar son también posibles factores desencadenantes.

FISIOPATOLOGÍA

■ La IC comienza con una lesión inicial que causa lesión miocárdica.
■ Independientemente de la etiología, la lesión miocárdica se asocia a una alteración de la remodelación, que se manifiesta con un aumento del tamaño (dilatación) del ventrículo izquierdo (VI) y/o de su masa (hipertrofia).

TABLA 5-2	Clasificación funcional de la New York Heart Association

Clase de la NYHA	Síntomas
I (leve)	Ausencia de síntomas o limitaciones cuando se realizan actividades físicas habituales (caminar, subir escaleras, etcétera)
II (leve)	Síntomas leves (disnea leve, palpitaciones, fatiga y/o angina de pecho) y ligera limitación durante la actividad física habitual
III (moderada)	Limitación importante de la actividad debido a los síntomas, incluso con actividades inferiores a las habituales (caminar distancias cortas [20-100 m]). Sólo se encuentra cómodo en reposo
IV (grave)	Limitaciones graves con síntomas incluso en reposo. Principalmente se trata de pacientes encamados

■ Se producen adaptaciones compensadoras que mantienen inicialmente el gasto cardíaco; específicamente, existe una activación del sistema renina-angiotensina-aldosterona (SRAA) y la vasopresina (hormona antidiurética), que aumentan la retención de sodio e inducen vasoconstricción periférica. Se activa también el sistema nervioso simpático, con aumento de las concentraciones de catecolaminas circulantes, lo que provoca un aumento de la contractilidad miocárdica. Finalmente, estas vías neurohormonales causan toxicidad celular directa, fibrosis, arritmias y fracaso de bombeo.

■ La disfunción cardíaca y la alteración de la remodelación alteran la relación presión-volumen ventricular, lo que provoca un aumento de las presiones en las cavidades cardíacas, que produce congestión venosa pulmonar y sistémica.

Diagnóstico

PRESENTACIÓN CLÍNICA

Anamnesis

■ Los pacientes afectados suelen acudir con síntomas de IC, como:
• Disnea (de esfuerzo y/o de reposo).
• Fatiga.
• Intolerancia al esfuerzo.
• Ortopnea, disnea paroxística nocturna (DPN).
• Congestión venosa sistémica o pulmonar (edema de extremidades inferiores o tos/sibilancias).
• En algunos casos, también puede existir presíncope, palpitaciones y angina de pecho.

■ Otras posibles presentaciones son la detección incidental de una cardiomegalia asintomática o de síntomas relacionados con la arritmia asociada, alteraciones de la conducción, complicaciones tromboembólicas o muerte súbita.

■ Las manifestaciones clínicas de la IC varían dependiendo de la gravedad y la rapidez de la descompensación cardíaca, de la causa subyacente, de la edad y de las patologías asociadas del paciente.

■ La descompensación extrema puede manifestarse como shock cardiogénico (producido por presión arterial baja y presión venosa elevada), caracterizado por una hipoperfusión de los órganos vitales que produce insuficiencia renal (reducción de la diuresis), cambios del estado mental (obnubilación y letargo) o «hígado de shock» (elevación de las pruebas de función hepática [PFH]).

Exploración física

■ El objetivo de la exploración física en la IC es valorar las presiones intracardíacas, la distensibilidad ventricular, el gasto cardíaco y la perfusión orgánica.

■ La elevación de las presiones del lado derecho produce edema en los miembros inferiores, distensión venosa yugular (DVY), reflujo hepatoyugular, derrames pleural y pericárdico, congestión hepática y ascitis.
• La DVY es el indicador de la exploración física más específico y fiable de sobrecarga de volumen del lado derecho, y es un signo representativo de presiones de llenado izquierdas excepto en casos de disfunción cardíaca derecha desproporcionada (p. ej., hipertensión pulmonar, insuficiencia tricuspídea grave y enfermedad pericárdica).
• La DVY se visualiza mejor con iluminación oblicua y el paciente a 45 grados. Las pulsaciones venosas se diferencian de la pulsación carotídea por su naturaleza bifásica, la variación con la respiración y la compresibilidad.
• El reflujo hepatoyugular sugiere una alteración de la capacidad del ventrículo derecho para gestionar la precarga aumentada, y puede deberse a constricción o hipertensión pulmonar, además de a una afectación miocárdica.

■ La elevación de las presiones izquierdas puede provocar estertores pulmonares, aunque éstos faltan en la mayoría de los pacientes con IC con presiones de llenado izquierdas elevadas.

■ En el marco de una disfunción sistólica, puede existir un tercer (S_3) o cuarto (S_4) tono cardíaco, así como soplos holosistólicos de insuficiencia tricuspídea y mitral; también pueden estar disminuidos los impulsos carotídeos.

■ El bajo gasto cardíaco lo sugiere una presión del pulso proporcional (presión del pulso/presión arterial diastólica) ≤ 25 %, la disminución del impulso carotídeo y la presencia de unas extremidades frías.

PRUEBAS DIAGNÓSTICAS

Pruebas de laboratorio

■ Los estudios analíticos iniciales deben incluir: hemograma completo, análisis de orina, electrólitos séricos, BUN (nitrógeno ureico en sangre), creatinina, calcio, magnesio, glucemia en ayunas, pruebas de función hepática, perfil de lípidos en ayunas y pruebas de función tiroidea.

■ El péptido natriurético de tipo B (BNP) y el producto biológicamente inactivo prohormona N-terminal del BNP (NT-proBNP) son liberados por los miocitos en respuesta a la distensión, la sobrecarga de volumen y el aumento de las presiones de llenado. Existe un aumento de BNP/NT-proBNP en pacientes con disfunción asintomática del VI y también en aquellos con una IC sintomática.

■ Se ha demostrado que las concentraciones de BNP y NT-proBNP se correlacionan con la gravedad de la IC y predicen la supervivencia *(N Engl J Med 2002;347:161; Eur Heart J 2006;27(3):330)*. Una concentración sérica de BNP > 400 pg/ml es compatible con IC; sin embargo, la especificidad disminuye en los pacientes con disfunción renal. Una concentración sérica de BNP < 100 pg/ml es un buen valor predictivo negativo para descartar la IC en pacientes que acuden con disnea *(Curr Opin Cardiol 2006;21:208)*. También se han identificado puntos de corte específicos para la edad, por ejemplo, concentraciones de NT-proBNP de 450 pg/ml, 900 pg/ml y 1 800 pg/ml identificaron de forma óptima la presencia de IC aguda en pacientes de < 50, 50-75 y > 75 años de edad, respectivamente *(Eur Heart J 2006;27(3):330)*.

■ Las pruebas analíticas adicionales en un paciente con IC de reciente aparición sin EAC pueden incluir las pruebas del virus de la inmunodeficiencia humana (VIH), hepatitis y hemocromatosis. Cuando existe una presunción clínica, se debe plantear la realización de estudios serológicos de enfermedades reumatológicas (anticuerpos antinucleares [ANA], anticuerpos contra el citoplasma de los neutrófilos [ANCA], etc.), de la amiloidosis (electroforesis de proteínas séricas [SPEP, *serum protein electrophoresis*], electroforesis de proteínas en orina [UPEP, *urine protein electrophoresis*]) o del feocromocitoma (catecolaminas) *(Circulation 2013;62:e147)*.

Electrocardiografía

Se debe realizar un electrocardiograma (ECG) para descartar la presencia de signos de isquemia (alteraciones de la onda ST-T), hipertrofia (aumento del voltaje), infiltración (disminución del voltaje), infarto de miocardio (IM) previo (ondas Q), bloqueo de la conducción (intervalo PR), retrasos en la conducción ventricular (QRS) y arritmias (supraventriculares y ventriculares).

Diagnóstico por la imagen

■ Se debe realizar una radiografía de tórax para evaluar la presencia de edema pulmonar o cardiomegalia, y para descartar otras causas de disnea (p. ej., neumonía, neumotórax). Aunque los hallazgos de cefalización del flujo (redistribución vascular) y edema intersticial en la radiografía de tórax son muy específicos para identificar pacientes que acuden con IC aguda (especificidad del 98 % y del 99 %, respectivamente), tienen una sensibilidad limitada (41 % y 27 %, respectivamente) *(Am J Med 2004;116(6):363)*.

■ Hay que realizar una ecocardiografía para valorar la función sistólica y diastólica de los ventrículos derecho e izquierdo, la estructura y la función valvular, y el tamaño de las cavidades cardíacas, así como para descartar un taponamiento cardíaco.

■ La función del VI se puede valorar también mediante ventriculografía isotópica (gammagrafía MUGA) o cateterismo cardíaco con ventriculografía y hemodinámica invasiva.

■ La resonancia magnética (RM) cardíaca también puede ser útil para evaluar la función ventricular y valorar la existencia de cortocircuito intracardíaco, valvulopatías, miocardiopatía infiltrante, miocarditis o IM previos.

Procedimientos diagnósticos

■ Debe realizarse una coronariografía a los pacientes con angina de pecho o signos de isquemia en el ECG o mediante pruebas de esfuerzo, salvo que no sean candidatos a la revascularización *(J Am Coll Cardiol 2013;62:e147-e239)*.

■ La ecocardiografía o la resonancia magnética cardíaca de estrés pueden ser una alternativa aceptable para valorar la isquemia en pacientes que acuden con IC y que tienen una EAC diagnosticada pero sin angina de pecho, salvo que no sean candidatos a la revascularización *(J Am Coll Cardiol 2013;62:e147-e239)*.

■ El cateterismo del corazón derecho con colocación de un catéter en la arteria pulmonar puede orientar el tratamiento en pacientes con hipotensión y signos de shock.

■ Las pruebas de esfuerzo cardiopulmonar con determinación del consumo máximo de oxígeno (VO_2) son útiles para valorar la capacidad funcional e identificar a los candidatos para el trasplante cardíaco *(J Heart Lung Transplant 2003;22:70; Circulation 2009;83:778)*.

■ La biopsia endomiocárdica debe considerarse cuando se busca un diagnóstico específico que influiría en el tratamiento, específicamente en pacientes con miocardiopatía rápidamente progresiva y sin causa aparente, en aquellos en quienes se considera la miocarditis activa, sobre todo la miocarditis de células gigantes, y en aquellos con posibles procesos infiltrativos como la sarcoidosis y la amiloidosis cardíaca *(Circulation 2007;116:2216-33)*.

Tratamiento de la insuficiencia cardíaca

FARMACOTERAPIA

■ En general, el tratamiento farmacológico de la IC crónica pretende bloquear las vías neurohormonales que contribuyen al remodelado cardíaco y a la progresión de la IC, al tiempo que se reducen los síntomas, los ingresos hospitalarios y la mortalidad.

■ La base del tratamiento médico de la IC consiste en: bloqueo del sistema renina-angiotensina-aldosterona (SRAA), bloqueo adrenérgico β, vasodilatadores y tratamiento con diuréticos para la sobrecarga de volumen.

■ La farmacoterapia viene determinada por la presencia de una FEVI preservada o reducida. Se ha demostrado que diversas farmacoterapias para la ICFEr disminuyen la mortalidad y el período de hospitalización y mejoran la calidad de vida en la IC. Ninguna farmacoterapia ha demostrado mejorar la mortalidad en pacientes con ICFEc.

Tratamiento médico crónico con reducción de la fracción de eyección

■ **Antagonistas del receptor adrenérgico β (bloqueantes β)** (tabla 5-3). Los bloqueantes β son un elemento esencial del tratamiento de la IC y actúan mediante el bloqueo de los efectos tóxicos de la estimulación adrenérgica crónica sobre el corazón.

• Muchos ensayos aleatorizados de amplia muestra han demostrado los efectos beneficiosos de los bloqueantes β sobre el estado funcional, la progresión de la enfermedad y la supervivencia en pacientes con síntomas de clase II-IV de la NYHA.

• La mejora de la fracción de eyección, la tolerancia al ejercicio y la clase funcional son frecuentes al comenzar la administración de un bloqueante β.

• Lo habitual es que se necesiten 2-3 meses de tratamiento para observar efectos significativos sobre la función del VI, pero la reducción de las arritmias cardíacas y de la incidencia de muerte súbita cardíaca (MSC) se puede observar mucho antes *(JAMA 2003:289:712)*.

TABLA 5-3	Fármacos que suelen emplearse en el tratamiento de la insuficiencia cardíaca

Fármaco	Dosis inicial	Objetivo
Inhibidores de la enzima conversora de la angiotensina		
Captopril	6,25-12,5 mg cada 6-8 h	50 mg 3 veces al día
Enalapril	2,5 mg 2 veces al día	10 mg 2 veces al día
Fosinopril	5-10 mg diarios; puede usarse 2 veces al día	20 mg diarios
Lisinopril	2,5-5 mg diarios; puede usarse 2 veces al día	10-20 mg 2 veces al día
Quinapril	2,5-5 mg 2 veces al día	10 mg 2 veces al día
Ramipril	1,25-2,5 mg 2 veces al día	5 mg 2 veces al día
Trandolapril	0,5-1 mg diarios	4 mg diarios
Bloqueantes del receptor de la angiotensina		
Valsartán[a]	40 mg 2 veces al día	160 mg 2 veces al día
Losartán	25 mg diarios; puede usarse 2 veces al día	25-100 mg diarios
Irbesartán	75-150 mg diarios	75-300 mg diarios
Candesartán[a]	2-16 mg diarios	2-32 mg diarios
Olmesartán	20 mg diarios	20-40 mg diarios
Diuréticos tiazídicos		
HCTZ	25-50 mg diarios	25-50 mg diarios
Metolazona	2,5-5 mg diarios o 2 veces al día	10-20 mg diarios totales
Diuréticos del asa		
Bumetanida	0,5-1 mg diarios o 2 veces al día	10 mg diarios totales (máximo)
Furosemida	20-40 mg diarios o 2 veces al día	400 mg diarios totales (máximo)
Torasemida	10-20 mg diarios o 2 veces al día	200 mg diarios totales (máximo)
Antagonistas de la aldosterona		
Eplerenona	25 mg diarios	50 mg diarios
Espironolactona	12,5-25 mg diarios	25 mg diarios
Bloqueantes β		
Bisoprolol	1,25 mg diarios	10 mg diarios
Carvedilol	3,125 mg cada 12 h	25-50 mg cada 12 h
Succinato de metoprolol	12,5-25 mg diarios	200 mg diarios
Digoxina	0,125-0,25 mg diarios	0,125-0,25 mg diarios

HCTZ, hidroclorotiazida.

[a]El valsartán y el candesartán son los únicos fármacos bloqueantes del receptor de la angiotensina II autorizados por la U.S. Food and Drug Administration para el tratamiento de la insuficiencia cardíaca.

- La administración de bloqueantes β debe iniciarse con dosis bajas, y ajustarlas prestando atención a la presión arterial y la frecuencia cardíaca. En algunos pacientes se produce una retención de volumen con empeoramiento de los síntomas de la IC, pero suelen responder a un incremento transitorio del tratamiento diurético.
- El beneficio de los bloqueantes β sobre la supervivencia es proporcional a la reducción de la frecuencia cardíaca alcanzada *(Ann Intern Med 2009;150(11):784-94)*.
- Los bloqueantes β tienen propiedades únicas, y sus efectos beneficiosos pueden no ser un efecto de clase. Por tanto, se recomienda emplear uno de los tres bloqueantes β con beneficio demostrado sobre la mortalidad en ensayos clínicos de amplia muestra *(Circulation 2013;128:e240-e327)*:
  - **Carvedilol** *(N Engl J Med 2001;344:1651; Lancet 2003;362:7)*.
  - **Succinato de metoprolol** *(JAMA 2000;283:1295)*.
  - **Bisoprolol** *(Lancet 1999;353:9)*.

■ Los **inhibidores de la enzima conversora de la angiotensina (ECA)** (v. tabla 5-3) reducen la vasoconstricción, mejoran la hipoperfusión de órganos vitales, la hiponatremia, la hipopotasemia y la retención de líquidos atribuibles a la activación compensadora del sistema renina-angiotensina. Se trata de los fármacos de primera elección para antagonizar el SRAA.

- Múltiples ensayos clínicos de amplia muestra han demostrado con claridad que los inhibidores de la ECA mejoran los síntomas y la supervivencia en pacientes con disfunción sistólica del VI *(Circulation 2013;128:e240-e327)*.
- Los inhibidores de la ECA también pueden prevenir el desarrollo de IC en pacientes con disfunción asintomática del VI y en los que presentan un alto riesgo de desarrollar una cardiopatía estructural o síntomas de IC (p. ej., pacientes con EAC, diabetes mellitus, hipertensión).
- En la actualidad, no se ha alcanzado un acuerdo sobre la dosis óptima de inhibidores de la ECA en la IC, aunque se ha demostrado que dosis más altas reducen la morbilidad sin mejorar la supervivencia global *(Circulation 1999;100:2312)*.
- La ausencia de una respuesta beneficiosa inicial al tratamiento con un inhibidor de la ECA no descarta el beneficio a largo plazo.
- La mayoría de los inhibidores de la ECA se eliminan por los riñones, y se necesita un ajuste cuidadoso de la dosis en los pacientes con insuficiencia renal. Estos fármacos no deben administrarse si la creatinina es > 3 mg/dl, si el potasio es > 5 mEq/l o en pacientes con estenosis bilateral de la arteria renal. Con los ajustes de las dosis y, periódicamente, en caso de uso crónico, deben controlarse la función renal y los niveles de potasio.
- Al iniciar la administración de un inhibidor de la ECA puede observarse un aumento de la creatinina sérica de hasta un 30 % por encima del nivel basal, pero no debe provocar una interrupción refleja del tratamiento *(N Engl J Med 2002;347:1256-61)*.
- Los efectos adversos adicionales son: tos, exantema, angioedema, disgeusia, aumento de la creatinina sérica, proteinuria, hiperpotasemia y leucopenia.
- Los suplementos orales de potasio, los sustitutos de la sal basados en compuestos de potasio y los diuréticos ahorradores de potasio se deben usar con precaución durante el tratamiento con un inhibidor de la ECA.
- Es más frecuente detectar agranulocitosis y angioedema con el captopril que con otros inhibidores de la ECA, sobre todo en pacientes con enfermedades del colágeno vascular o creatinina sérica > 1,5 mg/dl.
- **Los inhibidores de la ECA están contraindicados durante el embarazo. El uso de enalapril y captopril es seguro en las madres que amamantan a sus hijos.**

■ Los **bloqueantes del receptor de la angiotensina II (BRA)** (v. tabla 5-3) inhiben el sistema renina-angiotensina mediante el bloqueo específico del receptor de la angiotensina II.

- Los BRA reducen la morbimortalidad asociada a la IC en pacientes no tratados con un inhibidor de la ECA *(Lancet 2000;355:1582; N Engl J Med 2001;345:1667; Lancet 2003;362:777)*, por lo que se deben administrar cuando no se toleran los IECA *(Circulation 2013;128:e240-e327)*.
- A diferencia de los inhibidores de la ECA, estos fármacos no aumentan las concentraciones de bradicinina, por lo que no se asocian a tos.

- Al utilizar BRA, hay que tener las mismas precauciones y control renales que con el uso de inhibidores de la ECA.
- El uso de BRA está contraindicado en pacientes tratados con inhibidores de la ECA y antagonistas de la aldosterona debido al alto riesgo de hiperpotasemia.
- **Los BRA están contraindicados durante el embarazo y la lactancia materna.**

■ Los **antagonistas del receptor de la aldosterona** atenúan la retención de sodio mediada por la aldosterona, la reactividad vascular, el estrés oxidante, la inflamación y la fibrosis.

- La **espironolactona** es un antagonista no selectivo del receptor de la aldosterona que se ha demostrado que aumenta la supervivencia y reduce los ingresos hospitalarios de los pacientes de las clases III-IV de la NYHA con una FE baja (*N Engl J Med 1999;341:709*) y, por tanto, está indicada en estos pacientes si la creatinina es < 2,5 mg/dl y el potasio es < 5 mEq/l (v. tabla 5-3)(*Circulation 2013;128:e240-e327*).
- La **eplerenona** es un antagonista selectivo del receptor de la aldosterona sin los efectos secundarios estrogénicos de la espironolactona. Ha demostrado su eficacia en pacientes con IC tras un IM (*N Engl J Med 2003;348:1309*) y en pacientes con IC con menos síntomas (clase II de la NYHA) con FE disminuida (*N Engl J Med 2011;364:11*).
- Con el uso de estos fármacos, existe riesgo de desarrollar una hiperpotasemia potencialmente mortal. Conviene controlar el potasio sérico de forma rigurosa tras empezar el tratamiento; el riesgo de hiperpotasemia aumenta cuando se usan de forma simultánea inhibidores de la ECA y AINE, y en presencia de insuficiencia renal.
- Puede aparecer ginecomastia en el 10-20 % de los hombres tratados con espironolactona; en estos casos se debe usar eplerenona.

■ El **tratamiento vasodilatador** altera las condiciones de precarga y poscarga para mejorar el gasto cardíaco.

- La **hidralazina** actúa directamente sobre el músculo liso arterial, produciendo vasodilatación y reduciendo la poscarga.
- Los **nitratos** son fundamentalmente venodilatadores y ayudan a aliviar los síntomas de congestión venosa y pulmonar. Reducen también la isquemia miocárdica al disminuir las presiones de llenado ventricular y dilatar directamente las arterias coronarias.
- Se ha demostrado que una **combinación de hidralazina y dinitrato de isosorbida** (dosis inicial: 35,5/20 mg tres veces al día) reduce la mortalidad en pacientes de origen afroamericano cuando se añade al tratamiento convencional con bloqueantes β e inhibidores de la ECA (*N Engl J Med 2004;351:2049*).
- En ausencia de inhibidores de la ECA, BRA, antagonistas del receptor de la aldosterona y bloqueantes β, la combinación de nitratos e hidralazina mejora la supervivencia en pacientes con ICFEr (*N Engl J Med 1986;314:1547*), por lo que debe considerarse para su uso en todos los pacientes con ICFEr que no pueden tolerar el bloqueo del SRAA.
- Si se usa hidralazina, puede aparecer una taquicardia refleja con incremento del consumo de oxígeno miocárdico, por lo que este fármaco se debe emplear con precaución en pacientes con cardiopatía isquémica.
- El tratamiento con nitratos puede precipitar la aparición de hipotensión en pacientes con reducción de la precarga.

■ Los **glucósidos digitálicos** aumentan la contractilidad del miocardio y pueden atenuar la activación neurohormonal asociada a la IC.

- La digoxina reduce el número de ingresos hospitalarios por IC sin mejorar la mortalidad global (*N Engl J Med 1997;336:525*).
- Tiene un **índice terapéutico estrecho,** y las concentraciones séricas deben controlarse rigurosamente, sobre todo en pacientes con una función renal inestable.
- La dosis diaria habitual es de 0,125 mg a 0,25 mg, y se debe reducir en pacientes con insuficiencia renal.
- Los beneficios clínicos pueden no guardar relación con las concentraciones séricas. Aunque se consideran «terapéuticas» las concentraciones séricas de digoxina entre 0,8 ng/ml a 2 ng/ml, en este rango de valores se puede producir toxicidad.
- Las observaciones indican que las mujeres y los pacientes con unas concentraciones más elevadas de digoxina sérica (1,2-2 ng/ml) tienen un mayor riesgo de mortalidad (*N Engl J Med 2002;347:1403; JAMA 2003;289:871*).

- La interrupción de la digoxina en pacientes estables con una pauta de digoxina, diuréticos y un inhibidor de la ECA puede provocar un deterioro clínico *(N Engl J Med 1993;329:1)*.
- Las interacciones farmacológicas con la digoxina son frecuentes y pueden causar efectos adversos. Los fármacos que pueden aumentar las concentraciones de digoxina son la eritromicina, la quinidina, el verapamilo, la flecainida y la amiodarona. Las alteraciones electrolíticas (sobre todo, hipopotasemia), la hipoxemia, el hipotiroidismo, la insuficiencia renal y la depleción de volumen también pueden aumentar los efectos adversos.
- La digoxina no es dializable, y sus efectos tóxicos sólo pueden tratarse mediante la administración de anticuerpos anti-digoxina.
- No se ha demostrado que los **antagonistas del receptor adrenérgico** α mejoren la supervivencia en la IC, y los pacientes hipertensos tratados con doxazosina como tratamiento de primera línea muestran un aumento del riesgo de sufrir IC *(JAMA 2000;283:1967)*.
- Los **antagonistas del calcio (bloqueantes de los canales de calcio)** no tienen efecto favorable alguno sobre la mortalidad en la ICFEr.
  - Los antagonistas del calcio dihidropiridínicos como el amlodipiono pueden usarse en pacientes con IC hipertensiva que ya están recibiendo el máximo tratamiento médico según las recomendaciones; sin embargo, estos fármacos no mejoran los datos de mortalidad *(N Engl J Med 1996;335;1107-14; JACC Heart Failure 2013;1(4):308-14)*.
  - Los antagonistas del calcio no dihidropiridínicos deben evitarse en la ICFEr porque sus efectos inótropos negativos pueden potenciar un empeoramiento de la IC.
- El **tratamiento con diuréticos** (v. tabla 5-3), asociado a la restricción de sodio y líquidos en la dieta, suele conseguir una mejoría clínica en los pacientes con una IC sintomática. Durante el inicio y el mantenimiento del tratamiento, es esencial la valoración frecuente del peso del paciente y la observación rigurosa de la ingesta y la excreción de líquidos. Entre las complicaciones frecuentes se cuentan la hipopotasemia, la hiponatremia, la hipomagnesemia, la alcalosis por contracción del volumen, la depleción del volumen intravascular y la hipotensión. Tras instaurar el tratamiento diurético, hay que controlar los electrólitos séricos, el BUN y la creatinina. La hipopotasemia puede poner en riesgo la vida de los pacientes tratados con digoxina o de los que sufren una disfunción grave del VI que predispone a las arritmias ventriculares. Puede considerarse la administración de suplementos de potasio o un diurético ahorrador de potasio, además de la vigilancia rigurosa de la potasemia.
  - Los **diuréticos ahorradores de potasio (amilorida)** no tienen un efecto diurético potente cuando se administran solos.
  - Los **diuréticos tiazídicos (hidroclorotiazida, clortalidona)** se pueden emplear como fármacos iniciales en pacientes con una función renal normal en quienes sólo se desea una diuresis leve. A diferencia de otras tiazidas orales, la **metolazona** ejerce su acción sobre el túbulo proximal y distal, y puede ser útil combinada con un diurético del asa en pacientes con un filtrado glomerular bajo.
  - Los **diuréticos del asa (furosemida, torasemida, bumetanida, ácido etacrínico)** se deben usar en pacientes que necesitan una diuresis importante y en los que muestran una considerable reducción de la función renal.
    - La furosemida reduce la precarga de forma aguda al producir una venodilatación directa cuando se administra por vía i.v., lo que la convierte en un tratamiento útil de la IC grave o del edema agudo de pulmón *(Circulation 1997;96(6):1847)*.
    - El uso de diuréticos del asa se puede complicar por la aparición de hiperuricemia, hipocalcemia, ototoxicidad, exantema y vasculitis. La furosemida, la torasemida y la bumetanida son derivados de las sulfamidas, y en raras ocasiones pueden producir reacciones farmacológicas en pacientes sensibles a estos compuestos; en estos pacientes se puede emplear ácido etacrínico.
    - La equivalencia de dosis de diuréticos del asa orales es de aproximadamente: 50 mg de ácido etacrínico = 40 mg de furosemida = 20 mg de torasemida = 1 mg de bumetanida.
- **Fármacos nuevos y emergentes**
  - El **LCZ-696** es una combinación de valsartán (BRA) y sacubitril (inhibidor de neprilisina) recientemente aprobado para su uso en pacientes con ICFEr y síntomas de clase II-IV de

la NYHA. La neprilisina es una endopeptidasa neutra que interviene en la degradación de péptidos vasoactivos, entre ellos los péptidos natriuréticos, la bradicinina y la adrenomedulina. La inhibición de la neprilisina aumenta la disponibilidad de estos péptidos, lo que ejerce efectos favorables en la IC. En un estudio clínico a gran escala, se observó que este fármaco se mostraba superior al enalapril en cuanto a la disminución de fallecimientos y rehospitalización entre los pacientes con ICFEr de clase II-IV de la NYHA.

- La **ivabradina** es un inhibidor del canal I_{Kf} que interviene en la generación de corrientes «marcapasos» en el tejido cardíaco. Se ha demostrado que el uso de ivabradina en pacientes ambulatorios con ICFEr reduce la hospitalización y la muerte por IC *(Lancet 2010;9744:875-85),* y está indicado para disminuir la hospitalización en pacientes con FE < 35 %, síntomas de IC estable y ritmo sinusal con una frecuencia cardíaca en reposo ≥ 70 lpm que ya han sido tratados con bloqueantes β en la dosis máxima tolerada.

Tratamiento médico crónico con fracción de eyección conservada

- No se ha demostrado que la farmacoterapia mejore la mortalidad en la IC con fracción de eyección conservada (ICFEc).
- Se recomienda el control de la presión arterial. Es razonable el uso de inhibidores de la ECA, BRA, espironolactona y bloqueantes β. El uso de esos fármacos concretos puede asociarse a una ligera disminución de las tasas de hospitalización por IC.
- Según las directrices de la práctica clínica, se recomienda el tratamiento de la fibrilación auricular mediante el control de la frecuencia o el ritmo.
- Las directrices de la práctica clínica recomiendan el tratamiento de la coronariopatía y de la angina de pecho mediante farmacoterapia o revascularización, o ambas cosas.

Fármacos parenterales

- Los **vasodilatadores parenterales** se deben reservar para pacientes con una IC grave o que no responden a los fármacos orales. El tratamiento con vasodilatadores intravenosos se puede orientar según la monitorización hemodinámica central (cateterismo de la AP) para valorar la eficacia y evitar la inestabilidad hemodinámica. Los fármacos parenterales deben iniciarse en dosis bajas, ajustarlos hasta conseguir el efecto hemodinámico deseado e interrumpirlos luego lentamente para evitar la vasoconstricción por rebote.
- La **nitroglicerina** es un potente vasodilatador que afecta al lecho venoso y, en menor medida, al lecho arterial. Alivia la congestión venosa pulmonar y sistémica, y es un vasodilatador coronario eficaz. La nitroglicerina es el vasodilatador de elección para el tratamiento de la IC en el marco de un IM agudo o una angina inestable.
- El **nitroprusiato sódico** es un vasodilatador arterial directo con propiedades venodilatadoras menos potentes. Su efecto predominante es la reducción de la poscarga, y resulta especialmente eficaz en pacientes con IC que están hipertensos o presentan una insuficiencia aórtica o mitral importante. El nitroprusiato se debe usar con precaución en pacientes con isquemia miocárdica, debido al riesgo de reducción del flujo regional de sangre en el miocardio **(robo coronario).**
  - La dosis inicial de **0,25 (µg/kg)/min** se puede ajustar **(dosis máxima de 10 [µg/kg]/ min)** hasta conseguir el efecto hemodinámico deseado o hasta que aparezca hipotensión.
  - La semivida del nitroprusiato es de 1-3 min y su metabolismo provoca la liberación de cianuro, que se metaboliza en el hígado a tiocianato y se excreta por vía renal.
  - Pueden aparecer concentraciones tóxicas de tiocianato (> 10 mg/dl) en pacientes con insuficiencia renal. La toxicidad por tiocianato puede manifestarse con náuseas, parestesias, cambios del estado mental, dolor abdominal y convulsiones.
  - La **metahemoglobinemia** es una complicación poco frecuente del tratamiento con nitroprusiato.
- El **BNP recombinante (nesiritida)** es un vasodilatador arterial y venoso.
  - La infusión i.v. de nesiritida reduce las presiones telediastólicas en el VI y la aurícula derecha, así como la RVS, y aumenta el gasto cardíaco.
  - Se administra en bolo i.v. de 2 µg/kg, seguido de una infusión i.v. continua que empieza con dosis de 0,01 (µg/kg)/min.

- Está aprobado el uso de nesiritida para las reagudizaciones de la IC y alivia los síntomas de ésta al poco tiempo de su administración *(JAMA 2002;287:1531)*. Carece de efecto sobre la supervivencia y la tasa de rehospitalización en pacientes con IC *(N Engl J Med 2011;365:32)*.
- La *hipotensión* es el efecto secundario más frecuente de la nesiritida, y se debe evitar el uso del fármaco en pacientes con hipotensión sistémica (PA sistólica < 90 mm Hg) o signos de shock cardiogénico. Los episodios de hipotensión se deben tratar interrumpiendo la administración de nesiritida y con una expansión de volumen o soporte presor cuidadosos si es necesario.

■ **Fármacos inotrópicos**

- Los **simpaticomiméticos** son fármacos potentes que se utilizan principalmente en el tratamiento de la IC grave. Los efectos beneficiosos y adversos están mediados por la estimulación de los receptores adrenérgicos β del miocardio. Los efectos adversos más importantes se relacionan con la naturaleza arritmógena de estos compuestos y el riesgo de que se agrave una isquemia miocárdica. El tratamiento debe ir dirigido por un control hemodinámico y del ECG riguroso. Los síntomas de los pacientes con una IC crónica que no responde al tratamiento pueden mejorar con la administración ambulatoria continua de fármacos inotrópicos i.v. como tratamiento paliativo o como una transición al soporte ventricular mecánico o el trasplante cardíaco. Sin embargo, esta estrategia puede incrementar la posibilidad de arritmias potencialmente mortales o de infecciones relacionadas con los catéteres permanentes *(Circulation 2013;128:e240-e327)*.
- Para estabilizar al paciente con IC e hipotenso, se debe usar **norepinefrina,** en lugar de **dopamina** (tabla 5-4). Aunque en un estudio clínico a gran escala aleatorizado no se observó diferencia alguna en cuanto a la mortalidad entre el uso de dopamina y norepinefrina en una cohorte de pacientes con shock no diferenciado, se produjeron más efectos adversos (principalmente arrítmicos) en el grupo tratado con dopamina, y en el análisis de subgrupos de los pacientes con shock cardiogénico (n = 280) se observó

| TABLA 5-4 | Fármacos inotrópicos[a] | | |

Dosis	Descripción	Mecanismo	Efectos/efectos secundarios
Dopamina	1-3 (µg/kg)/min	Receptores dopaminérgicos	Vasodilatación esplácnica
	2-8 (µg/kg)/min	Agonista del receptor β_1	+Inotrópico
	7-10 (µg/kg)/min	Agonista del receptor α	↑ RVS
Dobutamina	2,5-15 (µg/kg)/min	Agonista del receptor β_1 >agonista del receptor β_2 >agonista del receptor α	+Inotrópico, ↓ RVS, taquicardia
Epinefrina	0,05-1 (µg/kg)/min; ajustar hasta lograr la presión arterial media deseada. Se puede ajustar la dosis cada 10-15 min en 0,05-0,2 (µg/kg)/min hasta alcanzar la presión arterial deseada	$\beta_1 > \alpha_2$ Dosis bajas = β Dosis altas = α	+Inotrópico, ↑ RVS
Milrinona[b]	50 µg/kg en bolo i.v. en 10 min, 0,375-0,75 (µg/kg)/min	↑ AMPc	↓ RVS, +inotrópico

AMPc, monofosfato de adenosina cíclico; RVS, resistencia vascular sistémica; i.v., intravenoso;
↑ aumentado; ↓, reducido.
[a]Mayor riesgo de taquiarritmias auriculares y ventriculares.
[b]Necesita ajustes de la dosis en función de la eliminación de creatinina.

un aumento de la tasa de mortalidad a los 28 días en el grupo tratado con dopamina (*N Engl J Med 2010;362:779-89*).

- La **dobutamina** (v. tabla 5-4) es un análogo sintético de la dopamina con actividad predominantemente sobre adrenorreceptores β_1. Aumenta el gasto cardíaco, reduce las presiones de llenado cardíacas y, generalmente, tiene un efecto neutro sobre la presión arterial sistémica. Se ha descrito la tolerancia a este fármaco, y varios estudios han demostrado un aumento de la mortalidad en pacientes tratados con dobutamina de forma continua. La dobutamina no tiene un papel importante en el tratamiento de la IC secundaria a una disfunción diastólica o a cuadros de gasto elevado.

- Los **inhibidores de la fosfodiesterasa** aumentan la contractilidad del miocardio y producen vasodilatación al incrementar el monofosfato de adenosina cíclico (AMPc) intracelular. La **milrinona** está disponible hoy en día para uso clínico y está indicada como tratamiento de la IC resistente. Puede aparecer hipotensión en pacientes tratados con vasodilatadores o que tienen una contracción del volumen intravascular o ambas cosas a la vez. La milrinona puede mejorar la hemodinámica en pacientes que reciben tratamiento simultáneo con dobutamina o dopamina. Los datos indican que la administración intrahospitalaria a corto plazo de milrinona además del tratamiento médico convencional no reduce la duración del ingreso hospitalario ni la frecuencia de reingresos o la mortalidad a los 60 días en comparación con el placebo (*JAMA 2002;287:1541*).

Tratamiento antiarrítmico

■ La supresión de extrasístoles ventriculares asintomáticos o una taquicardia ventricular no mantenida mediante antiarrítmicos en pacientes con IC no mejora la supervivencia y puede aumentar la mortalidad a causa de los efectos proarrítmicos de los fármacos (*N Engl J Med 1989;321:406; N Engl J Med 1995;333:77; N Engl J Med 2005;352:225*).

■ En los pacientes con fibrilación auricular como presunta causa de la aparición de IC, debe buscarse una estrategia para controlar el ritmo. En pacientes con IC preexistente y que desarrollan fibrilación auricular, a pesar de los signos que sugieran una mejoría de los síntomas en pacientes tratados con control del ritmo, el uso de antiarrítmicos para mantener un ritmo sinusal no ha demostrado que mejore la mortalidad (*N Engl J Med 2008;358:2667-77*).

■ Los fármacos recomendados para el mantenimiento de un ritmo sinusal en la IC con FEVI reducida son la dofetilida y la amiodarona. También puede plantearse el sotalol en pacientes con una FEVI ligeramente disminuida. El uso de estos fármacos requiere una monitorización rigurosa del intervalo QT.

■ En pacientes con disfunción sistólica grave del VI e IC no debe usarse la dronedarona (*N Engl J Med 2008;358:2678-87*).

Tratamiento anticoagulante y antiagregante

■ Aunque los pacientes con IC tienen un riesgo relativamente mayor de sufrir episodios tromboembólicos, el riesgo absoluto es escaso, y no se recomienda la anticoagulación sistemática en pacientes con IC sin fibrilación auricular, tromboembolia previa o una fuente cardioembólica previa.

■ En pacientes con fibrilación auricular, se recomienda el uso de la puntuación de riesgo CHADS2 o CHADS2-VASc para determinar cuándo usar tratamientos anticoagulantes.

■ Los nuevos anticoagulantes dabigatrán, rivaroxabán y apixabán han demostrado ser eficaces en pacientes con IC y con fibrilación auricular no valvular.

■ No se cuenta con datos suficientes que apoyen el uso sistemático de ácido acetilsalicílico en pacientes con IC que no tienen coronariopatía ni ateroesclerosis. Además, algunos datos sugieren que el uso de este fármaco puede reducir los efectos beneficiosos de los inhibidores de la ECA (*Arch Intern Med 2003;163(13):1574*).

TRATAMIENTOS NO FARMACOLÓGICOS DE LA INSUFICIENCIA CARDÍACA

■ La **revascularización coronaria** reduce la isquemia y puede aumentar la función sistólica en algunos pacientes con EAC.

- Las directrices establecen que se recomienda la revascularización quirúrgica o percutánea en pacientes con IC que presentan angina de pecho y tienen una anatomía adecuada (recomendación de Clase I) y que puede considerarse en pacientes sin angina pero con una anatomía adecuada, ya sea en presencia de miocardio viable (recomendación de Clase IIa) como con miocardio no viable (recomendación de Clase IIb) *(Circulation 2013;128:e240-e327)*.
- En un estudio clínico a gran escala y aleatorizado de pacientes con IC con EAC y FEVI < 35 % en el que se comparó el tratamiento médico con el tratamiento médico más cirugía de derivación coronaria (CDAC), no se observaron diferencias en cuanto al criterio de valoración primario de muerte por cualquier causa (cociente de riesgos [HR, *hazard ratio*] con CDAC, 0,86; intervalo de confianza [IC] del 95 %, 0,72-1,04; *P* = 0,12). Un análisis secundario (especificado previamente) de la muerte por causas cardiovasculares se inclinaba hacia la CDAC sobre el tratamiento médico solo (HR con CDAC, 0,81; IC 95 %, 0,66-1; *P = 0.05*) *(N Engl J Med 2011;364:1607-16)*.
- El **tratamiento de resincronización cardíaca (TRC)** o **electroestimulación biventricular** (v. capítulo 7, *Arritmias cardíacas*) puede mejorar la calidad de vida y reducir el riesgo de muerte en determinados pacientes con una FE ≤ 35 %, con IC de las clases II-IV de la NYHA y con trastornos de la conducción (bloqueo de rama izquierda [BRI] y retraso auriculoventricular) *(N Engl J Med 2005;352:1539; N Engl J Med 2010;363:2385-95)*.
  - El TRC también puede ser útil (recomendación de Clase IIA) en las siguientes circunstancias *(Circulation 2013;128:1810-52)*:
    - FEVI ≤ 35 %, ritmo sinusal, un patrón diferente a BRI con un QRS ≥ 150 ms y síntomas de clase III/clase IV ambulatorios de la NYHA con tratamiento médico según las recomendaciones (TMSR).
    - FEVI ≤ 35 %, ritmo sinusal, BRI con QRS de 120-149 ms y síntomas de clase II, clase III o clase IV ambulatoria de la NYHA con TMSR.
    - FA y FEVI ≤ 35 % con TMSR si el paciente requiere electroestimulación ventricular y ablación del nódulo auriculoventricular o el control de la frecuencia permite una electroestimulación ventricular cercana al 100 % con TRC.
    - Pacientes con TMSR que tienen FEVI ≤ 35 % y sometidos a implante (nuevo o sustitución) de un dispositivo con electroestimulación ventricular frecuente prevista (> 40 % del tiempo).
  - Los factores que favorecen más la respuesta al TRC son: sexo femenino, duración del QRS ≥ 150 ms, BRI, índice de masa corporal < 30 kg/m^2, miocardiopatía no isquémica y aurícula izquierda pequeña *(J Am Coll Cardiol 2012;59(25):2366-73)*.
- Se recomienda la colocación de un **desfibrilador cardioversor implantable (DCI)** en determinados pacientes con IC que tienen una FE ≤ 35 % persistentemente reducida, para la prevención primaria de la MSC. La muerte súbita es entre seis y nueve veces más frecuente en los pacientes con IC en comparación con la población general, y es la principal causa de muerte en los pacientes con IC ambulatorios.
  - En múltiples ensayos aleatorizados de amplia muestra se ha demostrado un beneficio en la supervivencia del 1% al 1,5% al año en pacientes con una miocardiopatía isquémica y no isquémica *(N Engl J Med 2005;352:1539; Circulation 2013;128:e240-e327)*.
  - Los pacientes deben recibir al menos 3-6 meses de tratamiento médico óptimo según las recomendaciones antes de valorar de nuevo la FE e implantar un DCI.
  - Tras un IM agudo o la revascularización, se debe evaluar la FE después de 40 días de tratamiento óptimo antes de la implantación del DCI.
  - Hay que reservar el tratamiento con DCI para pacientes en quienes se espera que, por lo demás, vivan más de 1 año con una buena capacidad funcional. Este tratamiento no debe emplearse en pacientes con IC terminal que no son candidatos al trasplante ni a un soporte circulatorio mecánico prolongado.
- Se puede plantear la **contrapulsación con balón intraaórtica (IABP, *intra-aortic balloon pump*)** como soporte hemodinámico temporal en pacientes en los que han fracasado tratamientos farmacológicos y sufren una disfunción transitoria del miocardio o que están

esperando una intervención definitiva, como el dispositivo de soporte ventricular izquierdo (LVAD, *LV assist device*) o el trasplante. La ateroesclerosis aortoilíaca grave y la insuficiencia moderada o grave de la válvula aórtica son contraindicaciones para la colocación de un balón de contrapulsación aórtica.

■ Se dispone actualmente de **LVAD percutáneos** para proporcionar soporte a corto plazo a pacientes en shock cardiogénico. Se ha demostrado que sus efectos hemodinámicos son superiores en comparación con el IABP. Sin embargo, el uso de LVAD no mejoró la supervivencia a los 30 días en los pacientes graves *(Eur Heart J 2009;30:2012)*.

TRATAMIENTO QUIRÚRGICO

■ La **sustitución o reparación quirúrgica o no quirúrgica** de la válvula mitral en el contexto de una FEVI disminuida y una insuficiencia mitral grave se expone en el capítulo 6, *Enfermedad pericárdica y valvulopatías*.

■ Los **dispositivos de soporte ventricular (DSV)** se implantan quirúrgicamente y conducen sangre desde el ventrículo izquierdo, dinamizando el flujo a través de un motor, hasta la aorta, provocando un aumento del gasto cardíaco y una disminución de las presiones de llenado intracardíacas. Estos dispositivos pueden ser temporales (CentriMag®, LVAD percutáneos) o de larga duración (HeartMate II®, HeartWare®).
  • El soporte temporal está indicado en pacientes con una IC grave tras la cirugía cardíaca o en pacientes con shock cardiogénico no tratable tras un IM agudo.
  • El soporte de larga duración está indicado como «puente hasta el trasplante» en pacientes que esperan un trasplante cardíaco, o como tratamiento permanente o «de destino» en pacientes seleccionados, no candidatos a trasplante y con IC terminal que no responde y esperanza de vida relacionada con la IC con tratamiento de < 2 años *(Circulation 2013;128:e240-e327)*.
  • Los dispositivos disponibles en la actualidad varían en cuanto al grado de hemólisis mecánica, la intensidad de la anticoagulación necesaria y la dificultad de implantación.
  • La decisión de colocar un soporte circulatorio mecánico se debe adoptar previa consulta con un cardiólogo y un cirujano cardíaco con experiencia en esta tecnología.

■ El **trasplante cardíaco** constituye una opción en pacientes seleccionados con una IC terminal grave que se ha vuelto resistente al tratamiento médico intensivo y en la que no se dispone de ninguna otra opción de tratamiento convencional.
  • Cada año se realizan en Estados Unidos unos 2 200 trasplantes cardíacos.
  • Los candidatos para el trasplante deben ser generalmente menores de 65 años (aunque algunos pacientes de mayor edad seleccionados también se pueden beneficiar del mismo), sufrir una IC avanzada (clase III-IV de la NYHA), tener un sistema de apoyo psicológico fuerte, haber agotado todas las demás alternativas terapéuticas y no sufrir disfunción irreversible alguna de órganos extracardíacos que limitaría la recuperación funcional que les predispondría a sufrir complicaciones tras el trasplante *(J Heart Lung Transplant 2006;25:1024-42)*.
  • Las tasas de supervivencia tras el trasplante cardíaco son aproximadamente del 90 %, el 70 % y el 50 % al cabo de 1, 5 y 10 años, respectivamente. Se pueden encontrar estadísticas anuales en la página web de la United Network for Organ Sharing *(www.unos.org)*.
  • En general, la capacidad funcional y la calidad de vida mejoran de forma significativa tras el trasplante, aunque la VO_2 no alcanza los niveles de los sujetos controles equiparables por edad y sexo, mejorando aproximadamente un 40 % a los 2 años *(Eur J Heart Fail 2007;9(3):310-6)*.
  • Entre las **complicaciones tras el trasplante** se encuentran el rechazo agudo y crónico, las infecciones típicas y atípicas, y los efectos secundarios de los fármacos inmunodepresores. Las complicaciones quirúrgicas y el rechazo agudo son las principales causas de muerte en el primer año tras el trasplante. La vasculopatía del aloinjerto cardíaco (EAC/rechazo crónico) y los tumores malignos son las principales causas de muerte después del primer año tras el trasplante.

MODIFICACIÓN DEL ESTILO DE VIDA/RIESGO

■ Se proporcionará asesoramiento dietético para limitar el sodio y los líquidos. Es razonable una ingesta diaria de unos 2 g de sodio al día. La restricción excesiva (< 1,5 g/día de sodio) puede ser nociva.

■ Hay que recomendar encarecidamente el abandono del tabaco.

■ En los pacientes con IC y FE baja se recomienda la abstinencia alcohólica.

■ Se recomienda el ejercicio en los pacientes con IC estable como complemento del tratamiento farmacológico. Se ha demostrado que los programas de ejercicio mejoran la capacidad de hacer esfuerzos en los pacientes con IC (tanto la VO$_2$ máxima como el tiempo de paseo durante 6 min), así como la calidad de vida, y reducen la activación neurohormonal *(JAMA 2009:301:1439; JAMA 2009;301:1451)*. Los programas terapéuticos deben personalizarse e incluir un período de calentamiento, 20-30 min de ejercicio de la intensidad deseada y un período de enfriamiento *(Circulation 2003:107:1210)*.

■ En los pacientes obesos con IC se debe recomendar la pérdida de peso.

Consideraciones especiales

■ La **restricción de líquidos y agua libre** (< 1,5 l/día) es especialmente importante ante la presencia de hiponatremia (sodio sérico < 130 mEq/l) y sobrecarga de volumen.

■ Hay que tratar de **minimizar el uso de medicamentos** con efectos nocivos sobre la IC.
  • Se deben evitar los fármacos **inotrópicos negativos** (p. ej., verapamilo, diltiazem) en pacientes con alteraciones de la contractilidad ventricular, al igual que los estimulantes β de libre dispensación (p. ej., compuestos que contienen efedrina, clorhidrato de pseudoefedrina).
  • Conviene evitar, en la medida de lo posible, los **AINE,** que antagonizan los efectos de los inhibidores de la ECA y los diuréticos.

■ La **administración de suplementos de oxígeno** puede aliviar la disnea, mejorar el aporte de oxígeno, reducir el trabajo respiratorio y limitar la vasoconstricción pulmonar en pacientes con hipoxemia, pero no se recomienda de forma sistemática en pacientes sin hipoxemia.

■ La prevalencia de **apnea del sueño** en la población de pacientes con IC puede alcanzar el 37 %. El tratamiento con presión positiva nocturna en las vías respiratorias mejora los síntomas y la FE *(Am J Respir Crit Care Med 2001;164:2147; N Engl J Med 2003;348:1233)*.

■ La **diálisis** o **ultrafiltración** puede beneficiar a pacientes con IC grave y disfunción renal que no responden de forma adecuada a las restricciones de líquido y sodio y a los diuréticos *(J Am Coll Cardiol 2007;49:675)*, pero no es superior a la pauta diurética escalonada en los pacientes con IC aguda y síndrome cardiorrenal *(N Engl J Med 2012;367:2296-304)*. Otros métodos mecánicos de eliminación de líquidos, como la toracocentesis y la paracentesis terapéuticas, pueden aliviar de forma temporal los síntomas de la disnea. Hay que procurar evitar la extracción rápida de los líquidos y la hipotensión.

■ Las **consideraciones sobre el final de la vida** pueden ser necesarias en pacientes con una IC avanzada, resistente al tratamiento. Las conversaciones sobre la evolución de la enfermedad, las opciones terapéuticas, la supervivencia, el estado funcional y las voluntades anticipadas se deben realizar en las fases iniciales del tratamiento de los pacientes con IC. En los enfermos en fase terminal (estadio D, clase IV NYHA) con múltiples ingresos hospitalarios, y un deterioro grave de la situación funcional y de la calidad de vida, es conveniente plantear una asistencia terminal y paliativa *(J Card Fail 2014;20(2):121-34)*.

Insuficiencia cardíaca aguda y edema pulmonar cardiogénico

PRINCIPIOS GENERALES

El edema pulmonar cardiogénico (EPC) se produce cuando la presión capilar pulmonar supera las fuerzas que mantienen el líquido dentro del espacio vascular (presión oncótica sérica y presión hidrostática intersticial).

■ La presión capilar pulmonar puede aumentar debido a la insuficiencia del VI de cualquier etiología, a la obstrucción del flujo transmitral (p. ej., estenosis mitral, mixoma auricular) o, con menos frecuencia, a enfermedad venooclusiva pulmonar.

■ La inundación alveolar y las alteraciones del intercambio de gases se producen tras la acumulación de líquido en el intersticio pulmonar.

DIAGNÓSTICO

Presentación clínica

■ Las manifestaciones clínicas del EPC pueden aparecer con rapidez y entre ellas se encuentran: disnea, ansiedad, tos e intranquilidad.

■ El paciente puede mostrar una expectoración espumosa de color rosado.

■ Es frecuente encontrar signos físicos de disminución de la perfusión periférica, congestión pulmonar, hipoxemia, uso de músculos respiratorios accesorios y sibilancias.

Pruebas diagnósticas

■ Entre las alteraciones radiológicas se encuentran: cardiomegalia, ingurgitación vascular intersticial y perihiliar, líneas B de Kerley y derrames pleurales.

■ Las alteraciones radiológicas pueden aparecer varias horas después del desarrollo de los síntomas y su resolución puede no seguir el mismo ritmo que la mejoría clínica.

TRATAMIENTO

■ Colocar al paciente en posición de sedestación mejora la función pulmonar.

■ El reposo en cama, el control del dolor y el alivio de la ansiedad pueden disminuir la carga de trabajo para el corazón.

■ Hay que administrar **suplementos de oxígeno** inicialmente para aumentar la presión de oxígeno arterial a **> 60 mm Hg.**

■ La **ventilación mecánica** está indicada cuando la oxigenación no es adecuada o si aparece hipercapnia. Se prefiere la ventilación no invasiva con presión positiva, que puede tener efectos particularmente favorables en el edema pulmonar *(JAMA 2005;294(24):3124-30)*.

■ Se deben identificar los **factores precipitantes** y corregirlos, dado que el edema pulmonar suele poder resolverse corrigiendo la afección subyacente. Los factores precipitantes más frecuentes son:
  • Hipertensión grave.
  • IM o isquemia miocárdica (sobre todo, si se asocia a insuficiencia mitral).
  • Insuficiencia valvular aguda.
  • Taquiarritmias o bradiarritmias de nueva aparición.
  • Sobrecarga de volumen en presencia de una disfunción grave del VI.

Fármacos

■ El **sulfato de morfina** reduce la ansiedad y dilata las venas pulmonares y sistémicas. Se pueden administrar 2-4 mg intravenosos en varios minutos y se pueden repetir cada 10-25 min hasta observar un efecto.

■ La **furosemida** es un venodilatador que reduce la congestión pulmonar a los pocos minutos de su administración i.v., mucho antes de que empiece su acción diurética. Se debe administrar una dosis inicial de 20-80 mg i.v. en varios minutos y aumentar la dosis en función de la respuesta, hasta un máximo de 200 mg en dosis posteriores.

■ La **nitroglicerina** es un venodilatador que puede potenciar los efectos de la furosemida. Se prefiere la administración i.v. a la oral y transdérmica, ya que se puede ajustar con rapidez.

■ El **nitroprusiato** es un complemento eficaz como tratamiento del EPC agudo, y resulta útil cuando el EPC se desencadena por una insuficiencia valvular aguda o hipertensión (v. capítulo 6, *Enfermedad pericárdica y valvulopatías*). Es importante tener en cuenta el cateterismo pulmonar y sistémico para ajustar el tratamiento con nitroprusiato.

■ Los **fármacos inotrópicos,** como la dobutamina o la milrinona, pueden ser útiles tras el tratamiento inicial del EPC en pacientes con hipotensión o shock simultáneos.

■ El **BNP recombinante (nesiritida)** se administra en bolo i.v., seguido de una infusión i.v. La nesiritida reduce las presiones de llenado intracardíacas al producir vasodilatación y aumenta de forma indirecta el gasto cardíaco. Administrada junto con furosemida, la nesiritida produce natriuresis y diuresis.

CONSIDERACIONES ESPECIALES

■ El **cateterismo derecho** (p. ej., catéter de Swan-Ganz) puede ser útil en casos en los que no se observa una respuesta rápida al tratamiento, porque permite distinguir entre las causas cardiogénicas y no cardiogénicas del edema pulmonar mediante la determinación de la hemodinámica central y el gasto cardíaco. Además, se puede emplear para orientar el tratamiento posterior. El uso sistemático de cateterismo cardíaco derecho en pacientes con IC aguda no es beneficioso *(JAMA 2005;294(13):1625-33)*.

■ La **hemodiálisis aguda y la ultrafiltración** pueden ser necesarias en pacientes con una disfunción renal significativa y resistencia a los diuréticos *(J Am Coll Cardiol 2007;49:675; Congest Heart Fail 2008;14:19)*, pero no constituyen un tratamiento de primera línea.

MIOCARDIOPATÍAS

Miocardiopatía dilatada

PRINCIPIOS GENERALES

Definición

La miocardiopatía dilatada (MCD) es una enfermedad del músculo cardíaco caracterizada por la dilatación de las cavidades cardíacas y la reducción de la función contráctil del ventrículo.

Epidemiología

La MCD es la forma más frecuente de miocardiopatía, y es responsable de unos 10 000 fallecimientos y 46 000 ingresos hospitalarios cada año. La incidencia de MCD a lo largo de la vida es de 36,5 casos por cada 100 000 personas.

Fisiopatología

■ La MCD puede deberse a la progresión de cualquier proceso que afecte al miocardio, y la dilatación se relaciona directamente con la activación neurohormonal. La mayoría de los casos son idiopáticos *(Am J Cardiol 1992;69:1458)*, aunque cada vez más se reconocen algunas causas genéticas *(J Am Coll Cardiol 2005;45(7):969)*.

■ Las características anatómicas típicas son la dilatación de las cavidades cardíacas y grados variables de hipertrofia. La insuficiencia mitral y tricuspídea son frecuentes por los efectos de la dilatación de la cavidad sobre el aparato valvular.

■ Existen **arritmias auriculares y ventriculares** hasta en la mitad de los pacientes, y contribuyen a la elevada incidencia de muerte súbita en esta población de pacientes.

DIAGNÓSTICO

Presentación clínica

■ Con frecuencia existe una IC sintomática (disnea, sobrecarga de volumen).
■ Un porcentaje de los pacientes con enfermedad preclínica pueden estar asintomáticos.
■ El ECG suele estar alterado, pero los cambios son generalmente inespecíficos.

Pruebas diagnósticas

Diagnóstico por la imagen

■ El diagnóstico de MCD se puede confirmar con ecocardiografía o ventriculografía nuclear.

■ La ecocardiografía bidimensional y Doppler son útiles para distinguir este proceso de la miocardiopatía hipertrófica o la miocardiopatía restrictiva (MCR), la enfermedad pericárdica y las valvulopatías.

Procedimientos diagnósticos

La biopsia endomiocárdica aporta poca información que modifique el tratamiento de los pacientes con miocardiopatía dilatada y no se recomienda de forma sistemática *(Eur Heart J 2007;28:3076; Circulation 2013;128:e240-e327)*. Los contextos en los que se recomienda la biopsia endomiocárdica en la MCD son:

■ IC de reciente aparición y < 2 semanas de duración con un ventrículo izquierdo dilatado o de tamaño normal y compromiso hemodinámico.

■ IC de reciente aparición y 2 semanas a 3 meses de duración asociada a un ventrículo izquierdo dilatado y nuevas arritmias ventriculares, bloqueo auriculoventricular de alto grado (segundo grado de tipo II o tercer grado) y ausencia de respuesta al tratamiento habitual.

■ Escenarios clínicos que pueden llevar al diagnóstico de una forma tratable de miocarditis aguda, como miocarditis de células gigantes o miocarditis eosinófila.

TRATAMIENTO

Fármacos

■ El tratamiento médico de los pacientes sintomáticos es idéntico al de la ICFEr por otras causas, y consiste en el control del volumen y el sodio corporal total, y farmacoterapia, con bloqueantes β, inhibidores de la ECA o BRA, antagonistas de la aldosterona y tratamiento vasodilatador.

■ Se recomienda vacunar a los pacientes frente a la gripe y el neumococo.

■ Algunos autores han defendido un tratamiento inmunodepresor con fármacos como la prednisona, la azatioprina y la ciclosporina para los casos de miocarditis demostrada por biopsia, aunque su eficacia no se ha comprobado, con la posible excepción del paciente inusual con miocarditis de células gigantes *(N Engl J Med 1995;333:269; Circulation 2013;128:e240-e327)*.

Otros tratamientos no farmacológicos

Los tratamientos no farmacológicos de la MCD son idénticos a los de la ICFEr y, cuando está indicado por las recomendaciones de la práctica, consiste en el implante de CDI y el soporte circulatorio mecánico temporal.

Tratamiento quirúrgico

■ Se debe considerar el trasplante cardíaco en pacientes seleccionados con IC secundaria a una MCD que no responde al tratamiento médico.

■ Puede que sea necesaria la colocación de un LVAD para estabilizar a los pacientes en quienes el trasplante cardíaco se considera una opción o en pacientes seleccionados que no son candidatos al trasplante.

Insuficiencia cardíaca con fracción de eyección conservada

PRINCIPIOS GENERALES

Definición

■ La insuficiencia cardíaca con fracción de eyección conservada (ICFEc) se refiere al síndrome clínico de IC con conservación de la función sistólica (FEVI > 50 %).

■ La disfunción diastólica indica la alteración de la función mecánica del corazón durante la fase de relajación del ciclo cardíaco, lo que provoca presiones de llenado elevadas y alteración del llenado ventricular.

Epidemiología

■ Casi la mitad de los pacientes ingresados en el hospital con IC tienen una FE normal o casi normal.

■ La ICFEc es más prevalente en mujeres de edad avanzada, la mayoría de las cuales sufren hipertensión, DM o ambas cosas. Muchas de estas mujeres sufrirán también una EAC y/o fibrilación auricular.

Etiología

■ La inmensa mayoría de los pacientes con ICFEc tienen hipertensión e hipertrofia del VI.

■ Entre los trastornos miocárdicos asociados a ICFEc figuran la MCR, la MCH obstructiva y no obstructiva, las miocardiopatías infiltrantes y la pericarditis constrictiva.

Fisiopatología

■ La reducción de la distensibilidad ventricular desempeña un papel clave en la fisiopatología de la ICFEc.

■ Entre los factores que contribuyen al síndrome de ICFEc clínica se encuentran una deficiente eliminación renal del sodio, la disfunción auricular, la disfunción autónoma (vegetativa), el aumento de la rigidez auricular, la hipertensión pulmonar, la sarcopenia, la obesidad, la falta de forma física y otros trastornos coexistentes.

DIAGNÓSTICO

■ No es posible distinguir de forma fiable entre la ICFEc y la ICFEr sin una valoración de la FEVI, preferiblemente con una ecocardiografía bidimensional.

■ El diagnóstico se basa en criterios ecocardiográficos y en los hallazgos mediante Doppler de una FEVI normal con alteraciones de la relajación diastólica y elevación de las presiones de llenado. Parámetros ecocardiográficos más sensibles de la función sistólica, como la distensión del VI, pueden estar alterados en los pacientes con ICFEc.

TRATAMIENTO

Ningún tratamiento farmacológico ha demostrado, en un estudio clínico controlado aleatorizado, reducir la mortalidad en los pacientes con ICFEc. El análisis de subgrupos señala un posible pequeño beneficio con respecto a la morbilidad con el uso de antagonistas del receptor de aldosterona, inhibidores de la ECA/BRA y bloqueantes β. Las recomendaciones de la práctica hacen hincapié en el control de la presión arterial, el control de la frecuencia cardíaca o el restablecimiento del ritmo sinusal en los pacientes sintomáticos, el uso prudente de diuréticos y el tratamiento de la cardiopatía isquémica.

Miocardiopatía hipertrófica

PRINCIPIOS GENERALES

Definición

La miocardiopatía hipertrófica (MCH) puede definirse ampliamente como la presencia de un aumento del grosor de la pared del VI que no se explica únicamente por situaciones de carga anómala *(Eur Heart J 2014;35(39)2733-79)*. De un modo más específico, se trata de una enfermedad determinada genéticamente en la que mutaciones del sarcómero provocan una hipertrofia del VI asociada a cavidades ventriculares no dilatadas sin que exista otra enfermedad que pueda ser la causa de la magnitud de la hipertrofia que existe en una persona concreta *(J Am Coll Cardiol 2011;58(25):e212-60)*.

Epidemiología

■ La MCH es la alteración cardíaca hereditaria más frecuente, y afecta a 1 de cada 500 personas.

■ Unas 500 000 personas en Estados Unidos sufren una MCH, aunque muchos lo ignoren. Se estima que un 36 % de los deportistas jóvenes que sufren una muerte súbita tienen una MCH probable o confirmada, lo que determina que sea la principal causa de MSC en personas jóvenes en Estados Unidos, incluidos los deportistas entrenados *(Circulation 2013;128:e240-e327).*

Fisiopatología

■ La MCH se produce por una mutación en un gen que codifica una de las proteínas que intervienen en las funciones esenciales del sarcómero miocárdico, como proteínas estructurales o contráctiles, proteínas que manejan el calcio o proteínas mitocondriales.
  • Actualmente, existen al menos 27 supuestos genes de susceptibilidad de MCH que conducen a una transmisión autosómica dominante con expresión fenotípica y penetrancia variables.
  • Las mutaciones más frecuentes afectan a la proteína C fijadora de la miosina (*MYBPC3*) y a la cadena pesada 7 de la miosina (*MYH7*).
  • En más del 50 % de los pacientes clínicamente afectados existe una mutación identificada *(J Am Coll Cardiol 2009;54(3):201-11).*
■ El cambio histopatológico de la MCH consiste en una hipertrofia de los miocitos dispuestos de un modo desorganizado con fibrosis intersticial.
■ Estos cambios conducen fundamentalmente a una hipertrofia miocárdica que predomina típicamente en el tabique ventricular (hipertrofia septal asimétrica), aunque puede afectar a cualquiera de los segmentos ventriculares o a todos ellos. La MCH se puede clasificar según la presencia o no de obstrucción en el tracto de salida del VI. Cuando existe, se denomina **miocardiopatía hipertrófica obstructiva (MCHO).**
■ La obstrucción del tracto de salida del VI puede ocurrir en reposo, pero se agrava por factores que aumentan la contractilidad del VI (ejercicio), reducen el volumen ventricular (p. ej., maniobra de Valsalva, depleción de volumen, comida copiosa) o disminuyen la poscarga (vasodilatadores).
■ Es frecuente que exista un retraso de la relajación diastólica ventricular y una reducción de la distensibilidad y, junto con la IM, pueden ocasionar congestión pulmonar.
■ La isquemia miocárdica es habitual, y suele ser secundaria a un desequilibrio entre el aporte y el consumo miocárdico de oxígeno.
■ El movimiento anterior durante la sístole de la valva anterior de la válvula mitral se suele asociar a insuficiencia mitral y probablemente determine la gravedad de la obstrucción del tracto de salida del VI.

DIAGNÓSTICO

La MCH suele diagnosticarse por un grosor máximo de la pared del VI ≥ 15 mm en ausencia de otra enfermedad que pueda explicar el grado de hipertrofia, acompañado a menudo por información que lo apoya (antecedentes familiares de MCH o muerte súbita, movimiento anterior durante la sístole, pruebas genéticas).

Presentación clínica

■ La presentación varía, pero puede incluir disnea de esfuerzo, angina de pecho, cansancio, mareo, síncope, palpitaciones o muerte súbita.
■ La muerte súbita es más frecuente en niños y adultos jóvenes de 10 a 35 años, y suele observarse durante o inmediatamente después de períodos de ejercicio agotador.

Exploración física

■ **Soplo sistólico rudo** localizado a lo largo del borde esternal izquierdo, que se **acentúa con las maniobras que reducen la precarga** (p. ej., bipedestación, maniobra de Valsalva) y que puede asociarse a un impulso apical potente hasta el doble o triple de su intensidad.
■ Pulso carotídeo (en presencia de obstrucción) bisferiens (doble pico por ciclo cardíaco).

Pruebas diagnósticas

Electrocardiografía

El ECG suele ser anómalo en la MCH y siempre lo es en pacientes sintomáticos con obstrucción del tracto de salida del VI. Las alteraciones más frecuentes son las del segmento ST y la onda T, seguidas de signos de hipertrofia ventricular izquierda *(Am J Cardiol 2002;90:1020)*. El ECG en la variante apical de MCH se caracteriza por ondas T grandes invertidas en las derivaciones precordiales.

Diagnóstico por la imagen

■ La ecocardiografía bidimensional y los estudios de flujo con Doppler permiten establecer la existencia de un gradiente significativo en el tracto de salida del VI durante el reposo o con provocación.

■ Se debe realizar una estratificación adicional del riesgo mediante monitorización con Holter durante 24-48 h y pruebas de esfuerzo.

■ La RM está indicada en pacientes con presunta MCH en quienes no puede confirmarse el diagnóstico mediante ecocardiografía.

Pruebas genéticas

La prueba genética para la MCH está ya comercializada. Aproximadamente el 50 % de los pacientes con MCH tienen una mutación patógena diagnosticada. Esta prueba puede usarse para ayudar a diagnosticar la MCH cuando la presentación clínica es dudosa. Su realización es razonable en un paciente índice para facilitar así el estudio familiar para determinar los familiares de primer grado que tienen riesgo de sufrir la enfermedad *(J Am Coll Cardiol 2011;58(25)e212-60)*.

TRATAMIENTO

■ El tratamiento pretende aliviar los síntomas y evitar la muerte súbita.

■ La profilaxis para la endocarditis infecciosa sigue siendo polémica, y las normas actuales no recomiendan el uso profiláctico de antibióticos.

■ El tratamiento de los pacientes asintomáticos resulta controvertido y no se han encontrado evidencias concluyentes de que el tratamiento médico aporte beneficios.

■ Es preciso que todos los pacientes con MCH eviten la actividad física agotadora, incluida la mayor parte de los deportes de competición. Existen recomendaciones específicas sobre la actividad *(Circulation 2004;109:2807-16)*.

Fármacos

■ Los bloqueantes β suelen ser los fármacos de primera línea para disminuir los síntomas de la MCH, al reducir la contractilidad miocárdica y la frecuencia cardíaca.

■ Los antagonistas del calcio no dihidropiridínicos (verapamilo y diltiazem) pueden mejorar los síntomas de la MCH al reducir la contractilidad miocárdica y la frecuencia cardíaca. El tratamiento debe iniciarse con dosis bajas, ajustándolas con precaución en pacientes con obstrucción del tracto de salida. Si los síntomas persisten, hay que incrementar la dosis de forma gradual en varios días o semanas. Se deben evitar las dihidropiridinas en pacientes con obstrucción del tracto de salida del VI, debido a sus propiedades vasodilatadoras.

■ Para tratar la MCH en pacientes que permanecen con síntomas a pesar del uso de bloqueantes β y antagonistas del calcio (solos o en combinación), puede añadirse disopiramida, un fármaco inotrópico negativo que reduce el gradiente en el tracto de salida del VI. Su uso exige la monitorización del intervalo QT, y debe evitarse el uso simultáneo de otros antiarrítmicos.

■ Los diuréticos pueden mejorar los síntomas de congestión pulmonar en pacientes con presiones venosas pulmonares altas. Estos fármacos se deben emplear con precaución en pacientes con una obstrucción grave del tracto de salida del VI, dado que una reducción excesiva de la precarga empeora la obstrucción.

■ Es importante evitar los nitratos y vasodilatadores, por el riesgo de aumentar el gradiente del flujo de salida del VI.

■ En los pacientes con MCH son frecuentes las **arritmias auriculares y ventriculares.** Las taquiarritmias supraventriculares se toleran mal y deben tratarse de forma intensiva. La cardioversión está indicada si se produce compromiso hemodinámico.

- **La digoxina está contraindicada de un modo relativo,** por sus propiedades inotrópicas positivas y el riesgo de agravar la obstrucción del tracto de salida ventricular.
- La fibrilación auricular se debe convertir en un ritmo sinusal cuando sea posible, y se recomienda la anticoagulación si se produce una fibrilación auricular paroxística o crónica.
- Es posible emplear **diltiazem, verapamilo** o **bloqueantes** β para controlar la respuesta ventricular antes de la cardioversión. La procainamida, la disopiramida o la amiodarona (v. capítulo 7, *Arritmias cardíacas*) pueden ser eficaces para la supresión crónica de la fibrilación auricular.
- Se recomienda la colocación de un DCI en pacientes con MCH y paro cardíaco previo, fibrilación ventricular o taquicardia ventricular hemodinámicamente importante.
- Es razonable colocar un DCI en pacientes de alto riesgo, como aquellos con:
  - Síncope reciente sin causa aparente.
  - Hipertrofia del VI con un grosor máximo de la pared > 30 mm.
  - Antecedentes de MSC presuntamente causada por MCH en uno o más familiares de primer grado.
  - Episodios múltiples de TVNS en el registro Holter (especialmente, en pacientes de < 30 años de edad).
  - Respuesta hipotensora al esfuerzo.
- Las arritmias ventriculares sintomáticas se deben tratar según se indica en el capítulo 7, *Arritmias cardíacas.*

Tratamientos no farmacológicos para la miocardiopatía hipertrófica

Los marcapasos bicamerales (v. capítulo 7, *Arritmias cardíacas*) mejoran los síntomas en algunos pacientes con MCH. La alteración de la secuencia de activación ventricular a través del marcapasos ventricular derecho (VD) puede reducir la obstrucción del tracto de salida del VI secundaria a una hipertrofia asimétrica del tabique. Sólo un 10 % de los pacientes con MCH cumple los criterios para la implantación de un marcapasos, y el efecto de reducir el gradiente del tracto de salida del ventrículo izquierdo (TSVI) es sólo del 25 %. En algunos pacientes con MCH, el marcapasos bicameral puede proporcionar algún alivio sintomático sin afectar a la supervivencia *(Heart 2010;96(5):352).*

Tratamiento quirúrgico

■ El tratamiento de reducción septal (miectomía quirúrgica o ablación septal con alcohol realizada con catéter) disminuye los síntomas, pero no se ha demostrado beneficio alguno en cuanto a la supervivencia en el tratamiento de los síntomas de MCH que no responden a la medicación.

■ La intervención quirúrgica más empleada en la MCH es la miectomía septal. En centros con experiencia, se asocia a una mejoría de los síntomas en el 95 % de los pacientes, con < 1 % de mortalidad quirúrgica *(J Am Coll Cardiol 2005;46:470-6).* La intervención simultánea (reparación o sustitución) de la válvula mitral casi nunca es necesaria en centros con experiencia, porque la insuficiencia mitral responde generalmente bien a la reducción del tabique.

■ La ablación del tabique con alcohol, una alternativa (realizada con catéter) a la miectomía quirúrgica, también consigue reducir la obstrucción y logra el alivio sintomático con escasa mortalidad debida al procedimiento, aunque puede asociarse a bloqueo cardíaco, lo que requiere la colocación de un marcapasos hasta en el 20 % de los pacientes *(Circulation 2008;118:131-9).*

■ El trasplante cardíaco debe considerarse en los pacientes con una MCH en fase terminal que no responde al tratamiento y con una IC sintomática.

EDUCACIÓN DEL PACIENTE

Se recomienda el consejo genético y el estudio familiar en los familiares de primer grado de los pacientes con alto riesgo de MSC, dado que la enfermedad se transmite de forma autosómica dominante.

Miocardiopatía restrictiva

PRINCIPIOS GENERALES

Definición

- La MCR se caracteriza por un corazón rígido, con llenado ventricular deficiente, pero generalmente con VI no dilatado y FEVI normal. Suelen predominar los síntomas de insuficiencia cardíaca derecha.
- La MCR puede ser primaria, que engloba afecciones como la MCR idiopática, la fibrosis endomiocárdica y la endocarditis de Löffler, o secundaria a trastornos infiltrativos (amiloidosis, sarcoidosis, síndrome hipereosinófilo) o enfermedades por depósito (enfermedad de Fabry, hemocromatosis y glucogenosis).
- La pericarditis constrictiva se puede manifestar de forma similar a la MCR, pero es una enfermedad en la que el pericardio limita el llenado diastólico. La constricción conlleva un pronóstico y un tratamiento diferentes, por lo que es esencial distinguir entre constricción y MCR.

Fisiopatología

- En la amiloidosis, la proteína mal plegada (amiloide) se deposita en el intersticio cardíaco, interrumpiendo las unidades contráctiles normales del miocardio y causando restricción.
- En la sarcoidosis, la infiltración granulomatosa del miocardio suele ser subclínica y se manifiesta con mayor frecuencia con arritmias o afectación del sistema de conducción; sin embargo, hasta en un 5 % de los casos de sarcoidosis se manifiesta la restricción.
- En la hemocromatosis, el exceso de hierro se deposita en el sarcoplasma de los miocitos cardíacos, superando finalmente la capacidad antioxidante y provocando peroxidación lipídica y permeabilidad de la membrana. La lesión se produce inicialmente en el epicardio, y más adelante en el miocardio y el endocardio, manteniéndose al principio conservada la función sistólica.
- La enfermedad de Fabry, un trastorno genético ligado al cromosoma X, se caracteriza por una actividad deficiente de la α-galactosidasa A, una enzima lisosómica, lo que provoca la acumulación lisosómica de globotriaosilceramida en los tejidos, y más de la mitad de los pacientes presentan miocardiopatía, típicamente con hipertrofia del VI y MCR.

DIAGNÓSTICO

Pruebas diagnósticas

Electrocardiografía

El hallazgo clásico en el ECG en la amiloidosis es un bajo voltaje (a pesar del engrosamiento ventricular evidente en la ecocardiografía) con progresión deficiente de la onda R. En la sarcoidosis suele existir un trastorno de la conducción.

Diagnóstico por la imagen

- En la MCR, la ecocardiografía con estudio Doppler permite demostrar un miocardio engrosado con o sin alteraciones de la función sistólica, alteraciones de los patrones de llenado diastólico y aumento de la presión intracardíaca. En comparación con la pericarditis constrictiva, la variación respiratoria es menos marcada y las velocidades tisulares en el Doppler están reducidas.
- La RM cardíaca, la tomografía por emisión de positrones (PET) y la tomografía computarizada (TC) se consideran herramientas diagnósticas cada vez más útiles en pacientes con sarcoidosis cardíaca, ya que permiten visualizar los granulomas, la inflamación y el edema, que parecen mejorar con el tratamiento *(Am Heart J 2009;157:746)*.

Procedimientos diagnósticos

- En el cateterismo cardíaco se encuentran unas presiones de llenado del VD y el VI elevadas e igualadas, con un patrón clásico de «hundimiento y meseta» en los registros de presión del VD y VI. Aunque la constricción pericárdica puede producir hallazgos similares, la ausencia de interdependencia ventricular identifica la MCR en oposición a la constricción *(J Am Coll Cardiol 2008;51(3):315-9).*

■ La biopsia endomiocárdica del VD puede ser diagnóstica y se debe plantear en pacientes en quienes el diagnóstico no esté establecido.

TRATAMIENTO

■ Se debe iniciar tratamiento específico para controlar la causa subyacente.

■ La hemocromatosis cardíaca puede responder a la reducción de las reservas totales de hierro corporal mediante una flebotomía o el tratamiento quelante con deferoxamina.

■ La sarcoidosis cardíaca puede responder al tratamiento con glucocorticoides, aunque no se ha determinado si este método prolonga la supervivencia.

■ La enfermedad de Fabry puede tratarse con reposición de la enzima α-galactosidasa A recombinante.

■ En los pacientes con síncope y/o arritmias ventriculares se recomienda colocar un DCI. Aquellos con alteraciones de la conducción de alto grado también requieren un marcapasos.

■ No se conoce tratamiento farmacológico eficaz alguno para revertir la progresión de la amiloidosis cardíaca.

■ Se debe evitar la digoxina en los pacientes con amiloidosis cardíaca, ya que este fármaco es fijado extracelularmente por fibrillas de amiloide y puede causar hipersensibilidad y toxicidad *(Circulation 1981;63:1285).*

Miocardiopatía periparto

PRINCIPIOS GENERALES

Definición

■ La miocardiopatía periparto (MCPP) se define como una disfunción sistólica del VI que se diagnostica durante el último mes de embarazo y hasta 5 meses después del parto.

■ La incidencia de la MCPP es de 1 por cada 3 000-4 000 embarazos en Estados Unidos.

Etiología

■ La etiología de la MCPP no está clara. Existen pruebas a favor de **desencadenantes víricos,** como el virus coxsackie, el parvovirus B19, los adenovirus y los herpesvirus, que se pueden replicar sin control por la situación de inmunología deprimida que provoca el embarazo.

■ Los **microquimerismos fetales,** donde las células fetales escapan a la circulación materna e inducen una miocarditis autoinmunitaria, también se han sugerido como una posible causa *(Lancet 2006;368:687).*

■ Recientemente se ha relacionado un producto de la degradación de la **prolactina** con el desarrollo de la MCPP *(Cell 2007:128:589).*

Factores de riesgo

Entre los factores de riesgo que predisponen a las mujeres a sufrir una MCPP se encuentran la edad materna avanzada, la multiparidad, los embarazos múltiples, la preeclampsia y la hipertensión gestacional. Existe un mayor riesgo en mujeres afroamericanas, pero esto se puede confundir por la mayor prevalencia de hipertensión en esta población.

DIAGNÓSTICO

Presentación clínica

■ Desde el punto de vista clínico, las mujeres con MCPP presentan signos y síntomas de IC.

■ Ya que es frecuente observar disnea de esfuerzo y edema de las extremidades inferiores en el embarazo avanzado, puede resultar difícil identificar la MCPP. La tos, la ortopnea y la disnea paroxística nocturna (DPN) pueden ser signos indicativos de una MCPP, igual que la existencia de un desplazamiento del latido apical y un soplo de insuficiencia mitral de reciente aparición en la exploración.

■ Con mayor frecuencia, las pacientes suelen presentar una IC de clase III o IV de la NYHA, aunque pueden existir casos más leves y también casos de paro cardíaco súbito.

Pruebas diagnósticas

Electrocardiografía

En el ECG se suele reconocer una HVI y alteraciones de la onda ST-T.

Diagnóstico por la imagen

El diagnóstico exige una ecocardiografía con depresión de la FE y/o dilatación del VI.

TRATAMIENTO

Fármacos

■ El objetivo del tratamiento es reducir la poscarga y la precarga.

■ Los **inhibidores de la ECA** se usan en el puerperio, mientras que en las pacientes gestantes suele administrarse hidralazina.

■ Los **bloqueantes** β se emplean para reducir la taquicardia, las arritmias y el riesgo de MSC, y son relativamente seguros, aunque se prefieren los bloqueantes selectivos de tipo β_1 (metoprolol y atenolol), puesto que evitan la vasodilatación periférica y la relajación uterina.

■ La **digoxina** también es útil durante el embarazo, y se debe emplear para aumentar la contractilidad y para controlar la frecuencia, aunque en la gestante se deben controlar rigurosamente las concentraciones.

■ Los **diuréticos** se usan para reducir la precarga y aliviar los síntomas, y también resultan seguros.

■ En pacientes con tromboembolia se necesita **heparina,** seguida de la administración de **warfarina** tras el parto.

RESULTADO/PRONÓSTICO

■ El pronóstico de la MCPP es mejor que el descrito en otras variantes de miocardiopatía no isquémica.

■ El grado de recuperación ventricular a los 6 meses del parto permite predecir la recuperación global, aunque se han descrito casos de recuperación mantenida hasta 2-3 años después del diagnóstico.

■ En las pacientes con MCPP, los embarazos posteriores se asocian a un deterioro importante de la función del VI y pueden incluso provocar la muerte. El consejo sobre planificación familiar es esencial tras el diagnóstico de MCPP, y las mujeres que no recuperan la función del VI deben recibir el consejo de no plantearse embarazos futuros.

6

Enfermedad pericárdica y valvulopatías

Jacob S. Goldstein y Brian R. Lindman

ENFERMEDAD PERICÁRDICA

Pericarditis aguda

PRINCIPIOS GENERALES

Etiología

- El rendimiento de las pruebas diagnósticas habituales es relativamente escaso.
- **Frecuente:** neoplásica, autoinmunitaria, vírica, tuberculosis, bacteriana (no tuberculosa), uremia, tras cirugía cardíaca, idiopática.
- **Menos frecuente:** traumatismo, tras infarto de miocardio, fármacos, aneurisma disecante de aorta.

Fisiopatología

El pericardio es un saco fibroso que rodea el corazón y que consta de dos capas: una delgada capa visceral unida al pericardio y una capa parietal más gruesa. El espacio pericárdico se halla normalmente lleno con 10-15 ml de líquido, y ambas capas se deslizan suavemente una sobre otra, permitiendo la expansión y contracción normales del corazón. Cuando estas capas se inflaman, se produce la pericarditis.

DIAGNÓSTICO

Presentación clínica

Anamnesis

- La presentación clínica de la pericarditis aguda puede variar dependiendo de la etiología subyacente. Los pacientes con una neoplasia maligna o un diagnóstico de enfermedad autoinmunitaria pueden acudir con signos o síntomas específicos del trastorno subyacente. Una etiología infecciosa puede ir precedida, por ejemplo, de un pródromo vírico.
- Dolor torácico: de inicio típicamente repentino, en la parte anterior del tórax, punzante y pleurítico, que mejora con la sedestación y la inclinación hacia delante, y empeora con la inspiración y el decúbito.

Exploración física

Roce de fricción pericárdico: muy específico de la pericarditis aguda. Sonido áspero y chirriante que se oye mejor sobre el borde esternal izquierdo con el diafragma del estetoscopio.

Diagnóstico diferencial

Debe diferenciarse de otras causas de dolor torácico agudo: isquemia miocárdica, disección aórtica, embolia pulmonar, dolor osteomuscular, enfermedad por reflujo gastroesofágico.

Pruebas diagnósticas

- **ECG:** elevación difusa del segmento ST y depresión de PR.
- Radiografía de tórax: normal.
- Ecocardiografía: suele ser normal, aunque puede observarse un derrame pericárdico asociado.

■ Otras pruebas: hemograma completo, nivel de troponina, proteína C reactiva, velocidad de sedimentación, hemocultivos (si el paciente tiene fiebre).

TRATAMIENTO

■ Hay que ajustar el tratamiento a la etiología, del modo adecuado.
■ Antiinflamatorios no esteroideos (AINE): ibuprofeno, ácido acetilsalicílico, ketorolaco.
■ Colchicina: cuando se añade al tratamiento antiinflamatorio convencional, reduce significativamente los síntomas, los índices de recurrencia y la hospitalización.
■ Glucocorticoides: se reservan para casos que no responden al tratamiento habitual o en caso de uremia, conectivopatías o pericarditis mediada inmunológicamente.

Pericarditis constrictiva

PRINCIPIOS GENERALES

La pericarditis constrictiva, como causa de insuficiencia cardíaca (IC) derecha, no se suele diagnosticar. Resulta difícil distinguir la pericarditis constrictiva de las miocardiopatías restrictivas (MCR). Suelen ser necesarias múltiples pruebas radiológicas y estudios hemodinámicos invasivos para confirmar el diagnóstico.

Etiología

■ **Frecuente**
  • Idiopática, pericarditis vírica (crónica o recurrente), tras una cardiotomía, radiación torácica.
■ **Menos frecuente**
  • Enfermedades autoinmunitarias del tejido conjuntivo, nefropatía terminal, uremia, tumores malignos (p. ej., mama, pulmón, linfoma), tuberculosis (causa más frecuente en países en vías de desarrollo).

Fisiopatología

Cuando existe inflamación crónica, las capas del pericardio se engruesan, cicatrizan y calcifican; el espacio pericárdico se oblitera y el pericardio deja de distenderse, lo que altera el llenado ventricular y conduce a la equiparación de las presiones en las cuatro cavidades y los síntomas consiguientes de IC.

DIAGNÓSTICO

Presentación clínica

Anamnesis

El cuadro clínico de la pericarditis constrictiva es insidioso, con aparición gradual de fatiga, intolerancia al esfuerzo y congestión venosa.

Exploración física

■ Características de IC derecha:
  • Edema de las extremidades inferiores, hepatomegalia, ascitis, aumento de la presión venosa yugular (PVY).
■ Características más específicas de la constricción:
  • Aumento de la PVY con llamativo descenso de *y*.
  • Signo de Kussmaul: ausencia de la reducción esperada o aumento evidente de la PVY durante la inspiración.
  • Chasquido pericárdico: ruido S_3 precoz, alto y agudo.

Diagnóstico diferencial

■ **Constricción pericárdica**
- **Existe** interdependencia ventricular.
- Características anómalas del pericardio (engrosado, adherente y/o calcificado).
- Velocidades Doppler tisulares conservadas (o aumentadas) en la ecocardiografía.
- Hipertensión pulmonar leve o ausente.
- Desplazamiento septal en las pruebas de imagen no invasivas.
- Equiparación de las presiones en las cuatro cavidades cardíacas.
- Péptido natriurético de tipo B (BNP) bajo o ligeramente elevado.

■ **Miocardiopatía restrictiva**
- **Ausencia** de interdependencia ventricular.
- Características anómalas del miocardio (infiltración, engrosado, fibrótico, enfermedad del sistema de conducción).
- Reducción de las velocidades Doppler tisulares en la ecocardiografía.
- Presencia de hipertensión pulmonar.
- Movimiento normal del tabique.
- Presión telediastólica ventricular izquierda (PTDVI) – presión telediastólica ventricular derecha (PTDVD) > 5 mm Hg. PTDVD/presión sistólica ventricular derecha (PSVD) < 1/3.
- BNP elevado.

Pruebas diagnósticas

■ **Ecocardiografía**
- Es la prueba diagnóstica de primera línea.
- Es útil para distinguir la constricción de la restricción (v. anteriormente).
- La función sistólica ventricular suele ser normal y puede llevar a considerar de forma errónea que la función cardíaca es «normal» y no la causa de los síntomas del paciente.
- Entre los rasgos sugestivos de constricción destacan:
    - Pericardio engrosado, ecogénico.
    - Adherencias entre el pericardio y el miocardio.
    - Vena cava inferior (VCI) dilatada, no compresible.
    - Oscilación septal.
    - Variación inspiratoria en las curvas de velocidad del flujo mitral.
    - Inversión espiratoria del flujo de la vena hepática.
    - Velocidades Doppler tisulares conservadas (o aumentadas) en el anillo mitral.

■ **Cateterismo cardíaco**
- Suele ser necesario para establecer el diagnóstico de constricción, y es el método de elección para una valoración hemodinámica precisa. Permite la medición simultánea de la PTDVD y la PTDVI. La presión en la aurícula derecha estará muy elevada, mientras que las presiones de la arteria pulmonar serán casi normales.

■ **Tomografía computarizada y resonancia magnética cardíacas**
- Permiten una visualización excelente de la anatomía del pericardio (engrosamiento y calcificación).
- La resonancia magnética y la tomografía computarizada regulada pueden mostrar signos de interdependencia ventricular (oscilación septal).
- Pueden aportar información anatómica adicional que puede resultar útil para establecer el diagnóstico de constricción (p. ej., ingurgitación de la VCI y las venas hepáticas) y su etiología (p. ej., adenopatías, tumores).

TRATAMIENTO

■ El tratamiento médico es de limitada utilidad: diuréticos y dieta hiposódica para disminuir el edema.

■ Los pacientes con constricción suelen tener una taquicardia sinusal en reposo. Debido al volumen sistólico limitado, dependen sobre todo de la frecuencia cardíaca para lograr un gasto cardíaco adecuado. Hay que evitar los intentos de reducir la frecuencia cardíaca.

Tratamiento quirúrgico

■ La **pericardiectomía quirúrgica es el único tratamiento definitivo,** y se debe considerar en cuanto se establezca el diagnóstico. La mortalidad quirúrgica es del 5% al 15%; los síntomas de insuficiencia cardíaca congestiva (ICC) avanzada confieren un mayor riesgo quirúrgico. La mayoría de los pacientes consiguen un beneficio sintomático tras la cirugía.

Taponamiento cardíaco

PRINCIPIOS GENERALES

El **diagnóstico** de taponamiento cardíaco es **clínico** y se considera una emergencia médica.

Etiología

■ Es más probable que el taponamiento se deba a: complicaciones del procedimiento, infecciones, neoplasias o pericarditis idiopática.
■ Otras causas: tras una cardiotomía, enfermedades autoinmunitarias del tejido conjuntivo, uremia, traumatismos, radiación, infarto de miocardio (subagudo), fármacos (hidralazina, procainamida, isoniazida, fenitoína, minoxidil), hipotiroidismo.

Fisiopatología

La acumulación de líquido en el espacio pericárdico aumenta la presión pericárdica. La presión depende de la cantidad de líquido, la velocidad de acumulación y la distensibilidad del pericardio. El taponamiento se produce cuando la presión del espacio pericárdico es lo suficientemente alta como para interferir con el llenado cardíaco, lo que reduce el gasto cardíaco.

DIAGNÓSTICO

Presentación clínica

Anamnesis

■ El diagnóstico de taponamiento cardíaco se debe sospechar en pacientes con presión venosa yugular elevada, hipotensión y tonos cardíacos alejados **(tríada de Beck).**
■ Entre los síntomas pueden figurar: disnea, fatiga, ansiedad, presíncope, molestias torácicas, plenitud abdominal, letargo y una sensación vaga de «incomodidad»; es frecuente que los pacientes estén más cómodos inclinados hacia delante cuando están sentados.

Exploración física

■ Pulso paradójico > 10 mm Hg, distensión venosa yugular y disminución de los tonos cardíacos.
■ Taquicardia, hipotensión y signos de shock.

Pruebas diagnósticas

■ **Electrocardiograma (ECG)**
  • Bajo voltaje (más probable con grandes derrames), taquicardia, alternancia eléctrica (específica, aunque de escasa sensibilidad).
■ **Ecografía transtorácica (ETT)**
  • Prueba diagnóstica de primera línea para confirmar el derrame y valorar su repercusión hemodinámica.
  • Las características que sugieren un derrame con repercusión hemodinámica son:
    • VCI dilatada, no compresible.
    • Variación respiratoria significativa de las velocidades de flujo tricuspídeo y mitral.
    • Colapso diastólico precoz del ventrículo derecho y colapso sistólico de la aurícula derecha.
    • En general, el derrame es circunferencial.

■ **Ecografía transesofágica (ETE)**
Es útil cuando las imágenes de la ETT son de escasa calidad o cuando se sospecha un derrame tabicado (sobre todo el que se localiza en cara posterior, adyacente a las aurículas, tras la cirugía cardíaca).

■ **TC y RM**
Pueden ser útiles para valorar la localización anatómica del derrame (especialmente si es tabicado). Pueden ser de utilidad para determinar la etiología del derrame y el contenido del líquido pericárdico. Deben evitarse en pacientes inestables.

TRATAMIENTO

■ El tratamiento médico tiene una utilidad limitada. El objetivo es mantener las presiones de llenado adecuadas con líquidos intravenosos. Se evitarán los diuréticos, los nitratos y cualquier otro fármaco que reduzca la precarga. Hay que evitar los esfuerzos para retrasar la taquicardia sinusal, dado que ésta compensa la reducción del volumen sistólico para tratar de mantener el gasto cardíaco adecuado.

■ Si se va a realizar una intubación por la presencia de dificultad respiratoria antes de drenar el líquido, hay que asegurarse de que la volemia sea adecuada y de que se tiene a mano una aguja de pericardiocentesis antes de administrar sedante alguno (un paciente puede entrar en parada por la reducción de la precarga asociada a la sedación).

Otros tratamientos no quirúrgicos

La pericardiocentesis percutánea bajo control ecocardiográfico puede constituir un método relativamente seguro y eficaz para drenar el derrame pericárdico; esta intervención se orientará según su localización y suele resultar más sencilla cuando el derrame es anterior.

Tratamiento quirúrgico

■ La pericardiocentesis abierta con creación de una ventana es un procedimiento mínimamente invasivo, y se prefiere para los derrames de repetición, los tabicados y los que no son accesibles de forma segura por vía percutánea.

■ Permite obtener biopsias pericárdicas, que pueden ser útiles para establecer el diagnóstico.

CARDIOPATÍA VALVULAR

Las directrices de 2014 de la American Heart Association/American College of Cardiology (AHA/ACC) describen diferentes estadios en la progresión de la cardiopatía valvular.

■ Estadio A (con riesgo): pacientes con factores de riesgo de desarrollar una cardiopatía valvular.

■ Estadio B (progresivo): pacientes con cardiopatía valvular progresiva (gravedad leve a moderada y asintomático).

■ Estadio C (asintomático grave): pacientes asintomáticos que cumplen criterios de cardiopatía valvular grave.
  • C1: pacientes asintomáticos con ventrículo izquierdo y derecho compensados.
  • C2: pacientes asintomáticos con descompensación del ventrículo izquierdo o el derecho.

■ Estadio D (sintomático grave): pacientes que presentan síntomas debidos a cardiopatía valvular.

Estenosis mitral

PRINCIPIOS GENERALES

■ La estenosis mitral (EM) se caracteriza por una apertura incompleta de la válvula mitral durante la diástole, lo que limita el flujo anterógrado y genera un gradiente de presión diastólica sostenido entre la aurícula (AI) y el ventrículo izquierdos (VI).

■ El amplio uso de antibióticos ha reducido la incidencia de cardiopatía reumática (y EM) en los países desarrollados.

Etiología

■ Reumática

- Causa predominante de EM: dos tercios de los pacientes son mujeres; puede asociarse a insuficiencia mitral.
- La fiebre reumática puede producir fibrosis, engrosamiento y calcificación, con fusión de las comisuras, las valvas, las cuerdas y/o los músculos papilares.

■ Otras causas: lupus eritematoso sistémico (LES), artritis reumatoide, congénita, calcificación importante del anillo mitral, anillo de anuloplastia mitral demasiado tenso o pequeño; puede observarse una «EM funcional» cuando se obstruye el flujo de salida de la aurícula izquierda debido a tumor (sobre todo mixoma), trombo en la AI o endocarditis con una vegetación de gran tamaño.

Fisiopatología

Los estados fisiológicos que aumentan el flujo transvalvular (fomentan el gasto cardíaco) o reducen el tiempo de llenado diastólico (por una taquicardia) pueden incrementar los síntomas independientemente del área valvular. El embarazo, el ejercicio, el hipertiroidismo, la fibrilación auricular con respuesta ventricular rápida y la fiebre son ejemplos en los que se produce una de estas situaciones o ambas a la vez. Es frecuente que los síntomas aparezcan por vez primera en estas situaciones. La estenosis mitral aumenta la presión en la aurícula izquierda, que se dilata como mecanismo compensador para minimizar el aumento de presión. La aurícula se dilata y se fibrosa, lo que predispone a la aparición de arritmias auriculares y a la formación de coágulos. El aumento mantenido de presión en las venas pulmonares se transmite retrógradamente y causa hipertensión pulmonar y, con el tiempo, un aumento de la resistencia vascular pulmonar y sobrecarga de presión y disfunción del ventrículo derecho.

DIAGNÓSTICO

Presentación clínica

Anamnesis

Tras un prolongado período asintomático, los pacientes pueden presentar cualquiera de estos síntomas: disnea, disminución de la capacidad funcional, ortopnea y/o disnea paroxística nocturna (DPN), fatiga, palpitaciones (con frecuencia debidas a fibrilación auricular), embolias sistémicas, hemoptisis, dolor torácico, o signos y síntomas de endocarditis infecciosa.

Exploración física

Los hallazgos en la exploración física dependerán de la gravedad de la obstrucción valvular y de las adaptaciones asociadas que se hayan desarrollado; puede encontrarse:
■ Chasquido de apertura (CA) causado por un tensado súbito de las valvas; el intervalo A_2-CA varía de forma inversa con la gravedad de la estenosis (intervalo más corto = estenosis más grave).
■ Retumbo mesodiastólico: soplo de tono bajo que se ausculta mejor en la punta con la campana del estetoscopio; la gravedad de la estenosis se relaciona con la duración del soplo, no con la intensidad.
■ Signos de IC derecha e hipertensión pulmonar.

Pruebas diagnósticas

■ ECG

P mitral (duración de la onda P en la derivación II $\geq 0,12$ s, que indica hipertrofia de la aurícula izquierda [HAI]), fibrilación auricular, hipertrofia ventricular derecha (HVD).

■ Radiografía de tórax

- HAI, hipertrofia de la aurícula derecha/ventrículo derecho y/o dilatación de las arterias pulmonares.

- Calcificación de la válvula mitral o de su anillo, o de ambos.

■ **ETT**
- Evalúa la etiología de la EM.
- Valora las valvas y el aparato subvalvular para determinar si el paciente es candidato a la valvulotomía mitral con globo percutánea (VMGP).
- Determina el área de la válvula mitral y el gradiente medio transmitral.
- Estima la presión sistólica en la arteria pulmonar, y valora el tamaño y la función del VD.

■ **ETE**
- Estima la presencia o ausencia de coágulos y la gravedad de la EM en pacientes en los que se está considerando la VMGP.
- Valora la morfología y la hemodinámica de la válvula mitral en pacientes con EM en los que la ETT obtuvo resultados inferiores al óptimo.

■ **Cateterismo cardíaco**
- Indicado para valorar la gravedad de la EM cuando existen discordancias entre la valoración clínica y la de la ecocardiografía.
- Razonable en pacientes con EM para valorar la causa de hipertensión pulmonar grave cuando resulte desproporcionada según la gravedad de la EM determinada con pruebas no invasivas; permite valorar también la reversibilidad de la hipertensión pulmonar.

■ **EM grave**
- Área valvular ≤ 1,5 cm^2 (EM muy grave ≤ 1 cm^2).
- Suele acompañarse de HAI y, con frecuencia, hipertensión pulmonar.

TRATAMIENTO

Tratamiento médico

■ Diuréticos y dieta hiposódica para reducir los síntomas de IC.
■ Está indicada la prevención secundaria de la fiebre reumática en caso de EM reumática.
■ **Fibrilación auricular** (se produce en el 30-40 % de los pacientes con EM grave).
- El tratamiento pretende fundamentalmente controlar la frecuencia (fármacos dromotrópicos negativos) y evitar la tromboembolia; rara vez se revierte a ritmo sinusal.
- **Recomendaciones de la ACC/AHA: indicaciones de clase I para la anticoagulación** en la prevención de la embolización sistémica en pacientes con estenosis mitral:
  - EM y FA (paroxística, persistente o permanente).
  - EM y antecedentes de embolia previa, incluso en ritmo sinusal.
  - EM con trombo auricular izquierdo.

Otros tratamientos no quirúrgicos

Valvulotomía mitral con globo percutánea

■ **Recomendaciones de la ACC/AHA para la intervención:**
- Pacientes sintomáticos con EM moderada o grave (área valvular ≤ 1,5 cm^2) (estadio D) y anatomía valvular favorable en ausencia de trombos en la AI o insuficiencia mitral moderada o grave (clase I).
- Pacientes asintomáticos con EM muy grave (área valvular ≤ 1 cm^2) (estadio C) y anatomía valvular favorable sin trombos en la AI o insuficiencia mitral moderada a grave (clase IIa).
- Pacientes asintomáticos con EM grave (estadio C) y anatomía valvular favorable sin trombos en la AI o insuficiencia mitral moderada a grave con FA reciente (clase IIb).
■ Muestra resultados mejores a los de la comisurotomía mitral quirúrgica (cerrada o abierta) y es el procedimiento de elección (en centros expertos) para pacientes sin contraindicaciones.

Tratamiento quirúrgico

Recomendaciones de la ACC/AHA para la intervención (reparación, comisurotomía o sustitución):
■ En pacientes con síntomas graves (clase III/IV de la NYHA) con EM grave (área valvular < 1,5 cm^2; estadio D) sin riesgo quirúrgico elevado y que no son candidatos para una valvulotomía mitral con globo percutánea o en los que ha fallado un intento previo (clase I).

■ La cirugía simultánea de la válvula mitral está indicada en pacientes con EM grave (área valvular < 1,5 cm^2; estadio C o D) sometidos a otra cirugía cardíaca.

Estenosis aórtica

PRINCIPIOS GENERALES

■ La **estenosis aórtica (EA)** es la causa más frecuente de obstrucción del flujo de salida del VI.
■ Otras causas de obstrucción se localizan por encima de la válvula (supravalvulares) o por debajo de ésta (subvalvulares), y pueden ser fijas (p. ej., membrana subaórtica) y dinámicas (p. ej., miocardiopatía hipertrófica con obstrucción).
■ La **esclerosis aórtica** es un engrosamiento de las valvas de la válvula aórtica que produce un flujo turbulento a través de ésta y un soplo, pero sin gradiente significativo; con el tiempo puede evolucionar a una EA.

Epidemiología
■ **Calcificada/degenerativa**
• Es la causa más frecuente en Estados Unidos.
• La EA calcificada de tres valvas suele manifestarse entre la séptima y la novena década de la vida (media: hacia mitad de la octava década).
• Los factores de riesgo son similares a los de la EAC.
■ **Bicúspide**
• Se produce en el 1-2 % de la población (lesión congénita).
• Suele manifestarse entre la sexta y la octava décadas de la vida (media: mediados o finales de la séptima).
• El 50 % de los pacientes que necesitan una sustitución valvular aórtica (SVA) por EA tienen una válvula bicúspide.
• Existe mayor tendencia a la endocarditis que en las válvulas con tres valvas.
• Se asocia a aortopatías (disección, aneurisma) en un porcentaje importante de los pacientes.
■ **Reumática**
• Es la causa más frecuente a nivel mundial, pero mucho menos frecuente en Estados Unidos.
• Suele presentarse entre la tercera y la quinta década de la vida.
• Casi siempre se asocia a enfermedad de la válvula mitral.

Fisiopatología
La fisiopatología de la EA calcificada implica tanto a la válvula como a la adaptación ventricular a la estenosis. Dentro de la válvula (trivalva o bicúspide), se desarrolla un proceso biológico activo que empieza con la formación de una placa ateroesclerótica y finalmente determina la formación de hueso calcificado (fig. 6-1).

DIAGNÓSTICO

Presentación clínica

Anamnesis
■ La tríada clásica de síntomas consiste en **angina de pecho, síncope e IC.**
■ Es frecuente que los pacientes vayan limitando su actividad de forma gradual para tratar de ocultar los síntomas, pero invariablemente presentan un deterioro progresivo y prematuro de la capacidad funcional. En el contexto de una EA grave, estos pacientes se deben considerar como sintomáticos.

Exploración física
■ Un soplo sistólico áspero creciente-decreciente que se ausculta mejor en el margen esternal superior derecho y se irradia a ambas carótidas; el tiempo hasta la máxima intensidad se correlaciona con la gravedad (cuanto más retrasado aparezca el pico máximo, más grave).

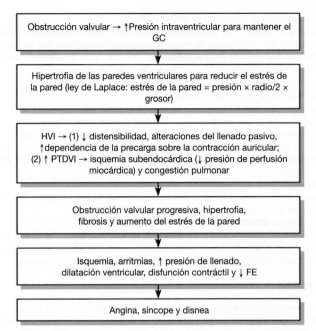

Figura 6-1. Fisiopatología de la estenosis aórtica. FE, fracción de eyección; GC, gasto cardíaco; HVI, hipertrofia ventricular izquierda; PTDVI, presión telediastólica en el ventrículo izquierdo.

- La reducción o ausencia de A_2 (S_2 suave) indica una EA grave.
- Un clic de eyección sugiere una EA bicúspide.
- Pulso parvo y tardo: corriente ascendente de la carótida con pico tardío y reducido en la EA grave.
- El fenómeno Gallavardin es un soplo de EA que se ausculta mejor en la punta (se puede confundir con una insuficiencia mitral).

Pruebas diagnósticas

- **ECG:** HAI e HVI.
- **Radiografía de tórax:** HVI, cardiomegalia y calcificación de la aorta, la válvula aórtica y/o las coronarias.
- **ETT**
  - Número de valvas, morfología y calcificación.
  - Calcula el área valvular usando una ecuación de continuidad, y mide los gradientes medios y máximos transvalvulares.
  - EA grave
    - Velocidad del chorro máximo > 4 m/s, gradiente medio > 40 mm Hg, área valvular < 1 cm².
- **Valoración adicional en pacientes seleccionados**
  - **ETE**
    - Aclara si se trata de una válvula bicúspide cuando no queda claro en la ETT.
    - En ocasiones es necesaria para descartar otras causas de obstrucción del tracto de salida del VI.
  - **Pruebas de esfuerzo:** se realizan en pacientes considerados asintomáticos o con síntomas poco claros; valora la capacidad de realizar esfuerzo, la respuesta anómala de la presión arterial (incremento < 20 mm Hg con el esfuerzo) o los síntomas inducidos por el esfuerzo.

- **Ecocardiografía de esfuerzo con dobutamina**
  - Es útil para valorar a los pacientes con un volumen sistólico disminuido (que puede producirse con una fracción de eyección reducida o conservada) con un área valvular que se calcula pequeña (lo que indica una EA grave), pero un gradiente medio trans-valvular bajo (< 30-40 mm Hg) (lo que sugiere una EA menos grave).
  - Puede ayudar a distinguir la EA realmente grave de la pseudograve.
  - Valora la presencia de reserva contráctil.
- **Cateterismo cardíaco**
  - Valora la EAC en pacientes con EA moderada y síntomas de angina.
  - Valoración hemodinámica de la gravedad de la EA en pacientes en los que las pruebas no invasivas no son concluyentes o cuando existen discordancias entre las pruebas no invasivas y los hallazgos clínicos respecto a la gravedad de la EA (mediante la fórmula de Gorlin).
- **Tomografía computarizada (TC)**
  - Cuando la gravedad de la EA es dudosa, la magnitud de la calcificación valvular puede aclarar el diagnóstico.
- **BNP o NT-proBNP**
  - Puede ser útil para predecir la supervivencia libre de síntomas en pacientes EA asinto-mática grave o aclarar si los síntomas de disnea están más relacionados con los pulmo-nes o con la válvula en un paciente con una neumopatía grave simultánea.

TRATAMIENTO

- **La EA grave sintomática es una enfermedad quirúrgica;** actualmente no hay tratamien-tos médicos que reduzcan la mortalidad o retrasen la cirugía de forma demostrada.
- La **hipertensión** en los pacientes con EA debe tratarse, ya que en caso contrario, se añade una carga más al VI.
- Los **diuréticos** pueden aliviar la disnea en pacientes con EA sintomática y signos de sobre-carga de volumen antes del tratamiento definitivo con sustitución valvular.
- **EA grave con IC descompensada**
  - Los pacientes con una EA grave y disfunción del VI pueden sufrir una descompensación de la IC; según la situación clínica, varias opciones pueden permitir que estos pacientes puedan someterse a un tratamiento quirúrgico definitivo (p. ej., SVA): IABP (contrain-dicada en pacientes con una EA moderada a grave), nitroprusiato sódico, valvuloplastia aórtica con globo.
  - Cada una de las medidas anteriores consigue cierto grado de reducción de la poscarga, ya sea en la válvula (valvuloplastia) o en la resistencia vascular sistémica (IABP, nitroprusia-to), lo que puede facilitar el flujo anterógrado.

Otros tratamientos no quirúrgicos

Percutáneo

- La valvuloplastia aórtica con globo tiene una utilidad limitada en el tratamiento de los pacientes con una EA grave; la mejora del área valvular es escasa y la mejoría clínica que consigue suele durar semanas a meses.
- **Sustitución de la válvula aórtica a través de un catéter**
  - Se necesita un equipo de cardiólogos y cirujanos cardíacos que utilicen la guía radios-cópica y ecocardiográfica para colocar una prótesis valvular biológica con endoprótesis en la válvula estenótica. Esto puede realizarse por vía transfemoral, transaórtica o tran-sapical.
  - Hasta la fecha, los estudios clínicos han demostrado que en los pacientes con un riesgo quirúrgico que contraindica la cirugía, la sustitución de la válvula aórtica a través de un catéter reduce la mortalidad, en comparación con el uso de tratamiento médico; en los pacientes con riesgo elevado, este procedimiento y la valvuloplastia quirúrgica tienen resultados similares.

• Estas técnicas con catéter, menos invasivas, para la sustitución valvular están evolucionando con rapidez y existen estudios clínicos y registros clínicos en marcha.

Tratamiento quirúrgico

■ La EA sintomática grave es mortal; la SVA es el único tratamiento eficaz en la actualidad.
■ **Recomendaciones de la ACC/AHA para la intervención**
• Pacientes sintomáticos con una EA grave de gradiente elevado (estadio D; clase I).
• Pacientes asintomáticos con EA grave y FEVI < 50 % (estadio C2; clase I).
• Pacientes con EA grave (estadio C o D) sometidos a otra cirugía cardíaca (clase I).
• Pacientes asintomáticos con EA muy grave (estadio C1) y escaso riesgo quirúrgico (clase IIa).
• Pacientes asintomáticos con EA grave (estadio C1) y disminución de la tolerancia al esfuerzo o descenso de la presión arterial en las pruebas de esfuerzo (clase IIa).

RESULTADO/PRONÓSTICO

La EA es una enfermedad progresiva, que se caracteriza normalmente por una fase asintomática hasta que el área valvular alcanza un umbral mínimo, en general < 1 cm^2. Cuando el paciente está asintomático, los pacientes con EA tienen un buen pronóstico con un riesgo de muerte súbita estimado de aproximadamente el 1 % anual. Cuando los pacientes desarrollan síntomas, la supervivencia media es de 2-3 años con alto riesgo de muerte súbita.

Insuficiencia mitral

PRINCIPIOS GENERALES

■ La prevención de la insuficiencia mitral depende de la función integrada y adecuada de la válvula mitral (anillo y valvas), el aparato subvalvular (cuerdas tendinosas y músculos papilares), la aurícula y el ventrículo izquierdos; la función o el tamaño anómalos de cualquiera de estos componentes puede producir una insuficiencia mitral.
■ La **insuficiencia mitral primaria,** u orgánica, es una insuficiencia mitral causada principalmente por lesiones de las valvas valvulares o las cuerdas tendinosas, o de ambas (degeneración mixomatosa, endocarditis y reumática).
■ La **insuficiencia mitral secundaria,** o funcional, es una insuficiencia mitral causada principalmente por disfunción ventricular, que se suele asociar a la dilatación del anillo (MCD e insuficiencia mitral isquémica).
■ Es fundamental definir el mecanismo de la insuficiencia mitral y la evolución temporal (aguda frente a crónica), dado que afecta de forma significativa al tratamiento clínico.

Etiología

■ **Insuficiencia mitral primaria**
• **Degenerativa** (se superpone con el síndrome de prolapso de la válvula mitral).
  • Suele aparecer como trastorno primario (enfermedad de Barlow o deficiencia fibroelástica), pero también se ha asociado a enfermedades hereditarias que afectan al tejido conjuntivo, como el síndrome de Marfan, el síndrome de Ehlers-Danlos, la osteogénesis imperfecta y otras.
  • Puede ser familiar o no. Aparece en el 1-2,5 % de la población (según criterios ecocardiográficos más estrictos) con una relación mujer:hombre de 2:1.
  • Es el motivo más frecuente de cirugía de la VM.
  • La proliferación mixomatosa y la formación de cartílago se pueden localizar en las valvas, las cuerdas tendinosas y/o el anillo.
• **Reumática**
  • Puede ser una insuficiencia mitral pura o una combinación de insuficiencia y estenosis mitral.
  • Se debe al engrosamiento y/o calcificación de las valvas y las cuerdas tendinosas.
• **Endocarditis infecciosa:** suele deberse a una destrucción de tejido de las valvas (p. ej., perforación).

■ **Insuficiencia mitral secundaria**
• **Miocardiopatía dilatada**
El mecanismo de la insuficiencia mitral se debe a:
  • Dilatación anular por hipertrofia ventricular.
  • Desplazamiento de los músculos papilares por hipertrofia ventricular y remodelación que impide que las valvas coapten debidamente.
• **Isquémica**
  • **El término insuficiencia mitral isquémica induce a confusión,** ya que es sobre todo una insuficiencia mitral tras un infarto, no una insuficiencia mitral secundaria a una isquemia activa.
  • Los mecanismos de la insuficiencia mitral suelen implicar uno de los mecanismos siguientes, o ambos:
    • Dilatación anular por hipertrofia ventricular.
    • Remodelación local del VI con desplazamiento de los músculos papilares (la dilatación del ventrículo y la acinesia/discinesia de la pared en la que se inserta el músculo papilar pueden impedir una coaptación adecuada de las valvas).
  • Es inusual la insuficiencia mitral aguda por rotura de los músculos papilares (sobre todo del músculo papilar posteromedial).
■ **Otras causas**
• Congénitas, enfermedades infiltrativas (p. ej., amiloide), lupus eritematoso sistémico (lesión de Libman-Sacks), miocardiopatía hipertrófica con obstrucción, calcificación del anillo mitral, fuga paravalvular de la prótesis, toxicidad de fármacos (p. ej., fenflurami-na-fentermina).
■ **Causas agudas**
• Rotura de músculo papilar, rotura de cuerdas tendinosas, endocarditis infecciosa.

Fisiopatología

■ Insuficiencia mitral aguda (fig. 6-2).
■ Insuficiencia mitral crónica (fig. 6-3).

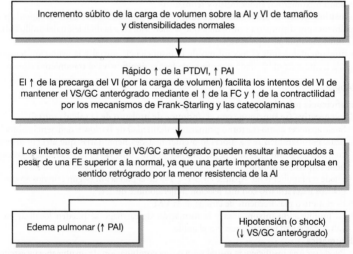

Incremento súbito de la carga de volumen sobre la AI y VI de tamaños y distensibilidades normales

↓

Rápido ↑ de la PTDVI, ↑ PAI
El ↑ de la precarga del VI (por la carga de volumen) facilita los intentos del VI de mantener el VS/GC anterógrado mediante el ↑ de la FC y ↑ de la contractilidad por los mecanismos de Frank-Starling y las catecolaminas

↓

Los intentos de mantener el VS/GC anterógrado pueden resultar inadecuados a pesar de una FE superior a la normal, ya que una parte importante se propulsa en sentido retrógrado por la menor resistencia de la AI

Edema pulmonar (↑ PAI)

Hipotensión (o shock)
(↓ VS/GC anterógrado)

Figura 6-2. Insuficiencia mitral aguda. AI, aurícula izquierda; FE, fracción de eyección; GC, gasto cardíaco; PAI, presión en la aurícula izquierda; PTDVI, presión tele-diastólica en el ventrículo izquierdo; VI, ventrículo izquierdo; VS, volumen sistólico.

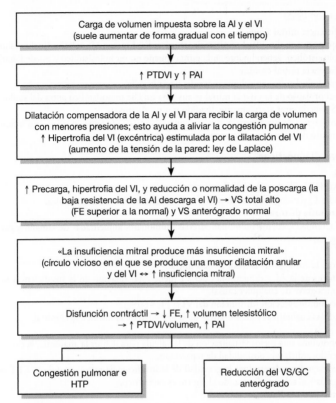

Figura 6-3. Insuficiencia mitral crónica. AI, aurícula izquierda; FE, fracción de eyección; GC, gasto cardíaco; HTP, hipertensión pulmonar; PAI, presión en la aurícula izquierda; PTDVI, presión telediastólica en el ventrículo izquierdo; VI, ventrículo izquierdo; VS, volumen sistólico.

DIAGNÓSTICO

Presentación clínica

Anamnesis

- Insuficiencia mitral aguda
  - El síntoma más llamativo es una disnea grave de aparición relativamente rápida, que puede desembocar rápidamente en una insuficiencia respiratoria.
- Insuficiencia mitral crónica
  - La etiología de la insuficiencia mitral y el momento de presentación del paciente determinan los síntomas referidos.
  - En la insuficiencia mitral primaria (generalmente degenerativa) que ha progresado de forma gradual, el paciente puede estar asintomático, incluso cuando la insuficiencia mitral es grave. Cuando fracasan los mecanismos de compensación, el paciente puede percibir disnea de esfuerzo (puede deberse a hipertensión y/o edema pulmonar), palpitaciones (por una arritmia auricular), fatiga y sobrecarga de volumen.

Exploración física

■ Insuficiencia mitral aguda
  • Taquipnea con dificultad respiratoria, taquicardia, hipotensión relativa (incluso shock).
  • Soplo sistólico, generalmente en la punta (puede no ser holosistólico y puede faltar).
■ Insuficiencia mitral crónica
  • Soplo holosistólico apical que se irradia hacia la axila.
  • En el prolapso de la válvula mitral se ausculta un clic mesosistólico antes del soplo.
  • El S_2 puede estar ampliamente dividido por un A_2 precoz.
  • Otros signos de insuficiencia cardíaca congestiva (ICC) (edema en miembros inferiores, aumento de la presión venosa central, crepitantes, etc.).

Pruebas diagnósticas

■ **ECG**
  • HAI, HVI, fibrilación auricular.
  • Ondas Q patológicas por IM previo en la insuficiencia mitral isquémica.
■ **Radiografía de tórax**
  • AI agrandada, edema pulmonar, arterias pulmonares aumentadas de tamaño y cardiomegalia.
■ **ETT**
  • Valora la etiología de la insuficiencia mitral.
  • Tamaño de la AI y dimensiones del VI (debe estar dilatado en la insuficiencia mitral crónica grave de cualquier causa).
  • Fracción de eyección (disfunción del VI si FE ≤ 60 %).
  • Medidas cualitativas y cuantitativas de la gravedad de la insuficiencia mitral.
■ **ETE**
  • Proporciona una mejor visualización de la válvula para definir la anatomía, la existencia de endocarditis y la posibilidad de reparación.
  • Puede ayudar a determinar la gravedad de la insuficiencia mitral cuando la ETT no es diagnóstica, sobre todo cuando el chorro es excéntrico.
■ **Cateterismo cardíaco**
  • Cateterismo derecho
    • Hipertensión pulmonar en pacientes con una insuficiencia mitral crónica grave, presiones de llenado de la AI en pacientes con síntomas dudosos.
    • Las ondas «V» gigantes en el registro de la presión de enclavamiento pulmonar (PEP) pueden indicar una insuficiencia mitral grave.
  • Cateterismo izquierdo
    • Puede condicionar la estrategia terapéutica en la insuficiencia mitral isquémica.
    • Estima la EAC en pacientes con factores de riesgo que se realizan una cirugía sobre la VM.
  • La ventriculografía izquierda puede valorar la función del VI y la gravedad de la insuficiencia mitral.
■ **Resonancia magnética**
  • Estima la FE en pacientes con insuficiencia mitral grave, en los que la determinación con ecocardiografía ha resultado inadecuada.
  • Valora medidas cuantitativas de la gravedad de la insuficiencia mitral cuando la ecocardiografía no es diagnóstica.
  • La valoración de la viabilidad puede influir a la hora de plantear la estrategia terapéutica en la insuficiencia mitral isquémica.
■ **Gammagrafía**
  • Cuantifica la FE en pacientes con insuficiencia mitral grave, en los que la medición con ecocardiografía resultó inadecuada.
  • La valoración de la viabilidad puede influir a la hora de plantear la estrategia terapéutica en la insuficiencia mitral isquémica.

TRATAMIENTO

Insuficiencia mitral aguda

- Mientras se espera la cirugía, una reducción intensiva de la poscarga con nitroprusiato i.v. o una IABP pueden reducir la intensidad de la insuficiencia mitral y estabilizar al paciente al favorecer el flujo anterógrado y reducir el edema pulmonar.
- Estos pacientes suelen tener taquicardia, pero hay que evitar los intentos de reducir la frecuencia cardíaca, porque a menudo dependen de ésta para mantener un flujo anterógrado adecuado.

Insuficiencia mitral crónica

La utilidad del tratamiento médico puede variar dependiendo de la causa de la insuficiencia mitral.

- **Insuficiencia mitral primaria**
  - En los pacientes asintomáticos con una función normal del VI e insuficiencia mitral crónica grave por prolapso de la valva, no hay un tratamiento médico aceptado de forma general.
  - Si no existe HTA sistémica, no existen indicaciones para el uso de fármacos vasodilatadores.
  - Estudios prospectivos están valorando si los IECA o los bloqueantes β retrasan la remodelación ventricular y la necesidad de cirugía.
- **Insuficiencia mitral secundaria**
  - Se tratará como los casos de otros pacientes con disfunción del VI.
  - Están indicados los IECA y bloqueantes β, y se ha demostrado que reducen la mortalidad y la gravedad de la insuficiencia mitral.
  - Algunos pacientes pueden ser candidatos al tratamiento de resincronización cardíaca, que puede remodelar favorablemente el VI y reducir la gravedad de la insuficiencia mitral.

Otros tratamientos no quirúrgicos

Percutáneo

En este momento, el dispositivo más desarrollado puede ser la colocación de una grapa (clip) mitral, que une las valvas en un intento de fomentar la coaptación (un tratamiento percutáneo análogo a la sutura quirúrgica de Alfieri), que crea un orificio en ocho.

Este procedimiento se realiza accediendo por la vena femoral, y se usa una punción transeptal para colocar el dispositivo en la AI. Mediante guía radioscópica y con ETE, se avanza la grapa hasta agarrar las puntas de las valvas anterior y posterior de la VM, y graparlas.

Tratamiento quirúrgico

Recomendaciones de la AHA/ACC para la intervención

- **Insuficiencia mitral primaria**
  - Paciente sintomático con insuficiencia mitral primaria crónica grave (estadio D) y FEVI > 30 % (clase I).
  - Paciente asintomático con insuficiencia mitral primaria crónica grave con FE del 30-60 % o dimensión telediastólica del VI ≥ 40 mm (estadio C2; clase I).
  - Paciente con insuficiencia mitral primaria crónica grave sometido a cirugía cardíaca por otras indicaciones (clase I).
  - Se recomienda la reparación antes que la sustitución (clase I).
  - Pacientes asintomáticos con insuficiencia mitral primaria crónica grave (estadio C1) en quienes la reparación es muy probable (> 95 %) y la mortalidad quirúrgica es escasa (< 1 %), o en el contexto de la aparición de FA o hipertensión pulmonar (clase IIa).
- **Insuficiencia mitral secundaria** (no están bien establecidos los beneficios de la cirugía)
  - Pacientes con insuficiencia mitral secundaria crónica grave sometidos a cirugía cardíaca por otras indicaciones (clase IIa).
  - Pacientes con síntomas graves (clase III/IV de la NYHA) con insuficiencia mitral secundaria crónica grave (estadio D; clase IIb).

■ En los pacientes con fibrilación auricular debe plantearse un procedimiento de Maze simultáneo.

Insuficiencia aórtica

PRINCIPIOS GENERALES

■ La insuficiencia aórtica (IA) puede deberse a la afectación de la válvula aórtica, de la raíz aórtica o de ambas; es importante valorar la válvula y la raíz para decidir el tratamiento más adecuado.

■ La IA se suele desarrollar de forma insidiosa, con un período asintomático prolongado; cuando se produce de forma aguda, los pacientes suelen estar graves y se debe tratar de forma intensiva.

Etiología

■ **Más frecuente**

Válvula aórtica bicúspide, enfermedad reumática, degeneración por calcificación, endocarditis infecciosa, dilatación idiopática de la aorta, degeneración mixomatosa, hipertensión arterial, disección de la aorta ascendente, síndrome de Marfan.

■ **Menos frecuente**

Lesiones traumáticas de la válvula aórtica, enfermedades del colágeno vascular (espondilitis anquilosante, artritis reumatoide, artritis reactiva, arteritis de células gigantes y enfermedad de Whipple), aortitis sifilítica, estenosis subaórtica definida, comunicación interventricular (CIV) con prolapso de una valva aórtica.

■ **Aguda**

Endocarditis infecciosa, disección de la aorta ascendente, traumatismo.

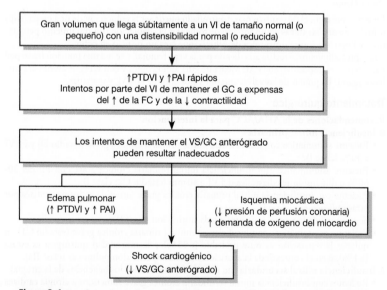

Figura 6-4. Insuficiencia aórtica aguda. FC, frecuencia cardíaca; GC, gasto cardíaco; PAI, presión en la aurícula izquierda; PTDVI, presión telediastólica en el ventrículo izquierdo; VI, ventrículo izquierdo; VS, volumen sistólico.

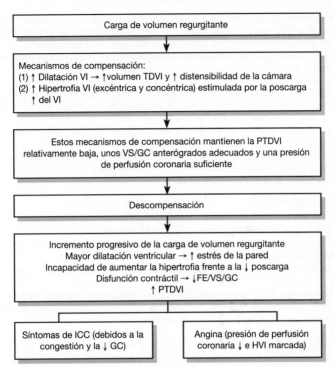

Figura 6-5. Insuficiencia aórtica crónica. FE, fracción de eyección; GC, gasto cardíaco; ICC, insuficiencia cardíaca congestiva; PTDVI, presión telediastólica en el ventrículo izquierdo; TDVI, telediastólico en el ventrículo izquierdo; VI, ventrículo izquierdo; VS, volumen sistólico.

Fisiopatología

■ IA aguda (fig. 6-4).
■ IA crónica (fig. 6-5).

DIAGNÓSTICO

Presentación clínica

Anamnesis

■ **Aguda:** los pacientes con IA aguda pueden presentar **síntomas de shock cardiogénico y disnea grave.** Otros síntomas de presentación pueden guardar relación con la causa de la IA aguda.
■ **Crónica:** los síntomas dependen de la existencia de disfunción del VI y de si el paciente se encuentra en un **estado compensado o descompensado.** Los pacientes compensados están asintomáticos, mientras que los descompensados pueden describir una menor tolerancia al esfuerzo, disnea, fatiga y/o angina.

Exploración física

■ **Aguda**
  • **Taquicardia:** puede existir una presión diferencial (diferencia entre la presión sistólica y la diastólica) amplia, pero con frecuencia no es así porque se reduce el volumen

sistólico anterógrado (y por tanto la presión arterial sistólica); se ausculta un breve soplo suave diastólico, que se percibe mejor en el tercer espacio intercostal (con frecuencia, no se escucha); soplo sistólico (por sobrecarga de volumen y VI hiperdinámico).

- Hay que buscar signos de disección aórtica, endocarditis infecciosa y rasgos marfanoides.

■ **Crónica**

- Impulso del VI; desplazamiento lateral del punto de máximo impulso.
- Soplo diastólico decreciente que se ausculta mejor en el margen esternal izquierdo con el paciente inclinado hacia delante al final de la espiración (la gravedad de la IA se correlaciona con la duración del soplo, no con su intensidad).
- Soplo sistólico (debido sobre todo a la sobrecarga de volumen; puede existir una EA simultánea).
- Ensanchamiento de la presión diferencial (con frecuencia > 100 mm Hg), con una presión diastólica baja; existen numerosos epónimos para los signos característicos asociados al ensanchamiento de la presión diferencial.

Pruebas diagnósticas

■ **ECG**

- Taquicardia, HVI e HAI (más frecuente en la IA crónica).
- Un bloqueo de conducción de nueva aparición puede sugerir un absceso en la raíz aórtica.

■ **Radiografía de tórax**

Se buscará la presencia de edema pulmonar, ensanchamiento mediastínico y cardiomegalia.

■ **ETT**

Función sistólica del VI, dimensiones del VI telediastólicas y telesistólicas, número y morfología de las valvas, valoración de la gravedad de la IA; se buscarán signos de endocarditis o disección aórtica; dimensiones de la raíz aórtica.

■ **ETE**

- Determina si se trata de una válvula bicúspide, si no queda claro en la ETT.
- Mejor sensibilidad y especificidad para la disección aórtica que la ETT.
- Determina si existe endocarditis con o sin absceso en la raíz, si no está claro en la ETT.
- Mejor visualización de la válvula aórtica en pacientes con una válvula protésica.

■ **Cateterismo cardíaco**

- En pacientes con riesgo de EAC que se realizan una SVA.
- La valoración de la presión y la función del VI y la gravedad de la IA (mediante una angiografía de la raíz aórtica) están indicadas en pacientes sintomáticos en los que no está clara la gravedad de la IA con pruebas no invasivas o existe discordancia con los hallazgos clínicos.

■ **TC/RM**

- Según el centro, cualquiera de estas dos técnicas de imagen puede ser la de elección para la valoración de las dimensiones aórticas y/o la evaluación de una disección aórtica.
- Si la valoración ecocardiográfica de la gravedad de la IA es inadecuada, la RM resulta útil para valorar la gravedad de ésta.

TRATAMIENTO

■ **El papel del tratamiento médico en la IA es limitado;** actualmente no existen datos procedentes de estudios aleatorizados controlados con placebo que demuestren que el tratamiento vasodilatador retrase el desarrollo de los síntomas o la disfunción del VI que exige cirugía.

■ **El tratamiento vasodilatador (p. ej., nifedipino, IECA, hidralazina)** está indicado para reducir la presión arterial sistólica en pacientes hipertensos con IA.

■ Datos retrospectivos sugieren que el uso de bloqueantes β puede asociarse a un beneficio sobre la supervivencia en pacientes con insuficiencia aórtica grave, pero se requieren estudios prospectivos que lo confirmen.

■ Cuando existe o se sospecha una endocarditis, resulta esencial una cobertura antibiótica adecuada.

Tratamiento quirúrgico

■ **Recomendaciones de la AHA/ACC para la intervención**
• Pacientes sintomáticos con IA grave (estadio D) independientemente de la función sistólica del VI (clase I).
• Pacientes asintomáticos con IA crónica grave y disfunción sistólica del VI (FE ≤ 50 %) (estadio C2; clase I).
• Pacientes con IA crónica grave (estadio C o D) cuando se someten a cirugía cardíaca por otras indicaciones.
• Pacientes asintomáticos con IA grave y función sistólica del VI normal (FE > 50 %), pero con dilatación grave del VI (dimensión telediastólica del VI > 50 mm) (estadio C2; clase IIa).
■ La IA aguda grave casi siempre es sintomática y se trata con cirugía.
■ Si la raíz aórtica se dilata, puede repararse o sustituirse cuando se realiza la SVA. En pacientes con una válvula bicúspide, síndrome de Marfan o una aortopatía de origen genético, debe considerarse la cirugía sobre la aorta en el momento de la SVA.

EVOLUCIÓN/PRONÓSTICO

■ Pacientes asintomáticos con función sistólica del VI normal:
• Progresión a síntomas y/o disfunción del VI < 6 % anual.
• Progresión a disfunción del VI asintomática < 3,5 % anual.
• Muerte súbita < 0,2 % anual.
■ Pacientes asintomáticos con disfunción del VI:
• Progresión a síntomas cardíacos > 25 % anual.
■ Pacientes sintomáticos:
• Mortalidad > 10 % anual.

Válvulas cardíacas protésicas

PRINCIPIOS GENERALES

La selección de la prótesis valvular depende de muchos factores, como el paciente, el cirujano, el cardiólogo y la situación clínica. Con los avances en las válvulas biológicas, la recomendación de una válvula mecánica en los pacientes menores de 65 años ya no es tan firme y el uso de válvulas biológicas ha aumentado en los pacientes más jóvenes.

■ **Mecánicas**
• Bola y jaula (Starr-Edwards): hoy prácticamente no se usa.
• Bivalva (p. ej., St. Jude, Carbomedics): la más empleada.
• Disco basculante único (p. ej., Björk-Shiley, Medtronic Hall, Omnicarbon).
• **Ventajas:** estables a nivel estructural, duraderas, con eficiencia hemodinámica relativa (sobre todo las bivalvas).
• **Inconvenientes:** necesidad de anticoagulación, riesgo de hemorragia, riesgo de trombosis/embolia a pesar de la anticoagulación, afectación hemodinámica grave si se produce trombosis o inmovilización del disco (disco basculante único), riesgo de endocarditis.
■ **Biológicas**
• Tejido valvular aórtico porcino (p. ej., Hancock, Carpentier-Edwards).
• Tejido pericárdico bovino (p. ej., Carpentier-Edwards Perimount).
• **Ventajas:** no se necesita anticoagulación, escaso riesgo tromboembólico, escaso riesgo de insuficiencia valvular catastrófica.
• **Inconvenientes:** deterioro estructural de la válvula, eficiencia hemodinámica imperfecta, riesgo de endocarditis, persistencia de un pequeño riesgo (0,7 % anual) de tromboembolia sin anticoagulación.
■ **Homoinjerto (cadáver)**
No se suelen usar para la cirugía auriculoventricular; se suele emplear para sustituir la válvula pulmonar.

TRATAMIENTO

■ **Recomendaciones de la AHA/ACC para la anticoagulación con prótesis valvulares**

• En los pacientes con una prótesis valvular mecánica (clase I) se recomienda la anticoagulación con un antagonista de la vitamina K y monitorización del índice internacional normalizado (INR).

• En los pacientes con una SVA mecánica (bivalva o de disco basculante único de la generación actual) y sin factores de riesgo de tromboembolia (clase I), se recomienda la anticoagulación con un antagonista de la vitamina K para alcanzar un INR de 2,5.

• La anticoagulación con un antagonista de la vitamina K está indicada para alcanzar un INR de 3 en pacientes con una SVA mecánica y factores de riesgo adicionales de episodios tromboembólicos (FA, tromboembolia previa, disfunción del VI o estado de hipercoagulabilidad) o una SVA mecánica de generación más antigua (como de bola y jaula) (clase I).

• En los pacientes con una sustitución de válvula mitral mecánica (clase I), está indicada la anticoagulación con un antagonista de la vitamina K para lograr un INR de 3.

• Se recomienda el ácido acetilsalicílico (75-100 mg/día) además de anticoagulación con un antagonista de la vitamina K en los pacientes con una prótesis valvular mecánica (clase I).

• Es razonable la administración de ácido acetilsalicílico (75-100 mg/día) en todos los pacientes con una prótesis biológica de válvula aórtica o válvula mitral (clase IIa).

• **No** debe usarse el tratamiento anticoagulante con inhibidores orales directos de la trombina o agentes anti-Xa en pacientes con prótesis valvulares mecánicas (clase III).

■ **Recomendaciones de la AHA/ACC para el tratamiento de transición a la prótesis valvular**

• Se recomienda la continuación de la anticoagulación con antagonistas de la vitamina K con un INR terapéutico en pacientes con válvulas cardíacas mecánicas sometidos a procedimientos leves (p. ej., extracciones dentales) en las que la hemorragia se controla fácilmente (clase I).

• Se recomienda la interrupción temporal de la anticoagulación con antagonistas de la vitamina K, sin fármacos de transición mientras el INR está por debajo de los valores terapéuticos, en pacientes con SVA mecánicas bivalvas y ningún otro factor de riesgo de trombosis que se someten a procedimientos invasivos o quirúrgicos (clase I).

• Se recomienda la anticoagulación de transición con heparina no fraccionada i.v. o heparina de bajo peso molecular s.c. durante el intervalo en que el INR está por debajo de valores terapéuticos en el preoperatorio en pacientes que se someten a procedimientos invasivos o quirúrgicos con SVA mecánica y cualquier factor de riesgo tromboembólico, SVA mecánica de generación antigua o sustitución de VM mecánica (clase I).

7 Arritmias cardíacas

Daniel H. Cooper y Mitchell N. Faddis

TAQUIARRITMIAS

Abordaje de las taquiarritmias

PRINCIPIOS GENERALES

- Es frecuente observar taquiarritmias en los pacientes hospitalizados.
- El reconocimiento y el análisis de estos ritmos de forma escalonada facilitará el inicio del tratamiento adecuado.
- La toma de decisiones clínicas se realiza según los síntomas del paciente y los signos de estabilidad hemodinámica.

Definición

Son ritmos cardíacos con una frecuencia ventricular superior a **100 latidos por minuto** (lpm).

Clasificación

Las taquiarritmias se clasifican ampliamente según la anchura del complejo QRS en el electrocardiograma (ECG).

- Taquiarritmia de complejo estrecho (QRS < 120 ms): la arritmia (taquicardia supraventricular) se origina en las aurículas y activa con rapidez los ventrículos a través del sistema de His-Purkinje.
- Taquiarritmia de complejo ancho (QRS ≥ 120 ms): la arritmia se origina fuera del sistema de conducción normal (taquicardia ventricular [TV]) o circula por un sistema de His-Purkinje anómalo (taquicardia supraventricular aberrante), activando los ventrículos de una forma anormalmente lenta.

Etiología

El mecanismo se clasifica en trastornos de la **conducción del impulso** o de la **formación del impulso:**

- **Trastornos de la conducción del impulso:** la reentrada explica la mayoría de las taquiarritmias. Se puede producir un mecanismo de reentrada cuando los períodos refractarios diferenciales y las velocidades de conducción permiten la propagación de un frente de onda de activación eléctrica de forma unidireccional alrededor de una zona de cicatrización o tejido cardíaco refractario. La reentrada del frente de onda de activación alrededor de un circuito miocárdico mantiene la arritmia (p. ej., TV).
- **Trastornos de la formación del impulso:** el **aumento del automatismo** (p. ej., ritmo acelerado de la unión y ritmo idioventricular acelerado) y la **actividad desencadenada** (p. ej., síndrome del QT largo y toxicidad por digitálicos) son otros mecanismos menos frecuentes de taquiarritmias.

DIAGNÓSTICO

Presentación clínica

- Las taquiarritmias suelen producir síntomas que pueden ser la causa de consulta inicial como paciente ambulatorio o de urgencias.
- Pueden asociarse a enfermedades sistémicas en pacientes que están siendo valorados en urgencias o recibiendo tratamiento hospitalario.

Anamnesis

- Los síntomas suelen guiar la toma de decisiones clínica.
- **La disnea, la angina, la lipotimia o el síncope, y el menor nivel de conciencia** son síntomas graves que obligan a la aplicación de un tratamiento urgente.
- Se deben descartar síntomas basales que reflejan una **función deficiente del ventrículo izquierdo (VI),** como disnea de esfuerzo (DDE), ortopnea, disnea paroxística nocturna (DPN) y edema de extremidades inferiores.
- **Palpitaciones:** síntoma habitual de las taquiarritmias. El patrón de inicio y terminación es útil para sugerir la presencia de una arritmia primaria. El comienzo y la finalización súbitos son muy indicativos de taquiarritmia.
- Hay que descartar antecedentes de una **cardiopatía orgánica** (p. ej., miocardiopatía isquémica, no isquémica, valvular) o una **endocrinopatía** (p. ej., enfermedad tiroidea, feocromocitoma).
- La desaparición de las palpitaciones al contener la respiración o con maniobras de Valsalva sugiere una taquiarritmia supraventricular.
- También es preciso descartar antecedentes de **causas familiares o congénitas de arritmias,** como la miocardiopatía hipertrófica (MCH), el síndrome del QT largo u otras cardiopatías congénitas.
  - La **miocardiopatía obstructiva hipertrófica (MCOH)** se asocia a arritmias auriculares (fibrilación auricular [FA] en el 20 % al 25 %) y a arritmias ventriculares malignas.
  - El **prolapso de la válvula mitral (PVM)** se asocia a arritmias ventriculares y supraventriculares.
- **Medicamentos: es fundamental conseguir una lista completa,** que incluya compuestos de libre dispensación y productos de herbolario, para valorar una posible relación causal.

Exploración física

- Los signos de estabilidad o inestabilidad clínica, como las constantes vitales, el estado mental o la perfusión periférica, resultan esenciales en la toma de decisiones inicial.
- Si el paciente se encuentra clínicamente estable, la exploración física debe centrarse en determinar las alteraciones cardiovasculares subyacentes que hacen que determinados ritmos sean más o menos probables.
- Los hallazgos de **insuficiencia cardíaca congestiva (ICC),** entre ellos el aumento de la presión venosa yugular (PVY), los estertores pulmonares, el edema periférico y el galope S_3, hacen más probable el diagnóstico de arritmia ventricular maligna.
- Si la arritmia es sostenida, éstas son algunas de las consideraciones especiales que conviene tener en cuenta durante la exploración física:
  - **Palpar el pulso** y valorar la frecuencia y la regularidad.
    - Si la frecuencia es de unos 150 lpm, se sospechará de un flúter auricular (FlA) con bloqueo 2:1.
    - Si el pulso es irregular y sin patrón, se sospechará una FA.
    - El pulso irregular con un patrón discernible (latido en grupo) sugiere la presencia de un bloqueo cardíaco de segundo grado.
  - **Ondas A en «cañón»:** se observan al inspeccionar la PVY e indican la contracción auricular contra una válvula tricúspide cerrada. Si son irregulares, indican una disociación AV subyacente y la posible presencia de una TV.
  - Si son regulares, en relación 1:1 con el pulso periférico, sugieren una TRNAV, una TRAV o una taquicardia de la unión, procesos que provocan una activación auricular retrógrada que se produce de forma simultánea con la contracción ventricular.

Pruebas diagnósticas

Pruebas de laboratorio

Se deben solicitar electrólitos séricos, hemograma completo (HC), pruebas de función tiroidea, concentración sérica de digoxina (cuando sea aplicable) y estudio toxicológico de orina en todos los pacientes.

Electrocardiografía

■ **El ECG de 12 derivaciones, en presencia de alteración del ritmo y en un ritmo sinusal normal,** es la prueba diagnóstica inicial más útil.

■ Si el paciente se encuentra clínicamente estable, se realiza un ECG de 12 derivaciones y una **tira de ritmo continua** de las derivaciones que mejor muestren la activación auricular (p. ej., V_1, II, III, aVF).

■ Se buscarán en el ECG signos de alteraciones de la conducción, como preexcitación o bloqueo de rama, o signos de cardiopatía estructural, como infarto de miocardio (IM) previo.

■ La comparación del ECG obtenido durante la arritmia con uno basal puede revelar alteraciones sutiles en las ondas QRS que indiquen la superposición de la despolarización auricular y ventricular.

■ La tira de ritmo es muy útil para confirmar la respuesta a las intervenciones (p. ej., maniobras vagales, fármacos antiarrítmicos o cardioversión eléctrica).

Diagnóstico por la imagen

La **radiografía de tórax** y la **ecocardiografía transtorácica** pueden ayudar a mostrar indicios de cardiopatía estructural, que pueden aumentar el riesgo de arritmias ventriculares.

Procedimientos diagnósticos

■ **Control ambulatorio continuo del ECG**
  • Un día o más; es útil para mostrar las arritmias transitorias sintomáticas que ocurran con frecuencia suficiente.
  • El modo de registro resulta útil para valorar la respuesta de la frecuencia cardíaca del paciente ante las actividades diarias o el tratamiento con fármacos antiarrítmicos.
  • La relación entre los síntomas descritos por el paciente en un diario temporal y los registros del ritmo cardíaco es la clave para determinar si los síntomas se pueden atribuir a una arritmia.

■ **Control mediante telemetría intrahospitalaria**
  Es la base del control durante el ingreso hospitalario para detectar arritmias cardíacas en pacientes gravemente enfermos o que sufren arritmias con riesgo vital.

■ **Registro de episodios**
  • Semanas a meses; útil para demostrar arritmias transitorias sintomáticas que suceden con poca frecuencia.
  • El paciente lleva un aparato portátil que registra de forma continua el ECG. Cuando lo activa el paciente o mediante un modo autodetección, es posible guardar el registro del ECG de varios minutos previos con los datos de ritmo.
  • El **registro implantable o insertable** (RI) es un dispositivo de control subcutáneo para conseguir un registro automatizado o activado por el paciente de episodios de arritmia importantes que se producen con poca frecuencia durante varios meses, o cuando el paciente no es capaz de activar el sistema de registro externo.

■ **ECG de esfuerzo**
  Es útil para estudiar las arritmias inducidas por esfuerzo o valorar la respuesta del nódulo sinusal ante el esfuerzo.

■ **Estudio electrofisiológico**
  • Es una técnica invasiva con catéter que se utiliza para estudiar la predisposición del paciente a las arritmias o para investigar el mecanismo de una arritmia conocida.
  • Los estudios electrofisiológicos (EEF) se combinan con la ablación con catéter para el tratamiento curativo de muchos mecanismos de arritmia.
  • La eficacia de los EEF para inducir y estudiar las arritmias es máxima en el caso de los mecanismos de reentrada.

TRATAMIENTO

El lector puede consultar el tratamiento de las taquiarritmias individuales en pacientes hemodinámicamente estables y el algoritmo de soporte vital cardíaco avanzado (SVCA) para las taquicardias en el apéndice C.

Taquiarritmias supraventriculares

PRINCIPIOS GENERALES

■ Las **taquiarritmias supraventriculares (TSV)** suelen ser recidivantes, en algunos casos persistentes, y una causa frecuente de consulta en servicios de urgencias y en medicina de atención primaria.

■ La valoración de los pacientes con TSV debe empezar siempre valorando la estabilidad hemodinámica y el «sustrato» clínico.

■ La siguiente exposición diagnóstica y terapéutica alude al paciente hemodinámicamente estable. Si se considera que el paciente se encuentra inestable por los signos y síntomas clínicos, es necesario realizar de inmediato la cardioversión, según las recomendaciones de soporte vital cardíaco avanzado (SVCA).

Definición

■ Las taquiarritmias que necesitan tejido auricular, del nódulo AV, o ambos, para iniciarse y mantenerse se denominan TSV.

■ El complejo QRS de la mayoría de las TSV es estrecho (QRS < 120 ms). Sin embargo, pueden cursar como una taquicardia de complejos anchos (QRS ≥ 120 ms) en una TSV con conducción aberrante o taquicardia mediada por una vía accesoria.

Clasificación

■ La TSV se clasifica inicialmente por el aspecto del ECG, en un intento por entender el probable mecanismo subyacente de la arritmia.

■ La figura 7-1 resume un enfoque diagnóstico basado en el ECG.

Epidemiología

Los datos de incidencia publicados varían ampliamente entre los estudios y se desconoce la prevalencia de los episodios asintomáticos.

DIAGNÓSTICO

Para orientar la evaluación de un paciente concreto, resulta útil conocer de un modo general la prevalencia de diversos mecanismos de las arritmias.

■ La **FA** es la taquicardia de complejos estrechos más frecuente en los pacientes hospitalizados. Por lo general, el **flúter auricular (FlA)** se puede asociar a la FA y se diagnostica con una frecuencia de la décima parte que la FA, aunque su prevalencia duplica la de la TSV paroxística. Las demás taquiarritmias auriculares son mucho menos habituales.

■ En una serie de casos, la **TRNAV** fue el diagnóstico de TSV paroxística más frecuente (60 %), seguido de la TRAV (30 %) *(Crit Care Med 2000;28(10 Suppl):N129)*.

■ Sin embargo, en pacientes menores de 40 años, el mecanismo más frecuente de arritmia es la TRAV, a menudo en el contexto de un síndrome de Wolff-Parkinson-White (WPW).

Presentación clínica

La presentación de la TSV es similar a las taquiarritmias en general y ya se ha comentado en este apartado.

Diagnóstico diferencial

■ **Fibrilación auricular**

Es la taquiarritmia sostenida más frecuente, y se expone como tema separado dentro de esta sección.

■ **Flúter o aleteo auricular**
• Es la segunda arritmia auricular más frecuente, con unos 200 000 casos nuevos anuales en Estados Unidos, y se asocia a la edad, la cardiopatía subyacente y el sexo masculino *(J Am Coll Cardiol 2000;36:2242)*.

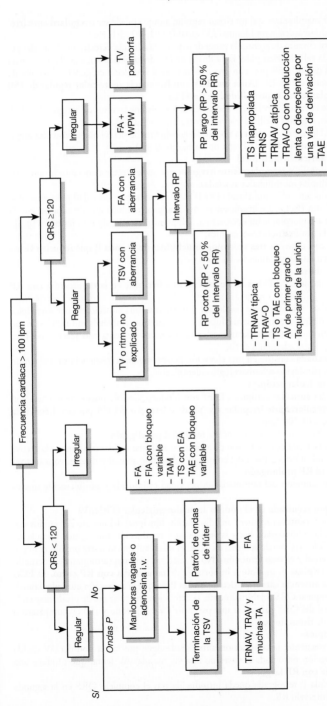

Figura 7-1. Enfoque diagnóstico de las taquiarritmias. AV, auriculoventricular; EA, extrasístole auricular; TAE, taquicardia auricular ectópica; TAM, taquicardia auricular multifocal; TRAV, taquicardia por reentrada auriculoventricular; TRAV-O, TARV ortodrómica; TRNAV, taquicardia por reentrada en el nódulo sinusal; TRNS, taquicardia por reentrada en el nódulo sinusal; TS, taquicardia sinusal; TV, taquicardia ventricular; WPW, Wolff-Parkinson-White.

- El FlA suele manifestarse con un **ritmo regular,** aunque puede ser **irregularmente irregular** cuando se asocia a un bloqueo AV variable (2:1, 4:1, 3:1, etc.).
- **Mecanismo:** circuito de reentrada generalmente en la aurícula derecha alrededor del perímetro de la válvula tricúspide. Es la forma de FlA denominada «típica». La frecuencia auricular es de 250-350 lpm, con una conducción al ventrículo en general diferente de 1:1, y que suele ser de 2:1. **(Ante una TSV con frecuencia ventricular regular de 150 lpm debe plantearse la posibilidad de un FlA.)**
- El FlA suele coexistir con la FA, y se asocia a los mismos factores de riesgo (obesidad, hipertensión, diabetes mellitus y apnea obstructiva del sueño).
- **ECG:** en el FlA típico, se observa un patrón en «dientes de sierra» que se visualiza mejor en las derivaciones II, III y aVF, con ondas negativas en V_1.

■ **Taquicardia auricular multifocal**
- Se trata de una TSV **irregularmente irregular** que suele afectar a ancianos hospitalizados con múltiples morbilidades asociadas.
- La taquicardia auricular multifocal (TAM) suele asociarse a enfermedad pulmonar obstructiva crónica (EPOC) e insuficiencia cardíaca, pero también guarda relación con la intolerancia a la glucosa, la hipopotasemia, la hipomagnesemia, algunos fármacos (p. ej., teofilina) y la insuficiencia renal crónica.
- **ECG:** TSV con al menos **tres morfologías definidas de la onda P,** que se suelen visualizar mejor en las derivaciones II, III y V_1.

■ **Taquicardia sinusal**
- La taquicardia sinusal (TS) es el mecanismo más frecuente en la **taquicardia con RP largo.**
- La TS suele ser una respuesta fisiológica normal ante una situación hiperadrenérgica (fiebre, dolor, hipovolemia, anemia, hipoxia, etc.), aunque también la inducen las drogas (cocaína, anfetaminas, metanfetaminas) y los fármacos de venta con receta (teofilina, atropina, agonistas adrenérgicos β).
- La **TS inadecuada** consiste en una elevación persistente de la frecuencia sinusal sin un factor físico, patológico o farmacológico identificable.

■ **Taquicardia auricular ectópica**
- La taquicardia auricular ectópica (TAE) con bloqueo variable puede presentarse con un **ritmo irregularmente irregular** y se puede diferenciar del FlA por una **frecuencia auricular de 150-200 lpm.**
- La TAE con bloqueo variable se asocia a **toxicidad por digoxina.**
- La TAE se caracteriza por un patrón de activación auricular regular con una onda P cuya morfología indica origen fuera del complejo del nódulo sinusal y que provoca una **taquicardia con RP prolongado.**
- **Mecanismo:** aumento del automatismo, actividad estimulada y posiblemente microrreentradas.

■ **Taquicardia por reentrada en el nódulo auriculoventricular (TRNAV)**
- Este ritmo por reentrada requiere una disociación funcional del nódulo AV en dos vías con conducción anterógrada hacia la vía «lenta» y conducción anterógrada hacia la vía «rápida». La TRNAV puede aparecer a cualquier edad, aunque muestra predilección por **la mediana edad y el sexo femenino.** No se relaciona con una cardiopatía estructural.
- La **TRNAV «típica»** es una causa importante de **taquicardia con RP corto. El ECG muestra una ausencia característica de ondas P** porque la activación auricular coincide con el complejo QRS. Habitualmente, la activación auricular puede producirse en la parte terminal del QRS para crear una pseudo-r' (V_1) o pseudo-s' (II) en comparación con el QRS de ritmo sinusal.
- **TRNAV «atípica»**
  - Es menos frecuente; la conducción anterógrada sigue por la vía nodular AV rápida con conducción retrógrada a través de una vía nodular AV lenta, que produce una **taquicardia con RP largo.**
  - **ECG:** la onda P retrógrada queda introducida tras el complejo QRS en la segunda mitad del intervalo RR.

■ **Taquicardia por reentrada AV (TRAV)**
- **TRAV ortodrómica (TRAV-O):** es la TRAV más frecuente y constituye alrededor del 95 % de todos los casos de TRAV.
  - Ritmo de reentrada mediado por una vía accesoria con conducción anterógrada hacia el ventrículo a través del nódulo AV, y conducción retrógrada hacia la aurícula a través de una vía accesoria o de «derivación», lo que genera una **taquicardia con RP corto.**
  - **ECG:** suelen observarse ondas P retrógradas tras el complejo QRS y en general pueden distinguirse de éste (p. ej., se separan > 70 ms).
  - La TRAV-O es el mecanismo de TSV más frecuente en pacientes con síndrome de WPW (definido por un PR corto y una onda delta en la corriente ascendente del QRS) presente en el ECG en ritmo sinusal.
  - La TRAV-O puede producirse sin preexcitación cuando la conducción a través del circuito de derivación sólo se produce durante la taquicardia de forma retrógrada («vía oculta»).
  - Con menos frecuencia, la conducción retrógrada por la vía accesoria hacia la aurícula se transmite de forma lo bastante lenta para que la activación auricular suceda en la segunda mitad del intervalo RR, lo que origina una **taquicardia con RP largo.** La taquicardia mantenida asociada puede producir una miocardiopatía inducida por taquicardia.
- **TRAV antidrómica:** esta forma de TSV por reentrada tiene lugar cuando la conducción al ventrículo se produce a través de una vía accesoria con conducción retrógrada a través del nódulo AV o de un segundo conducto de derivación.
  - **ECG:** el QRS parece compatible con una TV; sin embargo, la existencia de preexcitación en el QRS basal debe ser diagnóstica del síndrome de WPW.
  - Se encuentra una TRAV antidrómica en < 5 % de los pacientes con síndrome de WPW.

■ **Taquicardia de la unión**
- Se debe al aumento del automatismo de la unión AV. Los impulsos eléctricos se conducen hacia el ventrículo y la aurícula de forma simultánea, igual que en la TRNAV típica, de forma que las ondas P retrógradas suelen quedar enterradas dentro del complejo QRS.
- Es inusual en adultos.
- Es frecuente en niños pequeños, sobre todo tras una cirugía cardíaca.

■ **Taquicardia por reentrada en el nódulo sinusal (TRNS)**
- El circuito de reentrada se localiza al menos parcialmente dentro del nódulo sinoauricular (SA).
- De inicio y terminación abruptos, está desencadenada por una estraxístole auricular.
- **ECG:** la morfología de la onda P y el eje son idénticos a las ondas sinusales P nativas durante el ritmo sinusal normal.

TRATAMIENTO

■ En la tabla 7-1 se muestran los enfoques terapéuticos de las TSV más frecuentes.
■ El tratamiento agudo de la TSV sintomática debe seguir el **protocolo de SVCA** que se resume en el apéndice C.
■ El tratamiento crónico viene determinado por la gravedad de los síntomas asociados, la frecuencia y la duración de los episodios recurrentes.
■ Muchas TSV pueden tratarse con éxito con **fármacos o técnicas para bloquear el nódulo AV** (tabla 7-2), mientras que la FA, el FlA y algunas taquicardias auriculares persistirán con una reducción de la frecuencia ventricular debida a un bloqueo parcial del nódulo AV.
■ **Ablación con radiofrecuencia (ARF):** constituye la curación definitiva con índices de éxito entre el 85 % y el 95 % para muchas TSV, entre ellas la TRNAV, las taquicardias mediadas por una vía de derivación accesoria, la taquicardia auricular focal y el FlA. El riesgo de complicaciones suele ser < 1 %; entre ellas se encuentran hemorragias importantes, perforación o taponamiento cardíaco, ictus, embolia pulmonar y bloqueo cardíaco completo que necesita un marcapasos permanente (MPP).
■ Existen algunas evidencias, a pesar de la falta de ensayos aleatorizados a gran escala con seguimiento a largo plazo, que indican que la ablación con catéter mejora, en comparación con el tratamiento antiarrítmico, la calidad de vida y es más rentable a largo plazo (*Am J Cardiol 1998;82:589*).

TABLA 7-1	Tratamiento de las taquiarritmias supraventriculares frecuentes

Estrategias de tratamiento

Flúter auricular (FIA)	Anticoagulación igual que la FA; el riesgo de complicaciones tromboembólicas es parecido. Control de la frecuencia con los mismos fármacos que en FA. Si está muy sintomático o es difícil controlar la frecuencia, se considera adecuada la cardioversión eléctrica o química. Si hay marcapasos, es posible conseguir la cardioversión con un marcapasos auricular dominante. La ablación con catéter del FIA derecho típico consigue buenos resultados en más del 90 % de los casos, con complicaciones poco frecuentes.
Taquicardia auricular multifocal (TAM)	El tratamiento se centra en el proceso fisiopatológico de base. Mantenga el equilibrio del potasio y el magnesio. Antiarrítmicos, si hay respuesta ventricular rápida sintomática. Individualice el tratamiento con bloqueantes adrenérgicos β o antagonistas del calcio. La cardioversión DC no resulta eficaz.
Taquicardia sinusal (TS)	El tratamiento se centra en el proceso flisiopatológico de base.
Taquicardia auricular ectópica (TAE)	**Tratamiento agudo:** identificar y tratar los factores precipitantes, como la toxicidad por digoxina; si se encuentra estable a nivel hemodinámico, se añaden bloqueantes β y antagonistas del calcio. En casos raros: amiodarona, flecainida o sotalol. **Tratamiento crónico:** control de la frecuencia con bloqueantes adrenérglcos β y antagonistas del calcio. Si no se tienen buenos resultados, las alternativas serán ablación con catéter (86 % de éxitos), flecainida, propafenona, sotalol o amiodarona.
Taquicardia por reentrada en el nódulo AV (TRNAV)	La ablación con catéter tiene muy buenos resultados (96 %), pero debe personalizarse para cada paciente. Si el tratamiento médico es más deseable: bloqueantes adrenérgicos β, antagonistas del calcio y digoxina; después considerar propafenona, flecainida, etc.
Taquicardia por reentrada AV ortodrómica (TRAV-O)	**Tratamiento agudo:** maniobras vagales, adenosina, antagonistas del calcio. Si no resulta eficaz, procainamida o bloqueantes β. **Tratamiento crónico supresor:** la ablación con catéter tiene muy buenos resultados (95 %), pero se debe personalizar en cada caso. Si es más deseable el tratamiento médico para la prevención, estarían indicadas la flecainida y la procainamida.
Taquicardia por reentrada AV antidrómica (TRAV-A)	**Tratamiento agudo:** evitar la adenosina y otros fármacos bloqueantes específicos del nódulo AV. Considerar la ibutilida, la procainamida o la flecainida. **Tratamiento crónico supresor:** se prefiere la ablación con catéter de la vía accesoria, y tiene buenos resultados (95 %). Si se desea tratamiento médico, considerar la flecainida y la propafenona.

FA, fibrilación auricular; CD, corriente directa.
De: Blöström-Lundqvist C, Scheinman MM, Aliot EM, et al. ACC/AHA guidelines for the management of patients with supraventricular arrhythmias-executive summary: a report of the American College of Cardiology/American Heart Association task force on practice guidelines and the European society of cardiology committee for practice guidelines. *J Am Coll Cardiol* 2003;42:1493.

TABLA 7-2	Maniobras vagales frecuentes y adenosina					
	Preparación[a] del paciente	Mecanismo	Dosis/duración/detalles	Toxicidad	Contraindicaciones	Potenciadores/ antagonistas	Efectos secundarios frecuentes
Valsalva	Describir el procedimiento	Estimulación vagal durante la fase de relajación	Espirar con fuerza contra la vía aérea cerrada durante varios segundos seguido de relajación	Bien tolerado	El paciente no puede obedecer órdenes	—	—
Masaje del seno carotídeo	Descartar soplos carotídeos y antecedentes de ACV; después colocar al paciente en decúbito con el cuello extendido	Estimulación vagal	Primero aplique suficiente presión para notar el pulso carotídeo con los dedos índice y medio. Si no consigue efecto, realice un movimiento rotatorio durante 3-5 s	Bien tolerado. Riesgo de embolización de placa carotídea. **Nunca aplique masaje en ambas carótidas al mismo tiempo**	AIT o ACV recientes o estenosis importante ipsilateral de la carótida o soplo en la misma	—	—
Adenosina	Explicar los posibles efectos secundarios al paciente	Sustancia bloqueante del nódulo AV. Acción corta (semivida sérica 4-8 min)	Inicial: 6 mg embolada rápida i.v. a través de la vena antecubital, seguidos de 10-30 ml de salino para lavado. Si no se consigue el efecto deseado, se puede repetir la administración de 12 mg seguidos de otros 12 mg con intervalos de 1-2 min. Vía venosa central: dosis inicial de 3 mg i.v.	Precipita una asistolia prolongada en pacientes con síndrome del seno enfermo o bloqueo cardíaco de segundo o tercer grado	Broncoespasmo importante	Potenciadores: dipiridamol y carbamazepina. **Efecto marcado en receptores de trasplante cardíaco** Antagonistas: cafeína y teofilina	Enrojecimiento facial, palpitaciones, dolor torácico, hipotensión, exacerbación del broncoespasmo

ACV, accidente cerebrovascular; AIT, accidente isquémico transitorio; AV, auriculoventricular; i.v., intravenoso.

La TRNAV, la TRAV y muchas taquicardias auriculares se terminarán con maniobras vagales o adenosina, y en el flúter auricular, la aparición de la onda de flúter ayuda a establecer el diagnóstico.

Otras maniobras vagales alternativas son la inmersión en agua, la presión sobre el globo ocular, la tos, las arcadas, la respiración profunda, etc.

[a]Los pacientes deben ser sometidos a vigilancia continua mediante ECG para cada una de estas intervenciones. Para aumentar la utilidad diagnóstica de la tira de ritmo, usar las derivaciones V_1 y II (actividad auricular).

Fibrilación auricular

PRINCIPIOS GENERALES

El tratamiento médico de la **fibrilación auricular (FA)** exige una consideración detenida de tres aspectos: **control de la frecuencia, prevención de episodios tromboembólicos y control del ritmo.**

Definición

La FA es una taquiarritmia auricular caracterizada por la activación caótica de las aurículas con pérdida de la función mecánica auricular. La FA tiene un patrón en el ECG de 12 derivaciones caracterizado por la ausencia de ondas P uniformes. En su lugar, se producen ondas de fibrilación u oscilaciones de baja amplitud, rápidas, que se observan en la línea basal de las derivaciones que mejor muestran la activación auricular (V_1, II, III, aVF). La respuesta ventricular a la FA es característicamente irregular y con frecuencia rápida cuando existe una conducción AV intacta. La FA es la arritmia cardíaca más frecuente.

Clasificación

La FA se ha clasificado de cuatro formas según su presentación clínica: de primera aparición, paroxística, persistente y permanente.

■ La FA **de primera aparición** puede ser sintomática o asintomática. La frecuencia de conversión espontánea es alta, > 60 % en pacientes ingresados.

■ La FA **paroxística** describe una forma recidivante de FA en la que los episodios individuales se producen cada < 7 días y suelen durar < 48 h.

■ La FA **persistente** es una forma recidivante de FA cuyos episodios individuales duran > 7 días o necesitan una cardioversión eléctrica para terminarlos.

■ La FA **permanente** describe una forma de FA **duradera,** que no responde ante los intentos de cardioversión, eléctrica o farmacológica, o que se acepta que se debe a contraindicaciones de la cardioversión o falta de síntomas.

Epidemiología

■ La FA es la taquiarritmia mantenida más frecuente por la que consultan los pacientes y la etiología más probable de un ritmo irregularmente irregular descubierto en un ECG de un paciente ingresado. La FA es una afección habitual en ancianos y afecta a más del 10 % de los mayores de 75 años.

■ Entre los factores de riesgo independientes de FA, además de la edad avanzada, figuran el sexo masculino, la diabetes mellitus, la enfermedad cardiovascular, como la ICC, vasculopatías, la hipertensión y un IM previo *(JAMA 1994;271:840)*. Por debajo de los 65 años de edad, la obesidad y la apnea obstructiva del sueño son importantes factores de riesgo de la FA de nueva aparición *(J Am Coll Cardiol 2007;49(5):565)*. Aunque el hipertiroidismo clínico se asocia a una FA de nueva aparición, la prevalencia de esta afección es baja en la población de pacientes con FA *(J Epidemiol 2008;18(5):209)*.

■ Aparece una FA tras la cirugía cardiotorácica en el 20-50 % de los pacientes *(J Am Coll Cardiol 2006;48(4):8540)*.

Fisiopatología

Siguen sin comprenderse bien los mecanismos exactos que desembocan en una FA. El inicio de la FA suele deberse a un disparo repetitivo y rápido en un foco ectópico dentro de las venas pulmonares con conducción fibrilante a los cuerpos auriculares. El mantenimiento de la FA persistente posiblemente requiere muchos circuitos de reentrada que tienen una localización y aparición temporal variables para explicar las características de autoperpetuación de la FA. El remodelado estructural y eléctrico de la aurícula izquierda asociado a la enfermedad cardiovascular induce la actividad ectópica y los patrones de conducción heterogéneos, que sirven de sustrato para la FA, que, cuando existe, induce a su vez la remodelación estructural y eléctrica de las aurículas, lo que estabiliza el ritmo. La inflamación y la fibrosis pueden desempeñar un papel esencial en el inicio y mantenimiento de la FA. Los marcadores de inflamación, como la interleucina 6 y la proteína C reactiva, están elevados en la FA y se correlacionan con su duración, con el éxito de la cardioversión y con la trombogénesis.

Prevención

- En este momento, no se dispone de estudios clínicos prospectivos que valoren la utilidad de la prevención primaria de la FA no posquirúrgica mediante el tratamiento de los trastornos asociados o la modificación de los factores de riesgo. Algunos análisis sugieren que las estatinas pueden reducir la FA recurrente en un 61 %, independiente de su efecto hipolipidemiante (*J Am Coll Cardiol 2008;51:828*). Se ha demostrado que los inhibidores de la enzima conversora de la angiotensina (**IECA**) y los bloqueantes del receptor de angiotensina (**BRA**) impiden la remodelación auricular en animales mediante la inhibición del sistema renina-angiotensina. En un metaanálisis de pacientes con ICC e hipertensión tratados con IECA o BRA se demostró una reducción del 20-30 % en la FA de nueva aparición (*J Am Coll Cardiol 2005;45:1832*).
- Se ha valorado una serie de estrategias farmacológicas y no farmacológicas para la prevención de la FA postoperatoria. Se ha demostrado que el mantenimiento perioperatorio de los **antagonistas adrenérgicos β** reduce la frecuencia de FA postoperatoria. La **amiodarona, el sotalol, el magnesio y los ácidos grasos omega-3** administrados en el período perioperatorio reducen la FA postoperatoria de forma demostrada (*Ann Pharmacother 2007;41:587*).

DIAGNÓSTICO

La FA se diagnostica en un ECG de 12 derivaciones por el patrón estereotípico de una línea basal fluctuante irregular con una frecuencia ventricular irregular y a menudo rápida (> 100 lpm). Hay que diferenciar la FA de otros mecanismos de taquicardia con una respuesta ventricular irregular, como la TAM y el FlA con conducción variable.

Presentación clínica

Los síntomas de la FA pueden variar desde síntomas graves (edema agudo de pulmón, palpitaciones, angina, síncope) a síntomas inespecíficos (fatiga) o incluso nulos. Los síntomas suelen ser consecuencia de la respuesta ventricular rápida frente a la FA más que a la pérdida de la sístole auricular. Sin embargo, los pacientes con una disfunción sistólica o diastólica ventricular importante pueden presentar síntomas que se pueden atribuir de forma directa a la pérdida de la sístole auricular. Los episodios prolongados de taquicardia por FA pueden ocasionar una **miocardiopatía inducida por taquicardia.**

TRATAMIENTO

El tratamiento médico de la FA tiene tres objetivos terapéuticos: **control de la frecuencia, prevención de los episodios tromboembólicos y control del ritmo** con mantenimiento del ritmo sinusal. Estudios previos han demostrado que no se consigue una reducción de la mortalidad con una estrategia terapéutica dirigida a mantener el ritmo sinusal (*N Engl J Med 2002;347:1825*). Por tanto, el control de la frecuencia y el tratamiento del riesgo tromboembólico es la estrategia de elección en los pacientes con síntomas mínimos. El control del ritmo se reserva para pacientes que siguen con síntomas a pesar de realizar esfuerzos razonables para el control farmacológico de la frecuencia.

Fármacos

El tratamiento médico debe comenzar con la consideración del tratamiento antitrombótico adecuado. Se ha demostrado que la warfarina es mejor que el ácido acetilsalicílico (AAS) solo o combinado con clopidogrel para la prevención de la tromboembolia. Los nuevos anticoagulantes orales dabigatrán, rivaroxabán, apixabán y edoxabán se han comparado directamente con la warfarina en estudios prospectivos aleatorizados en los que se documentó

TABLA 7-3	Fármacos empleados para controlar la frecuencia cardíaca en la fibrilación auricular				
Fármaco	Dosis de carga	Inicio de la acción	Dosis de mantenimiento	Principales efectos secundarios	Recomendación
Sin evidencias de vía accesoria					
Esmolol[a]	i.v.: 0,5 mg/kg en 1 min	5 min[b]	0,06-0,2 (mg/kg)/min	↓PA, ↓FC, BC, IC, broncoespasmo	I
Metoprolol[a]	i.v.: 2,5-5 mg embolada en 2 min (hasta tres dosis) v.o.: igual que mantenimiento	5 min	NA 25-100 mg 2 veces al día	↓PA, ↓FC, BC, IC, broncoespasmo	I
Propranolol[a]	i.v.: 0,15 mg/kg v.o.: igual que mantenimiento	4-6 h 5 min 60-90 min	NA 80-240 mg/día en dosis divididas	↓PA, ↓FC, BC, IC, broncoespasmo	I
Diltiazem	i.v.: 0,25 mg/kg en 2 min v.o.: igual que mantenimiento	2-7 min 2-4 h	5-15 mg/h 120-360 mg/día en dosis divididas; disponible fármaco de liberación lenta	↓PA, BC, IC	I
Verapamilo	i.v.: 0,075-0,15 mg/kg en 2 min v.o.: igual que mantenimiento	3-5 min 1-2 h	NA 120-360 mg/día en dosis divididas; disponible fármaco de liberación lenta	↓PA, BC, IC	I
Con evidencia de vía accesoria[c]					
Amiodarona	i.v.: 150 mg en 10 min	Días	1 mg/min × 6 h, después 0,5 mg/min	Véase más adelante	IIa

En pacientes con insuficiencia cardíaca sin vía accesoria

Digoxina	i.v.: 0,25 mg cada 2 h, hasta 1,5 mg	60 min o más días	0,125-0,375 mg/día i.v. u orales	Toxicidad por digoxina, BC, ↓FC	—
Amiodarona[d]	v.o.: 0-5 mg/día i.v.: 150 mg en 10 min v.o.: 800 mg/día durante 1 sem, 600 mg/día durante 1 sem, 400 mg/día durante 1 sem	2 días Días 1-3 sem	1 mg/min × 6 h, después 0,5 mg/min 100-400 mg v.o. diario	↓PA, BC, ↓FC, interacción con warfarina; véase en el texto la descripción de los efectos secundarios dermatológicos, tiroideos, pulmonares, corneales y hepáticos	Entorno agudo: IIa (i.v.) No agudo/ crónico: IIb (v.o.)

BC, bloqueo cardíaco; IC, insuficiencia cardíaca; NA, no aplicable; ↓FC, bradicardia; ↓PA, hipotensión.

aSólo se incluyen en la tabla miembros representativos de los tipos de bloqueantes β, pero otros fármacos similares se podrían emplear para esta indicación en las dosis adecuadas.

bEl inicio es variable y algunos efectos se producen antes.

cSe recomiendan, en general, la conversión a ritmo sinusal y la ablación con catéter de la vía accesoria; el tratamiento farmacológico para controlar el ritmo puede resultar adecuado en algunos pacientes. Véase en el texto un comentario sobre la FA en presencia de un síndrome de preexcitación/WPW.

dLa amiodarona puede resultar útil para controlar la frecuencia cardíaca en pacientes con FA cuando otras medidas no tienen éxito o están contraindicadas.

Adaptado de Fuster V, Ryden LE, Cannom DS, et al. ACC/AHA/ESC 2006 Guidelines for the Management of Patients With Atrial Fibrillation: A Report of the American College of Cardiology/American Heart Association Task Force on Practice Guidelines and the European Society of Cardiology Committee for Practice Guidelines (Writing Committee to Revise the 2001 Guidelines for the Management of Patients With Atrial Fibrillation). Circulation 2006;114:e257-e354.

un menor índice de ictus y émbolos sistémicos en comparación con la warfarina. El control de la frecuencia de la respuesta ventricular a la FA se consigue con fármacos que limitan la conducción por el nódulo AV, como el **verapamilo,** el **diltiazem,** los **antagonistas adrenérgicos** β y la **digoxina.** El control del ritmo mediante el mantenimiento del ritmo sinusal se puede conseguir con antiarrítmicos seleccionados. El control farmacológico con antiarrítmicos es más eficaz para evitar la recidiva de la FA y menos eficaz en la cardioversión química de la FA (v. tabla 7-3).

Primera línea

■ La **prevención del ictus y los émbolos sistémicos** es un elemento central del tratamiento de la FA y debe comenzar con una valoración del riesgo individual de cada paciente. La anticoagulación sistémica con warfarina o nuevos anticoagulantes orales disminuirá el riesgo de ACV o émbolos sistémicos asociado a la FA; sin embargo, el uso de cualquiera de estos fármacos requiere un análisis detallado de riesgo-beneficio para identificar a los pacientes con riesgos suficientes de episodios tromboembólicos y superar así el mayor riesgo de complicaciones hemorrágicas.

• La **escala CHA$_2$DS$_2$-VASc** es una herramienta de estratificación del riesgo validada en la FA no valvular que predice el riesgo de ictus o embolia sistémica según la presencia de los siguientes factores de riesgo: ICC, hipertensión, edad > 65 o > 75 años, diabetes mellitus, sexo femenino, antecedentes de ACV/AIT y antecedentes de enfermedad vascular (tabla 7-4).

• El tratamiento antitrombótico puede omitirse en pacientes con una **puntuación CHA$_2$DS$_2$-VASc = 0.**

• En pacientes con una **puntuación CHA$_2$DS$_2$-VASc de 1, no puede considerarse ningún tratamiento antitrombótico ni tratamiento con un anticoagulante oral o ASA.**

• Se recomienda anticoagulación sistémica con warfarina o un nuevo anticoagulante oral en pacientes con un riesgo CHA$_2$DS$_2$-VASc ≥ 2 y sin contraindicaciones para la anticoagulación.

TABLA 7-4	Riesgo anual de accidente cerebrovascular (ACV) en pacientes con fibrilación auricular no valvular no tratados con anticoagulación según el índice CHA$_2$DS$_2$-VASc

Puntuación CHA$_2$DS$_2$-VASc	Riesgo de ACV (%)[a]
0	0
1	1,3
2	2,2
3	3,2
4	4
5	6,7
6	9,8
7	9,6
8	12,5
9	15,2

CHA$_2$DS$_2$-VASc, insuficiencia cardíaca, hipertensión, edad 65-74 o edad > 74 (duplicado), diabetes, sexo femenino, accidente cerebrovascular (duplicado) y antecedente de enfermedad vascular.
[a]La tasa ajustada para cada accidente cerebrovascular se derivó del análisis multivariable suponiendo que no se usaba ácido acetilsalicílico.
Adaptado de Lip GY, Nieuwlaat R, Pisters R, Lane DA, Crijns HJ. Regining clinical risk stratification for predicting stroke and thromboembolism in atrial fibrillation using a novel risk factor-based approach: The Euro Heart Survey on atrial fibrillation. *Chest* 2010;137:263-72.

- La determinación de la función renal es esencial para valorar la seguridad y la dosificación de los nuevos anticoagulantes orales en pacientes con una **puntuación CHA$_2$DS$_2$-VASc ≥ 2 y nefropatía crónica.**
- La utilidad de los antitrombóticos hasta conseguir y después de conseguir el ritmo sinusal se comenta más adelante en el contexto de la cardioversión.

■ El **control de la frecuencia** en la FA se puede alcanzar con fármacos que prolongan la conducción a través del nódulo AV, entre los que figuran los antagonistas del calcio no dihidropiridínicos (diltiazem, verapamilo), los bloqueantes adrenérgicos β y la digoxina. En la tabla 7-3 se pueden consultar las dosis de carga y las recomendaciones de dosificación.

- **La digoxina** es útil para controlar la frecuencia ventricular en reposo en la FA asociada a disfunción del VI e ICC. Su utilidad en otros contextos clínicos se ve limitada por la menor eficacia para controlar la frecuencia durante el esfuerzo. La **toxicidad por digitálicos** se caracteriza por síntomas de **náuseas, dolor abdominal, alteraciones visuales, confusión y delirio.** Los pacientes con disfunción renal y los tratados con fármacos que se sabe que aumentan las concentraciones de digoxina (verapamilo, diltiazem, eritromicina, ciclosporina, etc.) tienen un riesgo elevado. La **taquicardia paroxística auricular con grados variables de bloqueo AV y TV bidireccional** son las arritmias que con más frecuencia se asocian a la toxicidad por digitálicos. El tratamiento es paliativo, y debe evitarse la administración del fármaco, colocar marcapasos temporales para el bloqueo AV y administrar **fenitoína i.v. para la TV bidireccional.**
- El **control no farmacológico de la frecuencia** en la FA puede conseguirse mediante la ablación del nódulo AV asociada a la implantación de un MPP. Esta estrategia debe reservarse para pacientes que no han respondido al tratamiento farmacológico de control de la frecuencia y en quienes el control del ritmo esté contraindicado o resulte ineficaz.

Segunda línea

El control del ritmo en la FA se consigue de forma farmacológica con antiarrítmicos que modifican la formación o propagación del impulso para evitar el inicio de una FA. Los fármacos antiarrítmicos son menos eficaces para recuperar el ritmo sinusal mediante **cardioversión farmacológica. Antes de iniciar el tratamiento antiarrítmico, hay que tener en cuenta el riesgo de tromboembolia asociado a la cardioversión farmacológica.** Las recomendaciones para la anticoagulación se comentan a continuación:

■ La **cardioversión farmacológica** se debe realizar en un entorno hospitalario bajo vigilancia continua del ECG debido a un pequeño riesgo de taquiarritmias o bradiarritmias potencialmente mortales. La **ibutilida** es el único fármaco autorizado por la Food and Drug Administration estadounidense para la cardioversión farmacológica. Los ensayos clínicos han demostrado una frecuencia de conversión de la FA del 45 %, y del 60 % para el FlA. La **ibutilida** se asocia a un riesgo del 4-8 % de aparición de *torsades de pointes* (TdP), sobre todo en las primeras 2-4 h tras la administración del fármaco. Debido a este riesgo, los pacientes deben ser controlados mediante telemetría, con un desfibrilador externo que debe estar disponible de forma inmediata durante la infusión de ibutilida y durante al menos 4 h tras ésta. El riesgo de TdP es mayor en pacientes con miocardiopatía e ICC. La ibutilida se administra por vía i.v., en una dosis de 1 mg (0,01 mg/kg si el paciente pesa < 60 kg), que **se infunde lentamente en 10 min.** La administración más rápida puede inducir una TdP. La eficacia de los antiarrítmicos para conseguir la conversión farmacológica disminuye bruscamente cuando la FA tiene más de 7 días de evolución. En los episodios de FA de menor duración, se ha demostrado cierta eficacia de la dofetilida, el sotalol, la flecainida y la propafenona, mientras que la amiodarona muestra una eficacia limitada para conseguir la cardioversión farmacológica.

■ El **mantenimiento del ritmo sinusal** con fármacos antiarrítmicos se asocia a un riesgo escaso de proarritmia con riesgo vital. Debido a ello, el tratamiento antiarrítmico se debe reservar para pacientes con muchos síntomas de FA a pesar del control adecuado de la frecuencia. En la tabla 7-5 se muestran los antiarrítmicos más empleados, la vía fundamental de eliminación y la pauta de dosificación. Los fármacos más eficaces para mantener el ritmo sinusal son la flecainida, la propafenona, el sotalol, la dofetilida y la amiodarona.

TABLA 7-5	Fármacos antiarrítmicos más utilizados			
Clase	Fármaco	Dosis inicial/carga	Dosis inicial/carga	Dosis de mantenimiento	Principales efectos adversos[a]/comentarios

Clase	Fármaco	Dosis inicial/carga	Dosis inicial/carga	Dosis de mantenimiento	Principales efectos adversos[a]/comentarios
Ia	Procainamida	i.v. (R, H) v.o. (R, H)	15-18 mg/kg a 20 mg/min	1-4 mg/min	Digestivos, SNC, síndrome lúpico parecido al LES/ANA+, fiebre, hematológicos, anticolinérgicos. Vigilar QT$_c$, concentraciones de procainamida sérica (4-8 mg/l) y NAPA (<20 mg/ml)
			50 (mg/kg)/día, máx: 5 g/día	Li: 250-500 mg cada 3-6 h; LP: 500 mg cada 6 h; Procainamida: 1000-2500 mg cada 12 h	
	Quinidina	v.o. (H)	Sulfato, 200-400 mg cada 6 h; gluconato, 324-972 mg cada 8-12 h	NA	↑QT, TdP, ↓PA, trombocitopenia, quininismo, molestias digestivas
	Disopiramida	v.o. (H, R)	300-400 mg	Li: 100-200 mg cada 6 h LP: 200-400 mg cada 12 h	Anticolinérgicos, IC
Ib	Lidocaína	i.v. (H)	1 mg/kg en 2 min (puede repetirse 2 veces hasta 3 mg/kg total)	1-4 mg/min	↓FC, SNC, digestivos. Ajustar la dosis en pacientes con insuficiencia hepática, IAM, IC o shock
	Mexiletina	v.o. (H)	400 mg en una dosis única	200-300 mg cada 8 h	Digestivos, SNC
Ic	Flecainida	v.o. (H, R)	50 mg cada 12 h	Aumentar 50-100 mg/día cada 4 días hasta la dosis máxima de 400 mg/día	FC, digestivos, SNC, visión borrosa
	Propafenona	v.o. (H)	Li: 150 mg cada 8 h LP: 225 mg cada 12 h	Li: aumentar cada 3-4 días hasta 300 mg cada 8 h LP: puede aumentarse cada 5 días, hasta 425 mg cada 12 h	Digestivos, mareos

III				
Sotalol	v.o. (R)	80 mg cada 12 h	Puede aumentar cada 3 días hasta 240-320 mg/día en 2 o 3 dosis divididas	↓FC, ↓PA, ICC, SNC Limita la prolongación de QT_c a < 550 ms
Dofetilida	v.o. (R, H)	CrCl (ml/min): Dosis (µg 2 veces al día): >60: 500, 40-60: 250, 20-39: 125, <20: contraindicado	Dosis ajustadas según el valor de QT_c 2-3 h después de las dosis hospitalarias 1-5. El tratamiento crónico exige el cálculo de QT_c y CrCl cada 3 meses con ajustes según sea necesario	↑QT, TV/TdP, cefaleas, mareos. Véanse más detalles en texto sobre el inicio y el control del tratamiento
Ibutilida	i.v. (H)	1 mg (0,01 mg/kg si paciente < 60 kg) en 10 min; puede repetirse a los 10 min si no hay respuesta a los 10 min de la infusión inicial	NA	↑QT, TdP, bloqueo AV, digestivos, cefaleas
Amiodarona	i.v. (H) v.o. (H)	i.v.: 150 mg en 10 min v.o.: 800 mg/día durante 1 semana, después 600 mg/día otra semana y luego 400 mg/día 1 semana	1 mg/min x 6 h, después 0,5 mg/min 100-400 mg v.o. diarios	↓PA, BC, ↓FC, interacción con warfarina; véase en el texto una descripción de los efectos dermatológicos, tiroideos, pulmonares, corneales y hepáticos

ANA, anticuerpos antinucleares; BC, bloqueo cardíaco; CrCl, aclaramiento de creatinina; H, hepático; IC, insuficiencia cardíaca; IAM, infarto agudo de miocardio; ICC, insuficiencia cardíaca congestiva; i.v., intravenoso; LES, lupus eritematoso sistémico; LI, liberación inmediata; LP, liberación prolongada; NA, no aplicable; NAPA, N-acetilprocainamida; R, renal; TdP, torsades de pointes; TV, taquicardia ventricular; ↓PA, hipotensión; ↓FC, bradicardia.

aSe enumeran los efectos adversos frecuentes o con riesgo para la vida de estos fármacos. No se trata de una lista exhaustiva de todos los posibles efectos adversos.

- La **flecainida y** la **propafenona** pueden considerarse para mantener el ritmo sinusal en pacientes con **corazones estructuralmente normales.** En los pacientes con una cardiopatía estructural, estos fármacos se asocian a un aumento de la mortalidad *(N Engl J Med 1989;321:406),* y ambos compuestos son potentes inotrópicos negativos que pueden provocar o exacerbar la insuficiencia cardíaca. Ambos fármacos prolongan la duración de QRS como manifestación inicial de toxicidad. Las concentraciones tóxicas del fármaco aumentan con la frecuencia cardíaca por el bloqueo preferencial de canales de sodio activos. Esta propiedad se describe como **dependencia de uso positiva.** El ECG de esfuerzo se puede emplear para obtener información adicional sobre la seguridad de la dosis con frecuencias cardíacas más altas. La flecainida se debe utilizar con precaución y no se debe administrar de forma simultánea con un bloqueante del nódulo AV, puesto que puede provocar un incremento paradójico de la frecuencia ventricular por la conversión, inducida por el fármaco, de la FA en FlA. La propafenona muestra menos tendencia a provocar este fenómeno por su antagonismo adrenérgico β intrínseco.
- El **sotalol** resulta útil para mantener el ritmo sinusal. Es una mezcla de estereoisómeros (DL-); el D-sotalol es un bloqueante de canales de potasio, mientras que el L-sotalol es un antagonista β. Los efectos secundarios reflejan ambos mecanismos de acción. Además de prolongar el intervalo QT, lo que puede producir una TdP, el DL-soltalol puede provocar una bradicardia sinusal o alteraciones de la conducción AV. El sotalol no debe usarse en pacientes con ICC descompensada (por los efectos inótropos negativos) o cuando existe un intervalo QT prolongado. La administración de sotalol debe iniciarse con el paciente hospitalizado y monitorizado.
- La **dofetilida** es útil para mantener el ritmo sinusal. Este fármaco es un bloqueante puro de canales de potasio. Su administración debe iniciarse con el paciente hospitalizado y monitorizado.
- La prolongación de QT con sotalol o dofetilida se intensifica por la bradicardia, una característica denominada **«dependencia de uso inverso».** El principal riesgo de la dofetilida es la TdP. Este fármaco está contraindicado en pacientes con un intervalo QT corregido basal (QT_c) > 440 ms, o > 500 ms en pacientes con bloqueo de rama. Las dosis iniciales de dofetilida se establecen según el aclaramiento de creatinina. Es preciso realizar un ECG de 12 derivaciones antes de administrar la primera dosis de dofetilida y 1-2 h después de cada dosis. Si el intervalo QT_c tras la primera dosis se prolonga un 15 % con respecto al basal o supera 500 ms, está indicado reducir la dosis un 50 %. Si el QT_c supera los 500 ms tras la segunda dosis, debe interrumpirse la administración del fármaco. Algunos medicamentos bloquean la secreción renal de la dofetilida (verapamilo, cimetidina, proclorperazina, trimetoprima, megestrol, ketoconazol) y están contraindicados cuando se administra este compuesto. Las ventajas de la dofetilida radican en que no se asocia a un incremento de la ICC ni de la mortalidad en pacientes con disfunción del VI *(N Engl J Med 1999:341:857)* y que no produce disfunción del nódulo sinusal ni alteraciones de la conducción.
- La **dronedarona** es el antiarrítmico más reciente autorizado para el tratamiento de la FA. Al igual que la amiodarona, de la que deriva, la dronedarona comparte propiedades con los antiarrítmicos de las clases I a IV de Vaughan Williams. Es un fármaco que ha demostrado mayor eficacia que el placebo en el mantenimiento del ritmo sinusal tras la cardioversión, pero es menos eficaz que la amiodarona para mantener el ritmo sinusal. La incidencia de proarritmia es escasa con la dronedarona al igual que la incidencia de toxicidad orgánica. En los pacientes con síntomas de insuficiencia cardíaca avanzada se ha demostrado una tendencia hacia un aumento de la mortalidad, por lo que está contraindicada en este grupo de pacientes. La dronedarona se metaboliza en el hígado y no debe usarse en pacientes con disfunción hepática avanzada. Sí puede utilizarse en pacientes con disfunción renal importante, ya que se elimina fundamentalmente por las heces.
- La **amiodarona** se puede considerar que es el fármaco antiarrítmico más eficaz para mantener el ritmo sinusal. **Debido al amplio perfil de toxicidad de la amiodarona, no se debe considerar un fármaco de primera línea para control del ritmo en la FA en pacientes en quienes se puedan usar con seguridad otros antiarrítmicos.** La amiodarona intravenosa muestra una escasa eficacia para la conversión aguda de la FA, aunque se ha descrito

conversión tras varios días de administración i.v. Dado su frecuente uso y la incidencia relativamente alta de efectos secundarios, es preciso una exposición más detallada de éstos.

- Los efectos adversos de la amiodarona oral dependen en parte de la dosis y pueden aparecer hasta en el 75 % de los pacientes tratados con dosis altas durante 5 años. Con dosis menores (200-300 mg/día), los efectos adversos que obligan a interrumpir el fármaco se describen en aproximadamente el 5 % al 10 % de los pacientes cada año.
- La **toxicidad pulmonar** se describe en el 1 % al 15 % de los pacientes tratados, pero parece menos probable en los que reciben < 300 mg/día (*Circulation 1990;82:580*). Los pacientes suelen presentar una tos seca con disnea asociada a infiltrados pulmonares y estertores. Parece que el proceso es reversible si se detecta de forma precoz, aunque los casos no detectados pueden asociarse a una mortalidad hasta del 10 % de los pacientes afectados. Es preciso realizar una radiografía de tórax y pruebas de función pulmonar basales y cada 12 meses o cuando el paciente refiera disnea La existencia de infiltrados intersticiales en la radiografía y una reducción de la capacidad de difusión deben hacer sospechar toxicidad pulmonar por amiodarona.
- La **fotosensibilidad** es una reacción adversa frecuente, y en algunos pacientes se produce una decoloración violácea de la piel en zonas expuestas al sol. La decoloración gris-azulada puede no resolverse del todo tras interrumpir el tratamiento.
- La **disfunción tiroidea** es un efecto adverso frecuente. Se han descrito casos de hipertiroidismo e hipotiroidismo, con una incidencia de 2-5 % anual. Es importante medir la tirotropina (TSH) basal y controlarla cada 6 meses. Si aparece hipotiroidismo, el tratamiento simultáneo con levotiroxina puede permitir mantener la administración de amiodarona.
- Los **microdepósitos corneales,** que se detectan en la exploración con lámpara de hendidura, aparecen prácticamente en todos los pacientes. Estos depósitos no suelen interferir con la visión y no justifican la interrupción del tratamiento. La neuritis óptica, que produce ceguera, es inusual, aunque se ha descrito en relación con la amiodarona.
- Las **alteraciones más frecuentes en el ECG** son la prolongación del intervalo PR y la bradicardia; sin embargo, puede producirse un bloqueo AV de alto grado en pacientes que ya presentaban trastornos de la conducción. La amiodarona puede prolongar el intervalo QT, aunque en general no de forma extensa, y la **TdP es poco frecuente.** En los pacientes tratados con amiodarona deben evitarse otros fármacos que prolongan el intervalo QT.
- La **disfunción hepática** suele traducirse en un aumento asintomático y transitorio de las transaminasas. Si este incremento supera tres veces el valor normal o se duplica en un paciente con concentraciones basales altas, debe interrumpirse la administración de amiodarona o reducirse la dosis. Hay que controlar la aspartato-aminotransferasa (AST) y la alanina-aminotransferasa (ALA) cada 6 meses en los pacientes tratados con amiodarona.
- **Interacciones farmacológicas.** La amiodarona puede incrementar las concentraciones sanguíneas de warfarina y digoxina; por tanto, estos fármacos se deben reducir a la mitad cuando se comienza el tratamiento con amiodarona y hay que realizar un seguimiento riguroso de las concentraciones.

Otros tratamientos no farmacológicos

Los métodos no farmacológicos para controlar el ritmo incluyen técnicas de ablación con catéter o quirúrgica que bloquean el inicio y el mantenimiento de la FA.

■ La **cardioversión con corriente directa (CD)** es la forma más segura y eficaz de recuperar el ritmo sinusal de forma inmediata. Antes de la cardioversión se debe considerar el riesgo tromboembólico y plantear la anticoagulación, cuando sea posible, para minimizar los episodios tromboembólicos estimulados por el proceso de cardioversión. La FA con una respuesta ventricular rápida en presencia de isquemia miocárdica en evolución, IM, hipotensión o dificultad respiratoria debe considerarse indicación de cardioversión inmediata independientemente del estado de la anticoagulación.

- Si se demuestra que la duración de la FA es **< 48 h,** se puede proceder a la cardioversión sin anticoagulación. Si la evolución de la FA ha persistido durante **> 48 h** (o se ignora su duración), los pacientes deben ser anticoagulados durante al menos 3 semanas antes de la cardioversión, y se deben mantener niveles similares de anticoagulación tras el éxito de la cardioversión.

- Una alternativa a la anticoagulación durante 3 semanas antes de la cardioversión es **realizar una ecocardiografía transesofágica** para descartar la presencia de un trombo en la orejuela de la aurícula izquierda antes de la cardioversión. Este método es seguro y aporta la ventaja de un menor tiempo hasta la cardioversión que las 3 semanas de anticoagulación. La anticoagulación terapéutica está indicada tras la cardioversión durante un mínimo de 4 semanas *(Am J Cardiol 1998;82:1545)*.

- Cuando resulte práctica, la sedación se debe realizar con midazolam (1-2 mg i.v. cada 2 min hasta un máximo de 5 mg), metohexital (25-75 mg i.v.), etomidato (0,2-0,6 mg/kg i.v.) o propofol (dosis inicial de 5 (mg/kg)/h i.v.).

- La sincronización adecuada con el QRS resulta esencial para evitar inducir una TV por un shock de cardioversión administrado durante un período vulnerable del ventrículo.

- Para la cardioversión de las arritmias auriculares, el parche del electrodo anterior se debe colocar justo a la derecha del esternón a la altura del tercer o cuarto espacio intercostal, y el segundo electrodo se colocará justo por debajo de la escápula izquierda por detrás. **Hay que procurar colocar los parches del electrodo al menos a 6 cm de los generadores del MPP o del desfibrilador.** Si se usan palas para los electrodos, deberá aplicarse una presión firme y gel conductor para reducir la impedancia de contacto. Conviene evitar el contacto directo con el paciente o la cama. Se debe disponer de atropina (1 mg i.v.) para tratar las pausas prolongadas. Se han descrito arritmias graves, como TV, fibrilación ventricular (FV) o asistolia en pocos casos, y es más probable que se produzcan cuando se realiza una cardioversión mal sincronizada, en presencia de toxicidad por digitálicos o cuando se administran simultáneamente fármacos antiarrítmicos.

■ Se ha demostrado que la **ablación curativa con catéter de la FA** resulta muy eficaz en pacientes jóvenes con corazones estructuralmente normales y una FA de patrón paroxístico. La frecuencia de curaciones de los pacientes de esta categoría se sitúa en torno al 70%. En los pacientes con cardiopatía estructural, edad avanzada y FA persistente, los índices de curación disminuyen. Un porcentaje importante de los pacientes necesita más de una intervención de ablación para curarse. El objetivo de la ablación con catéter en pacientes con FA paroxística es conseguir el aislamiento eléctrico de las venas pulmonares. En los pacientes con FA persistente, este objetivo suele combinarse con estrategias de modificación de sustrato, en las que se realiza la ablación de regiones de la aurícula para bloquear la reentrada o la presencia de estimuladores focales de FA. Debido al riesgo de complicaciones y la limitación de los buenos resultados, los pacientes deben recibir al menos un tratamiento de prueba con un fármaco antiarrítmico para mantener el ritmo sinusal. Si este tratamiento de prueba se tolera mal o resulta ineficaz, se podrá plantear un tratamiento curativo mediante ablación con catéter.

Tratamiento quirúrgico

Desde la década de 1980 se han valorado varias técnicas quirúrgicas para la curación de la FA. La técnica de Cox Maze posee la máxima eficacia demostrada y se ha probado una eficacia mantenida con datos publicados de seguimiento a largo plazo. Las frecuencias de curación se aproximan al 90%, incluso en pacientes con FA persistente y cardiopatía estructural. Dada su naturaleza muy invasiva, el tratamiento quirúrgico suele reservarse para pacientes que no han respondido al tratamiento de ablación con catéter o con una cirugía cardíaca simultánea planificada.

Taquiarritmias ventriculares

PRINCIPIOS GENERALES

■ Las taquiarritmias ventriculares deben tratarse inicialmente como si fueran de comportamiento maligno hasta que se demuestre lo contrario.

■ Para caracterizar la arritmia es preciso tener en cuenta la estabilidad hemodinámica, la duración, la morfología, y la existencia o no de una cardiopatía estructural.

■ Finalmente, esta caracterización contribuirá a determinar el riesgo del paciente de sufrir una **parada cardíaca súbita** y la necesidad de realizar un tratamiento ablativo o colocar un dispositivo.

Definición

■ La **TV no mantenida** se define como la presencia de tres o más complejos ventriculares consecutivos (> 100 lpm) que se terminan de forma espontánea a los 30 s de empezar.

■ La **TV monomorfa mantenida** se define como una taquicardia de origen ventricular constituida por complejos ventriculares de morfología de QRS único, que dura más de 30 s o que necesita una cardioversión por afectación hemodinámica.

■ La **TV polimorfa** se caracteriza por una morfología del QRS cambiante. La **TdP** es una variante de TV polimorfa precedida habitualmente por un intervalo QT prolongado en el ritmo sinusal. La TV polimorfa suele asociarse a colapso o inestabilidad hemodinámica.

■ La **fibrilación ventricular (FV)** se asocia a contracciones mecánicas desorganizadas, colapso hemodinámico y muerte súbita. El ECG muestra oscilaciones irregulares y rápidas (250-400 lpm) con amplitud muy variable sin complejos QRS ni ondas T claramente reconocibles.

■ Las arritmias ventriculares son la causa fundamental de **muerte súbita cardíaca (MSC).** La **MSC** se define como la muerte que se produce 1 h después del comienzo de los síntomas. En Estados Unidos se producen 350 000 casos de MSC al año. Entre los pacientes con MSC abortada, la cardiopatía isquémica es la alteración estructural cardíaca asociada con más frecuencia. La mayoría de los supervivientes a una parada cardíaca no presentan signos de IM agudo; sin embargo, más del 75 % de ellos refieren antecedentes de infartos previos. La miocardiopatía no isquémica se asocia también a un alto riesgo de MSC.

Etiología

■ **TV asociada a cardiopatía estructural**
   • La mayor parte de las arritmias ventriculares se asocian a una cardiopatía estructural, que suele relacionarse con una isquemia activa o antecedentes de infarto.
      • La zona de la cicatriz y periinfarto constituye el sustrato para la reentrada que produce la TV monomorfa mantenida.
      • La TV polimorfa y la FV suelen asociarse a isquemia, y son la posible causa de la mayor parte de las MSC extrahospitalarias.
   • La miocardiopatía no isquémica cursa de forma característica con una dilatación progresiva y fibrosis del miocardio ventricular, lo que genera un sustrato arritmógeno.
   • Las miocardiopatías infiltrativas (sarcoidosis, hemocromatosis, amiloidosis) suponen un porcentaje menor de pacientes con riesgo importante de arritmias ventriculares y su tratamiento está peor definido.
   • Los adultos sometidos a la reparación previa de una cardiopatía congénita suelen sufrir TV y TSV.
   • La displasia o miocardiopatía arritmógena del ventrículo derecho se caracteriza por la sustitución fibroadiposa del miocardio del VD (en ocasiones, también del VI), que da lugar a una TV con morfología de bloqueo de rama izquierda (BRI), y se asocia a muerte súbita, sobre todo en deportistas jóvenes.
   • La TV por reentrada en la rama del haz (TRRH) es un tipo de TV que utiliza el sistema de His-Purkinje como circuito de reentrada, y se asocia generalmente a una miocardiopatía y un sistema de conducción alterado.

■ **TV sin cardiopatía estructural**
   • Las canalopatías iónicas hereditarias, como las descritas en los síndromes de Brugada y QT largo, pueden ser causa de TV polimorfa y muerte súbita en pacientes sin signos de cardiopatía estructural en las pruebas de diagnóstico por la imagen.
   • La TV polimorfa catecolaminérgica (TVPC) es una TV familiar inducida por el esfuerzo, que se relaciona con un procesamiento irregular del calcio.

• El diagnóstico de la **TV idiopática** se establece por exclusión, y para ello tiene que demostrarse la ausencia de una cardiopatía estructural, de trastornos genéticos y de etiologías reversibles (alteraciones electrolíticas/metabólicas, isquemia). La mayor parte de las TV idiopáticas se originan a partir del conducto de salida del ventrículo derecho (CSVD) y se puede realizar su ablación. Es menos frecuente que los estudios electrofisiológicos descubran una TV originada en el conducto de salida del ventrículo izquierdo (TV-CSVI) o fascicular (que emplea las divisiones anterior o posterior de la rama izquierda del haz).

DIAGNÓSTICO

Presentación clínica

■ La evaluación de las taquiarritmias de complejo ancho (TCA) siempre debe empezar valorando las constantes vitales y los síntomas clínicos. Cuando la arritmia se tolera mal, se retrasará la valoración detallada y se realizará un tratamiento inmediato según las recomendaciones del SVCA. Si el paciente se encuentra estable, hay que valorar varios puntos importantes para orientar el diagnóstico más probable. Un error frecuente es suponer que la estabilidad hemodinámica apoya más el diagnóstico de TSV que de TV.

■ La TV representa la inmensa mayoría de las TCA que se encuentran en pacientes hospitalizados, con una prevalencia descrita de hasta el 80 %. Teniéndolo en cuenta, es posible buscar varios puntos en la anamnesis e indagar las características electrocardiográficas de la arritmia para definir mejor el mecanismo del trastorno del ritmo subyacente. Se empezará realizando las siguientes preguntas:

• ¿Tiene el paciente antecedente de cardiopatía estructural?
  • Es más probable que los pacientes con cardiopatía estructural tengan una TV que una TSV como origen de la TCA. En un trabajo publicado, un 98 % de los pacientes con TCA con antecedentes de infarto tuvieron una TV *(Am J Med 1988;84:53)*.

• ¿Tiene el paciente un marcapasos, un desfibrilador cardíaco implantable (DCI) o un QRS ancho basal?
  • La presencia de un marcapasos o un DCI debe hacer sospechar la presencia de una TCA mediada por el dispositivo.
  • La **TCA mediada por el dispositivo** puede deberse a que el marcapasos ventricular dispara a una frecuencia rápida, bien porque el dispositivo registra una taquiarritmia auricular, o por una «taquicardia interminable en círculo» que se genera por la detección de los impulsos auriculares retrógrados generados por el latido previo generado por el marcapasos ventricular. En ambos casos, la frecuencia de la taquicardia proporciona una pista sobre el mecanismo, ya que suele ser la misma que el límite superior de frecuencia (LSF) programada del dispositivo. Un LSF que se suele programar es de 120 latidos por minuto (lpm). Una taquicardia con una frecuencia superior al LSF descarta por completo una TCA mediada por el dispositivo.
  • La implantación de un dispositivo se puede confirmar inspeccionando la pared torácica (en general, el hemitórax izquierdo en pacientes diestros), la radiografía de tórax o por la presencia de puntas de marcapasos en el ECG.
  • Los pacientes con un BRD, un BRI o un retraso de la conducción intraventricular basal que debutan con una TCA tendrán una morfología del QRS idéntica a la basal en presencia de TSV. Además, algunos pacientes con un QRS estrecho basal tendrán una TCA por una TSV cuando se asocie un bloqueo de rama relacionado con la frecuencia (TSV con aberrancia).

• ¿Qué medicamentos está recibiendo el paciente?
  • Hay que revisar la lista de medicamentos para descartar fármacos que puedan tener efectos secundarios proarritmógenos, sobre todo los que pueden prolongar el intervalo QT basal. Entre estos fármacos se encuentran muchos de los antiarrítmicos de las clases I y III, algunos antibióticos, antipsicóticos y muchos más.
  • También deben buscarse fármacos que pueden asociarse a alteraciones electrolíticas, como los diuréticos del asa y ahorradores de potasio, los IECA y los BRA. La toxicidad por digoxina es una consideración importante ante cualquier arritmia.

Diagnóstico diferencial

■ La TCA puede deberse a una TSV con conducción aberrante o una TV. La distinción entre estos mecanismos es de gran importancia. **Los fármacos empleados en el tratamiento de la TSV (adenosina, bloqueantes β, antagonistas del calcio) pueden producir inestabilidad hemodinámica si se usan en un paciente con TV.** Por tanto, todas las TCA se deben considerar de origen ventricular hasta que se demuestre con claridad que no es así.

• Otros mecanismos menos frecuentes de TCA son la **TRAV antidrómica**, la **arritmia inducida por hiperpotasemia** o la **taquicardia inducida por marcapasos.**

■ El **artefacto de telemetría** debido a un mal contacto de la derivación o movimientos repetitivos del paciente (temblor, escalofríos, cepillado de dientes, fisioterapia torácica, etc.) se puede parecer a la TV o a la FV.

Pruebas diagnósticas

Pruebas de laboratorio

Las pruebas de laboratorio deben incluir un panel metabólico básico, magnesio, hemograma completo y troponinas seriadas.

Electrocardiografía

■ La **diferenciación entre la TSV con aberrancia** y **la TV** en función del análisis del ECG superficial es fundamental para determinar el tratamiento agudo y crónico apropiado. Las características diagnósticas de la TV son: **disociación AV, captura o latidos de fusión,** ausencia de morfología RS en las derivaciones precordiales (V_1 - V_6) y **morfología de BRI con desviación del eje a la derecha.** Cuando no se encuentran estas características, el estudio del complejo RS en una derivación precordial para identificar un intervalo RS > 100 ms es compatible con TV. Además, se pueden buscar morfologías características del QRS compatibles con TV, como las que se muestran en la figura 7-2.

■ **Indicios en el ECG**

• **Patrón clásico de Brugada**
  ◦ Basal: pseudo-BRD con elevación del segmento ST e inversión de la onda T en V_1, V_2.
  ◦ Puede ponerse de manifiesto por: estrés, enfermedad, fiebre, consumo de drogas, etc.

• **Displasia arritmógena del VD**
  ◦ Basal: onda épsilon (potencial tardío justo después del QRS), +/- QRS ancho, +/- inversión de onda T (IOT) (V_1, V_2).
  ◦ TV: indica origen en el VD, posiblemente configuración de BRI; puede manifestarse con una TV polimorfa.

• **TV por reentrada en la rama del haz**
  ◦ Basal: retraso de la conducción intraventricular.
  ◦ TV: morfología típica de bloqueo de rama izquierda («baja» por la rama derecha y «sube» por la rama izquierda).

• **TV fascicular**
  ◦ TV: eje superior, morfología de BRD.

• **Síndrome de QT prolongado**
  ◦ Basal: QT > 50 % del intervalo RR cuando la FC es de 60-100 lpm; QTc > 440 ms.
  ◦ TV: TdP que degenera en FV.

• **TV del conducto de salida**
  ◦ TV: eje inferior, morfología de BRI. La transición R/S en las derivaciones precordiales puede facilitar la localización. La transición precoz (V_1 o V_2) sugiere origen en el tracto de salida del VI; una transición más tardía (V_4), indica origen en el tracto de salida del VD.

Diagnóstico por la imagen

■ La existencia o no de cardiopatía estructural se debe valorar inicialmente con una ecocardiografía transtorácica.

■ En función de la presunta etiología, deben solicitarse otras pruebas de diagnóstico por la imagen (RM cardíaca, prueba de esfuerzo no invasiva, coronariografía).

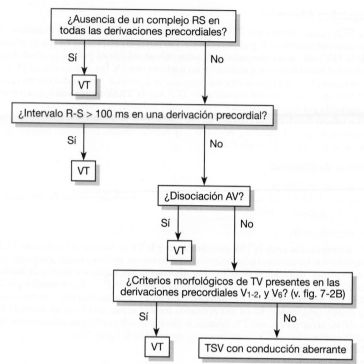

A

Figura 7-2. A y B. Criterios de Brugada para distinguir la taquicardia ventricular de la supraventricular con aberrancia en las taquicardias con complejos anchos. AV, auriculoventricular; TSV, taquiarritmia supraventricular; TV, taquicardia ventricular. (De: Sharma S, Smith TW. Advanced electrocardiogram interpretation (ECG 201). En: Cuculich PS, Kates AM, eds. *The Washington Manual Cardiology Subspecialty Consult.* 3rd ed. Philadelphia: Wolters Kluwer Health, 2014.)

TRATAMIENTO

■ Es esencial un análisis del ECG de superficie para **distinguir la TSV con aberrancia de la TV,** con el fin de orientar el tratamiento, urgente o prolongado, adecuado.
  • En el tratamiento urgente de la TSV se emplean fármacos i.v. como la adenosina, los antagonistas del calcio o los bloqueantes β. Sin embargo, estos dos últimos pueden producir inestabilidad hemodinámica en pacientes con TV.
  • Para el tratamiento prolongado, muchas TSV se pueden tratar mediante ARF, mientras que la mayor parte de las TV son malignas y necesitan antiarrítmicos, implantación de un DCI o ambas cosas.
■ El tratamiento inmediato de la TV sin pulso y la FV es una cardioversión DC no sincronizada.

Otros tratamientos no farmacológicos

■ Los **DCI** consiguen reconocer y tratar de forma automática las arritmias ventriculares. La implantación del DCI mejora la supervivencia en pacientes reanimados de una arritmia ventricular (prevención secundaria de la MSC) y en personas sin síntomas previos que tienen un riesgo elevado de MSC (prevención primaria de la MSC).

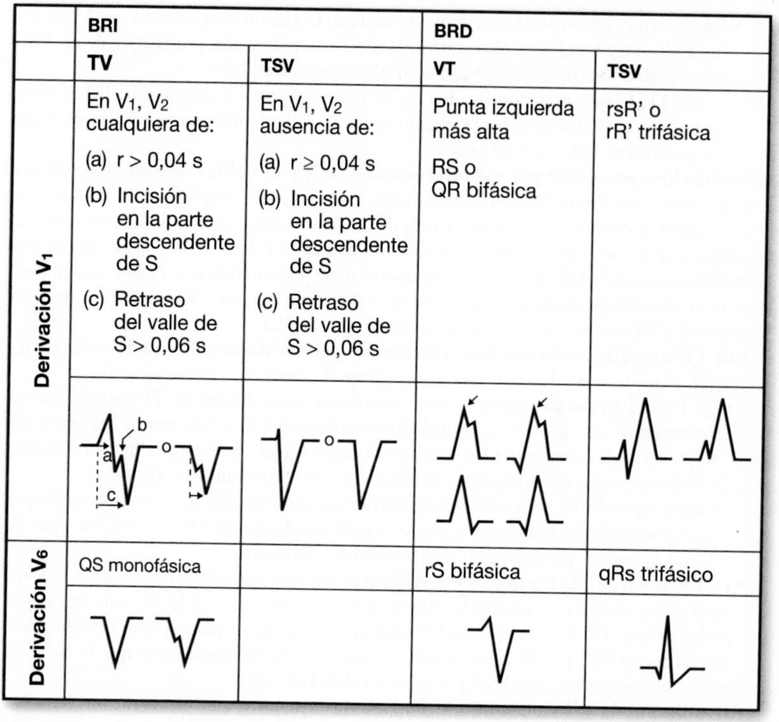

	BRI		BRD	
	TV	**TSV**	**VT**	**TSV**
Derivación V₁	En V₁, V₂ cualquiera de: (a) r > 0,04 s (b) Incisión en la parte descendente de S (c) Retraso del valle de S > 0,06 s	En V₁, V₂ ausencia de: (a) r ≥ 0,04 s (b) Incisión en la parte descendente de S (c) Retraso del valle de S > 0,06 s	Punta izquierda más alta RS o QR bifásica	rsR' o rR' trifásica
Derivación V₆	QS monofásica		rS bifásica	qRs trifásico

B

Figura 7-2. *(Continuación)*

- La **prevención secundaria de la MSC** mediante implantación de DCI está indicada en la mayoría de los pacientes que sobreviven a una MSC fuera del período que rodea a un IM. Se ha demostrado la superioridad del tratamiento mediante DCI sobre el uso crónico de antiarrítmicos (estudio clínico AVID; *N Engl J Med 1997:337:1576*).
- La **prevención primaria de la MSC** mediante implantación de DCI está indicada en pacientes con riesgo elevado de MSC. La eficacia de la implantación del DCI para la prevención primaria de la MSC en pacientes con miocardiopatía se ha establecido en muchos ensayos clínicos prospectivos (v. Multicenter Automatic Defibrillator Implantation Trial [**MADIT**], *N Engl J Med 1996;335:1933;* Multicenter Un-Sustained Tachycardia Trial [**MUSTT**], *N Engl J Med 1999;341:1882;* **MADIT II** Trial, *N Engl J Med 2002;346:877;* y **SCD-HeFT,** *N Engl J Med 2005;352(3):225)*. La mayoría de los pacientes con una fracción de eyección del VI (FEVI) <35 % durante más de 3 meses satisfacen las indicaciones actuales de implantación profiláctica de un DCI.
- **Otras indicaciones del DCI**
  - Los fenotipos asociados a **MCH, miocardiopatía arritmógena del ventrículo derecho, síndrome de QT largo congénito o síndrome de Brugada tienen un riesgo elevado de MSC.** Está indicada la implantación de DCI si los pacientes con estos síndromes han tenido que ser reanimados de una parada cardíaca o una arritmia ventricular demostrada. La implantación profiláctica del DCI se basa en factores de riesgo específicos de la enfermedad.

- Los pacientes que esperan un trasplante cardíaco tienen un riesgo elevado de MSC, sobre todo si reciben inotrópicos intravenosos. La implantación profiláctica de un DCI es razonable para proteger frente a la MSC antes del trasplante.

  Los **DCI** están **contraindicados** en los pacientes con TV mantenida, IM reciente de menos de 40 días para la prevención primaria, enfermedad psiquiátrica importante o esperanza de vida < 12-24 meses.

■ La **ablación con catéter por radiofrecuencia de la TV** se realiza con mejores resultados en pacientes con formas hemodinámicamente estables de TV idiopática que no se asocian a cardiopatías estructurales. La frecuencia de curación a largo plazo en estos pacientes es similar a la que se consigue mediante ablación con catéter de la TSV. Cuando existe una cardiopatía estructural, la ablación con catéter tiene menor eficacia y mayor morbilidad, pero es una opción terapéutica importante, sobre todo para la TV sintomática, que no responde a fármacos, que conduce al tratamiento con DCI.

  - **La TV idiopática suele asociarse a un corazón normal desde el punto de vista estructural, aunque se ha descrito una miocardiopatía asociada a la taquicardia.**
    - La **TV del tracto de salida** se suele manifestar como brotes de TV repetitivos, no mantenidos, que se origina con más frecuencia en el VD y con menos frecuencia en el VI, cerca de las cúspides coronarias o la continuidad aortomitral. Puede responder a los bloqueantes adrenérgicos β, el diltiazem o el verapamilo y la adenosina.
    - Ambos tipos de TV idiopática se consideran benignos cuando no existe una cardiopatía estructural, por lo que no resulta adecuado implantar un DCI. Todos los tipos de TV idiopática se pueden tratar mediante ARF o fármacos.
  - La **TV asociada a la cardiopatía isquémica** se puede tratar también mediante ablación con catéter dirigida al sustrato basado en tejido cicatricial. La ablación con catéter urgente en una TV frecuente inestable hemodinámicamente que requiere desfibrilación (tormenta de TV) puede salvar la vida del paciente. Se ha demostrado que la ablación reduce el tratamiento con DCI y mejora la calidad de vida.
  - La **ablación de la TV en la miocardiopatía no isquémica** también es razonable, sobre todo en los pacientes que no responden al tratamiento, pero los circuitos de la TV pueden ser intramiocárdicos o epicárdicos. En consecuencia, la frecuencia de buenos resultados es normalmente inferior a la descrita en la TV isquémica, y hay que plantearse la derivación a un centro en el que se realicen de forma sistemática tanto ablaciones endocárdicas como epicárdicas.

Medicamentos

■ En la FV resistente a la desfibrilación externa hay que añadir antiarrítmicos intravenosos.
  - Suele emplearse lidocaína intravenosa; sin embargo, parece que la amiodarona i.v. es más eficaz para aumentar la supervivencia de la FV cuando se combina con la desfibrilación *(N Engl J Med 2002;346:884)*.
  - Tras una cardioversión eficaz, hay que mantener la infusión i.v. continua del tratamiento antiarrítmico eficaz hasta corregir cualquier causa reversible.
■ El tratamiento crónico con fármacos antiarrítmicos está indicado para las arritmias ventriculares sintomáticas recurrentes. Cuando existe una arritmia ventricular hemodinámicamente inestable tratada con un DCI, suelen necesitarse fármacos antiarrítmicos para evitar las descargas frecuentes del dispositivo.

Primera línea

■ La **amiodarona** es un fármaco seguro y que se tolera bien para el tratamiento agudo de las arritmias ventriculares. La farmacocinética de la amiodarona es compleja y se asocia a toxicidades importantes secundarias al tratamiento crónico *(Am Heart J 1993;125:109)*.
  - Tras la dosis de carga oral, la amiodarona previene la reaparición de una TV mantenida o una FV hasta en el 60 % de los pacientes. Existe una latencia terapéutica superior a 5 días antes de observar los efectos beneficiosos de los antiarrítmicos con las dosis orales, y la supresión completa de las arritmias puede no observarse hasta transcurridas 4-6 semanas

del comienzo del tratamiento. Lamentablemente, durante el seguimiento a largo plazo es frecuente observar la recidiva de las arritmias ventriculares.

■ Los fármacos de **clase II,** los antagonistas adrenérgicos β, son el único grupo de antiarrítmicos que ha demostrado de forma constante mejorar la supervivencia en pacientes tras un IM.

• Los bloqueantes adrenérgicos β reducen la mortalidad total tras el infarto en un 25-40 %, y la mortalidad tras la MSC en un 32-50 % *(Lancet 1981;2:823; Lancet 1999;353:9; Lancet 1999;353;2001; N Engl J Med 2001;344:1651; Lancet 2001;357:1385).*

• Tras el tratamiento inmediato con estabilización de la TV/FV, debe iniciarse la administración de bloqueantes adrenérgicos β y ajustarse en función de la presión arterial y la frecuencia cardíaca.

■ También se ha demostrado que los **inhibidores de la ECA** reducen la mortalidad por muerte súbita y la mortalidad global en pacientes con EAC o ICC.

Segunda línea

■ El **sotalol** es un fármaco de **clase III** indicado en el tratamiento crónico de la TV/FV. El sotalol previene la recidiva de la TV mantenida y la FV en el 70 % de los pacientes *(N Engl J Med 1993;329:452),* pero se debe usar con precaución en pacientes con ICC.

■ En general, no se ha demostrado que los fármacos de **clase I** reduzcan la mortalidad de pacientes con TV/FV. De hecho, los compuestos de clase Ic, la **flecainida** y la **propafenona,** se asocian a un aumento de la mortalidad en pacientes con arritmias ventriculares *(N Engl J Med 1991;324:781).*

■ La **lidocaína** es un fármaco de **clase Ib** disponible exclusivamente en forma i.v., y es eficaz para el tratamiento de la TV/FV mantenida y recidivante. Debe evitarse el uso profiláctico de lidocaína para la inhibición de las extrasístoles ventriculares (ESV) y la TV no mantenida en el contexto de un IM no complicado. Entre los efectos adversos de la lidocaína figuran efectos sobre el SNC (convulsiones, confusión, estupor y, en raras ocasiones, parada respiratoria), todos los cuales se resuelven tras la interrupción del tratamiento. En caso de uso prolongado del fármaco, se deben vigilar las concentraciones séricas.

■ La **mexiletina** es similar a la lidocaína, pero se dispone de ella en forma oral. **La mexiletina suele emplearse combinada con amiodarona o sotalol para el tratamiento crónico de las arritmias ventriculares refractarias.** Los efectos adversos sobre el SNC son: temblor, mareo y visión borrosa. Las concentraciones más altas pueden asociarse a disartria, diplopía, nistagmo y alteraciones del nivel de conciencia. Son frecuentes las náuseas y los vómitos.

■ La **fenitoína** se puede usar en el tratamiento de las **arritmias ventriculares inducidas por digitálicos.** Puede tener una función limitada en el tratamiento de las arritmias ventriculares asociadas a los síndromes de QT prolongado congénitos y en los pacientes con cardiopatías estructurales.

CONSIDERACIONES ESPECIALES

■ Los fármacos de **clase IV** carecen de utilidad en el tratamiento crónico de la TV asociada a una cardiopatía estructural.

■ El tratamiento primario de la FV secundaria a isquemia en el contexto de un IM es la revascularización completa. Si no se realiza ésta, el paciente sigue presentando un alto riesgo de TV/FV recurrente.

■ Si se produce una **TdP asociada a un síndrome de QT largo,** será preciso el tratamiento agudo mediante desfibrilación inmediata.

■ La administración de bolos de sulfato de magnesio en incrementos de 1-2 g hasta llegar a 4-6 g i.v. resulta muy eficaz.

■ En los casos de síndrome de QT largo adquirido, se debe procurar identificar y tratar el trastorno subyacente, si es posible.

■ Se puede conseguir la eliminación de las secuencias estimuladoras largas-cortas y el acortamiento del intervalo QT aumentando la frecuencia cardíaca hasta el nivel de 90-120 lpm mediante la administración de una infusión de isoprenalina i.v. (velocidad inicial de 1-2 μg/min) o con un marcapasos transvenoso temporal.

BRADIARRITMIAS

PRINCIPIOS GENERALES

■ Las bradiarritmias son ritmos que se observan con frecuencia en pacientes hospitalizados y se caracterizan por una frecuencia ventricular < 60 lpm.

■ **Anatomía del sistema de conducción**
  • El **nódulo sinusal** es una acumulación de células marcapasos especializadas localizadas en la parte superior de la aurícula derecha. En condiciones normales, inicia una onda de despolarización que se extiende hacia abajo y hacia la izquierda a través del miocardio auricular y los conductos intranodulares, provocando la sístole auricular.
  • La onda de despolarización llega a continuación a otro grupo de células especializadas, el **nódulo AV**, situado en la vertiente auricular derecha del tabique interauricular. En condiciones normales, el nódulo AV debe actuar como la única conexión eléctrica entre las aurículas y los ventrículos.
  • A partir del nódulo AV, la onda de despolarización desciende por el **haz de His**, localizado en el tabique membranoso, y por las **ramas derecha e izquierda del haz** antes de llegar a las **fibras de Purkinje,** que despolarizan el resto del miocardio ventricular.

Etiología

En la tabla 7-6 se resumen las causas frecuentes de bradicardia.

TABLA 7-6	Causas de bradicardia

Intrínsecas

Enfermedades congénitas (pueden aparecer en fases avanzadas de la vida)
Degeneración idiopática (envejecimiento)
Infarto o isquemia
Miocardiopatía
Enfermedad infiltrante: sarcoidosis, amiloidosis, hemocromatosis
Enfermedades del colágeno vascular: lupus eritematoso sistémico, artritis reumatoide, esclerodermia
Traumatismo quirúrgico: cirugía valvular, trasplante
Enfermedades infecciosas: endocarditis, enfermedad de Lyme, enfermedad de Chagas

Extrínsecas

De mecanismo autónomo
Síncope neurocardiogénico
Hipersensibilidad del seno carotídeo
Aumento del tono vagal: tos, vómitos, micción, defecación, intubación
Fármacos: bloqueantes β, antagonistas del calcio, digoxina, antiarrítmicos
Hipotiroidismo
Hipotermia
Trastornos neurológicos: hipertensión intracraneal
Desequilibrio electrolítico: hiperpotasemia, hipermagnesemia
Hipercapnia/apnea obstructiva del sueño
Sepsis

De Fansler DR, Chen J. Bradyarrhythmias and permanent pacemakers. En: Cuculich PS, Kates AM, eds. *The Washington Manual Cardiology Subspecialty Consult.* 3rd ed. Philadelphia, PA: Wolters Kluwer Health; 2014.

DIAGNÓSTICO

Presentación clínica

Cuando se valora una presunta bradiarritmia, es importante emplear de forma eficiente la anamnesis, la exploración física y los datos disponibles para examinar la estabilidad, los síntomas, la reversibilidad, la localización de la disfunción y la necesidad de electroestimulación.

Anamnesis y exploración física

■ Si la bradicardia persiste, debe interrumpirse la obtención de la anamnesis inicial y la exploración, para poder concentrarse en la valoración de la estabilidad hemodinámica de la arritmia.

■ Si el paciente tiene signos de perfusión deficiente (hipotensión, confusión, reducción del nivel de conciencia, cianosis, etc.), se debe tratar de forma inmediata según el protocolo de SVCA. Las manifestaciones clínicas de las bradiarritmias son variables, desde asintomáticas a inespecíficas (mareo, fatiga, debilidad, falta de tolerancia al esfuerzo) o manifiestas (síncope).

■ Hay que tratar de definir **si los síntomas de presentación tienen una relación temporal directa con la bradicardia subyacente.** Otros elementos importantes de la anamnesis son:
  - Cardiopatía isquémica, sobre todo de la circulación del lado derecho, que puede precipitar una serie de bradiarritmias. Por tanto, deben buscarse siempre síntomas de un síndrome coronario agudo.
  - Las **circunstancias precipitantes** (micción, tos, defecación, malos olores) que rodean al episodio pueden ayudar a identificar una causa neurocardiogénica.
  - Las **taquiarritmias,** sobre todo en pacientes con una disfunción del nódulo sinusal, pueden seguirse de pausas largas por la inhibición de éste durante la taquicardia.
  - Es preciso descartar antecedentes de cardiopatía estructural, hipotiroidismo, apnea obstructiva del sueño, enfermedades del colágeno vascular, infecciones (bacteriemia, endocarditis, enfermedades de Lyme y Chagas), enfermedades infiltrativas (amiloidosis, hemocromatosis y sarcoidosis), enfermedades neuromusculares y antecedentes de cirugía cardíaca (reparación congénita, sustitución valvular).
  - Se deben revisar los **medicamentos,** haciendo especial hincapié en los que afectan a los nódulos sinusal y AV (antagonistas del calcio, bloqueantes adrenérgicos β, digoxina).

■ Tras conseguir la estabilidad hemodinámica, será apropiado realizar una exploración física más exhaustiva, con especial hincapié en la exploración cardiovascular y cualquier hallazgo que sea compatible con las afecciones concomitantes descritas anteriormente (fig. 7-3).

Pruebas diagnósticas

Pruebas de laboratorio

Las pruebas de laboratorio deben incluir determinación de electrólitos séricos y pruebas de función tiroidea. Se deben medir las concentraciones de digoxina y las troponinas seriadas cuando se considere indicado desde el punto de vista clínico.

Electrocardiografía

■ El **ECG de 12 derivaciones** es el elemento esencial para el diagnóstico cuando se sospecha cualquier arritmia.
  - Hay que revisar las tiras de ritmo de las derivaciones que permiten observar mejor la actividad auricular (II, III, AVF o V$_1$).
  - Es preciso insistir en la identificación de signos de **disfunción del nódulo sinusal** (intervalos de la onda P) o **alteraciones de la conducción AV** (intervalo PR).
  - Se deben buscar evidencias de manifestaciones agudas y antiguas de una cardiopatía isquémica.

■ **Disfunción del nódulo sinusal:** esta disfunción, o síndrome del seno enfermo, es la causa más frecuente de implantación de marcapasos en Estados Unidos. Las manifestaciones del síndrome del seno enfermo son (fig. 7-4):

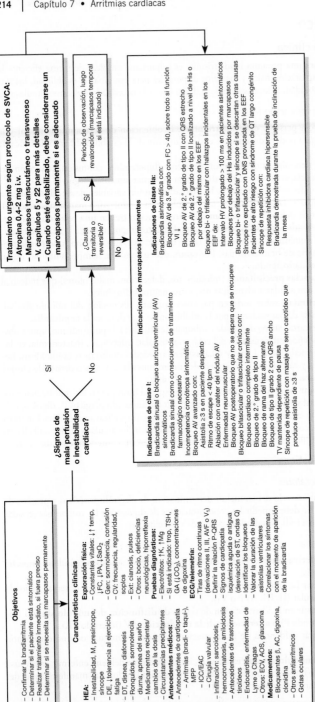

Figura 7-3. Abordaje de las bradiarritmias. ACV, accidente cerebrovascular; AOS, apnea obstructiva del sueño; AC, antagonistas del calcio; DE, disnea de esfuerzo; DNS, disfunción del nódulo sinusal; DT, dolor torácico; EAC, enfermedad arterial coronaria; EEF, estudio electrofisiológico; GA, gasometría arterial; HD, hemodinámica; ICC, insuficiencia cardíaca congestiva; M, mareo; MPP, marcapasos permanente; LFC, bradicardia; ↑K, hiperpotasemia; ↓Mg, hipermagnesemia; ↓PA, hipotensión; ↓SaO₂, hipoxia; TV, taquicardia ventricular. (De: Fansler DR, Chen J. Bradyarrhytmias and permanent pacemakers. En: Cuculich PS, Kates AM, eds. *The Washington Manual Cardiology Subspecialty Consult.* 3rd ed. Philadelphia, PA: Wolters Kluwer Health; 2014.)

Bradicardia sinusal

Bloqueo de salida del nódulo sinoauricular

Ritmo sinusal con extrasístoles auriculares bloqueadas

Síndrome taquicardia-bradicardia con pausa sinusal prolongada

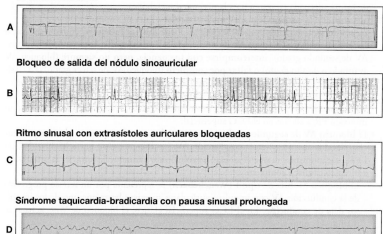

Figura 7-4. Ejemplos de disfunción del nódulo sinusal. **A)** Bradicardia sinusal. La frecuencia sinusal es de unos 45 lpm. **B)** Bloqueo de salida del nódulo sinoauricular. Obsérvese que el intervalo PP en el que se produce la pausa suele confundirse con una disfunción del nódulo sinusal o bloqueo AV. Obsérvense las ondas P prematuras no conducidas que se confunden con la onda T, que reprograma el nódulo sinusal y provoca las pausas observadas. **D)** Síndrome taquicardia-bradicardia. Obsérvese la terminación de la taquiarritmia irregular seguida de una prolongada pausa de 4,5 s antes del primer latido sinusal. (De: Fansler DR, Chen J. Bradyarrhythmias and permanent pacemakers. En: Cuculich PS, Kates AM, eds. *The Washington Manual Cardiology Subspecialty Consult.* 3rd ed. Philadelphia, PA: Waolters Kluwer Health; 2014.)

- La **bradicardia sinusal** se define como un ritmo regular con complejos QRS precedidos por ondas P «sinusales» (ascendentes en II, III, aVF) a una frecuencia < 60 lpm. Los pacientes jóvenes y los deportistas suelen tener una bradicardia sinusal en reposo que se tolera bien. Las frecuencias cardíacas nocturnas suelen ser menores en todos los pacientes, pero los ancianos suelen presentar una frecuencia cardíaca en reposo más alta y la bradicardia sinusal es una variante de la normalidad mucho menos frecuente.
- La **parada** y las **pausas sinusales** indican una insuficiencia de despolarización en el nódulo sinusal, que se traduce en períodos de asistolia auricular (ausencia de ondas P). Este fenómeno se puede asociar a asistolia ventricular o latidos de escape originados en el tejido de la unión o el miocardio ventricular. Se pueden encontrar pausas de 2-3 s en personas asintomáticas sanas, sobre todo durante el sueño. Las pausas de > 3 s de duración, sobre todo durante las horas diurnas, pueden ser indicativas de una disfunción significativa del nódulo sinusal.
- El **bloqueo de la salida sinusal** representa una frecuencia de disparo del nódulo sinusal correcta, pero la onda de despolarización no consigue salir del tejido perinodular. No se puede distinguir de la parada sinusal en el ECG de superficie, salvo en que el intervalo R-R será múltiplo del R-R del latido previo a la bradicardia.
- El **síndrome taquicardia-bradicardia** se produce cuando las taquiarritmias alternan con las bradiarritmias, sobre todo FA.

- La **incompetencia cronotrópica** es la incapacidad de incrementar la frecuencia cardíaca de forma adecuada en respuesta a la necesidad metabólica.

■ **Trastornos de la conducción auriculoventricular**

- La conducción auriculoventricular (AV) se puede **desviar** (bloqueos de rama del haz o fascicular), **retrasar** (bloqueo AV de primer grado), **en ocasiones interrumpir** (bloqueo AV de segundo grado), **interrumpirse con frecuencia, pero no siempre** (bloqueo AV avanzado o de alto grado) o **faltar por completo** (bloqueo AV de tercer grado). La clasificación de la bradiarritmia en estudio en uno de estos grupos permite determinar mejor el pronóstico y, por tanto, orientar el tratamiento.

- El **bloqueo AV de primer grado** describe un retraso en la conducción que determina un intervalo PR > 200 ms en el ECG superficial.

- El **bloqueo AV de segundo grado** aparece cuando se producen interrupciones periódicas («latidos ausentes») en la conducción AV. La diferenciación entre Mobitz de tipo I y II es importante, ya que se asocian a evoluciones naturales distintas de la progresión a bloqueo cardíaco completo.

  - El **bloqueo Mobitz de tipo I (Wenckebach)** se representa por un retraso progresivo de la conducción AV con impulsos auriculares sucesivos hasta que uno de los impulsos deja de conducirse. En el ECG superficial clásico, el bloqueo de Wenckebach se manifiesta como:
    - Prolongación progresiva del intervalo PR de cada latido sucesivo, antes del latido que falta.
    - Acortamiento de cada intervalo RR posterior antes del latido que falta.
    - Agrupamiento regularmente irregular de complejos QRS (latidos agrupados).
    - El bloqueo de tipo I suele producirse dentro del nódulo AV e indica una evolución natural más benigna con escaso riesgo de progresión a un bloqueo cardíaco completo.

  - El **bloqueo Mobitz de tipo II** se asocia a un pronóstico menos favorable y se caracteriza por un bloqueo brusco de la conducción AV sin signos de retraso progresivo de la conducción.
    - En el ECG, los intervalos PR no sufren cambios antes de la onda P no conducida.
    - La presencia de un bloqueo de tipo II, sobre todo cuando existe un bloqueo de rama, suele preceder a la progresión a un bloqueo cardíaco completo.

  - La existencia de un **bloqueo AV 2:1** dificulta la distinción entre los mecanismos Mobitz de tipo I y II. Los datos diagnósticos sobre la localización del bloqueo son:
    - La existencia de un bloqueo AV de primer grado, de Wenckebach AV periódico, o una mejora de la conducción (1:1) con aumento de las frecuencias sinusales o estimulación simpática indica una interrupción más proximal de la conducción (un mecanismo Mobitz de tipo 1).
    - El bloqueo concomitante del haz, el bloqueo fascicular o el deterioro de la conducción (3:1, 4:1, etc.) con el incremento de la estimulación simpática indica un bloqueo más distal (mecanismo de Mobitz de tipo II).

- El **bloqueo AV de tercer grado (completo)** existe cuando ninguno de los impulsos auriculares se conduce a los ventrículos. Se produce una disociación completa entre las aurículas y los ventrículos (frecuencias «A > V»). Esto debe distinguirse de la disociación con competición en el nódulo AV (frecuencias «V > A»).

- El **bloqueo AV avanzado o de alto grado** se produce cuando más de una despolarización auricular consecutiva no se conduce a los ventrículos (p. ej., bloqueo 3:1 o superior). En el ECG se observan ondas P consecutivas sin complejos QRS asociados. Sin embargo, se podrá demostrar una conducción P:QRS en algún lugar del registro para evitar la denominación de «tercer grado» (fig. 7-5).

Diagnóstico por la imagen

■ La presencia o ausencia de cardiopatía estructural se debe valorar inicialmente con una ecocardiografía transtorácica.

■ Se realizarán estudios de imagen adicionales según la etiología sospechada.

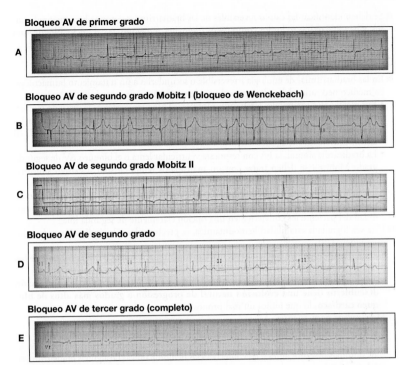

Bloqueo AV de primer grado

A

Bloqueo AV de segundo grado Mobitz I (bloqueo de Wenckebach)

B

Bloqueo AV de segundo grado Mobitz II

C

Bloqueo AV de segundo grado

D

Bloqueo AV de tercer grado (completo)

E

Figura 7-5. Ejemplos de bloqueo auriculoventricular. **A)** Bloqueo AV de primer grado. No se reconocen latidos perdidos y el intervalo PR es > 200 ms. **B)** Bloqueo AV de segundo grado 3:2 Mobitz I. Obsérvense los «latidos agrupados» y la prolongación del intervalo PR antes del latido que falta. La tercera onda P de la secuencia se superpone en la onda T del latido previo. **C)** Bloqueo AV de segundo grado Mobitz II. Obsérvese el bloqueo brusco de la conducción AV sin signos de retraso progresivo de ésta. **D)** Bloqueo AV 2:1. Este patrón dificulta la distinción entre los mecanismos Mobitz I y II del bloqueo. Obsérvese el complejo QRS estrecho que indica un origen más próximo del bloqueo (mecanismo de tipo I). La existencia de un QRS más ancho (bloqueo simultáneo de la rama del haz o fascicular) sugeriría un mecanismo de tipo II. **E)** Bloqueo cardíaco completo. Obsérvese la regularidad independiente de los ritmos auricular y ventricular (escape de la unión) sin asociación clara entre ellos en la tira de ritmo. (De: Fansler DR, Chen J. Bradyarrhythmias and permanent pacemakers. En: Cuculich PS, Kates AM, eds. *The Washington Manual Cardiology Subspecialty Consult.* 3rd ed. Philadelphia, PA: Wolters Kluwer Health; 2014.)

TRATAMIENTO

Tratamiento farmacológico

- Las bradiarritmias que producen síntomas importantes e inestabilidad hemodinámica deben tratarse de forma urgente como indican las recomendaciones de SVCA (v. apéndice C*).
- La **atropina**, un fármaco anticolinérgico que se administra en dosis de 0,5 mg a 2 mg i.v., es el fármaco fundamental para el tratamiento urgente de la bradicardia.
  - La disfunción localizada más proximal dentro del sistema de conducción (bradicardia sinusal sintomática, bloqueo AV de primer grado, bloqueo AV de segundo grado Mobitz I) tiende a responder a la atropina.
  - La enfermedad distal no responde e incluso puede empeorar por la atropina.

■ Se deben identificar las causas reversibles de las bradiarritmias como se ha comentado antes, y hay que retirar todos los compuestos (digoxina, antagonistas del calcio, bloqueantes adrenérgicos β) que causan o exacerban la arritmia subyacente.

Otros tratamientos no farmacológicos

■ En las bradiarritmias de etiología irreversible o secundarias a un tratamiento farmacológico médico necesario, debe plantearse el uso de marcapasos.
  • Los marcapasos temporales están indicados para el bloqueo cardíaco de segundo o tercer grado sintomático causado por una intoxicación farmacológica o alteración electrolítica transitoria y el bloqueo cardíaco completo o bloqueo AV de segundo grado Mobitz II en el contexto de un IM agudo.
  • La bradicardia sinusal, la FA con respuesta ventricular lenta o el bloqueo AV de segundo grado Mobitz I se deben tratar con un marcapasos temporal sólo si existen síntomas importantes o inestabilidad hemodinámica.
  • Los marcapasos temporales se insertan preferentemente por vía i.v. Pueden utilizarse marcapasos externos transtorácicos, pero la falta de fiabilidad en la captura y la incomodidad del paciente los convierten en una opción claramente de segunda línea.
■ Una vez lograda la estabilidad hemodinámica, es preciso valorar las indicaciones de colocación del MPP.
  • En pacientes sintomáticos, las claves fundamentales son la **posible reversibilidad de los factores causales** y la **correlación temporal de los síntomas con la arritmia.**
  • En pacientes asintomáticos, el factor fundamental es si el **trastorno de la conducción descubierto tiene una evolución natural de progresión a grados más altos de bloqueo cardíaco**, lo que indica un mal pronóstico.
■ **Marcapasos permanentes**
  • El empleo de marcapasos permanentes implica la colocación de cables intracardíacos anclados de marcapasos para mantener una frecuencia cardíaca suficiente, con el fin de evitar los síntomas descritos antes y las consecuencias hemodinámicas de algunas bradiarritmias. Además, los avances en la tecnología de los marcapasos permiten marcapasos contemporáneos que mantienen la sincronía AV y disponen de programas que se adaptan al ritmo, de forma que pueden imitar mucho mejor la frecuencia cardíaca fisiológica normal.
    ∘ En la figura 7-3 se muestran las indicaciones de clase I (acuerdo general/evidencias de beneficio) y IIa (peso de opiniones conflictivas/evidencia a favor del beneficio) de los marcapasos permanentes.
    ∘ Los marcapasos están diseñados para enviar un estímulo eléctrico al corazón siempre que la frecuencia cardíaca disminuya por debajo de un **límite inferior de frecuencia** programado previamente. Por tanto, el aspecto de un MPP en el ECG varía según la dependencia del marcapasos de la frecuencia cardíaca individual.
    ∘ Las puntas de estimulación producidas por los marcapasos contemporáneos son de baja amplitud, afiladas y preceden de forma inmediata a la onda P o el complejo QRS generado, lo que indica captura de la cavidad. La figura 7-6 ilustra algunos aspectos frecuentes del ECG en marcapasos que funcionan bien o mal.
  • El generador de los marcapasos suele colocarse de forma subcutánea en la región pectoral en el lado del brazo no dominante. Los cables electrónicos se introducen en la cavidad cardíaca correspondiente a través de venas centrales. Entre las complicaciones de la colocación destacan el **neumotórax, la infección del dispositivo, la hemorragia y, en menos casos, la perforación cardíaca con taponamiento.**
    ∘ Antes de la implantación, el paciente debe estar libre de infecciones activas y se deben resolver los aspectos relacionados con la anticoagulación. En el bolsillo del marcapasos se producen hematomas sobre todo en pacientes tratados con heparina i.v. o heparina de bajo peso molecular subcutánea. En los casos graves se necesita una evacuación quirúrgica.
    ∘ Tras la implantación, es preciso realizar una **radiografía PA y otra lateral** para confirmar que los cables de la derivación están bien colocados. El marcapasos se valora

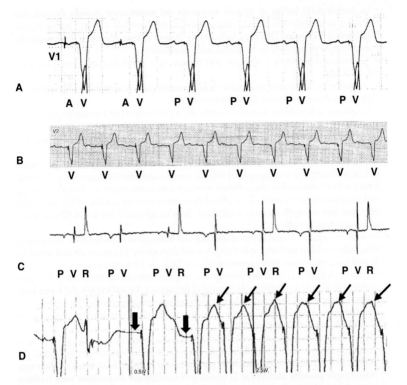

Figura 7-6. Ritmos de marcapasos. **A)** Marcapasos normal de cámara doble (DDD). Los dos primeros complejos corresponden a una activación auriculoventricular (AV) secuencial, seguida del seno con detección auricular y marcapasos ventricular. **B)** Marcapasos normal de cámara única (VVI). El ritmo de base es una fibrilación auricular (ausencia de ondas P definidas) con marcapasos ventricular a 60 lpm. **C)** Mal funcionamiento del marcapasos. El ritmo basal es sinusal (P) a 80 lpm con bloqueo cardíaco 2:1 y bloqueo AV de primer grado (PR largo). Se reconocen puntas del marcapasos ventricular (V) después de cada onda P, lo que demuestra una detección adecuada y un seguimiento correcto de las ondas P; sin embargo, hay fallo en la captura. **D)** Taquicardia mediada por marcapasos. A, episodios auriculares con marcapasos; P, episodios auriculares detectados; R, episodios ventriculares detectados; V, episodios ventriculares con marcapasos. **D.** Tomado de Fansler DR, Chen J. Bradyarrhytmias and permanent pacemakers. En: Cuculich PS, Kates AM, eds. *The Washington Manual Cardiology Subspecialty Consult.* 3rd ed. Philadelphia, PA: Wolters Kluwer Health; 2014.)

a intervalos apropiados, normalmente, antes de la descarga, a las 2-6 semanas de la descarga y, después, cada 6-12 meses.

- Los **modos de electroestimulación** se clasifican con una secuencia de tres a cinco letras. La mayor parte de los marcapasos se designan con un código de tres letras.
  - La **posición I indica la cavidad en la que se está estimulando:** A para aurículas, V para ventrículos o D para doble (A + V).
  - La **posición II indica la cavidad que se está sensando:** A para aurículas, V para ventrículos, D para doble (A + V) y O para ninguna.

- La **posición III indica el tipo de respuesta del marcapasos cuando detecta una señal:** I para inhibición, T para estimulación, D para doble (I + T) y O para ninguna.
- La **posición IV se emplea para indicar que el marcapasos adapta su frecuencia (R)** en respuesta al aumento de las necesidades metabólicas.
- Los sistemas de marcapasos que con más frecuencia se emplean actualmente son VVI, DDD o AAI.
  - Los sistemas AAI deben emplearse exclusivamente para la disfunción del nódulo sinusal sin alteración alguna de la conducción AV
  - La existencia de enfermedad en el nódulo AV o en el sistema de His-Purkinje hace que resulte más apropiado un dispositivo bicameral (DDD).
  - Los pacientes con FA crónica necesitan un único cable ventricular con programación VVI.
- Los marcapasos modernos también tienen la opción de **cambio de modo,** que resulta útil en pacientes con marcapasos DDD que tienen taquiarritmias paroxísticas. Cuando estos pacientes desarrollan una arritmia auricular a un ritmo superior a la frecuencia que está programada en el cambio de modo, el dispositivo sufre un cambio (VVI) para elegir un modo que no siga las señales auriculares. Sólo recuperará el modo DDD cuando se resuelva la taquiarritmia.
- Aunque es inusual, el **mal funcionamiento del marcapasos** puede poner en riesgo la vida, sobre todo en pacientes que dependen del dispositivo. El estudio de una sospecha de mal funcionamiento debe comenzar con un ECG de 12 derivaciones.
  - Si no se detecta actividad del marcapasos, se podrá colocar un imán sobre éste para valorar el fallo de la emisión y la capacidad de captura. **La aplicación del imán hace que el marcapasos entre en un modo de marcapasos asincrónico.** Por ejemplo, los VVI se vuelven VOO (marcapasos ventricular asincrónico), y el modo DDD se vuelve DOO (marcapasos AV asincrónico).
  - Si el mal funcionamiento es evidente o el ECG no muestra alteraciones, pero se sigue sospechando que el dispositivo funciona mal, conviene realizar un estudio formal del dispositivo. **Cuando se implanta un marcapasos a los pacientes, éstos reciben una tarjeta que permite identificar la marca y el modelo del dispositivo para facilitar esta evaluación.**
  - También debe realizarse una **radiografía de tórax (dos proyecciones)** para valorar datos de alteraciones francas de los cables (fractura, migración, salida de su posición, etc.).
- Las categorías generales de mal funcionamiento del marcapasos son: falta de emisión (fallo de emisión), fallo en la captura, fallo en la detección (infradetección) y arritmias mediadas por marcapasos.

CONSIDERACIONES ESPECIALES

■ Con frecuencia, los episodios de bradicardia son transitorios y episódicos, por lo que el ECG basal puede no ser suficiente para capturar la bradicardia. A menudo es necesaria alguna forma de observación continua.
- En pacientes ingresados puede usarse el **control continuo mediante telemetría central.**
- Si se realizan estudios ambulatorios, podrá realizarse una **monitorización con Holter durante 24-72 h** si los episodios se producen con cierta frecuencia. Si son infrecuentes, debiera considerarse un sistema de **registro de episodios** o **grabador implantable.**
- Es importante correlacionar los síntomas con las alteraciones del ritmo descubiertas mediante la observación continua, una tarea sencilla cuando se trata de pacientes ingresados, pero difícil en pacientes ambulatorios. Por ello, es importante que el paciente ambulatorio cumplimente un diario preciso de los síntomas.

■ Para valorar la respuesta del nódulo sinusal ante el esfuerzo (competencia cronotrópica), el hecho de caminar con el paciente por el pasillo o subir con él una escalera bajo vigilancia adecuada es barato y sencillo. Puede solicitarse un **ECG de esfuerzo** formal si es necesario.

■ Los **EEF** también pueden emplearse para valorar la función del nódulo sinusal y la conducción AV, pero no suele ser necesario si el ritmo se ha descubierto ya con técnicas no invasivas.

SÍNCOPE

PRINCIPIOS GENERALES

El síncope es un problema clínico frecuente, y el objetivo fundamental de la valoración es determinar si el paciente tiene un mayor riesgo de muerte.

Definición

Pérdida brusca de conciencia y tono postural, que se resuelve espontáneamente, que está causada por una hipoperfusión cerebral global transitoria y que va seguida de una recuperación completa, espontánea y rápida.

Clasificación

El síncope se puede clasificar en cuatro categorías principales, según su etiología:
- **Neurocardiogénico** (el más frecuente): vasovagal, hipersensibilidad del seno carotídeo y situacional.
- **Hipotensión ortostática:** hipovolemia, inducido por medicamentos (iatrogénico) y disfunción autónoma.
- **Cardiovascular:**
  - **Arritmia:** disfunción del nódulo sinusal, bloqueo del nódulo AV, mal funcionamiento del marcapasos, TV/FV, TSV (infrecuente).
  - **Mecánico:** MCH, estenosis valvular, disección aórtica, mixomas, embolia pulmonar, hipertensión pulmonar, IM agudo, robo de la subclavia, etc.
- **Otros** (no se trata de un verdadero síncope): convulsiones, ACV/AIT, hipoglucemia, hipoxia, psicógeno, etc. La enfermedad ateroesclerótica cerebral es una causa infrecuente de síncope real; la excepción es la enfermedad cerebrovascular obstructiva grave de cuatro vasos (cabe esperar alteraciones neurológicas focales antes del síncope).

Epidemiología

- Frecuente en la población general: **el 6 % de los ingresos médicos y el 3 % de las consultas de urgencias.**
- La incidencia es similar en mujeres y hombres; uno de los estudios epidemiológicos de mayor tamaño reveló una incidencia del 1 % durante un seguimiento medio de 17 años, con un incremento brusco a partir de los 70 años *(N Engl J Med 2002;347:878).*

Fisiopatología

- Los dos componentes del **síncope neurocardiogénico** son el **cardioinhibidor,** en el que la bradicardia o la asistolia se deben a un incremento de las señales vagales hacia el corazón, y la **vasodepresión,** en que la vasodilatación periférica se debe a la falta de estimulación simpática de las arterias periféricas. La mayoría de los pacientes sufre una combinación de estos dos componentes como mecanismo del síncope.
- Los estímulos específicos pueden inducir un mecanismo neurocardiogénico, causando un **síncope situacional** (p. ej., miccional, al defecar, al toser, al bostezar).

Factores de riesgo

Enfermedad cardiovascular, antecedentes de **ACV o AIT,** e **hipertensión.** También se asocian al síncope un bajo índice de masa corporal, el aumento del consumo de alcohol y la diabetes *(Am J Cardiol 2000;85:1189; N Engl J Med 2002;347:878).*

DIAGNÓSTICO

- Un episodio sincopal puede ser el anuncio de un trastorno cardíaco potencialmente mortal no sospechado, por lo que está indicada la valoración rigurosa de los pacientes con síncope.

■ La anamnesis y la exploración física meticulosas son la clave para el diagnóstico preciso de la etiología del síncope. En el 40 % de los episodios no se consigue explicar su mecanismo *(Ann Intern Med 1997;126:989)*.

Presentación clínica

Anamnesis

Se debe centrar la atención en los **acontecimientos o síntomas** que **preceden y siguen** al episodio sincopal, a las declaraciones de los **testigos** del mismo, a la **evolución temporal** de la pérdida y recuperación de la conciencia (brusca o gradual) y a los **antecedentes médicos** del paciente.

■ Un pródromo característico con náuseas, sudoración, alteraciones visuales o enrojecimiento indica un síncope neurocardiogénico, como también lo hace la identificación de un estímulo desencadenante emocional o situacional concreto y la fatiga tras el episodio.

■ Por otro lado, la aparición de un pródromo sensitivo inusual, incontinencia o un bajo nivel de conciencia que se recupera de forma gradual sugiere una crisis convulsiva como diagnóstico probable.

■ Cuando se producen arritmias ventriculares transitorias, puede producirse una pérdida súbita de conciencia con recuperación rápida.

■ El síncope con el esfuerzo debe hacer descartar una cardiopatía estructural, hipertensión pulmonar o enfermedad arterial coronaria.

Exploración física

La **exploración cardiovascular** y **neurológica** debe centrar la valoración inicial.

■ Las constantes vitales ortostáticas son fundamentales para valorar la hipotensión ortostática. Es importante medir la presión arterial en ambos brazos en todos los pacientes.

■ Los hallazgos de la exploración cardiológica pueden revelar una cardiopatía valvular, disfunción del VI, hipertensión pulmonar, etc.

■ No suelen existir alteraciones neurológicas, pero su aparición puede orientar hacia una posible etiología neurológica del cuadro sincopal.

■ El masaje del seno carotídeo durante 5-10 s con reproducción de los síntomas y una pausa ventricular posterior > 3 s se consideran diagnósticos de hipersensibilidad del seno carotídeo. Es fundamental adoptar las precauciones adecuadas de monitorización mediante telemetría, disponer de tratamientos para la bradicardia y evitar esta maniobra en pacientes con enfermedad carotídea presunta o diagnosticada.

Pruebas diagnósticas

■ La existencia de una **cardiopatía estructural diagnosticada,** las **alteraciones del ECG,** la **edad > 65 años,** los **hallazgos neurológicos focales** y la **hipotensión ortostática grave** sugieren una etiología de pronóstico potencialmente peor. Por tanto, estos pacientes deben ser ingresados para el estudio, de forma que se eviten retrasos y evoluciones adversas.

■ Tras realizar la anamnesis y la exploración física, el ECG es la herramienta diagnóstica más importante para valorar al paciente. Presentará alteraciones en un 50 % de los casos, pero sólo aporta el diagnóstico por sí solo en el 5 % de estos pacientes.

■ Si el paciente no tiene antecedentes de cardiopatías ni alteraciones del ECG basal, se pueden usar las **pruebas en mesa inclinada *(TILT test)*** para valorar la respuesta hemodinámica del paciente durante el paso de decúbito supino a posición erecta para precipitar una respuesta neurocardiogénica. En una población no seleccionada, el valor predictivo de esta prueba es bajo.

■ En la figura 7-7 se muestra el enfoque diagnóstico del síncope.

TRATAMIENTO

En general, el tratamiento se ajusta en función de la causa del síncope, con el fin de evitar las recaídas y reducir el riesgo de lesión o muerte.

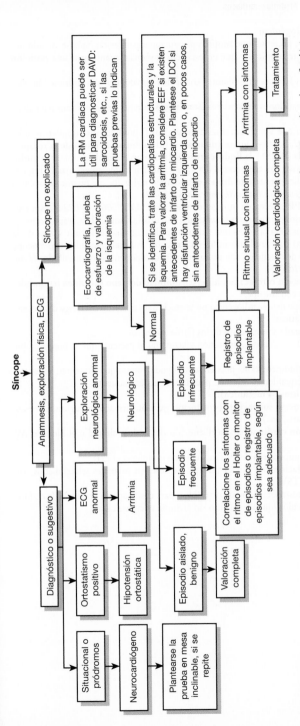

Figura 7-7. Algoritmo para la valoración del síncope. (Datos de Holley C. Evaluation of syncope. En: Cooper DH, et al., eds. *The Washington Manual of Medical Therapeutics.* 32nd ed. Philadelphia, PA: Lippincott Williams & Wilkins, 2007; y Strickberger SA, Benson DW, Biaggioni I, et al.; American Heart Association Councils on Clinical Cardiology; Cardiovascular Nursing, Cardiovascular Disease in the Young, and Stroke; Quality of Care and Outcomes Research Interdisciplinary Working Group; American College of Cardiology Foundation; Heart Rhythm Society; American Autonomic Society. AHA/ACCF Scientific Statement on the evaluation of syncope: from the American Heart Association Councils on Clinical Cardiology; Cardiovascular Nursing, Cardiovascular Disease in ihe Young, and Stroke, and the Quality of Care and Outcomes Research Interdisciplinary Working Group; y la American College of Cardiology Foundation: en colaboración con la Heart Rhythm Society: avalado por la American Autonomic Society. *Circulation* 2006; Jan 17;113(2):316-327.)

■ **Síncope neurocardiogénico:**

- **Se aconsejará** a los pacientes que adopten precauciones para evitar dañarse cuando noten los síntomas prodrómicos y que en estas circunstancias mantengan una **posición horizontal.**
- Hay que evitar los factores precipitantes conocidos y mantener una **hidratación** adecuada.
- Se realizarán **contracciones musculares isométricas** durante los pródromos para abortar el episodio.
- Los datos sugieren que los bloqueantes adrenérgicos β posiblemente resulten inútiles *(Circulation 2006;113:1164);* los **antidepresivos inhibidores selectivos de la recaptación de serotonina (ISRS)** y la **fludrocortisona** tienen un efecto discutible, y la **midodrina** (inicio con 5 mg v.o. tres veces al día, que se pueden incrementar hasta 15 mg tres veces al día) posiblemente resulte útil en el tratamiento del síncope neurocardiogénico *(Am J Cardiol 2001;88:80; Heart Rhythm 2008;5:1609).*
- En general, los **MPP** carecen de utilidad demostrada *(JAMA 2003;289:2224);* sin embargo, los marcapasos permanentes bicamerales con una función de histéresis (electroestimulación cardíaca de alta frecuencia cuando se detecta una reducción súbita de la frecuencia cardíaca) han resultado útiles en pacientes muy seleccionados con síncope neurocardiogénico de repetición con un importante componente cardioinhibidor *(J Am Coll Cardiol 1990;16:165).*
- La **electroestimulación cardíaca** por **hipersensibilidad del seno carotídeo** resulta adecuada en pacientes con síncope.
- En general, el síncope neurocardiogénico no se asocia a un aumento del riesgo de muerte.

■ **Hipotensión ortostática:**

- **Hidratación adecuada** y suspensión de los fármacos lesivos.
- Suplementos de sal, medias de compresión y aconsejar al paciente que se ponga de pie lentamente.
- La midodrina y la fludrocortisona pueden ser de ayuda, puesto que aumentan la presión arterial sistólica y expanden el volumen plasmático, respectivamente.

■ **Cardiovascular (arritmia o mecánico):**

- Tratamiento del **proceso subyacente** (sustitución valvular, fármaco antiarrítmico, revascularización coronaria, etc.).
- **Electroestimulación cardíaca** para la disfunción del nódulo sinusal o el bloqueo AV de alto grado.
- Interrumpir la administración de los fármacos que prolongan el QT.
- Las técnicas de **ablación** con catéter pueden ser útiles en pacientes seleccionados con síncope asociado a TSV.

■ **DCI** para la TV demostrada sin causa corregible y para el síncope en presencia de disfunción grave del ventrículo izquierdo incluso sin arritmia documentada.

8 Cuidados intensivos

Catherine Chen, Vladimir Despotovic y Marin H. Kollef

Insuficiencia respiratoria

PRINCIPIOS GENERALES

- La **insuficiencia respiratoria hipercápnica** se produce cuando se retiene de forma aguda dióxido de carbono (presión arterial de dióxido de carbono [$PaCO_2 > 45\text{-}55$ mm Hg), lo que provoca una acidosis respiratoria ($pH < 7,35$).
- La **insuficiencia respiratoria hipóxica** se produce cuando se altera en gran medida el intercambio normal de gases, lo que causa hipoxemia (presión arterial de oxígeno [PaO_2] < 60 mm Hg o saturación arterial de oxígeno [SaO_2] < 90 %). Suele asociarse a taquipnea e hipocapnia; sin embargo, su progresión también puede ocasionar hipercapnia.
  - El **síndrome de dificultad respiratoria aguda (SDRA)** es una forma de insuficiencia respiratoria hipóxica causada por una lesión pulmonar aguda. La consecuencia final común es la rotura de la membrana alveolocapilar, que aumenta la permeabilidad vascular y determina la acumulación de células inflamatorias y líquido de edema rico en proteínas dentro del espacio alveolar.
  - La ARDS Definition Task Force redefinió el SDRA como (*JAMA 2012;307:2526*):
    - Inicio en la semana siguiente a una afección clínica diagnosticada o síntomas respiratorios nuevos o que empeoran.
    - Opacidades bilaterales que no se explican por completo por derrames, colapso lobular/pulmonar o nódulos.
    - Insuficiencia respiratoria no explicada totalmente por insuficiencia cardíaca o sobrecarga de volumen.
    - Alteración de la oxigenación con un cociente bajo entre la PaO_2 y la fracción de oxígeno inspirado (FIO_2) ($PaO_2/FIO_2 \leq 300$ mm Hg).
  - Se ha estratificado la gravedad del SDRA basándose en el cociente PaO_2/FIO_2:
    - Leve: 200 mm Hg < PaO_2/FIO_2 ≤ 300 mm Hg con presión teleespiratoria positiva (PEEP) ≥ 5 cm H_2O.
    - Moderada: 100 mm Hg < PaO_2/FIO_2 ≤ 200 mm Hg con PEEP ≥ 5 cm H_2O.
    - Grave: PaO_2/FIO_2 ≤ 100 mm Hg con PEEP ≥ 5 cm H_2O.

Fisiopatología

- La **insuficiencia respiratoria hipercápnica** se produce principalmente por insuficiencia ventilatoria, causando una $PaCO_2$ elevada:

$$PaCO_2 = \frac{\dot{V}CO_2}{\dot{V}_A} = \frac{\dot{V}CO_2}{\dot{V}_E - \dot{V}_D}$$

donde $\dot{V}CO_2$ = producción de CO_2, $\dot{V}_A$ = ventilación alveolar, $\dot{V}_E$ = ventilación total espirada y $\dot{V}_D$ = ventilación del espacio muerto. En raras ocasiones, el aumento de producción de dióxido de carbono puede contribuir a la hipercapnia. El diagnóstico diferencial de la insuficiencia ventilatoria puede clasificarse del siguiente modo:
- Sistema nervioso central: hipoventilación/apnea que causa una disminución de la frecuencia respiratoria («el paciente no respirará»), por ejemplo, sobredosis de opiáceos, apnea/hipoventilación central.
- Sistema nervioso periférico: trastorno neuromuscular que causa una disminución del volumen corriente («el paciente no puede respirar»), por ejemplo, Guillain-Barré, miastenia grave, esclerosis lateral amiotrófica.

- Músculos intercostales: debilidad muscular que provoca una disminución del volumen corriente, por ejemplo, distrofias musculares, miopatías.
- Cavidad torácica: anomalías anatómicas que causan una disminución del volumen corriente, por ejemplo, escoliosis, toracoplastia.
- Vías respiratorias: trastornos de las vías respiratorias que causan un aumento del espacio muerto, por ejemplo, asma, enfermedad pulmonar obstructiva crónica (EPOC).

■ La **insuficiencia respiratoria hipóxica** suele deberse a la menor capacidad del pulmón para aportar oxígeno a través de la membrana alveolocapilar. La gravedad de la alteración del intercambio gaseoso se determina calculando el gradiente $P(A-a)O_2$ con la ecuación del aire alveolar:

$$PaO_2 = FIO_2 \left(P_{ATM} - P_{H_2O}\right) - \frac{PACO_2}{R}$$

donde FIO_2 = fracción de oxígeno inspirado, P_{ATM} = presión atmosférica, P_{H_2O} = presión de vapor de agua y R = cociente respiratorio. La hipoxemia se debe a:

- **Desajuste o desequilibrio ventilación-perfusión (V/Q):** se produce cuando la perfusión no se compensa por un cambio en la ventilación o viceversa (p. ej., embolia pulmonar o enfisema). La administración de oxígeno suplementario aumenta la PaO_2, aunque hay que señalar que la administración de oxígeno paradójicamente empeora el ajuste V/Q en el enfisema al revertir la vasoconstricción hipóxica de los capilares pulmonares, lo que provoca hipercapnia.
- **Derivación:** desajuste extremo de V/Q. Se produce cuando la sangre venosa mixta elude unidades pulmonares y entra en la circulación arterial sistémica. Las derivaciones congénitas se deben a malformaciones del desarrollo del corazón y los grandes vasos. Las derivaciones adquiridas suelen deberse a la presencia de pus, agua, sangre o atelectasia. También pueden producirse derivaciones cardíacas y vasculares periféricas (tabla 8-1).

TABLA 8-1	**Causas de derivación**
Causa	**Ejemplos**
Derivaciones pulmonares	
Pus	Neumonía
Agua	Edema pulmonar cardiogénico
	Infarto de miocardio agudo
	Insuficiencia ventricular izquierda sistólica o diastólica
	Insuficiencia o estenosis mitral
	Edema pulmonar no cardiogénico
	Síndrome de dificultad respiratoria aguda primaria
	Aspiración
	Lesión por inhalación
	Casi ahogamiento
	Síndrome de dificultad respiratoria aguda secundaria
	Sepsis
	Pancreatitis
	Lesión por reperfusión
	Edema pulmonar por obstrucción de la vía respiratoria superior
	Edema pulmonar neurogénico
	Edema pulmonar por grandes altitudes
Sangre	Hemorragia alveolar difusa
Atelectasia	Derrame pleural con atelectasia
	Tapón mucoso con colapso alveolar
Derivaciones cardíacas	Agujero oval permeable
	Comunicación interauricular
	Comunicación interventricular
Derivaciones vasculares	Malformación arteriovenosa

Las derivaciones se asocian a un incremento del gradiente $P(A-a)O_2$, y la hipoxemia consiguiente es resistente a la corrección con oxígeno suplementario únicamente.

- **Alteraciones de la difusión:** enfermedades que causan engrosamiento del intersticio, como la fibrosis pulmonar idiopática, que provoca hipoxemia porque el tiempo de equilibrio de los gases supera el tiempo de tránsito de los hematíes. La hipoxemia suele responder al tratamiento con oxígeno suplementario.
- **Hipoventilación:** una disminución de la ventilación minuto produce un incremento de la $PACO_2$, que desplaza al oxígeno. En la hipoventilación pura, el gradiente $P(A-a)O_2$ es normal. El tratamiento principal va dirigido a corregir la causa de la hipoventilación.
- **Oxigenación venosa mixta baja:** normalmente, los pulmones oxigenan por completo la sangre arterial pulmonar, y la tensión de oxígeno en sangre venosa mixta (PvO_2) no afecta de forma significativa a la PaO_2. Sin embargo, la reducción de la PvO_2 puede disminuir de forma significativa la PaO_2 cuando existe una derivación intrapulmonar o un desajuste de la relación V/Q. Entre los factores que pueden contribuir a una oxigenación venosa mixta baja se encuentran la anemia, la hipoxemia, un gasto cardíaco inadecuado y un aumento del consumo de oxígeno. La mejora del aporte de oxígeno a los tejidos mediante el incremento de la hemoglobina o el gasto cardíaco suele reducir la extracción de oxígeno y mejorar la saturación venosa mixta de oxígeno (SvO_2).
- **Bajo oxígeno inspirado:** la presión parcial de oxígeno inspirado disminuye a grandes altitudes, debido al descenso de la presión atmosférica. La inhalación de gases tóxicos disminuye la FIO_2.

■ **Insuficiencia respiratoria mixta:** la mayoría de los pacientes con insuficiencia respiratoria tienen tanto hipoxemia como hipercapnia. Se observa con frecuencia tras la cirugía y en pacientes con reagudizaciones de una EPOC.

Oxigenoterapia no invasiva

PRINCIPIOS GENERALES

■ Las **cánulas (gafas) nasales** es el dispositivo que se usa con mayor frecuencia, pero no se conoce la cantidad exacta de FIO_2 administrada, ya que ésta depende del flujo inspiratorio máximo del paciente. Cada litro adicional de flujo incrementa la FIO_2 aproximadamente un 4%. Las velocidades de flujo deben limitarse a ≤ 5 litros/min.

■ Las **cánulas (gafas) nasales con alto flujo humidificado** pueden proporcionar oxígeno templado y humidificado a flujos y concentraciones más elevados (hasta 50 l/min y FIO_2 del 100%) que las cánulas nasales tradicionales. Optiflow® es el sistema más utilizado.

■ Las **mascarillas tipo Venturi** permiten una administración exacta del oxígeno. Los valores de FIO_2 que se suelen administrar son de 24%, 28%, 31%, 35%, 40% y 50%.

■ Las **mascarillas sin recirculación** consiguen concentraciones de oxígeno más elevadas (80-90%). La válvula unidireccional impide que los gases espirados entren en la bolsa de reservorio, lo que aumenta al máximo la FIO_2.

■ La **ventilación con presión positiva no invasiva (VPPN)** incluye la presión positiva continua en la vía respiratoria (CPAP, *continuous positive airway pressure*) y la presión positiva bifásica en la vía aérea (BPAP, *bilevel positive airway* pressure).

- Disminuye la necesidad de intubación endotraqueal y ventilación mecánica en pacientes con enfermedad neuromuscular, EPOC, insuficiencia cardíaca congestiva e insuficiencia respiratoria postoperatoria *(Crit Care Clin 2007;23:201)*.
- Su uso se limita a pacientes que están conscientes, colaboradores, capaces de proteger la vía respiratoria y hemodinámicamente estables *(N Engl J Med 1998;339:429)*.
- Puede tolerarse mal debido a claustrofobia o aerofagia, por lo que **se debe limitar su uso a los pacientes en quienes se prevé una duración corta de la insuficiencia respiratoria** (p. ej., edema pulmonar cardiogénico, reagudización de EPOC).
- **Se requiere una monitorización rigurosa durante su uso.**
- La **CPAP** evita el colapso alveolar durante la espiración. Inicialmente es preciso aplicar una presión de 5 cm H_2O de CPAP y, si persiste la hipoxemia, se debe aumentar el nivel en incrementos de 3-5 cm H_2O hasta alcanzar un nivel de 10-15 cm H_2O.

• La **BPAP** soporta tanto la inspiración como la espiración para disminuir el esfuerzo respiratorio. Son puntos de partida razonables una presión inspiratoria de 5-10 cm H_2O y una presión espiratoria de 5 cm H_2O. La ventilación viene determinada por la diferencia entre las presiones inspiratoria y espiratoria («presión diferencial»), y las presiones inspiratorias pueden incrementarse hasta alcanzarse una ventilación minuto y volúmenes corrientes adecuados.

Manejo de la vía aérea e intubación traqueal

PRINCIPIOS GENERALES

■ **Manejo de la vía aérea**
  • **Colocación de la cabeza y la mandíbula:** se debe inspeccionar la bucofaringe, retirando todos los cuerpos extraños. Cuando el paciente no responde, debe realizarse la maniobra de inclinar la cabeza y elevar la barbilla (v. «Urgencias de la vía respiratoria» en el capítulo 26, *Urgencias médicas).* Si es necesario inmovilizar el cuello, debe efectuarse tracción de la mandíbula.
  • **Vías aéreas oral y nasofaríngea:** se usan cuando la colocación de la cabeza y la mandíbula no consiguen una vía aérea permeable. Inicialmente, se colocan con la curva cóncava de la vía hacia el techo de la boca. A continuación, la vía aérea oral se gira 180° y se introduce de forma que la curva cóncava de la vía aérea siga la curva natural de la lengua. Hay que vigilar muy atentamente la permeabilidad de la vía aérea, ya que una mala colocación puede empujar la lengua hacia atrás y causar una obstrucción orofaríngea. Las vías aéreas nasofaríngeas se fabrican de plástico blando y se introducen con facilidad por una de las narinas hacia la parte posterior de la faringe, tras la lubricación tópica y la anestesia nasal con gelatina de lidocaína viscosa.
  • **Ventilación mediante mascarilla con bolsa con válvula:** los esfuerzos respiratorios ineficaces pueden mejorarse con una ventilación sencilla mediante mascarilla facial. El ajuste y la colocación correctos de la mascarilla usando la posición «EC» de la mano (los dedos pulgar e índice formando una «C» alrededor de la mascarilla, y el resto de los dedos formando una «E» para apoyar la mandíbula) aseguran un sellado eficaz alrededor de la boca y la nariz. Se usa junto con una buena colocación de la cabeza y complementos para la vía aérea (p. ej., vía aérea oral).
  • **Vía aérea con mascarilla laríngea (LMA, *laryngeal mask airway*):** la LMA es un dispositivo supraglótico formado por un tubo endotraqueal conectado a una mascarilla elíptica. Está diseñada para introducirse sobre la lengua y asentarse en la hipofaringe, cubriendo las estructuras supraglóticas y aislando relativamente la tráquea. Es una vía aérea temporal y no debe usarse para un soporte ventilatorio prolongado.
■ **Intubación endotraqueal** *(Int Anesthesiol Clin 2000;38:1)*
  • Las **indicaciones** son: inicio de la ventilación mecánica, protección de la vía aérea, oxigenación inadecuada con métodos menos invasivos, evitar la aspiración, succión de las secreciones pulmonares excesivas e hiperventilación para el tratamiento de la hipertensión intracraneal.
  • **Antes de la intubación endotraqueal** se intenta:
    • Evaluar la colocación de la cabeza y del cuello: los ejes oral, faríngeo y traqueal deben quedar alineados flexionando el cuello y extendiendo la cabeza, alcanzando la posición de «olfateo».
    • Los pacientes obesos pueden necesitar la colocación de un rodillo o almohadilla bajo los hombros.
    • Debe disponerse junto al paciente todo el equipo necesario: tubos para oxígeno, mascarilla, dispositivo para succión, tubo endotraqueal con estilete, jeringa de 10 ml, laringoscopio directo, hojas de laringoscopio directo (con más frecuencia Macintosh o Miller de tamaño 3 o 4) y colorímetro de dióxido de carbono (CO_2) al final de la espiración.
    • Durante la intubación pueden usarse fármacos como bloqueantes neuromusculares, opiáceos y ansiolíticos. En la tabla 8-2 se muestran los fármacos usados habitualmente.

- Las **técnicas** son:
  - Intubación orotraqueal laringoscópica directa: es la técnica más usada, y sólo necesita un laringoscopio directo y una fuente de luz. En la tabla 8-3 se muestra el procedimiento.
  - Intubación orotraqueal laringoscópica videoasistida: permite la confirmación visual directa de la intubación por un segundo observador a través de un monitor de vídeo.
  - Las técnicas avanzadas para especialistas son la intubación nasotraqueal ciega y la intubación nasotraqueal u orotraqueal guiada por un fibroscopio flexible.
- **Comprobación de la posición correcta del tubo endotraqueal:** hay que asegurar la posición correcta del tubo endotraqueal mediante:
  - Inspección con fibrobroncoscopio de las vías aéreas a través del tubo endotraqueal, *o*
  - Visualización directa de la entrada del tubo endotraqueal que pasa a través de las cuerdas vocales, *y*
  - Uso de un monitor de dióxido de carbono al final de la espiración, *y*
  - Radiografía de tórax.
  - La valoración clínica del paciente (auscultar si existe murmullo vesicular bilateral en el tórax y la ausencia de ventilación en el estómago) y la evaluación radiológica sólo no son fiables para confirmar la colocación correcta del tubo endotraqueal.
  - La punta del tubo endotraqueal debe situarse 3-5 cm por encima de la carina, dependiendo de la posición de la cabeza y el cuello.
- **Tras la intubación eficaz**
  - Presiones del manguito del tubo endotraqueal: deben controlarse a intervalos regulares y mantenerse por debajo de la presión de llenado capilar (25 mm Hg) para evitar la lesión isquémica de la mucosa.
  - Sedación: con frecuencia, se usan ansiolíticos y opiáceos para facilitar la intubación endotraqueal y la ventilación mecánica. En la tabla 8-2 se muestran los fármacos usados habitualmente.
- **Complicaciones:** la colocación incorrecta del tubo endotraqueal es la complicación inmediata más importante que se debe reconocer y corregir.
  - Debe sospecharse una intubación esofágica si no se detecta CO_2 al final de la espiración tras tres a cinco respiraciones, si aparece o persiste la hipoxemia, si el murmullo vesicular está ausente, o si se produce distensión abdominal o regurgitación del contenido gástrico.
  - Debe sospecharse la intubación de un bronquio principal si las presiones máximas en la vía respiratoria están elevadas o existe murmullo vesicular unilateral.
  - Otras complicaciones son el desplazamiento o desprendimiento de los dientes y los traumatismos de la vía respiratoria superior.

■ **Vías aéreas quirúrgicas**
- Las **indicaciones** de las vías aéreas quirúrgicas en cuidados intensivos son:
  - Obstrucción de la vía respiratoria superior con posible riesgo vital (p. ej., epiglotitis, angioedema, quemaduras faciales, edema laríngeo/de cuerdas vocales), que impiden la ventilación con mascarilla y la intubación endotraqueal no puede realizarse.
  - Necesidad de soporte respiratorio prolongado.
- **Cricotirotomía con aguja:** indicada en circunstancias de urgencia en las que el paciente no se puede ventilar de forma no invasiva, la intubación endotraqueal convencional no es eficaz y no se puede instaurar una vía aérea quirúrgica de forma inmediata. En la tabla 8-3 se muestran los pasos del procedimiento.
- **Cricotirotomía:** indicada en circunstancias de urgencia en las que el paciente no se puede ventilar de forma no invasiva y la intubación endotraqueal convencional no es eficaz. En la tabla 8-3 se muestran los pasos del procedimiento.
- **Traqueostomía:** realizada con mayor frecuencia debido a la necesidad de soporte respiratorio prolongado.
  - En una revisión reciente no se ha demostrado beneficio alguno de la traqueostomía precoz (≤ 10 días) sobre la traqueostomía tardía (> 10 días) *(Br J Anaesth 2006 Jan;96(1):127-31).*

TABLA 8-2	Fármacos para facilitar la intubación endotraqueal y la ventilación mecánica en la unidad de cuidados intensivos			
Fármaco	Dosis en embolada (i.v.)	Dosis en infusión continua[a]	Inicio	Duración tras una sola dosis
Suxametonio[b]	0,3-1 mg/kg	—	45-60 s	2-10 min
Pancuronio	0,05-0,1 mg/kg	1-2 (µg/kg)/min	2-4 min	60-90 min
Vecuronio	0,08-0,1 mg/kg	0,3-1 (µg/kg)/min	2-4 min	30-45 min
Atracurio	0,2-0,6 mg/kg	5-15 (µg/kg)/min	2-4 min	20-35 min
Lorazepam[a]	0,03-0,1 mg/kg	0,01-0,1 (mg/kg)/h, ajuste según efecto	5-20 min	2-6 h[c]
Midazolam[a]	0,02-0,08 mg/kg	0,04-0,2 (mg/kg)/h, ajuste según efecto	1-5 min	30-60 min[c]
Morfina	0,01-0,15 mg/kg	0,1-0,5 (mg/kg)/h, ajuste según efecto	2-10 min	2-4 h[c]
Fentanilo	0,35-1,5 µg/kg	1-10 (µg/kg)/h, ajuste según efecto	30-60 s	30-60 min[c]
Etomidato[b]	0,3-0,4 mg/kg	—	10-20 s	4-10 min
Propofol	0,25-0,5 mg/kg	25-80 (µg/kg)/min	15-60 s	3-10 min[c]
Dexmedetomidina	1 µg/kg	0,2-0,7 (µg/kg)/h	10 min	30 min

[a]Se debe iniciar una infusión continua o ajustar al alza la existente sólo cuando se consigue el nivel de sedación deseado con la administración en embolada.
[b]Sólo se usará en el proceso de intubación de secuencia rápida.
[c]La duración se prolonga mediante la administración i.v. continua. Se necesitan frecuentes ajustes para conseguir la mínima dosis eficaz para evitar la acumulación del fármaco.

TABLA 8-3	Procedimiento para la intubación endotraqueal, la cricotiroidotomía con aguja y la cricotirotomía

Intubación endotraqueal con laringoscopia directa

Equipo		Tubos de oxígeno, mascarilla con bolsa con válvula, sistema de aspiración, vía aérea oral, laringoscopio, hojas de laringoscopio, tubo endotraqueal de 7 mm de diámetro interior con estilete, jeringa, colorímetro para dióxido de carbono espiratorio final
Técnica	Paso 1	Colocar al paciente en posición de «olfateo», con el cuello flexionado y la cabeza extendida; en los pacientes obesos se necesitará un cojín o rollo para los hombros
	Paso 2	Preoxigenar al paciente con oxígeno al 100 % mediante la mascarilla con bolcsa con válvula hasta mantener la saturación en >95 % durante 3-5 min, y aspirar las secreciones bucales si es necesario
	Paso 3	Durante la preoxigenación, asegurarse de contar con todo el equipo necesario y que funciona: comprobar el manguito del tubo endotraqueal inflando y desinflando, y también que la luz del laringoscopio funciona
	Paso 4	Administrar sedación i.v.; una vez que el paciente está adecuadamente sedado, se le abre la boca con la mano derecha y se introduce la hoja del laringoscopio en el lado derecho de la boca con la mano izquierda, llevando la lengua hacia la izquierda
	Paso 5	Avanzar la hoja hasta la base de la lengua, y elevar verticalmente para visualizar las cuerdas vocales; **no inclinar el laringoscopio**
	Paso 6	Si se pueden ver las cuerdas vocales, se introduce el tubo endotraqueal con el estilete con la mano derecha; una vez el manguito ha sobrepasado las cuerdas vocales, se retira el estilete. **Si no se pueden ver las cuerdas vocales, no intentar la intubación**
	Paso 7	Avanzar el tubo endotraqueal hasta que está a 21 cm de la encía/ dientes en las mujeres y a 22 cm en los hombres, e inflar el manguito
	Paso 8	**Comprobar la localización del tubo** con el colorímetro de CO espiratorio final, auscultar sobre tórax y abdomen, Y efectuar radiografía de tórax

Cricotiroidotomía con aguja *(Br J Hosp Med (Lond) 2009;70:M186)*

Euipo		Catéter i.v. de gran calibre con estilete, jeringa Luer lock de 3 ml, con el émbolo retirado, adaptador del tubo endotraqueal con un diámetro interno de 7 mm
Técnica	Paso 1	Extender el cuello e identificar la membrana cricotiroidea, localizada por debajo del cartílago tiroides y superior con respecto a la glándula tiroidea
	Paso 2	Estabilizar el cartílago tiroides con la mano no dominante y, usando la mano dominante, introducir el catéter i.v. con el estilete en un ángulo de 45 grados a través de la membrana cricotiroidea en la tráquea, y aspirar aire para confirmar la localización
	Paso 3	Avanzar el catéter hasta el centro y retirar el estilete
	Paso 4	Fijar la jeringa Luer lock al catéter y, a continuación, el adaptador del tubo endotraqueal a la jeringa para permitir la ventilación con la bolsa autoinflable

(Continúa)

TABLA 8-3	Procedimiento para la intubación endotraqueal, la cricotiroidotomía con aguja y la cricotirotomía *(Continuación)*

Cricotirotomía *(Principles of Critical Care, 3e. Chapter 34;2005)*

Equipo		Bisturí, pinzas Kelly, tubo endotraqueal de 6 mm de diámetro interno o menos
Técnica	Paso 1	Extender el cuello e identificar la membrana cricotiroidea, localizada inferior con respecto al cartílago tiroides y superior con respecto a la glándula tiroidea
	Paso 2	Estabilizar el cartílago tiroides con la mano no dominante, usando la mano dominante para realizar una incisión horizontal de 1 cm justo por encima del borde superior del cartílago cricoides
	Paso 3	Usando las pinzas Kelly, disecar hasta visualizar la membrana cricotiroidea y, a continuación, realizar una incisión vertical a través de la línea media de la membrana, procurando no introducir la hoja demasiado profundamente
	Paso 4	Ampliar la incisión con las pinzas Kelly hasta que se pueda introducir el tubo endotraqueal y, a continuación, inflar el manguito

- La traqueostomía debe considerarse si, tras 10-14 días de intubación endotraqueal, se prevé que el soporte ventilatorio vaya a ser prolongado.
- **Complicaciones:** la zona de traqueostomía necesita al menos 72 h para madurar, y la descolocación del tubo antes de que esta maduración puede causar complicaciones graves, potencialmente mortales.
  - Un tubo de traqueostomía que se ha descolocado antes de la maduración del estoma **no debe introducirse de nuevo** debido al riesgo de que se cree un falso trayecto.
  - Si un tubo de traqueostomía se ha descolocado antes de la maduración del estoma, se debe realizar una **intubación orotraqueal habitual.**
  - Las **fístulas entre la tráquea y la arteria innominada** son una complicación inusual, pero potencialmente mortal, de la traqueostomía, que se producen con mayor frecuencia 7-14 días después del procedimiento, pero pueden producirse hasta 6 semanas después de éste. El tratamiento inmediato consiste en la hiperinsuflación del manguito del tubo de traqueostomía, compresión digital del estoma y exploración quirúrgica *(Br J Anaesth 2006;96:127).*

Ventilación mecánica

PRINCIPIOS GENERALES

■ **Modalidades básicas de ventilación.** Determina el modo en que el respirador inicia una respiración (desencadenante), cómo se proporciona la respiración, cómo se sostienen las respiraciones iniciadas por el paciente y cuándo finalizar la respiración para permitir la espiración (ciclo).

- El **desencadenamiento de una respiración** se produce una vez transcurrido un tiempo (desencadenada por el tiempo) o cuando el paciente ha generado suficiente presión negativa o flujo inspiratorio en la vía respiratoria para superar un umbral predeterminado (desencadenada por el paciente)
- **Asistida controlada (AC):** modo principal de ventilación empleada en la insuficiencia respiratoria.
  - Proporciona una respiración totalmente soportada desencadenada por el tiempo o por el paciente.
- **Ventilación obligada intermitente sincronizada (VOIS):** se usa habitualmente en pacientes quirúrgicos.
  - Proporciona una respiración totalmente soportada sólo cuando está desencadenada por el tiempo.

- Las respiraciones desencadenadas por el paciente no son asistidas o lo son mínimamente; los volúmenes están determinados por el esfuerzo y la distensibilidad pulmonar del paciente.
- **Ventilación con soporte de presión (VSP):** modo espontáneo de ventilación sin una frecuencia respiratoria establecida. Proporciona una presión inspiratoria determinada por el facultativo durante la respiración desencadenada por el paciente. **No se establece una frecuencia respiratoria, por lo que no se garantiza una ventilación minuto.**
- **Control por volumen (CV):** proporciona un volumen corriente determinado por el médico para cada respiración. El flujo de aire del paciente se limita a un patrón constante o en deceleración. Cuando se proporciona el volumen corriente predeterminado, finaliza el flujo de aire y se produce la espiración.
- **Control por presión (CP):** proporciona una presión inspiratoria determinada por el médico para un tiempo inspiratorio predeterminado para cada respiración. El flujo aéreo está determinado por el paciente y limitado por la presión inspiratoria. Cuando ha finalizado el tiempo inspiratorio, finaliza la presión inspiratoria y se produce la espiración. **No proporciona un volumen corriente garantizado ni, por tanto, una ventilación minuto.**

■ **Parámetros básicos del respirador:** se necesita tanto un modo (AC o VOIS) como un control (CV o CP).
- Para todos los modos de ventilación, hay que establecer la **frecuencia respiratoria,** la **FIO$_2$** y la **PEEP.**
- Para el CV, debe registrarse:
  - **Volumen corriente:** 6-8 ml/kg de peso corporal ideal (PCI) para evitar barotraumatismos.
  - **PCI:** PCI en el hombre = 50 kg + 1,1 kg/cm × (altura en cm − 152,4); PCI en la mujer = 45,5 kg + 1,1 kg/cm × (altura en cm − 152,4).
  - **Frecuencia de flujo inspiratorio:** puede ser constante o en deceleración. Se recomiendan 60 l/min o superior; flujos superiores aumentan el tiempo espiratorio.
- Para el CP, debe registrarse:
  - **Presión inspiratoria:** debe ser suficiente para generar un volumen corriente de 6-8 ml/kg PCI. No debe superar los 35 cm H$_2$O debido al riesgo de barotraumatismo.
  - **Tiempo inspiratorio:** generalmente < 1 s. Tiempos inspiratorios inferiores aumentan el tiempo de espiración.
- Para VOIS, las respiraciones iniciadas por el paciente pueden ser asistidas con soporte de presión.

■ **Terminología y control básicos del respirador:** en la figura 8-1 se muestran los trazados flujo-tiempo y presión-tiempo.
- **FIO$_2$:** la FIO$_2$ inicial al empezar la ventilación mecánica debe ser del 100 %, y debe ajustarse la FIO$_2$ para mantener una SaO$_2$ > 87 % o una PaO$_2$ > 55 mm Hg.
- **Ventilación minuto:** definida como el producto del volumen corriente y la frecuencia respiratoria. Normalmente, es de 5-10 ml/min en los adultos en reposo, pero puede ser mucho mayor en estados hipermetabólicos, por ejemplo, el shock séptico.
- **Presión máxima en la vía respiratoria:** compuesta por presiones necesarias para superar la resistencia inspiratoria de las vías respiratorias, la resistencia de retracción de la pared torácica y la resistencia a la apertura alveolar. No refleja la presión alveolar.
- **Presión de meseta (*plateau* o estática):** refleja la presión alveolar. Se comprueba realizando una maniobra de contención teleespiratoria para permitir que las presiones del árbol traqueobronquial se equilibren.

■ **Ventilación mecánica en pacientes con SDRA:** debido a la grave hipoxia asociada al SDRA, es posible que se deba priorizar la oxigenación y la prevención de barotraumatismos sobre la ventilación, lo que provoca hipercapnia. La hipercapnia que produce un pH de 7,20-7,35 puede que lo deba tolerarse para oxigenar lo suficiente al paciente («**hipercapnia permisiva**»).

■ Modalidades avanzadas de ventilación: sólo deben usarse tras la consulta con profesionales muy expertos.
- VSP garantizada por volumen: el respirador proporciona inicialmente el soporte de presión determinado por el facultativo; si no es suficiente para alcanzar el volumen corriente

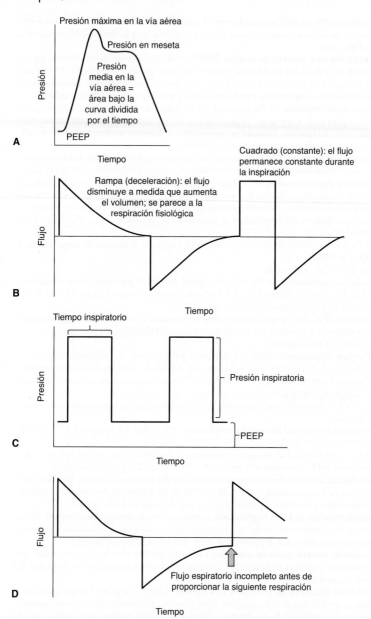

Figura 8-1. Trazados flujo-tiempo y presión tiempo. **A.** Curva de presión-tiempo para una respiración. **B.** Curva de flujo-tiempo para ventilación con control por volumen. La presión varía durante el tiempo inspiratorio, dependiendo de la distensibilidad pulmonar. **C.** Curva presión-tiempo para ventilación con control por presión. El flujo varía durante el tiempo inspiratorio, dependiendo de la distensibilidad pulmonar. **D.** Curva presión-tiempo que muestra presión positiva al final de la espiración (PEEP) intrínseca.

deseado en la respiración, el respirador aumentará la presión inspiratoria para lograr el volumen corriente deseado.

- Ventilación con CV regulada por presión: el respirador determina tras cada respiración si la presión inspiratoria fue suficiente para alcanzar el volumen corriente previsto; si es insuficiente o excesivo, el respirador ajustará la presión inspiratoria para lograr el volumen corriente deseado.

- Ventilación de cociente inverso (VCI): es el método de ventilación controlado por presión que se usa con más frecuencia en el SDRA. El tiempo inspiratorio supera el tiempo espiratorio para mejorar la oxigenación a expensas de la ventilación; se permite que los pacientes presentan hipercapnia hasta un pH de 7,20. Si existe neumopatía obstructiva, se puede provocar PEEP intrínseca e hipercapnia excesiva.

  Ventilación con liberación de presión de la vía aérea (VLPVA: es una versión extrema de la VCI. Presión inspiratoria aplicada durante un período de tiempo prolongado, con un tiempo espiratorio corto (o tiempo de liberación: generalmente < 1 s) para permitir la ventilación. Al igual que la VCI, se permite que los pacientes presenten hipercapnia hasta un pH de 7,20.

- Ventilación bifásica: **no se debe confundir con la presión positiva bifásica.** Ventilación con liberación de presión de la vía aérea con respiración espontánea permitida durante un tiempo prolongado para mejorar la ventilación.

- Ventilación oscilante de alta frecuencia: forma de ventilación controlada por presión. Presión media en la vía respiratoria establecida en la presión media en la vía respiratoria que se necesitó previamente para mantener la oxigenación. Respiraciones muy pequeñas, administradas rápidamente, a 3-15 Hz permiten eliminar CO_2. La potencia determina el volumen corriente de estas pequeñas respiraciones y debe establecerse a un nivel que cause vibración del medio muslo. Hay que provocar parálisis en el paciente para que tolere este tipo de ventilación. Se creyó anteriormente que podía mejorar la evolución del SDRA *(BMJ 2010;340:c2327)*, pero **recientes estudios prospectivos controlados y aleatorizados no mostraron reducción alguna** *(N Engl J Med 2013;368:806)* **y sí un posible aumento de la mortalidad** *(N Engl J Med 2013;368:795).*

COMPLEMENTOS DE LA VENTILACIÓN MECÁNICA

- **Bloqueo neuromuscular:** se usa con mayor frecuencia en el SDRA grave para disminuir el consumo de oxígeno por el uso de músculos inspiratorios accesorios. Algunos metaanálisis recientes señalan que su uso se asocia a menor riesgo de barotraumatismo y menor mortalidad, si bien se requiere más investigación *(Crit Care 2013;17:R43).*

- **Posición en decúbito prono:** mejora la oxigenación en pacientes con SDRA al mejorar el desequilibrio V/Q y reduciendo el cortocircuito al disminuir la magnitud de atelectasia pulmonar. La aplicación precoz se asocia a una disminución de la mortalidad en el SDRA *(N Engl J Med 2013;368:2159).*
  - Hay que considerar los pacientes con SDRA moderado o grave (PaO_2/FIO_2 < 150 mm Hg).
  - Hay que aplicar bloqueo muscular a los pacientes para que toleren el decúbito prono.
  - La inestabilidad hemodinámica es una **contraindicación absoluta.**
  - La obesidad mórbida es una contraindicación relativa.
  - Para obtener beneficios, el paciente debe permanecer en decúbito prono durante al menos 16 h consecutivas.

    Se dispone *online* del protocolo completo de la posición en decúbito prono en *New Journal of Medicine. Disponible en http://www.nejm.org/action/showMedialPlayer?-doi=10.1056%2FNEJMoa1214103&aid=NEJMoa1214103&arrea=*

- **Prostaciclinas inhaladas:** se usan en el SDRA. Teóricamente, la inhalación de prostaciclinas (una clase de vasodilatadores) mejora la oxigenación por vasodilatación preferente de los lechos capilares del pulmón ventilado.
  - En estudios a pequeña escala se ha demostrado una mejora temporal de la oxigenación *(Pharmacotherapy 2014;34:279).*
  - **No se han efectuado estudios para investigar si existen beneficios sobre la mortalidad.**

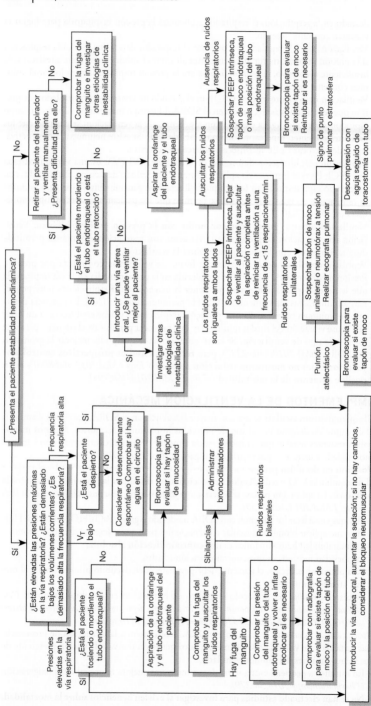

Figura 8-2. Alarma del respirador para resolución de problemas: qué hacer cuando el paciente está hipóxico.

- Tiene efectos antiagregantes, por lo que teóricamente `puede empeorar la hemorragia alveolar difusa.
- Es un tratamiento caro: 150 dólares al día *(J Thorac Cardiovasc Surg 2004;127:1058).*
- Óxido nítrico: se usa en el SDRA. Al igual que las prostaciclinas inhaladas, mejora la oxigenación por vasodilatación preferente de los lechos capilares del pulmón ventilado.
  - Mejora temporal (24 h) de la oxigenación que desaparece en 48 h *(JAMA 2004;291:1603).*
  - **No disminuye la mortalidad** *(Crit Care Med 2014;42:404))* **y puede aumentar la incidencia de insuficiencia renal** *(Anesth Analg 2011;112:1411).*
  - Tratamiento muy caro: 3 000 dólares al día *(J Thorac Cardiovasc Surg 2004;127:1058).*
- **Mezcla de helio y oxígeno (Heliox):** se usa en el asma y en el broncoespasmo grave. Generalmente, una mezcla de 80 % de helio y 20 % de oxígeno, aunque existe en otras proporciones. Teóricamente disminuye la resistencia de la vía aérea debido a su baja densidad, con lo que disminuye el trabajo respiratorio. Los estudios han señalado beneficios sólo en pacientes con obstrucción más grave *(Cochrane Database Syst Rev 2006;(4):CD002884:1-28).*

COMPLICACIONES DE LA VENTILACIÓN MECÁNICA

- **Mala posición y obstrucción de la vía aérea:** véase la sección sobre «Manejo de la vía aérea e intubación traqueal».
- **Alarmas del respirador para diagnóstico de problemas:** v. la figura 8-2.
- **PEEP intrínseca:** se produce cuando se inicia la inspiración antes de la exhalación completa. Puede detectarse en la exploración física por sibilancias que no finalizan antes de la siguiente respiración. Se demuestra en la gráfica flujo-tiempo del respirador porque el flujo no regresa a la línea basal antes de proporcionar la siguiente respiración (v. fig. 8-1). La PEEP intrínseca excesiva puede causar descompensación cardíaca debido a fisiología tipo neumotórax a tensión.
- **Barotraumatismos/volutraumatismos:** se producen cuando se aplica excesiva PEEP, presiones inspiratorias o volúmenes corrientes excesivos, lo que causa rotura alveolar y disección del aire por los tejidos intersticiales, y produce neumotórax, neumomediastino, neumopericardio o neumoperitoneo. Si no se detecta, puede provocar una descompensación cardíaca potencialmente mortal.
- **Problemas asociados al respirador:** consisten en un amplio número de afecciones y complicaciones que se producen en los pacientes con ventilación mecánica. Hay que tener una estabilidad basal de > 2 días, definida como una PEEP o FIO_2 mínima diaria estable o decreciente *(Centers for Disease Control and Prevention 2015 VAE).* Disponible en *http:// www.cdc.gov/nhsn/PDFs/pscManual/10-VAE_FINAL.pdf.*
  - **Afección asociada al respirador:** se produce un empeoramiento de la oxigenación del paciente, que se define como la necesidad de mayor PEEP mínima diaria (≥ 3 cm H_2O por encima del valor basal) o la FIO_2 (≥ 20 % por encima del valor basal) durante ≥ 2 días seguidos.
  - **Complicación asociada al respirador relacionada con infección:** en 2 días seguidos de empeoramiento de la oxigenación se cumplen **estos dos** criterios:
    - Temperatura > 38 °C o < 36 °C **o** leucocitos $\geq 12 000$ o $\leq 4 000$ leucos/µl.
    - Se inicia al menos un nuevo antimicrobiano y se continúa durante ≥ 4 días seguidos.
  - **Neumonía asociada al respirador (NAR):** el día 3 o después del día 3 de ventilación mecánica y en los 2 días antes o después del empeoramiento de la oxigenación, se cumple uno de los criterios siguientes:
    - **Cultivo positivo** de aspirado endotraqueal, lavado broncoalveolar, tejido pulmonar o cepillado con muestra protegida que cumple umbrales cuantitativos o semicuantitativos.
    - **Secreciones respiratorias purulentas y cultivo positivo** de una de las muestras anteriores que no cumple el umbral cuantitativo.
    - Cultivo positivo del líquido pleural; prueba diagnóstica para especies de *Legionella*; prueba diagnóstica en secreciones respiratorias para virus de la gripe (influenza), virus respiratorio sincitial, adenovirus, virus parainfluenza, rinovirus, metaneumovirus humano o coronavirus.
    - Histopatología pulmonar que demuestra formación de absceso, consolidación, invasión parenquimatosa por hongos o signos de infección de los virus mencionados anteriormente.

• La higiene bucal diaria con enjuagues de clorhexidina reduce el riesgo de NAR.
■ Úlcera péptica inducida por estrés: considerada tradicionalmente como un riesgo importante en la enfermedad grave prolongada y la ventilación mecánica, requiere profilaxis con inhibidor de la bomba de protones o antagonistas de receptores H_2. Sin embargo, los problemas de mayor riesgo de NAR y metaanálisis recientes indican que debe estudiarse más detalladamente la necesidad de profilaxis de las úlceras de estrés *(J Intensive Care Med 2014;40:11)*.
■ Toxicidad del oxígeno: la respiración con FIO_2 alta (>60 %) durante un tiempo prolongado (>48 h) puede generar un exceso de radicales libres que provoca lesión pulmonar. Sin embargo, la hipoxemia es más peligrosa que la breve exposición a una FIO_2 elevada.

DESTETE DE LA VENTILACIÓN MECÁNICA

■ Disposición para el destete: la valoración diaria de la disposición para la extubación debe iniciarse una vez que la enfermedad subyacente empieza a resolverse y se requiere un soporte ventilatorio mínimo.
• Mínimo soporte ventilatorio: FIO ≤ 40 %, PEEP de 5 cm H_2O para mantener una SpO_2 >90 %.
• Gasometría arterial: el pH y la $PaCO_2$ deben estar en valores basales del paciente; es muy importante en los pacientes con retención crónica de CO_2.
• Necesidad de ventilación: la ventilación minuto debe ser <10 litros/min y la frecuencia respiratoria de <30 respiraciones/min.
• Estado mental: el paciente debe estar despierto, alerta y colaborador.
• Secreciones: las secreciones deben ser finas, escasas y de fácil aspiración; el paciente no debe necesitar aspiración con una frecuencia superior a cada 4 h antes de la extubación.
• Fuerza: el paciente debe poder toser fuerte y ser capaz de elevar la cabeza de la cama y mantenerla en flexión durante >5 s.
• Intento de respirar: el paciente debe poder generar un volumen corriente >5 ml/kg PCI.
• Índice de respiración rápida y superficial (IRRS): se define como el cociente entre frecuencia respiratoria y volumen corriente en litros. Un IRRS >105 predice de forma fiable un fracaso de la retirada del respirador *(N Engl J Med 1991;23:1445)*, pero un IRRS ≤105 es menos fiable en la predicción del éxito.
■ Métodos: el **protocolo de interrupción de la sedación e intentos de respirar diarios** es el factor predictivo más importante para la retirada oportuna de la ventilación mecánica *(Cochrane Database Syst Rev 2014;11:CD006904:1-61)*, independientemente de la técnica usada. Los tiempos de los intentos varían entre 30 min y 2 h.
• VSP: sin respiraciones desencadenadas por tiempo, pero el paciente sigue conectado al respirador. La PEEP suele ser de 5 cm H_2O, con bajos niveles de soporte de presión (5-10 cm H_2O) durante la respiración espontánea.
• Tubo en T/intento de respiración espontanea: se retira al paciente del respirador, pero sigue intubado. El tubo endotraqueal se conecta a un circuito humidificado y templado con mínimo oxígeno suplementario o sin él. Puede usarse la monitorización del CO_2 espiratorio final para mayor seguridad.
• VOIS: se usa con mayor frecuencia en pacientes quirúrgicos y no quirúrgicos. La frecuencia respiratoria establecida se disminuye gradualmente durante horas a días hasta que el paciente respira fundamentalmente de forma espontánea. **Es la técnica de destete con peores resultados** *(Chest 2001;120:474S)*.
■ Extubación: se debe realizar a primera hora de la mañana, cuando se dispone de todo el personal.
• Edema laríngeo: en los pacientes con posible edema laríngeo (p. ej., angioedema, intubación traumática), hay que comprobar la **fuga alrededor del manguito** antes de la extubación. **La ausencia de esta fuga de aire debe descartar la extubación**, y hay que tratar a los pacientes con corticoides intravenosos durante 12-24 h antes de la extubación *(Cochrane Database Syst Rev 2009;(3)CD001000:1-24)*.
La prueba de la fuga alrededor del manguito se realiza registrando el volumen corriente espirado cuando el manguito está inflado y luego se desinfla el manguito y se registra el volumen corriente espirado durante las siguientes seis respiraciones. Para calcular el vo-

lumen de la fuga del manguito se usa la media de los tres volúmenes corrientes menores: la diferencia entre el volumen corriente espirado con el manguito inflado y desinflado. Un volumen de fuga del manguito < 110 ml predice la aparición de estridor tras la extubación *(Chest 1996;110:4).*

- Extubación a VPPN: en los pacientes con EPOC que están intubados por insuficiencia respiratoria aguda, la extubación a VPPN se asocia a una reducción de la mortalidad y la neumonía asociada a la atención sanitaria *(Cochrane Database Syst Rev 2013;12:CD004127:1-60).*

■ Fracaso del destete: se define como la imposibilidad de retirar la ventilación mecánica a las 48-72 h de resolverse la afección subyacente. Hay que tener en cuenta algunos factores:
- Los tubos endotraqueales con diámetro interno menor aumentan la resistencia de la vía aérea y pueden hacer más difíciles los intentos de respirar.
- El uso de bloqueo neuromuscular se asocia a debilidad progresiva, sobre todo cuando se usa con glucocorticoides *(Curr Opin Crit Care 2004;10:47).*
- Los trastornos acidobásicos pueden dificultar la liberación de la ventilación mecánica.
  - La acidosis metabólica sin *anion gap* produce un aumento compensador de la ventilación minuto (alcalosis respiratoria) hasta normalizar el pH, lo que puede llevar a la aparición de taquipnea y fatiga respiratoria con la extubación.
  - La alcalosis metabólica reduce el impulso ventilatorio y disminuye la ventilación minuto (acidosis respiratoria) para mantener un pH normal, lo que puede causar hipercapnia con la extubación.

Shock

PRINCIPIOS GENERALES

■ El shock es un proceso en el que se altera la llegada de sangre y oxígeno a los tejidos, lo que produce hipoxia tisular, con la consiguiente afectación de la actividad metabólica celular y la función de los órganos.

■ El principal objetivo terapéutico es una reanimación cardiovascular rápida con recuperación de la perfusión tisular.

■ El tratamiento definitivo requiere la resolución del proceso etiológico subyacente.

Clasificación del shock

■ **Distributivo:** shock causado por vasodilatación masiva y alteración de la distribución del flujo sanguíneo, causando hipoxia tisular. Suele asociarse a una función cardíaca hiperdinámica, salvo que la función cardíaca esté algo alterada (v. más adelante la exposición del shock cardiogénico).
- Las **etiologías primarias** son el shock séptico y el shock anafiláctico. El shock séptico se observa con mayor frecuencia en unidades de cuidados intensivos médicos y se expondrá en la sección siguiente. La anafilaxia se expone en el capítulo 11, *Alergia e inmunología.*
- Los **parámetros hemodinámicos** mostrarán un aumento del gasto cardíaco, disminución de la resistencia vascular sistémica (RVS) por vasodilatación y una elevación de la saturación de oxígeno en sangre venosa central ($SvcO_2$) debido a la extracción ineficaz del oxígeno por los tejidos.
- Los principales objetivos del tratamiento son:
  - Reposición de la volemia: debido a la vasodilatación periférica masiva, la capacidad de transporte de oxígeno disminuye, por lo que los pacientes necesitan una reposición de la volemia. Se usan fundamentalmente líquidos cristaloides i.v.
  - Tratamiento de la infección subyacente: el tratamiento antimicrobiano inicial inadecuado es un factor de riesgo independiente para la mortalidad intrahospitalaria en pacientes con shock séptico *(Chest 1999;115:462),* por lo que el elemento esencial es un tratamiento antimicrobiano eficaz.
  - Eliminación del agente agresor en el shock anafiláctico.
  - Soporte cardiovascular con fármacos vasoactivos (p. ej., norepinefrina, epinefrina). Los fármacos vasoactivos se exponen con más detalle en una sección posterior.

■ **Hipovolémico:** shock causado por la disminución del volumen intravascular eficaz y la disminución de la capacidad de transporte de oxígeno.
• Las **etiologías primarias** son la hemorragia (p. ej., traumatismo, hemorragia digestiva) o la depleción de líquidos (p. ej., diarrea, vómitos).
• Los **parámetros hemodinámicos** mostrarán un aumento del gasto cardíaco, aumento de la RVS y disminución de la SvcO$_2$ debido al aumento de la extracción de oxígeno por los tejidos periféricos.
• Los principales objetivos del tratamiento son:
  • Reposición de la volemia: tradicionalmente, se han usado cristaloides y hemoderivados i.v. para la reposición en el shock por depleción de líquidos y hemorrágico, respectivamente, con el objetivo de una presión arterial media (PAM) de 60-65 mm Hg. Sin embargo, los estudios recientes señalan que la reposición excesiva puede ser nociva en el shock hemorrágico *(Air Med J 2014;33:172)* y los pacientes sin comorbilidades importantes pueden tolerar concentraciones de hemoglobina inferiores (7 g/dl) de lo que se consideraba anteriormente. Deben realizarse estudios adicionales sobre el volumen adecuado de líquidos a administrar a los pacientes.
  • Tratamiento definitivo de la etiología subyacente de la pérdida de volumen: en el shock hemorrágico puede ser necesaria la intervención quirúrgica para el tratamiento definitivo.
■ **Obstructivo:** shock causado por la obstrucción cardíaca o de los grandes vasos, que produce una disminución del llenado ventricular izquierdo y colapso cardiovascular.
• La **etiología primaria** es la **embolia pulmonar,** que provoca una insuficiencia ventricular derecha.
• Los **parámetros hemodinámicos** mostrarán una disminución del gasto cardíaco, RVS normal o aumentada, y SvcO$_2$ normal o disminuida.
• Los principales objetivos del tratamiento son.
  • Soporte: aunque los pacientes dependen de la precarga, la administración excesiva de líquidos puede causar una sobrecarga ventricular derecha, lo que empeora el shock.
  • En un grupo rigurosamente seleccionado de pacientes, puede ser beneficioso el **tratamiento trombolítico.**
■ **Cardiogénico:** shock causado por fracaso sistólico del ventrículo izquierdo, que provoca una disminución del gasto cardíaco y la consiguiente distribución insuficiente de oxígeno.
• Las **etiologías primarias** son: infarto de miocardio, insuficiencia mitral aguda, miocarditis, derrame pericárdico con taponamiento y rotura de la pared septal.
• Los **parámetros hemodinámicos** mostrarán una disminución del gasto cardíaco, aumento de la RVS y disminución de la SvcO$_2$.
• Los principales objetivos del tratamiento son:
  • Reducción del edema pulmonar: la ventilación no invasiva con presión positiva o intubación endotraqueal con ventilación mecánica reduce la poscarga, lo que fomenta el flujo anterógrado. Además, la aplicación de presión positiva al espacio alveolar hace que el líquido del edema pulmonar se desplace al espacio intersticial.
  • Control riguroso de los líquidos: es importante una precarga adecuada para optimizar la función ventricular, pero la sobrecarga de volumen empeorará el estado respiratorio, por lo que es necesario el control de los líquidos.
  • Tratamiento definitivo de la enfermedad cardíaca subyacente: en caso de infarto de miocardio, debe realizarse una revascularización percutánea dentro del intervalo de tiempo adecuado.
  • Soporte: pueden usarse inotrópicos como la dobutamina para aumentar el gasto cardíaco. En el apartado «Tratamientos farmacológicos» se exponen otros fármacos inotrópicos. En los pacientes que no responden al tratamiento médico, pueden ser necesarios dispositivos mecánicos de asistencia circulatoria, entre ellos **dispositivos de asistencia ventricular izquierda** y **globos de contrapulsación intraaórticos.**
■ En la tabla 8-4 se muestran los patrones hemodinámicos asociados a los diferentes estados de shock.

TABLA 8-4	Patrones hemodinámicos asociados a estados de shock específicos							
Tipo de shock	**IC**	**RVS**	**RVP**	**SvO$_2$**	**PAD**	**PVD**	**PAP**	**PEAP**
Cardiogénico[a]	↓	↑	N	↓	↑	↑	↑	↑
Hipovolémico	↓	↑	N	↓	↓	↓	↓	↓
Distributivo	N–↑	↓	N	N–↑	N–↓	N–↓	N–↓	N–↓
Obstructivo	↓	↑–N	↑	N–↓	↑	↑	↑	N–↓

IC, índice cardíaco; IM, infarto de miocardio; N, normal; PAD, presión en la aurícula derecha; PAP, presión de la arteria pulmonar; PEAP, presión de enclavamiento de la arteria pulmonar; PVD, presión en el ventrículo derecho; RVP, resistencia vascular pulmonar; RVS, resistencia vascular sistémica; SvO$_2$, saturación de oxigeno en sangre venosa mixta.
[a]La equiparación de la PAD, PEAP, PAP diastólica y PVD diastólica establece el diagnóstico de taponamiento cardíaco.

Shock séptico

■ **Definición:** presencia de al menos dos criterios del síndrome de respuesta inflamatoria sistémica (SRIS), con evidencia de infección, disfunción orgánica e hipotensión refractaria.
  • Criterios de SRIS: deben estar presentes dos de los cuatro hallazgos siguientes:
    • Taquipnea: frecuencia respiratoria > 20 respiraciones/min o PaCO$_2$ < 32 mm Hg.
    • Leucocitos: < 4 000/µl o > 12 000/µl.
    • Taquicardia: pulso > 90 lpm.
    • Hipotermia o hipertermia: temperatura > 38 °C o < 36 °C.
  • Disfunción orgánica incluyendo, pero no limitándose a:
    • Diuresis ≤ 50 ml/kg/h
    • Disfunción hepática, que se evidencia por alteración de las enzimas hepáticas.
    • Alteración del estado mental.
    • Recuento de plaquetas ≤ 80 000/µl.
    • pH ≤ 7,30 y lactato en plasma ≥ 4mmol/l.
  • Hipotensión refractaria definida como presión arterial sistólica ≤ 90 mm Hg o PAM ≤ 70 mm Hg que no mejora tras la reposición adecuada de líquidos con 30 ml/kg PCI de líquido cristaloide i.v. o requiere vasopresores para mantener una PAM adecuada (*Crit Care Med 2013;31:580*).
■ Está causado por la liberación sistémica de citocinas y otros mediadores inmunomoduladores por bacterias circulantes o bioproductos bacterianos, que produce una intensa vasodilatación y un aumento compensador del gasto cardíaco.
■ Tratamiento del shock séptico:
  • **Reposición de volumen:** los pacientes deben recibir inicialmente **30 ml/kg PCI de líquido cristaloide i.v.** en la primera hora tras la presentación, con administración de volumen adicional si el paciente no responde. Los parámetros para determinar la respuesta a la reposición de volumen (sección sobre «Determinaciones hemodinámicas») debe monitorizarse rigurosamente durante la reposición para evitar una sobrecarga de volumen.
    • El tratamiento hídrico conservador en la lesión pulmonar aguda se asocia a un menor tiempo con ventilación mecánica (*N Engl J Med 2005;354:2564*).
    • Existe escasa evidencia de que la sobrecarga de volumen pueda asociarse a un aumento de la mortalidad en el shock séptico (*Chest 2000;117:1749*).
  • **Soporte cardiovascular:** pueden requerirse fármacos vasoactivos si la reposición de volumen no es suficiente para mantener una PAM ≥ 65 mm Hg. La norepinefrina se ha convertido en el fármaco de primera línea tras haberse demostrado que la dopamina tiene más efectos adversos (*N Engl J Med 2010;362:779*). La vasopresina se usa con frecuencia como fármaco de segunda línea. El mecanismo de acción de otros fármacos se expone en «Tratamientos farmacológicos».

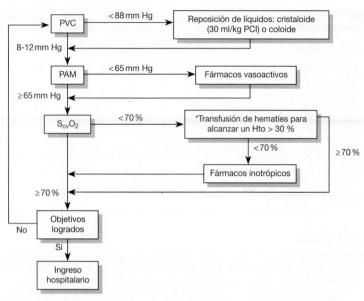

Figura 8-3. Protocolo de tratamiento rápido dirigido al objetivo (adaptado de *N Engl J Med 2001;345:1368*). *Aunque incluido en el protocolo original, en estudios más recientes se ha demostrado una tendencia al aumento de efecto nocivo en los pacientes que reciben más transfusiones; las actuales Surviving Sepsis Guidelines no recomiendan transfundir para alcanzar un Hto del 30 %. Hto, hematocrito; PAM, presión arterial media; PCI, peso corporal ideal; PVC, presión venosa central; ScvO$_2$, saturación venosa central de oxígeno.

- **Administración eficaz y oportuna de antimicrobianos:** la duración de la hipotensión antes de iniciar el tratamiento antimicrobiano eficaz se asocia independientemente a mortalidad intrahospitalaria *(Crit Care Med 2006;34:1589)*.
- **Control del origen:** si se identifica un origen anatómico específico de infección (p. ej., infección necrosante de tejidos blandos), debe intervenirse para controlar ese origen en las primeras 12 h, si es posible *(Crit Care Med 2013; 41:580)*.
- **Tratamiento rápido dirigido al objetivo:** protocolo para el tratamiento de las **6 primeras horas** de sepsis propuesto por Rivers et al. En 2001 *(N Engl J Med 2001;345:1368)*. Ampliamente adaptado en la práctica antes de que recientes estudios multicéntricos, prospectivos, controlados y aleatorizados cuestionaran su eficacia *(N Engl J Med 2014;370:1683; N Engl J Med 2014;371:1496)*; estudios limitados por cambios en la práctica en el grupo control (fig. 8-3).
- **Aclaramiento de lactato:** escasos datos muestran que el aclaramiento precoz de lactato puede asociarse a una mejor evolución en el shock séptico *(Crit Care Med 2004;32:1637)*, aunque en recientes estudios multicéntricos controlados y aleatorizados no se demostraron diferencias en cuanto a la mortalidad intrahospitalaria *(JAMA 2010;303:739)*. Las más recientes Surviving Sepsis Guidelines recomiendan la reposición dirigida para normalizar el lactato en pacientes con niveles elevados de éste *(Crit Care Med 2013;41:580)*.

Tratamientos farmacológicos

Vasoconstrictores e inotrópicos

- La **norepinefrina** causa vasoconstricción potente por su actividad adrenérgica α_1 y β_1. Fármaco de elección en el shock séptico debido a la ausencia de taquicardia coincidente.

■ La **vasopresina** causa vasoconstricción a través de tres receptores de péptido G distintos. Se usa principalmente junto con la norepinefrina. Evidencia débil de que puede tener un beneficio sobre la mortalidad mayor que la norepinefrina en el shock séptico menos grave, definido como el que requiere tratamiento con norepinefrina, 5-14 µg/min, para mantener una PAM ≥ 65 mm Hg *(N engl J Med 358;9:877)*. La dosis habitual de vasopresina es de 0,04 U/min.

■ La **epinefrina** tiene propiedades inotrópicas y vasoconstrictoras de un modo dependiente de la dosis debido a su actividad adrenérgica α_1 y β. En dosis bajas (≤ 0,05 µg/kg/min) aumenta el gasto cardíaco y reduce ligeramente la RVS debido a la actividad β predominante. En dosis superiores (> 0,05 µg/kg/min), la vasoconstricción predomina debido al aumento de actividad α_1. Es el fármaco de elección para el shock anafiláctico.

■ La **fenilefrina** es un agonista α_1 selectivo que causa vasoconstricción de arteriolas de mayor tamaño. Algunos estudios apoyan su uso en el shock séptico. Puede administrarse mediante catéteres intravenosos periféricos si no se ha establecido todavía una vía central.

■ La **dobutamina** es un inotrópico que reduce la poscarga y aumenta el volumen sistólico y la frecuencia cardíaca a través de su actividad agonista β_1. Fármaco de elección para el shock cardiogénico, pero aumenta el riesgo de arritmias cardíacas.

■ La **dopamina** tiene propiedades inotrópica, vasodilatadora y vasoconstrictora de forma dependiente de la dosis, debido a su acción sobre receptores α_1 periféricos, receptores β_1 cardíacos y receptores dopaminérgicos renales y esplácnicos. En dosis < 5 µg/kg/min, se comporta fundamentalmente como vasodilatador, aumentando el flujo sanguíneo renal. En dosis de 5-10 µg/kg/min, se comporta como inotrópico. En dosis > 10 µg/kg/min, se comporta como vasopresor. Se asocia a una mayor tasa de arritmias cardíacas que la norepinefrina *(N Engl J Med 2010;362:779)*.

■ La **milrinona** es un inhibidor de la fosfodiesterasa III que tiene un efecto inotrópico positivo, causando un aumento del gasto cardíaco. También causa vasodilatación sistémica, lo que puede empeorar la hipotensión.

Tratamiento complementario

■ **Corticoesteroides:** la insuficiencia suprarrenal relativa puede contribuir a la hipotensión refractaria durante el shock séptico. Las dosis elevadas (metilprednisolona 30 mg/kg o dexametasona 3-6 mg/kg) se asocian a peores resultados *(Am J Respir Crit Care Med 2012;185:133)*, pero en un estudio realizado se asociaron «dosis de estrés» de corticoides (hidrocortisona 50 mg i.v. cada 6 h) a mejores evoluciones *(Crit Care Med 2006;34:22)*. Las más recientes Surviving Sepsis Guidelines recomiendan el uso de 200 mg/día i.v. de hidrocortisona en dosis divididas sólo si la hipotensión no responde a la reposición de líquidos y el tratamiento vasopresor.

■ **Bicarbonato sódico:** no hay datos que apoyen el uso del tratamiento con bicarbonato en la academia láctica por sepsis con pH ≥ 7,15. Se desconoce el efecto del bicarbonato sobre la hemodinámica y las necesidades vasopresoras con acidemias más graves *(Crit Care Med 2013;41:580)*.

■ **Azul de metileno:** es un inhibidor selectivo de la guanilato-ciclasa, con lo que mitiga la vasodilatación mediada por el óxido nítrico. En estudios de observacionales se han demostrado efectos beneficiosos sobre parámetros hemodinámicos, pero se desconocen los efectos sobre la mortalidad y la morbilidad *(Pharmacotherapy 2010;30:702)*.

■ **Proteína C activada recombinante humana:** se recomendaba antes basándose en los resultados de un estudio que demostraba una reducción de la mortalidad *(Crit Care Med 2004;32:2207)*, pero estudios posteriores no demostraron beneficio alguno *(N Engl J Med 2012;366:2055)*, y el fármaco se retiró del mercado en 2011.

■ **Inmunoglobulinas:** no se recomiendan debido a la ausencia de beneficio *(Crit Care Med 2013;41:580)*.

Determinaciones hemodinámicas y ecografía en cuidados intensivos

Aunque la presión venosa central (PVC), la PAM y el cociente $SvO_2/ScvO_2$ se usan como criterios de valoración terapéuticos en el tratamiento del shock, existen datos que indican que estos parámetros no reflejan el volumen intravascular. Cada vez es mayor la evidencia de que parámetros dinámicos, entre ellos la variación de la presión del pulso y los diámetros de la vena cava inferior (VCI), pueden reflejar mejor el volumen intravascular, pero no está claro que esto desemboque en mejores resultados.

Determinaciones hemodinámicas

Parámetros estáticos

- **PVC:** es una aproximación de la presión en la aurícula derecha y, por tanto, de la precarga. Debe medirse desde un catéter venoso en la yugular o la subclavia interna porque las lecturas de catéteres femorales están influidas por presiones intraabdominales y, por tanto, no son precisas. Existe escasa relación entre la PVC y el volumen sanguíneo *(Chest 2008;134:172)*, pero valores bajos (< 4 mm Hg) obligan a la reposición de líquidos con monitorización rigurosa *(Intensive Care Med 2007;33:45)*.
- **ScvO$_2$:** porcentaje de oxígeno unido a la hemoglobina en la sangre que regresa en la vena cava superior. **No debe confundirse con SvO$_2$;** se mide desde un catéter venoso en la yugular interna o la subclavia. Los valores bajos indican un aporte de oxígeno inadecuado, ya sea por un volumen intravascular inadecuado o por un gasto cardíaco deficiente.
- **SvO$_2$:** porcentaje de oxígeno unido a la hemoglobina en la sangre que regresa al lado derecho del corazón. **No debe confundirse con ScvO$_2$;** sólo puede medirse con catéter de arteria pulmonar (CAP). Los valores bajos indican un aporte de oxígeno inadecuado, ya sea por un volumen intravascular inadecuado o por un gasto cardíaco deficiente.
- **Presión de oclusión de la arteria pulmonar o presión de enclavamiento:** una aproximación a la presión en la aurícula izquierda, que puede usarse para diferenciar entre edema pulmonar cardiogénico y no cardiogénico. Se mide usando un CAP. Anteriormente solía usarse en el tratamiento del shock séptico y el SDRA, pero no afecta a la morbilidad ni a la mortalidad *(JAMA 2003;290:2713)*.
  - Método de inserción: tras la inserción en una vena central, se infla el globo distal y se avanza el CAP. El análisis de la forma de onda o la radioscopia junto al paciente se usa para determinar que el catéter ha pasado a través de la aurícula derecha, el ventrículo derecho y a la arteria pulmonar.
  - Riesgos: el enclavamiento excesivo de un CAP puede causar **rotura de la arteria pulmonar con el consiguiente desangrado** o infarto pulmonar.
- **Medición del gasto cardíaco (GC) mediante CAP:** el GC puede medirse mediante termodilución o principio de Fick con un CAP.
  - Termodilución: se inyecta una solución de volumen y temperatura conocidos en el CAP, y la sangre enfriada a traviesa un termistor en el extremo distal del catéter. El GC es inversamente proporcional a la duración del tránsito de la sangre enfriada (cuanto mayor sea el tiempo, menor será el GC).
  - Principio de Fick: el GC es el cociente del consumo de oxígeno y la diferencia arteriovenosa de oxígeno. Para calcular el GC, se extrae sangre arterial y mixta venosa para determinar la diferencia arteriovenosa de oxígeno, y el consumo de oxígeno se determina mediante análisis del aire respiratorio o calorimetría indirecta.

Parámetros dinámicos

- **Monitorización Doppler aórtica:** existen varios sistemas que usan la ecografía Doppler para calcular el GC y el volumen sistólico. Se correlaciona bien con el GC medido por CAP *(Intensive Care Med 2004;30:2060)*. **Predice de modo fiable la respuesta volumétrica en pacientes graves ventilados sin respiración espontánea** *(Intensive Care Med 2005;31:1195)*.
  - Método: la sonda Doppler se inserta en el esófago o se coloca en la escotadura supraesternal y se rota hasta que se detecta una onda de flujo-velocidad y se refleja en el monitor. El diámetro aórtico se mide por el sistema o se basa en un nomograma con programación interna.
  - Parámetros de flujo: se miden el tiempo de flujo y velocidad sanguínea y se usan para calcular la distancia sistólica (latido), el volumen sistólico y el gasto cardíaco.

- Distancia sistólica (latido): área bajo la curva de la forma de onda de flujo-velocidad.
- Volumen sistólico: producto de la distancia sistólica y el área transversal de la aorta.
- GC: producto del volumen sistólico y la frecuencia cardíaca.

■ **Variación de la presión de pulso (ΔPp):** requiere la colocación de una vía arterial. Se calcula como la diferencia entre presiones sistólicas máxima y mínima en un ciclo respiratorio dividido por la media de esos valores. Un ΔPp del 13 % es un predictor fiable de respuesta a los líquidos en pacientes con ventilación mecánica sin respiración espontánea *(Am J Respir Crit Care Med 2000;162:134)*.

■ **Índice de distensibilidad de la VCI (dVCI):** se calcula como la diferencia entre el diámetro máximo y el mínimo de la VCI medido en un ciclo respiratorio dividido por el diámetro mínimo de la VCI. En un estudio, se observó que un dVCI de 18 % discrimina entre los que responden y los que no responden al volumen con un 90 % de sensibilidad y especificidad en pacientes con ventilación mecánica sin respiración espontánea *(Intensive Care Med 2004;30:1740)*, pero en estudios más recientes no se ha demostrado una reproducibilidad similar *(Emerg Med Australas 2012;24:534)*.

Ecografía en cuidados intensivos

El uso de ecografía a pie de cama se ha extendido mucho recientemente, y rápidamente se está convirtiendo en habitual en las unidades de cuidados intensivos. Cada vez es más accesible la formación ecográfica en cuidados intensivos, y es necesaria para una competencia completa. Esta sección trata de introducir sólo conceptos básicos. **La ecografía en cuidados intensivos trata de ser un complemento de otros datos clínicos.**

■ Conceptos básicos: el aire y las estructuras calcificadas transmiten mal las ondas de sonido. Los líquidos que fluyen libremente transmiten las ondas bien.

■ Definiciones básicas *(Int J Shoulder Surg 2010;4:55)*:
- Ecogenicidad: capacidad de un objeto para reflejar ondas sonoras.
- Hiperecoico: que contiene estructuras que reflejan las ondas sonoras bien: en la ecografía se observa de color banco. Ejemplos: hueso, pleura, pulmón.
- Hipoecoico: que contiene estructuras que reflejan mal las ondas sonoras; en la ecografía aparece de color gris. Las estructuras más profundas son también más hipoecoicas debido a la atenuación de la distancia. Ejemplos: ganglios linfáticos, tejido adiposo, músculo.
- Anecoico: que contiene estructuras que permiten el paso de las ondas sonoras libremente; se observa de color negro en la ecografía. Ejemplos: vasos sanguíneos, derrame pleural de tipo trasudado.

■ Ecografía para facilitar el acceso vascular: se dispone de instrucciones más detalladas en el *Washington Manual of Critical Care*, Sección XIX. El uso de la ecografía para guiar el acceso venoso central permite un mejor resultado y reduce las complicaciones.
- Localización: la guía ecográfica se usa con más frecuencia para el acceso a la vena femoral y a la yugular interna.
- Antes de iniciar el procedimiento: hay que explorar ambas venas por si existe una anatomía aberrante o trombosis venosa. También se realiza una ecografía pulmonar para descartar un neumotórax.
- Antes de aplicar el campo estéril: se coloca la sonda de forma que la aguja se visualice durante todo el tiempo de acceso al vaso.
- Durante el procedimiento: tras la inserción del fiador, se valora la longitud del vaso para asegurar que la guía no entra de forma inadvertida en arterias adyacentes.
- Tras el procedimiento: se repite la ecografía pulmonar para descartar un neumotórax.

■ Ecografía cardíaca: incluye cinco imágenes habituales, que se exponen a continuación. Usa un transductor corporal. Pretende facilitar la valoración de la respuesta volumétrica, la función sistólica global del ventrículo izquierdo y derecho, y la función valvular, y está indicada por causas potencialmente mortales de fracaso hemodinámico.
- Imagen paraesternal longitudinal: se coloca la sonda adyacente al esternón en el tercio izquierdo al quinto espacio intercostal con la orientación del marcador hacia el hombro derecho del paciente. Se debe visualizar el tracto de salida del ventrículo derecho, la cavidad ventricular izquierda, la aorta ascendente, la válvula mitral y la aurícula izquierda.

Valora si existe derrame pericárdico, disfunción ventricular izquierda y derecha, y patologías valvulares.

- Imagen en el eje corto paraesternal: la sonda permanece adyacente al esternón en el tercio izquierdo al quinto espacio intercostal, pero la orientación se ha rotado 90 grados en sentido de las agujas del reloj para apuntar hacia el hombro izquierdo del paciente. Se debe visualizar una imagen transversal de los ventrículos izquierdo y derecho a nivel de los músculos papilares. Valora la presencia de derrame pericárdico y disfunción de los ventrículos izquierdo y derecho.
- Imagen apical de las cuatro cavidades: la sonda se coloca entre las líneas medioclavicular y medioaxilar del lado izquierdo del tórax, entre el quinto y el séptimo espacios intercostales, por debajo del pezón, con el marcador de orientación apuntando a las 3 en punto. Se deben visualizar las aurículas y ventrículos izquierdos y derechos, así como las válvulas tricúspide y mitral. Valora el tamaño y la función de los ventrículos izquierdo y derecho.
- Imagen longitudinal subcostal: la sonda se coloca por debajo de la apófisis xifoides con el marcador de orientación apuntando a las 3 en punto. Se deben visualizar las aurículas y los ventrículos izquierdos y derechos. Valora la presencia de derrame pericárdico y la disfunción de ambos ventrículos. Se puede usar para valorar rápidamente la función cardíaca durante la reanimación cardiopulmonar.
- Imagen longitudinal de la VCI: la sonda permanece por debajo de la apófisis xifoides, pero se rota la orientación 90 grados en sentido contrario a las agujas del reloj para apuntar a las 12 en punto. Se debe visualizar la VCI en el eje longitudinal. Valora el diámetro de la VCI durante el ciclo respiratorio para determinar la respuesta volumétrica.

■ Ecografía torácica: incluye cuatro posiciones habituales, se realiza bilateralmente. Usa el transductor corporal en el marco abdominal para examinar el parénquima pulmonar; el transductor vascular puede usarse para la exploración detallada de la pleura. Trata de facilitar el diagnóstico de derrame pleural, edema pulmonar, consolidación pulmonar y neumotórax, y de guiar una toracocentesis segura.

- Áreas de investigación: el protocolo BLUE, para el diagnóstico inmediato de insuficiencia respiratoria aguda, define cuatro áreas de investigación *(Crit Ultrasound J 2011;3:109)*. El marcador de orientación debe apuntar hacia la cabeza del paciente.
  - Punto BLUE superior: línea medioclavicular, segundo espacio intercostal.
  - Punto BLUE inferior: línea axilar anterior, cuarto o quinto espacio intercostal.
  - Punto frénico: línea medioaxilar, sexto o séptimo espacio intercostal, localización del diafragma.
  - Punto PLAPS: posterior a la línea axilar posterior, cuarto o quinto espacio intercostal.
- Puntos de referencia anatómicos y aspecto ecográfico. Para identificar las estructuras clave, es necesario conocer el aspecto ecográfico normal de la anatomía torácica.
  - Pared torácica: hipoecoica, sombras lineales de densidad de tejido blando.
  - Costillas: estructuras curvilíneas hiperecoicas, con una sombra acústica posterior hipoecoica profunda.
  - Pleura: línea relativamente horizontal, hiperecoica y brillante, localizada aproximadamente 0,5 cm por debajo de las sombras costales.
  - Diafragma: línea curvilínea hiperecoica que se desplaza caudalmente con la inspiración. En un paciente sentado, se localiza caudal a la novena costilla.
  - Recesos esplenorrenal y hepatorrenal: se deben confirmar antes de cualquier procedimiento, porque su aspecto curvilíneo es similar al del diafragma. Se identifican por la visualización del hígado o el bazo y el riñón caudalmente.
  - Pulmón: el pulmón lleno de aire se observa hiperecoico debido a la escasa ecogenicidad del aire. El pulmón atelectásico o consolidado aparece hipoecoico con respecto al pulmón normal.
- Artefactos y terminología ecográfica: algunos artefactos ecográficos están causados por interfaces aire-tejido, y la presencia o la ausencia de estos artefactos es un signo indicativo de enfermedad *(Crit Care Med 2007;35:S250)*.

- **Línea pleural:** línea relativamente horizontal, muy ecogénica; causada por la interfase parietopulmonar, indica la superficie pulmonar.
- **Líneas A:** líneas horizontales muy ecogénicas, aproximadamente paralelas a la pared torácica; causadas por reverberaciones de la línea pleural.
- **Líneas B:** también denominadas «colas de cometa»; una agrupación en un espacio intercostal se denomina «cohetes pulmonares». Línea hiperecoica que surge perpendicularmente desde la línea pleural que se extiende por toda la pantalla sin borrar las líneas A; se desplaza con el deslizamiento pulmonar. Causadas por el engrosamiento de tabiques interlobulillares o áreas en vidrio deslustrado; las líneas B aisladas son una variante normal.
- **Deslizamiento pulmonar:** movimiento de «centelleo» de la línea pleural que se produce con el ciclo respiratorio; causado por el movimiento del pulmón a lo largo del eje craneocaudal durante la respiración. En modo M, se visualiza como el «signo de la orilla», con la pared torácica generando las «olas», el pulmón aireado formando la «arena» y la línea pleural como interfaz.
- **Pulso pulmonar:** pulsación de la línea pleural debido a la transmisión del latido cardíaco a través del pulmón no insuflado *(Ann Intensive Care 2014;4:1)*.
- Ecografía de la patología pulmonar *(Crit Care Med 2007;35:S250)*.
  - **Derrame pleural:** colección líquida rodeada por el diafragma, la pared torácica y la superficie pulmonar. Los trasudados son típicamente anecoicos; los exudados pueden presentar cierta ecogenicidad. Si el derrame es loculado, pueden observarse tabicaciones (como estructuras tipo membrana, hiperecoicas). En el derrame puede verse pulmón con atelectasia.
  - **Neumotórax:** debido a la escasa ecogenicidad del aire, el diagnóstico del neumotórax en la ecografía se establece mediante análisis de artefactos.
    - La presencia de **deslizamiento pulmonar** o **pulso pulmonar** descarta el neumotórax **en la localización que se estudia.**
    - **La desaparición del deslizamiento pulmonar** tiene un característico **signo de estratosfera** en modo M, con pérdida de la «arena», pero **ni es suficiente ni es específico para diagnosticar un neumotórax.**
    - El **punto pulmonar** es **patognomónico** de neumotórax, pero tiene escasa sensibilidad. Se produce en la interfase del neumotórax y el pulmón aireado. Se caracteriza por la alteración entre el deslizamiento pulmonar ausente y el deslizamiento pulmonar presente o líneas B en una localización con las respiraciones. En modo M, habrá transición entre el signo de la orilla y el signo de estratosfera.
  - **Neumonía:** sólo puede visualizarse cuando la consolidación está junto a la pleura. Un área hipoecoica heterogénea con márgenes irregulares donde el pulmón aireado colinda el área consolidada. Debe observarse broncograma aéreo para establecer el diagnóstico de neumonía *(Crit Care Med 2011;39:839)*.
  - **Edema pulmonar:** presencia de múltiples líneas B en un espacio intercostal («cohetes pulmonares») puede indicar edema pulmonar cardiogénico o no cardiogénico. Se corresponde con las líneas B de Kerley que se observan en la radiografía de tórax. Las líneas B aisladas son una variante normal.

■ Ecografía abdominal: la ecografía abdominal en cuidados intensivos es limitada, y trata de evaluar la presencia de líquido intraabdominal y valorar las vías urinarias y la aorta abdominal.
  - Evaluación del líquido intraabdominal: la evaluación habitual de los pacientes traumatológicos que pueden tener hemorragia intraabdominal incluye la evaluación centrada con ecografía para la exploración traumatológica. El paciente está en decúbito supino y se obtienen cuatro imágenes:
    - Espacio hepatorrenal: se coloca la sonda a la derecha del décimo o undécimo espacio intercostal en la línea axilar posterior con la marca de orientación apuntando cranealmente.
    - Pelvis: se coloca la sonda en la zona suprapúbica con la marca de orientación en posición de las 3 en punto.

- Espacio periesplénico: se coloca la sonda en el lado izquierdo en el décimo o undécimo espacio intercostal, en la línea axilar posterior o ligeramente posterior a ella, con la marca de orientación apuntando cranealmente.
- Espacio pericárdico: se coloca la sonda en posición subxifoidea con el marcador de orientación en posición de las 3 en punto.
- Paracentesis: la paracentesis debe realizarse bajo guía ecográfica porque disminuyen las complicaciones *(Ann Am Thorac Soc 2013;10:713)*. Se pueden encontrar más detalles en el *Washington Manual for Critical Care*, Sección XIX.
- Evaluación de las vías urinarias: la ecografía a pie de cama puede identificar distensión vesical o hidronefrosis.
  - Distención vesical: se coloca la sonda en posición suprapúbica con el marcador de orientación apuntando cranealmente para las dimensiones longitudinales, y en posición de las 3 en punto para las dimensiones transversas.
  - Hidronefrosis: se debe colocar la sonda ligeramente caudal a la localización usada para la exploración de los espacios hepatorrenal y periesplénico en la evaluación centrada con ecografía por traumatismos. La hidronefrosis se caracteriza por adelgazamiento de la corteza renal a medida que el sistema colector se dilata.
- Evaluación de la aorta abdominal: el objetivo es visualizar toda la aorta abdominal, para asegurarse de que su diámetro de pared externa a pared externa es < 3 cm. La exploración se inicia caudal a la apófisis xifoides, con la sonda perpendicular a la pared abdominal y el marcador de orientación en posición de las 3 en punto *(Ann Am Thorac Soc 2013;10:713)*.

■ Ecografía vascular diagnóstica: la ecografía a pie de cama puede realizarse para evaluar la trombosis venosa profunda cuando está clínicamente indicado. La vena se visualiza en el plano transverso. Un vaso con un flujo normal debe aparecer internamente anecoico y debe ser fácilmente compresible. Un trombo organizado aparece como una estructura discreta y ecogénica en el interior de la luz venosa. Un trombo recientemente formado puede ser anecoico, pero el vaso no será compresible.

Enfermedad pulmonar obstructiva

9

Jeffrey J. Atkinson, Junfang Jiao y Mario Castro

Enfermedad pulmonar obstructiva crónica

PRINCIPIOS GENERALES

Definición

La enfermedad pulmonar obstructiva crónica (EPOC) es un trastorno prevenible y tratable que se caracteriza por una limitación espiratoria al flujo aéreo que no es completamente reversible. La limitación del flujo aéreo suele ser progresiva y se asocia a una respuesta inflamatoria anómala de los pulmones frente a partículas nocivas o gases, principalmente el humo del cigarrillo *(GOLD Global Strategy for the Diagnosis, Management, and Prevention of Chronic Obstructive Pulmonary Disease [Actualización 2014]. Disponible en www.goldcopd.com).* **La obstrucción al flujo aéreo en la EPOC se debe a enfisema y enfermedades de las vías respiratorias.**

■ Desde el punto de vista anatomopatológico, el enfisema se define como la dilatación permanente de los espacios aéreos distales al bronquíolo terminal acompañada de destrucción de las paredes alveolares y ausencia de fibrosis asociada.

■ La afectación de las vías respiratorias en la EPOC se observa principalmente en las pequeñas vías respiratorias (con un diámetro interno < 2 mm). La bronquitis crónica es un rasgo característico de la EPOC, y se define, desde el punto de vista clínico, como una tos productiva que persiste la mayoría de los días durante al menos 3 meses consecutivos al año, durante al menos 2 años consecutivos, sin otra neumopatía que pueda explicar este síntoma. Las personas con bronquitis crónica pero sin obstrucción del flujo aéreo no tienen EPOC.

Epidemiología

■ Si bien es difícil determinar la prevalencia de la EPOC, se calcula que afecta a entre 10 y 24 millones de estadounidenses.

■ La EPOC y otras enfermedades respiratorias crónicas de las vías inferiores representan la tercera causa principal de muerte en Estados Unidos *(Natl Vital Stat Rep 2015;64(10):8).*

■ En Estados Unidos, la tasa de mortalidad por edades sigue siendo más elevada entre las personas de raza blanca que entre los afroamericanos, hispanos u originarios de las islas del Pacífico, aunque se han observado escasas diferencias entre hombres y mujeres.

Etiología

■ La mayoría de los casos de EPOC se pueden atribuir al **consumo de cigarrillos.** Aunque sólo una pequeña parte de los fumadores sufre una EPOC clínicamente significativa, una proporción mucho mayor tiene alteraciones de la función pulmonar *(Lancet 2011;378:991).*

■ **Los polvos, humos, gases y productos químicos ambientales (p. ej., hornos en los que se queman maderas) y de origen laboral** son otros agentes etiológicos de la EPOC. La contaminación del aire de interiores es una causa importante de EPOC mortal en los países en vías de desarrollo *(Science 2011;334:180).*

■ Se encuentra un **déficit de α_1-antitripsina** en el 1 % al 2 % de los pacientes con EPOC. Entre las características clínicas de los pacientes afectados pueden encontrarse antecedentes de un mínimo de tabaquismo, EPOC de inicio temprano (p. ej., antes de los 45 años de edad), antecedentes familiares de enfermedad pulmonar o enfisema con predominio en los lóbulos inferiores. A pesar de su escasa incidencia relativa, algunos autores recomiendan el estudio diagnóstico en todos los pacientes con EPOC *(Am J Respir Crit Care Med 2003;168:818).*

Fisiopatología

■ Las afecciones pulmonares y de las vías respiratorias importantes en la patogenia de la EPOC son la inflamación, el desequilibrio entre proteasas y antiproteasas en el pulmón, el recambio de la matriz extracelular, la agresión oxidativa y la apoptosis.

■ Entre los cambios anatomopatológicos se encuentran la destrucción del tejido alveolar y pequeñas vías respiratorias, la inflamación de la pared de las vías respiratoria, el edema y la fibrosis, y el moco intraluminal.

■ Los cambios en la función pulmonar consisten en disminución del flujo aéreo espiratorio máximo, hiperinsuflación pulmonar, atrapamiento aéreo y alteraciones del intercambio gaseoso alveolar.

■ En la EPOC puede observarse un aumento de la incidencia de osteoporosis, disfunción de la musculatura esquelética y arteriopatía coronaria, lo que tal vez indique un componente sistémico de la inflamación *(Chest 2005;128:2640)*.

Prevención

■ **El abandono del tabaco constituye la medida preventiva más eficaz en la EPOC.**

■ En pacientes con EPOC, el abandono del tabaco puede conducir a una reducción de la velocidad de deterioro de la función pulmonar *(Am J Respir Crit Care Med 2002;166:675)* y aumenta la supervivencia *(Ann Intern Med 2005;142:233)*.

■ La dependencia del tabaco justifica el tratamiento repetido hasta que los pacientes dejen de fumar *(N Engl J Med 2011;365:1222)*. La mayoría de los fumadores fracasan en los intentos iniciales de abandono del tabaco, y las recurrencias reflejan la naturaleza de la dependencia y no el fracaso del paciente ni del médico.

■ Se recomienda un abordaje multimodal para optimizar las tasas de abandono.
  • Información sobre los riesgos sanitarios prevenibles del tabaquismo, ofreciendo consejo para dejar de fumar y animando a los pacientes a realizar más intentos para ello incluso después de fracasos previos.
  • Ofrecer a los pacientes recursos para ayudarles a dejar de fumar.
  • Tratamiento farmacológico (tabla 9-1).

■ Los programas formales de abandono del tabaco, que suelen proporcionarse como terapia de grupo, pueden ser eficaces *(Cochrane Database Syst Rev 2002;(3):CD001007)*.

■ El Department of Health and Human Services estadounidense ha desarrollado un sistema de apoyo telefónico (1-800-QUIT NOW) con un análogo para consultar en Internet (smokefree.gov).

DIAGNÓSTICO

Presentación clínica

Anamnesis

■ Los síntomas más frecuentes de la EPOC son la disnea de esfuerzo, la tos, la expectoración y las sibilancias.

■ La disnea de esfuerzo progresa gradualmente con el paso del tiempo.

■ Los síntomas nocturnos significativos deben conducir a la búsqueda de afecciones concomitantes, como reflujo gastroesofágico, insuficiencia cardíaca congestiva o trastornos de la respiración durante el sueño.

■ Los médicos deben obtener un historial de tabaquismo a lo largo de toda la vida, y cuantificar la exposición a los factores de riesgo ambientales y laborales.

■ Es muy importante la evaluación rigurosa de la gravedad de los síntomas y de la frecuencia de las reagudizaciones de la EPOC, ya que orientarán para decidir las opciones terapéuticas.

■ Algunas herramientas empleadas para valorar la disnea y la gravedad de los síntomas en la EPOC son la COPD Assessment Tool (CAT; tabla 9-2) y cuestionarios enfocados en el paciente como la escala de disnea modificada del Medical Research Council (mMRC; tabla 9-3).

| **TABLA 9-1** | **Tratamiento farmacológico para el abandono del tabaco** |

Tratamiento con aporte de nicotina[a]

Producto	Posología	Efectos adversos/precauciones
Parche transdérmico[b]	7, 14 o 21 mg/día Pauta habitual = 21 mg/día x 6 semanas, 14 mg/día x 2 semanas, 7 mg/día x 2 semanas[b]	Cefalea, insomnio, pesadillas, náuseas, mareo, visión borrosa (se aplican a todos los productos de nicotina)
Chicle, pastillas	2-4 mg/1-8 h Reducir gradualmente la dosis	
Inhalador	10 mg/cartucho (4 mg dosis administrada) 6-16 cartuchos/día	
Aerosol nasal	0,5 mg/aerosol 1-2 aerosoles en cada narina cada hora	

Tratamiento farmacológico no nicotínico

Bupropión ER	150 mg al día x 3 días, y después 2 veces al día x 7-12 semanas Empiece 1 semana antes de la fecha del abandono	Mareo, cefalea, insomnio, náuseas, xerostomía, hipertensión, convulsiones Evite inhibidores de la monoaminooxidasa
Vareniclina	0,5 mg al día x 3 días, 2 veces al día x 4 días, después 1 mg 2 veces al día x 12-24 semanas Comience 1 semana antes de la fecha del abandono	Náuseas, vómitos, cefalea, insomnio, sueños anormales Empeoramiento de enfermedad psiquiátrica subyacente

[a]Con frecuencia se usa tratamiento combinado. Se utiliza un producto de acción prolongada (p. ej., parche) para el aporte basal de nicotina y un producto de acción corta (p. ej., inhalador) para los episodios incidentes de ansia de fumar.
[b]Si el paciente fuma menos de media cajetilla al día, se empezará con una dosis de 14 mg.
Véanse también las estrategias y el enfoque en *N Engl J Med* 2011;365;1222.

- A menudo se produce pérdida de peso en pacientes con EPOC en fase terminal, aunque conviene buscar otras causas, como neoplasias malignas y depresión.
- Aunque la disnea contribuye fundamentalmente a la morbilidad de la EPOC, la muerte de los pacientes con esta enfermedad suele deberse a enfermedad cardiovascular, cáncer de pulmón o tumores malignos no pulmonares (*Chest 2005;128:2640, Ann Intern Med 2005;142:233*).

Exploración física

- Hasta que se produce un deterioro significativo de la función pulmonar (p. ej., un volumen espiratorio forzado en 1 segundo [FEV_1] < 50 % del valor previsto), no suelen existir signos físicos de EPOC.
- Los pacientes con EPOC grave pueden presentar: prolongación (>6 s) de los ruidos respiratorios en una espiración forzada máxima, disminución de los ruidos respiratorios, uso de los músculos accesorios de la respiración e hiperresonancia torácica con la percusión. Puede o no haber sibilancias espiratorias.
- Pueden observarse signos de hipertensión pulmonar (HP) y de insuficiencia cardíaca derecha.
- **La acropaquia no es una característica de la EPOC,** por lo que su presencia debe llevar a la evaluación de otras enfermedades, especialmente el cáncer de pulmón.

TABLA 9-2	Chronic Obstructive Pulmonary Disease Assessment Tool (CAT; Herramienta de valoración de la EPOC)					
Nunca toso	1	2	3	4	5	Toso continuamente
No tengo flemas ni mucosidad en el pecho	1	2	3	4	5	Tengo el pecho totalmente lleno de mucosidad o flemas
No siento tirantez en el tórax	1	2	3	4	5	Siento tirantez en el tórax
No siento dificultad para respirar al subir una pendiente o un tramo de escaleras	1	2	3	4	5	Siento gran dificultad para respirar cuando subo una pendiente o un tramo de escaleras
No siento limitación alguna para realizar mis actividades en casa	1	2	3	4	5	Mis actividades en casa están limitadas
Me siento seguro al salir de casa a pesar de mi afección pulmonar	1	2	3	4	5	No me siento totalmente seguro al salir de casa debido a mi afección pulmonar
Duermo profundamente	1	2	3	4	5	No duermo profundamente debido a mi afección pulmonar
Me siento lleno de energía	1	2	3	4	5	Me siento falto de energía

La puntuación total es la suma de las puntuaciones de las escalas de las cuestiones individuales.
De Jones PW, Harding G, Berry P, et al. Development and first validation of the COPD Assessment Test. *Eur Respir J* 2009;34:648-54.

Diagnóstico diferencial

En el estudio de la EPOC, deben considerarse dentro del diagnóstico diferencial: tumores en las vías respiratorias, asma, bronquiectasias, enfermedad tromboembólica pulmonar, insuficiencia cardíaca congestiva, fibrosis quística, bronquiolitis constrictiva, panbronquiolitis difusa, granuloma eosinófilo, cardiopatía isquémica, linfangioleiomiomatosis, infección por micobacterias (tuberculosa y no tuberculosa), traqueobroncomalacia y estenosis traqueal.

Pruebas diagnósticas

■ Se debe considerar el diagnóstico de EPOC en cualquier paciente con tos crónica, disnea o expectoración, además de en cualquier paciente con antecedente de exposición a factores de riesgo de EPOC, especialmente tabaquismo (*GOLD Global Strategy for the Diagnosis, Management, and Prevention of Chronic Obstructive Pulmonary Disease* [Actualizado 2014]. Disponible en *www.goldcopd.com*).

TABLA 9-3	Escala de la disnea modificada del Medical Research Council (mMRC)
0	Sólo me falla la respiración con el ejercicio muy intenso
1	Siento algo de dificultad al respirar cuando voy deprisa por terreno llano o subiendo una ligera pendiente
2	Por terreno llano, ando más despacio que las personas de mi misma edad porque siento dificultad al respirar, o tengo que parar para respirar cuando ando a mi paso habitual
3	Me paro para respirar tras andar unos 100 metros o tras unos minutos de andar en terreno llano
4	Siento excesiva dificultad para respirar como para salir de casa y tengo dificultad para respirar cuando me visto

De Launois C, Barbe Coralie, Bertin E, et al. The modified Medical Research Council scale for the assessment of dyspnea in daily living in obesity: A pilot study. *BMC Pulm Med* 2012;12:61.

TABLA 9-4	Clasificación de la gravedad de la limitación del flujo aéreo en la enfermedad pulmonar obstructiva crónica (basada en el FEV_1 tras tratamiento broncodilatador)

En pacientes con FEV_1/FVC <0,70:

GOLD 1	Leve	FEV_1 ≥80% del valor previsto
GOLD 2	Moderada	50% ≤ FEV_1 <80% del valor previsto
GOLD 3	Grave	30% ≤ FEV_1 <50% del valor previsto
GOLD 4	Muy grave	FEV_1 <30% del valor previsto

FEV_1, volumen espiratorio forzado en 1 segundo; FVC, capacidad vital forzada; GOLD, Global Initiative for Chronic Obstructive Lung Disease.
De Global Strategy for Diagnosis, Management, and Prevention of COPD, 2015, © Global Initiative for Chronic Obstructive Lung Disease (GOLD), todos los derechos reservados. Disponible en http://www.goldcopd.com.

■ Pruebas de función pulmonar

- El diagnóstico claro de EPOC requiere la presencia de limitación espiratoria al flujo aéreo en la espirometría, medida como un cociente entre el volumen espiratorio forzado en el primer segundo y la capacidad vital forzada (FEV_1/FVC). Aunque se toma la cifra de 0,7 como límite inferior de la normalidad en todos los adultos, al avanzar la edad el cociente puede disminuir por debajo de 0,7 en personas asintomáticas y que nunca han fumado. Por tanto, un cociente disminuido no debe interpretarse automáticamente como diagnóstico de EPOC. El FEV_1 suele estar disminuido.
- El FEV_1 relativo al valor normal previsto define la gravedad de la obstrucción al flujo aéreo espiratorio (tabla 9-4) y es un factor predictivo de la mortalidad.
- Con frecuencia, se utiliza el FEV_1 para valorar la evolución clínica y la respuesta al tratamiento.
- La espirometría puede ayudar a evaluar el deterioro sintomático de etiología poco clara.
- La capacidad pulmonar total, la capacidad residual funcional y el volumen residual suelen aumentar hasta valores superiores a lo normal en pacientes con EPOC, lo que indica hiperinsuflación pulmonar con atrapamiento aéreo.
- Es posible observar una reducción de la capacidad de difusión pulmonar para el monóxido de carbono (DLCO).

Pruebas de laboratorio

- ■ Se recomienda una gasometría arterial (GA) inicial en los pacientes con EPOC grave para evaluar la presencia y la gravedad de la hipoxemia y la hipercapnia. Se puede considerar un control anual.
- ■ Una elevación del bicarbonato venoso puede indicar hipercapnia crónica.
- ■ La policitemia puede reflejar una respuesta fisiológica a la hipoxemia crónica y un uso inadecuado del oxígeno suplementario.

Diagnóstico por la imagen

- ■ La radiografía de tórax no es eficaz para el diagnóstico de EPOC, aunque sí es útil para evaluar diagnósticos alternativos.
- ■ La TC de tórax sin contraste puede detectar enfisema y otras afecciones asociadas al tabaquismo, sobre todo el cáncer de pulmón (v. «Complicaciones»). Sin embargo, la TC torácica diagnóstica sistemática añade poco al tratamiento, y no es necesaria para descartar otros muchos diagnósticos, salvo que los hallazgos de la anamnesis o de la exploración sugieran una neumopatía intersticial o tromboembólica oculta.
- ■ Al aumentar la gravedad de la EPOC, los pacientes suelen presentar signos radiográficos de hiperinsuflación torácica, entre ellos aplanamiento del diafragma, aumento de los es-

pacios aéreos retroesternal/retrocardíaco e hipertransparencia pulmonar con disminución de las marcas vasculares. Es posible detectar bullas enfisematosas. En la enfermedad grave, se usa la TC de tórax para determinar la indicación de cirugía de reducción del volumen pulmonar (CRVP) (v. «Tratamiento: tratamiento quirúrgico»

TRATAMIENTO

- El tratamiento crónico de los pacientes con EPOC tiene como objetivo aumentar la calidad de vida, reducir la frecuencia y la gravedad de las reagudizaciones, retrasar la progresión de la enfermedad y prolongar la supervivencia.
- De todos los tratamientos médicos crónicos, **se ha demostrado que el abandono del tabaco y la corrección de la hipoxemia con oxígeno suplementario logran el mayor efecto sobre el aumento de la supervivencia** (*Ann Intern Med 2005;142:233; Cochrane Database Syst Rev 2005;(4):CD001744*). Entre las intervenciones quirúrgicas, la CRVP prolonga la supervivencia en pacientes seleccionados (*Am J Respir Crit Care Med 2011;184:763*).
- La EPOC debe tratarse de forma escalonada, basándose en la evaluación de la EPOC (tabla 9-5) y prestando atención al riesgo de reagudizaciones futuras y síntomas para dirigir los tratamientos con eficacia demostrada (tabla 9-6).

Medicamentos

El plan terapéutico farmacológico (tabla 9-7) se basa en la gravedad de la enfermedad del paciente, la respuesta a medicamentos específicos, la frecuencia de reagudizaciones, la disponibilidad y asequibilidad de los fármacos, y el cumplimiento del paciente.

TABLA 9-5	Valoración de la enfermedad pulmonar obstructiva crónica mediante síntomas, disnea, clasificación espirométrica y riesgo de reagudizaciones

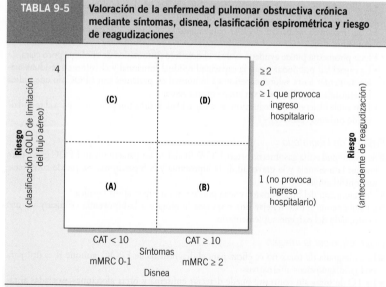

CAT, Chronic Obstructive Pulmonary Disease Assessment Tool; GOLD, Global Initiative for Chronic Obstructive Lung Disease.
De Global Strategy for Diagnosis, Management, and Prevention of COPD, 2015, © Global Initiative for Chronic Obstructive Lung Disease (GOLD), todos los derechos reservados. Disponible en http://www.goldcopd.com.

TABLA 9-6	Estrategia de intervención basada en la categoría GOLD[a]

Categoría GOLD	Intervención
A	Abandono del tabaco Vacunación (antigripal, antineumocócica) Broncodilatador de acción corta a demanda
B	**Todo lo anterior más:** Broncodilatador de acción prolongada Considerar broncodilatadores de acción prolongada combinados en dosis fija
C	**Todo lo anterior más:** Oxígeno si precisa Broncodilatadores de acción prolongada (o combinados de dosis fija) Considerar combinación de broncodilatador y corticoesteroide combinado Considerar un macrólido si no se controlan las exacerbaciones frecuentes Considerar un inhibidor PDE4 si hay bronquitis crónica y exacerbaciones frecuentes no controladas
D	**Todo lo anterior más:** Rehabilitación pulmonar Considerar tratamiento quirúrgico

GOLD, Global Initiative for Chronic Obstructive Lung Disease; PDE4, fosfodiesterasa 4.
[a]Beneficio de la intervención basado en el riesgo de exacerbación frente al riesgo de neumonía en pacientes concretos.
Adaptado de Global Strategy for the Diagnosis, Management, and Prevention of COPD, 2015,© Global Infiltrative for Chronic Obstructive Lung Disease (GOLD), todos los derechos reservados. Disponible en www.goldcopd.com

■ **Broncodilatadores inhalados**
- Los broncodilatadores inhalados constituyen el pilar fundamental del tratamiento farmacológico de la EPOC. Actúan principalmente relajando el tono del músculo liso de las vías respiratorias, lo que reduce la obstrucción al flujo aéreo.
- El uso correcto de un aerosol presurizado en dosis fija (MDI, *metered-dose inhaler*) logra una administración del fármaco tan eficaz como el empleo de un nebulizador en la mayoría de los pacientes *(Health Technol Assess 2001;5(26):1-149)*. Los profesionales sanitarios deben evaluar sistemáticamente la técnica de uso de los MDI por los pacientes y enseñarles a ello.
- Los anticolinérgicos de acción prolongada inhalados mejoran considerablemente la función pulmonar, la calidad de vida y las reagudizaciones de la EPOC, aunque la velocidad del deterioro del FEV_1 no se ve afectada *(N Engl J Med 2008;359:1543)*.
- Los agonistas adrenérgicos β de acción prolongada (ABAP) proporcionan mejorías que son al menos similares a las de los anticolinérgicos de acción prolongada y los corticoesteroides inhalados *(Cochrane Database Syst Rev 2011(12):CD004106)*.

■ **Corticoesteroides inhalados**
- El fundamento del uso de corticoesteroides inhalados (CI) es el papel esencial de la inflamación en la patogenia de la EPOC.
- Los CI pueden aumentar el FEV_1, reducir la frecuencia de las reagudizaciones de la EPOC y mejorar la calidad de vida. No parecen retrasar la velocidad de deterioro de la función pulmonar con el tiempo *(N Engl J Med 1999;340:1948; BMJ 2000;320:1297; Eur Respir J 2003;21:68)*.

■ **Tratamiento combinado:** en comparación con la monoterapia, una combinación de fármacos puede ser más eficaz a la vez que reduce la posibilidad de efectos adversos. Algunos ejemplos son:

TABLA 9-7	Tratamiento de la enfermedad pulmonar obstructiva crónica estable con fármacos inhalados[a]

Agonistas β de acción corta

Nombre	Posología	Efectos adversos[b]
Salbutamol	MDI: 2 inhalaciones cada 4-6 h Nebulizador: 2,5 mg cada 6-8 h	Palpitaciones, temblor, ansiedad, náuseas/vómitos, irritación faríngea, dispepsia, taquicardia, arritmias, hipertensión.
Levosalbutamol	MDI: 2 inhalaciones cada 4-6 h Nebulizador: 0,63-1,25 mg cada 6-8 h	Los efectos cardiovasculares pueden ser menos frecuentes con levosalbutamol

Agonistas β de acción prolongada

Salmeterol	DPI: 1 inhalación (50 µg) 2 veces al día	Cefalea, infección respiratoria alta, tos, palpitaciones, astenia, diarrea
Formoterol	DPI: 1 cápsula (12 µg) 2 veces al día	
Arformoterol	Nebulizador: 15 µg 2 veces al día	
Indacaterol[c]	DPI: 1 cápsula (75 µg) al día	

Anticolinérgicos[d]

Ipratropio	MDI: 2 inhalaciones cada 4-6 h Nebulizador: 0,5 mg cada 6-8 h	Xerostomía, tos, náuseas/vómitos, diarrea, retención urinaria
Tiotropio	DPI: 1 inhalación (18 µg) al día	
Aclidinio	DPI: 1 inhalación (400 µg) 2 veces al día	

Combinaciones de fármacos

Salbutamol/ ipratropio	Aerosol para inhalar: una inhalación 4 veces al día Nebulizador: 1 ampolla de 3 ml 4 veces al día (cada ampolla contiene 2,5 mg de salbutamol y 0,5 mg de ipratropio)	Los anteriores para cada clase concreta de fármacos (anticolonérgico, agonista β)
Fluticasona/ salmeterol	DPI: 1 inhalación 2 veces al día La dosis recomendada es 250 µg de fluticasona/50 µg de salmeterol	Los anteriores más infección respiratoria baja (neumonía) y candidiasis bucal
Budesonida/ formoterol	DPI: 2 inhalaciones 2 veces al día 160 µg de budesonida/4 µg de formoterol	
Umeclidinio/ vilanterol	DPI: una inhalación al día 62,5 µg de umeclidinio/25 µg de vilanterol	Los anteriores para cada clase de fármaco

DPI, inhalador de polvo seco; MDI, inhalador presurizado en dosis fija.
[a]Se enumeran los medicamentos de uso habitual. Esta tabla no es exhaustiva.
[b]Sólo se presentan los efectos adversos más frecuentes.
[c]La dosis de indacaterol autorizada en Estados Unidos es menor que la de otros países, incluido Canadá.
[d]El tratamiento anticolinérgico de acción corta (p. ej., ipratropio) suele interrumpirse cuando se inicia el tratamiento anticolinérgico de acción prolongada (p. ej., tiotropio), puesto que se espera un efecto beneficioso adicional mínimo, los efectos adversos pueden aumentar y se ha evaluado insuficientemente el uso de dos fármacos anticolinérgicos inhalados.

- La combinación de un CI y un agonista β de acción prolongada es eficaz para reducir la frecuencia de empeoramientos de la EPOC, aunque es necesario sopesar este efecto beneficioso frente a un aumento del riesgo de neumonía *(N Engl J Med 2007;356:775)*.
- El tratamiento combinado con un agonista β de acción prolongada y un anticolinérgico de las mismas características mantiene la mayor mejora de la función pulmonar en comparación con cualquiera de los fármacos en monoterapia *(Eur Respir J 2005;26:214)*.
- Los tratamientos combinados de acción prolongada y dosis fija mejoran más la función pulmonar que con cualquiera de los fármacos en solitario, aunque se dispone de escasos datos sobre la reducción de los síntomas y las reagudizaciones *(Lancet Respir Med 2013;1:199)*.
- Siguen las dudas en cuanto al valor de las mayores ventajas de añadir anticolinérgicos a las combinaciones de ABAP/CI, por lo que se sugiere un enfoque escalonado con tratamiento personalizado según los síntomas y la frecuencia de las reagudizaciones *(Cochrane Database Syst Rev 2014(3):CD010844)*.

■ **Macrólidos** (p. e., azitromicina, 250 mg/día)
- Pueden actuar como antiinfecciosos o antiinflamatorios directos en la EPOC.
- En pacientes con reagudizaciones previas, la frecuencia de las posteriores disminuyó en un 19 %; sin embargo, la mejoría de los síntomas clínicos fue escasa pero importante *(N Engl J Med 2011;365:689)*.
- El beneficio puede ser mayor en pacientes ancianos (> 65 años) y en casos de enfermedad más leve ($FEV_1 > 50 \%$), pero puede no observarse beneficio alguno en los fumadores actuales.
- Se ha documentado la aparición de hipoacusia sin acúfenos (*tinnitus*), lo que sugiere que en los tratamientos crónicos debe considerarse el control sistemático con audiometrías.

■ **Inhibidores de la fosfodiesterasa 4 (PDE4)** (p. ej., roflumilast, 500 µg/día)
- Aprobados por la FDA estadounidense para una indicación relativamente escasa en la EPOC ($FEV_1 < 50 \%$) y la bronquitis crónica con reagudizaciones frecuentes, demostrando una reducción del 17 % de las reagudizaciones *(Lancet 2009;374:685)*.
- Parecen seguros cuando se usan como tratamiento adicional con broncodilatadores crónicos.
- No se observaron mejorías en los síntomas clínicos, posiblemente debido a una mayor incidencia de efectos secundarios, sobre todo digestivos, que limitan la dosis tolerada.
- Los escasos datos a largo plazo y la posibilidad de pérdida de peso y aumento de síntomas psiquiátricos sugieren la necesidad de un control riguroso.

■ **Teofilina**
- La teofilina es una xantina con propiedades broncodilatadoras. Los pacientes que no responden adecuadamente al tratamiento con broncodilatadores inhalados pueden beneficiarse de la adición de teofilina, aunque los posibles efectos adversos y la ausencia de datos sobre la eficacia en pacientes que ya están siendo tratados con combinaciones de fármacos inhalados de acción prolongada limitan su uso.
- La teofilina de liberación sostenida se administra una o dos veces al día. La concentración sérica debe mantenerse entre 8 µg/ml y 12 µg/ml para evitar la toxicidad.
- Entre los efectos adversos figuran ansiedad, temblor, cefalea, insomnio, náuseas, vómitos, dispepsia, taquicardia, taquiarritmias y convulsiones.
- Si se producen efectos adversos, hay que interrumpir la teofilina y medir la concentración sérica.
- Los pacientes con EPOC grave pueden sufrir deterioro clínico al interrumpir la teofilina.
- El aclaramiento de teofilina está aumentado en fumadores activos, y disminuido en los ancianos y en pacientes con hepatopatía o insuficiencia cardíaca congestiva.

■ No se recomiendan los **corticoesteroides sistémicos** para el tratamiento crónico de la EPOC, debido a su perfil desfavorable de efectos adversos y su eficacia limitada. Sin embargo, en ocasiones se emplean en pacientes con enfermedad grave que no responden a otros tratamientos. Si se utiliza, el tratamiento crónico con corticoesteroides orales debe administrarse en la dosis mínima eficaz e interrumpirse lo antes posible. Debe añadirse una evaluación sistemática de la densidad mineral ósea para evitar complicaciones de osteoporosis.

■ El tratamiento con **α_1-antitripsina (A1AT) i.v.** puede beneficiar a determinados pacientes con deficiencia de A1AT y EPOC *(Am J Respir Crit Care Med 2012;185:246)*. La infusión semanal de 60 mg/kg es el tratamiento habitual.

■ No se ha demostrado que los antibióticos, mucolíticos, antioxidantes, inmunorreguladores, antitusígenos, vasodilatadores, estimulantes respiratorios, narcóticos e inhibidores de los leucotrienos produzcan un beneficio significativo en el tratamiento de la EPOC estable.

Otros tratamientos no farmacológicos

■ El **oxígeno suplementario** disminuye la mortalidad y mejora la función física y mental en pacientes hipoxémicos con EPOC.
  • La GA en reposo con aire ambiental es el método de referencia para determinar la necesidad de oxígeno suplementario. La pulsioximetría puede resultar eficaz para comprobaciones rutinarias después de la evaluación inicial de la saturación de la oxihemoglobina y de haber comparado su exactitud con la saturación arterial de oxihemoglobina (SaO_2) medida.
  • La oxigenoterapia está indicada en pacientes con una presión parcial arterial de oxígeno (PaO_2) ≤ 55 mm Hg o una $SaO_2 \leq 88\%$, o si un paciente tiene una $PaO_2 < 60$ mm Hg o una $SaO_2 < 90\%$ y signos de hipertensión pulmonar (HP), policitemia (hematocrito $> 55\%$) o insuficiencia cardíaca.
  • Las necesidades de oxígeno suplementario suelen ser máximas durante el esfuerzo y mínimas en reposo durante la vigilia. Los pacientes que precisan oxígeno suplementario durante el esfuerzo con frecuencia también lo necesitan durante el sueño. Aunque la cantidad exacta de oxígeno suplementario necesario durante el sueño puede medirse mediante pulsioximetría, es razonable estimar inicialmente la cantidad necesaria ajustando la tasa de flujo del oxígeno en 1 litro/min por encima de la necesaria durante el reposo en vigilia.
  • La prescripción de oxígeno debe incluir el sistema de administración (gas comprimido, líquido o concentrador) y la tasa de flujo de oxígeno necesaria (1 itros/min) para el reposo, el sueño y el esfuerzo.
  • A los pacientes que reciban oxigenoterapia crónica se les debe evaluar de nuevo al menos una vez al año para valorar sus necesidades de oxígeno.

■ La **rehabilitación pulmonar** es una intervención multidisciplinaria que mejora los síntomas y la calidad de vida y reduce la frecuencia de las reagudizaciones en pacientes con EPOC *(Am J Respir Crit Care Med 2006;173:1390)*. Los componentes de un programa de rehabilitación son el ejercicio físico, el consejo nutricional y el apoyo psicosocial. Es preciso considerar la rehabilitación pulmonar en todos los pacientes con EPOC moderada a grave *(N Engl J Med 2009;360:1329)*.

■ **Vacunaciones**
  • La vacunación antigripal anual reduce la incidencia de enfermedades respiratorias agudas relacionadas con la gripe en pacientes con EPOC *(Chest 2004;125:2011)*.
  • Si bien no se ha demostrado que la vacunación antineumocócica reduzca significativamente la morbilidad y la mortalidad en pacientes con EPOC, es razonable administrar esta vacuna *(Cochrane Database Syst Rev 2006;(4):CD001390)*.

Tratamiento quirúrgico

■ El **trasplante pulmonar** en la EPOC grave puede mejorar la calidad de vida y la capacidad funcional. Los datos sobre la supervivencia son contradictorios, y hasta la fecha no se ha demostrado una mejoría constante de ésta.
  • Entre los criterios de selección para el trasplante en los pacientes con EPOC se encuentran una puntuación BODE (tabla 9-8) (v. «Resultados/pronóstico») de 7 a 10 o al menos uno de los siguientes: antecedente de ingreso hospitalario por reagudización de

TABLA 9-8	Índice BODE

Puntos del índice BODE[a]

Variable	0	1	2	3
FEV$_1$ (% del valor predicho)	≥65	50-64	36-49	≤35
Distancia recorrida en 6 min (m)	≥350	250-349	150-249	≤149
Escala modificada de disnea del mMRC	0-1	2	3	4
Índice de masa corporal	>21	≤21		

FEV$_1$, volumen espiratorio máximo en el primer segundo; mMRC, Modified Medical Research Council (v. tabla 9-3).
[a]Los valores acumulados totales posibles varían de 0 a 10.
De Celli BR, Cote CG, Marin JM, et al. The body-mass index, airflow obstruction, dyspnea, and exercise capacity index in chronic obstructive pulmonary disease. *N Engl J Med* 2004;350(10): 1005-1012.

la EPOC asociada a hipercapnia aguda (PaCO$_2$ > 50 mm Hg); HP, insuficiencia cardíaca derecha o ambas a pesar de oxigenoterapia suplementaria; FEV$_1$ < 20 %, y DLCO < 20 % o distribución homogénea del enfisema (*J Heart Lung Transplant 2006;25:745*).
■ La **CRVP** puede producir mejoras de la calidad de vida y de la supervivencia en un subgrupo específico de pacientes con enfisema principalmente en los lóbulos superiores y una reducción significativa de la capacidad de esfuerzo (*Am J Respir Crit Care Med 2011;184(7):763*).

CONSIDERACIONES ESPECIALES

Reagudización de la EPOC

■ La reagudización de la EPOC se define por el aumento de la disnea, que suele acompañarse de aumento de la tos, expectoración purulenta, sibilancias, tirantez torácica u otros síntomas (y signos) de deterioro agudo del estado respiratorio, sin una explicación alternativa.
■ Las infecciones respiratorias (víricas y bacterianas) y la contaminación ambiental producen la mayor parte de las reagudizaciones (*Thorax 2006;61:250*).
■ El diagnóstico diferencial comprende: neumotórax, neumonía, derrame pleural, insuficiencia cardíaca congestiva, isquemia cardíaca y embolia pulmonar.
■ Además de la anamnesis y la exploración física, la evaluación de un paciente con una presunta reagudización de la EPOC debe incluir: saturación de oxihemoglobina, gasometría arterial, ECG y radiografía de tórax.
■ Entre los criterios de ingreso hospitalario figuran un aumento importante de la intensidad de los síntomas, EPOC grave subyacente, comorbilidades significativas, ausencia de respuesta al tratamiento médico inicial, incertidumbre diagnóstica y apoyo domiciliario insuficiente (*GOLD Global Strategy for the Diagnosis, Management, and Prevention of Chronic Obstructive Pulmonary Disease [Actualizado 2014]. Disponible en www.goldcopd. com*).
■ Entre los criterios de ingreso en una unidad de cuidados intensivos se encuentran los siguientes: necesidad de ventilación mecánica invasiva, inestabilidad hemodinámica, disnea intensa que no responde adecuadamente al tratamiento, cambios del estado mental, e hipoxemia, hipercapnia o acidosis respiratoria persistentes o progresivas a pesar del oxígeno suplementario y de ventilación no invasiva (*GOLD Global Strategy for the Diagnosis, Management, and Prevention of Chronic Obstructive Pulmonary Disease [Actualizado 2014]. Disponible en www.goldcopd.com*).

■ **Tratamiento farmacológico** (tabla 9-9)

- **Los agonistas β de acción corta (ABAC) constituyen el tratamiento de primera línea de las reagudizaciones de la EPOC.** Se pueden añadir anticolinérgicos de acción corta en caso de respuesta inadecuada a los ABAC.
- Dado que muchos pacientes que sufren un empeoramiento agudo de la EPOC tienen dificultad para usar de forma óptima un MDI, muchos médicos optan por administrar los broncodilatadores mediante nebulización.
- Debido al riesgo de efectos adversos graves, los médicos suelen evitar las metilxantinas (p. ej., teofilina) en las reagudizaciones. Sin embargo, si un paciente utiliza metilxantinas de forma crónica, se desaconseja su interrupción durante un episodio de empeoramiento, debido al riesgo de descompensación.
- Los **corticoesteroides sistémicos** producen una mejoría de la duración de la estancia hospitalaria, la función pulmonar y la incidencia de recidivas, y se recomiendan en todos los pacientes ingresados y en la mayoría de los ambulatorios que sufren una reagudización de la EPOC *(N Engl J Med 2003;348:2618; N Engl J Med 1999;340:1941; Lancet 1999;354:456)*. Se recomienda una dosis de prednisona de 40 mg durante 5 días sobre tratamientos más prolongados *(JAMA 2013;309:2223)*.
- El **tratamiento antibiótico** se administra de forma sistemática, pero beneficia con más frecuencia a pacientes con expectoración purulenta y a los que necesitan ventilación mecánica *(Ann Intern Med 1987;106:196; Chest 2000;117:1638; Lancet 2001;358:2020)*.

TABLA 9-9	Tratamiento farmacológico de las reagudizaciones de la enfermedad pulmonar obstructiva crónica

Nombre del fármaco	Dosis
Salbutamol	MDI: 2-4 inhalaciones cada 1-4 h Nebulizador: 2,5 mg cada 1-4 h
Ipratropio	MDI: 2 inhalaciones cada 4 h Nebulizador: 0,5 mg cada 4 h
Prednisona	40 mg/día x 5 días

Antibióticos[a]

Características del paciente	Patógenos a considerar	Antibiótico[b] (uno de los siguientes)
Sin factores de riesgo de evolución desfavorable o patógeno resistente a fármacos[c]	*Haemophilus influenzae* *Streptococcus pneumoniae* *Moraxella catarrhalis*	Macrólido, cefalosporina de segunda o tercera generación, doxiciclina, trimetoprima/ sulfametoxazol
Factores de riesgo presentes	Los anteriores, más bacilos gramnegativos, que incluyen *Pseudomonas*	Fluoroquinolona o β-lactámico con actividad antipseudomonas

MDI, inhalador presurizado en dosis fija.
[a]Indicado en todos los pacientes ingresados y en la mayoría de los pacientes ambulatorios. Recomendación posológica tomada de Global Strategy for the Diagnosis, Management, and Prevention of COPD, 2015. © Global Initiative for Chronic Obstructive Lung Disease (GOLD), todos los derechos reservados. Disponible en http://www.goldcopd.com.
[b]Tratamiento durante 3 a 7 días. Si se ha producido exposición reciente a antibióticos, seleccione un fármaco de una clase alternativa. Hay que tener en cuenta los patrones locales de resistencia.
[c]Factores de riesgo: edad >65 años, enfermedades comórbidas (especialmente cardiopatías), $FEV_1 < 50\%$, >3 reagudizaciones/año, tratamiento antibiótico en los 3 meses previos *(Thorax 2006;61:337)*.

TABLA 9-10	Indicaciones y contraindicaciones de la ventilación no invasiva en las reagudizaciones de la enfermedad pulmonar obstructiva crónica

Indicaciones	Contraindicaciones
Disnea moderada a grave con signos de aumento del trabajo de la respiración	Parada respiratoria Inestabilidad hemodinámica Alteración del estado mental, imposibilidad de colaborar
Acidosis respiratoria aguda con pH ≤ 7,35 y/o $PaCO_2 > 45$ mm Hg (6 kPa)	Riesgo elevado de aspiración Secreciones viscosas o abundantes Cirugía facial o gastroesofágica reciente
Frecuencia respiratoria > 25	Traumatismo craneofacial Alteraciones nasofaríngeas fijas Quemaduras Obesidad extrema

Datos de Global Strategy for the Diagnosis, Management, and Prevention of COPD, 2015. © Global Initiative for Chronic Obstructive Lung Disease (GOLD), todos los derechos reservados. Disponible en http://www.goldcopd.com.

- Hay que administrar **oxígeno suplementario** para mantener una saturación de oxígeno de 88-92%.
- Se deben usar **medidas de tromboprofilaxis** debido al mayor riesgo de trombosis venosa profunda en los pacientes hospitalizados por una reagudización de la EPOC *(Chest 2009;135:786)*.
- La **ventilación no invasiva** (tabla 9-10) reduce la tasa de intubación, mejora la acidosis respiratoria, disminuye la frecuencia respiratoria y reduce la duración de la estancia hospitalaria *(BMJ 2003;326:185)*.
- En algunos pacientes es necesaria la **intubación endotraqueal** con ventilación mecánica invasiva (tabla 9-11).
- Entre los criterios para el alta de pacientes con reagudizaciones de EPOC se cuentan la necesidad de broncodilatadores inhalados con una frecuencia inferior a una vez cada 4 h, la estabilidad clínica y de la GA durante al menos 12 h a 24 h, la capacidad de comer, dormir y caminar de forma cómoda, el conocimiento adecuado por parte del paciente del tratamiento domiciliario y los preparativos adecuados en el domicilio. Antes del alta hospitalaria, es importante volver a abordar los aspectos del tratamiento crónico, como las necesidades de oxígeno suplementario, las vacunaciones, el abandono del tabaco, la evaluación de la técnica de inhalación y la rehabilitación pulmonar.

TABLA 9-11	Indicaciones de la ventilación mecánica invasiva en las reagudizaciones de la enfermedad pulmonar obstructiva crónica

Ausencia de mejoría con ventilación no invasiva, o no candidato a ésta (v. tabla 9-10)
Disnea intensa con signos de aumento del trabajo de la respiración
Acidosis respiratoria aguda con pH < 7,25 y/o $PaCO_2 > 60$ mm Hg (8 kPa)
$PaO_2 < 40$ mm Hg (5,3 kPa)
Frecuencia respiratoria > 35
Afecciones coexistentes, como enfermedad cardiovascular, alteraciones metabólicas, sepsis, neumonía, embolia pulmonar, neumotórax, derrame pleural importante

Datos de Global Strategy for the Diagnosis, Management, and Prevention of COPD, 2015. © Global Initiative for Chronic Obstructive Lung Disease (GOLD), todos los derechos reservados. Disponible en http://www.goldcopd.com.

COMPLICACIONES

- Los pacientes con EPOC grave e hipoxemia crónica pueden presentar hipertensión pulmonar e insuficiencia cardíaca derecha.
- Los pacientes con EPOC tienen un riesgo mayor de cáncer de pulmón, neumotórax, arritmias, osteoporosis, y trastornos psiquiátricos como ansiedad y depresión.
  - La TC anual en los grandes fumadores (edad > 55 años, antecedente de > 30 paquetes-año) reduce un 20 % la mortalidad por cáncer de pulmón. Esto debe sopesarse con el riesgo de procedimientos invasivos por pruebas con resultados positivos falsos que se observaron en aproximadamente el 40 % de las personas en que se realizó el cribado *(N Engl J Med 2011;365:395)*. En el estudio de cribado de mayor tamaño, la mayoría de los resultados positivos falsos podían resolverse repitiendo la prueba de imagen.
  - Muchos pacientes con EPOC leve y moderada (estadios I y II de Global Initiative for Chronic Obstructive Lung Disease [GOLD]) fallecerán por enfermedad cardiovascular, por lo que deben usarse bloqueantes β cardioselectivos cuando esté indicado.
  - En pacientes con EPOC es frecuente observar osteoporosis y déficit de vitamina D, que deben controlarse y tratarse.
- Se calcula que el 50 % de los pacientes con EPOC sufre trastornos del sueño. Los nuevos fármacos no benzodiazepínicos, como el zolpidem, parecen ser seguros en pacientes con EPOC menos grave *(Proc Am Thorac Soc 2008;5:536)*.

RESULTADOS/PRONÓSTICO

El índice BODE (v. tabla 9-8) es un criterio compuesto de índice de masa corporal, obstrucción al flujo aéreo, disnea y tolerancia al esfuerzo que se ha validado como un método de predicción más exacto de mortalidad por EPOC que el FEV_1 solo *(N Engl J Med 2004;350:1005)*.

Asma

PRINCIPIOS GENERALES

Definición

- El asma es una enfermedad heterogénea de las vías respiratorias que se caracteriza por inflamación crónica, hiperreactividad ante la exposición a una amplia variedad de estímulos y obstrucción con limitación variable al flujo aéreo. Debido a ello, los pacientes presentan paroxismos de tos, disnea, tirantez torácica y sibilancias.
- **El asma es una enfermedad crónica con reagudizaciones episódicas intercaladas con períodos asintomáticos.** Los empeoramientos se caracterizan por un aumento progresivo de los síntomas del asma, que pueden durar desde minutos hasta horas. Se asocian a infecciones víricas, alérgenos y exposiciones laborales, y se producen cuando aumenta la reactividad de la vía aérea y la función pulmonar se vuelve inestable.

Clasificación

- La gravedad del asma debe clasificarse según el nivel de deterioro (síntomas, función pulmonar, actividades de la vida diaria y uso de fármacos de último recurso o rescate) y el riesgo (reagudizaciones, deterioro de la función pulmonar y efectos adversos de los fármacos).
- En la evaluación inicial, esta valoración determinará el nivel de gravedad de los pacientes que no reciben fármacos controladores (tabla 9-12). El nivel de gravedad se basa en la categoría más grave en la que aparece cualquier dato. En las visitas posteriores, o si el paciente recibe un fármaco controlador, esta evaluación se apoya en el menor escalón de tratamiento para mantener el control clínico (tabla 9-13). El control del asma se basa en la categoría de riesgo o deterioro más graves.

■ Durante una reagudización, la gravedad aguda de la crisis debe clasificarse según los síntomas y signos, y con medidas objetivas de función pulmonar (tabla 9-14).

■ Los pacientes que han sufrido dos o más reagudizaciones y que han precisado corticoesteroides sistémicos durante el último año pueden considerarse dentro de la misma categoría que los que sufren asma persistente, independientemente del nivel de alteración.

Epidemiología

En Estados Unidos:

■ El asma es la principal enfermedad crónica en los niños (20 % al 30 %) (*NCHS Data Brief 2012;1*).

■ La prevalencia del asma y la mortalidad relacionada con ésta han aumentado desde 1980 hasta mediados de la década de 1990, pero desde la década de 2000 se ha producido una estabilización de la prevalencia y una disminución de la mortalidad. En la actualidad, se calcula que hay unos 300 millones de personas afectadas en todo el mundo y que unos 250 000 fallecen a diario en todo el mundo a causa del asma.

■ Los afroamericanos tienen más probabilidad que las personas de raza blanca de acudir a urgencias e ingresar en el hospital, y un mayor índice de mortalidad por asma.

Etiología

Los posibles factores para la aparición del asma se pueden dividir, a grandes rasgos, en factores del paciente, factores genéticos y factores ambientales.

■ Un gran número de genes, regiones cromosómicas y cambios epigenéticos se han asociado a la aparición de asma. También se han descrito diferencias raciales y étnicas, aunque probablemente se deban a una compleja interacción entre factores genéticos, socioeconómicos y ambientales.

■ Hay múltiples factores ambientales que contribuyen a la aparición y la persistencia del asma. Las infecciones víricas graves en fases tempranas de la vida, sobre todo por virus respiratorio sincitial (VRS) y rinovirus, se asocian a la aparición de asma en la infancia y participan en su patogenia.

■ La exposición y sensibilización a diversos alérgenos e irritantes (como el humo de tabaco, moho, descamación de piel, pelo de mascotas, cucarachas) durante la infancia puede intervenir en la aparición del asma, aunque todavía no se ha determinado por completo la naturaleza exacta de esta relación. Por el contrario, la exposición al principio de la vida a alérgenos de interiores junto con determinadas bacterias (microbioma) pueden ejercer un efecto protector en los niños de zonas urbanas. La prevalencia del asma en los niños de entorno rural es escasa, aunque se desconoce la causa.

Fisiopatología

El asma se caracteriza por obstrucción de las vías respiratorias, hiperinsuflación y limitación del flujo aéreo debido a múltiples procesos:

■ Inflamación aguda y crónica de la vía respiratoria caracterizada por infiltración de la pared de la vía respiratoria, la mucosa y la luz por eosinófilos activados, mastocitos, macrófagos y linfocitos T. También intervienen componentes de la inmunidad innata, entre ellos linfocitos T citolíticos naturales (*natural killer*), neutrófilos y linfocitos linfoides innatos.

■ Contracción del músculo liso bronquial debida a los mediadores liberados por diversos tipos celulares como células inflamatorias, nerviosas locales y epiteliales.

■ Lesión epitelial que se manifiesta por denudación y descamación del epitelio, que causa la formación de tapones mucosos que obstruyen la vía respiratoria.

■ Remodelado de la vía respiratoria, que se caracteriza por los siguientes hallazgos:
  • Fibrosis subepitelial, específicamente engrosamiento de la lámina reticular por depósito de colágeno.
  • Hipertrofia e hiperplasia del músculo liso.
  • Hipertrofia e hiperplasia de las células caliciformes y de las glándulas submucosas, que dan lugar a hipersecreción de moco.

TABLA 9-12	Clasificación de la gravedad del asma en la evaluación inicial			
	Intermitente	**Leve persistente**	**Moderada persistente**	**Grave persistente**
Síntomas diurnos	≤2 días/semana	≥2 días/semana pero no a diario	A diario	Continuos
Síntomas nocturnos	≤2/mes	3-4/mes	≥1/semana, pero no todas las noches	Todas las noches
Limitación de la actividad	Ninguna	Ligera	Alguna	Extrema
Uso de fármacos de último recurso	≤2 días/semana	≥2 días/semana pero no a diario	A diario	Varias veces al día
FEV$_1$	≥ 80 %	≥ 80 %	60-80 %	<60 %
Reagudizaciones	0-1/año	≥2/año	≥2/año	≥2/año
Tratamiento	Escalón 1	Escalón 2	Escalón 3	Escalón 5
De elección	CI dosis baja	CI dosis baja	CI dosis baja	Tratamiento complementario: omalizumab, termoplastia bronquial
			Escalón 4	
			CI dosis media o elevada + ABAP	
Alternativo	CI dosis baja		ARLT, cromoglicato, teofilina	Considerar CO en dosis baja
			CI dosis elevada + ARLT o teofilina	
		En 2-6 semanas evaluar el nivel de control del asma y ajustar el tratamiento en consecuencia.		

CI, corticoesteroides inhalados; CO, corticoesteroides orales; FEV$_1$, volumen espiratorio forzado en 1 s; ABAP, agonista adrenérgico β de acción prolongada; ARLT, antagonista de receptor de leucotrienos.
De Global Strategy for Asthma Management and Prevention, Global Initiative for Asthma (GINA) 2014. Disponible en http://www.ginasthma.org. National Asthma Education and Prevention Program. Expert Panel Report 3. http://www.nhlbi.nih.gov/guidelines/asthma/asthgdln.pdf. 2007.

| TABLA 9-13 | Evaluación del control del asma |

	Bien controlada	No bien controlada	Muy mal controlada
Síntomas diurnos	≤2 días/semana	>2 días/semana	Continuos
Síntomas nocturnos	Ninguno	1-3 veces/semana	≥ 4 veces/semana
Limitación de la actividad	Ninguna	Alguna	Extrema
Uso de fármacos de último recurso	≤2 veces/semana	>2 veces/semana	Frecuente
FEV_1 o PEF	≥ 80%	60-80%	<60%
Cuestionario validado	ACT ≥ 20 ACQ < 0,75	ACT 16-19 ACQ > 1,5	ACT ≤ 15
Reagudizaciones	0-1/año	≥2 veces/año	≥2 veces/año
Tratamiento	Mantener en el menor escalón posible Considerar disminuir un escalón si está bien controlada durante ≥3 meses	Aumentar un escalón	Aumentar uno o dos escalones y plantear un ciclo corto de CO
Seguimiento	1-6 meses	2-6 semanas	2 semanas

ACT, Asthma Control Test; ACQ, Asthma Control Questionnaire; CO, corticoesteroides orales; FEV_1, volumen espiratorio forzado en 1 s; PEF, flujo respiratorio máximo.
De Global Strategy for Asthma Management and Prevention, Global Initiative for Asthma (GINA) 2014. Disponible en http://www.ginasthma.org. National Asthma Education and Prevention Program. Expert Panel Report 3.
http://www.nhlbi.nih.gov/guidelines/asthma/asthgdln.pdf.

- Angiogénesis en las vías respiratorias.
- Engrosamiento de la pared de la vía respiratoria por edema e infiltración celular.

Factores de riesgo

Diversos factores aumentan la hiperreactividad de la vía respiratoria y pueden producir un aumento agudo y crónico de la gravedad de la enfermedad:

■ Alérgenos, como ácaros del polvo, cucarachas, pólenes, mohos y caspa de mascotas en pacientes susceptibles.
■ Infecciones víricas de las vías respiratorias superiores.
■ Muchos alérgenos e irritantes laborales, como perfumes o detergentes, incluso en dosis pequeñas.
■ Cambios en el tiempo (de calor a frío), estímulos emocionales intensos y esfuerzo.
■ Los irritantes, como el tabaco y el humo de madera, pueden producir broncoespasmo agudo y es importante evitarlos en todos los pacientes.
■ La obesidad se asocia a una mayor gravedad del asma.
■ Fármacos como los bloqueantes β (entre ellos los preparados oftálmicos), el ácido acetilsalicílico y los antiinflamatorios no esteroideos (AINE) pueden producir el inicio súbito de una obstrucción grave de la vía respiratoria.

Prevención

■ El cumplimiento estricto y el seguimiento adecuado pueden ayudar a prevenir el deterioro del control del asma.

TABLA 9-14	Clasificación de la gravedad de los empeoramientos del asma		

	Moderada	Grave	Parada respiratoria inminente
FEV1 o PEF respecto al valor predicho o el mejor valor personal	40-69 %	< 40 %	< 25 % o incapacidad de medirlo
Síntomas	DE o DR al hablar	DR en reposo	DR intensa
Exploración	Sibilancias espiratorias	Sibilancias inspiratorias y espiratorias	Puede no haber sibilancias
	Cierto uso de músculos accesorios	Uso de músculos accesorios Retracción torácica Agitación o confusión	Uso de músculos accesorios con movimiento diafragmático paradójico Disminución del estado mental
Signos vitales	FR < 28/min FC < 110 SatO$_2$ > 91 % con AA Sin pulso paradójico	FR > 28/min FC > 110 SatO$_2$ < 91 % con AA Pulso paradójico > 25 mm Hg	Igual que grave, pero podría aparecer depresión respiratoria y/o bradicardia
PaCO$_2$	Normal o hipocápnico	> 42 mm Hg	La hipercapnia es un signo tardío

AA, aire ambiental; DE, disnea de esfuerzo; DR, dificultad respiratoria; FC, frecuencia cardíaca; FEV$_1$, volumen espiratorio forzado en 1 s; FR, frecuencia respiratoria; PEF, flujo respiratorio máximo; SatO$_2$, saturación de oxígeno.
De Global Initiative for Asthma. GINA Report, Global Strategy for Asthma Management and Prevention. http://www.ginasthma.org. 2011; National Asthma Education and Prevention Program. Expert Panel Report 3. http://www.nhlbi.nih.gov/guidelines/asthma/asthgdln.pdf, 2007.

■ La identificación y la evitación de los factores de riesgo (alérgenos, irritantes) que empeoran los síntomas desempeñan un papel en la prevención.
■ Es importante reconocer y tratar afecciones coexistentes como obesidad, enfermedades de senos nasales, enfermedad por reflujo gastroesofágico (ERGE) y trastornos psiquiátricos.
■ Todos los pacientes con asma deben vacunarse contra la gripe cada año.

Trastornos asociados

■ Con frecuencia se presenta **rinosinusitis,** con o sin pólipos nasales, que debe tratarse con corticoesteroides intranasales, lavados con solución salina y/o antihistamínicos. Los antibióticos se reservarán para las infecciones bacterianas superpuestas.
■ La **disfunción de las cuerdas vocales (DCV)** puede coexistir o enmascarar un asma grave no controlada. El tratamiento consiste en logopedia y, si es necesario, terapia conductual.
■ La **ERGE** sintomática puede causar tos y sibilancias en algunos pacientes, y puede beneficiarse del tratamiento con antagonistas del receptor H$_2$ o inhibidores de la bomba de protones. El tratamiento empírico de la ERGE en pacientes asintomáticos con asma no controlada no es una estrategia eficaz.
■ Cada vez se reconoce más la **obesidad** como enfermedad comórbida, además de que posiblemente tenga importancia en el empeoramiento del control del asma. Esto puede estar relacionado con la alteración de la mecánica pulmonar, la alteración de los patrones

respiratorios o un aumento de la inflamación sistémica. Hay que insistir a los pacientes obesos en que se centren en la pérdida de peso mediante dieta y ejercicio.

■ La prevalencia del tabaquismo en pacientes con asma es la misma que en la población general. Aunque no hay datos convincentes que vinculen el tabaquismo con la aparición de asma, puede hacer que los pacientes sean menos sensibles a los CI y más difíciles de controlar. Hay que animar a todos los pacientes a dejar de fumar.

■ La **apnea obstructiva del sueño (AOS)** puede dificultar el control del asma y, si se sospecha, debe abordarse con una polisomnografía nocturna.

DIAGNÓSTICO

Presentación clínica

Anamnesis

■ Los episodios recurrentes de tos, disnea, tirantez torácica y sibilancias sugieren la existencia de asma. La mayoría de las veces los síntomas empeoran por la noche o a primera hora de la mañana, en presencia de posibles desencadenantes, y/o con un patrón estacional.

■ Un antecedente personal o familiar de atopia puede aumentar la probabilidad de asma.

■ La edad > 50 años en la primera consulta, el tabaquismo de > 20 paquetes-año y la ausencia de respuesta al tratamiento del asma hacen que sea menos probable que esta enfermedad sea la causa de los síntomas respiratorios.

Exploración física

■ En la exploración física pueden auscultarse sibilancias y una fase espiratoria prolongada, aunque una exploración torácica normal no descarta el asma.

■ A menudo coexisten con el asma signos de atopia como eccema, rinitis o pólipos nasales.

■ Durante una presunta reagudización del asma, se debe realizar una evaluación rápida para identificar a los pacientes que precisan una intervención inmediata (v. tabla 9-14):
  • Dificultad respiratoria o flujo espiratorio máximo (PEF) < 25 % del valor previsto, o ambas cosas.
  • La presencia y la intensidad de las sibilancias son un indicador poco fiable de la gravedad de una crisis.
  • El enfisema subcutáneo debe alertar al explorador sobre la presencia de un neumotórax o de neumomediastino.

Criterios diagnósticos

■ En general, el diagnóstico se basa en la presencia de síntomas compatibles con asma, junto con la demostración de una obstrucción variable al flujo aéreo espiratorio.

■ La respuesta adecuada al tratamiento del asma es un método válido que ayuda a establecer el diagnóstico.

Diagnóstico diferencial

Se deben considerar otras enfermedades que pueden manifestarse con sibilancias, especialmente en los pacientes que no responden al tratamiento (tabla 9-15).

Pruebas diagnósticas

Pruebas de laboratorio

■ No están indicadas las pruebas analíticas habituales para el diagnóstico de asma, y no deben retrasar el inicio del tratamiento.

■ Durante una reagudización, hay que considerar la monitorización de la saturación de oxígeno y la realización de una gasometría arterial en los pacientes con dificultad grave o con FEV_1 < 40 % del valor previsto después del tratamiento inicial.
  • Una PaO_2 < 60 mm Hg es un signo de broncoconstricción grave o de una complicación, como edema pulmonar o neumonía.

TABLA 9-15	Enfermedades que pueden manifestarse como asma refractaria

Obstrucción de la vía aérea superior	**Reacción adversa a fármacos**
Tumor	Ácido acetilsalicílico
Epiglotitis	Bloqueantes β
Disfunción de las cuerdas vocales	Inhibidores de la enzima conversora
Apnea obstructiva del sueño	de la angiotensina
Enfermedad de las vías respiratorias inferiores	Pentamidina inhalada
Aspergilosis broncopulmonar alérgica	Neumonía eosinófila
Enfermedad pulmonar obstructiva crónica	Insuficiencia cardíaca congestiva
Fibrosis quística	Reflujo gastroesofágico
Déficit de α_1-antitripsina	Sinusitis
Bronquiectasias	Neumonitis por hipersensibilidad
Bronquiolitis obstructiva	Síndrome de Churg-Strauss
Traqueomalacia	Hiperventilación con crisis de angustia
Lesión endobronquial	Disnea disfuncional
Cuerpo extraño	
Traqueobronquitis herpética	

- Inicialmente, la $PaCO_2$ es baja, debido a un aumento de la frecuencia respiratoria. En una crisis prolongada, la $PaCO_2$ puede aumentar como consecuencia de la obstrucción grave de las vías respiratorias, el aumento de la ventilación del espacio muerto y la fatiga de los músculos respiratorios. **Una $PaCO_2$ normal o elevada es un signo de insuficiencia respiratoria inminente y obliga a un ingreso hospitalario.**

Pruebas de alergia

- Las pruebas cutáneas de alergia o inmunoanálisis para determinar IgE específicas de alérgenos son útiles para identificar la sensibilización a alérgenos inhalados específicos cuando la exposición a éstos puede ser un desencadenante.
- Los resultados de las pruebas de alergia deben correlacionarse con la anamnesis y el cuadro clínico.

Óxido nítrico exhalado

- La concentración fraccional de óxido nítrico exhalado (FeNO) puede usarse como un marcador de inflamación eosinófila de las vías respiratorias en el asma.
- Un nivel de FeNO > 50 partes por mil millones se asocia a una buena respuesta a los CI. Sin embargo, no suele recomendarse la FeNO para orientar el tratamiento del asma.

Diagnóstico por la imagen

- No es necesario realizar una radiografía de tórax de forma sistemática, sino sólo cuando se sospecha una complicación pulmonar, como neumonía o neumotórax, o para descartar otras causas de síntomas respiratorios en pacientes a quienes se está evaluando por un posible asma.
- En pacientes con asma grave que no responde al tratamiento, se puede plantear la TC torácica para estudiar diagnósticos alternativos.

Pruebas diagnósticas

- Las **pruebas de función pulmonar (PFP)** son esenciales para el diagnóstico del asma. En pacientes con asma, las PFP muestran un patrón obstructivo, cuya característica es una disminución de los flujos espiratorios:

- Se produce una reducción del FEV_1 y una reducción proporcionalmente menor de la FVC, lo que causa una disminución del cociente FEV_1/FVC (generalmente $< 0,7$ o el límite inferior del valor normal). En la enfermedad obstructiva leve que afecta únicamente a las vías respiratorias pequeñas, es posible que el cociente FEV_1/FVC sea normal y que la única alteración consista en una disminución del flujo aéreo en la porción media de los volúmenes pulmonares (entre el 25 % y el 75 % del flujo espiratorio forzado).
- El diagnóstico clínico de asma se confirma por un patrón obstructivo que mejora tras el tratamiento broncodilatador. **La mejoría se define como un aumento del $FEV_1 > 12\%$ y 200 ml después de dos a cuatro inhalaciones de un broncodilatador de acción corta.** En la mayoría de los pacientes no se observará reversibilidad en todas las evaluaciones.
- En pacientes con asma crónica grave, la obstrucción al flujo aéreo puede no ser completamente reversible. En estos pacientes, el método más eficaz para establecer el grado máximo de reversibilidad de las vías respiratorias es repetir las PFP después de un ciclo de corticoesteroides orales (habitualmente 40 mg/día durante 10-14 días) y usar los mismos criterios anteriores para la reversibilidad. La ausencia de obstrucción demostrable de las vías respiratorias o de reactividad de las mismas no descarta un diagnóstico de asma.
- En los casos en que la espirometría es normal, el diagnóstico puede establecerse demostrando un aumento de la sensibilidad de la vía respiratoria a una **provocación con metacolina.** Se considera que la provocación con metacolina es positiva cuando una concentración de provocación de 8 mg/ml o menos produce una disminución del FEV_1 del 20 % (PC_{20}). La prueba se considera negativa si PC_{20} es > 16 mg/ml.

■ Es esencial realizar una medición objetiva de la obstrucción al flujo aéreo para la evaluación de un empeoramiento. La gravedad de éste se puede clasificar como:
- Leve (PEF o $FEV_1 > 70\%$ del valor previsto o del mejor valor personal).
- Moderada (PEF o FEV_1 del 40 % al 69 %).
- Grave (PEF o $FEV_1 < 40\%$).
- Potencialmente mortal/parada respiratoria inminente (PEF o $FEV_1 < 25\%$).

TRATAMIENTO

■ El tratamiento médico incluye el tratamiento crónico y un plan para las reagudizaciones, conocido como **plan de acción del asma.** La mayor parte de las veces, consiste en el uso diario de un fármaco antiinflamatorio, un modificador de la enfermedad (fármaco para el control a largo plazo) y el uso a demanda de un broncodilatador de acción corta (fármaco de alivio rápido).

■ Los objetivos del tratamiento diario son **evitar el deterioro** (ausencia de síntomas, y actividad y función pulmonar normales) y **minimizar el riesgo** (prevención de los empeoramientos, la pérdida de función pulmonar y los efectos adversos de los fármacos). Para obtener éxito con el tratamiento, es necesario instruir a los pacientes, medir de forma objetiva la obstrucción al flujo aéreo y contar con un plan de medicación para el uso diario y para las reagudizaciones.

■ Cuando se inicia el tratamiento en un paciente que no recibe todavía un fármaco controlador, es importante evaluar la gravedad del paciente y asignarle el mayor nivel en que se haya producido cualquier signo en las 2-4 semanas previas (v. tabla 9-12).

■ Al efectuar el seguimiento de los pacientes que reciben fármacos controladores, se realizará una evaluación del control en las visitas posteriores para modificar el tratamiento (v. tabla 9-13).

■ Cuando la respuesta a un fármaco controlador no es buena tras 2-3 meses de tratamiento, hay que indagar en los siguientes puntos antes de iniciar el tratamiento escalonado:
- Ausencia de cumplimiento con el tratamiento farmacológico.
- Técnica de inhalación incorrecta.
- Exposición continua a alérgenos o irritantes, o a ambos.
- Trastornos coexistentes: obesidad, enfermedades de senos nasales, ERGE, apnea obstructiva del sueño y depresión.
- Otros diagnósticos (v. tabla 9-15).

	Si está bien controlado durante ≥ 3 meses, bajar un escalón ⟷		Si no está bien controlado, subir un escalón después de abordar la evitación, el cumplimiento, las afecciones concomitantes y los desencadenantes		

	Escalón 1	Escalón 2	Escalón 3	Escalón 4	Escalón 5	Escalón 6
Medicamento de acción rápida	**ABAC a demanda**					
Medicamento controlador preferido	Ninguno	CI en dosis bajas	CI en dosis bajas + ABAP o CI en dosis medias	CI en dosis medias + ABAP	CI en dosis elevadas + ABAP y evaluación para omalizumab	Añadir CO a los medicamentos del escalón 5
Medicamento controlador alternativo		ARLT o cromoglicato o teofilina de liberación sostenida	CI en dosis bajas con MLT o teofilina de liberación sostenida	Considerar la adición de MLT y/o teofilina de liberación sostenida		

Figura 9-1. Algoritmo terapéutico basado en el nivel de control. ABAC, agonistas β2 de acción corta; ABAP, agonistas β2 de acción prolongada; ARLT, antagonistas del receptor de leucotrienos; CI, corticoesteroide inhalado; CO, corticoesteroides orales; MLT, modificadores de los leucotrienos. (De Global Initiative for Asthma. GINA Report, Global Strategy for Asthma Management and Prevention, http://www.ginasthma.org. 2011; National Asthma Education and Prevention Program. Expert Panel Report 3. http://www.nhlbi.nih.gov/guidelines/asthma/asthgdln.pdf, 2007.)

■ El objetivo del abordaje escalonado es controlar los síntomas lo más rápidamente posible. Al mismo tiempo, el nivel de control varía a lo largo del tiempo y, en consecuencia, también lo hacen las necesidades de fármacos, por lo que se debe revisar el tratamiento cada 3 meses para verificar si es posible una reducción escalonada (fig. 9-1).

■ El **tratamiento de una reagudización** que requiere asistencia intrahospitalaria debe seguir un algoritmo terapéutico para seleccionar a los pacientes en función de la respuesta al tratamiento (fig. 9-2).

• La respuesta al tratamiento inicial (tres tratamientos cada 20 min con un broncodilatador de acción corta cada 20 min durante 60-90 min) puede ser un mejor factor predictivo de la necesidad de ingreso hospitalario que la gravedad del empeoramiento.

• Se debe aconsejar a los pacientes con riesgo elevado de muerte relacionada con el asma (v. «Resultados/pronóstico») que soliciten atención médica en las fases iniciales de la evolución de una reagudización.

• Es adecuado que el umbral para el ingreso sea bajo en los pacientes con hospitalización reciente, fracaso del tratamiento ambulatorio intensivo (con corticoesteroides orales) o una crisis potencialmente mortal previa.

Medicamentos

Primera línea

■ **Broncodilatadores de acción corta**

• Fármacos de alivio rápido utilizados a demanda para el tratamiento a largo plazo del asma de cualquier gravedad, así como para el tratamiento rápido de las reagudizaciones, y que se administran con MDI o nebulizador.

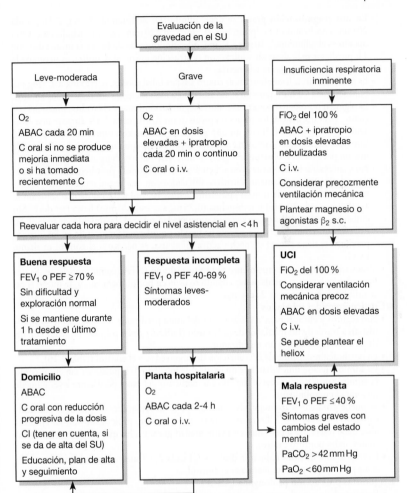

Figura 9-2. Algoritmo terapéutico de los empeoramientos del asma. ABAC, agonista β_2 de acción corta; C, corticoesteroide; CI, corticoesteroide inhalado; FEV_1 volumen espiratorio forzado en 1 s; PEF, flujo respiratorio máximo; SU, servicio de urgencias. (De Global Initiative for Asthma. GINA Report, Global Strategy for Asthma Management and Prevention. http://www.ginasthma. org. 2011; National Asthma Education and Prevention Program. Expert Panel Report 3. http:// www.nhlbi.nih.gov/guidelines/asthma/asthgdln.pdf, 2007.)

- Para el tratamiento prolongado, es adecuado un **ABAC** a demanda (p. ej., salbutamol, dos o tres inhalaciones cada 6 h).
- Los ABAC se consideran los fármacos de elección para evitar la broncoconstricción inducida por el esfuerzo.
- Durante una reagudización, la resolución de la obstrucción al flujo aéreo se consigue de un modo más eficaz mediante la administración frecuente de un ABAC.
  - En una **reagudización leve a moderada,** el tratamiento inicial empieza con dos a seis inhalaciones de salbutamol con un MDI o 2,5 mg con un nebulizador, y se repite cada 20 min hasta que se obtiene una mejoría o aparecen efectos adversos.

- En una **reagudización grave,** se debe administrar salbutamol, 2,5 mg a 5 mg cada 20 min, con bromuro de ipratropio, 0,5 mg cada 20 min, con un nebulizador. Otra opción es el salbutamol, 10 mg a 15 mg, que administrado de forma continua durante 1 h puede ser más eficaz en adultos con obstrucción grave. Si se utiliza, es necesaria la monitorización mediante telemetría.
- Es posible utilizar levosalbutamol, cuatro a ocho inhalaciones, o 1,25 mg a 2,5 mg nebulizado cada 20 min, pero no se ha asociado a menos efectos adversos en los adultos.
- El régimen posológico posterior se ajusta según los síntomas y el cuadro clínico del paciente. Con frecuencia, los pacientes precisan un ABAC cada 2-4 h durante una crisis aguda. El uso de un MDI con un dispositivo espaciador, con supervisión por personal formado, es tan eficaz como una solución aerosolizada con un nebulizador. Es posible que un paciente con obstrucción grave al flujo aéreo no colabore adecuadamente.
- No es necesaria la administración subcutánea de un agonista β_2-adrenérgico si se pueden administrar rápidamente fármacos inhalados con una respuesta adecuada. En raras ocasiones, se puede utilizar epinefrina acuosa (0,3 ml a 0,5 ml de una solución al 1:1 000 s.c. cada 20 min) o terbutalina (0,25 mg s.c. cada 20 min) hasta tres dosis. Sin embargo, no hay datos que apoyen su superioridad sobre el tratamiento en aerosol. Su uso está contraindicado si el paciente ha tenido un infarto de miocardio en los 6 meses previos o si tiene angina de pecho activa. Si se usa, es necesario el control mediante ECG.
- Todos los ABAC usan actualmente hidrofluoroalcano (HFA) como propelente. Se deben cebar con cuatro inhalaciones cuando se utilicen por primera vez, y de nuevo si no se utilizan durante más de 2 semanas.

■ **Corticoesteroides inhalados**

- Son seguros y eficaces para el tratamiento del asma persistente. Generalmente se administran a través de un inhalador de polvo seco (DPI, *dry poder inhaler*), un MDI con un dispositivo espaciador o un nebulizador.
- La dosificación depende de la evaluación de la gravedad y el control (tabla 9-16).
- La administración única diaria de un corticoide inhalado (CI) puede ser tan eficaz como la administración dos veces al día en el tratamiento del asma persistente leve, y puede mejorar el cumplimiento.
- Se puede producir la absorción sistémica de los corticoesteroides en pacientes que utilicen dosis elevadas de CI. En consecuencia, el tratamiento prolongado con CI en dosis altas debe reservarse a pacientes con enfermedad grave y a los que precisen corticoesteroides orales por otro motivo.
- Es importante intentar reducir la dosis de CI cada 2 o 3 meses hasta obtener la menor dosis posible que permita mantener el control.

■ **Agonistas β de acción prolongada (ABAP)**

- Recomendados en el asma persistente moderada y grave en pacientes no controlados adecuadamente con CI.
- Se ha demostrado que el salmeterol y el formoterol (de acción más rápida) añadidos a los CI mejoran la función pulmonar y los síntomas diurnos y nocturnos, reducen las reagudizaciones y minimizan la dosis necesaria de CI.
- Los ABAP sólo se deben utilizar combinados con CI en pacientes con asma (salmeterol/fluticasona, budesonida/formoterol o mometasona/formoterol).
- Los efectos beneficiosos de la adición de ABAP son más importantes que los que se consiguen con los modificadores de los leucotrienos (MLT), la teofilina y el aumento de las dosis de CI.

■ **Corticoesteroides sistémicos**

- Pueden ser necesarios para controlar rápidamente la enfermedad, por vía oral o i.v.
- Si los síntomas crónicos son graves y se acompañan de despertares nocturnos o el PEF es < 70 % del valor previsto, podría ser necesario un ciclo corto de corticoesteroides orales (prednisona 40-60 mg/día durante 5 a 7 días).

TABLA 9-16 Dosis comparativas diarias de corticoesteroides inhalados en adultos

Fármaco	Dosis baja	Dosis media	Dosis alta
Triamcinolona HFA (75 µg/inhalación)	300-750 µg	>750-1 500 µg	>1 500 µg
Beclometasona HFA (40 u 80 µg/inhalación)	80-240 µg	>240-480 µg	>480 µg
Budesonida DPI (90, 180 o 200 µg/dosis)	180-600 µg	>600-1 200 µg	>1 200 µg
Budesonida solución para nebulizador (ampollas 250, 500 o 1 000 µg)	250-500 µg	>500-1 000 µg	>1 000 µg
Ciclesonida HFA (80 o 160 µg/inhalación)	160-320 µg	>320-640 µg	>640 µg
Flunisolida HFA (80 µg/inhalación)	320 µg	>320-640 µg	>640 µg
Fluticasona HFA (44, 110 o 220 µg/inhalación)	88-264 µg	>264-440 µg	>440 µg
Fluticasona DPI (50, 100 o 250 µg/dosis)	100-300 µg	>300-500 µg	>500 µg
Furoato de mometasona DPI (110 o 220 µg/inhalación)	220 µg	440 µg	>440 µg

Combinaciones de fármacos

Fármaco	Dosis baja	Dosis media	Dosis alta
Budesonida/formoterol (MDI: 80/4,5 o 160/4,5 µg/inhalación)	2 inhalaciones 2 veces al día: (80/4,5 µg)/inhalación	2 inhalaciones 2 veces al día: (80/4,5 a 160/4,5 µg)/inhalación	2 inhalaciones 2 veces al día: (160/4,5 µg)/inhalación
Fluticasona/salmeterol (MDI: 45/21, 115/21 o 230/21 µg/inhalación) (DPI: 100/50,250/50 o 500/50 µg/dosis)	1 inhalación 2 veces al día: 100/50 µg	1 inhalación 2 veces al día: 250/50 µg	1 inhalación 2 veces al día: 500/50 µg
Mometasona/formoterol (MDI: 100/5 o 200/5 µg/inhalación)	2 inhalaciones 2 veces al día: 100/5 µg/inhalación	2 inhalaciones 2 veces al día: 100/5 µg/inhalación a 200/5 µg/inhalación	2 inhalaciones 2 veces al día: 200/5 µg/inhalación

DPI, inhalador de polvo seco; MDI, inhalador presurizado en dosis fija.
De Global Initiative for Asthma. GINA Report, Global Strategy for Asthma Management and Prevention. http://www.ginasthma.org. 2011; National Asthma Education and Prevention Program. Expert Panel Report 3. http://www.nhlbi.nih.gov/guidelines/asthma/asthgdln.pdf, 2007.

- En ocasiones, es necesario un tratamiento crónico, y se debe iniciar con una dosis baja (≤ 10 mg/día de prednisona o equivalente), y se deben realizar intentos repetidos de reducir la dosis mientras los pacientes reciben CI en dosis elevadas. Hay que controlar rigurosamente los efectos secundarios asociados al tratamiento prolongado. Puede que sea necesaria la profilaxis de la osteoporosis.
- **Durante una reagudización del asma, los corticoesteroides sistémicos aceleran la resolución de ésta y deben administrarse pronto a todos los pacientes.**
  - No se ha definido bien la dosis ideal de corticoesteroides necesaria para acelerar la recuperación y reducir los síntomas. Suele ser adecuada una dosis diaria, única o dividida, equivalente a 40-60 mg de prednisona. La administración de corticoesteroides orales parece ser tan eficaz como la vía i.v. si se administra en dosis equivalentes.
  - La metilprednisolona i.v., 125 mg, administrada en la consulta inicial reduce la incidencia de regreso al servicio de urgencias de los pacientes a los que se da de alta.
  - Para obtener una respuesta terapéutica máxima, no debe realizarse la reducción progresiva de la dosis de corticoesteroides en dosis elevadas hasta que se observen datos objetivos de mejoría clínica (habitualmente 36-48 h o cuando PEF > 70 %). Inicialmente, los pacientes reciben una dosis diaria de prednisona oral, que después se disminuye lentamente.
  - Una dosis de prednisona con reducción progresiva a lo largo de 7-14 días suele ser eficaz cuando se combina con un CI iniciado al comienzo de la pauta de reducción progresiva. En pacientes con enfermedad grave o con antecedentes de insuficiencia respiratoria, es adecuada una reducción más lenta de la dosis.
  - Los pacientes a los que se dé de alta del servicio de urgencias deben recibir corticoesteroides orales. Es posible sustituir un régimen de reducción progresiva por una dosis de prednisona de 40 mg/día durante 5-7 días en pacientes seleccionados. Cualquiera de estas pautas debe acompañarse del inicio de un CI o un aumento de la dosis previa del CI.

Segunda línea

■ Modificadores de los leucotrienos

- El **montelukast** (10 mg v.o. al día) y el **zafirlukast** (20 mg v.o. dos veces al día) son antagonistas del receptor de leucotrienos (ARLT) por vía oral, y el **zileutón** (liberación prolongada, 1 200 mg dos veces al día) es un inhibidor oral de la 5-lipooxigenasa. Se recomiendan los ARLT como fármacos alternativos de primera línea en el asma persistente leve y como tratamiento añadido a los CI en formas más graves de asma.
- Como tratamiento añadido a los CI, se ha demostrado que estos fármacos mejoran la función pulmonar y la calidad de vida, y se asocian a menos empeoramientos. Sin embargo, en comparación con la combinación de CI + ABAP, no son tan eficaces en cuanto a la mejoría de la evolución del asma.
- **Se debe plantear claramente un MLT en pacientes con asma inducida por ácido acetilsalicílico, broncoconstricción inducida por el esfuerzo o rinitis alérgica coincidente, y en pacientes que no puedan usar bien un inhalador.**

■ Tratamiento anti-IgE

- El **omalizumab** es un anticuerpo monoclonal contra la IgE autorizado para el tratamiento de pacientes con asma persistente moderada a grave con una sensibilidad demostrable a aeroalérgenos perennes y control incompleto con CI.
- El omalizumab puede reducir la inflamación de las vías respiratorias a través de sus efectos sobre la IgE. El tratamiento con omalizumab disminuye los recuentos de esosinófilos en el esputo y las muestras de biopsia, y atenúa la proliferación linfocítica y la producción de citocinas.
- Se administra (150 mg a 375 mg) por vía subcutánea cada 2-4 semanas y la dosis depende de la concentración inicial de IgE del paciente (si está entre 30 y 700 UI/ml) y su peso.
- Se ha demostrado que la adición de omalizumab en adultos y niños ≥ 12 años de edad disminuye la tasa de reagudizaciones y la necesidad de corticoesteroides en pacientes tratados con un fármaco controlador. El uso de medicación de último recurso (rescate)

suele disminuir y mejora la calidad de vida relacionada con el asma. En los asmáticos graves, el omalizumab disminuye el uso de los recursos sanitarios (servicio de urgencias, ingresos hospitalarios). Se necesitan al menos 16 semanas de tratamiento para determinar la eficacia de este fármaco.

- El tratamiento con omalizumab suele mejorar los síntomas de rinitis alérgica. En un estudio controlado, el uso de este fármaco disminuyó la gravedad de los síntomas nasales y el uso de antihistamínicos de último recurso de un modo dependiente de la dosis (*JAMA 2001;286(23):2956*).

■ **Antagonistas muscarínicos de acción prolongada:** el bromuro de tiotropio como tratamiento añadido a los CI con o sin ABAP se asocia a una mejoría de la función pulmonar, menos síntomas y disminución de las reagudizaciones en pacientes con asma mal controlada (*N Engl J Med 2012;367:1198*).

■ **Metilxantinas:** la teofilina de liberación sostenida en dosis bajas (300 mg/día) puede ser útil como tratamiento complementario a un antiinflamatorio en el asma persistente, especialmente para el control de los síntomas nocturnos. Su uso clínico es limitado, debido a la estrecha ventana terapéutica.

■ **Sulfato magnésico intravenoso:** durante un empeoramiento grave que no responde al tratamiento estándar a lo largo de 1 h, debe considerarse una dosis de 2 g i.v. en 20 min en el servicio de urgencias. Se ha demostrado que mejora de forma aguda la función pulmonar, especialmente en los pacientes con reagudizaciones graves y potencialmente mortales (*Ann Emerg Med 2000;36:181*).

■ **Heliox inhalado:** en una reagudización grave que no responde al tratamiento habitual durante 1h, se debe plantear la nebulización de salbutamol en heliox en una mezcla con oxígeno (70:30). Se ha demostrado que mejora de forma aguda la función pulmonar, especialmente en pacientes con reagudizaciones graves y potencialmente mortales (*Acad Emerg Med 2005;12:820*).

■ **Antibióticos:** no se ha demostrado que los antibióticos sean beneficiosos cuando se usan para tratar reagudizaciones. Sólo pueden recomendarse cuando se necesiten para tratar afecciones coexistentes, como la neumonía o la sinusitis bacteriana.

■ **Termoplastia bronquial:** la termoplastia bronquial es un nuevo tratamiento para el asma grave en el que, a través de un broncoscopio, se introduce un catéter de radiofrecuencia especializado para proporcionar energía térmica a vías respiratorias más pequeñas con el fin de reducir la masa de musculatura lisa que rodea las vías respiratorias. Aunque los síntomas del asma empeoran inmediatamente después del procedimiento, la calidad de vida a largo plazo (al menos 5 años) y la utilización de los servicios sanitarios relacionadas con el asma mejoran con la termoplastia bronquial (*J Allergy Clin Immunol 2013;132:1295*). La termoplastia bronquial deben realizarla broncoscopistas con experiencia junto con especialistas en asma.

Otros tratamientos no farmacológicos

■ En el paciente que espera una valoración de la presión arterial de oxígeno, es preciso administrar **oxígeno suplementario,** y se debe continuar para mantener una $SatO_2 > 92\%$ (95% en pacientes con cardiopatía coexistente o gestación).

■ Puede necesitarse **ventilación mecánica** si existe insuficiencia respiratoria.

- Entre los principios generales se encuentran el uso de un **tubo endotraqueal (TET) grande** (≥7,5 mm), **volúmenes corrientes bajos, tiempo espiratorio prolongado con flujos inspiratorios elevados, frecuencia respiratoria baja y presión teleespiratoria positiva (PEEP) baja,** y en algunos pacientes **hipercapnia permisiva,** con el objetivo de evitar la hiperinsuflación dinámica. Los pacientes con asma e intubados suelen tener PEEP intrínseca y presiones estables elevadas.
- Puede ser necesaria la sedación profunda, y se debe maximizar antes de plantearse el uso de paralizantes debido a sus efectos adversos.
- No hay datos que indiquen que la ventilación no invasiva sea beneficiosa.

■ Se puede plantear la **inmunoterapia con alérgenos** en inyección subcutánea en pacientes alérgicos con enfermedad leve a moderada y con síntomas persistentes a pesar del cumplimiento de la medicación y de la evitación de los alérgenos. Este tratamiento está relativamente contraindicado en pacientes con asma grave o inestable (uso crónico de corticoesteroides orales o reagudizaciones graves que han precisado hospitalización o intubación en los 6 meses previos).

Modificación del estilo de vida/riesgo

Dieta

No se conoce dieta general alguna que mejore el control del asma. Sin embargo, un pequeño porcentaje de pacientes puede sufrir un deterioro reproducible después de la exposición a los sulfitos que se utilizan para evitar la decoloración de alimentos como cerveza, vino, patatas fritas procesadas y frutos secos, que deberán evitarse en estos pacientes si han sufrido antes reacción a estos alimentos.

Actividad

Es importante animar a los pacientes a que mantengan un estilo de vida activo. Si el asma está bien controlada, pueden esperar mantener el nivel de actividad física que deseen. Si el esfuerzo es un desencadenante del asma, debe aconsejarse a los pacientes que sigan realizando actividad física después del uso profiláctico de un MLT (montelukast, 10 mg 2 h antes del esfuerzo) o de un agonista adrenérgico β_2 inhalado (dos a cuatro inhalaciones, 15-20 min antes de la exposición).

CONSIDERACIONES ESPECIALES

■ Durante la gestación, es necesario realizar un seguimiento más frecuente de las pacientes, puesto que la gravedad cambia con frecuencia y los fármacos deben ajustarse. **El feto está sometido a un riesgo posiblemente mayor por un asma mal controlada que por la exposición a los fármacos antiasmáticos, la mayoría de los cuales suelen considerarse seguros.** En un reciente estudio de cohortes del uso de CI en las mujeres embarazadas con asma, se confirmó su inocuidad *(Am J Resp Crit Care Med 2012;185(5):557)*.

■ El asma laboral precisa una anamnesis detallada de la exposición laboral a un agente sensibilizante, la ausencia de síntomas de asma antes de la exposición y una relación documentada de los síntomas con el puesto de trabajo. Aparte del tratamiento médico habitual del asma, es muy importante evitar la exposición.

■ Enfermedad respiratoria exacerbada por el ácido acetilsalicílico: los pacientes con sensibilidad al ácido acetilsalicílico y rinosinusitis crónica con pólipos nasales suelen tener inicio del asma en la tercera o la cuarta década de la vida. Un inicio súbito de los síntomas debe plantear la posibilidad de reacción a la ingestión aguda de ácido acetilsalicílico o de un AINE. Puede plantearse la desensibilización al ácido acetilsalicílico en pacientes con asma dependiente de corticoesteroides o en quienes necesitan tratamiento diario con ácido acetilsalicílico/AINE por otras afecciones médicas.

COMPLICACIONES

Efectos adversos de los medicamentos

■ **ABAC:** efectos de tipo simpaticomimético (temblor, ansiedad, taquicardia), disminución de la concentración sérica de potasio y magnesio, acidosis láctica leve, prolongación de QT_c.

■ **Corticoesteroides inhalados**

• Aumento del riesgo de efectos sistémicos con dosis elevadas (equivalente a > 1 000 μg de beclometasona al día), como hematomas cutáneos, cataratas, elevación de la presión intraocular y pérdida acelerada de masa ósea.

• Los efectos faríngeos y laríngeos, como faringitis, voz ronca y candidiasis bucal, son frecuentes. **Hay que indicar a los pacientes que se enjuaguen la boca después de cada administración para reducir la posibilidad de muguet.** Un cambio del método de aplicación y/o el uso de una cámara de inhalación con una válvula puede aliviar los demás efectos adversos.

ABAP

- Menos efectos de tipo simpaticomimético.
- Se asocian a un aumento del riesgo de reagudizaciones graves y muerte relacionada con el asma cuando se usan sin CI, según el estudio Salmeterol Multicenter Asthma Research Trial (SMART), que demostró un aumento muy escaso, pero significativo, de las muertes relacionadas con asma en pacientes tratados con salmeterol (0,01 % a 0,04 %) *(Chest 2006;129(1):15).*
- Sólo deben utilizarse combinados con CI. La FDA recomienda la interrupción de los ABAP una vez que se controla y mantiene el control del asma.

MLT

- Se han descrito casos de vasculitis de Churg-Strauss de nuevo diagnóstico después de la exposición a ARLT, aunque no está claro si se relacionan con el desenmascaramiento de un caso previo durante la reducción simultánea y progresiva de la dosis de corticoesteroides o si existe una relación causal.
- El zileutón puede producir una hepatitis reversible, por lo que se recomienda el control de la función hepática al inicio, una vez al mes en los primeros 3 meses, cada 3 meses durante el primer año y posteriormente de forma periódica.

Tratamiento con omalizumab (anti-IgE): se produce anafilaxia en 1 a 2 de cada 1 000 personas, habitualmente en las 2 h siguientes a las primeras dosis. Por este motivo, es preciso observar médicamente a los pacientes durante 2 h después de las dosis iniciales y, a continuación, durante 30 min en las dosis posteriores. Los pacientes deben tener epinefrina para autoadministración en caso de anafilaxia. No se ha identificado asociación alguna entre el tratamiento con omalizumab y mayor riesgo de neoplasias malignas y episodios tromboembólicos.

Metilxantinas

- La teofilina tiene un intervalo terapéutico estrecho, con efectos adversos significativos, como arritmias y convulsiones, además de muchas posibles interacciones farmacológicas, sobre todo con antibióticos.
- Se debe monitorizar la concentración sérica de teofilina con frecuencia, con un objetivo de concentración de 5-10 µg/ml; sin embargo, con las dosis menores que se utilizan en el asma, los efectos adversos son mucho menos probables.

DERIVACIÓN

La derivación del paciente a un especialista debe considerarse en las situaciones siguientes:

- Pacientes que precisen el escalón 4 (v. fig. 9-1) o un tratamiento más intensivo, o pacientes que han sufrido una reagudización potencialmente mortal del asma.
- Pacientes en los que se considere un tratamiento anti-IgE, la termoplastia bronquial u otro tratamiento alternativo.
- Pacientes con síntomas o signos atípicos que planteen incertidumbre diagnóstica.
- Pacientes con afecciones simultáneas como sinusitis crónica, poliposis nasal, aspergilosis broncopulmonar alérgica (ABPA), disfunción de las cuerdas vocales, ERGE grave, rinitis grave, o dificultades psiquiátricas o psicosociales significativas que interfieran en el tratamiento.
- Pacientes que precisen pruebas diagnósticas adicionales, como rinoscopia o broncoscopia, prueba de provocación bronquial o pruebas cutáneas de alergia.
- Pacientes a los que se deba evaluar para inmunoterapia con alérgenos.

EDUCACIÓN DEL PACIENTE

- La educación del paciente debe centrarse en la naturaleza inflamatoria y crónica del asma, con identificación de los factores que contribuyen al aumento de la inflamación.
  - Es importante explicar las consecuencias de la exposición continua a irritantes o alérgenos crónicos, y el fundamento del tratamiento. Se debe indicar a los pacientes que eviten los factores que agravan la enfermedad, el modo de manejar los fármacos diarios, y cómo reconocer y afrontar los episodios de reagudización (lo que se conoce como un plan de acción del asma).

- Se recomienda el uso de un **plan de tratamiento diario por escrito** en todos los pacientes con asma persistente.
■ Es importante que los pacientes reconozcan los signos de enfermedad mal controlada.
- Entre estos signos se encuentran el aumento de la necesidad o la necesidad diaria de broncodilatadores, la limitación de la actividad, el despertar nocturno por síntomas de asma y la variabilidad del PEF.
- Se deben entregar instrucciones específicas para controlar estos síntomas, incluidos los criterios para solicitar asistencia urgente.

OBSERVACIÓN/SEGUIMIENTO

■ La monitorización del PEF es una medida objetiva de la obstrucción al flujo aéreo y se puede tener en cuenta en pacientes con asma persistente moderada o grave. Sin embargo, los planes de acción del asma basados en los síntomas son equivalentes a los planes basados en el PEF en cuanto al autotratamiento general y el control *(Respirology 2001;6(4):297)*. El paciente debe poder demostrar el uso correcto del calibrador de flujo máximo. Es importante identificar el mejor valor personal del PEF (el máximo PEF obtenido cuando la enfermedad está controlada), y medir el PEF cuando los síntomas aumenten o haya un desencadenante del asma. Esto se debe incorporar a un plan de acción del asma, estableciendo el 80-100 % del mejor PEF personal como zona «verde», el 50-80 % como zona «amarilla» y un valor < 50 % como zona «roja».
■ Los pacientes deben aprender a prever las situaciones que producen un aumento de los síntomas. Para la mayoría, es suficiente controlar los síntomas en lugar del PEF (plan de acción del asma basado en los síntomas).
■ Los cuestionarios también pueden proporcionar una monitorización objetiva del control del asma. El Asthma Control Test (ACT) y el Asthma Control Questionnaire (ACQ) son instrumentos útiles para evaluar rápidamente el control del asma descrito por el paciente.

RESULTADOS/PRONÓSTICO

■ Es posible tratar de forma eficaz a la mayoría de los pacientes con asma, y pueden conseguir un buen control de la enfermedad cuando se sigue el abordaje terapéutico escalonado. Los objetivos deben consistir en permanecer sin síntomas molestos, hacer un uso mínimo de los fármacos de último recurso, tener una función pulmonar casi normal, no presentar crisis graves y poder llevar una vida físicamente activa.
■ Las reagudizaciones previas que han precisado el uso de corticoesteroides orales o desembocado en insuficiencia respiratoria, así como el uso de más de dos cartuchos al mes de un broncodilatador inhalado de acción corta y las convulsiones con las crisis de asma, se han asociado a asma grave y potencialmente mortal.

10 Enfermedades pulmonares

Murali Chakinala, Tonya D. Russell, Patrick Aguilar, Adrian Shifren, Andrea Loiselle, Alexander Chen, Ali Sadoughi, Allen Burks, Praveen Chenna, Brad Bemiss y Daniel B. Rosenbluth

Hipertensión pulmonar

PRINCIPIOS GENERALES

Definición

La hipertensión pulmonar (HP) es la elevación mantenida de la presión arterial pulmonar media (≥ 25 mm Hg en reposo).

Clasificación

- La HP se subdivide en cinco grupos principales (tabla 10-1):
  - Grupo I: **hipertensión arterial pulmonar (HAP).**
  - Grupo II: **HP por cardiopatía izquierda.**
  - Grupo III: **HP por neumopatías y/o hipoxemia.**
  - Grupo IV: **HP tromboembólica crónica (HPTEC).**
  - Grupo V: **HP con mecanismos multifactoriales poco claros.**
- La **HAP** representa un grupo específico de trastornos con anatomía patológica y manifestaciones clínicas similares, con tendencia a la insuficiencia cardíaca derecha en ausencia de presiones elevadas en el corazón izquierdo.

Epidemiología

- En la mayoría de los casos, la HP se debe a cardiopatía izquierda (Grupo II) o neumopatía parenquimatosa (Grupo III).
- La **hipertensión arterial pulmonar idiopática (HAPI)** (Grupo I) es un trastorno poco frecuente, con una prevalencia estimada entre 6 y 9 casos por cada millón de habitantes, en comparación con una prevalencia total de la HAP de 15 a 26 casos por millón *(Am J Respir Crit Care Med 2006;173:1023; Eur Respir J 2007;30:104).* La edad promedio en los registros modernos es de ~50 años *(Am J Respir Crit Care Med 2006;173:1023; Eur Respir J 2007;30:1103).* Los pacientes con HAPI tienden a ser incluso más jóvenes, con una edad media de ~35 años *(Ann Intern Med 1987;107:216).*
- A pesar de una mayor concienciación, la HAP sigue detectándose en fases tardías de su evolución, con un retraso descrito de 27 meses desde el inicio de los síntomas y la mayoría en clase funcional III o IV de la Organización Mundial de la Salud (OMS) *(Am J Respir Crit Care Med 2006; 173:1023).*
- La HAPI y la HAP asociada a esclerosis sistémica son los subtipos más frecuentes de HAP *(Eur Respir J 2007;30:1103).*
- La incidencia de **hipertensión pulmonar tromboembólica crónica (HPTEC)** (Grupo IV) puede ser de hasta el 4 % en los supervivientes de una embolia pulmonar aguda *(N Engl J Med 2004;350:2257).*

Fisiopatología

- Entre los complejos orígenes de la HAP se encuentran agresiones infecciosas/ambientales o enfermedades comórbidas que «desencadenan» la afección en personas propensas debido a una predisposición genética.

TABLA 10-1	Clasificación clínica de la hipertensión pulmonar: sistema de clasificación de la hipertensión pulmonar de Dana Point (2008)

I. Hipertensión arterial pulmonar (HAP)
HAP idiopática
Hereditaria: *BMPR-II, ALK-1 (ACVR1), ENG, SMAD9, CAV1, KCNK3, desconocida*
Inducida por fármacos y toxinas
Asociada a: *enfermedades del tejido conjuntivo, infección por el VIH, hipertensión portal.
    cardiopatías congénitas, esquistosomiasis*
Enfermedad venooclusiva pulmonar y/o hemangiomatosis capilar pulmonar
Hipertensión pulmonar persistente del recién nacido

II. Hipertensión pulmonar por cardiopatías izquierdas
Disfunción sistólica del VI
Disfunción diastólica del VI
Enfermedad valvular
Obstrucción congénita/adquirida del flujo de entrada/salida del corazón izquierdo y
    miocardiopatías congénitas

III. Hipertensión pulmonar debida a enfermedades pulmonares y/o hipoxemia
Enfermedad pulmonar obstructiva crónica
Neumopatía intersticial
Otras neumopatías con patrón obstructivo y restrictivo mixto
Trastorno de la respiración durante el sueño
Trastornos de hipoventilación alveolar
Exposición crónica a grandes altitudes
Malformaciones congénitas

IV. Hipertensión pulmonar tromboembólica crónica (HPTEC)

V. Hipertensión pulmonar de mecanismos multifactoriales poco claros
Trastornos hematológicos: *anemia hemolítica crónica, trastornos mieloproliferativos,
    esplenectomía*
Enfermedades sistémicas:*sarcoidosis, histiocitosis de células de Langerhans pulmonar,
    linfangioleiomiomatosis, neurofibromatosis*
Trastornos metabólicos: *glucogenosis, enfermedad de Gaucher, trastornos tiroideos*
Otros: *obstrucción tumoral, mediastinitis fibrosante, insuficiencia renal crónica en hemodiálisis*

ALK1 (ACVR1), cinasa del receptor tipo activina 1; *BMPR-II,* receptor II de proteína morfogenética ósea; *CAV1,* caveolina 1; *ENG,* endoglina; *KCNK3,* miembro 3 de la superfamilia K de canales de potasio. De Simonneau G, Gatzoulis MA, Adatia I, et al. Updated clinical classification of pulmonary hypertension. *J Am Coll Cardiol* 2013;62:D34-41.

- Las mutaciones en el receptor II de proteínas morfogenéticas óseas (*BMPR-II*) son la principal causa de HAP hereditaria. Se ha especulado sobre la existencia de otros factores de predisposición, pero no se han identificado.
- Se ha observado que el 70 % de la HPA familiar y el 10 % al 40 % de los casos esporádicos o asociados a anorexígenos tienen mutaciones en *BMPR-II (Circulation 2010;122:156)*.
■ La patogenia de la HAP supone una interrelación compleja de factores que conducen a un remodelado vascular progresivo con proliferación de células endoteliales y musculares lisas, vasoconstricción y trombosis de arteriolas. Los cambios en las paredes vasculares y el estrechamiento de la luz limitan el flujo sanguíneo y generan una presión más elevada de la normal a medida que la sangre fluye a través de los vasos, que es cuantificable como una elevación de la resistencia vascular pulmonar (RVP) *(Circulation 2009;119:2252)*.
- La elevación de la RVP produce un aumento de la poscarga ventricular derecha que, con el tiempo, afecta a la contractilidad del ventrículo derecho.
- Inicialmente, el gasto cardíaco disminuye durante el ejercicio intenso. A medida que empeora la gravedad de la HP, se consigue el gasto cardíaco máximo con cargas de trabajo cada vez menores; finalmente, el gasto cardíaco en reposo disminuye.

- A diferencia del ventrículo izquierdo, el ventrículo derecho tiene una limitada capacidad de hipertrofia y tolera mal una elevación de la poscarga, lo que produce un «desajuste vascular-ventricular» y una insuficiencia ventricular derecha final, que es la causa más habitual de muerte.
- En fases muy avanzadas, la presión arterial pulmonar disminuye a medida que el ventrículo derecho se vuelve incapaz de generar suficiente flujo sanguíneo para mantener presiones elevadas.

■ Los mecanismos de la HP de los Grupos II-V varían, y entre ellos se encuentran presiones poscapilares elevadas, vasoconstricción y remodelado mediados por la hipoxemia, destrucción parenquimatosa, estrechamiento u oclusión de grandes arterias por tromboembolia, y compresión de la vasculatura proximal.

Prevención

Está indicado el cribado anual con ecocardiografía transesofágica (ETE) en los grupos de riesgo elevado, como los pacientes con mutaciones diagnosticadas de *BMPR-II*, espectro de enfermedad de la esclerodermia, hipertensión portal en evaluación de trasplante hepático, y cortocircuitos congénitos entre la circulación sistémica y la pulmonar (p. ej., comunicación interventricular, persistencia del conducto arterioso).

DIAGNÓSTICO

Presentación clínica

■ Los **síntomas** son: **disnea** (el más frecuente), intolerancia al esfuerzo, cansancio, palpitaciones, mareo con el esfuerzo, **síncope**, dolor torácico, hinchazón de los miembros inferiores, aumento del perímetro abdominal (ascitis) y ronquera (compresión del nervio laríngeo recurrente por el aumento de tamaño de la arteria pulmonar).

■ Deben buscarse factores de riesgo subyacentes (fármacos anorexígenos, metanfetaminas) o afecciones asociadas (p. ej., conectivopatías, insuficiencia cardíaca ventricular izquierda [insuficiencia cardíaca congestiva], síndrome de apnea obstructiva del sueño [SAOS] y tromboembolia venosa [TEV]).

■ Los signos de la auscultación en la HP son un **segundo tono cardíaco prominente** (S_2 intenso) con un componente P_2 fuerte, S_3 ventricular derecho, y soplos de insuficiencia tricuspídea e insuficiencia pulmonar.

■ **Signos de insuficiencia cardíaca derecha**
  - Presión venosa yugular elevada.
  - Hepatomegalia.
  - Hígado pulsátil.
  - Edema maleolar.
  - Ascitis.

■ La exploración física debe centrarse en la identificación de afecciones subyacentes asociadas a la HP: cambios cutáneos de la esclerodermia, signos de hepatopatía crónica, acropaquia (cardiopatía congénita) y alteración de los ruidos respiratorios (neumopatía parenquimatosa).

Pruebas diagnósticas

■ **El objetivo de las pruebas diagnósticas es confirmar la sospecha clínica de HP, determinar la etiología de ésta y calibrar la gravedad de la enfermedad, lo que facilita la planificación del tratamiento.**

■ Algunas **enfermedades agudas** (p. ej., edema pulmonar, embolia pulmonar, neumonía, síndrome de dificultad respiratoria del adulto) pueden causar **HP leve** (presión arterial pulmonar sistólica [PAPS] < 50) o empeorar una HP preexistente.

■ Se hace necesaria una evaluación de la **HP crónica** si la presión arterial pulmonar permanece elevada después de la resolución del proceso agudo.

■ Si se considera que puede existir una HP crónica por una sospecha clínica o durante la evaluación de una población vulnerable (v. «Prevención»), **la ecocardiografía transtorácica (ETT) debe ser la prueba inicial.**

Ecocardiografía transtorácica con Doppler e inyección de suero salino agitado

■ Se **estima la PAPS** mediante el estudio Doppler del chorro de regurgitación en la válvula tricúspide. La ausencia de insuficiencia tricuspídea no descarta la elevación de la presión arterial pulmonar. La sensibilidad para el diagnóstico de HP es del 80 % al 100 % y el coeficiente de correlación con la medición invasiva es de 0,6 a 0,9 *(Chest 2004;126:14S)*. **Se recomienda la medición invasiva si se sigue sospechando una HP a pesar de una estimación normal mediante ecocardiografía.**

■ **Se evaluarán las características del VD,** para detectar disfunción y sobrecarga de presión (p. ej., hipertrofia y/o dilatación del VD, hipocinesia del VD, desplazamiento del tabique interventricular, movimiento septal paradójico, compresión ventricular izquierda y derrame pericárdico por disminución del drenaje pericárdico). Un desplazamiento sistólico del plano anular tricuspídeo < 1,8 se asocia a una menor supervivencia *(Am J Respir Crit Care Med 2006;174(9):1034)*. La ausencia de alteraciones en el VD hace muy poco probable la presencia de HP moderada o grave.

■ **Se identificarán las causas de la HP** (p. ej., **disfunción** sistólica o **diastólica** ventricular izquierda, valvulopatía izquierda, alteraciones estructurales de la aurícula izquierda y cortocircuitos congénitos de la circulación sistémica a la pulmonar). La hipertrofia auricular izquierda, la elevación de las presiones de llenado del VI y la disfunción diastólica son indicios importantes de cardiopatía diastólica del VI que conduce con frecuencia a HP, sobre todo en los ancianos *(J Am Coll Cardiol 2009;53:1119)*.

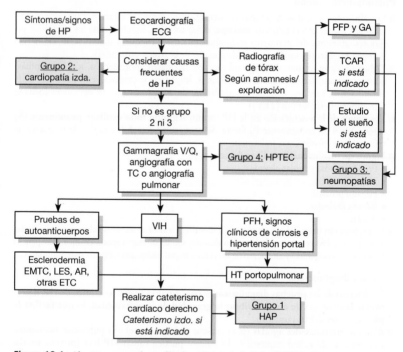

Figura 10-1. Algoritmo para el estudio diagnóstico de la hipertensión pulmonar. AR, artritis reumatoide; ECG, electrocardiograma; EMTC, enfermedad mixta del tejido conjuntivo; ETC, enfermedad del tejido conjuntivo; EVOP, enfermedad venooclusiva pulmonar; GA, gasometría arterial; HCP, hemangiomatosis capilar pulmonar; PFP, pruebas de función pulmonar; HP, hipertensión pulmonar; HPTEC, hipertensión pulmonar tromboembólica crónica; HT, hipertensión; LES, lupus eritematoso sistémico. TCAR, tomografía computarizada de alta resolución.

■ La ecocardiografía transesofágica (ETE) está indicada para descartar cortocircuitos intra-cardíacos que se pueden sospechar en la ETT, aunque la mayoría de estos cortocircuitos se deben a un agujero oval permeable.

■ Si no se halla la causa de la HP mediante ETT o si la HAP sigue siendo una posibilidad tras la ecocardiografía, deben realizarse estudios adicionales, como se expone a continuación y se muestra en la figura 10-1 *(Chest 2004;126:14S)*.

Pruebas de laboratorio

■ Se realizará una evaluación para detectar enfermedades causales y determinar el grado de afectación cardíaca.
  • Hemograma completo.
  • Nitrógeno ureico sanguíneo (BUN), creatinina sérica.
  • Pruebas de función hepática.
  • Péptido natriurético de tipo B (BNP).
  • Serología del virus de la inmunodeficiencia humana (VIH).
  • Tirotropina (TSH).
  • Anticuerpos antinucleares (ANA), anticuerpos antitopoisomerasa, anticuerpos anticen-trómeros, anticuerpos frente a antígenos nucleares extraíbles (ENA) y, posiblemente, otras serologías de enfermedades autoinmunitarias.

■ Otras pruebas analíticas, basadas en los hallazgos iniciales, son: estudios completos de función tiroidea, serologías de hepatitis B y C, electroforesis de la hemoglobina, anticuerpos antifosfolipídicos y anticoagulante lúpico.

Electrocardiografía

Entre los signos de **aumento de tamaño del corazón derecho** se encuentran la hipertrofia ventricular derecha, la dilatación auricular izquierda, el bloqueo de rama derecha y un patrón de sobrecarga ventricular derecha (onda S en la derivación I con onda Q y onda T invertida en la derivación III), aunque estos hallazgos tienen poca sensibilidad en la HP leve.

Pruebas de función pulmonar

■ **Espirometría y volúmenes pulmonares** para detectar alteraciones ventilatorias obstructivas (p. ej., **enfermedad pulmonar obstructiva crónica)** o restrictivas (p. ej., neumopatía intersticial [NI]).

■ La **capacidad de difusión de monóxido de carbono (DLCO)** suele estar disminuida en las enfermedades pulmonares parenquimatosas, aunque en la HAP a menudo se encuentra una reducción aislada leve-moderada.

■ **Gasometría arterial (GA):** la elevación de la $PaCO_2$ es un dato importante a favor de un síndrome de hipoventilación.

■ **Prueba de la marcha durante 6 min (M6M) o prueba de esfuerzo simple**
  • Una desaturación inducida por el ejercicio sin causa aparente podría indicar HP.
  • La distancia recorrida se correlaciona con la clasificación funcional de la Organización Mundial de la Salud (OMS) y proporciona información pronóstica a medio plazo *(Am J Respir Crit Care Med 2000;161:487)*.

■ **Oximetría nocturna:** las desaturaciones nocturnas pueden indicar un síndrome de apnea obstructiva del sueño (AOS). A los pacientes con HP y síntomas de trastorno de la respiración durante el sueño se les debe realizar una **polisomnografía**. Las desaturaciones nocturnas también son bastante frecuentes en la HAP y se deben tratar con oxígeno suplementario nocturno *(Chest 2007;131:109)*.

Diagnóstico por la imagen

■ Los hallazgos generales comprenden el aumento del calibre de las arterias pulmonares centrales, además de dilatación del VD con opacificación del espacio retroesternal, que se ve mejor en la proyección lateral.

■ Entre los datos para un diagnóstico específico de HP figuran:
  • Disminución de las marcas vasculares periféricas o aspecto «podado» (HAP).

- Vascularización pulmonar de grandes dimensiones en todos los campos pulmonares (cortocircuito congénito de la circulación sistémica a la pulmonar).
- Oligohemia regional de la vasculatura pulmonar (enfermedad tromboembólica crónica).
- Infiltrados intersticiales (neumopatía intersticial).
- Hiperinsuflación pulmonar (enfermedad pulmonar obstructiva crónica).

■ **Gammagrafía pulmonar de ventilación-perfusión (V/Q)**
- Esencial para detectar enfermedad tromboembólica crónica, aunque también puede estar alterada en la enfermedad venooclusiva pulmonar y la mediastinitis fibrosante.
- Los **patrones de perfusión heterogénea** se asocian a HAP
- La presencia de una o más discordancias segmentarias plantea la posibilidad de enfermedad tromboembólica crónica, y se debe investigar con tomografía computarizada o angiografía pulmonar *(N Engl J Med 2001;345:145).*

■ **Tomografía computarizada (TC) de tórax**
- Confirma la sospecha de HPTEC si existen dudas tras la gammagrafía de ventilación-perfusión.
- Evalúa el parénquima pulmonar y el mediastino.
- Las imágenes de alta resolución permiten detectar enfermedad intersticial y bronquiolar.

■ La **angiografía pulmonar** puede practicarse de forma segura en la HP grave y se debe realizar para:
- Confirmar la HPTEC.
- Determinar la accesibilidad quirúrgica del material trombótico.
- Al mismo tiempo se puede implantar un filtro en la vena cava inferior.

■ **Resonancia magnética (RM) cardíaca**
- Estudia las alteraciones cardíacas que dan lugar a la aparición de HAP, sobre todo si está contraindicada la ETE.
- Proporciona información anatómica y funcional sobre el VD, como volúmenes ventriculares, fracción de eyección e índice de volumen sistólico, que tienen valor pronóstico.

Técnicas diagnósticas

■ **Biopsia pulmonar**
- Raras veces se realiza una biopsia pulmonar, aunque es útil si se requiere la confirmación histológica de una neumopatía (p. ej., vasculitis pulmonar o enfermedad venooclusiva).
- El riesgo de la cirugía suele ser prohibitivo tanto en la HP grave como en la disfunción VD.

■ **Cateterismo cardíaco derecho: constituye un estudio fundamental si se sospecha una HAP y se está planteando el tratamiento.**
- **Confirma la estimación no invasiva de la PAPS,** puesto que la ETT puede infravalorar o sobreestimar ésta *(Am J Respir Crit Care Med 2009;179:615).*
- **Mide el gasto cardíaco y la presión auricular derecha (PAD) media para determinar la gravedad de la enfermedad y predecir la evolución futura.** El aumento de la PAD es un indicador de disfunción del VD y tiene la mayor razón de posibilidades (*odds ratio*) de predicción de la mortalidad *(Ann Intern Med 1987;107:216).*
- **Investiga las causas de la HP,** entre ellas la cardiopatía izquierda (midiendo la presión de enclavamiento en la arteria pulmonar [PEAP] manualmente y al final de la espiración) o cortocircuitos de la circulación sistémica a la pulmonar pasados por alto (detectando «escalones» en las saturaciones de oxígeno).
- La hemodinámica de esfuerzo puede provocar HP, que se produce durante el esfuerzo, y también confirmar la sospecha de insuficiencia cardíaca diastólica, si bien los protocolos de esfuerzo y los métodos de medición no están estandarizados.

■ Si se sospecha HAP, se recomienda una **prueba vasodilatadora aguda.**
- Se realiza con **vasodilatadores de acción corta,** como la adenosina i.v., el epoprostenol i.v. o el óxido nítrico inhalado. **No se deben utilizar antagonistas del calcio (AC) de acción prolongada para la prueba vasodilatadora inicial,** debido al riesgo de hipotensión sistémica mantenida *(Chest 2004;26:35S).*
- **No se recomienda en pacientes con insuficiencia cardíaca derecha extrema** (PAD media > 20 mm Hg).

- La definición de **respuesta** es **una disminución de la presión arterial pulmonar media (PAPm) de 10 mm Hg y PAPm final de 40 mm Hg con gasto cardíaco estable o mejorado** *(Chest 2004;126:35S)*.
- En los pacientes que respondan, será preciso realizar un ensayo con un antagonista del calcio (AC) con un catéter arterial pulmonar colocado. Si se repite la reactividad vascular, se puede prescribir tratamiento crónico con AC (v. «Tratamiento»).

■ El **cateterismo cardíaco izquierdo** sólo es necesario para medir directamente la **presión telediastólica ventricular izquierda** (PTDVI) si la PEAP no permite descartar una cardiopatía izquierda, sobre todo en pacientes de más de 65 años.

TRATAMIENTO

■ **El tratamiento de la HP depende de la categoría específica de ésta.**

- Los pacientes con HP por cardiopatía izquierda deben recibir tratamiento adecuado de la enfermedad causal subyacente para minimizar las presiones poscapilares.
- Los pacientes con neumopatías subyacentes deben tratarse de forma adecuada para la afección específica. Son ejemplos: broncodilatadores (p. ej., neumopatía obstructiva), inmunomoduladores (p. ej., neumopatía intersticial), ventilación no invasiva (p. ej., síndrome de apnea obstructiva del sueño) y oxígeno suplementario.
- La HP tromboembólica crónica suele tratarse con **tromboendarterectomía pulmonar** en centros especializados, y precisa una selección cuidadosa para determinar la resecabilidad y la respuesta hemodinámica esperada *(N Engl J Med 2001;345:1465)*. En los pacientes con HPTEC inoperable puede ser beneficioso el riociguat, un estimulador de guanilato-ciclasa soluble *(N Engl J Med 2013;369:319)*.

■ Independientemente del diagnóstico de HP, se debe mantener la normoxemia para evitar la vasoconstricción hipóxica y un deterioro adicional de la presión arterial pulmonar. Se recomienda **oxígeno suplementario** para mantener saturaciones arteriales adecuadas (>89%) 24 h al día. Sin embargo, puede no lograrse la normoxemia cuando existe un cortocircuito significativo de derecha a izquierda (p. ej., cortocircuito intracardíaco de derecha a izquierda).

■ Se deben utilizar **filtros en línea** para evitar la embolia gaseosa paradójica por los catéteres intravenosos en pacientes con HP con cortocircuitos de derecha a izquierda.

■ Hay que administrar **vacunación antineumocócica y antigripal** para evitar las infecciones respiratorias.

■ Los pacientes con HP grave y disfunción del VD deben **minimizar las conductas** que puedan reducir de forma aguda la precarga del VD y/o aumentar la poscarga de éste, lo que podría producir un colapso circulatorio:

- Las **maniobras de Valsalva profundas** pueden elevar la presión intratorácica y provocar síncope por una disminución del retorno venoso central (p. ej., ejercicio vigoroso, paroxismo de tos intensa, esfuerzo importante durante la defecación o la micción).
- Las **alturas elevadas** (>1 500 m), debido a la baja concentración inspirada de oxígeno.
- El **tabaquismo,** a causa de los efectos vasoactivos de la nicotina.
- La **gestación,** debido a las alteraciones hemodinámicas que sobrecargan aun más el corazón.
- Los **simpaticomiméticos** sistémicos, como los descongestionantes y la cocaína.

Fármacos

■ **Los pacientes con HAP son candidatos para recibir tratamiento con vasomoduladores/vasodilatadores** (fig. 10-2 y tabla 10-2).

- Existen cuatro categorías de tratamientos específicos de la HAP con mecanismos de acción concretos:
  - Los **antagonistas del receptor de la endotelina** bloquean la unión de la endotelina 1 a sus receptores en las células musculares lisas de las arterias pulmonares, lo que produciría vasoconstricción e hipertrofia/crecimiento celular.
  - Los **inhibidores de la fosfodiesterasa 5** bloquean la enzima que antagoniza la vasodilatación y la inhibición plaquetaria mediadas por el óxido nítrico.

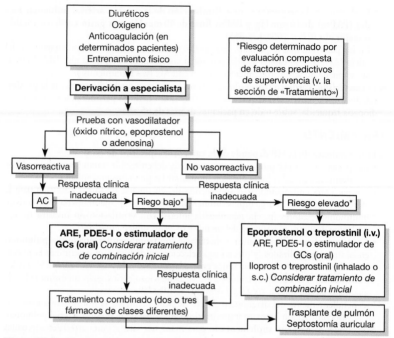

Figura 10-2. Algoritmo terapéutico de la hipertensión pulmonar. AC, antagonistas del calcio; ARE, antagonista del receptor de endotelina; i.v., intravenoso; PDE-5 I, inhibidor de la fosfodiesterasa 5; s.c., subcutáneo.

- El **estimulador de guanilato-ciclasa soluble** activa la señal anterógrada del óxido nítrico a través de la estimulación de su mensajero intermedio, la guanilato-ciclasa soluble, e induce vasodilatación e inhibición plaquetaria.
- Los **prostanoides** inducen vasodilatación e inhiben el crecimiento celular y la agregación plaquetaria.
- La elección inicial del tratamiento específico de la HAP debe personalizarse según la gravedad de la enfermedad (v. fig. 10-2).
- Los **factores que predicen un pronóstico desfavorable** *(Chest 2011;141:354)* son:
  - Subtipo de HAP: esclerodermia, hipertensión porto-pulmonar, HAP familiar.
  - Hombres de más de 60 años de edad.
  - Insuficiencia renal.
  - BNP > 180 pg/ml.
  - RVP > 32 unidades Wood.
  - PAD > 20 mm Hg.
  - DLCO ≥ 32 %.
  - Derrame pericárdico.
  - Presión arterial sistólica < 110 mm Hg.
  - Frecuencia cardíaca en reposo > 92 lpm.
  - Clase funcional IV de la New York Heart Association (NYHA).
  - Distancia M6M < 165 metros.
- Debido a la complejidad de algunos tratamientos, también deben considerarse las afecciones coexistentes, las capacidades cognitivas y la condición psicosocial del paciente.
- Las pautas de combinación, con fármacos de más de una clase terapéutica, se están convirtiendo en habituales en el tratamiento de la HAP.

TABLA 10-2 Tratamiento vasomodulador/vasodilatador para la hipertensión arterial pulmonar

Fármaco	Clase terapéutica	Vía de administración	Intervalo posológico	Efectos adversos	Precauciones
Nifedipino, amlodipino, diltiazem	Antagonistas del calcio	v.o.	Varía según la tolerancia del paciente	Edema periférico, hipotensión, astenia	**Utilícelo en pacientes con respuesta vascular durante la exposición intensa a un vasodilatador;** evítelo con gasto cardiaco bajo o insuficiencia cardiaca derecha descompensada
Sildenafilo/ tadalafilo	Inhibidores de la fosfodiesterasa 5	v.o.	20 mg 3 veces al día/40 mg 1 vez al día	Cefalea, hipotensión, dispepsia, mialgias, trastornos visuales	Evite emplearlo con **nitratos** o **inhibidores de la proteasa**
Riociguat	Estimulador de guanilato-ciclasa soluble	v.o.	2,5 mg tres veces al día	Hipotensión	Evitar su uso con **nitratos;** aprobado para la HAT y la HPTEC inoperable o HP persistente tras endarterectomía
Bosentán	Antagonista del receptor de la endotelina	v.o.	125 mg 2 veces al día	Hepatotoxicidad, teratógeno, edema periférico	**Control mensual de la función hepática,** evite emplearlo con glibenclamida y glipizida
Ambrisentán	Antagonista del receptor de la endotelina	v.o.	5-10 mg/día	Teratógeno, edema periférico, congestión nasal	**Control mensual de la función hepática,** evite administrarlo con glibenclamida y glipizida

(Continúa)

TABLA 10-2	Tratamiento vasomodulador/vasodilatador para la hipertensión arterial pulmonar *(Continuación)*				
Fármaco	**Clase terapéutica**	**Vía de administración**	**Intervalo posológico**	**Efectos adversos**	**Precauciones**
Macitentán	Antagonista del receptor de endotelina	v.o.	10 mg/día	Teratógeno, edema periférico, anemia	**Intensa interacción con la warfarina; monitorización mensual de la función hepática**
Iloprost	Prostanoide	i.h.	2,5-5 µg 6-8 veces al día	Tos, enrojecimiento, cefalea, trismo	**Cumplimiento subóptimo debido a la frecuencia de administración;** «vacación» nocturna del medicamento
Treprostinil	Prostanoide	s.c. o i.v.	Varía según la tolerancia del paciente	Cefalea, dolor mandibular, diarrea, dolor en las extremidades	**Fármaco parenteral continuo;** complicaciones relacionadas con el catéter (i.v.), **dolor/ reacción en el punto de administración (s.c.);** molestias digestivas si se usa v.o.
Epoprostenol	Prostanoide	i.v.	Varía según la tolerancia del paciente	Cefalea, dolor mandibular, diarrea, dolor en las extremidades	**Fármaco parenteral continuo; semivida muy corta;** complicaciones relacionadas con el catéter (i.v.); **estados de gasto cardíaco elevado en dosis mayores**

i.h., inhalado; i.v., intravenoso; s.c., subcutáneo; v.o., por vía oral; HAP, hipertensión arterial pulmonar; HP, hipertensión pulmonar; HPTEC, hipertensión pulmonar tromboembólica crónica.

- Dado que los tratamientos actuales de la HAP son paliativos y no curativos, los pacientes precisan un seguimiento riguroso, ya que con frecuencia se produce un deterioro que exige una intervención médica alternativa/adicional y posiblemente una intervención quirúrgica (v. fig. 10-2). Aunque no existe acuerdo sobre la estrategia de seguimiento, la estrategia más sólida es la evaluación funcional (p. ej., M6M y clasificación funcional de la OMS) y cardíaca (p. ej., ecocardiografía transtorácica, RM o cateterismo cardíaco derecho) periódica.

■ **Tratamiento diurético** (diurético del asa ± antagonista de la aldosterona ± tiazidas)
- Alivia la **insuficiencia cardíaca derecha** y mejora los síntomas.
- La diuresis excesiva o demasiado rápida podría tolerarse mal, debido a la **dependencia de la precarga** del VD y la escasa capacidad del gasto cardíaco para compensar la hipotensión sistémica.

■ **Anticoagulación**
- La anticoagulación crónica prolonga la supervivencia, fundamentalmente en pacientes con HAPI *(N Engl J Med 1992;327:76; Circulation 1984;70:580).* El uso de anticoagulación en otros tipos de HAP es controvertido.
- La warfarina se ajusta con un **objetivo de índice internacional normalizado (INR) de 1,5 a 2,5** *(Chest 2004;126:35S).*
- El tratamiento anticoagulante no es urgente y se puede interrumpir para la realización de técnicas invasivas o por hemorragia activa.

■ **Fármacos inotrópicos**
- Producen una escasa mejoría de la función cardíaca derecha, el gasto cardíaco y los síntomas.
- La dobutamina y la milrinona son mejores para su **uso a corto plazo** en estados de descompensación extrema.

Tratamiento quirúrgico

■ **Trasplante pulmonar o trasplante cardiopulmonar**
- Se reserva para pacientes adecuados con HAP que **permanecen en una clase funcional avanzada (III-IV) a pesar del tratamiento médico máximo.**
- La **Lung Allocation Score** (LAS), derivada de múltiples variables clínicas, tiene en cuenta el diagnóstico de HP y proporciona un mecanismo para priorizar a los pacientes con HAP más allá de la LAS imputada. Esto mejora la probabilidad de que los pacientes con HAPI reciban trasplantes; sin embargo, la mortalidad de la lista de espera es elevada en comparación con otros diagnósticos.
- Puesto que el ventrículo derecho se recupera después del trasplante pulmonar aislado, el trasplante cardiopulmonar suele reservarse para las cardiopatías congénitas complejas que no se pueden reparar.
- La mediana de supervivencia después del trasplante pulmonar es de ~ 5 años, y la **supervivencia de los pacientes con HAPI a los 5 años es de ~ 50 %** *(J Heart Lung Transplant 2005;24:956).*

■ **Septostomía auricular**
- Intervención paliativa realizada en casos de insuficiencia cardíaca derecha (p. ej., síncope, congestión hepática, hiperazoemia prerrenal) que no responde al tratamiento médico.
- Creación percutánea de un cortocircuito de derecha a izquierda a través del tabique interauricular en pacientes cuyas presiones auriculares derechas sean mayores que las presiones auriculares izquierdas.
- A pesar de la desaturación de la oxihemoglobina arterial y la hipoxemia, la liberación de oxígeno aumenta por la mejora del llenado ventricular izquierdo y del gasto cardíaco.

■ **Cierre de una comunicación (defecto septal)**
- En casos seleccionados de malformaciones intracardíacas que siguen teniendo un cortocircuito significativo de izquierda a derecha, puede realizarse el cierre mediante métodos **percutáneos o quirúrgicos.**
- Entre los criterios para el cierre figura el cortocircuito neto de izquierda a derecha con cociente de flujo (flujo pulmonar/flujo sistémico) ≥ 1,5, cociente de resistencia (resistencia vascular pulmonar/resistencia vascular sistémica) ≤ 0,6 *(Circulation 2008;118:2395)* y RVP < 4,6 unidades Wood *(J Am Coll Cardiol 2013;62:D34).*

Pronóstico

En la HAP, los índices de supervivencia al año, a los 3 años y a los 5 años son del 85 %, el 70 % y el 55 %, respectivamente, con una mediana de supervivencia de 3,6 años (*Circulation 2010;122:156; Eur Respir J 2007;30:1103*).

Síndrome de apnea-hipopnea obstructiva del sueño

PRINCIPIOS GENERALES

Definición

El síndrome de apnea-hipopnea obstructiva del sueño (SAHOS) es un trastorno en que los pacientes tienen apneas o hipopneas por estenosis de la vía respiratoria superior. Se asocia a somnolencia diurna excesiva (*Sleep 1999:22:667*).

Clasificación

- Las **apneas** representan la interrupción completa del flujo aéreo.
  - Los episodios obstructivos se asocian al esfuerzo respiratorio continuo.
  - Los episodios centrales no se asocian al esfuerzo respiratorio.
- Las **hipopneas** representan la disminución del flujo aéreo asociada a una desaturación de oxígeno de al menos el 3-4 %.
- Los **despertares relacionados con el esfuerzo respiratorio** representan cambios en el flujo aéreo que causan un despertar, pero no cumplen los criterios de apnea ni hipopnea.
- Todos los episodios respiratorios deben durar al menos 10 s para contabilizarse.
- El **índice apnea-hipopnea (IAH)** es el número de apneas e hipopneas por hora de sueño.
- El **índice de alteración respiratoria (RDI, *respiratory disturbance index*)** es el número de apneas, hipopneas y despertares relacionados con el esfuerzo respiratorio por hora de sueño.

Epidemiología

- Se ha calculado que la prevalencia del SAHOS en la población general se sitúa en torno al 4 %, teniendo los hombres el doble de probabilidades de verse afectados en comparación con las mujeres (*Eur Respir J 2009;33:907; JAMA 2004;291:2013*).
- La obesidad es un factor de riesgo importante de sufrir apnea obstructiva del sueño (AOS) (*N Engl J Med 1993;328:1230*).

Etiología

- **Apnea obstructiva del sueño (AOS):** estrechamiento de la vía respiratoria superior debido a un exceso de tejidos blandos o a alteraciones estructurales.
- **Apnea central del sueño (ACS):** alteración del control central de la respiración durante el sueño.

Fisiopatología

La apnea obstructiva del sueño se debe a un estrechamiento de la vía respiratoria superior que produce una disminución del flujo aéreo o la interrupción de éste, causando despertares que fragmentan el sueño.

Factores de riesgo

Entre los factores de riesgo que se asocian al SAHOS figuran la obesidad, la obstrucción nasal, la hipertrofia de las adenoides o las amígdalas, y el tamaño y la posición mandibular (*Otolaryngol Clin North Am 1990;23:727*). Los antecedentes familiares y el tabaquismo son posibles factores de riesgo (*JAMA 2004;291:2013*).

Prevención

- Adelgazamiento.
- Evitar sedantes como los hipnóticos y el alcohol.

Trastornos asociados

- **Enfermedades cardiovasculares,** como hipertensión sistémica, insuficiencia cardíaca, arritmias, infarto de miocardio y accidente cerebrovascular *(Circulation 2008;118:1080)*. Se ha establecido la AOS como un factor de riesgo independiente de hipertensión *(Eur Resp J 2007;29:156)*.
- **Aumento del riesgo de muerte,** principalmente por episodios cardiovasculares *(Sleep 2008;31:1071; Sleep 2008;31:1079; N Engl J Med 2005:353:2034)*.
- Se ha observado un aumento de la prevalencia de la **diabetes** en pacientes con SAHOS, independientemente de la obesidad *(Am J Respir Crit Care Med 2005;172:1590; J Clin Endocrinol Metab 2000; 85:1151)*.
- Mayor riesgo de accidentes de tráfico *(Sleep 1997;20:608)*.

DIAGNÓSTICO

Presentación clínica

Anamnesis

- El **ronquido intenso habitual** es el síntoma más frecuente del SAHOS, aunque no todas las personas que roncan tienen este síndrome. Los pacientes con AOS pueden presentar despertares por los ronquidos junto con una sensación de asfixia.
- La somnolencia diurna excesiva (**hipersomnolencia**) es un síntoma clásico del SAHOS (tabla 10-3). Los pacientes pueden explicar que se duermen mientras conducen o que tienen dificultad para concentrarse en el trabajo.
- Los pacientes también pueden notificar cambios de la personalidad, deterioro intelectual, cefalea matutina, angina nocturna, pérdida de la libido y astenia crónica.

Exploración física

- En todos los pacientes es conveniente realizar una exploración completa de la nariz y la faringe para detectar causas de obstrucción de la vía respiratoria superior que se puedan corregir mediante cirugía (p. ej., desviación del tabique, hipertrofia de las amígdalas), especialmente si se tolera mal la presión positiva continua en la vía aérea (CPAP).
- El aumento de la gravedad de la AOS se ha asociado a una clase mayor en la **puntuación de Mallampati** (tabla 10-4) *(Eur Respir J 2003;21:248)*.

Criterios diagnósticos

La **polisomnografía** que demuestra episodios obstructivos con un RDI > 15 es diagnóstica de AOS. Si el RDI se encuentra entre 5 y 15, un paciente puede reunir los requisitos para la CPAP si existe una afección simultánea, como hipertensión, coronariopatía, depresión o hipersomnolencia. Si no existen afecciones comórbidas, el RDI debe ser > 15 para considerar que un paciente cumple los requisitos para recibir CPAP.

Diagnóstico diferencial

- Además del SAHOS y de la hipoventilación relacionada con el sueño, el diagnóstico diferencial de la somnolencia diurna incluye privación de sueño, trastorno de movimiento periódico de los miembros, narcolepsia y efectos adversos de fármacos.

TABLA 10-3	Síntomas asociados al síndrome de apnea-hipopnea obstructiva del sueño
Somnolencia diurna excesiva	Enuresis
Ronquido	Sueño no reparador
Despertares nocturnos	Cefalea matutina
Apneas nocturnas	Disminución de la memoria y la concentración
Boqueadas, gruñidos y atragantamientos nocturnos	Irritabilidad y depresión
Nicturia	Impotencia

TABLA 10-4	Clasificación de la vía aérea de Mallampati

Clase	Estructuras visibles con la boca en abertura máxima y protrusión de la lengua
I	Paladar duro, paladar blando, úvula, pilares amigdalinos
II	Paladar duro, paladar blando, úvula
III	Paladar duro, paladar blando, base de la úvula
IV	Paladar duro

De Mallampati SR, Gatt SP, Gugino LD, et al. A clinical sign to predict difficult tracheal intubation: a prospective study. *Can Anaesth Soc J* 1985;32(4):429-434. Con autorización de Springer Science Bussiness & Media B.V.

■ Hay que evaluar en los pacientes la presencia de otras afecciones médicas que pueden causar despertares nocturnos y disnea y, por tanto, parecer un SAHOS, como las neumopatías crónicas, la ICC y la enfermedad por reflujo gastroesofágico.

Pruebas diagnósticas

■ El método de referencia para el diagnóstico del SAHOS es la **polisomnografía** (PSG o «estudio del sueño») **nocturna** con observación directa por un técnico capacitado *(Am Rev Respir Dis 1989;139:559)*. Los estudios del sueño generalmente se realizan en un contexto ambulatorio.

■ Entre las indicaciones típicas de un estudio del sueño se incluyen el ronquido con somnolencia diurna excesiva, el ajuste del tratamiento óptimo con presión positiva en la vía respiratoria y la evaluación de la respuesta objetiva a las intervenciones terapéuticas.

■ La PSG supone la determinación de las fases del sueño utilizando electroencefalografía, electromiografía y electrooculografía, y la evaluación del flujo aéreo respiratorio y del esfuerzo respiratorio, la saturación de oxihemoglobina, la actividad eléctrica cardíaca (p. ej., ECG) y la posición del cuerpo.

■ Se analizan los datos para determinar la fase del sueño, la frecuencia de los episodios respiratorios, los movimientos de las extremidades y conductas anormales. Los episodios respiratorios se clasifican como obstructivos o centrales.

■ La mayoría de los estudios del sueño se realizan como «estudios de noche dividida», en los que las primeras horas del estudio son diagnósticas y la parte final del estudio se utiliza para el ajuste de la CPAP, si el IAH es compatible con AOS moderada o grave.

■ Algunos pacientes únicamente tienen episodios significativos cuando están tumbados en determinadas posiciones (habitualmente, decúbito supino) o durante el sueño de movimientos oculares rápidos (REM). Estos pacientes pueden precisar un estudio nocturno completo para el diagnóstico y un segundo estudio nocturno para el inicio del tratamiento.

■ Debido al coste, al personal necesario y a la escasa disponibilidad de la PSG, la American Academy of Sleep Medicine respalda la monitorización portátil no vigilada como una alternativa a la PSG en los pacientes con una probabilidad previa elevada de AOS moderada a grave sin trastornos médicos ni trastornos del sueño comórbidos significativos. El aparato portátil debe registrar el flujo aéreo, el esfuerzo respiratorio y la oxigenación sanguínea, y los resultados deberá revisarlos un especialista en trastornos del sueño *(J Clin Sleep Med 2007;3:737)*. Los aparatos portátiles pueden infravalorar la gravedad de la AOS porque el número de episodios por hora se calcula usando un tiempo de registro total, en lugar del tiempo de sueño total.

TRATAMIENTO

El enfoque terapéutico del SAHOS depende de la gravedad de la enfermedad, las enfermedades médicas coexistentes, y la preferencia y el grado esperado de cumplimiento de los pacientes. El tratamiento se debe personalizar, prestando una atención especial a la corrección de los factores desencadenantes posiblemente reversibles.

Medicamentos

■ Ningún fármaco tiene la suficiente eficacia como para justificar su uso como sustituto de la presión positiva continua en la vía respiratoria como modalidad terapéutica principal en el SAHOS.

■ El **modafínilo** puede reducir la somnolencia diurna en pacientes con síntomas persistentes a pesar de un uso adecuado de la CPAP *(Sleep 2006;29:31).*

■ El tratamiento médico de afecciones que pueden contribuir a la hipotonía muscular o el aumento de peso, como el hipotiroidismo, puede ayudar también.

Tatamientos no farmacológicos

■ **Presión positiva en la vía respiratoria**
  • La **CPAP** proporciona aire a través de una mascarilla facial con un nivel de presión constante en todo el ciclo respiratorio para mantener abierta la vía respiratoria superior con una «férula neumática», impidiendo de esta forma el colapso y la obstrucción del flujo aéreo.
  • La PSG determina la presión positiva en la vía respiratoria (expresada en cm H_2O) necesaria para optimizar el flujo aéreo. La presión se ajusta aumentando gradualmente hasta que se reducen al mínimo los episodios obstructivos, los ronquidos y la desaturación de oxígeno.
  • Entre las ventajas de la presión positiva en la vía respiratoria se encuentran la consolidación del sueño y la disminución de la hipersomnolencia diurna. También pueden mejorar la hipertensión, la nicturia, el edema periférico, la policitemia y la HP. Además, la CPAP es una intervención muy rentable *(Can J Physiol Pharmacol 2007;85:179)* que parece reducir el riesgo de episodios cardiovasculares *(Am J Respir Crit Care Med 2007;176:1274)* y puede mejorar también el síndrome metabólico asociado a la AOS *(N Engl J Med 2011;365:2277).*
  • La **CPAP nasal (nCPAP) es actualmente el tratamiento de elección de la mayoría de los pacientes con SAHOS.**
  • La tasa de cumplimiento de la nCPAP es de aproximadamente el 50 %.
  • El cumplimiento puede mejorar con educación, formación, seguimiento, ajuste de la mascarilla para mejorar la adaptación y la comodidad, humidificación del aire para reducir la sequedad, y tratamiento de los síntomas nasales o sinusales.
  • No se ha demostrado que el uso de una mascarilla facial completa (buconasal) mejore el cumplimiento en comparación con la nCPAP. Sin embargo, con frecuencia se utilizan mascarillas faciales completas en pacientes que «respiran por la boca» o en los que precisan mayores presiones de CPAP, ya que a menudo tienen fuga aérea a través de la boca cuando utilizan nCPAP.
  • Los dispositivos de CPAP con ajuste automático emplean transductores de flujo y presión para detectar los patrones del flujo aéreo y después adaptar automáticamente el ajuste de presión como respuesta. En pequeños estudios se ha demostrado que la CPAP con ajuste automático puede ser tan eficaz como la CPAP tradicional, y parece ser la preferida por los pacientes *(Respiration 2007;74:279, Chest 2006;129:638).*
  • Se suele utilizar **presión positiva bifásica en la vía respiratoria (BPAP)** para tratar la AOS en los siguientes casos: necesidad de presiones > 15-20 cm H_2O, intolerancia a la CPAP o posible hipoventilación coincidente.
  • Todos los dispositivos de ventilación no invasiva con presión positiva en la vía respiratoria pueden producir sequedad en ésta, congestión nasal, rinorrea, epistaxis, reacciones cutáneas a la mascarilla, abrasiones en el puente nasal y aerofagia. Algunos de estos síntomas nasales pueden tratarse con solución salina y descongestionantes nasales, y el uso de un humidificador
  • Algunos pacientes, como los que tienen EPOC coincidente, precisan oxígeno suplementario para mantener saturaciones de oxígeno nocturnas adecuadas ($SaO_2 \geq 90\,\%$).
■ **Dispositivos orales**
  • Se utilizan para el SAHOS leve, con el fin de tratar de aumentar el calibre de la vía aérea para mejorar el flujo aéreo. Estos dispositivos, como el dispositivo de reposicionamiento mandibular, pueden ser fijos o ajustables, y la mayoría necesitan un ajuste personalizado. Muchos dispositivos aún no están bien estudiados.
  • Las contraindicaciones son: enfermedad de la articulación temporomandibular, bruxismo, prótesis dental completa e imposibilidad de realizar protrusión de la mandíbula.

■ **Dispositivo de resistencia espiratoria nasal**
- Los tapones nasales aumentan la resistencia con la espiración, creando una presión retrógrada para mantener abierta la vía respiratoria superior.
- Es el más eficaz para la AOS más leve. No debe usarse en pacientes con afecciones coexistentes importantes como una neumopatía.

■ **Dispositivo de estimulación de la vía respiratoria superior**
- La Food and Drug Administration (FDA) estadounidense ha aprobado recientemente un dispositivo de estimulación de la vía respiratoria superior para pacientes con AOS moderada o grave que no pueden tolerar la CPAP.
- Aunque el IAH y la somnolencia diurna mejoran con este dispositivo, persiste una ligera AOS residual *(N Engl J Med 2014;370:139)*.

Tratamiento quirúrgico

■ **Traqueostomía**
- La traqueostomía es muy eficaz en el tratamiento del SAHOS, pero casi nunca se utiliza desde la introducción del tratamiento con presión positiva en la vía aérea.
- La traqueostomía debe reservarse para los pacientes que tengan enfermedad potencialmente mortal *(cor pulmonale*, arritmias o hipoxemia grave) o hipoventilación alveolar significativa que no pueda controlarse con otras medidas.

■ **Uvulopalatofaringoplastia**
- La uvulopalatofaringoplastia (UPFP) es el tratamiento quirúrgico más frecuente del SAHOS leve a moderado en pacientes que no responden al tratamiento médico.
- La UPFP aumenta el calibre de la vía respiratoria, resecando tejido de las amígdalas, los pilares amigdalinos, la úvula y el paladar posterior. Puede complicarse por cambios de la voz, estenosis nasofaríngea, sensación de cuerpo extraño, insuficiencia velofaríngea con regurgitación nasal asociada durante la deglución y problemas de tolerancia a la CPAP.
- La tasa de éxito de la UPFP en el tratamiento del SAHOS es sólo del 50 %, aproximadamente, cuando se define como una reducción del IAH del 50 %, y las mejorías relacionadas con la UPFP pueden disminuir a lo largo del tiempo *(Sleep 1996;19:156)*. Se considera que la UPFP es un tratamiento de segunda línea en pacientes con SAHOS leve a moderado que no pueden usar eficazmente la CPAP y que tengan obstrucción retropalatina.

■ **Intervenciones escalonadas**
   En centros con experiencia, pueden practicarse otras intervenciones escalonadas para tratar la AOS, como la osteotomía mandibular con avance del geniogloso, la miotomía del hioides con suspensión y el avance maxilomandibular (AMM) *(Sleep Breath 2000;4:137)*. Con el AMM se han documentado reducciones importantes del IAH, aunque se necesitan más estudios *(Sleep 2010;33:1396)*

Modificación del estilo de vida/riesgo

■ Se recomienda la reducción del peso en los pacientes obesos *(Chest 1987;92:631)*.

■ Se ha demostrado que la reducción de peso, tanto quirúrgica como mediante la disminución de la ingesta calórica, reduce la gravedad de la AOS al disminuir el IAH *(Am J Respir Crit Care Med 2009;179:320; Am J Med 2009;122:535)*.

■ Los pacientes con SAHOS deben evitar consumir alcohol, tabaco y sedantes.

■ Es importante que los médicos aconsejen a los pacientes con SAHOS sobre el aumento del riesgo asociado a la conducción y el manejo de equipos peligrosos.

CONSIDERACIONES ESPECIALES

■ Los pacientes con un índice de masa corporal (IMC) > 40 tienen un mayor riesgo de hipoventilación relacionada con el sueño concomitante debido a la obesidad excesiva.

COMPLICACIONES

■ Cuando el SAHOS se asocia a trastornos como obesidad o neumopatía crónica, los pacientes pueden presentar hipoxemia, hipercapnia, policitemia, HP y corazón pulmonar *(Mayo Clin Proc 1990;65:1087)*.

■ Los pacientes con SAHOS tienen mayor riesgo de sufrir complicaciones perioperatorias, debido a la dificultad para la intubación y/o el deterioro del despertar secundario a los efectos de los anestésicos, los narcóticos y los sedantes *(Otolaryngol Clin North Am 2007;40:877)*.

■ El riesgo de muerte, hipertensión y función neurofisiológica deficiente aumenta al aumentar la gravedad de la AOS.

DERIVACIÓN

Los pacientes que tengan factores de riesgo y síntomas o secuelas de SAHOS deben derivarse a un especialista del sueño y a un laboratorio del sueño para una evaluación adicional.

Neumopatía intersticial

PRINCIPIOS GENERALES

Definición

Las neumopatías intersticiales (NI) constituyen un grupo heterogéneo de trastornos que, desde el punto de vista anatomopatológico, se caracterizan por una infiltración del intersticio pulmonar por células, líquido y/o tejido conjuntivo.

Clasificación

■ Neumopatía intersticial de etiología conocida:
- Fármacos (p. ej., bleomicina, amiodarona, nitrofurantoína, metotrexato).
- Enfermedades del tejido conjuntivo (p. ej., artritis reumatoide, esclerodermia, polimiositis/dermatomiositis).
- Neumoconiosis (p. ej., neumoconiosis de los trabajadores del carbón, silicosis, asbestosis).
- Radiación.
- Carcinomatosis linfangítica.

■ Neumonías intersticiales idiopáticas:
- Neumonía intersticial usual (NIU).
- Neumonía intersticial inespecífica (NII).
- Neumonía intersticial descamativa (NID).
- Neumopatía intersticial con bronquiolitis respiratoria (NI-BR).
- Neumonía organizada criptogenética (NOC).
- Neumonía intersticial linfocítica (NIL).
- Neumonía intersticial aguda (NIA).

■ Neumonía intersticial granulomatosa:
- Sarcoidosis.
- Neumonitis por hipersensibilidad.

■ Neumopatía quística:
- Linfangioleiomiomatosis
- Histiocitosis pulmonar de células de Langerhans (HCL)
- Enfermedades genéticas (Birt-Hogg-Dubé, esclerosis tuberosa).
- Enfermedad por depósito de cadenas ligeras.

DIAGNÓSTICO

Presentación clínica

Anamnesis

■ Los pacientes suelen acudir con disnea de esfuerzo gradualmente progresiva y tos seca. La anamnesis a menudo revela años con síntomas que han empeorado gradualmente, aunque algunas NI pueden tener una presentación aguda (p. ej., neumonía intersticial aguda, neumonía eosinófila aguda).

■ La anamnesis rigurosa debe centrarse en las exposiciones (fármacos, exposición al amiento, exposición a polvos y humos industriales, mohos y antígenos de aves), así como a la presencia de síntomas de enfermedades del tejido conjuntivo.

■ En la tabla 10-5 se describen las manifestaciones clínicas de las NI habituales.

Exploración física

Entre los hallazgos pueden encontrarse crepitantes inspiratorios y acropaquia. Hay que prestar atención especial a hallazgos extrapulmonares que puedan indicar enfermedades del tejido conjuntivo, como: esclerodactilia, «manos de mecánico», fenómeno de Raynaud, sequedad de mucosas y hallazgos dermatológicos como telangiectasias, exantema o eritema facial.

Enfoque diagnóstico

Pruebas de diagnóstico por la imagen

■ Las rafiografías simples de tórax pueden mostrar aspecto variable, y en la neumopatía intersticial lo más habitual es la pérdida de volumen pulmonar, el engrosamiento intersticial y los cambios quísticos.

■ Si la radiografía inicial o el cuadro clínico es compatible con una NI, hay que solicitar una TC de alta resolución (TCAR), que es la prueba radiológica de elección en los pacientes con una presunta NI.

■ El patrón de infiltrado radiográfico es importante en el diagnóstico diferencial de la NI. En la tabla 10-5 se describen los patrones de las imágenes en las NI habituales. Hay que señalar que se han publicado directrices para el diagnóstico radiológico definitivo de determinadas NI, específicamente la fibrosis pulmonar idiopática (FPI)/NIU *(Am J Respir Crit Care Med 2011;183:788).*

Pruebas de función fulmonar

■ La espirometría demuestra un defecto ventilatorio restrictivo que se caracteriza por una reducción simétrica de la capacidad vital forzada (FVC) y el volumen espiratorio forzado en 1 segundo (FEV$_1$). El diagnóstico definitivo de un defecto ventilatorio restrictivo requiere la confirmación de una disminución de la capacidad pulmonar total hasta < 80 % del valor previsto.

■ En determinadas NI (p. ej., sarcoidosis, HCL, neumonitis por hipersensibilidad), la afectación bronquiolar puede provocar obstrucción del flujo aéreo, haciendo que el FEV$_1$ disminuya desproporcionadamente con respecto a la FVC. En estos casos, puede observarse una alteración mixta, obstructiva y restrictiva. Esta circunstancia puede observarse también en casos de enfisema simultáneo.

■ En los pacientes con NI, la DLCO con frecuencia está significativamente disminuida.

Pruebas de laboratorio

■ En los pacientes con una NI diagnosticada debe evaluarse la presencia de signos de una enfermedad del tejido conjuntivo como posible objetivo terapéutico. Algunas conectivopatías pueden manifestarse fundamentalmente mediante síntomas pulmonares. Como ejemplo, aproximadamente el 10-20 % de los pacientes con artritis reumatoide pueden tener una neumopatía como presentación clínica inicial *(Proc Am Thorac Soc 2007;4(5):443).*

■ En la mayoría de los pacientes, incluso en aquellos con NIU en las pruebas de imagen torácicas, hay que comprobar los ANA y el factor reumatoide (FR). También debe estudiarse el péptido cíclico citrulinado para evaluar la artritis reumatoide, porque el FR puede no ser lo suficientemente sensible y tiene un escaso valor predictivo positivo.

■ Se determinarán la aldolasa y la creatinina-cinasa para evaluar la presencia de miositis. En los casos con una elevada sospecha de miositis, también deben determinarse paneles de anticuerpos específicos musculares.

■ En todos los pacientes con signos de esclerodermia, como telangiectasias, dismotilidad esofágica o esclerodactilia, deben determinarse los anticuerpos anti topoisomerasa I (anti-Scl-70).

TABLA 10-5	Características clínicas y radiológicas de las neumopatías intersticiales

	Características clínicas	Hallazgos en la TCAR
NIU	• Constituye la base radiológica para el diagnóstico de FPI si no hay una causa subyacente • Inicio insidioso y disnea progresiva • Tos seca • Escasa respuesta al tratamiento, escasa supervivencia a largo plazo • Curso variable con exacerbaciones intermitentes • El patrón puede asociarse a enfermedad del tejido conjuntivo	• Subpleural, predominantemente basal • Engrosamiento intersticial reticular • Imagen en panal con/sin bronquiectasias por tracción • Vidrio esmerilado limitado • Puede tener distribución atípica en casos familiares
NII	• Asociada a pacientes más jóvenes y más frecuente en mujeres • Habitualmente asociada a enfermedades del colágeno vascular, entre ellas esclerodermia y miositis • La respuesta al tratamiento es variable, dependiendo de la etiología	• Engrosamiento intersticial, a menudo con un anillo de conservación subpleural periférica • Infiltrados en vidrio esmerilado (deslustrado) • Bronquiectasias por tracción más frecuentes que en la NIU • En la enfermedad terminal, pueden aparecer cambios fibróticos y «bronquioloectasias» que parecen una NIU
NI-BR	• Puede ser asintomática • Asociada al consumo de cigarrillos • Generalmente, responde al cese del tabaquismo	• Micronódulos en vidrio esmerilado con predominancia en el lóbulo superior
NID	• Asociada al consumo de cigarrillos y a exposiciones laborales • Generalmente responde al cese del tabaquismo • Puede tratarse con corticoesteroides	• Opacidades en vidrio esmerilado o consolidación periféricas • Pueden existir quistes pequeños y bien definidos
NIA	• NI rápidamente progresiva con hipoxemia progresiva y mortalidad elevada • Clínicamente (e histológicamente) se comporta como el «SDRA idiopático»	• Opacidades en vidrio esmerilado con consolidación siguiendo un patrón geográfico • Finalmente progresa a fibrosis con deformación de la arquitectura y bronquiectasias por tracción
NOC	• Curso subagudo, a menudo presenta múltiples fracasos terapéuticos de bronquitis/neumonía • A menudo se asocia a infecciones, exposiciones a fármacos • Responde a ciclos prolongados de corticoesteroides • Suele reaparecer si los esteroides se retiran rápidamente	• Opacidades en vidrio esmerilado y consolidaciones multifocales • Suele predominar en el lóbulo superior • Los infiltrados pueden ser migratorios • Puede existir un «halo inverso» o signo del atolón
NEC	• Se manifiesta como disnea progresiva y tos • Los pacientes pueden tener antecedente de asma • El recuento de eosinófilos en sangre periférica y lavado broncoalveolar suelen estar muy elevados	• Consolidaciones periféricas descritas como la «imagen inversa del edema pulmonar» • Los infiltrados pueden ser migratorios

(Continúa)

TABLA 10-5	Características clínicas y radiológicas de las neumopatías intersticiales *(Continuación)*

	Características clínicas	**Hallazgos en la TCAR**
Sarcoidosis	• Son síntomas frecuentes la disnea, la tos y el dolor torácico • Los síntomas sistémicos pueden ser llamativos • Aproximadamente 1 de cada 20 casos son asintomáticos y se detectan casualmente en la radiografía de tórax • Están afectados casi todos los sistemas orgánicos	• Nódulos perilinfáticos • Opacidades irregulares en vidrio deslustrado • Infiltrados reticulares • Bronquiectasias por tracción • Fibrosis masiva progresiva • Linfadenopatía hiliar o mediastínica
HP crónica	• Se manifiesta de forma similar a la NIU/FPI • Puede existir el antecedente de síntomas sistémicos (fiebre, mialgias)	• Alteración reticular predominantemente en la parte media o superior del pulmón • Micronódulos • Atenuación en mosaico/atrapamiento aéreo • Predominancia peribroncovascular

FPI, fibrosis pulmonar idiopática; NEC, neumonía eosinófila crónica; NI, neumopatía intersticial; NIA, neumonía intersticial aguda; NI-BR, neumopatía intersticial con bronquiolitis respiratoria; NID, neumonía intersticial descamativa; NIU, neumopatía intersticial usual; NOC, neumonía organizada criptogénica; SDRA, síndrome de dificultad respiratoria aguda; TCAR, TC de alta resolución. De: *Curr Probl Diagn Radiol* 2015;44:15; *Am J Respir Crit care Med* 2011;183:788; Webb RW. *Thoracic Imaging: Pulmonary and Cardiovascular Radiology.* 2005.

Procedimientos diagnósticos

■ Aparte de evaluar la presencia de infección, el lavado broncoalveolar tiene escaso valor en las NI.

■ La biopsia pulmonar debe realizarse con la colaboración de neumólogos y cirujanos torácicos con experiencia en NI.
  • En general, la biopsia debe reservarse para circunstancias en las que el diagnóstico es dudoso y la dilucidación de éste provocaría un cambio importante en el enfoque terapéutico.
  • La biopsia pulmonar transbronquial es la que ofrece el mayor rendimiento en las NI broncocéntricas, como la sarcoidosis, en la que la obtención de pequeñas muestras de biopsia puede ser suficiente para establecer el diagnóstico *(Thorax 2008;63(Suppl 5):v1).*
  • La biopsia pulmonar quirúrgica puede realizarse mediante toracoscopia videoasistida (VATS) o por toracotomía abierta. La TCAR se usa para dirigirse a áreas de enfermedad activa y evitar regiones pulmonares con fibrosis terminal.
  • Aunque muchos pacientes toleran bien la biopsia pulmonar, algunos tienen predisposición a sufrir complicaciones, como descompensación de su NI tras la biopsia *(Chest 2005;127:1600).* Concretamente, los pacientes con FPI pueden sufrir empeoramientos de la enfermedad tras la biopsia pulmonar que conducen a la progresión de la enfermedad e incluso la muerte.

NEUMOPATÍAS INTERSTICIALES ESPECÍFICAS

Fibrosis pulmonar idiopática

■ Se calcula que la incidencia de fibrosis pulmonar idiopática (FPI) es de 4,6-16,3 casos por 100 000 habitantes.

■ Los hombres se ven afectados con más frecuencia que las mujeres.

■ En pacientes y familias con FPI se han identificado mutaciones en el componente de ARN de la telomerasa (*TERC*), la transcriptasa inversa de la telomerasa (*TERT*), la proteína C del surfactante pulmonar (*SFTPC*), la proteína A2 del surfactante (*SFTPA2*) y la mucina 5B (*MUC5B*) (*Am J Med Sci 2011;341:439*).

■ Aunque no se entiende totalmente la fisiopatología, se cree que la lesión de células epiteliales pulmonares y una cicatrización aberrante de las heridas desmpeñan un papel central en ella.

■ El diagnóstico se establece por un patrón radiográfico claro de NIU en la TCAR o un patrón de NIU en la biopsia pulmonar quirúrgica en ausencia de otra causa tras haberse completado un estudio exhaustivo (*Am J Respir Crit Care Med 2011;183:788*).

■ En el caso de una neumopatía fibrótica familiar, el patrón de la TC puede ser atípico, faltando con frecuencia una predominancia basal. Incluso desde el punto de vista histológico, la NIU estrictamente definida se identifica en menos de la mitad de los casos de neumopatía fibrótica familiar (*Arch Pathol Lab Med 2012;136:1366*).

■ En la FPI las opciones terapéuticas modificadoras de la enfermedad son limitadas. Se han asociado mayores riesgos de muerte y hospitalización con el uso combinado de *N*-acetilcisteína, azatioprina y prednisona crónica (*N Engl J Med 2012;366:1968*).

■ La pirfenidona, un antifibrótico oral, y el nintedanib, un inhibidor oral de la tirosina-cinasa, han demostrado reducir la velocidad de disminución de la función pulmonar en pacientes con FPI (*N Engl J Med 2014;370:2083; N Engl J Med 2014;370:2071*).

■ La rehabilitación pulmonar se ha asociado a mejoras en la distancia de la M6M y en la calidad de vida en la FPI (*Cochrane Database Syst Rev 2014;10:CD006322*).

■ Los pacientes tienen una evolución muy variable, pero se han documentado medianas de supervivencia de 55,6 meses, 38,7 meses y 27,4 meses en los diagnosticados (mediante espirometría) de enfermedad leve, moderada y grave, respectivamente (*Chest 2011;140:221*).

■ Los factores de mal pronóstico en la FPI son: disminución de la FVC > 10 % durante 6 meses, descenso de la distancia de la M6M > 150 m durante 12 meses y una disminución de la DLCO > 15 % durante 6 meses.

■ Las reagudizaciones de la FPI se caracterizan por empeoramiento agudo de la disnea o de la oxigenación sin signos de infección, embolia pulmonar o insuficiencia cardíaca (*Am J Respir Crit Care Med 2011;183;788*). Las reagudizaciones se tratan con altas dosis de corticoesteroides, si bien no se ha demostrado sistemáticamente su beneficio. Tras las reagudizaciones de la FPI, los pacientes con frecuencia no regresan a la situación basal previa al empeoramiento (*Chest 2007;132:1652*).

■ El trasplante pulmonar sigue siendo el tratamiento final de los pacientes con FPI avanzada. En la tabla 10-6 se muestran los criterios para este trasplante. Sin él, la evolución de los pacientes con FPI sigue siendo relativamente desfavorable. En cuanto se diagnostica la enfermedad, los pacientes deben derivarse para empezar a plantear la posibilidad del trasplante.

Neumonía intersticial inespecífica

■ La neumonía intersticial inespecífica (NII) casi nuca es idiopática, sino que suele existir una etiología identificable. La NII idiopática es un diagnóstico de exclusión. Para buscar la etiología subyacente, se debe realizar una anamnesis y una exploración física detalladas, que serán las que orienten las pruebas de laboratorio.

■ Las pruebas de imagen muestran opacidades en vidrio deslustrado con infiltrados reticulares de distribución irregular. Con frecuencia, la infiltración respeta el espacio subpleural inmediato. También pueden observarse bronquiectasias por tracción, que pueden evolucionar a «bronquiolectasias» en la enfermedad avanzada, y esto puede mostrar un aspecto radiológico similar a la NIU.

■ Excepto en los casos de fibrosis avanzada, los pacientes con NIU evolucionan mejor que los que tienen FPI (*Am J Respir Crit Care Med 2008;177:1388*).

TABLA 10-6	Criterios para el trasplante de pulmón en la fibrosis pulmonar idiopática y la sarcoidosis

FPI

Signos histológicos o radiológicos de NIU y cualquiera de los siguientes:
- DLCO <39 % previsto
- Disminución de la CVF ≥10 % durante 6 meses de seguimiento
- SpO2 <88 % durante una prueba de andar 6 minutos
- Patrón en panal en la TCAR

Sarcoidosis

Clase funcional II o IV de la NYHA y cualquiera de los siguientes:
- Hipoxemia en reposo
- Hipertensión pulmonar
- Presión en la aurícula derecha >15 mm Hg

CVF, capacidad vital forzada; DLCO, capacidad de difusión del pulmón para el monóxido de carbono; FPI, fibrosis pulmonar idiopática; NIU, neumonía intersticial usual; NTHA, New York Heart Association; SpO2, saturación de la oxihemoglobina mediante pulsioximetría; TCAR, tomografía computarizada de alta resolución.
Modificado de *J Heart Lung Transplant* 2006;25:745-755.

■ El tratamiento de la NII secundaria a una enfermedad del tejido conjuntivo suele consistir en inmunosupresión con esteroides, en combinación con fármacos como micofenolato, azatioprina, ciclofosfamida o rituximab.

■ El tratamiento de los pacientes con neumopatía intersticial relacionada con una conectivopatía debe plantearse de un modo multidisciplinar, con la colaboración de profesionales familiarizados y especializados en estas afecciones.

■ No se conocen bien los efectos del tratamiento de la NII idiopática, aunque se continúa la investigación activa. En particular, el tratamiento con micofenolato mofetilo parece ser prometedor y se ha asociado a una fisiología pulmonar mejor o estable *(J Rheumatol 2013;40:640).*

Neumonitis por hipersensibilidad

■ La neumonitis por hipersensibilidad es un síndrome complejo causado por procesos inmunológicos poco conocidos, que produce síntomas de disnea y tos que pueden manifestarse de forma aguda o progresar lentamente con el tiempo.

■ La TCAR demostrará la presencia de modularidad difusa con opacidades en vidrio deslustrado y signos de atrapamiento aéreo. En general, los hallazgos afectarán preferentemente a los lóbulos superiores. En la enfermedad avanzada, puede producirse fibrosis pulmonar con alteración estructural *(Semin Respir Crit Care Med 2012;33:543).*

■ Se han asociado innumerables estímulos antigénicos a la aparición de neumonitis por hipersensibilidad. Debe realizarse una anamnesis detallada de las exposiciones y se debe preguntar sobre exposición a aves o a plumas de éstas (incluyendo las almohadas y edredones de plumas), *jacuzzis* (asociado a exposición a micobacterias), humidificadores, mohos, pieles de animales, materia vegetal, polvos industriales y productos químicos. Cuando esté indicado, pueden solicitarse determinaciones de anticuerpos específicos a laboratorios especializados.

■ La neumonitis por hipersensibilidad se caracteriza por fases aguda, subaguda y crónica, y la mayoría de los pacientes acuden en la fase crónica.

■ Los corticoesteroides han constituido el eje central clásico del tratamiento de la neumonitis por hipersensibilidad. Sin embargo, hay que prestar una gran atención a la identificación del antígeno agresor, ya que la evitación antigénica se ha asociado a una reducción significativa de la mortalidad *(Chest 2013;144(5):1644).*

Sarcoidosis

■ La sarcoidosis se diagnostica por la presencia de granulomas no caseificantes en la biopsia. Es muy importante comprobar la ausencia de una etiología infecciosa en los pacientes con exposición a hongos/micobacterias endémicos.

■ La incidencia en Estados Unidos es de 35,5/100 000 entre las personas de raza negra y de 10,9/100 000 entre las de raza blanca *(Am J Respir Crit Care Med 1999;160:736)*.

■ No se ha identificado la causa de la sarcoidosis, si bien existen probablemente factores ambientales y genéticos *(Am J Respir Crit Care Med 2011;183;573)*.

■ Los pacientes acuden con frecuencia para la evaluación de disnea progresiva y tos. El síndrome de Löfgren se define como una presentación aguda de la sarcoidosis caracterizada por artritis, eritema nudoso y linfadenopatía hiliar bilateral *(Am J Respir Crit Care Med 2011;183:573)*.

■ Las imágenes radiológicas varían desde adenopatía hiliar a la fibrosis pulmonar difusa, y se usa para estadificar la enfermedad. En la tabla 10-7 se revisa esta estadificación.

■ En la TC, puede observarse atrapamiento aéreo, y se observan nódulos pulmonares en al menos el 80 % de los pacientes, seguido típicamente de una distribución broncovascular con coalescencia intermitente en opacidades de mayor tamaño *(Eur Radiol 2014;24:807)*.

■ Puede desarrollarse una vasculitis granulomatosa y predisponer a los pacientes a la aparición de neumonitis por hipersensibilidad.

■ Las manifestaciones extrapulmonares son típicas y con mayor frecuencia incluyen uveítis y manifestaciones cutáneas como eritema nudoso (bultos o nódulos elevados, de color rojo y dolorosos a la palpación, en la parte anterior de las piernas) y lupus pernio (placas induradas con decoloración asociada de la nariz, las mejillas, los labios y las orejas).

■ La afectación del sistema nervioso central puede manifestarse como lesiones centrales, mononeuritis múltiple u otras muchas anomalís neurológicas. Los pacientes con estos hallazgos deben derivarse a un neurólogo con experiencia en el tratamiento de este trastorno.

■ La afectación miocárdica puede causar miocardiopatía, arritmia y muerte súbita cardíaca *(Am Heart J 2009;157:9)*.

■ La afectación endocrina puede manifestarse como hipercalcemia e hipercalciuria secundaria a una producción mal regulada de calcitriol *(Am J Respir Crit Care Med 1999;160:736)*.

■ La evaluación oftalmológica anual debe considerarse una parte habitual de la asistencia de la sarcoidosis para controlar la afectación ocular. Si aparecen otros síntomas viscerales, puede que sea necesaria la derivación a otros especialistas.

■ En la etapa inicial de la enfermedad, los síntomas y los cambios radiográficos pueden remitir sin tratamiento. En la enfermedad sintomática o con la progresión de la enfermedad, el tratamiento de primera línea lo constituyen los corticoesteroides. Muchos pacientes pueden tratarse sólo con esteroides de forma intermitente, aunque los que presentan una enfermedad avanzada pueden someterse a un tratamiento inmunosupresor no esteroideo *(Respir Med 2010;104:717)*.

■ El pronóstico es muy variable, desde la enfermedad indolente que remite espontáneamente a la fibrosis progresiva que necesita trasplante. En la tabla 10-6 se revisan las indicaciones para éste.

Neumonía organizada

■ La neumonía organizada se representa radiográficamente por disminución de los volúmenes pulmonares y consolidaciones y opacidades en vidrio deslustrado multifocales.

TABLA 10-7	**Estadificación de la sarcoidosis**

Hallazgos en la radiografía de tórax

Estadio 0: normal
Estadio 1: linfadenopatía hiliar o mediastínica
Estadio 2: linfadenopatía hiliar o mediastínica con infiltrados pulmonares
Estadio 3: infiltrados pulmonares
Estadio 4: fibrosis en estado terminal

■ Desde el punto de vista anatomopatológoico, representa una respuesta a un estímulo proinflamatorio, con frecuencia infeccioso, si bien también se han implicado una gran variedad de agentes farmacológicos y exposiciones ambientales. Existen también casos idiopáticos conocidos como neumonía organizada criptogenética (NOC).

■ El cuadro clínico típico es un paciente con múltiples episodios de «neumonía» tratados con antibióticos y sin una recuperación completa.

■ La NOC es un diagnóstico de exclusión, y debe emprenderse una búsqueda exhaustiva de una etiología infecciosa. Si ésta no existe, la enfermedad responde al tratamiento con corticoesteroides. Sin embargo, la recidiva es habitual tras la retirada de los esteroides y con frecuencia es necesario un tratamiento prolongado (>6 meses).

Neumopatía intersticial «relacionada con el tabaquismo»

■ Los fumadores tienen un mayor riesgo de FPI.

■ La neumopatía intersticial con bronquiolitis respiratoria (NI-BR) se manifiesta en pacientes en la tercera a quinda décadas de la vida con disnea, tos y signos radiológicos de discretos nódulos en vidrio deslustrado en lóbulos superiores en la TCAR. El pronóstico es bueno si se abandona el consumo de tabaco.

■ La neumonía intersticial descamativa (NID) puede representar un espectro de enfermedad junto con la NI-BR. En la NID, el hallazgo predominante en la TCAR es la presencia de opacidades en vidrio deslustrado, que pueden tener una distribución periférica, irregular (a parches) o difusa. En ocasiones, se observan pequeños espacios quísticos en las opacidades en vidrio deslustrado. La respuesta al abandono del tabaco suele ser buena, aunque algunos pacientes requieren tratamiento con corticoesteroides. La enfermedad persiste en ocasiones a pesar del tratamiento *(Eur Respir J 2001;17:122)*. También puede observarse una forma más grave de NID en exposiciones laborales, y en los niños, una forma congénita.

■ La histiocitosis pulmonar de células de Langerhans (HCL) es una neumopatía quística parenquimatosa caracterizada por quistes irregulares asociados a nódulos parenquimatosos, respetando con frecuencia las bases pulmonares. La respuesta al abandono del tabaquismo y al tratamiento con esteroides en general se considera buena, si bien algunos pacientes sufren una enfermedad persistente que no responde al tratamiento.

Neumoconiosis

■ Las neumoconiosis son enfermedades del parénquima pulmonar que se deben a la exposición a polvos inorgánicos.

■ La neumopatía inducida por el amianto se debe a la exposición a esta sustancia. Los hallazgos radiológicos pueden oscilar desde el engrosamiento y placas pleurales hasta cambios similares a la NIU. La presencia de placas pleurales ayuda a diferenciarla de otras neumopatías intersticiales, pero puede existir enfermedad fibrótica relacionada con el amianto sin que existan manifestaciones pleurales. El tratamiento se centra en evitar la exposición al amianto y el tratamiento sintomático. El pronóstico es bueno en la enfermedad leve, aunque el riesgo de cáncer pulmonar aumenta si existe un consumo de cigarrillos coincidente.

■ La silicosis se produce por la exposición a cristales de sílice, que se encuentra en la piedra y la arena. Los trabajadores de fundiciones y de la construcción, y los sopladores de vidrio tienen un riesgo mayor. Las imágenes radiológicas muestran pequeños nódulos en zonas medias y superiores con adenopatías hiliares de un modo similar a la sarcoidosis. El tratamiento es sintomático, si bien está justificada la vigilancia rigurosa de la posible aparición de tuberculosis, ya que estos pacientes tienen un mayor riesgo de ello *(Prim Care Respir J 2013;22:249)*.

■ La beriliosis se produce por la exposición al berilio y a compuestos de berilio. La exposición tiene lugar en la industria aeroespacial, la industria nuclear, las minas de berilio y la fabricación de luces fluorescentes. Es indistinguible desde el punto de vista clínico de la sarcoidosis.

Neumopatía quística

■ La linfangioleiomiomatosis es una neumopatía quística progresiva que se observa casi exclusivamente en mujeres jóvenes. Las pruebas de imagen muestran la presencia de quistes redondos, de paredes finas y difusos. El neumotórax (por rotura del quiste) es una presentación inicial descrita con frecuencia. La linfangioleiomiomatosis se observa con más frecuencia en pacientes con esclerosis tuberosa. Entre las manifestaciones extrapulmonares pueden encontrarse tumores renales, específicamente angiomiolipomas. Se ha demostrado que el sirolimús reduce la progresión de la enfermedad, pero ésta reaparece una vez que se detiene el tratamiento, y actualmente son dudosos los efectos a largo plazo *(N Engl J Med 2011;364:1595)*.

■ La HCL se describe en el apartado sobre neumopatía intersticial relacionada con el tabaquismo.

■ La amiloidosis y la enfermedad por depósito de cadenas ligeras puede asociarse a neumopatía quística en el contexto de una amiloidosis sistémica, una conectivopatía o un mieloma subyacentes. La distribución y el tamaño de los quistes es variable. El tratamiento se centra en la afección subyacente.

■ La neumonía intersticial linfocítica es una enfermedad infrecuente, que suele asociarse a enfermedades del tejido conjuntivo. Las pruebas de imagen demuestran quistes irregulares, opacidades en vidrio deslustrado multifocales, modularidad y engrosamiento septal. El tratamiento y el pronóstico varían dependiendo de la afección subyacente.

CONSIDERACIONES TERAPÉUTICAS

■ En la tabla 10-8 se muestra brevemente el tratamiento médico de neumopatías intersticiales seleccionadas.

■ En todos los pacientes con neumopatía intersticial debe vigilarse la aparición de hipoxemia de esfuerzo. Se debe proporcionar oxígeno suplementario para mantener la saturación de oxihemoglobina mediante oximetría de pulso (SpO_2) ≥ 89 % tanto en reposo como con esfuerzo.

■ Hay que fomentar enérgicamente evitar/abandonar el tabaquismo y los pacientes deben evitar los desencadenantes laborales/ambientales de su neumopatía, si se identifican.

■ Se debe prescribir la rehabilitación pulmonar a todos los pacientes si cumplen los criterios para ello.

TABLA 10-8	Tratamiento médico de neumopatías intersticiales seleccionadas
NI	**Posible intervención terapéutica[a]**
NI inducida por fármacos	• Interrumpa la administración del fármaco responsable • Corticoesteroides
NI asociada a enfermedades del tejido conjuntivo, NIU, NII, NOC	• Corticoesteroides • Tratamiento inmunosupresor (p. ej., ciclofosfamida, micofenolato)
FPI	• Pirfenidona • Nintedanib • Considerar participación en un estudio clínico
NID, NI-BR	• Abandono del tabaco • Corticoesteroides (probablemente, escaso beneficio)
Sarcoidosis	• Corticoesteroides • Tratamiento inmunosupresor (p. ej., metotrexato, azatioprina, hidroxicloroquina, inhibidores de TNF-α)
Neumonitis por hipersensibilidad crónica	• Evitar los antígenos responsables • Corticoesteroides (probablemente, escaso beneficio) • Tratamiento inmunosupresor

FPI, fibrosis pulmonar idiopática; NI, neumopatía intersticial; NI-BR, neumopatía intersticial con bronquiolitis respiratoria; NID, neumonía intersticial descamativa; NII, neumonía intersticial inespecífica; NOC, neumonía organizativa criptógena.

[a]Se puede considerar el trasplante pulmonar en pacientes seleccionados con neumopatía intersticial en fase terminal.

- Se recomienda la evaluación de la densidad ósea en los pacientes tratados de forma crónica con corticoesteroides sistémicos, y deben realizarse nuevas evaluaciones periódicas (p. ej., cada 1-2 años).
- Debe plantearse la profilaxis frente a *Pneumocystis jirovecii* en pacientes con tratamiento inmunosupresor crónico *(Mayo Clin Proc 1996;71:5)*.
- Los pacientes deben ser vacunados contra la gripe y el neumococo.
- En quienes presentan neumopatías avanzadas o idiopáticas debe plantearse la derivación a centros con experiencia en el diagnóstico y el tratamiento de estas afecciones, considerando particularmente la participación en estudios clínicos en marcha.
- La neumopatía intersticial aumenta el riesgo de HP *(Am J Respir Crit Care Med 2011;45:1)*. Los pacientes con disnea desproporcionada para la neumopatía parenquimatosa o quienes presentan síntomas de insuficiencia cardíaca derecha deben estudiarse mediante ETT. Aunque el uso de vasodilatadores pulmonares en esta población sigue siendo controvertido, otros tratamientos dirigidos a mantener la euvolemia y la optimización de la función del VD pueden ser útiles en el control de los síntomas.
- Varias de las neumopatías intersticiales se asocian a un aumento de la incidencia de tumores malignos. Una pérdida rápida de peso o la aparición de cambios radiológicos (p. ej., nueva consolidación) deben hacer sospecharlo y llevar a la realización de estudios adicionales.
- Los objetivos terapéuticos deben estar claros, sobre todo en los pacientes con neumopatías fibróticas avanzadas que no son candidatos a trasplante. Las conversaciones abiertas de estos temas en el escenario clínico pueden conllevar conversaciones con la familia, que pueden ser útiles durante las reagudizaciones o la progresión de la enfermedad *(BMJ Support Palliat Care 2013;3:84)*.

Nódulo pulmonar solitario

PRINCIPIOS GENERALES

- El objetivo de una evaluación cuidadosa del nódulo pulmonar solitario (NPS) es determinar si la lesión tiene más probabilidad de ser **maligna o benigna.**
- **Una lesión > 3 cm tiene una probabilidad elevada de ser maligna y se debe tratar como tal, mientras que las lesiones < 3 cm requieren una evaluación más cuidadosa.**
- Es preciso vigilar de forma rigurosa los nódulos con características benignas para poder evitar técnicas invasivas, con sus riesgos asociados.
- La identificación de un cáncer de pulmón en un estadio temprano tiene la máxima importancia, ya que los pacientes en los que se reseca un NPS maligno tienen una tasa de supervivencia > 60 % *(Chest 2013;145(5):e278S)*.

Definición

El nódulo pulmonar solitario se define como una lesión redondeada de diámetro < 3 cm. Está rodeado por completo por parénquima pulmonar, y no se acompaña de atelectasia, adenopatía intratorácica ni derrame pleural. Los nódulos pulmonares < 8 mm siguen encuadrándose en esta definición; sin embargo, hay datos que indican que en estos nódulos tienen un menor riesgo global de malignidad *(Chest 2013;145(5):e278S)*.

Epidemiología

- Cada año se identifican en Estados Unidos unos 150 000 NPS.
- Se ha estimado que hay nódulos de este tipo en el 0,09 % al 0,2 % de todas las radiografías de tórax.

Etiología

- Aunque las causas subyacentes de los nódulos pulmonares son diversas, la tarea más importante en clínica es la diferenciación entre un proceso maligno y uno no maligno.

■ **Los tumores malignos suponen aproximadamente el 40 % de los NPS, si bien esto puede variar geográficamente dependiendo de la prevalencia de procesos no malignos como la histoplasmosis.**

■ Los **granulomas** (tanto infecciosos como no infecciosos) representan el 50 % de los NPS no diagnosticados.

■ El 10 % restante está formado por **neoplasias benignas,** como **hamartomas** (5 %), y una multitud de otras causas.

Factores de riesgo

■ El **tabaquismo** es el factor de riesgo asociado más importante de casi todos los NPS malignos.

■ Para las causas infecciosas, un estado de inmunodepresión provoca un aumento del riesgo.

Cribado del cáncer de pulmón

El cribado en pacientes de riesgo elevado con TC torácica logró una reducción relativa del 20 % en la mortalidad del cáncer de pulmón, en comparación con el cribado con radiografía de tórax *(N Engl J Med 2011;365:395)*

DIAGNÓSTICO

■ El diagnóstico del NPS se establece radiológicamente, con una radiografía o una TC de tórax habitualmente.

■ La mayoría de las veces, el nódulo se detecta de forma casual en un estudio realizado por otro motivo (p. ej., tos crónica, dolor torácico, etc.).

Presentación clínica

■ Como ya se ha señalado, la mayoría de los NPS se diagnostican de forma casual con pruebas radiológicas realizadas por otros motivos, por lo que puede no haber síntomas evidentes.

■ Hay casos en los que un nódulo puede precipitar la aparición de tos, dolor torácico, hemoptisis o expectoración, dependiendo de la causa y la localización del NPS.

Anamnesis

■ Es importante hacer las preguntas de cribado típicas para detectar tumores malignos, como **pérdida de peso** y **sudores nocturnos.**

■ Es posible que la **hemoptisis** indique malignidad, aunque también puede llevar a realizar estudios para detectar vasculitis asociada a anticuerpos citoplásmicos antineutrófilos (ANCA), tuberculosis (TB) y telangiectasia hemorrágica hereditaria (THH).

■ Hay que preguntar por la existencia de artritis y artralgias para detectar una posible artritis reumatoide o una sarcoidosis no diagnosticadas.

■ Se debe indagar en la anamnesis sobre las exposiciones, incluyendo antecedentes recientes de viajes en relación con micosis endémicas (histoplasmosis, coccidioidomicosis, etc.), además de una posible exposición a la TB.

■ Un antecedente de neoplasia maligna previa aumenta el riesgo de enfermedad metastásica en el pulmón.

■ Los pacientes inmunodeprimidos por infección por el VIH, trasplante de órganos o tratamiento crónico con corticoesteroides presentan un aumento del riesgo de causas infecciosas.

■ El tabaquismo está asociado al 85 % de los cánceres de pulmón. El riesgo de cáncer de pulmón de un paciente disminuye significativamente 5 años después de abandonar el tabaco, aunque nunca vuelve verdaderamente a la normalidad.

■ Es importante registrar una anamnesis laboral que incluya la posible exposición a amianto (asociado no sólo a mesotelioma, sino también a cáncer no microcítico de pulmón), sílice, berilio, radón y radiaciones ionizantes, entre otros factores.

Exploración física

■ A pesar de que en la exploración física no existan hallazgos específicos relacionados con los NPS, se pueden descubrir datos de causas subyacentes si se realiza una exploración meticulosa.

■ Es importante reseñar los signos de pérdida de peso o de caquexia, indicativos de un tumor maligno.

■ Debe realizarse una exploración completa de los ganglios linfáticos. **Un ganglio linfático cervical puede ser un objetivo diagnóstico sencillo para determinar la causa de un NPS.**

■ Es preciso realizar una exploración mamaria en las mujeres y una exploración testicular en los hombres jóvenes.

■ Una exploración meticulosa de la piel puede mostrar la presencia de telangiectasias, eritema nudoso, nódulos reumatoideos u otros hallazgos que podrían sugerir una causa.

Criterios diagnósticos

■ Como ya se ha mencionado, un NPS se identifica como una lesión redondeada de < 3 cm de diámetro. Se encuentra rodeado por completo por parénquima pulmonar y no se acompaña de atelectasia, adenopatía intratorácica ni derrame pleural.

■ El primer paso en el abordaje de un NPS consiste en estratificar al paciente en relación con el riesgo de malignidad: categorías de riesgo bajo, intermedio o elevado (tabla 10-9). La estratificación del riesgo se puede realizar cualitativamente, mediante el juicio clínico, o cuantitativamente, con herramientas de evaluación del riesgo validadas. Estos métodos parecen ser complementarios *(Ann Am Thorac Soc 2013;10(6):629)*.

■ Una vez que se ha establecido el riesgo de malignidad, es posible proceder al abordaje adicional, como se señala en la figura 10-3.

Diagnóstico diferencial

Los nódulos pulmonares se dividen principalmente en etiologías malignas y benignas, y los procesos benignos se dividen, a su vez, en procesos de causa infecciosa o no infecciosa (tabla 10-10).

Pruebas diagnósticas

Pruebas de laboratorio

■ Las pruebas de laboratorio sistemáticas rara vez son útiles, salvo que la anamnesis y la exploración física sean muy sugestivas de una causa.

■ Si se sospechan enfermedades del tejido conjuntivo o vasculitis, se deben realizar las pruebas adecuadas.

■ La hiponatremia puede indicar un síndrome de secreción inadecuada de vasopresina (SSIV) asociado a un cáncer primario de pulmón, así como otros procesos pulmonares.

■ La hipercalcemia puede sugerir cáncer de pulmón, así como sarcoidosis.

■ La anemia puede indicar hemorragia pulmonar crónica (p. ej., THH) o una enfermedad inflamatoria crónica.

TABLA 10-9	Estratificación del riesgo de un nódulo pulmonar solitario		
Variable	**Riesgo bajo**	**Riesgo intermedio**	**Riesgo elevado**
Diámetro de la lesión (cm)	< 1,5	1,5-2,2	>2,2
Edad del paciente	<45	45-60	>60
Tabaquismo	No fumador o abandono >7 años antes	Fumador actual de <20 cigarrillos/día o abandono <7 años antes	Fumador actual de >20 cigarrillos/día
Características del borde de la lesión	Liso y redondeado	Festoneado	Espiculado o corona radiada
Densitometría en unidades Hounsfield (UH)	<15 UH	> 15 UH	>15 UH

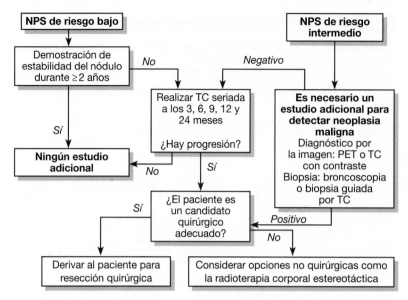

Figura 10-3. Abordaje diagnóstico y terapéutico de los nódulos pulmonares de riesgo bajo e intermedio. NPS, nódulo pulmonar solitario; TC, tomografía computarizada; PET, tomografía por emisión de positrones.

■ Los estudios microbiológicos, particularmente el cultivo de esputo, pueden ayudar al diagnóstico de un NPS infeccioso.
■ La citología de esputo es poco útil, puesto que su rendimiento es bajo en las lesiones pequeñas de localización periférica.

Diagnóstico por la imagen

El pilar de la evaluación diagnóstica del NPS lo constituyen los estudios radiológicos, principalmente la **radiografía de tórax,** la **TC de tórax** y la **tomografía por emisión de positrones (PET).**
■ **Radiografía de tórax**
  • Una radiografía de tórax previa es una herramienta importante en la evaluación inicial de un NPS.
  • Si ha existido un NPS sin modificaciones en la radiografía de tórax durante más de 2 años, es probable que no esté justificada una evaluación adicional. Las lesiones en vidrio esmerilado deben vigilarse durante períodos más prolongados, ya que el tiempo de duplicación del volumen puede ser amplio en determinados tipos de cáncer no microcítico de pulmón.
  • Si aparece un NPS en una nueva radiografía en menos de 30 días, es probable que no sea maligno y probablemente sea infeccioso o inflamatorio.
  • Existen hallazgos radiográficos que indican una mayor probabilidad de que una lesión sea **benigna (calcificaciones, aspecto laminar)** o **maligna (borde espiculado e irregular)** (v. tabla 10-9).
  • La radiografía de tórax es fácil de realizar y proporciona una dosis baja de radiación; no obstante, tiene limitaciones para la caracterización inicial y se requieren comparaciones cuidadosas a lo largo del tiempo para la evaluación de un NPS.
■ **Tomografía computarizada**
  • Actualmente, se considera que la TC de tórax es la exploración radiológica más importante para la evaluación de un NPS. Con pocas excepciones, un NPS precisa la evaluación mediante TC.

TABLA 10-10	Diagnóstico diferencial del nódulo pulmonar solitario
Malignos (40 % de los NPS)	• Carcinoma pulmonar primario (80 % de todos los NPS malignos) • Linfoma pulmonar primario • Carcinoide pulmonar primario • Metástasis pulmonar solitaria • Melanoma, osteosarcoma, cáncer testicular, mamario, prostático, colónico y de células renales
Neoplasias benignas (5 % de los NPS)	• Hamartoma (es el NPS neoplásico benigno más frecuente) • Malformaciones arteriovenosas (plantearse THH) • Otras, entre ellas tumores neurales (schwanoma, neurofibroma), fibroma, hemangioma esclerosante
Granulomas (50 % de los NPS)	Infecciosos • Enfermedad micobacteriana (la mayoría de las veces, tuberculosis) e infecciones fúngicas (histoplasmosis, coccidioidomicosis, blastomicosis, criptococosis, aspergilosis) Granulomas no infecciosos asociados a vasculitis • Granulomatosis de Wegener, síndrome de Churg-Strauss • Granulomas no infecciosos no asociados a vasculitis • Granulomatosis sarcoidea, neumonitis por hipersensibilidad y beriliosis
Otras causas (5 % de los NPS)	Infecciosas • Bacterianas (nocardia, actinomicosis, neumonía redonda), sarampión, absceso, embolia séptica No infecciosas • Neumonía lipoidea, amiloidosis, ganglio linfático subpleural, nódulo reumatoideo, cicatriz o infarto pulmonar, malformaciones congénitas (quiste broncógeno, secuestro), nódulo cutáneo, fractura costal, engrosamiento pleural por masa o líquido

THH, telangiectasia hemorrágica hereditaria; NPS, nódulo pulmonar solitario.

• La evaluación volumétrica exacta del tamaño de la lesión permite la comparación precisa para determinar la estabilidad del crecimiento.
• El estudio de imagen permite la evaluación cuidadosa de los ganglios linfáticos mediastínicos.
• Los cortes finos a través de la lesión son más sensibles que la radiografía de tórax para caracterizar la presencia de calcificaciones y de laminación, además de los bordes de la lesión.

■ **Tomografía por emisión de positrones**
• La tomografía por emisión de positrones (PET) con 18-fluorodesoxiglucosa (FDG-PET) puede ayudar a distinguir las lesiones malignas de las benignas, dado que los tumores malignos son metabólicamente activos y captan con avidez la FDG.
• Tiene una sensibilidad del 80-100 % y una especificidad del 79-100 % para la detección de neoplasias malignas.
• Pueden producirse **negativos falsos** en el carcinoma bronquioloalveolar, el carcinoide y las neoplasias mucinosas, mientras que los **positivos falsos** son frecuentes en enfermedades «inflamatorias» no malignas (procesos infecciosos y autoinmunitarios).
• Se observa una mayor incidencia de resultados positivos falsos y negativos falsos en nódulos < 10 mm, lo que desaconseja la PET en esa situación *(Lung Cancer 2004;45:19)*.
• La PET se utiliza la mayoría de las veces para la evaluación de nódulos indeterminados de riesgo bajo o moderado para una estratificación adicional del riesgo (v. fig. 10-3).

■ **TC con contraste**
• Técnica que utiliza refuerzo con contraste y medición de las unidades Hounsfield para estratificar el riesgo de que un NPS sea maligno.
• Un análisis multicéntrico muestra una elevada sensibilidad pero una especificidad relativamente baja para la identificación de nódulos malignos *(Radiology 2000;214:73)*.

- Este método puede constituir una herramienta importante para la evaluación del riesgo de un NPS indeterminado en centros que tengan experiencia con la técnica.

Procedimientos diagnósticos

▪ **Si se considera que el nódulo es de riesgo elevado y el paciente es el candidato adecuado para la cirugía, el mejor método consiste en no realizar la biopsia y pasar a la resección.**

▪ Cualquier cambio de un NPS en los estudios de imagen seriados justifica la resección o la biopsia invasiva.

▪ Si una lesión tiene características de riesgo bajo, no hay indicación para realizar una biopsia y someter así al paciente a un riesgo innecesario.

▪ La **biopsia** se realiza la mayoría de las veces cuando se observa discordancia entre la estratificación clínica del riesgo y las pruebas de imagen. Por ejemplo, cuando la sospecha previa de malignidad es significativa pero la PET es negativa, puede estar indicada la biopsia.

▪ Además, en los pacientes en los que la cirugía representa un riesgo significativo debido a las afecciones coexistentes, es adecuada la estrategia de una biopsia menos invasiva para determinar la presencia de un tumor maligno.

▪ Hay dos opciones principales para la biopsia de un NPS: aspiración transtorácica con aguja (ATTA) y fibrobroncoscopia.

- **Aspiración transtorácica con aguja**
  - Esta técnica suele realizarse con guía radioscópica, ecográfica o de TC (más frecuente).
  - Este método se utiliza la mayoría de las veces en nódulos de localización periférica y sin impedimentos anatómicos para el acceso con una aguja de biopsia.
  - La sensibilidad de la ATTA para el diagnóstico de cáncer de pulmón es del 80-90 % en pacientes seleccionados.
  - La especificidad para la identificación de una neoplasia maligna es elevada con la ATTA; sin embargo, existe una tasa significativa de biopsias no diagnósticas, y la sensibilidad depende de muchos factores, como el tamaño del nódulo y la distancia entre éste y la pleura.
  - Una biopsia no diagnóstica no descarta que se trate de un tumor maligno.
  - La principal complicación de la ATTA es el neumotórax, con una incidencia del 25 % de neumotórax leve y del 5 % de neumotórax grave que precisa drenaje con una sonda pleural.
- **Broncoscopia**
  - La fibrobroncoscopia convencional es la más adecuada para acceder a las lesiones de las vías respiratorias centrales y tiene una sensibilidad del 88 %. Se recomiendan las técnicas de broncoscopia avanzadas para el diagnóstico de lesiones periféricas, donde su rendimiento diagnóstico es superior al de la broncoscopioa convencional.
  - Las modalidades de broncoscopia avanzadas son la ecografía endobronquial con sonda radial y la broncoscopia guiada por navegación electromagnética, con sensibilidades del 73 % y el 71 %, respectivamente, para la detección de neoplasias malignas en nódulos periféricos.
  - El American College of Chest Physicians recomienda actualmente estas técnicas como posibles alternativas a la ATTA guiada por TC para el diagnóstico de nódulos pulmonares.

TRATAMIENTO

▪ En la figura 10-3 se resume el tratamiento de los NPS de riesgo bajo a intermedio.

▪ La estrategia terapéutica global consiste en identificar las lesiones con riesgo significativo de malignidad e intentar la resección quirúrgica cuando sea posible.

▪ Si un nódulo tiene características de riesgo bajo y ha permanecido estable durante un período de 2 años, entonces no está justificado tratamiento adicional alguno. Puede que sea necesario un seguimiento adicional de las lesiones subsólidas y en vidrio esmerilado puro, ya que el tiempo de duplicación del volumen de estas lesiones puede ser prolongado.

▪ Si se diagnostica una causa específica del NPS (p. ej., enfermedad del tejido conjuntivo o infección), el tratamiento se debe dirigir entonces al proceso subyacente.

Otros tratamientos no farmacológicos

■ Aunque **la resección quirúrgica es preferible en los pacientes con una lesión de riesgo elevado o una neoplasia maligna demostrada mediante biopsia,** si la resección quirúrgica no es una opción viable, se dispone de otros tratamientos menos eficaces.

■ La **radioterapia estereotáctica** es actualmente el tratamiento más utilizado en esta situación clínica. Esta modalidad de radioterapia con haz externo tiene como objetivo reducir la lesión del tejido pulmonar adyacente inducida por la radiación colateral.

■ Existen abordajes más experimentales, como la braquiterapia y la ablación por radiofrecuencia, que actualmente están en fases de desarrollo.

Tratamiento quirúrgico

■ La resección quirúrgica de un NPS indeterminado está indicada en las siguientes situaciones:
- Probabilidad clínica de malignidad moderada a elevada (>60 %).
- Nódulo hipermetabólico en la PET.
- Nódulo maligno demostrado mediante biopsia.

■ Una combinación de técnicas quirúrgicas, como toracoscopia asistida por vídeo (VATS, *video-assisted thoracoscopic surgery*), mediastinoscopia y toracotomía, puede conducir al diagnóstico (mediante el estudio intraoperatorio de cortes por congelación), la estadificación y la posible curación en una única inducción anestésica.

OBSERVACIÓN/SEGUIMIENTO

■ En el caso de un nódulo pulmonar de riesgo bajo o intermedio en el que la resección no está justificada (v. fig.10-3), no es deseable o no es posible, la práctica habitual es el seguimiento sistemático con TC de tórax.

■ La práctica habitual para el seguimiento de un NPS consiste en una TC de tórax realizada a intervalos de **3, 6, 12, 18 y 24 meses** desde la detección inicial, evaluando cualquier signo de crecimiento.

Derrame pleural

PRINCIPIOS GENERALES

Definición

Acumulación de líquido en el espacio pleural.

Clasificación

El diagnóstico y el tratamiento se basan en la clasificación de un derrame pleural como **trasudado** o **exudado.**

Etiología *(Thorax 2010;65(Suppl 2):ii4-ii17)*

■ **Causas de derrames pleurales de tipo trasudado:**
- Causas habituales:
  - Insuficiencia cardíaca izquierda.
  - Cirrosis hepática
- Causas menos frecuentes:
  - Hipoalbuminemia.
  - Diálisis peritoneal.
  - Hipotiroidismo.
  - Síndrome nefrótico.
  - Estenosis mitral.
- Causas inusuales:
  - Pericarditis constrictiva.
  - Urinotórax
  - Síndrome de Meigs.

■ **Causas de derrame pleural de tipo exudado:**
- Causas habituales:
  - Neoplasia maligna.
  - Derrames paraneoplásicos.
  - Tuberculosis.
- Causas menos frecuentes:
  - Embolia pulmonar.
  - Artritis reumatoide y otras pleuritis autoinmunitarias.
  - Derrame benigno por amianto.
  - Pancreatitis.
  - Tras un infarto de miocardio.
  - Tras una derivación (*bypass*) coronaria.
- Causas inusuales:
  - Síndrome de las uñas amarillas (y otros trastornos linfáticos [p. ej., linfangioleiomiomatosis]).
  - Fármacos.
  - Infecciones por hongos.

Fisiopatología

■ **Fisiología pleural normal:**
- Cada espacio pleural produce y reabsorbe hasta 15 ml de líquido al día y **contiene aproximadamente 10 ml de líquido en cualquier momento** que no es evidente en los estudios de imagen
- **Bioquímica del líquido pleural normal:** lactato-deshidrogenasa (LDH) < 0,6 la cifra sérica, proteínas < 0,5 las del suero, glucosa 0,6 a 0,8 la del suero, pH de 7,6.

■ **Derrame de tipo trasudado: alteración de factores hidrostáticos y/u oncóticos** que aumentan la formación o reducen la reabsorción del líquido pleural, o ambas cosas.
- ICC: aumento de las presiones venosas y edema pulmonar.
- Cirrosis hepática y síndrome nefrótico: hipoalbuminemia.
- Neoplasia maligna: infiltración/obstrucción de capilares y/o linfáticos pleurales (hasta el 10 % de los derrames malignos son trasudados).

■ **Derrame de tipo exudado:** alteración directa o inducida por citocinas de las membranas pleurales y/o de la vascularización que produce un **aumento de la permeabilidad capilar.**
- Infección/neumonía.
- Neoplasia maligna.
- Enfermedad inflamatoria (p. ej., lupus eritematoso sistémico [LES] o artritis reumatoide).
- Traumatismo/cirugía.
- Embolia pulmonar.

■ Con frecuencia, coexisten **marcadores de infección, inflamación y/u obstrucción pleural en el líquido.**
- Concentración de glucosa y nivel de pH bajos.
  - Productos secundarios del metabolismo de microorganismos y/o células inflamatorias.
  - Disminución de la eliminación del ácido debido a la alteración pleural por inflamación o neoplasia maligna.
- **Concentración elevada de LDH.**
  - Recambio y lisis celulares.

DIAGNÓSTICO

El contexto clínico, combinado con el análisis del líquido pleural, es crucial para establecer un diagnóstico adecuado.

Presentación clínica

Los síntomas y signos se pueden relacionar directamente con el propio derrame pleural, con cualquier enfermedad subyacente o con ambos.

Anamnesis

■ **Disnea** por mecánica pulmonar alterada: es el síntoma más frecuente, y suele aparecer con > 500-1 000 ml de líquido pleural, aunque puede no haber correlación.
■ **Con frecuencia son asintomáticos.**
■ Pleuresía o dolor referido en tórax/espalda/hombro por inflamación pleural.
■ Debe incluir la búsqueda de posibles causas subyacentes.

Exploración física

■ Signos vitales: evaluar la presencia de fiebre, inestabilidad hemodinámica e hipoxemia.
■ Exploración torácica: **matidez con la percusión, disminución del murmullo vesicular y frémito al tacto.** Estos signos son más sensibles con derrames de gran tamaño, aunque la exploración del tórax con frecuencia es poco fiable y no se debe utilizar únicamente para diagnosticar y determinar el tamaño aproximado *(Cleve Clin J Med 2008;75:297).*
■ Es importante realizar una exploración completa por sistemas y aparatos para detectar ICC, neoplasias malignas, neumonía, cirrosis hepática, trombosis venosa y otras posibles causas de derrame pleural.

Criterios para el diagnóstico

■ El **análisis del líquido pleural obtenido mediante toracocentesis** constituye el pilar del diagnóstico etiológico.
■ **Trasudado: presencia de *todos* los criterios de Light** *(Ann Intern Med 1972;77:507).*
  • Cociente de proteínas en líquido: suero < 0,5.
  • Cociente de LDH líquido: suero < 0,6.
  • LDH del líquido pleural < 0,67 del límite superior de la normalidad para la LDH sérica.
■ **Exudado: presencia de *cualquiera* de los criterios de Light** *(Ann Intern Med 1972;77:507).*
  • Cociente de proteínas en líquido: suero < 0,5.
  • Cociente de LDH líquido: suero < 0,6.
  • LDH del líquido pleural < 0,67 del límite superior de la normalidad para la LDH sérica.
■ **Pseudoexudado:** derrame que cumple uno o más de los criterios de Light, pero que realmente es un trasudado.
  • **Suele deberse a tratamiento con diuréticos de ICC,** cirrosis o síndrome nefrótico.
  • **El gradiente de albúmina entre el suero y el líquido pleural es > 1,2.**
■ **Derrame paraneumónico simple:** derrame pleural estéril, escaso (ocupa menos de la mitad del hemitórax) y libre en el contexto de una neumonía, con pH > 7,2 y glucosa > 60 mg/dl.
■ **Derrame paraneumónico complicado: *cualquiera* de los siguientes** *(Chest 2000;118:1158):*
  • Derrame de gran tamaño (ocupa más de la mitad del hemitórax) y libre.
  • Derrame de cualquier tamaño con loculaciones.
  • Engrosamiento de la pleura parietal en la TC de tórax.
  • Tinción de Gram o cultivo positivos.
  • pH < 7,2 o glucosa < 60 mg/dl.
■ **Empiema: pus evidente en el espacio pleural o tinción de Gram positiva.** *No* es necesario un cultivo positivo para el diagnóstico (elevada tasa de negativos falsos).

Diagnóstico diferencial

Véase la tabla 10-11.

Pruebas diagnósticas

■ El derrame pleural se detecta mediante estudios de imagen del tórax y se caracteriza mediante la obtención de una muestra por toracocentesis.
■ **Es preciso obtener una muestra de todos los derrames paraneumónicos y de todos los derrames nuevos, no diagnosticados.**

TABLA 10-11	Datos para diagnosticar la causa de un derrame pleural según el análisis del líquido

Aspecto macroscópico
- **Transparente/seroso/amarillo claro:** trasudado de cualquier causa (cardiopatía, hepatopatía, nefropatía), urinotórax (si huele a amoníaco, debe considerarse)
- **Hemorrágico/serosanguinolento:** hemotórax (cirugía/traumatismo), embolia pulmonar (EP), tumor maligno
- **Purulento/turbio/marrón:** infeccioso/empiema; rotura esofágica
- **Olor pútrido:** empiema por anaerobios
- **Lechoso:** quilotórax/pseudoquilotórax

Células nucleadas
- **Total > 50 000, neutrofilia:** infeccioso/empiema
- **Total < 5 000:** trasudado de cualquier causa; maligno crónico; tuberculoso
- **Linfocitosis (>85 %):** tuberculoso; linfoma; reumatoideo crónico; sarcoidosis; pseudoexudado
- **Eosinofilia (>10 %):** neumotórax; hemotórax; fúngico; parasitario; fármacos; neoplasia maligna; derrame benigno por amianto
- **Células mesoteliales (>5 %):** normal; trasudado

Análisis bioquímico
- **Elevación de las proteínas:**
  - **>3 g/dl:** la mayoría de los exudados; pseudoexudados (gradiente sérico-líquido de albúmina >1,2 g/dl)
  - **>4 g/dl:** tuberculoso
  - **>7-8 g/dl:** discrasias de células sanguíneas
- **Elevación de la LDH:**
  - **>1 000 UI/l:** empiema; reumatoideo; paragonimiasis; maligno con carga elevada
  - **Cociente líquido:suero >1:** *Pneumocystis* o urinotórax
- **Glucosa <60 mg/dl:** infeccioso/empiema; reumatoideo; lupus; tuberculoso; rotura esofágica; maligno
- **pH <7,3:** infeccioso/empiema; reumatoideo; lupus; tuberculoso; rotura esofágica; maligno con carga elevada
- **Elevación de la amilasa (> sérica):** pancreatitis; rotura esofágica; maligno
- **Adenosina desaminasa >50 U/l:** tuberculoso (poco probable si concentración <40)
- **Triglicéridos >110 mg/dl:** quilotórax

Pruebas de laboratorio
- ■ **Líquido pleural** (v. tabla 10-11):
  - Observar el color y la consistencia.
  - Bioquímica: proteínas, albúmina, LDH, glucosa, pH.
  - Recuento de células con fórmula leucocitaria.
  - Hematocrito si se sospecha hemotórax (es diagnóstico un valor >0,5 el valor del suero).
  - Tinciones y cultivos microbiológicos, según presunción.
  - Citología (rendimiento en torno al 60 %).
  - Plantear la determinación de triglicéridos, amilasa y adenosina-desaminasa cuando esté indicado.
- ■ Suero: hemograma completo (HC), panel metabólico completo (PMC), LDH, análisis de orina, estudios de coagulación, BNP.
- ■ Pruebas de laboratorio adicionales guiadas por la presunción de enfermedad subyacente.

Electrocardiografía
Permite evaluar una cardiopatía estructural. Por lo demás, suele ser inespecífica y no aporta nada al diagnóstico.

Diagnóstico por la imagen

■ **Radiografía de tórax PA/lateral** estándar en bipedestación:
- Es diagnóstica ante la sospecha de derrame pleural y permite obtener una estimación aproximada del tamaño de éste *(Radiology: Diagnosis, Imaging, Intervention. Filadelfia: Lippincott, 2000:1).*
  - 75 ml, desdibuja el surco costofrénico posterior.
  - 175 ml, desdibuja el surco costofrénico lateral.
  - 500 ml, desdibuja todo el contorno diafragmático.
  - 1 000 ml, llega al nivel de la 4.ª costilla anterior.
- Ayuda a sugerir enfermedades asociadas (ICC, neumonía).

■ **Radiografía en decúbito lateral:**
- **Demuestra la presencia de líquido libre.**
- Habitualmente, en estos casos es posible realizar una toracocentesis si la capa de líquido mide > 1 cm.

■ **Ecografía torácica:**
- Precisa y práctica para **detectar loculaciones.**
- Ofrece **guía en tiempo real para la toracocentesis o la colocación de un tubo de toracostomía,** reduciendo la tasa de complicaciones.

■ **TC torácica con contraste:**
- Útil para distinguir el líquido de una masa pulmonar, una atelectasia o una neumonía, o para detectar la presencia de hemotórax.
- Define y caracteriza las loculaciones pleurales, el engrosamiento, la nodularidad u otras alteraciones.

Técnicas diagnósticas

■ **Toracocentesis:** se puede realizar de forma segura a la cabecera del paciente en derrames que miden > 1 cm en la radiografía de tórax en decúbito lateral.
- **Es importante acceder a los derrames complicados/organizados con guía con TC o ecográfica en tiempo real.**
- **Optimizar la hemostasia:** tiempo de protrombina/tiempo de trombina parcial < 2 x normal, plaquetas > 25 000/µl, creatinina < 6 mg/dl *(Transfusion 1991;31:164).*
- Los **estudios microbiológicos** de un derrame paraneumónico pueden ser falsamente negativos después de la administración de antibióticos.
- La **citología para detectar malignidad es positiva basta en el 60 % de los casos,** y la sensibilidad para diagnosticar malignidad pleural depende del volumen de líquido pleural extraído durante la toracocentesis *(Chest 2010;137(1):68-73).* Sin embargo, estudios previos han demostrado que el envío de volúmenes > 50 ml no mejoraba el rendimiento diagnóstico *(Chest 2009;135(4):999-1001).*
- El rendimiento del envío de más de dos muestras (obtenidas en ocasiones diferentes) es muy bajo y es algo que debe evitarse.
- **La sensibilidad de la tinción para bacterias acidorresistentes (BAR) y el cultivo es < 30 %** *(Chest 2007;131:880).*

■ **Biopsia pleural cerrada:** se realiza con una aguja transtorácica.
- **Está indicada en el derrame no diagnosticado, con sospecha de derrame tuberculoso o reumatoide. Tiene una sensibilidad > 80 % cuando se combina con la tinción para BAR y el cultivo de líquido pleural,** ya que la pleuritis tuberculosa suele ser difusa *(Chest 1997;112:702).*
- Este procedimiento ya no suele realizarse debido a la creciente evidencia de que la biopsia pleural «ciega» tiene menos sensibilidad para el diagnóstico del derrame pleural maligno que la biopsia pleural guiada mediante TC o la toracoscopia con anestesia local *(Thorax 2010;65:ii54-ii60).*

■ **Biopsia pleural toracoscópica:** se realiza con visualización directa de la pleura. La **toracoscopia semirrígida** es un procedimiento seguro y eficaz en el diagnóstico de los derrames pleurales de tipo exudado. Tiene una sensibilidad y especificidad diagnósticas del

91% y el 100%, respectivamente, y se asocia a complicaciones casi inexistentes *(Chest 2013;144(6):1857-67)*.

TRATAMIENTO

■ **Trasudados: suelen resolverse con el tratamiento de la causa subyacente** (insuficiencia cardíaca, hepatopatía, síndrome nefrótico).
  • La toracocentesis terapéutica está indicada en los derrames de mayor tamaño y persistente.
  • Medidas más agresivas, como pleurodesis, derivaciones o colocacion de un catéter pleural permanente crónico, en raras ocasiones están indicadas para mejorar la comodidad o como paliación.
■ **Derrame paraneumónico simple/no complicado:** antibióticos y observación rigurosa.
■ **Derrame paraneumónico complicado y empiema** (fig.10-4): antibióticos y **drenaje temprano con tubo de toracostomía** para evitar las adherencias inflamatorias y la organización *(Chest 2000;118:1158)*.
  • **Los antibióticos también deben ser eficaces frente a microorganismos anaerobios,** puesto que con frecuencia aparecen complicando un empiema *(Lancet 1974;1:338; Chest 1993;103:1502)*.
  • **El tratamiento intrapleural con activador del plasminógeno tisular (tPA)-ADNasa** mejora el drenaje del líquido en los derrames loculados en pacientes con infección pleural y reduce la frecuencia de derivación quirúrgica y la duración del ingreso hospitalario. El tratamiento con ADNasa sola o tPA solo no ha demostrado eficacia alguna *(N Engl J Med 2011;365:518-26)*.
  • La sonda pleural se puede retirar cuando se consiga un drenaje adecuado (débito < 50-100 ml al día *y* resolución documentada en los estudios de imagen de seguimiento).

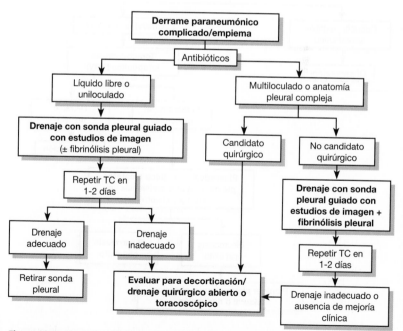

Figura 10-4. Abordaje general propuesto para tratar los derrames paraneumónicos complicados y los empiemas.

- **Puede ser necesaria la decorticación quirúrgica (toracoscópica o abierta) en derrames con anatomía compleja** (engrosamiento pleural extenso, organización fibrosa y/o múltiples loculaciones), y en los que no respondan al drenaje con la sonda y/o el tratamiento con tPA-ADNasa intrapleural.

■ **Derrame pleural maligno** (fig.10-5): recidiva en aproximadamente el 95 % de los casos, habitualmente en la primera semana.

- Es pertinente la observación en los casos de derrames pequeños, asintomáticos y estables.
- **Toracocentesis terapéutica (de gran volumen)** (TGV) para aliviar al paciente.
  - Es razonable repetir la toracocentesis si el derrame se reacumula lentamente.
  - **El edema por reexpansión es muy poco frecuente,** y probablemente no se relacione con la velocidad ni con el volumen de líquido extraído *(Ann Thorac Surg 2007; 84:1656)*.
  - **La extracción de al menos 1,5 litros de una vez es segura.** Sin embargo, **se debe interrumpir la TGV si aparecen molestias torácicas,** que pueden ser un marcador indirecto de disminución excesiva de la presión pleural *(Chest 2006;129:1556)*.
  - El tratamiento correcto depende de varios factores, como el estado general, la supervivencia prevista, la presencia de reexpansión pulmonar tras el drenaje pleural y la existencia de comorbilidades. Entre los pacientes con derrame pleural maligno sin pleurodesis previas, no existen diferencias entre los catéteres pleurales permanentes y la pleurodesis con talco para mejorar la disnea referida por el paciente *(JAMA 2012;307(22):2383-89)*.
- **Pleurodesis química:** instilación de una sustancia esclerosante pleural, como talco o doxiciclina *(Ann Intern Med 1994;120:56)*.
  - Recomendada cuando se aprecia una **reacumulación rápida de líquido.**

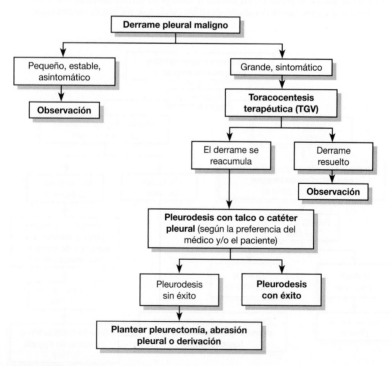

Figura 10-5. Abordaje general propuesto para el tratamiento de los derrames cerebrales malignos. TGV, toracocentesis de gran volumen.

- El **talco,** instilado en **«solución»** a través de un tubo de toracostomía, o mediante insuflación durante la toracoscopia (**«pulverización»**), es muy eficaz y más cómodo que la doxiciclina *(Chest 2005;127:909).*
- Es menos eficaz si la reexpansión pulmonar es incompleta después del drenaje («pulmón atrapado»).
- Con frecuencia es necesario el ingreso hospitalario durante 3 a 5 días aproximadamente.
- **Catéter pleural permamente crónico:** prácticamente, puede emplearse en un contexto ambulatorio y puede ser mantenido fácilmente por el paciente y el cuidador.
  - Un catéter pleural permanente crónico puede ser una alternativa válida a la pleurodesis con talco en determinados pacientes con síndrome de pulmón atrapado (un pulmón incapaz de expandirse de nuevo tras el drenaje del derrame pleural) y una expectativa de vida corta *(Am J Clin Oncol 2010;33:420).*
  - Se ha documentado la producción de pleurodesis espontánea en el 30 % al 50 % de los pacientes con catéteres pleurales permanentes con drenajes repetidos, lo que permite su retirada.
  - Es más eficaz en el tratamiento paliativo que la pleurodesis con doxiciclina *(Cancer 1999;86:1992).*
- Pleurectomía, derivación pleuroperitoneal, quimioterapia/radioterapia.

Tratamiento quirúrgico

- **Decorticación torácica:** en casos de derrame paraneumónico con una anatomía pleural compleja debido a organización fibrosa y/o no accesible o sin respuesta al drenaje pleural.
- **Pleurectomía o abrasión pleural:** por derrame pleural maligno recurrente que no responde a la pleurodesis ni al drenaje con catéter crónico.

DERIVACIÓN

- Neumólogo (intervencionista, si está disponible).
- Cirugía torácica cuando sea necesario.

RESULTADOS/PRONÓSTICO

Depende de la causa del derrame y de la magnitud de la alteración de la anatomía pleural.
- **Trasudado:** depende del tratamiento y el pronóstico de la causa subyacente, aunque **generalmente tiene una buena evolución.**
- **Derrame paraneumónico simple: morbilidad y mortalidad bajas** si se trata adecuadamente con antibióticos y observación rigurosa.
- **Derrame paraneumónico complicado y empiema: con tratamiento tardío, existe un riesgo muy elevado de secuelas pleuropulmonares,** como necesidad de decorticación quirúrgica intensiva, y posiblemente muerte.
- Todos los **derrames pleurales malignos** indican diseminación maligna avanzada. Las opciones terapéuticas que se ofrecen a estos pacientes suelen lograr la paliación deseada, y añaden muy poco o ningún riesgo de morbilidad o mortalidad.

Hemoptisis

PRINCIPIOS GENERALES

La hemoptisis debe considerarse un signo de un proceso patológico subyacente. Puede ser potencialmente mortal y, por tanto, requiere una identificación, un estudio y un tratamiento rápidos.

Definición

- La **hemoptisis verdadera** es la expectoración de sangre procedente de las vías respiratorias inferiores (por debajo de la glotis).

■ **Hemoptisis masiva/hemoptisis potencialmente mortal:**
• Por volumen: en la bibliografía se define como desde > 100 ml en 16 h hasta > 1 000 ml en 24 h.
• Con mayor frecuencia se define como **expectoración de > 600 ml de sangre en 24 h** (*Arch Intern Med 1968;121:495; Ann Thorac Surg 1974;18:52; Ann Thorac Surg 1978;25:12; Am J Med Sci 1987;294:301; Flexible Bronchoscopy, 2nd ed. Hoboken:Wiley-Blackwell, 2004*).
• Clínicamente: un volumen > 24 ml en 24 h se asocia a alteración del intercambio de gases, obstrucción de la vía respiratoria o inestabilidad hemodinámica.

Clasificación

La clasificación de la hemoptisis de mayor utilidad clínica es **si se trata o no de una hemoptisis masiva/potencialmente mortal,** seguido de la **localización anatómica** de la hemorragia.
■ **Hemoptisis masiva/potencialmente mortal:** > 600 ml/24 h *o* > 100 ml/24 h con alteración del intercambio de gases, obstrucción de la vía respiratoria o inestabilidad hemodinámica.
■ Localización anatómica:
• Vía respiratoria.
• Parénquima.
• Vascular.
• Combinación.
■ La hemoptisis se ha clasificado de forma variable en la bibliografía médica según sus características (aspecto, frecuencia, velocidad, volumen y posibilidad de consecuencias clínicas) que suelen sugerir una etiología subyacente y pueden predecir la evolución, por lo que pueden ayudar a guiar el diagnóstico y el tratamiento. Sin embargo, existe una superposición considerable en la presentación clínica de las diferentes etiologías.

Epidemiología

La incidencia de la hemoptisis depende de la causa subyacente. Se enumeran aquí las incidencias de algunas de las causas más habituales de hemoptisis (*Arch Intern Med 1969;149:1667; Arch Intern Med 1991;151:2449; Chest 1997;112:2*).
■ Bronquiectasias: 1-37 %.
■ Bronquitis: 2-37 %.
■ Neoplasia maligna: 2-24 %.
■ Tuberculosis/neumopatía cavitaria: 2-69 % (la incidencia es mucho menor en el mundo occidental).
■ Neumonía: 1-16 %.
■ Idiopática: 2-22 %.

Etiología

Generalmente, es mucho más útil desde el punto de vista clínico identificar la etiología según la localización anatómica, porque cuanto más proximal sea la causa, más probable es que requiere una intervención urgente.
■ Vía aérea: **bronquitis/bronquiectasias, neoplasia maligna,** cuerpo extraño, traumatismo, endometriosis pulmonar, broncolitiasis.
■ Parenquimatosa/alveolar: **neumonía, vasculitis reumáticas y síndromes de hemorragia pulmonar** (vasculitis con ANCA +, síndrome de Goodpasture, lupus eritematoso sistémico [LES], hemorragia alveolar difusa, síndrome de dificultad respiratoria aguda).
■ Vasculares: **elevación de la presión venosa pulmonar** (insuficiencia VI, estenosis mitral), embolia pulmonar, malformación arteriovenosa (MAV), traumatismo arterial pulmonar (insuflación excesiva del globo del catéter arterial), varices/aneurismas, vasculitis reumáticas y síndromes de hemorragia pulmonar.
■ Etiologías que pueden afectar a múltiples localizaciones anatómicas: enfermedad pulmonar cavitaria (tuberculosis, aspergiloma, absceso pulmonar), trombocitopenia, coagulación

intravascular diseminada, anticoagulantes, antiplaquetarios, cocaína, inhalantes, biopsia pulmonar, fístulas broncovasculares, secuestro broncopulmonar, enfermedad de Dieulafoy.

- **Idiopática/no diagnosticada hasta en el 25 %:** pronóstico habitualmente favorable *(Ann Intern Med 1985;102:829).*

Fisiopatología

La patogenia de la hemoptisis depende de la etiología y la localización de la enfermedad subyacente.

- La hemoptisis debida a bronquitis y bronquiectasis se debe a **inflamación/irritación de la mucosa de la vía respiratoria y se asocia a vascularización hiperplásica o alterada por otro motivo.**

- **La circulación arterial bronquial** (procedente de la aorta) aporta sangre a presión elevada a las vías respiratorias y, cuando se interrumpe (por un cuerpo extraño, invasión tumoral, invasión fúngica o mucosa denudada de la vía respiratoria) puede causar hemoptisis masiva, potencialmente mortal.

- **La circulación arterial pulmonar** vasculariza el parénquima pulmonar (participa en el intercambio de gases) y está a baja presión, pero recibe todo el gasto cardíaco. La alteración puede causar hemoptisis leve (por infecciones) o más peligrosas para la vida del paciente por procesos como vasculitis, hemorragia alveolar difusa, embolia pulmonar, síndrome de dificultad respiratoria aguda, rotura de MAV, traumatismo por catéter en la arteria pulmonar, estenosis mitral grave, insuficiencia del VI o aneurisma de Rasmussen (aneurisma de la arteria pulmonar asociado a tuberculosis).

DIAGNÓSTICO

La identificación y la corrección de la enfermedad subyacente son la base para el diagnóstico y el tratamiento de la hemoptisis (fig. 10-6).

Presentación clínica

Es posible que la hemoptisis sea el único síntoma inicial o que acompañe a otras manifestaciones de un trastorno subyacente (tabla 10-12). El aspecto, la cronología y el volumen pueden proporcionar indicios importantes para acotar el diagnóstico diferencial.

- Aspecto: esputo macroscópicamente sanguinolento, teñido de sangre, veteado, espumoso.
- Cronología: primer episodio, episodios recurrentes y episodios previos de hemoptisis.
- Volumen: submasivo, masivo

Anamnesis

- Lo más importante: volumen de la hemoptisis, edad, tabaquismo, neumopatía previa, neoplasia maligna previa, riesgo de coagulopatía y episodios previos de hemoptisis.
- La revisión por sistemas y aparatos debe tener en cuenta los síntomas indicativos de enfermedad cardiopulmonar, infección activa, neoplasia maligna subyacente y trastornos inflamatorios sistémicos.

Exploración física

- Lo más importante: signos vitales, incluidos saturación de oxígeno, estado de salud general, exploración pulmonar centrándose en ruidos anormales focales o difusos, como roncus, crepitantes, sibilancias inspiratorias y/o espiratorias.
- Hay que realizar siempre una exploración completa, indicando cualquier manifestación indicativa de una enfermedad cardiopulmonar, infecciosa, inmunitaria o maligna subyacente.

Diagnóstico diferencial

Hay que distinguir entre **hemoptisis real** y **pseudohemoptisis,** que procede de la vía respiratoria superior (por encima de la glotis) o del tubo digestivo y que se expectora.En la tabla 10-12 se muestran más diagnósticos frecuentes relacionados con hemoptisis.

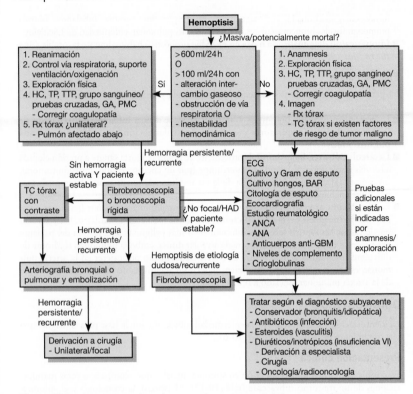

Figura 10-6. Algoritmo para la evaluación y el tratamiento de la hemoptisis. ANA, anticuerpos antinucleares; ANCA, anticuerpos anticitoplasma de neutrófilos; BAR, bacterias acidorresistentes; GA, gasometría arterial; HAD, hemorragia alveolar difusa; HC, hemograma completo; MBG, membrana basal glomerular; PMC, panel metabólico completo; VI, ventrículo izquierdo; Rx, radiografía; TP, tiempo de protrombina; TTP, tiempo de tromboplastina parcial.

Pruebas diagnósticas

- Es importante realizar una **anamnesis y una exploración física** exhaustivas para proporcionar indicios y orientación para efectuar pruebas adicionales.
- Las pruebas adicionales tratan de determinar la estabilidad clínica, localizar el origen e identificar la etiología subyacente.

Pruebas de laboratorio

- ECG para valorar una cardiopatía estructural subyacente.
- HC, perfil metabólico completo, estudios de coagulación, análisis de orina con microscopía.
- Grupo sanguíneo y pruebas cruzadas si se trata de una hemoptisis masiva.
- Gasometría arterial, si está indicada.
- Estudios de esputo: tinción de Gram y cultivo de forma habitual, estudios fúngicos, BAR y citología, cuando estén indicados.
- Estudios especializados indicados por la sospecha clínica:
  - Insuficiencia cardíaca congestiva: BNP
  - Enfermedad inmunitaria: cribado de ANA/ANCA, anticuerpos anti membrana basal glomerular, niveles de complemento, crioglobulina, etc.

TABLA 10-12	Datos para diagnosticar la causa de la hemoptisis a partir de la anamnesis y la exploración física

Causa de la hemoptisis	Dato de la anamnesis	Hallazgo de la exploración física
Carcinoma broncógeno	Fumador, edad > 40; hemoptisis recurrente no masiva, pérdida de peso	Sibilancias torácicas locales
Bronquitis crónica/ bronquiectasias	Expectoración frecuente y abundante; «neumonías» frecuentes	Crepitantes torácicos dispersos, bilaterales y gruesos, sibilancias; acropaquias
Tuberculosis, neumopatía fúngica, absceso pulmonar	Síntomas constitucionales subagudos; antecedentes de viaje y exposición	Fiebre, crepitantes torácicos focales gruesos, caquexia
Neumonía aguda	Fiebre aguda, tos productiva, pleuresía, hemoptisis de color herrumbroso	Fiebre, crepitantes torácicos gruesos focales, ruidos respiratorios bronquiales
Vasculitis, síndrome de hemorragia	Síntomas constitucionales subagudos, hematuria, exantema, artralgias	Crepitantes torácicos difusos, úlceras mucosas, exantema
Insuficiencia cardíaca	Ortopnea, edema en las extremidades inferiores, antecedente de valvulopatía	Soplos, retumbo diastólico, S_3, S_1 o P_2 intenso, edema en las extremidades inferiores
Malformación arteriovenosa/ telangiectasia hemorrágica hereditaria	Platipnea, epistaxis, antecedente familiar de síntomas y signos similares	Telangiectasias mucosas, ortodesoxia
Embolia pulmonar	Disnea aguda, pleuresía	Hipoxemia, roce pleural, edema unilateral en una extremidad inferior

Diagnóstico por la imagen

■ Hay que realizar una **radiografía de tórax PA/lateral** en todos los casos de hemoptisis.
- • **Es normal o no permite la localización hasta en el 50% de los casos** (*Chest 1988;92:70; Clin Radiol 1996;51:391*).
- • **Es normal hasta en el 10% de los casos producidos por carcinoma broncogénico** (*Chest 1988;92:70*).

■ **TC de tórax:** la indicación suele depender de la sospecha clínica, aunque se debe realizar si el diagnóstico sigue siendo dudoso después de la evaluación clínica inicial o si la broncoscopia no aporta datos (fig.10-6).
- • Ventajas:
  - • Permite visualizar el parénquima, la vascularización y la vía aérea en un grado variable.
  - • **Es especialmente útil en bronquiectasias, neumopatía cavitaria, masas y malformaciones vasculares** (*Chest 1994;105:1155*).
  - • La TC de alta resolución permite visualizar tumores con una eficacia comparable a la broncoscopia (*Radiology 1993;189:677*).
- • Inconvenientes:
  - • Es menos eficaz en el reconocimiento de lesiones bronquiales y mucosas sutiles (*Chest 1994;105:1155*).
  - • Es inespecífica en casos de hemorragia parenquimatosa/alveolar.
  - • Tiene un riesgo elevado de retraso del tratamiento en pacientes inestables.

■ **Ecocardiografía** si se sospecha una cardiopatía estructural o valvular.

Técnicas diagnósticas

■ **Fibrobroncoscopia (flexible):** suele **localizar/lateralizar el origen de la hemorragia** en más de dos tercios de los casos, dependiendo del contexto *(Ann Thorac Surg 1989;48:272).*
- **Indicaciones**
  - Origen poco claro tras la evaluación inicial y los estudios de imagen, o si la hemoptisis persiste/recurre.
  - Para descartar la presencia de infecciones.
  - Si la presentación clínica sugiere una alteración de la vía aérea.
  - La radiografía/estudios de imagen del tórax indican neoplasia maligna.
  - Para cepillados/biopsia si la radiografía/estudios de imagen del tórax sugieren malignidad o no lacalizan el origen **con presencia de al menos dos factores de riesgo de carcinoma broncogénico:**
    - Sexo masculino.
    - Edad > 40 años.
    - Tabaquismo > 40 paquetes-años.
    - Duración de la hemoptisis > 1 semana.
    - Volumen expectorado > 30 ml *(Chest 1985;87:142; Chest 1988;92:70; Ann Intern Med 1991;151:171).*
  - Para identificar una posible área anatómica para embolización arterial.
  - Momento de realización: controvertido, aunque el rendimiento aumenta cuando se realiza durante la hemorragia o en las 48 h siguientes *(Am Rev Resp Dis 1981;124:221).*
■ **Arteriografía bronquial y pulmonar:** se realizará en caso de **hemoptisis masiva persistente o recurrente.**
- Ventaja: puede ser diagnóstica y terapéutica mediante **embolización** simultánea del vaso responsable, si se localiza.
- Inconvenientes:
  - **Localización variable e inexacta** de la hemorragia, dependiendo del contexto clínico *(Ann Thorac Surg 1989;48:272).*
  - Variabilidad anatómica.
  - Hemorragia habitualmente insuficiente para extravasación de contraste.
  - Las neumopatías difusas con frecuencia tienen alteraciones vasculares difusas asociadas, lo que dificulta la localización (p. ej., bronquiectasias).

TRATAMIENTO

El abordaje general va dirigido principalmente a **distinguir la hemoptisis masiva/potencialmente mortal de la no masiva.** Tres son los objetivos principales: *1)* estabilizar, *2)* diagnosticar y localizar, y *3)* decidir sobre la necesidad y el tipo de tratamiento.

■ **Hemoptisis no masiva:** suele tratarse de forma conservadora, dependiendo del trastorno subyacente (v. fig.10-6).
- Revertir la coagulopatía.
- Antitusivos y sedantes suaves.
- Broncoscopia, si es recurrente.
- Esteroides en los trastornos reumatológicos.
- Antibióticos para las infecciones (fúngicas, tuberculosis, neumonía, etc.).
- Diuréticos y/o inotrópicos en cardiopatías (insuficiencia del VI, estenosis mitral).
■ **Hemoptisis masiva:** precisa una acción urgente, observación intensiva y un abordaje multidisciplinario temprano en el que participen un neumólogo y/o cirujano torácico y un radiólogo intervencionista (fig.10-6).
- **Estabilización inicial:**
  - **Tratamiento de la vía aérea:** umbral muy bajo para la intubación, con un tubo endotraqueal de gran calibre (> 8 French) *(Chest 2000;118:5).*
    - Intubación de los bronquios principales con un tubo de luz única para la ventilación selectiva del pulmón no afectado.

- Intubación endotraqueal con tubo de doble luz para la ventilación selectiva del pulmón no afectado. Se debe realizar únicamente bajo supervisión experta.
- **Colocación en decúbito lateral** (el pulmón afectado abajo) para minimizar la aspiración hacia el pulmón no afectado.
- **Broncoscopia** con tratamiento dirigido de la vía aérea: se prefiere la **broncoscopia rígida**, si se tiene a mano, ya que proporciona un acceso mejor a la vía aérea y mayor control de la ventilación, con mayor facilidad de la aspiración y la manipulación de instrumentos.
- **Taponamiento directo con el extremo distal del broncoscopio.**
- **Taponamiento con globo (balón):** colocado durante 1 a 2 días. Hay que estar alerta para detectar lesión mucosa isquémica o neumonitis postobstructiva *(Thorax 2003;58:814).*
- Se ha descrito también el uso de balón de Fogarty, bloqueante bronquial y globos (balones) en catéter de la arteria pulmonar.
- **Electrocauterio endobronquial** *(Chest 2001;119:781).*
- **Coagulación con plasma de argón** *(Can Resp J 2004; 11:305; Chest 2001;119:781).*
- **Fármacos hemostáticos tópicos:** suero salino frío, pinefrina, vasopresina y trombina *(Am Rev Resp Dis 1987;135:A108; Chest 1989;96:473; Thorax 1980:35:901).*

■ **La arteriografía bronquial con embolización debe realizarse precozmente** en la hemoptisis masiva o recurrente.
- **Embolización eficaz** (> 85 %) con localización cuidadosa *(Chest 2002;121:789; Radiology 2004;233:741).*
- Particularmente útil en pacientes con fibrosis quística *(Am J Resp Crit Care Med 1998:157:1951; Chest 2002:121:796).*
- **Fracaso temprano habitualmente por identificación inadecuada o incompleta del vaso de origen.** La arteriografía tras la embolización puede identificar otros vasos sistémicos responsables, la mayoría de las veces procedentes de las arterias intercostales y frénicas *(Am J Roent 2003;180:1577).*
- **La repetición de la hemorragia es frecuente** (hasta el 20 %) en 1 año *(Chest 1999:115:912; Respiration 2000;67:412).*
- Los **riesgos** son infarto/necrosis bronquial o pulmonar parcial y, raras veces, mielopatía isquémica por embolización inadvertida de una arteria espinal.

Medicamentos

Procoagulantes sistémicos: se usarán únicamente en la hemoptisis masiva inestable como medida para ganar tiempo, o cuando los tratamientos convencionales broncoscópico, intervencionista o quirúrgico estén contraindicados o no estén disponibles. Algunos ejemplos son el factor VII, la vasopresina y el ácido aminocaproico.

Tratamiento quirúrgico

La cirugía urgente tiene una morbilidad y una mortalidad elevadas en comparación con la cirugía programada después de la estabilización *(Am J Med Sci 1987;294:301-9).*
■ **La lobulectomía/neumonectomía proporciona la curación definitiva.**
■ **Indicaciones: hemoptisis masiva focal/unilateral persistente a pesar de otros tratamientos;** es particularmente útil en pacientes estables con hemoptisis por neumopatía cavitaria, carcinoma broncogénico localizado, MAV o lesiones traumáticas *(Crit Care Med 2000:28:1642).*
■ **Contraindicaciones:** reserva pulmonar deficiente, neoplasia maligna avanzada, tuberculosis activa, neumopatía difusa o hemorragia alveolar difusa.

DERIVACIÓN

■ Neumólogo (intervencionista en la hemoptisis masiva, si está disponible).
■ Cirugía torácica.
■ Radiología intervencionista.

EVOLUCIÓN/PRONÓSTICO

La **mortalidad** depende de la causa y de la magnitud *(Arch Intern Med 1983;143:1343; Am J Med Sci 1987;294:301).*

■ Hasta el 80 % en hemoptisis masiva por neoplasia maligna.
■ Menos del 10 % en hemoptisis no masiva.
■ Menos del 1 % en bronquiectasias, infecciones pulmonares.

Fibrosis quística

PRINCIPIOS GENERALES

Definición

La fibrosis quística (FQ) es un **trastorno autosómico recesivo** producido por mutaciones del gen regulador de la conductancia transmembrana de la fibrosis quística (*CFTR*), localizado en el cromosoma 7, que produce una disfunción orgánica exocrina multisistémica.

Epidemiología

■ En Estados Unidos, aproximadamente 30 000 personas están afectadas por FQ, con una incidencia de 1 por cada 3 500 recién nacidos vivos *(Clin Chest Med 2007;28:279).*
■ La FQ es la enfermedad genética mortal más frecuente en las personas de raza blanca, aunque también se debe considerar el diagnóstico en pacientes de otros orígenes étnicos.
■ Generalmente, los pacientes son diagnosticados mediante cribado neonatal o durante la infancia, aunque cada vez se reconocen variantes más leves que pueden no manifestarse hasta fases posteriores de la vida.
■ En 2013, aproximadamente el 50 % de los pacientes con FQ tenían ≥ 18 años de edad.

Etiología

■ La FQ está producida por **mutaciones del gen *CFTR*,** un canal de cloruro regulado por AMP cíclico *(Science 1989;245:1073).*
■ La mutación más frecuente en el gen *CFTR* es F508del, la ausencia de un aminoácido fenilalanina (F) en la posición 508. Sin embargo, se han identificado > 1 900 mutaciones.
■ El canal CFTR normalmente mantiene la hidratación de las secreciones de los órganos exocrinos.
■ Una alteración de CFTR produce una disminución de la secreción de cloruro y un aumento de la absorción de sodio en la superficie de las células epiteliales, que hace que haya secreciones espesas en las vías respiratorias, los senos, los conductos pancreáticos, el árbol biliar, el intestino y el aparato reproductor.

Fisiopatología

■ El canal CFTR normalmente regula el transporte de iones cloruro a través del epitelio *(Curr Opin Pulm Med 2003;9:486).*
■ Las principales manifestaciones pulmonares de la enfermedad se relacionan con un transporte anómalo de cloruro a través del epitelio de la vía aérea, lo que provoca la disminución de líquido en la superficie de ésta y una alteración de la depuración mucociliar.
■ La depuración mucociliar deficiente altera la capacidad para eliminar la infección. La infección recurrente provoca una cascada inflamatoria que da lugar a bronquiectasias, infección crónica y, en último término, muerte prematura *(N Engl J Med 2005;352:1992).*
■ De forma similar, las secreciones espesas en los conductos pancreáticos y biliares causan alteraciones de la digestión, malabsorción, hepatopatía y diabetes.

DIAGNÓSTICO

■ El diagnóstico de FQ se establece generalmente durante la infancia, aunque aproximadamente el 10 % de los pacientes son diagnosticados después de los 10 años de edad *(Cystic*

Fibrosis Foundation National Patient Registry Annual Data Report 2013. Bethesda, MD: Cystic Fibrosis Foundation, 2014).

■ El cribado neonatal ha aumentado la frecuencia de diagnóstico precoz *(J Pediatr 2002; 141:804)*. En el año 2013, el 62% de los nuevos diagnósticos se debieron al cribado neonatal *(Cystic Fibrosis Foundation National Patient Registry Annual Data Report 2013. Bethesda, MD: Cystic Fibrosis Foundation, 2014).*

■ Para establecer el diagnóstico de FQ, se debe cumplir **al menos un criterio** de cada conjunto de características *(J Pediatr 2008;153:S1):*
  • Datos clínicos compatibles con FQ (v. las manifestaciones clínicas), o
  • Antecedente familiar de FQ, o
  • Prueba de cribado neonatal positiva,
    Y
  • Elevación del cloruro en el sudor > 60 mmol/l en dos ocasiones, o
  • Presencia de dos mutaciones en *CFTR* productoras de enfermedad, o
  • Alteración de la diferencia de potencial transepitelial nasal.

■ En los pacientes atípicos, pueden faltar los síntomas y signos clásicos, o pueden tener una prueba del sudor normal *(Curr Opin Pulm Med 2003;9-498).*

■ Aunque la genotipificación puede facilitar el diagnóstico, por sí sola no permite establecer ni descartar el diagnóstico de FQ, y la prueba de elección inicial sigue siendo la prueba del sudor.

Presentación clínica

■ **Manifestaciones pulmonares**
  Tos con expectoración purulenta, sibilancias, hemoptisis, disnea, obstrucción progresiva al flujo aéreo, bronquiectasias y neumotórax.

■ **Manifestaciones extrapulmonares:**
  Sinusitis crónica, poliposis nasal, insuficiencia pancreática (deficiencia de vitaminas A, D, E y K), malnutrición, íleo meconial, síndrome de obstrucción intestinal distal, vólvulo, invaginación, prolapso rectal, diabetes mellitus, cirrosis hepática, hipertensión portal, colelitiasis, colecistitis, nefrolitiasis, infertilidad masculina (ausencia bilateral del conducto deferente), epididimitis, retraso del crecimiento, osteoartropatía y osteopenia.

Anamnesis

Entre los síntomas iniciales pueden encontrarse *(J Pediatr 1993;122:1):*
■ Tos con expectoración purulenta (40%).
■ Retraso del desarrollo (29%).
■ Malnutrición.
■ Esteatorrea.
■ Íleo meconial.

Exploración física

■ Peso insuficiente.
■ Crepitantes inspiratorios en la exploración pulmonar, habitualmente en la zona anterior y en los vértices.
■ Acropaquia.

Diagnóstico diferencial

■ **Discinesia ciliar primaria:** bronquiectasias, sinusitis e infertilidad, pero pocos síntomas digestivos y concentración normal de cloruro en el sudor, en ocasiones observada con dextrocardia o *situs inversus* total (síndrome de Kartagener).

■ **Inmunodeficiencia** (p. ej., inmunodeficiencia combinada grave, inmunodeficiencia variable común): infecciones pulmonares y sinusales recurrentes, pero sin síntomas gastrointestinales y con niveles de cloruro en sudor normales.

■ **Síndrome de Shwachman-Diamond:** insuficiencia pancreática, neutropenia cíclica y talla baja, que puede causar neumopatía, pero concentración normal de cloruro en el sudor *(Hematol Oncol Clin North Am 2009;23:233).*

■ **Síndrome de Young:** bronquiectasias, sinusitis y azoospermia, pero con síntomas respiratorios leves, sin síntomas digestivos y con concentración normal de cloruro en el sudor *(Thorax 1987;42:815).*

■ **Bronquiectasias idiopáticas.**

Pruebas diagnósticas

■ La prueba **del sudor** con un método cuantitativo y estandarizado de iontoforesis con pilocarpina sigue siendo el **método de referencia para el diagnóstico de la FQ** *(Am J Respir Crit Care Med 2006;173:475).*

• Una concentración de cloruro en el sudor ≥ 60 mmol/l en dos ocasiones separadas es congruente con el diagnóstico de FQ.

• Los resultados limítrofes en la prueba del sudor (40-59 mmol/l de cloruro en sudor) o resultados no diagnósticos con una sospecha clínica elevada también deben llevar a repetir la prueba del sudor, estudiar la diferencia de potencial nasal, efectuar pruebas genéticas o realizar una evaluación clínica adicional.

• La prueba del sudor se debe realizar en un centro especializado en FQ para garantizar la fiabilidad de los resultados.

• Raras veces se detectan concentraciones anómalas de cloruro en el sudor en pacientes sin FQ.

■ Las **pruebas genéticas** han detectado más de 1 900 posibles mutaciones de FQ.

• Deben existir dos mutaciones recesivas en alelos diferentes para producir FQ.

• La mutación que se encuentra con más frecuencia en la FQ es una deleción de los tres nucleótidos que codifican la fenilalanina (F) en el aminoácido 508 (F508del o **ΔF508**) de la proteína CFTR. En el Cystic Fibrosis Foundation Patient Registry más reciente, el 86,4 % de los pacientes con FQ portan esta mutación *(Cystic Fibrosis Foundation National Patient Registry Annual Data Report 2013. Bethesda, MD: Cystic Fibrosis Foundation, 2014).*

• Las sondas disponibles comercialmente identifican más del 90 % de los genes anómalos en una población blanca del norte de Europa, aunque sólo analizan una pequeña proporción de los genes de la FQ conocidos. Se dispone de un secuenciado génico completo, aunque la interpretación puede ser compleja. Puede encontrarse información sobre mutaciones específicas y fenotipo documentado clínicamente en *http:// www.cftr2.org/.*

■ **Diferencia de potencial transepitelial nasal**

• Es una prueba en la que se mide el voltaje a través del epitelio que recubre la nariz en situación basal, después de la inhibición de los canales de sodio con amilorida y tras la estimulación de CFTR con un agonista del AMPc *(J Pediatr 1986;108:517; Chest 2010;138:919).*

• La prueba debe repetirse en dos días diferentes para confirmar el diagnóstico, y se debe realizar en centros especializados.

• Los resultados pueden verse afectados por poliposis nasal o inflamación de la mucosa.

Pruebas de laboratorio

■ Los cultivos de esputo suelen identificar múltiples microorganismos, entre ellos, *Staphylococcus aureus, Haemophilus influenzae* no tipificable, *Pseudomonas aeruginosa, Stenotrophomonas maltophilia* y *Burkholderia cepacia.* Es frecuente el aislamiento de variantes mucoides de *P. aeruginosa* en el aparato respiratorio. Se recomienda el uso de medios de cultivo especiales para microorganismos exigentes.

■ Las micobacterias no tuberculosas suelen aislarse de las vías respiratorias de personas con FQ y pueden ser patógenas en algunas.

■ A menudo no se realiza de manera formal el **estudio para detectar malabsorción** por insuficiencia exocrina pancreática, puesto que frecuentemente se considera que los datos clínicos (presencia de heces malolientes, voluminosas y sueltas; concentraciones bajas de vitaminas liposolubles [vitaminas A, D y E], y la prolongación del tiempo de protrombina [dependiente de la vitamina K]) y una respuesta evidente al tratamiento con enzimas pancreáticas son suficientes para el diagnóstico. En casos atípicos, el nivel bajo de elastasa fecal o coeficiente de absorción de grasas < 85 % en una recogida de grasa fecal de 72 h puede confirmar la insuficiencia pancreática.

■ Las pruebas que identifican la sinusitis crónica o la infertilidad, especialmente la azoospermia obstructiva en los hombres, también apoyan el diagnóstico de FQ.

Diagnóstico por la imagen

■ La radiografía de tórax muestra hiperinsuflación con neumopatía quística, bronquiectasias y tapones mucosos, sobre todo en los lóbulos superiores.

■ La TC de alta resolución puede ser útil para evaluar pacientes con enfermedad precoz o leve mediante la detección de cambios tempranos en las vías aéreas.

■ Las pruebas de función pulmonar muestran finalmente una obstrucción espiratoria al flujo aéreo con aumento del volumen residual y de la capacidad pulmonar total.

■ También puede existir una alteración del intercambio gaseoso alveolar en la enfermedad avanzada, que progresa hasta hipoxemia e hipercapnia.

TRATAMIENTO

■ El tratamiento de la FQ tiene como objetivo mejorar la calidad de vida y el desempeño de actividades, reducir el número de episodios de empeoramiento y de ingresos hospitalarios, evitar las complicaciones asociadas al tratamiento, reducir la velocidad de disminución de la función pulmonar y disminuir la mortalidad.

■ Se recomienda un programa exhaustivo que aborde los trastornos de múltiples sistemas orgánicos, como el que se ofrece en centros asistenciales de FQ.

■ **Tratamiento pulmonar** *(Am J Respir Crit Care Med 2007;176:957)*: enfocado principalmente a la eliminación de las secreciones pulmonares y al control de la infección.

• **Broncodilatadores inhalados:** agonistas adrenérgicos β (salbutamol en MDI, dos a cuatro inhalaciones entre dos y cuatro veces al día; salmeterol o formoterol, una inhalación de polvo seco dos veces al día). Se utilizan para tratar los componentes reversibles de la obstrucción al flujo aéreo y facilitar la eliminación de moco.

• **Desoxirribonucleasa humana recombinante:** DNasa, dornasa-α (2,5 mg o una ampolla al día inhalada con un nebulizador de chorro de aire):
  • Digiere el ADN extracelular, reduciendo la viscoelasticidad del esputo.
  • Mejora la función pulmonar y reduce la incidencia de infecciones respiratorias que precisan antibióticos parenterales *(N Engl J Med 1994;331(10):637-42)*.
  • Entre los efectos adversos pueden encontrarse: faringitis, laringitis, exantema, dolor torácico y conjuntivitis.

• **Suero salino hipertónico** (4 ml de suero salino al 7 % inhalado dos veces al día).
  • Debido a la elevada osmolalidad, se extrae agua del epitelio de la vía respiratoria y puede rehidratar el líquido de la superficie periciliar de la vía aérea.
  • El tratamiento logra menos episodios de empeoramiento y una mejora de la función pulmonar *(N Engl JMed 2006;354:229)*.
  • Es preciso administrar broncodilatadores inhalados antes del tratamiento para evitar el broncoespasmo inducido.

• **Antibióticos**
  • Por lo general, se recomienda una combinación de un betalactámico antipseudomonas y un aminoglucósido durante las reagudizaciones *(Am J Respir Crit Care Med 2009;180:802)*.
  • La sensibilidad en el cultivo de esputo debe guiar el tratamiento. *P. aeruginosa* es el patógeno pulmonar más frecuente.
  • La duración del tratamiento antibiótico está determinada por la respuesta clínica. Suelen administrarse al menos 14 días de antibióticos para tratar un empeoramiento.
  • El tratamiento antibiótico i.v. domiciliario es frecuente, aunque el ingreso hospitalario puede permitir un mejor acceso a un tratamiento exhaustivo y a los estudios diagnósticos. Los antibióticos por vía oral se recomiendan únicamente en los empeoramientos leves.

- Se puede considerar el uso de antibióticos profilácticos crónicos o intermitentes, sobre todo en pacientes con empeoramientos recurrentes frecuentes, aunque puede aparecer resistencia a los antimicrobianos.
- En los pacientes con infección crónica por *P. aeruginosa,* puede usarse la tobramicina aerosolizada inhalada (300 mg nebulizados dos veces al día) y el lisinato de aztreonam (75 mg nebulizados tres veces al día) pueden usarse alternando 28 días con tratamiento y 28 días sin tratamiento para mejorar la función pulmonar, reducir la densidad de *P. aeruginosa* y disminuir el riesgo de ingreso hospitalario. La alteración de la voz (13 %) y los acúfenos (3 %) son posibles efectos adversos asociados al uso crónico de tobramicina inhalada *(N Engl J Med 1999;340:23),* y se ha documentado la aparición de pirexia e irritación de las vías respiratorias con el aztreonam inhalado *(Chest 2009;135:1223).* Más recientemente, el tratamiento antibiótico inhalado alterno continuo se ha convertido en el tratamiento habitual de muchos pacientes con infección crónica por *Pseudomonas* y alteración pulmonar.
- Los pacientes con FQ tienen una farmacocinética atípica y suelen precisar dosis mayores de los fármacos a intervalos más frecuentes durante una reagudización. Por ejemplo, en pacientes adultos con FQ, la cefepima suele administrarse en dosis de 2 g i.v. cada 8 h, y la tobramicina en dosis de 8 mg/kg i.v. cada 8 h (con un objetivo de concentraciones máximas de 20 µg/ml y de concentraciones mínimas < 2 µg/ml).
- Se prefiere la administración de aminoglucósidos una sola vez al día y debe estar guiada por el estudio farmacocinético. La monitorización de la concentración (máxima y mínima) de fármacos como los aminoglucósidos ayuda a garantizar que se alcancen concentraciones terapéuticas y a reducir el riesgo de toxicidad.

- **Tratamiento antiinflamatorio**
  - El empleo crónico de **azitromicina** (500 mg por vía oral tres veces a la semana) produce una mejoría leve de la función pulmonar y reduce los días de estancia hospitalaria para el tratamiento de los empeoramientos respiratorios en pacientes con infección crónica por *P. aeruginosa (JAMA 2003;290:1749).*
  - Los **glucocorticoesteroides** utilizados en ciclos cortos pueden ser útiles en algunos pacientes con síntomas de tipo asmático, aunque debe evitarse el tratamiento crónico para minimizar los efectos adversos, como intolerancia a la glucosa, osteopenia y retraso del crecimiento.
  - Se ha utilizado **ibuprofeno** en dosis elevadas como antiinflamatorio crónico en niños con alteración leve de la función pulmonar *(Chest 1999;124:689).*

- **Restablecimiento de la función de CFTR**
  - El **ivacaftor** (150 mg oral dos veces al día) es un potenciador de CFTR que mejora la función pulmonar y disminuye el riesgo de empeoramientos pulmonares en pacientes con una **mutación de sentido equivocado en G551D** *(N Engl J Med 2011;365:1663).* Tras 144 semanas de uso, se mantienen las mejoras de la función pulmonar *(Lancet Respir Med 2014;2:902).* Sólo alrededor del 4 % de la población estadounidense con FQ es portadora de una mutación G551D. Desde su aparición inicial, la FDA ha aprobado el uso de ivacaftor en pacientes con las siguientes mutaciones: G178R, S549N, S549R, G551S, G1244E, S1251N, S1255P, G1349D y R117H. Sin embargo, esto sólo incluye alrededor del 7 % de la población estadounidense con FQ.
  - El **lumacaftor** (una proteína «correctora» de CFTR o chaperona) combinado con ivacaftor ha demostrado, en ensayos en fase III, mejorar la función pulmonar y reducir el riesgo de empeoramientos pulmonares en pacientes homocigotos para la mutación F508del. Este tratamiento de combinación está a la espera de la aprobación por la FDA *(Vertex Pharmaceuticals Inc. Two 24-Week Phase 3 Studies of Lumacaftor in Combination with Ivacaftor Met Primary Endpoint with Statistically Significant Improvements in Lung Function (FEV1) in People with Cystic Fibrosis who have Two Copies of the F508del Mutation, 2014).*
  - Otras moléculas correctoras de CFTR, potenciadores y moléculas que suprimen las mutaciones sin sentido de *CFTR* (codones de parada prematura) se encuentran en varias fases de desarrollo clínico y prueba.

- **Dispositivos mecánicos para la limpieza de las vías aéreas:** válvula vibratoria, dispositivo de presión respiratoria positiva con vibración, chalecos para oscilación del tórax a alta frecuencia, y dispositivos de presión positiva espiratoria con presión baja y alta.
  - Pueden utilizarse combinados con el tratamiento médico para favorecer la depuración de las vías aéreas.
  - Otras alternativas son: drenaje postural con percusión y vibración torácicas, y ejercicios respiratorios y tos dirigida.
- **Rehabilitación pulmonar**
  Cuando se realiza con rehabilitación mediante ejercicio, puede mejorar el estado funcional y favorecer la eliminación de las secreciones de las vías aéreas.
- **Oxigenoterapia**
  - Puede estar indicada según las recomendaciones estándar utilizadas para el tratamiento de la EPOC.
  - Es preciso realizar evaluaciones del oxígeno en reposo y durante el ejercicio cuando esté indicado clínicamente.
- **Ventilación no invasiva**
  - Se utiliza en la insuficiencia respiratoria crónica por bronquiectasias relacionadas con la FQ.
  - No se ha demostrado claramente que mejore la supervivencia, aunque sí puede producir alivio sintomático, o se puede utilizar como transición al trasplante.

■ **Tratamiento extrapulmonar**
- **Insuficiencia pancreática**
  - El tratamiento principal es el **suplemento de enzimas pancreáticas.**
  - Es importante ajustar la dosis de enzimas para conseguir una o dos deposiciones semisólidas al día y para mantener un crecimiento y una nutrición adecuados.
  - Las enzimas se toman inmediatamente antes de las comidas y los tentempiés.
  - La administración de enzimas pancreáticas debe iniciarse con 500 (unidades de lipasa/kg)/comida y no debe superar las 2 500 (unidades de lipasa/kg)/comida.
  - Las **dosis elevadas** (6 000 [unidades de lipasa/kg]/comida) se han asociado a **estenosis intestinal crónica** (*N Engl J Med 1997;336:1283*).
  - Es posible que la inhibición del ácido gástrico mejore la actividad enzimática.
- **Deficiencia vitamínica**
  - Las **vitaminas A, D, E y K** pueden tomarse por vía oral con comidas y enzimas.
  - La anemia ferropénica requiere el aporte suplementario de hierro.
- **Diabetes mellitus relacionada con la FQ**
  - Está relacionada con la insuficiencia pancreática y se trata con **insulina.**
  - Las restricciones dietéticas de la diabetes se levantan (dieta hipercalórica sin restricciones de las grasas) para satisfacer el aumento de las necesidades energéticas de los pacientes con FQ y para favorecer un crecimiento adecuado y el mantenimiento del peso.
- **Retención intestinal**
  - Inicialmente pueden probarse los **laxantes,** como *sena,* citrato magnésico o polietilenglicol.
  - En los casos que no responden, puede ser necesario un enema con sal de meglumina de ácido amidotrizoico con visualización de la resolución de la obstrucción (*J Cyst Fibros 2011;10:S24*).
  - Puede confundirse con apendicitos o un trastorno de la vesícula biliar, ya que el apéndice puede aumentar de tamaño durante la FQ debido al espesamiento del moco, y producirse elevaciones del recuento leucocitario y/o elevaciones de la fosfatasa alcalina, que son frecuentes en la FQ.
  - El uso de narcóticos, la deshidratación importante y no cumplir con el uso de suplementos de enzimas pancreáticas pueden precipitar una obstrucción intestinal grave, por lo que está indicado el uso profiláctico de laxantes como el polietilenglicol diario en pacientes posquirúrgicos.

• **Osteopenia**

Es conveniente realizar sistemáticamente un **cribado** en pacientes con FQ, y si existe, la osteopenia se puede tratar con calcio, suplementos de vitamina D y tratamiento con bisfosfonatos, según esté indicado por el cuadro clínico *(Am J Respir Crit Care Med 2004;169:77)*.

• **Sinusitis crónica**

  • Muchos pacientes se benefician de la administración crónica de **corticoides nasales.**
  • También pueden ser útiles los lavados nasales con suero salino.
  • Los pacientes cuyos síntomas no se puedan controlar con tratamiento médico pueden beneficiarse de la cirugía sinusal endoscópica funcional y la polipectomía nasal.

Tratamiento quirúrgico

■ **Hemoptisis masiva**

El tratamiento consiste en antibióticos i.v. y, en los casos que no responden, embolización de las arterias bronquiales. Casi nunca es necesaria la resección quirúrgica del pulmón *(Am J Respir Crit Care Med 2010;182:298)*.

■ **Neumotórax**

Salvo los que son pequeños, los neumotórax se tratan con la colocación de una sonda pleural. En los casos de neumotórax recurrente debe considerarse la pleurodesis quirúrgica *(Am J Respir Crit Care Med 2010;182:298)*.

■ **Trasplante pulmonar**

  • La mayoría de los pacientes con FQ fallecen por enfermedad pulmonar.
  • El FEV_1 es un importante factor predictivo de la mortalidad y ha sido útil para decidir cuándo derivar a los pacientes para trasplante pulmonar *(N Engl J Med 1992;326:1187)*.
  • Sin embargo, cuando se decide la derivación para trasplante, también hay que tener en cuenta otros factores, como una alteración importante del intercambio gaseoso alveolar (hipoxemia o hipercapnia en reposo), signos de HP, o aumento de la frecuencia o la gravedad de los empeoramientos pulmonares.

Modificación del estilo de vida/riesgo

■ Se recomienda **evitar los humos inhalados, polvos y productos químicos irritantes**, incluido el tabaquismo pasivo.

■ La **vacunación antigripal anual** (0,5 ml i.m.) reduce la incidencia de infección y deterioro posterior *(N Engl J Med 1984;311:1653)*.

■ La **vacuna antineumocócica** (0,5 ml i.m.) también puede ser útil frente a la enfermedad neumocócica invasiva *(Ann Intern Med 1986;104:1)*.

■ Las personas con FQ deben evitar el contacto con otras personas con la enfermedad, salvo que se trate de miembros del mismo hogar , con el fin de reducir el riesgo de transmisión de infección de una persona a otra *(Infect Control Hosp Epidemiol 2014;35:S1)*.

Dieta

Generalmente se recomienda una dieta hipercalórica con suplementos vitamínicos.

Actividad

■ Los pacientes con FQ deben mantener tanta actividad como puedan.

■ El ejercicio es una forma excelente de limpieza de las vías respiratorias.

CONSIDERACIONES ESPECIALES

■ En un entorno sanitario, todo el personal debe cumplir con las precauciones de contacto, ya sea en la consulta como en el hospital *(Infect Control Hosp Epidemiol 2014;35:S1)*.

■ Los pacientes en los que se haya aislado previamente *Burkholderia* deben atenderse en un área separada de los pacientes en los que no se detecta esta especie.

■ Aunque la fertilidad puede estar reducida en las mujeres con FQ debido al espesamiento del moco cervical, muchas de ellas han tolerado bien la gestación *(N Engl J Med 1984;311:1653)*

■ El pronóstico materno y fetal es bueno en las mujeres con reserva pulmonar adecuada ($FEV_1 > 50\%$ del previsto) y buen estado nutricional, y la gestación no parece afectar a su supervivencia *(Chest 2000;118:85)*.

■ Los embarazos deben planificarse para optimizar la situación de las pacientes y coordinar la asistencia con los obstetras. Debe ofrecerse la posibilidad de un cribado genético a las parejas de pacientes con FQ.

COMPLICACIONES

Otras complicaciones pulmonares de la FQ pueden ser: aspergilosis broncopulmonar alérgica, hemoptisis masiva, adquisición de micobacterias atípicas y neumotórax.

DERIVACIÓN

■ Hay que derivar a los pacientes con FQ o con presunta FQ a un centro acreditado por la Cystic Fibrosis Foundation (CFF).

■ Es mejor que las pruebas como la del cloruro en el sudor y la de diferencia de potencia nasal se realicen en centros especializados.

■ Un equipo de especialistas en FQ que incluya médicos, nutricionistas, terapeutas respiratorios y trabajadores sociales facilita la asistencia habitual de estos pacientes.

EDUCACIÓN DEL PACIENTE

Se puede encontrar información en la página web de la CFF (*www.cff.org*).

OBSERVACIÓN/SEGUIMIENTO

Todas las personas con FQ deben seguir un control en un centro acreditado para esta enfermedad. Se recomienda controlar a los pacientes cada 3 meses con pruebas funcionales respiratorias y cada año con pruebas de laboratorio, que deben incluir concentraciones de vitaminas y cribado para diabetes relacionada con la FQ.

EVOLUCIÓN/PRONÓSTICO

■ Los factores predictivos de aumento de la mortalidad son: edad, sexo femenino, peso bajo, volumen espiratorio forzado en 1 s (FEV_1) bajo, insuficiencia pancreática, diabetes mellitus, infección por *B. cepacia* y el número de reagudizaciones *(JAMA 2001;286:2683)*.

■ Con los avances del tratamiento, la mediana de la supervivencia se ha ampliado hasta aproximadamente 40 años *(Cystic Fibrosis Foundation National Patient Registry Annual Data Report 2013. Bethesda, MD: Cystic Fibrosis Foundation, 2014)*.

Alergia e inmunología

Sean Brady, Jungfang Jiao, Jennifer M. Monroy
y Andrew L. Kau

Reacciones adversas a fármacos

PRINCIPIOS GENERALES

Definición

- Las **reacciones adversas a fármacos** (RAF) son respuestas no deseadas o no intencionadas que se producen cuando se administra un fármaco con el fin adecuado.
- La etiología de una reacción farmacológica puede ser inmunológica, tóxica o idiosincrásica.
- Una reacción farmacológica alérgica se debe a una respuesta inmunológica que está mediada por inmunoglobulina E (IgE) o linfocitos T.

Clasificación

- Las reacciones *de tipo A* son previsibles, suelen depender de la dosis y se relacionan con la farmacocinética del fármaco.
- Las reacciones *de tipo B* son imprevisibles y no se relacionan con la dosis ni con la farmacocinética del fármaco. Suponen entre el 10 % y el 15 % de todas las RAF.
  - Muchos mecanismos distintos pueden ser los responsables de las reacciones adversas mediadas inmunológicamente. Suelen aparecer tras la reexposición al fármaco responsable.
  - Las **reacciones pseudoalérgicas,** anteriormente denominadas reacciones anafilactoides, se deben a la desgranulación mastocítica no mediada por la IgE.

Epidemiología

- Desde 1966 a 1996, el 15,1 % de los pacientes estadounidenses hospitalizados sufrió una RAF, y la incidencia de los ingresos hospitalarios debidos a RAF se situó en el 3,1 % al 6,2 % *(JAMA 1998;279:1200).*
- La incidencia de la mortalidad por RAF es importante, y oscila entre el 0,14 % y el 0,32 % *(Curr Opin Allergy Clin Immunol 2005;5(4):309).*

Etiología

- Los antibióticos β-**lactámicos** son los que se asocian con más frecuencia a reacciones farmacológicas mediadas inmunológicamente.
  - Se ha documentado que la anafilaxia aparece en 1:100 000, con reacciones alérgicas graves en 4,6 por 10 000 administraciones *(Drug Saf 2007;30(8):705).*
  - Se ha demostrado que los pacientes hospitalizados con antecedente de alergia a la penicilina tienen una estancia hospitalaria más prolongada con una mayor incidencia de infecciones por enterococos resistentes a vancomicina, *Staphylococcus aureus* resistentes a meticilina y *Clostridium difficile,* en comparación con los pacientes sin una alergia a la penicilina documentada *(J Allergy Clin Immunol 2014;133(3):790-6).*
  - Las reacciones típicas son: exantema, urticaria, fiebre y broncoespasmo.
  - La estructura química de las penicilinas es la causa de su gran inmunogenicidad.
    - La estructura principal consiste en un anillo β-lactámico reactivo que se une de forma covalente a proteínas transportadoras para formar un hapteno, que causa una respuesta inmunológica. El principal determinante de la inmunogenicidad de la penicilina es la forma bencilpeniciloil, que se observa en el 93 % de la penicilina fijada a tejidos.
    - Los determinantes antigénicos menores son todos los conjugados penicilínicos restantes: bencilpenicilina, bencilpeniciloato y bencilpeniloato.

* Las reacciones más inmediatas a las penicilinas se relacionan con el determinante principal. En otras penicilinas, como la ampicilina, la cadena lateral es el determinante antigénico.
* Reactividad cruzada de los β-lactámicos
  La reactividad cruzada entre antibióticos β-lactámicos es variable y está determinada principalmente por la estructura de la cadena lateral unida al anillo β-lactámico.
* Antes de la década de 1980, las cefalosporinas tenían una mayor reactividad cruzada con la penicilina, ya que estaban contaminadas con una pequeña cantidad de penicilina (*J Allergy Clin Immunol 2010;125(2 suppl 2):S126*). El riesgo de reacción cruzada con una cefalosporina de primera generación es del 5 % al 16,5 %, con una de segunda generación es del 4 %, y con una de tercera o cuarta generación es del 1 % al 3 % (*J Allergy Clin Immunol 2006;117(2 suppl):S464*).
* Aunque muchas de las reacciones con las cefalosporinas de segunda y tercera generación se producen por las cadenas laterales, las pruebas cutáneas con penicilinas en estos pacientes pueden ser de ayuda, ya que la mayoría de las reacciones anafilácticas están producidas por el anillo bicíclico reactivo.
* Los pacientes con antecedentes de una reacción grave a la penicilina deben considerarse sensibles a las cefalosporinas, salvo que presenten pruebas cutáneas negativas. Aunque los pacientes con antecedentes de reacción no anafiláctica a la penicilina pueden, a menudo, recibir de forma segura una cefalosporina de segunda o tercera generación, es recomendable hacer una prueba de provocación oral antes de recibir la dosis.
* Se ha documentado una reactividad cruzada en pruebas cutáneas entre carbapenémicos y penicilinas. Los pacientes con dosis graduales en pruebas de provocación con carbapenem y con una prueba cutánea positiva para penicilina y negativa para carbapenémicos no presentan reacciones de hipersensibilidad (*J Allergy Clin Immunol 2010;125(2 suppl 2):S126*).
* El aztreonam, un monobactámico, casi nunca sufre reacción cruzada con las penicilinas. La ceftazidima comparte una cadena lateral idéntica con el aztreonam y es muy reactiva (*Ann Pharmacother 2009;43(2):304*).

■ **Alergia a las sulfamidas**
* En los pacientes con infección por el VIH existe una mayor alergia a las sulfamidas en comparación con la población general. En el 60 % de los pacientes con infección por el VIH se produce hipersensibilidad a la trimetoprima-sulfametoxazol, en comparación con el 5 % en los pacientes con serología negativa para el VIH (*Curr Opin Allergy Clin Immunol 2007;7(4):324*).
* La reacción observada con más frecuencia es una erupción maculopapular que aparece 7 a 12 días después de iniciar la administración del fármaco. Otras reacciones son la urticaria y, con menos frecuencia, la anafilaxia, el síndrome de Stevens-Johnson y la necrólisis epidérmica tóxica (NET).
* La reacción cruzada entre fármacos que contienen y no contienen sulfamidas es escasa.

■ Los **AINE** (incluido el ácido acetilsalicílico) pueden inducir reacciones pseudoalérgicas mediante una desviación en la producción de prostaglandinas hacia la síntesis de leucotrienos en personas propensas. Cuando la administración de AINE provoca síntomas respiratorios se considera como enfermedad respiratoria exacerbada por el ácido acetilsalicílico. La tríada de Samter es la combinación de asma, sensibilidad a los AINE y poliposis nasal.

Fisiopatología

Los mecanismos inmunológicos de una alergia farmacológica se demuestran en la clasificación de hipersensibilidad de Gell y Coombs (tabla 11-1).

Factores de riesgo

Los factores que aumentan el riesgo de RAF de un paciente son el tamaño y la estructura del fármaco, la vía de exposición (la cutánea es la más inmunógena), la dosis, la duración, la frecuencia, el sexo (mujeres > hombres), factores genéticos (tipo HLA, antecedente de atopia), las reacciones farmacológicas previas, las enfermedades médicas coexistentes y el tratamiento médico coincidente.

TABLA 11-1	Reacciones farmacológicas mediadas inmunológicamente	
Tipo de reacción	**Ejemplos representativos**	**Mecanismo**
Anafiláctica (tipo 1)	Anafilaxia Urticaria Angioedema	Desgranulación de mastocitos mediada por IgE con liberación de mediadores
Citotóxica (tipo 2)	Anemia hemolítica autoinmunitaria Nefritis intersticial	Anticuerpos IgG o IgM contra antígenos celulares y activación del complemento
Inmunocomplejos (tipo 3)	Enfermedad del suero Vasculitis	Depósito de inmunocomplejos y posterior activación del complemento
Mediada por células (tipo 4)	Dermatitis de contacto Dermatitis por fotosensibilidad	Linfocitos T activados contra antígenos fijados a la superficie celular

DIAGNÓSTICO

Presentación clínica

■ La anamnesis es esencial para establecer el diagnóstico de una reacción farmacológica alérgica. Las preguntas deben dirigirse a concretar la siguiente información: signos y síntomas, momento de la reacción, objetivo del fármaco, otros fármacos que el paciente esté tomando, exposición previa al fármaco o a fármacos relacionados, y antecedente de otras reacciones farmacológicas alérgicas.

■ La urticaria, el angioedema, las sibilancias y la anafilaxia son todos ellos síntomas característicos de las reacciones mediadas por la IgE (tipo 1).

• Los síntomas no se producen generalmente con la primera exposición al medicamento, salvo que el paciente haya estado expuesto a medicamentos relacionados estructuralmente. Sin embargo, con la reexposición los síntomas tienden a manifestarse de forma aguda (a menudo < 1 h).

• Las reacciones mediadas por la IgE tienden a empeorar con la exposición repetida al medicamento responsable.

• Las reacciones pseudoalérgicas (no mediadas por la IgE) pueden ser clínicamente indistinguibles de las mediadas por la IgE, puesto que la vía final común para la reacción es la desgranulación mastocítica.

■ Los **exantemas maculopapulares** son la manifestación cutánea más frecuente de la alergia a fármacos.

• Estas reacciones están mediadas por los linfocitos T y típicamente tienen un inicio retardado, que ocurre por primera vez entre los 2 y 14 días de la exposición a los medicamentos responsables. Las lesiones suelen empezar en el tronco, sobre todo en áreas de declive, y se extienden a las extremidades.

• En raras ocasiones, estos exantemas pueden progresar a una reacción farmacológica con eosinofilia y síntomas sistémicos o un síndrome de Stevens-Johnson (SSJ).

■ Las **reacciones farmacológicas con eosinofilia y síntomas sistémicos** o síndrome de hipersensibilidad constituyen una RAF grave que a menudo se manifiesta con exantema y fiebre *(Expert Opin Drug Saf 2005;4(3):571)*.

• La afectación sistémica puede manifestarse como hepatitis, eosinofilia, neumonitis, linfadenopatía y nefritis.

• Los síntomas tienden a aparecer 2 a 6 semanas después de la introducción del medicamento.

• Se describió inicialmente con los fármacos antiepilépticos (carbamazepina), pero también se ha notificado que ocurre con el alopurinol, los AINE, algunos antibióticos y los bloqueantes β.

■ El **eritema multiforme (EM), el SSJ y la necrólisis epidérmica tóxica (NET)** son, todos ellos, reacciones farmacológicas graves que afectan principalmente a la piel.

• El EM se caracteriza fundamentalmente por las lesiones en diana.

- El SSJ y la NET se manifiestan con grados diversos de descamación de la piel y de las mucosas (< 10 % de la epidermis en el SSJ y > 30 % en la NET).

■ La administración de nuevo o las pruebas cutáneas posteriores con el fármaco responsable están absolutamente contraindicadas.

PREVENCIÓN Y TRATAMIENTO

■ El abordaje inicial más importante en el tratamiento de una reacción alérgica a fármacos es la **interrupción** del fármaco o fármacos sospechosos.

■ **Pueden estar indicadas las pruebas de HLA en poblaciones susceptibles para prevenir una RAF grave por algunos fármacos como abacavir y carbamazepina.**

■ Otras maniobras terapéuticas van dirigidas a limitar la exacerbación adicional de la RAF, y pueden incluir el tratamiento de la anafilaxia y otras medidas de soporte.

■ El uso futuro del fármaco implicado **debe evitarse siempre,** salvo que no exista una alternativa terapéutica disponible.

■ Si debe considerarse el uso del fármaco, la anamnesis detallada de la reacción es útil para definir el posible riesgo. La fecha de la reacción es útil, dado que los pacientes pueden perder la sensibilidad al fármaco con el tiempo. Es más probable que los síntomas que aparecieron con el inicio de la administración del fármaco estén mediados por la IgE que aquellos que aparecen varios días después de completar el ciclo.

■ El tipo de síntomas también es importante. Las reacciones tóxicas (p. ej., náuseas secundarias a los antibióticos macrólidos o la codeína) son reacciones no inmunológicas y no predicen necesariamente problemas con otros miembros de esa misma clase.

■ Si el paciente está tomando el fármaco por una enfermedad grave (p. ej., meningitis con alergia a la penicilina) y la reacción es una reacción cutánea leve, puede ser razonable continuar con el medicamento y tratar la reacción de forma sintomática. **Sin embargo, si el exantema es progresivo, es preciso interrumpir la administración del fármaco para evitar un proceso descamativo como un SSJ.**

DERIVACIÓN

■ Si no se cuenta con un fármaco alternativo y el paciente tiene antecedentes de una reacción mediada por IgE, se le debe derivar a un alergólogo para una evaluación adicional.

■ El alergólogo puede realizar uno de varios procedimientos, si están indicados, dependiendo del tipo de medicamento, el tipo de la reacción y la disponibilidad de reactivos para las pruebas.

- Pueden realizarse **pruebas cutáneas** para evaluar la presencia de IgE frente al medicamento.
  - Si bien se pueden realizar pruebas cutáneas prácticamente con cualquier medicamento, la sensibilidad y la especificidad de los resultados de las pruebas cutáneas sólo se han establecido para la penicilina. No se ha notificado caso alguno de anafilaxia inducida por penicilina en un paciente con pruebas cutáneas negativas.
  - Los resultados de las pruebas para fármacos distintos a las penicilinas deben interpretarse dentro del contexto clínico del caso.

- La **provocación con dosis graduales** evalúa cómo tolera el paciente las dosis progresivamente crecientes del medicamento (p. ej., 1/1 000, 1/10 y dosis completa, administradas con intervalos de 20 min).

- La **desensibilización con fármacos** se realiza cuando el paciente muestra una reacción identificada como mediada por la IgE, pero sigue necesitando el medicamento.
  - El mecanismo exacto por el que la desensibilización con fármacos evita la anafilaxia no está claro,
  - El fármaco debe tomarse a diario en una dosis especificada para mantener el «estado de desensibilización».
  - Si se omite la administración de una dosis del fármaco durante un período > 48 h tras el procedimiento de desensibilización, por lo general será necesario que el paciente repita la desensibilización.

- La desensibilización realizada con éxito o la prueba graduada no descartan que pueda desarrollarse una reacción retardada no mediada por la IgE (p. ej., exantema).

Anafilaxia

PRINCIPIOS GENERALES

Definición

La anafilaxia es una reacción sistémica de progresión rápida y potencialmente mortal, mediada por la liberación de mastocitos y mediadores derivados de los basófilos a la circulación. La gravedad máxima suele observarse entre los 5 min y los 30 min.

Clasificación

- **Anafilaxia inmunológica:**
  - Anafilaxia alérgica mediada por IgE (hipersensibilidad de tipo I).
  - Anafilaxia mediada por IgG.
- **Anafilaxia no inmunológica.**

Epidemiología

La incidencia de la anafilaxia es de aproximadamente 50 a 2 000 episodios por 100 000 personas y año, con una prevalencia a lo largo de la vida del 0,05 % al 2 %. Se calcula una mortalidad del 0,7 % al 2 % por caso de anafilaxia.

Etiología

- **Causas inmunológicas:**
  - Alimentos, especialmente cacahuetes, frutos secos, marisco, pescado en conserva, leche y huevos.
  - Picaduras de insectos (abejas, avispas y hormigas de fuego).
  - Medicamentos.
  - La goma del látex.
  - Hemoderivados.
- **Causas no inmunológicas:**
  - Medios de contraste radiológicos.
  - Medicamentos (AINE, opiáceos, vancomicina, relajantes musculares, en raras ocasiones los inhibidores de la enzima conversora de angiotensina [IECA] y agentes sulfatantes).
  - Hemodiálisis.
  - Factores físicos (temperatura fría o ejercicio).
  - Idiopática.

Fisiopatología

- Inmunológica
  - La anafilaxia se debe a la sensibilización a un antígeno y la formación de IgE específica frente a ese antígeno. Con la reexposición, la IgE de los mastocitos y basófilos se une al antígeno y produce el entrecruzamiento de los receptores de IgE, lo que causa la activación de las células con la posterior liberación de mediadores preformados, como la histamina.
  - La liberación de los mediadores produce finalmente extravasación capilar, edema celular y contracción del músculo liso, lo que provoca la constelación de síntomas físicos.
- No inmunológica
  La anafilaxia que no está mediada por IgE está mediada también por la desgranulación directa de los mastocitos y basófilos en ausencia de inmunoglobulinas.

Factores de riesgo

- Anafilaxia inmunológica: reacciones mediadas por IgE.
  - Asma.

- Sensibilización previa y formación de IgE específica de antígeno con antecedente de anafilaxia.
■ Anafilaxia no inmunológica
- Reacciones por sensibilidad a medios de contraste radiológicos.
  - Edad > 50 años.
  - Enfermedad cardiovascular o renal previa.
  - Antecedentes de alergia.
  - Antecedentes de reacción previa a los medios de contraste radiológicos.
  - **La sensibilidad a marisco o yodo no predispone a reacciones con los medios de contraste radiológicos.**
- Los pacientes con **mastocitosis,** una enfermedad caracterizada por una proliferación de mastocitos, tienen un mayor riesgo de sufrir anafilaxia grave tanto por causas mediadas por IgE como por causas no mediadas por IgE.

Prevención

■ **Para todos los tipos de anafilaxia, el reconocimiento de los posibles desencadenantes y su evitación constituyen la mejor prevención.**
■ **Epinefrina autoinyectable y educación para los pacientes con antecedentes de anafilaxia.**
■ Reacciones por sensibilidad a los medios de contraste radiológicos.
- El uso de medios de contraste de ionicidad baja está muy recomendado.
- Premedicación antes del procedimiento:
  - Prednisona, 50 mg v.o. administrada 13 h, 7 h y 1 h antes del procedimiento.
  - Difenhidramina 50 mg v.o. administrada 1 h antes del procedimiento.
  - También puede administrarse un bloqueante H2 1 h antes del procedimiento.
- **La premedicación no es efectiva al 100 % y deben adoptarse las precauciones adecuadas para controlar una reacción.**
- La anafilaxia puede ser un síntoma de presentación de una mastocitosis subyacente.
■ Síndrome del hombre rojo por vancomicina.
Los síntomas suelen poder evitarse reduciendo el ritmo de infusión y administrando difenhidramina (50 mg v.o.) 30 min antes de iniciar la infusión.

DIAGNÓSTICO

El diagnóstico se basa principalmente en la anamnesis y la exploración física, y la documentación de la presencia de una IgE específica frente al presunto alérgeno (si el desencadenante está mediado por IgE). La confirmación de la anafilaxia puede, en algunos casos, ser proporcionada por el hallazgo de laboratorio de una elevación de la concentración sérica de triptasa. Sin embargo, la ausencia de una elevación de la concentración de triptasa no descarta la anafilaxia.

Presentación clínica

■ Las manifestaciones clínicas de la anafilaxia alérgica y no alérgica son las mismas.
■ Las reacciones más graves ocurren a los pocos minutos tras la exposición al antígeno, pero en algunas circunstancias la reacción puede retrasarse durante horas.
■ Algunos pacientes presentan una reacción bifásica caracterizada por la recurrencia de los síntomas después de 4-8 h. Unos pocos tienen una evolución prolongada que requiere varias horas de tratamiento de soporte continuo.
■ Las manifestaciones son: prurito, urticaria, angioedema, dificultad respiratoria (debido a edema laríngeo, laringoespasmo o broncoespasmo), hipotensión, calambres uterinos, espasmos abdominales, vómitos y diarrea.

Anamnesis

Se realiza para ayudar a identificar el posible desencadenante, como nuevos alimentos, medicamentos u otros alérgenos habituales. La documentación del momento de inicio de los síntomas (minutos a horas o días tras la exposición sospechada) también ayuda a clasificar el tipo de anafilaxia.

Exploración física

■ Hay que prestar especial atención a los signos vitales: presión arterial, frecuencia respiratoria y saturación de oxígeno.
■ Vía aérea y pulmonar: se buscarán signos de edema laríngeo o de angioedema. Hay que auscultar los campos pulmonares para descubrir posibles sibilancias. Se continuará evaluando la necesidad de soporte de la vía aérea.
■ Se realizará una exploración cardiovascular.
■ Piel: urticaria o eritema.

Criterios diagnósticos

En la tabla 11-2 se muestran los criterios para el diagnóstico de la anafilaxia.
La gravedad de las reacciones anafilácticas puede juzgarse por:
■ **Reacciones anafilácticas leves:** eritema generalizado, urticaria, angioedema o prurito.
■ **Reacciones anafilácticas moderadas** (hallazgos que indican afectación respiratoria, cardiovascular o digestiva): disnea, estridor, sibilancias, náuseas, vómitos, mareo (presíncope), diaforesis, opresión torácica o faríngea, y dolor abdominal, además de los síntomas cutáneos.
■ **Reacción anafiláctica grave** (hipoxia, hipotensión o afectación neurológica): pueden tener cianosis o una $PaO_2 \leq 92\%$ en cualquier estadio, hipotensión (presión arterial sistólica $< 90\,mm\,Hg$), confusión, pérdida de conocimiento o afectación neurológica.

Diagnóstico diferencial

■ Anafilaxia debida a **IgE preformada y reexposición:** los medicamentos, las picaduras de insectos y los alimentos son las causas más frecuentes de anafilaxia. Se cree que la alergia a la galactosa-α-1,3-galactosa se desencadena por mordeduras de garrapatas, y es una causa de anafilaxia tardía a la carne roja como carne de vacuno, cerdo y cordero.
■ Causas de **anafilaxia no alérgica:**
  • Se cree que las **reacciones por sensibilidad a contrastes radiológicos** son el resultado de la desgranulación directa de los mastocitos en pacientes propensos, debido a un cambio osmótico. Las reacciones pueden ocurrir en el 5 % al 10 % de los pacientes, y las reacciones mortales se producen en 1 de cada 40 000 procedimientos.
  • El **síndrome del hombre rojo** por vancomicina consiste en prurito y enrojecimiento de la cara y el cuello.

TABLA 11-2	Anafilaxia

Es probable que exista anafilaxia cuando se produce uno de estos tres criterios:

1. Síntomas cutáneos y/o de mucosas agudos (p. ej., urticaria, prurito, rubefacción, tumefacción labial/lingual/uvular) y uno de los siguientes:
   • Síntomas respiratorios (p. ej., sibilancias, estridor, disnea, hipoxia)
   • Hipotensión o disfunción orgánica asociada (p. ej., hipotonía, síncope, incontinencia)
2. Exposición del paciente a un alérgeno probable y dos o más de los siguientes:
   • Afectación tisular de piel-mucosas
   • Síntomas respiratorios
   • Hipotensión o disfunción orgánica
   • Síntomas digestivos persistentes (p. ej., emesis, dolor abdominal)
3. Disminución de la presión arterial tras la exposición del paciente al alérgeno conocido:
   • Adultos: presión arterial sistólica $< 90\,mm\,Hg$ o disminución $> 30\%$
   • Lactantes y niños: hipotensión para la edad o disminución $> 30\%$ en la presión arterial sistólica

Adaptado de Sampson HA, Munoz-Furlong A, Campbell RL, et al. Second symposium on the definition and management of anaphylaxis: summary report-Second National Institute of Allergy and Infectious Disease/Food Allergy and Anaphylaxis Network symposium. *J Allergy Clin Immunol* 2006;117:391-397.

- La **mastocitosis** debe considerarse en pacientes con anafilaxia o enrojecimiento recurrentes sin causa aparente, especialmente con reacciones previas a desgranuladores inespecíficos de los mastocitos, como los opiáceos y los medios de contraste radiológicos.
- Las **reacciones relacionadas con productos ingeridos** pueden imitar una anafilaxia. Por lo general, se deben a sulfitos o a la presencia de sustancias de tipo histamina en pescado podrido (escombroidosis).
- Entre los **síndromes de enrojecimiento** se encuentran el enrojecimiento debido al síndrome del hombre rojo, el carcinoide, el péptido vasointestinal (y otros tumores que secretan péptido intestinal vasoactivo), los síntomas posmenopáusicos y el consumo de alcohol.

■ Otras formas de shock, como el hipoglucémico, el cardiogénico, el séptico y el hemorrágico.
■ Otros síndromes, como el angioedema hereditario (síndrome de deficiencia de inhibidor de C1 esterasa (C1 INH), el feocromocitoma, síndromes neurológicos (epilepsia, ACV) y el síndrome de permeabilidad capilar.
■ Idiopática.

Pruebas diagnósticas

■ Pruebas epicutáneas y prueba de IgE específica sérica, cuando estén disponibles, para identificar los alérgenos desencadenantes.
■ La triptasa sérica alcanza su concentración máxima 1 h después del inicio de los síntomas y puede estar presente hasta 6 h después.

TRATAMIENTO

■ El reconocimiento precoz de los signos y síntomas de una anafilaxia es un primer paso esencial del tratamiento.
■ **La epinefrina es el fármaco de elección para el tratamiento de la anafilaxia.**
■ **Hay que mantener al paciente en decúbito supino mientras evalúa e inicia el tratamiento.**
■ **El tratamiento de la vía aérea es una prioridad.** Debe administrarse oxígeno suplementario al 100 %. Puede ser necesaria la intubación endotraqueal. Si el edema laríngeo no responde rápidamente a la epinefrina, es posible que se requiera una cricotiroidotomía o una traqueotomía.
■ **La expansión de volumen con líquidos intravenosos (i.v.)** puede ser necesaria. Un bolo inicial de 500 ml a 1 000 ml de suero salino normal debe seguirse de una infusión a un ritmo ajustado a la presión arterial (PA) y la diuresis.

Medicamentos

■ La **epinefrina** debe administrarse inmediatamente. En la anafilaxia no existen contraindicaciones absolutas para el tratamiento con este fármaco.
- Adultos: 0,3-0,5 mg (0,3-0,5 ml de una solución 1:1 000) por vía intramuscular (i.m.) en la parte lateral del muslo, repetida a intervalos de 10-15 min si fuese necesario.
- Niños: dilución 1:1 000 a 0,01 mg/kg o 0,1-0,3 ml administrados i.m. en la parte lateral del muslo, repetido a intervalos de 10-15 min si fuese necesario.
- 0,5 ml de una solución al 1:1 000 por vía sublingual en los casos de afectación importante de la vía aérea o hipotensión.
- 3-5 ml de una solución 1:10 000 a través de una vía central.
- 3-5 ml de una solución 1:10 000 diluidos en 10 ml de solución salina normal por el tubo endotraqueal.
- En los síntomas refractarios que requieren múltiples dosis de epinefrina, puede ser útil un goteo de epinefrina i.v.; la infusión se ajusta para mantener una presión arterial adecuada.

■ El **glucagón,** administrado en bolo de 1 mg (una ampolla) y seguido de un goteo de hasta 1 mg/h puede utilizarse para proporcionar un apoyo inotrópico en pacientes que están tomando antagonistas adrenérgicos β. El tratamiento con antagonistas adrenérgicos β aumenta el riesgo de anafilaxia y hace que la reacción sea más difícil de tratar *(Ann Intern Med 1991;115:270)*.

■ Los **agonistas adrenérgicos** β **inhalados** deben utilizarse para tratar el broncoespasmo resistente.

■ Los **glucocorticoesteroides** no tienen un efecto inmediato significativo, pero pueden prevenir reacciones bifásicas.

• Metilprednisolona: 1-2 mg/kg durante 1-2 días.

■ Los **antihistamínicos** alivian los síntomas cutáneos, pero no tienen un efecto inmediato sobre la reacción. Pueden acortar la duración de la reacción.

• Adultos: difenhidramina 25-50 mg i.m. o i.v.

• Niños: difenhidramina 12,5-25 mg i.m. o i.v.

DERIVACIÓN

Es importante que se recomiende a todos los pacientes con antecedentes de anafilaxia la derivación a un alergólogo para una evaluación adicional. Y algo más importante: los pacientes con sensibilidad a los himenópteros deben ser evaluados para determinar la posibilidad de una inmunoterapia con veneno.

Eosinofilia

PRINCIPIOS GENERALES

■ Los eosinófilos son granulocitos sanguíneos que pueden intervenir en diversas afecciones infecciosas, alérgicas, neoplásicas e idiopáticas.

■ La maduración de los eosinófilos la promueven el factor estimulador de colonias de granulocitos-macrófagos (GM-CSF), la interleucina 3 (IL-3) y la IL-5.

■ Los eosinófilos suelen encontrarse en tejido periférico, como las mucosas de los aparatos respiratorio y digestivo. Son reclutados hacia los puntos de inflamación.

Definición

■ Los límites superiores aceptados para una eosinofilia sanguínea normal varían.

■ Un valor > 500 eosinófilos/μl de sangre es anómalo en la inmensa mayoría de los casos.

■ El grado de eosinofilia puede clasificarse como leve (500-1 500 células/μl), moderado (1 500-5 000 células/μl) o grave (> 5 000 células/μl).

■ La magnitud de la eosinofilia *no* es un predictor fiable de lesión orgánica por eosinófilos.

Clasificación

■ La eosinofilia periférica puede dividirse en primaria, secundaria o idiopática.

• La eosinofilia primaria se observa en trastornos hematológicos donde puede haber una expansión clonal de los eosinófilos (leucemia eosinófila crónica) o una expansión clonal de células, lo que estimula la producción de eosinófilos (trastornos linfocíticos o mieloides crónicos).

• Entre las causas más frecuentes de eosinofilia secundaria figuran: parásitos, enfermedades alérgicas, trastornos autoinmunitarios, toxinas, medicamentos y trastornos endocrinológicos, como la enfermedad de Addison.

• La eosinofilia idiopática se considera cuando se han descartado las causas primarias y secundarias.

■ **Eosinofilia asociada a enfermedad atópica**

• En la rinitis alérgica, el aumento de la eosinofilia nasal es más frecuente que la eosinofilia en sangre periférica.

• La eosinofilia nasal con o sin eosinofilia sanguínea puede observarse en el asma, la poliposis nasal o el síndrome de rinitis no alérgica con eosinofilia (NARES, *nonallergic rinitis with eosinophilia syndrome*).

• El NARES es un síndrome de eosinofilia nasal intensa y poliposis nasal. Estos pacientes no presentan antecedentes de alergias, asma ni sensibilidad al ácido acetilsalicílico, y tienen unas pruebas cutáneas y una IgE sérica negativas.

• La eosinofilia de esputo es una característica habitual del asma y sugiere respuesta al tratamiento con corticoesteroides.

■ **Eosinofilia asociada a infiltrados pulmonares.** Esta clasificación incluye los síndromes de infiltrados pulmonares con eosinofilia y las neumonías eosinófilas.

- **Aspergilosis broncopulmonar alérgica** (ABPA), una reacción inmunológica dependiente de IgE frente a *Aspergillus fumigatus,* que comprende infiltrados pulmonares, bronquiectasias proximales, elevación de IgE sérica, pruebas cutáneas positivas, presencia de precipitinas frente a *Aspergillus* y eosinofilia periférica en pacientes con asma o fibrosis quística.
- La coccidioidomicosis diseminada puede provocar una importante eosinofilia.
- Las **neumonías eosinófilas** son infiltrados pulmonares con eosinofilia pulmonar y sólo en algunas ocasiones se asocian a eosinofilia sanguínea.
  - La neumonía eosinófila aguda es una enfermedad idiopática que se manifiesta con fiebre, tos, disnea e hipoxemia durante días o semanas, típicamente en hombres y en personas que han empezado recientemente a fumar tabaco.
  - La neumonía eosinófila crónica es una enfermedad idiopática que se manifiesta con fiebre, tos, disnea y un adelgazamiento importante durante semanas o meses, típicamente en mujeres y no fumadores. Se asocia a eosinofilia en sangre periférica. «El negativo fotográfico del edema pulmonar» es un clásico hallazgo radiográfico (patrón radiográfico de consolidación predominantemente periférica).
  - El síndrome de Löffler es una combinación de eosinofilia sanguínea e infiltrados pulmonares transitorios por el paso de larvas helmínticas, habitualmente *Ascaris lumbricoides,* a través de los pulmones.
  - La eosinofilia pulmonar tropical es una respuesta de hipersensibilidad en el pulmón a filarias linfáticas. No suelen detectarse microfilarias en sangre periférica.

■ **Virus de la inmunodeficiencia humana (VIH).** En ocasiones, en los pacientes con infección por VIH es posible apreciar una eosinofilia moderada a intensa de causa desconocida. La eosinofilia suele deberse a reacciones a medicamentos, insuficiencia suprarrenal por citomegalovirus, con la consiguiente eosinofilia, o foliculitis eosinófila.

■ **Eosinofilia asociada a infecciones parasitarias.** Diferentes parásitos multicelulares o helmintos como *Ascaris,* uncinarias o *Strongyloides* pueden inducir una eosinofilia sanguínea, mientras que los parásitos protozoarios unicelulares como *Giardia lamblia* no lo hacen. El grado de eosinofilia refleja el grado de invasión tisular por el parásito. La eosinofilia suele ser máxima durante la fase inicial de infección.

- En los casos de eosinofilia sanguínea, **la infección por *Strongyloides stercoralis* debe descartarse,** puesto que este helminto puede poner en marcha un ciclo de autoinfección que conlleve una infección crónica con eosinofilia intermitente, a veces intensa.
- La eosinofilia tisular puede no acompañarse de eosinofilia sanguínea cuando el organismo queda secuestrado dentro de los tejidos (p. ej., quistes de equinococo intactos) o queda limitado a la luz intestinal (p. ej., *Ascaris* y tenias).
- Entre los helmintos, los principales parásitos que deben descartarse son *S. stercolaris,* uncinarias y *Toxocara canis.* La consideración diagnóstica también varía en función de la región geográfica.
- Hay algunas limitaciones importantes que conviene considerar cuando se evalúa a pacientes con enfermedades parasitarias y eosinofilia: *Strongyloides* es capaz de persistir durante décadas sin producir síntomas importantes y puede desencadenar diversos grados de eosinofilia, desde mínimos hasta una eosinofilia intensa.
- Es importante pensar en *T. canis* (larva visceral migratoria) en los niños con tendencia a comer tierra contaminada por huevos de áscaris de los perros.

■ **Eosinofilia asociada a enfermedad cutánea**
- La **dermatitis atópica** clásicamente se asocia a eosinofilia sanguínea y cutánea.
- La **fascitis eosinófila (síndrome de Shulman)** se caracteriza por eritema e hinchazón agudos, e induración de las extremidades que progresa a una induración simétrica de la piel que respeta los dedos de las manos, los pies y la cara. Puede desencadenarse por el esfuerzo.
- El fracaso del tratamiento antibiótico y la hinchazón recurrente de una extremidad sin calor en la palpación son característicos de la **celulitis eosinófila (síndrome de Well).**
- Los pacientes con VIH tienen un riesgo de presentar **foliculitis pustulosa eosinófila.**

- Una enfermedad infrecuente, **el angioedema episódico con eosinofilia,** produce episodios recurrentes de fiebre, angioedema y eosinofilia sanguínea, sin otra lesión orgánica.
- **Hiperplasia angiolinfoide con eosinofilia:** se manifiesta con eosinofilia y pápulas, placas y nódulos en la cabeza y el cuello.
- La **enfermedad de Kimura** se presenta con eosinofilia y grandes masas subcutáneas en la cabeza y el cuello de hombres asiáticos.

■ **Eosinofilia asociada a afectación multiorgánica**

- **Eosinofilia inducida por fármacos.** Numerosos fármacos, suplementos herbarios y terapias con citocinas (p. ej., GM-CSF e IL-2) pueden producir eosinofilia sanguínea y/o tisular. Este tipo de eosinofilia responde a la interrupción del medicamento responsable. La eosinofilia asintomática inducida por fármacos no requiere la interrupción del tratamiento. Sin embargo, siempre debe investigarse rápidamente la posible afectación orgánica.
- La **granulomatosis eosinófila con poliangeítis (GEPA), también conocida como síndrome de Churg-Strauss,** es una vasculitis de vasos pequeños y medios con rinosinusitis crónica, asma y eosinofilia sanguínea periférica (típicamente > 1 500 células/µl). El inicio del asma y la eosinofilia pueden preceder al desarrollo de la GEPA.
  - Presenta formación de granulomas eosinófilos intravasculares y extravasculares, y afectación pulmonar con infiltrados transitorios en las radiografías de tórax. Otras manifestaciones son: mononeuropatía o polineuropatía, nódulos subcutáneos, exantema, gastroenteritis, insuficiencia renal, arritmias cardíacas e insuficiencia cardíaca.
  - La mitad de los pacientes tienen anticuerpos anticitoplasma de neutrófilos dirigidos a la mieloperoxidasa (p-ANCA). La biopsia del tejido afectado muestra una vasculitis necrosante con granulomas extravasculares y eosinofilia tisular.
  - El tratamiento inicial consiste en glucocorticoesteroides en dosis altas, con la adición de ciclofosfamida, si fuese necesaria. Una vez lograda la remisión, se recomienda el mantenimiento con azatioprina. Los antileucotrienos, al igual que cualquier otro fármaco ahorrador de corticoesteroides sistémicos (incluidos los corticoesteroides inhalados y el omalizumab), se han asociado al desenmascaramiento de una GEPA por la disminución del tratamiento esteroideo sistémico; sin embargo, no existe evidencia de que estos fármacos *causen* GEPA *(Chest 2000;117:708).*
- **Mastocitosis.** La mastocitosis sistémica se caracteriza por el infiltrado de mastocitos en varios órganos, entre ellos la piel, el hígado, los ganglios linfáticos, la médula ósea y el bazo. Se puede apreciar eosinofilia periférica hasta en el 20 % de los casos de mastocitosis sistémica, y las biopsias de la médula ósea a menudo muestran un número excesivo de eosinófilos.
- **Trastornos endocrinos.** La insuficiencia suprarrenal (p. ej., enfermedad de Addison) en pacientes graves se asocia a una eosinofilia leve.
- El **síndrome hipereosinófilo** (SHE) es un trastorno proliferativo de los eosinófilos caracterizado por una eosinofilia mantenida > 1 500 células/µl durante ≥ 1 mes documentada en dos ocasiones con lesión mediada por los eosinófilos en órganos como el corazón, el tubo digestivo, los riñones, el encéfalo y los pulmones. Para establecer el diagnóstico hay que descartar todas las demás causas de eosinofilia *(J Allergy Clin Immunol 2012;130:607).*
  - El SHE se produce predominantemente en hombres con edades entre los 20 y 50 años, y se presenta con un inicio insidioso de astenia, tos y disnea.
  - Las variantes mieloproliferativas del SHE (SHE-M) se caracterizan por la expresión constitutiva de la proteína de fusión *FIP1L1/PDGFRA* y concentraciones séricas elevadas de vitamina B_{12}. En la variante linfocítica del SHE (SHE-L) se encuentran linfocitos T productores de IL-5 habitual.
  - En su presentación, los pacientes típicamente se encuentran en los estadios trombótico y fibrótico tardíos de una lesión cardíaca mediada por eosinófilos, con signos de una miocardiopatía restrictiva e insuficiencia mitral. La ecocardiografía puede detectar trombos intracardíacos, fibrosis endomiocárdica o engrosamiento de la valva posterior de la válvula mitral. Las manifestaciones neurológicas varían desde una neuropatía periférica hasta el ACV o la encefalopatía. El estudio de la médula ósea muestra un aumento de los precursores de eosinófilos.

- La **leucemia eosinófila aguda** es un trastorno mieloproliferativo infrecuente que se distingue del SHE por diversos factores: un aumento del número de eosinófilos inmaduros en la sangre y/o la médula ósea, > 10 % de blastos en la médula, así como síntomas y signos compatibles con una leucemia aguda. El tratamiento es similar al de otras leucemias.
- **Linfoma.** Puede existir eosinofilia en cualquier linfoma de linfocitos T o B. Hasta un 5 % de los pacientes con linfoma no hodgkiniano y hasta el 15 % de los pacientes con linfoma de Hodgkin muestran una eosinofilia leve en sangre periférica. La eosinofilia del linfoma de Hodgkin se ha correlacionado con la expresión del ARNm de IL-5 por las células de Reed-Sternberg.
- **Enfermedad ateroembólica.** Los émbolos de colesterol pueden producir eosinofilia, eosinofiluria, disfunción renal, livedo reticular, aumento de la velocidad de sedimentación globular (VSG) y dedos de los pies de color púrpura.
- **Inmunodeficiencia.** El síndrome de hiper-IgE, caracterizado por infecciones recurrentes y dermatitis, a menudo se asocia a eosinofilia, al igual que el síndrome de Omenn (eosinofilia e inmunodeficiencia variable combinada).

Epidemiología

En los países industrializados, la eosinofilia en sangre periférica suele deberse con mayor frecuencia a enfermedad atópica, mientras que las infecciones por helmintos son la causa más habitual de eosinofilia en el resto del mundo.

Fisiopatología

Los gránulos eosinófilos contienen proteínas básicas, que se fijan a colorantes ácidos. Una vez activados, los eosinófilos producen proteínas básicas principales, proteína catiónica del eosinófilo y peroxidasa eosinófila, que son tóxicas para las bacterias, los helmintos, y el tejido normal y sano.

DIAGNÓSTICO

Existen dos tipos de abordaje que resultan útiles en el momento de evaluar la eosinofilia, ya sea por el contexto clínico asociado (tabla 11-3) o por el grado de eosinofilia (tabla 11-4).

Presentación clínica

Anamnesis

■ La anamnesis es importante para acotar el diagnóstico diferencial de eosinofilia. Hay que determinar si el paciente tiene síntomas de enfermedad atópica (rinitis, sibilancias, exantema) o cáncer (pérdida de peso, astenia, fiebre, sudoración nocturna), y evaluar la afectación de otros órganos específicos, como los pulmones, el corazón o los nervios. Un recuento de eosinófilos previo puede ayudar a determinar la magnitud o la duración de la eosinofilia.

■ Es importante obtener una lista completa de medicamentos, incluido cualquier tipo de suplemento que se adquiere sin receta médica, y detallar una lista de viajes, así como una anamnesis laboral y alimentaria.

■ Debe determinarse el contacto con mascotas, por una posible exposición a toxocariasis.

Exploración física

La exploración física debe ir guiada por la anamnesis, prestando atención especial a la piel, a las vías respiratorias superiores e inferiores, así como a los sistemas cardiovascular y neurológico.

Diagnóstico diferencial

■ Diversas afecciones pueden producir una **eosinofilia asociada a infiltrados pulmonares** (v. tabla 11-3). La presencia de asma debe llevar a considerar ABPA o GEPA.

■ La etiología de la **eosinofilia asociada a lesiones cutáneas** (v. tabla 11-4) se determina por el aspecto de las lesiones y los resultados de la biopsia cutánea. El diagnóstico de GEPA no puede realizarse sin una biopsia tisular que muestre infiltrados eosinófilos y granulomas.

TABLA 11-3	Causas de eosinofilia

Eosinofilia asociada a enfermedad atópica
Rinitis alérgica
Asma
Dermatitis atópica

Eosinofilia asociada a infiltrados pulmonares
Paso de larvas a través del pulmón (síndrome de Löffler)
Neumonía eosinófila crónica
Neumonía eosinófila aguda
Eosinofilia pulmonar tropical
Aspergilosis broncopulmonar alérgica (ABPA)
Coccidioidomicosis

Eosinofilia asociada a infección parasitaria
Helmintos *(Ascaris lumbricoides, Strongyloides stercoralis, Uncinaria, Toxocara canis o cati, Trichinella)*
Protozoos (*Dientamoeba fragilis, Sarcocystis* e *Isospora belli*)

Eosinofilia asociada a enfermedad cutánea primaria
Dermatitis atópica
Fascitis eosinófila
Celulitis eosinófila
Foliculitis eosinófila
Angioedema episódico con anafilaxia

Eosinofilia asociada a afectación multiorgánica
Eosinofilia inducida por fármacos
Síndrome de Churg-Strauss
Síndrome hipereosinófilo idiopático
Leucemia eosinófila
Mastocitosis sistémica
Linfomas

Otras causas
Gastroenteritis eosinófila
Nefritis intersticial
Infecciones por retrovirus (VIH, virus linfotrópico T humano 1)
Síndrome de eosinofilia-mialgia
Rechazo de trasplante
Enfermedad ateroembólica
Insuficiencia suprarrenal

■ Cuando la eosinofilia es intensa y se han descartado el resto de causas, el diagnóstico de SHE debe tenerse en cuenta. El diagnóstico requiere una eosinofilia sanguínea > 1 500/μl en dos ocasiones con afectación orgánica asociada.

Pruebas diagnósticas

Pruebas de laboratorio

■ La evaluación de laboratorio inicial suele consistir en: hemograma completo con fórmula leucocitaria con recuento de eosinófilos, pruebas de función hepática, panel bioquímico sérico y creatinina, marcadores de inflamación (p. ej., VSG y/o proteína C reactiva) y análisis de orina. Los estudios diagnósticos adicionales se basan en la presentación clínica y en los hallazgos iniciales. La **eosinofilia leve asociada a síntomas de rinitis o asma** es indicativa de una enfermedad atópica subyacente, que puede confirmarse mediante pruebas cutáneas.

■ Dependiendo de los antecedentes de viajes, conviene **examinar las heces** en tres muestras separadas para detectar la posible presencia de huevos y parásitos. Puesto que sólo una cantidad pequeña de helmintos puede pasar a las heces, y puesto que los helmintos residentes en el tejido o la sangre no se encontrarán en las heces, también es preciso realizar **pruebas**

TABLA 11-4	Clasificación de la eosinofilia según el recuento de eosinófilos en sangre periférica

Recuento de eosinófilos en sangre periférica (células/μl)

500-2 000	2 000-5 000	>5 000
Rinitis alérgica	Asma intrínseca	Síndrome de eosinofilia-mialgia
Asma alérgica	Aspergilosis broncopulmonar alérgica	Síndrome hipereosinófilo
Alergia a alimentos	Helmintiasis	Angioedema episódico con eosinofilia
Urticaria	Síndrome de Churg-Strauss	Leucemia
Enfermedad de Addison	Reacciones farmacológicas	
Síndromes de infiltrados pulmonares con síndromes de eosinofilia	Neoplasias vasculares	
Neoplasias sólidas	Fascitis eosinófila	
Poliposis nasal	VIH	

serológicas para detectar posibles anticuerpos antiparasitarios. Se dispone de este tipo de pruebas para estrongiloidosis, toxocariasis y triquinosis.

■ El diagnóstico en el momento de la presentación con un síndrome de Löffler puede realizarse mediante la detección de las larvas de *Ascaris* en las secreciones respiratorias o el aspirado gástrico, pero no en las heces.

■ La tomografía computarizada de los senos, los estudios de conducción nerviosa y las pruebas para p-ANCA pueden ayudar en el diagnóstico de GEPA.

■ El frotis de sangre periférica y la citometría de flujo de subpoblaciones de linfocitos puede ayudar al diagnóstico de neoplasia hematológica. Puede precisarse el aspirado de médula ósea para la realización de pruebas anatomopatológicas, citogenéticas y moleculares en médula ósea y/o sangre periférica (p. ej., mutación *FIP1L1/PDGFRA*. También puede observarse un aumento de la concentración de vitamina B_{12} en las causas hematológicas de SHE.

■ La evaluación del SHE idiopático consiste también en determinación de troponina, ecocardiografía y electrocardiograma.

■ Los niveles de inmunoglobulinas son útiles si se considera una posible inmunodeficiencia. En el SHE-L pueden encontrarse niveles elevados de inmunoglobulinas.

■ Es necesario determinar el nivel de triptasa si se considera la mastocitosis como causa de eosinofilia.

Diagnóstico por la imagen

Los hallazgos en la **radiografía de tórax** también ayudan a acotar el diagnóstico diferencial.

■ Los infiltrados periféricos con claridad central son indicativos de neumonía eosinófila crónica.

■ Los infiltrados difusos en un patrón intersticial, alveolar o mixto pueden apreciarse en la neumonía eosinófila aguda, así como en la eosinofilia inducida por fármacos con afectación pulmonar.

■ Los infiltrados transitorios pueden observarse en el síndrome de Löffler, la GEPA o la ABPA.

■ Las bronquiectasias centrales son un criterio principal en el diagnóstico de la ABPA.

■ Se puede detectar un patrón difuso, miliar o nodular, consolidación o formación de cavidades en los casos de eosinofilia pulmonar tropical.

Procedimientos diagnósticos

■ Si no se ha identificado otra causa para los infiltrados pulmonares, puede requerirse una **broncoscopia** para analizar el líquido del lavado broncoalveolar (LBA) y el tejido pulmonar. La presencia de eosinófilos en el líquido del LBA o el esputo con infiltración eosinófila del parénquima es más propia de una neumonía eosinófila aguda o crónica.

■ La biopsia cutánea contribuirá en el diagnóstico de GEPA eosinófila cutánea.

TRATAMIENTO

■ La eosinofilia leve sin signos de lesión orgánica puede no requerir tratamiento alguno.

■ Los esteroides orales están indicados cuando existen signos de afectación orgánica. Sin embargo, antes de administrar esteroides hay que descartar la estrongiloidiasis para evitar un síndrome de hiperinfección.

■ Cuando se sospecha una reacción por fármacos, la interrupción del medicamento es tanto diagnóstica como terapéutica. Otras opciones de tratamiento dependen de la causa exacta de la eosinofilia, puesto que, con la excepción del SHE idiopático, la eosinofilia es, por sí misma, una manifestación de una enfermedad subyacente.

■ **Síndrome hipereosinófilo.** Los pacientes con eosinofilia intensa sin afectación orgánica pueden presentar una evolución benigna. Por el contrario, aquellos con afectación orgánica y una enfermedad asociada a *FIP1Ll/PDGFA* pueden tener una evolución extremadamente agresiva sin tratamiento.

• El seguimiento y el inicio precoz de dosis elevadas de glucocorticoesteroides deben ser el objetivo en todos los pacientes, excepto en aquellos que tienen el gen de fusión *FIP1Ll/PDGFA.*

• Conviene que los pacientes con la mutación de fusión *FIP1L1/PDGFA* comiencen con mesilato de imatinib, un inhibidor de la tirosina-cinasa. En estos pacientes, el tratamiento debe iniciarse de forma precoz para evitar la progresión de la cardiopatía y la lesión de otros órganos. Se ha demostrado que el imatinib induce la remisión de la enfermedad y evita su progresión *(Blood 2003;101:4714).*

• La hidroxicarbamida ha sido el fármaco eficaz de segunda línea y/o ahorrador de corticoesteroides más utilizado en el SHE. Se ha usado el interferón α2b en combinación con glucocorticoesteroides para tratar el SHE-L. En el SHE que no responde al tratamiento puede considerarse el trasplante de células hematopoyéticas.

• El mepolizumab, un anticuerpo humanizado anti-IL-5, ha mostrado resultados esperanzadores en pacientes sin la proteína de fusión FIP1Ll/PDGFA *(N Engl J Med 2008;358:1215).*

• En un ensayo clínico se demostró que el alemtuzumab, un anticuerpo anti-CD52 (el CD52 se expresa sobre la superficie de los eosinófilos), reduce los recuentos de eosinófilos *(Clin Cancer Res 2009;15:368).*

■ Los trastornos de eosinofilia primarios deben ser tratados por un especialista; los casos de eosinofilia no resuelta o sin causa aparente deben evaluarse por un alergólogo-inmunólogo.

Urticaria y angioedema

PRINCIPIOS GENERALES

Definición

■ La **urticaria** consiste en lesiones cutáneas pruriginosas, bien delimitadas, elevadas y de borde superior plano, con un eritema circundante. La palidez central puede producir una lesión anular y a menudo se observa tras el uso de antihistamínicos. Por lo general, una lesión concreta dura minutos a horas.

■ El **angioedema** es una lesión más profunda que produce áreas dolorosas de hinchazón localizada. Se puede observar en cualquier lugar del cuerpo, pero con mayor frecuencia afecta a la lengua, los labios, los párpados y/o los genitales. Cuando el angioedema aparece sin urticaria, es preciso considerar diagnósticos específicos (v. «Diagnóstico diferencial»).

Clasificación

■ La **urticaria aguda (con o sin angioedema)** se define como un episodio que dura < 6 semanas. Suele producirse por una reacción alérgica a un medicamento, alimento, picadura de insecto o exposición (por contacto o inhalación) a un alérgeno. Los pacientes puede desarrollar una hipersensibilidad a un alimento, medicamento o a un producto cosmético que previamente haya usado sin problemas. En muchos casos de urticaria aguda no puede encontrarse un desencadenante identificable.

■ La **urticaria crónica (con o sin angioedema)** se define como episodios que persisten durante >6 semanas. Hay muchas causas posibles de urticaria y angioedema crónicos, como medicamentos, autoinmunidad, productos cosméticos y desencadenantes físicos. Sin embargo, la etiología no se identifica en >80% de los casos.

Epidemiología

■ La urticaria es una afección frecuente que afecta al 15-24% de la población estadounidense en algún momento de su vida. La urticaria crónica idiopática ocurre en el 0,1% de la población estadounidense, y no parece existir un riesgo aumentado en personas con atopia.
■ Por lo general, el angioedema persiste durante 12h a 48h, y se observa en el 40% al 50% de los pacientes con urticaria.

Etiología

■ Reacciones mediadas por IgE: fármacos, alimentos, picaduras y mordeduras de insectos, látex, alérgenos inhalados o por contacto.
■ Reacciones no mediadas por IgE: narcóticos, relajantes musculares, contrastes radiológicos, vancomicina, AINE, inhibidores de la ECA.
■ Reacciones transfusionales.
■ Infecciones (víricas, bacterianas, parasitarias).
■ Enfermedades autoinmunitarias.
■ Neoplasias malignas.
■ Urticaria física: dermografismo, frío, colinérgica, por presión, vibratoria, solar y causada por el agua.
■ Mastocitosis.
■ Enfermedades hereditarias.
■ Idiopática.

Fisiopatología

La mayor parte de las formas de urticaria y angioedema se deben a la desgranulación de mastocitos o basófilos, y a la liberación de mediadores inflamatorios. La histamina es el mediador principal y produce edema (pápula) y eritema (enrojecimiento). El angioedema hereditario y síndromes relacionados están mediados por la hiperproducción de bradicinina y no responden a los antihistamínicos.

DIAGNÓSTICO

El diagnóstico se basa en una anamnesis y una exploración física completas, que debieran identificar los desencadenantes.

Presentación clínica

■ Los pacientes con un episodio de urticaria aguda tendrán un cuadro de lesiones cutáneas eritematosas, sobreelevadas y pruriginosas. Las lesiones concretas se resuelven en 1-24h.
■ El angioedema suele manifestarse con hinchazón dolorosa sin prurito. La hinchazón puede tardar 72h en resolverse.

Anamnesis

■ La anamnesis detallada debe poder identificar los desencadenantes y descartar causas sistémicas, lo que también incluye determinar si una lesión individual dura >24h, en cuyo caso es preciso investigar el diagnóstico de vasculitis urticarial mediante una biopsia cutánea.
■ Cualquier cambio en exposiciones ambientales, alimentos, medicamentos, productos de higiene personal, etc., deberá tenerse en cuenta.

■ Es importante diferenciar de la anafilaxia, que afecta a otros órganos aparte de la piel, ya que se tratará de forma diferente (v. «Anafilaxia»).

Exploración física

■ Exploración completa de la piel afectada y no afectada.
■ La urticaria aparece como lesiones elevadas, eritematosas, que se blanquean con la presión.
■ El angioedema se manifiesta por hinchazón; suele afectar a la cara, la lengua, las extremidades o los genitales, y puede ser asimétrico.

Diagnóstico diferencial

■ Reacciones alérgicas mediadas por IgE a fármacos, alimentos, insectos, alérgenos inhalados o de contacto.
■ Reacciones a fármacos y alimentos no mediadas por IgE (fármacos como AINE, vancomicina, yodo radioactivo, opiáceos, relajantes musculares, alimentos como el tomate y las fresas).
■ Urticaria física.
■ Síndromes de liberación mastocítica (mastocitosis sistémica, mastocitosis cutánea, incluida la urticaria pigmentosa).
■ Vasculitis de pequeños vasos cutáneos (vesculitis urticarial, lupus eritematoso sistémico).
■ Erupciones por toxicidad farmacológica.
■ EM.
■ Dermatitis alérgica de contacto (hiedra venenosa, roble venenoso).
■ El **angioedema sin urticaria** debe llevar a considerar cuadros específicos.
  • El uso de **inhibidores de la enzima conversora de la angiotensina** (IECA) o de los **bloqueantes de los receptores de angiotensina II** (BRA) puede asociarse a angioedema en cualquier momento del ciclo terapéutico.
  • El **angioedema hereditario (AEH)** o la **deficiencia de inhibidor de C1 esterasa (C1 INH)** se heredan con un patrón autosómico dominante; el 25 % de los casos se deben a mutaciones *de novo*.
  • La **deficiencia adquirida de C1 INH** se presenta de forma similar al AEH, pero generalmente se asocia a un trastorno linfoproliferativo subyacente o a una enfermedad del tejido conjuntivo.

Pruebas diagnósticas

Las pruebas epicutáneas y las pruebas del parche (de contacto) están indicadas cuando se asocian síntomas a desencadenantes específicos.

Pruebas de laboratorio

■ En la urticaria crónica, las pruebas analíticas sistemáticas casi nunca son útiles para determinar la etiología si no existen antecedentes clínicos.
■ En la evaluación de enfermedad sistémica que puede provocar urticaria crónica, hay que considerar las siguientes pruebas de laboratorio sistemáticas: hemograma completo con fórmula leucocítica, VSG, tirotropina (TSH), pruebas de función hepática y renal.
■ Se dispone de pruebas cutáneas con suero autólogo, las pruebas de liberación de histamina de basófilos y los autoanticuerpos frente a IgE y el receptor de IgE de alta afinidad, aunque no se ha determinado la utilidad de estas pruebas.
■ Todos los pacientes con **angioedema sin urticaria deben someterse a un cribado de la concentración de C4, que se encuentra reducida durante y entre los episodios de AEH.** Si la concentración de C4 está disminuida, es conveniente realizar un ensayo cuantitativo y funcional de C1 INH. Medir únicamente las concentraciones de C1 INH no es suficiente, puesto que el 15 % de los pacientes tienen concentraciones normales de una proteína disfuncional de C1 INH; por tanto, es importante obtener también el estudio funcional.
■ Los pacientes con deficiencia adquirida de Cl INH tienen concentraciones disminuidas de C1q, C1 INH y C4. Otros pacientes con la forma adquirida muestran un autoanticuerpo frente a C1 INH con concentraciones bajas de C4 y de C1 INH, pero una concentración normal de C1.

Procedimientos diagnósticos

■ Si las lesiones individuales persisten durante > 24 h, debe realizarse una biopsia cutánea para descartar la vasculitis urticarial.
  • La biopsia de las lesiones urticariales agudas muestra dilatación de las pequeñas vénulas y de los capilares localizados en la dermis superficial, con ensanchamiento de las papilas dérmicas, aplanamiento de las crestas epidérmicas e hinchazón de las fibras colágenas.
  • La urticaria crónica se caracteriza por un infiltrado perivascular denso y no necrosante que contiene linfocitos T, mastocitos, eosinófilos, basófilos y neutrófilos.
■ El angioedema muestra alteraciones anatomopatológicas similares en la dermis profunda, más que en la superficial, y el tejido subcutáneo.

TRATAMIENTO

■ El tratamiento ideal de la urticaria aguda con o sin angioedema es la identificación y evitación de las causas específicas. **Es preciso eliminar todas las posibles causas.** La mayoría de los casos se resuelven en una semana. En algunas circunstancias, es posible reintroducir un agente de forma prudente si se cree que no es el agente etiológico. Esta prueba debe realizarse en presencia de un médico con epinefrina disponible a su alcance.
■ Hay que prestar especial atención a la **eliminación o sustitución de cualquier fármaco, de prescripción o de venta sin receta,** o complemento. Si un paciente reacciona a un medicamento de una clase, la reacción puede desencadenarse por todos los medicamentos de esa misma clase. Los factores que exacerban la reacción (como los fármacos antiinflamatorios no esteroideos [AINE], el ácido acetilsalicílico, los opiáceos, la vancomicina y el alcohol) deben evitarse, ya que pueden inducir una desgranulación inespecífica de los mastocitos y exacerbar la urticaria producida por otros factores.
■ En los pacientes con angioedema hereditario y adquirido, es fundamental la evaluación rápida de la vía aérea, especialmente en aquellas personas que acuden con un episodio laríngeo.

Medicamentos

Si la urticaria aguda se asocia a síntomas sistémicos adicionales como hipotensión, edema laríngeo o broncoespasmo, debe administrarse epinefrina (0,3-0,5 ml de una solución 1:1 000 i.m.) de forma inmediata. En el apartado «Anafilaxia» puede encontrarse información adicional.

Primera línea

■ **Urticaria aguda y/o angioedema**
  • Debe administrarse a los pacientes un **antihistamínico de segunda generación,** como la cetirizina, la fexofenadina o la loratadina, hasta que se resuelvan las ronchas. Las dosis superiores a las convencionales, aprobadas por la FDA estadounidense pueden resultar más eficaces. Se puede añadir un antihistamínico de primera generación, como la hidroxizina, como una dosis vespertina, si fuese necesario, para lograr el control en los casos refractarios. También puede añadirse un antihistamínico H_2, como la ranitidina, al tratamiento anterior.
  • Los **corticoesteroides orales** deben reservarse para los pacientes con síntomas moderados o graves. Los corticoesteroides no tendrán un efecto inmediato, pero pueden evitar la recidiva.
  • Si un paciente presenta síntomas sistémicos, se debe prescribir epinefrina autoinyectable para uso en caso de anafilaxia.
■ **Urticaria crónica**
  • Para el tratamiento de la urticaria crónica se ha sugerido un enfoque escalonado (*J Allergy Clin Immunol 2014;133(5)1270*).
  • Paso 1: monoterapia con un antihistamínico H_1 de segunda generación.
  • Paso 2: uno o más de los siguientes:
    • Aumento de la dosis del anthistamínico H_1 de segunda generación hasta cuatro veces la dosis convencional.

- Adición de otro antihistamínico H_1 de segunda generación.
- Adición de un antihistamínico H_2.
- Adición de un antagonista de receptor de leucotrienos.
- Adición de un antihistamínico H_1 de primera generación para la hora de acostarse.
- Paso 3: aumento de la dosis de un antihistamínico potente (doxepina, hidroxizina) según la tolerancia. Esto se verá limitado por la sedación; hay que usar con precaución en el anciano.
- Paso 4: añadir un fármaco alternativo.
  - Omalizumab: ha demostrado inocuidad y efectividad en varios estudios clínicos aleatorizados en pacientes con urticaria crónica que no respondía a la dosis habitual de antihistamínicos H_1.
  - Ciclosporina.
  - Otros antiinflamatorios, inmunosupresores o productos biológicos.
- **No se ha establecido la duración óptima del tratamiento; se ha sugerido la reducción gradual de los fármacos tras 3-6 meses de control de los síntomas.**

■ **Angioedema hereditario y adquirido (trastorno de C1 inhibidor)**

Episodios laríngeos o episodios abdominales graves: los fármacos de primera línea son el concentrado de C1-inhibidor (C1IN-HRP), el icatibant y la ecallantida. Si no se dispone de ninguno de ellos, puede usarse plasma fresco congelado. También es preciso añadir tratamiento sintomático y rehidratación.

DERIVACIÓN

Todos los pacientes con urticaria crónica o un antecedente de anafilaxia deben derivarse a un especialista en alergología para la evaluación e identificación de los posibles desencadenantes alérgicos y autoinmunitarios.

Inmunodeficiencia

PRINCIPIOS GENERALES

Definición

■ Las inmunodeficiencias primarias (IDP) son trastornos del sistema inmunitario que producen una mayor susceptibilidad a la infección.

■ Las inmunodeficiencias secundarias también son trastornos de una mayor susceptibilidad a la infección, pero se atribuyen a una fuente externa.

Clasificación

Las IDP pueden clasificarse según los componentes inmunitarios defectuosos, y existe una considerable heterogeneidad en cada trastorno.

■ **Deficiencias de anticuerpos predominantemente:** el defecto se encuentra principalmente en la capacidad para producir anticuerpos.

- Inmunodeficiencia variable común (IDVC).
- Agammaglobulinemia ligada al cromosoma X (Bruton).
- Deficiencia de subclases de IgG.
- Deficiencia de anticuerpos específicos.
- Deficiencia selectiva de IgA.

■ **Inmunodeficiencias y síndromes combinados:** el defecto reside en deficiencias en las respuestas inmunitarias celular y humoral.

- Inmunodeficiencias combinadas graves (IDCG).
- Síndrome de DiGeorge.
- Díndrome de hiper-IgE (Job).
- **Defectos de la inmunidad innata:** defectos de receptores codificados por la línea germinal y vías de señalización anterógrada.
- Deficiencia de señalización de receptores tipo Toll (TLR).

- Susceptibilidad mendeliana a enfermedades por micobacterias (SMEM).
- Deficiencia de células citolíticas naturales (NK, *natural killer*).
- Deficiencia de células fagocíticas.
- Enfermedad granulomatosa crónica (EGC).

■ **Deficiencias del complemento.**
■ **Enfermedades de disregulación inmunitaria:** la autoinmunidad y la linfoproliferación son manifestaciones características de estos trastornos.

Epidemiología

■ Los síndromes de inmunodeficiencia secundaria, particularmente el VIH/sida, son los trastornos de inmunodeficiencia más frecuentes.
■ La prevalencia estimada de IDP es de aproximadamente 1 por cada 1 200 nacidos vivos.
■ La mayoría de las IDP se manifiestan en la edad adulta como defectos de la inmunidad humoral.

Etiología

■ Se cree que las deficiencias inmunitarias predominantemente humorales están causadas por defectos en la maduración de los linfocitos B. Las inmunodeficiencias combinadas se deben a una inmunidad mediada por linfocitos T defectuosa y una deficiencia humoral asociada.
■ Una diversidad de mutaciones genéticas se ha asociado a síndromes específicos de IDP.
■ Las inmunodeficiencias secundarias pueden estar causadas por medicamentos (quimioterapia, fármacos inmunomoduladores, corticoesteroides), agentes infecciosos (p. ej., VIH), neoplasias, pérdida de anticuerpos (p. ej., síndrome nefrótico, enteropatía con pérdida de proteínas o consumo durante una infección subyacente grave), enfermedad autoinmunitaria (p. ej., LES, artritis reumatoide), malnutrición (vitamina D) y otras enfermedades subyacentes (p. ej., diabetes mellitus, cirrosis, uremia).

DIAGNÓSTICO

Presentación clínica

■ La característica principal de las IDP son las infecciones recurrentes. La sospecha clínica debe aumentar ante infección sinopulmonar recurrente, infecciones profundas, infecciones oportunistas o infecciones diseminadas en un paciente por lo demás sano.
■ Las IDP específicas suelen asociarse a tipos particulares de patógenos (p. ej., infecciones positivas para la catalasa en la enfermedad granulomatosa crónica o la SMEM).
■ Las infecciones recurrentes de las vías urinarias rara vez se asocian a IDP.
■ Los pacientes con IDP pueden también presentarse con autoinmunidad, disregulación inmunitaria, enfermedades alérgicas y tumores malignos.
■ La **deficiencia selectiva de IgA** es la inmunodeficiencia más frecuente, con una prevalencia de 1 por cada 300-500 personas.
  - La mayoría de los pacientes están asintomáticos. Algunos pueden presentar infecciones sinusales y pulmonares recurrentes. El tratamiento va dirigido a la administración precoz de antibióticos, puesto que no es posible la sustitución de la IgA.
  - En el 20 % al 30 % de los casos se observan enfermedades autoinmunitarias asociadas. Los pacientes con deficiencia absoluta de IgA (< 7 mg/dl) presentan riesgo de sufrir una reacción transfusional grave frente a hemoderivados, entre ellos inmunoglobulina i.v. (IGIV), debido a la presencia, en algunas personas, de anticuerpos IgE anti-IgA; por tanto, a estos pacientes se les debe transfundir con eritrocitos lavados o hemoderivados procedentes sólo de donantes con deficiencia de IgA.
■ La **inmunodeficiencia variable común (IDVC)** es la IDP sintomática más habitual, con una frecuencia de 1/10 000. Comprende un grupo heterogéneo de trastornos en los que la mayoría de los pacientes presentan en la segunda a cuarta décadas de la vida infecciones sinusales y pulmonares recurrentes, y se descubre que tienen anticuerpos IgG, IgA e IgM escasos y disfuncionales, con respuesta deficiente a la inmunización.

- Por lo general, los recuentos de linfocitos B son normales, pero existe una capacidad disminuida de producir inmunoglobulinas debido a la falta de linfocitos B de memoria con isotipo cambiado. Algunos pacientes también pueden mostrar disfunción de los linfocitos T.
- La IDCV es fundamentalmente idiopática, aunque existen defectos moleculares en las vías de desarrollo y señalización de linfocitos B (p. ej., TACI, ICOS, BAFF-R y CD19) con algunas formas del trastorno.
- Los pacientes con IDVC tienen una predisposición particular a la infección por microorganismos encapsulados. Pueden presentar enfermedad digestiva o anomalías autoinmunitarias asociadas (con más frecuencia, anemia hemolítica autoinmunitaria, púrpura trombocitopénica idiopática, anemia perniciosa y artritis reumatoide).
- Hay una mayor incidencia de neoplasias, especialmente de neoplasias linfoides y digestivas.
- El tratamiento consiste en la terapia sustitutiva con IGIV o inmunoglobulina subcutánea, así como el tratamiento precoz de las infecciones con antibióticos.

■ La **deficiencia de anticuerpos específicos** se define como la respuesta deficiente o ausente de anticuerpos frente a antígenos polisacáridos (vacuna antineumocócica 23-valente) en el contexto de niveles normales de inmunoglobulinas y subclases de IgG.

- Las cifras de linfocitos B y la respuesta a antígenos proteicos (toxoide tetánico y toxoide diftérico) suelen ser normales.
- Los pacientes son más propensos a las infecciones sinopulmonares. También son frecuentes las enfermedades alérgicas.
- El tratamiento comprende la administración de antibióticos adecuados para las infecciones, vacuna antineumocócica conjugada y, en ocasiones, reposición de inmunoglobulinas.

■ La **agammaglobulinemia ligada al cromosoma X (Bruton)** se manifiesta clínicamente de forma muy similar a la IDVC grave y suele diagnosticarse en la infancia, pero puede presentarse en la vida adulta.

- Los pacientes suelen tener concentraciones bajas de todos los tipos de inmunoglobulina y recuentos muy bajos de linfocitos B.
- El defecto genético específico reside en la tirosina-cinasa de Bruton, que interviene en la maduración de los linfocitos B.

■ **Deficiencia de subclases.** Se han descrito deficiencias de cada una de las subclases de IgG (IgG1, IgG2, IgG3 e IgG4).

- Estos pacientes presentan síntomas similares a los de los pacientes con IDVC.
- Las concentraciones de IgG total pueden ser normales. Existe una asociación estrecha con la deficiencia de IgA. No hay acuerdo sobre si ésta es una entidad distinta de la IDVC. En la mayoría de los casos, no es necesario evaluar las concentraciones de las subclases de IgG.
- Se desconoce la importancia clínica de la deficiencia de subclases aislada sin infecciones recurrentes.

■ El **síndrome hiper-IgE (síndrome de Job)** se caracteriza por infecciones piógenas recurrentes de la piel y las vías respiratorias inferiores. Esta infección puede originar abscesos graves y formación de empiema. Algunas formas de la enfermedad se asocian a una mutación autosómica dominante de *STAT3*.

- El microorganismo que interviene con más frecuencia es *Staphylococcus aureus,* pero también se han notificado otras bacterias y hongos.
- Los pacientes presentan infecciones recurrentes y tienen dermatitis pruriginosa asociada, una cara tosca (leonina), retraso del crecimiento, escoliosis, retención de dientes primarios (de leche) y uñas hiperqueratósicas.
- Las pruebas de laboratorio revelan la presencia de concentraciones normales de IgG, IgA e IgM, pero concentraciones muy elevadas de IgE. También puede observarse un aumento notable de los eosinófilos en los tejidos y en sangre.

■ Las **deficiencias del complemento** son una categoría amplia de IDP caracterizadas por infecciones recurrentes por diversos patógenos.

- Las infecciones diseminadas y recurrentes causadas por neisserias se asocian a una deficiencia en el sistema del complemento terminal (C5-C9).
- Los trastornos del tipo lupus sistémico y la infección recurrente por microorganismos encapsulados se han asociado a deficiencias en otros componentes del complemento.

- La determinación de CD50 y AH50 es útil para detectar deficiencias de la vía clásica y la vía alternativa, respectivamente.
- La **enfermedad granulomatosa crónica (ECG)** se caracteriza por una capacidad defectuosa de los neutrófilos de eliminar a los patógenos intracelulares.
  - Por lo general, los pacientes presentan infecciones frecuentes, a menudo con abscesos, por *S. aureus* y otros microorganismos catalasa-positivos. *Aspergillus* es un patógeno particularmente problemático para los pacientes con EGC.
  - El diagnóstico se realiza mediante la demostración del defecto de la cadena respiratoria mediante citometría de flujo con dihidrorrodamina.
- La **susceptibilidad mendeliana a enfermedades por micobacterias (SMEM)** se debe a defectos en la inmunidad Th1, y se asocia a mutaciones en genes que intervienen en la señalización de IL-12 y el interferón gamma. Las infecciones características son infecciones por micobacterias (micobacterias típicas y atípicas) e infecciones por salmonela.

Pruebas diagnósticas

- Las infecciones sinopulmonares frecuentes, las infecciones invasivas y recurrentes que requieren antimicrobianos i.v., las infecciones por patógenos inusuales y los antecedentes familiares de IDP son signos de alarma de una posible IDP.
- La evaluación inicial debe centrarse en la identificación de las posibles causas secundarias de infección recurrente, como alergia, medicamentos y anomalías anatómicas. El estudio comienza con un hemograma completo con fórmula, pruebas para el VIH, cuantificación de las concentraciones de inmunoglobulinas y del complemento. A menudo, la evaluación precisará la inclusión del recuento de linfocitos mediante citometría de flujo si se sospechan defectos de linfocitos B, T o células NK. Para establecer un diagnóstico definitivo, pueden necesitarse otras pruebas especializadas, incluidas pruebas genéticas.
- Si existe una elevada sospecha clínica de una IDP subyacente predominantemente humoral, se puede evaluar la función de los linfocitos B midiendo la respuesta de inmunoglobulinas a las vacunaciones. Se miden los valores antes y después de la inmunización tanto para antígenos proteínicos (tétanos) como para antígenos polisacáridos (una vacuna 23-valente no conjugada), puesto que los antígenos proteínicos y polisacáridos son manejados de diferente forma por el sistema inmunitario.
- Los valores de los anticuerpos específicos se miden antes y al menos 4-8 semanas después de la inmunización.

TRATAMIENTO

- Las vacunas inactivadas o de subcomponentes son seguras para la mayoría de los pacientes con IDP, aunque en algunos puede no obtenerse una respuesta completa. Las vacunas vivas atenuadas pueden estar contraindicadas en algunas personas con IDP y en sus familiares.
- La profilaxis antibiótica se debe considerar en algunos síndromes de IDP para evitar la aparición de infecciones.
- Deficiencia de IgA: no se dispone de tratamiento específico alguno. Sin embargo, estos pacientes deben ser tratados rápidamente ante el primer signo de infección con un antibiótico que cubra *Streptococcus pneumoniae* o *Haemophilus influenzae*.
- La IDVC debe tratarse con reposición de inmunoglobulinas de forma intravenosa o subcutánea. Se dispone de numerosos preparados de IGIV, todos ellos sometidos a procedimientos de inactivación vírica. Entre los posibles efectos secundarios se encuentran las mialgias, los vómitos, los temblores y la cefalea persistente (debido a meningitis aséptica mediada por inmunocomplejos).

DERIVACIÓN

- Cuando existe una presunción sólida de IDP en un paciente, debe derivarse a un alergólogo/inmunólogo clínico con experiencia en el diagnóstico y el tratamiento de estas afecciones.

12 Tratamiento hidroelectrolítico

Anubha Mutneja, Steven Cheng y Judy L. Jang

FLUIDOTERAPIA Y ALTERACIONES DE LA VOLEMIA

■ **Agua corporal total (ACT).** El agua supone aproximadamente el 60 % del peso corporal magro en el hombre y el 50 % en la mujer. El ACT se distribuye en dos compartimentos principales: dos tercios son **líquido intracelular** (LIC) y un tercio es **líquido extracelular** (LEC). Este último se divide a su vez en espacios intravascular e intersticial en una proporción de 1:4.

• **Ejemplo**: para un varón sano de 70 kg de peso:

$$ACT = 0.6 \times 70 = 42 \text{ litros}$$

  • LIC = 2/3 × ACT = 0,66 × 42 = 28 litros
  • LEC = 1/3 ACT = 0,33 × 42 = 14 litros
  • Compartimento intravascular = 0,25 × 14 = 3,5 litros
  • Compartimento intersticial = 0,75 × 14 = 10,5 litros

• La distribución de agua entre los espacios intravascular e intersticial también puede verse afectada por cambios en el equilibrio de las fuerzas de Starling. Una presión oncótica baja (concentraciones bajas de albúmina) y una presión hidrostática alta (situaciones de retención de Na^+) aumentan el movimiento de líquido de los compartimentos vascular a intersticial. Ésta es una etapa importante del desarrollo del edema.

• Debido a que la mayor parte del agua está contenida en el espacio intracelular, la pérdida de agua sola (sin Na^+) no suele causar los cambios hemodinámicos asociados a hipovolemia. En su lugar, las alteraciones del ACT cambian la **osmolalidad** sérica y las concentraciones electrolíticas.

• El riñón intacto se adapta a los cambios en el ACT aumentando la excreción o la reabsorción de agua. Este proceso está mediado por la **vasopresina (hormona antidiurética, ADH),** que permite el movimiento del agua a través de la nefrona distal. Aunque la liberación de vasopresina es predominantemente sensible a señales osmóticas, la contracción del volumen puede producir una liberación no osmótica de vasopresina, lo que da lugar a una reducción de la excreción renal de agua.

■ **Na^+ corporal total.** Del 85 % al 90 % del **Na^+ corporal total** es extracelular y constituye el soluto predominante en el LEC. Por lo general, los cambios del contenido de Na^+ corporal total son el resultado de una pérdida o ganancia de este líquido rico en Na^+, que induce una contracción o expansión del espacio del LEC. Desde el punto de vista clínico, esto se manifiesta como una hipovolemia (hipotensión, taquicardia) y una expansión de volumen (edema periférico o pulmonar), respectivamente.

• La *concentración* de Na^+ se diferencia del *contenido* de Na^+. La concentración de Na^+ refleja la cantidad del ion distribuida en una cantidad fijada de agua. Por tanto, un aumento del ACT puede hacer disminuir la concentración de Na^+, incluso si la cantidad de Na^+ corporal total permanece constante.

• El riñón intacto puede responder a un contenido alterado de Na^+ en el espacio del LEC aumentando o disminuyendo la reabsorción de Na^+. Esta respuesta está mediada por sensores cardiovasculares, renales, hepáticos y del sistema nervioso central para el volumen circulante efectivo.

El paciente euvolémico

■ En el paciente euvolémico, el objetivo de la administración de líquidos y electrólitos es mantener la homeostasis. La mejor forma de conseguirlo es permitir el acceso libre a alimento y bebida. Los pacientes que son incapaces de tolerar la toma por vía oral necesitan líquidos de mantenimiento para sustituir las pérdidas de líquido renal, gastrointestinal e indetectables.

■ La decisión de proporcionar líquido de mantenimiento por vía i.v. debe considerarse de forma rigurosa y no hacerse de forma rutinaria. Por lo tanto, la administración de líquido debe reconsiderarse *al menos* diariamente, y debe controlarse rigurosamente el peso del paciente, que puede indicar el equilibrio hídrico neto.

■ Se considerarán las necesidades **hídricas** y de **electrólitos** del paciente independientemente cuando prescriba la administración de líquido por vía i.v.

• Las necesidades **hídricas** mínimas para el equilibrio hídrico diario pueden calcularse por la suma de la diuresis necesaria, la pérdida de agua en las heces y las pérdidas imperceptibles.

  • La diuresis mínima necesaria para excretar la carga de soluto diaria es simplemente la cantidad de soluto consumida cada día (aproximadamente, 600-800 mOsm/día en un individuo medio) dividida por la cantidad máxima de soluto que puede excretarse por litro de orina (la capacidad de concentración máxima de la orina es de 1 200 mOsm/l en riñones sanos). El resultado es una diuresis forzada de *al menos* 0,5 l/día.

  • La pérdida de agua en heces suele ser de 200 ml/día.

  • Las **pérdidas de agua imperceptibles** a través de la piel y de las vías respiratorias son de aproximadamente 400-500 ml/día. También debe considerarse el volumen de agua producida por el metabolismo endógeno (< 250-350 ml/día). El grado de pérdida imperceptible puede variar enormemente dependiendo de la frecuencia respiratoria, el estado metabólico y la temperatura (la pérdida de agua aumenta en 100-150 ml/día por cada grado de temperatura corporal por encima de 37 °C).

  • También debe ser considerado como factor el líquido procedente de las pérdidas de drenaje.

  • Después de añadir cada uno de estos componentes, la cantidad mínima de agua necesaria para mantener la homeostasis es de unos 1 400 ml/día o 60 ml/h.

• Los **electrólitos** que suelen administrarse durante la fluidoterapia de mantenimiento son sales de Na^+ y K^+. Las necesidades dependen de las pérdidas mínimas obligatorias y en curso.

  • Es habitual proporcionar **75-175 mEq de Na^+/día** como NaCl (una dieta típica con 2 g de Na^+ proporciona 86 mEq de Na^+/día).

  • Generalmente, se incluyen **20-60 mEq de K^+/día** si la función renal es normal.

  • Se administran carbohidratos en forma de **glucosa** en cantidades de **100-150 g/día** con el fin de minimizar el catabolismo proteínico y prevenir la cetoacidosis por ayuno.

• En la tabla 12-1 se proporciona una lista de las soluciones i.v. frecuentes y sus contenidos. Combinando los componentes necesarios, puede derivarse una pauta posológica de mantenimiento hídrico apropiada adaptada a cada paciente.

• **Ejemplo:** un paciente es ingresado para un procedimiento y se somete a dieta absoluta. Para mantener la homeostasis, se debe reponer 2 l de agua, 154 mEq de Na^+, 40 mEq de K^+ y 100 g de glucosa durante las 24 h siguientes (los valores están dentro de los requisitos **hídricos y** de **electrólitos** descritos anteriormente).

  • 2 l de agua: dosis de líquido de 85 ml/h (2 000 ml ÷ 24 h).

  • 154 mEq de Na^+: se usará solución salina normal al 0,45 % (77 mEq de Na^+/l).

  • 40 mEq de K^+: se añadirán 20 mEq/l de KCl por litro de LIV.

  • 100 g de glucosa: usar glucosa al 5 % (D5, 50 g de glucosa por litro).

  • Solicitado: **D5 NaCl al 0,45 % con 20 mEq/l de KCl a 85 ml/h.**

TABLA 12-1	Soluciones parenterales usadas habitualmente				
Solución i.v.	**Osmolalidad (mOsm/l)**	**[Glucosa] (g/l)**	**[Na⁺] (mEq/l)**	**[Cl⁻] (mEq/l)**	**Equivalentes de HCO₃⁻ (mEq/l)**
D_5W	278	50	0	0	0
NaCl al 0,45 %[a]	154	—[b]	77	77	0
NaCl al 0,9 %[a]	308	—[b]	154	154	0
NaCl al 3 %	1026	—	513	513	0
Solución de lactato de Ringer[c]	274	—[b]	130	109	28

D_5W, solución glucosada al 5 %.
[a]NaCl al 0,45 % y NaCl al 0,9 % son soluciones salinas 0,5 normal y normal, respectivamente.
[b]También disponible con glucosa al 5 %.
[c]También contiene 4 mEq/l de K^+, 1,5 mEq/l de Ca^{2+} y 28 mEq/l de lactato.

El paciente hipovolémico

PRINCIPIOS GENERALES

■ La hipovolemia suele deberse a un déficit en el contenido de **Na⁺ corporal total.** Esto puede ser el resultado de **pérdidas renales** o **extrarrenales** de Na⁺ a partir del LEC. Las **pérdidas de agua** solas pueden también causar hipovolemia, aunque la cantidad necesaria para ello es grande, debido a que el agua se pierde principalmente a partir del LIC y no del LEC, donde puede evaluarse la contracción del volumen.

■ Las **pérdidas renales** pueden ser consecuencia de la potenciación de la diuresis, nefropatías con pérdida de sales, deficiencia de mineralocorticoesteroides, o la resolución de una enfermedad renal obstructiva.

■ Entre las **pérdidas extrarrenales** se encuentran la pérdida de líquido desde el tubo digestivo (vómitos, succión nasogástrica, drenaje de fístula, diarrea), pérdidas respiratorias, pérdidas cutáneas (especialmente con quemaduras), hemorragia y acumulación importante de líquidos en el tercer espacio en enfermedades graves.

DIAGNÓSTICO

Presentación clínica

■ Entre los **síntomas** se encuentran: sed, astenia, debilidad, calambres musculares y mareo ortostático. A veces, puede observarse síncope y coma con una hipovolemia grave.

■ Entre los **signos** de hipovolemia figuran la presión venosa yugular baja, la hipotensión ortostática, la taquicardia ortostática y la ausencia de sudor en las axilas. La disminución de la turgencia de la piel y la sequedad de las mucosas no son buenos marcadores de la disminución del líquido intersticial. A menudo, las hipovolemias de grado leve no se detectan a nivel clínico, mientras que las pérdidas de líquido mayores pueden inducir un cambio en el estado mental, oliguria y shock hipovolémico.

Pruebas diagnósticas

Los estudios de laboratorio suelen ser útiles, pero deben usarse con el cuadro clínico.

■ El **sodio en orina** es un marcador de la avidez de Na⁺ en el riñón.

• Las concentraciones de Na⁺ en orina < 15 mEq son compatibles con una hipovolemia, al igual que la excreción fraccional de sodio (FeNa) < 1 %. Este último valor puede calcularse como [(Na⁺ en orina × Cr en suero) ÷ (Cr en orina × Na⁺ en suero)] × 100.

• La alcalosis metabólica concomitante puede aumentar la excreción de Na⁺ en orina a pesar de la hipovolemia debido a la excreción forzada de Na⁺ que acompaña al anión bicarbonato. En estos casos, una concentración de cloruro en orina < 20 mEq a menudo ayuda a confirmar la contracción de volumen.

■ También la **osmolalidad de la orina** y las **concentraciones séricas de bicarbonato** pueden encontrarse elevadas.

■ El **hematocrito y** la **albúmina sérica** pueden aumentar debido a la hemoconcentración.

TRATAMIENTO

■ A menudo es difícil estimar el **déficit de volumen** que existe, y el tratamiento es, por lo tanto, en gran medida empírico y requiere reevaluaciones frecuentes de la volemia mientras tiene lugar la reposición de líquidos.

■ Una contracción de volumen leve suele poder corregirse por vía oral. Sin embargo, la presencia de inestabilidad hemodinámica, la pérdida de líquidos sintomática o la intolerancia a la administración oral necesitan tratamiento i.v.

■ El principal objetivo terapéutico es proteger la estabilidad hemodinámica y restablecer el **volumen intravascular** con líquido que, preferiblemente, expanda el compartimento LEC. Esto se logra con soluciones que contienen Na^+, ya que el sodio quedará retenido en el LEC.

• Los **líquidos isotónicos,** como la solución salina normal (NaCl al 0,9%), tienen un contenido de Na^+ similar al del líquido plasmático del LEC y, por tanto, permanecen por completo en el espacio del LEC. Este es el líquido inicial elegido para reponer el **volumen intravascular.**

  • La administración de agua sin solutos suele ser ineficaz, ya que la mayor parte del agua se distribuirá por el espacio del LIC.

  • La solución salina medio normal (SN al 0,45%) tiene 77 mEq de Na^+/l, cerca de la mitad del contenido de sodio de un volumen igual del LEC. Por tanto, la mitad de esta solución permanecerá en el LEC y la otra mitad seguirá la distribución prevista del agua.

• Los líquidos pueden administrarse como un bolo o a una velocidad de mantenimiento estable. En pacientes con hipovolemia sintomática, suele preferirse un bolo de 1 a 2 litros para expandir de forma rápida el espacio intravascular. Esto debe ir seguido de una reevaluación cuidadosa de la volemia del paciente. El bolo puede repetirse, si es necesario, aunque es importante prestar mucha atención a los posibles signos de hipervolemia. Deben usarse bolos más pequeños en los pacientes con reserva cardíaca escasa o edema significativo. Una vez que el paciente se estabiliza, pueden administrarse líquidos a una velocidad de mantenimiento para restablecer las pérdidas en curso. En pacientes con hemorragia o hemorragia digestiva, la **transfusión de sangre** puede conseguir tanto la expansión del volumen como la corrección concomitante de la anemia.

El paciente hipervolémico

Las manifestaciones clínicas de hipervolemia se deben a un excedente de **Na^+ corporal total.** La retención de Na^+ puede estar producida por un trastorno primario de la retención renal de Na^+. Por otro lado, puede ser un efecto secundario a la disminución del **volumen circulante efectivo,** como en la insuficiencia cardíaca, la cirrosis o la hipoalbuminemia importante.

DIAGNÓSTICO

Presentación clínica

■ La expansión del **compartimento intersticial** puede producir edema periférico, ascitis y derrames pleurales. La expansión del **compartimento intravascular** puede causar estertores pulmonares, elevación de la presión venosa yugular, reflujo hepatoyugular, galope S_3 y elevación de las presiones arteriales.

■ Puesto que los signos manifiestos de hipervolemia pueden no observarse hasta que se produzca una retención de líquidos de 3 a 4 litros, a menudo la indicación más temprana de retención de Na^+ es una elevación gradual en el peso del agua.

■ Entre los **síntomas** pueden incluirse: disnea, distensión abdominal o hinchazón de las extremidades.

Pruebas diagnósticas

■ Generalmente no son necesarios estudios de laboratorio, y la hipervolemia es principalmente un diagnóstico clínico.

■ La **[Na⁺] en orina** puede ser baja (< 15 mEq/l), con una disminución del **volumen circulante efectivo** que refleja la retención renal de sodio.

■ Una radiografía de tórax puede mostrar edema pulmonar o derrames pleurales, aunque los campos pulmonares claros no descartan una hipervolemia.

TRATAMIENTO

El tratamiento debe dirigirse no sólo al exceso de volumen del LEC, sino también al proceso patológico subyacente. El alivio del exceso de Na⁺ puede conseguirse mediante el uso prudente de diuréticos y limitando el aporte de Na⁺.

Medicamentos

■ Los diuréticos potencian la excreción renal de Na⁺ bloqueando los diversos sitios de reabsorción de Na⁺ a lo largo de la nefrona.

• Los diuréticos tiazídicos bloquean los transportadores de NaCl en el túbulo contorneado distal. A menudo se usan para estados leves de retención crónica de Na⁺. Debido a su punto de acción específico, los diuréticos tiazídicos alteran la capacidad de dilución de la orina (la capacidad para excretar agua) y a menudo estimulan un aumento de la respuesta en la reabsorción del túbulo proximal.

• Los diuréticos del asa bloquean el transportador Na⁺-K⁺-2Cl⁻ en la rama ascendente del asa de Henle. Suelen usarse cuando se requiere una diuresis rápida e inmediata, como en una hipervolemia aguda. Los diuréticos del asa alteran la concentración de orina (aumento de la excreción renal de agua libre) y potencian la excreción de cationes divalentes (Ca²⁺ y Mg²⁺).

• Los diuréticos ahorradores de potasio actúan disminuyendo la reabsorción de Na⁺ en el túbulo colector. Aunque la diuresis global de estos fármacos es comparativamente pequeña, sirven como adyuvantes útiles. Además, como los antagonistas de la aldosterona no requieren secreción tubular, pueden ser especialmente útiles en aquellos casos con disminución de la perfusión renal o alteración de la función tubular.

■ El tratamiento de la enfermedad subyacente es fundamental para evitar la reabsorción de Na⁺ continuada en el riñón. El síndrome nefrótico se expone en el capítulo 13, *Nefropatías*. El tratamiento de la insuficiencia cardíaca se trata en el capítulo 5, *Insuficiencia cardíaca y miocardiopatía*, y la cirrosis se aborda en el capítulo 19, *Hepatopatías*.

Trastornos de la concentración de sodio

La **hiponatremia** y la **hipernatremia** son principalmente trastornos del *equilibrio hídrico* o de la *distribución de agua*. El cuerpo está diseñado para soportar tanto la falta como el exceso de agua con adaptaciones al control renal del agua y el mecanismo de la sed. Por lo tanto, una anomalía persistente en la [Na⁺] requiere tanto un estímulo inicial del equilibrio hídrico como una alteración de la respuesta adaptativa.

Hiponatremia

La hiponatremia se define como una [Na⁺] en plasma **< 135 mEq/l.**

PRINCIPIOS GENERALES

■ Para mantener una [Na⁺] normal, la ingesta de agua debe equilibrarse con un volumen igual de excreción de ésta. Cualquier proceso que limita la eliminación de agua o expande el volumen alrededor de una cantidad de Na⁺ fija puede causar una disminución de la concentración de Na⁺.

■ La expansión del espacio que rodea al contenido de Na^+ puede producirse por distintas vías:

• El término **pseudohiponatremia** hace referencia a un fenómeno de laboratorio por el que un alto contenido en proteínas plasmáticas y lípidos expande la porción no acuosa de la muestra de plasma, induciendo un informe errante de una baja $[Na^+]$ en el LEC. Esto puede evitarse con electrodos sensibles al Na^+, y la $[Na^+]$ normal del LEC puede confirmarse con una osmolalidad sérica normal.

• La **hiponatremia hiperosmolar** se refiere a circunstancias en las cuales se acumula un soluto osmóticamente activo distinto a Na^+ en el LEC, llevando agua al interior del LEC y diluyendo el contenido de Na^+. Esto se debe con mayor frecuencia a **hiperglucemia**, lo que induce una caída de la $[Na^+]$ plasmática de 1,6 mEq/l a 2,4 mEq/l por cada elevación de 100 mg/dl en la glucosa plasmática *(Am J Med 1999; 106:399)*. Durante la irrigación de la vejiga pueden absorberse otros solutos dentro del LEC, como glicina, manitol o sorbitol, lo que causa la hiponatremia transitoria observada en el **síndrome tras la resección transuretral de la próstata (post-RTUP)**. La inmediata excreción renal y el metabolismo del líquido absorbido suelen corregir rápidamente la hiponatremia, aunque puede observarse en ocasiones una hiponatremia sintomática en el contexto de la insuficiencia renal.

• Rara vez, el contenido de agua del LEC se eleva simplemente porque la cantidad de agua ingerida excede la capacidad fisiológica de excreción de agua en el riñón. Esto se observa en la polidipsia psicógena, intoxicación acuosa debida a juegos para beber mal planificados, potomanía de cerveza y la dieta denominada «té y tostada». Subyacente a cada una de estas circunstancias está el hecho de que existe un límite para el aclaramiento de agua renal. La orina no puede diluirse a una osmolalidad menor de ~50 mOsm/l, lo que significa que se necesita una pequeña cantidad de soluto, incluso en la orina más diluida. La ingesta de un gran volumen de agua puede, por tanto, exceder la capacidad de excreción, especialmente en las personas con una dieta baja en solutos, ya que la carga de soluto necesaria para generar pérdida urinaria de agua disminuye rápidamente. El agua en exceso queda retenida, caen las concentraciones de Na^+ y se produce hiponatremia.

■ La disminución de la eliminación de agua por el riñón también puede producirse a través de diversos procesos. Como se mencionó anteriormente, el control renal del agua se realiza en gran parte a través de la vasopresina (ADH). La estimulación no osmótica de esta hormona se produce con la contracción de volumen. Aunque esto parece irracional desde una perspectiva osmótica (si, además, se reduce el aclaramiento renal de agua y aumenta la retención de agua), es una respuesta adaptativa «apropiada» a la amenaza de la pérdida de volumen, la hipoperfusión tisular y el colapso hemodinámico inminente. Otras afecciones se caracterizan por la secreción de ADH, que es «inapropiada», no estimulada por cambios osmóticos ni relacionados con el volumen.

■ La secreción «**apropiada**» de ADH se produce con una disminución del volumen circulante efectivo. En estas condiciones, se estimula la sed y la retención de agua, protegiendo la volemia en detrimento del estado de osmolaridad. Esta categoría se subdivide clásicamente en función de la valoración asociada del estado de LEC.

• La **hiponatremia hipovolémica** puede ser resultado de **cualquier** causa de pérdida neta de Na^+, como el uso de tiazidas y la pérdida cerebral de sal.

• La **hiponatremia hipervolémica** se observa en estados edematosos, como la insuficiencia cardíaca congestiva (ICC), la cirrosis hepática y el síndrome nefrótico grave. A pesar de la expansión del espacio intersticial, se reduce el volumen circulante. Las alteraciones en las fuerzas de Starling contribuyen a esta paradoja aparente, trasvasando el líquido del espacio intravascular al intersticial.

■ La secreción «**inapropiada**» de ADH se caracteriza por la activación de los mecanismos de conservación de agua a pesar de la ausencia de estímulos osmóticos o relacionados con el volumen. Debido a que la respuesta renal a la expansión del volumen permanece intacta, estos pacientes son normalmente **euvolémicos**. Sin embargo, debido a la elevación del ACT, disminuyen las concentraciones séricas de Na^+.

• La forma más frecuente de este proceso es el denominado **síndrome de secreción inapropiada de hormona antidiurética (SIADH)**. Este trastorno está producido por la liberación no fisiológica de vasopresina a partir de la neurohipófisis o una fuente ectópica. Entre las causas frecuentes de SIADH se incluyen trastornos neuropsiquiátricos (p. ej., meningitis, encefalitis, psicosis aguda, accidente cerebrovascular o traumatismo craneal), enfermedades pulmonares (p. ej., neumonía, tuberculosis, ventilación con presión positiva o insuficiencia respiratoria aguda) y tumores malignos (con más frecuencia, cáncer pulmonar microcítico).

- El **SIADH** se diagnostica por:
  - Hiponatremia hipoosmótica.
  - Osmolalidad de la orina > 100 mOsm/l.
  - Euvolemia.
  - Ausencia de afecciones que estimulen la secreción de vasopresina, incluidas la contracción del volumen, las náuseas, la disfunción suprarrenal y el hipotiroidismo.
- Los **fármacos** también pueden estimular la secreción inapropiada de vasopresina. Entre los más frecuentes se incluyen los antidepresivos (sobre todo, los inhibidores selectivos de la recaptación de serotonina [ISRS]), los narcóticos, los fármacos antipsicóticos, la clorpropamida y los fármacos antiinflamatorios no esteroideos [AINE]).
- La **alteración del osmorreceptor** es un fenómeno en el que se reduce el valor establecido de osmolalidad plasmática. Por tanto, las respuestas de la vasopresina y la sed, aunque funcionales, mantienen la osmolalidad plasmática en este nuevo nivel, más bajo. Este fenómeno se produce prácticamente en todas las mujeres embarazadas (quizá en respuesta a cambios en el medio hormonal) y, en ocasiones, en aquellas con una disminución crónica del volumen circulante efectivo.

DIAGNÓSTICO

Presentación clínica

Las manifestaciones clínicas de la hiponatremia se relacionan con el trasvase osmótico del agua intracelular que induce edema cerebral. Por tanto, los síntomas son principalmente neurológicos y su gravedad depende tanto de la magnitud del descenso de la [Na⁺] en plasma como de la rapidez de esta disminución. En la **hiponatremia aguda** (desarrollada en < 2 días), los pacientes pueden presentar náuseas y malestar con [Na⁺] de aproximadamente 125 mEq/l. Cuando la [Na⁺] plasmática desciende todavía más, los síntomas pueden progresar hasta incluir cefalea, letargo, confusión y obnubilación. Síntomas como estupor, convulsiones y coma no aparecen con frecuencia salvo que la [Na⁺] caiga drásticamente por debajo de 115 mEq/l. En la **hiponatremia crónica** (duración > 3 días), se producen mecanismos adaptativos diseñados para defender el volumen celular, y se tiende a minimizar el aumento en el volumen del LIC y sus síntomas.

Pruebas diagnósticas

La causa subyacente de la hiponatremia suele poder establecerse a partir de una anamnesis y una exploración física precisas, que incluyen una evaluación del **volumen total del LEC y** del **volumen circulante efectivo.**

Tres análisis de laboratorio, cuando se utilizan con una evaluación clínica de la volemia, pueden acotar el diagnóstico diferencial de la hiponatremia: *a)* la **osmolalidad plasmática,** *b)* la **osmolalidad en orina** y *c)* la **[Na⁺] en orina** (fig.12-1).

- **Osmolalidad plasmática.** La mayoría de los pacientes con hiponatremia tienen una osmolalidad plasmática baja (< 275 mOsm/l). Si la osmolalidad plasmática no es baja, deben descartarse la **pseudohiponatremia** y la **hiponatremia hiperosmolar.**
- **Osmolalidad en orina.** La respuesta renal apropiada a la hipoosmolalidad consiste en la excreción de una orina extremadamente diluida (osmolalidad en orina < 100 mOsm/l y densidad < 1,003). Una muestra de orina que no está diluida sugiere una alteración de la excreción de agua libre debido a una secreción apropiada o inapropiada de la ADH.
- La **[Na⁺] en orina** añade la corroboración analítica a la valoración clínica del volumen circulante efectivo y puede discriminar entre **pérdidas** de Na⁺ **extrarrenales** y **renales.** La respuesta apropiada a la disminución del volumen circulante efectivo es la potenciación

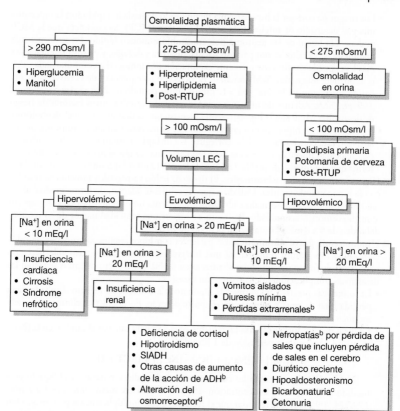

Figura 12-1. Algoritmo que muestra la estrategia diagnóstica para la hiponatremia. ADH, vasopresina; LEC, líquido extracelular; post-RTUP, síndrome tras la resección transuretral de la próstata; SSIV, síndrome de secreción inadecuada de vasopresina. [a]La [Na+] en orina puede ser < 20 mEq/l, con un aporte bajo de Na+. [b]Véanse los detalles en el texto. [c]Debidas a alcalosis por contracción inducida por el vómito o acidosis tubular renal proximal. [d]La osmolalidad en la orina puede ser < 100 mOsm/l después de una carga de agua.

de la reabsorción tubular de Na+, de modo que la [Na+] en la orina sea < 10 mEq/l. Una [Na+] en orina > 20 mEq/l indica un volumen circulante efectivo normal o un defecto de pérdida de Na+. En ocasiones, la excreción de un anión no reabsorbido fuerza la pérdida del catión Na+, a pesar de la hipovolemia (cetonuria, bicarbonaturia).

TRATAMIENTO

■ El tratamiento requiere la determinación de la **velocidad de corrección,** la **intervención apropiada** y la **presencia de otros trastornos subyacentes.**
■ La **velocidad de corrección** de la hiponatremia depende de la rapidez de su desarrollo y de la presencia de disfunción neurológica.
■ **Hiponatremia aguda sintomática.** La hiponatremia grave sintomática, con signos de disfunción neurológica, se debe tratar generalmente de inmediato con solución salina hipertónica; sin embargo, cualquier solución salina que sea **hipertónica con respecto a la orina** (si se conoce la osmolalidad de la orina al inicio del tratamiento) puede aumentar la [Na+] cuando se restringe la ingesta de agua por vía oral.

- Los riesgos de corregir la hiponatremia de un modo demasiado rápido son la hipervolemia y el desarrollo de **mielinólisis central pontina** (MCP). Se considera que la MCP se debe a la lesión de las neuronas por un cambio osmótico rápido. En su forma más manifiesta, se caracteriza por parálisis flácida, disartria y disfagia, y en sus presentaciones más leves puede confirmarse mediante exploración por tomografía computarizada (TC) o resonancia magnética (RM) cerebral. El riesgo de precipitación de la MCP aumenta con la corrección de la [Na⁺] en > 12 mEq/l en un período de 24 h (*J Am Soc Nephrol 1994;4:1522*). Además de una corrección demasiado agresiva, otros factores de riesgo de desarrollar MCP son la hipopotasemia preexistente, la desnutrición y el alcoholismo.
- En pacientes con hiponatremia grave, en los que es necesario un aumento inmediato de la [Na⁺], esta concentración debe corregirse 1-2 (mEq/l)/h durante 3-4 h. Sin embargo, esta velocidad inicial de corrección debe reducirse una vez que el paciente esté seguro, de forma que el aumento de la [Na⁺] no exceda los 10-12 mEq/l durante el período de 24 h.
- ■ **Hiponatremia crónica asintomática.** El riesgo de lesión yatrogénica aumenta en realidad con la hiponatremia crónica. Debido a que las células se adaptan de forma gradual al estado hipoosmolar, una normalización brusca representa un cambio drástico con respecto al medio osmótico acomodado. Por tanto, se sugiere una velocidad menor de corrección, del orden de 5 a 8 mEq/l durante un período de 24 h.
- ■ **Hiponatremia grave sintomática.** En pacientes con hiponatremia sintomática, la solución salina hipertónica proporciona una intervención inmediata y adaptable necesaria para elevar de forma precisa las concentraciones de Na⁺ en el suero mientras se evitan las desastrosas complicaciones de la corrección excesiva.
- La forma más precisa para corregir la hiponatremia conlleva un registro detallado de la pérdida total de agua y solutos con el aporte deseado. En la práctica clínica, esto suele ser poco práctico.
- En lugar de ello, suele utilizarse la siguiente ecuación para calcular el cambio en la [Na⁺] en mEq/l a partir de la perfusión de 1 litro de líquido:

$$\Delta[Na^+] = \{[Na^+_i] + [K^+_i] - [Na^+_s]\} + \{ACT + 1\}$$

  [Na⁺ᵢ] y [K⁺ᵢ] representan las concentraciones de sodio y potasio en el líquido perfundido y [Na⁺ₛ] es la concentración de sodio inicial en suero (*Intensive Care Med 1997;23:309*). Hay que recordar que el ACT se calcula multiplicando el peso magro (en kilogramos) por 0,6 en los hombres (y por 0,5 en las mujeres). Esta fórmula no tiene en cuenta las pérdidas de electrólitos o agua en curso, y es sólo una guía aproximada.
- Dividiendo la velocidad de corrección deseada ([mEq/l]/h) por $\Delta[Na^+]$ ([mEq/l]/l de líquido) se obtiene la **velocidad de administración apropiada (litros de líquido por hora).**
- Puesto que esta ecuación no tiene en cuenta las pérdidas en curso, **deben comprobarse de nuevo los datos analíticos y ajustar las tasas de líquidos** para asegurarse de que el paciente mejora de forma adecuada.
- **Ejemplo:** una mujer de 80 kg presenta agarrotamiento. Su [Na⁺] es de 103 mEq/l.
  - **Velocidad de corrección:** presentaba una hiponatremia sintomática que necesitó una corrección rápida (1-2 [mEq/l]/h durante las primeras 3-4 h), pero no más de 12 mEq/l corregidos durante 24 h.
  - **Medidas de corrección:**
    - Debido a la rapidez, debe administrarse a la paciente solución salina hipertónica que tenga 513 mEq de Na⁺/litro.
    - Un litro de este líquido aumentaría la [Na⁺] en 10 mEq/l

$$\Delta[Na^+] = (513 - 108) \div (80 \times 0,5 + 1) = 10 \text{ mEq/l}$$

    - Administrar solución salina hipertónica a 200 ml/h hasta que los síntomas mejoren.

    Velocidad = [2 (mEq/l)/h] ÷ [10 (mEq/l)/l de solución salina]

  - Para evitar un cambio de > 10-12 mEq/l durante 24 h, no debe administrarse más de 1 litro de líquido.

■ **Hiponatremia asintomática**

• **Hiponatremia hipovolémica.** En pacientes con hiponatremia hipovolémica asintomática, puede usarse una solución salina **isotónica** para restablecer el volumen intravascular. La recuperación de un estado euvolémico reducirá el impulso hacia la retención renal de agua, induciendo la normalización de la [Na$^+$]. Si se desconoce la duración de la hiponatremia, puede usarse el proceso descrito anteriormente para calcular el cambio previsto a partir de 1 litro de SN al 0,9 %, la velocidad de administración y la cantidad máxima que puede administrarse para evitar la corrección excesiva.

• **Hiponatremia hipervolémica.** La hiponatremia en la ICC y en la cirrosis suele reflejar la gravedad de la enfermedad subyacente. Sin embargo, la hiponatremia en sí es típicamente asintomática. Si bien disminuye el volumen circulante *efectivo,* la administración de líquido puede empeorar el estado de sobrecarga de volumen. El tratamiento definitivo requiere el tratamiento de la afección subyacente, aunque la restricción del consumo de agua y el aumento de la diuresis de agua pueden ayudar a atenuar el grado de hiponatremia.

• La ingesta de líquido por vía oral debe ser menor que la diuresis diaria.

• La excreción urinaria de agua puede promoverse con diuréticos del asa, que reducen el gradiente de concentración necesario para reabsorber agua en la parte distal de la nefrona. Los antagonistas de la vasopresina también pueden ser útiles tanto en la hiponatremia euvolémica (SIADH) como en la hipervolémica (sobre todo, la ICC). Cuando se usan fármacos para promover la pérdida de agua, hay que controlar rigurosamente los datos analíticos y la volemia, ya que el efecto sobre la pérdida hidroelectrolítica no puede preverse con exactitud.

■ Primero debe distinguirse el **SIADH** de las afecciones mencionadas anteriormente, que estimulan la secreción de vasopresina. El tratamiento de primera línea habitual consiste en restricción del agua y corrección de cualquier factor que contribuya a la afección (náuseas, neumonía, fármacos, etc.). Si esto fracasa o el paciente presenta síntomas, puede intentarse lo siguiente para promover la excreción de agua.

• **Restricción de agua.** La cantidad de restricción de líquido necesaria depende del grado de eliminación de agua. A continuación, se muestra una guía útil para el grado necesario de restricción de líquido:

• Si (Na$^+$ en orina + K$^+$ en orina)/Na$^+$ en suero < 0,5, se restringirá a 1 l/día.

• Si (Na$^+$ en orina + K$^+$ en orina)/Na$^+$ en suero se encuentra entre 0,5 y 1, se restringirá a 500 ml/día.

• Si (Na$^+$ en orina + K$^+$ en orina)/ Na$^+$ en suero es > 1, el paciente tiene un aclaramiento de agua libre renal negativo y reabsorbe agua de forma activa. Cualquier cantidad de agua administrada puede quedar retenida y los médicos deben considerar las opciones especificadas a continuación para potenciar la excreción de agua libre.

• **Gran carga de soluto en la dieta.** El volumen de agua excretado como orina está determinado por una osmolalidad de la orina relativamente fija. Por tanto, el aumento de la ingesta de soluto con una dieta rica en proteínas y en sales o la administración oral de urea (30-60 g) puede aumentar la capacidad de excreción de agua y disminuir la hiponatremia.

• Los diuréticos del asa alteran el mecanismo de concentración urinario y pueden promover la excreción de agua libre.

• Los antagonistas de la vasopresina promueven la diuresis acuosa y pueden ser útiles en el tratamiento del SIADH. Se han autorizado tanto el tratamienrto i.v. (conivaptán) como el oral (tolvaptán) para el tratamiento de la hiponatremia euvolémica. Sin embargo, debido a los riesgos de corrección excesiva, estos fármacos deben iniciarse con el paciente ingresado y rigurosamente monitorizado.

• El litio y la demeclociclina interfieren en la capacidad del túbulo colector para responder a la vasopresina, aunque se utilizan en muy raras ocasiones debido a sus efectos adversos significativos. Deben considerarse sólo en la hiponatremia grave que no responde a medidas más conservadoras.

Hipernatremia

PRINCIPIOS GENERALES

- La hipernatremia se define como una [Na^+] en plasma > **145 mEq/l** y representa un estado de **hiperosmolalidad** (v. «Trastornos de la concentración del sodio».

- La hipernatremia puede deberse a un **aumento de Na^+** primario o un **déficit de agua,** y esto último es mucho más habitual. Este estado de hiperosmolaridad suele estimular la sed y la excreción de una orina concentrada al máximo. Si la hipernatremia persiste, uno o ambos de estos mecanismos compensadores también deben estar alterados.

- Puede aparecer una **alteración en la respuesta de la sed** en situaciones en las que el acceso al agua está limitado. Esto se debe a menudo a restricciones físicas (pacientes internos en centros sanitarios, discapacitados, en fase postoperatoria o intubados) o a alteración mental (confusión o demencia).

- **Hipernatremia debida a pérdida de agua.** La pérdida de agua tiene que producirse con un exceso de pérdidas de electrólitos para aumentar la [Na^+].

  - La **pérdida no renal de agua** puede deberse a la evaporación a través de la piel y de las vías respiratorias (pérdidas imperceptibles) o a pérdidas a través del tubo digestivo. La diarrea es la causa digestiva más frecuente de hipernatremia. Las diarreas osmóticas (inducidas por lactulosa, sorbitol o malabsorción de carbohidratos) y la gastroenteritis vírica, en particular, causan una pérdida de agua desproporcionada.

  - La **pérdida renal de agua** se debe a una **diuresis osmótica** o a **diabetes insípida (DI).**

    - La **diuresis osmótica** se asocia frecuentemente a glucosuria y alimentos de gran osmolaridad. Además, el aumento de la generación de urea debido a un catabolismo acelerado, alimentos ricos en proteínas y dosis de estrés de esteroides también puede dar lugar a una diuresis osmótica.

    - La hipernatremia derivada de una pérdida no osmótica de agua en orina suele producirse por insuficiencia de la secreción de vasopresina (**diabetes insípida central [DIC]**) o resistencia a las acciones de la vasopresina (**diabetes insípida nefrogénica [DIN]**). En ambas, las deficiencias parciales aparecen más a menudo que las completas.

    - La causa más frecuente de DIC es la destrucción de la neurohipófisis por traumatismo, neurocirugía, enfermedad granulomatosa, neoplasias, accidentes vasculares o infección. En muchos casos, la DIC es idiopática.

    - La DIN puede ser hereditaria o adquirida. Esta última suele deberse a una interrupción del mecanismo de concentración renal debido a fármacos (litio, demeclociclina, anfotericina), trastornos de los electrólitos (hipercalcemia, hipopotasemia), lavado medular (diuréticos del asa) y nefropatías intrínsecas.

- La **hipernatremia debida al aumento primario de Na^+** se produce con poca frecuencia, debido a la capacidad del riñón para excretar el Na^+ retenido. Sin embargo, esto puede ocurrir en raras ocasiones después de la administración repetida de **solución salina hipertónica** o de un **exceso de mineralocorticoesteroides** crónico.

- El **trasvase de agua transcelular** del LEC al LIC puede producirse en circunstancias de hiperosmolalidad intracelular transitoria, como en las convulsiones o la rabdomiólisis.

DIAGNÓSTICO

Presentación clínica

- La hipernatremia provoca la contracción de las células del cerebro cuando se trasvasa el agua para atenuar la elevación de la osmolalidad del LEC. Por tanto, los síntomas más graves de hipernatremia son neurológicos, entre ellos estados mentales alterados, debilidad, irritabilidad neuromuscular, deficiencias neurológicas focales y, en ocasiones, coma o convulsiones. Como en el caso de la hiponatremia, la gravedad de las manifestaciones clínicas está relacionada con la *rapidez* y *magnitud* de la elevación de la [Na^+] en plasma. Generalmente, la **hipernatremia crónica** es menos sintomática, como resultado de mecanismos adaptativos diseñados para defender el volumen celular.

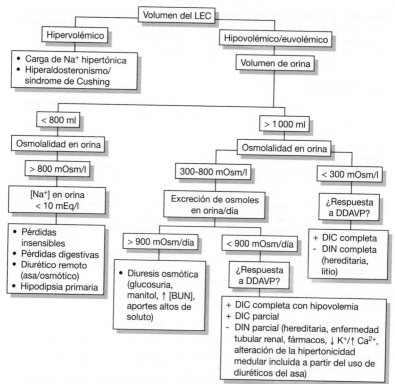

Figura 12-2. Algoritmo que muestra la estrategia diagnóstica para la hipernatremia. BUN, nitrógeno ureico en sangre; $\uparrow Ca^{2+}$, hipercalcemia; DDAVP, acetato de desmopresina; DIC, diabetes insípida central; DIN, diabetes insípida nefrógena; $\downarrow K^+$, hipopotasemia; LEC, líquido extracelular; (+), situaciones con aumento de la osmolalidad de la orina en respuesta al acetato de desmopresina; (-), situaciones con un aumento menor en la osmolalidad de la orina en respuesta al acetato de desmopresina.

■ Las **DIC** y **DIN** suelen presentarse con complicaciones de poliuria y sed. En general, los signos de hipovolemia o disfunción neurológica no aparecen salvo que el paciente presente una anomalía en el reflejo de la sed asociada.

Pruebas diagnósticas

La **osmolalidad de la orina** y la **respuesta al acetato de desmopresina (DDAVP)** pueden ayudar a acotar el diagnóstico diferencial para la hipernatremia (fig. 12-2).
■ La respuesta renal apropiada a la hipernatremia es un volumen pequeño de orina concentrada (osmolalidad de la orina > 800 mOsm/l). La **osmolalidad en orina** submáxima (< 800 mOsm/l) sugiere un defecto en la conservación renal de agua.
• Una osmolalidad en la orina < 300 mOsm en el contexto de una hipernatremia indica formas completas de DIC y DIN.
• Puede aparecer una osmolalidad de la orina entre 300 y 800 mOsm/l a partir de formas parciales de diabetes insípida, así como diuresis osmótica. Las dos pueden diferenciarse mediante la cuantificación de la excreción diaria de soluto (estimada por la osmolalidad de la orina × volumen de la orina en 24 h). La diuresis osmótica se define como una excreción diaria de soluto > 900 mOsm.

■ **Respuesta a DDAVP.** Las formas completas de DIC y DIN pueden distinguirse administrando el análogo de la vasopresina DDAVP (10 µg por vía intranasal) después de una cuidadosa restricción de agua. La osmolalidad de la orina debe aumentarse al menos el 50 % en la DIC completa y no debe cambiar en la DIN. Algunas veces, el diagnóstico es difícil cuando existen deficiencias parciales.

TRATAMIENTO

■ El tratamiento requiere la determinación de la **velocidad de corrección,** la **intervención apropiada** y la **presencia de otros trastornos subyacentes.**

■ La tasa de corrección de la hipernatremia depende de la rapidez de su desarrollo y de la presencia de disfunción neurológica.

■ **Hipernatremia sintomática.** Como en el caso de hiponatremia, una corrección agresiva de la hipernatremia puede ser peligrosa. El trasvase rápido de agua al interior de las células encefálicas aumenta el riesgo de convulsiones o de lesión neurológica permanente. Por tanto, el déficit de agua debe reducirse de forma gradual, aproximadamente **10-12 (mEq/l)/día.**

■ En la **hipernatremia asintomática crónica,** el riesgo de complicaciones relacionadas con el tratamiento aumenta por la adaptación cerebral al estado de hiperosmolaridad crónica. La $[Na^+]$ en el plasma debe reducirse a una velocidad más moderada (entre 5 y 8 [mEq/l]/día).

■ **Intervención**

• El motivo principal del tratamiento es la administración de agua, preferiblemente por vía oral o por una sonda nasogástrica. Por otro lado, puede administrarse por vía i.v. solución glucosada al 5 % (D5W) o solución salina 1/4 normal.

• Tradicionalmente, la corrección de la hipernatremia se ha logrado calculando el **déficit de agua libre** mediante la siguiente ecuación:

$$\text{Déficit de agua libre} = \{([Na^+] - 140)/140\} \times (ACT)$$

A pesar de ser útil como aproximación al déficit de agua total, esta ecuación no proporciona la orientación suficiente con respecto a la velocidad y el contenido de la solución de infusión. Como alternativa, se sugiere que la estrategia de tratamiento se realice de forma similar a la utilizada para el tratamiento de la hiponatremia. El cambio en la $[Na^+]$ por la administración de líquidos puede estimarse de la siguiente forma:

$$\Delta[Na^+] = ([Na^+_i] + [K^+_i] - [Na^+_s]) \div (ACT + 1)$$

$[Na^+_i]$ y $[K^+_i]$ representan las concentraciones de sodio y potasio en el líquido perfundido y $[Na^+_s]$ es la concentración de sodio inicial en suero *(Intensive Care Med 1997;23:309).* Debido a que la hipernatremia sugiere una contracción del contenido hídrico, el ACT se calcula multiplicando el peso magro (kg) por 0,5 en los hombres (en lugar de 0,6) y por 0,4 en las mujeres.

Ejemplo: hombre de 70 kg con diarrea (2 l/día) debida a un abuso de laxantes que presenta obnubilación y $[Na^+]$ = 164 mEq/l, $[K^+]$ = 3. Se elige como líquido de reposición D5W con 20 mEq de KC1/l.

• El $\Delta[Na^+]$ con 1 l de este líquido sería de – 4 mEq/l.

$$(0 + 20 - 164) \div ([70 \times 0,5] + 1)$$

• Se necesitan 3 litros para un $\Delta[Na^+]$ = – 12 (mEq/l)/día

$$(-12 \, [mEq/l]/día) \div (-4 \, [mEq/l]/l \text{ de solución})$$

• La velocidad de perfusión por hora es de 125 ml/h (3 l/día ÷ 24 h/día = 0,125 l/h). Sin embargo, esto debe vigilarse muy atentamente, ya que no abarca las pérdidas digestivas o imperceptibles, que pueden representar otros 1,4 l/día de agua necesaria para mantener la $[Na^+]$ estable.

■ **Tratamientos específicos para la causa subyacente**

• **Hipernatremia hipovolémica.** En pacientes con hipovolemia leve, las soluciones que contienen Na^+, como la SN al 0,45 %, pueden usarse para reponer el LEC y para compensar el déficit de agua. Si los pacientes presentan hipovolemia grave o sintomática, la corrección de la volemia con **líquido isotónico** debe tener preferencia sobre la corrección del estado hiperosmolar. Una vez que el paciente está hemodinámicamente estable, puede realizarse una administración de líquido hipotónico para sustituir el déficit de agua libre.

- La **hipernatremia debida al aumento primario de Na⁺** es inusual. El cese del Na⁺ iatrogénico suele ser es suficiente.
- **Diabetes insípida sin hipernatremia.** La diabetes insípida se trata mejor eliminando la causa subyacente. A pesar de la pérdida renal de agua, la DI no debe producir hipernatremia si el mecanismo de la sed permanece intacto. Por tanto, el tratamiento, si es necesario después de todo, se dirige hacia la poliuria sintomática,
  - **DIC.** Puesto que la poliuria es el resultado de una secreción deficiente de vasopresina, el tratamiento se consigue mejor con la administración de DDAVP, un análogo de la vasopresina.
  - **DIN.** Una dieta hiposódica combinada con diuréticos **tiazídicos** aumentará la poliuria a través de la inducción de una hipovolemia leve. Esto potencia la reabsorción proximal de sal y agua, disminuyendo el exceso de pérdida de agua. La disminución de la ingesta de proteínas disminuirá adicionalmente la diuresis minimizando la carga de soluto que debe excretarse.

POTASIO

- El potasio es el principal catión **intracelular.** De los 3 000-4 000 mEq de K⁺ que se encuentran en el ser humano promedio, el 98 % se encuentra confinado dentro de las células. Por tanto, mientras que la [K⁺] del LEC normalmente es de 3,5-5 mEq/l, la concentración intracelular es de aproximadamente 150 mEq/l. Esta diferencia entre el contenido de K⁺ en el LIC y el LEC se mantiene por la **bomba Na⁺/K⁺ adenosina-trifosfatasa.**
- La ingesta de K⁺ de las personas que siguen una dieta occidental media es de aproximadamente 1 mEq/kg y día, el 90 % del cual se absorbe en el tubo digestivo. El mantenimiento del estado de equilibrio necesita una coincidencia entre la excreción y la ingestión de K⁺.
- La eliminación del potasio se produce predominantemente a través de la **excreción renal** en la nefrona distal. La secreción de K⁺ aumenta por la reabsorción distal de Na⁺, que genera un **gradiente negativo hacia la luz y un flujo de orina distal.**
- El control renal del potasio es sensible a la **aldosterona,** que estimula la expresión de los canales de Na⁺ de la luz distal, y a la **concentración sérica de potasio.** A su vez, la secreción de aldosterona es sensible a la angiotensina II y a la hiperpotasemia.

Hipopotasemia

PRINCIPIOS GENERALES

- La hipopotasemia se define como una [K⁺] en plasma < 3,5 mEq/l.
- La **pseudohipopotasemia** puede observarse cuando una gran cantidad de células metabólicamente activas presentes en la muestra de sangre absorben el potasio del LEC.
- La hipopotasemia real puede deberse a una o más de las siguientes causas: *a)* **disminución de la ingesta neta,** *b)* **trasvase al interior de las células** o *c)* **aumento de la pérdida neta.**
  - La **disminución de la ingesta neta** rara vez es la única causa de la disminución de K⁺, ya que la excreción urinaria puede disminuir de forma eficaz a < 15 mEq/día. Sin embargo, la restricción de K⁺ en la dieta puede exacerbar la hipopotasemia, debido a pérdidas digestivas o renales.
  - **Trasvase transcelular.** El desplazamiento de K⁺ al interior de las células puede disminuir de forma transitoria la [K⁺] en el plasma sin alterar el contenido de K⁺ corporal total. Estos trasvases pueden provocar alcalemia, liberación de insulina y de catecolaminas. La **parálisis periódica** es un trastorno raro que predispone a los pacientes al trasvase transcelular de K⁺, dando lugar a una debilidad muscular episódica. Se han descrito formas tanto de hipopotasemia como de hiperpotasemia, que pueden desencadenarse tras ejer-

cicio agotador. A diferencia de la forma hiperpotasémica, la forma hipopotasémica puede desencadenarse tras una comida rica en carbohidratos. En la forma hiperpotasémica, las concentraciones de potasio suslen estar ligeramente elevadas durante un episodio. En ambas formas, aparece una miopatía proximal de inicio tardío, que afecta con mayor frecuencia a la cintura pélvica y a las extremidades inferiores.

- **Pérdida no renal de K⁺.** La hipopotasemia puede ser consecuencia de la pérdida de líquidos ricos en potasio a partir del tubo digestivo. La hipopotasemia debida a la pérdida de contenido del aparato digestivo superior es atribuible con mayor frecuencia a la secreción renal de K⁺ por hiperaldosteronismo secundario. En raras ocasiones, durante la sudoración excesiva, la pérdida de K⁺ a través del tegumento puede provocar hipopotasemia.

- La **pérdida renal de K⁺** es responsable de la mayoría de los casos de hipopotasemia *crónica.* Ésta puede estar causada por factores que aumentan el gradiente negativo hacia la luz, potenciando por tanto la secreción de K⁺, o que aumentan el flujo distal de orina.
  - El **aumento del flujo de orina distal** se produce normalmente con el uso de diuréticos y la diuresis osmótica (p. ej., glucosuria). Los síndromes de Bartter y Gitelman mimetizan el uso de diuréticos y promueven la pérdida renal de K⁺ por el mismo mecanismo.
  - Diversos trastornos promueven la pérdida de K⁺ aumentando el **gradiente negativo hacia la luz,** que dirige la secreción de K⁺. Esto puede conseguirse con la reabsorción de un catión (Na⁺) o con la presencia de un anión no reabsorbido.
    - La reabsorción distal de Na⁺ está influenciada en gran medida por la actividad de los mineralocorticoesteroides.
    - El **exceso primario de mineralocorticoesteroides** puede observarse en el hiperaldosteronismo primario debido a un adenoma suprarrenal o a una hiperplasia corticosuprarrenal.
    - El cortisol también muestra afinidad por los receptores de mineralocorticoesteroides, aunque normalmente se transforma rápidamente en cortisona, la cual tiene una actividad mineralocorticoesteroide marcadamente menor. Además, si existe cortisol en abundancia (síndrome de Cushing) o no puede convertirse en cortisona (síndrome del exceso de mineralocorticoesteroides), puede parecer un hiperaldosteronismo.
    - El **hiperaldosteronismo secundario** puede observarse en cualquier situación con una disminución del volumen circulante efectivo.
    - En el **síndrome de Liddle,** se observa una activación constitutiva del canal epitelial renal distal de Na⁺, independiente de la aldosterona.
  - El aumento de la administración distal de un anión no reabsorbible también puede potenciar el gradiente negativo hacia la luz que dirige la secreción de K⁺. Entre los ejemplos se encuentran el bicarbonato (alcalosis metabólica o acidosis tubular renal [ATR] de tipo 2), las cetonas y el hipurato (debido a una intoxicación por tolueno o por esnifar pegamento).

DIAGNÓSTICO

Presentación clínica

- Las manifestaciones clínicas de la disminución de K⁺ varían en gran medida, y su gravedad depende en parte del grado de hipopotasemia. En raras ocasiones aparecen síntomas, salvo que la [K⁺] en plasma sea < 3 mEq/l.
- Son frecuentes el cansancio, las mialgias y la debilidad o los calambres musculares de las extremidades inferiores. La función del músculo liso también puede verse afectada y puede manifestarse con estreñimiento o íleo paralítico real. La hipopotasemia grave puede inducir una parálisis completa, hipoventilación o rabdomiólisis.

Pruebas diagnósticas

Cuando la etiología no es inmediatamente evidente, la **excreción renal de K⁺** y el **estado de equilibrio acidobásico** pueden ayudar a identificar la causa (tabla 12-2).
- **K⁺ en orina.** La respuesta apropiada a la hipopotasemia es excretar < 25 mEq/día de K⁺ en la orina. La excreción de K⁺ en la orina de los pacientes puede medirse con una recogida

de 24 h o estimarse multiplicando la [K+] en una muestra de orina por la diuresis diaria total. La [K+] en la muestra de orina también puede ser útil (una [K+] en orina < 15 mEq/l indica una conservación apropiada de K+), aunque los resultados pueden confundirse por diversos factores. Alternativamente, el gradiente transtubular de potasio (GTTK), que estima el gradiente de potasio entre la orina y la sangre en la parte distal de la nefrona, puede calcularse de la siguiente forma:

GTTK = (K+ en orina/K+ en suero) ÷ (osmolalidad de la orina/osmolalidad del suero)

Un GTTK < 2 indica un origen no renal, mientras que un GTTK > 4 sugiere una excreción renal inapropiada de K+.

■ **Estado de equilibrio acidobásico.** El trasvase intracelular y la excreción renal de K+ suelen estar muy relacionados con el estado del equilibrio acidobásico. Generalmente, la hipopotasemia se asocia a alcalosis metabólica y puede tener un papel muy importante en el mantenimiento de ésta. Por tanto, el hallazgo de acidosis metabólica en un paciente con hipopotasemia reduce significativamente el diagnóstico diferencial, incluyendo pérdida digestiva escasa, ATR distal o la excreción de un anión no reabsorbible a partir de un ácido orgánico (cetoaciosis diabética [CAD] o hipurato debido a intoxicación por tolueno).

■ Entre los cambios en el **electrocardiograma (ECG)** asociados a hipopotasemia se encuentran el aplanamiento o inversión de la onda T, una onda U prominente, depresión del segmento ST y la prolongación del intervalo QT. La disminución grave de K+ puede producir una prolongación del intervalo PR, una disminución del voltaje y ensanchamiento del complejo QRS.

TRATAMIENTO

Los **objetivos terapéuticos** son: corregir de forma segura el déficit de K+ y minimizar las pérdidas progresivas mediante el tratamiento de la causa subyacente. También debe buscarse hipomagnesemia en todos los pacientes hipopotasémicos y corregirse para permitir una recuperación eficaz del K+.

■ La corrección del déficit de K+ puede conseguirse con tratamiento oral o i.v.

■ **Tratamiento oral.** Generalmente, es más seguro corregir el déficit de K+ por vía oral cuando la hipopotasemia es leve y el paciente tolera la administración oral. Las dosis orales de 40 mEq suelen tolerarse bien y pueden administrarse cada 4 h. Habitualmente, se administran 10 mEq de sales de potasio por cada disminución de 0,10 mEq/l en la [K+] sérica. Sin embargo, con el aumento de la gravedad de la hipopotasemia, este valor subestima en gran medida la necesidad de K+ para normalizar el contenido *total* de K+. Además, a medida que el K+ retorna al espacio intracelular, puede parecer que el suplemento de K+ está funcionando muy bien para corregir la [K+] en el LEC. En estos casos, debe aumentarse el suplemento de potasio y continuarse hasta que se eleven las concentraciones séricas.

■ **Tratamiento intravenoso.** Los pacientes con una hipopotasemia potencialmente mortal inminente y los que no son capaces de tomar nada por vía oral necesitan un tratamiento de sustitución i.v. con KCl. La concentración máxima de K+ administrada no debe ser mayor de 40 mEq/l a través de una vena periférica o de 100 mEq/l a través de una vena central. La velocidad de perfusión no debe exceder los 20 mEq/h, salvo que existan parálisis o arritmias ventriculares malignas. Idealmente, el KCl debe mezclarse en solución salina normal porque las soluciones de glucosa pueden exacerbar inicialmente la hipopotasemia (como resultado del movimiento del K+ mediado por la insulina). La administración i.v. rápida de K+ debe usarse con prudencia y necesita un control riguroso.

Hiperpotasemia

PRINCIPIOS GENERALES

■ La hiperpotasemia se define como una [K+] en plasma > **5 mEq/l.**

■ La **pseudohiperpotasemia** consiste en una [K+] en plasma artificialmente elevada debido al movimiento de K+ fuera de las células inmediatamente antes o después de la venopunción. Los factores que contribuyen a su aparición son apretar los puños repetidamente, la hemólisis, y la leucocitosis o la trombocitosis importantes.

■ La verdadera hiperpotasemia aparece como resultado de: *a*) **trasvase transcelular,** *b*) **aumento de la exposición a K⁺** y, con mayor fercuencia, *c*) **disminución de la excreción renal de K⁺.** Combinaciones de estos mecanismos subyacen a menudo en los casos de hiperpotasemia en la práctica clínica, y la disminución de la excreción renal está prácticamente siempre entre los componentes de la fisiopatología.

• **Trasvase transcelular.** El déficit de insulina, la hiperosmolalidad, los bloqueantes β no selectivos, los digitálicos, la acidosis metabólica (excluida la debida a ácidos orgánicos) y los relajantes musculares despolarizantes, como el suxametonio, liberan K⁺ predominantemente de las reservas del LIC dentro del compartimento LEC. La hiperpotasemia inducida por el esfuerzo se debe a la liberación de K⁺ desde los músculos. La parálisis periódica familiar, mencionada anteriormente, es una causa inusual de hiperpotasemia. La destrucción celular masiva, como la que se observa en el síndrome de lisis tumoral, también libera las reservas de K⁺ celular y lo lleva hacia el LEC.

• El **aumento de la exposición al K⁺** es, en raras ocasiones, la única causa de la hiperpotasemia, salvo que exista una alteración de la excreción renal. Entre los alimentos con un alto contenido en K⁺ se encuentran los sustitutos de sales, las frutas desecadas, los frutos secos, tomates, patatas, espinacas, plátanos y naranjas. Los zumos derivados de estos alimentos pueden ser fuentes especialmente ricas.

• **Disminución de la excreción renal de K⁺.** En el contexto de la hiperpotasemia, el riñón es capaz de generar una excreción urinaria de K⁺ significativa. Esto puede verse alterado por diversos procesos, como la nefropatía intrínseca, la disminución de la llegada de filtrado a la nefrona distal, la insuficiencia suprarrenal y el hipoaldosteronismo hiporreninémico (ATR de tipo 4).

■ Los **fármacos** también pueden estar implicados en la génesis de la hiperpotasemia a través de diversos mecanismos. Entre los culpables más habituales se encuentran los inhibidores de la enzima conversora de angiotensina, los bloqueantes del receptor de angiotensina, los diuréticos ahorradores de potasio, los AINE y la ciclosporina. La heparina y el ketoconazol también pueden contribuir a la hiperpotasemia a través de la disminución de la producción de aldosterona, aunque, normalmente, solos son insuficientes para mantener una hiperpotasemia clínicamente significativa.

DIAGNÓSTICO

Presentación clínica

■ El efecto más grave de la hiperpotasemia es una arritmogénesis cardíaca derivada del papel fundamental del potasio en los potenciales de membrana. Los pacientes pueden presentar palpitaciones, síncope o incluso muerte súbita cardíaca.

■ La hiperpotasemia grave produce despolarización parcial de la membrana de las células del músculo esquelético, y puede manifestarse como debilidad, que puede progresar a parálisis flácida e hipoventilación si afecta a los músculos respiratorios.

Pruebas diagnósticas

■ Si la causa no puede apreciarse fácilmente y el paciente está asintomático, debe descartarse la **pseudohiperpotasemia** comprobando de nuevo los resultados analíticos.

■ Una valoración de la **excreción renal de [K⁺]** y del **eje renina-angiotensina-aldosterona** puede ayudar a acotar el diagnóstico diferencial cuando la causa no puede identificarse inmediatamente.

• Las concentraciones bajas de aldosterona indican enfermedad suprarrenal (concentraciones elevadas de renina) o hipoaldosteronismo hiporreninémico (concentraciones bajas de renina; aparece con ATR de tipo 4, así como con derivación de cloruro o síndrome de Gordon).

• Las concentraciones altas de aldosterona, en general acompañadas de concentraciones elevadas de renina, sugieren resistencia a la aldosterona (pseudohipoaldosteronismo), aunque también pueden verse con el uso de diuréticos ahorradores de K⁺.

■ Los cambios **ECG** son: mayor amplitud de la onda T u ondas T picudas. La hiperpotasemia más grave produce prolongación del intervalo PR y la duración del QRS, retraso de la conducción AV y pérdida de ondas P. El ensanchamiento progresivo del complejo QRS y su fusión en la onda T produce un patrón de onda sinusal. El resultado final suele ser una fibrilación ventricular o la asistolia.

TRATAMIENTO

La **hiperpotasemia grave con cambios en el ECG** es una urgencia médica y necesita tratamiento inmediato dirigido a minimizar la despolarización de la membrana y reducir rápidamente la [K^+] del LEC. El **tratamiento inmediato** puede consistir en uno o más de los siguientes ejemplos (el efecto hipopotasémico es aditivo):

■ La administración de **gluconato cálcico** disminuye la excitabilidad de la membrana, pero no disminuye la [K^+]. La dosis normal es de 10 ml de una solución al 10 % perfundida durante 2-3 min. El efecto se inicia al cabo de unos minutos, aunque tiene una vida corta (30-60 min), y puede repetirse la dosis si no se observa que el ECG mejora después de 5 a 10 min.

■ La **insulina** hace que el K^+ se desplace al interior de las células y se reduzca temporalmente la [K^+] en plasma. Una combinación utilizada normalmente es 10-20 UI de insulina regular y 25-50 g de glucosa administrada por vía i.v. En pacientes hiperglucémicos sólo debe administrarse insulina.

■ El **$NaHCO_3$** es eficaz en caso de hiperpotasemia grave asociada a acidosis metabólica. En la enfermedad aguda, puede administrarse como solución isotónica i.v. (tres ampollas de $NaHCO_3$ en 1 litro de solución glucosada al 5 %).

■ Los **agonistas adrenérgicos** β_2 promueven la captación celular de K^+. El inicio de la acción se produce en 30 min, reduciendo la [K^+] en plasma en 0,5-1,5 mEq/l, y el efecto dura 2-4 h. Puede administrarse salbutamol en dosis de 10-20 mg como un tratamiento nebulizado continuo durante 30-60 min.

■ Los tratamientos **más prolongados** implican eliminación de [K^+].

• Aumentando el aporte distal de Na^+ en el riñón se potencia el aclaramiento renal de K^+. Esto puede lograrse con la administración de solución salina en pacientes que presentan hipovolemia. Por otro lado, pueden usarse diuréticos si la función renal es adecuada.

• Las **resinas de intercambio catiónico,** como el sulfonato de poliestireno sódico (kayexalato), promueven el intercambio de Na^+ por K^+ en el tubo digestivo. Cuando se administra por vía oral, la dosis normal es de 25 g a 50 g mezclados con 100 ml de sorbitol al 20 % para prevenir el estreñimiento. Generalmente, esto reduce la [K^+] plasmática en 0,5-1 mEq/l en 1-2 h y dura 4-6 h. También puede administrarse sulfonato de poliestireno sódico como un enema de retención compuesto de 50 g de resina en 150 ml de agua corriente. Deben evitarse los enemas en pacientes postoperados, debido al aumento de la incidencia de necrosis colónica, sobre todo después de un trasplante renal. Se están estudiando nuevos fármacos como el ciclosilicato de circonio sódico, y en estudios preliminares han mostrado mejores perfiles de seguridad.

■ **Diálisis.** Este procedimiento debe reservarse para pacientes con insuficiencia renal y para aquellos con hiperpotasemia grave potencialmente mortal que no responden a medidas más conservadoras.

■ El **tratamiento crónico** puede conllevar modificaciones de la dieta para evitar alimentos ricos en K^+ (v. «Potasio», «Hiperpotasemia», «Etiología»), corrección de la acidosis metabólica con álcalis orales, promoción de la diuresis del potasio con diuréticos y/o administración de mineralocorticoesteroides exógenos en estados de hipoaldosteronismo.

CALCIO

■ El calcio es esencial para la formación del hueso y para la función neuromuscular.

■ Aproximadamente el 99 % del calcio corporal se encuentra en los huesos; la mayor parte del 1 % restante está en el LEC. Casi el 50 % del calcio sérico se halla ionizado (libre), mientras que el resto está formando complejos con la albúmina (40 %) y con aniones, como el fosfato (10 %).

■ El **equilibrio del calcio** está regulado por la **hormona paratiroidea** (PTH) y el **calcitriol.**
  • La **PTH** aumenta el calcio sérico estimulando la resorción ósea, aumentando la demanda de calcio en el riñón y promoviendo la conversión renal de la vitamina D en calcitriol. El calcio sérico regula la secreción de PTH mediante un mecanismo de retroalimentación negativa: la hipocalcemia estimula la liberación de PTH y la hipercalcemia la inhibe.
  • El **calcitriol** [1,25-dihidroxicolecalciferol, 1,25-dihidroxivitamina D_3 o 1,25(OH)$_2D_3$] es la forma activa de la vitamina D. Estimula la absorción intestinal de calcio y es uno de los muchos factores que proporcionan retroalimentación a las glándulas paratiroideas.

Hipercalcemia

PRINCIPIOS GENERALES

■ La hipercalcemia se define como una concentración de calcio sérico > **10,3 mg/dl** con una albúmina sérica normal o una concentración de calcio ionizado > **5,2 mg/dl.**
■ La hipercalcemia clínicamente significativa necesita tanto un aumento del calcio en el LEC como una disminución del aclaramiento renal del calcio. Por tanto, las alteraciones subyacentes del metabolismo del calcio se encuentran a menudo enmascaradas por mecanismos compensadores hasta que el paciente desarrolla un trastorno concomitante, como una disminución del aclaramiento renal a partir de una hipovolemia. Más del 90 % de los casos se deben a **hiperparatiroidismo primario** o a **neoplasia maligna.**
■ El **hiperparatiroidismo primario** causa la mayoría de los casos de hipercalcemia en pacientes *ambulatorios.* Es un trastorno frecuente, especialmente en mujeres ancianas, en las que la incidencia anual es de aproximadamente 2 de cada 1 000. Casi el 85 % de los casos se deben a un **adenoma** de una única glándula, el 15 % a **hiperplasia** de las cuatro glándulas y el 1 % a **carcinoma paratiroideo.**
■ Los **tumores malignos** producen la mayoría de los casos de hipercalcemia entre pacientes *hospitalizados.* Los pacientes suelen tener una enfermedad avanzada y clínicamente manifiesta. Cuando es así, la hipercalcemia puede desarrollarse a partir de la estimulación de la resorción ósea de los osteoclastos debido a productos de las células tumorales, **péptidos relacionados con la PTH** (PTHrP) derivados del tumor y producción de calcitriol por parte del tumor.
■ Las causas menos frecuentes son responsables de aproximadamente el 10 % de los casos de hipercalcemia:
  • El **aumento de la actividad de la vitamina D** tiene lugar con la exposición exógena a la vitamina D o el aumento de la generación de calcitriol en enfermedades granulomatosas crónicas (p. ej., sarcoidosis o tuberculosis).
  • El **síndrome de leche** y **alcalinos** describe el desarrollo agudo o crónico de hipercalcemia, alcalosis e insuficiencia renal que puede producirse debido a la ingestión de grandes cantidades de antiácidos que contienen calcio.
  • **Otras.** El hipertiroidismo, la insuficiencia suprarrenal, la inmovilización prolongada, la enfermedad de Paget y la acromegalia pueden asociarse a hipercalcemia. La **hipercalcemia hipocalciúrica familiar** es un trastorno autosómico dominante inusual del receptor sensible al calcio, que se caracteriza por hipercalcemia asintomática desde la infancia y antecedentes familiares de hipercalcemia.

DIAGNÓSTICO

Presentación clínica

Las manifestaciones clínicas suelen observarse sólo si el calcio sérico supera los 12 mg/dl y tiende a ser más grave si la hipercalcemia se desarrolla rápidamente. La mayoría de los pacientes con **hiperparatiroidismo primario** tienen hipercalcemia asintomática que se encuentra por casualidad.
■ Entre las manifestaciones renales se cuentan la poliuria y la nefrolitiasis. Si el calcio sérico se eleva por encima de 13 mg/dl, es posible que aparezca insuficiencia renal con nefrocalcinosis y calcificaciones ectópicas en tejidos blandos.

■ Entre los síntomas digestivos se incluyen: anorexia, vómitos, estreñimiento y, en raras ocasiones, signos de pancreatitis.

■ Entre los hallazgos neurológicos se encuentran: debilidad, fatiga, confusión, estupor y coma.

■ Pueden aparecer osteopenia y fracturas frecuentes, debido a la resorción ósea desproporcionada en casos de hiperparatiroidismo. En raras ocasiones, puede producirse **osteítis fibrosa quística** cuando el hiperparatiroidismo es importante y prolongado, dando lugar a «tumores pardos» y sustitución de la médula.

Pruebas diagnósticas

■ La anamnesis y la exploración física deben centrarse en: *a)* la duración de los síntomas de hipercalcemia, *b)* indicios clínicos de cualquier causa inusual de hipercalcemia, y *c)* síntomas y signos de tumor maligno (que casi siempre precede a la **hipercalcemia maligna**). Si ha existido hipercalcemia durante más de 6 meses sin una etiología obvia, el hiperparatiroidismo primario es, casi con certeza, la causa.

■ El **calcio sérico** debe interpretarse conociendo el valor de la albúmina sérica, o debe determinarse el calcio ionizado. La $[Ca^{2+}]$ **corregida** $= [Ca^{2+}] + \{0,8 \times (4 - [\text{albúmina}])\}$. Muchos pacientes con hiperparatiroidismo primario tendrán una concentración de calcio que estará de forma crónica dentro del intervalo normal alto.

■ Debe medirse la **PTH sérica** intacta, ya que estos estudios son independientes de la función renal.

• Por lo general, las elevaciones del calcio en el LEC producen una inhibición de la PTH. Por tanto, el hallazgo de una PTH intacta normal o elevada en el contexto de una hipercalcemia indica hiperparatiroidismo primario.

• Cuando se inhibe de forma adecuada la PTH intacta, puede determinarse el **PTHrP** para investigar una posible hipercalcemia humoral de un tumor maligno.

■ Las concentraciones de $1,25(OH)_2D_3$ están elevadas en los trastornos granulomatosos, el hiperparatiroidismo primario, la sobredosis de calcitriol y la acromegalia. Las concentraciones de $25(OH)D_3$ están elevadas con intoxicación de vitamina D no calcitriol.

■ El **fósforo sérico** suele estar disminuido en el hiperparatiroidismo debido a estimulación de la fosfaturia, en tanto que la enfermedad de Paget y la intoxicación por vitamina D tienden a aumentar las concentraciones de fósforo.

■ El **calcio en orina** puede encontrarse elevado en el hiperparatiroidismo primario debido a una carga filtrada de calcio que excede la capacidad de reabsorción renal. Si los antecedentes familiares y el cuadro clínico lo sugieren, los pacientes con **hipercalcemia hipocalciúrica familiar** pueden distinguirse de aquellos con hiperparatiroidismo primario documentando un aclaramiento de calcio bajo mediante la recogida de la orina de 24 h (< 200 mg de calcio/día) o excreción fraccional de calcio (< 1 %).

■ El **ECG** puede mostrar un acortamiento del intervalo QT y, con hipercalcemia muy grave, grados variables de bloqueo auriculoventricular.

TRATAMIENTO

■ El **tratamiento agudo** de la hipercalcemia está justificado si aparecen síntomas graves o una concentración de calcio sérico > 12 mg/dl. Se presenta la pauta siguiente para que pueda administrarse el tratamiento.

• Es obligatoria la **corrección de la hipovolemia** con solución salina al 0,9 % en pacientes que muestran hipovolemia, ya que este trastorno impide una calciuresis eficaz. Puede continuarse la fluidoterapia de mantenimiento después de conseguir la euvolemia para mantener una diuresis entre 100 ml/h y 150 ml/h. Deben controlarse rigurosamente los signos de hipervolemia en el paciente.

• Pueden usarse **diuréticos del asa** si la administración salina adicional está limitada por los signos de hipervolemia mientras persiste la hipercalcemia. Estos fármacos reducen la reabsorción paracelular del calcio en el asa de Henle y, por lo tanto, pueden potenciar ligeramente la excreción de calcio. Sin embargo, no deben usarse en pacientes euvolémicos o hipervolémicos, dado que pueden contraer más el volumen del LEC y evitar la recuperación adecuada de la volemia.

- Pueden usarse **bisfosfonatos i.v.** para disminuir la liberación de calcio desde los huesos en la hipercalcemia persistente. Se perfunden 60 mg de pamidronato durante 2-4 h; en una hipercalcemia grave (> 13,5 mg/dl), pueden administrarse 90 mg durante el mismo tiempo. Por lo general, se observa una respuesta hipocalcémica en 2 días, que puede persistir durante 2 semanas o más. El tratamiento puede repetirse después de 7 días si reaparece la hipercalcemia. El zoledronato es un bisfosfonato más potente que se administra en dosis de 4 mg perfundidos durante al menos 15 min. Su uso debe ir precedido de hidratación, y la insuficiencia renal es una contraindicación relativa.

■ Otras opciones
- La **calcitonina** inhibe la resorción ósea y aumenta la excreción renal de calcio. La administración de 4-8 UI de calcitonina de salmón/kg por vía i.m. o s.c. cada 6-12 h reduce el calcio sérico entre 1 y 2 mg/dl en algunas horas en el 60-70 % de los pacientes. Aunque es menos potente que otros inhibidores de la resorción ósea, no presenta toxicidad grave, es segura en caso de insuficiencia renal y puede tener un efecto analgésico en pacientes con metástasis óseas.

- Los **glucocorticoesteroides** son eficaces en la hipercalcemia debida a neoplasias hematológicas y a la producción granulomatosa de calcitriol. La dosis inicial es de 20-60 mg/día de prednisona o su equivalente. Después de estabilizar el calcio sérico, la dosis debe reducirse de forma gradual, hasta el mínimo necesario para controlar los síntomas de hipercalcemia. Los efectos adversos (v. capítulo 25, *Artritis y enfermedades reumatológicas*) limita la utilidad de los glucocorticoesteroides en tratamientos prolongados.

- El **nitrato de galio** inhibe la resorción ósea de forma tan eficaz como los bisfosfonatos i.v. y tiene un inicio retrasado similar de 2 días. Se administra como infusión continua de 100-200 (mg/m^2)/día durante 5 días, siempre que no se alcance antes la normocalcemia. Sin embargo, existe un riesgo significativo de nefrotoxicidad y está contraindicado si la concentración de creatinina sérica es > 2,5 mg/dl.

- **Diálisis.** La hemodiálisis y la diálisis peritoneal usando una solución de diálisis con bajo contenido en calcio son eficaces en los pacientes con hipercalcemia muy grave (> 16 mg/dl) y con ICC o insuficiencia renal.

■ **Tratamiento crónico** de la hipercalcemia.
- **Hiperparatiroidismo primario.** En muchos pacientes, este trastorno tiene una evolución benigna, con una fluctuación mínima en la concentración sérica de calcio y sin secuelas clínicas obvias. La paratiroidectomía está indicada en pacientes con: *a)* calcio sérico corregido > 1 mg/dl por encima del límite superior normal, *b)* aclaramiento de creatinina < 60 ml/min, *c)* edad < 50 años y *d)* densidad ósea en la cadera, la columna lumbar o la parte distal del radio > 2,5 desviaciones estándar por debajo de la masa ósea máxima (puntuación T < − 2,5) y/o fractura previa por fragilidad *(J Clin Endocrinol Metab 2009;94:335)*. Una intervención quirúrgica suele tener una frecuencia de éxito elevada (95 %) con escasa morbilidad y mortalidad.

- El **tratamiento médico** puede ser una opción razonable en pacientes asintomáticos que no son candidatos a la cirugía. El tratamiento consiste en hidratación oral libre con una dieta rica en sales, actividad física diaria para reducir la resorción ósea y evitar los diuréticos tiazídicos. Los bisfosfonatos orales y la terapia de sustitución de estrógenos o el raloxifeno en mujeres posmenopáusicas pueden considerarse en el contexto clínico apropiado. También se ha demostrado cómo el cinacalcet, un activador del receptor sensor de calcio, reduce la secreción de PTH y las concentraciones de calcio sérico.

- **Hipercalcemia maligna.** Puede probarse el tratamiento con bisfosfonatos, glucocorticoesteroides y una dieta con contenido en calcio reducido (< 400 mg/día), aunque estas maniobras casi nunca son eficaces en períodos largos de tiempo, salvo que el tumor maligno responda al tratamiento. Puede usarse el **denosumab** en pacientes con hipercalcemia persistente por tumor maligno en quienes pueden estar contraindicados los bisfosfonatos debido a insuficiencia renal. Se administra en una dosis de 120 mg s.c. a la semana durante 4 semanas y después mensualmente.

Hipocalcemia

PRINCIPIOS GENERALES

■ La hipocalcemia se define como la concentración de calcio en suero **< 8,4 mg/dl** con una albúmina sérica normal o una concentración de calcio ionizado **< 4,2 mg/dl.**

■ El término **pseudohipocalcemia** describe la situación en la que el calcio total disminuye por una hipoalbuminemia, pero la **[Ca^{2+}] corregida** (v. «Calcio», «Hipercalcemia», «Pruebas diagnósticas») y el calcio ionizado permanecen dentro de los intervalos normales.

■ **Hipoparatiroidismo eficaz.** La reducción de la actividad de la PTH puede ser el resultado de una disminución de la liberación de esta hormona debido a una destrucción autoinmunitaria, infiltrante o yatrogénica (p. ej., tras tiroidectomía) del tejido paratiroideo. En casos inusuales, el hipoparatiroidismo es congénito, como en el síndrome de DiGeorge o en la **hipocalcemia familiar.** La liberación de PTH también se ve alterada tanto con la hipomagnesemia (< 1 mg/dl) como con la hipermagnesemia grave (> 6 mg/dl).

■ La **deficiencia de vitamina D** reduce el calcio corporal total, si bien no suele afectar a las concentraciones séricas de calcio, salvo que la deficiencia sea grave, ya que el hiperparatiroidismo secundario resultante a menudo corrige las concentraciones séricas de calcio. Puede observarse una deficiencia significativa de vitamina D en los ancianos o en las personas con una exposición solar limitada, en casos de enfermedad hepática avanzada (debido a una disminución en la síntesis de precursores) y en el síndrome nefrótico. Puede observarse una actividad reducida en la activación de la vitamina D a través de la actividad de la 1-α-hidroxilasa con raquitismo dependiente de la vitamina D e insuficiencia renal crónica.

■ Las concentraciones séricas de calcio también pueden disminuir por elevaciones importantes del fósforo sérico, que se une al calcio y se deposita en diversos tejidos. El calcio también puede unirse al citrato (durante la transfusión de hemoderivados que contienen citrato o con reposición renal continua usando anticoagulación con citrato), así como a fármacos como el foscarnet y las fluoroquinolonas. También puede apreciarse un aumento de la unión a la albúmina en el contexto de la alcalemia, lo que aumenta la exposición de los sitios de unión cargados negativamente de la albúmina.

■ **Otros.** Es frecuente observar una concentración sérica de calcio libre baja en pacientes gravemente enfermos, quizá debido a una disminución mediada por citocinas en la liberación de PTH y calcitriol con la resistencia del órgano diana a sus efectos.

DIAGNÓSTICO

Presentación clínica

■ Las manifestaciones clínicas varían con el grado de hipocalcemia y la velocidad de aparición.

■ La hipocalcemia grave aguda puede producir laringoespasmo, confusión, convulsiones o colapso vascular con bradicardia e insuficiencia cardíaca descompensada.

■ La hipocalcemia moderada aguda puede producir un aumento de la excitabilidad de nervios y músculos, que causará parestesia circumoral o distal y tetania.

■ El **signo de Trousseau** es la aparición de un espasmo del carpo cuando se infla un manguito de presión arterial por encima de la presión sistólica durante 3 min. El **signo de Chvostek** alude a los espasmos de los músculos faciales cuando se golpea el nervio facial por delante del oído. La presencia de estos signos se conoce como **tetania latente.**

■ Los indicios para el diagnóstico pueden ser proporcionados por una evaluación clínica por: *a)* una cirugía de cuello previa (hipoparatiroidismo postoperatorio), *b)* enfermedades sistémicas (autoinmunitarias, trastornos infiltrantes), *c)* antecedentes familiares de hipocalcemia, *d)* hipocalcemia inducida por fármacos y *e)* afecciones asociadas a deficiencia de vitamina D (p. ej., uremia).

Pruebas diagnósticas

■ Los datos analíticos deben usarse para evaluar el eje calcio-PTH, así como las anomalías minerales concurrentes.

- La **albúmina** debe determinarse siempre que se observe una anomalía en las concentraciones séricas de calcio para descartar una pseudohipocalcemia. Como se mencionó previamente, el calcio puede corregirse añadiendo $\{0,8 \times (4 - [albúmina])\}$ a la concentración sérica total de calcio.
- Una **PTH sérica** menor de lo normal o inapropiadamente normal en el contexto de una hipocalcemia es indicativa de hipoparatiroidismo. A menudo se encuentran concentraciones altas de PTH con deficiencia de vitamina D, resistencia a PTH e hiperfosfatemia.
- El **fósforo sérico** suele ser útil para identificar la deficiencia de vitamina D (baja concentración de calcio y baja concentración de fósforo) o la quelación intravascular de calcio (baja concentración de calcio y alta concentración de fósforo).
- Las reservas de **vitamina D** suelen valorarse midiendo sólo $25(OH)D_3$, ya que las concentraciones de calcitriol ($1,25[OH]_2D_3$) pueden estar normalizadas gracias al aumento compensador de la actividad 1-α-hidroxilasa.
- Durante el tratamiento de la hipocalcemia debe descartarse la deficiencia de **magnesio.**
- El **ECG** puede mostrar un intervalo QT prolongado y bradicardia.

TRATAMIENTO

El **control agudo de la hipocalcemia sintomática** requiere un tratamiento inmediato y agresivo.

- En primer lugar debe comprobarse la concentración de **fósforo.** En la hiperfosfatemia grave ($> 6,5$ mg/dl), la administración de calcio aumentará el producto calcio-fósforo y puede exacerbar la formación de calcificaciones ectópicas. En la hipocalcemia sintomática aguda con hiperfosfatemia grave, puede ser necesaria la diálisis para tratar de forma adecuada las anomalías minerales. Si la hipocalcemia es asintomática, la reducción de fósforo debe preceder al suplemento agresivo de calcio.
- Si existe **hipomagnesemia,** conviene tratarla en primer lugar para corregir de forma eficaz la hipocalcemia. Pueden administrarse 2 g de sulfato de magnesio i.v. durante 15 min seguidos de una perfusión (v. «Magnesio», «Hipomagnesemia», «Tratamiento») y puede incluso administrarse de forma empírica si no existe insuficiencia renal.
- **Suplemento de calcio.** La administración i.v. de calcio debe reservarse para casos de hipocalcemia grave o sintomática, y puede administrarse como cloruro cálcico o gluconato de calcio. El gluconato de calcio suele preferirse, debido al riesgo reducido de toxicidad tisular con la extravasación. Suele prepararse como una solución al 10 % (100 mg de gluconato de calcio por mililitro). Por tanto, una ampolla (10 ml) de gluconato de calcio contiene 1 000 mg de gluconato de calcio y ~ 90 mg de calcio elemental.
  - Cuando es necesario tratar casos de hipocalcemia grave o sintomática, puede alcanzarse una dosis inicial de 90 mg a 180 mg de calcio elemental con 1-2 g de **gluconato de calcio** (equivalente a 10-20 ml o a una o dos ampollas de gluconato de calcio al 10 %) mezclados con 50-100 ml de D5W administrados durante 10-20 min.
  - El efecto del tratamiento inicial es sólo transitorio, y el mantenimiento de las concentraciones de calcio suele requerir una perfusión continua de 0,5 a 1,5 (mg/kg)/h de calcio elemental. Una solución compuesta de 1 litro de D5W con 100 ml de gluconato de calcio al 10 % contiene ~ 900 mg de calcio elemental por litro, aproximándose a 1 mg de calcio elemental por mililitro de líquido. La perfusión suele iniciarse a un flujo de 50 ml/h (~ 50 mg de calcio elemental por hora) y, si es necesario, puede elevarse.
- **Tratamiento crónico.** El tratamiento requiere suplementos de calcio y vitamina D o de su metabolito activo para aumentar la absorción intestinal de calcio.
  - **Suplementos de calcio oral.** Puede administrarse carbonato cálcico (40 % de calcio elemental) o acetato cálcico (25 % de calcio elemental) con un objetivo de administración de 1 g a 2 g de calcio *elemental* v.o. tres veces al día. La suplementación de calcio debe hacerse fuera de las comidas, para minimizar la unión con el fósforo y maximizar la absorción entérica. Es importante controlar las concentraciones séricas una a dos veces por semana para dirigir el tratamiento en curso.
  - **Vitamina D.** La deficiencia simple en la dieta puede corregirse usando 400 UI a 1 000 UI/día de ergocalciferol. Sin embargo, si va acompañada de otros trastornos hi-

pocalcémicos, puede que sean necesarias dosis mayores. Debe administrarse semanalmente una pauta posológica de 50 000 UI durante 6-8 semanas en aquellos pacientes
con alteraciones subyacentes del metabolismo de la vitamina D (insuficiencia renal), y
diariamente en aquellos con desnutrición o malabsorción grave.

- En comparación, el **calcitriol** tiene un inicio de acción mucho más rápido. La dosis
inicial es de 0,25 µg al día, y la mayoría de los pacientes se mantienen con 0,5-2 µg diarios. La dosis puede aumentarse a intervalos de entre 2 y 4 semanas. Como el calcitriol
aumenta la absorción entérica de fósforo, así como la de calcio, deben controlarse las
concentraciones de fósforo e iniciarse el tratamiento con quelantes orales de fosfato si el
fósforo excede el valor normal.

COMPLICACIONES

Aparición de hipercalcemia. En el caso de que se produzca hipercalcemia, deben detenerse
los suplementos de vitamina D y de calcio. Una vez que las concentraciones séricas de calcio
vuelvan a valores normales, se reiniciarán ambos en dosis más bajas. La hipercalcemia debida
a calcitriol normalmente se resuelve en 1 semana.

FÓSFORO

■ El fósforo es fundamental para la formación del hueso y el metabolismo energético celular.
■ Aproximadamente el 85 % del **fósforo corporal total** está en los huesos, y la mayor parte
del resto, dentro de las células. Por tanto, puede que las concentraciones séricas de fósforo
no reflejen las reservas de fósforo corporal total.
■ El **equilibrio del fósforo** está determinado principalmente por cuatro factores:
- La **PTH** regula la incorporación y liberación de minerales a partir de los depósitos óseos
y disminuye la reabsorción tubular proximal de fosfato, produciendo pérdida en orina.
- La **concentración de fosfato** en sí regula la reabsorción renal proximal.
- La **insulina** reduce las concentraciones séricas trasvasando fosfato al interior de las células.
- El **calcitriol** aumenta el fosfato sérico potenciando la absorción intestinal de fósforo.

Hiperfosfatemia

PRINCIPIOS GENERALES

■ La hiperfosfatemia se define como una concentración sérica de fosfato > **4,5 mg/dl.**
■ La **hiperfosfatemia** se produce por: *a)* **trasvase transcelular,** *b)* **aumento de la ingesta** y,
con mayor frecuencia, *c)* por **disminución de la excreción renal.** En la práctica clínica,
suele existir insuficiencia renal y sirve como el principal factor de predisposición para el
desarrollo de hiperfosfatemia.
■ El **trasvase transcelular** tiene lugar en casos de rabdomiólisis, síndrome de lisis tumoral y
hemólisis masiva, debido a que el fósforo se libera desde las células al LEC. La acidosis metabólica y la hipoinsulinemia reducen el flujo de fósforo al interior de las células y también
contribuyen a la hiperfosfatemia observada en algunas ocasiones en la CAD.
■ El **aumento de la ingesta** que induce hiperfosfatemia suele producirse en el contexto de la
insuficiencia renal, bien con desviaciones de la dieta prescrita para la enfermedad renal crónica o como complicación yatrogénica. Esta última puede observarse cuando se administran
a pacientes con insuficiencia renal enemas de fosfosoda o análogos activos de la vitamina D.
■ La **disminución de la excreción renal** tiene lugar más frecuentemente en el contexto de
la insuficiencia renal. En ocasiones, el hipoparatiroidismo y el pseudohipoparatiroidismo
reducen también el aclaramiento renal de fósforo.

DIAGNÓSTICO

Presentación clínica

■ Los signos y síntomas suelen ser atribuibles a la hipocalcemia y a la calcificación metastásica de los tejidos blandos. En ocasiones, los depósitos en la piel pueden causar prurito

grave. El término **calcifilaxia** describe la isquemia tisular que puede producirse por la calcificación de los vasos sanguíneos más pequeños y su trombosis posterior.

■ La hiperfosfatemia crónica contribuye al desarrollo de osteodistrofia renal (v. capítulo 13, *Nefropatías*).

Pruebas diagnósticas

Las concentraciones séricas de fósforo elevadas pueden ir acompañadas de hipocalcemia como resultado de la **quelación intravascular** del calcio por el fósforo.

TRATAMIENTO

■ La **hiperfosfatemia aguda** se trata aumentando la excreción renal de fósforo y, por tanto, el tratamiento está limitado cuando existe insuficiencia renal.
 • La **recuperación de la función renal** corregirá a menudo la hiperfosfatemia en el paciente en un plazo de 12 h. En determinados casos, puede administrarse solución salina y/o acetazolamida (15 mg/kg cada 4 h) para lograr que se potencie más la fosfaturia.
 • Puede necesitarse la **hemodiálisis,** sobre todo si existe insuficiencia renal irreversible o hipocalcemia sintomática.
■ La **hiperfosfatemia crónica** se asocia prácticamente siempre a insuficiencia renal crónica. El tratamiento consiste en la reducción de la ingesta de fósforo mediante la modificación de la dieta del paciente y el uso de quelantes de fosfato. Puede encontrarse una descripción más detallada y completa en el capítulo 13, *Nefropatías.*

Hipofosfatemia

PRINCIPIOS GENERALES

■ La hipofosfatemia se define como una concentración sérica de fosfato **< 2,8 mg/dl.**
■ La hipofosfatemia puede producirse por: *a)* **alteración de la absorción intestinal,** *b)* **aumento de la excreción renal** o *c)* **trasvase transcelular** al interior de las células. A menudo, hay varios mecanismos que actúan conjuntamente para reducir el fosfato sérico.
 • La **alteración de la absorción intestinal** tiene lugar con los síndromes de malabsorción, el uso de quelantes de fosfato orales o la deficiencia de vitamina D por cualquier causa (v. «Calcio», «Hipocalcemia», «Principios generales» y «Etiología»). El *alcoholismo crónico* suele asociarse a una ingesta deficiente tanto de fosfato como de vitamina D, lo que produce una disminución del fósforo corporal total.
 • El **aumento de la excreción renal** se produce con concentraciones elevadas de PTH, como se observa en el hiperparatiroidismo. Esto puede ser especialmente pronunciado en pacientes con hiperparatiroidismo secundario o terciario que se someten a trasplante renal, ya que las causas de la PTH elevada ejercen un profundo efecto fosfatúrico sobre el alotrasplante funcional. La hipofosfatemia también puede aparecer por diuresis osmótica y trastornos del transporte tubular proximal, como en el raquitismo hipofosfatémico ligado al cromosoma X y el síndrome de Fanconi.
 • El **trasvase transcelular** se ve estimulado por la alcalosis respiratoria, así como por la insulina. Esta última es responsable de la reducción paradójica de la concentración del fósforo durante el tratamiento de la malnutrición con hiperalimentación (síndrome de realimentación). El aumento endógeno de la insulina durante el tratamiento induce el trasvase de fósforo al interior de la célula, reduciendo más el fósforo sérico en el paciente desnutrido. El fósforo también puede ser absorbido rápidamente dentro del hueso después de una paratiroidectomía debida a hiperparatiroidismo grave (síndrome del «hueso hambriento»).

DIAGNÓSTICO

Presentación clínica

Los signos y síntomas normalmente aparecen sólo si existe disminución de fosfato corporal total y la concentración sérica de fósforo es < 1 mg/dl. Estos efectos orgánicos se deben a la incapacidad para formar ATP y a la alteración de la administración de oxígeno tisular que aparece con la disminución de 2,3-difosfoglicerato en los eritrocitos. Entre ellos figuran la lesión muscular (rabdomiólisis, alteración de la función diafragmática e insuficiencia cardíaca), anomalías neurológicas (parestesias, disartria, confusión, estupor, convulsiones y coma) y, en raras ocasiones, hemólisis y disfunción plaquetaria.

Pruebas diagnósticas

■ La causa suele hacerse evidente a partir de la situación clínica en la que aparece hipofosfatemia. Si no, la determinación de la **excreción de fósforo en orina** ayuda a definir el mecanismo. Una excreción renal > 100 mg en la orina de 24 h o una excreción fraccional de fosfato > 5 % durante la hipofosfatemia indican una pérdida renal excesiva.

■ Una concentración sérica baja de **25(OH)D$_3$** sugiere una deficiencia o malabsorción de la vitamina D de la dieta. En el hiperparatiroidismo primario o secundario puede observarse una concentración elevada de **PTH intacta.**

TRATAMIENTO

■ La **hipofosfatemia moderada aguda** (1-2,5 mg/dl) es frecuente en el paciente hospitalizado y suele deberse simplemente a **trasvases transcelulares.** Si es asintomática, no requiere tratamiento, sólo corrección de la causa subyacente.

■ La **hipofosfatemia grave aguda** (< 1 mg/dl) puede necesitar tratamiento con fosfato i.v. cuando se asocia a manifestaciones clínicas graves. Entre las preparaciones i.v. figuran el fosfato de potasio (1,5 mEq de potasio/mmol de fosfato) y el fosfato de sodio (1,3 mEq de sodio/mmol de fosfato).

• Se administra una infusión de fosfato de entre 0,08 mmol/kg y 0,16 mmol/kg en 500 ml de solución salina al 0,45 % por vía i.v. durante 6 h (1 mmol de fosfato = 31 mg de fósforo). La reposición i.v. debe detenerse cuando la concentración de fósforo sérico sea > 1,5 mg/dl y cuando sea posible el tratamiento oral. Debido a la necesidad de reabastecer las reservas intracelulares, puede ser necesaria la administración de fosfato durante 24-36 h.

• Hay que tener un cuidado extremo para evitar la hiperfosfatemia, que puede inducir hipocalcemia. Si se produce hipotensión, deberá sospecharse una hipocalcemia aguda, y la perfusión debe detenerse o reducirse. Es importante que la administración de dosis adicionales se base en los síntomas y en las concentraciones séricas de calcio y fósforo, que deben determinarse cada 8 h.

■ **Hipofosfatemia crónica.** La deficiencia de vitamina D, si existe, debe tratarse en primer lugar (v. «Calcio», «Hipocalcemia», «Tratamiento»), seguido de una suplementación oral de 0,5 g a 1 g de fósforo elemental v.o. dos o tres veces al día. Entre las preparaciones se encuentra una con 250 mg de fósforo elemental y 7 mEq de Na$^+$ y K$^+$ por cápsula, y otra con 250 mg de fósforo elemental y 14 mEq de K$^+$ por cápsula. Los contenidos de las cápsulas deben disolverse en agua. La fosfosoda (815 mg de fósforo y 33 mEq de sodio por cada 5 ml) es un fármaco oral alternativo. Entre los efectos adversos limitantes se incluyen náuseas y diarrea.

MAGNESIO

■ El **magnesio** desempeña un papel importante en la función neuromuscular.

■ Aproximadamente el 60 % del magnesio corporal se almacena en los huesos y la mayor parte del resto se encuentra en las células. Sólo el 1 % está en el LEC. Debido a ello, el magnesio sérico no es un buen factor pronóstico de las reservas corporales intracelulares y totales, y pueden infravalorarse en extremo las deficiencias totales de magnesio.

■ El principal determinante del equilibrio de magnesio es la **concentración de magnesio** en sí, que influye directamente sobre la excreción renal. La hipomagnesemia estimula la reabsorción tubular de magnesio, mientras que la hipermagnesemia lo inhibe.

Hipermagnesemia

PRINCIPIOS GENERALES

■ La hipermagnesemia se define como una concentración sérica de magnesio > **2,2 mEq/l.**

■ La mayoría de los casos de hipermagnesemia clínicamente significativa son **iatrogénicos,** y aparecen con dosis grandes de antiácidos o laxantes que contienen magnesio y durante el tratamiento de la preeclampsia con magnesio i.v. Puesto que la excreción renal es el único medio de reducir las concentraciones séricas, la presencia de insuficiencia renal significativa puede inducir toxicidad por magnesio, incluso con dosis terapéuticas de estos antiácidos y laxantes.

■ Las elevaciones leves e insignificantes de magnesio pueden darse en pacientes con enfermedad renal terminal, por intoxicación con teofilina, CAD y en el síndrome de lisis tumoral.

DIAGNÓSTICO

Presentación clínica

■ Los signos y síntomas sólo se observan si la concentración sérica de magnesio es > 4 mEq/l.

■ Entre las anomalías neuromusculares se encuentran la hiporreflexia (normalmente el primer signo de toxicidad por magnesio), el letargo y la debilidad, que pueden progresar a somnolencia y parálisis. Con la afectación diafragmática, ésta puede producir insuficiencia respiratoria.

■ Entre los hallazgos cardíacos se incluyen la hipotensión, la bradicardia y la parada cardíaca.

Pruebas diagnósticas

El ECG puede mostrar bradicardia y prolongación de los intervalos PR, QRS y QT con concentraciones de magnesio de 5 a 10 mEq/l. Con concentraciones > 15 mEq/l puede producirse bloqueo cardíaco completo o asistolia.

TRATAMIENTO

■ **Prevención.** En caso de insuficiencia renal significativa, debe evitarse la administración inadvertida de medicamentos que contengan magnesio (p. ej., algeldrato/hidróxido de magnesio o citrato de magnesio).

■ **Hipermagnesemia asintomática.** Si la función renal es normal, las concentraciones normales de magnesio se conseguirán rápido con la eliminación de la carga de magnesio.

■ **Hipermagnesemia sintomática**
  • El tratamiento de soporte inmediato es fundamental e incluye ventilación mecánica para la insuficiencia respiratoria y un marcapasos temporal para las bradiarritmias significativas.
  • Los efectos de la hipermagnesemia pueden contrarrestarse rápidamente mediante la administración i.v. de 10-20 ml de gluconato cálcico al 10 % (1-2 g) durante 10 min.
  • La excreción renal puede favorecerse con la administración de solución salina.
  • Con la insuficiencia renal significativa, es necesaria la hemodiálisis para el tratamiento definitivo.

Hipomagnesemia

PRINCIPIOS GENERALES

■ La hipomagnesemia se define como una concentración sérica de magnesio < 1,3 mEq/l.

■ La hipomagnesemia está causada con más frecuencia por la alteración de la absorción intestinal y el aumento de la excreción renal.
  • La **disminución de la absorción intestinal** se observa durante la malnutrición, ya que es frecuente en casos de alcoholismo crónico o síndromes de malabsorción. El magnesio también puede perderse por una diarrea prolongada y aspiración nasogástrica. Se ha descrito hipomagnesemia con el uso crónico de inhibidores de la bomba de protones (IBP), probablemente por alteración de la absorción intestinal.
  • El **aumento de la excreción renal** de magnesio puede producirse debido al aumento del flujo tubular renal (como ocurre con la diuresis osmótica), así como a la alteración de la función tubular (como se observa con la resolución de la necrosis tubular aguda (NTA), diuréticos del asa y síndromes de Bartter y Gitelman).

■ **Fármacos.** Varios medicamentos inducen de forma similar defectos en el transporte tubular del magnesio, entre ellos los aminoglucósidos, la anfotericina B, el cisplatino, la pentamidina y la ciclosporina.

DIAGNÓSTICO

Presentación clínica

■ Entre las manifestaciones neurológicas se encuentran: letargo, confusión, temblores, fasciculaciones, ataxia, nistagmo, tetania y convulsiones.

■ Pueden aparecer arritmias auriculares y ventriculares, especialmente en pacientes tratados con digoxina.

Pruebas diagnósticas

■ Una [Mg^{2+}] sérica baja, junto con un escenario clínico apropiado, es suficiente para establecer el diagnóstico de **deficiencia de magnesio**. Sin embargo, debido al lento intercambio de magnesio entre el hueso y las reservas intracelulares (v. «Magnesio»), una concentración sérica normal no debe descartar una **deficiencia de magnesio** corporal total.

■ La causa de la hipomagnesemia suele ser evidente a partir del contexto clínico, pero cuando existen dudas es útil la determinación de la **excreción de magnesio en orina**. Una concentración de magnesio en orina de 24 h > 2 mEq (o > 24 mg) o una excreción fraccional de magnesio > 2 % durante un estado de hipomagnesemia indican **aumento de la excreción renal**. La excreción fraccional de magnesio se calcula mediante la fórmula:

$$(Mg^{2+} \text{ en orina/Cr en orina}) \div [(Mg^{2+} \text{ sérico} \times 0,7)/Cr \text{ sérica}] \times 100$$

■ A menudo puede haber hipocalcemia (v. «Calcio», «Hipocalcemia», «Etiología») y/o hipopotasemia (v. «Potasio», «Hipopotasemia», «Etiología») debido a los trastornos inducidos por la hipomagnesemia en la homeostasis mineral.

■ Entre las anomalías del **ECG** puede encontrarse una prolongación de los intervalos PR y QT con un ensanchamiento del complejo QRS. La *torsades de pointes* es la arritmia que clásicamente se asocia a este trastorno.

TRATAMIENTO

■ En pacientes con función renal normal, el exceso de magnesio se excreta fácilmente, y existe escaso riesgo de provocar hipermagnesemia con las dosis recomendadas. Sin embargo, *el magnesio debe administrarse con un cuidado extremo cuando existe insuficiencia renal.*

■ La vía de administración depende de si aparecen manifestaciones clínicas debidas a la deficiencia de magnesio.

• La **hipomagnesemia asintomática** puede ser tratada por vía oral. Existen numerosas preparaciones, entre ellas una de 240 mg de magnesio elemental por comprimido de 400 mg, otra de 84 mg por comprimido de 140 mg y otra de liberación mantenida (64 mg por comprimido). Por lo general, se administran ~ 240 mg de magnesio elemental diarios en los casos de deficiencias leves, mientras que las hipomagnesemias más graves pueden necesitar hasta 720 mg/día de magnesio elemental. El efecto secundario principal es la diarrea. La normalización de las concentraciones séricas de magnesio puede ser engañosa, ya que el magnesio administrado se extravasa lentamente para rellenar las reservas intracelulares y óseas. Además, un aumento brusco de las concentraciones séricas estimula la excreción renal. Por lo tanto, deben controlarse rigurosamente las concentraciones séricas y debe mantenerse la reposición hasta que los pacientes muestren una normalización estable de las concentraciones séricas de magnesio.

• La **hipomagnesemia sintomática grave** debe tratarse con 1-2 g de sulfato de magnesio (1 g de sulfato de magnesio = 96 mg de magnesio elemental) i.v. durante 15 min. Una vez más, para tener en cuenta la redistribución gradual hacia las reservas intracelulares gravemente disminuidas, puede ser necesaria una terapia de reposición que se mantendrá de 3 a 7 días. Conviene medir el magnesio sérico cada 24 h y la velocidad de perfusión debe ajustarse para mantener una concentración sérica de magnesio < 2,5 mEq/l. Los reflejos tendinosos deben comprobarse con frecuencia, puesto que la hiporreflexia indica hipermagnesemia. Pueden utilizarse dosis reducidas y un control más frecuente incluso en la insuficiencia renal leve.

TRASTORNOS DEL EQUILIBRIO ACIDOBÁSICO

PRINCIPIOS GENERALES

■ El **pH normal** del LEC es de **7,4 ± 0,03.** Las alteraciones del pH pueden producirse con los cambios en la proporción entre la $[HCO_3^-]$ y la pCO_2 como se describe en la **ecuación de Henderson-Hasselbalch:**

$$pH = 6,1 + \log\{[HCO_3^-] + (pCO_2 \times 0,3)\}$$

■ El mantenimiento del pH es esencial para la función celular normal. Se conocen tres mecanismos generales que mantienen el pH dentro de un estrecho margen:
  • La **amortiguación química** está mediada por el HCO_3^- del LEC y las proteínas y por amortiguadores fosfato del LIC. La $[HCO_3^-]$ normal es de 24 ± 2 mEq/l.
  • La **ventilación alveolar** minimiza las variaciones del pH alterando la pCO_2. La pCO_2 normal es de 40 ± 5 mm Hg.
  • El **control renal del H^+** permite al riñón adaptarse a los cambios en el estado de equilibrio acidobásico mediante la reabsorción de HCO_3^- y la excreción de un ácido titulable (p. ej., $H_2PO_4^-$) y NH_4^+.
■ Los términos **acidemia y alcalemia** hacen referencia a procesos que reducen y elevan el pH independientemente de su mecanismo. Pueden producirse por trastornos metabólicos o respiratorios:
  • La **acidosis metabólica** se caracteriza por una disminución de la $[HCO_3^-]$ plasmática debido a la pérdida de HCO_3^- o a la acumulación de ácido.
  • La **alcalosis metabólica** se caracteriza por una elevación de la $[HCO_3^-]$ plasmática debido a la pérdida de iones H^+ o la ganancia de HCO_3^-.
  • La **acidosis respiratoria** se caracteriza por una elevación de la pCO_2 debida a hipoventilación alveolar.
  • La **alcalosis respiratoria** se caracteriza por una disminución de la pCO_2 como resultado de la hiperventilación.

DIAGNÓSTICO

El análisis debe ser sistemático, de modo que se puedan obtener conclusiones precisas y pueda iniciarse un tratamiento apropiado. Una vez que se haya identificado correctamente el proceso acidobásico, pueden realizarse estudios diagnósticos adicionales para determinar las etiologías precisas en juego.
■ **Paso 1.** Realizar una gasometría arterial (GA). Existe acidemia cuando el pH es < 7,37 y alcalemia cuando el pH es > 7,43.
■ **Paso 2.** Establecer la alteración principal determinando si el cambio en la $[HCO_3^-]$ o en la pCO_2 es responsable del desvío observado del pH.
  • En la acidemia, una disminución de la $[HCO_3^-]$ indica acidosis metabólica, mientras que la elevación de la pCO_2 sugiere acidosis respiratoria. En la alcalemia, una $[HCO_3^-]$ elevada indica alcalosis metabólica, mientras que la disminución de la pCO_2 sugiere alcalosis respiratoria.
  • Existe un **trastorno combinado** cuando el pH es normal, pero tanto la pCO_2 como la $[HCO_3^-]$ son anómalas. Los cambios en la pCO_2 y en la $[HCO_3^-]$ pueden producir el cambio del pH
■ **Paso 3.** Determinar si la compensación es apropiada.
  • El **mecanismo compensador** es una adaptación a la alteración primaria del equilibrio acidobásico que pretende estabilizar la variación del pH. Un proceso respiratorio que cambia el pH en una dirección será compensado por otro proceso metabólico que lo hace en la dirección contraria, y viceversa.
  • El efecto de compensación atenúa, *pero no corrige completamente*, el cambio primario del pH.

TABLA 12-2	**Respuestas compensadoras previstas a trastornos primarios del equilibrio acidobásico**	
Trastorno	**Cambio principal**	**Respuesta compensadora**
Acidosis metabólica	↓ [HCO₃⁻]	↓ pCO₂ 1,2 mm Hg por cada 1 mEq/l ↓ [HCO₃⁻] o pCO₂ = últimos dos dígitos del pH
Alcalosis metabólica	↑ [HCO₃⁻]	↑ pCO₂ 0,7 mm Hg por cada 1 mEq/l ↑ [HCO₃⁻]
Acidosis respiratoria	↑ pCO₂	
Aguda		↑ [HCO₃⁻] 1 mEq/l por cada 10 mm Hg ↑ pCO₂
Crónica		↑ [HCO₃⁻] 3,5 mEq/l por cada 10 mm Hg ↑ pCO₂
Alcalosis respiratoria	↓ pCO₂	
Aguda		↓ [HCO₃⁻] 2 mEq/l por cada 10 mm Hg ↓ pCO₂
Crónica		↓ [HCO₃⁻] 5 mEq/l por cada 10 mm Hg ↓ pCO₂

- En la tabla 12-2 se muestran las compensaciones previstas para las diversas alteraciones acidobásicas primarias.
- Una respuesta compensadora inapropiada indica la presencia de un trastorno combinado.
- Ejemplo: en un paciente con acidosis metabólica, la compensación respiratoria atenúa la alteración metabólica del pH reduciendo la pCO_2. Sin embargo, si la pCO_2 es mayor de la esperada, la compensación respiratoria es insuficiente, lo que revela una acidosis respiratoria con la acidosis metabólica primaria. Si la pCO_2 es menor de la esperada, la compensación es excesiva, lo que muestra una alcalosis respiratoria concomitante.

■ **Paso 4. Determinar el hiato aniónico (*anion gap*).**
- En las personas sanas, las concentraciones séricas totales de cationes están equilibradas con los aniones séricos totales. Los cationes totales están compuestos por cationes medidos (CM) y cationes no medidos (CNM), mientras que los aniones totales están compuestos por aniones medidos (AM) y aniones no medidos (ANM). Determinadas formas de acidosis se caracterizan por un aumento de la reserva de ANM. El **hiato aniónico (HA)** es simplemente una forma de mostrar la acumulación de este anión no medido.
- HA = [Na⁺] - ([Cl⁻] + [HCO₃⁻]). El HA normal es de 10 ± 2 mEq/l.

  HA = exceso de aniones no medidos (frente a cationes no medidos) = ANM - CNM

  Puesto que cationes totales = aniones totales:

  $$CM + CNM = AM + ANM$$

  Reordenando la ecuación:

  $$ANM - CNM = CM - AM$$

  $$CM \text{ es } Na^+, AM \text{ son } Cl^- \text{ y } HCO_3^-$$

- Puesto que la albúmina es el principal anión no medido, el HA debe corregirse si se observan grandes cambios en las concentraciones séricas de albúmina:

$$\mathbf{HA_{corregido} = HA + \{(4 - [albúmina]) \times 2,5\}}$$

- Un HA elevado indica la presencia de acidosis metabólica con un anión en circulación (v. tabla 12-3).

■ **Paso 5.** Valorar el hiato delta.
- Para mantener un contenido aniónico total estable, cualquier aumento en un anión no medido debe acompañarse de una disminución de la [HCO₃⁻]. La comparación entre el cambio del HA (ΔHA) y el de la [HCO₃⁻] (Δ[HCO₃⁻]) es una forma simple de asegurarse de que cada cambio en el HA se explica de la siguiente forma:
- Si el ΔHA = Δ[HCO₃⁻], esto es una simple acidosis metabólica con HA.

TABLA 12-3	**Los cuatro trastornos primarios del equilibrio acidobásico y sus causas frecuentes**

	Acidosis	**Alcalosis**
Metabólica	Con hiato: • Cetoacidosis (por ayuno, alcohólica, diabética) • Exposiciones (metanol, etilenglicol, salicilatos) • Ácido láctico (shock, relacionado con fármacos) • Uremia importante Sin hiato: • Pérdida no renal de HCO_3^- (diarrea) • Pérdida renal de HCO_3^-/ATR2 • ↓ secreción H^+/ATR1 • Hipoaldosteronismo (ATR tipo 4)	Generación: • Pérdida de líquidos ricos en H^+ (pérdida GI) • Alcalosis por contracción • Administración de álcalis Mantenimiento: • Contracción de volumen • Disminución de cloruro • Hipopotasemia

	ATR1	**ATR2**	**ATR4**	
[K^+] sérico	↓ o nl	↓ o nl	↑	
[HCO_3^-] sérica	< 10	15-20	> 15	
pH O	> 5,3	Varía	< 5,3	

	Acidosis	**Alcalosis**
Respiratoria	Depresión del centro respiratorio Insuficiencia neuromuscular Enfermedad pulmonar	Estimulación del SNC Hipoxia Ansiedad

ATR, acidosis tubular renal; GI, digestiva; nl, normal; SNC, sistema nervioso central.

- Si el $\Delta AG > \Delta[HCO_3^-]$, la [$HCO_3^-$] no disminuye tanto como era previsible. Esto es una alcalosis metabólica **y** una acidosis metabólica con HA.
  - **Ejemplo:** paciente con CAD que había vomitado antes de su ingreso. Presentaba un HA de 20 y una [HCO_3^-] de 20. Los valores de $\Delta HA = 10$ y $\Delta[HCO_3^-] = 4$ mostraron una acidosis metabólica con HA (CAD) con alcalosis metabólica (vómitos).
- Si el $\Delta HA < \Delta[HCO_3^-]$, la [$HCO_3^-$] disminuye más de lo esperado. Esto es una acidosis metabólica sin hiato **y** una acidosis metabólica con HA.
  - **Ejemplo:** paciente ingresada con fiebre e hipotensión después de un proceso prolongado de diarrea. La paciente presentaba un HA de 15 y una [HCO_3^-] de 12. El ΔHA es de 5 y el $\Delta[HCO_3^-]$ de 12, lo cual reveló una acidosis metabólica sin hiato (diarrea) y otra acidosis metabólica con AG (acidosis láctica).

Acidosis metabólica

PRINCIPIOS GENERALES

- Las causas de la acidosis metabólica pueden dividirse entre las que producen una **elevación del hiato aniónico** y aquellas con un **hiato aniónico normal.** Muchas de las causas observadas en la práctica clínica pueden encontrarse en la tabla 12-3.
- La acidosis con hiato aniónico es el resultado de la exposición a ácidos, que contribuyen como un anión no medido al LEC. Las causas frecuentes son la cetoacidosis diabética, la acidosis láctica y las ingestiones tóxicas de alcohol.
- La acidosis sin hiato aniónico puede ser el resultado de la pérdida de [HCO_3^-] a través del tubo digestivo. Las causas renales debidas a la excreción renal de [HCO_3^-] o a trastornos del control renal del ácido se denominan en conjunto **acidosis tubular renal (ATR).**
- La pérdida entérica de [HCO_3^-] ocurre con mayor frecuencia en el contexto de la diarrea grave.
- Las tres formas de ATR se correlacionan con los tres mecanismos que facilitan el control renal del ácido: reabsorción proximal de bicarbonato, secreción distal de H^+ o generación

de NH_3, el principal amortiguador de la orina. Los amortiguadores de la orina reducen la concentración de H^+ libre en el filtrado, atenuando, por tanto, el escape de H^+ desde la luz tubular, que ocurre con un pH de la orina bajo.

- La **ATR proximal (tipo 2)** está producida por la alteración de la reabsorción tubular proximal de HCO_3^-. Entre las causas se incluyen mutaciones hereditarias (cistinosis), metales pesados, fármacos (teno fovir, ifosfamida, inhibidores de la anhidrasa carbónica), y mieloma múltiple y otras gammapatías monoclonales.
- La **ATR distal (tipo 1)** es el resultado de una alteración de la secreción distal de H^+. Esta puede ocurrir por una alteración de la secreción de H^+, como se observa en diversas enfermedades autoinmunitarias (síndrome de Sjören, lupus o artritis reumatoide) o en trastornos renales. También puede producirse por un escape de H^+ desde la luz tubular debido a un aumento de la permeabilidad de la membrana, como se observa con la anfotericina B.
- La **ATR hiperpotasémica distal (tipo 4)** puede deberse a concentraciones bajas de aldosterona o de la resistencia a esta hormona. La hiperpotasemia resultante reduce la disponibilidad del NH_3 para amortiguar el H^+ urinario. En pacientes con diabetes se observa con cierta frecuencia hipoaldosteronismo hiporreninémico. También se han visto implicados determinados fármacos como los AINE, los bloqueantes β y la ciclosporina.
- En ocasiones, el riñón no es capaz de secretar H^+ suficiente, debido a una alteración del gradiente luminal. En estas situaciones, una mala liberación del filtrado o la alteración de la reabsorción de Na^+ en la nefrona distal son responsables de la disminución del gradiente de voltaje, lo que aumenta la secreción de H^+. Esto puede observarse con una notable disminución del volumen, obstrucción de las vías urinarias, nefropatía celular falciforme, y uso de amilorida o triamtereno.

DIAGNÓSTICO

La primera etapa para el acotamiento del diagnóstico diferencial de la acidosis metabólica es el cálculo del **hiato aniónico.**

■ La causa específica de un **hiato aniónico elevado** suele poder determinarse mediante la anamnesis. Sin embargo, se dispone de estudios analíticos específicos para identificar determinados aniones, como lactato, acetoacetato, acetona y β-hidroxibutirato. (Hay que señalar que el uso de nitroprusiato para detectar cetonas puede no permitir la identificación de la cetoacidosis debido al β-hidroxibutirato.) La presencia de un alcohol (metanol, etanol o etilenglicol) también puede determinarse con pruebas analíticas. La sospecha clínica de ingestión tóxica de alcohol se corrobora por un aumento del **hiato osmolal.** Este hiato es la diferencia entre la osmolalidad sérica medida y calculada:

$$[Osm]_{medida} - \{([Na^+] \times 2) + ([glucosa] \div 18) + ([BUN] \div 2,8)\}$$

- Si existe un **hiato aniónico normal,** las pérdidas digestivas de HCO_3^- pueden diferenciarse de la ATR a través del **hiato aniónico de la orina** (HAO). El **HAO** es la diferencia entre los principales aniones y cationes medidos en la orina: $[Na^+]_o + [K^+]_o - [Cl^-]_o$. Puesto que el NH_4^+ es el principal catión no medido de la orina, un HAO negativo refleja una excreción de NH_4^+ elevada, respuesta apropiada a la acidosis metabólica. Por el contrario, un HAO positivo significa una baja excreción de NH_4^+ que, en medio de una acidosis metabólica, sugiere un defecto del túbulo renal.
- La $[K^+]$ sérica y el pH de la orina pueden ser útiles para distinguir entre las ATR.
  - Normalmente, los tipos 1 y 2 se asocian a hipopotasemia, en tanto que el tipo 4 se caracteriza por hiperpotasemia.
  - El pH de la orina es bajo (normalmente < 5,3) en la ATR de tipo 4, puesto que el mecanismo de excreción de H^+ está intacto. Por el contrario, el pH de la orina es inadecuadamente alto en la ATR de tipo 1 (pH de la orina > 5,3). En la ATR de tipo 2, el pH de la orina es variable. Se halla elevado durante la bicarbonaturia inicial, cuando el bicarbonato filtrado excede el umbral de la reabsorción, y está bajo cuando la carga filtrada está por debajo del umbral.

TRATAMIENTO

■ La **cetoacidosis** atribuible al alcoholismo y al ayuno puede corregirse con el reinicio de un aporte calórico a través de la ingesta por vía oral o líquidos que contengan glucosa y mediante la corrección de cualquier reducción del volumen que pueda producirse. El tratamiento de la cetoacidosis diabética se describe en el capítulo 23, *Diabetes mellitus y trastornos relacionados.*

■ La **acidosis láctica** se resolverá cuando se trate la causa subyacente y se restablezca la perfusión del tejido. A menudo, esto supone maniobras terapéuticas agresivas para el tratamiento del shock, como se describe en el capítulo 8, *Cuidados intensivos.* La administración de álcalis no parece tener un beneficio claro en la acidosis láctica y puede inducir un rebote de la alcalosis metabólica una vez que se trate la causa subyacente. Su uso en circunstancias extremas, o en casos de acidosis grave, sigue siendo controvertido.

■ En el capítulo 28, *Toxicología,* se describe el tratamiento de las ingestas de sustancias tóxicas.

■ **Acidosis metabólica con HA normal.** El tratamiento con $NaHCO_3$ es apropiado en pacientes con una acidosis metabólica con HA normal. El déficit de HCO_3^- puede calcularse en mEq:

$$\text{Déficit de } HCO_3^- = (0.5 \times \text{peso magro} \times [24 - (HCO_3^-)])$$

■ Sin embargo, en esta fórmula se supone un volumen de distribución igual al 50 % del peso corporal total. En realidad, la distribución del HCO_3^- aumenta con la gravedad de la acidosis y puede exceder el 100 % del peso corporal total en casos de acidosis muy grave. Debe señalarse que el comprimido convencional de 650 mg de $NaHCO_3$ oral proporciona sólo 7 mEq de HCO_3^-, mientras que una ampolla de $NaHCO_3$ i.v. contiene 50 mEq. Sin embargo, el $NaHCO_3$ parenteral debe prescribirse siempre con precaución, debido a los posibles efectos adversos, como edema pulmonar, hipopotasemia e hipocalcemia.

■ **Tratamiento de las ART.** La corrección de la acidemia crónica con la administración de álcalis está justificada para evitar su efecto catabólico sobre el hueso y el músculo.

• En la *ATR distal (tipo 1),* la corrección de la acidosis metabólica necesita una sustitución oral de HCO_3^- del orden de 1 a 2 (mEq/kg)/día con $NaHCO_3$ o citrato sódico. La reposición de citrato potásico puede ser necesaria en pacientes con hipopotasemia, nefrolitiasis o nefrocalcinosis. Deben buscarse y tratarse las afecciones subyacentes.

• En la *ATR proximal (tipo 2)* son necesarias cantidades mucho mayores de álcalis (10 a 15 [mEq/kg]/día) para revertir la acidosis. La administración de sales de potasio minimiza el grado de hipopotasemia asociada al tratamiento con álcalis.

• El tratamiento de la *ATR de tipo 4* necesita la corrección de la hiperpotasemia subyacente, y consiste en una restricción de K^+ en la dieta (40 a 60 mEq/día) y, posiblemente, un diurético del asa con o sin $NaHCO_3$ oral (0,5-1 mEq/kg y día). La administración de mineralocorticoesteroides (50-200 µg diarios de fludrocortisona v.o.) puede usarse en pacientes con insuficiencia suprarrenal primaria y puede considerarse en otras causas de hipoaldosteronismo.

Alcalosis metabólica

PRINCIPIOS GENERALES

■ El desarrollo de una alcalosis metabólica persistente requiere tanto generación (una causa incitante) como mantenimiento (una alteración persistente de la respuesta renal correctora).

■ La generación suele producirse con un aumento principal de la [HCO_3^-] plasmática y puede deberse a una **ganancia de HCO_3^-** debido a la administración de álcalis o, más frecuentemente, una **pérdida excesiva de H^+**. Esto último puede deberse a la pérdida de líquidos ricos en H^+, como secreciones digestivas altas. La **alcalosis por contracción** consiste en la contracción de volumen alrededor de un contenido fijo de bicarbonato.

■ El mantenimiento requiere una alteración simultánea de la excreción renal de HCO_3^-, puesto que el riñón normalmente tiene una gran capacidad para excretar HCO_3^-. Esto ocurre como resultado de una **disminución del FG** (filtrado glomerular) o del aumento de la reabsorción tubular de HCO_3^- a partir de la **disminución de cloruro,** la **contracción del volumen** y la **hipopotasemia.** La disminución de la filtración de cloruro es detectada por la mácula densa y, como resultado de la retroalimentación tubuloglomerular, reduce el HCO_3^- filtrado y estimula la liberación de la aldosterona. También está limitado por la secreción de HCO_3^- distal adaptativa. La alcalosis metabólica se describe, a menudo, como **sensible al cloruro** o **insensible al cloruro.**

DIAGNÓSTICO

Presentación clínica

Dado que las causas esenciales de la alcalosis metabólica se refieren a la contracción del volumen (vómitos y uso de diuréticos), los pacientes pueden presentar signos de hipovolemia. En ocasiones, muestran hipertensión o expansión del LEC leve como resultado del exceso de mineralocorticoesteroides.

Pruebas diagnósticas

■ La etiología de la alcalosis metabólica a menudo es obvia a partir de la anamnesis. Las causas más frecuentes son la pérdida de secreciones digestivas altas a través del vómito o pérdida excesiva de H^+ en la orina debido a diuréticos.

■ Generalmente, el análisis de electrólitos en orina es útil para identificar la etiología de una alcalosis metabólica cuando la anamnesis y la exploración física no son reveladoras.

• Una **[Cl⁻] en la orina** < 20 mEq/l es compatible con una alcalosis metabólica **sensible al cloruro** y, normalmente, indica una hipovolemia. Una [Cl⁻] en orina > 20 mEq/l indica una causa de insensibilidad al cloruro (v. tabla 12-3).

• La [Na⁺] en orina no es fiable para predecir el volumen circulante efectivo en estas condiciones, ya que la bicarbonaturia obliga a una pérdida de N⁺ renal incluso en la disminución del volumen.

■ Las **concentraciones séricas de potasio** a menudo son bajas en la alcalosis metabólica. La hipopotasemia contribuye a la alcalosis, aumentando la secreción de H^+ tubular y la pérdida de Cl⁻. La hipopotasemia también es resultado de la alcalosis debida al trasvase transcelular.

TRATAMIENTO

■ Las alcalosis metabólicas **sensibles al cloruro** se tratan más eficazmente con reanimación con solución salina hasta que se consigue la euvolemia. El aumento de la filtración del cloruro provoca un aumento del manejo renal de la carga de bicarbonato.

■ Las alcalosis metabólicas **insensibles al cloruro** no responden a la administración de solución salina y, a menudo, se asocian a un volumen del LEC normal o expandido.

• El exceso de mineralocorticoesteroides puede tratarse con un diurético ahorrador de K^+ (amilorida o espironolactona) y con la recuperación del déficit de K^+.

• La alcalosis debida a una administración excesiva de álcalis se resolverá rápidamente una vez que se retire la carga de HCO_3^-, recuperando una función renal normal.

• La presencia de hipopotasemia continuará perpetuando un cierto grado de alcalosis independientemente de otras intervenciones. Por tanto, debe recuperarse la concentración de potasio en todos los casos de alcalosis metabólica.

• Puede ser útil la acetazolamida si la alcalosis persiste a pesar de las intervenciones anteriores o si la administración de solución salina está limitada por una hipervolemia en el paciente. Este tratamiento promueve la bicarbonaturia, aunque la pérdida renal de K^+ también está potenciada. Puede administrarse acetazolamida en dosis de 250 mg cada 6 h × 4, o en una dosis única de 500 mg.

• La alcalemia grave (pH >7,7) con exceso de volumen del LEC y/o insuficiencia renal puede tratarse con HCl isotónico (150 mEq/l) administrado a través de una vena central. La corrección tendrá lugar aproximadamente en 8-24 h. La cantidad de HCl necesario puede calcularse como: $\{(0,5 \times \text{peso magro en kg}) \times ([HCO_3^-] - 24)\}$.

Acidosis respiratoria

PRINCIPIOS GENERALES

Las causas de la acidosis respiratoria pueden dividirse en hipoventilación debida a: *a)* **depresión del centro respiratorio**, *b)* **insuficiencia neuromuscular**, *c)* **disminución de la distensibilidad del aparato respiratorio**, *d)* **aumento de la resistencia de las vías respiratorias** y *e)* **incremento del espacio muerto** (v. tabla 12-3).

DIAGNÓSTICO

■ Los síntomas de la acidosis respiratoria son el resultado de los cambios en el pH del líquido cefalorraquídeo (LCR). Una hipercapnia muy grave puede tolerarse bien si va acompañada de una compensación renal y un pH relativamente normal. Por el contrario, una ligera elevación de la pCO_2 puede ser muy sintomática si es aguda.

■ Entre los signos y síntomas iniciales se encuentran la cefalea y el nerviosismo, que puede progresar a hiperreflexia generalizada/asterixis y coma.

TRATAMIENTO

■ El tratamiento va dirigido a corregir el trastorno subyacente y a mejorar la ventilación (v. capítulo 10, *Enfermedades pulmonares*).

■ La administración de $NaHCO_3$ para mejorar la acidemia puede *paradójicamente empeorar el pH* en situaciones de ventilación limitada. El HCO_3^- administrado se combinará con H^+ en los tejidos y formará pCO_2 y agua. Si se fija la ventilación, este CO_2 extra generado no puede eliminarse y provocará un empeoramiento de la hipercapnia. Por tanto, en general, debe evitarse el HCO_3^- en las acidosis respiratorias *puras*.

Alcalosis respiratoria

PRINCIPIOS GENERALES

En la tabla 12-3 se recogen las causas normales de hiperventilación que producen alcalosis respiratoria.

DIAGNÓSTICO

Presentación clínica

■ La elevación del pH del LCR que aparece con la **alcalosis respiratoria aguda** se asocia a una reducción significativa en el flujo de sangre cerebral, que puede inducir aturdimiento y alteración del estado de conciencia. La excitabilidad generalizada de membrana puede provocar convulsiones y arritmias. Los síntomas y signos de la hipocalcemia aguda (v. «Calcio», «Hipocalcemia», «Presentación clínica») pueden ser evidentes a partir de la caída brusca del calcio ionizado que puede producirse.

■ La **alcalosis respiratoria crónica** normalmente es asintomática, ya que el pH normal se defiende mediante compensación.

Pruebas diagnósticas

La elevación del pH debida a **alcalosis respiratoria aguda** puede producir una reducción del calcio ionizado, una hipofosfatemia importante e hipopotasemia.

TRATAMIENTO

■ El tratamiento de la alcalosis respiratoria debe centrarse en la identificación y el tratamiento de la enfermedad subyacente.

■ En pacientes ingresados en unidades de cuidados intensivos, esto puede suponer cambios en los ajustes del respirador, para disminuir la ventilación (v. capítulo 8, *Cuidados intensivos*).

Nefropatías

Rajesh Rajan, Seth Goldberg y Daniel W. Coyne

Evaluación del paciente con nefropatía

DIAGNÓSTICO

Presentación clínica

■ Las nefropatías a menudo son asintomáticas o se manifiestan con síntomas inespecíficos. Con frecuencia su presencia se detecta por primera vez por datos de laboratorio alterados, generalmente en forma de elevación de la concentración sérica de creatinina (Cr). Una alteración del análisis de orina o del sedimento urinario, con proteinuria, hematuria o piuria, también puede indicar una nefropatía.

■ Cuando la disminución de la función renal es aguda o avanzada, pueden existir diversos síntomas inespecíficos. La insuficiencia renal más grave puede acompañarse de malestar generalizado, hipertensión progresiva, edema en las partes declives o generalizado, o disminución de la diuresis.

Pruebas diagnósticas

El objetivo de la evaluación inicial del paciente con nefropatía es determinar la necesidad de diálisis urgente. A continuación, se realizan estudios para identificar la causa, a la vez que se diferencian los componentes de enfermedad aguda y crónica.

■ **Pruebas diagnósticas básicas**

• La evaluación básica incluye electrólitos (con calcio y fósforo), Cr, nitrógeno ureico sanguíneo (BUN) y albúmina. Cuando permanece estable durante días a semanas, la creatinina puede usarse para estimar el filtrado glomerular (FG), que se puede calcular con la fórmula de Cockcroft-Gault del aclaramiento de creatinina:

$$[(140 - edad) \times (peso\ corporal\ ideal\ en\ kg) \times 0,85\ (para\ mujeres)]/[72 \times Cr\ en\ mg/dl]$$

• Sin embargo, como la creatinina es secretada por los túbulos, particularmente a medida que la función renal empeora, esta fórmula tiende a sobrestimar el FG.

• Las fórmulas del estudio Modification of Diet in Renal Disease (MDRD) permiten calcular el FG y tienen en cuenta el BUN, la albúmina y la raza, además de la edad y el sexo (*http://mdrd.com*). Cuando el FG-MDRD es > (60 ml/min)/1,73 m^2, no se debe diagnosticar una nefropatía crónica (NC), salvo que existan otros datos de lesión renal (p. ej., proteinuria).

• La ecuación de la creatinina de la Chronic Kidney Disease Epidemiology Collaboration (CDK-EPI) se basa en las mismas variables que la ecuación MDRD, pero funciona mejor y presenta menos sesgo que esta última, especialmente en pacientes con un FG más elevado.

■ **Análisis de orina**

• Entre los análisis de orina habituales figura un análisis de orina con tira reactiva (para detectar proteínas, sangre, glucosa, esterasa leucocítica, nitritos, pH y densidad), además de una muestra recién eliminada para el estudio microscópico (para detectar células, cilindros y cristales). La muestra de orina se centrifuga a 2 100 rpm durante 5 min y después se elimina la mayor parte del sobrenadante. Se vuelve a suspender el sedimento golpeando suavemente la porción lateral del tubo.

• Se puede estimar la **proteinuria** con el cociente proteínas-creatinina en una muestra de orina, en la que la concentración sérica de creatinina debe permanecer estable para garantizar un estado de equilibrio en la orina. El cociente normal es < 250 mg de proteínas por cada gramo de creatinina. Se puede obtener una muestra de orina de 24 h cuando la creatinina sérica no muestre una situación inicial estable.

- La **hematuria** (más de tres eritrocitos por campo de gran aumento) puede representar un proceso infeccioso, inflamatorio o maligno de cualquier parte del aparato urinario. Los eritrocitos dismórficos (con protuberancias redondeadas) indican una causa glomerular de la hemorragia y se pueden acompañar por la formación de cilindros de eritrocitos en el interior de los túbulos. La ausencia de eritrocitos en un paciente con positividad para sangre en la tira reactiva indica hemólisis o rabdomiólisis (formas de nefropatía por pigmento).
- La presencia de **leucocitos** en la orina representa un proceso infeccioso o inflamatorio. Esto puede observarse en una infeccióndе urinaria (IU), infecciones parenquimatosas como pielonefritis o absceso, o nefritis intersticial aguda (NIA). Es posible identificar eosinófilos en la orina con la tinción de Giemsa cuando se realiza una evaluación para detectar NIA, enfermedad ateroembólica o prostatitis, aunque la sensibilidad de esta prueba es escasa. Los cilindros de leucocitos son compatibles con una NIA y con pielonefritis, pero también pueden observarse como parte de un sedimento activo en glomerulonefritis.
- **Se pueden solicitar otros análisis de orina para evaluar etiologías específicas, que se expondrán a continuación en las secciones correspondientes.**

■ **Diagnóstico por la imagen**
- La **ecografía renal** permite documentar la presencia de dos riñones, evaluar su tamaño, e identificar la presencia de hidronefrosis o quistes renales. Los riñones pequeños (< 9 cm) generalmente reflejan una enfermedad crónica, aunque los riñones pueden ser grandes (generalmente > 13 cm) en la diabetes, la infección por el VIH, los trastornos por depósito y la nefropatía poliquística. Una discrepancia del tamaño renal de > 2 cm indica estenosis arterial renal unilateral con atrofia del riñón afectado. La presencia de hidronefrosis indica nefropatía obstructiva. La fibrosis retroperitoneal puede englobar los uréteres e impedir su dilatación a pesar de la presencia de una obstrucción.
- La **tomografía computarizada (TC)** es menos útil en la evaluación de las nefropatías, dado que el medio de contraste yodado puede ser nefrotóxico y producir deterioro de la función renal. Sin embargo, la TC helicoidal sin contraste se ha convertido en la prueba de elección para la evaluación de la nefrolitiasis.
- La **resonancia magnética (RM)** y la angiografía con resonancia magnética (ARM) pueden ser útiles para evaluar las masas renales, detectar estenosis de las arterias renales y diagnosticar trombosis de las venas renales. A diferencia de la arteriografía estándar, la ARM no precisa la administración de medios de contraste nefrotóxicos, sino que emplea medios de contraste con gadolinio, que se asocian a la aparición de fibrosis sistémica nefrogénica (FSN) en pacientes con insuficiencia renal avanzada o dependencia de la diálisis *(Clin Radiol 2014;69:661)*. La normativa que limita el uso de gadolinio en pacientes de riesgo ha disminuido la incidencia de FSN. Los medios de contraste disponibles deben usarse con precaución cuando es necesario.
- Los **estudios gammagráficos** utilizan isótopos de tecnecio para evaluar la contribución de cada riñón a la función renal global, y proporcionan información importante si se está planteando una nefrectomía unilateral por una neoplasia o para la donación de donante vivo. La gammagrafía renal también tiene una función en el trasplante, en el que permite realizar un seguimiento de la perfusión renal y la excreción del marcador.

■ **Técnicas diagnósticas**
- La **biopsia renal** permite determinar el diagnóstico, clasificar la enfermedad, guiar el tratamiento y ofrecer información pronóstica en muchas situaciones, particularmente en la evaluación de las enfermedades glomerulares y las enfermedades por depósito. La biopsia de un riñón nativo puede estar indicada en adultos con proteinuria, hematuria o disfunción renal sin causa aparente. Es posible que se necesite la biopsia de un aloinjerto en un trasplante renal para distinguir el rechazo agudo de la toxicidad farmacológica y de otras causas de disfunción renal. Es poco probable que los riñones fibróticos y contraídos proporcionen información diagnóstica útil; también se asocian a un aumento del riesgo de hemorragia después de la técnica, y en estos casos, en general, se debe evitar la biopsia.
- Entre las medidas de preparación para la biopsia de un riñón nativo se encuentran: evitar el ácido acetilsalicílico y los antiagregantes durante 5-7 días y revertir la anticoagulación

antes del procedimiento, la ecografía (para documentar la presencia de dos riñones, y evaluar su tamaño y localización), el análisis o cultivo de orina para descartar una infección, el control de la presión arterial y la corrección de los parámetros de la coagulación. Si se sospecha disfunción plaquetaria urémica por una elevación del tiempo de hemorragia (> 10 min) o alteraciones de los análisis de función plaquetaria, se puede infundir acetato de desmopresina intravenoso (DDAVP a 0,3 µg/kg) 30 min antes de la biopsia. Los pacientes tratados con diálisis no deben recibir heparina inmediatamente después de la biopsia. Si el hábito (constitución) corporal imposibilita un abordaje percutáneo, puede realizarse una biopsia renal transyugular.

- Deben realizarse hemogramas seriados a intervalos de 6 h durante toda la noche. Después de la intervención, es frecuente una disminución de la hemoglobina de aproximadamente el 10 %. La dificultad miccional después de la intervención puede indicar obstrucción por coágulos uretrales del flujo urinario.

Insuficiencia renal aguda

PRINCIPIOS GENERALES

Definición

No existe una definición precisa de la insuficiencia renal aguda (IRA). Puede caracterizarse por un aumento súbito de la creatinina sérica ≥ 0,3 mg/dl en un plazo de 48 h, o un aumento similar en varias semanas o meses.

Clasificación

La insuficiencia renal puede clasificarse como oligúrica o no oligúrica, según la cantidad de orina eliminada. En la práctica clínica, con frecuencia se utilizan valores de corte de aproximadamente 500 ml/día o 25 ml/h durante 4 h.

Etiología

Tradicionalmente, las causas de la IRA se dividen según la localización anatómica del defecto fisiológico. La enfermedad **prerrenal** supone un trastorno de la perfusión renal, mientras que la enfermedad **posrenal** implica la obstrucción del sistema colector urinario. La nefropatía **intrínseca** afecta a los glomérulos, la microvascularización, los túbulos o el intersticio de los riñones. La tabla 13-1 muestra algunas de las causas frecuentes de IRA.

Prerrenal

■ El término **uremia (hiperazoemia) prerrenal** implica la conservación de la función renal intrínseca en el contexto de hipoperfusión renal y reducción del FG. Se produce una dis-

TABLA 13-1	Causas de insuficiencia renal aguda	
Prerrenal	**Renal intrínseca**	**Posrenal**
Hipovolemia	Tubular: NTA isquémica, NTA	Obstrucción uretral
Hipotensión (incluida la sepsis)	tóxica (contraste, pigmento,	Obstrucción ureteral
Pérdida de la autorregulación (AINE,	ácido úrico)	(bilateral, o
antagonistas del SRAA)	Vascular: glomerulonefritis,	unilateral si riñón
Síndrome compartimental abdominal	disproteinemia, microangiopatía	solitario)
Estenosis de la arteria renal	trombótica (SHU, PTT),	
Insuficiencia cardíaca	enfermedad ateroembólica	
Cirrosis hepática	Intersticial: nefritis intersticial	
	aguda, pielonefritis	

AINE, antiinflamatorios no esteroideos; NTA, necrosis tubular aguda; PTT, púrpura trombocitopénica trombótica; SHU, síndrome hemolítico urémico; SRAA, sistema de renina-angiotensina-aldosterona.

minución del volumen circulante efectivo debido a depleción del volumen intravascular, gasto cardíaco bajo o trastorno de la vasodilatación (cirrosis hepática).

- Cuando la causa es una depleción de volumen real, la presentación incluye un antecedente de pérdida excesiva de líquido, reducción de la ingesta o síntomas ortostáticos. La exploración física puede mostrar sequedad de mucosas, escasa turgencia cutánea y signos vitales ortostáticos (disminución de la presión arterial de al menos 20/10 mm Hg o aumento de la frecuencia cardíaca de 10 latidos por minuto después de ponerse de pie desde la posición de sedestación). La presión venosa central habitual es < 8 cm H$_2$O.

- El gasto cardíaco bajo produce uremia (hiperazoemia) prerrenal, debido a una disminución del volumen circulante efectivo, a pesar de una sobrecarga total del volumen corporal. Además, se activan los sistemas simpático y neurohormonal, provocando la estimulación del sistema renina-angiotensina-aldosterona y de la hormona antidiurética (ADH), promoviendo la retención adicional de sal y agua. Esto puede conducir a un aumento de la reabsorción de nitrógeno ureico en relación con la creatinina, y los pacientes presentan un patrón prerrenal en los estudios de laboratorio. En la insuficiencia cardíaca, la diuresis puede mejorar, paradójicamente, la uremia prerrenal, al descargar los ventrículos y mejorar la función cardíaca (v. capítulo 5, *Insuficiencia cardíaca y miocardiopatía*). Se evaluó el uso de ultrafiltración y se observó un resultado inferior al de los tratamientos farmacológicos; produjo más efectos adversos en el tratamiento de la insuficiencia cardíaca descompensada *(N Engl J Med 2012;367:2296-304)*.

- La insuficiencia hepática produce vasodilatación esplácnica y estancamiento venoso, lo que reduce el volumen circulante efectivo y activa el sistema renina-angiotensina-aldosterona junto con la secreción de ADH, a pesar de una sobrecarga de volumen corporal total. Esta situación puede progresar hasta el **síndrome hepatorrenal** (SHR), que se caracteriza por elevación de la creatinina sérica de > 1,5 mg/dl que no disminuye con la administración de albúmina (1 g/kg de peso corporal) y tras un mínimo de 2 días sin diuréticos. El diagnóstico de SHR debe establecerse en ausencia de shock, agentes nefrotóxicos o hallazgos de enfermedad parenquimatosa renal *(N Engl J Med 2009;361:1279)*. Una peritonitis bacteriana espontánea, una diuresis excesiva, una hemorragia digestiva o una paracentesis de un gran volumen pueden precipitar un SHR en un paciente cirrótico. El tratamiento de la nefropatía es sintomático, y si se puede realizar un tratamiento definitivo del trastorno hepático (por recuperación o con un trasplante), la recuperación renal es frecuente. Entre las medidas temporizadoras figuran el tratamiento del factor precipitante subyacente (p. ej., peritonitis, hemorragia digestiva) y la suspensión de los diuréticos. Se puede utilizar soporte con diálisis como transición al trasplante en candidatos adecuados. Las opciones terapéuticas adicionales se analizan con más detalle en el capítulo 19, *Hepatopatías*.

- En el paciente con depleción de volumen, algunos fármacos pueden bloquear la capacidad del riñón de autorregular el flujo sanguíneo y el FG. Los antiinflamatorios no esteroideos (AINE) inhiben los efectos vasodilatadores contraequilibradores de las prostaglandinas y pueden inducir IRA en pacientes con depleción de volumen. Los inhibidores de la enzima conversora de la angiotensina (ECA) y los bloqueantes del receptor de angiotensina (BRA) pueden producir vasodilatación de las arteriolas eferentes y disminución del FG.

- El síndrome compartimental abdominal, por isquemia intestinal, obstrucción o ascitis masiva, puede reducir el flujo a través de la vasculatura renal por un aumento de la presión intraabdominal (PIA). Una PIA > 20 mm Hg, medida con un transductor de presión conectado a la sonda vesical, sugiere el diagnóstico.

Posrenal

- Se produce insuficiencia posrenal cuando se observa obstrucción al flujo de orina en cualquier parte del sistema colector urinario. Entre las causas frecuentes se encuentran la **hiperplasia prostática**, la **litiasis renal bilateral** y **neoplasias malignas.** El aumento de la presión hidrostática intratubular provoca disminución del FG. Es necesaria una afectación bilateral (o la obstrucción unilateral de un riñón solitario) para producir una modificación significativa de la concentración de creatinina. Cuando se sospecha el diagnóstico, hay que realizar una ecografía renal en fases tempranas para detectar hidronefrosis. Sin embargo, la hidronefrosis puede ser menos pronunciada cuando hay simultáneamente depleción de volumen o si una fibrosis retroperitoneal ha englobado los uréteres, impidiendo su expansión.

■ El tratamiento depende del grado de la obstrucción. Cuando hay impedimento del flujo uretral (habitualmente por hipertrofia prostática en el hombre), la colocación de una sonda urinaria puede ser tanto diagnóstica como terapéutica; un **volumen urinario residual posmiccional > 300 ml** es muy indicativo del diagnóstico. Cuando están afectadas las vías urinarias superiores, es necesaria la descompresión urológica o radiológica, con implantación de una endoprótesis o colocación de una sonda de nefrostomía percutánea.

■ Al alivio de la obstrucción bilateral con frecuencia le sigue una **diuresis postobstructiva.** Es necesario controlar rigurosamente los electrólitos séricos si se produce poliuria, y se recomienda el aporte de aproximadamente la mitad del volumen urinario con suero salino al 0,45 %.

■ Los cristales pueden producir uropatía microobstructiva en el interior de los túbulos. El aciclovir intravenoso y el indinavir, un inhibidor de la proteasa, son capaces de inducir IRA por este mecanismo. La orina puede contener cristales, aunque en ocasiones sólo cuando ya se ha restablecido el flujo urinario. El tratamiento, por lo general, es de soporte después de la interrupción del fármaco responsable. Como ocurre tras el alivio de las otras formas de uropatía obstructiva, puede producirse una fase poliúrica.

Renal intrínseca.

Las causas de insuficiencia renal intrínseca se pueden dividir anatómicamente en las categorías tubular, glomerular/vascular e intersticial. La enfermedad puede ser de naturaleza renal primaria o puede formar parte de un proceso sistémico.

■ **Tubular**

• La **necrosis tubular aguda isquémica (NTA)** es la causa más frecuente de insuficiencia renal en cuidados intensivos, y es la consecuencia final de cualquier proceso que lleve a una hipoperfusión significativa de los riñones, como sepsis, hemorragia o cualquier agresión prerrenal prolongada.

  ◦ La lesión causa el desprendimiento de las células tubulares renales, que pueden formar un conglomerado con desechos celulares en una matriz de proteínas de Tamm-Horsfall para formar cilindros granulares. Estos cilindros tienen un aspecto de color «marrón turbio» y son muy indicativos de NTA en el contexto adecuado. Por lo general, hay elevación de la FE_{Na} (> 1 %) y la FE_{Urea} (> 35 %) a medida que los túbulos pierden la capacidad de concentrar la orina.

  ◦ El tratamiento de la NTA es de soporte, y hay que evitar las agresiones nefrotóxicas adicionales. El tratamiento con líquidos pretende mantener la euvolemia. Deben corregirse los déficits de volumen cuando existan. Si se detecta sobrecarga de volumen y oliguria, es razonable una prueba con diuréticos, normalmente con furosemida intravenosa (bolos de 40-120 mg o una infusión continua a 10-20 mg/h). No se ha demostrado que estas medidas aceleren la recuperación, aunque sí pueden simplificar el tratamiento general.

  ◦ La recuperación de la NTA puede tardar días o semanas en producirse, aunque se puede esperar en más del 85 % de los pacientes con una creatinina previamente normal. Puede que sea necesaria la diálisis como transición a la recuperación.

• Se puede producir NTA tóxica por productos químicos endógenos (p. ej., hemoglobina, mioglobina) o por fármacos exógenos (p. ej., contraste yodado, aminoglucósidos). Estas formas comparten muchas de las características diagnósticas de la NTA isquémica.

  ◦ El **contraste yodado** es un potente vasoconstrictor renal y es tóxico para los túbulos renales. Cuando se produce una lesión renal, la creatinina generalmente aumenta 24 h después de la exposición y alcanza su máximo en 3 a 5 días. Los factores de riesgo de nefropatía por contraste son: nefropatía crónica, diabetes, depleción de volumen, insuficiencia cardíaca, mayores volúmenes de contraste y uso de contraste hiperosmolar. Entre las medidas preventivas se encuentran la hidratación en el período que rodea al procedimiento y la intervención e interrupción de los diuréticos. Se ha observado que la administración de solución salina, 1-2 ml/kg/h iniciada 3-12 h antes del procedimiento, junto con un objetivo de diuresis tras el procedimiento de 150 ml/h es beneficioso para reducir la lesión inducida por contraste en poblaciones de alto riesgo. Por otro lado, se puede administrar bicarbonato sódico a una concentración de 150 mEq/l (tres ampollas en solución glucosada al 5 %) en dosis de 3 (ml/kg)/h durante 1 h antes de la exposición, y después 1 (ml/kg)/h durante 6 h después de la intervención *(Cardiology 2014;128:62)*. No se ha demostrado que la acetilcisteína reduce la incidencia de nefropatía por contraste.

* La **nefrotoxicidad por aminoglucósidos** es, por lo general, no oligúrica, se debe a toxicidad directa en los túbulos proximales, y provoca la pérdida renal de potasio y magnesio. Puede llegar a ser necesario la reposición de estos electrólitos. Puede apreciarse un patrón similar de pérdida de potasio y magnesio en la toxicidad por cisplatino. Es necesaria una exposición prolongada al aminoglucósido, de al menos 5 días. Las concentraciones máxima y mínima se correlacionan poco con el riesgo de sufrir lesión renal. El riesgo se puede minimizar evitando la depleción de volumen y utilizando el método de administración con intervalos prolongados (v. capítulo 15, *Antimicrobianos*).

* La **nefropatía por pigmento** se debe a toxicidad tubular directa por la hemoglobina y la mioglobina. También puede estar implicada la vasoconstricción. Hay que sospechar el diagnóstico por una prueba de tira reactiva positiva para sangre pero sin eritrocitos en el estudio microscópico. En la **rabdomiólisis**, la concentración de creatina-cinasa (CK) se encuentra elevada hasta al menos 10 veces el límite superior de la normalidad, con un aumento desproporcionado de la creatinina, el potasio y el fósforo. Se debe iniciar inmediatamente la administración intensiva de líquidos intravenosos, y generalmente son necesarias grandes cantidades para reponer el líquido perdido hacia el tejido muscular necrótico. Si se establece el flujo urinario, la alcalinización con bicarbonato sódico (150 mEq/l, tres ampollas) puede aumentar la solubilidad de estos pigmentos, aunque esta maniobra puede empeorar la hipocalcemia.

* En el **síndrome de lisis tumoral**, puede producirse una nefropatía aguda por ácido úrico. Además de la elevación de la creatinina, suele observarse hiperuricemia, hiperfosfatemia e hipocalcemia. Un cociente de ácido úrico urinario respecto a la creatinina urinaria > 1 es compatible con este diagnóstico. La profilaxis con alopurinol, 600 mg, puede reducir la producción de ácido úrico. La rasburicasa (15 mg/kg por vía i.v.) es muy eficaz en la depleción de las concentraciones de ácido úrico, y se puede administrar como profilaxis o como tratamiento. Es importante evitar la alcalinización de la orina si se encuentra hiperfosfatemia, dado que podría aumentar el riesgo de precipitación del fosfato cálcico en la orina.

■ Glomerular/vascular

* El hallazgo de **eritrocitos urinarios dismórficos, cilindros de eritrocitos o proteinuria en el intervalo nefrótico** (> 3,5 g/día) es muy indicativo de la presencia de un trastorno glomerular. Las enfermedades glomerulares se describen individualmente con más detalle más adelante en este capítulo.

* Un pequeño subgrupo de enfermedades glomerulares puede manifestarse con un deterioro rápido de la función renal, y se denominan **glomerulonefritis rápidamente progresiva** (GNRP). Es frecuente un cuadro nefrítico con cilindros de eritrocitos, edema e hipertensión. Una biopsia renal puede mostrar la enfermedad subyacente específica, aunque suele observarse la formación de semilunas en > 50 % de los glomérulos. En los pacientes en los que se considera que se puede rescatar la función renal, el tratamiento se realiza con glucocorticoesteroides en pulsos de dosis elevadas (metilprednisolona intravenosa, 7 a 15 [mg/kg]/día durante 3 días) seguidos por un ciclo de prednisona oral (1 [mg/kg]/día durante 1 mes, con reducción progresiva de la dosis en los 6-12 meses siguientes). Suele añadirse ciclofosfamida a esta pauta, y las dosis intravenosas mensuales (1 g/m^2) tienen menos efectos tóxicos acumulativos que la estrategia con una dosis oral diaria (2 [mg/kg]/día).

* La microangiopatía trombótica (MAT) abarca el **síndrome hemolítico urémico (SHU) y la púrpura trombocitopénica trombótica (PTT).** Entre las causas se encuentran toxinas bacterianas (formas diarreicas) y fármacos (mitomicina C, clopidogrel, ciclosporina y tacrolimús), y se pueden asociar a la gestación y a neoplasias del tubo digestivo. Se ha descrito un SHU atípico en pacientes con mutaciones en genes que codifican proteínas que regulan la cascada del complemento, como el factor H y el factor I. Estos

pacientes tienen una actividad *ADAMTS13* normal y no presentan diarrea asociada a la toxina Shiga. Se ha observado que el eculizumab es un método seguro y efectivo para tratar el SHU atípico *(Pediatr Nephrol 2014;29:841)*. El diagnóstico y el tratamiento se exponen en el capítulo 20, *Trastornos de la hemostasia y trombosis*.

- Es posible observar **enfermedad ateroembólica** en pacientes con ateroesclerosis difusa después de una manipulación invasiva de la aorta o de otra gran arteria, como cateterismo cardíaco, cirugía de derivación arterial (*bypass*) coronaria, reparación de un aneurisma aórtico e implantación de un globo de contrapulsación intraaórtico. Entre los hallazgos físicos pueden incluirse placas arteriolares retinianas, livedo reticular en las extremidades inferiores y áreas de necrosis digital. Puede existir eosinofilia, eosinofiluria e hipocomplementemia, y se pueden encontrar cilindros de leucocitos en el sedimento urinario. Sin embargo, en muchos casos, la única alteración analítica es un aumento de la creatinina que sigue una progresión escalonada. La biopsia renal muestra hendiduras de colesterol en las arterias pequeñas. La anticoagulación puede empeorar la enfermedad embólica, y se debe evitar en la medida de lo posible. No existe tratamiento específico alguno. Muchos pacientes evolucionan hasta una nefropatía crónica, e incluso hasta nefropatía en fase terminal (NFT).

■ **Intersticial**

- La **NIA** supone la inflamación del parénquima renal, generalmente producida por medicamentos o infecciones. Se observa la tríada clásica de **fiebre, exantema** y **eosinofilia** en menos de un tercio de los pacientes, y su ausencia no descarta el diagnóstico. La piuria, los cilindros de leucocitos y la eosinofiluria son también indicativos de NIA. Los antibióticos β-lactámicos son los agentes etiológicos citados con más frecuencia, aunque pueden estar implicados casi todos los antibióticos. La evolución temporal suele requerir la exposición durante al menos 5 a 10 días antes de que se altere la función renal. Otros fármacos, como los inhibidores de la bomba de protones y el alopurinol, se han asociado a NIA. Los AINE pueden producir NIA con proteinuria en el intervalo nefrótico. Se ha implicado a las infecciones estreptocócicas, la leptospirosis y la sarcoidosis en la NIA.

- El tratamiento consiste principalmente en la suspensión del fármaco responsable. Por lo general, se produce recuperación renal, aunque la evolución temporal es variable y en los casos graves puede ser necesario el soporte transitorio con diálisis. Un ciclo corto de prednisona en dosis de 1 mg/kg al día es capaz de acelerar la recuperación.

- Las infecciones parenquimatosas con **pielonefritis o absceso renal** son causas infrecuentes de IRA. Habitualmente, es necesaria la afectación bilateral para inducir un aumento de la creatinina. Entre los hallazgos urinarios se encuentran la piuria y los cilindros de leucocitos, y el tratamiento antibiótico está determinado por los resultados del cultivo.

DIAGNÓSTICO

■ El descubrimiento de la causa de la IRA precisa una atención cuidadosa a los acontecimientos previos a la elevación de la creatinina. En el paciente hospitalizado, se debe investigar el patrón de la presión arterial, el estado de hidratación, los fármacos y el uso de contrastes yodados. Hay que vigilar las dosis y la duración de los antibióticos y los fármacos de uso a demanda.

■ Los datos de hipovolemia o hipoperfusión continua son indicativos de enfermedad prerrenal. La mayoría de las causas de enfermedad posrenal se identifican en la ecografía por la dilatación del sistema colector o por diuresis masiva, cuando se coloca una sonda urinaria. Cuando se corrigen rápidamente, en los trastornos prerrenales y posrenales se puede observar una disminución rápida de la creatinina sérica, y la ausencia de esta disminución puede indicar un diagnóstico alternativo.

■ Los **cilindros urinarios** señalan una causa intrínseca de la IRA. Los cilindros granulares indican NTA, los cilindros de leucocitos representan un proceso intersticial inflamatorio o infeccioso, y los cilindros de eritrocitos son muy indicativos de enfermedad glomerular. La identificación de cristales en el sedimento de orina puede apoyar una nefropatía relacionada con intoxicación por etilenglicol, excreción de ácido úrico, síndrome de lisis tumoral, o fármacos como el aciclovir y el indinavir. Esto acentúa la importancia del estudio del sedimento urinario reciente en la evaluación de la IRA.

TABLA 13-2		Hallazgos de laboratorio en la insuficiencia renal aguda oligúrica				
Diagnóstico	BUN:Cr	FE_{Na}(%)	Osmolalidad urinaria (mOsm/kg)	Na urinario	Densidad urinaria	Sedimento
Uremia prerrenal	> 20:1	< 1 %	> 500	< 20	> 1020	Sin hallazgos significativos
NTA oligúrica	< 20:1	> 1%	< 350	> 40	Variable	Cilindros granulares

BUN, nitrógeno único sanguíneo; Cr, creatinina; FE_{Na}, excreción fraccional de sodio; NTA, necrosis tubular aguda.

■ Se cuenta con diversos parámetros de laboratorio para diferenciar los estados prerrenales de la NTA en pacientes oligúricos, que se resumen en la tabla 13-2. La base de estas pruebas es la evaluación de la integridad tubular, que se encuentra conservada en la enfermedad prerrenal y se pierde en la NTA. En estados de hipoperfusión, el riñón reabsorbe con avidez el sodio, lo que conlleva una baja excreción fraccional (FE_{Na}): $FE_{Na} = [(U_{Na} \times P_{Cr})/(P_{Na} \times U_{Cr})] \times 100$, donde U representa orina y P, plasma.

■ **Un valor < 1 % indica hipoperfusión renal con función tubular intacta.** Los diuréticos del asa y la alcalosis metabólica pueden inducir natriuresis, aumentar la FE_{Na} y enmascarar la presencia de hipoperfusión renal. En estas situaciones, se puede calcular la excreción fraccional de urea (FE_{Urea}), y un valor < 35 % indica un proceso prerrenal.

■ La nefropatía por contraste y por pigmentos puede provocar una FE_{Na} baja, debido a la vasoconstricción precoz (caída «prerrenal» en la perfusión glomerular), al igual que las enfermedades glomerulares, ya que la función tubular se mantiene intacta. La FE_{Na} también es poco útil cuando la IRA se superpone a una nefropatía crónica, ya que la disfunción tubular subyacente dificulta la interpretación de la prueba.

■ En la hipoperfusión, la orina suele estar concentrada y tiene una osmolalidad > 500 mOsm/kg y densidad elevada (> 1020). En la NTA, se pierde la capacidad de concentración y la orina suele ser isoosmolar respecto al suero. En la sangre, el cociente entre el BUN y la creatinina normalmente es < 20:1, y una elevación es compatible con hipovolemia.

TRATAMIENTO

■ Los tratamientos específicos de la enfermedad se han abordado anteriormente. En la insuficiencia renal avanzada pueden preverse y abordarse las complicaciones generales. Hay que evaluar el estado de la volemia para corregir los casos de hipovolemia o hipervolemia. Si existen, deben corregirse los déficits de volumen, tras lo cual el objetivo del tratamiento con líquidos debe ser mantener la igualdad entre el aporte y la eliminación. Ante una sobrecarga de volumen con oliguria, un ensayo con diuréticos (habitualmente diuréticos del asa en dosis elevadas en bolo o en goteo continuo) puede simplificar el tratamiento, si bien no se ha demostrado que acelere la recuperación.

■ En la insuficiencia renal avanzada se deben corregir las alteraciones electrolíticas. La hiperpotasemia, cuando es leve (< 6 mEq/l), puede tratarse con restricción del potasio de la dieta y resinas fijadoras de potasio (p. ej., sulfonato de poliestireno sódico). Cuando el potasio se halla más elevado o se acompaña de alteraciones electrocardiográficas, está indicado el tratamiento médico inmediato con gluconato cálcico, insulina y glucosa, antagonistas β inhalados y, posiblmente, bicarbonato (v. capítulo 12, *Tratamiento hidroelectrolítico*). La hiperpotasemia grave que no responde al tratamiento médico es una indicación de diálisis urgente.

■ La **acidosis metabólica** leve puede tratarse con bicarbonato sódico oral, 650 mg a 1 300 mg tres veces al día. Se puede tratar temporalmente la acidosis grave (pH < 7,2) con bicarbonato sódico intravenoso, aunque es necesario el control para detectar sobrecarga de volumen, alcalosis de rebote e hipocalcemia. La acidosis que no responde al tratamiento médico es una indicación de diálisis urgente.

CONSIDERACIONES ESPECIALES

Todos los pacientes con IRA precisan una evaluación diaria para determinar la necesidad de tratamiento sustitutivo renal. La acidosis grave, la hiperpotasemia o la sobrecarga de volumen sin respuesta al tratamiento médico obligan al inicio de la diálisis. La intoxicación por algunos fármacos y por alcohol (metanol, etilenglicol o salicilatos) hay que tratarla con hemodiálisis. En la pericarditis urémica (con roce) o la encefalopatía urémica hay que iniciar también rápidamente el tratamiento sustitutivo renal. Los aspectos específicos de las técnicas de diálisis se analizan más adelante en este capítulo.

Glomerulopatías

PRINCIPIOS GENERALES

- Puede pensarse que las manifestaciones de las enfermedades glomerulares aparecen en un espectro continuo. En un extremo se encuentra el síndrome nefrótico, que se caracteriza por proteinuria > 3,5 g/día y se acompaña de hipoalbuminuria, hiperlipidemia y edema. En el otro extremo del espectro, está el síndrome nefrítico, que se caracteriza por hematuria, hipertensión, edema e insuficiencia renal. La mayoría de las enfermedades específicas aparecen en algún lugar entre ambos extremos, con características superpuestas, pero con tendencia a producir un síndrome preferentemente sobre el otro.
- Ante un presunto proceso glomerular, puede ser útil comprobar los anticuerpos antinucleares (ANA), los niveles de complemento (C3, C4), las crioglobulinas y las serologías víricas (VIH, hepatitis B y C). Puede realizarse una electroforesis de proteínas séricas e inmunofijación de la orina en pacientes proteinúricos para evaluar la presencia de una gammapatía monoclonal, que puede sospecharse por un gran intervalo proteína-albúmina.
- Cuando se sospecha un proceso nefrítico por la presentación clínica, puede ser útil comprobar los títulos de anticuerpos antimembrana basal glomerular (anti-GBM), anticuerpos anticitoplasma de neutrófilos (ANCA) y antiestreptolisina O (ASO), para poder acotar el diagnóstico diferencial.
- Los hallazgos de la biopsia también se correlacionan con estos síndromes. Las enfermedades nefróticas suelen mostrar lesión a lo largo de la barrera de filtración, con engrosamiento de la membrana basal glomerular o fusión de los pedicelos de los podocitos. En comparación, las enfermedades nefríticas generalmente muestran grados variables de proliferación de células mesangiales y depósito mesangial, y en caso de enfermedad más agresiva pueden mostrar formación de semilunas.
- Es más probable que los trastornos nefróticos sean: enfermedad por cambios mínimos, nefropatía membranosa, glomeruloesclerosis segmentaria focal, nefropatía diabética y disproteinemias por depósito.
- Los síndromes nefríticos más probables son: glomerulopatía membranoproliferativa, nefropatía por IgA/púrpura de Henoch-Schönlein, glomerulonefritis postinfecciosa, nefritis lúpica, enfermedad anti-GBM y granulomatosis con poliangeítis.

TRATAMIENTO

- Muchos trastornos comparten las mismas características, y las maniobras terapéuticas generales se pueden abordar en conjunto. A continuación, se comentan los tratamientos específicos de las diferentes enfermedades glomerulares.
- En las enfermedades glomerulares que se manifiestan con proteinuria, el tratamiento debe incluir **inhibidores de la ECA o BRA,** para reducir la presión intraglomerular. La eficacia puede vigilarse con medición seriada de los cocientes urinarios proteína-creatinina. Es preciso medir los electrólitos y la creatinina 1 a 2 semanas tras el inicio del tratamiento o tras un aumento de la dosis para documentar la estabilidad de la función renal y del potasio. Una restricción moderada de las proteínas de la dieta de hasta 0,8 (g/kg)/día puede retrasar la progresión, aunque sigue sin existir acuerdo a este respecto.

■ El edema y la sobrecarga de volumen suelen poder tratarse de forma eficaz con **diuréticos** combinados con **restricción de sal.** Un tratamiento intensivo de la hipertensión también puede retrasar la progresión de la nefropatía.

■ La hiperlipidemia asociada al síndrome nefrótico responde a la modificación de la dieta y a las **estatinas (inhibidores de la 3-hidroxi-3-metilglutaril-coenzima A [HMG-Co reductasa]).**

■ El síndrome nefrótico induce un estado de hipercoagulabilidad que puede predisponer a las complicaciones tromboembólicas. Puede producirse trombosis venosa profunda y trombosis de las venas renales, que debe tratarse con anticoagulación con heparina seguida por tratamiento crónico con warfarina. No existe acuerdo sobre la anticoagulación profiláctica, y puede ser beneficiosa en pacientes con síndrome nefrótico grave, particularmente con nefropatía membranosa (NM). El mecanismo exacto de la trombosis sigue dudoso, si bien es probable que incluya la pérdida urinaria de proteínas anticoagulantes, el aumento de la síntesis de factores de la coagulación o la activación local del sistema de hemostasia glomerular.

■ Cuando se considera la **inmunodepresión,** siempre hay que sopesar el riesgo del tratamiento con el posible efecto beneficioso. Se debe tener en cuenta la posibilidad de rescate de la función renal y, en los pacientes con enfermedad avanzada en el momento del diagnóstico que tienen poca probabilidad de beneficiarse de ese tratamiento, puede ser mejor evitar los riesgos de la inmunosupresión en dosis elevadas. Cuando se administran fármacos citotóxicos (p. ej., ciclofosfamida, clorambucilo), se requiere una monitorización rigurosa del recuento leucocítico, que se debe realizar al menos cada semana al principio del tratamiento. Puede que sea necesario ajustar la dosis para mantener el recuento leucocítico por encima de 3 500 células/µl. El rituximab, un anticuerpo monoclonal dirigido contra CD20, se ha mostrado prometedor en diversos trastornos del mecanismo inmunitario, entre ellos la nefritis lúpica grave, la NM y la vasculitis con ANCA positivos, donde se ha administrado por vía i.v. a una dosis cada 4 semanas de 375 mg/m^2 *(N Engl J Med 2010;363:221).*

Enfermedad con cambios mínimos

PRINCIPIOS GENERALES

Epidemiología

La enfermedad con cambios mínimos (ECM) es la causa más frecuente de síndrome nefrótico en los niños, aunque tiene un segundo máximo de incidencia en adultos de 50 a 60 años. Por lo general, se produce un inicio súbito de proteinuria con hipertensión y edema, además de síndrome nefrótico completo, aunque la insuficiencia renal es poco habitual.

Enfermedades asociadas

Pueden aparecer formas secundarias de ECM acompañando a determinadas neoplasias (las más frecuentes son la enfermedad de Hodgkin y los tumores sólidos). Una forma de nefritis intersticial asociada al uso de AINE también se puede asociar a ECM.

DIAGNÓSTICO

La biopsia renal muestra glomérulos normales en la microscopía óptica e inmunofluorescencia negativa. La microscopía electrónica muestra borramiento de los pedicelos como única alteración histológica.

TRATAMIENTO

■ En los adultos, el tratamiento con prednisona oral en dosis de 1 (mg/kg)/día puede inducir la remisión (disminución de la proteinuria) en 8 a 16 semanas. Una vez en remisión, los corticoesteroides se pueden reducir progresivamente en 3 meses, y después se suspenden. Durante esta reducción de la dosis se debe controlar la excreción urinaria de proteínas.

■ Puede producirse una recidiva hasta en el 75 % de los adultos. Con frecuencia, es eficaz el reinicio de la prednisona. Si el paciente depende de los corticoesteroides o no responde a ellos, pueden ser necesarios fármacos citotóxicos, como ciclofosfamida, 2 (mg/kg)/día, o clorambucilo, 0,2 (mg/kg)/día. La ciclosporina en una dosis de 5 (mg/kg)/día es una alternativa terapéutica. El rituximab puede ser beneficioso en la ECM con recidivas frecuentes o dependiente de glucocorticoides *(Kidney Int 2013;83:511)*.

Nefropatía membranosa

PRINCIPIOS GENERALES

- La nefropatía membranosa (NM) suele manifestarse como síndrome nefrótico o proteinuria intensa, con función renal habitualmente normal o casi normal. La progresión de la enfermedad es variable, de modo que un tercio de los pacientes presenta remisión espontánea, un tercio progresa hasta NFT y un tercio tiene una evolución intermedia.
- Las formas secundarias de NM se asocian a lupus eritematoso sistémico (LES; clase V), hepatitis vírica, sífilis y neoplasias malignas de órganos sólidos. Sustancias como el oro y la penicilamina también pueden dar lugar a este proceso.

DIAGNÓSTICO

La biopsia renal muestra un engrosamiento de la membrana basal glomerular en la microscopía óptica, con «espigas» en la tinción con plata, que representan áreas de membrana basal normal interpuestas entre depósitos subepiteliales. Estos depósitos se correlacionan con IgG y C3 en la inmunofluorescencia, y también pueden apreciarse en la microscopía electrónica. En el 70 % de las NM idiopáticas del adulto, han intervenido anticuerpos frente al receptor de fosfolipasa A_2 de los podocitos, aunque la prueba serológica sólo se usa actualmente en el ámbito de la investigación.

TRATAMIENTO

Debido al pronóstico generalmente bueno, el tratamiento específico debe reservarse para los pacientes con mayor riesgo de progresión (reducción del FG, sexo masculino, edad > 50 años, hipertensión) o con proteinuria importante. Las opciones terapéuticas consisten en ciclos con prednisona, 0,5 (mg/kg)/día, y fármacos citotóxicos (clorambucilo, 0,2 [mg/kg]/día, o ciclofosfamida, 2,5 [mg/kg]/día) a meses alternos durante 6 a 12 meses.

Glomeruloesclerosis segmentaria focal

PRINCIPIOS GENERALES

- La glomeruloesclerosis segmentaria focal (GESF) no es una sola enfermedad, sino más bien una clasificación descriptiva de enfermedades con una histopatología compartida. Se manifiesta como síndrome nefrótico, hipertensión e insuficiencia renal.
- Las formas secundarias de GESF se asocian a obesidad, reflujo vesicoureteral e infección por el VIH (variante colapsante de GESF). El VIH también puede inducir formas secundarias de otras enfermedades glomerulares como la NM y la glomerulonefropatía membrano proliferativa.

DIAGNÓSTICO

La biopsia renal muestra esclerosis focal y segmentaria de los glomérulos en la microscopía óptica. El grado de fibrosis intersticial y de atrofia tubular (y no el de cicatrización glomerular) se correlaciona con el pronóstico. La inmunofluorescencia muestra tinción para C3 e IgM en las áreas con esclerosis, que representan zonas de depósitos inmunitarios atrapados. La microscopía electrónica muestra borramiento de los pedicelos de los podocitos.

TRATAMIENTO

En pacientes con proteinuria en el intervalo nefrótico, puede intentarse una prueba con prednisona, 1 (mg/kg)/día, durante 16 semanas. Los pacientes que tienen una recidiva después de un período de respuesta aparente se pueden beneficiar de la repetición del ciclo de corticoesteroides. Los que no responden y los que tienen una recidiva pueden responder al tratamiento con ciclosporina, 5 mg/kg al día. También puede usarse ciclofosfamida y micofenolato mofetilo. La inducción de una remisión completa (< 0,3 g/día) o una remisión parcial (reducción del 50 % de la proteinuria y < 3,5 g/día) se asocia a una pérdida significativamente menor de la función renal.

Nefropatía diabética

PRINCIPIOS GENERALES

La nefropatía diabética (ND) es la causa más frecuente de NFT en Estados Unidos. La albuminuria se correlaciona con el riesgo de progresión y se clasifica como ausente (< 30 mg/g Cr), antigua microalbuminuria (30-300 mg/g Cr) o antigua macroalbuminuria (> 300 mg/g Cr). En la enfermedad temprana se observa hiperfiltración glomerular con un FG elevado, seguida por una disminución lineal que puede progresar hasta nefropatía terminal.

DIAGNÓSTICO

Pruebas diagnósticas

La biopsia renal no suele realizarse, salvo que la velocidad de deterioro de la función renal sea mayor de lo que se podría prever, lo que podría indicar un diagnóstico diferente. La histología de la ND muestra esclerosis glomerular con expansión mesangial nodular (nódulos de Kimmelstiel-Wilson) en la microscopía óptica. En la inmunofluorescencia no se observa depósito inmunitario. La microscopía electrónica puede mostrar engrosamiento de la MBG.

TRATAMIENTO

Se centra en un control intensivo de la glucosa y la presión arterial. El tratamiento específico de la hiperglucemia se expone con más detalle en el capítulo 20, *Diabetes mellitus y trastornos relacionados.* En los pacientes diabéticos, se considera que el tratamiento de primera línea para la hipertensión es un inhibidor de la ECA o un BRA, y pueden proporcionar un mejor control de la proteinuria. En los estudios que combinan inhibidores de la ECA con un BRA o aliskirén (inhibidor directo de la renina) se han observado evoluciones renales y cardiovasculares peores *(N Engl J Med 2008;358:1547).*

Trastornos por depósito/disproteinemias

PRINCIPIOS GENERALES

Entre las disproteinemias se encuentran la **amiloidosis**, la **enfermedad por depósito de cadenas ligeras (EDCL)**, la **enfermedad por depósito de cadenas pesadas (EDCP)**, la **glomerulopatía fibrilar** y la **glomerulopatía inmunotactoide.** El mieloma múltiple puede asociarse a amiloidosis o EDCL. Estos trastornos pueden afectar al riñón de diversos modos, como la formación de depósitos glomerulares o tubulares, la formación de cilindros proteínicos insolubles en los túbulos (nefropatía microobstructiva por cilindros) o la aparición de hipercalcemia y depleción de volumen. La afectación suele asociarse a proteinuria intensa debida a flujo excesivo, así como a rotura de la integridad de la barrera de filtración.

DIAGNÓSTICO

Pruebas diagnósticas

El diagnóstico viene sugerido por el hallazgo de una proteína monoclonal anómala en la EFPS, la electroforesis de proteínas en orina o cadenas ligeras libres séricas. Las cadenas de inmunoglobulinas no se detectan con la prueba habitual con tira reactiva y se pueden pasar por alto, salvo que la afectación glomerular haya conllevado una fuga generalizada de proteínas. En raras ocasiones, estas pruebas son negativas y sólo la biopsia tisular puede establecer el diagnóstico.

Técnicas diagnósticas

■ La biopsia renal puede mostrar los depósitos característicos. En la amiloidosis, aparecen en forma de fibrillas en láminas plegadas β positivas con rojo Congo, de 10 nm de diámetro con microscopía electrónica. La inmunofluorescencia puede identificar las cadenas de inmunoglobulinas específicas en la EDCL (mayor probabilidad de producirse con cadenas ligeras κ) y la EDCP. Los depósitos fibrilares e inmunotactoides son negativos para el rojo Congo. Las fibrillas de la glomerulopatía fibrilar (12 a 20 nm) son generalmente más gruesas que las del amiloide, mientras que los microtúbulos de la glomerulopatía inmunotactoide lo son incluso más (20 a 60 nm), con una luz visible en el corte transversal, con una sólida asociación a trastornos mielodisplásicos.

■ Cuando la nefropatía por cilindros interviene en un trastorno disproteinémico, la biopsia muestra túbulos dilatados llenos de material proteináceo. La inmunofluorescencia permite identificar los componentes específicos de estos cilindros.

TRATAMIENTO

El melfalán y la prednisona son útiles en el tratamiento de la amiloidosis y la EDCL. Es posible que la quimioterapia dirigida a la enfermedad subyacente sea eficaz para revertir o estabilizar la nefropatía. Cuando se observa nefropatía por cilindros en la biopsia, un ciclo de plasmaféresis junto con tratamiento del mieloma puede estabilizar la función renal. No existe tratamiento específico alguno para la glomerulopatía fibrilar o inmunotactoide, aunque el tratamiento de una neoplasia maligna subyacente, si existe, puede retrasar su progresión.

Glomerulonefropatía membranoproliferativa

PRINCIPIOS GENERALES

La glomerulonefropatía membranoproliferativa (GNMP) idiopática primaria es infrecuente. La hepatitis C es responsable de la mayoría de los casos de GNMP secundaria, asociada con frecuencia a crioglobulinemia. Otras causas secundarias son la infección por el VIH, el LES, las infecciones crónicas y diversas neoplasias malignas.

DIAGNÓSTICO

Presentación clínica

La GNMP se puede manifestar con síndrome nefrótico, síndrome nefrítico o una combinación de ambos. Clásicamente, hay tres subtipos definidos de GNMP (I, II y III). Sin embargo, ya que se ha aclarado la base molecular de la enfermedad, se ha propuesto otra clasificación *(N Engl J Med 2012;366:1119)*.

■ Los tipos I y III están mediados por la formación de inmunocomplejos.

■ La GNMP de tipo II (también denominada enfermedad por depósitos densos) y la glomerulonefritis C3 relacionada (GNC3) dependen de la activación de la vía alternativa del complemento. En las formas de GNMP mediadas por inmunocomplejos, tanto C3 como C4 suelen estar bajos, mientras que en la GNMP de tipo II sólo está bajo C3. En la GNMP de tipo II puede existir el anticuerpo factor nefrítico-C3, que estabiliza la convertasa C3 y promueve el consumo de complemento. Las carencias de reguladores del complemento (factores H e I) o los anticuerpos frente a ellos también pueden activar la cascada del complemento.

Pruebas diagnósticas

La biopsia renal muestra proliferación mesangial con hipercelularidad en la microscopía óptica, con «lobulación» del penacho glomerular. La acumulación de residuos a lo largo de la barrera de filtración puede desembocar en un ciclo de lesión-reparación que produce la duplicación de la membrana basal glomerular, lo que da un aspecto de «contorno doble» en la tinción con plata. La inmunofluorescencia puede mostrar depósitos granulares mesangiales y en la pared capilar de Ig en las formas mediadas por inmunocomplejos, mientras que sólo la tinción de C3 es positiva en la GNMP de tipo II o la GNC3. En la microscopía electrónica pueden observarse depósitos subendoteliales (tipo I) o intramembranosos (tipo II). La enfermedad de tipo III tiene depósitos subendoteliales y subepiteliales.

TRATAMIENTO

- En la GNMP idiopática del adulto, no se ha demostrado que el tratamiento inmunosupresor proporcione un beneficio uniforme, si bien puede haber sido por agrupar juntas enfermedades diferentes desde el punto de vista fisiopatológico en el antiguo esquema de clasificación.
- El tratamiento de las formas secundarias va dirigido a la afección subyacente. Si existe un deterioro rápido de la función renal en presencia de crioglobulinas, la plasmaféresis puede ayudar a estabilizar la enfermedad. En informes de casos se ha demostrado la posible eficacia del eculizumab, un anticuerpo monoclonal anti-C5, en el tratamiento de la GNMP de tipo II *(N engl J Med 2012;366:1161)*.

Nefropatía por IgA/púrpura de Henoch-Schönlein

PRINCIPIOS GENERALES

- La nefropatía por IgA suele ser idiopática y se caracteriza por un cuadro nefrítico con hematuria microscópica (y con menos frecuencia macroscópica) y proteinuria leve.
- Se suele manifestar en la segunda o tercera década de la vida, y suele evolucionar lentamente. Sin embargo, algunos pacientes pueden sufrir un deterioro rápido de la función renal que da lugar a nefropatía terminal.
- La púrpura de Henoch-Schönlein es un trastorno relacionado que puede representar una forma sistémica de la misma enfermedad, con afectación vasculítica de la piel (púrpura palpable de la parte inferior del tronco y las extremidades), el tubo digestivo y las articulaciones.

DIAGNÓSTICO

Pruebas diagnósticas

La biopsia renal muestra aumento de la celularidad mesangial en la microscopía óptica, con depósitos de IgA y C3 en la inmunofluorescencia. Se cree que una IgA anormalmente glucosilada es responsable de la formación de inmunocomplejos y del depósito mesangial. Aunque los niveles séricos de IgA no se correlacionan con la actividad de la enfermedad, acontecimientos que pueden causar hiperproducción (infección coincidente de las vías respiratorias superiores) o disminuir la eliminación (cirrosis hepática) pueden predisponer a la enfermedad.

TRATAMIENTO

La intensidad del tratamiento depende de la gravedad de la enfermedad. En pacientes con evolución favorable, el tratamiento conservador con inhibidores de la ECA, BRA o aceite de pescado (ácidos grasos ω-3) puede evitar el deterioro de la función renal, aunque sigue sin existir acuerdo sobre el efecto beneficioso del aceite de pescado. En la enfermedad progresiva puede ser eficaz un ciclo de prednisona, 1 (mg/kg)/día, con o sin fármacos citotóxicos.

Glomerulonefropatía postinfecciosa

PRINCIPIOS GENERALES

- La glomerulonefropatía postinfecciosa suele manifestarse con el síndrome nefrítico, hematuria, hipertensión, edema e insuficiencia renal. Puede existir proteinuria, que habitualmente se encuentra en el intervalo subnefrótico.

■ Clásicamente se asocia a infección estreptocócica, que afecta por lo general a niños menores de 10 años, después de un período de latencia de 2 a 4 semanas desde el inicio de una faringitis o infección cutánea. Sin embargo, esta enfermedad mediada por inmunocomplejos también puede estar producida por endocarditis bacteriana, abscesos viscerales e infecciones de derivaciones ventriculoperitoneales.

■ Suelen observarse concentraciones bajas de complemento. El título de ASO puede hallarse elevado en mediciones seriadas, al igual que los anticuerpos anti-ADNasaB en la enfermedad asociada a una infección estreptocócica.

DIAGNÓSTICO

La biopsia renal muestra agregados subendoteliales en la microscopía óptica y electrónica, que corresponden a los depósitos que se observan con inmunofluorescencia (IgG, C3). Se aprecia proliferación mesangial generalizada, así como infiltración por células polimorfonucleares.

TRATAMIENTO

El tratamiento de la nefropatía es principalmente sintomático. La resolución de la infección subyacente suele conducir a la recuperación renal en 2 a 4 semanas, incluso en casos en los que es necesario soporte con diálisis. Se debe prever una diuresis rápida en el período de recuperación.

Nefritis lúpica

PRINCIPIOS GENERALES

La nefritis lúpica (NL) puede manifestarse como proteinuria de grados variables, con eritrocitos dismórficos y cilindros de eritrocitos, e insuficiencia renal. Con frecuencia se observa una serología lúpica positiva (p. ej., ANA, anticuerpos anti-ADN bicatenario) e hipocomplementemia durante los brotes agudos.

DIAGNÓSTICO

La biopsia renal puede aportar información útil sobre el diagnóstico y el pronóstico de la enfermedad. La clasificación de la Organización Mundial de la Salud tiene cinco categorías principales basadas en el aspecto histológico. La clase I muestra glomérulos normales, las clases II a IV tienen grados crecientes de proliferación mesangial y la clase V posee un aspecto similar a la NM. La inmunofluorescencia suele ser positiva para IgG, IgA, IgM, C1q, C3 y C4, para el patrón de fluorescencia «completo».

TRATAMIENTO

La intensidad del tratamiento debe tener en cuenta las manifestaciones renales y extrarrenales de la enfermedad.

■ En la NL de las clases I y II casi nunca es necesario un tratamiento específico, y el tratamiento se dirige a las manifestaciones extrarrenales.

■ La NL de clase III, cuando es leve o moderada, generalmente se puede tratar con un ciclo corto de corticoesteroides en dosis elevadas (prednisona, 1 [mg/kg]/día).

■ A los pacientes con NL de clase III grave, de clase IV y de clase V, o síndrome nefrítico se les debe administrar metilprednisolona intravenosa en pulsos (7-15 [mg/kg]/día durante 3 días) seguida por prednisona oral 0,5 a 1 (mg/kg)/día. Se debe utilizar un segundo fármaco, como ciclofosfamida intravenosa mensual, $0,5-1 g/m^2$, o micofenolato mofetilo oral, 1 000 mg tres veces al día durante un ciclo de 6 meses. Puede mantenerse la remisión durante varios años con micofenolato mofetilo, 1 000 mg dos veces al día, que ha demostrado ser superior a la azatioprina, 2 (mg/kg)/día, para evitar la recidiva *(N Engl J Med 2011;365:1886)*.

Síndromes pulmonares-renales

PRINCIPIOS GENERALES

Diferentes entidades clínicas forman parte de los síndromes pulmonares-renales, en los que existe afectación vasculítica de los capilares alveolares y glomerulares. Esto suele conducir a una insuficiencia renal rápidamente progresiva, a menudo con afectación pulmonar simultánea en forma de hemorragia alveolar. Predomina un cuadro nefrítico, con eritrocitos dismórficos y cilindros de eritrocitos en la orina. Las artralgias y la fiebre pueden ser otros síntomas sistémicos.

DIAGNÓSTICO

■ En la **enfermedad por anticuerpos anti-MBG,** se depositan anticuerpos circulantes contra la cadena α3 del colágeno de tipo IV en la membrana basal de los alvéolos y los glomérulos, lo que produce una tinción lineal en la inmunofluorescencia. El **síndrome de Goodpasture** incluye afectación pulmonar y se puede manifestar con hemorragia alveolar potencialmente mortal. La presencia de anticuerpos anti-MBG en el suero confirma el diagnóstico, y el 10 % al 30 % de los pacientes tendrá serología positiva para ANCA.

■ En la **granulomatosis con poliangeítis** (GPA, anteriormente conocida como granulomatosis de Wegener), las lesiones vasculíticas afectan a los vasos pequeños de los riñones, y también pueden afectar a los pulmones, la piel y el tubo digestivo. Como en la enfermedad por anticuerpos anti-MBG, la hemorragia pulmonar puede ser grave. Entre los hallazgos de la biopsia, se encuentra la vasculitis de vasos pequeños con formación de granulomas no caseificantes en los riñones, los pulmones y los senos.

   • La GPA forma parte de un grupo de enfermedades conocidas como *glomerulonefritis pauciinmunitaria* (que alude a la ausencia de depósitos con tinción inmunológica), y que incluye el síndrome de Churg-Strauss (asma y eosinofilia) y la poliangeítis microscópica.

   • En la GPA existe positividad de ANCA citoplásmicos dirigidos contra la serina-proteinasa 3, mientras que en la poliangeítis microscópica y el síndrome de Churg-Srtauss son positivos los ANCA perinucleares dirigidos contra la mieloperoxidasa.

TRATAMIENTO

■ En la **enfermedad por anticuerpos anti-MBG,** el objetivo del tratamiento es la *eliminación del anticuerpo patogénico* a la vez que se suprime su nueva producción. El tratamiento se realiza con plasmaféresis del volumen total a diario durante aproximadamente 14 días junto con ciclofosfamida, 2 (mg/kg)/día, y glucocorticoesteroides (metilprednisona intravenosa, 7-15 [mg/kg]/día durante 3 días, seguida por prednisona oral, 1 [mg/kg]/día). La inmunosupresión se reduce progresivamente durante 8 semanas. La medición seriada de la concentración de anticuerpos anti-MBG es útil para vigilar el tratamiento con plasmaféresis y la inmunodepresión, continuando hasta que sea indetectable.

   La mala respuesta al tratamiento se predice por la presencia de oliguria, creatinina > 5,7 mg/dl o dependencia de la diálisis en el momento de la consulta inicial. Si bien la probabilidad de recuperación renal es baja, la presencia de afectación pulmonar justifica un tratamiento intensivo.

■ El tratamiento de la **GPA** se realiza con la combinación de prednisona, 1 (mg/kg)/día (con reducción progresiva de la dosis), y ciclofosfamida (1 g/m^2 al mes i.v. o 2 [mg/kg]/día v.o.) durante al menos 3 meses, para inducir la remisión. Posteriormente, es preciso mantener el tratamiento con corticoesteroides orales durante 1 año para prevenir la recurrencia. El tratamiento más intensivo con plasmaféresis y corticoesteroides intravenosos en pulsos puede ser beneficioso en pacientes que consultan con hemorragia pulmonar o dependencia de la diálisis. También se ha autorizado para el tratamiento de la GPA el rituximab administrado por vía intravenosa de forma semanal 4 dosis de 375 mg/m^2, en combinación con esteroides (*N Engl J Med 2010;363:221*).

   Se ha demostrado que la trimetoprima-sulfametoxazol en dosis doble administrada dos veces al día reduce las recurrencias extrarrenales y evita la infección por *Pneumocystis jirovecci (carinii)* en pacientes con inmunosupresión en dosis elevadas.

Nefropatía poliquística

PRINCIPIOS GENERALES

- La nefropatía poliquística autosómica dominante (NPAD) es un trastorno hereditario que produce un aumento quístico del tamaño del riñón. La prevalencia es de aproximadamente 1/1 000. Aproximadamente el 20 % de los pacientes con NPAD carece de antecedentes familiares.
- Existen dos mutaciones conocidas de los genes de la poliquistina, *PKD1* y *PKD2*. *PKD1* es la más frecuente y se encuentra en aproximadamente el 85 % de los casos de NPAD. La mutación *PKD2* se asocia a un inicio más tardío de la enfermedad.
- El mecanismo por el que se forman los quistes no está claro. Los productos del gen de la poliquistina se localizan principalmente en los cilios de la membrana apical tubular. La alteración de la regulación de la división celular puede conllevar un crecimiento excesivo del segmento tubular, que finalmente se separa del resto del sistema colector. La formación de quistes afecta sólo a un porcentaje relativamente pequeño de túbulos, lo que sugiere una hipótesis «de dos eventos», en la que una mutación esporádica del alelo de tipo salvaje causa la génesis local de quistes.

DIAGNÓSTICO

Presentación clínica

- La hipertensión es un dato temprano de la NPDA. A medida que aumentan de tamaño los túbulos afectados, reducen, por compresión, el flujo sanguíneo hacia los glomérulos adyacentes, volviéndolos isquémicos. Esto activa, a su vez, el sistema renina-angiotensina-aldosterona, lo que produce hipertensión sistémica. El inicio de la insuficiencia renal es muy variable, y la mitad de los pacientes presenta nefropatía terminal a los 65 años.
- Se encuentran aneurismas cerebrales, quistes hepáticos y divertículos colónicos asociados a la NPDA. Cuando los quistes aumentan de tamaño, pueden producir una masa palpable en el flanco. La presencia de hematuria macroscópica y dolor puede indicar hemorragia de los quistes hacia el sistema colector. El dolor en el flanco también puede deberse a infección de los quistes o estiramiento de la cápsula renal.

Pruebas diagnósticas

- La diferenciación de otras enfermedades quísticas (enfermedad quística adquirida, espongiosis medular renal, poliquistosis medular renal) puede realizarse por la presencia de riñones quísticos aumentados de tamaño en lugar de riñones quísticos encogidos o de tamaño normal. La enfermedad quística adquirida suele observarse en pacientes con nefropatía crónica y en pacientes en tratamiento con diálisis. Los quistes son bilaterales en riñones atróficos.
- La ecografía muestra múltiples quistes. Cuando existen antecedentes familiares positivos, puede establecerse el diagnóstico de NPDA por los hallazgos de la ecografía, y los criterios difieren según la edad. Se requieren al menos tres quistes en pacientes menores de 40 años. En pacientes de 40 a 59 años son necesarios al menos dos quistes en cada riñón. En pacientes de 60 años y mayores, el diagnóstico precisa al menos cuatro quistes en cada riñón.
- En los pacientes con antecedentes familiares de aneurismas cerebrales o con síntomas atribuibles a un aneurisma cerebral debe realizarse una evaluación mediante RM o ARM.
- Pueden plantearse las pruebas genéticas si los pacientes muestran resultados dudosos en las pruebas de imagen o si se necesita un diagnóstico definitivo.

TRATAMIENTO

- Actualmente no existe tratamiento específico alguno para prevenir la formación de quistes o lentificar el crecimiento de éstos. Es preciso aplicar un control intensivo de la hipertensión, y se recomienda el bloqueo del sistema de renina-angiotensina-aldosterona con un inhibidor de la ECA o un BRA como tratamiento de primera línea.

- La hematuria macroscópica por hemorragia del quiste suele poder tratarse con reposo en cama, hidratación y analgesia. La resolución puede tardar 5 a 7 días.
- Las infecciones de los quistes generalmente se tratan con antibióticos que alcanzan una buena penetración en los quistes. La trimetoprima-sulfametoxazol y el ciprofloxacino son los antibióticos de elección. La ausencia de crecimiento bacteriano en la orina no descarta una infección, dado que el líquido del quiste no se comunica necesariamente con el resto del sistema colector.
- El dolor que persiste sin una causa infecciosa o hemorrágica evidente puede responder a la reducción quirúrgica del quiste, sobre todo si existe un quiste responsable que puede identificarse y abordarse.
- Como el mecanismo subyacente de la formación del quiste se dilucida, están surgiendo nuevas opciones terapéuticas. Se han desaconsejado los anteriores estudios clínicos de los antimetabolitos sirolimús y everolimús. En un estudio a gran escala del tolvaptán en la NPDA se demostró una reducción importante de la velocidad de crecimiento de los quistes, pero con un dudoso beneficio en la función renal a largo plazo junto con señales de posible hepatotoxicidad; la aprobación formal está a la espera de resultados de estudios adicionales *(N Engl J Med 2012;367:2407)*.

Nefrolitiasis

PRINCIPIOS GENERALES

- Los **cálculos que contienen calcio** son los más frecuentes y aparecen predominantemente en forma de sales de oxalato cálcico o de fosfato cálcico. Estos cálculos son radioopacos. Los cálculos de fosfato cálcico pueden aparecer como cristales largos y romos, y se forman en orina alcalina. Los cálculos de oxalato cálcico pueden encontrarse en la orina ácida o alcalina, pueden tener forma de reloj de arena o pueden aparecer como pirámides pareadas (lo que les da aspecto de sobre cuando se ven de frente).
- Los **cálculos de ácido úrico** pueden ser idiopáticos o aparecer como parte de estados hiperuricosúricos, como la gota y los trastornos mieloproliferativos. Estos cálculos son radiotransparentes y se encuentran en la orina ácida. Los cristales de ácido úrico tienen diversas formas, y las agujas y las formas romboideas son las más frecuentes.
- Los **cálculos de estruvita** contienen magnesio, amonio y fosfato. Aparecen en la orina alcalina asociados a microorganismos metabolizadores de la urea (p. ej., *Proteus, Klebsiella*). Son radioopacos y se pueden extender hasta ocupar la pelvis renal, adoptando una configuración en asta de ciervo. En la microscopía, los cristales de estruvita muestran una forma característica en tapa de ataúd.
- Los **cálculos de cistina** son infrecuentes y se pueden formar como consecuencia de un trastorno autosómico recesivo. Estos cálculos tienen una densidad radiológica intermedia y aparecen como cristales hexagonales en la orina.

DIAGNÓSTICO

Presentación clínica

La presentación clínica se caracteriza por dolor en el ángulo costovertebral o en el flanco, que se puede irradiar hacia el escroto o los labios vulvares. Puede apreciarse hematuria con eritrocitos no dismórficos. Son infrecuentes la oliguria y la IRA, aunque pueden producirse si hay obstrucción bilateral o si un riñón funcionante único resulta afectado.

Pruebas diagnósticas

- La evaluación analítica básica debe incluir un cultivo de orina, pH, estudio microscópico, y concentraciones séricas de calcio, fosfato, hormona paratiroidea y ácido úrico. La orina debe colarse y se deben analizar los cálculos expulsados para determinar su composición.

■ Una radiografía simple de abdomen puede mostrar los cálculos radioopacos formados por sales de calcio, estruvita o cistina. Sin embargo, la TC sin contraste ha sustituido a otras modalidades de imagen como estudio de elección ante una presunta nefrolitiasis.

■ En los pacientes que producen cálculos de forma recurrente, hay que realizar una evaluación más extensa, con obtención de muestras de orina de 24 h para determinar las concentraciones de calcio, fosfato, ácido úrico, citrato, oxalato y cistina. Esta muestra no se debe obtener durante un episodio agudo en un paciente hospitalizado, sino que se debe esperar a que el paciente siga su dieta ambulatoria normal.

TRATAMIENTO

■ El tratamiento general de la nefrolitiasis consiste en **hidratación** para aumentar la diuresis y analgesia. Si el cálculo produce obstrucción del flujo urinario o se acompaña de infección, está indicada la extracción con una intervención urológica o radiológica urgente.

■ Después de la expulsión de un cálculo, el tratamiento se dirige a la **prevención de la formación recurrente de cálculos.** Independientemente del tipo de cálculo, la base del tratamiento es el mantenimiento de una diuresis elevada (2-3 l/día) con hidratación oral y dieta hiposódica (< 2 g/día).

■ En el caso de los cálculos de oxalato, ya no se recomienda una dieta pobre en calcio, dado el riesgo de osteoporosis. Actualmente, se propone una dieta con contenido normal en calcio sin adición de suplementos de calcio. Los pacientes deben evitar los alimentos ricos en oxalato (p. ej., espinacas y ruibarbo). Los diuréticos tiazídicos pueden reducir la calciuria, y se puede añadir citrato potásico en pacientes con hipocitraturia.

■ Los cálculos de ácido úrico se pueden evitar o reducir con alopurinol o la alcalinización de la orina con citrato, bicarbonato o acetazolamida. Una dieta hipoproteica también puede ser eficaz.

■ Los cálculos de estruvita con frecuencia precisan una intervención quirúrgica para su extracción. La litotricia extracorpórea con ondas de choque puede utilizarse como tratamiento complementario. Si los cultivos urinarios mensuales son positivos, está indicado el tratamiento antibiótico intensivo.

■ Los cálculos de cistina requieren una alcalinización urinaria intensiva hasta un pH de 7 a 7,5 para inducir su solubilidad. La D-penicilamina y la mercaptopropionilglicina pueden aumentar aún más la solubilidad por la rotura y el intercambio de los enlaces disulfuro. Los efectos secundarios de la D-penicilamina y la mercaptopropionilglicina son: fiebre, exantema, artritis, mielodepresión, hepatotoxicidad y déficit de vitamina B_6.

Tratamiento de la nefropatía crónica

PRINCIPIOS GENERALES

■ La nefropatía crónica (NC) se divide en cinco fases, según el FG estimado (fig. 13-1). Para clasificarla como fase 1 o fase 2, debe *existir un defecto estructural o funcional acompañante* (p. ej., proteinuria o hematuria), ya que el FG es normal o casi normal en estas fases.

■ Los pacientes habitualmente están asintomáticos hasta que se pierde una porción significativa de la función renal (fase 4 tardía y fase 5). Sin embargo, *las complicaciones, como hipertensión, anemia y enfermedad mineral ósea* (osteodistrofia renal e hiperparatiroidismo secundario) con frecuencia aparecen durante la fase 3, y esto se debe investigar y abordar antes de que los pacientes se vuelvan sintomáticos.

■ Se puede hacer un seguimiento del deterioro del FG representando el recíproco de la creatinina en función del tiempo, lo que muestra una disminución lineal. Esto puede ser útil para la planificación ante la fase terminal y la predicción de cuándo será necesario el tratamiento sustitutivo renal. Una disminución del FG más rápida de lo esperado indica una agresión renal superpuesta.

■ El inicio de la diálisis basándose sólo en un FG objetivo no ha demostrado beneficio alguno sobre la mortalidad *(N Engl J Med 2010;363:609)*. La diálisis debe iniciarse antes del empeoramiento del estado metabólico o nutricional del paciente.

Pronóstico de la NC según las categorías del FG y la albuminuria

Pronóstico de la NC según las categorías del FG y la albuminuria: KDIGO 2012				Categorías de albuminuria persistente Descripción e intervalo de valores		
				A1	A2	A3
				Normal o levemente aumentada	Moderadamente aumentada	Muy aumentada
				<30 mg/g <3 mg/mmol	30-300 mg/g 3-30 mg/mmol	>300 mg/g >30 mg/mmol
Categorías del FG (ml/min/1,73 m²) Descripción e intervalo de valores	G1	Normal o elevado	≥90	Baja	Moderada	Alta
	G2	Ligeramente disminuido	60-89	Baja	Moderada	Alta
	G3a	Ligeramente a moderadamente disminuido	45-59	Moderada	Alta	Muy alta
	G3b	Moderadamente a intensamente disminuido	30-44	Alta	Muy alta	Muy alta
	G4	Muy disminuido	15-29	Muy alta	Muy alta	Muy alta
	G5	Insuficiencia renal	<15			

Figura 13-1. Fases de la nefropatía crónica. FG, filtrado glomerular; NC, nefropatía crónica. (De KDIGO 2012 Clinical Practice Guideline for the Evaluation and Management of Chronic Kidney Disease. *Kidney Int* 2013;3[Suppl]:5-14.)

Factores de riesgo

■ La **disminución de la perfusión renal** puede causar una disminución del FG. Esto se puede producir con una depleción de volumen verdadera o con una disminución del volumen circulante efectivo (p. ej., insuficiencia cardíaca congestiva, cirrosis hepática). El uso de **AINE** puede ser particularmente perjudicial en esta situación, porque bloquean los mecanismos autorreguladores renales que permiten mantener el FG. Los inhibidores de la ECA y los BRA también pueden producir una disminución reversible del FG.

■ Es posible que la **hipertensión no controlada** también sea perjudicial para los riñones. La hiperfiltración puede producir proteinuria progresiva y lesión glomerular adicional.

■ **La albuminuria también ha sido identificada como factor de riesgo de progresión de la nefropatía. Se ha desarrollado una escala pronóstica que incorpora tanto el FG como el grado de albuminuria para predecir la probabilidad de insuficiencia renal (v. fig. 13-1).**

■ Es preciso evitar en la medida de lo posible los **fármacos nefrotóxicos,** como los medios de contraste yodados y los aminoglucósidos. Es obligatorio prestar una atención cuidadosa a la posología de los fármacos, guiada con frecuencia por el FG estimado o por la fase de la NC. Se deben monitorizar las concentraciones de fármacos cuando proceda.

■ Los pacientes a los que se realiza una angiografía coronaria tienen un riesgo particularmente elevado de empeoramiento de la NC. La **nefropatía por contraste** y la **enfermedad ateroembólica** son posibles complicaciones, y se deben sopesar los riesgos y beneficios de la intervención con el paciente antes de realizarla.

■ Se debe tener en cuenta la posibilidad de que exista **infección urinaria** u **obstrucción urinaria** en todos los pacientes con disminución de la función renal sin causa aparente. La estenosis progresiva de la arteria renal también puede provocar una disminución más rápida del FG, además de un empeoramiento súbito de una hipertensión previamente controlada.

■ Se puede producir **trombosis de la vena renal** como complicación del síndrome nefrótico, y puede empeorar la NC. Puede detectarse hematuria y dolor en el flanco.

TRATAMIENTO

■ El tratamiento de la NC se centra en evitar los factores de riesgo (mencionados anteriormente), en la modificación de la dieta, el control de la presión arterial, el tratamiento adecuado de las enfermedades asociadas (se expone más adelante) y, en último término, la preparación para el tratamiento sustitutivo renal.

■ **Restricciones en la dieta**

• La **restricción de sodio** hasta < 3 g/día suele ser adecuada en la mayoría de los pacientes con NC. Debe aplicarse la restricción hasta < 2 g/día si se observa insuficiencia cardíaca o hipertensión rebelde. Una concentración de sodio en orina de 24 h de 100 mEq se correlaciona con una dieta de 2 g/día.

• En pacientes con NC no suele ser necesario restringir los líquidos y, si la restricción es excesiva, puede provocar depleción de volumen e hipernatremia. La restricción es adecuada en pacientes con hiponatremia dilucional.

• **El potasio se debe restringir** hasta 60 mEq/día en pacientes con hiperpotasemia. Los productos que contienen tomate, los plátanos, las patatas y las bebidas de cítricos son ricos en potasio, y se deben evitar en estos pacientes.

• Es preciso **restringir el fosfato en la dieta** hasta 800-1 000 mg/día. En la hiperfosfemia se deben evitar los productos lácteos y los frutos secos. Se pueden utilizar productos fijadores por vía oral (carbonato o acetato cálcico, carbonato de lantano, carbonato de sevelámero) si las restricciones de la dieta no permiten controlar la concentración de fosfato.

■ **Hipertensión**

• La hipertensión no controlada acelera la velocidad de deterioro de la función renal. En los pacientes con NC se recomienda un control de la presión arterial a < 140/90 (*JAMA 2014;311:507*).

• En la población con NC deben utilizarse preferentemente **inhibidores de la ECA o BRA,** ya que reducen la presión intraglomerular y tienen propiedades renoprotectoras que van más allá del efecto antihipertensor, particularmente en estados proteinúricos. Debido a sus efectos sobre la hemodinámica intrarrenal, hay que prever y tolerar un aumento de la creatinina sérica del 30 %; un aumento adicional debe inducir la búsqueda de una posible estenosis de la arteria renal. Es importante medir la concentración sérica de creatinina y potasio aproximadamente 1 a 2 semanas después de un ajuste de la dosis. No se recomienda el tratamiento combinado con inhibidores de la ECA y BRA debido a un mayor riesgo de hiperpotasemia e IRA sin un beneficio estadístico sobre la mortalidad o la protección renal a largo plazo (*N Engl J Med 2013;369:1892*).

• Los **diuréticos** también son beneficiosos en la consecución de la euvolemia en pacientes con NC hipertensos. Los diuréticos tiazídicos se vuelven menos eficaces cuando el FG disminuye por debajo de 30 ml/min, mientras que los diuréticos del asa conservan su eficacia, aunque pueden ser necesarias dosis mayores para obtener el efecto deseado.

■ **Anemia**

• En la NC es frecuente una anemia normocítica, que se debe buscar una vez que el FG disminuya por debajo de 60 ml/min (fase 3).

• Hay que buscar causas alternativas de la anemia en el contexto adecuado, y se deben evaluar los depósitos de hierro. Si la saturación de la transferrina es < 25 % y no existe evidencia de sobrecarga de hierro (ferritina < 1 000 ng/dl), debe plantearse la repleción de hierro con 1 g de un preparado intravenoso de hierro dextrano (1 000 mg una vez, con una dosis de prueba de 25 mg), gluconato férrico (125 mg, ocho dosis) o hierro sacarosa (100 mg, 10 dosis).

• Los estimulantes de la eritropoyesis, como la epoetina y la darbepoetina, pueden reducir eficazmente, aunque no evitar, la necesidad de transfundir eritrocitos. Este tratamiento aumenta el riesgo de ictus y de episodios trombóticos y cardiovasculares, y empeora la evolución en pacientes oncológicos. Estos fármacos no deben iniciarse en pacientes con NC salvo que la hemoglobina sea < 10 g/dl, se estén tratando otras causas de anemia como una ferropenia, y la reducción de las transfusiones sea un objetivo. Es preciso utilizar la dosis mínima que mantenga la hemoglobina por encima de la necesidad de transfundir y *por debajo de 11 g/dl*. La corrección de la deficiencia de hierro con frecuencia reduce la necesidad de la dosis. La elevación de la hemoglobina hasta concentraciones superiores se ha asociado a aumento de la mortalidad cardiovascular, y este riesgo puede estar relacionado con las dosis mayores de estos estimulantes de la eritropoyesis *(N Engl J Med 2010;363:1146)*.

■ **Trastornos minerales óseos**
- En la NC, la prevalencia de trastornos minerales óseos aumenta a medida que disminuye el FG, en la fase 3 y en la enfermedad más avanzada. Estos trastornos incluyen trastornos del recambio óseo e hiperparatiroidismo secundario.
- La **osteítis fibrosa quística** suele asociarse a hiperparatiroidismo secundario y aumento del recambio óseo, lo que provoca dolor óseo y fracturas. La osteopatía adinámica es un estado de bajo recambio con disminución de la concentración de hormona paratiroidea (PTH). La osteomalacia puede suponer el depósito de aluminio en el hueso y se observa con menos frecuencia en la actualidad, dada la disminución del uso de fijadores de fosfato que contienen aluminio.
- En la NC, a partir de la fase 3, la deficiencia de vitamina D, la concentración baja de calcio y la elevación de la concentración de fosfato pueden contribuir al **hiperparatiroidismo secundario.** El objetivo general del tratamiento es la supresión de la PTH hacia la normalidad a la vez que se mantienen concentraciones séricas normales de calcio y fósforo. Esto se puede abordar en tres fases: repleción de los depósitos de vitamina D (25-OH vitamina D), control del fósforo de la dieta con fijadores, y administración de vitamina D activa (1,25-hidroxivitamina D o un análogo).
  - Los depósitos deficientes (25-OH vitamina D < 30 ng/ml) se deben corregir con ergocalciferol oral, una cápsula de 50 000 UI a la semana o a semanas alternas, o colecalciferol, 2 000 a 4 000 UI al día. La duración del tratamiento depende de la gravedad de la deficiencia, y las concentraciones < 5 ng/dl justifican al menos 12 semanas de tratamiento. Una vez logrado el objetivo, el tratamiento de mantenimiento puede basarse en 50 000 UI de ergocalciferol al mes o 1 000-2 000 UI de colecalciferol al día.
  - Puede ser difícil controlar el fosfato a medida que disminuye el FG, incluso con una restricción adecuada de la dieta. Los fijadores de fosfato inhiben su absorción digestiva. Los fijadores que contienen calcio son eficaces cuando se administran con las comidas, como el carbonato cálcico (200 mg de calcio elemental por cada comprimido de 500 mg) o el acetato cálcico (169 mg de calcio elemental por cada comprimido de 667 mg). En general, el calcio elemental diario total administrado debe ser < 1 500 mg. El carbonato de lantano y el de sevelámero son alternativas que no contienen calcio.
  - La vitamina D activa (1,25-dihidroxivitamina D) y sus análogos sintéticos son potentes supresores de la PTH, y se pueden administrar si la PTH sérica permanece elevada. Las opciones son calcitriol diario (0,25-1 µg), paricalcitol (1-5 µg) o doxercalciferol (1-5 µg). Las concentraciones de calcio deben vigilarse con regularidad y las dosis deben ajustarse para evitar la hipercalcemia.
  - El cinacalcet es un calcimimético que actúa sobre la glándula paratiroidea para suprimir la liberación de PTH. Debe utilizarse únicamente en pacientes que reciban diálisis, y habitualmente con vitamina D activa, puesto que puede inducir una hipocalcemia significativa y es relativamente ineficaz en monoterapia.

■ **Acidosis metabólica.** A medida que se deteriora la función renal, el riñón se vuelve incapaz de excretar adecuadamente suficientes cantidades de ácido, lo que produce acidosis metabólica (mixta con hiato aniónico elevado y normal). Para compensar, se liberan amortiguadores alcalinos desde el esqueleto, lo que puede empeorar la enfermedad mineral ósea.
- El tratamiento con **bicarbonato sódico,** 650 a 1 300 mg tres veces al día, puede ayudar a mantener la concentración sérica de bicarbonato en 22 mEq/l. Sin embargo, es posible que este tratamiento aumente la carga de sodio y contribuya al edema o a la hipertensión.
- No se debe utilizar citrato, otra fuente de bases, en los pacientes con NC o NFT, porque puede aumentar mucho la absorción digestiva de aluminio y producir toxicidad por aluminio u osteomalacia.

■ **Hiperlipidemia.** Se ha demostrado que el tratamiento con estatinas combinado con ezetimiba mejora la evolución cardiovascular, con menos episodios ateroscleróticos importantes en pacientes con NC moderada a grave, así como en los pacientes en diálisis, aunque el beneficio en estos últimos fue menor *(Lancet 2011;377:2181)*. El uso de tratamiento hipolipidemiante es adecuado en pacientes con enfermedad ateroesclerótica en todas las fases de la nefropatía crónica.

■ **Preparación para el tratamiento sustitutivo renal**
- Hay que asesorar a los pacientes en fases tempranas para determinar sus preferencias sobre los tratamientos sustitutivos renales, entre ellos la hemodiálisis, la diálisis peritoneal y la idoneidad para trasplante renal.
- En la NC en fase 4, la preparación para la creación de un acceso vascular permanente para la hemodiálisis debe iniciarse protegiendo el antebrazo no dominante de los catéteres intravenosos y de las extracciones de sangre. La derivación oportuna a un cirujano puede facilitar la creación y la maduración de un acceso arteriovenoso.

TRATAMIENTOS SUSTITUTIVOS RENALES

Abordaje de la diálisis

TRATAMIENTO

■ **Modalidades**
- El tratamiento sustitutivo renal está indicado cuando el tratamiento médico conservador no permite controlar los trastornos metabólicos de las nefropatías. Este principio se aplica a las situaciones aguda y crónica. Entre las indicaciones agudas frecuentes figuran la **hiperpotasemia**, la **alcalosis metabólica** o la **sobrecarga de volumen** que no responden al tratamiento médico. La **encefalopatía** urémica y la **pericarditis**, así como determinadas **intoxicaciones** (metanol, etilenglicol o salicilatos), pueden ser indicaciones del comienzo del tratamiento agudo con diálisis. En la situación crónica, el tratamiento normalmente se inicia antes del empeoramiento del estado metabólico y nutritivo del paciente.
- Las modalidades de diálisis actúan mediante difusión de solutos y transporte de agua a través de una membrana permeable de forma selectiva. En la hemodiálisis, se bombea sangre a contracorriente hacia una solución de diálisis en el interior de una membrana extracorpórea. Esto se puede realizar de forma intermitente (3-4 h al día) o de forma continua durante 24 h, dependiendo de la estabilidad hemodinámica y de los objetivos del tratamiento. La diálisis peritoneal utiliza la membrana peritoneal del paciente como filtro selectivo y se instila líquido de diálisis en la cavidad peritoneal.
- El trasplante ofrece la mejor supervivencia a largo plazo, y es el tratamiento que mejor sustituye las funciones de filtro y endocrinas del riñón. Sin embargo, se asocia a los riesgos que acompañan a la inmunosupresión a largo plazo.

■ **Difusión**
La membrana semipermeable contiene poros que permiten el paso por difusión de electrólitos y moléculas pequeñas, mientras se retienen moléculas de mayor tamaño y los componentes celulares de la sangre. El movimiento depende del tamaño molecular y del gradiente de concentración, de modo que la creatinina, la urea, el potasio y otros productos de desecho del metabolismo pasan a la solución de diálisis, mientras que los amortiguadores alcalinos (bicarbonato o lactato) entran en la sangre desde la solución de diálisis.

■ **Ultrafiltración/convección**
- La eliminación de agua se denomina ultrafiltración (UF). Puede realizarse en la hemodiálisis con una presión hidrostática transmembrana que elimina el exceso de líquido del compartimento sanguíneo. En la diálisis peritoneal, el agua sigue su gradiente osmótico hacia la solución de diálisis relativamente hiperosmolar (habitualmente, la fuerza impulsora osmótica proviene de la glucosa).
- Cuando se extrae del compartimento vascular, el agua arrastra solutos. Es lo que se denomina aclaramiento por convección, y suele explicar sólo una pequeña proporción del aclaramiento total, aunque puede aumentarse si simultáneamente se infunde al paciente un «líquido de sustitución» fisiológico para evitar la hipovolemia. Esta estrategia se emplea con frecuencia en las modalidades de hemodiálisis continua (v. a continuación).

Hemodiálisis

PRINCIPIOS GENERALES

■ La hemodiálisis es, con diferencia, la forma más utilizada de tratamiento sustitutivo renal en Estados Unidos. La hemodiálisis intermitente (HDI) suele realizarse durante 3 a 4 h por sesión y tres veces a la semana. La hemodiálisis ambulatoria por NFT generalmente emplea esta modalidad, aunque se dispone de variaciones para pacientes en quienes se practican tratamientos domiciliarios.

■ Se puede emplear el tratamiento sustitutivo renal continuo (TSRC) en circunstancias especiales, sobre todo cuando el estado hemodinámico del paciente no permitiría tolerar los desplazamientos rápidos de líquido de la HDI. Si bien es menos eficiente (con flujos sanguíneos menores) y se utilizan velocidades de ultrafiltración inferiores, el TSRC puede conseguir eliminaciones de solutos y líquidos equivalentes a las que se consiguen con la HDI, debido a su naturaleza continua, durante 24 h. Los menores flujos sanguíneos suelen precisar anticoagulación (con heparina sistémica o citrato regional) para evitar que se formen coágulos en el filtro. Las modalidades continuas suelen requerir cuidados de enfermería especializados en un entorno de cuidados intensivos.
  • La forma más usada de TSRC es la hemodiafiltración venovenosa continua (HDFVVC).
  • En la HDFVVC, la sangre se bombea lentamente a contracorriente hasta una solución de diálisis (difusión) y se infunde un líquido de sustitución (una solución fisiológica «depurada», sin toxinas urémicas) hacia el circuito para equilibrar la mayor parte del ultrafiltrado (convección).

■ La diálisis mantenida de baja eficiencia (DMBE) es esencialmente una forma híbrida de HDI y TSRC que se usa en el entorno de cuidados intensivos. Los flujos sanguíneos intermedios reducen el riesgo de coagulación si no se utilizan anticoagulantes, mientras que las duraciones intermedias del tratamiento (8-10 h) siguen permitiendo unos aclaramientos adecuados. Los pacientes también pasan una parte importante del día desconectados de la máquina para permitir la realización de pruebas, intervenciones y fisioterapia.

■ **Prescripción e idoneidad**
  • La HDI normalmente se lleva a cabo durante 3-4 h, y puede ultrafiltrar entre 3 y 4 litros de forma segura en pacientes hemodinámicamente estables. En el paciente crónico, la HDI suele realizarse tres veces a la semana, aunque el intervalo entre diálisis más prolongado del fin de semana se ha asociado a un aumento del riesgo de mortalidad (*N Engl J Med 2011;365:1099*). En la situación aguda, no se conoce con claridad el intervalo adecuado, aunque probablemente sea apropiada una pauta de tres veces a la semana. Conviene realizar una evaluación diaria para reevaluar la necesidad de diálisis.
  • La idoneidad se evalúa calculando el aclaramiento del BUN, que sirve como marcador indirecto de los «factores urémicos». Es posible calcular el cociente de reducción de la urea (CRU) con la siguiente fórmula:

$$CRU = [(BUN\ prediálisis - BUN\ posdiálisis)/(BUN\ prediálisis)] \times 100$$

  Se considera que un cociente de reducción > 65 % es adecuado en la situación crónica (*N Engl J Med 2002;347:2010*). En la IRA, el objetivo de idoneidad está peor definido.
  • No se ha demostrado que la hemodiálisis diaria intensiva sea superior a los tratamientos habituales tres veces a la semana (*N Engl J Med 2008;359:7*).
  • El aclaramiento se mide de forma diferente en la TSRC, en la que el tratamiento con diálisis se realiza de forma continua, y que sirve de forma eficaz como un «FG» extracorpóreo. Es preciso ajustar en consecuencia las dosis de los fármacos. Se puede calcular una estimación de este aclaramiento por la suma del líquido de diálisis, el líquido de sustitución y la tasa de ultrafiltración neta y se expresa en mililitros por minuto. En la mayoría de las circunstancias, esto se aproxima a un aclaramiento de 20-50 ml/min.
  • En la TSRC es posible ajustar la velocidad neta de UF según sea necesario, de acuerdo con el estado hemodinámico del paciente. Hay que estar atento en la medición

de las concentraciones de electrólitos (en particular, calcio ionizado y fósforo) para asegurarse de que permanecen dentro de los intervalos deseados. Es especialmente importante vigilar la concentración de calcio cuando se utiliza anticoagulación regional con citrato.

- El fosfato, que es predominantemente intracelular, suele eliminarse mal mediante HDI; sin embargo, en la TSRC se produce una salida continua de este anión y puede aparecer una hipofosfatemia importante.

COMPLICACIONES

■ En general, se introducen catéteres no tunelizados en la vena yugular interna o en la vena femoral, y se asocian a los mismos riesgos que otros catéteres venosos centrales (infección, hemorragia, neumotórax). Se utilizan casi exclusivamente en el entorno intrahospitalario y suelen emplearse durante 1 a 2 semanas. Los catéteres tunelizados tienen menores tasas de infección y se pueden usar durante 6 meses, mientras madura un acceso más definitivo (injerto o fístula AV).

- La fiebre y los escalofríos, sobre todo durante la diálisis, deben inducir la búsqueda de una causa infecciosa, y se debe administrar cobertura antibiótica empírica frente a estafilococos y bacterias gramnegativas.
- A continuación, es necesario sustituir el catéter tras un período de defervescencia y esterilización de la sangre (al menos 48 h). La bacteriemia documentada se debe tratar con antibióticos durante al menos 3 semanas.

■ La trombosis de un injerto o fístula AV se puede recanalizar con frecuencia mediante trombólisis o trombectomía. Las regiones estenóticas pueden evaluarse con una fistulografía, y el tratamiento puede incluir angioplastia o implantación de una endoprótesis.

■ La hipotensión durante la diálisis se debe, la mayoría de las veces, a depleción del volumen intravascular por ultrafiltración rápida. También pueden contribuir los fármacos antihipertensores. En el contexto adecuado, es importante buscar causas infecciosas. El tratamiento agudo de la disminución de la presión arterial consiste en infusión de suero salino normal (en bolos de 200 ml) y reducción de la velocidad de la ultrafiltración.

■ El desequilibrio asociado a la diálisis es un síndrome infrecuente, que puede aparecer en pacientes con uremia grave a los que se realizan los primeros tratamientos. Se cree que la eliminación rápida de las toxinas induce edema cerebral por cambios de osmolaridad, y puede manifestarse como náuseas, vómitos, cefalea, confusión o convulsiones. Su aparición se puede evitar o atenuar iniciando la diálisis con menores flujos sanguíneos y con tratamientos más cortos.

Diálisis peritoneal

PRINCIPIOS GENERALES

■ Históricamente, se ha utilizado la diálisis peritoneal (DP) en situación aguda en pacientes hemodinámicamente inestables. Sin embargo, con el desarrollo y la disponibilidad de una hemodiálisis continua segura y eficaz, el uso de la DP en el tratamiento de la IRA se ha abandonado en la mayoría de los casos en Estados Unidos. Actualmente, se utiliza principalmente para el tratamiento de la NFT.

■ Se usan dos modalidades: intercambios manuales y con cicladores automáticos.

- En la modalidad manual, también llamada diálisis peritoneal ambulatoria continua (DPAC), hay que instilar líquido de diálisis en el peritoneo durante un período especificado, después del cual se drena el dializado y se sustituye por otra infusión de líquido.
- La modalidad automática, también llamada diálisis peritoneal con ciclado continuo (DPCC), suele actuar durante la noche, y una máquina realiza un conjunto preprogramado de intercambios mientras el paciente duerme. Habitualmente, queda una última infusión de líquido de dializado en el peritoneo, y se utiliza durante el día para un intercambio continuo de solutos.

■ Ambas modalidades de DP precisan un cumplimiento estricto de la técnica estéril y es necesaria una selección rigurosa de los pacientes. En general, no se debe utilizar DP si existe un antecedente de cirugía abdominal reciente o si hay múltiples adherencias peritoneales.

■ **Prescripción e idoneidad**

• La elección entre DPAC y DPCC suele depender de la preferencia del paciente y de las características del transporte de la membrana peritoneal. Se pueden usar los intercambios manuales (DPAC) como modalidad de soporte, sobre todo en el hospital en el que la disponibilidad de personal de enfermería o de máquinas puede ser limitada.

• Al escribir las órdenes de DP, es importante especificar las variables siguientes: volumen de la infusión, duración de la sesión, número de intercambios y concentración de glucosa en la solución de diálisis. El volumen de la infusión, por lo general, se encuentra entre 2 y 3 litros. La concentración de glucosa puede ser del 1,5 %, el 2,5 % o el 4,25 %, y proporciona el gradiente osmótico para la retirada de líquido. Concentraciones mayores permiten una mayor ultrafiltración, pero también provocan una mayor absorción de glucosa y un deterioro del control de la diabetes. La icodextrina es un preparado de polímeros de glucosa que se absorbe mínimamente y de esta forma mantiene un gradiente osmótico eficaz hasta durante 18 h. Las soluciones de DP comercializadas pueden tener pestañas codificadas por colores, y los pacientes pueden conocerlas mejor que las concentraciones reales (amarillo para el 1,5 %, verde para el 2,5 % y rojo para el 4,25 %). Una muestra de prescripción de DPAC sería: 2,5 litros, cuatro intercambios, separados entre sí 6 h, con glucosa al 2,5 %.

• La diálisis peritoneal es menos eficiente que la hemodiálisis convencional. Sin embargo, dada su naturaleza continua, la eliminación de solutos y la ultrafiltración pueden aproximarse a las de otras modalidades. La utilización de mayores volúmenes con intercambios más frecuentes puede ayudar al intercambio de solutos. El aumento de la concentración de glucosa puede favorecer una mayor ultrafiltración en pacientes con sobrecarga de volumen.

• *La función renal residual es muy importante en la población tratada con DP, y se deben evitar las nefrotoxinas (J Am Soc Nephrol 2002;13:1307).*

COMPLICACIONES

■ La **peritonitis** suele manifestarse con dolor abdominal difuso y líquido peritoneal turbio. Se debe enviar una muestra para recuento celular, fórmula leucocítica, tinción de Gram y cultivo. Un recuento leucocítico > 100 células/µl, del cual al menos el 50 % son neutrófilos, confirma el diagnóstico.

• El tratamiento empírico debe cubrir microorganismos grampositivos y gramnegativos, con una cefalosporina de primera generación (cefazolina o cefalotina) y ceftacidima en una dosis de 15-20 mg/kg cada una en la sesión más larga del día *(Perit Dial Int 2005;25:107)*. Si se sospecha la presencia de un microorganismo resistente a la meticilina, se usará vancomicina (30 mg/kg cada 5-7 días) para cubrir los grampositivos y una cefalosporina de tercera generación para cubrir los gramnegativos, entre ellos *Pseudomonas*.

• La vía intraperitoneal es el método preferido de administración, salvo que el paciente esté claramente séptico, y en tal caso se deben emplear antibióticos intravenosos. Los antibióticos pueden personalizarse cuando se conozcan los resultados del cultivo y se deben mantener durante 2 a 3 semanas. La presencia de múltiples microorganismos, sobre todo si son gramnegativos, debe llevar a la búsqueda de una perforación intestinal.

■ Las infecciones en el punto de entrada del túnel o en el punto de salida pueden manifestarse con eritema local, dolor a la palpación o drenaje purulento, aunque la formación de costras en el punto de salida por sí sola no indica necesariamente una infección. El tratamiento puede llevarse a cabo con cefalosporinas orales (grampositivos) o fluoroquinolonas orales (gramnegativos). Sin embargo, es posible que sea difícil erradicar las infecciones y que deba retirarse el catéter, con una transición temporal a hemodiálisis.

■ La ausencia de drenaje del líquido de la DP se denomina fallo del flujo de salida. Puede deberse a torsión del catéter, estreñimiento u oclusión del catéter por hebras de fibrina. El tratamiento conservador debe tener como objetivo la resolución del estreñimiento, si existe, y la instilación de heparina en el líquido de DP en dosis de 500 unidades/l.

■ Las pequeñas hernias tienen un riesgo particularmente elevado de incarceración y se deben corregir quirúrgicamente mientras se trata temporalmente al paciente con hemodiálisis. Las fugas de líquido pueden producir edema en la pared abdominal y en los genitales, y por lo general se deben a defectos anatómicos. El hidrotórax suele aparecer en el lado derecho y se puede diagnosticar por una importante elevación de la concentración de glucosa en el líquido pleural. La pleurodesis puede eliminar el espacio virtual y permitir la continuación de la diálisis peritoneal.

■ La **peritonitis encapsulante esclerosante** es una complicación de la diálisis peritoneal a largo plazo. La membrana peritoneal se engruesa y atrapa asas de intestino, lo que produce síntomas de obstrucción intestinal. Puede existir drenaje de líquido hemorrágico. El tratamiento es de soporte, insistiendo en el reposo intestinal y la lisis quirúrgica de las adherencias. Un ensayo de inmunodepresión con prednisona, 10-40 mg/día, puede tener un éxito limitado.

■ La hiperglucemia se debe a la absorción sistémica de la glucosa del líquido de diálisis. Como la captación peritoneal de insulina es impredecible, se prefiere el tratamiento con insulina subcutánea.

■ La hiperlipidemia es frecuente en los pacientes sometidos a DP, y el tratamiento se reserva para los pacientes con indicaciones cardíacas específicas.

■ Al contrario que en la hemodiálisis, los pacientes sometidos a DP tienden a presentar hipopotasemia, probablemente debido a la salida continua de potasio en el dializado, además del desplazamiento intracelular a causa del aumento de la producción endógena de insulina. El aporte oral suele ser suficiente, con relajación de las restricciones dietéticas previas o con suplementos en dosis bajas (10-20 mEq/día de cloruro potásico).

■ La pérdida de proteínas puede ser elevada, y la ingesta de proteínas con la dieta debe ser de 1,2-1,3 (g/kg)/día. Los episodios de peritonitis pueden hacer que la membrana sea aún más propensa a la pérdida de proteínas.

Trasplante

PRINCIPIOS GENERALES

■ El trasplante renal ofrece a los pacientes una mejora de la calidad de vida y de la supervivencia en comparación con las otras medidas de sustitución de la función renal.

■ La evaluación previa al trasplante se centra en la situación cardiopulmonar, la insuficiencia vascular y el estado de los antígenos linfocíticos humanos. Hay que abordar las alteraciones estructurales del aparato urinario. Entre las contraindicaciones figuran la mayoría de los tumores malignos, las infecciones activas y las enfermedades cardiopulmonares significativas.

■ En receptores adultos, el aloinjerto renal se sitúa en el espacio extraperitoneal, en la parte inferoanterior del abdomen. La anastomosis vascular suele realizarse con los vasos ilíacos, en tanto que el uréter se une a la vejiga a través de un túnel muscular para intentar simular la función del esfínter.

■ Los protocolos de inmunodepresión varían entre los distintos centros. Una pauta típica incluiría prednisona junto con una combinación de un inhibidor de la calcineurina (ciclosporina o tacrolimús) y un antimetabolito (un derivado de micofenolato, azatioprina o rapamicina).

■ La evaluación de la disfunción del aloinjerto con frecuencia precisa una biopsia renal. Las pruebas analíticas y radiológicas actuales no permiten distinguir de un modo fiable el rechazo agudo de la toxicidad por fármacos, que son las dos causas más frecuentes de elevación de la creatinina en la población trasplantada. Tras el trasplante, la enfermedad linfoproliferativa, la nefritis intersticial, e infecciones como las causadas por citomegalovirus o *Polyiomavirus* (virus BK), y la pielonefritis pueden manifestarse del mismo modo que la disfunción aguda del aloinjerto, y deben descartarse.

■ Las complicaciones y el tratamiento crónico de los receptores de trasplantes se analizan con más detalle en el capítulo 17, *Medicina de trasplante de órganos sólidos*.

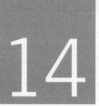

14 Tratamiento de las enfermedades infecciosas

Allison L. Nazinitsky, Stephen Y. Liang y Nigar Kirmani

Principios del tratamiento

PRINCIPIOS GENERALES

Las infecciones puden estar causadas por bacterias, virus, hongos y parásitos, y pueden afectar a cualquier sistema orgánico. Cuando el tratamiento antimicrobiano está indicado, deben considerarse algunos factores que se revisan en este capítulo. La consulta con un especialista en enfermedades infecciosas puede ayudar en el diagnóstico, el tratamiento y el control a largo plazo de los efectos secundarios y las interacciones entre fármacos. La precaución para evitar el uso indiscriminado de antibióticos puede combatir la resistencia a los fármacos, evitar los efectos adversos y reducir costes excesivos.

DIAGNÓSTICO

- La **anamnesis y la exploración física** son importantes, especialmente en los casos de duda diagnóstica y fiebre de origen desconocido (FOD). Preguntar sobre las exposiciones, los antecedentes de viajes y las aficiones ampliará el diagnóstico diferencial para ayudar en el estudio.
- La **tinción de Gram** de muestras potencialmente infectadas puede permitir un diagnóstico de presunción rápido y orientar la elección de los antibióticos empíricos.
- En las muestras, pueden realizarse **cultivos aerobios, anaerobios, fúngicos o para bacilos acidorresistentes (BAR).** Siempre que se sospeche la presencia de microorganismos con requisitos de crecimiento especiales, debe consultarse al laboratorio de microbiología para asegurarse de que se realizan el transporte y el procesamiento apropiados de los cultivos.
- El **antibiograma** en los cultivos facilita la selección de los antimicrobianos.
- Las **pruebas de diagnóstico rápido,** como el uso de la reacción en cadena de la polimerasa (PCR, *polymerase chain reaction*) y la detección de antígenos, también pueden proporcionar la confirmación temprana de un agente etiológico infeccioso.

TRATAMIENTO

- **Elección del tratamiento antimicrobiano inicial**

  El tratamiento empírico debe dirigirse contra los patógenos más probables y poseer el espectro más reducido.
- Al elegir el tratamiento empírico, hay que tener en cuenta los **patrones de sensibilidad locales,** debido a la gran variabilidad entre comunidades y hospitales concretos.
- Las alergias farmacológicas, los cultivos anteriores y el tratamiento antibiótico previo deben orientar la selección de los fármacos.
- **Momento del inicio del tratamiento antimicrobiano**
  - En situaciones clínicas graves, el tratamiento empírico debe iniciarse inmediatamente tras la obtención de los cultivos apropiados. El tratamiento de urgencia está indicado en pacientes febriles neutropénicos o asplénicos. La sepsis, la meningitis y las infecciones necrosantes que progresan rápidamente también deben tratarse inmediatamente con antimicrobianos.
  - En los pacientes clínicamente estables, se puede considerar el retraso del uso empírico de fármacos antimicrobianos, a la espera de resultados, para poder realizar un tratamiento más enfocado y evitar el uso de fármacos innecesarios.
- **Vía de administración**
  - Los pacientes con infecciones graves deben recibir fármacos antimicrobianos por vía intravenosa (i.v.).

- En circunstancias menos urgentes, el tratamiento oral (v.o.) es aceptable si pueden alcanzarse concentraciones de fármaco adecuadas en el lugar de la infección.
- El tratamiento i.m. puede considerarse en pacientes sin una vía i.v. o cuando están indicadas dosis únicas de fármacos.

■ **Tipo de tratamiento**
- Se prefiere el tratamiento bactericida al bacteriostático, especialmente en pacientes inmunológicamente afectados, con infecciones potencialmente mortales, endocarditis, meningitis u osteomielitis.
- La función hepática y la función renal determinan las pautas posológicas de los antimicrobianos.
- Las interacciones farmacológicas deben evaluarse siempre antes de iniciar el tratamiento y pueden afectar a la eficacia de éste.

■ **Evaluación del tratamiento antimicrobiano.** Si existen dudas sobre un posible fracaso del tratamiento, deben plantearse las siguientes preguntas:
- ¿El microorganismo aislado es el agente etiológico?
- ¿Se ha elegido un tratamiento antimicrobiano adecuado para el microorganismo?
- ¿Es adecuada la concentración del fármaco antimicrobiano en el lugar de la infección?
- ¿Han aparecido patógenos resistentes?
- ¿Existe fiebre persistente debido a una enfermedad subyacente, formación de abscesos, complicaciones iatrogénicas, una reacción al fármaco u otro proceso?

■ **Duración del tratamiento**
- La duración del tratamiento depende de la naturaleza y de la gravedad de la infección. El tratamiento debe modificarse según la evolución clínica del paciente y los resultados de los cultivos.
- El tratamiento de las infecciones agudas no complicadas debe continuarse hasta que el paciente esté afebril y clínicamente bien, normalmente durante un mínimo de 72 h.
- Las infecciones en determinadas zonas (p. ej., endocarditis, artritis séptica, osteomielitis) necesitan un tratamiento prolongado.

CONSIDERACIONES ESPECIALES

■ **Huéspedes inmunodeprimidos**
- Son ejemplos los pacientes con infección por el VIH/sida, los receptores de trasplantes (órganos sólidos y células madre hematopoyéticas), los sometidos a quimioterapia, y los pacientes con enfermedades reumatológicas tratados con glucocorticoides u otros fármacos inmunomoduladores.
- Hay que considerar un diagnóstico diferencial más amplio que incluya infecciones oportunistas y una cobertura antibiótica empírica más extensa.

■ **Embarazo y puerperio**
- Aunque ningún fármaco antimicrobiano es absolutamente seguro durante el embarazo, las penicilinas y las cefalosporinas son los que se utilizan con mayor frecuencia. Las **tetraciclinas y las fluoroquinolonas están contraindicadas,** y no deben usarse sulfamidas ni aminoglucósidos si se dispone de fármacos alternativos.
- Muchos antibióticos pasan a la leche materna y deben usarse con precaución en pacientes en período de lactancia.

INFECCIONES MEDIADAS POR TOXINAS

Infección por *Clostridium difficile*

PRINCIPIOS GENERALES

Se observa a menudo después de un tratamiento antibiótico sistémico.

DIAGNÓSTICO

Presentación clínica

■ Los síntomas pueden oscilar desde una diarrea acuosa leve o moderada hasta una colitis pseudomembranosa grave y potencialmente mortal. Suele existir dolor abdominal de tipo cólico, febrícula y leucocitosis.

■ La enfermedad fulminante puede manifestarse como íleo colónico o megacolon tóxico que conduce a una perforación intestinal.

Diagnóstico diferencial

Hay que tener en cuenta la diarrea osmótica asociada al uso de antibióticos sin infección por *C. difficile,* que se resolverá con la retirada del antibiótico.

Pruebas diagnósticas

■ El diagnóstico se realiza mediante la detección de la toxina de *Clostridium difficile* en las heces o mediante PCR o enzimoinmunoanálisis (EIA), o por detección del microorganismo *C. difficile* mediante EIA o cultivo.

■ La visualización de pseudomembranas en la colonoscopia o sigmoidoscopia con obtención de muestras para biopsia también puede ser diagnóstica de infección por *C. difficile.*

TRATAMIENTO

■ Para **episodios leves a moderados,** el tratamiento consiste en metronidazol, 500 mg v.o. (se prefiere sobre la vía i.v.) tres veces al día durante 10-14 días e interrupción del antibiótico lesivo, si es posible *(Am J Gastroenterol 2013;108;478; Infect Control Hosp Epidemiol 2010;31:431).*

■ La vancomicina, 125 mg a 500 mg v.o. (la vía i.v. no es eficaz) cuatro veces al día, es preferible en casos de **enfermedad grave** *(Clin Infect Dis 2007;45:302).* También debe considerarse la vancomicina en casos de enfermedad leve o moderada que no han respondido al metronidazol tras 5-7 días de tratamiento.

■ En infecciones complicadas con íleo, megacolon tóxico o shock, se debe realizar una consulta con cirugía y se recomienda la adición de metronidazol i.v. y vancomicina intracolónica *(Clin Infect Dis 2002;35:690).* En algunos casos puede necesitarse una colectomía.

■ El criterio de valoración del tratamiento es el cese de la diarrea; **no hay que volver a comprobar la eliminación de toxina en heces.**

■ Se evitarán los fármacos espasmolíticos en casos de enfermedad grave.

■ La recurrencia es frecuente, y se trata con metronidazol o vancomicina en pautas de duración prolongada, pulsadas o reducidas gradualmente. En algunas ocasiones, se utiliza tratamiento complementario con rifaximina oral *(Clin Infect Dis 2007;44:846).*

■ La fidaxomicina puede tener un papel cada vez mayor en el tratamiento y la prevención de la infección recurrente por *C. difficile (N Engl J Med 2011;364:422).* También puede considerarse el trasplante de microbiota fecal (TMF) debido al escenario clínico adecuado en centros con experiencia *(J Clin Gastroenterol 2014;48:693).*

Tétanos

PRINCIPIOS GENERALES

■ Enfermedad causada por la toxina de *Clostridium tetani* a partir de la contaminación de una herida con esporas.

■ La mejor forma de prevenir el tétanos es la inmunización. En heridas de alto riesgo, se recomienda la profilaxis con 250 UI de inmunoglobulina tetánica humana por vía i.m. *(MMWR Morb Mortal Wkly Rep 2006;55 (No. RR-17):1).*

DIAGNÓSTICO

Generalmente, se manifiesta con espasmos musculares muy dolorosos y rigidez, seguidos de disfunción neurovegetativa. Los síntomas iniciales suelen aparecer en los músculos de la cara (trismo, risa sardónica) y el cuello. Normalmente, no se observa confusión ni fiebre alta. El diagnóstico es clínico.

TRATAMIENTO

- Está indicada la inmunización pasiva con 3 000 a 5 000 unidades i.m. de inmunoglobulina tetánica humana (en dosis fraccionadas) para neutralizar la toxina no fijada. La vacunación activa con toxoide tetánico debe administrarse en una zona aparte.
- El desbridamiento quirúrgico de la herida es fundamental.
- Se recomienda el tratamiento antibiótico, normalmente 500 mg de metronidazol i.v. cada 6-8 h o 2-4 millones de unidades de bencilpenicilina (penicilina G) i.v. cada 4-6 h durante 7-10 días.
- Pueden usarse benzodiazepinas o fármacos bloqueantes musculares para controlar los espasmos.

SÍNDROME DE SHOCK TÓXICO

El síndrome de shock tóxico (SST) es una enfermedad sistémica potencialmente mortal causada por superantígenos exotoxinas producidos por *Staphylococcus aureus* o por infecciones tisulares por estreptococos β-hemolíticos del grupo A (EBHGA) (tabla14-1).

Síndrome de shock tóxico estafilocócico

PRINCIPIOS GENERALES

Asociado con más frecuencia a la colonización de heridas quirúrgicas, quemaduras, vaginitis o tampones usados por mujeres jóvenes. También se observan casos después del taponamiento nasal debido a epistaxis. La mortalidad es escasa (< 3 %) en los casos menstruales.

TABLA 14-1	Tratamiento de síndrome de shock tóxico		
Etiología	**Tratamiento antibiótico**	**Tratamiento complementario**	**Notas**
Estreptococos β-hemolíticos de grupo A (EBHGA)	4 millones de unidades de bencilpenicilina (penicilina G) i.v. cada 4 h + 900 mg de clindamicina i.v. cada 8 h durante 10-14 días	1 g/kg de IGIV el día 1; a continuación, 0,5 g/kg los días 2 y 3 *(Clin Infect Dis 2003; 37:333)*	El desbridamiento quirúrgico está indicado prácticamente siempre para infecciones necrosantes. Se añade clindamicina para disminuir la producción de toxina
Estafilococos	2 g de oxacilina i.v. cada 4 h o 1 g de vancomicina i.v. cada 12 h durante 10-14 días	La IGIV, como en el caso de los EBHGA, puede usarse en casos graves, aunque pueden ser necesarias dosis más altas *(Clin Infect Dis 2004;38:836)*	Puede ser necesario el desbridamiento quirúrgico de las heridas. Deben quitarse los tampones y otros cuerpos extraños, y evitar su uso en el futuro, especialmente si el título de anticuerpos TSST-1 es negativo.

IGIV, inmunoglobulina intravenosa; TSST-1, toxina 1 del síndrome de shock tóxico.

DIAGNÓSTICO

Presentación clínica

Los hallazgos típicos son fiebre, hipotensión, y una eritrodermia descamativa macular de palmas y plantas. Los vómitos, la diarrea, las mialgias, la debilidad, la disnea y la alteración del estado mental pueden ser signos precoces de fallo multiorgánico.

Pruebas diagnósticas

- Normalmente, los hemocultivos son negativos. La creatina-fosfocinasa (CPK) suele estar elevada.
- En los aislados de estafilococos puede comprobarse la producción de toxinas, entre ellas la toxina 1 del síndrome de shock tóxico (TSST-1) y la enterotoxina estafilocócica B y C, aunque los resultados no son clínicamente relevantes. Los anticuerpos frente a TSST-1 pueden proteger frente a futuras recurrencias *(Clin Microbiol Rev 2013;26:422)*.

TRATAMIENTO

Véase la tabla 14-1.

Síndrome de shock tóxico estreptocócico

PRINCIPIOS GENERALES

Se asocia a infecciones por EBHGA invasivas, especialmente miositis o fascitis necrosante (80 % de los casos). La mortalidad es mucho mayor (30 %-70 %) que la del SST estafilocócico.

DIAGNÓSTICO

Presentación clínica

La presentación inicial generalmente muestra un comienzo brusco de dolor intenso difuso o localizado. Por lo demás, las manifestaciones sistémicas son similares a las del SST estafilocócico, aunque la eritrodermia descamativa es mucho menos frecuente.

Pruebas diagnósticas

Los hemocultivos suelen ser positivos, y los valores de antiestreptolisina O (ASO) están elevados.

TRATAMIENTO

Véase la tabla 14-1.

INFECCIONES DE LA PIEL, DE TEJIDOS BLANDOS Y ÓSEAS

Debido al aumento de la incidencia de infecciones extrahospitalarias por *S. aureus* resistentes a meticilina (SARM-EH), se ha alterado el enfoque terapéutico de las infecciones de la piel y los tejidos blandos (IPTB) *(Clin Infect Dis 2014;59:E10)*.

Infecciones purulentas de piel y tejidos blandos (forúnculos, ántrax y abscesos)

PRINCIPIOS GENERALES

El 25 % al 50 % de los casos se deben a SARM y *S. aureus* sensible a meticilina (SASM).

TRATAMIENTO

- La incisión y el drenaje suelen ser el tratamiento adecuado, sobre todo en abscesos de < 5 cm.
- Se requiere tratamiento antibiótico para la enfermedad generalizada, la enfermedad sistémica, la progresión rápida con celulitis asociada, las afecciones comórbidas (diabetes mellitus), la inmunodepresión, la localización en el rostro, las manos y los genitales, o la ausencia de respuesta a la incisión y el drenaje.
- El tratamiento antibiótico empírico debe cubrir SARM-EH. Los antibióticos orales son: clindamicina, 300-450 mg tres veces al día, trimetoprima-sulfametoxazol (TMP-SMX) 1-2 comprimidos de doble dosis cada 12 h, doxiciclina 100 mg/12 h y linezolid 600 mg/12 h.
- La duración del tratamiento antibiótico suele ser de 5 a 7 días.

Infecciones de piel y tejidos blandos no purulentas (erisipela y celulitis)

Erisipela

PRINCIPIOS GENERALES

La erisipela aparece como lesiones claramente delimitadas, dolorosas, superficiales y eritematosas, que suelen encontrarse en las extremidades inferiores. En el individuo sano están producidas por EBHGA.

TRATAMIENTO

Fenoximetilpenicilina (penicilina V), 250 mg a 1 000 mg v.o. cada 6 h, o bencilpenicilina (penicilina G), 1-2 millones de unidades i.v. cada 6 h, dependiendo de la gravedad de la enfermedad. En los pacientes alérgicos a la penicilina, las alternativas son los macrólidos o la clindamicina.

Celulitis

PRINCIPIOS GENERALES

- Los microorganismos habituales son los estreptococos β-hemolíticos y *S. aureus* (SASM y SARM).
- La celulitis grave se observa algunas veces después de la exposición a agua dulce *(Aeromonas hydrophila)* o salada *(Vibrio vulnificus)*.

TRATAMIENTO

- Si se sospecha una etiología estreptocócica o por SASM, puede usarse un antibiótico β-lactámico (cefalexina o dicloxacilina, 500 mg v.o. cada 6 h) o clindamicina.
- Ante una firme posibilidad de SARM-EH, la cobertura antibiótica empírica puede consistir en clindamicina o linezolid. También puede usarse TMP-SMX en combinación con un antibiótico β-lactámico (p. ej., cefalexina) para proporcionar cobertura frente a estreptococos.
- La cobertura frente a patógenos transmitidos por el agua debe consistir inicialmente en 2 g de ceftazidima i.v. cada 8 h, 2 g de cefepima i.v. cada 8 h o 750 mg de ciprofloxacino v.o. dos veces al día, en combinación con 100 mg de doxiciclina i.v./v.o. cada 12 h.

Infecciones de piel y tejidos blandos complicadas

PRINCIPIOS GENERALES

En esta categoría se incluyen las infecciones de tejidos blandos profundas, las infecciones de heridas traumáticas y quirúrgicas, los abscesos de gran tamaño, la celulitis complicada, y las úlceras y quemaduras infectadas.

DIAGNÓSTICO

Deben obtenerse cultivos de muestras de los abscesos y del desbridamiento quirúrgico para orientar el tratamiento antibiótico.

TRATAMIENTO

Los pacientes deben ser hospitalizados para recibir antibióticos i.v. y realizar cirugía, si es necesario. La vancomicina, 15-20 mg/kg. i.v. dos veces al día, el linezolid, 600 mg v.o./i.v. dos veces al día, la daptomicina, 4 mg/kg i.v. al día, la clindamicina, 900 mg i.v. tres veces al día, y la ceftarolina, 600 mg i.v. dos veces al día, son opciones de antibióticos aceptables.

Úlceras por decúbito infectadas y úlceras de pie diabético que suponen una amenaza para la extremidad

PRINCIPIOS GENERALES

■ Las infecciones suelen ser polimicrobianas. **Los cultivos superficiales con torunda son poco fiables.** En su lugar, se prefieren los cultivos de tejidos profundos obtenidos tras desbridar la herida.
■ La osteomielitis es una complicación frecuente y debe descartarse.

TRATAMIENTO

■ El tratamiento primario consiste en el cuidado y el desbridamiento de la herida.
■ Las **infecciones de pie diabético leves** suelen deberse a *S. aureus* y estreptococos, y pueden tratarse con cefalexina o amoxicilina-ácido clavulánico (875 mg/125 mg v.o. cada 12 h) *(Clin Infect Dis 2012;54:132)*. Si se sospecha SARM, se recomienda TMP-SMX o doxiciclina
■ Las **infecciones moderadas o graves** necesitan antibióticos sistémicos que cubran *S. aureus* (incluido SARM), anaerobios y microorganismos gramnegativos entéricos. Entre las opciones se encuentran la vancomicina más una combinación de β-lactámico/inhibidor de β-lactamasa, un carbapenémico (ertapenem, doripenem o meropenem), o vancomicina con metronidazol combinado con ciprofloxacino o con una cefalosporina de tercera generación.

Fascitis necrosante

PRINCIPIOS GENERALES

■ Se trata de una enfermedad infecciosa de urgencia y de elevada mortalidad, que se manifiesta por infección extensa de tejidos blandos y trombosis de la microcirculación con necrosis resultante *(Crit Care Med 2011;39:2156)*. La infección se extiende muy rápido en los planos fasciales, y puede asociarse a sepsis o SST. La gangrena de Fournier es una fascitis necrosante del periné.
■ La etiología bacteriana es mixta (microorganismos aerobios y anaerobios) o monomicrobiana (EBHGA o *S. aureus*, incluyendo SARM-EH).

DIAGNÓSTICO

Presentación clínica

Inicialmente puede presentarse como una simple celulitis, con una progresión rápida a necrosis con la piel hipoestética y oscura, y formación de bullas asociada a dolor intenso. Un dolor desproporcionado en la exploración debe hacer pensar en una fascitis necrosante.

Pruebas diagnósticas

- El diagnóstico es clínico. Una alta sospecha debe conducir a una **exploración quirúrgica inmediata,** en la que la falta de resistencia resulta diagnóstica.
- Es necesario obtener cultivos de muestras quirúrgicas y de sangre. La CPK puede estar elevada.
- Al inicio del proceso de la enfermedad, la TC y las radiografías simples pueden mostrar la presencia de gas y edema de la fascia.

TRATAMIENTO

- Es esencial el desbridamiento quirúrgico agresivo, junto con antibióticos i.v. y soporte de volumen.
- Es preciso que el tratamiento antibiótico empírico inicial sea de amplio espectro e incluya un β-lactámico/inhibidor de β-lactamasa, penicilina en dosis elevada, carbapenem o fluoroquinolona en combinación con clindamicina. Debe añadirse vancomicina hasta que pueda excluirse SARM.
- Puede ser eficaz el tratamiento complementario con oxígeno hiperbárico.

Mionecrosis anaeróbica (gangrena gaseosa)

PRINCIPIOS GENERALES

Suele deberse a *Clostridium perfringens, Clostridium septicum, S. aureus,* EBHGA u otros microorganismos anaerobios. Para distinguir esta afección de la fascitis necrosante, es necesario un examen macroscópico del músculo afectado en el momento de la cirugía.

TRATAMIENTO

El tratamiento requiere un rápido desbridamiento quirúrgico y tratamiento antimicrobiano de combinación con penicilina y clindamicina i.v. Debe añadirse una cefalosporina de tercera generación, ciprofloxacino o un aminoglucósido hasta que pueda descartarse una infección por un microorganismo gramnegativo.

Osteomielitis

PRINCIPIOS GENERALES

- La osteomielitis es un proceso inflamatorio producido por un microorganismo infeccioso capaz de causar destrucción ósea. Se debe considerar cuando infecciones cutáneas o del tejido blando cubren el hueso y el dolor óseo localizado se acompaña de fiebre o sepsis.
- Véase la tabla 14-2

DIAGNÓSTICO

- El diagnóstico se realiza detectando el hueso expuesto a través de una úlcera en la piel o mediante diagnóstico por la imagen con radiografías simples, gammagrafía ósea o resonancia magnética *(Clin Infect Dis 2008;47:519; JAMA 2008;299:806).*
- Es preciso realizar una biopsia y cultivos del hueso afectado (antes de iniciar el tratamiento con antimicrobianos, si es posible) para que el tratamiento vaya dirigido al patógeno.
- La velocidad de sedimentación (VSG) y la proteína C reactiva suelen estar considerablemente elevadas, y pueden usarse para controlar la respuesta al tratamiento.

TABLA 14-2	Tratamiento de la osteomielitis	

Etiología de la osteomielitis	Microorganismo	Consideraciones terapéuticas
Hematógena aguda	• *Staphylococcus aureus*	• Si no hay cuerpos extraños, el tratamiento antibiótico solo puede ser suficiente
Vertebral	• *S. aureus* • Bacilos gramnegativos • *Mycobacterium tuberculosis*	• Biopsia sin antibióticos (de elección) para orientar el tratamiento • Puede ser suficiente con tratamiento antibiótico solo
Asociada a un foco de infección contiguo	• *S. aureus* • Bacilos gramnegativos • Estafilococos coagulasa negativos (infecciones del área quirúrgica) • Anaerobios/polimicrobiana (úlceras de decúbito sacras infectadas, diabéticos)	• Los diabéticos y los pacientes con vasculopatía periférica rara vez se curan sólo con antibiótico. A menudo, se necesita revascularización, desbridamiento o amputación • Si no es posible la cirugía, puede usarse tratamiento antimicrobiano supresor prolongado • El oxígeno hiperbárico puede ser un complemento útil
Presencia de un aparato ortopédico	• *S. aureus* • Especies de *Staphylococcus* coagulasa negativo	• Casi nunca se erradican sólo con antimicrobianos, y suele ser necesaria la retirada del aparato • Si la retirada es imposible, se recomienda añadir rifampicina, 300 mg v.o. tres veces al día, y puede ser necesario tratamiento antimicrobiano supresor prolongado
Asociada a hemoglobinopatías	• *S. aureus* • Especies de *Salmonella*	
Osteomielitis crónica	• Patógenos gramnegativos (secuestro necrótico) • *S. aureus*	• Se recomienda eliminar el secuestro, además de antibióticos
Osteomielitis con cultivo negativo	• Revisar patógenos anteriores	• El tratamiento empírico debe cubrir *S. aureus* y el resto de probables patógenos

TRATAMIENTO

■ Véase la tabla 14-2
■ Los antibióticos β-lactámicos parenterales (oxacilina, cefazolina) son eficaces frente a ESSM. Para tratar la osteomielitis por SARM se usa vancomicina, daptomicina y linezolid. Los fármacos orales que pueden alcanzar unas concentraciones razonables en el hueso son la trimetoprima-sulfametoxazol, la clindamicina y la doxiciclina.
■ La osteomielitis causada por gramnegativos puede tratarse con fluoroquinolonas por vía parenteral u oral, ya que tienen una penetración ósea y una biodisponibilidad excelentes, o con una cefalosporina de tercera generación.
■ La curación normalmente requiere al menos 4 a 6 semanas de tratamiento con antimicrobianos en dosis elevadas. Inicialmente, deben administrarse por vía parenteral; puede considerarse la administración de tratamientos orales después de 2 a 3 semanas sólo si el

patógeno es sensible y si pueden lograrse concentraciones bactericidas adecuadas *(Clin Infect Dis 2012;54:403)*.

■ Si existe una vasculopatía periférica, puede ser útil la revascularización.

INFECCIONES DEL SISTEMA NERVIOSO CENTRAL

Meningitis

PRINCIPIOS GENERALES

■ La meningitis (inflamación de las meninges) puede deberse a infecciones bacterianas, víricas o fúngicas, o a causas no infecciosas, como los medicamentos.

■ La meningitis bacteriana constituye una urgencia médica. El tratamiento no debe retrasarse por medidas diagnósticas, ya que el pronóstico depende de un inicio rápido de la antibioterapia.

■ En los adultos de todas las edades, la etiología bacteriana más frecuente es *Streptococcus pneumoniae*, seguido de *Neisseria meningitidis*, *Streptococcus* del grupo B y *Haemophilus influenzae*. *Listeria monocytogenes* es más frecuente en el anciano y en pacientes inmunocomprometidos *(N Engl J Med 2011;364:2016)*.

■ La meningitis asociada a la asistencia sanitaria (tras procedimientos neuroquirúrgicos o traumatismo craneal) está causada por estafilococos y bacilos gramnegativos.

DIAGNÓSTICO

Presentación clínica

■ Debe considerarse la meningitis en cualquier paciente con fiebre y rigidez de nuca o síntomas neurológicos, especialmente si existe otra infección concurrente o traumatismo craneal.

■ La **meningitis aséptica** (meningitis con cultivos bacterianos negativos) suele ser más leve que la meningitis bacteriana, y puede ir precedida de síntomas respiratorios superiores o faringitis. Los virus, sobre todo los enterovirus, son las causas más frecuentes, así como la inflamación inducida por fármacos (p. ej., antiinflamatorios no esteroideos [AINE], TMP/SMX).

■ La distinción entre causas bacterianas, víricas y no infecciosas no puede establecerse clínicamente.

Pruebas diagnósticas

■ El diagnóstico requiere una punción lumbar con determinación de la presión de apertura, y un examen de proteínas, glucosa, recuento de células con fórmula leucocítica y tinción de Gram con cultivo en el LCR (tabla 14-3). Deben obtenerse siempre muestras para hemocultivos. El uso de una TC craneal antes de la punción lumbar es controvertido, si bien generalmente no es necesaria en pacientes inmunocompetentes que no presentan anomalías neurológicas focales, convulsiones ni disminución del nivel de conciencia *(Clin Infect Dis 2004;39:1267)*.

■ Entre los hallazgos típicos en el LCR en los casos de **meningitis bacteriana** se encuentran una pleocitosis neutrófila, una importante elevación de las proteínas en el LCR y una disminución del nivel de glucosa.

■ En la **meningitis aséptica**, es frecuente encontrar una pleocitosis linfocítica del LCR (aunque pueden predominar los neutrófilos muy al principio del transcurso de la enfermedad). La PCR del LCR puede detectar enterovirus, virus del herpes simple (VHS) y VIH. La linfocitosis y la disminución del nivel de glucosa en LCR deben llevar al estudio de una posible meningitis fúngica o tuberculosa.

TABLA 14-3	Hallazgos típicos en el líquido cefalorraquídeo en la meningitis

	Presión de apertura (mm H$_2$O)	Leucocitos (/µl)	Glucosa (mg/dl)	Proteínas (mg/dl)	Diagnóstico de laboratorio
Normal	<180	0-5	50-75	15-40	Ninguno
Meningitis bacteriana	↑	100-5 000 neutrófilos	<40	100-500	Tinción de Gram, cultivo
Meningitis tuberculosa	↑	50-300 linfocitos	<45	50-300	Frotis para bacilos acidorresistentes, cultivo, reacción en cadena de la polimerasa (PCR) para *Mycobacterium tuberculosis*
Meningitis criptocócica	↑↑	20-500 linfocitos	<40	>45	Antígeno criptocócico, tinción con tinta china, cultivo fúngico
Meningitis vírica	↑	10-1 000 linfocitos	Normal	50-100	PCR específica para el virus

Adaptado de Tunkel A. Approach to the patient with central nervous system infection. En: Bennett JE, Dolan R, Blaser MJ, eds. *Mandell, Douglas and Bennett's Principles and Practice of Infectious Diseases.* 8th ed. Nueva York: Elsevier Churchill Livingston; 2015:1091-6.

- Dependiendo del contexto clínico, otros estudios del LCR potencialmente eficaces son la prueba VDRL (Venereal Disease Research Laboratory), la tinción y cultivo acidorresistente, la detección de antígeno criptocócico y el cultivo para hongos, y anticuerpos frente a arbovirus.

TRATAMIENTO

- El tratamiento consiste en medidas sintomáticas y tratamiento antimicrobiano *(Clin Infect Dis 2004;39:1267)*. Cuando se sospeche una meningitis bacteriana aguda, se debe iniciar el tratamiento antimicrobiano parenteral en dosis elevadas **inmediatamente después de una punción lumbar** (sin esperar a pruebas de imagen). Hasta que se conozca la etiología, la pauta terapéutica empírica debe basarse en la tinción de Gram del LCR y los factores de riesgo del paciente.
- **Si no se observan microorganismos,** se recomienda el uso de cefalosporinas de tercera generación en dosis elevadas (2 g de ceftriaxona, i.v. cada 12 h) y 15-20 mg/kg de vancomicina i.v. cada 8-12 h, mientras se esperan los resultados del cultivo.
- Hay que añadir 2 g de ampicilina i.v. cada 4 h en **pacientes inmunodeprimidos y de edad avanzada (> 50 años de edad)** para cubrir la posible presencia de *L. monocytogenes*.
- **Tras una intervención neuroquirúrgica, o tras un traumatismo craneal o espinal,** está indicada una cobertura de amplio espectro con dosis elevadas de vancomicina y ceftazidima o 2 g de cefepima i.v. cada 8 h. Las pautas terapéuticas empíricas podrán cambiarse cuando se conozcan los datos del cultivo y del antibiograma.
- La **dexametasona,** en dosis de 0,15 mg/kg i.v. cada 6 h, iniciada justo antes o durante el tratamiento inicial con antibióticos y administrada durante 4 días, reduce el riesgo de una evolución neurológica desfavorable en pacientes con meningitis causada por *S. pneumoniae*. No se ha comprobado que los esteroides sean beneficiosos para las meningitis bacterianas causadas por otros microorganismos y, por tanto, se interrumpirá su administración si se aísla un patógeno diferente *(Cochrane Database Syst Rev 2013;6:CD004405)*.

■ Tratamiento para infecciones específicas

- Para *S. pneumoniae,* el tratamiento inicial consiste en ceftriaxona más vancomicina. La vancomicina debe interrumpirse si el microorganismo aislado es sensible a la ceftriaxona (concentración mínima inhibitoria [CMI] < 1 μg/ml). En aislados sensibles a la penicilina (CMI < 0,1 μg/ml), puede usarse bencilpenicilina i.v., 4 millones de unidades cada 4 h. La dexametasona puede ser un complemento útil si se administra pronto en el tratamiento.

- En el caso de *N. meningitidis,* se usan dosis elevadas de ceftriaxona o cefotaxima. Si el aislado es sensible, puede usarse penicilina. Las alternativas son el meropenem y el cloranfenicol. Los pacientes deben ser colocados en una habitación privada en aislamiento respiratorio durante al menos las primeras 24 h de tratamiento. Las personas en contacto cercano con el paciente (p. ej., personas que viven en la misma casa y profesionales sanitarios en contacto próximo con las secreciones, p. ej., intubación) recibirán profilaxis con 500 mg de ciprofloxacino v.o. una vez, 600 mg de rifampicina v.o. dos veces al día durante 2 días o 250 mg de ceftriaxona i.m. Es preciso descartar la deficiencia del componente terminal del complemento (C5-C9) en pacientes con infecciones meningocócicas recurrentes.

- La meningitis por *L. monocytogenes* se observa en adultos inmunodeprimidos, mujeres embarazadas y en ancianos. El tratamiento consiste en 2 g de ampicilina i.v. cada 4 h durante al menos 3 semanas. Una alternativa para el paciente alérgico a la penicilina es la trimetoprima/sulfametoxazol (TMP/SMX; TMP, 5 mg/kg i.v., cada 6 h) o el meropenem (2 g i.v. cada 8 h).

- La **meningitis por bacilos gramnegativos** suele ser una complicación de un traumatismo craneal o de procedimientos neuroquirúrgicos. Se emplean dosis elevadas de ceftazidima o 2 g de cefepima i.v. cada 8 h para la mayoría de los patógenos, incluida *Pseudomonas auruginosa.* En el caso de patógenos sensibles, pueden usarse dosis elevadas de ceftriaxona o cefotaxima. Entre las alternativas se incluyen el meropenem y el ciprofloxacino.

- La **meningitis por *S. aureus*** suele ser el resultado de una bacteriemia de alto grado, de la extensión directa de un foco parameníngeo o de procedimientos neuroquirúrgicos recientes. Se debe usar vancomicina inicialmente en los pacientes alérgicos a la penicilina y cuando se confirme la resistencia a la meticilina. Los fármacos de elección para SASM son la oxacilina y la nafcilina, 2 g i.v. cada 4 h. La ceftriaxona es una alternativa para SASM. Hay que evitar las cefalosporinas de primera generación porque no penetran en el LCR.

- En la meningitis **enterovírica,** el tratamiento es complementario. Se usan 10 mg/kg de aciclovir i.v. cada 8 h para la **meningitis moderada o grave debida al virus del herpes simple (VHS).**

Encefalitis

PRINCIPIOS GENERALES

La encefalitis es la inflamación del parénquima encefálico, normalmente asociada a infecciones víricas. El **VHS-1** es la causa más frecuente y más importante de encefalitis infecciosa esporádica. Entre otras causas importantes se encuentran los arbovirus, como el virus del Nilo occidental (VNO), los enterovirus, otros herpesvirus y el virus de la rabia. Entre las causas no víricas, se encuentran *Mycobacterium tuberculosis,* la sífilis, hongos, *Mycoplasma pneumoniae* y *Bartonella henselae.* En los meses de verano, deben considerarse las enfermedades transmitidas por garrapatas (p. ej., *Ehrlichia,* fiebre exantemática de las Montañas Rocosas, enfermedad de Lyme). Las causas no infecciosas son: vasculitis, enfermedades del colágeno vascular, síndromes paraneoplásicos y encefalomielitis aguda diseminada, que puede aparecer tras una infección o una vacunación.

DIAGNÓSTICO

Presentación clínica

Entre los síntomas iniciales figuran la fiebre, la alteración del estado mental y anomalías neurológicas, especialmente con cambios de personalidad o convulsiones, y normalmente sin signos meníngeos.

Pruebas diagnósticas

El análisis del LCR es importante y debe incluir prueba de PCR para VHS y enterovirus, y determinación de anticuerpos frente a arbovirus en suero y LCR. Una PCR positiva para VHS-1 confirma el diagnóstico, pero un resultado negativo en la PCR no descarta la encefalitis por VHS. Pueden realizarse otras pruebas con PCR (*Ehrlichia, Bartonella, Mycoplasma,* virus de la varicela-zóster, citomegalovirus), dependiendo de la sospecha clínica. El diagnóstico del virus del Nilo occidental se establece detectando anticuerpos IgM en el LCR. La RM es la prueba de neuroimagen más sensible, y puede mostrar un refuerzo del lóbulo temporal en la encefalitis por VHS.

TRATAMIENTO

Ante la primera sospecha, se inicia la administración de aciclovir, 10 mg/kg i.v. cada 8 h, y se continúa durante 14 a 21 días, siempre que no se descarte definitivamente la encefalitis por VHS. El retraso en el inicio del tratamiento aumenta el riesgo de una evolución neurológica desfavorable. El tratamiento de otras causas víricas es fundamentalmente sintomático. Se iniciará tratamiento antibiótico por una presunta meningitis bacteriana (v. anteriormente) si está clínicamente indicado, y se interrumpirá una vez que los cultivos del LCR sean negativos. Si existe sospecha de enfermedad transmitida por garrapatas, se debe añadir doxiciclina, 100 mg cada 12 h *(Clin Infect Dis 2008;47:303).*

Absceso cerebral

PRINCIPIOS GENERALES

El absceso cerebral en el individuo inmunocompetente suele ser de origen bacteriano y se debe a la extensión desde un foco contiguo (mastoiditis, sinusitis, infección dental) o de una embolia séptica por una endocarditis o bacteriemia, o relacionada con traumatismo o cirugía. La infección es con frecuencia polimicrobiana, siendo los patógenos más frecuentes los estreptococos viridans, *S. aureus* y microorganismos anaerobios; los estafilococos y los bacilos gramnegativos predominan tras la cirugía. En huéspedes inmunocomprometidos, las etiologías incluyen: infección fúngica invasiva, *Nocardia* y tuberculosis; en pacientes con infección por el VIH, la toxoplasmosis es la principal consideración *(N Engl J Med 2014;371:447).*

DIAGNÓSTICO

- El diagnóstico es radiológico, con lesiones con realce en anillo observadas en la RM o en TC con contraste.
- La etiología microbiológica debe determinarse por aspiración, por biopsia o en el momento de la cirugía.

TRATAMIENTO

El tratamiento empírico debe cubrir los patógenos más probables según la localización de la infección primaria. Si no puede encontrarse infección precedente, un tratamiento razonable en pacientes inmunocompetentes es una cefalosporina de tercera generación (ceftriaxona) combinada con metronidazol y vancomicina hasta que se disponga de los datos del cultivo. La cefepima o la ceftazidima deben sustituir a la ceftriaxona tras procedimientos neuroquirúrgicos o en caso de traumatismo craneal penetrante. Es obligada la consulta con neurocirugía para el drenaje; deben enviarse muestras para cultivos para facilitar el tratamiento dirigido al patógeno. Con frecuencia, se necesita un ciclo prolongado de antibióticos, con pruebas de imagen de seguimiento y control para evaluar la mejoría.

Neurocisticercosis

Hay que tener en cuenta este diagnóstico en pacientes de México y América Central y Sudamérica que acuden con convulsiones. Los huevos ingeridos de *Taenia solium* se diferencian en larvas, que se diseminan al encéfalo y otros tejidos, y forman quistes. Las pruebas de imagen cerebrales revelan la presencia de quistes uniloculares múltiples característicos que finalmente se calcifican. El tratamiento consiste en anticonvulsivos, albendazol o praziquantel (con esteroides para disminuir la respuesta inflamatoria) y/o cirugía *(Lancet Neurol 2014;13:1202)*.

INFECCIONES CARDIOVASCULARES

Endocarditis infecciosa

PRINCIPIOS GENERALES

Epidemiología

- La incidencia de endocarditis bacteriana aguda (EBA) y de endocarditis asociada a la asistencia sanitaria (relacionada con los catéteres i.v. y los procedimientos invasivos) está aumentando *(Arch Intern Med 2009;109:463)*.
- La **endocarditis en una prótesis valvular (EPV)** se produce en el 1 % al 4 % de los pacientes con prótesis valvulares.

Etiología

- La **endocarditis infecciosa (EI)** suele estar causada por cocos grampositivos. El patógeno más frecuente es *S. aureus,* seguido por estreptococos viridans, enterococos y estafilococos coagulasa negativos.
- Las especies de *Enterococcus* causan el 5 % al 20 % de los casos de **endocarditis bacteriana subaguda (EBS).**
- La EI por gramnegativos y fúngica se observa con poca frecuencia y suele asociarse al consumo de drogas por vía i.v. o a prótesis valvulares.
- Los procedimientos dentales y la bacteriemia a partir de focos de infección distantes son causa de diseminación frecuente.
- La endocarditis temprana sobre prótesis valvular (EPV) (durante los 2 meses siguientes a la cirugía) se debe a *S. aureus,* estafilococos coagulasa-negativos, bacilos gramnegativos y especies de *Candida.*
- Los microorganismos que con más frecuencia causan EVP de inicio tardío son *S. aureus,* estafilococos coagulasa-negativos, enterococos y estreptococos viridans.

Factores de riesgo

Las cardiopatías estructurales, el consumo i.v. de drogas, las prótesis valvulares, la hemodiálisis crónica y el antecedente de encocarditis son factores predisponentes para la endocarditis.

DIAGNÓSTICO

Para el diagnóstico de la EI, suelen utilizarse los criterios de Duke modificados (tablas 14-4 y 14-5), que comprenden hallazgos microbiológicos, anatomopatológicos, ecocardiográficos y clínicos *(Clin Infect Dis 2000;30:633)*.

Presentación clínica

- Los pacientes con **endocarditis bacteriana aguda (EBA)** pueden acudir en los 3 a 10 días del inicio de la infección con enfermedad grave.
- La **endocarditis bacteriana subaguda (EBS)** puede aparecer al cabo de semanas o meses con síntomas generales (fiebre, malestar, anorexia), enfermedad por inmunocomplejos (nefritis, artralgias, nódulos de Osler) y fenómenos embólicos (infartos renales, esplénicos y cerebrales; petequias; lesiones de Janeway).

TABLA 14-4	Criterios de Duke modificados para el diagnóstico de la endocarditis infecciosa

Criterios mayores

Hemocultivos positivos para EI

1. Dos hemocultivos separados con estreptococos viridans, *Streptococcus gallolyticus* (anteriormente *bovis*), *Staphylococcus aureus*, grupo HACEK o enterococos extrahospitalarios (sin foco primario)
2. Hemocultivos persistentemente positivos obtenidos con un intervalo superior a 12 h **O** tres o la mayoría de cuatro hemocultivos separados, con intervalos de 1 h
3. Un solo hemocultivo positivo para *Coxiella burnetii*

Signos de afectación endocárdica

Signos ecocardiográficos de EI
1. Masa intracardíaca oscilante en una válvula o estructura de sostén, en la vía de chorros regurgitantes o en materiales implantados, sin otra explicación anatómica
2. Absceso
3. Nueva dehiscencia parcial de una prótesis valvular
4. Nueva insuficiencia valvular (cambio en soplo preexistente no es suficiente)

Criterios menores

1. Cardiopatía predisponente o consumo intravenoso de drogas
2. Fiebre ≥ 38 °C
3. Fenómenos vasculares: embolia arterial, infartos pulmonares sépticos, aneurisma micótico, hemorragia intracraneal o conjuntival, lesiones de Janeway
4. Fenómenos inmunológicos: glomerulonefritis, nódulos de Osler, manchas de Roth, factor reumatoide
5. Signos microbiológicos: hemocultivo positivo pero sin cumplir los criterios mayores **O** datos serológicos de infección por un microorganismo compatible con EI

EI, endocarditis infecciosa; HACEK, *Haemophilus, Aggregatibacter, Cardiobacterium, Eikenella, Kingella.*

■ La **EPV** debe tenerse en cuenta en todo paciente con bacteriemia persistente tras una valvuloplastia.

Pruebas diagnósticas

■ El criterio diagnóstico más fiable de EI es la bacteriemia persistente en un cuadro clínico compatible. Deben obtenerse tres muestras para hemocultivos en puntos independientes durante al menos un período de 1 h antes de iniciar el tratamiento antimicrobiano empírico. Los hemocultivos son positivos en al menos el 90 % de los pacientes, aunque pueden ser negativos si el paciente ha recibido tratamiento antibiótico previo.
■ La ecocardiografía desempeña un papel importante para establecer el diagnóstico de EI y determinar la necesidad de intervención quirúrgica.
■ Los pacientes con EI y vegetaciones observadas mediante ecocardiografía transtorácica (ETT) presentan un riesgo mayor de embolia, insuficiencia cardíaca y rotura valvular. Sin embargo, una ecocardiografía transtorácica negativa no descarta el diagnóstico de EI.
■ Cuando existen signos clínicos de EI, la **ecocardiografía transesofágica (ETE)** mejora la sensibilidad de los criterios de Duke, especialmente en pacientes con prótesis valvulares.
■ La **EI con cultivo negativo** suele observarse cuando se ha administrado previamente tratamiento antimicrobiano o, en raras ocasiones, con patógenos exigentes, como estreptococos nutricionalmente deficientes (hoy, *Abiotrophia* y *Granulicatella*), microorganismos HACEK, *Coxiella burnetii* (fiebre Q), *Bartonella, Brucella, Tropheryma whipplei* (enfermedad de Whipple) y hongos. El tratamiento empírico puede iniciarse a pesar de los cultivos negativos (tabla 14-6).

TABLA 14-5	Clasificación de la endocarditis infecciosa según los criterios modificados de Duke

EI confirmada

Criterios anatomopatológicos:

Absceso intracardíaco o vegetación confirmado por histología que muestra endocarditis activa
   Y demostración de un microorganismo asociado por cultivo o histología

Criterios clínicos:

   Dos criterios mayores **O**
   Un criterio mayor y tres menores **O**
   Cinco criterios menores

EI posible
   Un criterio mayor y uno menor **O**
   Tres criterios menores

EI descartada
   Diagnóstico alternativo claro **O**
   Resolución de las manifestaciones con tratamiento durante ≤ 4 días **O**
   Ausencia de signos anatomopatológicos en la cirugía o la autopsia tras tratamiento
      antibiótico ≤ 4 días

EI, endocarditis infecciosa.
Adaptado de Li JS, Sexton DJ, Mick N, et al. Proposed Modifications to the Duke Criteria for the Diagnosis of Infective Endocarditis. *Clin Infect Dis* 2000;30:633-638.

■ El acrónimo **HACEK** responde a un grupo de bacterias gramnegativas exigentes, de crecimiento lento (*Haemophilus, Actinobacillus* [hoy *Aggregatibacter*], *Cardiobacterium, Eikenella* y *Kingella*) que tienen predilección por infectar las válvulas cardíacas.

TRATAMIENTO

■ **Se requieren dosis elevadas de fármacos antimicrobianos i.v. durante períodos prolongados (generalmente, 4 a 6 semanas).**
■ El antibiograma cuantitativo del microorganismo o microorganismos responsables es esencial para el tratamiento óptimo.
■ La **EBA** requiere a menudo un tratamiento antimicrobiano empírico antes de disponer de los resultados de los cultivos. Es preciso que el tratamiento inicial para *S. aureus* incluya 15 mg/kg de vancomicina i.v. cada 12 h. Posteriormente, el tratamiento se modificará en función de los datos del cultivo y el antibiograma. Para las cepas sensibles a meticilina, el tratamiento con 2 g de oxacilina i.v. cada 4 h es superior a la vancomicina.
■ La **EBS** causada por microorganismos sensibles se tratará con penicilina, ya que ésta suele lograr tasas de curación > 90 %. En general, se puede retrasar el tratamiento hasta que los datos del cultivo confirmen el microorganismo específico y su sensibilidad.
■ La **EVP** requiere tratamiento agresivo de combinación agresiva durante períodos prolongados, debido al aumento del riesgo de fracaso del tratamiento y de recaída. A continuación se detallan las indicaciones para la sustitución quirúrgica. El tratamiento empírico inicial pendiente de los datos del cultivo incluye la adición de rifampicina a vancomicina y gentamicina para mejorar la penetración de la biopelícula. La oxacilina debe sustituir a la vancomicina si el microorganismo es sensible. Es habitual el fracaso del tratamiento y la recidiva.
■ Se recomienda una audiometría basal en pacientes que vayan a recibir 7 o más días de tratamiento con aminoglucósidos, repitiendo la prueba semanalmente mientras dure el tratamiento o si aparecen síntomas.

TABLA 14-6 Tratamiento de la endocarditis causada por microorganismos específicos[a]

Microorganismo	Pauta terapéutica con antibióticos	Duración	Notas
Estreptococos viridans			
CIM <0,12 µg/ml	• 12-18 millones de unidades de bencilpenicilina i.v. cada 24 h o ceftriaxona ± gentamicina (3 mg/kg i.v. en 2-3 dosis dividida) • Vancomicina (15 mg/kg i.v. cada 12 h) si es alérgico a PNC	• 4 semanas sin gentamicina (2 semanas totales si se usan en combinación)	• 2 semanas de tratamiento, no indicado para prótesis valvulares, embolia importante o extensión de los síntomas • La gentamicina puede ser ototóxica y nefrotóxica
CIM 0,12-0,5 µg/ml	• 4 millones de unidades de bencilpenicilina i.v. cada 4 h o ceftriaxona + gentamicina • Vancomicina si es alérgico a PNC e incapaz de desinbilizarse a la PNC	• 4 semanas total con 2 semanas de gentamicina	• Monoterapia con vancomicina en pacientes alérgicos
CIM > 0,5 µg/ml	• Tratar como endocarditis por enterococos	• 4-6 semanas	
Género Enterococcus			
Sensibles a penicilina	• Ampicilina (2 g i.v. cada 4 h) + gentamicina • Vancomicina + gentamicina	• 4-6 semanas	• Si resistencia importante a gentamicina, sustituir por estreptomicina (15 mg/kg i.v. cada 24 h en dos dosis dividida, según el peso corporal ideal) o ceftriaxona (4 g i.v. cada 24 h en dos dosis divididas)
Resistente a la penicilina	• β-lactamasa: ampicilina/sulbactam (3 g i.v. cada 6 h) + gentamicina • Intrínsecamente resistente: vancomicina + gentamicina	• 6 semanas	
Resistente a vancomicina (ERV) y ampicilina	• Linezolid (600 mg i.v. o v.o. cada 12 h) o daptomicina • Quinupristina/dalfopristina ± doxiciclina	• ≥ 8 semanas	• Consultar con un especialista en enfermedades infecciosas porque la EI por ERV es difícil de tratar

Género de *Staphylococcus*

Válvula original, SASM *(Clin Infect Dis 2009;48:713; Medicine (Baltmore) 2003;82:333)*	• Oxacilina o nafcilina (2 g i.v. cada 4 h) • Cefazolina (2 g i.v. cada 8 h, en caso de alergia a penicilina sin anafilaxia	• 6 semanas	• Puede que no aporte beneficio la gentamicina inicial 3-5 días para sinergia • Las penicilinas son superiores a la vancomicina, y se prefiere la desensibilización cuando es posible
Válvula tricúspide, SASM (consumidor de drogas por vía i.v.)	• Oxacilina + gentamicina	• 2 semanas	• Evitar vancomicina
Válvula original, SARM	• Vancomicina o daptomicina (6 mg/kg i.v. cada 24 h) (también para SASM en caso de alergia anafiláctica)	• 6 semanas	• Se ha usado linezolid con algún éxito

Género *Staphylococcus* (prótesis valvular)

SASM/SESM	• Oxacilina + rifampicina (300 mg v.o. cada 8 h) + gentamicina	• ≥ 6 semanas totales (2 semanas de gentamicina)	
SARM/SERM	• Vancomicina + rifampicina + gentamicina	• ≥ 6 semanas totales (2 semanas de gentamicina)	
Microorganismos HACEK y EI con cultivo negativo	• Ceftriaxona (2 g i.v. cada 24 h) o ampicilina-sulbactam (3 g i.v. cada 6 h) o ciprofloxacino (400 mg i.v. cada 12 h)	• 4 semanas	HACEK significa *Haemophilus, Aggregatibacter, Cardiobacterium, Eikenella y Kingella*

CMI, concentración mínima inhibitoria; EI, endocarditis infecciosa; i.v., intravenoso; SARM, *Staphylococcus aureus* resistente a meticilina; SASM, *Staphylococcus aureus* sensible a meticilina; SERM, *Staphylococcus epidermidis* resistente a meticilina; SESM, *Staphylococcus epidermidis* sensible a meticilina.
Se recomienda realizar una audiometría basal y semanalmente en pacientes que reciban aminoglucósidos durante > 7 días. Se controlarán las concentraciones de aminoglucósidos y de vancomicina. Los niveles mínimos objetivo de vancomicina se sitúan próximos a 15-20 μg/ml.
[a]Véase *Circulation 2005;111:e393.*

■ **Tratamiento antibiótico para microorganismos específicos** (tabla 14-6).

• **S. pyogenes** y **S. pneumoniae** deben tratarse con 2 a 4 millones de unidades de bencilpenicilina i.v. cada 4 h durante 4 a 6 semanas. Los neumococos resistentes a la penicilina se tratan con 2 g de ceftriaxona i.v. cada 24 h durante 4 a 6 semanas. La bacteriemia por *Streptococcus bovis* y la endocarditis se asocian a enfermedad del tubo digestivo inferior, como neoplasias. La endocarditis por estreptococos de los grupos B y G también puede asociarse a afecciones intestinales inferiores.

• LA **EI con hemocultivos negativos** puede tratarse con antibióticos empíricos (v. tabla 14-6).

• La EI por **estafilococos coagulasa-negativos** (p. ej., *Staphylococcus epidermidis*) aparece principalmente en pacientes con prótesis valvulares, aunque la endocarditis sobre válvula nativa ha aumentado, sobre todo en ámbitos de atención sanitaria. La EI debida a *Staphylococcus lugdunensis* se asocia a una tasa elevada de extensión perivalvular y diseminación metastásica. Se usa un β-lactámico o vancomicina para el tratamiento.

■ **Respuesta al tratamiento antimicrobiano**

• Con frecuencia, se observa mejoría clínica entre 3 y 10 días después de iniciar el tratamiento.

• Deben obtenerse hemocultivos diarios hasta que se documente la eliminación de la bacteriemia.

• La persistencia de la fiebre o su recurrencia suelen representar una infección cardíaca extensa, aunque también podrían deberse a embolias sépticas, hipersensibilidad a fármacos o infección nosocomial posterior *(Circulation 2005;111:e393)*.

Tratamiento quirúrgico

■ En la endocarditis valvular nativa, las indicaciones para la cirugía son: insuficiencia cardíaca resistente, insuficiencia aórtica o mitral con signos hemodinámicos de aumento de la presión telediastólica ventricular izquierda, complicaciones como bloqueo cardíaco, abscesos anulares o aórticos, fístula o perforación, e infección fúngica o con otros microorganismos muy resistentes. Las embolias recurrentes y la bacteriemia mantenida a pesar de un tratamiento apropiado también son indicaciones.

■ En caso de EPV, entre las indicaciones se encuentran la insuficiencia cardíaca, la dehiscencia valvular, el aumento de la obstrucción valvular o el empeoramiento de la insuficiencia, complicaciones como formación de abscesos, bacteriemia persistente o embolias recurrentes, microorganismos resistentes y recaída de la infección *(J Am Coll Cardiol 2006;48:e1)*.

CONSIDERACIONES ESPECIALES

Las recomendaciones de la American Heart Association sobre profilaxis de la EI han cambiado recientemente y se describen en la tabla 14-7.

Miocarditis

PRINCIPIOS GENERALES

■ Cuando el corazón está implicado en un proceso inflamatorio, la causa es a menudo un agente infeccioso. La miocarditis puede producirse durante y tras una infección vírica, por rickettsias, bacteriana, fúngica y parasitaria.

■ Los virus son la causa más frecuente, y entre ellos se cuentan enterovirus (Coxsackie B y ecovirus), adenovirus, virus del herpes humano 6, parvovirus B19 y otros muchos. También puede ser una complicación infrecuente de la vacuna de la viruela.

DIAGNÓSTICO

■ Las pruebas con frotis nasofaríngeos y serologías para detectar infecciones víricas casi nunca son útiles.

■ La biopsia endomiocárdica para estudio histopatológico y PCR vírica es la prueba de referencia, pero no se realiza de forma sistemática.

Tabla 14-7	Profilaxis de la endocarditis[a]

I. Se recomienda profilaxis para la endocarditis en las siguientes afecciones cardíacas: prótesis valvular, endocarditis previa, cardiopatía congénita no reparada incluidas derivaciones o conductos paliativos, cardiopatía congénita reparada con material protésico durante los primeros 6 meses posteriores al procedimiento o con defectos residuales en el lugar, o adyacentes al dispositivo protésico, valvulopatía cardíaca en receptores de trasplantes.

II. Tratamientos para procedimientos dentales, orales o de las vías respiratorias (como extracciones dentales, procedimientos periodontales o endodónticos, limpieza dental profesional, broncoscopia con biopsia, broncoscopia rígida, cirugía en mucosas respiratorias y amigdalectomía).

Contexto clínico	Fármaco y dosificación
Profilaxis estándar	Amoxicilina, 2 g v.o. 1 h antes del procedimiento
Incapaz de tomar fármacos v.o.	Ampicilina, 2 g i.m. o i.v., o cefazolina o ceftriaxona, 1 g i.m. o i.v. 30 min antes del procedimiento
Paciente alérgico a la penicilina	Clindamicina, 600 mg v.o., o cefalexina, 2 g v.o., o claritromicina o azitromicina, 500 mg v.o. 1 h antes del procedimiento
Alérgico a la penicilina e incapaz de tomar fármacos v.o.	Clindamicina, 600 mg i.v., o cefazolina o ceftriaxona, 1 g i.v. 30 min antes del procedimiento

III. Los procedimientos gastrointestinales y genitourinarios no requieren un uso rutinario de profilaxis. Los pacientes de alto riesgo infectados o colonizados con enterococos deben recibir amoxicilina, ampicilina o vancomicina para erradicar el organismo antes de la manipulación de las vías urinarias.

IV. Se recomienda profilaxis para procedimientos sobre piel, estructuras cutáneas o tejido osteomuscular infectados SÓLO en pacientes con las afecciones cardíacas señaladas anteriormente. Puede utilizarse una penicilina antiestafilocócica o una cefalosporina.

[a]Véase *Circulation 2007;116:1736.*
i.m., intramuscular; i.v., intravenoso; v.o., vía oral.

TRATAMIENTO

El tratamiento sintomático es el elemento esencial del tratamiento. Hay que evitar los AINE. El papel de la inmunoglobulina i.v. y de agentes antivíricos en la miocarditis mediada por virus sigue siendo anecdótico.

Pericarditis

PRINCIPIOS GENERALES

La pericarditis aguda es un síndrome producido por la inflamación del pericardio, y se caracteriza por dolor torácico, roce pericárdico y elevaciones difusas del segmento ST en el ECG. Los virus son la etiología infecciosa más habitual. Los estafilococos, *S. pneumoniae*, la tuberculosis y la histoplasmosis son causas ocasionales (v. el apartado «Tuberculosis»).

TRATAMIENTO

Sigue sin estar claro el papel de los tratamientos antivíricos en la pericarditis vírica. Pueden utilizarse AINE para reducir el dolor. Si se identifica una etiología, puede iniciarse el tratamiento específico.

INFECCIONES DE LAS VÍAS RESPIRATORIAS SUPERIORES

Faringitis

PRINCIPIOS GENERALES

La faringitis está causada normalmente (> 50 %) por virus, y en menos medida por estreptococos del grupo A (EBHGA) y otras bacterias. Lamentablemente, el 60 % de los adultos con faringitis recibe antibióticos *(JAMA Intern Med 2014;174:138)*.

DIAGNÓSTICO

Presentación clínica

Puede existir o no fiebre, linfadenopatía cervical, exudados amigdalinos y ausencia de tos, además de dolor de garganta. Puede ser difícil distinguir la faringitis bacteriana de la vírica basándose sólo en el contexto clínico.

Diagnóstico diferencial

- En el diagnóstico diferencial de la faringitis con linfocitosis atípica y pruebas de estreptococos y virus de Epstein-Barr negativas debe considerarse una **infección aguda por VIH.**
- Debe tenerse en cuenta la **epiglotitis** en el paciente febril que presenta dolor intenso de garganta, odinofagia, sialorrea de nueva aparición y disfagia (v. el apartado «Epiglotitis»).
- Las complicaciones supurativas, como el **absceso periamigdalino o retrofaríngeo** deben considerarse en el paciente con dolor unilateral grave, voz amortiguada, trismo y disfagia.

Pruebas diagnósticas

- Las pruebas diagnósticas normalmente se reservan para los pacientes sintomáticos expuestos a un caso documentado de faringitis estreptocócica, personas con signos de infección significativa (p. ej., fiebre, exudado faríngeo y adenopatía cervical), pacientes cuyos síntomas no se eliminan a pesar del tratamiento sintomático y aquellos con antecedentes de fiebre reumática.
- La prueba de detección rápida de antígeno (RADT) es útil para identificar **EBHGA,** que requieren tratamiento para evitar complicaciones piógenas agudas o fiebre reumática. Una prueba negativa no excluye con fiabilidad la EBHGA, y si la sospecha clínica es elevada, hay que practicar un cultivo.
- Puede realizarse una serología para el **virus de Epstein-Barr** (p. ej., aglutinina heterófila o monospot) y un examen de linfocitos atípicos en un frotis de sangre periférica cuando se sospecha la presencia de mononucleosis infecciosa.

TRATAMIENTO

- La mayoría de los casos de faringitis se resuelven espontáneamente y no requieren tratamiento antimicrobiano.
- Es necesario el tratamiento para **EBHGA** con cultivo o RADT positivos si el paciente tiene un riesgo elevado de presentar fiebre reumática o ante un diagnóstico muy sospechoso pendiente de los resultados del cultivo. Las opciones terapéuticas son 250 mg v.o. de bencilpenicilina cada 6 h o 500 mg v.o. dos veces al día durante 10 días, 300-450 mg v.o. de clindamicina cada 6-8 h durante 5 días, azitromicina 500 mg v.o. el día 1 seguido de 250 mg los días 2 a 5, o 1,2 millones de unidades de bencilpenicilina benzatina i.m. en una dosis única *(Clin Infect Dis 2012;55:1279)*.
- La faringitis gonocócica se trata con una dosis única de 250 mg de ceftriaxona i.m.

Epiglotitis

PRINCIPIOS GENERALES

Haemophilus influenzae de tipo B, *S. pneumoniae, S. aureus* y EBHGA son etiologías bacterianas habituales de epiglotitis, si bien también pueden intervenir patógenos víricos y micóticos.

DIAGNÓSTICO

Presentación clínica

La presencia de fiebre, dolor de garganta, odinofagia, voz ronca y disfagia en un paciente con una exploración orofaríngea normal debe hacer sospechar la existencia de una epiglotitis. El estridor inspiratorio es un signo de compromiso respiratorio inminente.

Pruebas diagnósticas

- Los cultivos de garganta y los hemocultivos son útiles para determinar la etiología.
- Las radiografías laterales de tejidos blandos del cuello pueden ayudar a establecer el diagnóstico.
- El diagnóstico definitivo se establece al visualizar la epiglotis.

TRATAMIENTO

En todos los casos sospechosos, se recomienda tratamiento inmediato que incluya la hospitalización y una consulta con el otorrinolaringólogo para tratar las vías respiratorias. El tratamiento antimicrobiano debe incluir un fármaco que sea activo frente a *H. influenzae,* como 2 g de ceftriaxona, i.v. cada 24 h, o 2 g de cefotaxima i.v. cada 6 a 8 h. Ante la posibilidad de SARM, debe añadirse vancomicina o clindamicina.

Rinosinusitis

PRINCIPIOS GENERALES

- La **rinosinusitis aguda** suele estar causada por virus respiratorios de vías superiores. Patógenos bacterianos, como *S. pneumoniae, H. influenzae, Moraxella catarrhalis* y microorganismos anaerobios, intervienen en < 2 % de los casos, y deben tenerse en cuenta sólo si los síntomas son graves o persisten > 10 días.
- La **rinosinusitis crónica** puede deberse a cualquiera de los agentes etiológicos de la sinusitis aguda, así como a *S. aureus, Corynebacterium diphtheriae* y muchos anaerobios (p. ej., especies de *Prevotella* y especies de *Veillonella*). Entre los posibles factores contribuyentes se encuentran el asma, los pólipos nasales, las alergias o la inmunodeficiencia.

DIAGNÓSTICO

Presentación clínica

- La **rinosinusitis aguda** se manifiesta con rinorrea purulenta, obstrucción nasal, dolor facial o dental, y dolor con la palpación sinusal, con o sin fiebre, y dura < 4 semanas.
- La **rinosinusitis crónica** se define por síntomas que duran > 12 semanas, entre ellos rinorrea mucopurulenta, obstrucción nasal, dolor facial con la presión y disminución del sentido del olfato con signos documentados de inflamación.

Pruebas diagnósticas

- El diagnóstico requiere signos objetivos de afectación mucosa, normalmente con una exploración mediante rinoscopia y endoscopia nasal, o una TC del seno. No se recomiendan las radiografías simples.
- Pueden obtenerse cultivos a partir de la endoscopia nasal o la punción del seno. No son útiles los frotis nasales.

TRATAMIENTO

■ Los objetivos del tratamiento médico de la rinosinusitis aguda y crónica son controlar la infección, reducir el edema tisular, facilitar el drenaje, mantener la permeabilidad de los orificios del seno y romper el ciclo patológico que induce la sinusitis crónica.

■ **Rinosinusitis aguda**
  • El **tratamiento sintomático** es el elemento principal del tratamiento, e incluye descongestivos y analgésicos orales, con o sin un ciclo corto de descongestivos tópicos o glucocorticoides intranasales *(Otolaryngol Head Neck Surg 2007;137:S1)*.
  • El **tratamiento antibiótico empírico** está indicado sólo en casos de síntomas graves persistentes (≥ 10 días) o de fracaso del tratamiento sintomático. Los antibióticos de primea línea consisten en un ciclo de 5-7 días con amoxicilina-ácido clavulánico, 875 mg/125 mg v.o. dos veces al día. Puede usarse doxiciclina o una fluoroquinolona respiratoria (p. ej., moxifloxacino, levofloxacino) como tratamiento alternativo si existe alergia a los β-lactámicos o fracasa el tratamiento primario. No se recomiendan la TMP/SMX ni los macrólidos como tratamiento empírico, debido a índices elevados de resistencia *(Clin Infect Dis 2012;54:e72)*.

■ **Rinosinusitis crónica.** El tratamiento suele incluir glucocorticoesteroides tópicos y/o sistémicos; el papel de los fármacos antimicrobianos sigue sin estar claro. Si se utilizan, el tratamiento de primera línea es amoxicilina-ácido clavulánico, con clindamicina para pacientes alérgicos a la penicilina. Algunos casos crónicos pueden requerir cirugía endoscópica.

Infección por el virus de la gripe (influenza)

PRINCIPIOS GENERALES

La gripe es una infección que se transmite fácilmente y se asocia a epidemias de diversa gravedad durante los meses de invierno.

DIAGNÓSTICO

Presentación clínica

La infección por el virus de la gripe causa una enfermedad febril aguda, que se resuelve espontáneamente y que se manifiesta con cefalea, mialgias, tos, rinitis aguda y malestar.

Pruebas diagnósticas

El diagnóstico suele establecerse por la clínica durante la estación de la gripe, con confirmación mediante una muestra nasofaríngea para realizar una prueba de detección rápida de antígeno, PCR o prueba de detección de anticuerpos mediante fluorescencia directa y cultivo.

TRATAMIENTO

■ El tratamiento suele ser sintomático.

■ Los medicamentos antivíricos pueden acortar la duración de la enfermedad, aunque para que sean eficaces en pacientes inmunocompetentes deben iniciarse entre las 24 y 48 h posteriores a la aparición de los síntomas *(MMWR 2011;60(1):1)*. Por tanto, el tratamiento antivírico no debe retirarse a los pacientes que acuden > 48 h después del inicio de los síntomas y que requieren hospitalización o tienen riesgo de complicaciones (v. «Complicaciones»).
  • Los **inhibidores de la neuraminidasa** (75 mg de oseltamivir v.o. dos veces al día o 10 mg de zanamivir inhalados dos veces al día; cada uno durante 5 días) se emplean en el tratamiento y la profilaxis de la gripe de tipo A y B. El peramivir, 600 mg i.v. en una sola dosis, ha sido aprobado recientemente por la FDA estadounidense.
  • Los **adamantanos** (amantadina y rimantadina, cada una en dosis de 100 mg v.o. dos veces al día) no se recomiendan debido a la aparición de tasas elevadas de resistencia.
  • Las cepas en circulación cambian cada año con patrones diversos de resistencia a ambas clases de antivíricos. **Las decisiones sobre el tratamiento deben basarse en los datos anuales de resistencia,** normalmente disponibles en la página web de los CDC: *http://www.cdc.gov.*

■ La **vacunación** es la estrategia de prevención más fiable. Se recomienda la vacunación anual para todos los pacientes a partir de 6 meses de edad *(MMWR 2011;60(33):1128)*.

COMPLICACIONES

■ Los adultos >65 años, los que viven en residencias y otros tipos de centros de cuidados crónicos, las mujeres gestantes (y durante las 2 primeras semanas del puerperio) y los pacientes con afecciones médicas crónicas (p. ej., neumopatías, enfermedades cardiovasculares, tumor maligno activo, diabetes mellitus, insuficiencia renal crónica, hepatopatía crónica, inmunodepresión, incluida la infección por el VIH y el trasplante, obesidad extrema) tienen un mayor riesgo de sufrir complicaciones.

■ Entre las complicaciones de la infección por el virus de la gripe figuran la neumonía vírica y la neumonía bacteriana secundaria.

■ Las variaciones antigénicas mayores y menores pueden hacer que surjan cepas con una virulencia potenciada o con la posibilidad de propagarse, dando lugar a una pandemia, lo que necesitaría la modificación del tratamiento o la intensificación de las medidas de control de la infección.

INFECCIONES DE LAS VÍAS RESPIRATORIAS INFERIORES

Bronquitis aguda

PRINCIPIOS GENERALES

La bronquitis aguda supone una inflamación de los bronquios. Las causas habituales son agentes víricos, como coronavirus, rinovirus, virus de la gripe o paragripal (parainfluenza). Entre las causas menos frecuentes se encuentran *M. pneumoniae, Chlamydophila pneumoniae* y *Bordetella pertussis*. Lamentablemente, el 60-90 % de los pacientes con bronquitis aguda reciben antibióticos *(JAMA 2014;311:2020)*.

DIAGNÓSTICO

Presentación clínica

Los síntomas consisten en tos con o sin expectoración que dura >5 días y puede no distinguirse de una infección de las vías respiratorias superiores al principio. La fiebre es inusual.

Pruebas diagnósticas

■ El diagnóstico se realiza por el cuadro clínico. No se recomiendan los cultivos de esputo.

■ En los pacientes febriles, con afectación sistémica o de edad avanzada y constantes vitales alteradas, deberá descartarse de forma sistemática la neumonía, por la clínica o radiográficamente, y se realizarán pruebas diagnósticas para el virus de la gripe dependiendo de la estación y de las tendencias locales de enfermedad.

■ Si en un adulto la tos dura >2 semanas, se evaluará la presencia de tos ferina usando una muestra nasofaríngea para realizar un cultivo o una PCR.

TRATAMIENTO

■ El tratamiento es sintomático y se dirige con mayor frecuencia al control de la tos (15 mg de dextrometorfano v.o. cada 6 h).

■ **No** se recomienda el uso sistemático de fármacos antimicrobianos hasta que no se confirme la presencia de tos ferina *(Cochrane Database Syst Rev 2014;3:CD000245)*.

■ El tratamiento para **tos ferina** consiste en 500 mg de claritromicina v.o. dos veces al día durante 14 días o 500 mg de azitromicina v.o. en una única dosis, seguidos de 250 mg v.o. diarios durante 4 días más.

■ Los casos de tos ferina se notificarán al departamento local de salud para un estudio de contactos y la administración de profilaxis postexposición con azitromicina cuando esté indicado.

Neumonía extrahospitalaria

PRINCIPIOS GENERALES

■ El agente etiológico predominantes es *S. pneumoniae;* otras etiologías bacterianas son *H.influenzae* y *M. Catarrhalis.* La neumonía causada por agentes atípicos, como *Legionella pneumophila, C. pneumoniae* o *M. pneumoniae,* no puede determinarse clínicamente con fiabilidad. El virus de la gripe y otros virus respiratorios también pueden causar neumonía en los adultos.

■ El SARM-EH es una causa importante de neumonía necrosante grave.

■ La neumonía asociada a la asistencia sanitaria (pacientes en residencias o centros para crónicos, pacientes en hemodiálisis atendidos en 30 días y pacientes hospitalizados en los 90 días previos) tienen más probabilidad de verse afectados por microorganismos multi-rresistentes, y deben distinguirse de las neumonías extrahospitalarias).

DIAGNÓSTICO

Presentación clínica

■ La fiebre y los síntomas respiratorios, como tos con producción de esputo, disnea y dolor torácico pleurítico, son características que se presentan con frecuencia en pacientes inmu-nocompetentes. Entre los signos se hallan la taquipnea, los estertores o la consolidación en la auscultación.

■ La neumonía extrahospitalaria se manifiesta de forma aguda, en cuestión de horas o días. Si el paciente tiene síntomas durante más de 2-3 semanas, sobre todo si se acompaña de pérdida de peso o sudoración nocturna, debe plantearse un posible diagnóstico alternati-vo, como una infección fúngica o por micobacterias.

Pruebas diagnósticas

■ Deben incluir tinción de Gram y cultivo de una muestra adecuada de esputo, y hemocul-tivos antes del tratamiento antibiótico.

■ En determinados pacientes, debe enviarse una muestra para determinar antígeno de *Legio-nella* en orina, frotis nasofaríngeo para detectar virus gripal y otros virus mediante PCR, y muestras respiratorias para detectar patógenos atípicos. Si existe sospecha de tuberculo-sis, se obtendrán muestras de esputo para tinción y cultivo para bacilos acidorresistentes, y se aislará al paciente.

■ Hay que realizar radiografías de tórax, que pueden mostrar consolidación lobular, infiltra-dos intersticiales o lesiones cavitarias, confirmando el diagnóstico.

■ La fibrobroncoscopia puede usarse para la detección de infecciones menos frecuentes, especialmente en pacientes inmunodeprimidos o si el paciente no responde al tratamiento adecuado.

TRATAMIENTO

■ Se valorará en todos los pacientes la necesidad de hospitalización, y se evaluará la grave-dad de la enfermedad, los factores comórbidos y la oxigenación. Se han publicado direc-trices que proporcionan pautas terapéuticas empíricas que hacen hincapié en dirigirse a los patógenos más probables dentro de los grupos específicos de riesgo *(Clin Infect Dis 2007;44:S27).* El tratamiento antibiótico se administrará tan pronto como se diagnosti-que una neumonía extrahospitalaria, ya que el retraso provoca una mayor mortalidad, y se acotará en cuanto se obtenga un agente etiológico microbiano específico.

■ Los **pacientes ambulatorios inmunocompetentes** sin exposición reciente a antibióticos ni afecciones coincidentes deben recibir un macrólido, como azitromicina, 500 mg v.o.

en una dosis seguida de 250 mg v.o. al día durante 4 días más, o doxiciclina, 100 mg v.o. durante al menos 5 días.

■ Los **pacientes expuestos recientemente a antibióticos o con afecciones simultáneas** recibirán una fluoroquinolona respiratoria (p. ej., moxifloxacino) o un macrólido (azitromicina o claritromicina) con o sin dosis elevadas de amoxicilina, 1 g v.o. tres veces al día durante al menos 5 días.

■ Los **pacientes hospitalizados** se tratarán con 1 g diario de ceftriaxona i.v. al día o 1 g de cefotaxima i.v. cada 8 h, MÁS un macrólido (azitromicina o claritromicina), O monoterapia con una fluoroquinolona respiratoria. La duración mínima del tratamiento debe ser de al menos 5 días, aunque suele prolongarse más, ya que el paciente debe estar afebril durante > 48 h con signos de mejoría clínica con el tratamiento antes de interrumpir éste.

■ En **pacientes gravemente enfermos,** resulta necesaria la adición de azitromicina o una fluoroquinolona respiratoria al tratamiento con β-lactámicos (ceftriaxona, cefotaxima, ampicilina-sulbactam) para proporcionar cobertura contra *L. pneumophila.* También se considerará la cobertura contra SARM con vancomicina o linezolid. Para la cobertura contra *Pseudomonas aeruginosa*, se recomienda un β-lactámico antipseudomonas (cefepima, piperacilina-tazobactam, meropenem, imipenem) en combinación con una fluoroquinolona antipseudomonas (ciprofloxacino, levofloxacino). Una vez que se ha aislado *Pseudomonas* y se dispone del antibiograma, la monoterapia es una opción.

■ Debe realizarse una **toracocentesis** de los derrames pleurales, con análisis del pH, recuento de células, tinción de Gram y cultivo bacteriano, proteínas y lactatodeshidrogenasa (v. capítulo 10, *Enfermedades pulmonares).* Es importante drenar los empiemas.

Absceso pulmonar

PRINCIPIOS GENERALES

Los abscesos pulmonares suelen ser el resultado de una aspiración de microflora bucal. Son frecuentes las infecciones polimicrobianas, y pueden incluir anaerobios orales (especies de *Prevotella, Peptostreptococcus, Fusobacterium,* especies de *Bacteroides* y género *Actinomyces) (Clin Infect Dis 2005;40:923).* Son causas menos frecuentes: estreptococos microaerófilos *(Streptococcus milleri),* bacilos entéricos gramnegativos *(K. pneumoniae)* y *S. aureus,* incluido SARM-EH. Entre los factores de riesgo se incluyen enfermedades periodontales y afecciones que predisponen a los pacientes a la aspiración de los contenidos bucofaríngeos (intoxicación etílica, convulsiones, ictus).

DIAGNÓSTICO

Presentación clínica

Las infecciones son indolentes y pueden recordar a una tuberculosis pulmonar, con disnea, fiebre, escalofríos, sudores nocturnos, pérdida de peso, y tos productiva de esputo pútrido o hemoptoico durante varias semanas.

Pruebas diagnósticas

La radiografía de tórax es muy sensible y normalmente muestra infiltrados con cavitación y niveles hidroaéreos en áreas declives del pulmón, como los lóbulos inferiores o los segmentos posteriores de los lóbulos superiores. La TC torácica puede proporcionar detalles anatómicos adicionales. En todos los pacientes con lesiones pulmonares cavitadas debe efectuarse aislamiento respiratorio y pruebas de esputo para tuberculosis.

TRATAMIENTO

■ El tratamiento antibiótico debe consistir en clindamicina o un β-lactámico/inhibidor de β-lactamasa (ampicilina-sulbactam, piperacilina-tazobactam, amoxicilina-ácido clavulánico) o un carbapenémico (meropenem, imipenem). Los SARM pueden producir lesiones pulmonares cavitarias, y se debe usar vancomicina o linezolid. La monoterapia con metronidazol casi nunca es necesaria y debe combinarse con penicilina.

■ El drenaje percutáneo o la resección quirúrgica se reserva para los casos que no responden al tratamiento antibiótico, y suele tratarse de abscesos de gran tamaño (> 6 cm) o infecciones con microorganismos resistentes.

Tuberculosis

PRINCIPIOS GENERALES

■ La tuberculosis (TB) infecta a más de 2 000 millones de personas y es una importante causa infecciosa de fallecimientos en todo el mundo. En Estados Unidos, los casos disminuyeron a 3:100 000 en 2013. La mayoría de los casos en este país se producen en personas nacidas en el extranjero y se deben a una reactivación de una infección previa (*MMWR Morb Mortal Wkly Rep 2014;63:229*). La TB multirresistente ha aumentado entre inmigrantes del Sudeste Asiático, de África subsahariana, del subcontinente indio y de América Central. La TB extremadamente resistente a fármacos (TB-XDR) está aumentado su prevalencia en el África subsahariana.

■ Existe un alto rieso de exposición a TB en contactos que viven en la misma casa, presos, personas sin techo (indigentes), drogadictos por vía i.v. e inmigrantes de países con alta prevalencia de la enfermedad. Entre las personas de mayor riesgo se encuentran aquellos con alteración de la inmunidad, como infección por el VIH, silicosis, diabetes mellitus, insuficiencia renal crónica, neoplasias, desnutrición y fármacos inmunodepresores, esntre ellos el tratamiento con antagonistas del factor de necrosis tumoral (TNF) (*Ann Rheum Dis 2013;72:37*).

■ La infección tuberculosa latente se produce cuando ha existido exposición a la TB, pero no existen signos, síntomas ni evidencia radiográfica de enfermedad activa actual. Sin tratamiento, aproximadamente el 5 % de estas personas desarrollan TB activa en los 2 años siguientes a la infección. En otro 5 %, la TB activa se desarrolla en el resto de la vida. El tratamiento adecuado de la infección tuberculosa latente reduce el riesgo de sufrir la enfermedad (*Am J Respir Crit Care Med 2014;190:1044*).

DIAGNÓSTICO

Presentación clínica

■ La presentación clínica más frecuente es la enfermedad pulmonar. Los síntomas suelen ser indolentes, y pueden consistir en tos, hemoptisis, disnea, fiebre, sudoración nocturna, pérdida de peso o astenia. El diagnóstico erróneo y el tratamiento con una fluoroquinolona por una presunta neumonía extrahospitalaria puede demorar el tratamiento y causar resistencia a la fluoroquinolona (*Int J Infect Dis 2011;15(3)e211*).

■ Puede existir enfermedad extrapulmonar como linfadenopatía cervical, enfermedad genitourinaria, osteomielitis, diseminación miliar, meningitis, peritonitis o pericarditis.

Pruebas diagnósticas

■ La radiografía de tórax puede mostrar infiltrados focales, nódulos, lesiones cavitarias, enfermedad miliar, derrames pleurales o linfadenopatía hiliar/mediastínica. En la reactivación suelen afectarse los lóbulos superiores.

■ Hay que enviar tres muestras de esputo para frotis y cultivo para bacterias acidorresistentes (BAR). El diagnóstico de TB activa se realiza con un frotis positivo para BAR junto con una prueba de amplificación de ácidos nucleicos (NAA) positiva para *M. tuberculosis*, que se confirma con cultivo. Las micobacterias no tuberculosas (MNT) pueden dar resultados positivos en el frotis pero negativos en la prueba NAA.

■ Es posible que *M. tuberculosis* tarde varias semanas en crecer en cultivo, por lo que si la sospecha clínica es alta, puede estar indicado un tratamiento de presunción, incluso si los frotis son negativos, hasta que se obtengan cultivos negativos.

■ Deben realizarse antibiogramas en todos los aislados iniciales, así como en los de seguimiento, en aquellos pacientes que no respondan al tratamiento habitual. Es posible la detección rápida de resistencia a la rifampicina, que se correlaciona con TB multirresistente, con técnicas moleculares (Cepheid Gene Xpert MTB/RIF). Las pruebas genéticas en muestras directas sólo están disponibles para casos seleccionados a través de los CDC (detección molecular de resistencia a fármacos).

■ La tuberculosis latente puede diagnosticarse mediante una prueba de tuberculina (TST, *tuberculin skin test*) positiva o una prueba de liberación de interferón γ (IGRA). Los critrerios para una **TST positiva** se basan en el **diámetro máximo de induración** (no de eritema):

• Una **induración de 5 mm** se considera positiva en pacientes con infección por VIH, contactos cercanos de un caso conocido de TB, pacientes con radiografías de tórax típicas de TB curada, y pacientes con trasplante de órgano u otra inmunosupresión (inhibidores de TNF-α, quimioterapia, esteroides).

• Una **induración de 10 mm** se considera positiva en inmigrantes procedentes de áreas de prevalencia alta (Asia, África, Latinoamérica, Europa Oriental), presos, personas sin hogar, drogadictos por vía parenteral, personas que viven en residencias asistidas, pacientes con enfermedades crónicas (silicosis, diabetes, hemodiálisis, leucemia, linfoma, malnutrición) y aquellas personas que tienen contacto frecuente con estos grupos (p. ej., profesionales sanitarios o funcionarios de prisiones).

• Una **induración de 15 mm** se considera positiva para personas que, por lo demás, se encuentran sanos y presentan escaso riesgo de TB.

TRATAMIENTO

Tuberculosis activa

■ Si el paciente se encuentra hospitalizado, debe permanecer en aislamiento apropiado, en una **habitación con presión negativa** y con uso de mascarillas N95 *(MMWR Morb Mortal Wkly Rep 2003;52(RR-11):1)*.

■ Todos los casos de TB se notificarán al departamento de salud local, de modo que puedan identificarse los contactos y se asegure el cumplimiento mediante un tratamiento observado directamente cuando el paciente reciba el alta. Este tratamiento es esencial para asegurar el cumplimiento y evitar la aparición de resistencias farmacológicas.

■ Se necesitan **pautas terapéuticas antituberculosas con múltiples fármacos** debido a la alta frecuencia con la que se desarrolla resistencia primaria a un único fármaco. Es necesario un tratamiento extenso, debido al prolongado tiempo de generación de las micobacterias.

■ El **tratamiento inicial** (las 8 primeras semanas) de la TB pulmonar no complicada debe constar de cuatro fármacos: **rifampicina (RIF,** 10 mg/kg; máximo 600 mg v.o. diariamente), **isoniazida (INH,** 5 mg/kg; máximo 300 mg v.o. diariamente), **pirazinamida (PZA,** 15-25 mg/kg; máximo 2 g v.o. diariamente) y **etambutol (EMB,** 15-25 mg/kg v.o. diariamente). Pueden emplearse 25-50 mg de piridoxina (vitamina B6) v.o. diarios con INH para prevenir la neuropatía sensorial. Si se comprueba que la cepa es **completamente sensible** a INH y RIF, se puede omitir el EMB (o estreptomicina) y continuar el tratamiento con INH, RIF y PZA hasta completar esta fase inicial.

■ El **tratamiento de continuación** consiste en 16 semanas de INH y RIF, para alcanzar un total habitual de 6 meses de tratamiento para la TB pulmonar. Los pacientes con alto riesgo de recaída (enfermedad pulmonar cavitaria o cultivos positivos para TB tras 2 meses de tratamiento) deben tratarse durante 28 semanas más después de las 8 semanas de la fase inicial, hasta un total de 9 meses.

■ Después de al menos 2 semanas de tratamiento diario, la administración intermitente de los fármacos (dos o tres veces por semana en dosis ajustadas) es eficaz y facilita el tratamiento directamente observado por los departamentos de salud pública.

■ Los pacientes con infección por el VIH y recuentos de CD4 < 100/μl deben recibir tratamiento al menos tres veces a la semana.

■ Cuando la **resistencia a INH** está documentada, debe interrumpirse la INH y continuar con los otros tres fármacos hasta completar la duración del tratamiento. Los microorganismos que sólo son resistentes a INH pueden tratarse de forma eficaz durante 6 meses si inicialmente se empezó con la pauta estándar de cuatro fármacos.

■ El tratamiento para la **TB multirresistente** no ha sido tan bien estudiado, y es muy recomendable la consulta con un experto en el tratamiento de esta enfermedad.

■ Se puede tratar la **enfermedad extrapulmonar** en adultos del mismo modo que la enfermedad pulmonar, con pautas de 6 a 9 meses. La TB del sistema nervioso central (SNC) debe tratarse durante 12 meses.

■ No se administrará PZA a las **pacientes embarazadas,** y deben tratarse durante 9 meses. Debe administrarse INH, RIF, EMB, con piridoxina, durante la fase inicial de 8 semanas hasta conocer la sensibilidad, y se continuará con INH y RIF hasta completar el tratamiento.

■ En la TB, la administración de **glucocorticoides** sigue siendo controvertida, aunque se han utilizado en combinación con antituberculosos para tratar complicaciones potencialmente mortales como la pericarditis *(Circulation 2005;112:3608)* y meningitis *(NEJM 2004;351:1741)*. La prednisona, en dosis de 1 mg/kg (máximo, 60 mg) v.o. diariamente, o la dexametasona, 12 mg i.v. al día, se va disminuyendo durante varias semanas.

Tuberculosis latente

■ La quimioprofilaxis para TBL se administrará sólo después de haberse descartado una enfermedad activa mediante una evaluación clínica, radiografía de tórax y recogida de esputo.

■ Entre los factores de riesgo de progresión figuran una conversión TST antes de 2 años de una TST previamente negativa, antecedentes de TB no tratada o signos radiográficos de enfermedad fibrótica previa (la presencia de granulomas calcificados sin fibrosis no supone un mayor riesgo), infección por el VIH, diabetes mellitus, nefropatía terminal, neoplasia hematológica o linforreticular, malnutrición crónica, silicosis o pacientes que están recibiendo tratamiento inmunodepresor, miembros de la familia y otros contactos próximos de pacientes con enfermedad activa que presenten una TST reactiva.

■ Las personas con una infección por **VIH** avanzada u otros estados de inmunodeficiencia grave (p. ej., trasplante) que hayan tenido contacto conocido con un paciente con TB activa deberán tratarse de TBL, independientemente del estado de la TST.

■ Debe administrarse INH, 300 mg diarios v.o. durante 9 meses, a las personas con TBL con factores de riesgo de progresión a TB activa, independientemente de la edad.

■ La INH, 900 mg v.o., más rifapentina, 900 mg v.o. (con ajuste de la dosis para pacientes que pesan < 50 kg) una vez a la semana durante 12 meses, es una pauta más reciente y de menor duración. Debe administrarse mediante tratamiento observado directamente para asegurar el cumplimiento y controlar los efectos adversos *(N Engl J Med 2011;365:2155)*.

Observación y control

■ **Observación de la respuesta al tratamiento.** En los pacientes cuyos frotis de esputo para BAR son positivos antes del tratamiento, se enviarán muestras de esputo para frotis BAR y cultivo cada 1-2 semanas, hasta que se obtengan frotis negativos. A continuación, se conseguirán muestras mensuales de esputos hasta que se documenten dos cultivos negativos consecutivos. La conversión de los cultivos de positivos a negativos es el indicador más fiable de la respuesta al tratamiento. Si continúan los síntomas o los cultivos son persistentemente positivos después de 3 meses de tratamiento, deberá sospecharse una resistencia a fármacos o el no cumplimiento del tratamiento, y se derivará inmediatamente al paciente a un experto en el tratamiento de laTB.

■ **Observación de reacciones adversas.** En la mayoría de los pacientes, se realizará una evaluación analítica basal al inicio del tratamiento que incluya enzimas hepáticas, bilirrubina, hemograma completo (HC) y creatinina sérica. La observación analítica sistemática en pacientes con valores iniciales normales probablemente sea innecesaria, excepto en aquellos con infección por VIH (sobre todo en los tratados con antirretrovirales), problemas de alcoholismo, hepatopatía crónica y en mujeres embarazadas. Las evaluaciones clínicas mensuales con informaciones específicas sobre los síntomas de toxicidad de fármacos son esenciales. En los pacientes que estén tomando EMB se realizará una prueba mensual de agudeza visual y de percepción de colores rojo-verde.

■ Se recomienda la derivación al departamento de salud pública para asegurar el cumplimiento mediante observación directa del tratamiento y para controlar las complicaciones relacionadas con los fármacos.

INFECCIONES GASTROINTESTINALES Y ABDOMINALES

- Las infecciones intraabdominales pueden clasificarse como no complicadas y complicadas. Entre las no complicadas, se encuentran colitis o diverticulitis aguda no complicada; la afectación se limita a la inflamación intramural. Las infecciones intraabdominales complicadas se extienden más allá del órgano inicial, y causan peritonitis o formación de abscesos.
- Las infecciones iatrogénicas pueden complicarse por la presencia de microorganismos multirresistentes.
- Las infecciones son típicamente polimicrobianas, con bacilos gramnegativos entéricos (p. ej., *Escherichia coli,* especies de *Klebsiella*), especies de *Enterococcus* y anaerobios como especies de *Bacteroides.*
- El tratamiento antibiótico empírico debe consistir en un β-lactámico/inhibidor de β-lactamasa, fluoroquinolona o cefalosporina de tercera generación, más metronidazol (tabla 14-8).
- Debe considerarse el uso de un carbapenémico en la enfermedad grave o si se sospecha la presencia de microorganismos productores de β-lactamasa de espectro ampliado.
- No suele estar indicado el tratamiento antifúngico empírico salvo que se observen en la tinción de Gram o exista crecimiento en cultivo.
- Para controlar el punto de origen, puede que sea necesario el drenaje o la resección quirúrgica del absceso *(Clin Infect Dis 2010;50:133).*

Peritonitis

PRINCIPIOS GENERALES

- La **peritonitis bacteriana primaria** o **espontánea (PBE)** es una complicación frecuente de la cirrosis y ascitis., *M. tuberculosis* y *Neisseria gonorrhoeae* (síndrome de Fitz-Hugh-

---

TABLA 14-8	**Ejemplos de tratamiento empírico de infecciones intraabdominales**

Tratamientos orales
- Amoxicilina/ácido clavulánico 875 mg/125 mg v.o. cada 12 h
- Ciprofloxacino 500-700 mg v.o. cada 12 h + metronidazol 500 mg v.o. cada 8 h
- Moxifloxacino 400 mg v.o. cada 24 h

Tratamientos parenterales
No hay sospecha de *Pseudomonas aeruginosa*
- Ampicilina/sulbactam 3 g i.v. cada 6 h
- Ceftriaxona 1-2 g i.v. cada 24 h + metronidazol 500 mg i.v. cada 8 h
- Ertapenem 1 g i.v. cada 24 h
- Tigeciclina 100 mg i.v. × 1 dosis, luego 50 mg i.v. cada 12 h
Sospecha o confirmación de *P. aeruginosa*
- Piperacilina/tazobactam 4,5 g i.v. cada 6 h
- Cefepima 1-2 g i.v. cada 8 h + metronidazol 500 mg i.v. cada 8 h
- Ciprofloxacino 400 mg i.v. cada 8-12 h + metronidazol 500 mg i.v. cada 8 h
- Meropenem o imipenem

Posible *Enterococcus* resistente a vancomicina
- Añadir linezolid, 600 mg v.o./i.v. cada 12 h, o daptomicina, 6-8 mg/kg i.v. cada 24 h, a las pautas anteriores

Sospecha de levaduras
- Añadir equinocandina (p. ej., micafungina, 100 mg i.v. cada 24 h) o fluconazol, 400 mg v.o./i.v. cada 24 h, a las pautas anteriores

Curtis en mujeres) también pueden producir en ocasiones peritonitis primaria (v. capítulo 16, *Infecciones de transmisión sexual, síndrome de inmunodeficiencia humana y síndrome de inmunodeficiencia adquirida*).

■ La **peritonitis secundaria** se puede producir por una víscera perforada en el tubo digestivo o en las vías genitourinarias, o por la diseminación contigua de una infección visceral, que suele conllevar un abdomen quirúrgico *agudo*.

■ La peritonitis asociada a la **diálisis peritoneal** se expone en el capítulo 13, *Nefropatías*.

DIAGNÓSTICO

Presentación clínica

En los pacientes con PBE pueden faltar los signos o síntomas típicos de infección, por lo que se realizará en el momento del ingreso una paracentesis diagnóstica a todos los pacientes con cirrosis y ascitis, y con hemorragia digestiva, encefalopatía, lesión renal aguda u otra descompensación de la función hepática *(Gut 2012;61:297)*. Los pacientes con peritonitis secundaria pueden parecer graves, con dolor abdominal a la palpación y signos peritoneales.

Pruebas diagnósticas

■ Se enviará líquido de paracentesis para cultivo (botellas de cultivo directamente inoculadas), recuento de células y fórmula leucocítica. Se diagnostica **PBE** cuando el líquido ascítico presenta > 250 neutrófilos.

■ El diagnóstico de **peritonitis secundaria** se realiza por el cuadro clínico, complementado por hemocultivos (positivos en el 20 % al 30 %) y diagnóstico por la imagen para evaluar la presencia de aire libre (perforación) u otras fuentes de infección.

TRATAMIENTO

■ La duración del tratamiento de la PBE es de 7 días, aunque se extenderá a 2 semanas si existe bacteriemia. El tratamiento de primera línea consiste en una cefalosporina de tercera generación (p. ej., cefotaxima, 2 g i.v. cada 8 h) o una fluoroquinolona (p. ej., ciprofloxacino, 400 mg i.v. cada 12 h). La administración de albúmina i.v. los días 1 y 3 de tratamiento puede mejorar la supervivencia *(N Engl J Med 1999;341(6):403)*. Si la repetición de la paracentesis muestra < 250 PMN y los cultivos siguen siendo negativos, el tratamiento puede acortarse a 5 días. La **profilaxis para la PBE** se iniciará después del primer episodio de PBE o después de una hemorragia digestiva por rotura de varices esofágicas.

■ La **peritonitis secundaria** puede requerir una intervención quirúrgica si existe perforación o formación de abscesos intraabdominales. Puede que sea preferible el drenaje percutáneo del absceso al drenaje quirúrgico. Los antibióticos se continuarán hasta que las pruebas de imagen demuestran la resolución del absceso.

■ El tratamiento de la peritonitis por TB crónica es el mismo que el de la TB pulmonar.

Infecciones hepatobiliares

PRINCIPIOS GENERALES

■ La **colecistitis aguda** generalmente va precedida por cólico biliar asociado a colelitiasis, y característicamente se manifiesta con fiebre, dolor con la palpación del hipocondrio derecho con signo de Murphy y vómitos. La colecistitis alitiásica aparece en el 5 % al 10 % de los casos. Normalmente, los microorganismos son parte de la microflora intestinal normal. Es posible que se observen leucocitosis y elevaciones leves de bilirrubina, transaminasas y fosfatasa alcalina.

■ La **colangitis ascendente** es, en ocasiones, una complicación infecciosa fulminante de un conducto colédoco obstruido, a menudo después de una pancreatitis o colecistitis.

DIAGNÓSTICO
Presentación clínica

El dolor con la palpación y la defensa del hipocondrio derecho es un signo habitual de infección hepatobiliar. El **signo de Murphy** puede desencadenarse en la exploración física para evaluar si existe colecistitis. La colangitis ascendente se manifiesta con la **tríada de Charcot** de fiebre, dolor en el hipocondrio derecho e ictericia. La péntada de Reynolds añade síntomas de confusión e hipotensión, y justifica una intervención rápida. Son frecuentes la bacteriemia y el shock.

Pruebas diagnósticas

■ Las anomalías de las pruebas de función hepática (PFH) suelen ser graves.
■ El diagnóstico de las infecciones de las vías biliares normalmente se realiza con técnicas de diagnóstico por la imagen, y la modalidad principal es la ecografía. También pueden ser útiles la exploración con ácido hidroxiiminodiacético marcado con ^{99m}Tec y la exploración por TC *(N Engl J Med 2008;358(26):2804)*.
■ La colangiopancreatografía retrógrada endoscópica (CPRE) permite el diagnóstico, así como la intervención terapéutica en el caso de obstrucción del conducto colédoco, y debe considerarse en pacientes con dilatación del colédoco, ictericia o anomalías en las PFH.

TRATAMIENTO

■ El tratamiento de la **colecistitis aguda** consiste en la administración de líquidos por vía parenteral, restricción de la ingesta por vía oral, analgesia y cirugía. La edad avanzada, una enfermedad grave o complicaciones como la isquemia o la perforación de la vesícula biliar, la peritonitis o la bacteriemia obligan a la administración de antibióticos de amplio espectro (v. tabla 14-8). Normalmente es necesaria una cirugía inmediata en caso de enfermedad grave, aunque, por otro lado, ésta puede retrasarse hasta 6 semanas si se observa una respuesta inicial al tratamiento médico *(Br J Surg 2010;97(2):141-50)*. Tras una colecistectomía, pueden interrumpirse los antibióticos perioperatorios *(JAMA 2014;312(2):145-54)*.
■ El elemento principal del tratamiento para la **colangitis ascendente** es un cuidado paliativo agresivo, que incluya antibióticos de amplio espectro (v. tabla 14-8) y la descompresión y el drenaje quirúrgicos o endoscópicos. El desarrollo de un absceso es una complicación que requiere drenaje quirúrgico.

OTRAS INFECCIONES

■ **Diarrea infecciosa** (v. capítulo 18, *Enfermedades digestivas*).
■ **Hepatitis vírica** (v. capítulo 19, *Hepatopatías*).
■ Enfermedades asociadas a *Helicobacter pylori* (v. capítulo 18, *Enfermedades digestivas*).

INFECCIONES GENITOURINARIAS

■ El espectro de infecciones del tracto genitourinario varía desde no complicadas a complicadas, dependiendo de los factores del paciente y de las afecciones subyacentes. Los enfoques diagnósticos y terapéuticos de las infecciones genitourinarias en el adulto vienen determinados por diferencias anatómicas específicas de cada sexo, exposiciones antimicrobianas previas y la presencia de dispositivos y aparatos médicos. Las infecciones están causadas principalmente por enterobacterias (*E. coli, Proteus mirabilis* y *K. pneumoniae*) y *Staphylococcus saprophyticus*.
■ El estudio consiste en un análisis de orina y examen microscópico de una muestra de orina reciente, sin centrifugar, obtenida por micción o sondaje. La presencia de piuria (leucocito-esterasa positiva o más de ocho leucocitos por campo de gran aumento) o bacteriuria (nitritos positivos o más de un microorganismo por campo en aceite de inmersión) sugiere una infección activa. Una tinción de Gram de la orina puede ser útil para guiar la elección del tratamiento inicial. El cultivo cuantitativo a menudo presenta más de 10^5 bacterias/

ml, pero los recuentos de colonias de tan sólo 10^2-10^4 bacterias/ml pueden indicar infección en mujeres con disuria aguda.

Bacteriuria asintomática

■ La bacteriuria asintomática se define como el aislamiento de un recuento cuantitativo especificado de bacterias en una muestra de orina obtenida de forma adecuada en una persona sin síntomas ni signos de infección urinaria.
■ **La bacteriuria asintomática tiene un significado clínico limitado salvo en mujeres gestantes o pacientes sometidos a cirugía urológica.** Hay que realizar un cultivo de orina a las mujeres gestantes cerca del final del primer trimestre y tratarse si es positivo. No se recomienda el tratamiento de la bacteriuria asintomática en el anciano, los pacientes de residencias e ingresados en centros, los pacienets con lesiones de la médula espinal ni pacientes sondados cuando la sonda sigue colocada *(Clin Infect Dis 2005;40:643-54).*

Cistitis

La cistitis no complicada se define como la infección de la vejiga o las vías urinarias inferiores en mujeres adultas no gestantes y, por lo demás, sanas. La cistitis complicada se define basándose en varios factores entre ellos anomalías anatómicas, inmunosupresión, embarazo, sondas permanentes o patógenos inusuales. Pueden observarse cistitis recurrentes en las mujeres, y suelen deberse a reinfección más que a recidiva.

DIAGNÓSTICO

Presentación clínica

■ Las infecciones de las vías urinarias (IVU) inferiores se caracterizan por un cuadro clínico de disuria, urgencia miccional o polaquiuria, asociado a anomalías del análisis de orina de piuria y bacteriuria, y cultivo de orina. La fiebre es más probable cuando exista pielonefritis.
■ La disuria sin piuria en pacientes sexualmente activos justifica la sospecha de infección de transmisión sexual.

Presentación clínica

■ **Cistitis aguda no complicada en mujeres.** Se recomienda un cultivo de orina antes del tratamiento en el caso de mujeres diabéticas, pacientes sintomáticas durante más de 7 días, pacientes con IVU recurrentes, mujeres que utilizan un diafragma anticonceptivo y en las mayores de 65 años.
■ **Piuria estéril.** Los pacientes tratados previamente con antimicrobianos pueden tener cultivos negativos. El diagnóstico diferencial incluye: nefritis crónica intersticial, cistitis intersticial o infección por microorganismos atípicos, entre ellos *C. trachomatis, Ureaplasma urealyticum* o, con menos frecuencia, *N. gonorrhoeae.* Debe realizarse cultivos específicos del endocérvix para enfermedades de transmisión sexual. Algunos casos raros de tuberculosis se pueden manifestar también con piuria estéril.

TRATAMIENTO

■ Véanse las tablas 14-9 y 14-10.
■ **Cistitis aguda no complicada en mujeres.** Se recomienda un ciclo de 3 días de tratamiento antibiótico empírico en las mujeres sintomáticas con piuria. Se extenderá el tratamiento a 7 días en pacientes gestantes y diabéticas. El cultivo de orina tras el tratamiento puede estar indicado en determinadas circunstancias. Hay que retirar los cuerpos extraños, incluidas endoprótesis y sondas *(JAMA 2014;312(16):1677-84).*
■ **Cistitis recurrente en mujeres.** Pueden ser difíciles de tratar. Los factores de riesgo son: frecuencia de coito y uso de espermicida en mujeres jóvenes, y alteraciones urológicas como incontinencia y cistocele en mujeres de más edad *(JAMA 2014;311(8):844-54).* Las recidivas con el microorganismo de la infección original que aparecen en las 2 semanas

TABLA 14-9	Tratamiento empírico para infecciones de las vías urinarias	
Enfermedad	**Tratamiento empírico**	**Notas**
Cistitis simple Mujeres (*Clin Infect Dis 2011;52:e103; JAMA 2014;312(16):1677; Cochrane database Syst Rev 2011;19; CD002256*)	*Primera línea:* • TMP-SMX • Nitrofurantoína • Fosfomicina *Alternativa:* • FQ *Embarazo:* • Nitrofurantoína • Cefalexina • Cefuroxima axetilo	• Elegir los antibióticos según los patrones locales de sensibilidad • Normalmente se trata durante 3 días. Extender el tratamiento a 7 días para pacientes diabéticos y ancianos • La fosfomicina y los β-lactámicos son menos eficaces que otros fármacos recomendados; se evitará si se sospecha pielonefritis • Tratar la bacteriuria asintomática en el embarazo
Hombres (*J Antimicrob Chemother 2000;46 (suppl 1):23*)	*Primera línea* • TMP-SMX • FQ	• Tratar 7-14 días • Evitar la nitrofurantoína y los β-lactámicos debido a la baja concentración tisular • Considerar la evaluación urológica para enfermedad recurrente o pielonefritis
Pielonefritis, IVU complicadas (*Clin Infect Dis 2011;52:e103*)	*Paciente ambulatorio, enfermedad leve-moderada:* • FQ *Paciente hospitalizado, enfermedad grave:* • FQ • Aminoglucósido • β-lactámico/inhibidor de β-lactamasa[a] • Cefalosporina de tercera o cuarta generación[b]	• Tratar i.v. hasta que desaparezca la fiebre; a continuación, cambiar a v.o. de forma ambulatoria en pacientes estables hasta completar 10-14 días • Considerar acortar si se resuelve el factor de complicación (eliminación de cálculos) • No emplear fluoroquinolonas en gestantes
Cistitis recurrente (*JAMA 2014;311(8):844; Clin Intect Dis 2014;58:147*)	*Profilaxis poscoital:* TMP-SMX CS × 1 o ciprofloxacino 250 mg × 1 o nitrofurantoína 100 mg × 1 *Profilaxis continua:* TMP-SMX 0,5 CS al día o cada 2 días durante 6 meses o nitrofurantoína 50-100 mg al acostarse durante 6 meses. *Autotratamiento intermitente:* TMP-SMX DC v.o. 2 veces al día durante 3 días o ciprofloxacino 250 mg v.o. cada día × 3 días	• El zumo de arándanos, los estrógenos vaginales tópicos en mujeres posmenopáusicas y el hipurato de metenamina pueden desempeñar un papel en la prevención de las IVU recurrentes

(Continúa)

TABLA 14-9	Tratamiento empírico para infecciones de las vías urinarias *(Continuación)*

Enfermedad	Tratamiento empírico	Notas
Candiduria *(Clin Infect Dis 2004;38:161)*	*Candida albicans:* • Fluconazol 100-200 mg v.o. cada día *Gravemente enfermos o género no albicans:* • Anfotericina B	• Retirar la sonda si está colocada • Considerar tratamiento si: síntomas con piuria, soporte físico, embarazo, neutropenia, aloinjertos renales, anterior a una cirugía genitourinaria o riesgo de diseminación

CS, concentración simple; DC, doble concentración; FQ, fluoroquinolona; i.m., intramuscular; i.v., intravenoso; IVU, infección de vías urinarias; TMP, trimetoprima; TMP-SMX, trimetoprima-sulfametoxazol.
[a] β-lactámico/inhibidor de β-lactamasa: ampicilina/sulbactam 1,5-3 g i.v. cada 6 h, piperacilina/tazobactam 3,75-4,5 g i.v. cada 6 h.
[b] Cefalosporinas de tercera o cuarta generación incluyen: ceftriaxona, 1-2 g i.v. cada día (tercera generación) o cefepima 1 g i.v. cada 8 h (cuarta generación).

TABLA 14-10	Ejemplos de dosis para las infecciones de las vías urinarias

Clase	Oral (menos grave)	Parenteral (más grave)
Inhibidores de folato	• TMP-SMX DC 160 mg/800 mg v.o. cada 12 h • Trimetoprima 100 mg v.o. cada 12 h	N/A
Fluoroquinolona	• Ciprofloxacino 250-500 mg v.o. cada 12 h • Levofloxacino 250-750 mg v.o. al día	• Ciprofloxacino 400 mg i.v. cada 12 h • Levofloxacino 250-750 mg i.v. al día
β-lactámico/inhibidor de β-lactamasa	• Amoxicilina-ácido clavulánico 500 mg/125 mg v.o. dos-tres veces al día	• Ampicilina-sulbactam 1,5-3 g i.v. cada 6 h • Piperacilina-tazobactam 3,375-4,5 g i.v. cada 6 h
Cefalosporinas	• Cefalexina 200-500 mg v.o. cuatro veces al día • Cefpodoxima-proxetilo 100 mg v.o. dos veces al día	• Cefazolina 1 g i.v. cada 8 h • Ceftriaxona 1 g i.v. cada día • Cefepima 1 g i.v. cada 8 h
Carbapenémicos	N/A	• Ertapenem 1 g i.v. cada 8 h • Imipenem 500 mg i.v. cada 6 h • Meropenem 1 g i.v. cada 8 h
Aminoglucósidos	N/A	• Gentamicina 5 mg/kg cada día
Fosfomicina[a]	• Fosfomicina 3 g v.o. una dosis	N/A
Nitrofurantoína[a]	• Nitrofurantoína 100 mg v.o. dos veces al día	N/A

DC, doble concentración; N/A, no aplicable; TMP-SMX, trimetoprima-sulfametoxazol.
[a] Cistitis no complicada.

siguientes al cese del tratamiento deben tratarse durante 2 semanas y pueden indicar una anomalía urológica.

■ Puede considerarse la profilaxis para pacientes con reinfección frecuente, usando antibióticos continuos, poscoitales o de inicio por la paciente. Las píldoras de arándanos y el tratamiento estrogénico también pueden ser útiles en la prevención *(Clin Infect Dis 2014;58:147-60)*.

■ La disuria sin piuria en mujeres sexualmente activas justifica el planteamiento de una posible infección de transmisión sexual. Se considerará el **tratamiento empírico** para *C. trachomatis* y *U. urealyticum* con doxiciclina 100 mg v.o. cada 12 h durante 7 días o azitromicina 1 g v.o. en una sola dosis.

Infecciones genitourinarias en el hombre

CISTITIS

La **cistitis** es inusual en los hombres jóvenes. Los factores de riesgo son: anomalías urológicas, coito anal y ausencia de circuncisión. Puede existir piuria debida a infecciones de transmisión sexual. Los estudios urológicos son adecuados cuando no se identifican factores de riesgo subyacentes, cuando fracasa el tratamiento, en caso de infecciones recurrentes o cuando aparece pielonefritis.

PROSTATITIS

■ La **prostatitis aguda** es, con frecuencia, una enfermedad sistémica grave caracterizada por fiebre, escalofríos, disuria, y una próstata inflamada y sensible en la exploración. El diagnóstico suele ser obvio en la exploración física y en la tinción de Gram y cultivo de la orina. No es necesario ni se recomienda el masaje prostático para el diagnóstico de la prostatitis aguda. Los gramnegativos entéricos suelen ser los microorganismos causales.

■ La **prostatitis crónica** puede manifestarse de forma vaga como lumbalgia, dolor perineal, testicular o peneano, disuria, dolor en la eyaculación, IVU recurrentes con el mismo microorganismo o hematospermia. La exploración física suele ser irrelevante. La prostatitis es con frecuencia abacteriana; el diagnóstico requiere la identificación de los microorganismos mediante cultivos cuantitativos de orina antes y después del masaje prostático *(Tech Urol 1997;3:38)*. Los microorganismos causales son los mismos que los de la prostatitis aguda. La ecografía transrectal sólo es eficaz si se sospecha un absceso.

Tratamiento

■ El tratamiento de la **prostatitis bacteriana aguda** es un ciclo de 2 a 4 semanas con 500 mg de ciprofloxacino v.o. dos veces al día o 160/800 mg (DC) de TMP/SMX v.o. dos veces al día.

■ En caso de **prostatitis bacteriana crónica** con cultivo positivo, es necesario administrar tratamiento prolongado (durante al menos 6 semanas con una fluoroquinolona o 3 meses con TMP/SMX).

EPIDIDIMITIS

La **epididimitis** se manifiesta como dolor escrotal unilateral con el epidídimo inflamado y sensible en la exploración. Los microorganismos causales suelen ser *N. gonorrhoeae* o *C. trachomatis*, en hombres jóvenes sexualmente activos, y microorganismos entéricos gramnegativos, en hombres mayores. El diagnóstico y el tratamiento deben orientarse de acuerdo con esta epidemiología, con ceftriaxona y doxiciclina en hombres jóvenes y TMP/SMX o ciprofloxacino en hombres mayores de 35 años.

Infecciones de vías urinarias asociadas a una sonda

■ La piuria y la bacteriuria son inevitables en los pacientes con sondas permanentes crónicas, y no deben tratarse si no existen síntomas (salvo que existan factores que compliquen la situación, como se ha mencionado anteriormente). La técnica aséptica durante la inserción de una sonda es de vital importancia para la prevención, así como retirar la sonda cuando ya no sea necesaria.

■ Las IVU asociadas a sondas que no presentan síntomas deben tratarse retirando la sonda o cambiándola, obteniendo hemocultivos y urinocultivos y con tratamiento durante 7-10 días con antibióticos *(Clin Infect Dis 2010;50:625)*.

■ La candiduria debe tratarse inicialmente con la retirada de la sonda, y no se tratará salvo que el paciente presente inmunodepresión y exista un riesgo elevado de candidemia.

Pielonefritis

DIAGNÓSTICO

Presentación clínica

Los pacientes presentan fiebre, dolor en el costado y síntomas de IVU inferiores, debido a la infección ascendente desde las vías urinarias inferiores.

Pruebas diagnósticas

■ Las muestras de orina generalmente demuestran bacteriuria significativa, piuria, eritrocitos y cilindros ocasionales de leucocitos.

■ El diagnóstico debe incluir el cultivo de orina en todos los pacientes. Puesto que en el 15 % al 20 % de los casos se detectará bacteriemia, deben realizarse hemocultivos en los pacientes hospitalizados. Los agentes causales suelen ser enterobacterias como *E. coli, S. saprophyticus* o especies de *Proteus*. Normalmente no se necesitarán pruebas adicionales para el estudio inicial, pero la presencia de otros microorganismos sugiere una anomalía anatómica o inmunodepresión.

TRATAMIENTO

■ En las tablas 14-9 y 14-10 se muestran los detalles.

■ El tratamiento de los pacientes con **enfermedad leve o moderada** que puedan tomar medicación oral se puede iniciar con seguridad de forma ambulatoria. Los pacientes con **enfermedad más grave** y las pacientes embarazadas deben tratarse inicialmente por vía parenteral. Si hay náuseas y vómitos, pueden necesitarse antibióticos i.v. hasta que el paciente pueda tolerarlos por vía oral.

CONSIDERACIONES ESPECIALES

Es importante realizar una **evaluación de posibles anomalías anatómicas** en los pacientes que no responden al tratamiento empírico inicial en 48 h. Debe evaluarse la presencia de una alteración anatómica, como absceso renal o cálculos renales, mediante ecografía, exploración por TC o pielografía intravenosa (PIV).

MICOSIS SISTÉMICAS Y ATÍPICAS

■ Las presentaciones clínicas son ambiguas y no específicas del patógeno. Las micosis sistémicas deben sospecharse en hospedadores sanos con patología pulmonar crónica inexplicada, meningitis crónica, lesiones óseas líticas, lesiones cutáneas crónicas, fiebre de origen desconocido o citopenias. En pacientes inmunodeprimidos, la aparición de nuevos signos y síntomas pulmonares, cutáneos, del fondo de ojo o de cabeza y cuello, o fiebre indeterminada persistente debe llevar a considerar estos patógenos.

■ Las micosis a menudo pueden identificarse teniendo en cuenta los indicios epidemiológicos (muchas están restringidas geográficamente), el sitio de infección, la respuesta inflamatoria y el aspecto fúngico microscópico. Estas infecciones pueden ser complejas y difíciles de tratar, por lo que se recomienda la consulta con el especialista. Las dosis de los antifúngicos varían dependiendo de la gravedad de la infección, y también pueden variar según la función renal y hepática. Existen importantes interacciones farmacológicas entre antifúngicos azoles y muchos fármacos, entre ellos fármacos contra el rechazo. En determinadas circunstancias, pueden recomendarse dosis de carga de antifúngicos azoles. Dado que el tratamiento puede prolongarse durante semanas o meses, se recomienda comprobar los niveles terapéuticos de diversos antifúngicos para minimizar los efectos adversos. Hay que controlar los niveles de flucitosina, itraconazol, posaconazol y voriconazol. En la tabla 14-11 se muestran más detalles sobre el tratamiento de patógenos fúngicos, *Nocardia* y *Actinomyces*.

Candidiasis

PRINCIPIOS GENERALES

Las especies de *Candida* son la causa más frecuente de infecciones fúngicas invasivas en el ser humano. Pueden producirse infecciones que oscilan desde la afectación mucosa no complicada hasta la afección invasiva potencialmente mortal que afecta a cualquier órgano *(Clin Infect Dis 2009;48:503)*. Suelen asociarse al uso simultáneo de antibióticos, el empleo de métodos anticonceptivos, la terapia inmunosupresora y citotóxica, y cuerpos extraños permanentes. La enfermedad mucocutánea puede resolverse tras la eliminación de la afección causal (p. ej., tratamiento con antibióticos), o puede persistir y progresar en el contexto de afecciones inmunodepresoras. Pueden aparecer complicaciones graves, como la candidemia que causa lesiones cutáneas, enfermedad ocular, endocarditis y osteomielitis.

DIAGNÓSTICO

El diagnóstico de la **candidiasis mucocutánea** suele basarse en hallazgos clínicos, aunque se puede confirmar mediante una preparación con hidróxido de potasio del exudado. Pueden obtenerse cultivos en los casos que no responden al tratamiento, para descartar la presencia de especies distintas a *Candida albicans*. La **candidiasis invasiva** se diagnostica mediante cultivos positivos de sangre o tejido.

TRATAMIENTO

- Véase la tabla 14-11.
- Véase también «Infecciones del torrente circulatorio relacionadas con catéteres» en «Infecciones nosocomiales».

Criptococosis

PRINCIPIOS GENERALES

Cryptococcus neoformans es una levadura ubicua asociada al suelo y el excremento de paloma. La enfermedad es principalmente meníngea (cefalea y alteraciones del estado mental) y pulmonar (oscila desde enfermedad nodular asintomática a insuficiencia respiratoria fulminante). También pueden observarse lesiones cutáneas. Las infecciones significativas suelen ser oportunistas.

DIAGNÓSTICO

El diagnóstico requiere la detección de la levadura encapsulada en tejido o líquidos corporales (tinción con tinta china) con confirmación mediante cultivo. La prueba de aglutinación en látex para el antígeno criptocócico en suero o en LCR es eficaz, y un título de antígeno en suero positivo es muy indicativo de enfermedad diseminada. La punción lumbar es necesaria en personas con enfermedad sistémica para descartar la afectación coexistente del SNC. Se medirá siempre la presión de apertura, ya que si se encuentra elevada (> 25 cm H$_2$O), el pronóstico es desfavorable y debe tratarse, normalmente con punciones lumbares en serie, a veces con un drenaje lumbar.

TRATAMIENTO

El tratamiento depende de la función inmunológica del paciente y de la localización de la infección (v. tabla 14-11). **El tratamiento de la presión intracraneal elevada es fundamental.**

TABLA 14-11 Tratamiento de las infecciones fúngicas, *Nocardia* y *Actinomyces*

Patógeno y tratamiento

Candida, especies *(Clin Infect Dis 2009;48:503)*

Mucosa

- Muguet: clotrimazol (pastilla para chupar) o suspensión de nistatina x 7-14 días
- Esofágica: Fluc 14-21 días
- Vaginal: azol tópico x 3-7 días o Fluc 150 mg v.o. una dosis
- Recurrencia frecuente: Fluc 150 mg/semana durante 6 meses

Invasiva

- Candidemia por *Candida albicans*: Fluc x 14 días
- Especies no albicans: equinocandina o anfotericina durante 14 días
- Osteomielitis: Fluc x 6-12 meses

Cryptococcus neoformans *(Clin Infect Dis 2010;50:291)*

Enfermedad no meníngea o leve-moderada

- Inmunocompetente/inmunodeprimido: Fluc 400 mg v.o./i.v. cada 24 h durante 6-12 meses

Meningitis o enfermedad moderada-grave

- Inmunodeprimido: anfotericina + 5FC durante 2 semanas, luego Fluc 400 mg v.o. cada 24 h durante 8 semanas, luego Fluc 200 mg cada 24 h durante 6-12 meses
- Inmunocompetente: igual que el paciente inmunodeprimido salvo inducción de 4-6 semanas

Histoplasma capsulatum *(Clin Infect Dis 2007;45:807)*

Pulmonar

- Aguda. Leve-moderada: observación. Tratar si síntomas >1 mes
- Aguda, grave moderada a grave: anfotericina 1-2 semanas o hasta mejoría clínica; luego Itra durante 12 semanas

Histoplasmosis diseminada progresiva (HDP)

- Leve-moderada: Itra durante 12 meses
- Moderadamente grave a grave: anfotericina durante 1-2 semanas o hasta mejoría clínica, luego Itra durante 12 meses

Comentarios adicionales

- *Profilaxis:* puede ser útil en determinados pacientes con trasplante de órgano sólido, neutropenia inducida por quimioterapia o trasplantes de células madre
- *Candidemia:* tratar desde el primer hemocultivo negativo. Realizar estudio oftalmológico para descartar endoftalmitis. Retirar catéteres
- *Infección complicada:* la duración puede ampliarse si existen focos metastásicos o neutropenia continua

- Realizar PL para descartar meningitis
- VIH: iniciar HAART 2-10 semanas tras iniciar tratamiento. Continuar con Fluc 200 mg v.o. cada día durante al menos 12 meses y hasta que el recuento de CD4 sea ≥ 100 durante 6 meses
- Comprobar la presión de apertura basal del LCR. Si es ≥25 cm de LCR, reducir un 50 % (hasta 30 ml). Realizar PL seriadas diarias si la presión está elevada

- Considerar los glucocorticoides si: dificultad respiratoria, hipoxemia o linfadenitis mediastínica grave
- VIH: Itra 200 mg v.o. al día profilaxis en áreas de gran endemia si CD4 <150
- HDP: comprobar niveles de antígeno en orina durante/después del tratamiento para controlar recidivas

Blastomyces dermatitidis *(Clin Infect Dis 2008;46:1801)*

Pulmonar o extrapulmonar diseminada

- Leve a moderada: Itra durante 6-12 meses
- Moderadamente grave a grave: anfotericina 1-2 semanas o hasta mejoría clínica, luego Itra durante 6-12 meses
- Inmunodeprimidos: tratar como enfermedad grave durante 12 meses

Supresión: Itra toda la vida si sigue la inmunodepresión

SNC: anfotericina 4-6 semanas, luego Fluc 800 mg v.o. cada 24 h durante 12 meses

- Para enfermedad del SNC, puede usarse Itra o Vori en lugar de Fluc

Coccidioides immitis *(Clin Infect Dis 2005;41:1217)*

Pulmonar

- Neumonía no complicada, nódulo pulmonar asintomático: puede no necesitar tratamiento. Si se trata, Fluc 400 mg v.o. cada 24 h durante 3-6 meses
- Neumonía difusa: anfotericina 1-2 semanas o hasta mejoría clínica, luego Fluc 400 mg v.o. al día cada 12 meses

Diseminada/extrapulmonar

- No meníngea: Fluc 400-800 mg i.v./v.o., cada 24 h
- Meníngea: Fluc ± anfotericina intratecal; continuar Fluc toda la vida

- Pueden controlarse los títulos de FC séricos durante/después del tratamiento. La elevación de los títulos sugiere recurrencia
- Considerar cirugía si existe enfermedad pulmonar cavitaria > 2 años o rotura
- VIH: continuar tratamiento hasta recuento de CD4 ≥ 250; permanente si meningitis
- La hidrocefalia puede necesitar derivación para descompresión

Sporothrix *(Clin Infect Dis 2007;45:1255)*

Linfocutánea/cutánea: Itra durante 3-6 meses

Grave sistémica

- Pulmonar/diseminada/osteoarticular: anfotericina 1-2 semanas o hasta mejoría clínica, luego Itra durante 12 meses
- Meníngea: anfotericina 4-6 semanas, luego Itra durante 12 meses

- Si no hay respuesta inicial, se pueden usar dosis más elevadas o Itra o añadir solución saturada tópica de yoduro potásico

(Continúa)

TABLA 14-11 **Tratamiento de las infecciones fúngicas, *Nocardia* y *Actinomyces* (Continuación)**

Patógeno y tratamiento	Comentarios adicionales
Aspergillus *(Clin Infect Dis 2008;46;327; N Engl J Med 2009;360;1870)* *Aspergiloma pulmonar:* resección quirúrgica o embolización arterial en casos de hemoptisis grave *Aspergilosis pulmonar invasiva:* Vori al menos 6-12 semanas hasta que se resuelven las lesiones y la inmunodepresión *Aspergilosis sinusal invasiva:* anfotericina o Vori. El desbridamiento quirúrgico puede ayudar *Aspergilosis broncopulmonar alérgica:* el Itra o los glucocorticoides sistémicos pueden disminuir las exacerbaciones *Profilaxis:* puede considerarse el Posa en pacientes de alto riesgo	• Anfotericina para cubrir mucormicosis como tratamiento inicial en la enfermedad sinusal dependiendo de la confirmación del diagnóstico • Si reaparece inmunodepresión, puede necesitarse reiniciar profilaxis o tratamiento
Mucormicosis *(Clin Infect Dis 2012;54;1629)* *Cutánea, rinocerebral:* resección quirúrgica agresiva y desbridamiento con márgenes limpios, seguido de anfotericina en las dosis superiores hasta la mejoría *Pulmonar:* anfotericina	• La mortalidad es muy alta en pacientes inmunodeprimidos con enfermedad diseminada • Las equinocandinas pueden ser beneficiosas cuando se añaden a anfotericina en el tratamiento de inducción inicial
Nocardia *(Clin Infect Dis 2007;44:1307; Clin Infect Dis 1996;6:891)* *Cutánea:* TMP-SMX *Infección grave (incluido SNC):* el régimen de inducción típicamente incluye dos o tres fármacos, entre ellos TMP-SMX o imipenem durante 4-6 semanas con reducción escalonada a tratamiento oral durante 6-12 meses *Supresión/profilaxis:* TMP-SMX	• La TMP-SMX es el fármaco de elección, pero combinado con otros agentes dependiendo de la manifestación de la enfermedad • Se esperará al antibiograma para acotar el tratamiento
Actinomyces Bencilpenicilina (penicilina G) 18-24 millones de unidades i.v. al día durante 4-6 semanas; luego penicilina VK 1 g v.o. tres veces al día durante 6-12 meses	• La cirugía o el drenaje pueden ser útiles en algunos casos • Puede usarse clindamicina o doxiciclina si existe alergia a la penicilina

5-FC, flucitosina; FC, fijación del complemento; Fluc, fluconazol; HAART, tratamiento antirretroviral de gran actividad; Itra, itraconazol; LCR, líquido cefalorraquídeo; PL, punción lumbar; SNC, sistema nervioso central; TMP-SMX, trimetoprima-sulfametoxazol; Vori, voriconazol.

Histoplasmosis

PRINCIPIOS GENERALES

Histoplasma capsulatum es más habitual en los valles de los ríos Ohio y Misisipi, en Estados Unidos, y en Latinoamérica, y crece mejor en suelos contaminados con excrementos de murciélago y aves.

DIAGNÓSTICO

■ Las manifestaciones clínicas varían mucho, desde enfermedad pseudogripal aguda o pulmonar granulomatosa crónica a fallo multiorgánico fulminante en pacientes inmunodeprimidos.

■ El diagnóstico se basa en el cultivo o en la histopatología, el análisis de antígenos (orina, sangre o LCR) o el de fijación del complemento (≥ 1:16 o aumento de 4 veces). El análisis de antígenos en orina es eficaz para detectar la enfermedad diseminada y útil para hacer un seguimiento de la respuesta al tratamiento.

TRATAMIENTO

Véase la tabla 14-11.

Blastomicosis

PRINCIPIOS GENERALES

Blastomyces dermatitidis es endémico en la mitad oeste superior, centro sur y sudeste de Estados Unidos. Este microorganismo suele diseminarse, incluso en pacientes inmunocompetentes, y tiende a afectar a los pulmones, la piel, el hueso y el aparato urogenital. Puede producirse enfermedad del SNC y pulmonar agresiva tanto en pacientes inmunocomprometidos como en pacientes inmunocompetentes.

DIAGNÓSTICO

El diagnóstico se basa en el cultivo, la histopatología o el análisis antigénico. Los estudios serológicos muestran reacción cruzada con las pruebas para las especies de *Histoplasma* y *Cryptococcus,* por lo que no son fiables para el diagnóstico, pero se pueden utilizar para la valoración de la respuesta temprana al tratamiento, si es positiva.

TRATAMIENTO

Véase la tabla 14-11.

Coccidioidomicosis

PRINCIPIOS GENERALES

■ *Coccidioides immitis* es endémico en el sudoeste de Estados Unidos y en Centroamérica.

■ Por lo general, esta enfermedad es un síndrome pulmonar que se resuelve espontáneamente. Son menos frecuentes la enfermedad pulmonar crónica y la enfermedad diseminada, que puede afectar a las meninges, huesos, articulaciones y piel. Los factores de riesgo para presentar enfermedad grave o diseminada son: situaciones de inmunodepresión, origen afroamericano o filipino, diabetes y embarazo.

DIAGNÓSTICO

■ El diagnóstico precisa el cultivo, histopatología, o serología positiva mediante fijación del complemento.

■ Un título de fijación del complemento en suero de 1:16 o superior indica diseminación extratorácica.

■ Hay que realizar una **punción lumbar** para cultivo y prueba de fijación de complemento (FC), para descartar una afectación del SNC en personas con enfermedad grave, rápidamente progresiva o diseminada.

■ Debe efectuarse una **prueba cutánea** con fines epidemiológicos para evaluar la exposición.

TRATAMIENTO

■ Véase la tabla 14-11.

Aspergilosis

PRINCIPIOS GENERALES

■ Las especies de *Aspergillus* son hongos ambientales ubicuos que causan un amplio espectro de enfermedades que afectan normalmente al aparato respiratorio y a las cavidades.

■ **Aspergiloma pulmonar.** El aspergiloma pulmonar se produce en el contexto de una enfermedad pulmonar bullosa preexistente, y puede reconocerse fácilmente por la presentación radiográfica característica y la serología para *Aspergillus*.

■ **Aspergilosis invasiva.** La aspergilosis invasiva es una afección grave asociada a invasión vascular, trombosis e infarto isquémico de tejidos afectados y enfermedad progresiva después de la diseminación hematógena. Suele observarse en pacientes con inmunodepresión grave, y sus manifestaciones clínicas pueden variar según la predisposición del huésped.

■ **Aspergilosis broncopulmonar alérgica (ABPA).** La aspergilosis broncopulmonar alérgica es un síndrome respiratorio crónico con recaídas y remisiones asociado a la colonización con *Aspergillus*.

DIAGNÓSTICO

■ El diagnóstico puede ser muy difícil, dadas las variadas manifestaciones de la aspergilosis invasiva, por lo que debe mantenerse un alto índice de sospecha en pacientes con inmunodepresión grave prolongada.

■ Los signos radiológicos pueden ser muy indicativos, si no diagnósticos, de aspergilosis invasiva pulmonar, sobre todo el signo del halo en medialuna en la TC en pacientes inmunodeprimidos.

■ El diagnóstico puede confirmarse con signos histológicos característicos de afectación tisular. El cultivo fúngico tiene un rendimiento escaso.

■ El análisis de galactomanano puede apoyar un diagnóstico de aspergilosis invasiva y se puede realizar un seguimiento prospectivo en pacientes de riesgo *(Clin Infect Dis 2004; 39:797)*. La sensibilidad es mayor cuando se realiza en secreciones respiratorias en comparación con el suero *(Am J Respir Crit Care Med 2008;177:27)*.

TRATAMIENTO

Véase la tabla 14-11.

Esporotricosis

PRINCIPIOS GENERALES

Sporothrix schenckii es un hongo endémico en todo el mundo que causa enfermedad tras la inoculación traumática después del contacto con el suelo o material vegetal; la mayor parte de los casos son laborales. La infección también puede asociarse a la diseminación a partir de gatos u otros animales que escarban infectados *(Clin Infect Dis 2007;45:1255)*.

DIAGNÓSTICO

Presentación clínica

La enfermedad linfocutánea es la manifestación habitual, localizada en la piel y tejidos blandos. Las formas pulmonar y diseminada de la infección casi nunca se producen por inhalación del hongo.

Pruebas diagnósticas

El diagnóstico requiere cultivo o demostración histopatológica de la presencia de levadura en tejido o fluidos corporales.

TRATAMIENTO

Véase la tabla 14-11.

Mucormicosis

PRINCIPIOS GENERALES

La clase de hongos Zygomycetes incluye los órdenes Mucorales, Mortierellales y Entomophtorales. El orden Mucorales contiene los géneros que afectan con mayor frecuencia a los humanos, y son: especies de *Mucor*, especies de *Rhizopus* y especies de *Cunninghamella*. Las manifestaciones de la enfermedad varían desde afectación de cabeza y cuello, pulmonar, digestiva y cutánea a enfermedad diseminada, con invasión vascular e infarto multiorgánico. Los factores de riesgo son: inmunodepresión, sobrecarga de hierro, tratamiento con dosis elevadas de glucocorticoides, y diabetes con o sin cetoacidosis.

DIAGNÓSTICO

- Las manifestaciones clínicas varían dependiendo del órgano afectado. La mucormicosis invasiva es devastadora, con aparición rápida de necrosis tisular por invasión vascular y trombosis *(Lancet Infect Dis 2011;11:301)*.
- El diagnóstico requiere cultivo tisular y tinción con plata procurando no romper la arquitectura del hongo.
- La TC o RM es útil en la enfermedad de cabeza y cuello para identificar las estructuras afectadas.
- Ante la posibilidad de sinusitis fúngica invasiva debe realizarse una endoscopia sinusal.

TRATAMIENTO

Véase la tabla 14-11.

Nocardiosis

PRINCIPIOS GENERALES

Nocardia es un grupo ubicuo de bacterias filamentosas, ramificadas, aerobias y grampositivas, que causan enfermedad local y diseminada grave en el contexto de una inmunidad celular alterada *(Clin Infect Dis 2007;44:1307)*. La infección típica tiende a ser un infiltrado, un absceso o un empiema pulmonar, aunque la diseminación es frecuente y tiende a favorecer la infección del SNC, causando abscesos.

DIAGNÓSTICO

- El cuadro clínico puede ser una neumonía aguda, subaguda o crónica.
- Las pruebas de imagen torácicas pueden mostrar diversos hallazgos como infiltrados, nódulos, derrames pleurales o cavidades *(Infection 2010;38:89)*.
- El diagnóstico requiere la tinción de Gram y cultivo (incluyendo BAR) de esputo y tejido, y a menudo se necesitan varias muestras, puesto que el rendimiento es escaso.
- Se buscará la enfermedad en el SNC con RM cerebral en pacientes con enfermedad pulmonar.

TRATAMIENTO

Véase la tabla 14-11.

Actinomicosis

PRINCIPIOS GENERALES

Actinomyces es un bacilo microaerófilo grampositivo que suele causar enfermedad bucofaríngea, pulmonar y digestiva. Las infecciones clásicas son lesiones crónicas induradas de tejidos blandos, asociadas a fístulas de drenaje que atraviesan los planos de tejido. A diferencia de *Nocardia,* la infección no está limitada a pacientes inmunodeprimidos.

DIAGNÓSTICO

El cuadro clínico varía según la localización afectada. La forma más habitual es la infección bucocervical. El SNC y los huesos son localizaciones inusuales. El diagnóstico se establece mediante estudio histopatológico o la observación de «gránulos de azufre» en el drenaje *(BMJ 2011;343:d6099).*

TRATAMIENTO

Véase la tabla 14-11.

Micobacterias atípicas (no tuberculosas)

PRINCIPIOS GENERALES

■ Las micobacterias no tuberculosas (MNT) son microorganismos ambientales ubicuos que causan un espectro de enfermedad que afecta a pulmones, piel, tejidos blandos y ganglios linfáticos. Para orientar el tratamiento, se recomienda el antibiograma y la consulta con el especialista.

■ *Mycobacterium avium* y *Mycobacterium kansasii* (v. capítulo 16, *Infecciones de transmisión sexual, virus de la inmunodeficiencia humana y síndrome de inmunodeficiencia adquirida).*

■ *Mycobacterium fortuitum, Mycobacterium marinum, Mycobacterium ulcerans, Mycobacterium haemophilum* y *Mycobacterium scrofulaceum* causan un espectro de enfermedad crónica progresiva de tejidos blandos y hueso.

■ *Mycobacterium leprae* normalmente se clasifica aparte de las demás MNT debido a su potencial de transmisión entre humanos.

INFECCIONES TRANSMITIDAS POR GARRAPATAS

Las infecciones transmitidas por garrapatas son frecuentes durante los meses de verano en muchas zonas de Estados Unidos; la prevalencia de enfermedades específicas depende de la población local de las garrapatas vector y de los reservorios animales. Es frecuente la coinfección con varias infecciones transmitidas por la garrapata, por lo que debe tenerse en cuenta cuando los pacientes presenten síndromes superpuestos. Debe valorarse el riesgo por actividades al aire libre en regiones endémicas, antes que por mordeduras o presencia de garrapatas, que a menudo pasan desapercibidas.

Borreliosis de Lyme (enfermedad de Lyme)

PRINCIPIOS GENERALES

La borreliosis de Lyme es la enfermedad más frecuente transmitida por un vector en Estados Unidos, y es una enfermedad sistémica de gravedad variable producida por la espiroqueta *Borrelia burgdorferi.* Se observa en regiones endémicas, como la costa noreste de Estados Unidos, parte superior del oeste medio y norte de California. La administración profiláctica de una única dosis de 200 mg de doxiciclina v.o. puede reducir el riesgo de enfermedad de Lyme en zonas endémicas tras una mordedura de garrapata de venado en fase de ninfa *(N Engl J Med 2001;345:79)*.

DIAGNÓSTICO

Presentación clínica

La enfermedad de Lyme tiene tres estadios clínicos distintos, que comienzan tras un período de incubación de 7 a 10 días:

■ El estadio 1 (enfermedad local temprana) se caracteriza por eritema migratorio, un exantema macular (> 5 cm de diámetro) que se expande lentamente, a menudo con aclaramiento central, y por síntomas generales leves.

■ El estadio 2 (enfermedad diseminada temprana) comienza después de varias semanas o meses, y se caracteriza por múltiples lesiones de eritema migratorio, síntomas neurológicos (p. ej., parálisis del séptimo par craneal o meningoencefalitis), síntomas cardíacos (bloqueo auriculoventricular, miopericarditis) y artritis oligoarticular asimétrica.

■ El estadio 3 (enfermedad tardía) se produce tras meses o años, y se caracteriza por dermatitis crónica, enfermedad neurológica, y artritis monoarticular u oligoarticular asimétrica. La fatiga crónica no es más frecuente en pacientes con borreliosis de Lyme que en personas control.

Pruebas diagnósticas

El diagnóstico recae sobre la sospecha clínica en el contexto apropiado, pero puede apoyarse en un análisis serológico a dos niveles (cribado mediante enzimoinmunoanálisis de adsorción [ELISA] seguido de inmunotransferencia) con serologías de las fases aguda y de convalecencia.

TRATAMIENTO

■ El tratamiento depende del estadio y de la gravedad de la enfermedad *(Clin Infect Dis 2006;43:1089)*. El tratamiento oral (doxiciclina, 100 mg v.o. dos veces al día, amoxicilina, 500 mg v.o. tres veces al día, o cefuroxima axetilo, 500 mg v.o. dos veces al día durante 10 a 21 días) se usa para la enfermedad localizada o diseminada temprana sin afectación neurológica ni cardíaca. Se recomiendan los mismos fármacos, administrados durante 28 días, para la enfermedad de Lyme tardía. La doxiciclina cubre, además, la posible coinfección con erliquiosis.

■ El tratamiento parenteral (ceftriaxona, 2 g i.v. diarios, cefotaxima, 2 g i.v. cada 8 h, bencilpenicilina, 3-4 millones de unidades cada 4 h) durante 14-28 días debe emplearse para la enfermedad neurológica o cardíaca grave, independientemente del estadio.

Fiebre maculosa o exantemática de las Montañas Rocosas

PRINCIPIOS GENERALES

La fiebre maculosa de las Montañas Rocosas (FMMR) está causada por *Rickettsia rickettsii* tras la mordedura de una garrapata. La región endémica se localiza en el este de las Montañas Rocosas.

DIAGNÓSTICO

Entre los signos clínicos se encuentran fiebre, cefalea y mialgias, seguidos, 1 a 5 días después, de un exantema petequial que se inicia en la parte distal de las extremidades, y que puede ser débil y difícil de detectar. El diagnóstico inicial que conduce al tratamiento de presunción debe basarse en el síndrome clínico, pero la biopsia cutánea y las serologías en fase aguda y de convalecencia pueden proporcionar ayuda adicional.

TRATAMIENTO

El tratamiento antibiótico de elección es la doxiciclina, 100 mg cada 12 h i.v. o v.o. durante 7 días, o hasta que el paciente esté afebril durante 2 días. El cloranfenicol es una alternativa *(Lancet Infect Dis 2007;7:724).*

RESULTADO/PRONÓSTICO

Se puede producir la muerte si se retrasa el tratamiento.

Erliquiosis y anaplasmosis

PRINCIPIOS GENERALES

La erliquiosis y la anaplasmosis son infecciones sistémicas transmitidas por garrapatas y causadas por patógenos intracelulares de los géneros *Ehrlichia* y *Anaplasma,* estrechamente relacionados. Se reconocen dos síndromes similares:

- La **erliquiosis monocítica humana** (EMH), causada por *Ehrlichia chaffeensis,* es endémica en el sur y el centro sur de Estados Unidos.
- La **anaplasmosis granulocítica humana** (AGH, anteriormente erliquiosis granulocítica humana [EGH]), causada por *Anaplasma phagocytophilum,* se encuentra en las mismas regiones que la borreliosis de Lyme, debido a que comparten la garrapata como vector.

DIAGNÓSTICO

Presentación clínica

El inicio clínico de la enfermedad suele producirse 1 semana después de la exposición a la garrapata, con fiebre, cefalea y mialgias. El exantema sólo se observa en ocasiones. La enfermedad grave puede causar insuficiencia respiratoria, insuficiencia renal y descompensación neurológica. La leucopenia, la trombocitopenia y las concentraciones elevadas de transaminasas hepáticas son los rasgos característicos de la enfermedad moderadamente grave.

Pruebas diagnósticas

- El diagnóstico puede realizarse mediante la identificación de mórulas en monocitos (EMH) o granulocitos (AGH) circulantes, algo poco frecuente, pero que es diagnóstico en el contexto clínico apropiado.
- La PCR en sangre u otros líquidos se está convirtiendo rápidamente en la prueba de elección *(Clin Infect Dis 2007;45:S45).*

TRATAMIENTO

Es probable que el inicio inmediato del tratamiento con antimicrobianos mejore el pronóstico de la enfermedad grave. Los fármacos de elección son la doxiciclina, 100 mg v.o. o i.v. cada 12 h, o la tetraciclina, 25 (mg/kg)/día v.o. divididos en cuatro veces al día, durante 7-14 días. La rifampicina, en dosis de 300 mg v.o. cada 12 h durante 7-10 días es una alternativa terapéutica, y sólo se recomienda en pacientes con contraindicaciones al tratamiento con doxiciclina o tetraciclina *(Clin Infect Dis 2007;45:S45).*

Tularemia

PRINCIPIOS GENERALES

La tularemia está causada por la bacteria gramnegativa *Francisella tularensis* y es endémica en el centro sur de Estados Unidos. Se transmite por la mordedura de garrapata, por la exposición a animales infectados (especialmente conejos) o por la exposición a aerosoles infectados. *F. tularensis* es una de las bacterias patógenas conocidas más infecciosas. La inoculación o la inhalación de tan sólo 10 microorganismos ya pueden causar enfermedad. Se considera una posible arma biológica peligrosa debido a su infectividad extrema, a la facilidad de diseminación, y a la capacidad para causar enfermedad y posterior muerte (*JAMA 2001;285:2763*).

DIAGNÓSTICO

Presentación clínica

Entre 2 y 5 días después de la exposición aparecen fiebre y malestar general. La presentación clínica depende del sitio de inoculación y de la vía de exposición. El hallazgo más común es la linfadenitis regional dolorosa con (ulceroglandular) o sin (glandular) úlcera cutánea. Puede aparecer enfermedad oculoglandular. Es más probable que las enfermedades sistémicas (tifoidea) y neumónica sean graves, con una mortalidad elevada, si no se tratan inmediatamente.

Pruebas diagnósticas

El diagnóstico puede confirmarse mediante hemocultivo, cultivo de esputo o de líquido pleural, pero carece de sensibilidad. Debe alertarse inmediatamente al laboratorio de microbiología con respecto a las muestras de cultivo de pacientes con presunta tularemia, para que pongan en práctica las precauciones avanzadas para riesgo biológico. Los estudios serológicos en fases aguda y de convalecencia proporcionan un diagnóstico retrospectivo.

TRATAMIENTO

El tratamiento de elección consiste en 1 g de estreptomicina i.m. cada 12 h durante 10 días; sin embargo, 5 mg/kg de gentamicina i.v. divididos cada 8 h tienen una eficacia similar y mayor facilidad de administración. Una alternativa oral es una dosis de 100 mg de doxiciclina v.o. durante 14 a 21 días, pero es más probable que se produzca recaída. También pueden ser eficaces 500-750 mg de ciprofloxacino v.o. dos veces al día durante 14 a 21 días (*JAMA 2001;285:2763*).

Babesiosis

PRINCIPIOS GENERALES

La babesiosis es una enfermedad similar a la malaria, y está producida por el parásito intraeritrocítico *Babesia microti* tras la mordedura de una garrapata. Es endémica en las mismas regiones que la borreliosis de Lyme, a cuyos pacientes puede coinfectar.

DIAGNÓSTICO

■ La enfermedad clínica oscila entre subclínica y grave, con fiebre, escalofríos, mialgias y cefaleas. También puede existir anemia hemolítica.
■ El diagnóstico se realiza mediante la visualización del parásito en los eritrocitos en frotis de sangre finos. Algunos laboratorios también disponen de una prueba serológica y PCR.

TRATAMIENTO

■ El tratamiento puede ser necesario en la enfermedad moderada o grave, especialmente en pacientes asplénicos.
■ La primera elección en el paciente inmunocompetente es la atovacuona, 750 mg v.o. dos veces al día, más 500 mg de azitromicina v.o. el día 1 y luego 250 mg al día durante 7-10 días. En la enfermedad potencialmente mortal, hay que considerar el tratamiento con 600 mg de clindamicina i.v. cada 8 h más 650 mg de quinina v.o. tres veces al día, durante 7-10 días. Pueden necesitarse exanguinotransfusiones.
■ El tratamiento deberá prolongarse en los pacientes con persistencia de los síntomas o hasta que se elimine la parasitemia (*Clin Infect Dis 2006;43:1089*).

INFECCIONES TRANSMITIDAS POR MOSQUITOS

Meningoencefalitis por arbovirus

PRINCIPIOS GENERALES

Las meningoencefalitis por arbovirus pueden estar causadas por múltiples agentes víricos, que varían según el área geográfica (virus del Nilo occidental [VNO], encefalitis equina oriental y occidental, encefalitis de La Crosse o encefalitis de St. Louis). Además de los mosquitos, la transmisión puede producirse por transfusión de sangre, trasplante de órganos y durante la lactancia. Las infecciones suelen aparecer en los meses de verano y la mayoría son subclínicas.

DIAGNÓSTICO

Presentación clínica

Los casos sintomáticos de infección por VNO oscilan entre una enfermedad febril leve y meningitis aséptica, encefalitis fulminante o una presentación similar a la poliomielitis con parálisis flácida. Son frecuentes las secuelas neurológicas a largo plazo en caso de enfermedad grave.

Pruebas diagnósticas

El diagnóstico suele ser clínico o se realiza mediante estudios serológicos en fase aguda o de convalecencia. La detección de anticuerpos IgM específicos en el LCR es diagnóstica para la infección aguda por VNO.

TRATAMIENTO

El tratamiento para todas las meningoencefalitis por arbovirus es fundamentalmente sintomático. El interferón α-2b puede reducir las secuelas neurológicas en los casos de encefalitis de St. Louis (*Clin Infect Dis 2008;47:303*).

Malaria

PRINCIPIOS GENERALES

■ La malaria o paludismo es una enfermedad parasitaria sistémica que es endémica en la mayor parte de la zona tropical y subtropical del planeta. Existen varias especies del parásito.

■ Las recomendaciones para viajes y los tratamientos quimioprofilácticos apropiados están disponibles en la página web de los CDC: *http://www.cdc.gov/travel/*.

DIAGNÓSTICO

Presentación clínica

El inicio de la enfermedad puede producirse semanas o hasta 6-12 meses después de la infección, con fiebre, cefalea, mialgias y astenia. La malaria se caracteriza en ocasiones por paroxismos trifásicos periódicos (cada 48 h para *Plasmodium ovale* y *Plasmodium vivax*) de escalofríos, seguidos de fiebre alta con cefalea, tos y náuseas, que culminan con un sudor abundante. La malaria causada por *Plasmodium falciparum*, la forma más grave de la enfermedad, es una posible urgencia médica. La malaria por *P. falciparum* complicada o grave se diagnostica en el contexto de hiperparasitemia (> 5 %), malaria cerebral, hipoglucemia, acidosis láctica, insuficiencia renal, síndrome de estrés respiratorio agudo o coagulopatía.

Pruebas diagnósticas

■ Debe sospecharse y descartarse el diagnóstico de malaria en todas las personas con fiebre que han estado en un área endémica durante el año anterior.

■ El diagnóstico se establece por la visualización de los parásitos en el estudio en gota gruesa teñido con Giemsa. Los frotis deben obtenerse antes de los episodios de fiebre para maximizar el rendimiento de parásitos.

■ Se dispone de pruebas de diagnóstico rápido dirigidas a antígenos comunes a todas las especies de *Plasmodium*, así como las específicas para *P. falciparum,* pero debe confirmarse con microscopía.

TRATAMIENTO

■ El tratamiento depende del tipo de malaria, la gravedad y el riesgo de resistencia a la cloroquina donde se adquirió la infección. La información actualizada sobre localizaciones geográficas de resistencia a la cloroquina y los tratamientos recomendados pueden encontrarse en las páginas web de los CDC: *http://www.cdc.gov/travel/* y *http://www.cdc. gov/malaria.*

■ **Malaria no complicada (*P. falciparum, P. ovale, P. vivax, P. malariae* y *P. knowlesi)* de áreas sensibles a la cloroquina:** 600 mg de cloroquina base v.o. dosis única, seguidos de 300 mg base v.o. 6 h, 24 h y 48 h después.

■ **Infección por *P. falciparum* no complicada** de **áreas resistentes a cloroquina** y por *P. vivax* **de Australia, Indonesia o América del Sur:** 542 mg de sulfato de quinina v.o. tres veces al día, más 100 mg de doxiciclina v.o. dos veces al día durante 7 días. Son alternativas: atovacuona-proguanil (250 mg de atovacuona/100 mg de proguanil), cuatro comprimidos al día durante 3 días.

■ *P. ovale* o *P. vivax:* añadir 30 mg de fosfato de primaquina de base v.o. diariamente durante 14 días a las pautas anteriores para prevenir la recaída. Debe descartarse el déficit de glucosa 6-fosfato-deshidrogenasa antes de iniciar el tratamiento con primaquina.

■ **Infección complicada o grave (con mayor frecuencia por *P. falciparum*):** gluconato de quinidina, dosis de carga de 6,25 mg base/kg i.v. durante 1-2 h, seguido de 0,0125 base/ kg/min perfusión continua más doxiciclina, 100 mg v.o./i.v. cada 12 h durante al menos 24 h o hasta que la parasitemia sea < 1 %, momento en el que se completa el tratamiento con sulfato de quinina oral y doxiciclina como se ha descrito anteriormente. El artesunato i.v. está disponible en Estados Unidos para solicitud urgente a través de CDC Malaria Branch *(http://www.cdc.gov/malaria/).* Puede plantearse también una exanguinotransfusión cuando la parasitemia por *P. falciparum* exceda el 15 %, aunque no se ha comprobado el beneficio.

ZOONOSIS

■ **Gripe aviar y porcina** (v. «Infecciones emergentes y bioterrorismo»).
■ **Carbunco** (v. «Infecciones emergentes y bioterrorismo»).
■ **Peste** (v. «Infecciones emergentes y bioterrorismo»).

Enfermedad por arañazo de gato (bartonelosis)

PRINCIPIOS GENERALES

La bartonelosis se produce por la bacteria *Bartonella henselae.* Suele resolverse espontáneamente.

DIAGNÓSTICO

El cuadro clínico suele consistir en varias lesiones papulopustulosas que aparecen 3 a 30 días después de una mordedura o arañazo de gato, seguido de linfadenitis regional (normalmente, cervical o axilar) y síntomas generales leves. Son formas atípicas la enfermedad oculoglandular, la encefalopatía, la artritis y la enfermedad sistémica grave. El diagnóstico se realiza por exclusión de otras causas de linfadenitis y mediante detección de anticuerpos frente a *B. henselae* o PCR de tejido, piel o pus infectados.

TRATAMIENTO

El tratamiento de la enfermedad localizada no suele ser necesario, dada la resolución espontánea que suele producirse en 2 a 4 meses. Si se prescribe tratamiento antimicrobiano, se recomiendan 500 mg de azitromicina v.o. en una única dosis, seguidos de 250 mg v.o. durante 4 días más. La aspiración con aguja de los ganglios linfáticos supurantes puede proporcionar alivio sintomático. La endocarditis con cultivo negativo se ha expuesto en el apartado de «Infecciones cardiovasculares» *(Clin Infect Dis 2005;41:1373).*

Leptospirosis

PRINCIPIOS GENERALES

- La leptospirosis es una enfermedad febril aguda con presentaciones variables causada por *Leptospira interrogans,* un patógeno ubicuo de mamíferos, reptiles y anfibios salvajes y domésticos. Los síntomas aparecen 5 a 14 días después del contacto con animales infectados o con agua contaminada con su orina.
- La **leptospirosis anictérica,** que representa la mayoría de los casos, es una enfermedad bifásica que empieza con síntomas similares a los de la gripe, y prosigue con sufusión conjuntival y meningitis aséptica después de un breve período defervescente.
- Una minoría de los casos evoluciona directamente a **enfermedad de Weil (leptospirosis ictérica),** con fallo multiorgánico que se manifiesta por ictericia grave, uremia y neumonitis hemorrágica.

DIAGNÓSTICO

El diagnóstico se confirma mediante cultivos específicos de orina o sangre, PCR o estudios serológicos emparejados.

TRATAMIENTO

El tratamiento para la enfermedad anictérica, que puede acortar la duración de la enfermedad, consiste en 100 mg de doxiciclina v.o. dos veces al día, o 500 mg de amoxicilina v.o. cada 6 h, durante 7 días. Para el tratamiento de la enfermedad grave, durante la cual es posible que se produzca una reacción de Jarisch-Herxheimer, se usan 1,5 millones de unidades de bencilpenicilina i.v. cada 4-6 h o una cefalosporina de tercera generación *(Clin Microbiol Rev 2001;14:296).*

Brucelosis

PRINCIPIOS GENERALES

La brucelosis es una infección sistémica causada por cocobacilos gramnegativos miembros del género *Brucella.* La brucelosis suele ir precedida por el contacto directo con los líquidos corporales de animales de ganadería, por la ingesta de productos lácteos no pasteurizados o por la inhalación de partículas aerosolizadas infectadas.

DIAGNÓSTICO

Presentación clínica

Los síntomas son inicialmente inespecíficos, aunque suelen incluirse síntomas generales como fiebre y sudoración. La fiebre puede presentar picos y acompañarse de escalofríos, aunque también puede ser recidivante y prolongada. La presencia de sudoración maloliente es casi patognomónica. La exploración clínica puede no ser definitiva, aunque suelen poder detectarse linfadenopatía, hepatomegalia o esplenomegalia. Pueden aparecer complicaciones en cada sistema orgánico (p. ej., diarrea, artritis, meningitis, endocarditis, neumonía, etc.).

Pruebas diagnósticas

El diagnóstico se confirma mediante el aislamiento del microorganismo en hemocultivos o cultivos tisulares. También puede usarse serología, pero puede existir reactividad cruzada con otras bacterias.

TRATAMIENTO

El tratamiento antimicrobiano consiste en 100 mg de doxiciclina v.o. dos veces al día, durante 6 semanas, con estreptomicina, 15 mg/kg i.m. durante 2-3 semanas. La gentamicina durante 5-7 días o la rifampicina durante 6 semanas pueden ser alternativas a la estreptomicina *(N Engl J Med 2005;352:2325)*.

HERIDAS POR MORDEDURA

Mordeduras de animales

PRINCIPIOS GENERALES

El tratamiento consiste en irrigación abundante, obtención de cultivos de las heridas visiblemente infectadas y estudios radiológicos para descartar fracturas, cuerpos extraños o afectación del espacio articular. No se suturarán la mayoría de las heridas, salvo que estén en la cara y se hayan irrigado abundantemente. Se favorecerá la elevación de la herida.

TRATAMIENTO

- Se administra un tratamiento antimicrobiano para tratar la infección manifiesta y como profilaxis para las heridas por mordedura de alto riesgo, en función de la gravedad (p. ej., moderada a grave), localización (p. ej., manos, genitales o próxima a las articulaciones), origen de la mordedura (p. ej., gatos), estado inmunitario (p. ej., diabetes mellitus, asplenia, inmunodepresión) y tipo de lesión (p. ej., punción o aplastamiento). Se añadirá una dosis de refuerzo contra el tétanos (toxoide tetánico) si el paciente ha sido vacunado anteriormente, pero no se le ha administrado refuerzo alguno en los últimos 5 años.
- Normalmente, puede administrarse un tratamiento profiláctico antibiótico con 875 mg/125 mg de amoxicilina-ácido clavulánico v.o. dos veces al día durante 3-5 días, excepto si la mordedura carece de importancia. Los antibióticos son más eficaces en los pacientes que acuden > 8 h después de la lesión *(Arch Emerg Med 1989;6:251; Lancet Infect Dis 2009;9:439)*.

CONSIDERACIONES ESPECIALES

- **Mordeduras de perro:** dentro de la microflora normal oral puede hallarse *Pasteurella multocida*, estreptococos, estafilococos y *Capnocytophaga canimorsus*. Las mordeduras de perro suponen el 80 % de las mordeduras de animales, pero sólo el 5 % se infecta En este caso, es eficaz el tratamiento con amoxicilina-ácido clavulánico, o clindamicina más ciprofloxacino.

- **Mordeduras de gato:** la microflora normal incluye *P. multocida* y *S. aureus.* Puesto que más del 80 % de las mordeduras de gato se infectan, se hará de forma sistemática profilaxis con amoxicilina-ácido clavulánico. No hay que usar cefalosporinas. Puede aparecer también bartonelosis tras una mordedura de gato.
- **Mordeduras de animales salvajes:** es preciso determinar la necesidad de vacunación contra la rabia (v. a continuación). En la mayoría de las mordeduras de animales, la amoxicilina-ácido clavulánico es una buena elección para la profilaxis y el tratamiento empírico. Las mordeduras de monos deben tratarse con aciclovir, dado el riesgo de infección por *Herpesvirus simiae* (virus B).
- **Rabia**
  - La rabia produce una enfermedad neurológica invariablemente mortal que se manifiesta con hidrofobia, aerofobia, espasmos faríngeos, convulsiones y coma.
  - Después de una mordedura de un animal, hay que determinar la necesidad de vacunación contra la rabia y de profilaxis con inmunoglobulina (v. apéndice A, *Inmunizaciones y tratamientos posteriores a la exposición*). El riesgo de rabia depende de la especie animal y de la localización geográfica. En Estados Unidos, los casos más recientes se han asociado a murciélagos, mientras que las mordeduras de perros suponen la gran mayoría de casos humanos en los países en vías de desarrollo.
  - Independientemente de la especie, si un animal sufre rabia o pudiera sufrirla, se administrará inmediatamente la vacuna de células diploides humanas e inmunoglobulinas contra la rabia. Las mordeduras por animales domésticos casi nunca requieren profilaxis, salvo que se desconozca su estado. Hay que consultar a las autoridades sanitarias para saber si se recomienda la profilaxis para otros animales.
  - Se ha notificado un único caso de supervivencia tras el inicio de los síntomas debido a una pauta terapéutica agresiva que indujo el coma *(N Engl J Med 2005;352:2508)*.

Mordeduras humanas

PRINCIPIOS GENERALES

- Las mordeduras humanas, especialmente las lesiones en el puño cerrado, son propensas a la infección y a otras complicaciones. La microflora oral normal de los humanos incluye estreptococos *viridans,* estafilococos, especies del género *Bacteroides,* especies del género *Fusobacterium,* peptostreptococos y *Eikenella corrodens.*
- En los casos de heridas no infectadas, se recomienda la **profilaxis** con 875-125 mg de amoxicilina-ácido clavulánico v.o. dos veces al día durante 5 días.
- Las heridas infectadas pueden necesitar **tratamiento parenteral,** como 1,5 g de ampicilina/sulbactam i.v. cada 6 h; 2 g de cefoxitina i.v. cada 8 h, o 3,1 g de ticarcilina-clavulanato i.v. cada 6 h durante 1 o 2 semanas. Si hay osteomielitis, el tratamiento se alargará de 4 a 6 semanas.

INFECCIONES NOSOCOMIALES

La infecciones nosocomiales contribuyen sustancialmente a la morbilidad, la mortalidad y los costes sanitarios excesivos. Los esfuerzos para controlar y prevenir la propagación de las infecciones nosocomiales requieren una valoración institucional de recursos, prioridades y compromiso con las prácticas para el control de la infección (v. apéndice B, *Recomendaciones para el control de las infecciones y el aislamiento*).

Infecciones del torrente circulatorio asociadas a catéteres

PRINCIPIOS GENERALES

- *S. aureus, S. epidermidis* (estafilococos coagulasa-negativos), especies de microorganismos gramnegativos aerobios y especies de *Candida* son los microorganismos que se asocian con más frecuencia a las ITC-AC *(Clin Infect Dis 2009;49:1)*.

■ Los catéteres venosos centrales (CVC) en la subclavia se asocian a tasas de incidencia menores de ITC-AC que los CVC en la yugular interna, mientras que los CVC femorales tienen tasas de incidencia de ITC-AC mayores y deben retirarse antes de las 72 h de su colocación.

■ Entre las estrategias para disminuir la incidencia de estas infecciones se encuentran el cumplimiento estricto de las técnicas asépticas y lavado de manos con productos a base de clorhexidina, el uso de precauciones de barrera totalmente estériles durante la inserción, las soluciones tópicas antisépticas y la retirada de los CVC no esenciales tan pronto como sea posible *(Infect Control Hosp Epidemiol 2014;35:753)*. La tunelización subcutánea y el uso de CVC impregnados con un antiséptico pueden reducir aun más la incidencia de ITC-AC. No se recomienda el intercambio rutinario de CVC sobre una guía.

DIAGNÓSTICO

Presentación clínica

Pueden sospecharse infecciones del torrente circulatorio asociadas a catéteres (ITC-AC) en cualquier paciente con un CVC. Los hallazgos clínicos que aumentan la sospecha de estas infecciones son la inflamación local o flebitis en el lugar de inserción del CVC, sepsis, endoftalmitis, ausencia de otra fuente de bacteriemia y resolución de la fiebre después de retirar el catéter.

Pruebas diagnósticas

■ El diagnóstico se establece mediante la obtención de dos o más hemocultivos tanto del CVC como de una vena periférica antes de iniciar el tratamiento con antibióticos.

■ Tras iniciar el tratamiento antibiótico, deben obtenerse hemocultivos repetidos para demostrar la ausencia de bacteriemia.

■ Se recomienda una ETE para descartar una endocarditis si el paciente tiene un marcapasos o desfibrilador cardíaco implantable, una prótesis valvular, bacteriemia o fungemia persistente, fiebre persistente durante más de 3 días tras el inicio del tratamiento antibiótico adecuado y la retirada del catéter, o si se ha detectado *S. aureus* y se está considerando un tratamiento de < 4 semanas.

TRATAMIENTO

■ Los factores del paciente, como las morbilidades asociadas, la gravedad de la enfermedad, la colonización multirresistente, las infecciones previas y los fármacos antimicrobianos en curso, son consideraciones importantes en el momento de seleccionar el tratamiento antimicrobiano inicial. Las directrices terapéuticas pueden encontrarse en la Infectious Diseases Society of America *(Clin Infect Dis 2009;49:1)*.

■ **Tratamiento empírico**
  • Normalmente, resulta apropiado como tratamiento empírico 15-20 mg/kg de vancomicina i.v. cada 12 h, ya que la mayoría de las ITC-AC están causadas por estafilococos. La dosis debe ajustarse para alcanzar un mínimo de vancomicina de 15-20 µg/ml.
  • Los bacilos gramnegativos, entre ellos *Pseudomonas,* deben cubrirse de forma amplia hasta la identificación de la especie y el resultado del antibiograma. Las cefalosporinas de cuarta generación (p. ej., cefepima), los carbapenémicos o un β-lactámico/inhibidor de β-lactamasa combinado con o sin un aminoglucósido son posibles opciones.
  • La duración recomendada del tratamiento depende de si la infección es complicada o no complicada, y se cuenta desde la fecha del primer hemocultivo negativo o la retirada del CVC infectado, lo último que se haya producido.

■ **Tratamiento específico del patógeno:** una vez que se ha identificado el patógeno, el tratamiento antimicrobiano se reducirá a la pauta más eficaz.
  • **S. aureus:** las ITC-AC debidas a *S. aureus* **sensible a meticilina** deben ser tratadas con 2 g de oxacilina i.v. cada 4 h o con 1-2 g de cefazolina i.v. cada 8 h. El tratamiento de primera línea para **SARM** consiste en 15-20 mg/kg de vancomicina i.v. cada 12 h, con un objetivo mínmo de vancomicina de 15-20 µg/ml. Se consideran alternativas: 600 mg de linezolid v.o. o i.v. cada 12 h, o 6 mg/kg de daptomicina i.v. al día. No se recomienda el uso sistemático de gentamicina como sinergia en la bacteriemia por *S. aureus (Clin*

Infect Dis 2009;48:722). Es importante considerar la ETE para descartar la endocarditis. La duración recomendada del tratamiento es de 4-6 semanas. Es aceptable un ciclo de 2 semanas en la bacteriemia por SARM no complicada, definida por ETE negativa, hemocultivos negativos y defervescencia en las 72 h siguientes a iniciar el tratamiento eficaz, ausencia de prótesis (p. ej., marcapasos, válvulas) y ausencia de infección metastásica *(Clin Infect Dis 2011;52:1).*

- La ITC-AC debida a **S. epidermidis (estafilococos coagulasa-negativos)** se trata de forma similar al SARM, siendo la vancomicina el fármaco de elección en la mayoría de los casos. La duración del tratamiento es de 5 a 7 días tras la retirada del CVC o de 14 días si se mantiene éste.
- La ITC-AC por **enterococos** sensibles debe tratarse con ampicilina. Si hay resistencia a este fármaco, se usará vancomicina. Los enterococos resistentes a la vancomicina pueden requerir tratamiento con daptomicina o linezolid. La duración del tratamiento debe ser de 7 a 14 días.
- El tratamiento contra **bacilos gramnegativos** debe regirse por el antibiograma. La duración será de 7 a 14 días.
- La **candidemia** debe tratarse con una equinocandina (p. ej., 100 mg de micafungina i.v. diarios) en casos de enfermedad moderada o grave en espera de la identificación de la especie; después, puede ajustarse el tratamiento. El fluconazol, 400 mg i.v. o v.o. diarios, puede ser adecuado para pacientes que no han estado expuestos recientemente a azoles. La duración del tratamiento antifúngico debe ser de 14 días después del último resultado positivo del hemocultivo *(Clin Infect Dis 2009;48:503).* Se aconseja un examen oftalmológico con dilatación para descartar una endoftalmitis por cándida.

■ Es preferible siempre la **retirada del CVC.** Como mínimo, se recomienda la retirada de los CVC en las siguientes condiciones:
- Cualquier ITC-AC producida por *S. aureus*, la mayoría de bacilos gramnegativos o especies de *Candida*.
- Infección en el lugar de inserción o en el túnel (pus o inflamación significativa).
- Pacientes inmunodeprimidos con fiebre, neutropenia e inestabilidad hemodinámica (p. ej., sepsis).

■ El tratamiento de sellado antibiótico combinado con un ciclo amplio de antibióticos puede ser una opción en determinadas situaciones en las que es absolutamente necesario un tratamiento de último recurso del CVC.

Neumonía intrahospitalaria o asociada a ventilación mecánica

PRINCIPIOS GENERALES

Los patógenos más frecuentes son bacilos gramnegativos y *S. aureus*.

DIAGNÓSTICO

Presentación clínica

■ La neumonía intrahospitalaria se define como la neumonía que aparece ≥ 48 h tras el ingreso y que no se estaba incubando en el momento de éste.
■ La neumonía asociada a ventilación mecánica se define como la neumonía intrahospitalaria que aparece > 48-72 h después de la intubación endotraqueal y el inicio de ventilación mecánica.
■ Además de un nuevo o progresivo infiltrado pulmonar, los pacientes pueden presentar fiebre, secreciones respiratorias purulentas, taquipnea e hipoxia.

Pruebas diagnósticas

El diagnóstico se realiza según criterios clínicos y mediante pruebas microbiológicas. Las muestras óptimas son líquidos corporales estériles no contaminados (líquido pleural o sangre), aspirados de broncoscopia (cuantitativamente cultivados) o aspirados a partir de tubos endotraqueales. La fibrobroncoscopia puede ser diagnóstica (cultivos cuantitativos) y terapéutica (reexpansión del segmento pulmonar).

TRATAMIENTO

■ El tratamiento antimicrobiano empírico inicial debe dirigirse al tratamiento de patógenos adquiridos en el hospital, en especial *P. aeruginosa* y SARM. El tratamiento dirigido se basará en los resultados de los cultivos y en los antibiogramas *(Am J Respir Crit Care Med 2005;171:388; Clin Infect Dis 2010;51(S1):S42).*

■ Los empiemas necesitan drenaje.

Infecciones por *Staphylococcus aureus* resistente a meticilina

PRINCIPIOS GENERALES

La infección por SARM debe distinguirse de la colonización por SARM, especialmente cuando se encuentra en sitios no estériles, como un esputo. Están indicadas las precauciones de contacto.

TRATAMIENTO

■ El tratamiento de primera línea para la mayoría de las infecciones por SARM es la vancomicina (administrada en concentraciones consideradas terapéuticas). Son fármacos alternativos el linezolid, 600 mg i.v. o v.o. cada 12 h, la daptomicina, 6 mg/kg i.v. cada 24 h, la ceftarolina y la telavancina. La daptomicina no debe usarse para tratar la neumonía, debido a la inactivación del surfactante pulmonar.

■ La erradicación de la colonización nasal por SARM puede lograrse en ocasiones con un ciclo de 5 días de mupirocina intranasal dos veces al día. Otros tratamientos pueden ser productos de higiene con clorhexidina, baños con lejía, tratamientos antibióticos orales con trimetoprima-sulfametoxazol, con o sin rifampicina. Sin embargo, puede desarrollarse resistencia a mupirocina y, a menudo, la colonización reaparece. Es preciso que los esfuerzos de erradicación se dirijan a pacientes con infecciones clínicas recurrentes por SARM.

Infecciones por enterococos resistentes a vancomicina

PRINCIPIOS GENERALES

Debe distinguirse entre la infección por *Enterococcus* resistentes a vancomicina (ERV) de la colonización por ERV. La mayoría de las infecciones de las vías urinarias inferiores asociadas a ERV pueden tratarse con nitrofurantoína, ampicilina, ciprofloxacino u otros fármacos que consiguen concentraciones altas en orina. Están indicadas las precauciones de contacto. Se ha intentado, sin éxito, erradicar la colonización entérica por ERV.

TRATAMIENTO

La mayoría de los pacientes con infecciones del torrente circulatorio por ERV son tratados con linezolid, daptomicina o quinupristina/dalfopristina.

Infecciones por microorganismos gramnegativos multirresistentes

PRINCIPIOS GENERALES

Los microorganismos gramnegativos extremadamente resistentes (p. ej., especies de *Acinetobacter, Klebsiella* y *Pseudomonas*) se han convertido en causas cada vez más frecuentes de infecciones nosocomiales. Están indicadas las precauciones de contacto.

TRATAMIENTO

Las opciones antimicrobianas a menudo son limitadas. Las opciones son fármacos de amplio espectro, como las combinaciones de β-lactámico/inhibidor de β-lactamasa, los carbapenémicos, la tigecilina y las polimixinas. Se recomienda una consulta con un especialista en enfermedades infecciosas cuando se produzcan infecciones multirresistentes complicadas.

INFECCIONES EMERGENTES Y BIOTERRORISMO

■ Los cambios en los patrones de comportamiento humano y demográficos, los fenómenos naturales y la evolución microbiana introducen continuamente nuevos patógenos en el entorno humano, lo que lleva a la introducción y propagación de enfermedades nuevas o de otras que previamente eran raras. En esta categoría se hallan varios microorganismos que causan gran mortalidad y que se producen con facilidad, los cuales pueden emplearse, potencialmente, como agentes de bioterrorismo y producir una enfermedad importante en grandes poblaciones a través de la vía de exposición en forma de aerosol. La mayoría de las infecciones posibles son raras, de modo que es necesario un alto índice de sospecha para identificar los primeros casos.

■ Un brote epidémico puede considerarse asociado a bioterrorismo si aparece simultáneamente un número inusualmente elevado de pacientes con síndrome respiratorio, digestivo o exantema febril, si varias personas, por lo demás sanas, presentan una enfermedad inusualmente grave, o si se aísla un patógeno inusual para la región.

Carbunco

PRINCIPIOS GENERALES

Las esporas de la especie grampositiva *Bacillus anthracis* germinan en el sitio de entrada al organismo, produciendo carbunco por inhalación, cutáneo o digestivo.

DIAGNÓSTICO

Presentación clínica

■ La transmisión natural puede producirse al sacrificar y comer animales infectados, apareciendo normalmente una enfermedad cutánea y digestiva.

■ El **carbunco cutáneo** («enfermedad del cardador de lana») se caracteriza por una escara negra indolora con edema tisular circundante.

■ El **carbunco digestivo** puede manifestarse con náuseas, vómitos, dolor abdominal, ascitis y hemorragia relacionada con úlceras mucosas necróticas.

■ El **carbunco por inhalación** (mortalidad del 45 %) puede deberse a la aerosolización inadvertida de esporas de productos animales contaminados (p. ej., lana o animales ocultos) o una liberación intencionada *(JAMA 2001;286:2549)*. La infección se manifiesta inicialmente con síntomas similares a los de la gripe, digestivos o ambos, seguidos de una dificultad respiratoria fulminante y fallo multiorgánico.

Pruebas diagnósticas

El diagnóstico de la enfermedad por inhalación viene sugerido por un mediastino ensanchado sin infiltrados en una radiografía de tórax, y se confirma con hemocultivo y PCR. Hay que notificar los casos confirmados inmediatamente al control local de infecciones o al Departamento de Salud Pública.

TRATAMIENTO

■ El tratamiento con administración inmediata de antibióticos ante la primera sospecha de carbunco por inhalación reduce la mortalidad. El tratamiento empírico es de 400 mg de ciprofloxacino i.v. cada 12 h *o* 100 mg de doxiciclina i.v. cada 12 h, *y* uno o dos antibióticos distintos que sean activos frente a *B. anthracis* (p. ej., penicilina, clindamicina, vancomicina) *(JAMA 2002;287:2236)*. El tratamiento oral con 500 mg de ciprofloxacino v.o. dos veces al día *o* 100 mg de doxiciclina v.o. dos veces al día *y* otro agente activo debe iniciarse tras la mejoría y continuarse 60 días para reducir el riesgo de germinación retrasada de las esporas.

■ Se puede tratar el carbunco cutáneo no complicado con 500 mg de ciprofloxacino oral dos veces al día *o* 100 mg de doxiciclina dos veces al día, durante el mismo tiempo. El carbunco digestivo debe tratarse igual que el carbunco por inhalación.

■ La profilaxis postexposición de las personas con riesgo de carbunco por inhalación consiste en 500 mg de ciprofloxacino oral dos veces al día durante 60 días tras la exposición. La doxiciclina o la amoxicilina constituyen una alternativa si se demuestra la sensibilidad de la cepa.

Viruela

PRINCIPIOS GENERALES

■ El virus de la viruela que produce la enfermedad se transmite fácilmente entre personas a través de las microgotas respiratorias y tiene una mortalidad del 25 % al 30 %.

■ Se declaró erradicada como enfermedad de aparición natural en 1979. Sin embargo, las reservas víricas remanentes suponen una posible amenaza bioterrorista para la población no inmunizada.

DIAGNÓSTICO

Presentación clínica

Entre 7 a 17 días después de la exposición se producen fiebre alta, mialgias, lumbalgia y cefaleas, seguido del exantema característico 3 a 5 días después. Las lesiones progresan a través de los estadios de máculas, vesículas profundas, pústulas, costras y escaras permanentes con depresión. El exantema comienza en la cara y en las partes distales de las extremidades, incluso en las palmas de las manos y las plantas de los pies, con preservación relativa del tronco, y todas las lesiones de una zona están en el mismo estadio de desarrollo. Estas características ayudan a distinguir la viruela de la varicela.

Pruebas diagnósticas

El diagnóstico es principalmente clínico, aunque puede confirmarse mediante microscopía electrónica y PCR del líquido de las pústulas en laboratorios de referencia. Hay que notificar los casos inmediatamente al control local de infecciones, al Departamento de Salud Pública y a los CDC. Todas las muestras diagnósticas se tratarán como muy infecciosas.

TRATAMIENTO

■ El tratamiento es sintomático. No se dispone de tratamiento antivírico específico, si bien se están desarrollando varios fármacos en estudio.

■ Todos los casos sospechosos deben ponerse en aislamiento de contacto y respiratorio; los pacientes permanecen en estado infeccioso hasta que todas las costras se han separado de la piel.

■ La profilaxis postexposición con la vacuna del virus de la variolovacuna (vaccinia) vivo en los 3 días posteriores a la exposición ofrece una protección prácticamente completa en aquellas personas que responden, aunque se asocia a reacciones adversas graves poco frecuentes. La viruela progresiva, el eccema por vacunación y casos graves de viruela generalizada pueden tratarse con inmunoglobulina contra variolovacuna.

Peste

PRINCIPIOS GENERALES

■ La peste está causada por el bacilo gramnegativo *Yersinia pestis*.

■ La peste adquirida de forma natural se presenta en el sudoeste de Estados Unidos, aunque de forma muy rara, tras la exposición a animales infectados (p. ej., arañazo, mordeduras, manipulación directa, inhalación de secreciones respiratorias aerosolizadas) y picaduras de pulgas de roedores.

DIAGNÓSTICO

Presentación clínica

La enfermedad adopta una de las tres formas siguientes:

■ **Bubónica:** linfadenitis local dolorosa (bubón) y fiebre (mortalidad del 14 %).

■ **Septicémica:** puede producir necrosis periférica y coagulación intravascular disemina-da («muerte negra»). Normalmente a partir de la progresión de la enfermedad bubónica (mortalidad del 30 % al 50 %).

■ **Neumónica:** neumonía grave con hemoptisis precedida de una enfermedad inicial similar a la gripe (mortalidad del 57 %, que se aproxima al 100 % cuando se retrasa el tratamien-to). La enfermedad neumónica puede transmitirse de persona a persona y es previsible tras la inhalación de *Y. pestis* en aerosol.

Pruebas diagnósticas

El diagnóstico se confirma mediante el aislamiento de *Y. pestis* a partir de sangre, esputo o LCR. Hay que notificar los casos inmediatamente al control local de infecciones y al De-partamento de Salud Pública.

TRATAMIENTO

■ Debe iniciarse el tratamiento ante la primera sospecha de peste, ya que un inicio rápido de la administración de antibióticos prolonga la supervivencia. Los fármacos de elección son la estreptomicina, 1 g i.m. cada 12 h, la gentamicina, 5 mg/kg i.v./i.m. cada 24 h, *o* una do-sis de carga de 2 mg/kg y, a continuación, 1,7 mg/kg i.v./i.m. cada 8 h, con la observación apropiada de las concentraciones del fármaco, o doxiciclina, 100 mg v.o./i.v. dos veces al día. Entre las alternativas figuran el ciprofloxacino y el cloranfenicol. El tratamiento oral puede iniciarse después de la mejoría clínica, en un ciclo total de 10 a 14 días.

■ La profilaxis postexposición está indicada tras contacto próximo sin protección con pa-cientes con peste neumónica presunta o diagnosticada, y consiste en doxiciclina, 100 mg v.o. dos veces al día, o ciprofloxacino, 500 mg v.o. dos veces al día, durante los 7 días posteriores a la exposición.

Botulismo

PRINCIPIOS GENERALES

■ El botulismo es el resultado de la intoxicación con la toxina botulínica, producida por el bacilo anaerobio grampositivo *Clostridium botulinum.*

■ El botulismo puede aparecer debido a la ingestión de la neurotoxina en comida inco-rrectamente enlatada o por la contaminación de las heridas con tierra. El botulismo por inhalación puede deberse a una liberación intencionada de toxina aerosolizada.

■ La mortalidad es baja si se reconoce en fase inicial, pero puede ser muy alta en el contexto de una exposición masiva si el acceso a respiradores mecánicos es limitado.

DIAGNÓSTICO

■ La tríada clásica de síntomas consta de ausencia de fiebre, sensorio normal y parálisis flácida simétrica descendente con afectación de pares craneales, que empieza con pto-sis, diplopía y disartria, y que progresa hasta pérdida del reflejo faríngeo y de la función diafragmática con insuficiencia respiratoria, seguida de parálisis difusa de los músculos esqueléticos. La sensibilidad permanece intacta. La parálisis puede durar semanas a meses.

■ El diagnóstico se confirma mediante la detección de la toxina en el suero. Hay que notifi-car los casos al control local de infecciones y al Departamento de Salud Pública.

TRATAMIENTO

■ El tratamiento es principalmente sintomático, y puede requerir ventilación mecánica si existe insuficiencia respiratoria. La herida del botulismo requiere desbridamiento quirúrgico amplio.

■ La progresión adicional de la parálisis puede detenerse mediante la administración temprana de antitoxina botulínica, que está disponible en el Departamento de Salud local o los CDC. La antitoxina se reserva sólo para casos en los que la sospecha de botulismo es elevada, debido al cuadro clínico y el antecedente de exposición. La profilaxis postexposición sistemática con antitoxina no está recomendada, dada la alta incidencia (10 %) de reacciones de hipersensibilidad y su limitada disponibilidad.

Fiebre hemorrágica vírica

PRINCIPIOS GENERALES

■ Este síndrome es causado por muchos virus ARN diferentes, como filovirus (Ébola y Marburg), flavivirus (dengue, fiebre amarilla), bunyavirus (hantavirus, fiebre hemorrágica de Crimea-Congo [CCHF], fiebre del Valle del Rift) y arenavirus (fiebres hemorrágicas de América del Sur, fiebre de Lassa).

■ Todos ellos causan enfermedades esporádicas en áreas endémicas, y la mayoría pueden transmitirse como aerosol o por contacto con líquidos corporales infectados. Una reciente epidemia multinacional de enfermedad por virus Ébola en África occidental demuestra que la transmisión mantenida humano a humano también es posible en poblaciones vulnerables *(N Engl J Med 2014;371:1481)*.

■ Los índices de mortalidad son variables, pero pueden llegar a ser del 90 % en los casos graves de Ébola.

DIAGNÓSTICO

Presentación clínica

■ Los síntomas iniciales son fiebre, mialgias y malestar general, con gravedad y sintomatología variable que depende del virus, aunque todos pueden alterar gravemente la permeabilidad vascular y causar CID. Son frecuentes la trombocitopenia, la leucocitopenia y la hepatitis.

■ También pueden ser una manifestación importante los vómitos y la diarrea intensa, que conllevan una deshidratación importante y mortalidad, como se ha observado en la epidemia reciente en África *(N Engl J Med 2014;371:2092; N Engl J Med 2015;372:40)*.

Pruebas diagnósticas

■ El diagnóstico requiere tener en cuenta la epidemiología y los factores de riesgo del paciente, especialmente viajes a zonas endémicas.

■ La serología realizada por laboratorios de referencia puede confirmar el diagnóstico. Hay que notificar los casos inmediatamente al control local de infecciones y al Departamento de Salud Pública.

TRATAMIENTO

■ El tratamiento es principalmente sintomático, con atención al control de la infección.

■ Puede emplearse ribavirina (2 g i.v. × 1; a continuación 1 g/6 h × 4 días, y después 500 mg/8 h × 6 días) para CCHF, Lassa y fiebre del Valle de Rift *(JAMA 2002;287:2391; J Antimicrob Chemother 2011;66:1215)..*

■ En las personas expuestas al contacto debe controlarse la temperatura dos veces al día durante 3 semanas. Puede administrarse profilaxis postexposición con ribavirina oral a personas febriles que han tenido contacto con CCHF, Lassa y FVR

Síndrome respiratorio agudo grave

PRINCIPIOS GENERALES

- El síndrome respiratorio agudo grave (SRAG) es una enfermedad respiratoria fulminante similar a la gripe, que progresa a neumonía y a síndrome de dificultad respiratoria aguda (SDRA) *(JAMA 2003;290:374)*, y que está causado por coronavirus asociado a SRAG.
- Debe pensarse en el SRAG en grupos de casos de enfermedad febril no diagnosticada, especialmente en el ámbito de los viajes a China continental, Hong Kong o Taiwán, en los 10 días siguientes a la aparición de los síntomas.

DIAGNÓSTICO

El diagnóstico es confirmado por los CDC por la detección de anticuerpos frente al coronavirus asociado a SRAG en fase aguda o de convalecencia, o por PCR de muestras clínicas (vías respiratorias, heces, suero).

TRATAMIENTO

El tratamiento es principalmente sintomático. Se han utilizado interferón y dosis altas de corticoides.

Síndrome respiratorio de Oriente Medio

PRINCIPIOS GENERALES

- El síndrome respiratorio de Oriente Medio (SROM) se manifiesta fundamentalmente como una enfermedad respiratoria febril con neumonía y SDRA *(Ann Intern Med 2014;160:389)* y está causado por coronavirus asociados a SROM. También pueden producirse infecciones más leves y asintomáticas *(Lancet Infect Dis 2013;13:752; N Engl J Med 2015;372:846)*.
- La mayoría de los casos se han documentado en países de la península arábiga o que están próximos a ella. El SROM debe considerarse en personas con enfermedad respiratoria febril que han viajado a la región en los últimos 14 días.

DIAGNÓSTICO

El diagnóstico se confirma por PCR de muestras clínicas obtenidas de las vías respiratorias inferiores, la nasofaringe o el suero, por los CDC.

TRATAMIENTO

El tratamiento es fundamentalmente sintomático. También se han usado el interferón y la ribavirina.

Gripe pandémica, aviar y porcina

- El reagrupamiento genético puede hacer que cepas de gripe que previamente estaban confinadas a hospedadores aviarios y porcinos se vuelvan infecciosas en humanos, produciendo una enfermedad grave y/o una propagación rápida a través de las poblaciones humanas.
- Las medidas de control de la infección y la comunicación constante con las autoridades sanitarias públicas son fundamentales cuando están circulando cepas pandémicas. Cada nueva cepa puede tener virulencia, intervalos de edad afectados, presentación clínica y sensibilidades antivíricas diferentes. El seguimiento de los datos locales actualizados durante el brote epidémico resulta esencial.

Chikungunya

PRINCIPIOS GENERALES

■ El virus chikungunya es un alfavirus transmitido por artrópodos, que se transmite a los humanos por la picadura de un mosquito *Aedes* infectado. Es endémico en África occidental, pero se han documentado casos de infecciones en Europa, el Caribe y Norteamérica *(Clin Infect Dis 2009;49:942).*

■ El único modo de evitar el virus es minimizar la exposición al mosquito. Actualmente no existe vacuna alguna disponible.

DIAGNÓSTICO

Presentación clínica

La fiebre y el malestar son los primeros síntomas, y progresan a poliartralgias que aparecen unos 2-5 días después del inicio de la fiebre. Se afectan múltiples articulaciones y típicamente incluye las articulaciones de las manos, las muñecas y los tobillos. El dolor puede ser incapacitante y puede causar inmovilización. Puede aparecer un exantema maculopapuloso. Tras la enfermedad aguda, algunos pacientes pueden presentar recidiva del dolor articular incluso 6 meses después de la infección.

Pruebas diagnósticas

La serología es el método principal para el diagnóstico. La PCR tiene una gran especificidad y sensibilidad en los 5 primeros días de síntomas.

TRATAMIENTO

El tratamiento es sintomático con antiinflamatorios.

15

Antimicrobianos

David J. Ritchie, Matthew P. Crotty y Nigar Kirmani

El tratamiento antimicrobiano empírico debe iniciarse basándose en los patógenos espera-dos para una infección determinada. Puesto que la resistencia microbiana está aumentando entre muchos patógenos, la revisión de las tendencias de sensibilidad institucional, así como las locales, regionales, nacionales y globales, puede ayudar al desarrollo de pautas terapéu-ticas empíricas. Si es posible, el tratamiento antimicrobiano debe modificarse, según los resultados de los cultivos y antibiogramas, al fármaco o fármacos que tengan el espectro más reducido posible. En algunos casos, ciclos más cortos han demostrado ser tan eficaces como otros más prolongados. Es preciso prestar atención a la posibilidad de cambiar de un tratamiento parenteral a uno oral cuando sea posible, puesto que muchos de los fármacos orales tienen una biodisponibilidad excelente. Varios antibióticos poseen interacciones far-macológicas importantes, o requieren diferentes dosis en la insuficiencia renal o hepática, o en ambas. Para los fármacos antirretrovíricos, antiparasitarios y contra la hepatitis, véase el capítulo 16, *Infecciones de transmisión sexual, virus de la inmunodeficiencia humana y síndro-me de inmunodeficiencia adquirida*, el capítulo 14, *Tratamiento de enfermedades infecciosas*, y el capítulo 19, *Hepatopatías*, respectivamente.

FÁRMACOS ANTIBACTERIANOS

Penicilinas

PRINCIPIOS GENERALES

■ Las penicilinas (PNC) se unen de forma irreversible a proteínas fijadoras de PNC en la pared de la célula bacteriana, lo que produce la rotura osmótica y su muerte. Estos fárma-cos desempeñan un papel menor hoy en día, debido a la resistencia adquirida en muchas especies bacterianas por las alteraciones en las proteínas fijadoras de PNC o la expresión de enzimas hidrolíticas.
■ Las PNC siguen encontrándose entre los fármacos de elección para la sífilis y las infeccio-nes causadas por estreptococos sensibles a PCN, *Staphylococcus aureus* sensibles a meticili-na (SASM), *Listeria monocytogenes, Pasteurella multocida* y *Actinomyces*.

TRATAMIENTO

■ La **bencilpenicilina (penicilina G) acuosa** (2-5 millones de unidades i.v. cada 4 h o 12-30 millones de unidades al día mediante infusión continua) es el preparado i.v. de bencilpeni-cilina y el fármaco de elección para la mayoría de las infecciones estreptocócicas sensibles a penicilina y para la neurosífilis.
■ La **bencilpenicilina procaína** es una forma de absorción lenta i.m. de bencilpenicilina que puede usarse como tratamiento alternativo en la neurosífilis, en una dosis de 2,4 mi-llones de unidades al día i.m., en combinación con probenecid, 500 mg v.o., cuatro veces al día durante 10-14 días.
■ La **PNC benzatina** es una variante de duración prolongada i.m. de bencilpenicilina que se emplea habitualmente para tratar la sífilis latente precoz (< 1 año de duración [una dosis, 2,4 millones de unidades i.m.]) y la sífilis latente tardía (duración desconocida o > 1 año [2,4 millones de unidades i.m. a la semana en tres dosis]). En ocasiones, se administra para tratar la faringitis por estreptococos del grupo A y en la profilaxis tras la fiebre reumática aguda.

- La **fenoximetilpenicilina (penicilina V)** (250-500 mg v.o. cada 6 h) es una formulación oral de PNC que se usa generalmente para tratar la faringitis por estreptococos del grupo A.
- La **ampicilina** (1-3 g i.v. cada 4-6 h) es el fármaco de elección en el tratamiento de las infecciones producidas por enterococos o *L. monocytogenes*. Se puede emplear la ampicilina oral (250-500 mg v.o. cada 6 h) para la sinusitis no complicada, la faringitis, la otitis media y las infecciones de las vías urinarias (IVU), pero generalmente se prefiere la amoxicilina.
- La **ampicilina/sulbactam** (1,5-3 g i.v. cada 6 h) combina la ampicilina con el inhibidor de β-lactamasa sulbactam, ampliando así el espectro para incluir *Staphylococcus aureus* sensible a meticilina (SASM), anaerobios y muchas enterobacterias. El sulbactam posee actividad específica frente a algunas cepas de *Acinetobacter*. El fármaco es eficaz para las infecciones de las vías respiratorias superiores e inferiores, las vías genitourinarias, y las infecciones abdominales, pélvicas y polimicrobianas de tejidos blandos, incluidas las originadas por mordeduras de humanos o animales.
- La **amoxicilina** (250-1 000 mg v.o. cada 8 h, 875 mg v.o. cada 12 h o 775 mg de liberación prolongada cada 24 h) es un antibiótico oral similar a la ampicilina que suele emplearse para la sinusitis no complicada, la faringitis, la otitis media, la neumonía extrahospitalaria y las IVU.
- La **amoxicilina/ácido clavulánico** (875 mg v.o. cada 12 h, 500 mg v.o. cada 8 h, o 90 (mg/ kg)/día cada 12 h o 2 000 mg v.o. cada 12 h) es un antibiótico oral similar a la ampicilina/ sulbactam que combina la amoxicilina con clavulanato, un inhibidor de β-lactamasa. Es útil para tratar la sinusitis y la otitis media complicadas, y para la profilaxis de las morduras de humanos o animales tras el tratamiento local apropiado.
- La **nafcilina** y la **oxacilina** (1-2 g i.v. cada 4-6 h) son PNC sintéticas resistentes a penicilinasa, y son los fármacos de elección para tratar las infecciones por SASM. Se debe considerar la reducción de la dosis en la hepatopatía descompensada.
- La **dicloxacilina** (250-500 mg v.o. cada 6 h) es un antibiótico oral con un espectro de actividad similar al de la nafcilina y oxacilina, y suele utilizarse para tratar infecciones cutáneas localizadas.
- La **piperacilina/tazobactam** (3,375 g i.v. cada 6 h o la dosis mayor de 4,5 g i.v. cada 6 h para *Pseudomonas*) combina piperacilina con el tazobactam, un inhibidor de β-lactamasa. Esta combinación es activa frente a la mayoría de enterobacterias, *Pseudomonas*, SASM, enterococos sensibles a la ampicilina y anaerobios, lo que la convierte en útil para el tratamiento de las infecciones polimicrobianas de tejidos blandos complicadas e intraabdominales. Debe considerarse la adición de un aminoglucósido para el tratamiento de infecciones graves causadas por *Pseudomonas aeruginosa* o para la neumonía nosocomial.

CONSIDERACIONES ESPECIALES

Efectos adversos: todos los derivados de PNC rara vez se han asociado a anafilaxia, nefritis intersticial, anemia y leucopenia. El tratamiento prolongado en dosis elevadas (> 2 semanas) generalmente se supervisa con determinaciones semanales de la creatinina sérica y hemograma completo. También se realizan pruebas de función hepática (PFH) cuando se usan oxacilina/nafcilina, ya que estos fármacos pueden causar hepatitis. Se debe preguntar a todos los pacientes sobre posibles alergias a las PNC, las cefalosporinas o los carbapenémicos. Estos fármacos no se deben emplear en pacientes con antecedente de una alergia grave a PNC sin realizar pruebas cutáneas o desensibilización, o ambas cosas.

Cefalosporinas

PRINCIPIOS GENERALES

- Las cefalosporinas ejercen su efecto bactericida al interferir en la síntesis de la pared celular por el mismo mecanismo que lo hacen las PNC.
- Son fármacos clínicamente útiles debido a su amplio espectro de actividad y su escaso nivel de toxicidad. Todas las cefalosporinas carecen de actividad clínicamente significativa frente a enterococos cuando se usan en solitario. En esta clase de fármacos, sólo la ceftarolina es activa frente a *S. aureus* resistente a la meticilina (SARM).

TRATAMIENTO

■ Las **cefalosporinas de primera generación** tienen actividad frente a estafilococos, estreptococos, *Escherichia coli*, y muchas especies de *Klebsiella* y *Proteus*. Estos fármacos tienen una actividad limitada frente a otros bacilos entéricos gramnegativos y anaerobios. La **cefazolina** (1-2 g i.v./i.m. cada 8 h) es el preparado parenteral que se usa con más frecuencia, y la **cefalexina** (250-500 mg v.o. cada 6 h) y el **cefadroxilo** (500 mg a 1 g v.o. cada 12 h) son preparados orales. Estos fármacos se emplean habitualmente para tratar infecciones cutáneas y de tejidos blandos, IVU e infecciones leves por SASM, así como en la profilaxis quirúrgica (cefazolina).

■ Las **cefalosporinas de segunda generación** tienen una cobertura mucho más amplia frente a bacilos entéricos gramnegativos, y pueden dividirse en fármacos que actúan por encima del diafragma y los que lo hacen por debajo de éste.

• La **cefuroxima** (1,5 g i.v./i.m. cada 8 h) es eficaz en el tratamiento de las infecciones por encima del diafragma. Este fármaco tiene una actividad razonable frente a estafilococos y estreptococos, además de un espectro ampliado frente a aerobios gramnegativos, y puede emplearse para las infecciones cutáneas/de tejidos blandos, las IVU complicadas y algunas infecciones del aparato respiratorio extrahospitalarias. No ofrece una cobertura fiable frente a *Bacteroides fragilis*.

• La **cefuroxima axetilo** (250-500 mg v.o. cada 12 h), el **cefprozilo** (250-500 mg v.o. cada 12 h) y el **cefaclor** (250-500 mg v.o. cada 12 h) son cefalosporinas orales de segunda generación usadas generalmente en el tratamiento de bronquitis, sinusitis, otitis media, IVU, infecciones locales de tejidos blandos, y para el tratamiento oral decreciente de la neumonía o de la celulitis que responden a las cefalosporinas parenterales.

• La **cefoxitina** (1-2 g i.v. cada 4-8 h) y el **cefotetán** (1-2 g i.v. cada 12 h) son útiles en el tratamiento de las infecciones por debajo del diafragma. Estos fármacos tienen una actividad razonable frente a los gramnegativos y los aerobios, incluido *B. fragilis,* y suelen emplearse en la profilaxis quirúrgica y las infecciones intraabdominales o ginecológicas, incluidas la diverticulitis y la enfermedad inflamatoria pélvica.

■ Las **cefalosporinas de tercera generación** cubren ampliamente los bacilos aerobios gramnegativos, y conservan una actividad considerable frente a estreptococos y SASM. Poseen una actividad moderada frente a los anaerobios, pero generalmente no frente a *B. fragilis*. La ceftazidima es la única cefalosporina de tercera generación eficaz en el tratamiento de las infecciones graves por *P. aeruginosa*. Algunos de estos fármacos tienen una penetración significativa en el sistema nervioso central (SNC) y son útiles para tratar la meningitis (v. capítulo 14, *Tratamiento de las enfermedades infecciosas*). Las cefalosporinas de tercera generación no son fiables para el tratamiento de las infecciones graves causadas por microorganismos productores de AmpC β-lactamasas independientemente de los resultados del antibiograma. Estos patógenos deben tratarse de forma empírica con carbapenémicos, cefepima o fluoroquinolonas.

• La **ceftriaxona** (1-2 g i.v./i.m. cada 12-24 h) y la **cefotaxima** (1-2 g i.v./i.m. cada 4-12 h) son muy similares entre sí en cuanto a su espectro y eficacia. Se pueden emplear como tratamiento empírico para pielonefritis, urosepsis, neumonía, infecciones intraabdominales (combinadas con metronidazol), gonorrea y meningitis. También pueden utilizarse en osteomielitis, artritis séptica, endocarditis e infecciones de tejidos blandos producidas por microorganismos sensibles. La combinación de **ceftriaxona**, 2 g i.v. cada 12 h, con ampicilina i.v. es un tratamiento emergente para la endocarditis por *Enterococcus faecalis* sensible a la ampicilina en los casos en que deben evitarse los aminoglucósidos.

• La **cefpodoxima proxetilo** (100-400 mg v.o. cada 12 h), el **cefdinir** (300 mg v.o. cada 12 h), el **ceftibuteno** (400 mg v.o. cada 24 h) y el **cefditorén pivoxilo** (200-400 mg v.o. cada 12 h) son cefalosporinas de tercera generación de administración oral útiles en el tratamiento de la bronquitis y sinusitis complicadas, la otitis media y las IVU. Estos fármacos también se pueden utilizar como tratamiento decreciente escalonado en la neumonía extrahospitalaria. La cefixima (400 mg v.o. en dosis única) ya no se recomienda como tratamiento de primera línea en la gonorrea, pero puede usarse como tratamiento alternativo de ésta con seguimiento riguroso de comprobación de curación en 7 días.

- La **ceftazidima** (1-2 g i.v./i.m. cada 8 h) puede emplearse en el tratamiento de las infecciones producidas por cepas sensibles de *P. aeruginosa.*
- La **cefalosporina de cuarta generación cefepima** (500 mg a 2 g i.v./i.m. cada 8-12 h) tiene una excelente cobertura frente a aerobios gramnegativos, incluida *P. aeruginosa* y otras bacterias productoras de β-lactamasas AmpC. Su actividad frente a grampositivos es similar a la de la ceftriaxona y la cefotaxima. La **cefepima** se emplea de forma sistemática en el tratamiento empírico de los pacientes con neutropenia febril. También tiene un papel importante en el tratamiento de las infecciones causadas por bacterias gramnegativas resistentes a antibióticos y en algunas infecciones en las que intervienen aerobios gramnegativos y grampositivos en la mayor parte de las localizaciones. Debe añadirse cobertura frente a anaerobios cuando se sospecha la presencia de éstos.
- La **ceftarolina** (600 mg i.v. cada 12 h) es una cefalosporina con actividad frente a SARM que ha sido aprobada por la FDA estadounidense para el tratamiento de infecciones bacterianas agudas de la piel y estructuras cutáneas, así como para la neumonía bacteriana extrahospitalaria. La **ceftarolina** tiene una actividad característica frente a SARM debido a su afinidad por la proteína 2a fijadora de penicilina (PBP2a), el mismo componente de la pared celular que hace resistente a SARM al resto de β-lactámicos. La **ceftarolina** tiene una actividad similar a la ceftriaxona frente a patógenos gramnegativos, y prácticamente ninguna actividad frente a especies de *Pseudomonas, Acinetobacter* y otros microorganismos productores de β-lactamasa AmpC, β-lactamasa de espectro ampliado o carbapenemasa de *Klebsiella pneumoniae* (KCP). Al igual que todas las cefalosporinas, carece de actividad frente a *Enterococcus.*
- **Ceftolozano-tazobactam** (1 g de ceftolozano/0,5 g de tazobactam i.v. cada 8 h) es una combinación de una cefalosporina y un inhibidor de β-lactamasa. Este fármaco ha sido autorizado por la FDA para el tratamiento de infecciones intraabdominales complicadas e IVU complicadas, entre ellas pielonefritis. Tiene actividad frente a numerosas bacterias gramnegativas, como algunas *P. aruginosa* que son resistentes a carbapenémicos antipseudomonas, cefalosporinas antipseudomonas y piperacilina-tazobactam. Ceftolozano-tazobactam también es activo frente a algunos microorganismos productores de β-lactamasa de espectro ampliado.
- **Ceftazidima-avibactam** (2 g de ceftazidima/0,5 g de avibactam i.v. cada 8 h) es una combinación de ceftazidima más avibactam, un nuevo inhibidor de β-lactamasa. Ha sido aprobado por la FDA para el tratamiento de IVU e infecciones intraabdominales complicadas. Ceftazidima-avibactam es un fármaco activo frente a bacterias gramnegativas, entre ellas algunas *P. aeruginosa* resistentes a otros β-lactámicos antipseudomonas. También es activo frente a cepas productoras de β-lactamasa AmpC y β-lactamasa de espectro ampliado, y posee una actividad característica frente a enterobacterias productoras de KCP (pero no frente a metalo-β-lactamasas).

CONSIDERACIONES ESPECIALES

Efectos adversos: todas las cefalosporinas se han asociado raramente a anafilaxia, nefritis intersticial, anemia y leucopenia. **Los pacientes alérgicos a PNC tienen una incidencia del 5 % al 10 % de presentar una reacción de hipersensibilidad cruzada con las cefalosporinas.** Estos fármacos no deben emplearse en un paciente con alergia grave notificada frente a PNC (anafilaxia, urticaria) sin realizar antes pruebas cutáneas o desensibilización, o ambas. El tratamiento prolongado (> 2 semanas) suele supervisarse con una determinación semanal de creatinina sérica y hemograma completo. Debido a su eliminación por vía biliar, la ceftriaxona puede producir barro biliar. La cefepima se ha asociado a efectos secundarios en el SNC, como estado confusional y convulsiones.

Monobactámicos

PRINCIPIOS GENERALES

- El **aztreonam** (1-2 g i.v./i.m. cada 6-12 h) es un monobactámico que sólo es activo frente a bacterias aerobias gramnegativas, entre ellas *P. aeruginosa*

■ Es útil en pacientes con alergia grave conocida a β-lactámicos, pues no existe reactividad cruzada aparente.

■ También se dispone de aztreonam en una forma de dosificación para inhalación (75 mg inhalados cada 8 h durante 28 días) para mejorar los síntomas respiratorios en los pacientes con fibrosis quística infectados con *P. aeruginosa*.

Carbapenémicos

PRINCIPIOS GENERALES

■ El **imipenem** (500 mg a 1 g i.v./i.m. cada 6-8 h), el **meropenem** (1-2 g i.v. cada 8 h o 500 mg i.v. cada 6 h), el **doripenem** (500 mg i.v. cada 8 h) y el **ertapenem** (1 g i.v. cada 24 h) son los carbapenémicos actualmente disponibles.

■ Los carbapenémicos ejercen su efecto bactericida interfiriendo en la síntesis de la pared celular, de forma similar a las PNC y cefalosporinas, y son activos frente a la mayoría de bacterias grampositivas y gramnegativas, incluidas las anaerobias. Se encuentran entre los antibióticos de elección para las infecciones producidas por microorganismos productores de β-lactamasas AmpC o β-lactamasas de espectro ampliado.

TRATAMIENTO

■ Los carbapenémicos son fármacos importantes en el tratamiento de muchas infecciones por bacterias resistentes a antibióticos en la mayoría de las localizaciones corporales. Suelen emplearse en las infecciones polimicrobianas graves, incluida la gangrena de Fournier, las catástrofes intraabdominales y las sepsis en los pacientes inmunodeprimidos.

■ Las bacterias que se muestran **resistentes** a los carbapenémicos son los enterococos resistentes a ampicilina, SARM, *Stenotrophomonas* y microorganismos gramnegativos productores de KPC y metalo-β-lactamasas. Además, el ertapenem no proporciona una cobertura fiable frente a *P. aeruginosa, Acinetobacter* ni enterococos; por tanto, se preferirán el imipenem, el doripenem o el meropenem para el tratamiento empírico de infecciones nosocomiales cuando se sospechen estos patógenos. El **meropenem** es el carbapenémico de elección para el tratamiento de las infecciones del SNC.

CONSIDERACIONES ESPECIALES

■ **Efectos adversos:** los carbapenémicos pueden precipitar la aparición de actividad convulsiva, especialmente en los pacientes de más edad, los pacientes con insuficiencia renal, y los que presentan trastornos convulsivos previos u otras afecciones del SNC. Deben evitarse en todos ellos, salvo que no exista un tratamiento alternativo razonable. Al igual que las cefalosporinas, los carbapenémicos casi nunca se han asociado a anafilaxia, nefritis intersticial, anemia y leucopenia.

■ Los **pacientes alérgicos a PNC/cefalosporinas pueden presentar reacciones de hipersensibilidad cruzada con los carbapenémicos,** y no deben utilizarse estos fármacos en un paciente con alergia documentada grave a PNC sin haber realizado pruebas cutáneas previas, desensibilización o ambas cosas. El tratamiento prolongado (> 2 semanas) suele controlarse con determinaciones semanales de creatinina sérica, pruebas de función hepática y hemograma completo.

Aminoglucósidos

PRINCIPIOS GENERALES

■ Los aminoglucósidos ejercen su efecto bactericida al unirse al ribosoma bacteriano, causando una lectura errónea durante la traducción del ARN mensajero bacteriano a proteínas. Suelen emplearse junto con fármacos activos en la pared celular (β-lactámicos y vancomicina) para el tratamiento de las infecciones graves producidas por aerobios grampositivos y gramnegativos.

■ Los aminoglucósidos tienden a ejercer efectos sinérgicos con los antibióticos activos en la pared celular, como las PNC, las cefalosporinas y la vancomicina. Sin embargo, carecen de actividad frente a los anaerobios y ésta se ve alterada en el ambiente de pH bajo/oxígeno bajo de los abscesos. La resistencia cruzada entre los aminoglucósidos es habitual, y en los casos de infecciones graves se recomienda efectuar antibiogramas con cada aminoglucósido. El uso de estos antibióticos se ve limitado por sus efectos adversos de ototoxicidad y nefrotoxicidad significativa.

TRATAMIENTO

■ La dosificación tradicional de los aminoglucósidos es diaria y dividida, reservándose el rango superior de dosificación para las infecciones potencialmente mortales. Hay que obtener las concentraciones pico y valle (máxima y mínima) con la tercera o cuarta dosis y, posteriormente, cada 3 o 4 días, vigilándose también la creatinina sérica de forma regular. **El aumento de la creatinina sérica o las concentraciones pico/valle fuera del rango aceptable requiere atención inmediata.**

■ **La dosificación con intervalo ampliado de los aminoglucósidos** es un método alternativo de administración y es más conveniente que la dosificación tradicional para la mayoría de las indicaciones. Las dosis con intervalo ampliado se proporcionan en los siguientes apartados específicos de fármacos. Se obtiene una concentración del fármaco 6-14 h después de la primera dosis, y se consulta un nomograma (fig. 15-1) para determinar el intervalo de dosis subsiguiente. La monitorización consiste en la obtención de la concentración del fármaco 6-14 h después de la dosis al menos semanalmente y una determinación de creatinina sérica al menos tres veces por semana. En los pacientes que no están respondiendo al tratamiento, debe comprobarse la concentración a las 12 h y, si ésta fuese indetectable, se deberá abandonar la dosificación de intervalo ampliado y cambiar a una dosificación tradicional.

■ En los **pacientes obesos** (peso real > 20 % por encima del peso corporal ideal [PCI]), debe emplearse una dosificación para peso obeso (PCI + 0,4 × [peso corporal real − PCI]) para determinar las dosis tanto para los métodos de dosificación tradicionales como para los de intervalo ampliado. La dosificación tradicional (mejor que la dosificación con intervalo ampliado) debe emplearse en pacientes embarazadas, pacientes con endocarditis, quemaduras que afectan a más del 20 % de la superficie corporal, anasarca y aclaramiento de creatinina (CrCl) < 30 ml/min.

■ La dosificación tradicional de **gentamicina y tobramicina** consiste en una dosis inicial de carga de 2 mg/kg i.v. (2-3 mg/kg en el paciente grave), seguida de 1-1,7 mg/kg i.v. cada 8 h (pico de 4-10 µg/ml; valle < 1-2 µg/ml). La dosificación con intervalo ampliado consiste en una dosis inicial de 5 mg/kg, determinándose el intervalo de dosificación posterior con un nomograma (v. fig. 15-1). La tobramicina también está disponible como fármaco inhalado para el tratamiento adyuvante de los pacientes con fibrosis quística o bronquiectasias complicadas por infección por *P. aeruginosa* (inhalación de 300 mg cada 12 h).

■ La **amikacina** posee un papel singular adicional frente a las infecciones por micobacterias y por *Nocardia*. La dosificación tradicional consiste en una dosis de carga inicial de 5-7,5 mg/kg i.v. (7,5-9 mg/kg en el enfermo grave), seguida de 5 mg/kg i.v. cada 8 h o 7,5 mg/kg i.v. cada 12 h (pico de 20-35 µg/ml; valle < 10 µg/ml). La dosificación con intervalo ampliado es de 15 mg/kg y el intervalo de dosis posterior se determina mediante un nomograma (v. fig. 15-1).

CONSIDERACIONES ESPECIALES

■ La **nefrotoxicidad** constituye el principal efecto adverso de los aminoglucósidos; es reversible cuando se detecta precozmente, pero puede ser permanente, sobre todo en pacientes con alteración de la función renal a causa de otras afecciones médicas. En pacientes con nefropatía descompensada, los aminoglucósidos deben emplearse con precaución o evitarse, si es posible. Si es posible, debe evitarse la administración simultánea de aminoglucósidos con otros agentes nefrotóxicos (formulaciones de anfotericina B, foscarnet, AINE, pentamidina, polimixinas, cidofovir y cisplatino).

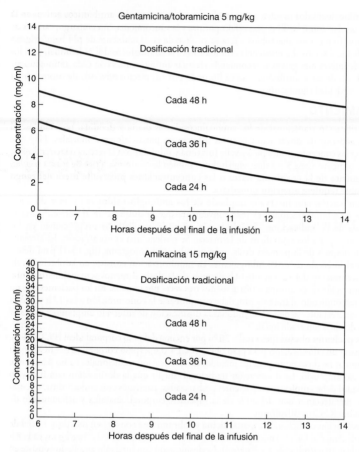

Figura 15-1. Nomogramas para la dosificación de los aminoglucósidos con intervalo ampliado. (Adaptado de Bailey TC, Little JR, Littenberg B, et al. A meta-analysis of extended-interval dosing versus multiple daily dosing of aminoglycosides. *Clin Infect Dis1997;24:786-795*).

■ La **ototoxicidad** (vestibular o coclear) es otro posible efecto adverso de los aminoglucósidos. En los tratamientos prolongados (> 14 días), deberá realizarse un audiograma basal y semanal.

Vancomicina

PRINCIPIOS GENERALES

■ La **vancomicina** (15 mg/kg i.v. cada 12 h; hasta 30 mg/kg i.v. cada 12 h para la meningitis) es un antibiótico glucopeptídico que interfiere en la síntesis de la pared celular al unirse a los precursores de D-alanil-D-alanina, que son esenciales para el entrecruzamiento de los peptidoglicanos en las paredes celulares de la mayoría de las bacterias grampositivas. La vancomicina es bactericida para los estafilococos, pero bacteriostática para los enterococos.

■ *Enterococcus foecium* resistente a vancomicina (ERV) y *S. aureus* con resistencia intermedia a la vancomicina (SAIV) plantean cada vez más dificultades a los médicos. Se han documentado casos de *S. aureus* resistente a la vancomicina, pero son inusuales.

TRATAMIENTO

■ Las indicaciones para el uso de vancomicina se muestran en la tabla 15-1.
■ La concentración **valle (mínima) deseada** es de 15-20 µg/ml para el tratamiento de las infecciones graves.

CONSIDERACIONES ESPECIALES

■ La vancomicina suele administrarse mediante infusión i.v. lenta durante al menos 1 h por gramo de dosis. Los ritmos de infusión más rápidos pueden producir el **síndrome del hombre rojo**, una reacción mediada por la histamina que se manifiesta con enrojecimiento de la parte superior del cuerpo.
■ **Efectos adversos:** nefrotoxicidad, neutropenia, trombocitopenia y exantema.

Fluoroquinolonas

PRINCIPIOS GENERALES

■ Las fluoroquinolonas ejercen su efecto bactericida al inhibir la función girasa y topoisomerasa del ADN bacteriano, que son fundamentales para la replicación del ADN. En general, estos antibióticos se absorben bien por vía oral, obteniéndose concentraciones séricas que se aproximan a las de la administración parenteral.
■ La administración simultánea con antiácidos que contienen aluminio o magnesio, sucralfato, bismuto, hierro oral, calcio oral y preparados con zinc oral puede alterar notablemente la absorción de todas las fluoroquinolonas administradas por vía oral.

TRATAMIENTO

■ El **ciprofloxacino** (250-750 mg v.o. cada 12 h, 500 mg v.o. cada 24 h, o 200-400 mg i.v. cada 8-12 h) y el **ofloxacino** (200-400 mg i.v. o v.o. cada 12 h) son activos frente a aerobios gramnegativos, entre ellos muchos patógenos productores de β-lactamasa AmpC. Estos fármacos suelen usarse para las IVU, la pielonefritis, las infecciones diarreicas, la prostatitis y las infecciones intraabdominales (con metronidazol). El ciprofloxacino es la quinolona más activa frente a *P. aeruginosa* y es la quinolona de elección para las infecciones graves por este patógeno. Sin embargo, muestra una actividad relativamente escasa frente a los cocos grampositivos y los anaerobios, y no debe emplearse como monoterapia empírica en la neumonía extrahospitalaria, las infecciones cutáneas y de tejidos blandos ni las infecciones intraabdominales. El ciprofloxacino oral e i.v. proporciona concentracio-

TABLA 15-1	Indicaciones para el uso de vancomicina

Tratamiento de las infecciones graves producidas por *Staphylococcus aureus* resistente a meticilina (SARM), confirmado o presunto

Tratamiento de las infecciones graves producidas por enterococos sensibles a vancomicina y resistentes a ampicilina

Tratamiento de las infecciones graves producidas por bacterias grampositivas en pacientes alérgicos a otros tratamientos apropiados

Tratamiento oral de la colitis grave por *Clostridium difficile*

Profilaxis quirúrgica del recambio de dispositivos protésicos en centros con índices elevados conocidos de SARM o en pacientes que se sabe están colonizados por SARM

Uso empírico en una presunta meningitis por grampositivos hasta haber identificado el microorganismo y confirmarse sus sensibilidades

nes séricas máximas similares, por lo que el tratamiento oral es adecuado, salvo que esté contraindicado.

■ El **levofloxacino** (250-750 mg v.o. o i.v. cada 24 h), el **moxifloxacino** (400 mg v.o./i.v. cada 24 h a diario) y el **gemifloxacino** (320 mg v.o. cada 24 h a diario) tienen una mayor cobertura frente a estreptococos, pero menos actividad frente a gramnegativos que el ciprofloxacino (salvo el levofloxacino, que abarca *P. aeruginosa*). El moxifloxacino puede utilizarse en monoterapia para las infecciones intraabdominales o cutáneas y de tejidos blandos, debido a su actividad frente a anaerobios, aunque cada vez es mayor la resistencia entre *B. fragilis*. Cada uno de estos fármacos es útil en el tratamiento de la sinusitis, la bronquitis, la neumonía extrahospitalaria y las IVU (excepto el moxifloxacino, que se elimina mínimamente en la orina). Algunos de estos fármacos son activos frente a micobacterias, y tienen un posible papel en el tratamiento de la tuberculosis resistente a fármacos y en las infecciones por micobacterias atípicas. El levofloxacino puede usarse como una alternativa en el tratamiento de la uretritis por clamidia.

CONSIDERACIONES ESPECIALES

■ Las **reacciones adversas** son: náuseas, trastornos del SNC (cefalea, intranquilidad y sensación de mareo, especialmente en los ancianos), exantema y fototoxicidad. Estos fármacos pueden causar una prolongación del intervalo QT_c, y no deben emplearse en pacientes que están siendo tratados con antiarrítmicos de clases I o III, en pacientes con alteraciones electrolíticas o de la conducción diagnosticadas, ni en las personas que estén tomando otros medicamentos que prolonguen el intervalo QT_c o induzcan bradicardia. Estos fármacos también deben utilizarse con precaución en los ancianos, ya que en ellos son más frecuentes los trastornos asintomáticos de la conducción. Es preciso evitar el uso de fluoroquinolonas de forma sistemática en pacientes menores de 18 años o en mujeres embarazadas o en período de lactancia, debido al riesgo de artropatía en los pacientes pediátricos. También pueden causar tendinitis o rotura tendinosa, especialmente del tendón de Aquiles y sobre todo en los pacientes ancianos. Cuando se usa junto con warfarina, puede producirse un aumento del índice internacional normalizado (INR).

■ **Esta clase de antibióticos presenta interacciones farmacológicas importantes.** Antes de iniciar su uso, es necesario comprobar los medicamentos que ya está recibiendo el paciente.

Antibióticos macrólidos y lincosamidas

PRINCIPIOS GENERALES

■ Los macrólidos y las lincosamidas son fármacos bacteriostáticos que bloquean la síntesis proteica en las bacterias al unirse a la subunidad 50S del ribosoma bacteriano.

■ Esta clase de antibióticos posee actividad frente a cocos grampositivos, incluidos estreptococos y estafilococos, y algunas bacterias gramnegativas de las vías respiratorias superiores, pero tiene una actividad mínima frente a los bacilos gramnegativos entéricos.

TRATAMIENTO

■ Los macrólidos se utilizan habitualmente en el tratamiento de faringitis, otitis media, sinusitis y bronquitis, especialmente en los pacientes alérgicos a PNC, y se encuentran entre los fármacos de elección para el tratamiento de infecciones por *Legionella*, *Chlamydia* y *Mycoplasma*. La azitromicina y la claritromicina pueden usarse en monoterapia de forma ambulatoria en la neumonía extrahospitalaria, y desempeñan un papel especial en el tratamiento y la profilaxis de las infecciones por el complejo *Mycobacterium avium* (MAC). Muchas cepas de neumococos resistentes a PNC también lo son a los macrólidos.

■ La **claritromicina** (250-500 mg v.o. cada 12 h o 1 000 mg XL v.o. cada 24 h) tiene una actividad potenciada frente a algunos patógenos respiratorios (especialmente *Haemophilus*). Suele emplearse para tratar bronquitis, sinusitis, otitis media, faringitis, infecciones de tejidos blandos y neumonía extrahospitalaria. Tiene un papel destacado en el tratamiento de la infección por MAC y es un componente importante de las pautas empleadas para erradicar *Helicobacter pylori* (v. capítulo 18, *Enfermedades digestivas*).

■ La **azitromicina** (500 mg v.o. durante 1 día, posteriormente 250 mg v.o. cada 24 h durante 4 días; 500 mg v.o. cada 24 h durante 3 días; microesferas de 2 000 mg v.o. en una única dosis; 500 mg i.v. cada 24 h) tiene un espectro de actividad similar al de la claritromicina, y se emplea de forma habitual para tratar bronquitis, sinusitis, otitis media, faringitis, infecciones de tejidos blandos y neumonía extrahospitalaria. Desempeña un papel destacado en la profilaxis frente a MAC (1 200 mg v.o. semanalmente) y en el tratamiento (500-600 mg v.o. cada 24 h) en los pacientes con infección por VIH. También suele usarse para tratar infecciones por *C. trachomatis* (1 g v.o. en dosis única). Una importante ventaja de la azitromicina es que carece de las numerosas interacciones farmacológicas observadas con la eritromicina y la claritromicina.

■ La **clindamicina** (150-450 mg v.o. cada 6-8 h o 600-900 mg i.v. cada 8 h) se clasifica químicamente como una lincosamida (relacionada con los macrólidos), con actividad frente a la mayoría de anaerobios, incluido *B. fragilis*. Tiene una biodisponibilidad oral excelente (90 %) y penetra bien en el hueso y las cavidades abscesificadas. También se utiliza para el tratamiento de la neumonía por aspiración y los abscesos pulmonares. La clindamicina es activa frente a la mayor parte de las cepas de *S. aureus* resistente a meticilina (SARM) extrahospitalarias, y se ha establecido como una opción terapéutica para las infecciones cutáneas y de tejidos blandos producidas por este microorganismo. Puede usarse la clindamicina como un segundo fármaco en el tratamiento de combinación de las infecciones invasivas por estreptococo y clostridios, para disminuir la producción de toxinas. El fármaco también puede emplearse en el tratamiento de presuntas infecciones por anaerobios de cabeza y cuello (abscesos periamigdalinos/retrofaríngeos, fascitis necrosante), aunque se usa con más frecuencia el metronidazol para las infecciones intraabdominales (la clindamicina posee una actividad menos fiable frente a *B. fragilis*). La clindamicina tiene también otros usos, como el tratamiento de la babesiosis (en combinación con la quinina), la toxoplasmosis (en combinación con la pirimetamina) y la neumonía por *Pneumocystis jirovecii* (en combinación con primaquina).

CONSIDERACIONES ESPECIALES

Efectos adversos: los macrólidos y la clindamicina se asocian a náuseas, espasmos abdominales y alteraciones en las pruebas de función hepática; estas últimas deberán comprobarse de forma intermitente durante el tratamiento prolongado. Las reacciones de hipersensibilidad con exantemas cutáneos prominentes son más frecuentes con la clindamicina, al igual que la colitis pseudomembranosa secundaria a *Clostridium difficile*. La claritromicina y la azitromicina pueden causar una prolongación del intervalo QT_C. La **claritromicina** posee interacciones farmacológicas importantes producidas por la inhibición del sistema citocromo P450.

Sulfamidas y trimetoprima

PRINCIPIOS GENERALES

La **sulfadiazina**, el **sulfafurazol** y la **trimetoprima** destruyen las bacterias lentamente al inhibir el metabolismo del ácido fólico. Esta clase de antibióticos se utiliza con más frecuencia para tratar IVU no complicadas, sinusitis y otitis media. Algunos fármacos que contienen sulfamidas también desempeñan funciones específicas en el tratamiento de las infecciones por *P. jirovecii*, *Nocardia*, *Toxoplasma* y *Stenotrophomonas*.

TRATAMIENTO

■ La **trimetoprima** (100 mg v.o. cada 12 h) se usa de forma ocasional en monoterapia para el tratamiento de las IVU. Se utiliza con más frecuencia en combinación con los preparados reseñados en los apartados siguientes. En combinación con la dapsona, la trimetoprima constituye un tratamiento alternativo en la neumonía leve por *P. jirovecii*.

■ La **trimetoprima/sulfametoxazol** es una combinación antibiótica (i.v. o v.o.) con una proporción 1:5 de trimetoprima:sulfametoxazol. La dosis del preparado i.v. es de 5 mg/kg i.v. cada 8 h (basado en el componente trimetoprima) para las infecciones graves. Los preparados orales (160 mg de trimetoprima/800 mg de sulfametoxazol en comprimidos de doble concentración [DC]) tienen una amplia biodisponibilidad, y se obtienen concentraciones farmacológicas similares con las formulaciones i.v. y v.o. Ambos componentes muestran una penetración tisular excelente, incluyendo los huesos, la próstata y el SNC. La combinación posee un espectro de actividad amplio, pero no suele inhibir *P. aeruginosa,* anaerobios ni estreptococos del grupo A. Es el tratamiento de elección para la neumonía por *P. jirovecii, Stenotrophomonas maltophilia, Tropheryma whippelii* e infecciones por *Nocardia.* Suele emplearse en el tratamiento de sinusitis, otitis media, bronquitis, prostatitis e IVU (un comprimido de DC v.o. cada 12 h). La trimetoprima/sulfametoxazol es activa frente a la mayoría de las cepas de SARM extrahospitalarias, y se usa ampliamente en casos no complicados de infecciones cutáneas y de tejidos blandos causadas por este microorganismo (con frecuencia, dos comprimidos DC v.o. cada 12 h). Se usa en la profilaxis de la neumonía por *P. jiroveci* (un comprimido DC v.o. dos veces por semana, tres veces por semana o con dosificación normal o DC a diario) en los pacientes con infección por el VIH, los pacientes con trasplante de órgano sólido, pacientes con trasplante de médula ósea y pacientes que reciben fludarabina. El tratamiento i.v. se cambia sistemáticamente al equivalente v.o. en los pacientes que requieren un tratamiento prolongado.

■ Para las infecciones graves, como los abscesos cerebrales por *Nocardia,* puede ser útil realizar un seguimiento de los niveles de fármaco con las concentraciones pico (100-150 µg/ml) y valle (50-100 µg/ml) de sulfametoxazol de forma ocasional durante el curso del tratamiento, y ajustar la dosis según sea necesario. En los pacientes con insuficiencia renal, las dosis pueden ajustarse siguiendo los picos (concentraciones máximas) de trimetoprima (5-10 µg/ml). El tratamiento prolongado puede producir supresión de la médula ósea, lo que posiblemente requiera tratamiento con ácido folínico (5-10 mg v.o. cada 24 h) hasta la normalización de los recuentos celulares.

■ La **sulfadiazina** (1-1,5 g v.o. cada 6 h) en combinación con pirimetamina (200 mg v.o. seguidos de 50-75 mg v.o. cada 24 h) y ácido folínico (10-20 mg v.o. cada 24 h) constituye el tratamiento de elección para la toxoplasmosis. La sulfadiazina también se usa en ocasiones para tratar infecciones por *Nocardia.*

CONSIDERACIONES ESPECIALES

Efectos adversos: estos fármacos se asocian a ictericia colestásica, supresión de la médula ósea, hiperpotasemia (con trimetoprima/sulfametoxazol), nefritis intersticial, elevaciones «falsas» de la creatinina sérica y reacciones de hipersensibilidad graves (síndrome de Stevens-Johnson/eritema multiforme). Las náuseas son frecuentes con dosis más elevadas. **Hay que preguntar a todos los pacientes si tienen alergia a las «sulfamidas»,** y se les deben mencionar nombres comerciales específicos.

Tetraciclinas

PRINCIPIOS GENERALES

■ Las tetraciclinas son antibióticos bacteriostáticos que se unen a la subunidad ribosómica 30S y bloquean la síntesis de proteínas.

■ Estos fármacos tienen propiedades únicas en el tratamiento de infecciones por *Rickettsia, Ehrlichia, Chlamydia* y *Mycoplasma.* Se emplean para el tratamiento de la mayoría de las infecciones transmitidas por garrapatas, la artritis relacionada con la enfermedad de Lyme, el tratamiento alternativo de la sífilis y las infecciones por *P. multocida* en pacientes alérgicos a PNC. La minociclina y la doxiciclina también son activas frente a algunos patógenos gramnegativos multirresistentes, y pueden usarse en estos casos basándose en los resultados del antibiograma.

TRATAMIENTO

- La **tetraciclina** (250-500 mg v.o. cada 6 h) se usa habitualmente para el acné grave y en algunas pautas para erradicación de *H. pylori.* También puede emplearse en el tratamiento de la borreliosis aguda de Lyme, la fiebre manchada de las Montañas Rocosas, la erliquiosis, la psitacosis, la neumonía por *Mycoplasma,* la neumonía por *Chlamydia,* y las infecciones oculares o del tracto genitourinario causadas por clamidias, pero estas infecciones suelen tratarse con doxiciclina u otros antibióticos. Los antiácidos que contienen aluminio y magnesio, y los preparados que contienen calcio, hierro u otros cationes orales pueden alterar significativamente la absorción oral de la tetraciclina y deben evitarse en las 2 h siguientes a cada dosis.
- La **doxiciclina** (100 mg v.o./i.v. cada 12 h) es la tetraciclina que se utiliza con más frecuencia y el tratamiento habitual frente a *C. trachomatis,* la fiebre manchada de las Montañas Rocosas, la erliquiosis y la psitacosis. Este fármaco también desempeña un papel en la profilaxis de la malaria (paludismo) y en el tratamiento de la neumonía extrahospitalaria. Asimismo, es útil en el tratamiento de infecciones no complicadas de piel y estructuras cutáneas causadas por SARM extrahospitalario.
- La **minociclina** (200 mg v.o.; y a continuación, 100 mg v.o. cada 12 h) es similar a la doxiciclina en su espectro de actividad e indicaciones clínicas. Entre las tetraciclinas, la minociclina es la que con más probabilidad proporciona cobertura frente a *Acinetobacter.* Este fármaco es el tratamiento de segunda línea para la nocardiosis pulmonar y la actinomicosis cervicofacial.

CONSIDERACIONES ESPECIALES

Efectos adversos: las náuseas y la fotosensibilidad son efectos secundarios frecuentes, por lo que hay que advertir a los pacientes acerca de la exposición al sol. En raras ocasiones, estos medicamentos se asocian a pseudotumor cerebral (hipertensión endocraneal idiopática o benigna). **En general, no deben administrarse a niños o mujeres embarazadas o que estén amamantando,** puesto que pueden provocar una decoloración del esmalte dental en el feto en desarrollo y en los niños pequeños. La minociclina se asocia a trastornos vestibulares.

OTROS FÁRMACOS ANTIMICROBIANOS

Colistina y polimixina B

PRINCIPIOS GENERALES

- El **colistimetato sódico** (2,5-5 mg/kg al día i.v. dividido cada 12 h) y la **polimixina B** (15 000-25 000 UI/kg al día i.v. dividido cada 12 h) son antibióticos polipeptídicos bactericidas que destruyen bacterias gramnegativas al alterar la membrana celular. Estos fármacos desempeñan funciones en el tratamiento de infecciones causadas por múltiples bacilos gramnegativos resistentes a fármacos, pero son inactivos frente a *Proteus, Providencia* y *Serratia.*
- **Estos medicamentos sólo deben administrarse bajo la supervisión de un médico con experiencia,** ya que el tratamiento parenteral tiene efectos secundarios significativos en el SNC y puede causar nefrotoxicidad. La colistina inhalada (75-150 mg cada 12 h administrada en nebulizador) se tolera mejor que la formulación i.v. (provocando generalmente tan sólo una irritación leve de la vía respiratoria superior), y tiene cierta eficacia como tratamiento adyuvante para las infecciones por *P. aeruginosa* o *Acinetobacter.*

CONSIDERACIONES ESPECIALES

Los **efectos adversos** con el tratamiento parenteral son parestesias, lenguaje «farfullante», entumecimiento o acorchamiento periférico, hormigueo y una nefrotoxicidad significativa dependiente de la dosis. Hay que reducir cuidadosamente la dosis en los pacientes con insuficiencia renal, puesto que la sobredosificación en este contexto puede provocar bloqueo neuromuscular y apnea. Se debe vigilar la creatinina sérica a diario al inicio del tratamiento y, posteriormente, a intervalos regulares durante el mismo. **Si es posible, debe evitarse el uso concomitante de aminoglucósidos u otros fármacos nefrotóxicos, así como bloqueantes neuromusculares.**

Dalbavancina

PRINCIPIOS GENERALES

La **dalbavancina** (1 000 mg i.v. el día 1 y 500 mg el día 8, para completar el ciclo terapéutico) es un lipoglucopéptido de acción prolongada (semivida terminal de 346 h) que inhibe la biosíntesis de la pared celular y demuestra actividad bactericida dependiente de la concentración. La dalbavancina es activa frente a numerosas bacterias aerobias grampositivas, como estafilococos (incluido SARM) y estreptococos, y su uso ha sido autorizado por la FDA para el tratamiento de infecciones bacterianas agudas de la piel y estructuras cutáneas.

CONSIDERACIONES ESPECIALES

Efectos adversos: náuseas, diarrea, vómitos, cefalea, insomnio, sensación de mareo y prurito. En los estudios clínicos, se observaron más pacientes con una elevación de la alanina-aminotransferasa mayor del triple del límite superior normal entre los pacientes tratados con dalbavancina que entre los que recibieron un fármaco comparativo. La frecuencia de alteración de otras pruebas hepáticas fue similar en ambos grupos de pacientes.

Daptomicina

PRINCIPIOS GENERALES

La **daptomicina** (4 mg/kg i.v. cada 24 h para las infecciones cutáneas y de las estructuras cutáneas; 6-8 mg/kg i.v. cada 24 h para las infecciones hematógenas) es un lipopéptido cíclico. El fármaco muestra una actividad bactericida rápida frente a una amplia variedad de bacterias grampositivas, incluidos enterococos, estafilococos y estreptococos. La daptomicina está aprobada por la FDA para el tratamiento de las infecciones complicadas cutáneas y de las estructuras cutáneas, así como de la bacteriemia por *S. aureus* y la endocarditis derecha. Este fármaco no debe emplearse para tratar infecciones primarias del pulmón, por su actividad disminuida en presencia del surfactante pulmonar. Puede aparecer resistencia al fármaco, y es obligada la comprobación de la sensibilidad del microorganismo.

CONSIDERACIONES ESPECIALES

Los **efectos adversos** son: trastornos digestivos, reacciones en el lugar de la inyección, elevación de las pruebas funcionales hepáticas (PFH) y elevación de la creatina-cinasa. Debe vigilarse la creatina-cinasa sérica basal y semanalmente, puesto que la daptomicina se ha asociado a efectos sobre los músculos esqueléticos, incluida la rabdomiólisis. También hay que vigilar en los pacientes posibles signos de debilidad muscular y mialgias, y el fármaco debe interrumpirse si estos síntomas se producen en presencia de elevaciones importantes de la creatina-cinasa (5 a 10 veces el límite superior normal con síntomas o 10 veces el límite superior normal sin síntomas). También hay que evitar el uso simultáneo de daptomicina e inhibidores de la 5-hidroxi-3-metilglutaril-coenzima A (HMG-CoA) reductasa debido al posible aumento del riesgo de miopatía.

Fosfomicina

PRINCIPIOS GENERALES

■ La **fosfomicina** (sobres de 3 g disueltos en agua fría v.o. en única dosis) es un antibiótico oral bactericida que destruye bacterias al inhibir un paso inicial en la síntesis de la pared celular. Tiene un espectro de actividad que incluye la mayor parte de los patógenos de las vías urinarias, lo que comprende *P. aeruginosa,* el género *Enterobacter* y los enterococos (incluyendo ERV) y algunas bacterias gramnegativas resistentes a múltiples fármacos.

■ Es más útil en el tratamiento de las IVU no complicadas en mujeres producidas por cepas sensibles de *E. coli* o *Enterococcus faecalis.* No debe emplearse para tratar la pielonefritis ni las infecciones sistémicas.

CONSIDERACIONES ESPECIALES

Entre los **efectos adversos** figura la diarrea. No debe administrarse con metoclopramida, puesto que este fármaco interfiere en la absorción de la fosfomicina.

Oxazolidinonas

PRINCIPIOS GENERALES

■ Las oxazolidinonas bloquean el ensamblaje de los ribosomas bacterianos e inhiben la síntesis proteica.

■ Las formulaciones i.v. y orales de **linezolid** (600 mg i.v./v.o. cada 12 h) producen concentraciones séricas equivalentes, y el fármaco posee una potente actividad frente a bacterias grampositivas, incluidos enterococos, estafilococos y estreptococos resistentes a fármacos. Sin embargo, carece de actividad significativa frente a las enterobacterias.

■ El linezolid es útil en las infecciones graves por ERV, como una alternativa a la vancomicina en el tratamiento de las infecciones por SARM, para pacientes con una indicación de tratamiento con vancomicina y que no toleran este fármaco, así como para el tratamiento oral de las infecciones por SARM cuando el acceso i.v. no sea posible. El linezolid no está aprobado por la FDA para el tratamiento de las infecciones del torrente circulatorio relacionadas con el catéter ni las infecciones en el lugar de entrada de éste. Puede desarrollarse resistencia a este antibiótico, por lo que es necesario comprobar la sensibilidad del microorganismo.

■ El **tedizolid** (200 mg v.o./i.v. cada 24 h) es una oxazolidinona aprobada por la FDA para el tratamiento de infecciones bacterianas agudas de la piel y estructuras cutáneas. El fosfato de tedizolid es un profármaco que se convierte rápidamente *in vivo* en el producto activo tedizolid, que inhibe la síntesis proteica bacteriana. El tedizolid es activo frente a estafilococos (incluido SARM), estreptococos y enterococos (incluyendo algunas cepas resistentes a la vancomicina).

CONSIDERACIONES ESPECIALES

■ Los **efectos adversos** asociados al linezolid son: diarrea, náuseas y cefalea. La trombocitopenia aparece con frecuencia en pacientes tratados durante más de 2 semanas, y está indicado el control seriado del recuento plaquetario. Se debe realizar semanalmente un hemograma completo durante el tratamiento prolongado con este fármaco. Los tratamientos prolongados se han asociado a neuropatía periférica y óptica. En raras ocasiones, también puede producirse acidosis láctica.

■ El linezolid presenta **diversas interacciones farmacológicas importantes.** Es un inhibidor leve de la monoaminooxidasa, y es importante advertir a los pacientes que no deben tomar inhibidores selectivos de la recaptación de serotonina (ISRS) ni otros antidepresivos, fentanilo ni petidina (meperidina) mientras estén tomando linezolid, con el fin de evitar la aparición de un síndrome serotoninérgico. Lo ideal es que los pacientes permanezcan sin tomar antidepresivos durante al menos 1 semana antes de iniciar el tratamiento con linezolid. También es importante evitar los preparados anticatarrales de venta sin receta que contienen pseudoefedrina o fenilpropanolamina, puesto que la administración simultánea con linezolid puede elevar la presión arterial. El linezolid no requiere ajustes de dosis en los pacientes con disfunción renal o hepática.

■ Los **efectos adversos** asociados al tedizolid son: náuseas, diarrea, vómitos, cefalea y mareos. El fosfato de tedizolid se ha estudiado fundamentalmente como régimen de 6 días. No existe la seguridad de que, si se usa más de 6 días, el tedizolid sea menos propenso a producir los efectos adversos característicos del linezolid, como alteraciones hematológicas y neuropatía periférica y óptica. En comparación con este último, parece menos probable que el fosfato de tedizolid inhiba la monoaminooxidasa; sin embargo, en estudios clínicos en fase III sobre infecciones bacterianas agudas de piel y estructuras cutáneas tratadas con tedizolid, se descartaron pacientes que estaban siendo tratados con serotoninérgicos.

Metronidazol

PRINCIPIOS GENERALES

■ El **metronidazol** (250-750 mg v.o./i.v. cada 6-12 h) sólo es activo frente a bacterias anaerobias y algunos protozoos. El fármaco ejerce su efecto bactericida mediante la acumulación de metabolitos tóxicos que interfieren en múltiples procesos biológicos. Muestra una penetración tisular excelente, incluyendo cavidades abscesificadas, huesos y el SNC.

■ Su actividad es mayor frente a anaerobios gramnegativos que frente a anaerobios grampositivos, pero es activo frente a *Clostridium perfringens* y *C. difficile.* Es el tratamiento de elección en monoterapia para la colitis leve a moderada causada por *C. difficile,* así como para la vaginosis bacteriana, y se puede usar en combinación con otros antibióticos para tratar infecciones intraabdominales y abscesos cerebrales. Las infecciones protozoarias que se tratan de forma sistemática con metronidazol son las causadas por *Giardia, Entamoeba histolytica* y *Trichomonas vaginalis.* Puede requerirse una reducción de la dosis en pacientes con hepatopatía descompensada.

CONSIDERACIONES ESPECIALES

Los **efectos adversos** son: náuseas, disgeusia, reacciones de tipo disulfiram con el alcohol y alteraciones leves del SNC (cefalea, inquietud). Rara vez el metronidazol provoca neuropatía periférica y convulsiones.

Nitrofurantoína

PRINCIPIOS GENERALES

■ La **nitrofurantoína** (50-100 mg v.o. en macrocristales cada 6 h o 100 mg v.o. en formulación de liberación dual cada 12 h, durante 5-7 días) es un antibiótico oral bactericida, útil para las IVU no complicadas, excepto las producidas por *Proteus, P. aeruginosa* o *Serratia.* El fármaco es metabolizado por las bacterias a metabolitos intermedios tóxicos que inhiben múltiples procesos bacterianos. Su uso ha tenido un ligero resurgimiento, puesto que con frecuencia es eficaz en las IVU no complicadas causadas por ERV.

■ Aunque solía usarse anteriormente para la profilaxis de la IVU, debe evitarse esta práctica, puesto que el tratamiento prolongado se asocia a síndromes pulmonares crónicos que pueden llegar a ser mortales. La nitrofurantoína no debe emplearse para tratar la pielonefritis ni cualquier otra infección sistémica, y debe evitarse en pacientes con disfunción renal.

CONSIDERACIONES ESPECIALES

Efectos adversos: las náuseas son el efecto adverso más frecuente, y el fármaco debe tomarse con alimentos para minimizar este problema. Hay que advertir a los pacientes de que la orina puede volverse de color marrón a causa del medicamento. En raras ocasiones, también puede observarse neurotoxicidad, hepatotoxicidad y fibrosis pulmonar con el uso de nitrofurantoína. Además, no debe utilizarse en pacientes con aclaramiento de creatinina < 60 ml/min, dado que aumenta el riesgo de sufrir efectos adversos asociados al tratamiento. No debe administrarse con probenecid, ya que esta combinación disminuye la concentración de nitrofurantoína en la orina.

Oritavancina

PRINCIPIOS GENERALES

La oritavancina (1 200 mg administrados como una dosis única por vía i.v.) es un lipoluco-péptido de actividad prolongada (semivida terminal de 245 h) que inhibe la biosíntesis de la pared celular por múltiples mecanismos, y demuestra actividad bactericida dependiente de la concentración. La oritavancina es activa frente a numerosas bacterias aerobias grampo-sitivas, como estafilococos (incluyendo SARM) y estreptococos, así como frente a algunos enterococos (incluidas algunas cepas resistentes a la vancomicina).

CONSIDERACIONES ESPECIALES

Efectos adversos: náuseas, diarrea, vómitos, cefalea, insomnio, sensación de mareo y pruri-to. En estudios clínicos en fase III no se observó que las elevaciones de enzimas hepáticas se produjeran con una frecuencia significativamente mayor en pacientes tratados con oritavan-cina en comparación con los tratados con vancomicina.

Quinupristina/dalfopristina

PRINCIPIOS GENERALES

■ La **quinupristina/dalfopristina** (7,5 mg/kg i.v. cada 8 h) es el primer fármaco de la clase de las estreptograminas aprobado por la FDA.

■ Este fármaco es activo frente a microorganismos grampositivos resistentes a antibióticos, especialmente ERV, SARM y cepas de *Streptococcus pneumoniae* resistentes a antibióticos. Muestra cierta actividad frente a patógenos gramnegativos de la vía respiratoria superior *(Haemophilus y Moraxella)* y anaerobios, pero se dispone de antibióticos más apropia-dos para tratar estas infecciones. La quinupristina/dalfopristina es bacteriostática para los enterococos y puede usarse en el tratamiento de las infecciones graves por ERV (sólo *E. faecium*, ya que el fármaco es inactivo frente a *E. faecalis*).

CONSIDERACIONES ESPECIALES

Los **efectos adversos** que se observan son artralgias y mialgias, que se producen frecuente-mente y pueden requerir la interrupción del tratamiento. El dolor en el lugar de infusión i.v. y la tromboflebitis son habituales cuando el fármaco se administra a través de una vena periférica. También se ha asociado su uso a una elevación de las PFH y, puesto que se eli-mina principalmente por metabolismo hepático, los pacientes con una alteración hepática significativa requieren un ajuste de la dosis. En cuanto a las interacciones farmacológicas, la quinupristina/dalfopristina es similar a la claritromicina.

Telavancina

PRINCIPIOS GENERALES

La **telavancina** (7,5-10 mg/kg cada 24-48 h, dependiendo del aclaramiento de creatinina) es un nuevo antibiótico lipoglucopéptido autorizado por la FDA para el tratamiento de la neumonía bacteriana intrahospitalaria asociada al respirador causada por *S. aureus,* y para las infecciones complicadas de la piel y de las estructuras cutáneas. La telavancina muestra una actividad amplia frente a bacterias grampositivas, entre ellas SARM, SAIV, *S. aureus* con he-terorresistencia intermedia a la vancomicina, *S. aureus* resistente a daptomicina y linezolid, estreptococos, enterococos sensibles a la vancomicina y algunos anaerobios grampositivos. El fármaco carece de actividad frente a bacterias gramnegativas, *S. aureus* resistente a la vancomicina y ERV.

CONSIDERACIONES ESPECIALES

Los **efectos adversos** son: náuseas, vómitos, sabor metálico o jabonoso, orina espumosa y nefrotoxicidad (lo que requiere el control seriado de la creatinina sérica). La hidratación previa con solución salina normal puede mitigar la nefrotoxicidad observada con el uso de este fármaco. La telavancina también puede causar una prolongación leve del intervalo QTc. Se requiere una prueba de embarazo sérica negativa antes de administrar telavancina a mujeres en edad fértil, debido a los efectos teratógenos observados en los animales.

Tigeciclina

PRINCIPIOS GENERALES

La **tigeciclina** (dosis de carga de 100 mg i.v; posteriormente, 50 mg i.v. cada 12 h) es el único antibiótico de la clase de las glicilciclinas autorizado por la FDA. Su mecanismo de acción es similar al de las tetraciclinas, inhibiendo la traducción de las proteínas bacterianas mediante su unión al ribosoma 30S. La adición de la cadena lateral glicil amplía su actividad frente a patógenos bacterianos que son normalmente resistentes a la tetraciclina y la minociclina. Tiene un amplio espectro de actividad bactericida frente a bacterias grampositivas, gramnegativas y anaerobias, excepto *P. aeruginosa* y algunas cepas de *Proteus*. Actualmente, su uso está atorizado por la FDA para el tratamiento de infecciones complicadas de piel y de estructuras cutáneas, infecciones intraabdominales complicadas y la neumonía extrahospitalaria. Además, puede usarse para tratar algunas otras infecciones tisulares debidas a cepas de ERV sensibles y algunas bacterias gramnegativas resistentes a múltiples fármacos. Hasta no disponer de más datos, conviene evitar su empleo para tratar la bacteriemia primaria.

CONSIDERACIONES ESPECIALES

Efectos adversos: las náuseas y los vómitos son los efectos adversos más frecuentes. No se ha estudiado el uso de tigeciclina en pacientes menores de 18 años, y está contraindicada en mujeres embarazadas y lactantes. Puesto que tiene una estructura similar a las tetraciclinas, puede producir fotosensibilidad, decoloración de los dientes y, rara vez, pseudotumor cerebral. También puede aparecer algún caso de pancreatitis.

FÁRMACOS ANTIMICOBACTERIANOS

Para tratar de forma eficaz las infecciones por *Mycobacterium tuberculosis* (MTB) se requiere una quimioterapia combinada diseñada para evitar la aparición de microorganismos resistentes y maximizar la eficacia. El aumento de la resistencia a los fármacos tuberculostáticos convencionales ha desembocado en el uso de pautas terapéuticas más complejas y ha determinado que los antibiogramas formen parte integral del tratamiento de la TB (v. capítulo 14, *Tratamiento de las enfermedades infecciosas*).

Isoniazida

PRINCIPIOS GENERALES

La **isoniazida** (INH, 300 mg v.o. cada 24 h) ejerce sus efectos bactericidas sobre micobacterias sensibles al interferir en la síntesis de los componentes lipídicos de la pared celular micobacteriana. La INH es un componente de prácticamente todas las pautas terapéuticas y puede administrarse dos veces por semana en el tratamiento directamente controlado (15 [mg/kg]/dosis; 900 mg máximo). La INH sigue siendo el fármaco de elección para el tratamiento de la infección tuberculosa latente (300 mg v.o. cada 24 h durante 9 meses).

CONSIDERACIONES ESPECIALES

Como **efectos adversos,** se observan elevaciones de las transaminasas (20 %). Este efecto puede ser idiosincrásico, pero suele detectarse en casos de edad avanzada, hepatopatía subyacente o consumo simultáneo de alcohol, y puede verse potenciado por la rifampicina. Las elevaciones de las transaminasas por encima del triple del límite superior normal requieren la suspensión del tratamiento. Se deben realizar PFH semanalmente durante la etapa inicial del tratamiento en los pacientes con disfunción hepática diagnosticada. La INH también antagoniza el metabolismo de la vitamina B_6 y puede llegar a producir neuropatía periférica. Esto puede evitarse o minimizarse con la administración simultánea de piridoxina, 25-50 mg v.o. al día, especialmente en los ancianos, en las mujeres embarazadas y en los pacientes con diabetes, insuficiencia renal, alcoholismo y trastornos convulsivos.

Rifamicinas

PRINCIPIOS GENERALES

Las rifamicinas ejercen su actividad bactericida sobre las micobacterias sensibles al inhibir la ARN-polimerasa dependiente del ADN, y deteniendo así la transcripción.

■ La **rifampicina** (600 mg v.o. cada 24 h o dos veces por semana) es un componente integral de la mayoría de las pautas terapéuticas de la tuberculosis. También se muestra activa frente a muchas bacterias grampositivas y gramnegativas. La rifampicina se utiliza como tratamiento adyuvante en la endocarditis estafilocócica sobre válvula protésica (300 mg v.o. cada 8 h), en la profilaxis para personas en estrecho contacto con pacientes con infección producida por *Neisseria meningitidis* (600 mg v.o. cada 12 h), y como tratamiento adyuvante de infecciones óseas y articulares asociadas a dispositivos o material protésico. El fármaco se absorbe bien por vía oral y se distribuye ampliamente por el organismo, incluido el líquido cefalorraquídeo (LCR).

■ La **rifabutina** (300 mg v.o. cada 24 h) se usa principalmente en el tratamiento de las infecciones tuberculosas y MAC en pacientes VIH positivos que están recibiendo tratamiento antirretroviral de gran actividad (HAART, *highly active antirretroviral therapy*), puesto que tiene menos efectos nocivos sobre el metabolismo inhibidor de proteasas que la rifampicina (v. capítulo 16, *Infecciones de transmisión sexual, virus de la inmunodeficiencia humana y síndrome de inmunodeficiencia adquirida*).

CONSIDERACIONES ESPECIALES

Efectos adversos: es importante advertir a los pacientes acerca de la decoloración rojiza-naranja de los líquidos corporales y no se deben usar lentes de contacto durante el tratamiento. Pueden observarse: exantema, alteraciones digestivas, trastornos hematológicos, hepatitis y nefritis intersticial. También se ha asociado uveítis a la rifabutina. **Esta clase de antibióticos presenta interacciones farmacológicas importantes.**

Pirazinamida

PRINCIPIOS GENERALES

■ La **pirazinamida** (15-30 mg/kg v.o. cada 24 h [máximo, 2 g] o 50-75 mg/kg v.o. dos veces a la semana [máximo, 4 g/dosis]) destruye las micobacterias que se replican en los macrófagos por un mecanismo desconocido de interrupción del transporte de membrana.

■ Se absorbe bien por vía oral y se distribuye ampliamente por el organismo, incluido el LCR. La pirazinamida suele emplearse durante los primeros 2 meses del tratamiento.

CONSIDERACIONES ESPECIALES

Los **efectos adversos** son: hiperuricemia y hepatitis.

Etambutol

PRINCIPIOS GENERALES

■ El **etambutol** (15-25 mg/kg v.o. cada 24 h o 50-75 mg/kg v.o. dos veces por semana; máximo, 2,4 g/dosis) es un fármaco bacteriostático que inhibe la arabinosil-transferasa (que interviene en la síntesis de la pared celular).

■ En los pacientes con alteración de la función renal deben reducirse las dosis.

CONSIDERACIONES ESPECIALES

Efectos adversos: puede producirse neuritis óptica, que se manifiesta como una disminución de la percepción de los colores rojo-verde, una disminución de la agudeza visual o de los campos visuales. Se deben realizar exploraciones oftalmológicas basales y mensuales durante el tratamiento. La función renal también debe vigilarse constantemente, puesto que la acumulación del fármaco en un paciente con insuficiencia renal puede aumentar el riesgo de aparición de efectos oculares.

Estreptomicina

PRINCIPIOS GENERALES

La **estreptomicina** es un aminoglucósido que se puede utilizar en sustitución del etambutol y en casos de MTB resistente a fármacos. No penetra bien en el SNC y no debe usarse en la meningitis tuberculosa.

FÁRMACOS ANTIVÍRICOS

Los fármacos antivíricos actuales sólo suprimen la replicación vírica. La contención o la eliminación del virus requieren una respuesta inmunitaria intacta del paciente. Los fármacos contra el VIH se exponen en el capítulo 16, *Infecciones de transmisión sexual, virus de la inmunodeficiencia humana y síndrome de inmunodeficiencia adquirida.*

Fármacos antigripales (inhibidores de la neuraminidasa)

PRINCIPIOS GENERALES

El **zanamivir**, el **oseltamivir** y el **peramivir** bloquean la neuraminidasa de los virus gripales A y B. Esta actividad es necesaria para conseguir la salida y la liberación de los virus de las células infectadas. Estos fármacos han demostrado una ligera actividad en los ensayos clínicos, con una mejoría de 1 a 2 días en los síntomas de los pacientes tratados en las primeras 48 h del inicio de los síntomas gripales. Al inicio de cada temporada de gripe, se recomienda consultar con las autoridades sanitarias locales para determinar el fármaco antivírico más eficaz. Aunque el oseltamivir y el zanamivir son efectivos en la profilaxis de la gripe, la vacunación anual frente a esta enfermedad sigue siendo el método más eficaz de profilaxis en todos los pacientes de riesgo elevado y en los profesionales sanitarios (v. Apéndice A, *Inmunizaciones y tratamientos posteriores a la exposición*).

■ El **zanamivir** (10 mg [dos inhalaciones] cada 12 h durante 5 días, empezando en las 48 h del comienzo de los síntomas) es un inhibidor de la neuraminidasa que se administra por inhalación y que es activo frente a los virus de la gripe A y B. Está indicado en el tratamiento de la infección gripal aguda no complicada en adultos y niños de más de 7 años de edad con síntomas de menos de 48 h de evolución. El fármaco también se recomienda para la profilaxis de la gripe en pacientes mayores de 5 años de edad.

• **Efectos adversos.** En ocasiones, se observa cefalea, alteraciones digestivas, sensación de mareo y síntomas de vías respiratorias superiores. Puede aparecer broncoespasmo o alteración de la función pulmonar (o ambas cosas) en pacientes con trastornos respiratorios subyacentes, que puede requerir el empleo de un broncodilatador de acción rápida para su control.

■ El **oseltamivir** (75 mg v.o. cada 12 h durante 5 días) es un inhibidor de la neuraminidasa que se administra por vía oral y es activo frente a los virus de la gripe A y B. Está indicado para el tratamiento de la gripe aguda no complicada en adultos y en niños mayores de 1 año que hayan presentado síntomas durante menos de 2 días. Este fármaco también se recomienda para la profilaxis de la gripe A y B en adultos y niños mayores de 1 año.
 • Los **efectos adversos** son: náuseas, vómitos y diarrea. También puede aparecer sensación de mareo y cefalea.

■ El **peramivir** (600 mg i.v. como tratamiento en dosis única) es un inhibidor de la neuraminidasa que se administra por vía i.v. y que muestra actividad contra el virus de la gripe A y B. Está aprobado por la FDA para el tratamiento en dosis única de la gripe aguda no complicada en adultos cuyos síntomas han durado menos de 2 días. No se ha demostrado que el fármaco sea eficaz en casos graves de gripe que requieren hospitalización.
 • Los **efectos adversos** son: diarrea y escasos casos de reacciones cutáneas, alteraciones de la conducta, cifra de neutrófilos ≤ 1 000/µl, hiperglucemia, elevación de la creatina-cinasa y elevación de las transaminasas.

Fármacos antiherpéticos

PRINCIPIOS GENERALES

Los fármacos antiherpéticos son análogos de nucleótidos que inhiben la síntesis del ADN vírico.

■ El **aciclovir** es activo frente al virus del herpes simple (VHS) y el virus de la varicela-zóster (VVZ) (400 mg v.o. cada 8 h para el VHS, 800 mg v.o. cinco veces al día para las infecciones por VVZ localizadas, 5-10 mg/kg i.v. cada 8 h para las infecciones graves por VHS y 10 mg/kg i.v. cada 8 h para las infecciones graves por VVZ y la encefalitis por VHS).
 • Está indicado en el tratamiento primario y las recidivas del herpes genital, la estomatitis herpética grave y la encefalitis por herpes simple. Puede usarse como profilaxis en pacientes que presentan recidivas frecuentes del VHS (400 mg v.o. cada 12 h). También se emplea en el tratamiento del herpes zóster oftálmico, la infección primaria diseminada por VVZ en los adultos (morbilidad significativa en comparación con la enfermedad de la infancia) y la infección primaria diseminada grave por VVZ en los niños.
 • **Efectos adversos.** Puede producir una nefropatía cristalina reversible; la insuficiencia renal preexistente, la deshidratación y el tratamiento en bolos i.v. aumentan el riesgo de aparición de este efecto. También pueden producirse, aunque en raras ocasiones, casos de alteraciones del SNC, entre ellas estado confusional, temblores y convulsiones, sobre todo con dosis elevadas, en pacientes con insuficiencia renal y en los ancianos.

■ El **valaciclovir** (1 000 mg v.o. cada 8 h para el herpes zóster, 1 000 mg v.o. cada 12 h para un episodio inicial de infección genital por VHS y 500 mg v.o. cada 12 h o 1 000 mg v.o. cada 24 h para los episodios recurrentes de infección por el VHS) es un profármaco del aciclovir que se administra por vía oral y que se emplea en el tratamiento de las infecciones agudas por herpes zóster y para el tratamiento o supresión de la infección genital por VHS. Se convierte en aciclovir en el organismo. La ventaja que presenta sobre el aciclovir oral es la dosificación menos frecuente.
 • El **efecto adverso** más habitual son las náuseas. El valaciclovir casi nunca provoca alteraciones del SNC, y las dosis elevadas (8 g/día) se han asociado a la aparición de síndrome hemolítico-urémico/púrpura trombótica trombocitopénica en pacientes inmunodeprimidos, incluidos aquellos con infección por VIH y trasplantes de médula ósea y órganos sólidos.

■ El **famciclovir** (500 mg v.o. cada 8 h para el herpes zóster, 250 mg v.o. cada 8 h para el episodio inicial de infección genital por VHS y 125 mg v.o. cada 12 h para los episodios recurrentes de infección genital por el VHS) es un fármaco antivírico que se administra por vía oral y que se utiliza en el tratamiento de la reactivación aguda del herpes zóster, y en el tratamiento o la supresión de las infecciones genitales por VHS.
 • Los **efectos adversos** son: cefalea, náuseas y diarrea.

Fármacos para la infección por citomegalovirus

■ El **ganciclovir** se usa para tratar la infección por citomegalovirus (CMV): 5 mg/kg i.v. cada 12 h durante 14-21 días en el tratamiento de inducción de la retinitis por citomegalovirus (CMV), seguido de 6 mg/kg i.v. durante 5 días cada semana o 5 mg/kg i.v. cada 24 h; la dosis oral es de 1 000 mg v.o. cada 8 h con alimentos.

• Es un fármaco activo frente al VHS y el VVZ, aunque se dispone de fármacos más seguros para tratar estas infecciones. El fármaco se distribuye ampliamente por todo el organismo, incluido el LCR.

• Está indicado en el tratamiento de la retinitis por CMV y otras infecciones graves por CMV en pacientes inmunodeprimidos (p. ej., pacientes trasplantados y con sida). Para suprimir la infección por CMV en pacientes con sida, generalmente, se necesita un tratamiento de mantenimiento crónico

• **Efectos adversos.** La neutropenia, que puede requerir tratamiento con factor estimulante de colonias de granulocitos (300 µg s.c. al día una vez a la semana), es el principal efecto adverso que limita el tratamiento. También puede aparecer trombocitopenia, exantema, estado confusional, cefalea, nefrotoxicidad y alteraciones digestivas. Hay que comprobar el hemograma y los electrólitos semanalmente mientras el paciente esté siendo tratado. Otros fármacos con efectos nefrotóxicos o de supresión de la médula ósea pueden potenciar los efectos adversos del ganciclovir.

■ El **valganciclovir** (900 mg v.o. cada 12-24 h) es el profármaco oral del ganciclovir. Este fármaco posee una biodisponibilidad excelente y se puede utilizar en el tratamiento de la retinitis por CMV y, por tanto, ha desbancado al ganciclovir oral, cuya biodisponibilidad por vía oral es escasa. Sin embargo, los efectos adversos son los mismos que los del ganciclovir.

■ El **foscarnet** (60 mg/kg i.v. cada 8 h o 90 mg/kg i.v. cada 12 h durante 14-21 días como tratamiento de inducción, seguido de 90-120 mg/kg i.v. cada 24 h como tratamiento de mantenimiento para el CMV; 40 mg/kg i.v. cada 8 h para tratar la infección por VHS y VVZ resistentes al aciclovir) se usa para tratar la retinitis por CMV en pacientes con sida. Generalmente, se considera su administración en pacientes que no toleran o no responden al ganciclovir.

• En ocasiones, se emplea para la enfermedad por CMV en pacientes con trasplante de médula ósea, para evitar los efectos de supresión sobre ésta provocados por el ganciclovir. También se usa en el tratamiento de las infecciones por VHS/VVZ resistentes al aciclovir y en las infecciones por CMV resistentes al ganciclovir.

• **Efectos adversos.** El riesgo de nefrotoxicidad es un problema importante. Hay que determinar el aclaramiento de creatinina basal y los electrólitos (PO_4, Ca^{2+}, Mg^{2+}, K^+), y comprobar la creatinina sérica al menos dos veces por semana. Debe administrarse suero salino normal (500-1 000 ml) antes y durante las infusiones, para reducir la nefrotoxicidad. Es preciso evitar el foscarnet en pacientes con una creatinina sérica > 2,8 mg/dl o un CrCl basal < 50 ml/min. También debe evitarse el uso simultáneo de otras sustancias nefrotóxicas (p. ej., anfotericina, aminoglucósidos, pentamidina, antiinflamatorios no esteroideos, cisplatino o cidofovir). El foscarnet fija (mediante quelación) cationes divalentes y puede causar tetania, incluso con concentraciones séricas normales de calcio. El uso de foscarnet con pentamidina puede producir una hipocalcemia grave. Otros efectos secundarios son: convulsiones, flebitis, exantema y úlceras genitales. **El tratamiento prolongado con foscarnet debe ser supervisado por médicos que tengan experiencia con la administración de tratamiento i.v. domiciliario y que puedan vigilar sistemáticamente los resultados analíticos de los pacientes.**

■ El **cidofovir** (5 mg/kg i.v. una vez a la semana durante 2 semanas como tratamiento de inducción, seguido de 5 mg/kg i.v. cada 14 días de forma crónica como tratamiento de mantenimiento) se emplea principalmente para tratar la retinitis por CMV en pacientes con sida. Puede administrarse a través de una vía i.v. periférica.

• **Efectos adversos.** El más frecuente es la nefrotoxicidad. El cidofovir debe evitarse en pacientes con un CrCl < 55 ml/min, una creatinina sérica > 1,5 mg/dl, una proteinuria significativa o antecedentes recientes de haber sido tratados con otros medicamentos nefrotóxicos.

- **Cada dosis de cidofovir debe administrarse con probenecid** (2 g v.o. 3 h antes de la infusión y, posteriormente, 1 g 2 h y 8 h después de la infusión) junto con 1 litro de suero salino normal i.v. 1-2 h antes de la infusión para minimizar la nefrotoxicidad. Antes de administrar cada dosis de este fármaco, hay que comprobar la creatinina sérica y las proteínas urinarias en todos los pacientes. Éstos deben ser supervisados periódicamente por un médico, puesto que la administración de cidofovir exige la vigilancia sistemática de las pruebas analíticas.

FÁRMACOS ANTIMICÓTICOS

Anfotericina B

PRINCIPIOS GENERALES

- La **anfotericina B** es un fármaco fungicida, puesto que interactúa con el ergosterol y altera la permeabilidad de la membrana celular del hongo. La reformulación de este fármaco en varios vehículos lipídicos ha disminuido algunos de sus efectos adversos. Las formulaciones de anfotericina B no son eficaces para tratar las infecciones producidas por *Pseudalle-scheria boydii, Candida lusitania* o *Aspergillus terreus.*
- El **desoxicolato de anfotericina B** (0,3-1,5 mg/kg cada 24 h como infusión única durante 2-6 h) fue en su día el pilar del tratamiento antimicótico, pero en la actualidad ha sido sustituido por formulaciones de base lipídica del fármaco que mejoran su tolerabilidad.
- Los **preparados de anfotericina B** con lípidos, entre ellos la anfotericina B liposómica (3- 6 mg/kg i.v. cada 24 h), el complejo lipídico de anfotericina B (5 mg/kg i.v. cada 24 h) y la dispersión coloidal de anfotericina B (3-4 mg/kg i.v. cada 24 h), provocan menos nefrotoxicidad y se asocian generalmente a menos reacciones relacionadas con la infusión que el desoxicolato de anfotericina B. La anfotericina B liposómica es la formulación con mayor número de usos aprobados por la FDA y también parece ser la formulación lipídica que mejor se tolera.

CONSIDERACIONES ESPECIALES

- El principal **efecto adverso** de todas las formulaciones de la anfotericina B, incluidas las formulaciones lipídicas, es la **nefrotoxicidad.** Antes y después de cada infusión, hay que administrar a los pacientes 500 ml de suero salino normal, para minimizar la nefrotoxicidad. La insuficiencia renal irreversible parece relacionarse con dosis acumuladas. Por tanto, siempre que sea posible debe evitarse la administración coincidente de otras sustancias nefrotóxicas conocidas.
- Los **efectos** habituales **relacionados con la infusión** son: fiebre/escalofríos, náuseas, cefalea y mialgias. La administración previa de 500-1 000 mg de paracetamol y 50 mg de difenhidramina puede controlar muchos de estos síntomas. Las reacciones más graves pueden evitarse administrando previamente 25-50 mg i.v. de hidrocortisona. Los escalofríos intolerables relacionados con la infusión pueden tratarse con 25-50 mg de petidina (meperidina).
- El tratamiento con anfotericina B se asocia a **pérdidas de potasio y magnesio** que, por lo general, requieren suplementos. Hay que controlar la creatinina sérica y los electrólitos (incluidos Mg^{2+} y K^+) al menos dos o tres veces por semana.

Azoles

PRINCIPIOS GENERALES

Los azoles son fármacos fungistáticos que inhiben la síntesis de ergosterol.
- El **fluconazol** (100-800 mg v.o./i.v. cada 24 h) es el fármaco de elección para muchas infecciones candidiásicas localizadas, como las IVU, la candidiasis oral y la vaginal (150 mg en dosis única), la esofagitis, la peritonitis y la infección hepatoesplénica. También es un fármaco viable para las infecciones candidiásicas diseminadas graves (p. ej., candidemia)

y constituye el tratamiento de elección para la terapia de consolidación de la meningitis criptocócica tras un ciclo inicial de 14 días de un producto de anfotericina B, o como fármaco de segunda línea en el tratamiento primario de la meningitis criptocócica (400-800 mg v.o. cada 24 h durante 8 semanas, seguido a continuación por 200 mg v.o. cada 24 h como tratamiento de mantenimiento crónico).

• El fluconazol carece de actividad frente al género *Aspergillus* y *Candida krusei*, por lo que no debe emplearse para el tratamiento de estas infecciones. *Candida glabrata* también puede ser resistente al fluconazol. Su absorción es independiente de la acidez gástrica.

■ El **itraconazol** (200-400 mg v.o. cada 24 h) es un triazol con una actividad antimicótica de amplio espectro.

• Suele usarse para tratar micosis endémicas como coccidioidiomicosis, histoplasmosis, blastomicosis y esporotricosis.

• Es un tratamiento alternativo para *Aspergillus* y también se puede utilizar para el tratamiento de las infecciones producidas por dermatofitos, incluida la onicomicosis de las uñas de los pies (200 mg v.o. cada 24 h durante 12 semanas) y de las uñas de las manos (200 mg v.o. cada 12 h durante 1 semana, con una interrupción de 3 semanas y, posteriormente, un segundo ciclo de 200 mg v.o. cada 12 h durante 1 semana).

• Las cápsulas necesitan una acidez gástrica adecuada para su absorción y, por tanto, se deben tomar con alimento o bebidas carbonatadas, mientras que la formulación líquida no se ve significativamente afectada por la acidez gástrica y se absorbe mejor con el estómago vacío.

■ El **posaconazol** (las dosis de los comprimidos de liberación retardada e i.v. son de 300 mg v.o./i.v. cada 12 h el día 1, seguido de 300 mg v.o./i.v. cada 24 h; la dosis de la suspensión oral es de 200 mg v.o. cada 8 h como profilaxis y de 100-400 mg v.o. cada 12-24 h para tratamiento de la candidiasis orofaríngea) es un azol oral autorizado por la FDA para la profilaxis de la aspergilosis invasiva y la candidiasis en pacientes trasplantados de células madre hematopoyéticas con enfermedad de injerto contra huésped o en pacientes con neoplasias hematológicas que presentan neutropenia prolongada por la quimioterapia, así como para la candidiasis bucofaríngea. Este fármaco también se ha mostrado eficaz para el tratamiento de la mucormicosis, si bien no está autorizado por la FDA para este uso.

• Cada dosis de suspensión debe administrarse con comidas completas, suplemento de líquidos o bebidas carbonatadas ácidas (p. ej., *ginger ale*). El tratamiento con antiácidos puede reducir significativamente la absorción de la suspensión oral, pero no la de los comprimidos de liberación retardada.

• La rifabutina, la fenitoína y la cimetidina reducen significativamente las concentraciones de posaconazol y no deben administrarse de forma sistemática al mismo tiempo.

• El posaconazol aumenta significativamente la biodisponibilidad de la ciclosporina, el tacrolimús y el midazolam, por lo que se deben reducir las dosis de estos fármacos cuando se emplean con posaconazol. También debe considerarse la reducción de las dosis de los alcaloides de la vinca, las estatinas y los antagonistas del calcio.

• La terfenadina, el astemizol, la pimozida, la cisaprida, la quinidina y los alcaloides ergotamínicos también están contraindicados con el posaconazol.

■ El **voriconazol** (dosis de carga de 6 mg/kg i.v. [dos dosis con un intervalo entre ellas de 12 h], seguida de una dosis de mantenimiento de 4 mg/kg i.v. cada 12 h o 200 mg v.o. cada 12 h [100 mg v.o. cada 12 h si el peso es < 40 kg]) es un antifúngico triazólico con un espectro de actividad frente a una amplia gama de hongos patógenos. Tiene una actividad *in vitro* aumentada frente a todas las especies clínicamente importantes de *Aspergillus*, así como *Candida* (incluyendo la mayoría de cándidas no *albicans*), *Scedosporium apiospermum* y el género *Fusarium*.

• Constituye el tratamiento de elección en la mayoría de las formas invasivas de aspergilosis, frente a las cuales ha mostrado unas tasas de respuesta del 40 % al 50 % y una superioridad sobre las formas convencionales de anfotericina B. También es eficaz en el tratamiento de la candidemia, la candidiasis esofágica, y las infecciones por *Scedosporium* y *Fusarium*.

• Una de las ventajas del voriconazol es la fácil transición desde el tratamiento i.v. a v.o., debido a su excelente biodisponibilidad. Para las infecciones fúngicas refractarias, puede ser útil un aumento de dosis del 50 %. La dosis de mantenimiento se reduce en un 50 % en los pacientes con insuficiencia hepática moderada.

* Debido a su metabolismo a través del **sistema citocromo P450** (enzimas 2C19, 2C9 y 3A4), existen algunas **interacciones farmacológicas clínicamente significativas** que deben tenerse en cuenta. La rifampicina, la rifabutina, la carbamazepina (reducen considerablemente las concentraciones de voriconazol), el sirolimús (aumenta las concentraciones del fármaco) y el astemizol (prolonga el intervalo QT_c) están contraindicados con el uso de voriconazol. La administración coincidente de ciclosporina, tacrolimús y warfarina requiere una vigilancia constante.

■ El **sulfato de isavuconazonio, el profármaco del isavuconazol** (372 mg de sulfato de isavuconazonio [equivalente a 200 mg de isavuconazol] v.o./i.v. cada 8 h durante 48 h, a continuación 372 mg de sulfato de isavuconazonio [equivalente a 200 mg de isavuconazol] v.o./i.v. cada 24 h), es un azol que presenta actividad antifúngica de amplio espectro y cuyo uso ha sido autorizado por la FDA para el tratamiento de la aspergillosis invasiva y la mucormicosis invasiva.

* La formulación oral tiene una biodisponibilidad oral del 98 % que no se ve afectada por los alimentos.
* La formulación i.v. no contiene un vehículo solubilizante basado en ciclodextrina, y puede usarse de modo seguro en pacientes con aclaramiento de creatinina ≤ 50 ml/min.
* No se asocia a una prolongación del intervalo QT, sino más bien a un ligero acortamiento de QT_c.
* La rifampicina, la carbamazepina, los barbitúricos de acción prolongada y el hipérico («hierba de San Juan») reducen significativamente las concentraciones de isavuconazol, y está contraindicado su uso con este fármaco.
* El ketoconazol y el ritonavir en dosis elevadas pueden aumentar significativamente las concentraciones de isavuconazol, por lo que está contraindicado su uso con este fármaco.

CONSIDERACIONES ESPECIALES

Las náuseas, la diarrea y el exantema son efectos secundarios leves de los azoles. La hepatitis es una complicación infrecuente, pero grave. Se debe vigilar rigurosamente el tratamiento cuando exista alteración de la función hepática, y es importante controlar periódicamente las PFH con el uso crónico de estos fármacos. Los azoles también pueden provocar una prolongación del intervalo QT_c. Las concentraciones de itraconazol deben comprobarse tras 1 semana de tratamiento para confirmar su absorción. Las formulaciones i.v. del voriconazol y el posaconazol no deben usarse de forma sistemática en pacientes con un CrCl < 50 ml/min, debido a la posible acumulación y toxicidad del vehículo ciclodextrina. La alteración visual transitoria es un efecto adverso frecuente (30 %) del voriconazol. **Esta clase de antibióticos presenta interacciones farmacológicas importantes.**

Equinocandinas

PRINCIPIOS GENERALES

Esta clase de antimicóticos inhibe la enzima (1,3)-β-D-glucano-sintasa, que es esencial en la síntesis de la pared celular de los hongos.

■ El **acetato de caspofungina** (70 mg i.v. como dosis de carga, seguido de 50 mg i.v. cada 24 h) posee actividad fungicida frente a la mayoría de las especies de *Aspergillus* y *Candida,* incluidas cepas de *Candida* resistentes a los azoles. Sin embargo, *Candida guilliermondii* y *Candida parapsilosis* pueden ser relativamente resistentes. La caspofungina no posee una actividad apreciable frente a *Cryptococcus, Histoplasma, Blastomyces, Coccidioides* ni el género *Mucor.* Su uso está autorizado por la FDA para el tratamiento de la candidemia y la aspergilosis invasiva refractaria, así como en el tratamiento empírico de la neutropenia febril.

* Su metabolismo es fundamentalmente hepático, aunque el sistema citocromo P450 no interviene de forma significativa. Es necesario aumentar la dosis de mantenimiento si se usa con fármacos que inducen el metabolismo hepático (p. ej., efavirenz, nelfinavir,

fenitoína, rifampicina, carbamazepina, dexametasona). La dosis de mantenimiento debe reducirse a 35 mg en los pacientes con disfunción hepática moderada; sin embargo, no es necesario el ajuste de la dosis en la insuficiencia renal.

- Los datos *in vitro* y los escasos datos clínicos sugieren un efecto sinérgico cuando la caspofungina se administra junto con itraconazol, voriconazol o anfotericina B para tratar infecciones por *Aspergillus*.

- **Efectos adversos:** la fiebre, el exantema, las náuseas y la flebitis en el lugar de inyección son poco frecuentes.

■ La **micafungina sódica** se emplea para la candidemia (100 mg i.v. al día), la candidiasis esofágica (150 mg i.v. cada 24 h) y la profilaxis fúngica en pacientes receptores de trasplante de células madre hematopoyéticas (50 mg i.v. cada 24 h). El espectro de actividad es similar al de la anidulafungina y la caspofungina. Aunque la micafungina aumenta las concentraciones séricas de sirolimús y de nifedipino, estos aumentos pueden no ser clínicamente significativos. La micafungina puede aumentar las concentraciones de ciclosporina en alrededor del 20 % de los pacientes. No es necesario modificar la dosis en la disfunción renal ni en la disfunción hepática.

- Los **efectos adversos** son: elevaciones de las cifras de las PFH y, en raras ocasiones, exantema y confusión mental.

■ La **anidulafungina** (200 mg i.v. como dosis de carga, seguido de 100 mg i.v. cada 24 h) es útil en el tratamiento de la candidemia y otras infecciones sistémicas producidas por *Candida* (abscesos intraabdominales y peritonitis), así como la candidiasis esofágica (dosis de carga de 100 mg, seguida de 50 mg/día). El espectro de actividad es similar al de la caspofungina y la micafungina. La anidulafungina no es un inhibidor de sustrato ni un inductor de las isoenzimas del citocromo P450, y no presenta interacciones farmacológicas clínicamente relevantes. No es necesario modificar la dosis en la insuficiencia renal ni en la insuficiencia hepática.

■ Los **efectos adversos** son las posibles reacciones mediadas por la histamina, elevaciones en las PFH y, rara vez, hipopotasemia.

Otros fármacos

■ La **flucitosina** (25 mg/kg v.o. cada 6 h) ejerce sus efectos fungicidas sobre los géneros *Candida* y *Cryptococcus* sensibles, interfiriendo en la síntesis del ADN.

- Los principales usos clínicos son el tratamiento de la meningitis criptocócica y las infecciones graves por *Candida* en combinación con la anfotericina B. No debe usarse en monoterapia debido al riesgo de aparición rápida de resistencia.

- Los **efectos adversos** son la mielosupresión relacionada con la dosis y la diarrea sanguinolenta debida a la conversión de flucitosina en 5-fluorouracilo por la microflora intestinal.

- Las concentraciones máximas del fármaco deben mantenerse entre 50 μg/ml y 100 μg/ml. Es imprescindible el control riguroso de las concentraciones séricas y los ajustes de las dosis cuando existe insuficiencia renal. Deben realizarse PFH al menos una vez a la semana.

■ La **terbinafina** (250 mg v.o. cada 24 h durante 6 a 12 semanas) es una alilamina antimicótica que destruye los hongos al inhibir la síntesis de ergosterol. Su uso está autorizado por la FDA para el tratamiento de la onicomicosis de las uñas de los dedos de las manos (6 semanas de tratamiento) y de los pies (12 semanas de tratamiento). No suele emplearse para infecciones sistémicas.

- Los **efectos adversos** son: cefalea, trastornos digestivos, exantema, alteraciones de las PFH y trastornos del gusto. No se debe usar este fármaco en pacientes con cirrosis hepática o un CrCl < 50 ml/min, porque los datos no son adecuados. Tiene una afinidad sólo moderada por las enzimas hepáticas del citocromo P450, y no inhibe de forma significativa el metabolismo de la ciclosporina (disminución del 15 %) ni de la warfarina.

16

Infecciones de transmisión sexual, virus de la inmunodeficiencia humana y síndrome de inmunodeficiencia adquirida

Caline Mattar, Rachel Presti y Hilary E. L. Reno

INFECCIONES DE TRANSMISIÓN SEXUAL, ENFERMEDADES ULCERATIVAS

- Las directrices actuales para el tratamiento de las infecciones de transmisión sexual (ITS) pueden encontrarse en *www.cdc.gov/std/*.
- En la tabla 16-1 se muestran las opciones terapéuticas para cada infección.

Herpes genital

PRINCIPIOS GENERALES

El herpes genital está causado por el **virus del herpes simple (VHS),** de los tipos 1 y 2, habitualmente de tipo 2, aunque la proporción de herpes causados por VHS de tipo 1 sigue aumentando.

DIAGNÓSTICO

- La infección se caracteriza por la aparición de vesículas dolorosas agrupadas en las regiones genital y perianal, que se ulceran rápidamente y que forman lesiones superficiales dolorosas con la palpación.
- El episodio inicial puede asociarse a adenopatía inguinal, fiebre, cefalea, mialgias y meningitis aséptica; las recidivas suelen ser menos graves. Es frecuente la diseminación asintomática del virus, lo que conlleva la transmisión.
- La confirmación de una infección por el VHS requiere un cultivo o PCR; no obstante, el cuadro clínico generalmente es adecuado para el diagnóstico.

Sífilis

PRINCIPIOS GENERALES

- La sífilis está causada por la espiroqueta *Treponema pallidum.*
- En los pacientes con sífilis, existe un alto grado (40-70 %) de coinfección por el VIH, por lo que debe descartarse esta última mediante las pruebas apropiadas (*JAMA 2003;290(11):1510*).
- En los pacientes con infección por el VIH, la sífilis puede presentar una evolución atípica; los fracasos terapéuticos y la progresión a neurosífilis son más frecuentes en estos pacientes.

TABLA 16-1	Tratamiento de las enfermedades de transmisión sexual

Enfermedad	Pauta terapéutica recomendada	Pauta terapéutica alternativa y observaciones
Enfermedad con úlcera genital		
Herpes simple		
Primer episodio	• Aciclovir, 400 mg v.o. 3 veces al día durante 7-10 días o 200 mg v.o. 5 veces al día durante 7-10 días • Valaciclovir 1 g v.o. 2 veces al día durante 7-10 días • Famciclovir 250 mg v.o. 3 veces al día durante 7-10 días	
Episodios recurrentes	• Aciclovir 400 mg v.o. 3 veces al día durante 5 días u 800 mg v.o. 2 veces al día durante 5 días u 800 mg v.o. 3 veces al día durante 2 días • Valaciclovir 1 g v.o. cada día durante 5 días o 500 mg v.o. 2 veces al día durante 3 días • Famciclovir 1 g v.o. 2 veces al día durante 1 día o 125 mg v.o. 2 veces al día durante 5 días o 500 mg una vez y luego 250 mg 2 veces al día durante 2 días	En pacientes con infección por el VIH: • Aciclovir 400 mg v.o. 3 veces al día durante 5-10 días • Valaciclovir 1 g v.o. 2 veces al día durante 5-10 días • Famciclovir 500 mg v.o. 2 veces al día durante 5-10 días
Terapia supresora	• Aciclovir 400 mg v.o. 2 veces al día • Valaciclovir 500 mg o 1 g v.o. 1 vez al día • Famciclovir 250 mg 2 veces al día v.o.	En pacientes con infección por VIH: • Aciclovir 400-800 mg v.o. 2 o 3 veces al día • Valaciclovir 500 mg v.o. 2 veces al día • Famciclovir 500 mg v.o. 2 veces al día
Sífilis		
Primaria, secundaria o latente inicial < 1 año	• Becilpenicilina benzatina, 2,4 millones de unidades i.m. en dosis única	Alérgico a la penicilina: • Doxiciclina: 100 mg 2 veces al día v.o. durante 14 días • Tetraciclina: 500 mg 4 veces al día v.o. × 14 días
Latente > 1 año, latente de duración desconocida	• Becilpenicilina benzatina, 2,4 millones de unidades i.m. una vez a la semana × 3 dosis	• Doxiciclina: 100 mg 2 veces al día v.o. durante 28 días • Tetraciclina: 500 mg 4 veces al día v.o. durante 28 días
Neurosífilis	• Bencilpenicilina cristalina acuosa, 18-24 millones de unidades al día × 10-14 días	• Penicilina procaína, 2,4 millones de unidades i.m. 1 vez al día + probenecid 500 mg v.o. 4 veces al día durante 10-14 días

(Continúa)

TABLA 16-1	Tratamiento de las enfermedades de transmisión sexual *(Continuación)*

Enfermedad	Pauta terapéutica recomendada	Pauta terapéutica alternativa y observaciones
Embarazo	• La penicilina es el único tratamiento recomendado; se desensibilizará si es necesario	
Chancroide	• Azitromicina 1 g v.o. dosis única • Ceftriaxona 250 mg i.m. dosis única	• Ciprofloxacino 500 mg 2 veces al día v.o. × 3 días • Eritromicina base 500 mg 2 veces al día v.o. × 7 días • Se ha documentado cierta resistencia con estas pautas
Linfogranuloma venéreo	• Doxiciclina 100 mg 2 veces al día durante 21 días	• Eritromicina base 500 mg 4 veces al día v.o. × 21 días
Uretritis/cervicitis		
Gonorrea	• Ceftriaxona 250 mg i.m. 1 vez + azitromicina 1 g v.o. una vez incluso si las pruebas para *Chlamydia trachomatis* son negativas • Debido al problema de resistencias, se recomienda el tratamiento dual	• Cefotaxima 500 mg i.m. × 1 o cefoxitina 2 g i.m. + probenecid 1 g v.o. × 1 • No se recomienda el tratamiento oral con cefalosporinas si se dispone de ceftriaxona
Infección gonocócica diseminada	• Ceftriaxona 1 g i.v. diaria o cefotaxima 1 g i.v. cada 8 h durante 7 días	
Clamidia	• Azitromicina 1 g dosis única v.o. • Doxiciclina 100 mg 2 veces al día v.o. durante 7 días	• Eritromicina base 500 mg 4 veces al día v.o. durante 7 días • Se recomienda comprobación a los 3 meses
Enfermedad inflamatoria pélvica		
Paciente ambulatorio	• Ceftriaxona 250 mg i.m. 1 vez + doxiciclina 100 mg 2 veces al día v.o. durante 14 días + metronidazol 500 mg 2 veces al día v.o. durante 14 días	• Cefoxitina 2 g i.m. + probenecid 1 g v.o. una vez, puede sustituir la ceftriaxona
Paciente hospitalizado	• (Cefoxitina 2 g i.v. cada 6 h o cefotetán 2 g i.v. cada 12 h) + doxiciclina 100 mg 2 veces al día v.o. durante 14 días + considerar metronidazol 500 mg 2 veces al día v.o. durante 14 días	• Clindamicina 900 mg i.v. cada 8 h + gentamicina 2 mg/kg como dosis de carga; a continuación 1,5 mg/kg cada 8 h + doxiciclina 100 mg 2 veces al día v.o. durante 14 días • Ampicilina/sulbactam 3 g i.v. cada 6 h + doxiciclina 100 mg v.o. 2 veces al día durante 14 días
Vaginitis/vaginosis		
Tricomonas	• Metronidazol 2 g, dosis única v.o. • Tinidazol 2 g, dosis única v.o.	• Metronidazol: 500 mg 2 veces al día v.o. durante 7 días

(Continúa)

TABLA 16-1	Tratamiento de las enfermedades de transmisión sexual *(Continuación)*

Enfermedad	Pauta terapéutica recomendada	Pauta terapéutica alternativa y observaciones
Embarazo	• Metronidazol 2 g v.o. durante 1 día (no teratógeno)	
Vaginosis bacteriana	• Metronidazol 500 mg 2 veces al día v.o. durante 7 días • Clindamicina en crema al 2 % intravaginal al acostarse durante 7 días • Metronidazol en gel al 0,75 % intravaginal 1 vez al día durante 5 días	• Tinidazol 2 g v.o. una vez al día durante 2 días o 1 g v.o. una vez al día durante 5 días • Clindamicina 300 mg 2 veces al día v.o. × 7 días • Óvulos de clindamicina 100 mg intravaginal al acostarse durante 3 días
Candidiasis	• Azoles intravaginales de distintas concentraciones 1-7 días • Fluconazol 150 mg v.o. durante 1 día	
Candidiasis grave	• Fluconazol 150 mg v.o. cada 72 h × 2-3 dosis	• Azoles intravaginales durante 7-14 días • Pueden ser útiles los cultivos y antibiogramas
Candidiasis recurrente	• Fluconazol 100, 150 o 200 mg 1 vez a la semana durante 6 meses	

Véase *cdc.gov/std/* para las directrices terapéuticas de las infecciones de transmisión sexual actuales.

DIAGNÓSTICO

Presentación clínica

■ La **sífilis primaria** se desarrolla varias semanas después de la exposición, y se manifiesta en forma de una o más ulceraciones superficiales, induradas e indoloras (chancro).

■ La **sífilis secundaria** se desarrolla 2 a 10 semanas después de la resolución del chancro, y puede manifestarse en forma de exantema, lesiones mucocutáneas, adenopatías y síntomas generales.

■ La **sífilis terciaria** aparece entre 1 y 20 años después de la infección, y puede manifestarse con afectación cardiovascular, lesiones denominadas gomas y afectación neurológica (paresia general, tabes dorsal o sífilis meningovascular).

Pruebas diagnósticas

■ En la **sífilis primaria,** el estudio por microscopía de campo oscuro del exudado de la lesión (cuando se dispone de ello) puede demostrar la presencia de espiroquetas. Un análisis serológico no treponémico (p. ej., RPR [regina plasmática rápida] o VDRL *[Venereal Disease Research Laboratory]*) debe confirmarse con una prueba específica treponémica (p. ej., absorción de anticuerpos antitreponémicos fluorescentes o aglutinación de partículas de *T. pallidum*).

■ El diagnóstico de la **sífilis secundaria** se realiza según estudios serológicos positivos y la presencia de una enfermedad clínica compatible.

■ La **sífilis latente** es un diagnóstico serológico en ausencia de síntomas: la sífilis latente temprana es serológicamente positiva durante < 1 año, y la sífilis latente tardía es serológicamente positiva durante > 1 año.

■ Para descartar la **neurosífilis,** debe realizarse una punción lumbar (PL) en todos los pacientes con signos o síntomas neurológicos, oftálmicos o auditivos. Además, algunos especialistas recomiendan una punción lumbar en pacientes con infección por el VIH con signos de sífilis terciaria, fracaso del tratamiento o sífilis latente tardía *(Clin Infect Dis 2007;44:1222).* Debe realizarse el examen VDRL en el LCR.

■ La respuesta al tratamiento debe controlarse con pruebas serológicas no treponémicas 3, 6 y 12 meses después del tratamiento. En los pacientes con infección por el VIH, las pruebas deben comprobarse cada 3 meses tras el tratamiento, durante 1 año.

Chancroide

PRINCIPIOS GENERALES

Es una infección que está causada por *Hemophilus ducreyi.*

DIAGNÓSTICO

■ El chancroide produce una úlcera genital dolorosa y linfadenopatías inguinales supurativas dolorosas con la palpación.

■ La identificación del microorganismo es difícil y requiere medios de cultivo especiales.

Linfogranuloma venéreo

PRINCIPIOS GENERALES

El linfogranuloma venéreo (LGV) está producido por *Chlamydia. trachomatis* (serotipos L_1, L_2 o L_3).

DIAGNÓSTICO

■ Se manifiesta en forma de una úlcera genital indolora, seguida de linfadenopatías inguinales apelotonadas. Con la infección anal, puede producirse proctocolitis con dolor y exudado *(Clin Infect Dis 2007;44:26).*

■ El diagnóstico se basa en la sospecha clínica y en el análisis de anticuerpos y ácido nucleico frente a *C. trachomatis,* si está disponible.

INFECCIONES DE TRANSMISIÓN SEXUAL, VAGINITIS Y VAGINOSIS

Tricomoniasis

DIAGNÓSTICO

Presentación clínica

■ Los síntomas clínicos de la infección por *Trichomonas vaginalis* son: flujo vaginal purulento y maloliente, disuria e inflamación genital.

■ La exploración física revela la presencia de un flujo espumoso abundante y petequias cervicales.

■ La infección por *T. vaginalis* es con frecuencia asintomática, sobre todo en los hombres.

Pruebas diagnósticas

■ Se dispone de pruebas de amplificación de ácido nucleico (NAAT, *nucleic acid amplification test*) y de detección de antígenos para detectar *T. vaginalis,* que tienen una mayor sensibilidad que la visualización tradicional de tricomonas móviles en una preparación en fresco de flujo vaginal en solución salina.

■ Puede observarse un pH vaginal elevado (≥ 4,5).

Vaginosis bacteriana

PRINCIPIOS GENERALES

Es el resultado de la sustitución de los lactobacilos normales de la vagina por bacterias anaerobias.

DIAGNÓSTICO

Para establecer el diagnóstico, se requieren tres de los siguientes criterios:
■ Flujo de color blanco, poco denso y homogéneo.
■ Presencia de células clave (*clue cells*) en el examen microscópico.
■ pH vaginal elevado (≥ 4,5).
■ Flujo vaginal con olor desagradable, similar al pescado, antes o después de la adición de hidróxido de potasio (KOH) al 10 % (prueba de detección de aminas).

Candidiasis vulvovaginal

PRINCIPIOS GENERALES

La candidiasis vulvovaginal no suele considerarse una enfermedad de transmisión sexual, pero suele estar relacionada con el uso de anticonceptivos orales o de tratamiento antibiótico. La infección recurrente puede ser una manifestación inicial de una infección por el VIH no reconocida.

DIAGNÓSTICO

■ Suele manifestarse con flujo vaginal espeso, semejante al requesón, junto con una intensa inflamación vulvar, prurito y disuria.
■ El diagnóstico definitivo requiere la visualización de elementos fúngicos en una preparación de flujo vaginal con KOH.

TRATAMIENTO

■ El tratamiento suele iniciarse basándose en el cuadro clínico.
■ El fracaso del tratamiento con fluconazol puede indicar la presencia de **especies distintas a *Candida albicans.***

Cervicitis/uretritis

PRINCIPIOS GENERALES

La cervicitis y la uretritis son manifestaciones frecuentes de infección por ***N. gonorrhoeae*** o ***C. trachomatis*** y, en ocasiones, *Mycoplasma genitalium, Ureaplasma urealyticum* y *T. vaginalis.* Estas infecciones coexisten a menudo, y sus manifestaciones clínicas pueden ser idénticas.

DIAGNÓSTICO

Presentación clínica

■ Las mujeres con uretritis y/o cervicitis presentan flujo vaginal mucopurulento, dispareunia y disuria.
■ Los hombres con uretritis pueden presentar disuria y secreción peneana purulenta.
■ La mayoría de las infecciones con estas ITS son asintomáticas.
■ La infección gonocócica diseminada (IGD) puede manifestarse con fiebre, tenosinovitis, lesiones cutáneas vesiculopustulosas y poliartralgias. También puede manifestarse únicamente como artritis séptica de la rodilla, la muñeca o el tobillo (v. capítulo 25, *Artritis y enfermedades reumatológicas*).

Pruebas diagnósticas

■ Para establecer el diagnóstico de infección por *C. trachomatis* o *N. gonorrhoeae,* se recomienda una prueba positiva de amplificación de ácidos nucleicos (NAAT) realizada sobre muestras endocervicales, vaginales, uretrales (hombres), orina o extragenitales. En la infección por *N. gonorrhoeae,* puede establecerse rápidamente el diagnóstico mediante una tinción de Gram del flujo endocervical o uretral con diplococos intracelulares gramnegativos. Puede realizarse el cultivo de muestras uretrales o endocervicales obtenidas con torunda.

■ Las recomendaciones para las pruebas incluyen la realización de NAAT en zonas extragenitales de contacto sexual (faringe, recto), sobre todo en hombres homosexuales.

■ Además de los estudios NAAT mencionados, deben obtenerse muestras para hemocultivos en los pacientes con una presunta IGD. En caso de artritis séptica, está indicado el análisis y el cultivo del líquido sinovial.

TRATAMIENTO

Debido al aumento de las resistencias, las opciones terapéuticas para la infección por *N. gonorrhoeae* son escasas (v. tabla 16-1).

Enfermedad inflamatoria pélvica

PRINCIPIOS GENERALES

La enfermedad inflamatoria pélvica (EIP) es una infección de la parte superior del aparato genital femenino, que suele ir precedida de cervicitis. Las consecuencias a largo plazo de la EIP no tratada son: dolor crónico, aumento del riesgo de embarazo ectópico y esterilidad.

DIAGNÓSTICO

Presentación clínica

Los síntomas pueden oscilar desde un leve malestar pélvico y dispareunia hasta un dolor abdominal intenso con fiebre, lo que puede indicar la presencia de una perihepatitis añadida (síndrome de Fitz-Hugh-Curtis) o un absceso tuboovárico.

Pruebas diagnósticas

■ El dolor al desplazar el cuello uterino y los anexos, el flujo o friabilidad vaginal, y la presencia de numerosos leucocitos por campo de bajo aumento en una preparación de fluido vaginal o endocervical en solución salina son compatibles con un diagnóstico de EIP.

■ Deben realizarse pruebas de amplificación de ácidos nucleicos (NAAT) o cultivos de muestras endocervicales para identificar la infección por *C. trachomatis* o *N.gonorrhoeae.*

■ En todas las mujeres con diagnóstico de EIP se realizarán pruebas para detectar infección por el VIH.

TRATAMIENTO

■ Las pacientes graves, las embarazadas y las infectadas por el VIH con EIP deben ser hospitalizadas. También está justificada la hospitalización de las mujeres que no toleran los antibióticos por vía oral.

VIH DE TIPO 1

PRINCIPIOS GENERALES

Definición

El virus de la inmunodeficiencia humana (VIH) de tipo 1 es un retrovirus que predominantemente infecta linfocitos que tienen la proteína de superficie CD4, además de correceptores que pertenecen a la familia del receptor de las quimiocinas (CCR5 o CXCR4), y produce el síndrome de inmunodeficiencia adquirida (sida).

Clasificación

El diagnóstico de sida mediante la clasificación de los Centers for Disease Control (CDC) se establece por un recuento de CD4 < 200/µl, un porcentaje de CD4 < 14 % o la aparición de una de las 25 enfermedades que definen el sida *(MMWR Recomm Rep 1992;41(RR-17):1)*.

Epidemiología

■ El VIH de tipo 1 es frecuente a nivel mundial. Según las estimaciones más recientes, más de 34 millones de personas en todo el mundo viven con infección por VIH o sida, con un volumen de enfermedad significativo en el África subsahariana *(http://www.who.int/ hiv/data/en/ index.html)*.

■ Se estima que en Estados Unidos hay 1,3 millones de personas infectadas por el VIH, y la quinta parte de ellas no es consciente de su infección. Los CDC estiman que hasta el 70 % de las 50 000 nuevas infecciones anuales que se producen en Estados Unidos son transmitidas por personas que desconocen estar infectados por el VIH.

■ A pesar de suponer tan sólo el 14 % de la población estadounidense, los afroamericanos constituyen casi el 44 % de todos los nuevos casos de VIH en ese país. Los hispanos también están afectados de forma desproporcionada por el VIH, y las mujeres suponen aproximadamente el 24 % de la epidemia en Estados Unidos *(http://www.cdc.gov/hiv/topics/women)*.

■ Los hombres homosexuales siguen siendo la población más afectada por el VIH en Estados Unidos. De todas las nuevas infecciones por VIH en 2009, el 61 % de los casos eran hombres homosexuales *(http://www.cdc.gov/nchhstp/newsroom/docs/HIV-Infections-2006-2009.pdf)*.

■ El **VIH de tipo 2** es endémico en regiones de África occidental. La infección por este virus se caracteriza por una progresión mucho más lenta hasta desarrollar el sida y por la resistencia a los inhibidores no nucleosídicos de la transcriptasa inversa (INNTI).

Fisiopatología

■ Tras entrar en la célula huésped, el VIH utiliza la **transcriptasa inversa,** que transcribe el ARN vírico en ADN. Este ADN vírico se inserta en el genoma del hospedador por la acción de la **integrasa** vírica. Después, se usa la maquinaria de la célula hospedadora para producir las correspondientes proteínas víricas, que son truncadas adecuadamente por una **proteasa** vírica. Las partículas víricas infecciosas salen por gemación para infectar otros linfocitos CD4.

■ La mayoría de las células infectadas son destruidas por la respuesta mediada por linfocitos T CD8 del hospedador.

■ Persisten de forma latente células infectadas longevas, especialmente linfocitos T de memoria.

■ La infección suele causar depleción de linfocitos T CD4 y **deterioro de la inmunidad celular** en un período de 8-10 años.

■ Sin tratamiento, > 90 % de los pacientes infectados desarrollará sida, que se caracteriza por la aparición de enfermedades oportunistas, emaciación y tumores malignos asociados al sida.

Factores de riesgo

■ El virus se transmite principalmente por vía sexual, aunque también por vía parenteral y exposición perinatal.

■ El mayor riesgo de transmisión es a través de transfusiones de sangre (9 250 de cada 10 000 exposiciones). El hecho de compartir agujas o las lesiones por pinchazo con agujas producen transmisión en 50 de cada 10 000 exposiciones.

■ Entre las prácticas sexuales, el coito anal pasivo y sin protección conlleva el mayor riesgo de transmisión (138 de cada 10 000 exposiciones), seguido del coito anal activo, el coito vaginal receptivo y el coito vaginal activo (quien penetra). El sexo oral conlleva un menor riesgo de transmisión.

Prevención

■ La infección por el VIH puede evitarse con prácticas sexuales seguras, lo que incluye el uso de preservativo (masculino o femenino) para el coito vaginal, oral y anal, la reducción del número de parejas sexuales y evitar compartir agujas.

- La profilaxis postexposición (PPE) o la administración de tratamiento antirretrovírico (TAR) tras una lesión por pinchazo de aguja o una exposición sexual de alto riesgo pueden evitar la infección.
- Se ha demostrado que la profilaxis preexposición (PPrE) o el TAR continuo en pacientes VIH-negativos reducen la tasa de transmisión del VIH. Las directrices actuales recomiendan el uso de PPrE en los siguientes grupos de alto riesgo *(http://www.cdc.gov/hiv/pdf/ guidelines/PrEPguidelines2014.pdf):*
  - Hombres homosexuales.
  - Parejas heterosexuales con situación discordante con respecto al VIH.
  - Personas con múltiples parejas sexuales con uso inconstante de preservativos.
  - Trabajadores del sexo.
  - Consumidores de drogas por vía i.v.
- La pauta terapéutica aprobada para la PPrE consta de emtricitabina-tenofovir. Antes de iniciar la PPrE, es esencial documentar una prueba negativa para el VIH, ausencia de signos o síntomas de infección aguda por el VIH, estado de hepatitis B y función renal normal. Hay que controlar a estos pacientes cada 3 meses, repitiendo la prueba para el VIH y el cribado de ITS, el asesoramiento para reducir los riesos, y el control de las funciones hepática y renal.

DIAGNÓSTICO

Presentación clínica

- Hasta el 75 % de los pacientes presentan un síndrome retrovírico agudo que es similar a otras enfermedades víricas agudas, como la mononucleosis infecciosa por el virus de Epstein-Barr (VEB) o la infección por citomegalovirus (CMV). Los síntomas iniciales habituales del síndrome retrovírico agudo son: fiebre, dolor de garganta, exantema inespecífico, mialgia, cefalea y astenia.
- Dado que la enfermedad aguda se resuelve espontáneamente, la mayoría de los pacientes acuden a consulta para una evaluación en fases tardías, una vez que ya existe compromiso inmunológico (recuento de CD4 < 200 linfocitos/µl). La presentación tardía puede evitarse mediante un cribado sistemático.

Anamnesis

La **evaluación inicial** de las personas con una infección confirmada por el VIH debe incluir las siguientes medidas:

- Anamnesis completa, haciendo hincapié en IO previas, coinfecciones víricas y otras complicaciones.
- Antecedentes psicológicos y psiquiátricos. La depresión y el consumo de drogas son frecuentes, y se deben identificar y tratar cuando proceda.
- Evaluación del apoyo familiar y social.
- También es fundamental la evaluación del conocimiento y las ideas que el paciente tiene acerca del VIH para iniciar una enseñanza continua sobre la naturaleza y las consecuencias de la infección por este virus.

Exploración física

La exploración física completa es importante para detectar manifestaciones de alteración inmunitaria. Entre los hallazgos iniciales pueden encontrarse los siguientes:

- Hallazgos bucales: muguet (candidiasis bucal), leucoplasia vellosa, úlceras aftosas.
- Sistema linfático: linfadenopatías generalizadas.
- Piel: psoriasis, foliculitis eosinófila, sarcoma de Kaposi, molusco contagioso, infección por *Cryptococcus.*
- Exploración abdominal: hepatoesplenomegalia.
- Exploración genital: presencia de úlceras, condilomas acuminados, flujo vaginal y rectal.
- Exploración neurológica: obsérvese la presencia de déficits sensitivos, y estudio cognitivo.

Criterios para el diagnóstico

■ Las directrices de los CDC para la detección, actualizadas y publicadas en junio de 2014, recomiendan el uso del análisis de cuarta generación, una prueba de antígeno/anticuerpo que supone la detección del antígeno p24 así como anticuerpos frente al VIH-1 y el VIH-2. El antígeno p24 es una proteína de la cápside vírica que ya puede detectarse a los 4-10 días de la infección aguda, hasta 2 semanas antes que las pruebas de anticuerpos solas. Hasta durante 7 días tras la exposición, sigue existiendo una fase de eclipse de la infección, durante la cual ninguna prueba es positiva.

■ Si el análisis de cuarta generación es positivo, se realiza entonces una prueba de diferenciación para anticuerpos frente a VIH-1 y VIH-2.

■ Si esta prueba de diferenciación de anticuerpos es negativa tanto para VIH-1 como para VIH-2, debe realizarse la prueba de ácidos nucleicos (NAT) o del ARN de VIH-1 mediante PCR (figura 16-1). Si la NAT es positiva, indica que existe infección aguda. Las cargas víricas durante una infección aguda se sitúan en cifras de varios millones de copias por mililitro, por lo que una carga vírica < 1 000 debe repetirse para confirmar la infección.

Pruebas diagnósticas

Los CDC recomiendan **ofrecer realizar una serología del VIH a todas las personas de 13 a 64 años de edad en todos los contextos de salud según el principio de exclusión voluntaria** (se infiere la aceptación, salvo que el paciente rechace el estudio) *(MMWR Recomm Rep 2006;55:1-17)*.

■ Estas recomendaciones se basan en las consideraciones siguientes: los importantes beneficios sobre la salud individual si se inicia el TRA de gran actividad (HAART) al principio de la enfermedad, los importantes beneficios sobre la salud pública que supone el conocimiento de la situación del VIH que conduce a cambios en las conductas de riesgo, y la disponibilidad de pruebas rápidas, fiables y de escaso coste.

■ **Se debe realizar pruebas de detección de la infección por VIH al menos una vez al año a las personas de riesgo elevado. Los grupos de riesgo elevado incluyen:** consumidores de drogas i.v., hombres homosexuales, parejas sexuales de un paciente con serología positiva para el VIH, personas implicadas en comercio sexual y sus parejas sexuales, personas con enfermedades de trasmisión sexual, personas que han tenido múltiples parejas sexuales o que han mantenido relaciones sexuales sin protección, personas que se consideran a sí mismas en riesgo y pacientes con hallazgos indicativos de infección por el VIH.

■ Otros grupos en los que están indicadas pruebas de detección del VIH:
  • Mujeres gestantes (cribado con exclusión voluntaria).
  • Pacientes con tuberculosis (TB) activa.
  • Donantes de sangre, semen y órganos.
  • Personas con exposiciones laborales (p. ej., pinchazos por agujas) y pacientes que son la causa de estas exposiciones.

Pruebas de laboratorio

■ **Hemograma completo** (HC) y **panel metabólico completo** con evaluación de parámetros hepáticos y renales, así como un **análisis de orina** para detectar proteinuria y glucosuria.

■ **Recuento de CD4** (intervalo normal: 600-1 500 linfocitos/µl) y porcentaje de CD4. Un recuento de CD4 < 200 linfocitos/µl indica un déficit inmunitario significativo y requiere antibióticos.

■ **Marcadores virológicos**: el ARN del VIH plasmático predice la velocidad de progresión de la enfermedad.

■ **Panel lipídico en ayunas.** El VIH se asocia a un mayor riesgo de síndrome metabólico y enfermedad cardiovascular. Los lípidos pueden verse afectados por varios antirretrovíricos.

■ **Prueba de liberación de interferón γ (IGRA, *interferón γ release assay*) para la tuberculosis.**

■ **Prueba de la reagina plasmática rápida (RPR) para detección de sífilis, confirmada por detección de anticuerpos treponémicos fluorescentes.**

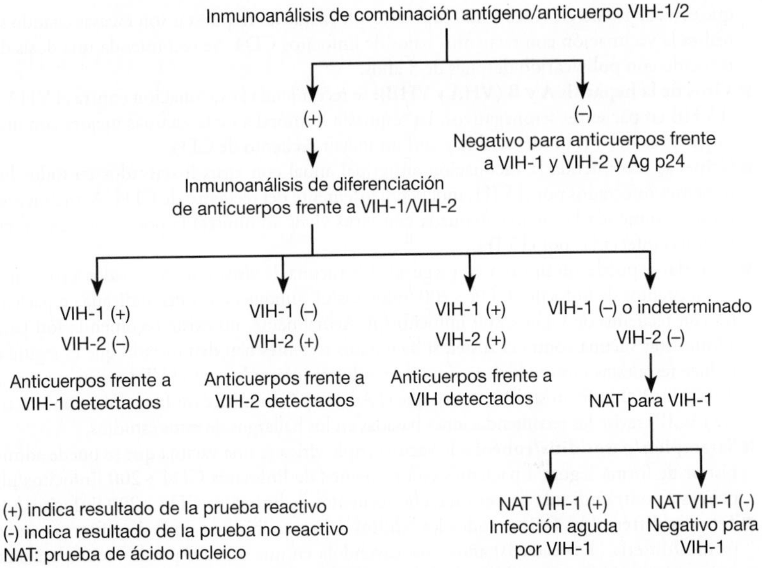

Inmunoanálisis de combinación antígeno/anticuerpo VIH-1/2

Figura 16-1 Algoritmo de las pruebas de laboratorio recomendadas para el VIH en muestras de suero y plasma. (De: Centers for Disease Control and Prevention. National HIV Testing Day and new testing recommendations. *MMWR Morb Mortal Wkly Rep* 2014;63(25):537. Disponible en: http://www.cdc.gov/hiv/pdf/testingHIValgorithmQuickRef.pdf.)

- **Serologías para *Toxoplasma* y hepatitis A, B (HBsAg, HBsAb, HBcAb) y C.**
- **Examen urinario/cervical para detectar infección por clamidia/gonococos** en todos los pacientes. Si el paciente refiere la práctica de sexo anal receptivo, se recomiendan **pruebas rectales para gonorrea y clamidias.** En los que refieren práctica de sexo oral receptivo, debe obtenerse una **muestra faríngea para detectar gonorrea** *(Clin Infect Dis 2009;49:651).* Se prefiere la NAAT.
- **Citología cervicovaginal (Papanicolaou)** (la mayoría de las veces utilizando el método de fijación en medio líquido).
- **Análisis de la resistencia farmacológica del VIH** para genes de transcriptasa inversa, proteasa e integrasa, en situación inicial y cuando el tratamiento fracasa.
- **HLA B5701** en pacientes en quienes se plantea el uso de abacavir.
- Análisis del tropismo de **CCR5** en pacientes en quienes se considera el uso de maraviroc.
- **Nivel de glucosa-6 fosfato deshidrogenasa (G6PD)** al inicio de la asistencia o antes de iniciar el tratamiento con un fármaco oxidante en aquellos pacientes con un contexto étnico predisponente.

TRATAMIENTO

Vacunaciones

- Obtenido de: «Primary care Guidelines for the Management of Persons Infected with Human Immunodeficiency Virus: 2013 Update by the HIV Medicine Association of the Infectious Diseases Society of America» *(http://www.idsociety.org/Organism/#HIV/AIDS).*
- **Vacuna antineumocócica:** la infección por el VIH es una indicación de vacunación con el conjugado neumocócico y el polisacárido neumocócico. Si el paciente no ha recibido vacuna alguna, debe administrarse inicialmente la vacuna con el conjugado, y 6 meses después la vacuna con polisacárido. Algunos expertos recomiendan retrasar la vacuna hasta

que el recuento de CD4 sea > 200 linfocitos/µl, ya que las respuestas son escasas cuando se realiza la vacunación con recuentos bajos de linfocitos CD4. Se recomienda una dosis de recuerdo con polisacárido después de 5 años.

■ **Virus de la hepatitis A y B (VHA y VHB):** se recomienda la vacunación contra el VHA y el VHB en pacientes seronegativos. La respuesta humoral a estas vacunas mejora con una carga vírica del VIH indetectable y con un mayor recuento de CD4.

■ **Gripe:** se recomienda la vacunación antigripal anual con virus inactivados en todos los pacientes infectados por el VIH, independientemente del recuento de CD4. Actualmente, no se recomienda la vacuna atenuada con virus vivos administrada por vía intranasal en personas infectadas por el VIH.

■ **Varicela:** se puede administrar con seguridad la vacuna de virus vivos atenuados a pacientes con recuentos de linfocitos CD4 > 200 linfocitos/µl, aunque está contraindicada en pacientes con recuento de CD4 < 200 linfocitos/µl. Actualmente, no existe recomendación para administrar vacuna contra el zóster, si bien datos recientes han demostrado que es segura e induce respuestas inmunológicas eficaces en adultos infectados por el VIH y con recuentos de CD4 > 200 linfocitos/µl. Se espera que el Advisory Committee on Immunization Practices (ACIP) revise las recomendaciones basadas en los hallazgos de estos estudios.

■ **Sarampión/parotiditis/rubéola:** la vacuna triple vírica es una vacuna que se puede administrar de forma segura a pacientes con recuentos de linfocitos CD4 > 200 linfocitos/µl, pero está contraindicada en personas con recuentos de linfocitos CD4 < 200 linfocitos/µl.

■ **Tétanos/difteria/tos ferina:** todos los adultos deben recibir una dosis de refuerzo contra tétanos/difteria (Td) cada 10 años, sustituyéndola en una ocasión por la vacuna acelular contra tétanos/difteria/tos ferina (Tdap).

■ **Vacuna contra el virus del papiloma humano (VPH):** las neoplasias malignas asociadas al VPH son frecuentes en los pacientes infectados por el VIH. La serie de vacuna en tres dosis es segura y eficaz en personas seropositivas para el VIH y actualmente se recomienda en las mujeres de edades comprendidas entre 11 y 26 años, y en hombres de 12 a 26 años.

Medicamentos

Tratamiento antirretrovírico

■ Las **recomendaciones actuales de la International AIDS Society-USA (IAS-USA)** (*http://www.iasusa.org/guidelines/*) para el inicio del tratamiento antirretrovírico (TAR) señalan que hay que tratar a todos los infectados por el VIH, si bien la intensidad de esa recomendación varía según el recuento de CD4 y la presencia de coinfecciones o síntomas.

■ Las decisiones terapéuticas se deben personalizar según la disposición de los pacientes, las interacciones farmacológicas, aspectos de cumplimiento, efectos adversos de los fármacos, comorbilidades y nivel de riesgo indicado por el recuento de los linfocitos T CD4.

■ Las mujeres, especialmente las gestantes, deben recibir un tratamiento antirretrovírico (TAR) óptimo para reducir el riesgo de transmisión vertical.

■ El objetivo del tratamiento tras su inicio es una supresión máxima y duradera de la replicación del VIH. El **HAART** (*highly active antiretroviral therapy*) se debe individualizar y monitorizar rigurosamente determinando la carga vírica plasmática del VIH. La reducción de la viremia plasmática se correlaciona con el aumento del recuento de CD4 y una supervivencia sin sida prolongada. Las «elevaciones transitorias» y aisladas de la carga vírica no son indicativas de fracaso virológico, aunque un rebrote virológico confirmado debe ser motivo para evaluar el cumplimiento, las interacciones farmacológicas y la resistencia del virus.

■ Cualquier modificación del TAR incrementa las futuras limitaciones terapéuticas y la posible resistencia a los fármacos.

■ **Fármacos antirretrovíricos:** los fármacos antirretrovíricos autorizados se agrupan en cinco categorías. Los expertos recomiendan actualmente utilizar tres fármacos activos de dos clases diferentes para suprimir de forma máxima y duradera la viremia por el VIH.

• Los **inhibidores nucleosídicos y nucleotídicos de la transcriptasa inversa (INTI)** limitan la replicación del VIH incorporándose a la cadena del ADN que se está alargando, provocando la finalización de la cadena. Todos los análogos nucleosídicos se han asociado a **acidosis láctica,** probablemente relacionada con toxicidad mitocondrial, aunque los ITIN actuales recomendados tienen una escasa incidencia.

- Los **inhibidores no nucleosídicos de la transcriptasa inversa (INNTI)** inhiben el VIH uniéndose de forma no competitiva a la transcriptasa inversa. Se ha demostrado que una única dosis de nevirapina en el momento del parto reduce la transmisión perinatal del virus. Los efectos adversos de los INNTI son exantema, hepatotoxicidad y síndrome de Stevens-Johnson (más probable con nevirapina). El uso de efavirenz se asocia con frecuencia a efectos adversos sobre el sistema nervioso central (SNC).

- Los **inhibidores de la transferencia de cadenas de la integrasa (ITCI)** actúan sobre la transferencia de cadenas de ADN y la integración en un genoma humano. Tienden a mostrar mejores perfiles de seguridad y tolerabilidad que otras clases de fármacos, y se asocian a una rápida disminución de la carga vírica tras el inicio de su administración. El elvitegravir requiere la administración conjunta de cobicistat, un potenciador farmacológico, que provoca una mayor incidencia de intolerancia digestiva. Debido a su interacción con el sistema citocromo P450, **el cobicistat presenta importantes interacciones farmacológicas** que deben evaluarse. Los otros fármacos de esta clase, el raltegravir y el dolutegravir, presentan pocas interacciones farmacológicas.

- Los **inhibidores de la proteasa (IP)** bloquean la acción de la proteasa vírica necesaria para el procesamiento de las proteínas en fases tardías del ciclo del virus. La intolerancia digestiva es uno de los efectos adversos más frecuentes. Todos los IP pueden producir aumento de la hemorragia en pacientes hemofílicos. Estos fármacos también se han asociado a alteraciones metabólicas, como intolerancia a la glucosa, aumento del colesterol y los triglicéridos, y redistribución de la grasa corporal. El refuerzo con ritonavir es una práctica habitual para conseguir mejores concentraciones terapéuticas. Debido a su metabolismo a través del sistema citocromo P450, **los IP de refuerzo (potenciadores) presentan interacciones farmacológicas importantes,** por lo que se deben revisar cuidadosamente los fármacos administrados de forma simultánea.

- Los **inhibidores de la entrada del VIH** actúan sobre diferentes etapas del proceso de entrada del VIH. Se dispone de dos fármacos en esta clase: la **enfuvirtida (T-20)** es un inhibidor que impide la fusión del virus a la célula huésped. La T-20 está disponible únicamente como inyección subcutánea, 90 mg dos veces al día, y su efecto adverso más frecuente es una reacción local significativa después de la inyección. El **maraviroc** es un bloqueante del receptor CCR5. El inicio del inhibidor de CCR5 requiere la determinación basal del tropismo del correceptor del VIH (CCR5 o CXCR4).

■ **Tratamiento inicial:** el TAR lo debe iniciar en un contexto ambulatorio un médico con experiencia en el tratamiento de la infección por VIH. El cumplimiento es el factor fundamental del éxito. El tratamiento se debe personalizar y adaptar al estilo de vida y las comorbilidades del paciente. Cualquier decisión terapéutica influye en las opciones terapéuticas futuras, debido a la posibilidad de resistencia cruzada entre los fármacos. **Un TAR inicial potente generalmente incluye una combinación de dos INTI, habitualmente más un INNTI, un ITCI o un IP potenciado. Hay que señalar que muchas de las pautas terapéuticas de primera línea se formulan conjuntamente como pautas de un solo comprimido diario. Las pautas de primera línea actuales son:**
  - **Tenofovir disopropil fumarator (TDF) con emtricitabina (FTC) y efavirenz (pauta basada en INNTI).**
  - **TDF/FTC con rilpivirina (pauta basada en INNTI, recomendada para pacientes con una carga vírica inicial < 100 000 copias/ml).**
  - **TDF/FTC con elvitegravir y cobicistat (basada en ITCI).**
  - **Abacabir con epivir y dolutegravir (basada en ITCI).**
  - **TDF/FTC con atazanavir potenciado con ritonavir (basada en IP).**
  - **TDF/FTC con darunavir potenciado con ritonavir (basada en IP).**

■ **Control del tratamiento:** tras el inicio o la modificación del TAR, la carga vírica debe comprobarse cada 4-6 semanas, con una reducción esperada a la décima parte ($1 \log_{10}$) y una supresión de hasta < 50 copias/ml a las 24 semanas de tratamiento. Después hay que evaluar de nuevo la pauta si la respuesta al tratamiento es inadecuada. Cuando el ARN del VIH sea indetectable y el paciente reciba una pauta terapéutica estable, el control se puede realizar cada 3-6 meses.

■ El **fracaso del tratamiento** se define como: una reducción de la carga vírica inferior a 1 log (10 veces) 4 a 6 semanas después de iniciar un nuevo régimen antirretrovírico; la imposibilidad de alcanzar una carga vírica indetectable después de 6 meses de tratamiento; la detección del virus después de la supresión completa inicial de la carga vírica, lo que indica aparición de resistencia; o la disminución persistente del recuento de CD4 o el deterioro clínico. Un fracaso confirmado del tratamiento hará que se modifique el HAART según los resultados del estudio genotípico. En esta situación, hay que sustituir al menos dos de los fármacos por otros fármacos para los que no se espere exista resistencia cruzada. En esta fase, el **estudio de la resistencia del VIH** puede ayudar a determinar una pauta de último recurso en los pacientes con TAR previo. Debe insistirse en la importancia del cumplimiento. En esta situación es recomendable la derivación a un especialista en VIH.

■ **Interacciones farmacológicas.** Los fármacos antirretrovíricos, especialmente los IP, tienen múltiples interacciones farmacológicas. **Los IP y el cobicistat son inhibidores e inductores del sistema citocromo P450,** por lo que son frecuentes las interacciones con otros inhibidores de este sistema, como macrólidos (eritromicina, claritromicina) y antimicóticos (ketoconazol, itraconazol), así como con otros inductores, como las rifamicinas (rifampicina, rifabutina) y los anticonvulsivos (fenobarbital, fenitoína, carbamazepina). Entre los **fármacos con índices terapéuticos específicos que se deben evitar o utilizar con extrema precaución** se encuentran los antihistamínicos (aunque la loratadina es segura), los antiarrítmicos (flecainida, encainida, quinidina), los opiáceos de acción prolongada (fentanilo, meperidina [petidina]), las benzodiazepinas de acción prolongada (midazolam, triazolam), la warfarina, los inhibidores de la 3-hidroxi-3-metilglutaril coenzima A (HMG-Co) reductasa (la pravastatina es el más seguro) y los anticonceptivos orales. Con la administración simultánea de algunos IP e INNTI se produce un aumento de la concentración de sildenafilo, mientras que disminuye la concentración de metadona y teofilina.

COMPLICACIONES

Complicaciones del TAR: el uso crónico de antirretrovíricos se ha asociado a la aparición de efectos adversos, cuya patogenia se conoce tan sólo parcialmente en este momento.

■ La **hiperlipidemia,** sobre todo la hipertrigliceridemia, se asocia principalmente a los IP (en especial al ritonavir). Se ha apreciado mejoría después del tratamiento con atorvastatina, pravastatina y/o gemfibrozilo.

■ Se ha asociado la aparición de **resistencia insulínica periférica, alteración de la tolerancia a la glucosa e hiperglucemia** al uso de pautas terapéuticas basadas en IP, principalmente indinavir y ritonavir. En estos casos, se pueden plantear cambios del estilo de vida o modificación del TAR.

■ Se ha descrito la aparición de **osteopenia** y **osteoporosis** en pacientes infectados por el VIH. El mecanismo patogénico de este problema está relacionado probablemente con el entorno inflamatorio del propio VIH, aunque el uso de TDF puede contribuir.

■ La **osteonecrosis,** sobre todo de la cadera, se ha asociado cada vez más a la enfermedad por el VIH.

■ El **síndrome de lipodistrofia** es una alteración de la distribución de la grasa corporal y puede estigmatizar a los pacientes. Los cambios consisten en acumulación de grasa visceral en el abdomen, el cuello (joroba de búfalo) y el área pélvica, y/o depleción de grasa subcutánea, que produce emaciación facial y periférica. La lipodistrofia se ha asociado en particular a los IP y los INTI más antiguos, y no es habitual con las pautas terapéuticas recomendadas actualmente.

■ La **acidosis láctica** con esteatosis hepática es una complicación infrecuente, pero a veces mortal, asociada a los INTI. El mecanismo parece formar parte de la toxicidad mitocondrial. Se han descrito mayores incidencias de acidosis láctica con el uso de estavudina y didanosina.

POBLACIONES ESPECIALES

Embarazo

■ El TAR supresor máximo durante el embarazo es esencial para evitar la transmisión madre a hijo.

■ Las directrices actuales *(http://aidsinfo.nih.gov/guidelines/html/3/perinatal-guidelines/0)* recomiendan que todos los miembros infectados por el VIH en una pareja que planifica un embarazo deben alcanzar supresión virológica antes de intentar la concepción. La profilaxis preexposición (PPrE) del miembro de la pareja no infectado por el VIH puede proporcionar protección adicional para reducir el riesgo de transmisión sexual, y debe comentarse con la pareja.

■ Si una mujer gestante ya presenta supresión con TAR y tolera ese tratamiento, debe mantenerlo independientemente de lo fármacos (incluso el efavirenz).

■ Las mujeres gestantes que no han recibido antes TAR deben empezar con una pauta de combinación de TDF/FTC con atazanavir potenciado, lopinavir potenciado o raltegravir. La nevirapina se ha asociado a la aparición de hepatotoxicidad, y debe evitarse en aquellos con una hepatopatía preexistente o un recuento elevado de CD4.

■ Se debe administrar zidovudina i.v. a las mujeres durante el parto, aunque no se requiere en aquellas con cargas víricas constantemente indetectables al final de la gestación.

■ Debe programarse una cesárea en las mujeres con cargas víricas de VIH > 1 000 al final de la gestación.

■ El TAR debe continuarse tras el parto, de acuerdo con las directrices actuales para tratar a todos con el fin de evitar la progresión de la enfermedad y la transmisión del VIH.

■ Hay que administrar profilaxis neonatal con zidovudina durante 4 semanas si la madre ha mantenido la supresión virológica. Debe ofrecerse profilaxis neonatal con zidovudina y nevirapina si la madre no recibió TAR supresor antes del parto.

Infección aguda por el VIH

La administración de TAR inmediatamente tras el diagnóstico de la infección aguda puede proporcionar beneficios adicionales.

■ El inicio del TAR precoz en la infección aguda suprimirá las cargas víricas extraordinariamente altas que se observan en este momento y disminuirá la transmisión posterior del VIH.

■ El TAR precoz puede reducir el reservorio de virus latente.

■ El TAR precoz mantiene la función inmunitaria y puede permitir el control inmunológico del VIH sin TRA en algunos casos.

Hepatitis

■ En los pacientes con infección por el VIH se observan tasas elevadas de coinfección con el VHB y el virus de la hepatitis C (VHC).

■ Algunos de los fármacos del TAR frente al VIH (tenofovir, emtricitabina y lamivudina) también son activos frente al VHB. Cualquier plan para tratar la infección por VHB en pacientes coinfectados debe asegurar que la pauta es totalmente activa contra ambos virus, VIH y VHB. La interrupción del TRA que ha estado suprimiendo una enfermedad por VHB no reconocida puede causar la reactivación del VHB y la aparición de una infección por VHB aguda y, en ocasiones, mortal.

■ El tratamiento frente al VHC está cambiando rápidamente, y en el capítulo 19, *Hepatopatías,* se ofrece una descripción completa del mismo.

■ El tratamiento más antiguo basado en interferón mostraba un escaso efecto sobre la carga vírica del VIH, con aproximadamente una o dos reducciones log en el VIH durante el tratamiento. No se toleraba bien y su actividad era escasa en pacientes con infección por el VIH, y en la mayoría de los estudios sólo se observaba una respuesta virológica sostenida en el 15 % de los pacientes.

■ Los más recientes fármacos que actúan directamente sobre el VHC parecen ser tan eficaces en los pacientes infectados por el VIH como en los pacientes únicamente infectados por el VHC; sin embargo, existen importantes interacciones farmacológicas que hay que tener en cuenta, sobre todo con el tratamiento basado en IP, el efavirenz y el tratamiento que usa cobicistat potenciado.

Envejecimiento

■ Con el éxito del TAR, la mortalidad relacionada con el VIH está disminuyendo y las personas infectadas por este virus alcanzan una supervivencia prolongada.

■ Los CDC estiman que en el año 2015 la mitad de todas las personas infectadas por el VIH tenían más de 50 años.

■ Las infecciones por el VIH se asocian a enfermedades orgánicas prematuras, por lo que muchas de las comorbilidades asociadas al envejecimiento pueden empeorar en esta población cada vez más numerosa, como por ejemplo las enfermedades cardiovasculares, la resistencia a la insulina y la diabetes, la osteoporosis, la alteración neurocognitiva y la fragilidad física.

■ Algunos tumores malignos no asociados al sida son más frecuentes en los pacientes con infección del VIH, como el cáncer anal, el cáncer de pulmón y el carcinoma hepatocelular. No está claro hasta qué punto esto se debe a infección por VIH y no a otros factores de riesgo, como el tabaquismo y la coinfección con hepatitis.

■ No se conoce bien el papel de la infección prolongada por el VIH y el uso del TAR en estas comorbilidades, aunque el uso de INNTI e IP se asocia a perfiles lipídicos que pueden empeorar la enfermedad cardiovascular *(AIDS 2003;17:1179)*. La elevada incidencia de tabaquismo y consumo de alcohol también empeora estas comorbilidades.

DERIVACIÓN

■ Todos los pacientes seropositivos para el VIH deben derivarse, si es posible, a un especialista en esta infección.

■ Hay que asesorar sobre métodos de anticoncepción, prácticas de relaciones sexuales seguras, cumplimiento del tratamiento farmacológico y mantenimiento adecuado de la salud.

■ Derivación a un trabajador social para garantizar un sistema de apoyo social adecuado que incluya alojamiento, asistencia de salud mental y tratamiento del consumo de sustancias.

EVOLUCIÓN/PRONÓSTICO

Con la introducción del HAART potente, que produce supresión virológica duradera y reconstitución del sistema inmunitario, sigue disminuyendo la mortalidad en las personas infectadas por el VIH. En la moderna era del HAART, las enfermedades no infecciosas empiezan a tener una importancia mucho mayor en la mortalidad de pacientes con VIH *(AIDS 2007;21(15):2093)*.

Infecciones oportunistas

PRINCIPIOS GENERALES

■ El TAR potente ha reducido la incidencia, ha modificado las manifestaciones y ha mejorado la evolución de las infecciones oportunistas (IO).

■ Se ha descrito el **síndrome de recuperación o reconstitución inmunitaria (SRI)**, un síndrome clínico asociado a la potenciación inmunitaria inducida por el TAR potente, que suele manifestarse como reacciones inflamatorias locales. Los ejemplos incluyen síntomas recurrentes de meningitis criptocócica, reacciones paradójicas con reactivación de la TB, adenitis localizada por el complejo de *Mycobacterium avium*, agravamiento de infección por virus de la hepatitis y vitritis por CMV, inmediatamente después del inicio de un TAR potente.

■ En caso de SRI, el TAR suele continuarse, y la adición de esteroides en dosis bajas podría disminuir el grado de inflamación. La tuberculosis y la meningitis criptocócica son las únicas infecciones oportunistas en las que se recomienda retrasar el TAR para evitar el SRI.

■ Pueden encontrarse detalles adicionales con actualizaciones en las Guidelines for the Prevention and Treatment of Opportunistic Infections in HIV-Infected Adults and Adolescents *(http://aidsinfo.nih.gov/contentfiles/lvguidelines/adult_oi.pdf)*.

TRATAMIENTO

■ La **profilaxis de las IO** puede dividirse en profilaxis primaria y secundaria.

■ La **profilaxis primaria** se establece antes de que se produzca un episodio de IO. El inicio de la profilaxis primaria depende del nivel de inmunodepresión determinado por el recuento y el porcentaje de linfocitos CD4 del paciente (tabla 16-2).

■ La **profilaxis secundaria** se inicia después de haber tratado adecuadamente un episodio de infección. La mayoría de las IO precisará un tratamiento prolongado.

■ **Finalización de la profilaxis:** las recomendaciones sugieren finalizar la profilaxis primaria y secundaria de la mayoría de las IO si se ha producido una recuperación inmunitaria sostenida (recuento de CD4 de forma constante > 150-200 linfocitos/μl) *(MMWR Recomm Rep 2009;58(RR-4):1)*.

SÍNDROMES PULMONARES

Neumonía por *Pneumocystis jirovecii*

Principios generales

La neumonía por *P. jirovecii* (NPJ) es la infección más frecuente en pacientes con sida y la principal causa de muerte en esta población.

Diagnóstico

Tinción de inmunofluorescencia directa positiva de muestras de esputo inducido o de líquido de lavado broncoalveolar. Por otro lado, también es adecuada para el diagnóstico la demostración histopatológica de microorganismos en los tejidos.

Tratamiento

■ El tratamiento de elección es la **trimetoprima-sulfametoxazol (TMP/SMX).** La dosis es de 15-20 mg/kg del componente TMP i.v. al día, dividida cada 6-8 h en casos graves, con cambio a tratamiento oral cuando la situación del paciente mejora. La duración total del tratamiento es de 21 días. Hay que añadir prednisona en caso de enfermedad grave como se define a continuación. En los pacientes que no pueden tratarse con TMP/SMX se dispone de las siguientes alternativas:
  • En pacientes con enfermedad moderadamente grave [(PaO$_2$) < 70 mm Hg o un gradiente alveoloarterial de oxígeno (P[A− a]O$_2$) > 35 mm Hg]:

TABLA 16-2	Profilaxis de las infecciones oportunistas	
Infección oportunista	**Indicaciones de la profilaxis**	**Fármacos**
NPJ	CD4 < 200 linfocitos/mm^3	TMP/SMX DC v.o. al día o 3 veces por semana un comprimido diario es la pauta de elección Alternativas: dapsona[a], atovacuona, pentamidina aerosolizada
Toxoplasmosis[b]	CD4 < 100 linfocitos/mm^3, un comprimido al día, es el régimen preferido	TMP/SMX en doble dosis v.o. al día Alternativas: combinación de dapsona + pirimetamina y ácido folínico; atovacuona
Profilaxis de la infección por el complejo de *Mycobacterium*	Recuento de CD4 < 50 linfocitos/mm^3	Azitromicina, 1 200 mg v.o. a la semana Alternativas: claritromicina o rifabutina

NPJ, neumonía por *P. jirovecii*; DC, doble concentración; TMP-SMX, trimetoprima-sulfametoxazol.
[a]Se debe realizar un estudio de G6PD para dapsona.
[b]Si IgG para toxoplasmosis es positiva.

- Trimetoprima, 5 mg/kg cada 8 h, y dapsona, 100 mg v.o. al día. Hay que descartar una deficiencia de glucosa-6-fosfato-deshidrogenasa antes de usar dapsona.
- Clindamicina, 600 mg i.v. o v.o. cada 8 h, más primaquina, 30 mg v.o. al día. Hay que descartar una deficiencia de glucosa-6-fosfato-deshidrogenasa antes de utilizar primaquina.
- Atovacuona, 750 mg v.o. cada 8 h. Este fármaco se debe administrar con las comidas para aumentar su absorción.
- En pacientes con enfermedad grave ($PaO_2 < 70$ mm Hg o $P[A - a]O_2 > 35$ mm Hg):
  - Hay que añadir prednisona con reducción progresiva de la dosis. La dosis de prednisona prescrita con mayor frecuencia es de 40 mg v.o. cada 12 h los días 1-5, y 40 mg al día los días 6-10, seguido de 20 mg los días 11-21.
  - Se utiliza pentamidina cuando las demás opciones estén agotadas. Se requiere un control riguroso para detectar la aparición de efectos adversos.
- Está indicada la profilaxis primaria (v. tabla 16-2). Se puede interrumpir la profilaxis secundaria de la NPJ si el recuento de CD4 es > 200 linfocitos/µl durante más de 3 meses como consecuencia del TAR.

Mycobacterium tuberculosis

Principios generales

M. tuberculosis es más frecuente en los pacientes infectados por el VIH, sobre todo en consumidores de drogas por vía i.v. Es frecuente la enfermedad primaria y reactivada *(MMWR Recomm Rep 2009;58(RR-4):1).*

Diagnóstico

■ Las manifestaciones clínicas dependen del nivel de inmunodepresión. Los pacientes que presentan mayores recuentos de linfocitos CD4 tienden a mostrar las manifestaciones clásicas con **enfermedad cavitaria apical.**

■ Los pacientes con inmunodepresión profunda pueden tener manifestaciones atípicas que recuerdan a una infección primaria diseminada, con infiltrados pulmonares difusos o localizados y linfadenopatía hiliar.

■ La diseminación extrapulmonar es más frecuente en los pacientes con infección por VIH.

Tratamiento

■ Para las recomendaciones terapéuticas, véase el capítulo 14, *Tratamiento de las enfermedades infecciosas.*

■ Las recomendaciones actuales sugieren la sustitución de **rifampicina por rifabutina** en pacientes que reciban TAR simultáneo, especialmente con IP. Es necesario reajustar la dosis de rifabutina, debido a las numerosas interacciones significativas que presenta *(http://www.hivmedicationguide.com/).* En pacientes no tratados previamente con TAR, éste se puede retrasar varias semanas después del inicio del tratamiento específico de la TB.

SÍNDROMES FEBRILES

Infección por el complejo *M. avium*

Principios generales

La infección por el complejo *M. avium* (CMA) es la infección por micobacterias más frecuente en pacientes con sida, y es responsable de una morbilidad significativa en pacientes con enfermedad avanzada (CD4 < 100 linfocitos/µl).

Diagnóstico

Presentación clínica

■ La presentación más frecuente es la infección diseminada con fiebre, pérdida de peso y sudores nocturnos.

■ La infección por CMA puede producir bacteriemia en pacientes con sida.

Pruebas diagnósticas

■ Las alteraciones analíticas habituales son la anemia y la elevación de la concentración de fosfatasa alcalina.

■ En los casos sospechosos, deben realizarse hemocultivos para detectar micobacterias.

Tratamiento

■ El tratamiento inicial debe incluir un **macrólido** (claritromicina, 500 mg v.o. dos veces al día) y **etambutol**, 15 mg/kg v.o. al día.

■ En casos graves, y basándose en la sensibilidad, se puede añadir rifabutina, 300 mg/día v.o., o una fluoroquinolona.

■ Se puede interrumpir la profilaxis secundaria de la infección diseminada por CMA si el recuento de CD4 tiene un aumento sostenido de > 100 linfocitos/µl durante 6 meses o más, en respuesta al TAR, y si se han completado 12 meses de tratamiento de la infección por CMA y no hay síntomas ni signos atribuibles a la infección.

Infecciones por *Histoplasma capsulatum*

Principios generales

■ La gravedad de la infección depende del grado de inmunodepresión del paciente.

■ La histoplasmosis suele aparecer en pacientes con sida que viven en áreas endémicas, como los valles de los ríos Mississippi y Ohio.

■ Estas infecciones habitualmente están diseminadas en el momento del diagnóstico.

Diagnóstico

■ La histoplasmosis debe sospecharse en pacientes con fiebre, hepatoesplenomegalia y pérdida de peso.

■ Se produce pancitopenia por afectación de la médula ósea.

■ El diagnóstico se establece por un cultivo positivo o biopsia que muestra hongos en gemación de 2-4 µm, aunque también se pueden utilizar antígenos de *Histoplasma* en la orina y el suero para el diagnóstico y para supervisar el tratamiento.

Tratamiento

■ La enfermedad diseminada se trata con **anfotericina B liposómica,** 3 mg/kg i.v. al día durante 2 semanas o hasta que se observe mejoría clínica, seguida de **itraconazol,** 200 mg v.o. dos veces al día indefinidamente.

■ La enfermedad del SNC se trata inicialmente con **anfotericina B liposómica,** 5 mg/kg i.v. al día durante 4-6 semanas, antes de iniciar el itraconazol.

■ Hay que documentar la absorción de itraconazol con una concentración sérica del fármaco.

■ Se puede interrumpir el itraconazol si se observa un aumento sostenido del recuento de CD4 hasta > 100-200 linfocitos/µl durante más de 6 meses.

Otras causas de enfermedad febril

■ En los pacientes con infección por el VIH la infección bacteriana y la sepsis son más frecuentes.

■ Neumonía bacteriana, especialmente por neumococos.

■ Otras infecciones micóticas diseminadas, dependiendo de la incidencia local, entre ellas infecciones por *Cryptococcus, Penicillium* y *Coccidioides.*

■ CMV y otras infecciones diseminadas por herpesvirus.

ENFERMEDADES DEL SISTEMA NERVIOSO CENTRAL Y RETINIANAS

Cryptococcus neoformans

Principios generales

■ La gravedad de la infección depende del nivel de inmunodepresión del paciente.

■ La **meningitis criptocócica** es la micosis más frecuente del SNC en pacientes con sida.

Diagnóstico

■ Los pacientes con infección del SNC suelen consultar con cefalea, fiebre y, posiblemente, cambios del estado mental, aunque las manifestaciones pueden ser más sutiles.

■ La infección criptocócica puede manifestarse como enfermedad pulmonar o cutánea.

■ El diagnóstico se basa en los resultados de la **punción lumbar** y en la determinación del antígeno criptocócico mediante la pruebe de aglutinación en látex, que suele ser positiva en el suero y en el LCR.

■ Siempre se debe medir la **presión de apertura del LCR** para evaluar la posibilidad de una elevación de la presión intracraneal.

Tratamiento

■ El tratamiento inicial se realiza con una preparación lipídica de **anfotericina,** 3-4 (mg/kg)/día i.v., y **5-flucitosina,** 25 mg/kg v.o. cada 6 h al menos durante 2 semanas, seguido de **fluconazol,** 400 mg v.o. al día durante al menos 8 semanas y después 200 mg v.o. al día, indefinidamente o hasta restablecer la situación inmunológica. El fluconazol puede interrumpirse en los pacientes sin síntomas ni signos de criptococosis, y tienen un aumento sostenido (> 6 meses) de los recuentos de CD4+ con cifras ≥ 200/μl.

■ Durante el tratamiento es preciso monitorizar la concentración de 5-flucitosina para evitar los efectos adversos.

■ Un tratamiento inicial alternativo consiste en anfotericina B, 0,7 mg/kg al día i.v., y flucitosina, 25 mg/kg v.o. cada 6 h. Pueden ser necesarias punciones lumbares de repetición (extracción de hasta 30 ml de LCR hasta que la presión sea < 20-25 cm H_2O) para aliviar la elevación de la presión intracraneal.

■ En pacientes que tienen elevación persistente de la presión intracraneal está indicado un drenaje lumbar transitorio.

Toxoplasma gondii

Diagnóstico

La toxoplasmosis produce múltiples lesiones en el SNC, y se manifiesta con encefalopatía y hallazgos neurológicos focales.

Pruebas diagnósticas

Pruebas de laboratorio

La enfermedad representa la reactivación de una infección previa y el estudio serológico suele ser positivo.

Diagnóstico por la imagen

■ La RM del encéfalo es la mejor técnica radiológica para el diagnóstico.

■ Con frecuencia, el diagnóstico depende de la respuesta al tratamiento empírico, que puede apreciarse por una reducción del tamaño de las lesiones con aspecto de masa.

Tratamiento

■ El tratamiento de elección es la **sulfadiazina,** 25 mg/kg v.o. cada 6 h, más **pirimetamina,** 200 mg v.o. el día 1, seguida por 75 mg v.o. al día.

■ Es necesario añadir **ácido folínico,** 5-10 mg v.o. al día, para prevenir la toxicidad hematológica.

■ En pacientes alérgicos a las sulfamidas, puede usarse clindamicina, 600 mg i.v. o v.o. cada 8 h, en lugar de sulfadiazina.

■ Las dosis se reducen después de 6 semanas de tratamiento.

■ La profilaxis secundaria se puede interrumpir en pacientes con un aumento sostenido del recuento de CD4 > 200 linfocitos/μl durante más de 6 meses, como consecuencia de la respuesta al TAR y si el tratamiento inicial está completo y no hay síntomas ni signos atribuibles a toxoplasmosis.

Virus de la varicela-zóster

Diagnóstico

■ El virus de la varicela-zóster puede causar lesiones típicas en dermatomas o infección diseminada, incluyendo necrosis retiniana.

■ Puede causar encefalitis, que es mucho más frecuente con distribución oftálmica del nervio facial.

Tratamiento

El tratamiento recomendado es con **aciclovir,** 10 mg/kg cada 8 h durante 7-14 días. En casos más leves, suele ser eficaz la administración de aciclovir (800 mg v.o. cinco veces al día), famciclovir (500 mg v.o. tres veces al día) o valaciclovir (1 g v.o. tres veces al día).

Virus JC

Diagnóstico

■ Se asocia a leucoencefalopatía multifocal progresiva. Los síntomas son: cambios en el estado mental, debilidad y trastornos de la marcha.

■ En la RM se observan lesiones características en la sustancia blanca periventricular y subcortical.

Tratamiento

El TAR potente ha mejorado la supervivencia de los pacientes con leucoencefalopatía multifocal progresiva.

Retinitis por citomegalovirus

La **retinitis por citomegalovirus** (CMV) supone el 85 % de las enfermedades por CMV en pacientes con sida. Habitualmente, aparece en el contexto de una depleción intensa de linfocitos CD4 (recuento de CD4 < 50 linfocitos/µl).

Diagnóstico

■ La viremia por CMV puede detectarse por PCR, y suele observarse en la enfermedad con afectación orgánica, si bien también puede observarse en ausencia de ésta.

■ El diagnóstico de la retinitis por CMV se establece basándose en hallazgos característicos durante el examen oftalmoscópico.

Tratamiento

■ El tratamiento de la retinitis por CMV puede ser local o sistémico, y se administra en dos fases, inducción y mantenimiento.

■ El **ganciclovir** se administra en una dosis de inducción de 5 mg/kg i.v. dos veces al día durante 14-21 días y una dosis de mantenimiento de 5 mg/kg i.v. al día indefinidamente (salvo que se produzca recuperación inmunitaria). El efecto adverso más frecuente del ganciclovir es la **mielotoxicidad,** que produce neutropenia. La neutropenia puede responder al tratamiento con factor estimulante de las colonias de granulocitos. Un implante intraocular de ganciclovir es eficaz, pero no proporciona tratamiento contra el CMV sistémico.

■ El **valganciclovir,** un profármaco del ganciclovir, tiene concentraciones del fármaco equivalentes a las del ganciclovir i.v. Para la inducción, se administran 900 mg v.o. dos veces al día durante 14-21 días, seguidos por 900 mg dos veces al día. **El tratamiento es indefinido, salvo que se produzca una recuperación inmunitaria.** Los efectos adversos son similares a los del ganciclovir.

■ Entre las alternativas figuran el **foscarnet i.v., el cidofovir i.v. y el fomivirsén intraocular** (que no proporciona tratamiento sistémico). La administración de foscarnet y cidofovir i.v. se asocia a un riesgo significativo de nefrotoxicidad; por tanto, es necesaria una hidratación adecuada y monitorización de los electrólitos (incluido el calcio).

■ Para otras **enfermedades invasivas por CMV,** el tratamiento óptimo se realiza con ganciclovir i.v., valganciclovir v.o., foscarnet i.v. o una combinación de dos fármacos (en pacientes con tratamiento previo contra el CMV), durante al menos 3 a 6 semanas. El foscarnet es el que mejor penetración tiene en el líquido cefalorraquídeo (LCR), y es el fármaco de elección en la encefalitis y la mielopatía por CMV. Está indicado el tratamiento de mantenimiento crónico.

ESOFAGITIS

Candida

Principios generales
- La gravedad de la infección depende del grado de inmunosupresión del paciente.
- La candidiasis es frecuente en el paciente infectado por el VIH.
- Otras causas de esofagitis son: VHS, CMV e *Histoplasma*.

Dliagnóstico
La localización de la enfermedad puede ser bucal, esofágica o vaginal.

Tratamiento
- La candidiasis oral y vaginal suele responder al tratamiento local con trociscos (pastillas para chupar) o cremas **(nistatina** o **clotrimazol).**
- En los pacientes que no responden al tratamiento o que tienen candidiasis esofágica, el tratamiento de elección es el **fluconazol,** 100-200 mg v.o. al día.

Consideraciones especiales
Está aumentando la **candidiasis resistente a fluconazol,** especialmente en pacientes con enfermedad avanzada que han recibido fármacos antimicóticos durante períodos prolongados.
- En los casos que no responden, pueden considerarse la **caspofungina** o la **micafungina,** dos equinocandinas.
- En ocasiones, es eficaz el **itraconazol** en suspensión oral (200 mg dos veces al día), al igual que el **posaconazol** en solución oral, y se tolera mejor que el itraconazol. Muchos pacientes requieren **anfotericina B,** en suspensión oral; el posaconazol suele tolerarse mejor que el itraconazol. También puede ser útil el **voriconazol.**

DIARREA

Cryptosporidium

Diagnóstico
- *Cryptosporidium* produce diarrea acuosa crónica con malabsorción en pacientes infectados por el VIH.
- El diagnóstico se basa en la visualización del parásito en una tinción acidorresistente de las heces.

Tratamiento
- No se ha desarrollado tratamiento específico eficaz alguno, ya que el TAR es eficaz.
- La **nitazoxanida,** 500 mg v.o. dos veces al día, puede ser eficaz.

Cyclospora, Isospora, Microsporidia y Campylobacter jejuni

Diagnóstico
Estos microorganismos producen diarrea crónica. *Microsporidia* puede causar también enfermedad de las vías biliares en pacientes con infección avanzada.

Tratamiento
- *Cyclospora* se trata con **TMP/SMX,** un comprimido de dosis doble v.o. cuatro veces al día durante 7-10 días. *Isospora* se trata con **TMP/SMX,** un comprimido de dosis doble v.o. dos veces al día durante 10 días, seguido por supresión crónica con TMP/SMX, un comprimido de dosis doble v.o. al día.
- Microsporidia se trata con **albendazol,** 400 mg v.o. dos veces al día, aunque este régimen es poco eficaz en la infección por *Enterocytozoon bieneusi.* Las recidivas son frecuentes cuando se interrumpe el tratamiento.
- *C. jejuni* se trata con azitromicina, 500 mg v.o. al día, o ciprofloxacino, 500-750 mg v.o. dos veces al día.

NEOPLASIAS ASOCIADAS

Sarcoma de Kaposi

PRINCIPIOS GENERALES

El sarcoma de Kaposi está producido por la coinfección por el virus del herpes humano 8 (VHH-8), también denominado virus del herpes asociado al sarcoma de Kaposi (VHSK).

DIAGNÓSTICO

En pacientes con sida suele manifestarse como lesiones cutáneas, aunque puede ser diseminado, e incluso visceral.

TRATAMIENTO

- Se ha utilizado el tratamiento local con **nitrógeno líquido** o una inyección intralesional de alitretinoína o vinblastina. También puede ser útil la crioterapia y la radioterapia.
- El tratamiento sistémico incluye quimioterapia (p. ej., doxorubicina liposómica, paclitaxel, daunorubicina liposómica, talidomida, retinoides), radioterapia e interferón α.

Linfoma

PRINCIPIOS GENERALES

- Los linfomas que suelen asociarse al sida son el linfoma no hodgkiniano, el linfoma del SNC y sistémico, y los linfomas con origen en los linfocitos B.
- El **virus de Epstein-Barr (VEB)** parece ser el patógeno asociado.

DIAGNÓSTICO

- Los linfomas primarios del SNC son frecuentes y pueden ser multicéntricos.
- El diagnóstico se basa en los síntomas clínicos, la presencia de lesiones cerebrales realzadas, la biopsia cerebral y la positividad de la PCR para el VEB en el LCR.
- Se deben descartar otras infecciones oportunistas.
- Es necesaria la biopsia tisular de otros posibles focos extraganglionares de afectación, como médula ósea, tubo digestivo e hígado, para confirmar el diagnóstico.

TRATAMIENTO

El tratamiento incluye **quimioterapia** y **radioterapia.**

Neoplasias del cuello uterino y perianales

PRINCIPIOS GENERALES

- Los hombres y las mujeres infectados por el VIH tienen un riesgo elevado de enfermedades relacionadas con el VPH.
- Algunos subtipos del VPH, como 16 y 18, son oncógenos.
- El cáncer también se puede originar en los condilomas acuminados perianales.

DIAGNÓSTICO

- Está indicado el cribado para detectar displasia vaginal con citología cervicovaginal (Papanicolaou) cada 6 meses durante el primer año y, si los resultados son normales, cada año a partir de ese momento.
- Actualmente se está evaluando el cribado para detectar neoplasias intraepiteliales anales, y algunos expertos lo recomiendan en poblaciones como homosexuales varones, cualquier paciente con antecedente de condilomas anogenitales, y mujeres con histología cervical o vulvar anómala *(http://hivguidelines.org/Content.aspx).*

TRATAMIENTO

En el capítulo 22, *Cáncer*, se exponen los tratamientos específicos para estas neoplasias.

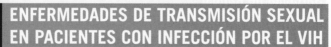

ENFERMEDADES DE TRANSMISIÓN SEXUAL EN PACIENTES CON INFECCIÓN POR EL VIH

En la tabla 16-1 se muestra el tratamiento.

Herpes genital

PRINCIPIOS GENERALES

Los pacientes infectados por el VIH tienen mayor probabilidad de sufrir enfermedad prolongada y grave, además de fracasos terapéuticos por la aparición de resistencia. Las directrices para el tratamiento son ligeramente diferentes para los pacientes con infección por el VIH (v. tabla 16-1).

Condilomas acuminados

PRINCIPIOS GENERALES

Los condilomas acuminados están producidos por el VPH. Las lesiones se asocian a diferentes serotipos, sobre todo los tipos 6 y 11. Otros tipos frecuentes del VPH (16, 18, 31 y 33) se asocian a transformación maligna en diferentes localizaciones anatómicas. Generalmente, en las personas infectadas por el VIH son más resistentes al tratamiento, además de tener mayor probabilidad de recurrencia *(http://www.cdc.gov/STD/treatment/2006/genital-warts.htm).*

DIAGNÓSTICO

El diagnóstico se realiza por la exploración física y la anamnesis. En algunas situaciones puede ser necesaria la biopsia de las lesiones.

TRATAMIENTO

Tratamiento local dirigido a la resección de los condilomas. Se recomienda la vacunación frente al VPH en mujeres y hombres menores de 27 años (v. la sección anterior sobre vacunaciones).

Sífilis

En la sección sobre infecciones de transmisión sexual se presenta información más completa.

Recursos adicionales

- *www.aidsinfo.org*
- *www.aidsmeds.com*
- *www.thebody.com*
- *www.hivmedicine.com*
- *www.hivinsite.ucsf.edu*

17

Medicina de trasplante de órganos sólidos

Rupinder Sodhi y Rowena Delos Santos

Aspectos básicos de los trasplantes de órganos sólidos

PRINCIPIOS GENERALES

- El trasplante de órganos sólidos es un **tratamiento, no una cura,** de la insuficiencia en fase terminal de riñón, hígado, páncreas, corazón y pulmón. Los alotrasplantes combinados vascularizados y de intestino delgado se realizan en un número más reducido de centros especializados. Los beneficios de la sustitución de un órgano coexisten con los riesgos de la inmunosupresión crónica. Por tanto, no todos los pacientes con insuficiencia orgánica son candidatos a trasplante.

- Sigue existiendo carestía de todos los órganos, con tiempos de espera crecientes para los posibles receptores. Los **trasplantes de donante vivo** son cada vez más frecuentes en el trasplante renal, y se están evaluando en el trasplante hepático y pulmonar como solución parcial a esta carencia. El xenotrasplante **no** es una opción viable actualmente.

- Se deben evaluar completamente las **consideraciones inmunológicas** antes del trasplante, incluyendo la compatibilidad ABO con el donante, la tipificación de los antígenos leucocitarios humanos (HLA) y algún grado de estudio de la respuesta inmunitaria frente al donante propuesto. Los nuevos protocolos que utilizan técnicas de desensibilización han tenido cierto éxito en la superación de estas barreras inmunológicas.

DIAGNÓSTICO

- Para las indicaciones y contraindicaciones de los trasplantes cardíaco, pulmonar, renal y hepático, se pueden consultar las secciones dedicadas a cardiología, neumología, nefrología y hepatología.

- **Evaluación del receptor de un trasplante.** La evaluación del receptor de un trasplante con problemas médicos o quirúrgicos generales siempre debe abarcar los detalles del trasplante del órgano del paciente y del tratamiento. Por tanto, al realizar la anamnesis en un receptor de un trasplante de órganos, siempre es importante revisar los siguientes aspectos:
  - Causa de la insuficiencia orgánica.
  - Tratamiento de la insuficiencia orgánica antes del trasplante.
  - Tipo y fecha del trasplante.
  - Serología para citomegalovirus (CMV) del donante y el receptor.
  - Inmunodepresión inicial, particularmente el uso de terapia de inducción basada en anticuerpos.
  - Función inicial del aloinjerto (p. ej., creatinina mínima, volumen espiratorio forzado en el primer segundo [FEV_1], fracción de eyección, función de síntesis y transaminasas).
  - Función actual del aloinjerto.
  - Complicaciones del trasplante (p. ej., problemas quirúrgicos, rechazo agudo, retraso en la función del trasplante, infecciones, disfunción orgánica crónica).
  - Régimen inmunosupresor actual y concentraciones recientes de fármacos.

TRATAMIENTO

- **Inmunodepresión.** Se utilizan fármacos inmunodepresores para favorecer la aceptación de un injerto (terapia de inducción), para evitar el rechazo (tratamiento de mantenimiento) y para revertir los episodios de rechazo agudo (tratamiento contra el rechazo). Estos fármacos se asocian a efectos inmunosupresores, efectos adversos por inmunodeficiencia (p. ej., infecciones y neoplasias malignas) y efectos adversos no inmunitarios (p. ej., nefrotoxicidad, diabetes mellitus, osteopatía, gota, hiperlipidemia, enfermedad cardiovascular o neurotoxicidad) *(N Engl J Med 2004;351:2715)*. Los fármacos inmunodepresores sólo deben ser prescritos y administrados por médicos y profesionales de enfermería que tengan los conocimientos y la experiencia adecuados. En la elección y la dosis del fármaco influyen muchas variables, y las directrices varían para cada órgano específico.

■ **Glucocorticoides.** Los glucocorticoides son fármacos inmunodepresores y antiinflamatorios. Sus mecanismos de acción son: la inhibición de la transcripción de citocinas, la inducción de la apoptosis de los linfocitos, la inhibición de la expresión de moléculas de adhesión y del complejo principal de histocompatibilidad y la modificación del «tráfico» leucocítico *(N Engl J Med 2005:353:1711)*.

• Se conocen bien los efectos adversos del tratamiento crónico con glucocorticoesteroides.

• Como consecuencia de la morbilidad asociada, los corticoesteroides se reducen de forma progresiva y rápida en el período inmediatamente posterior al trasplante para alcanzar dosis de mantenimiento de 0,1 mg/kg o menos.

• Se están desarrollando otras estrategias para minimizar los efectos adversos: inmunosupresión sin corticoesteroides, reducción rápida de los corticoesteroides y supresión de los corticoesteroides.

• Aunque la mayoría de los receptores de un trasplante a largo plazo tienen alteraciones del eje suprarrenal, no están indicados los aumentos de glucocorticoesteroides para la cirugía o enfermedades intercurrentes habituales *(Arch Surg 2008;143:1222)*.

■ **Fármacos antiproliferativos**

• La **azatioprina** es un análogo de las purinas metabolizado por el hígado a 6-mercaptopurina (fármaco activo), reacción que es catalizada por la xantina oxidasa. La azatioprina inhibe la síntesis de ADN y, de esta forma, suprime la proliferación de los linfocitos. El principal efecto adverso que limita la dosis de este fármaco es la mielosupresión, que suele ser reversible tras la reducción de la dosis o la interrupción del fármaco. La dosis de mantenimiento habitual es de 1,5-2,5 (mg/kg)/día en una única dosis. Generalmente no se mide la concentración del fármaco. La azatioprina suele considerarse segura en el embarazo.

• El **ácido micofenólico (AMF)** está disponible en dos formas: ácido micofenólico y micofenolato mofetilo (que se convierte en el metabolito activo, AMF). El AMF inhibe el paso limitante de la velocidad de la síntesis *de novo* de las purinas. Dado que los linfocitos dependen de la vía *de novo* para la síntesis de las purinas, el AMF produce una inhibición selectiva de la proliferación de los linfocitos.

• Los **principales efectos adversos** del AMF son: trastornos digestivos (náuseas, diarrea y dolor abdominal) y trastornos hematológicos (leucopenia y trombocitopenia).

• Los antiácidos que contienen magnesio y aluminio interfieren en la absorción del AMF y no se deben administrar simultáneamente.

• Los inhibidores de la bomba de protones también pueden interferir en la biodisponibilidad del micofenolato mofetilo, pero no en el AMF de cubierta entérica, que se absorbe en el intestino delgado.

• El AMF no se usa durante el embarazo debido a su efecto teratógeno observado en modelos animales.

• La dosis habitual es de 1-2 g al día en dosis divididas, aunque cuando se usa con tacrolimús se pueden utilizar dosis menores que con la ciclosporina, ya que la circulación enterohepática afecta a la concentración del AMF. Además, se debe reducir la dosis de AMF cuando existe insuficiencia renal. Se pueden medir las concentraciones del fármaco para verificar la absorción o el cumplimiento, aunque no se ha determinado la utilidad clínica de la concentración del AMF.

■ **Inhibidores de la proteína mTOR (*mammalian target of rapamycin*).** El sirolimús y el everolimús inhiben la activación de una cinasa reguladora, (mTOR), y de esta forma detienen la progresión de los linfocitos T desde la fase G1 a la fase S del ciclo celular. A diferencia de los inhibidores de la calcineurina, los inhibidores de mTOR no afectan a la transcripción de las citocinas, sino que inhiben la proliferación celular inducida por citocinas y factores de crecimiento.

- Los principales efectos adversos son: hiperlipidemia (hipertrigliceridemia), anemia, proteinuria, dificultad para la cicatrización de las heridas, citopenias, edema periférico, úlceras bucales y síntomas digestivos, aunque también hay otros efectos adversos menos frecuentes.
- Aunque no son directamente nefrotóxicos, los inhibidores de mTOR pueden complicar la vasoconstricción de los inhibidores de la calcineurina y potenciar su nefrotoxicidad. Por tanto, deben utilizarse solos o con corticoesteroides y/u otros fármacos antiproliferativos.
- El sirolimús interactúa con el metabolismo de la ciclosporina, lo que dificulta la monitorización de ambos fármacos.
- La dosis típica de sirolimús es de 2-5 mg al día en una única dosis. El everolimús se administra en dosis de 0,75-1,5 mg dos veces al día. Se está perfeccionando la monitorización terapéutica de estos fármacos, y actualmente se suele utilizar una concentración mínima entre 5 y 15 ng/ml para el sirolimús y de 3-8 ng/ml para el everolimús.
- Es importante evitar el uso de sirolimús en las nefropatías crónicas moderadas o avanzadas y en el postoperatorio inmediato, ya que se asocia a una deficiente cicatrización de las heridas, retraso de la función del injerto (trasplante renal), dehiscencia bronquial anastomótica (trasplante de pulmón) y trombosis de la arteria hepática (trasplante hepático); se dispone de escasos datos sobre el uso del everolimús en el postoperatorio inmediato.
- El sirolimús no se usa en las mujeres gestantes debido al efecto teratógeno observado en modelos animales.
- **Inhibidores de la calcineurina.** Los inhibidores de la calcineurina inhiben la activación y la proliferación de los linfocitos T. **Siguen siendo los inmunodepresores más utilizados, a pesar de su nefrotoxicidad.** Se deben evitar los inhibidores de la calcineurina por vía i.v. debido a su extrema toxicidad y nunca se deben administrar en bolo en ninguna circunstancia.
  - La **ciclosporina (CsA)** es un péptido cíclico de 11 aminoácidos de origen fúngico. Su principal efecto adverso no inmunitario es la nefrotoxicidad por vasoconstricción arteriolar glomerular aferente. Esta acción produce una disminución inmediata de la tasa de filtración glomerular de hasta el 30 % y una nefropatía fibrosa venooclusiva crónica que con frecuencia provoca nefropatía crónica en receptores de todos los trasplantes de órganos. Los inhibidores de la enzima conversora de la angiotensina, los inhibidores de mTOR, la depleción de volumen y otras nefrotoxinas pueden potenciar este efecto. La nefrotoxicidad aguda es reversible con reducción de la dosis; la neurotoxicidad crónica generalmente es irreversible y se observa de forma casi universal en todos los pacientes después de 8 a 10 años de tratamiento.
  - Otros **efectos adversos** son: hiperplasia gingival, hirsutismo, temblor, hipertensión, intolerancia a la glucosa, hiperlipidemia, hiperpotasemia y, raras veces, microangiopatía trombótica. La CsA tiene una ventana terapéutica estrecha, y las dosis se ajustan según la concentración sanguínea (concentración mínima recomendada de 100-300 ng/ml y concentración máxima a las 2 h < 800-1 200 ng/ml). Las dosis habituales son de 6-8 (mg/kg)/día en dosis divididas, prestando una atención rigurosa a las concentraciones y los efectos adversos.
  - El **tacrolimús** es un antibiótico macrólido y, como la CsA, es nefrotóxico. El tacrolimús es más neurotóxico y diabetógeno que la CsA, pero se asocia a menos hirsutismo, hipertensión e hiperplasia gingival. La posología del tacrolimús viene determinada por la concentración sanguínea mínima (concentraciones de mantenimiento recomendadas de 5-10 ng/ml). La dosis inicial habitual es de 0,15 (mg/kg)/día en dosis divididas.
- **Fármacos biológicos**
  - **Anticuerpos policlonales**
    - La globulina antitimocítica se produce inyectando timocitos humanos en animales y recogiendo el suero. Este proceso genera anticuerpos contra una amplia variedad de antígenos del sistema inmunitario humano. Cuando se infunde posteriormente a pacientes humanos, se produce una depleción de linfocitos T como consecuencia de lisis mediada por el complemento y eliminación de las células recubiertas de anticuerpos por el sistema reticuloendotelial. También se produce una alteración de la función de los linfocitos por el bloqueo y la modulación de la expresión de moléculas de la

superficie celular por los anticuerpos. La infusión se realiza a través de una vena central durante 4-6 h. Los efectos adversos más frecuentes son fiebre, escalofríos y artralgias.

- Otros efectos adversos importantes son: **mielosupresión,** enfermedad del suero y, raras veces, anafilaxia. Se dispone de dos preparados: globulina antitimocítica equina y globulina antitimocítica de conejo. La bibliografía médica actual indica que la globulina antitimocítica de conejo es más eficaz. Se pueden usar estos fármacos en el momento del trasplante para favorecer el injerto («inducción») o como tratamiento posterior para el rechazo agudo. El riesgo de aumento de las neoplasias malignas a largo plazo, particularmente del linfoma, sigue siendo preocupante con estos fármacos.

- **Anticuerpos monoclonales**
  - **Anticuerpos monoclonales contra el receptor de la interleucina 2.** El basiliximab (quimérico) es un anticuerpo monoclonal que inhibe de forma competitiva el receptor de la interleucina 2 (CD25) y, de esta forma, inhibe la activación de los linfocitos T. La quimerización da lugar a anticuerpos con una semivida prolongada y minimiza la probabilidad de que se produzcan anticuerpos antimurinos. Estos fármacos se administran a través de una vena periférica en el período perioperatorio en el momento del trasplante y se asocian a pocos efectos adversos.
  - El belatacept, usado en trasplantes renales, es una proteína de fusión que bloquea la coestimulación (CD80/86) y posterior activación de los linfocitos T. Su uso está contraindicado en los trasplantes no renales y, además, en pacientes seronegativos para el virus de Epstein-Barr (VEB), ya que se ha documentado un aumento del índice de enfermedad linfoproliferativa postrasplante en receptores seronegativos para VEB.
  - Otros fármacos biológicos usados, aunque no aprobados (*off-label*), en el trasplante son el **alemtuzumab,** que es un anticuerpo monoclonal contra CD52, una molécula presente en los linfocitos B y T, el **eculizumab,** un anticuerpo monoclonal humanizado que bloquea la activación de la proteína del complemento C5, y el **rituximab,** un anticuerpo monoclonal quimérico contra la proteína CD20 de los linfocitos B.
  - La inmunoglobulina i.v. (**IGIV**) tiene efectos inmunomoduladores. Debido a estos efectos, se usa en ocasiones en el tratamiento del rechazo mediado por anticuerpos. Los efectos secundarios son: enrojecimiento facial, mialgias, escalofríos, cefalea y, raras veces, anafilaxia.

- ■ **Profilaxis de la infección**
  - **Inmunización.** En el momento de la evaluación previa al trasplante se debe administrar vacunación antineumocócica y contra la hepatitis B. Se debe vacunar anualmente contra la gripe A. Después del trasplante y si éste es inminente (p. ej., trasplante renal de donante vivo), es preciso evitar las vacunas vivas *(Am J Transplant 2004;4(suppl 10):160).* Hay que considerar la vacuna frente a la varicela en pacientes seronegativos y la vacunación frente a la hepatitis A (sobre todo, en candidatos a trasplante hepático) *(Clin Infect Dis 2009;49:1550).*
  - La **trimetoprima/sulfametoxazol** previene las infecciones urinarias, la neumonía por *Pneumocystis jirovecii* y las infecciones por *Nocardia.* No se ha determinado la dosis ni la duración óptimas de la profilaxis, aunque se recomienda un mínimo de 1 año. En pacientes alérgicos a las sulfamidas, la dapsona, la pentamidina aerosolizada y la atovacuona son alternativas terapéuticas.
  - El **aciclovir** evita la reactivación del virus del herpes simple (VHS) y del virus de la varicela-zóster, aunque es ineficaz para la profilaxis del citomegalovirus (CMV). El VHS puede producir infecciones graves en pacientes inmunodeprimidos, y se debe utilizar alguna forma de profilaxis durante el primer año. Es preciso tener en cuenta que los pacientes con infecciones recurrentes por el VHS (orales o genitales) son candidatos a profilaxis crónica. También es necesario utilizar tratamiento con aciclovir durante toda la vida en pacientes seronegativos para el virus de Epstein-Barr (VEB) que reciben un órgano de un donante positivo para este virus.
  - El **ganciclovir** o el **valganciclovir** previenen la reactivación de la infección por el CMV cuando se administran a pacientes que previamente eran seropositivos para el CMV, que han recibido un órgano positivo para el CMV o ambas cosas. Generalmente, se admi-

nistran 3 a 12 meses después del trasplante. También se puede utilizar con esta finalidad la globulina hiperinmune frente al CMV o el ganciclovir i.v. Como alternativa, se puede controlar a los pacientes para detectar la presencia de replicación del CMV en el torrente sanguíneo mediante la reacción en cadena de la polimerasa antes de la aparición de los síntomas, y en este caso se debe aplicar tratamiento preventivo.

- Se puede administrar **fluconazol** o **ketoconazol** a pacientes con riesgo elevado de micosis sistémicas o con micosis localizadas recurrentes. Ambos fármacos aumentan las concentraciones de ciclosporina y tacrolimús (v. «Tratamiento» en «Aspectos básicos del tratamiento de órganos sólidos»).
- Se utiliza **suspensión de nistatina,** pastillas para disolver en la boca de **clotrimazol,** o fluconazol semanal para prevenir la candidiasis bucofaríngea (muguet).

RECHAZO DEL INJERTO

Rechazo agudo, riñón

PRINCIPIOS GENERALES

La mayor parte de los episodios de rechazo agudo se producen el primer año después del trasplante. La escasa incidencia de rechazo agudo en la actualidad suele deberse a una búsqueda cuidadosa de concentraciones inadecuadas de fármacos, incumplimiento o formas menos frecuentes de rechazo (como rechazo mediado por anticuerpos o rechazo por células plasmáticas). El rechazo agudo tardío (> 1 año tras el trasplante) suele deberse a una inmunodepresión inadecuada o a incumplimiento por los pacientes.

Definición

Deterioro agudo (de mecanismo inmunitario) de la función renal asociado a cambios anatomopatológicos específicos en la biopsia renal, como infiltrados intersticiales por linfocitos, tubulitis y arteritis (rechazo celular), y/o glomerulonefritis, capilaritis y tinción positiva de los capilares peritubulares por el componente del complemento C4d (rechazo mediado por anticuerpos).

Epidemiología

Actualmente, el rechazo de un aloinjerto renal se produce en tan sólo el 10 % de los pacientes. Los pacientes que no reciben terapia de inducción tienen una incidencia de rechazo agudo del 20 % al 30 %.

Enfermedades asociadas

El **diagnóstico** de rechazo agudo de un aloinjerto renal se establece mediante biopsia renal percutánea después de excluir uremia prerrenal mediante hidratación y pruebas de laboratorio repetidas. El estudio diagnóstico adicional incluye: evaluación para detectar nefrotoxicidad por los inhibidores de la calcineurina (concentraciones mínimas y/o máximas y signos asociados), infección (análisis y cultivo de orina) y obstrucción (ecografía renal). Se están elaborando nuevas técnicas que evalúan los marcadores tempranos del rechazo agudo en sangre y orina.

DIAGNÓSTICO

Presentación clínica

Entre las **manifestaciones** se encuentran la elevación de la creatinina sérica, la disminución de la diuresis, el aumento del edema y el empeoramiento de la hipertensión. Los síntomas iniciales con frecuencia no están presentes, excepto el aumento de la creatinina. En la práctica clínica, son infrecuentes los síntomas sistémicos (fiebre, malestar, artralgias, dolor o tumefacción del aloinjerto).

Diagnóstico diferencial

El **diagnóstico diferencial** varía con el tiempo transcurrido tras el trasplante (tabla 17-1).

TABLA 17-1	Diagnóstico diferencial de la disfunción del aloinjerto renal	

> 1 semana postrasplante	< 3 meses postrasplante	> 3 meses postrasplante
Necrosis tubular aguda	Rechazo agudo	Uremia prerrenal
Rechazo hiperagudo	Toxicidad del inhibidor de la calcineurina	Toxicidad del inhibidor de la calcineurina
Rechazo acelerado	Uremia prerrenal	Rechazo agudo (incumplimiento, concentraciones bajas)
Obstrucción	Obstrucción	Obstrucción
Fuga urinaria (necrosis ureteral)	Infección	Nefropatía recurrente
Trombosis arterial o venosa	Nefritis intersticial	Nefropatía de novo
Ateroembolia	Nefropatía recurrente Nefropatía por virus BK	Estenosis arterial renal (anastomótica o aterosclerótica) Nefropatía por virus BK

Rechazo agudo, pulmón

PRINCIPIOS GENERALES

■ De los trasplantes de órganos sólidos, el pulmón es el órgano más inmunógeno. La mayoría de los pacientes tienen al menos un episodio de rechazo agudo. Múltiples episodios de rechazo agudo predisponen a la aparición de rechazo crónico (síndrome de bronquiolitis obstructiva).

■ El **rechazo de un trasplante pulmonar** se produce con frecuencia, y la mayoría de las veces en los primeros meses después del trasplante.

DIAGNÓSTICO

El **diagnóstico** se establece con frecuencia mediante fibrobroncoscopia con lavado broncoalveolar y biopsia transbronquial.

Presentación clínica

Las **manifestaciones** son inespecíficas, y consisten en fiebre, disnea y tos no productiva. La radiografía de tórax no suele mostrar alteraciones y generalmente no es diagnóstica, incluso cuando es anómala (infiltrados perihiliares, edema intersticial, derrames pleurales). Las modificaciones de las pruebas de función pulmonar no son específicas del rechazo, aunque una disminución del 10 % o más de la capacidad vital forzada o del volumen espiratorio máximo en 1 s (FEV_1), o de ambos, suele ser significativa desde el punto de vista clínico.

Diagnóstico diferencial

Es importante intentar distinguir el rechazo de la infección, ya que, aunque los síntomas son similares, los tratamientos son muy diferentes.

Rechazo agudo, corazón

PRINCIPIOS GENERALES

Los **receptores de un trasplante cardíaco** suelen tener dos o tres episodios de rechazo agudo el primer año después del trasplante, con una probabilidad del 50 % al 80 % de tener al menos un episodio de rechazo, la mayoría de las veces en los primeros 6 meses.

DIAGNÓSTICO

▧ El diagnóstico se establece con una biopsia endomiocárdica realizada durante el seguimiento sistemático o cuando esté indicado por los síntomas. Ninguna de las técnicas no invasivas tiene sensibilidad y especificidad suficientes para sustituir a la biopsia endomiocárdica. Las biopsias endomiocárdicas repetidas predisponen a la insuficiencia tricuspídea grave.

▧ Entre las **manifestaciones** pueden encontrarse síntomas y signos de disfunción ventricular izquierda, como disnea, disnea paroxística nocturna, ortopnea, síncope, palpitaciones, galopes de nueva aparición y elevación de la presión venosa yugular. Muchos pacientes se encuentran asintomáticos. El rechazo agudo también puede asociarse a diversas taquiarritmias (auriculares con más frecuencia que ventriculares).

Rechazo agudo, hígado

PRINCIPIOS GENERALES

▧ Muchos **receptores de un trasplante hepático** se pueden mantener con una inmunodepresión mínima. El rechazo agudo generalmente se produce en los primeros 3 meses después del trasplante y con frecuencia en las primeras 2 semanas tras la operación. El rechazo agudo del hígado generalmente es reversible y no se asocia a una evolución adversa potencialmente grave, como sucede en otros órganos. La hepatitis vírica recurrente es un problema mucho más frecuente y preocupante.

▧ Los **receptores de un trasplante hepático** sufren con frecuencia rechazo agudo del aloinjerto; al menos el 60 % tiene un episodio.

DIAGNÓSTICO

El **diagnóstico** se establece mediante biopsia hepática después de descartar complicaciones técnicas.

Presentación clínica

Puede no haber **manifestaciones,** con una elevación tan sólo ligera de las transaminasas, o los pacientes pueden tener síntomas y signos de insuficiencia hepática, como fiebre, malestar, anorexia, dolor abdominal, ascitis, disminución del flujo biliar, elevación de la bilirrubina y elevación de las transaminasas.

Diagnóstico diferencial

El diagnóstico diferencial de la disfunción temprana de un alotrasplante hepático incluye ausencia de función primaria del injerto, lesión por preservación, trombosis vascular, fuga anastomótica biliar y estenosis biliar. Deben descartarse estos trastornos con métodos clínicos o mediante ecografía Doppler. La disfunción tardía del aloinjerto puede deberse a rechazo, hepatitis B o C recurrente, infección por CMV, infección por VEB, colestasis o toxicidad farmacológica.

Rechazo agudo, páncreas

PRINCIPIOS GENERALES

▧ La mayoría de los episodios de rechazo se producen en los 6 meses siguientes al trasplante. A diferencia de lo que sucede con otros órganos, los hallazgos clínicos y los marcadores bioquímicos tienen escasa relación con el rechazo; concretamente, si aparece hiperglucemia debido al rechazo, suele ser tardía, grave e irreversible. Dado que el 80% de los trasplantes de páncreas se realizan al mismo tiempo que un trasplante renal con el mismo estado inmunológico, la función y la histopatología del aloinjerto renal pueden ser un sustituto para el diagnóstico del rechazo del aloinjerto pancreático.

▧ La mayoría de los trasplantes de páncreas se realizan cuadriplicando la inmunosupresión, lo que consiste en la administración de un agente de inducción y el triple de inmunosupresión de mantenimiento, incluyendo corticoesteroides. Un año después del trasplante, los índices de rechazo agudo oscilan entre el 25 % y el 40 %, lo que contribuye significativamente a la pérdida precoz y tardía del injerto.

DIAGNÓSTICO

En el momento de la cirugía, las secreciones pancreáticas exocrinas (enzimas digestivas) pueden drenarse al intestino del receptor (drenaje entérico) o a la vejiga (drenaje vesical). La amilasa y la lipasa séricas se usan en ambos casos para controlar el rechazo, si bien carecen de especificidad. En el aloinjerto con drenaje vesical, la disminución de la amilasa urinaria se relaciona con rechazo. Sin embargo, la biopsia del aloinjerto sigue siendo la prueba de referencia, y demuestra inflamación septal, ductal y acinar, y endotelitis. Si un receptor recibió simultáneamente un trasplante renal del mismo donante, pueden usarse la creatinina y la biopsia renal para diagnosticar un rechazo, aunque casi nunca se produce un rechazo pancreático o renal aislado.

Presentación clínica

Las **manifestaciones** pueden faltar, y observarse sólo una ligera elevación de la amilasa y la lipasa séricas, o una disminución de la amilasa en orina (drenaje vesical). **La hiperglucemia es una manifestación tardía de rechazo.**

Diagnóstico diferencial

El diagnóstico diferencial de la hiperglucemia incluye la trombosis (que afecta al 7 % de los receptores), la toxicidad farmacológica sobre las células de los islotes, el efecto de los esteroides, una infección, la aparición de resistencia a la insulina o una enfermedad autoinmunitaria recurrente. El diagnóstico diferencial de la elevación de la lipasa sérica comprende: pancreatitis del injerto, presencia de líquido/infección peripancreática, obstrucción, deshidratación y un trastorno linfoproliferativo posterior al trasplante.

Disfunción crónica del alotrasplante

PRINCIPIOS GENERALES

■ La disfunción crónica del aloinjerto es responsable de la mayoría de las pérdidas tardías del injerto y es el principal obstáculo a la supervivencia a largo plazo de éste.
■ La disfunción crónica del aloinjerto (anteriormente, rechazo crónico) es un deterioro insidioso y lentamente progresivo de la función del aloinjerto que se caracteriza por obliteración vascular y ductal progresiva, atrofia parenquimatosa y fibrosis intersticial.

DIAGNÓSTICO

■ El diagnóstico suele ser difícil y, en general, requiere una biopsia. El proceso está mediado por factores inmunitarios y no inmunitarios.
■ Las manifestaciones del rechazo crónico son específicas de cada sistema orgánico.

TRATAMIENTO

Hasta la fecha no se dispone de tratamiento eficaz alguno para la disfunción crónica del aloinjerto de mecanismo inmunitario. Algunos pacientes, sobre todo los que tienen trasplantes renales, precisarán un segundo trasplante del órgano sólido. Las estrategias en investigación actuales se dirigen a la prevención.

Complicaciones

PRINCIPIOS GENERALES

■ Infecciones
• Las infecciones tras el trasplante son una causa importante de morbilidad y, en algunos casos, de mortalidad de los receptores de trasplantes. Los tipos de infección

TABLA 17-2	Momento de aparición y etiología de las infecciones postrasplante	
Período temporal	**Complicación infecciosa**	**Etiología**
< 1 mes postrasplante	Neumonía nosocomial, infección de la herida, infección urinaria, sepsis relacionada con el catéter, infección de catéter biliar, torácico u otro catéter de drenaje	Infecciones bacterianas o fúngicas
1-6 meses postrasplante	Infecciones oportunistas	Citomegalovirus *Pneumocystis jirovecii* Género *Aspergillus* *Toxoplasma gondii* *Listeria monocytogenes* *Strongyloides stercoralis* Virus del Nilo occidental Virus de la varicela-zóster
	Reactivación de infecciones preexistentes	Género *Mycobacteria* Micosis endémicas Hepatitis vírica
> 6 meses postrasplante	Infecciones extrahospitalarias	Bacteriana Enfermedad transmitida por garrapatas Gripe (influenza) Metaneumovirus Norovirus
	Infección progresiva crónica	VVZ reactivado (zóster) Hepatitis B Hepatitis C VIH Citomegalovirus Virus de Epstein-Barr Virus del papiloma Virus de la polio (BK)
	Infecciones oportunistas	*P. jirovecii* *L. monocytogenes* *Nocardia asteroides* *Cryptococcus neoformans* Género *Aspergillus* Virus del Nilo occidental

varían dependiendo del tiempo desde el trasplante *(N Engl J Med 1998;338:1741)* (tabla 17-2).

• **La infección por CMV** por reactivación del CMV en un receptor seropositivo o por una nueva infección procedente de un órgano positivo para el CMV puede producir una amplia gama de manifestaciones, que van desde un síndrome vírico leve hasta disfunción del aloinjerto, enfermedad invasiva de múltiples sistemas orgánicos e incluso la muerte. Los pacientes seronegativos para el CMV que reciben un órgano seropositivo para el citomegalovirus tienen un riesgo elevado, particularmente en el primer año.

  • Debido a la posible progresión y gravedad de la enfermedad no tratada, suele estar indicado el tratamiento del paciente trasplantado virémico sin diagnóstico hístico de enfermedad invasiva. La seroconversión con un valor positivo de inmunoglobulina (IgM) o un aumento de cuatro veces del valor de IgM o IgG indica infección aguda;

sin embargo, muchos centros utilizan actualmente técnicas diagnósticas basadas en la reacción en cadena de la polimerasa con muestras de sangre, y suele administrarse tratamiento al paciente que tenga datos de viremia (*J Am Soc Nephrol 2001;12:848*).

- El tratamiento se realiza con valganciclovir oral, 450-900 mg v.o. dos veces al día, o ganciclovir i.v., 2,5-5 mg/kg dos veces al día, durante 3-4 semanas. Ambos fármacos se ajustan según la función renal. Con frecuencia se utiliza globulina hiperinmune combinada con ganciclovir en pacientes con afectación orgánica.
- El foscarnet y el cidofovir son alternativas más tóxicas que conviene reservar para casos resistentes al ganciclovir.
- **Hepatitis B y C.** No se considera que los pacientes con hepatitis activa o cirrosis sean candidatos a un trasplante no hepático. La inmunodepresión aumenta la replicación del virus en los receptores de un trasplante de órganos con hepatitis B o C.
  - La **hepatitis B** puede recidivar como una insuficiencia hepática fulminante incluso en pacientes sin datos de replicación del ADN vírico antes del trasplante. En el trasplante hepático, puede reducirse el riesgo de infección recurrente por el virus de la hepatitis B mediante la administración de inmunoglobulina contra la hepatitis B después del trasplante. La experiencia con el tratamiento con lamivudina iniciado antes del trasplante para reducir la carga vírica ha demostrado una disminución de la probabilidad de recurrencia del virus de la hepatitis B.
  - La **hepatitis C** suele progresar lentamente en trasplantes no hepáticos, y aún está por determinar el efecto de la inmunosupresión sobre la mortalidad por hepatopatía. Todavía no se han establecido protocolos terapéuticos para la hepatitis C en la población sometida a trasplante no hepático. La hepatitis C casi siempre recidiva en los receptores de un trasplante hepático cuya enfermedad original se debía a hepatitis C. Se ha contado con una combinación de ribavirina e interferón para el tratamiento de la hepatitis recurrente por el virus C, pero el tratamiento está evolucionando, con terapias nuevas y eficaces, como inhibidores de proteasas e inhibidores de polimerasas, que logran una respuesta virológica sostenida.
- El **VEB** desempeña un papel importante en la aparición de enfermedad linfoproliferativa postrasplante. Este linfoma potencialmente mortal se trata con suspensión o reducción de la inmunosupresión y, con frecuencia, con quimioterapia intensiva. Aún no se ha establecido la implicación de virus recién descubiertos, como VHH-6, VHH-7, VHH-8 y poliomavirus (BK y JC) después del trasplante, aunque se sabe que el virus BK provoca nefritis intersticial que causa pérdida del aloinjerto renal y, en ocasiones, estenosis ureteral que produce obstrucción. Dado que la nefropatía por virus BK se produce principalmente por reactivación de BK latente en el órgano trasplantado, casi nunca se observa en receptores de trasplantes no renales.
- Las **infecciones micóticas y parasitarias,** como las infecciones por *Cryptococcus* y *Mucor,* la aspergilosis y las infecciones por el género *Candida,* se asocian a un aumento de la mortalidad después del trasplante, y se deben diagnosticar y tratar de forma intensiva. No se ha establecido la utilidad de la profilaxis con fluconazol oral.

■ **Nefropatía.** La disfunción crónica del aloinjerto es la principal causa de pérdida del alotrasplante en receptores de un trasplante renal. En estos pacientes también puede producirse nefrotoxicidad por el inhibidor de la calcineurina (CsA o tacrolimús), que puede producir también insuficiencia renal crónica y nefropatía terminal, que precisa diálisis o trasplante, en receptores de trasplantes pulmonares, cardíacos, hepáticos o pancreáticos. La incidencia de nefropatía terminal secundaria a toxicidad de los inhibidores de la calcineurina en receptores de trasplante de órganos sólidos es de al menos el 10 %, y la incidencia de nefropatía crónica significativa es casi del 50 % (*N Engl J Med 2003;349:931*).

■ Se producen **neoplasias malignas** en receptores de un trasplante con una incidencia total de tres a cuatro veces mayor que la población general (de la misma edad). Los tipos de cáncer con un riesgo de cinco veces o mayor en comparación con la población general son el sarcoma de Kaposi, el linfoma no hodgkiniano, los tumores malignos de piel, labios, vulvares, anales y hepáticos, lo que ilustra el potencial oncógeno de infecciones víricas asociadas (*JAMA 2011;306:1891*).

- Las **neoplasias cutáneas y labiales** son los tumores malignos más frecuentes (40 % al 50 %) que se observan en receptores de un trasplante, con una incidencia 10 a 250 veces la de la población general. Entre los factores de riesgo figuran la inmunosupresión, la radiación ultravioleta y la infección por el virus del papiloma humano. Estas neoplasias aparecen a una edad más temprana, y son más agresivas en los pacientes trasplantados que en la población general. Se recomienda utilizar ropa protectora y protecciones solares, y evitar la exposición al sol. La exploración de la piel es la principal prueba de cribado, y el diagnóstico temprano ofrece el mejor pronóstico. Los inhibidores de mTOR pueden ser mejores opciones inmunosupresoras en pacientes con cáncer de piel recurrente, mientras no existan contraindicaciones para su uso.
- La **enfermedad linfoproliferativa postrasplante** supone la quinta parte de todas las neoplasias malignas después de un trasplante, con una incidencia de aproximadamente el 1 %. Esto es 30 a 50 veces más que en la población general, y el riesgo aumenta con el tratamiento antilinfocítico para la inducción o el rechazo. La mayoría de estas neoplasias son linfomas no hodgkinianos de células grandes de tipo de linfocitos B. La enfermedad linfoproliferativa postrasplante se debe a la proliferación de los linfocitos B inducida por el VEB en el contexto de una inmunosupresión crónica. El receptor seronegativo para VEB que recibe un órgano positivo es el de mayor riesgo. Las manifestaciones suelen ser atípicas y siempre se deben incluir en el diagnóstico diferencial en pacientes con síntomas nuevos. El diagnóstico precisa un elevado índice de sospecha, seguido por una biopsia hística. El tratamiento incluye la reducción o la suspensión de la inmunodepresión y la administración de quimioterapia.

CONSIDERACIONES ESPECIALES

- Las **interacciones farmacológicas importantes** son siempre preocupantes a la vista de la polifarmacia asociada a los pacientes trasplantados. Antes de prescribir un fármaco a un receptor de un trasplante se deben investigar siempre las interacciones farmacológicas.
- Es preciso evitar o utilizar con precaución la combinación de **alopurinol** y **azatioprina**, debido al riesgo de mielosupresión profunda.
- La CsA y el tacrolimús son metabolizados por el citocromo P450 (3A4). Por tanto, la concentración de CsA y de tacrolimús disminuye por los fármacos que inducen la actividad del citocromo P450, como la rifampicina, la isoniazida, los barbitúricos, la fenitoína y la carbamazepina. Por el contrario, la concentración de CsA y tacrolimús aumenta por fármacos que compiten por el citocromo P450, como el verapamilo, el diltiazem, el nicardipino, los antimicóticos azólicos, la eritromicina y la claritromicina. Se ven efectos similares con tacrolimús y sirolimús.
- No se debe administrar conjuntamente **tacrolimús y CsA**, debido al aumento del riesgo de nefrotoxicidad grave.
- Es importante utilizar dosis menores de AMF cuando se tome simultáneamente tacrolimús o sirolimús.
- La administración simultánea de CsA y sirolimús puede dar lugar a una duplicación de la concentración de sirolimús; para evitar esta interacción farmacológica, la CsA y el sirolimús se deben administrar separados entre sí 4 h.

18 Enfermedades digestivas

C. Prakash Gyawali y Amit Patel

Hemorragia digestiva

PRINCIPIOS GENERALES

La hemorragia digestiva aguda es un problema clínico habitual que causa de una morbilidad y mortalidad importantes, y costes sanitarios elevados, especialmente cuando se produce en pacientes hospitalizados *(Gut 2011;60:1327)*

■ La **hemorragia digestiva franca** consiste en la emisión de sangre reciente o alterada con los vómitos o las heces.

■ La **hemorragia digestiva oculta** se refiere al hallazgo de una prueba positiva de sangre oculta en las heces (guayaco) o anemia ferropénica sin sangre visible en las heces.

■ Una **hemorragia digestiva no filiada** es la hemorragia digestiva de origen desconocido que persiste o reaparece después de una evaluación endoscópica inicial negativa *(Gastroenterology 2007;133:1697)*.

DIAGNÓSTICO

Presentación clínica

Anamnesis

■ La hematemesis, los vómitos en poso de café, y la aspiración de sangre o material similar a poso de café a través de una sonda nasogástrica (SNG) indican un origen digestivo alto de la hemorragia.

■ La **melena,** heces negras y pegajosas con un olor característico, suele indicar un origen digestivo alto de la hemorragia, aunque la hemorragia del intestino delgado y, en ocasiones, la del colon derecho también pueden producir melena.

■ En la hemorragia del intestino delgado distal o del colon se observan diversos matices de **heces hemorrágicas (hematoquecia),** dependiendo de la velocidad de la pérdida de sangre y del tránsito colónico. La hemorragia digestiva alta rápida puede manifestarse con hematoquecia, asociada típicamente a alteración hemodinámica o shock circulatorio.

■ La **hemorragia procedente del área anorrectal** generalmente recubre con sangre brillante el exterior de las heces formadas, y se asocia a síntomas colónicos distales (p. ej., tenesmo rectal, esfuerzo en la defecación o dolor con la defecación).

■ La **anemia** por pérdida de sangre puede causar astenia, debilidad, dolor abdominal, palidez o disnea.

■ La estimación de la cantidad de sangre perdida con frecuencia será inexacta. Si se conoce el hematocrito inicial, su disminución ofrece una estimación aproximada de la hemorragia. En general, los pacientes con hemorragia digestiva baja tienen menos alteración hemodinámica que los que sufren hemorragia digestiva alta.

■ Las **alteraciones de la coagulación** pueden propagar la hemorragia por una lesión preexistente del tubo digestivo. Los trastornos de la coagulación (p. ej., hepatopatías, enfermedad de Von Willebrand, deficiencia de vitamina K y coagulación intravascular diseminada) pueden influir en la evolución de la hemorragia digestiva (v. capítulo 20, *Trastornos de la hemostasia y trombosis)*.

■ Entre los **fármacos** que afectan al proceso de la coagulación o a la función plaquetaria se encuentran la warfarina, la heparina, la heparina de bajo peso molecular, el ácido acetilsalicílico, los antiinflamatorios no esteroideos (AINE), las tienopiridinas (clopidogrel, prasugrel, ticlopidina), los trombolíticos, los antagonistas del receptor glucoproteína IIb/IIIa (abcixi-

mab, eptifibatida, tirofibán), los inhibidores directos de la trombina (argatrobán, bivalirudina, dabigatrán etexilato) y los inhibidores directos del factor Xa (rivaroxabán, apixabán).

■ Los **AINE** y el **ácido acetilsalicílico** pueden producir lesión de la mucosa en cualquier
parte del tubo digestivo. Por tanto, el tratamiento antiplaquetario doble (p. ej., clopidogrel más ácido acetilsalicílico) o el uso simultáneo de ácido acetilsalicílico y anticoagulación con warfarina pueden aumentar el riesgo de hemorragia digestiva tanto iniciando la
hemorragia como propagándola.

Exploración física

■ **Color de las heces.** La exploración directa de las heces expulsadas espontáneamente o de
las heces obtenidas durante un **tacto rectal** puede ayudar a localizar el nivel de la hemorragia. Además, un tacto rectal puede identificar alteraciones anorrectales, entre ellas fisuras
anales, que producen malestar intenso durante una exploración rectal.

■ La presencia de sangre reciente en un **aspirado nasogástrico** puede indicar una hemorragia digestiva alta activa que precisa una exploración endoscópica urgente (*Gastrointestinal
Endoscop 2004;59:172*). Se considerará que el aspirado es positivo sólo si se observa sangre
o un material negro en forma de partículas («poso de café»); el estudio de **hemoglobina
oculta de un aspirado NG carece de utilidad clínica.** El origen de la hemorragia en
el duodeno puede dar lugar a un aspirado NG negativo. El lavado gástrico con agua o
con suero salino puede ser útil para estimar la actividad y la gravedad de la hemorragia
digestiva alta, y para limpiar el estómago de sangre y coágulos antes de la endoscopia. Tras
establecer el diagnóstico de hemorragia digestiva alta, la sonda NG puede retirarse cuando
el paciente se encuentre estable.

■ Es necesario el control constante o la evaluación frecuente de los signos vitales en fases
tempranas de la evaluación, ya que un aumento súbito de la frecuencia del pulso o una
disminución de la presión arterial (PA) pueden sugerir una hemorragia recurrente o activa.

■ Si la PA y la frecuencia del pulso iniciales se encuentran dentro de los límites normales, al
pedir al paciente que se siente o que se ponga de pie pueden producirse **cambios hemodinámicos ortostáticos** (descenso de la PA sistólica > 20 mm Hg, aumento de la frecuencia
del pulso > 10 latidos/min [lpm]). Se aprecian cambios ortostáticos del pulso y la PA con
una pérdida del 10 % al 20 % del volumen circulatorio; la hipotensión en decúbito supino
indica una pérdida > 20 %. La hipotensión con una presión arterial sistólica < 100 mm Hg
o una taquicardia inicial > 100 lpm sugiere un deterioro hemodinámico significativo que
precisa una reposición urgente de volumen (*N Engl J Med 2008;359:928*).

Pruebas diagnósticas

Pruebas de laboratorio

■ Hemograma completo.
■ Parámetros de coagulación (índice internacional normalizado [INR], tiempo de trombo-
plastina parcial).
■ Grupo sanguíneo, pruebas cruzadas de dos a cuatro unidades de sangre.
■ Perfil metabólico completo (creatinina, BUN, pruebas de función hepática).

Técnicas diagnósticas

■ **Endoscopia**
  • La **esofagogastroduodenoscopia (EGD)** es el método de elección para el estudio de la
    hemorragia digestiva alta y se asocia a una gran exactitud diagnóstica y una buena ca-
    pacidad terapéutica. En pacientes hemodinámicamente inestables, es importante realizar
    reposición de volumen o transfusión de sangre antes de la endoscopia. Los pacientes con
    hemorragia digestiva activa o riesgo de evolución desfavorable (tabla 18-1) son los que más
    se benefician de una EGD urgente, mientras que en los pacientes estables se puede realizar
    la endoscopia de forma programada durante el ingreso hospitalario. La eritromicina i.v.
    (infusión de 125-250 mg completados 30 min antes de la EGD) vacía el estómago de san-
    gre y coágulos, y mejora la visibilidad para la EGD (*Gastrointestinal Endosc 2011;73:245*).
    No se ha demostrado que una segunda EGD tras la hemostasia ayude a reducir la interven-
    ción quirúrgica o la mortalidad global (*J Gastroenterol Hepatol 2010;25:8*).

TABLA 18-1	Puntuación de Rockall para la estratificación del riesgo de la hemorragia digestiva alta aguda	
	Variable	**Puntos**
	Edad	
	<60 años	0
	60-79 años	1
	≥80 años	2
Puntuación de Rockall clínica	Shock	
	Frecuencia cardíaca >100 lpm	1
	Presión arterial sistólica < 100 mm Hg	2
Puntuación de Rockall completa	Enfermedades asociadas	
	Arteriopatía coronaria, insuficiencia cardíaca congestiva, otra enfermedad grave	2
	Insuficiencia renal, insuficiencia hepática, cáncer metastásico	3
	Diagnóstico endoscópico	
	Ausencia de hallazgos, desgarro de Mallory-Weiss	0
	Úlcera péptica, enfermedad erosiva, esofagitis	1
	Cáncer del tubo digestivo alto	2
	Signos endoscópicos de hemorragia reciente	
	Úlcera de base limpia, mancha pigmentada plana	0
	Sangre en el tubo digestivo alto, hemorragia activa, vaso visible, coágulo	2

Una puntuación clínica de 0 o una puntuación completa de 2 o menos indica escaso riesgo de nueva hemorragia o muerte.
Adaptado de Gralneket, et al. *N Engl J Med* 2008;359:928, con autorización.

- La **colonoscopia** puede realizarse después de una purga intestinal rápida en pacientes clínicamente estables; la solución de la purga puede infundirse a través de una sonda NG cuando no se tolera por vía oral. Aunque el rendimiento diagnóstico es máximo si la colonoscopia se practica en las 24 h iniciales de la presentación *(Am J Gastroenterol 2005;100:2395)*, la evolución del paciente no mejora necesariamente durante las primeras 24 h *(Am J Gastroenterol 2010;105:2636)*. Sin embargo, la colonoscopia terapéutica puede reducir la necesidad de transfusión y de cirugía, así como la duración del ingreso hospitalario. A todos los pacientes con hemorragia digestiva baja aguda de origen desconocido se les realizará finalmente una evaluación endoscópica del colon durante el ingreso hospitalario inicial, independientemente del método de estudio inicial.
- La **anoscopia** puede ser útil para la detección de hemorroides internas y fisuras anales, pero no sustituye la necesidad de la colonoscopia.
- La **enteroscopia de pulsión** permite evaluar el intestino delgado proximal más allá del alcance de la EGD estándar, sobre todo si no se encuentra una causa en la colonoscopia detallada y meticulosa.
- La **endoscopia con cápsula** tiene su máxima utilidad después de la exploración exhaustiva del tubo digestivo superior y el colon, y se espera que el origen de la hemorragia se encuentre en el intestino delgado *(Gastroenterology 2007;133:1697)*. Esta prueba tiene mayor valor diagnóstico en la hemorragia digestiva no filiada-franca con resultados a largo plazo similares a los de la angiografía *(Am J Gastroenterol 2012;107:1370)*. Sin embargo, las imágenes no se pueden ver en tiempo real, no es posible determinar la localización exacta en el intestino delgado y no se puede administrar tratamiento; por lo tanto, la mejora del rendimiento diagnóstico puede no traducirse en mejores resultados *(Gastroenterology 2010;138:1673)*.

- **Enteroscopia con globo (balón) sencillo y doble.** Permite la visualización de la mayor parte del intestino delgado, mediante un abordaje bucal o anal. Se pueden inflar y desinflar secuencialmente el globo de la punta del endoscopio y el sobretubo para facilitar la inserción profunda del endoscopio en el intestino delgado.
- La **enteroscopia intraoperatoria** puede ayudar en la terapia endoscópica o la resección quirúrgica de una zona de hemorragia activa en el intestino delgado.
- La **enteroclisis con TC** tiene valor cuando ni la endoscopia convencional ni la endoscopia con cápsula logran establecer un diagnóstico en la hemorragia oculta manifiesta con anemia importante *(Gastrointest Endosc 2011;73:1002)*.
- En la **gammagrafía con eritrocitos marcados** se utilizan eritrocitos marcados con tecnecio-99m que pueden extravasarse hacia la luz intestinal cuando hay hemorragia activa, y detectarse como acumulación del marcador radiactivo en la imagen de la gammacámara, para identificar la posible localización de la hemorragia. La **angiografía con TC** puede tener un beneficio similar en la localización de la hemorragia antes de la angiografía con catéter *(J Vasc Interv Radiol 2010;21:848)*. Estas pruebas son particularmente útiles en la hemorragia activa inestable y evitan la colonoscopia urgente.
- La **arteriografía** demuestra la extravasación del medio de contraste hacia el intestino cuando la velocidad de la hemorragia es mayor de 0,5 ml/min, con lo que se localiza la hemorragia. Suele realizarse una vez que la hemorragia se ha localizado inicialmente por otros medios. La canulación superselectiva y la infusión de vasopresina producen vasoconstricción de la arteria sangrante; además el vaso puede embolizarse.

TRATAMIENTO

- **Reposición del volumen intravascular.** Hay que colocar de forma urgente dos vías i.v. con catéteres de calibre 16 a 18 o un catéter venoso central. En los pacientes con shock circulatorio quizá sea necesario administrar volumen utilizando dispositivos de infusión a presión según la situación del paciente y el grado de hipovolemia *(N Engl J Med 2008;359:928)*. Hay que usar una **transfusión de concentrados de eritrocitos** para la reposición de volumen siempre que sea posible; si la hemorragia es masiva, puede estar indicada la transfusión de sangre del grupo O negativo. La transfusión debe continuar hasta que se consiga la estabilidad hemodinámica y el hematocrito alcance un valor ≥ 25-30 %. Una corrección excesiva del volumen y del hematocrito no mejora necesariamente la evolución, y puede ser nociva en la hemorragia por varices esofágicas *(Aliment Pharmacol Ther 2010;32:215)*.
- **Administración de oxígeno.** El oxígeno suplementario puede mejorar la capacidad de transporte de oxígeno de la sangre, y debe administrarse siempre en la hemorragia digestiva aguda.
- **Corrección de la coagulopatía.** La coagulopatía (INR ≥ 1,5) aumenta la morbilidad y la mortalidad en la hemorragia digestiva aguda *(Aliment Pharmacol Ther 2011;33:1010)*, y debe corregirse, si es posible. Puede estar indicada una infusión de plaquetas cuando el recuento de plaquetas sea < 50 000/µl.
- La **intubación endotraqueal** protege la vía aérea y evita la aspiración en pacientes con alteración del estado mental (shock, encefalopatía hepática) y hematemesis masiva o hemorragia aguda por varices.
- **Estratificación del riesgo.** Se dispone de herramientas validadas para la estratificación del riesgo, como las escalas de Rockall y Glasgow-Blatchford, para identificar a los pacientes que tienen un mayor riesgo de evolución desfavorable *(Aliment Pharmacol Ther 2011;34:470)*. La puntuación de Rockall (v. tabla 18-1) tiene un componente *clínico* que se puede calcular rápidamente en el momento de la consulta inicial y una puntuación final *completa* que tiene en cuenta los hallazgos endoscópicos *(Gut 1996:38:316)*.

Medicamentos

- **Hemorragia digestiva alta no varicosa.** Los **inhibidores de la bomba de protones** (IBP) i.v. administrados antes de la endoscopia (bolo i.v. de 80 mg dos veces al día o bolo i.v. de 80 mg seguido de infusión continua de 8 mg/h) repercuten en la proporción de pacientes con signos de alto riesgo de hemorragia y reducen la necesidad de cirugía y la mortalidad en la hemorragia por úlcera péptica *(Am J Gastroenterol 2012;10:345)*. Sin embargo, en un metaanálisis no se demostraron beneficios en los índices de nuevas hemorragias, intervención quirúrgica o mortalidad entre infusiones i.v. y tratamiento con bolo i.v. en casos no seleccionados *(Arch Intern Med 2010;170:751)*. Sin embargo, el tratamiento con IBP, i.v. u oral (p. ej., omeprazol 40 mg v.o. dos veces al día o equivalente), es más eficaz que el tratamiento i.v. con antagonistas de los receptores de histamina 2 (ARH$_2$) *(Am J Gastroenterol 2014;109:1005)*.

■ **Hemorragia por varices.** La infusión de **octreotida** (un octapéptido que se parece a la somatostatina endógena) reduce de forma aguda la presión portal y controla la hemorragia por varices, mejorando el rendimiento diagnóstico y el éxito terapéutico de una endoscopia posterior. Debe iniciarse inmediatamente la infusión de octreotida (bolo de 50-100 µg, seguido por una infusión de 25 a 50 µg/h), que debe mantenerse durante 3 a 5 días tras la esofagogastroduodenoscopia (EGD) si se confirman las varices esofágicas *(Gastrointest Endoc 2014;80;221)*. Tanto la **terlipresina** como la **octreotida** logran efectos hemostáticos similares con una seguridad comparable a la octreotica como complementos al tratamiento endoscópico en la hemorragia por varices *(Hepatology 2014;60:954; Aliment Pharmacol Ther 2012;35:1267)*. Se recomienda la profilaxis antibiótica durante 7 días con una cefalosporina de tercera generación (ceftriaxona) (v. capítulo 19, *Hepatopatías*) en todos los pacientes con cirrosis y hemorragia por varices; como alternativa, se puede usar una quinolona *(Hepatology 2009;49:2087)*.

■ La **talidomida** puede ser un método eficaz en la hemorragia crónica por malformaciones vasculares digestivas que no responde al tratamiento *(Gastroenterology 2011;141:1629)*

Otros tratamientos no farmacológicos

■ **Tratamiento endoscópico**
- La **endoscopia terapéutica** ofrece la ventaja del tratamiento inmediato y debe realizarse pronto en la hemorragia digestiva alta aguda (12-24 h).
- La **ligadura de las varices** o la **colocación de bandas elásticas** constituye el tratamiento endoscópico de elección de las varices esofágicas, con intubación endotraqueal para proteger las vías respiratorias si la hemorragia es masiva o el paciente presenta obnubilación *(Gastroenterol Endosc 2014;80:221)*. La colocación de bandas elásticas es eficaz en la profilaxis primaria y secundaria de la hemorragia por varices, con beneficios similares a los del tratamiento sólo con bloqueantes β *(Gastroenterology 2010;139:1238)*. Entre las complicaciones se encuentran la ulceración superficial, la disfagia y la molestia torácica transitoria.
- La **escleroterapia** también es eficaz, pero se utiliza fundamentalmente cuando la colocación de bandas elásticas no es posible técnicamente.
- La inyección endoscópica de **cianoacrilato (adhesivo)** es más eficaz que el tratamiento bloqueante β en la profilaxis primaria y secundaria de las bandas por varices gástricas, pero no en la hemorragia por varices esofágicas *(Gut 2010;59:729)*,

■ La **derivación portosistémica intrahepática transyugular (TIPS, *transjugular intrahepatic portosystemic shunt*)** es una técnica radiológica en la que se introduce una endoprótesis metálica expandible entre las venas hepáticas y la vena porta para reducir la presión venosa portal en la hemorragia por varices (esofágicas y gástricas) que no responde al tratamiento en el contexto de la hipertensión portal *(Hepatology 2007;46:922)*. Realizada de forma precoz, puede ayudar a reducir el fracaso terapéutico y la mortalidad en la hemorragia aguda por varices *(N Engl J Med 2010;362:2370)*. Se puede producir encefalopatía hasta en el 25 % de los pacientes y se controla con tratamiento médico (v. capítulo19, *Hepatopatías*). Se recomienda el estudio con ecografía Doppler dúplex si el paciente vuelve a presentar hemorragia por varices o si tiene recurrencia de las varices esofágicas o gástricas.

■ La **obliteración transvenosa retrógrada con globo (balón)** es una nueva opción terapéutica para la hemorragia por varices gástricas, en la que se obliteran las varices mediante una derivación gastrorrenal *(J Gastroenterol Hepatol 2009;24:372)*. Parece ser equivalente a la TIPS en el tratamiento a corto plazo de la hemorragia por varices gástricas *(J Vasc Interv Radiol 2014;25:355)*.

Tratamiento quirúrgico

■ Raras veces es necesaria la **colectomía total urgente** en la hemorragia colónica masiva no localizada; antes, cuando sea posible, debe realizarse una EGD urgente para descartar un origen digestivo alto de sangrado rápido. Se requiere resección quirúrgica para la resolución de determinadas lesiones (p. ej., neoplasia, divertículo de Meckel).

■ Puede ser necesaria la **colectomía total o parcial** para la hemorragia activa o recurrente por divertículos.

■ La **esplenectomía** es curativa en las varices gástricas sangrantes por trombosis de la vena esplénica.

■ La **cirugía de derivación** (derivación portocava o esplenorrenal distal) casi nunca se realiza actualmente; puede considerarse en pacientes con buena reserva hepática.

CONSIDERACIONES ESPECIALES

Pacientes cardíacos y hemorragia digestiva

■ En los síndromes coronarios agudos (SCA), la hemorragia digestiva quintuplica los índices de mortalidad por todas las causas a los 30 días (*J Am Coll Cardiol 2009;29:1293*). El tratamiento antiagregante y anticoagulante, especialmente el tratamiento antiagregante doble (p. ej., ácido acetilsalicílico (AAS) más clopidogrel) son importantes factores de riesgo. En los pacientes tratados con dosis bajas de AAS y con antecedente de hemorragia por úlcera péptica, el tratamiento continuo con AAS aumenta el riesgo de hemorragia recurrente por úlcera péptica (*Ann Intern Med 2010;152:1*).

■ La **profilaxis con IBP** disminuye el riesgo de hemorragia digestiva, incluyendo contextos de tratamiento antiagregante doble, sin efectos importantes sobre la incidencia de neumonía intrahospitalaria o mortalidad a los 30 días (*Aliment Pharmacol Ther 2011;34:519*).

■ Pese a la preocupación de que los IBP inhiben de forma competitiva la enzima del citocromo P450 que activa el clopidogrel, estudios controlados y aleatorizados no han detectado más episodios vasculares con el uso coincidente del clopidogrel y los IBP (*N Engl J Med 2010;11:363; Heart 2013;99:520*). Entre los IBP, el pantoprazol puede mostrar la menor interacción farmacológica con el clopidogrel (*Eur J Gastroenterol Hepatol 2011;23:396*).

■ Los **dispositivos de asistencia al ventrículo izquierdo (DAVI),** que se usan en la insuficiencia cardíaca terminal, se han asociado a índices de hemorragia digestiva significativamente mayores que los observados con el tratamiento antiagregante doble o la anticoagulación (*Clin Gastroenterol Hepatol 2014;12:1461*). La hemorragia es fundamentalmente manifiesta y de origen digestivo alto, especialmente lesiones angiodisplásicas, lo que convierte a la EGD o la enteroscopia de pulsión la técnica de investigación inicial de elección (*Gastrointest Endosc 2012;75:973*).

Disfagia y odinofagia

PRINCIPIOS GENERALES

Definición

■ La **disfagia bucofaríngea** es la dificultad para el paso del alimento desde la boca hasta el esófago, y se asocia con frecuencia a síntomas de regurgitación nasofaríngea y aspiración. Las causas habituales son los trastornos neuromusculares o estructurales que afectan a la faringe y a la parte proximal del esófago (*Gastroenterology 1999;116:452*).

■ La **disfagia esofágica** es la sensación de dificultad al paso de alimentos en sentido descendente por el esófago. Entre las etiologías posibles se encuentran procesos obstructivos (membranas, anillos, neoplasias) o trastornos motores del esófago (*Gastroenterology 1999;117:233*).

■ La **odinofagia** es el dolor al tragar alimentos y líquidos, y puede indicar la presencia de esofagitis, particularmente esofagitis infecciosa y esofagitis provocada por fármacos.

DIAGNÓSTICO

Disfagia bucofaríngea

■ La evaluación se inicia con una exploración neurológica detallada. La **videorradioscopia con bario (esofagrografía modificada)** evalúa el mecanismo de la deglución bucofaríngea y puede identificar la penetración laríngea.

■ La exploración otorrinolaringológica, la endoscopia nasal flexible y los estudios de imagen pueden identificar etiologías estructurales.

■ Si no existen causas neurológicas ni estructurales, se pueden plantear pruebas analíticas para detectar polimiositis, miastenia grave y otros trastornos neuromusculares.

Disfagia esofágica

■ La EGD es la prueba inicial de elección, ya que proporciona información sobre alteraciones de la mucosa, permite la obtención de muestras de tejidos (para evaluar la eosinofilia esofágica, por ejemplo) y brinda la opción de practicar una dilatación, que debe efectuarse en la mayor parte de las estenosis esofágicas *(Gastrointest Endosc 2014;79:191)*.

■ El **esofagograma** ayuda a definir la anatomía, en especial anillos y estenosis sutiles, que puede que sólo se observen con un bolo sólido o una cápsula de bario.

■ La obstrucción esofágica aguda se estudia mejor mediante endoscopia. No deben realizarse estudios con bario si se sospecha la presencia de una obstrucción esofágica, ya que el bario puede tardar días en eliminarse, retrasando la endoscopia. Si se necesita un estudio con contraste, en estos casos deberá usarse un contraste hidrosoluble.

■ La **manometría esofágica,** preferentemente la **manometría de alta resolución (HRM),** está indicada cuando otros estudios son normales o sugieren un trastorno de la motilidad esofágica. El modelo de gráficas de Clouse basado en imágenes en la HRM tiene varias ventajas sobre la manometría convencional, entre ellas el análisis más fácil y la mayor utilidad diagnóstica *(Gastrointest Endosc Clin N Am 2014;24:547)*.

TRATAMIENTO

■ Es probable que la modificación de la dieta y las maniobras deglutorias beneficien a los pacientes con disfagia, especialmente en la disfagia bucofaríngea. Suele aconsejarse a los pacientes que mastiquen bien los alimentos y que consuman alimentos blandos.

■ La nutrición entérica a través de una sonda de gastrostomía está indicada en pacientes con aspiración traqueal manifiesta cuando intentan deglutir.

■ La extracción endoscópica de un bolo alimenticio obstructivo alivia la disfagia aguda.

■ Es preciso abordar la nutrición en pacientes con una disfagia prolongada que produce pérdida de peso.

Medicamentos

■ La inflamación de la mucosa por enfermedad por reflujo puede tratarse con supresión del ácido.

■ La odinofagia suele responder al tratamiento específico cuando se identifica la causa (p. ej., IBP para la enfermedad por reflujo, antimicrobianos para la esofagitis infecciosa). Las soluciones de lidocaína viscosa para enjuagar y tragar pueden proporcionar alivio sintomático.

■ Los fármacos anticolinérgicos (p. ej., escopolamina transdérmica) ayudan a evitar el babeo.

■ Se puede realizar un ensayo con **glucagón** (bolo i.v. de 2-4 mg) o **nitroglicerina** sublingual en la disfagia aguda por impactación de alimentos, pero deben evitarse los ablandadores de la carne.

Otros tratamientos no farmacológicos

■ En las estenosis anatómicas se realiza dilatación esofágica. La dilatación empírica realizada cuando no se identifica una estenosis clara también puede producir mejoría sintomática.

■ En ocasiones se realiza una dilatación neumática intensiva del esfínter esofágico inferior (EEI) por acalasia (v. «Trastornos motores esofágicos»). Las inyecciones de toxina botulínica en el EEI producen un alivio sintomático transitorio en la acalasia y en los errores de la relajación del EEI *(Gastrointest Endosc 2014;79:191)*.

■ La colocación de una endoprótesis esofágica puede aliviar la disfagia en las neoplasias inoperables.

Náuseas y vómitos

PRINCIPIOS GENERALES

■ Las náuseas y los vómitos pueden deberse a efectos adversos de fármacos, enfermedades sistémicas, trastornos del sistema nervioso central (SNC) y trastornos digestivos primarios.

■ Los vómitos que se producen durante una comida o inmediatamente después de ésta pueden deberse a una estenosis pilórica aguda (p. ej., úlcera del canal pilórico) o a trastornos funcionales. Los vómitos en los 30-60 min siguientes a una comida pueden indicar un trastorno gástrico o duodenal. Los vómitos tardíos después de una comida con alimentos de una comida previa no digeridos pueden ser indicativos de obstrucción del conducto de salida gástrico o gastroparesia.

■ Los síntomas de gastroparesia pueden ser indistinguibles de los de las náuseas y vómitos funcionales crónicos con vaciado gástrico normal *(Clin Gastroenterol Hepatol 2011;9:567)*.

DIAGNÓSTICO

■ **Hay que descartar una obstrucción intestinal y la gestación.**

■ Se deben revisar detalladamente las listas de **medicamentos**, y deben evaluarse las enfermedades sistémicas (agudas y crónicas) como causas o como factores desencadenantes.

■ Hay que plantearse la realización de una endoscopia y/o pruebas de imagen ante síntomas que no se resuelven o «alarmantes», como la hematemesis o la pérdida de peso.

TRATAMIENTO

■ La corrección de los trastornos hidroelectrolíticos es una medida de soporte importante.

■ Hay que suspender la ingesta oral o limitarse a líquidos claros, si se toleran. Muchos pacientes con enfermedad autolimitada no precisan ningún otro tratamiento.

■ Puede ser necesaria la descompresión nasogástrica en pacientes con obstrucción intestinal o con náuseas y vómitos prolongados de cualquier etiología.

■ En ocasiones, los pacientes con náuseas y vómitos prolongados pueden requerir nutrición entérica a través de una sonda yeyunal o, raras veces, incluso nutrición parenteral total (NPT).

Medicamentos

Con frecuencia se inicia el tratamiento farmacológico empírico mientras se realiza el estudio, o cuando se cree que la causa es autolimitada.

■ **Fenotiazinas y fármacos relacionados.** Son eficaces: proclorperazina, 5-10 mg v.o. dos a cuatro veces al día, 10 mg i.m. o i.v. cada 6 h, o 25 mg vía rectal (v.r.) dos veces al día; prometazina, 12,5-25 mg v.o., i.m. o v.r. cada 4-6 h. La somnolencia es un efecto adverso frecuente, y pueden producirse reacciones distónicas agudas y otros efectos extrapiramidales.

■ Entre los **antagonistas dopamínicos** se encuentra la metoclopramida (10 mg v.o. 30 min antes de las comidas y al acostarse, o 10 mg i.v. a demanda), un fármaco procinético que también tiene efectos antieméticos centrales. Puede producir somnolencia y reacciones extrapiramidales, y la FDA estadounidense ha publicado una advertencia sobre el riesgo de **discinesia tardía** con dosis elevadas o uso crónico *(Aliment Pharmacol Ther 2010;31:11)*. La taquifilaxia puede limitar su efecto crónico. La domperidona es un fármaco alternativo que no atraviesa la barrera hematoencefálica, por lo que no tiene efectos adversos sobre el SNC; sin embargo, no siempre está disponible.

■ Los **antihistamínicos** tienen su máxima utilidad en el tratamiento de las náuseas y los vómitos relacionados con la cinetosis, aunque también pueden ser eficaces en los vómitos por otras causas. Ente los fármacos utilizados se cuentan la difenhidramina (25-50 mg v.o. cada 6-8 h, o 10-50 mg i.v. cada 2-4 h), el dimenhidrinato (50-100 mg v.o. o i.v. cada 4-6 h) y la meclozina (12,5-25 mg 1 h antes del viaje).

■ **Antagonistas del receptor serotonínico 5-HT₃.** El **ondansetrón** (0,15 mg/kg i.v. cada 4 h hasta tres dosis o 32 mg en infusión i.v. en 15 min comenzando 30 min antes de la quimioterapia) es eficaz en los vómitos asociados a la quimioterapia. También puede utilizarse en los vómitos que no responden a otros fármacos (4-8 mg v.o. o i.v. hasta cada 8 h), especialmente la formulación sublingual.

■ **Antagonista del receptor de la neurocinina 1 (NK-1).** El **aprepitant** (125 mg v.o. el día 1, y 80 mg v.o. los días 2 y 3) es un fármaco alternativo que se usa en las náuseas y vómitos inducidos por la quimioterapia.

Diarrea

PRINCIPIOS GENERALES

■ La **diarrea aguda** es el inicio súbito de un aumento de la frecuencia y/o la fluidez de las deposiciones. Los agentes infecciosos, las sustancias tóxicas y los fármacos son las principales causas de diarrea aguda. En los pacientes hospitalizados, es necesario incluir en el diagnóstico diferencial la colitis pseudomembranosa, la diarrea asociada a antibióticos u otros fármacos, y la retención fecal *(Gastroenterology 2004;127:287).*

■ La **diarrea crónica** es la eliminación de heces sueltas con o sin aumento de la frecuencia de las deposiciones durante más de 4 semanas.

DIAGNÓSTICO

■ La mayor parte de las enfermedades diarreicas agudas duran menos de 24 h y podrían ser de causa vírica, por lo que los estudios de las heces son innecesarios en los episodios breves sin fiebre, deshidratación, o presencia de sangre o pus en las heces *(N Engl J Med 2004;350:38).*

■ Puede estar justificado realizar cultivos de heces, análisis para detectar la toxina de *Clostridium difficile,* exámenes para detectar huevos y parásitos, y sigmoidoscopia en pacientes con síntomas intensos, prolongados o atípicos.

■ Puede calcularse el **hiato osmótico fecal** en pacientes con diarrea crónica y heces acuosas voluminosas: 290 - 2 ([Na⁺] en las heces + [K⁺] en las heces). El hiato osmótico en las heces es **< 50 mOsm/kg en la diarrea secretora** pero **> 125 mOsm/kg en la diarrea osmótica.**

■ La positividad de la prueba de hemoglobina o de leucocitos en las heces indica diarrea inflamatoria.

■ La **esteatorrea** se diagnostica tradicionalmente por la demostración de excreción de > 7 g/día de grasa en las heces en una muestra de heces de 72 h mientras el paciente recibe una dieta de 100 g/día de grasa. La tinción de Sudán en una muestra de heces es una prueba alternativa: la presencia de > 100 glóbulos de grasa por campo de gran aumento es indicativa de esteatorrea.

■ Se debe plantear el cribado para detectar laxantes en cualquier paciente con diarrea crónica que siga sin diagnosticar.

Presentación clínica

■ **Diarrea aguda**

• La **enteritis vírica** y las **infecciones bacterianas** por *E. coli* y los géneros *Shigella, Salmonella, Campylobacter* y *Yersinia* son las causas más frecuentes.

• La **colitis pseudomembranosa** suele observarse en el contexto del tratamiento antimicrobiano y está causada por las toxinas producidas por *C. difficile (Am J Gastroenterol 2013;108:478).*

• La **giardiasis** se confirma por la identificación de trofozoítos de *Giardia lamblia* en las heces, el aspirado duodenal o muestras de biopsia del intestino delgado. También se dispone de un análisis de inmunofluorescencia en las heces para el diagnóstico rápido.

• La **amebiasis** puede producir diarrea aguda, especialmente en viajeros a zonas con malas condiciones de salubridad y en hombres homosexuales. La visualización de trofozoítos o quistes de *Entamoeba histolytica* en las heces o la prueba de anticuerpos séricos confirman el diagnóstico.

- Los **fármacos** que pueden causar diarrea son: los laxantes, los antiácidos, los fármacos cardíacos (p. ej., digitálicos y quinidina), la colchicina y los antimicrobianos. Los síntomas suelen responder a la interrupción del fármaco responsable.
- Se debe considerar la posibilidad de que exista **enfermedad de injerto contra huésped** en pacientes que presenten diarrea después de un trasplante de un órgano, especialmente un trasplante de médula ósea; debe efectuarse **sigmoidoscopia con biopsias** para confirmar el diagnóstico *(Aliment Pharmacol Ther 2013;38:955)*.
- **Diarrea crónica.** Después de una anamnesis meticulosa, una exploración física exhaustiva y las pruebas de laboratorio habituales, se puede clasificar la diarrea crónica en una de las categorías siguientes: diarrea acuosa (secretora u osmótica), diarrea inflamatoria o diarrea grasa (esteatorrea) *(J Gastroenterol Hepatol 2014;29:6)*.

TRATAMIENTO

- La hidratación adecuada, incluida la hidratación i.v. en los casos graves, es un paso inicial esencial en el tratamiento de las enfermedades diarreicas.
- La diarrea asociada a antibióticos y las infecciones por *C. difficile* pueden evitarse limitando los antibióticos de alto riesgo y usando antibióticos según el antibiograma.
- El tratamiento sintomático es útil en las infecciones digestivas autolimitadas simples en las que la diarrea sea frecuente o problemática, mientras se realiza el estudio diagnóstico, cuando el tratamiento específico no logra mejorar los síntomas o cuando no se identifica una etiología específica.
  - La **loperamida**, los **opiáceos** (tintura de opio, belladona y cápsulas de opio) y los **fármacos anticolinérgicos** (difenoxilato y atropina) son los fármacos antidiarreicos inespecíficos más eficaces.
  - Los preparados de **pectina** y **caolín** (fijadores de toxinas) y el **subsalicilato de bismuto** (propiedades antibacterianas) también son útiles en el tratamiento sintomático de la diarrea aguda.
  - Las **resinas fijadoras de ácidos biliares** (p. ej., colestiramina) son útiles en la diarrea inducida por ácidos biliares.
  - La **octreotida** es útil en la diarrea secretora de mecanismo hormonal, aunque puede ser útil en la diarrea refractaria.

Medicamentos

- El **tratamiento antibiótico empírico** sólo se recomienda en pacientes con enfermedad moderada a grave y síntomas sistémicos asociados, mientras se esperan los cultivos de las heces. Los antibióticos pueden aumentar la posibilidad de síndrome hemolítico urémico asociado a las infecciones por *E. coli* productora de la toxina shiga *(E. coli* O157:H7), especialmente en niños o en ancianos *(N Engl J Med 2000;342:1930)*.
- El **metronidazol** oral es el tratamiento de elección de la colitis pseudomembranosa leve o moderada, mientras que la **vancomicina** oral puede usarse para casos resistentes o intolerancia al metronidazol *(Am J Gastroenterol 2013;108:478)*. La **fidaxomicina** y el **trasplante de microbiota fecal** representan nuevas opciones terapéuticas *(Am J Gastroenterol 2014;109:1065;* v. capítulo 14, *Tratamiento de enfermedades infecciosas)*.
- El tratamiento de la amebiasis sintomática se realiza con **metronidazol,** seguido de **paromomicina** o **diyodohidroxiquinoleína** para eliminar los quistes.
- El tratamiento de la giardiasis consiste en metronidazol o tinidazol; la quinacrina es un fármaco alternativo.

CONSIDERACIONES ESPECIALES

- **Microorganismos oportunistas,** como *Cryptosporidium, Microsporidium,* citomegalovirus (CMV), el complejo *Mycobacterium avium* y *Mycobacterium tuberculosis,* pueden producir **diarrea en pacientes con enfermedad avanzada por el VIH** (recuento de CD4

< 50 células/µl). Sin embargo, *C. difficile* puede ser el patógeno bacteriano que se identifique con más frecuencia *(Gut 2008;57:861)*.

■ Otras causas de diarrea en esta población son las infecciones de transmisión sexual (sífilis, gonorrea, clamidias, infección por el virus del herpes simple [VHS]), así como otras infecciones de transmisión no sexual (amebiasis, giardiasis, salmonelosis, shigelosis). El linfoma intestinal y el sarcoma de Kaposi intestinal también pueden causar diarrea.

■ Los estudios de las heces (huevos y parásitos, cultivo), las biopsias endoscópicas y las pruebas serológicas pueden ayudar a establecer el diagnóstico. El tratamiento consiste en tratamiento específico si se identifican patógenos; las medidas sintomáticas pueden resultar útiles en los casos idiopáticos *(Gastroenterol Clin North Am 2012;41:677)*.

Estreñimiento

PRINCIPIOS GENERALES

Definición

El estreñimiento consiste en deposiciones infrecuentes (y muchas veces incompletas), a veces asociadas a tenesmo y expulsión de heces similares a bolas.

Etiología

■ Un cambio reciente del hábito intestinal puede indicar una causa orgánica, mientras que un estreñimiento de larga duración es más probable que sea funcional.

■ Pueden contribuir los **medicamentos** (p. ej., antagonistas del calcio, opiáceos, anticolinérgicos, suplementos de hierro, sulfato de bario) y las enfermedades sistémicas (p. ej., diabetes mellitus, hipotiroidismo, esclerosis sistémica, distrofia miotónica).

■ Otros factores predisponentes son el sexo femenino, la falta de ejercicio, el aporte calórico escaso, la dieta pobre en fibra y los trastornos que producen dolor con la defecación (p. ej., fisuras anales, hemorroides externas trombosadas) y otros factores de riesgo *(Am Fam Physician 2011;84:299)*.

DIAGNÓSTICO

■ La colonoscopia y el enema opaco ayudan a descartar enfermedades estructurales y pueden ser particularmente importantes en pacientes > 50 años sin cribado previo del cáncer colorrectal, o con otras situaciones de alerta como anemia, sangre en las heces o síntomas de aparición reciente *(Gastroenterology 2013;144:211)*.

■ Los estudios del tránsito colónico, la manometría anorrectal y la defecografía se reservan para los casos resistentes sin una explicación estructural después del estudio inicial.

TRATAMIENTO

■ El ejercicio frecuente y la ingesta adecuada de líquidos son medidas inespecíficas.

■ Un aumento de la ingesta de **fibra con la dieta** hasta 20 a 30 g/día puede ser eficaz. Sin embargo, la retención fecal debe resolverse antes de iniciar el suplemento de fibra.

Medicamentos

■ **Laxantes**
  • Los **laxantes emolientes** como el docusato sódico, 50-200 mg v.o. al día, y el docusato cálcico, 240 mg v.o. al día, permiten que el agua y la grasa penetren en la masa fecal. Se puede administrar parafina líquida (15-45 ml v.o. cada 6-8 h) por vía oral o enema.
  • Los **estimulantes catárticos,** como el aceite de ricino, 15 ml v.o., estimulan la secreción intestinal y aumentan la motilidad. Las antraquinonas (cáscara sagrada, 5 ml v.o. al día; *sena,* un comprimido v.o. una a cuatro veces al día) estimulan el colon, aumentando la acumulación de líquido y agua en su parte proximal. El bisacodilo (10-15 mg v.o. al acostarse, 10 mg en supositorios rectales) es estructuralmente similar a la fenolftaleína y estimula el peristaltismo colónico, y es un tratamiento eficaz y bien tolerado en el estreñimiento crónico *(Clin Gastroenterol Hepatol 2011;9:577)*.

- Los **catárticos osmóticos** son sales o carbohidratos no absorbibles que producen retención de agua en la luz del colon. Entre las sales de magnesio se encuentran la leche de magnesia (15-30 ml cada 8-12 h) y el citrato magnésico (200 ml v.o.), que se deben evitar en la insuficiencia renal. La lactulosa (15-30 ml v.o. dos a cuatro veces al día) puede producir meteorismo como efecto adverso.
- La **lubiprostona** (8-24 µg v.o. dos veces al día) es un activador selectivo del canal de cloruro intestinal, que provoca el paso de líquido hacia la luz intestinal y estimula el peristaltismo, con lo que facilita los movimientos intestinales espontáneos en el estreñimiento idiopático crónico *(Clin Gastroenterol Hapetol 2015;13(2):29)*.
- La **linaclotida** (145-290 µg/día v.o.) es un agonista del receptor C de la guanilato-ciclasa, y también produce desplazamiento de líquido a la luz intestinal, con lo que mejora los síntomas del estreñimiento *(N Engl J Med 2011;365:567)*.

■ **Enemas.** Se pueden utilizar enemas de difosfato de sodio en el estreñimiento leve a moderado y para la limpieza intestinal antes de la sigmoidoscopia; deben evitarse en pacientes con insuficiencia renal. Los enemas de agua del grifo (1 litro) también son útiles para la limpieza intestinal; los oleosos pueden usarse en el estreñimiento rebelde.

■ El **polietilenglicol** en polvo (17 g v.o. una o dos veces al día) puede usarse de forma habitual o intermitente para el tratamiento del estreñimiento.

■ La **metilnaltrexona subcutánea,** un antagonista selectivo del receptor de opioides µ de acción periférica es eficaz para el alivio rápido del estreñimiento inducido por opiáceos *(Am J Gastroenterol 2013;108:1566; N Engl J Med 2008;358:2332)*. El uso de prucaloprida está autorizado en Europa para el estreñimiento crónico *(Aliment Pharmacol Ther. 2010;32:1113)*.

■ **Fármacos para la limpieza intestinal.** Los pacientes deben recibir una dieta con líquidos claros el día anterior y se les debe mantener a dieta absoluta durante 6-8 h o durante toda la noche antes de la exploración intestinal (colonoscopia o enema opaco). Es posible que los pacientes tengan una molestia abdominal leve, náuseas y vómitos con la preparación intestinal.

- Habitualmente se utiliza una **solución de polietilenglicol** isoosmótica (4 litros, administrados a una velocidad de 250 ml cada 10 min) como fármaco para la limpieza intestinal antes de la colonoscopia. Se han diseñado preparados de menor volumen (2 litros) con ácido ascórbico u otros laxantes *(Aliment Pharmacol Ther 2010;32:637)*.
  - El **fosfato no absorbible** (fosfato monosódico y disódico, 20-45 ml con 300-700 ml de líquido, tomado el día antes de la exploración y la mañana del mismo día), una solución hiperosmótica, extrae líquido hacia la luz intestinal y produce una deposición entre 0,5 h y 6 h. También está disponible en forma de comprimidos (32 a 40 comprimidos, tomados a una velocidad de tres a cuatro comprimidos cada 15 min con 250 ml de líquido). El fosfato monosódico y disódico puede producir deshidratación grave, hiperfosfatemia, hipocalcemia, hipopotasemia, hipernatremia y acidosis. Una complicación infrecuente pero temida es la **nefropatía aguda por fosfatos,** en la que los depósitos de fosfato cálcico provocan disfunción irreversible de los túbulos renales, que causa insuficiencia renal. Por esta razón, este preparado se usa en casos limitados.
- **Preparaciones divididas.** La proximidad de la preparación intestinal al momento de la exploración aumenta la eficacia de la limpieza y la visualización durante la técnica. Por tanto, las preparaciones se pueden administrar en dos dosis, una de las cuales se toma la tarde anterior y, la segunda, la mañana del día de la exploración *(Am J Gastroenterol 2012;107:1036; Am J Gastroenterol 2010;105:1319)*.
- En ocasiones, está indicada una **preparación intestinal en 2 días** en pacientes ancianos o debilitados cuando la preparación intestinal convencional esté contraindicada, no se tolere o no sea eficaz. Consiste en la administración de citrato magnésico (120-300 ml v.o.) en 2 días consecutivos mientras el paciente sigue una dieta con líquidos claros; también se puede administrar bisacodilo (30 mg v.o. o un supositorio de 10 mg) ambos días.
- Los **enemas de agua del grifo** (volumen de 1 litro) pueden limpiar el colon distal cuando está indicada una colonoscopia en pacientes con obstrucción intestinal proximal.

■ Otras opciones: el **tratamiento de *biofeedback*** y la **estimulación de los nervios sacros** pueden ser métodos eficaces en el estreñimiento idiopático que no responde al tratamiento médico *(Gut 2010;59:333)*.

TRASTORNOS DIGESTIVOS LUMINALES

Enfermedad por reflujo gastroesofágico

PRINCIPIOS GENERALES

Definición

La enfermedad por reflujo gastroesofágico (ERGE) se define como el conjunto de síntomas y/o complicaciones debidas al reflujo del contenido gástrico hacia el esófago y estructuras más proximales.

DIAGNÓSTICO

Presentación clínica

■ Los síntomas esofágicos típicos de la ERGE son la **pirosis** y la **regurgitación**. La ERGE también puede manifestarse como **dolor torácico**, en el que una prioridad importante es descartar un origen cardíaco antes de iniciar un estudio gastrointestinal *(Am J Gastroenterol 2013;108:308)*.

■ Las **manifestaciones extraesofágicas** pueden consistir en tos, laringitis, asma y erosiones dentales.

■ Es posible que la respuesta sintomática a un ensayo terapéutico de IBP sea diagnóstica, aunque una respuesta negativa no descarta la ERGE *(Gastroenterology 2008; 135:1392)*.

Diagnóstico diferencial

Otros trastornos que pueden producir esofagitis son:

■ La **esofagitis eosinófila**, caracterizada por infiltrado por eosinófilos de la mucosa esofágica, es una etiología cada vez más reconocida de síntomas similares a los de la ERGE.
  • Es frecuente la atopia (rinitis alérgica, eccema, asma), y los alérgenos alimentarios pueden desencadenar el proceso. Predominan los síntomas del tránsito (disfagia), aunque la sintomatología también puede parecer la de la ERGE.
  • Entre los hallazgos endoscópicos frecuentes se encuentran surcos, estenosis luminal, corrugaciones (contracciones o encogimientos) y placas blanquecinas en la mucosa esofágica. El diagnóstico es clinicopatológico y consiste en: presencia de síntomas relacionados con disfunción esofágica (como retención alimentaria y disfagia), ≥ 15 eosinófilos/campo de gran aumento (CGA) en las biopsias esofágicas y la exclusión de causas secundarias de esosinofilia esofágica (como la ERGE). Se debe administrar una pauta de 2 meses de IBP y realizar a continuación un EGD con biopsia esofágica para descartar una **eosinofilia esofágica que responde a los IBP** y confirmar el diagnóstico de esofagitis eosinófila *(Am J Gastroenterol 2013;108:679)*.
  • Entre las opciones terapéuticas de primera línea figuran los **corticoides tópicos** (fluticasona deglutida, 880-1 760 µg/día en dos a cuatro dosis divididas), o budesonida deglutida, 2 mg/día divididos en dos a cuatro dosis); la prednisona es una opción alternativa si los corticoides tópicos no son eficaces *(Gastroenterology 2014;147:324)*. Se puede considerar una prueba con alérgenos alimentarios, pero es de escaso rendimiento. De todas formas, la eliminación de alérgenos alimentarios es adecuada cuando se identifican. La ERGE simultánea requiere tratamiento con IBP. Los pacientes que no responden a los corticoides tópicos pueden beneficiarse de pautas más prolongadas o dosis mayores de corticoides tópicos, cortoicoides sistémicos o dilatación esofágica prudente.

■ La **esofagitis infecciosa** se manifiesta habitualmente con disfagia u odinofagia, y suele observarse con mayor frecuencia en estados de inmunodepresión (sida, receptores de trasplante de órganos), estasis esofágica (motilidad anómala [p. ej., acalasia, esclerodermia], obstrucción mecánica [p. ej., estenosis]), neoplasias malignas, diabetes mellitus y uso de antibióticos; sin embargo, casi nunca se produce en personas sanas. La presencia de lesiones orales típicas (muguet, vesículas herpéticas) puede indicar un agente etiológico. Los síntomas iniciales habituales son disfagia y odinofagia.

- La **esofagitis por** *Candida* constituye la infección esofágica más frecuente, y suele aparecer en el contexto de estasis esofágica, alteración de la inmunidad celular por tratamiento inmunodepresor (p. ej., corticoides o fármacos citotóxicos), tumores malignos y sida. La visualización mediante endoscopia de las placas blanquecinas típicas tiene una sensibilidad de casi el 100 % para el diagnóstico. Cuando se produce simultáneamente muguet bucofaríngeo, está recomendado el tratamiento empírico, y se reserva la endoscopia para los síntomas rebeldes. Se recomienda **fluconazol,** 100-200 mg/día, o **itraconazol,** 200 mg/día durante 14 a 21 días, como tratamiento inicial de la esofagitis por *Candida*; la nistatina (100 000 U/ml) y los trociscos (tabletas que se disuelven en la boca) de clotrimazol (10 mg cuatro o cinco veces al día durante 2 semanas) son alternativas para la candidiasis orofaríngea. En las infecciones que no responden a los azoles se puede plantear un ciclo corto de **anfotericina B** parenteral (0,3-0,5 [mg/kg]/día) *(Best Pract Res Clin Gastroenterol 2008;22:639).*
- La **esofagitis por VHS** se caracteriza por vesículas pequeñas y úlceras bien circunscritas en la endoscopia, y las típicas células gigantes en la histopatología. Es posible identificar el antígeno o el ADN del virus mediante anticuerpos inmunofluorescentes. El tratamiento consiste en **aciclovir,** 400-800 mg v.o. cinco veces al día durante 14-21 días o 5 mg/kg i.v. cada 8 h durante 7-14 días. El **famciclovir** y el **valaciclovir** constituyen fármacos alternativos. La enfermedad suele resolverse espontáneamente en pacientes inmunocompetentes *(Curr Opin Gastroenterol 2008;24:496).*
- La **esofagitis por CMV,** que aparece exclusivamente en pacientes inmunodeprimidos, puede producir erosiones o ulceraciones francas. Se puede utilizar **ganciclovir,** 5 mg/kg i.v. cada 12 h, o **foscarnet,** 90 mg/kg i.v. cada 12 h durante 3 a 6 semanas, como tratamiento inicial. También puede ser útil el **valganciclovir** oral.
- Se puede conseguir alivio sintomático con **lidocaína** viscosa al 2 % en enjuagues que se tragan posteriormente (15 ml v.o. cada 3-4 h a demanda) o solución de **sucralfato** (1 g v.o. cuatro veces al día).

■ **Esofagitis química**
- La ingestión de sustancias cáusticas (álcalis o ácidos) o de fármacos como potasio oral, doxiciclina, quinidina, hierro, AINE, ácido acetilsalicílico y bisfosfonatos puede producir irritación y lesión de la mucosa.
- Se recomienda una endoscopia temprana y cuidadosa para evaluar la extensión y el grado de la lesión mucosa, y la TC puede descartar la necrosis esofágica transmural cuando existe necrosis de la mucosa *(Best Pract Res Clin Gastroenterol 2013;27:679).*
- Se debe irrumpir la administración del fármaco responsable cuando sea posible. Pueden ser útiles fármacos para el revestimiento de la mucosa (sucralfato) y fármacos inhibidores del ácido. Está contraindicado un segundo cáustico para neutralizar el primero.

Pruebas diagnósticas

■ La **endoscopia** con biopsias está indicada principalmente para evitar el error diagnóstico y detectar causas alternativas de los síntomas esofágicos (p. ej., esofagitis eosinófila), identificar complicaciones y evaluar los fracasos terapéuticos. Los **síntomas de alarma** de disfagia, odinofagia, saciedad precoz, pérdida de peso o hemorragia obligan a realizar una endoscopia *(N Engl J Med 2008;359:1700).*

■ La **monitorización ambulatoria del pH o del pH-impedancia** se puede usar para cuantificar la exposición esofágica al ácido y los episodios de reflujo, y para la correlación síntomas-reflujo en pacientes con síntomas progresivos a pesar de la supresión del ácido (especialmente si la endoscopia es negativa) y en aquellos con síntomas atípicos. La prueba de pH-impedancia detecta todos los episodios de reflujo independientemente del pH, y es mejor realizarla sin tratamiento con IBP para aumentar su rendimiento; los resultados anómalos pueden predecir una respuesta sintomática al tratamiento médico o quirúrgico antirreflujo *(Clin Gastroenterol Hepatol 2015;13(5):884).*

■ La **manometría esofágica,** particularmente la de alta resolución, puede identificar procesos motores que contribuyen a los síntomas rebeldes.

TRATAMIENTO

Medicamentos

■ La administración intermitente o profiláctica de **antiácidos** de venta sin receta, **antagonistas del receptor histamínico 2 (ARH₂)** e **IBP** son eficaces en pacientes con síntomas leves o intermitentes.

■ Los **IBP** son más eficaces que los ARH₂ (en dosis habituales) y el placebo en el alivio sintomático y la cicatrización endoscópica de la ERGE. En la esofagitis grave o con síntomas persistentes se produce una pequeña mejora por el aumento al doble de la dosis de IBP. El tratamiento crónico y continuo con IBP es útil para el mantenimiento de la remisión de los síntomas de la ERGE, aunque la dosis se debe reducir después de 8-12 semanas hasta la menor dosis que produzca alivio sintomático *(N Engl J Med 2008;359:1700).* El dolor abdominal, la cefalea y la diarrea son efectos secundarios habituales. El uso prolongado de IBP se ha asociado a desmineralización ósea, infecciones entéricas, neumonía extrahospitalaria y reducción de la concentración circulante de vitamina B₁₂ en estudios de observación, si bien los beneficios siguen superando a los riesgos.

■ Las dosis habituales de **ARH₂** (tabla 18-2) pueden producir mejoría sintomática y cicatrización endoscópica hasta en la mitad de los pacientes. Es necesario ajustar la dosis en la insuficiencia renal.

■ Los inhibidores del reflujo son agonistas del receptor tipo B del ácido γ-aminobutírico (GABA) que bloquean las relajaciones transitorias del EEI. El prototipo de ellos, el **baclofeno,** reduce los episodios de reflujo, pero los efectos secundarios centrales pueden ser limitantes *(Aliment Pharmacol Ther 2012;35:1036).*

Tratamiento quirúrgico

■ Las indicaciones de la **fundoplicatura (operación de Nissen)** incluyen la necesidad de dosis continuas de IBP, el incumplimiento o la intolerancia al tratamiento médico en pacientes que son buenos candidatos quirúrgicos, el reflujo no ácido continuo a pesar de

TABLA 18-2	Posología de los fármacos inhibidores del ácido		
Fármaco	**Enfermedad ulcerosa péptica**	**ERGE**	**Parenteral**
Cimetidina[a]	300 mg 4 veces al día 400 mg 2 veces al día 800 mg al acostarse	400 mg 4 veces al día 800 mg 2 veces al día	300 mg cada 6 h
Ranitidina[a]	150 mg 2 veces al día 300 mg al acostarse	150-300 mg 2 a 4 veces al día	50 mg cada 8 h
Famotidina[a]	20 mg 2 veces al día 40 mg al acostarse	20-40 mg 2 veces al día	20 mg cada 12 h
Nizatidina[a]	150 mg 2 veces al día 300 mg al acostarse	150 mg 2 veces al día	
Omeprazol	20 mg al día	20-40 mg 1 a 2 veces al día	
Esomeprazol	40 mg al día	20-40 mg 1 a 2 veces al día	20-40 mg cada 24 h
Lansoprazol	15-30 mg al día	15-30 mg 1 a 2 veces al día	30 mg cada 12-24 h
Dexlansoprazol		30-60 mg al día	
Pantoprazol	20 mg al día	20-40 mg 1 a 2 veces al día	40 mg cada 12-24 h u 80 mg i.v., después infusión a 8 mg/h

ERGE, enfermedad por reflujo gastroesofágico.
[a]Es necesario ajustar la dosis en la insuficiencia renal.

un tratamiento médico adecuado y la preferencia del paciente por la cirugía. Cuando los síntomas se controlan con IBP, el tratamiento médico y la fundoplicatura tienen la misma eficacia. Si bien esta última puede proporcionar un control sintomático y una calidad de vida mejores a corto plazo, pueden aparecer síntomas postoperatorios y fracaso quirúrgico *(Surg Endosc 2011;25:2547)*.

■ La exposición elevada del esófago al ácido y la correlación de los síntomas con los episodios de reflujo en la monitorización ambulatoria del pH predicen una mayor probabilidad de un resultado quirúrgico favorable.

■ En los pacientes en quienes fracasa el tratamiento médico, es necesaria una evaluación cuidadosa para determinar si los síntomas se relacionan realmente con el reflujo ácido antes de considerar las opciones quirúrgicas; estos pacientes con frecuencia tienen otros diagnósticos, como esofagitis eosinófila, trastornos motores esofágicos, hipersensibilidad visceral y pirosis funcional.

■ Entre las posibles complicaciones de la cirugía se encuentran la disfagia, la imposibilidad de eructar, el síndrome de atrapamiento aéreo, y síntomas intestinales como flatulencia, diarrea y dolor abdominal.

Modificación del estilo de vida/riesgo

■ Los pacientes con síntomas nocturnos de ERGE pueden beneficiarse de la elevación de la cabecera de la cama, y deben evitar comer en las 2-3 h antes de acostarse.

■ La pérdida de peso puede favorecer a algunos pacientes con sobrepeso que tienen ERGE.

■ Es poco probable que las modificaciones del estilo de vida por sí solas resuelvan los síntomas en la mayoría de los pacientes con ERGE, y se deben recomendar junto con medicamentos.

COMPLICACIONES

■ La **erosión y la ulceración esofágicas** (esofagitis) raras veces pueden producir hemorragia franca y anemia ferropénica.

■ Es posible que se formen **estenosis** cuando cicatriza la esofagitis, lo que produce disfagia. La dilatación endoscópica y el tratamiento de mantenimiento con IBP generalmente resuelven la disfagia por esta causa.

■ El **esófago de Barrett** es un cambio (provocado por el reflujo) del epitelio esofágico escamoso normal, que se transforma en un epitelio metaplásico intestinal especializado, y se asocia a un riesgo de progresión a adenocarcinoma esofágico del 0,5 % anual. Es importante realizar un cribado endoscópico para detectar esófago de Barrett en pacientes con ERGE y riesgo elevado (duración prolongada de los síntomas de ERGE, ≥ 50 años de edad, sexo masculino, raza blanca); en los pacientes en quienes se detecta esófago de Barrett debe realizarse una revisión periódica cada 3-5 años cuando no existe displasia *(Am J Gastroenterol 2013;108:308)*. Si se detecta una displasia de alto grado en un contexto de esófago de Barrett, se prefiere el tratamiento endoscópico (generalmente, ablación por radiofrecuencia) a las revisiones periódicas o la cirugía *(Gastroenterology 2012;143:336)*.

Trastornos motores esofágicos

PRINCIPIOS GENERALES

Definición

■ La **acalasia** es el trastorno motor esofágico que se reconoce más fácilmente, y se caracteriza por la ausencia de relajación completa del esfínter esofágico inferior (EEI) con deglución y ausencia de peristaltismo del cuerpo esofágico *(Am J Gastroenterol 2013;108:1238)*.

■ El **espasmo esofágico difuso** es un trastorno espástico que se caracteriza por contracciones prematuras y no peristálticas del cuerpo esofágico *(Gastroenterology 2011;141:469)*.

■ Los **trastornos con hipomotilidad esofágica** se caracterizan por un peristaltismo esofágico fragmentado, débil o ausente, en ocasiones con hipomotilidad del EEI, lo que provoca síntomas de reflujo.

DIAGNÓSTICO

Presentación clínica

■ Entre los síntomas iniciales en la acalasia pueden figurar: disfagia, regurgitación, dolor torácico, pérdida de peso y neumonía por aspiración.

■ El espasmo esofágico difuso y otros trastornos espásticos pueden producir síntomas obstructivos (disfagia, regurgitación), aunque también pueden provocar síntomas perceptivos (dolor torácico) por un aumento de la sensibilidad esofágica.

■ La hipomotilidad del EEI reduce la función de barrera, y la del cuerpo esofágico afecta a la eliminación por el esófago del material que ha refluido, lo que puede dar lugar a una exposición prolongada al reflujo y a las complicaciones que esto conlleva.

Pruebas diagnósticas

■ La **manometría esofágica de alta resolución** es el método diagnóstico de referencia de los trastornos motores *(Neurogastronterol Motil 2013;25:99)*. Las características de esta manometría clasifican la acalasia en tres subtipos que tienen implicaciones sintomáticas y terapéuticas *(Neurogastroenterol Motil 2014;27:160)*.

■ El **esofagograma** puede demostrar un aspecto típico de un esófago intratorácico dilatado con alteración del vaciado, un nivel hidroaéreo, ausencia de burbuja aérea gástrica y afilado de la parte distal del esófago que muestra un aspecto de **pico de pájaro.** Se puede observar un aspecto arrosariado o en sacacorchos en el espasmo esofágico difuso. En la hipomotilidad esofágica grave, se puede apreciar dilatación del esófago con EEI abierto y reflujo gastroesofágico libre.

■ La **endoscopia** puede contribuir a descartar una estenosis o una neoplasia del esófago distal en la presunta acalasia y los trastornos espásticos. Los trastornos de hipomotilidad también pueden manifestarse como dilatación esofágica, pero con la unión gastroesofágica abierta y signos de enfermedad por reflujo.

TRATAMIENTO

Medicamentos

■ Los **relajantes del músculo liso** como nitratos y antagonistas del calcio administrados inmediatamente antes de las comidas pueden proporcionar un alivio sintomático breve en los trastornos espásticos y la acalasia, pero la respuesta de los síntomas no llega a ser óptima. Los inhibidores de la fosfodiesterasa pueden ser útiles en trastornos de hipercontractilidad, pero pueden estar contraindicados en la coronariopatía.

■ La inyección de **toxina botulínica** en la endoscopia puede mejorar los síntomas de la disfagia durante varias semanas o meses en la acalasia y los trastornos espásticos con relajación incompleta del EEI *(Am J Gastroenterol 2013;108:1248)*. Esta medida puede ser útil en pacientes ancianos y debilitados que tienen riesgo quirúrgico elevado, o como puente a un tratamiento más definitivo.

■ Los **neuromoduladores** (p. ej., antidepresivos tricíclicos en dosis bajas) pueden mejorar los síntomas preceptivos (como el dolor torácico) asociados a trastornos motores espásticos y acalasia.

■ Se recomienda el **tratamiento antisecretor** con un IBP para el reflujo asociado a los trastornos de hipomotilidad esofágica. No existe un tratamiento específico favorecedor de la motilidad. Es importante abordar con precaución la cirugía antirreflujo en los trastornos de hipomotilidad ya avanzados.

Tratamiento quirúrgico

La rotura del músculo circular del EEI mediante **dilatación neumática** o la incisión quirúrgica **(miotomía de Heller)** pueden lograr un alivio duradero en la acalasia, con evoluciones comparables de los síntomas *(N Engl J Med 2011;364:1807)*. Es posible que se produzca reflujo gastroesofágico, que se trata con supresión del ácido de por vida o con fundoplicatura parcial simultánea en el momento de la miotomía. Se observa perforación esofágica en el 3 % al 5 % de los casos con la dilatación neumática, que precisa reparación quirúrgica urgente. La **miotomía endoscópica peroral (POEM,** *peroral endoscopic myotomy*) es una nueva técnica con una buena mejoría de los síntomas a corto plazo *(Gastroenterology 2013;145:309; Surgery 2013;154:885).*

COMPLICACIONES

■ Entre las complicaciones de la acalasia se encuentran la neumonía por aspiración y la pérdida de peso.

■ La acalasia se asocia a un riesgo de cáncer epidermoide del esófago distal del 0,15 %, un riesgo 33 veces mayor con respecto a la población sin acalasia.

Enfermedad ulcerosa péptica

PRINCIPIOS GENERALES

Definición

La enfermedad ulcerosa péptica (EUP) supone la presencia de pérdidas de continuidad de la mucosa en el estómago y el duodeno cuando los efectos corrosivos del ácido y la pepsina superan los mecanismos de defensa de la mucosa. También pueden aparecer úlceras pépticas en el esófago, en el intestino delgado adyacente a anastomosis gastroentéricas y en el interior de un divertículo de Meckel.

Etiología

■ Se considera que *Helicobacter pylori,* un bacilo espiral gramnegativo y productor de ureasa, es responsable de al menos la mitad de todos los casos de EUP y de la mayoría de las úlceras que no se deben a AINE.

■ Puede observarse EUP en el 15 % al 25 % de los consumidores de **AINE y ácido acetilsalicílico de forma crónica.** El antecedente de EUP, la edad >60 años, el tratamiento simultáneo con corticoides o anticoagulantes, con dosis elevadas de AINE o múltiples AINE, y la presencia de enfermedades médicas comórbidas graves, entre ellas la nefropatía terminal, aumentan el riesgo de EUP *(J Clin Gastroenterol 1997;24:2).*

■ Un tumor secretor de gastrina o **gastrinoma** es responsable de <1 % de todas las úlceras pépticas.

■ El cáncer gástrico y el linfoma gástrico pueden manifestarse como una úlcera gástrica.

■ Cuando no es evidente ninguna de las causas anteriores, se considera que la EUP es idiopática. La mayoría de los casos de EUP idiopática se pueden deber a enfermedad por *H. pylori* no diagnosticada o a consumo no detectado de AINE.

■ El tabaquismo duplica el riesgo de enfermedad ulcerosa péptica; retrasa la cicatrización y promueve la recidiva.

DIAGNÓSTICO

Presentación clínica

■ El dolor epigástrico y la dispepsia pueden ser los síntomas iniciales; sin embargo, los síntomas no siempre son predictivos de la presencia de úlceras. Es posible que aparezca dolor epigástrico con la palpación abdominal. El 10 % pueden consultar inicialmente con una complicación (v. «Complicaciones»).

■ Cuando se observen **síntomas de alarma** (pérdida de peso, saciedad precoz, hemorragia, anemia, vómitos persistentes, masa epigástrica y falta de respuesta adecuada a los IBP), debe realizarse una endoscopia para detectar una complicación o un diagnóstico alternativo.

Pruebas diagnósticas

■ La **endoscopia** es el método de referencia para el diagnóstico de las úlceras pépticas. Los **estudios con bario** tienen también una buena sensibilidad para el diagnóstico de las úlceras, pero pueden pasar por alto las úlceras y erosiones de menor tamaño, y no se pueden obtener muestras de tejido para diagnosticar la enfermedad por *H. pylori* o el cáncer.

- El **estudio de los anticuerpos séricos frente a** *H. pylori* es la prueba no invasiva más económica, con una sensibilidad del 85 % y una especificidad del 79 % para el diagnóstico de la infección por este patógeno. Los anticuerpos siguen siendo detectables hasta 18 meses después de la erradicación eficaz, por lo que no se puede utilizar esta prueba para documentar el éxito de la erradicación del microorganismo.

- El **estudio del antígeno de** *H. pylori* **en las heces** tiene una sensibilidad del 91 % y una especificidad del 93 % para el diagnóstico de infección por este patógeno, y puede confirmar la erradicación de *H. pylori* después del tratamiento triple.

- El **análisis rápido de la ureasa** (p. ej., la prueba de microorganismos similares a *Campylobacter* [CLO]) y el estudio histopatológico de las muestras de la biopsia endoscópica se emplean habitualmente para el diagnóstico en pacientes a los que se realiza una endoscopia; estas pruebas pueden ser falsamente negativas en pacientes tratados con IBP.

- La **prueba del aliento con urea marcada con carbono** es la prueba no invasiva más exacta para el diagnóstico, con una sensibilidad y una especificidad del 95 %; con frecuencia se utiliza para documentar el éxito de la erradicación de la infección por *H. pylori* tras el tratamiento *(BMJ 2008; 337:a1400)*.

TRATAMIENTO

Medicamentos

- Independientemente de la etiología, la **supresión del ácido** es el elemento esencial del tratamiento de la EUP. Las úlceras gástricas suelen tratarse durante 12 semanas, y las úlceras duodenales durante 8 semanas.

- En la mayoría de los casos es suficiente el tratamiento oral con IBP o ARH_2 (v. tabla 18-2). Hay que ajustar las dosis de los ARH_2 cuando exista insuficiencia renal. La cimetidina puede alterar el metabolismo de muchos fármacos, entre ellos los anticoagulantes derivados de warfarina, la teofilina y la fenitoína.

TABLA 18-3	**Pautas utilizadas para la erradicación de *Helicobacter pylori***
Fármacos y dosis	**Comentarios**
Claritromicina (500 mg dos veces al día), amoxicilina (1 g dos veces al día) e IBP[a]	Tratamiento de primera línea
Metronidazol (500 mg dos veces al día), amoxicilina (1 g dos veces al día) e IBP[a]	Tratamiento de primera línea si hay exposición previa a macrólidos
Claritromicina (500 mg dos veces al día), metronidazol (500 mg dos veces al día) e IBP[a]	Tratamiento de primera línea para pacientes con alergia a la penicilina
Amoxicilina (1 g dos veces al día) e IBP[a] durante 5 días, seguido de claritromicina (500 mg dos veces al día), metronidazol (500 mg dos veces al día) e IBP[a] durante otros 5 días	Terapia secuencial
Tetraciclina (500 mg cuatro veces al día), metronidazol (250 mg cuatro veces al día), bismuto (525 mg cuatro veces al día) e IBP[a]	Tratamiento cuádruple que incluye bismuto; tratamiento de rescate
Levofloxacino (250 mg dos veces al día), amoxicilina (1 g dos veces al día) e IBP[a]	Tratamiento triple basado en levofloxacino; tratamiento de rescate
Dos antibióticos seleccionados según el antibiograma en el cultivo, bismuto (525 mg cuatro veces al día) e IBP[a]	Tratamiento orientado por cultivo (si fracasan múltiples regímenes)

IBP, inhibidores de la bomba de protones.
Duración del tratamiento: 10 a 14 días. Cuando se emplean regímenes de rescate después del fracaso del tratamiento inicial, se elegirán fármacos que no se hayan utilizado antes.
[a]Dosis estándar de IBP: omeprazol, 20 mg, lansoprazol, 30 mg, pantoprazol, 40 mg, rabeprazol, 20 mg, todos ellos 2 veces al día. El esomeprazol se utiliza en una dosis única de 40 mg al día.

■ Dos antibióticos y un IBP (tratamiento triple) constituyen el régimen estándar para **erradicar** *H. pylori.* La erradicación favorece la cicatrización y reduce en gran medida la recurrencia de las úlceras gástricas y duodenales. Se dispone de varias pautas de fármacos antimicrobianos y antisecretores (tabla 18-3). El tratamiento triple o secuencial basado en levofloxacino puede ser mejor que el tratamiento triple habitual (claritromicina, amoxicilina, IBP) *(Hepatogastroenterology 2011;58:1148).* Otras pautas pueden incluir: levofloxacino, omeprazol, nitazoxanida y doxiciclina durante 7-10 días; ofloxacino, azitromicina, omeprazol y bismuto durante 14 días, e IBP, bismuto, tetraciclina y levofloxacino durante 10 días *(Helicobacter 2014;19:74; Am J Gastroenterol 2011;106:1970).* A los pacientes expuestos previamente a un antibiótico macrólido se les debe tratar con un régimen que no incluya claritromicina.

■ Es preciso evitar en la medida de lo posible los AINE y el ácido acetilsalicílico; si es forzoso continuarlos, se recomienda el tratamiento de mantenimiento con IBP o con un fármaco protector de la mucosa (misoprostol, 400-800 μg/día) *(Gut 2014;63:1061).*

■ El **sucralfato** actúa revistiendo la superficie mucosa sin bloquear la secreción de ácido, y suele usarse en la profilaxis de las úlceras de estrés. Entre los efectos adversos se encuentran el estreñimiento y la reducción de la biodisponibilidad de algunos fármacos (p. ej., cimetidina, digoxina, fluoroquinolonas, fenitoína y tetraciclina) cuando se administran simultáneamente.

■ Los **antiácidos** pueden ser útiles como tratamiento complementario para el alivio del dolor.

■ **Medidas no farmacológicas.** Hay que fomentar el abandono del tabaco. El alcohol en concentraciones elevadas puede lesionar la barrera mucosa gástrica, pero no existen datos que vinculen el alcohol con la recurrencia de las úlceras.

Tratamiento quirúrgico

En ocasiones sigue siendo necesaria la cirugía por síntomas intratables, hemorragia digestiva, síndrome de Zollinger-Ellison y otras complicaciones de la EUP. Las opciones quirúrgicas varían dependiendo de la localización de la úlcera y de las complicaciones asociadas.

CONSIDERACIONES ESPECIALES

■ El **síndrome de Zollinger-Ellison** está causado por un tumor de células no β de los islotes del páncreas secretoras de gastrina o del duodeno. El síndrome de neoplasia endocrina múltiple de tipo I se puede asociar a este síndrome en una cuarta a tercera parte de los pacientes *(Clin Gastroenterol Hepatol 2012;10:126).* La consiguiente hipersecreción de ácido gástrico puede provocar múltiples úlceras pépticas en localizaciones poco habituales, úlceras que no responden al tratamiento médico estándar o ulceración recurrente después del tratamiento quirúrgico. Es frecuente que se produzcan diarrea y síntomas de reflujo gastroesofágico.

■ La producción de ácido gástrico es generalmente > 15 mEq/l, y el pH gástrico es < 1. La concentración sérica en ayunas de gastrina después de haber suspendido la supresión del ácido durante al menos 5 días es una prueba de cribado en pacientes que sintetizan ácido gástrico; se observa un valor > 1 000 pg/ml en el 90 % de los pacientes con síndrome de Zollinger-Ellison. Cuando la gastrina sérica se encuentra elevada pero es < 1 000 pg/ ml, una prueba de estimulación con secretina puede mostrar un aumento paradójico de 200 pg de la concentración sérica de gastrina después de la secretina i.v. en pacientes con gastrinomas *(Aliment Pharmacol Ther 2009;29:1055).* Se usan dosis elevadas de IBP como tratamiento médico. Las gammagrafías especializadas (gammagrafías con octreotida) pueden resultar útiles para localizar la lesión neoplásica para su resección curativa. La supervivencia a largo plazo se relaciona principalmente con la comorbilidad subyacente más que con el gastrinoma metastásico *(Dig Liver Dis 2011;43:439).*

COMPLICACIONES

■ **Hemorragia digestiva** (v. «Hemorragia digestiva»).

■ La **obstrucción del tracto de salida gástrico** puede producirse con úlceras que están cerca del canal pilórico, y pueden manifestarse como náuseas y vómitos, a veces varias horas después de las comidas. La radiografía simple de abdomen puede mostrar dilatación del estómago con un nivel hidroaéreo. La aspiración NG puede descomprimir el estómago mientras se reponen líquidos y electrólitos por vía i.v. Es frecuente la recurrencia, y a menudo se necesita la dilatación endoscópica con globo o la cirugía para la corrección definitiva.

■ Se produce **perforación** en un número reducido de pacientes con EUP y suele requerir cirugía de urgencia. Puede observarse perforación sin síntomas previos de EUP y puede ser asintomática en pacientes tratados con glucocorticoides. Una radiografía simple de abdomen en bipedestación es capaz de demostrar la presencia de aire libre debajo del diafragma.

■ Se puede producir **pancreatitis** por penetración en el páncreas desde úlceras de la pared posterior del estómago o el bulbo duodenal. El dolor se vuelve intenso y continuo, irradia hacia la espalda y ya no se alivia con tratamiento antisecretor. Puede existir elevación de la amilasa sérica. La tomografía computarizada (TC) puede ser diagnóstica, y suele ser necesaria la cirugía.

OBSERVACIÓN/SEGUIMIENTO

■ Hay que realizar una EGD o un tránsito esofagogastroduodenal 8-12 semanas después del diagnóstico inicial de todas las úlceras gástricas para documentar su cicatrización; se debe plantear la repetición de la biopsia endoscópica en las úlceras que no cicatrizan para descartar la posibilidad de una úlcera maligna.

■ Las úlceras duodenales casi nunca son malignas, por lo que no es necesaria la documentación de la cicatrización si no se observan síntomas.

Enfermedad inflamatoria intestinal

PRINCIPIOS GENERALES

■ La **colitis ulcerosa (CU)** es una enfermedad inflamatoria crónica idiopática del colon y el recto, que se caracteriza por inflamación de la mucosa y que, generalmente, se manifiesta con diarrea sanguinolenta. La afectación rectal es casi universal.

■ La **enfermedad de Crohn (EC)** se caracteriza por inflamación transmural de la pared intestinal y puede afectar a cualquier parte del tubo digestivo.

DIAGNÓSTICO

Presentación clínica

■ Ambos trastornos se pueden manifestar con diarrea, pérdida de peso y dolor abdominal. En general, la CU se presenta con diarrea hemorrágica. La EC también puede manifestarse con formación de fístulas, estenosis, abscesos u obstrucción intestinal.

■ Las **manifestaciones extracolónicas** de la enfermedad inflamatoria intestinal (EII) son la artritis, la colangitis esclerosante primaria, y las lesiones oculares y cutáneas.

Pruebas diagnósticas

■ La **endoscopia** sigue siendo el método de elección para el diagnóstico, especialmente de la CU, en la que se observa inflamación contigua que comienza en el recto y se extiende a lo largo de distancias variables por el colon. La endoscopia puede mostrar afectación colónica en la EC (erosiones o úlceras, con distribución irregular y lesiones salteadas); la ileoscopia durante la colonoscopia puede demostrar una afectación del íleon terminal. La **histopatología** muestra inflamación crónica de la mucosa con abscesos en las criptas y criptitis en la CU, y puede presentar células gigantes multinucleadas y granulomas no caseificantes en la EC.

■ Los **estudios de imagen** con cortes transversales (TC y RM) son útiles para la evaluación de la EC, especialmente cuando se sospecha una estenosis luminal o complicaciones extraluminales (absceso, fístula). Aunque la enterografía por RM y TC evalúan adecuadamente la actividad de la enfermedad y la afectación intestinal en la EC, la RM puede ser superior a la TC *(Gastroenterology 2014;146:374; Inflamm Bowel Dis 2011;17:1073)*. La radiografía con contraste (tránsito intestinal, enema opaco) también puede ser útil, particularmente en la EC.

■ Los **marcadores serológicos** son poco útiles como complemento al diagnóstico. Se observan generalmente anticuerpos anti-*Saccharomyces cerevisiae* en la EC, y anticuerpos anticitoplasma de neutrófilos perinucleares (pANCA) en la CU. La proteína C reactiva y la velocidad de sedimentación globular (VSG) son correlatos de la actividad de la enfermedad.

■ La incidencia de **colitis por C. *difficile*** es mayor en pacientes con EII que en la población sin esta enfermedad, por lo que están justificados los **estudios de las heces** para buscar este microorganismo en los brotes de la enfermedad *(Clin Gastroenterol Hepatol 2007;5:339)*.

Puede existir **sobreinfección por CMV** en pacientes tratados con inmunodepresores, y puede diagnosticarse mediante histopatología durante la endoscopia *(Am J Gastroenterol 2006;101:2857)*.

TRATAMIENTO

Medicamentos

El tratamiento depende de la gravedad de la enfermedad, de su localización y de las complicaciones asociadas *(Gastroenterology 2013;145:1459)*. Los objetivos terapéuticos son resolver las manifestaciones agudas y reducir las recurrencias futuras. Es posible clasificar tanto la CU como la EC en tres categorías de gravedad para fines terapéuticos:

■ **Enfermedad leve a moderada.** Se aplica a pacientes con pérdida de peso escasa o nula, una buena capacidad funcional y posibilidad de mantener una ingesta oral adecuada. Los pacientes con CU tienen menos de cuatro deposiciones sin hemorragia rectal ni anemia, signos vitales normales y VSG normal, mientras que los pacientes con enfermedad de Crohn sufren dolor abdominal escaso o nulo. El tratamiento generalmente se inicia con aminosalicilatos, aunque puede incluir antibióticos y glucocorticoides.

• **5-Aminosalicilatos (5-ASA).** Se dispone de diversas formulaciones, cada una de las cuales actúa sobre diferentes partes del tubo digestivo, y son útiles tanto para la inducción como para el mantenimiento de la remisión en la enfermedad leve a moderada. Entre las infrecuentes reacciones de hipersensibilidad se cuentan la neumonitis, la pancreatitis, la hepatitis y la nefritis.

  • La **sulfasalazina** llega intacta al colon, donde se metaboliza a 5-ASA y a una porción de sulfapiridina. Por tanto, su utilidad está circunscrita a la CU o EC limitada al colon, como tratamiento inicial (0,5 g v.o. dos veces al día, aumentando según la tolerancia hasta 0,5-1,5 g v.o. cuatro veces al día) o para mantener la remisión (1 g v.o. dos a cuatro veces al día). La porción de sulfapiridina es responsable de los efectos adversos de cefalea, náuseas, vómitos y dolor abdominal, que pueden responder a la reducción de la dosis. El exantema, la fiebre, la agranulocitosis, la hepatotoxicidad y el empeoramiento paradójico de la colitis son reacciones de hipersensibilidad infrecuentes. Puede observarse una reducción reversible del recuento de espermatozoides en los hombres. Se recomienda el aporte suplementario de ácido fólico, dado que la sulfasalazina es capaz de reducir la absorción de folato.

  • **Mesalazina (mesalamina).** Los nuevos preparados de 5-ASA carecen de la porción sulfato de la sulfasalazina y se asocian a menos efectos adversos. Pueden ser más caros.

    • La **mesalazina de liberación retardada** es una formulación oral de mesalazina que se libera a un pH de 7 en el íleon distal. Es útil en la CU y en la EC ileocecal/colónica en dosis de 800-1 600 mg v.o. tres veces al día.

    • La **mesalazina granulada de liberación prolongada** tiene un mecanismo de liberación dependiente del tiempo y del pH que permite la disponibilidad del fármaco en todo el intestino delgado y el colon. Es útil en la enfermedad difusa del intestino delgado con EC, aunque también se puede utilizar en la CU en dosis de 0,5-1 g v.o. cuatro veces al día.

    • La **mesalazina en gránulos encapsulados** también tiene un mecanismo de liberación dependiente del pH y distribuye mesalazina por todo el colon cuando se administra en dosis de 1,5 g v.o. una vez al día.

    • La **balsalazida** es degradada por las bacterias colónicas para producir mesalazina y una molécula inerte. Por tanto, sólo es útil en la enfermedad colónica, en dosis de 2,25 g v.o. tres veces al día en la enfermedad activa y 1,5 g v.o. dos veces al día como mantenimiento.

    • La **mesalazina en sistema de liberación de matriz múltiple** emplea un nuevo sistema de liberación de fármacos que permite la liberación sostenida de mesalazina en todo el colon a la vez que se reduce la frecuencia de administración, por lo que es útil en la enfermedad colónica en dosis de 1,2-2,4 g v.o. una a dos veces al día.

- La **olsalazina** es un dímero de 5-ASA que es degradado por las bacterias colónicas, por lo que es útil en la enfermedad colónica. Puede asociarse a diarrea significativa, que limita su uso.

■ A menudo se utilizan **antibióticos** en la EC leve o moderada, así como en la enfermedad perianal, pero no en la CU, en la que no se ha establecido la participación de las bacterias. Su uso debe limitarse a la EC colónica o ileocolónica, la enfermedad perianal, las fístulas y los abscesos. Los antibióticos que suelen utilizarse son **metronidazol** (250-500 mg v.o. tres veces al día) y **ciprofloxacino** (500 mg v.o. dos veces al día), habitualmente de forma simultánea, durante 2-6 semanas.

- La **budesonida** (6-9 mg v.o. al día) es un corticoide sintético con un metabolismo hepático de primer paso que reduce la toxicidad sistémica a la vez que conserva su eficacia local por su elevada afinidad por el receptor glucocorticoide, similar a la de los corticoides orales. Es eficaz y segura para su uso a corto plazo en la EC ileocolónica leve a moderada y puede sustituir a la mesalazina en la inducción de la remisión *(Gastroenterology 2013;145:1459)*.

- El **tratamiento tópico** es útil en la EII limitada al colon izquierdo distal. La mesalazina tópica es superior a los corticoides tópicos o los aminosalicilatos orales para el tratamiento de la proctitis ulcerosa y la CU distal leve o moderada *(Am J Gastroenterol 2010;105:501)*. Los baños de asiento, los analgésicos, las cremas de hidrocortisona y el calor local pueden producir alivio sintomático en la EC perianal, junto con el tratamiento sistémico.

■ **Enfermedad moderada a grave.** La sufren pacientes con EC que no responden al tratamiento de la enfermedad leve a moderada, o los que tienen pérdida de peso significativa, anemia, fiebre, dolor o sensibilidad abdominal, y náuseas y vómitos intermitentes sin obstrucción intestinal *(Am J Gastroenterol 2009;104:465)*, o los pacientes con CU con más de seis deposiciones hemorrágicas al día, fiebre, anemia leve y elevación de la VSG. Los factores predictivos de enfermedad de riesgo moderado a elevado son: edad < 30 años en el momento del diagnóstico inicial, afectación anatómica extensa, enfermedad rectal grave y/o perianal, úlceras profundas, resección quirúrgica previa, y comportamiento penetrante o estructurador *(Gastroenterology 2013;145:1459)*. El objetivo terapéutico es inducir la remisión rápidamente con corticoides, y mantener la remisión con fármacos inmunodepresores y/o fármacos biológicos, cuando proceda. Por lo general, se continúa el tratamiento hasta que el paciente deja de responder a un fármaco concreto, o hasta que ya no se tolera el fármaco.

- Los **glucocorticoides** son eficaces en la inducción de la remisión en la enfermedad moderada a grave, especialmente en los brotes de actividad de la enfermedad *(Gut 2011;60:571)*.

  ◦ La administración de **prednisona** se inicia por vía oral (40-60 mg v.o. al día) y se continúa hasta la mejoría sintomática. Después puede reducirse la dosis semanalmente, porque no se recomiendan los glucocorticoides para el tratamiento de mantenimiento, y es preciso buscar alternativas para los pacientes que parezcan dependientes de estos fármacos.

  ◦ **Es fundamental evitar prescribir glucocorticoides orales o parenterales antes de descartar un proceso infeccioso, y no se debe iniciar por primera vez su administración mediante consulta telefónica.**

- **Fármacos inmunodepresores**

  ◦ La **6-mercaptopurina** (1-1,5 [mg/kg]/día v.o.), un análogo purínico, y la **azatioprina** (l,5- 2,5 [mg/kg]/día v.o.), su precursor S-imidazólico, provocan supresión preferencial de la activación de los linfocitos T y del reconocimiento de los antígenos, y son útiles para mantener una remisión inducida por los glucocorticoides tanto en la CU como en la EC. Tanto la azatioprina como la 6-mercaptopurina son eficaces en la inducción de la remisión en la EC activa *(Cochrane Database Sys Rev 2010;16:CD000545)*. La respuesta se puede demorar hasta 1-2 meses, y se produce una respuesta óptima unos 4 meses después del inicio del tratamiento. Entre los efectos adversos se encuentran la depresión reversible de la médula ósea, la pancreatitis y reacciones alérgicas.

    ◦ La determinación de la actividad de la enzima **tiopurina metiltransferasa (TPMT)** antes del inicio del tratamiento identificará polimorfismos genéticos que pueden predisponer a la toxicidad por el uso de estos fármacos *(Gastroenterology 2006;130:935)*.

- Es preciso realizar hemogramas de forma sistemática, al principio cada 1-2 semanas, para monitorizar la mielodepresión aguda o crónica. Cuando se prescriben dosis estables, el estudio puede realizarse cada 3 meses.
- Los niveles del metabolito 6-tioguanina (6-TG) evalúan la idoneidad de la dosis, mientras que las concentraciones elevadas de 6-metilmercaptopurina (6-MMP) pueden predecir hepatotoxicidad. La adición de alopurinol al tratamiento induce preferentemente el metabolismo hacia el metabolito activo (6-TG) más que hacia el metabolito tóxico (6-MMT) *(Aliment Pharmacol Ther 2010;31:640)*.
- El **metotrexato** (15-25 mg i.m. o v.o. a la semana) es eficaz como fármaco ahorrador de corticoides en la EC, pero no en la CU. Sus efectos adversos son: fibrosis hepática, mielodepresión, alopecia, neumonitis, reacciones alérgicas y teratogenia. En los pacientes con EC en remisión, el metotrexato no es tan eficaz como la azatioprina o el infliximab para la curación de la mucosa *(Aliment Pharmacol Ther 2011;33:714)*, y el metotrexato añadido al infliximab no es más eficaz que la monoterapia con infliximab *(Gastroenterology 2014;146:681)*.
  - Es importante realizar una radiografía de tórax inicial cuando se comience el tratamiento, y se deben monitorizar sistemáticamente el hemograma completo y las pruebas de función hepática.
  - En los pacientes con alteración de las transaminasas puede requerirse una biopsia hepática para detectar fibrosis antes del tratamiento, y posteriormente se realizan biopsias cuando hay elevaciones significativas.
- Los **anticuerpos monoclonales anti factor de necrosis tumoral α (anti-TNF-α)** modifican la función del sistema inmunitario y son útiles en la EC moderada a grave que no responde a otros tratamientos, incluidos los inmunodepresores, y están indicados tanto para la inducción como para el mantenimiento de la remisión. También se ha demostrado su utilidad en la CU moderada a grave *(Gut 2011;60:780)*. Los fármacos anti-TNF disponibles son el **infliximab** (5 mg/kg en infusión i.v. las semanas 0, 2 y 6, seguido por infusiones de mantenimiento cada 8 semanas), el **adalimumab** (160 mg s.c. la semana 0, y posteriormente 80 mg s.c. la semana 2, seguido de 40 mg s.c. cada 2 semanas) y el **certolizumab pegol** (400 mg s.c. las semanas 0, 2 y 4, seguido de dosis de mantenimiento cada 4 semanas). El tratamiento de combinación con infliximab y azatioprina es más eficaz que la monoterapia con uno u otro fármaco en la CU *(Gastroenterology 2014;146:392)*. Además de su papel como una opción como tratamiento de primera línea, el adalimumab también es seguro y eficaz en pacientes con EC en los que ha fracasado el tratamiento con infliximab *(Aliment Pharmacol Ther 2010;32:1228)*. Sin embargo, como el cambio programado desde el infliximab i.v. al adalimumab s.c. se asocia a pérdida de tolerancia y eficacia, se fomenta el cumplimiento con el primer fármaco anti-TNF *(Gut 2012;61:229)*. En la EC moderada a grave, el infliximab más azatioprina o la monoterapia con infliximab tienen más probabilidad de lograr una remisión clínica sin esteroides que la monoterapia con azatioprina *(N Engl J Med 2010;362:1383)*.
  - El tratamiento anti-TNF-α se ha asociado a reactivación de tuberculosis latente, por lo que es esencial la realización de una prueba tuberculínica y una radiografía de tórax antes del inicio del tratamiento *(Am J Gastroenterol 2010;105:501)*. También debe evaluarse el **estado en cuanto a la hepatitis B,** y proporcionar vacunación antes del tratamiento. Pueden aparecer tanto infecciones oportunistas como complicaciones infecciosas, y es posible que la insuficiencia cardíaca congestiva empeore durante el tratamiento.
  - Pueden observarse reacciones de hipersensibilidad agudas y retardadas, anticuerpos frente al infliximab y anticuerpos anti-ADN bicatenario con las infusiones de infliximab. Se han descrito reacciones locales en el punto de inyección con el tratamiento con adalimumab y certolizumab pegol.
- El **natalizumab** (infusiones de 300 mg las semanas 0, 4 y 8, seguidas por infusiones mensuales posteriormente) es un anticuerpo monoclonal humanizado frente a la integrina α-4, una molécula de adhesión celular, y se utiliza en la EC moderada a grave que no responde al resto de tratamientos, incluidos los anticuerpos anti-TNF-α. Este fármaco puede inducir reactivación del poliomavirus humano JC que produce leucoencefalopatía

multifocal progresiva (LMP). El riesgo de LMP puede minimizarse evitando los fármacos inmunodepresores simultáneos y con una monitorización constante *(Am J Gastroenterol 2009;104:465)*. La infusión también puede causar otras complicaciones infecciosas.

- El **vedolizumab** (infusiones de 300 mg las semanas 0 y 2, seguido de infusiones cada 4-8 semanas), un anticuerpo de integrina α4β7, ha surgido como una nueva opción para la inducción y el mantenimiento de la remisión tanto en la EC como en la CU *(N Engl J Med 2013;369:699)*.

■ La enfermedad **grave o fulminante** describe pacientes generalmente hospitalizados por la gravedad de sus síntomas. Los pacientes con EC fulminante tienen síntomas persistentes a pesar del tratamiento convencional con glucocorticoides o con fármacos anti-TNF-α, o presentan fiebre elevada, vómitos persistentes, obstrucción intestinal, absceso intraabdominal, signos peritoneales o caquexia *(Am J Gastroenterol 2009;104:465)*. La colitis fulminante (tanto en la EC como en la CU) puede presentarse con deposiciones hemorrágicas profusas, anemia significativa, signos sistémicos de toxicidad (fiebre, sepsis, trastornos electrolíticos, deshidratación) y elevación de los marcadores inflamatorios de laboratorio. Se produce **megacolon tóxico** en el 1 % al 2 % de los pacientes con CU; en esta situación el colon está atónico y moderadamente dilatado, con una toxicidad sistémica significativa.

- El tratamiento de soporte incluye dieta absoluta con aspiración NG, si hay signos de íleo del intestino delgado. La deshidratación y los trastornos electrolíticos se tratan de forma intensiva, y se administran transfusiones de sangre por la anemia grave. En el megacolon tóxico se debe interrumpir la administración de fármacos anticolinérgicos y opioides.
- La evaluación inicial incluye estudios de imagen transversales (TC, RM) para detectar un absceso intraabdominal. Puede ser adecuada una sigmoidoscopia flexible, con precaución, para determinar la gravedad de la inflamación colónica en la colitis fulminante y obtener biopsias para excluir una colitis por CMV. Se realizan hemocultivos y cultivos de heces para descartar una colitis por *C. difficile* superpuesta.
- Es preciso iniciar el tratamiento médico intensivo con **corticoides** i.v. (metilprednisolona 1 mg/kg de peso corporal o equivalente hasta 40-60 mg de prednisona) y antimicrobianos de amplio espectro.
- Si no se observa respuesta alguna, la **ciclosporina** (2-4 [mg/kg]/día, para conseguir concentraciones sanguíneas de 200-400 ng/ml) y la infusión de tacrolimús representan opciones en la colitis por CU fulminante.
- Se administra soporte nutricional según proceda después de 5 a 7 días; con frecuencia está indicada la nutrición parenteral total si no se tolera la nutrición entérica.
- El deterioro clínico/ausencia de mejoría a pesar de 7 a 10 días de tratamiento médico intensivo, los signos de perforación intestinal y los signos peritoneales son indicaciones para una colectomía total urgente.

Tratamiento quirúrgico

■ La cirugía suele reservarse para los pacientes con fístulas, obstrucción, abscesos, perforación o hemorragia, para la enfermedad que no responde al tratamiento médico y para la transformación neoplásica *(Gut 2011;60:571)*. La estricturoplastia (estenoplastia) es una opción para estenosis intensas focales; en las zonas de estenosis hay que obtener biopsias para descartar un cáncer.

■ En la EC, es habitual la recurrencia cerca de los bordes resecados después de la resección intestinal. Se debe intentar evitar las resecciones múltiples en la EC, debido al riesgo de síndrome del intestino corto. Es preciso interrumpir los inmunodepresores antes de la cirugía y reinstaurarse, si es necesario, en el período postoperatorio.

■ **En la CU, la colectomía total es curativa,** y en algunos pacientes se prefiere a la inmunodepresión o el tratamiento biológico a largo plazo.

Modificación del estilo de vida/riesgo

■ Una dieta pobre en fibra con frecuencia puede producir alivio sintomático en pacientes con enfermedad leve a moderada y en pacientes con estenosis.

■ Los pacientes con ileítis de Crohn o con resección ileocolónica pueden necesitar suplementos de vitamina B_{12}. Puede requerirse el aporte oral específico de calcio, magnesio, folato, hierro, vitaminas A y D, y otros micronutrientes en pacientes con EC del intestino delgado.

■ Se puede administrar **nutrición parenteral total (NPT)** en pacientes con intolerancia a los alimentos durante más de 4 o 5 días. No se ha demostrado que el reposo intestinal reduzca el tiempo hasta la remisión, aunque se puede utilizar la nutrición parenteral total para el mantenimiento nutricional y el alivio sintomático mientras se espera a que se produzcan los efectos del tratamiento médico, o como puente a la cirugía.

CONSIDERACIONES ESPECIALES

■ En pacientes con CU o EC de más de 8 a 10 años de duración se recomienda una **exploración colonoscópica anual para detectar neoplasias** con biopsias mucosas en los cuatro cuadrantes cada 5-10 cm. Los datos histopatológicos de displasia de cualquier grado son una indicación de colectomía total. Las imágenes de banda estrecha durante la colonoscopia pueden representar una alternativa a la cromoendoscopia para biopsias dirigidas en la EII *(Gastrointest Endosc 2011;74:840)*.

■ Generalmente está justificado el **abandono del tabaco** en todos los pacientes con EII. Existen datos epidemiológicos de un efecto protector en un pequeño número de pacientes con CU. Sin embargo, se ha demostrado que la nicotina aumenta el metabolismo de muchos de los fármacos que se usan habitualmente para tratar la EII, lo que reduce su eficacia.

■ **Tromboembolia venosa.** Los pacientes con EII tienen un mayor riesgo de sufrir un primer episodio o episodios recurrentes de tromboembolia venosa *(Gastroenterology 2011;139:779)*.

■ El **control sintomático** es importante como complemento del tratamiento, aunque se debe utilizar con precaución.

• Los **fármacos antidiarreicos** pueden ser útiles como tratamiento complementario en pacientes seleccionados con empeoramientos leves o con diarrea después de la resección. Están contraindicados en los empeoramientos graves y en el megacolon tóxico.

• Los **narcóticos** se deben utilizar de forma prudente para el control del dolor, porque la cronicidad de los síntomas puede dar lugar a la posibilidad de dependencia.

Trastornos digestivos funcionales

PRINCIPIOS GENERALES

Definición

■ Los trastornos digestivos funcionales se caracterizan por la presencia de síntomas abdominales sin ningún proceso orgánico demostrable. Los síntomas pueden originarse en cualquier parte del tubo digestivo.

■ El **síndrome del intestino irritable (SII),** que se caracteriza principalmente por dolor abdominal asociado a alteración del hábito intestinal de al menos 3 meses de duración, es la enfermedad intestinal funcional mejor reconocida.

DIAGNÓSTICO

■ La evaluación clínica y los estudios deben dirigirse a descartar de forma prudente procesos orgánicos en el área afectada del tubo digestivo, a la vez que se inician ensayos terapéuticos cuando se sospecha que se trata de síntomas funcionales.

■ Se recomiendan **pruebas serológicas para detectar esprúe celíaco** en pacientes con SII. Se estima que la prevalencia de esprúe celíaco en este subconjunto de pacientes con SII es del 3,6 %, en comparación con el 0,7 % de la población general *(Am J Gastroenterol 2009;104:S1)*.

■ En pacientes > 50 años con síntomas intestinales de inicio reciente, pacientes con síntomas de alarma (hemorragia digestiva, anemia, pérdida de peso, saciedad precoz) y pacientes con síntomas que no responden al tratamiento empírico, es preciso realizar un estudio adicional con endoscopia. No se recomiendan los estudios de imagen transversales en pacientes sin datos de alarma y con síntomas funcionales típicos

■ En pacientes jóvenes con síntomas breves y en quienes no exista otra explicación para la dispepsia, puede considerarse el estudio no invasivo para detectar *H. pylori (BMJ 2008;337:a1400).*

TRATAMIENTO

La educación del paciente, la tranquilización y la ayuda con la dieta, y la modificación del estilo de vida son fundamentales para una relación médico-paciente eficaz. Se debe determinar la contribución psicosocial al empeoramiento sintomático, y su tratamiento puede ser suficiente en muchos pacientes. Las dietas bajas en polioles y oligosacáridos, disacáridos y monosacáridos fermentables paracen reducir los síntomas digestivos funcionales en los pacientes con EII *(Gastroenterology 2014;146:67).*

Medicamentos

■ **Tratamiento sintomático**

• Los **antieméticos** son útiles en los síndromes de náuseas y vómitos funcionales, además de los neuromoduladores.

• Cuando el dolor y el meteorismo son los síntomas predominantes, los fármacos **antiespasmódicos** o **anticolinérgicos** (hiosciamina, 0,125-0,25 mg v.o./sublingual hasta cuatro veces al día; diciclomina (dicicloverina), 10-20 mg v.o. cuatro veces al día) pueden proporcionar alivio a corto plazo.

• En la EII en la que predomina el estreñimiento, puede observarse un incremento de la frecuencia de las deposiciones al aumentar la fibra en la dieta (25 g/día), complementada con laxantes a demanda, aunque el dolor abdominal puede no mejorar.

• La **loperamida** (2-4 mg, hasta cuatro veces al día/a demanda) puede reducir la frecuencia de las deposiciones, el tenesmo y la incontinencia fecal.

• El tratamiento a corto plazo con un **antibiótico** no absorbible puede mejorar el meteorismo y la diarrea en la EII; no se ha estudiado adecuadamente el tratamiento crónico. Algunos **probióticos** (p. ej., bifidobacterias) también pueden ser útiles en algunos pacientes *(Am J Gastroenterol 2009;104:S1).*

• La **lubiprostona** (8 μg dos veces al día), un activador selectivo del canal de cloruro, y la **linaclotida** (290 μg/día), un agonista de la guanilato-ciclasa C, mejoran los síntomas del SII con predominio de estreñimiento *(Gastroenterology 2014;147:1146; Clin Gastroenterol Hepatol 2014;12:616).* Además, es adecuado el uso de polietilenglicol 3350 más electrólitos en la EII con predominio de estreñimiento *(Am J Gastroenterol 2013;108:1508).*

• El **alosetrón** (1 mg al día hasta dos veces al día), un antagonista de $5-HT_3$, es útil en mujeres con SII con predominio de diarrea *(Am J Gastroenterol 2009;104:1831).* Sin embargo, su uso está restringido a la diarrea que no responde a otras medidas, debido a la posibilidad inusual de colitis isquémica.

■ **Neuromoduladores**

• Los **ATC** en dosis bajas (p. ej., amitriptilina, nortriptilina, imipramina, doxepina: 25-100 mg al acostarse) tienen propiedades neuromoduladoras y analgésicas independientes de sus efectos psicotrópicos, y pueden ser útiles, especialmente en trastornos digestivos funcionales con predominio de dolor.

• Los **inhibidores selectivos de la recaptación de serotonina (ISRS)** (p. ej., fluoxetina, 20 mg; paroxetina, 20 mg; sertralina, 50 mg; duloxetina, 20-60 mg) también pueden ser eficaces, en ocasiones con mejores perfiles de efectos adversos.

• El **síndrome de vómitos cíclicos** es una afección cada vez más reconocida que consiste en episodios estereotípicos de vómitos intensos con intervalos asintomáticos entre los episodios *(Aliment Pharmacol Ther 2011;34:263).* El tratamiento con ATC o antiepilépticos (zonisamida, levetiracetam) en dosis bajas tiene beneficios profilácticos *(Clin Gastroenterol Hepatol 2007;5:44).* El sumatriptán (25-50 mg v.o., 5-10 mg por vía transnasal o 6 mg s.c. al comienzo de un episodio) u otros triptanos pueden abortar un episodio, especialmente si se administran durante un pródromo o en fases tempranas del episodio *(Cephalalgia 2011;31:504).* Los episodios establecidos pueden necesitar hidratación i.v., antieméticos i.v. programados (ondansetrón, proclorperazina) y benzodiazepinas (lorazepam), y control del dolor con narcóticos i.v. durante 1 a 2 días.

Pseudoobstrucción intestinal aguda (íleo)

PRINCIPIOS GENERALES

Definición

■ La **pseudoobstrucción intestinal aguda** o **íleo** supone la alteración del tránsito del contenido intestinal con síntomas obstructivos (náuseas, vómitos, distensión abdominal, ausencia de deposiciones) sin una explicación mecánica.

■ La **pseudoobstrucción colónica aguda,** o **síndrome de Ogilvie,** describe la dilatación colónica masiva sin obstrucción mecánica en presencia de válvula ileocecal competente, debido a una reducción del peristaltismo colónico *(Br J Surg 2009;96:229).*

Etiología

Con frecuencia se observa íleo en el período postoperatorio. Los analgésicos narcóticos administrados para el control del dolor postoperatorio pueden contribuir, al igual que otros fármacos que retrasan el peristaltismo intestinal (antagonistas del calcio, anticolinérgicos, antidepresivos tricíclicos, antihistamínicos). Prácticamente cualquier agresión médica, particularmente enfermedades sistémicas potencialmente mortales, infecciones, insuficiencia vascular y alteraciones electrolíticas, puede constituir una causa predisponente. La etiología es similar para la pseudoobstrucción colónica aguda.

DIAGNÓSTICO

■ En la evaluación inicial son esenciales una anamnesis y una exploración física cuidadosas.

■ Los estudios de laboratorio convencionales (HC, perfil metabólico completo, amilasa y lipasa) ayudan a realizar una evaluación que detecte un proceso inflamatorio intraabdominal primario.

■ La **serie obstructiva** (radiografías de abdomen en decúbito supino y en bipedestación con una radiografía de tórax) determina la distribución del gas intestinal y permite evaluar la presencia de aire intraperitoneal libre.

■ Pueden ser necesarios **otros estudios de imagen** para detectar obstrucción mecánica y procesos inflamatorios, entre los que se encuentran la TC, el enema opaco y el tránsito del intestino delgado.

TRATAMIENTO

■ Las **medidas de soporte** básicas son la dieta absoluta, el aporte de líquidos y la corrección de los trastornos electrolíticos. Los fármacos que retrasan el peristaltismo intestinal (agonistas adrenérgicos, ATC, sedantes, analgésicos narcóticos) deben retirarse o debe reducirse las dosis. Es importante animar al paciente que puede andar a que permanezca activo y dé paseos cortos.

■ La **aspiración NG intermitente** impide que el aire deglutido pase en dirección distal. En los casos prolongados, la descompresión gástrica, con una sonda NG o una sonda de gastrostomía endoscópica percutánea, elimina las secreciones digestivas altas y reduce los vómitos y la distensión gástrica.

■ Las **sondas rectales** ayudan a descomprimir el colon distal; para la distensión colónica más proximal puede ser necesaria la **descompresión colonoscópica,** especialmente cuando el diámetro del ciego está en torno a 9 cm. Se puede dejar una sonda flexible de descompresión en el colon proximal durante la colonoscopia. Si se gira al paciente de un lado a otro, puede potenciarse el efecto beneficioso de la descompresión colonoscópica.

Medicamentos

■ La **neostigmina** (2 mg i.v. administrados lentamente en 3-5 min) es útil en pacientes seleccionados con distensión colónica aguda. El fármaco puede inducir un restablecimiento rápido del tono colónico y está contraindicado si la obstrucción mecánica sigue en el diagnóstico diferencial. Los efectos adversos son dolor abdominal, salivación excesiva, bradicardia sintomática y síncope. Puede estar justificada una prueba con neostigmina antes de la descompresión colonoscópica en pacientes sin contraindicaciones *(N Engl J Med 1999:341:137).*

- La **metilnaltrexona** (8-12 mg s.c. por dosis a días alternos) puede administrarse en los casos en los que el uso de fármacos opioides contribuya a la pseudoobstrucción.
- La **eritromicina** (200 mg i.v.) actúa como agonista de la motilina y estimula la motilidad del tubo digestivo superior; se ha utilizado con cierto éxito en el íleo postoperatorio resistente.
- El **alvimopán** es un antagonista del receptor de opiáceos μ de acción periférica que fomenta el regreso de la función intestinal tras la cirugía abdominal, pero no se ha demostrado que acorte la duración del ingreso hospitalario *(Am Surg 2011;77:1460).*
- El **citrato de mosaprida** (15 mg v.o. tres veces al día) es un agonista del receptor $5\text{-}HT_4$ que puede reducir la duración del íleo postoperatorio cuando se administra en este período *(J Gastrointest Surg 2011;15:1361).*
- La **prucaloprida,** también un agonista selectivo de $5\text{-}HT_4$, puede aliviar los síntomas en pacientes con pseudoobstrucción intestinal crónica *(Aliment Pharmacol Ther 2012;35:48).*

Tratamiento quirúrgico

- Es necesaria la **consulta con un cirujano** cuando el cuadro clínico sugiere una obstrucción mecánica o si existen signos peritoneales. La exploración quirúrgica se reserva a los casos agudos con signos peritoneales, isquemia intestinal u otros signos de perforación.
- La **cecostomía** trata la distensión colónica aguda cuando la descompresión colonoscópica no es eficaz.

TRASTORNOS PANCREATOBILIARES

Pancreatitis aguda

PRINCIPIOS GENERALES

Definición

La pancreatitis aguda es la inflamación del páncreas y del tejido peripancreático por la activación de enzimas pancreáticas potentes en el interior del páncreas, especialmente la tripsina.

Etiología

Las causas más frecuentes son el alcohol y la litiasis, que explican el 75 % al 80 % de todos los casos. Otras causas menos frecuentes son el traumatismo abdominal, la hipercalcemia, la hipertrigliceridemia y diversos fármacos. Se produce pancreatitis después de una colangiopancreatografía retrógrada endoscópica (CPRE) en el 5-10 % de los pacientes a los que se les practica; la profilaxis con AINE por vía rectal o epinefrina tópica, y la colocación profiláctica de endoprótesis *(stents)* en el conducto pancreático puede ayudar a evitar la pancreatitis tras la CPRE *(Aliment Pharmacol Ther 2013;38:1325).*

DIAGNÓSTICO

Presentación clínica

Los síntomas típicos son dolor abdominal epigástrico de inicio agudo, náuseas y vómitos, que con frecuencia empeoran por la ingesta de alimentos. Entre las manifestaciones sistémicas pueden observarse fiebre, dificultad respiratoria, alteración del estado mental, anemia y trastornos electrolíticos, especialmente en los episodios graves.

Pruebas diagnósticas

Pruebas de laboratorio

- La **lipasa** sérica es más específica y sensible que la **amilasa** sérica, aunque ambas suelen estar elevadas más allá del triple del límite superior de la normalidad. Estos valores no se correlacionan con la gravedad ni con la evolución de la pancreatitis. Los pacientes con insuficiencia renal pueden tener elevación de las enzimas en situación inicial por disminución de la eliminación.

■ Las pruebas de función hepática pueden identificar una obstrucción biliar como posible causa, y un panel lipídico puede sugerir la hipertrigliceridemia como origen de la pancreatitis aguda.

Diagnóstico por la imagen

■ La **TC de doble fase (protocolo pancreático)** es útil para la evaluación inicial de la pancreatitis aguda grave, pero debe reservarse para pacientes en quienes el diagnóstico no está claro, que no presentan mejoría clínica en 48-72 h o en quienes se sospecha la existencia de complicaciones *(Am J Gastroenterol 2013;108:1400)*. La TC realizada muy pronto tras la presentación puede infravalorar la gravedad de la pancreatitis aguda.

■ También puede utilizarse la **RM con gadolinio** con una eficacia al menos similar, especialmente cuando la TC está contraindicada. La CPRM es útil para detectar una causa biliar de la pancreatitis antes de la realización de la CPRE *(Med Clin North Am 2008;92:889)*.

TRATAMIENTO

■ Hay que realizar una **reposición de volumen intensiva** con líquidos i.v., con una vigilancia rigurosa del equilibrio hídrico, la diuresis, los electrólitos séricos (entre ellos, el calcio) y la glucosa, y el conocimiento de la posibilidad de que se produzca un secuestro significativo de líquidos en el interior del abdomen. Puede que sea necesario el control en la UCI.

■ Los pacientes deben permanecer en **dieta absoluta** hasta que dejen de tener dolor y náuseas. La aspiración NG debe reservarse para pacientes con íleo o vómitos prolongados. Puede requerirse la NPT cuando la inflamación se resuelve lentamente (alrededor de 7 días) o si se produce íleo. Sin embargo, suele preferirse la nutrición entérica sobre la NPT.

■ Puede ser necesaria la supresión del ácido en pacientes graves con factores de riesgo de hemorragia por úlceras de estrés, aunque no se ha demostrado que reduzca la duración ni la gravedad de los síntomas *(Gastroenterology 2007;132:2022)*.

Medicamentos

■ Suelen ser necesarios los **analgésicos narcóticos** para aliviar el dolor.

■ No es recomiendan los antibióticos profilácticos si no existe infección sistémica *(Am J Gastroenterol 2013;108:1400)*.

Otros tratamientos no quirúrgicos

La realización urgente de una **CPRE con esfinterotomía biliar** en las 72 h siguientes al inicio de los síntomas puede mejorar la evolución de la pancreatitis grave por cálculos biliares si existe obstrucción biliar y se asocia a menos complicaciones *(Ann Surg 2009;250;68)*. Se cree que se debe a una reducción de la sepsis biliar, más que a una mejoría verdadera de la inflamación pancreática.

Tratamiento quirúrgico

Colecistectomía. Un retraso en la colecistectomía tras una pancreatitis por litiasis biliar conlleva un riesgo considerable de episodios biliares recurrentes *(Br J Surg 2011;98:1446)*.

COMPLICACIONES

■ La **pancreatitis necrosante** es una forma grave de pancreatitis aguda que suele identificarse en la TC dinámica de doble fase con contraste i.v. La presencia de necrosis pancreática identificada radiológicamente aumenta la morbilidad y la mortalidad de la pancreatitis aguda. El aumento del dolor abdominal, la fiebre, una leucocitosis importante y la bacteriemia indican necrosis pancreática infectada que precisa antibióticos de amplio espectro y con frecuencia desbridamiento quirúrgico. La aspiración percutánea guiada por TC para tinción de Gram y cultivo puede confirmar el diagnóstico de necrosis infectada. Los **carbapenémicos** o una combinación de una **fluoroquinolona** y **metronidazol** tienen buena penetración en el tejido necrótico.

■ La presencia de **pseudoquistes** viene indicada por la persistencia del dolor o de concentraciones elevadas de amilasa. Entre las complicaciones se encuentran la infección, la hemorragia, la rotura (ascitis pancreática) y la obstrucción de estructuras adyacentes. En general, se puede realizar seguimiento clínico a los pseudoquistes asintomáticos que no crecen con estudios de imagen seriados hasta la resolución. Se puede realizar la descompresión de los pseudoquistes sintomáticos o infectados mediante técnicas percutáneas, endoscópicas o quirúrgicas *(Gastrointest Endosc Clin N Am 2007;17:559).*

■ **Infección.** Entre las posibles causas de la fiebre figuran la necrosis pancreática, un absceso, un pseudoquiste infectado, la colangitis y la neumonía por aspiración. Hay que obtener muestras para cultivo y administrar antimicrobianos de amplio espectro adecuados para la microflora intestinal. Si no existe fiebre ni otros signos clínicos de infección, el tratamiento antimicrobiano profiláctico carece de utilidad clara en la pancreatitis aguda.

■ **Complicaciones pulmonares.** En los pacientes graves pueden aparecer atelectasia, derrame pleural, neumonía y síndrome de dificultad respiratoria aguda (v. capítulo 10, *Enfermedades pulmonares*).

■ La **insuficiencia renal** puede deberse a depleción del volumen intravascular o necrosis tubular aguda.

■ **Otras complicaciones.** Entre las complicaciones metabólicas se encuentran la hipocalcemia, la hipomagnesemia y la hiperglucemia. Se puede producir hemorragia digestiva por gastritis de estrés, rotura de un pseudoaneurisma o varices gástricas por trombosis de la vena esplénica.

Pancreatitis crónica

PRINCIPIOS GENERALES

■ La pancreatitis crónica consiste en la inflamación, con fibrosis y atrofia, de las células acinares debido a la inflamación recurrente aguda o crónica del páncreas.

■ Se observa con más frecuencia con el **consumo crónico de alcohol,** aunque también puede deberse a dislipidemia, hipercalcemia, enfermedad autoinmunitaria y exposición a diversas toxinas. Raras veces se detecta una forma hereditaria (**pancreatitis hereditaria**), puede asociarse a mutaciones en genes que codifican tripsinógeno catiónico (*PRSS1*) o inhibidor de la tripsina secretora pancreática (*SPINK1*) *(Gastroenterology 2007;132:1557).*

■ La **pancreatitis autoinmunitaria (PAI)** representa un subtipo de pancreatitis crónica cada vez más reconocido, que se caracteriza por infiltración de células plasmáticas positivas para inmunoglobulina (Ig)G4 en el páncreas. La PAI puede ser difícil de distinguir del cáncer de páncreas en la TC, pero se caracteriza por una estenosis irregular difusa del conducto pancreático si dilatación. El tratamiento inicial se ha realizado tradicionalmente con dosis elevadas de corticoides, aunque las dosis bajas de éstos pueden ser igualmente eficaces *(Pancreas 2014;43:261).* Pueden producirse recidivas en el páncreas o el árbol biliar, aunque el tratamiento de nuevo con corticoides es eficaz para inducir la remisión *(Gut 2013; 62:1771).*

DIAGNÓSTICO

Presentación clínica

Las principales manifestaciones clínicas son **dolor abdominal crónico, insuficiencia exocrina** por lesión y fibrosis de las células acinares (se manifiesta como pérdida de peso y esteatorrea) e **insuficiencia endocrina** por destrucción de las células de los islotes (se presenta como diabetes lábil).

Pruebas diagnósticas

Pruebas de laboratorio

■ Puede producirse elevación de la lipasa y la amilasa, aunque con frecuencia son normales e inespecíficas. Puede aparecer elevación de la bilirrubina, la fosfatasa alcalina y las transaminasas si existe simultáneamente obstrucción biliar. También hay que evaluar el panel lipídico y el calcio sérico.

■ Se puede realizar una prueba de función pancreática (como estimulación con secretina, grasa fecal y elastasa fecal), aunque no está disponible de forma generalizada y es difícil de practicar.

Diagnóstico por la imagen

■ Se puede apreciar **calcificación** del páncreas en pruebas de imagen. La TC con contraste tiene una sensibilidad del 75-90 % y una especificidad del 85 % para el diagnóstico de pancreatitis crónica, y la CPRM es una alternativa equivalente y adecuada *(Gastroenterology 2007;132:1557)*.

■ La **ecografía endoscópica** tiene mayor sensibilidad para el diagnóstico de pancreatitis crónica, y es particularmente útil para la evaluación de lesiones en las que se sospeche una neoplasia en el contexto de una pancreatitis crónica.

TRATAMIENTO
Medicamentos

■ A menudo son necesarios **analgésicos narcóticos** para el control del dolor, y es frecuente la dependencia de estos fármacos. Los **neuromoduladores** (ATC, ISRS) y la **pregabalina** pueden mejorar los síntomas y reducir la dependencia de los narcóticos *(Gastroenterology 2011;141:536)*. En los pacientes con insuficiencia exocrina leve a moderada, la adición de suplementos orales de enzimas pancreáticas puede ser eficaz para el control del dolor.

■ Los **suplementos de enzimas pancreáticas** constituyen el pilar del tratamiento de la insuficiencia pancreática exocrina, junto con una dieta pobre en grasa (< 50 g de grasa/día), lo que facilita el aumento de peso y la disminución de la frecuencia de la defecación *(Aliment Pharmacol Ther 2011;33:1152)*. Los preparados con cubierta entérica (una o dos cápsulas con las comidas) son estables a pH ácido.

■ Es posible que sean necesarios suplementos de **vitaminas liposolubles.**

■ En general se requiere tratamiento **insulínico** para la insuficiencia endocrina, ya que la consiguiente diabetes mellitus es característicamente lábil y, por tanto, no responde a los antidiabéticos orales.

■ Cuando se identifica, está indicado el tratamiento del trastorno subyacente (p. ej., hiperparatiroidismo, dislipidemia). Hay que recomendar el abandono del consumo de alcohol.

Otros tratamientos no quirúrgicos

■ Los pacientes con obstrucción del conducto pancreático por cálculos, estenosis del conducto o estenosis papilar pueden beneficiarse de una **CPRE con esfinterotomía.**

■ En el dolor que no responde al tratamiento puede ser necesario un **bloqueo del plexo celíaco o el plexo esplácnico** (a menudo con guía ecográfica) para el alivio a corto plazo en pacientes seleccionados, o incluso la cirugía, como una **operación de Whipple** o pancreatoyeyunostomía, en casos de dilatación del conducto pancreático *(Aliment Pharmacol Ther 2009;29:979)*.

Litiasis biliar

PRINCIPIOS GENERALES

■ La **litiasis biliar (colelitiasis) asintomática** es un hallazgo casual frecuente para el que no suele necesitarse tratamiento específico *(J Gastroenterol Hepatol 2010;25:719)*. Los cálculos de colesterol son el tipo más habitual, aunque se pueden observar cálculos pigmentados cuando existe hemolisis o infección. Los factores de riesgo son: obesidad, sexo femenino, paridad, pérdida rápida de peso, enfermedad ileal y antecedentes familiares maternos.

■ La **colelitiasis sintomática,** cuando los síntomas abdominales superiores se relacionan con la presencia de cálculos biliares, suele tratase mediante cirugía con colecistectomía.

■ La **colecistitis aguda** está causada la mayor parte de las veces por obstrucción del conducto cístico por cálculos biliares, si bien puede aparecer colecistitis alitiásica en pacientes graves u hospitalizados.

DIAGNÓSTICO

Presentación clínica

■ La colelitiasis se puede manifestar como un **cólico biliar,** un dolor constante que dura varias horas, localizado en el hipocondrio derecho, irradiado hacia la espalda o el hombro derecho, y a veces asociado a náuseas o vómitos.

■ Otras manifestaciones de la litiasis biliar son la colecistitis aguda, la pancreatitis aguda y la colangitis. La litiasis biliar puede, en rara ocasiones, asociarse a cáncer de la vesícula biliar.

■ Dos tercios de los pacientes con **colangitis ascendente aguda** consultan con dolor en el hipocondrio derecho, fiebre con escalofríos e ictericia (tríada de Charcot), habitualmente en el contexto de una obstrucción biliar (coledocolitiasis, neoplasia, colangitis esclerosante, oclusión de una endoprótesis biliar). La presencia de hipotensión y alteración del estado mental define la **péntada de Reynolds,** que se observa con menos frecuencia.

Pruebas diagnósticas

■ La **ecografía** tiene un nivel levado de precisión diagnóstica (sensibilidad y especificidad >95 %), y es la prueba inicial de elección.

■ La gammagrafía con **ácido hidroxiiminodiacético (HIDA)** puede mostrar ausencia de repleción de la vesícula biliar en pacientes con colecistitis aguda, aunque pueden observarse resultados negativos falsos en la colecistitis alitiásica.

TRATAMIENTO

Medicamentos

■ Las **medidas de soporte** incluyen reposición de líquidos i.v. y antibióticos de amplio espectro, especialmente cuando hay complicaciones como colecistitis aguda con sepsis, perforación, peritonitis, absceso o formación de un empiema.

■ Puede ser prudente administrar **ácido ursodesoxicólico** (8-10 mg/kg y día v.o. en dos o tres dosis divididas durante períodos prolongados) en un pequeño grupo de pacientes con cálculos de colesterol pequeños con vesícula biliar normal que tienen riesgo elevado de complicaciones con el tratamiento quirúrgico. Los efectos adversos son la diarrea y la elevación reversible de las concentraciones de las transaminasas.

Otros tratamientos no farmacológicos

Se puede realizar una **colecistotomía percutánea** con radioscopia en pacientes graves con colecistitis aguda que no sean candidatos a la cirugía, especialmente en la colecistitis alitiásica *(Am J Surg 2013;206:935).*

Tratamiento quirúrgico

La **colecistectomía** es el tratamiento de elección de la litiasis biliar sintomática y de la colecistitis aguda. La colecistectomía laparoscópica ofrece mejores resultados que la operación abierta, con menor morbilidad, menor coste, estancia hospitalaria más corta y mejores resultados estéticos *(Lancet 2006;368:230).*

COMPLICACIONES

■ **Pancreatitis aguda.** Véase el apartado «Pancreatitis aguda».

■ **Coledocolitiasis.** La retención de cálculos en el colédoco puede causar obstrucción de éste, ictericia, cólico biliar, colangitis o pancreatitis. El diagnóstico puede realizarse mediante ecografía, TC o colangiografía por resonancia magnética. La CPRE con esfinterotomía y extracción de los cálculos es curativa.

■ La **colangitis ascendente aguda** es una urgencia médica con morbilidad y mortalidad altas si no se realiza con urgencia la descompresión biliar. La situación debe estabilizarse con líquidos i.v. y antibióticos de amplio espectro. El drenaje del árbol biliar puede practicarse con un abordaje endoscópico (CPRE con esfinterotomía) o percutáneo con guía radioscópica.

OTROS TRASTORNOS DIGESTIVOS

Trastornos anorrectales

■ Los trastornos de la defecación se manifiestan con dificultad para la evacuación de heces por el recto o estreñimiento. El diagnóstico se establece idealmente en el marco de síntomas compatibles y alteración en las pruebas, entre ellas el tacto rectal, la prueba de expulsión del globo (balón), la defecografía baritada, la RM, la manometría anorrectal y/o la electromiografía del suelo pélvico *(Am J Gastroenterol 2014;109:1141)*. El tratamiento comprende la terapia de *biofeedback (Gastroenterology 2014;146:37)*.

■ Las **hemorroides externas trombosadas** se manifiestan como nódulos azulados, tensos y con dolor agudo cubiertos por piel en el área anal. La hemorroide trombosada puede escindirse quirúrgicamente con anestesia local para el alivio del dolor intenso. En casos menos graves se puede obtener alivio sintomático con analgésicos orales, baños de asiento (sentarse en una bañera de agua caliente), ablandadores de las heces y pomadas tópicas *(BMJ 2008;336:380)*.

■ Las **hemorroides internas** suelen manifestarse con hemorragia o con una masa que sufre prolapso con el esfuerzo. Los fármacos formadores de bolo fecal, como los suplementos de fibra, son útiles para evitar el esfuerzo en la defecación. Los baños de asiento y las compresas de algodón empapadas en *hammamelis* pueden ofrecer alivio sintomático. Las pomadas y supositorios que contienen analgésicos tópicos, emolientes, astringentes e hidrocortisona (un supositorio por vía rectal dos veces al día durante 7-10 días) pueden reducir el edema, pero no la hemorragia La hemorroidectomía o la ligadura con bandas elásticas pueden resolver totalmente el problema, y están indicadas en pacientes con hemorragia recurrente o constante *(BMJ 2008;336:380)*.

■ Las **fisuras anales** se manifiestan con dolor de inicio agudo durante la defecación y suelen deberse a la expulsión de heces duras. La anoscopia muestra un desgarro elíptico en la piel del ano, habitualmente en la línea media posterior. Las fisuras agudas generalmente se curan en 2-3 semanas con el uso de ablandadores de las heces, analgésicos orales o tópicos, y baños de asiento. La adición de nifedipino oral o tópico a estas medidas conservadoras puede mejorar el alivio del dolor y los índices de curación *(Am J Surg 2013;206:748)*.

■ El **absceso perirrectal** suele manifestarse como una induración dolorosa en el área perianal. Los pacientes con EII y con estados de inmunodepresión tienen una predisposición elevada. Es esencial el drenaje rápido para evitar la grave morbilidad asociada a un tratamiento diferido. Hay que administrar antimicrobianos contra la microflora intestinal (metronidazol, 500 mg v.o. tres veces al día y ciprofloxacino, 500 mg v.o. dos veces al día) en pacientes con inflamación significativa, toxicidad sistémica o inmunodepresión.

Esprúe celíaco

PRINCIPIOS GENERALES

■ El esprúe celíaco consiste en una inflamación crónica de la mucosa del intestino delgado proximal por una sensibilidad al **gluten** (proteína que se encuentra en el trigo, la cebada y el centeno), que produce malabsorción de los nutrientes de la dieta.

■ El cuadro clínico puede variar mucho, desde anemia ferropénica asintomática hasta diarrea significativa con pérdida de peso. Otros datos iniciales pueden ser: osteoporosis, dermatitis herpetiforme, alteraciones de las enzimas hepáticas y dolor abdominal; también puede detectarse de forma casual en una endoscopia *(N Engl J Med 2007;357:1731)*.

■ Más del 7 % de los pacientes con SII sin estreñimiento tienen anticuerpos asociados al esprúe celíaco, lo que sugiere que la sensibilidad al gluten puede desencadenar síntomas similares a los del SII *(Gastroenterology 2011;141:1187)*

DIAGNÓSTICO

■ Las pruebas serológicas no invasivas son muy sensibles y específicas, y deben comprobarse mientras el paciente recibe una dieta que contiene gluten. **Tanto los anticuerpos IgA**

antiendomisio como los anticuerpos antitransglutaminasa hística tienen exactitudes próximas al 100 %. Se debe verificar cuantitativamente la concentración de IgA; hay que comprobar los anticuerpos IgG frente a la transglutaminasa hística si el paciente tiene déficit de IgA *(Am J Gastroenterol 2013;108:656)*.

■ Se realiza EGD con biopsia de intestino delgado para confirmar el diagnóstico con pruebas serológicas positivas o si la sospecha sigue siendo elevada a pesar de unas pruebas no invasivas negativas. Entre los hallazgos clásicos de la biopsia se encuentran el borramiento o la ausencia completa de las vellosidades y la linfocitosis intraepitelial prominente.

■ Casi todos los pacientes con esprúe celíaco tienen las moléculas HIA-DQ2 y HIA-DQ8, por lo que la ausencia de estos alelos tiene un elevado valor predictivo negativo cuando el diagnóstico es dudoso o en pacientes que siguen una dieta sin gluten.

■ La sensibilidad al gluten de tipo no celíaco sólo debe considerarse tras haber descartado la celiaquía con las pruebas adecuadas; la distinción es importante para la identificación del riesgo de carencias de nutrientes, complicaciones y riesgo de los familiares.

TRATAMIENTO
Medicamentos

■ Los pacientes pueden requerir suplementos de hierro, folato, calcio y vitaminas.

■ Pueden ser necesarios los **corticoides** (prednisona, 10-20 mg/día) en casos rebeldes una vez que se ha descartado la ingestión inadvertida de gluten; también se han utilizado fármacos inmunodepresores *(N Engl J Med 2007; 357:1731)*.

Modificación del estilo de vida/riesgos

■ Una **dieta sin gluten** es el tratamiento de primera línea y produce una mejoría rápida de los síntomas. El incumplimiento de la dieta es la causa más frecuente de persistencia de los síntomas.

■ Si los síntomas persisten a pesar de una dieta sin gluten estricta, es preciso realizar una evaluación radiológica y endoscópica del intestino delgado para descartar complicaciones como colitis colagenosa y **linfoma del intestino delgado.** Sin embargo, el pronóstico de los adultos con celiaquía no reconocida es bueno a pesar de la positividad para anticuerpos celíacos; por tanto, no parece necesario el cribado en masa *(Gut 2009;58:643)*.

Diverticulosis y diverticulitis

PRINCIPIOS GENERALES
Definición

■ Los **divertículos** son evaginaciones del intestino, la mayoría de las veces en el colon, aunque también se detectan en otras partes del tubo digestivo.

■ La **hemorragia diverticular** se produce con poca frecuencia y se origina en una arteria de la boca del divertículo.

■ La **diverticulitis** se debe a la microperforación de un divertículo y la consiguiente inflamación extracolónica o intramural.

DIAGNÓSTICO
Presentación clínica

■ La diverticulosis es asintomática la mayoría de las veces. Aunque se puede encontrar diverticulosis en pacientes a los que se estudia por síntomas de dolor abdominal y alteración del hábito intestinal, es difícil establecer un vínculo causal.

■ Los síntomas típicos de la diverticulitis son: dolor abdominal en la fosa ilíaca izquierda, fiebre y escalofríos, y alteraciones del hábito intestinal. Se puede producir dolor localizado con la palpación de la fosa ilíaca izquierda en la exploración física.

Pruebas diagnósticas

Pruebas de laboratorio

La diverticulitis puede asociarse a leucocitosis con desviación a la izquierda.

Diagnóstico por la imagen

- Los divertículos se detectan con frecuencia en la colonoscopia de cribado.
- Los estudios de imagen, la mayoría de las veces TC, son útiles para el diagnóstico de diverticulitis.
- **La colonoscopia está contraindicada en las 4-6 semanas siguientes a un episodio de diverticulitis aguda,** pero se debe realizar después de ese intervalo para descartar una neoplasia perforada.

TRATAMIENTO

- En general se recomienda un aumento de la fibra de la dieta en los pacientes con diverticulosis, aunque no hay datos sólidos que confirmen su efecto beneficioso *(Curr Opin Gastroenterol 2015;31:50)*.
- Se recomienda una dieta pobre en residuos en la diverticulitis leve, si bien no hay datos que apoyen esta práctica *(JAMA 2008;300:907)*.

Medicamentos

- Los **antibióticos** orales (p. ej., ciprofloxacino, 500 mg v.o. dos veces al día, y metronidazol, 500 mg v.o. tres veces al día durante 10-14 días) pueden bastar en la diverticulitis leve.
- A pesar de los informes iniciales optimistas, la mesalazina (mesalamina) no parece ser eficaz en la prevención de la recidiva de la diverticulitis en los estudios clínicos controlados en fase III; ningún tratamiento ha demostrado evitar la diverticulitis recurrente *(Gastroenterology 2014;147:793)*.
- En los casos moderados a graves generalmente se requiere el ingreso hospitalario, el reposo intestinal, los líquidos i.v. y antibióticos i.v. de amplio espectro.

Tratamiento quirúrgico

- En la diverticulitis moderada a grave la consulta quirúrgica debe realizarse pronto, ya que puede ser necesario recurrir a la cirugía si se producen complicaciones.
- También puede ser necesaria la resección quirúrgica en la diverticulitis recurrente, generalmente después de ≥ 3 recurrencias en la misma localización.

Gastroparesia

PRINCIPIOS GENERALES

Definición

La gastroparesia es un retraso anómalo del vaciamiento del contenido gástrico hacia el intestino delgado sin obstrucción mecánica ni ulceración, habitualmente como consecuencia de la lesión de los nervios o del músculo liso implicados en el vaciamiento gástrico.

Etiología

- **Hay que descartar siempre una obstrucción mecánica.**
- Además de evaluar posibles alteraciones metabólicas agudas y posibles fármacos causales (narcóticos, anticolinérgicos, quimioterápicos, péptido 1 similar al glucagón y análogos de anilina), en los pacientes con gastroparesia debe estudiarse la posible existencia de diabetes mellitus, disfunción tiroidea, enfermedades neurológicas, cirugía gástrica o bariátrica previa, y trastornos autoinmunitarios (p. ej., esclerodermia).
- Si no se identifica una causa predisponente, se dice que la gastroparesia es **idiopática**.

DIAGNÓSTICO

Presentación clínica

Los síntomas son: náuseas, meteorismo y vómitos, habitualmente varias horas después de una comida.

Pruebas diagnósticas

■ Un **estudio de vaciamiento gástrico** (gammagrafía después de una comida marcada radiactivamente) puede confirmar el diagnóstico; los fármacos que pueden retrasar el vaciado gástrico deben interrumpirse al menos 48 h antes de la prueba.

■ La evidencia endoscópica de alimentos retenidos en el estómago después de ayunar durante toda una noche puede ser un indicador indirecto de un retraso del vaciamiento gástrico.

TRATAMIENTO

■ Los primeros pasos del tratamiento serán la reposición de líquidos, la corrección electrolítica, el soporte nutricional y la optimización del control glucémico en los pacientes diabéticos. Las indicaciones para la alimentación enteral, preferentemente pospilórica, comprenden la pérdida no intencionada de > 10 % del peso corporal habitual y/o síntomas rebeldes que requieren hospitalizaciones reiteradas *(Am J Gastroenterol 2013;108:18)*.

■ La consulta de nutrición puede ayudar a orientar las carencias nutritivas y optimizar la dieta, especialmente para disminuir la grasa y la fibra insoluble de la dieta *(Gastroenterology 2011;141:486)*. Las dietas con alimentos en partículas pequeñas reducen los síntomas en los pacientes con gastroparesia diabética *(Am J Gastroenterol 2014;109:375)*.

Medicamentos

■ La **metoclopramida** (10 mg v.o. cuatro veces al día media hora antes de las comidas) suele ser el tratamiento procinético de primera línea, pero tiene una eficacia variable, y los efectos adversos (somnolencia, discinesia tardía y parkinsonismo) pueden limitar su uso.

■ La **domperidona** (20 mg v.o. cuatro veces al día antes de las comidas y al acostarse) no atraviesa la barrera hematoencefálica, aunque puede producir hiperprolactinemia. Hay que comprobar el ECG basal y durante el período de seguimiento debido al riesgo de prolongación del intervalo QT.

■ La **eritromicina** (125-250 mg v.o. tres veces al día o 200 mg i.v.) es un agonista del receptor de la motilina y estimula la motilidad gástrica, aunque la taquifilaxia, el dolor abdominal y las náuseas limitan el tratamiento a largo plazo.

■ Los **antieméticos** pueden mejorar las náuseas y vómitos asociados, pero no mejorarán el vaciado gástrico.

Tratamiento quirúrgico

■ Puede ser necesaria la **alimentación entérica** a través de una sonda de alimentación de yeyunostomía para recibir nutrición suplementaria, y se prefiere a la nutrición parenteral total.

■ La **estimulación eléctrica gástrica** utilizando un estimulador implantado quirúrgicamente puede reducir los síntomas de náuseas y vómitos en la mitad de los pacientes que no responden al tratamiento médico, aunque este abordaje generalmente no mejora el vaciamiento gástrico *(Gastrointest Endoc 2011;74:496)*.

Lesión intestinal isquémica

PRINCIPIOS GENERALES

■ La **isquemia mesentérica aguda** se debe a la interrupción del flujo arterial (o, rara vez, venoso) de la circulación mesentérica superior.

■ La embolia y la formación de trombos son las causas más frecuentes de isquemia mesentérica aguda, aunque este trastorno también se puede producir por **isquemia mesentérica no oclusiva** por vasoconstricción.

■ La **colitis isquémica** se debe a isquemia de la mucosa en la circulación mesentérica inferior durante un estado de flujo bajo (hipotensión, arritmias, sepsis, cirugía vascular aórtica) en pacientes con enfermedad ateroesclerótica. Las vasculitis, la drepanocitosis, el vasoespasmo y la carrera de maratón también pueden predisponer a la colitis isquémica.

DIAGNÓSTICO

Presentación clínica

■ Los pacientes con isquemia mesentérica aguda pueden consultar con dolor abdominal, aunque la exploración física y los estudios de imagen pueden ser poco llamativos hasta que se ha producido un infarto. En consecuencia, el diagnóstico es tardío y la mortalidad es elevada.

■ La colitis isquémica se puede manifestar como hemorragia transitoria o diarrea; las agresiones graves pueden dar lugar a la formación de estenosis, gangrena y perforación. La heterogeneidad del cuadro clínico de la colitis isquémica ayuda a explicar por qué la sospecha clínica suele ser escasa. Aunque las recidivas de la colitis isquémica son inusuales (< 10 % a los 5 años), la mortalidad es elevada (un tercio a los 5 años) y dirigida por causas no relacionadas *(World J Gastroenterol 2013;19:8042)*.

Pruebas diagnósticas

■ Está indicada una **angiografía urgente** si la sospecha de isquemia mesentérica aguda es elevada.

■ La TC con contraste tiene una sensibilidad y especificidad elevadas para el diagnóstico de isquemia mesentérica aguda primaria *(Radiology 2010;256:93)*, mientras que la ecografía Doppler puede ayudar a descartar la isquemia mesentérica crónica *(Dig Liver Dis 2011;43:470)*.

■ En pacientes con colitis isquémica pueden observarse las «**huellas digitales**» características del colon afectado en la radiografía simple de abdomen.

■ La colonoscopia puede mostrar eritema de la mucosa, edema y ulceración, a veces con una configuración lineal; la presencia de gangrena o necrosis es una indicación para la intervención quirúrgica.

TRATAMIENTO

■ El tratamiento de la isquemia mesentérica aguda es esencialmente quirúrgico y, cada vez más, **endovascular,** mientras que la derivación *(bypass)* arterial y la angioplastia percutánea representan opciones para la isquemia mesentérica crónica *(Br J Surg 2014;101:e100)*.

■ En pacientes con colitis isquémica que no tengan signos peritoneales ni signos de gangrena o perforación, suele ser suficiente el tratamiento expectante, con reposición de líquidos y electrólitos, antibióticos de amplio espectro y mantenimiento de una hemodinámica adecuada.

■ La presencia de gangrena o necrosis en el contexto de una colitis isquémica es una indicación de cirugía.

19 Hepatopatías

María Samuel, Kristen Singer y Mauricio Lisker-Melman

Evaluación de las hepatopatías

PRINCIPIOS GENERALES

■ Las hepatopatías se pueden manifestar como un espectro de situaciones clínicas que oscilan entre una enfermedad asintomática y una hepatopatía en fase terminal (HFT).

■ Un estudio exhaustivo que combine anamnesis y exploración física completas con pruebas diagnósticas, histología hepática y pruebas de diagnóstico por imagen puede llegar a establecer un diagnóstico preciso.

DIAGNÓSTICO

Presentación clínica

Anamnesis

La anamnesis se debe centrar en:

■ Anamnesis de la enfermedad actual.

■ Uso de fármacos y exposición a sustancias tóxicas (incluido el alcohol).

■ Signos y síntomas asociados: aparición de ictericia, ascitis, edema, prurito, encefalopatía, hemorragia digestiva.

■ Antecedentes familiares de hepatopatía.

■ Comorbilidades: obesidad, diabetes, hiperlipidemia, enfermedad inflamatoria intestinal, hipotensión sistémica.

■ Factores de riesgo de infección: consumo de drogas por vía i.v./intranasal, perforaciones corporales (*piercings*), tatuajes, antecedentes sexuales, viajes a otros países, antecedentes laborales.

Exploración física

■ Es necesario realizar una exploración física detallada. Los signos físicos de las hepatopatías agudas o crónicas pueden ser sutiles o faltar.

• Ictericia.

• Ascitis, edema periférico, derrames pleurales.

• Hepatomegalia y esplenomegalia.

• Ginecomastia, hipotrofia testicular.

• Emaciación muscular.

• Telangiectasias, eritema palmar, cambios en el vello púbico.

■ Algunos trastornos hepáticos específicos pueden asociarse a alteraciones físicas distintivas: artritis, acné, cambios del color de la piel, anillo de Kayser-Fleischer, acropaquia, platipnea, ortodeoxia, disnea, galope S_3.

Pruebas diagnósticas

Pruebas de laboratorio

■ **Enzimas séricas.** Los trastornos hepáticos asociados predominantemente a una elevación de las aminotransferasas (transaminasas) se denominan hepatocelulares; los trastornos hepáticos con elevación predominante de la fosfatasa alcalina se denominan colestásicos.

• La elevación de la **aspartato-aminotransferasa (ASAT)** y la **alanina-aminotransferasa (ALAT)** séricas indica lesión y necrosis hepatocelular.

• La **fosfatasa alcalina** es una enzima que se encuentra en diversos tejidos (hueso, intestino, riñón, leucocitos, hígado y placenta). La elevación simultánea de otras enzimas hepáticas (p. ej., γ-glutamil transpeptidasa [GGT] o 5'-nucleotidasa) ayuda a establecer el origen hepático de la fosfatasa alcalina. La concentración sérica de esta enzima está elevada con frecuencia en la obstrucción biliar, las lesiones expansivas (ocupantes de espacio), los trastornos infiltrativos del hígado y las enfermedades que producen colestasis intrahepática (cirrosis biliar primaria [CBP], colangitis esclerosante primaria [CEP], colestasis inducida por fármacos).

■ **Productos de excreción**
- La **bilirrubina** es un producto de la degradación de la hemoglobina y de hemoproteínas no eritroides (p. ej., citocromos, mioglobina, catalasas y sintasa endotelial del óxido nítrico). La bilirrubina sérica total está formada por la fracción conjugada (directa) y la fracción no conjugada (indirecta). La hiperbilirrubinemia no conjugada se produce como consecuencia de una producción excesiva de bilirrubina (hemólisis y anemias hemolíticas, eritropoyesis ineficaz y reabsorción de hematomas), por una reducción de la captación hepática de bilirrubina (síndrome de Gilbert y fármacos como rifampicina y probenecid) o por una alteración de la conjugación de la bilirrubina (síndromes de Gilbert y de Crigler-Najjar). La elevación de las fracciones conjugada y no conjugada se produce en los síndromes de Dubin-Johnson y Rotor, y en enfermedades asociadas a colestasis intrahepática (por lesión hepatocelular, canalicular o ductular) y extrahepática (por obstrucción mecánica).
- La **α-fetoproteína (AFP)** la producen normalmente las células hepáticas fetales. Su producción disminuye hasta las concentraciones normales del adulto de < 10 ng/ml en el primer año de vida. La AFP es un marcador poco sensible e inespecífico de la existencia de un carcinoma hepatocelular (CHC), con una sensibilidad y especificidad del 61 % y el 81 %, respectivamente, para un nivel de corte de 20 ng/ml, y del 22 % y el 100 %, respectivamente, para un nivel de corte de 200 ng/ml *(Gastroenterology 2010;138:493)*. Las concentraciones > 400 ng/ml o un tiempo de duplicación rápido son sugestivos de CHC; también se pueden observar elevaciones leves a moderadas en la inflamación hepática aguda y crónica.

Diagnóstico por la imagen
- Se utiliza la **ecografía** para detectar dilatación de las vías biliares, y para detectar cálculos biliares y colecistitis en pacientes con dolor abdominal derecho asociado a alteración de las pruebas sanguíneas hepáticas. Esta técnica puede mostrar y caracterizar masas hepáticas, abscesos y quistes. La ecografía Doppler en color permite evaluar la permeabilidad y la dirección del flujo sanguíneo en las venas porta y hepáticas, por lo que se usa para monitorizar la permeabilidad del cortocircuito tras una derivación portosistémica intrahepática transyugular (TIPS, *transjugular intrahepatic portosystemic shunt*). La ecografía es una modalidad que se utiliza con frecuencia para el cribado del CHC; sin embargo, es una técnica menos sensible (tumores de diámetro < 2 cm) para la detección del CHC en comparación con la tomografía computarizada (TC) y la resonancia magnética (RM), y depende mucho del técnico que la realice.
- La **TC helicoidal** con contraste i.v. es útil para la evaluación de las hepatopatías parenquimatosas. Tiene la ventaja añadida del refuerzo con el contraste para definir las lesiones expansivas (p. ej., abscesos y tumores) y permite el cálculo del volumen hepático. La TC de triple fase (arterial, venosa y tardía) está indicada para la evaluación de una masa hepática. Una fase tardía es útil cuando se sospecha un colangiocarcinoma.
- La **RM** proporciona información similar a la que ofrece la TC, con la ventaja adicional de una mejor caracterización de las lesiones hepáticas, la infiltración grasa y el depósito de hierro. Es la modalidad de elección en los pacientes con alergia al contraste yodado. No debe usarse en pacientes con insuficiencia renal (filtración glomerular < 30 ml/min/1,73 m^2) debido al riesgo (muy escaso) de fibrosis sistémica nefrogénica asociada al gadolinio. De todas las técnicas de imagen de cortes transversales, la RM es la que proporciona el mayor contraste entre los tejidos. Esto, junto con varios medios de contraste (sobre todo agentes de contraste hepatobiliares), permite la caracterización de lesiones hepáticas de forma no invasiva.
- La **colangiopancreatografía con resonancia magnética (CPRM)** es una versión especializada de la RM que proporciona una modalidad diagnóstica no invasiva alternativa para

visualizar las vías biliares intrahepáticas y extrahepáticas. No requiere administrar material de contraste en el sistema canalicular.

Técnicas diagnósticas

■ En la **colangiografía transparietohepática (CTP)** y la **colangiopancreatografía retrógrada endoscópica (CPRE)** se instila contraste en el árbol biliar. Ambas técnicas tienen su máxima utilidad tras la determinación preliminar de la presencia de alteraciones detectadas mediante ecografía, TC o RM/CPRM. Permiten realizar maniobras diagnósticas y terapéuticas como biopsia, cepillado, implantación de endoprótesis y colocación de drenajes.

■ La **biopsia hepática percutánea** es un procedimiento invasivo que se puede efectuar con o sin guía radiológica (ecografía o TC). Las posibles complicaciones son: hemorragia, dolor, infección, lesión de órganos adyacentes y (raras veces) muerte. Cuando existe coagulopatía, trombocitopenia y/o ascitis, puede obtenerse una muestra de biopsia por vía transyugular. Las lesiones hepáticas sospechosas suelen biopsiarse con guía ecográfica o TC. La laparoscopia constituye un método alternativo para obtener tejido hepático.

■ La **estimación transyugular de la presión portal** es un procedimiento invasivo para medir el gradiente de presión venosa hepática (GPVH), que es la diferencia entre la presión de enclavamiento (que representa la presión venosa portal) y la presión hepática libre. La presión normal del GPVH es < 6 mm Hg; cuando es > 6 mm Hg, se considera que existe hipertensión portal. Las complicaciones de la hipertensión portal como la ascitis y las varices esofágicas suelen manifestarse con un GPVH > 10 mm Hg.

■ Pruebas no invasivas para detectar fibrosis/cirrosis: el cociente AST/plaquetas (APRI), la técnica ecográfica *FibroScan*, el panel metabólico *FibroTest/Fibrosure,* la elastografía de transición y la espectroscopia por RM se están considerando como opciones alternativas a la biopsia hepática. Se están realizando estudios que valoran la combinación de modalidades radiológicas y serológicas para detectar el grado de fibrosis.

HEPATITIS VÍRICA

Los virus hepatotrópicos son el virus de la hepatitis A (VHA), el virus de la hepatitis B (VHB), el virus de la hepatitis C (VHC), el virus de la hepatitis D (VHD) y el virus de la hepatitis E (VHE) (tablas 19-1 y 19-2). Entre los virus no hepatotrópicos (virus que afectan indirectamente al hígado) se encuentran el virus de Epstein-Barr, el citomegalovirus, el virus del herpes, el virus del sarampión, el virus de Ébola y otros.

La **hepatitis vírica aguda** se define por un conjunto de síntomas que pueden variar desde síntomas leves e inespecíficos hasta una insuficiencia hepática aguda o fulminante. La enfermedad puede resolverse o progresar a una hepatitis crónica, en determinados casos, o hasta una insuficiencia hepática como consecuencia de una lesión hepática necroinflamatoria difusa.

La **insuficiencia hepática aguda o fulminante (IHF)** se define como el desarrollo rápido de una lesión hepática grave con encefalopatía y coagulopatía en un paciente sin hepatopatía previa, en < 6 meses desde el inicio de la enfermedad aguda.

La **hepatitis vírica crónica** se define como la presencia de replicación virológica persistente (> 6 meses), determinada por estudios serológicos y moleculares, con lesión necroinflamatoria y fibrótica. Los síntomas y las alteraciones bioquímicas pueden faltar o llegar a ser moderados. La clasificación histopatológica de la hepatitis vírica crónica se basa en la etiología, el grado y el estadio. La gradación y la estadificación son medidas de la gravedad del proceso inflamatorio y la fibrosis, respectivamente. La hepatitis vírica crónica puede causar cirrosis y CHC.

Virus de la hepatitis A

PRINCIPIOS GENERALES

■ El VHA es un **virus ARN** que pertenece a la **familia de los picornavirus.** Se transmite por vía fecal-oral y es la causa más frecuente de hepatitis vírica aguda en todo el mundo.

TABLA 19-1 Características clínicas y epidemiológicas de los virus hepatotrópicos					
Microorganismo	Hepatitis A	Hepatitis B	Hepatitis C	Hepatitis D	Hepatitis E
Incubación	15-45 días	30-180 días	15-150 días	30-150 días	30-60 días
Transmisión	Fecal-oral	Hemática Sexual Perinatal	Hemática Sexual (infrecuente) Perinatal (infrecuente)	Hemática Sexual (infrecuente)	Fecal-oral Trasplante de órganos
Grupos de riesgo	Residentes y viajeros a regiones endémicas Niños y cuidadores de centros de día	Consumidores de drogas por vía i.v. Múltiples parejas sexuales Hombres que mantienen relaciones sexuales homosexuales Lactantes nacidos de madres infectadas Trabajadores sanitarios	Consumidores de drogas por vía i.v. Receptores de transfusión	Cualquier persona con el virus de la hepatitis B Consumidores de drogas por vía i.v.	Residentes y viajeros a regiones endémicas Zoonosis: trabajadores de granjas de cerdos
Tasa de mortalidad	1 %	1 %	< 0,1 %	2-10 %	1 %
Estado de portador	No	Sí	Sí	Sí	No
Hepatitis crónica	No	2-10 % en adultos, 90 % en niños < 5 años	70-85 %	Variable	No
Cirrosis	No	Sí	Sí	Sí	No

TABLA 19-2	Serologías de las hepatitis víricas[a]

Hepatitis	Aguda	Crónica	Recuperación/ latencia	Vacunada
VHA	IgM anti-VHA+	NP	IgG anti-VHA+	IgG anti-VHA+
VHC	Todas las pruebas posiblemente negativas	Ac anti-VHC+	Ac anti-VHC+	NP
	ARN VHC+ Ac anti-VHC+ en 8 semanas tras la infección	ARN VHC+	ARN VHC–[b]	
VHD	IgM anti-VHD+[c] AgVHD+[c]	IgG anti-VHD+[c]	IgG anti-VHD+[c]	Vacunación contra VHB
VHE	IgM anti-VHE	NP	IgM anti-VHE	NP

Ac, anticuerpo; NP, no procede; VHA, virus de la hepatitis A; VHB, virus de la hepatitis B; VHC, virus de la hepatitis C; VHD, virus de la hepatitis D; VHE, virus de la hepatitis E.
[a]En la tabla 19-3 se muestran las serologías para el virus de la hepatitis B.
[b]Los resultados negativos del ARN del VHC deben interpretarse con precaución. Se encuentran diferencias en los umbrales de detección entre diversos análisis y laboratorios.
[c]También existen marcadores de infección por el VHB, ya que el VHD no se puede replicar en ausencia del VHB.

- Se pueden producir brotes a gran escala por contaminación de los alimentos y del agua potable.
- El período de máxima infectividad es 2 semanas antes del inicio de la enfermedad clínica; la eliminación fecal continúa durante 2 a 3 semanas después del inicio de los síntomas.

DIAGNÓSTICO

- La infección por el VHA puede ser silente (subclínica), especialmente en niños y adultos jóvenes. Los síntomas pueden variar desde una enfermedad leve hasta IHF, y suelen consistir en malestar, astenia, prurito, cefalea, dolor abdominal, mialgias, artralgias, náuseas, vómitos, anorexia y fiebre.
- La **exploración física** puede mostrar ictericia, hepatomegalia y, en casos infrecuentes, adenopatías, esplenomegalia o un exantema vascular.
- La elevación de las **transaminasas** oscila desde 10 hasta 100 veces el límite superior del intervalo de referencia (normalidad).
- El diagnóstico de la infección aguda por el VHA se establece por la detección de **anticuerpos IgM anti-VHA.**
- La **fase de recuperación** y la **fase de inmunidad** se caracterizan por la presencia de **anticuerpos IgG anti-VHA y una disminución lenta de anticuerpos IgM anti-VHA.**
- Casi nunca es necesario realizar una biopsia hepática.
- La **IHF** es inusual, pero el riesgo aumenta con la edad: desde el 0,1 % en pacientes menores de 15 años hasta > 1 % en los mayores de 40 años.

TRATAMIENTO

- Se recomienda el tratamiento sintomático de soporte.
- El trasplante hepático puede ser una opción en la IHF.

EVOLUCIÓN/PRONÓSTICO

- Casi todos los casos de hepatitis aguda por VHA se resuelven en 4-8 semanas. La enfermedad no se cronifica.
- La enfermedad colestásica prolongada, que se caracteriza por ictericia persistente y aumento y disminución de las enzimas hepáticas, se observa con más frecuencia en adultos.

Virus de la hepatitis B

PRINCIPIOS GENERALES

■ El **VHB** es un **virus ADN** que pertenece a la **familia de los hepadnavirus.** Estados Unidos se ha considerado un área de escasa prevalencia de la infección. Se han identificado ocho genotipos del VHB (denominados con las letras A-H). La prevalencia de los genotipos del VHB varía según la localización geográfica. En Estados Unidos los más prevalentes son los genotipos A, B y C.

■ La transmisión tiene lugar por mecanismo vertical (de la madre al hijo) y horizontal (persona a persona), a través de las siguientes vías: parenteral o percutánea (p. ej., consumo de drogas por vía i.v., lesiones por pinchazo de agujas), contacto directo con sangre o heridas abiertas de una persona infectada, y contacto sexual con una persona infectada.

■ La velocidad de progresión de infección aguda a crónica es de aproximadamente el 90 % en una infección de adquisición perinatal, el 20-50 % en infecciones adquiridas entre el año y los 5 años de edad, y < 5% en la infección adquirida en la edad adulta.

DIAGNÓSTICO

Presentación clínica

■ Según la evolución natural de la infección crónica por VHB, se han definido tres **fases clínicas** diferentes (tabla 19-3):
  • Tolerancia inmunitaria.
  • Actividad inmunitaria (antígeno *e* del VHB [HBeAg] positivo y HBeAg negativo).
  • Replicación baja.

■ Las **manifestaciones extrahepáticas** son: poliarteritis nudosa, glomerulonefritis, crioglobulinemia, enfermedad similar a la enfermedad del suero, nefropatía membranosa, glomerulonefritis membranoproliferativa y acrodermatitis papulosa (predominantemente en niños).

Pruebas diagnósticas

■ Los antígenos del VHB (antígeno de superficie del VHB [HBsAg] y HBeAg) pueden detectarse en el suero. En el tejido hepático, el **HBsAg** se tiñe en el citoplasma de los hepatocitos y el **antígeno central (*core*) del VHB (HBcAg)** se tiñe en los núcleos.

■ El **ADN del VHB** es el marcador más exacto de la replicación vírica, y se detecta mediante reacción en cadena de la polimerasa (PCR). En amplios estudios poblacionales se ha demostrado que existe una correlación estrecha entre la concentración del ADN del VHB y la progresión de la enfermedad hacia la cirrosis, la descompensación y la aparición de CHC (*Gastroenterology 2006;130:678; JAMA 2006;295:65*).

■ En la tabla 19-3 se muestra el uso de los marcadores del VHB en la práctica clínica.

■ La **biopsia hepática** es útil para determinar el nivel de inflamación (grado) y de fibrosis (estadio), así como otras posibles alteraciones histológicas en los pacientes con hepatitis crónica. La histología hepática es una importante prueba diagnóstica complementaria para guiar las decisiones terapéuticas.

TRATAMIENTO

■ El objetivo del tratamiento es la supresión o erradicación vírica para evitar la progresión hacia una hepatopatía terminal y CHC. Los criterios de valoración terapéuticos son:
  • Reducción sostenida de las concentraciones de ADN del VHB en valores indetectables.
  • Eliminación del HBsAg y seroconversión a anticuerpo anti-HBs.
  • Eliminación del HBeAg y seroconversión a anticuerpo anti-HBe.
  • Normalización de la ALT sérica.
  • Mejoría de la histología hepática.

■ Existen varias directrices terapéuticas para los pacientes con infección por VHB. En general, todas ellas (v. tabla 19-4) recomiendan que los pacientes con cirrosis compensada y con niveles de ADN del VHB > 2 000 UI/ml deben tratarse independientemente del

TABLA 19-3	Características clínicas y epidemiológicas de los virus hepatotrópicos						
Prueba	Hepatitis B aguda	Hepatitis B aguda resuelta	Hepatitis B crónica con tolerancia inmunitaria	Hepatitis B crónica con actividad inmunitaria (tipo salvaje)	Hepatitis B crónica con actividad inmunitaria (mutante promotor precentral o central basal)	Hepatitis B con replicación baja	Inmunidad vacuna
HBsAg	+	–	+	+	+	+	–
HBeAg	+	–	+	+	–	–	–
Anti-HBs	–	+	–	–	–	–	+
Anti-HBe	–	+	–	–	+	+	–
IgM anti-HBc	+	–	–	–	–	–	–
IgG anti-HBc	–	+	–	+	+	+	–
ADN VHB	$> 10^6$ copias/ml	Negativo	$> 10^{6-10}$ copias/ml	$> 10^6$ copias/ml	$> 10^{3-4}$ copias/ml	$< 10^2$ copias/ml	Negativo
ALT/AST	++++	Normal	Normal	+++	++	Normal	Normal

ALT, alanina-aminotransferasa; AST, aspartato-aminotransferasa; HBc, antígeno nuclear de la hepatitis B; HBeAg, antígeno e de la hepatitis B; HBsAg, antígeno de superficie de la hepatitis B; VHB, virus de la hepatitis B.

TABLA 19-4   Directrices para el tratamiento de la hepatitis crónica B

Directriz	HBeAg positivo			HBeAg negativo		
	ADN VHB	ALAT	Biopsia hepática	ADN VHB	ALAT	Biopsia hepática
AASLD (2009)	>20000	>2× LSN	—	>20000	>2× LSN	—
	>20000	≤2× LSN	Biopsia[a]	2000-20000	<2× LSN	Biopsia[b]
EASL (2012)	>2000	>LSN	Opcional[c]	>2000	>LSN	Opcional[c]
	>20000	>LSN	—	>20000	>LSN	—
APASL (2012)	>20000	>2× LSN	—	>2000	>2× LSN	—
	>20000	<2× LSN	Biopsia[a]	>2000	<2× LSN	Opcional[d]

AALSD, American Association for the Study of Liver Diseases; ALAT, alanina-aminotransferasa; APASL, Asian Pacific Association for the Study of the Liver; HBeAg, antígeno e de la hepatitis B; LSN, límite superior de la normalidad (LSN para AALSD: 30 unidades/l en los hombres, 19 unidades/l en las mujeres; LSN para EASL y APASL: 40 unidades/l); VHB, virus de la hepatitis B.
[a]La biopsia está indicada en mayores de 40 años de edad, ALAT 1-2 veces el LSN de forma constante y antecedentes familiares de carcinoma hepatocelular.
[b]Tratar si está alterada.
[c]Puede sustituirse la biopsia con marcadores no invasivos de fibrosis.
[d]La biopsia está indicada para pacientes ≥40 años.

nivel de ALT que presenten; los que muestran unos niveles de ADN de VHB < 2 000 UI/ ml sólo deberán tratarse si la ALT está elevada. Los pacientes con cirrosis descompensada deben tratarse independientemente del nivel de ADN del VHB o de la ALT sérica (*J Hepatol 2009;50:227*).

■ Los pacientes con hepatitis B crónica con tolerancia inmunitaria y los pacientes con hepatitis B crónica con replicación baja no deben tratarse.

■ Según las normas actuales, las indicaciones para interrumpir el tratamiento son las siguientes: en los pacientes con HBeAg positivo, el tratamiento puede interrumpirse a los 6 meses (American Association for the Study of Liver Diseases [AASLD]) o a los 12 meses (European Association for the Stuy of the Liver [EASL] y Asian Pacific Association for the Study of the Liver [APASL]), tras la inducción de ADN VHB negativo y seroconversión a anti-HBe. En los pacientes HBeAg negativos, el tratamiento puede interrumpirse tras la pérdida de HBsAg (EASL y AASLD), mientras que la APASL recomienda un mínimo de 2 años de negatividad del ADN VHB en tres determinaciones obtenidas a intervalos de 6 meses.

Medicamentos

Los fármacos para el tratamiento de la hepatitis B se dividen en tres grupos principales: análogos nucleosídicos (entecavir), análogos nucleotídicos (tenofovir) e interferones (IFN).

■ El **entecavir** es un potente análogo nucleosídico (de la guanosina) oral anti-VHB que se tolera bien. La dosis es de 0,5 mg a 1 mg al día en pacientes no tratados previamente y en pacientes resistentes a la lamivudina (LAM). El entecavir cuenta con una gran barrera genética para la resistencia (1,2 %) durante varios años. Sin embargo, en los pacientes resistentes a LAM, la resistencia al entecavir puede llegar a ser hasta del 40 %. En los pacientes con alteración renal hay que ajustar la dosis. Los efectos adversos provocados por el fármaco son: cefaleas, infección de las vías respiratorias superiores, tos, nasofaringitis, astenia y dolor abdominal. El entecavir es un fármaco de categoría C para la gestación.

■ El **tenofovir** es un potente análogo nucleotídico (acíclico) oral anti-VHB que se tolera bien. La dosis es de 300 mg al día. Tiene una gran barrera genética para la resistencia; hasta la fecha no se ha identificado resistencia clínica. En raras ocasiones induce insuficiencia renal y síndrome de Fanconi, y también puede provocar disminución de la densidad ósea. Es un fármaco de categoría B para la gestación.

■ Los **interferones** (α2a y α2b, en su forma pegilada) son glucoproteínas antivíricas, inmunomoduladoras y antiproliferativas, que se han usado durante varios años para el tratamiento de la infección crónica por el VHB. Los interferones son fármacos parenterales y se asocian a un escaso perfil de tolerabilidad, en particular en pacientes con hepatopatía avanzada. En estudios a largo plazo se ha demostrado un efecto beneficioso duradero en los pacientes que responden. Ni el IFN ni el IFN-α pegilado inducen resistencia antivírica. Los interferones son fármacos de categoría C para la gestación.

PREVENCIÓN

■ **Profilaxis previa a la exposición**
• Se debe considerar la **vacuna frente el VHB** en todas las personas, pero sobre todo en las que pertenecen a grupos de riesgo elevado. Se ha demostrado que las vacunas contra el VHB son seguras.
• La pauta de vacunación contra el VHB consta de tres inyecciones intramusculares que se administran a los 0, 1 y 6 meses en los lactantes o en adultos sanos. La respuesta humoral protectora (anti-HBs positiva) se observa en > 90 % después de la tercera dosis.

■ **Profilaxis tras la exposición**
• **Los lactantes nacidos de madres positivas para HBsAg deben recibir la vacuna frente al VHB e inmunoglobulina contra la hepatitis B (HBIg), 0,5 ml, en las 12 h siguientes al nacimiento.** En los lactantes inmunizados, se deben determinar las concentraciones de HBsAg, anti-HBs y anti-HBc aproximadamente a los 12 meses de edad.
• Las parejas sexuales de pacientes con infección por VHB y las personas que han sufrido lesiones por pinchazo de aguja deben recibir HBIg (0,04-0,07 ml/kg) y la primera dosis de la vacuna contra el VHB, en zonas diferentes, lo antes posible (preferiblemente en las

primeras 48 h, pero no más de 7 días después de la exposición). Se puede administrar una segunda dosis de HBIg 30 días después de la exposición, y se debe completar el programa de vacunación.

- En determinados pacientes, se debe efectuar profilaxis tras la exposición con HBIg más un análogo nucleotídico o nucleosídico después de un trasplante hepático, para prevenir la recurrencia por el VHB.

EVOLUCIÓN/PRONÓSTICO

Hepatitis B crónica

■ La morbilidad y la mortalidad en la infección crónica por el VHB están vinculadas al nivel y a la persistencia de la replicación vírica. Se produce eliminación espontánea del HBsAg en el 0,5 % de los pacientes al año.

■ Una vez que se ha establecido el diagnóstico de infección crónica por VHB, la incidencia acumulada de cirrosis a los 5 años varía desde el 8 % hasta el 20 %.

■ Entre el 5 % y el 10 % de los pacientes con infección crónica por el VHB evolucionan a una CHC **con o sin cirrosis previa.**

Hepatitis C

PRINCIPIOS BÁSICOS

■ El VHC es un virus ARN que pertenece a la familia de los **flavivirus.** Se han reconocido seis genotipos del VHC con múltiples subtipos. El genotipo 1 supone el 75 % de las infecciones por el VHC en Estados Unidos, y los genotipos 2 y 3 constituyen aproximadamente el 20 %.

■ La infección por el **VHC** es la infección crónica de transmisión hemática más frecuente, con aproximadamente **180 millones de portadores en todo el mundo.**

■ El mecanismo de transmisión más frecuente es la vía parenteral. Formas menos habituales son las prácticas sexuales de riesgo elevado, entre ellas las que tienen lugar entre hombres homosexuales, y la transmisión perinatal. La transmisión por transfusión de sangre (y hemoderivados) y por el trasplante de órganos se ha reducido hasta ser casi nula en los países desarrollados, debido a métodos de cribado sensibles.

DIAGNÓSTICO

Presentación clínica

■ El período de incubación varía entre 15 y 150 días.

■ La **hepatitis aguda por el VHC** se manifiesta en los 6 meses siguientes a la exposición al virus. Durante este tiempo, existe una probabilidad del 20-50 % de resolución espontánea de la infección *(Am J Gastroenterol 2008;103:1283).* Los síntomas pueden variar desde una enfermedad leve hasta una IHF. Son síntomas inespecíficos: malestar, astenia, prurito, cefalea, dolor abdominal, mialgias, artralgias, náuseas, vómitos, anorexia y fiebre.

■ La **hepatitis crónica por el VHC** tiene una evolución indolente, en ocasiones durante décadas. La astenia es un síntoma frecuente. La enfermedad puede hacerse evidente clínicamente sólo en fases tardías de su evolución natural, cuando los síntomas se asocian a una hepatopatía avanzada.

■ Entre las **manifestaciones extrahepáticas** se encuentran la crioglobulinemia mixta (10-25 % de los pacientes con VHC), enfermedades glomerulares (síndrome de crioglobulinemia mixta, nefropatía membranosa, poliarteritis nudosa), la porfiria cutánea tardía, la vasculitis necrosante cutánea, el liquen plano, el linfoma, la diabetes mellitus y otros trastornos autoinmunitarios.

Pruebas diagnósticas

■ Los **anticuerpos frente al VHC (anti-VHC)** pueden ser indetectables en las primeras 8 semanas tras la infección, y se detectan con enzimoinmunoanálisis (EIA). **Los anticuerpos no confieren inmunidad.** La prueba tiene una sensibilidad del 95-99 % y una especificidad menor. Puede detectarse una prueba falsamente positiva (anti-VHC positivos con negatividad del ARN del VHC) en una hepatitis autoinmunitaria (HAI) y en la hipergammaglobulinemia. Puede observarse una prueba falsamente negativa (anti-VHC negativos con positividad del ARN del VHC) en pacientes inmunodeprimidos y en pacientes en hemodiálisis.

■ El **ARN del VHC** ya se puede detectar mediante **PCR** en suero **1-2 semanas después de la infección** (análisis cualitativos y cuantitativos). Se expresa en UI/ml, con límites inferiores de detección próximos a 10 UI/ml. La determinación del ARN del VHC es útil tanto para el diagnóstico como para el tratamiento.

■ Los **genotipos y subtipos del VHC** se pueden detectar con análisis serológicos y moleculares comercializados. El genotipo del VHC influye en la respuesta al tratamiento.

■ La **biopsia hepática** es eficaz para determinar el nivel de inflamación (grado) y de fibrosis (estadio) del hígado de pacientes con infección crónica. Es útil para cuantificar la magnitud de la esteatosis hepática y guiar las decisiones terapéuticas.

■ Los marcadores no invasivos de la fibrosis se usan cada vez más como una alternativa a la biopsia hepática.

TRATAMIENTO

■ Infección aguda: hay que observar la posible resolución espontánea, que es inusual pasados 4 meses. Aunque la monoterapia con IFN pegilado induce una respuesta virológica sostenida (RVS) en el 80-94 % de los pacientes sin ribavirina durante un período de 24 semanas independientemente del genotipo, las directrices actuales de la AASLD recomiendan tratar del mismo modo descrito para la infección crónica por VHC.

■ Se debe considerar el tratamiento en pacientes con infección crónica por el VHC. Los pacientes con una esperanza de vida limitada debido a comorbilidades no relacionadas con el hígado no requieren tratamiento.

■ La mayor prioridad terapéutica la tendrán los pacientes con hepatopatías avanzadas, los pacientes coinfectados (VIH y VHB), los que presentan manifestaciones extrahepáticas y aquellos con infección por VHC recurrente tras el trasplante hepático.

■ El **objetivo terapéutico** en las personas infectadas por el VHC es la erradicación del virus, que viene determinada por una respuesta virológica sostenida. Esta respuesta se define como la ausencia de ARN del VHC detectable 12 semanas después de completar el tratamiento. La respuesta virológica sostenida reduce la morbilidad y las complicaciones de etapas avanzadas de la infección por el VHC, como cirrosis, CHC y mortalidad *(Ann Intern Med 2013;158:3297)*.

Medicamentos

■ Las pautas actuales para el tratamiento de la infección crónica por el VHC son pautas sin IFN. Los fármacos para tratar la infección por VHC son los siguientes:

• La **ribavirina** es un antivírico análogo de la guanosina (inhibidor nucleosídico). No suele ser eficaz cuando se usa en solitario, pero desempeña un papel importante si se emplea en combinación.

• Los **antivíricos de acción directa (AAD)** se dirigen a proteínas no estructurales específicas del virus, lo que interrumpe la replicación vírica. En las pautas terapéuticas actuales para la infección por VHC se incluye la combinación de más de un AAD con o sin ribavirina.

• Los **inhibidores de la proteasa (IP) de proteínas no estructurales 3/4A (NS3/4A)** incluyen los IP de primera generación telaprevir y boceprevir, que ya no se utilizan. Entre los IP NS3/4AA aprobados actualmente se encuentran el simeprevir y el paritaprevir. Este último se refuerza con ritonavir para el tratamiento de la infección por el VHC.

• Los **inhibidores del complejo de replicación NS5A** comprenden el ledipasvir y el ombitasvir.

• Los **inhibidores de la polimerasa nucleósidos/nucleótidos NS5B** incluyen el sofosbuvir y el dasabuvir.

TABLA 19-5	Tratamiento de la infección crónica por el virus de la hepatitis C de genotipo 1		

Pauta terapéutica	Dosis	Duración del tratamiento	Eficacia (%) respuesta Virológica sostenida	
Sofosbuvir + ledipasvir	1 comp/día	12 semanas	**Sin tratamiento** Cirrótico 94 No cirrótico[a] 99	**Con tratamiento** Cirrótico[b] 100 No cirrótico 95
Sofosbufir Simeprevir	1 comp/día 1 comp/día	12 semanas	**Sin tratamiento** 93[c]	**Con tratamiento** F0-F1 97 F2 96 F3-F4[d] 93
Paritaprevir + ritonavir + ombitasvir	2 comp/día (3D)	12 semanas	**Genotipo 1b** No cirrótico *Con tratamiento* 100 *Sin tratamiento* 100	**Genotipo 1a[e]** No cirrótico *Con tratamiento* 94-100 *Sin tratamiento* 96
Dasabuvir	1 comp dos veces al día ± ribavirina		Cirrótico *Con tratamiento* 86-100 *Sin tratamiento* 100	Cirrótico *Con tratamiento* 80-100 *Sin tratamiento* 92

RVS, respuesta virológica sostenida.
[a]Sin haber recibido tratamiento, no cirrótico, carga vírica <6 millones → tratar durante 8 semanas; RVS 95%.
[b]24 semanas de tratamiento, RVS 98%.
[c]24 semanas de tratamiento, RVS 100%.
[d]El tratamiento durante 12 y 24 semanas obtuvo la misma eficacia que la pauta con rivabirina. En la pauta sin ribavirina, el tratamiento de 24 semanas obtuvo una RVS del 100%.
[e]En la cirrosis, con genotipo 1a, 24 semanas de tratamiento obtuvieron una RVS del 96% en pacientes que no habían recibido tratamiento nunca antes y en los que sí lo habían recibido.

■ La selección de una pauta terapéutica concreta depende de varios factores que vienen determinados por una combinación de métodos clínicos, bioquímicos, serológicos, moleculares y de imagen, y escalas de parámetros de fibrosis:
  • Sin tratamiento previo (pacientes que no han recibido nunca tratamiento alguno para la infección por VHC) o con experiencia terapéutica (pacientes en quienes ha fracasado una pauta terapéutica frente al VHC).
  • Genotipo y subtipo del VHC.
  • Estadio o grado de fibrosis hepática.
  • Posibles interacciones farmacológicas.
  • Comorbilidades.
■ **Infección crónica:** las opciones terapéuticas varían dependiendo del genotipo y el subtipo, y todas tienen una eficacia similar.
■ Los **genotipos 1-3** son los que se observan con mayor frecuencia en Norteamérica y Europa. En las tablas 19-5, 19-6 y 19-7 se muestran las recomendaciones terapéuticas específicas para los genotipos 1a, 1b, 2 y 3. **Los tratamientos actuales son todos por vía oral y sin IFN.**
■ Los **genotipos 4-6** casi nunca se observan en Norteamérica, y los datos disponibles sobre el tratamiento son limitados, sobre todo para los genotipos 5 y 6. Las recomendaciones actuales sugieren los siguientes tratamientos para los pacientes **que no han recibido antes tratamiento alguno:**
  • **Genotipo 4:** similar al genotipo 1 (v. tabla 19-5).
  • Genotipo 5: sofosbuvir más interferón pegilado y ribavirina según el peso, durante 12 semanas.
  • Genotipo 6: ledipasvir-sofosbuvir durante 12 semanas o sofosbuvir más interferón pegilado y ribavirina basada en el peso durante 12 semanas.

TABLA 19-6	Tratamiento de la infección crónica por el virus de la hepatitis C de genotipo 2		
	Dosis	**Duración del tratamiento**	**Eficacia (RVS en %)**
Sofosbuvir (SOF) + RHV			
Sin tratamiento previo	1 comp SOF + RBV	12 semanas	97 (no cirróticos) 83-100 (cirróticos)
Con tratamiento previo	1 comp SOF + RBV	12 semanas	92-96 (no cirróticos) 88-94 (cirróticos)
SOF + daclatasvir (DAC)	1 comp SOF + 1 comp DAC	24 semanas	92

RBV, ribavirina; RVS, respuesta virológica sostenida.

PREVENCIÓN

No existe vacuna ni profilaxis postexposición. Se debe insistir en la prevención de conductas de alto riesgo y en las modificaciones del estilo de vida.

EVOLUCIÓN/PRONÓSTICO

Aparece un **CHC** en aproximadamente **el 1-2% de los pacientes al año,** y raras veces sucede sin que exista cirrosis.

OTROS VIRUS PRODUCTORES DE HEPATITIS

Hepatitis D

El **VHD** es un virus ARN circular y único miembro del género *virus Delta*. Se encuentra en todo el mundo y es endémico en la cuenca del Mediterráneo, Oriente Medio y algunas zonas de Sudamérica (cuenca amazónica). Fuera de estas áreas, las infecciones se producen

TABLA 19-7	Tratamiento de la infección crónica por el virus de la hepatitis C de genotipo 3		
	Dosis	**Duración del tratamiento**	**Eficacia (RVS en %)**
Sofosbuvir (SOF) + RBV ± interferón (IFN)			
Sin tratamiento previo	1 comp SOF + RBV	24 semanas	94 (no cirrótico) 92 (cirrótico)
Sin tratamiento previo, no cirrótico	1 comp SOF + RBV + IFN	12 semanas	97
Con tratamiento previo	1 comp SOF + RBV	24 semanas	87 (no cirrótico) 60 (cirrótico)
SOF + daclatasvir (DAC)			
Sin tratamiento previo	1 comp SOF + 1 comp DAC	12 semanas	97 (no cirrótico) 58 (cirrótico)
Con tratamiento previo	1 comp SOF + 1 comp DAC	12 semanas	94 (no cirrótico) 69 (cirrótico)

RBV, ribavirina; RVS, respuesta virológica sostenida.

principalmente en personas que han recibido transfusiones o en consumidores de drogas por vía parenteral (inyectadas). En países como Estados Unidos donde la infección por el VHD es rara, no son necesarias pruebas para detectar la infección por este virus en todos los pacientes con infección por el VHB. **El VHD requiere la presencia del VHB para causar infección y replicarse.** En los pacientes con una coinfección (hepatitis aguda B y D), la evolución es transitoria y autolimitada. La velocidad de progresión a la cronicidad es similar a la descrita para la infección aguda por el VHB. El **IFN-α** es el **tratamiento de elección** de la hepatitis D crónica.

Hepatitis E

El **VHE** es un **virus ARN** que pertenece a la familia *Hepeviridae*. Se considera que la hepatitis E es una zoonosis, y entre los reservorios se encuentran los cerdos, los jabalís, los ciervos y, posiblemente, otras especies. La transmisión es muy similar a la del VHA **(vía fecal-oral).** La hepatitis E aguda es clínicamente indistinguible de otras hepatitis víricas agudas y suele resolverse espontáneamente. La hepatitis E puede provocar una infección crónica (ARN del VHE durante >6 meses). La mayoría de los casos se han producido en receptores de trasplantes de órganos sólidos o en personas inmunodeprimidas (p. ej., VIH). En un reciente estudio retrospectivo y multicéntrico efectuado en 59 receptores de trasplante con hepatitis E crónica, el uso de ribavirina en monoterapia durante 3 meses logró una respuesta virológica sostenida del 78 % *(N Engl J Med 2014;370(12):1111).*

HEPATOTOXICIDAD (LESIÓN HEPÁTICA) INDUCIDA POR FÁRMACOS

PRINCIPIOS GENERALES

■ Los National Institutes of Health (NIH) mantienen una base de datos, que se puede consultar en *http://livertox.nih.gov/,* de fármacos, productos herbarios y suplementos dietéticos que se han asociado a la aparición de lesión hepática inducida por fármacos. Son más de 1 000 fármacos y productos herbarios los que se han asociado a hepatotoxicidad inducida por fármacos (HIF).

■ Existen tres clasificaciones principales de la HIF que se produce como consecuencia de hepatotoxicidad tanto intrínseca como idiosincrásica:
• La lesión hepatocelular consiste en la lesión de los hepatocitos.
• La lesión colestásica es la lesión del sistema biliar o de los hepatocitos con colestasis intrahepática resultante.
• La lesión hepatocelular y colestásica mixta se refiere a la lesión tanto de los hepatocitos como del sistema biliar.

■ La HIF se asocia aproximadamente al 50 % de todos los casos de IHF en Estados Unidos, y el paracetamol es el agente causal más frecuente. La HIF puede evolucionar a lesión crónica en el 5-10 % de los casos. Los pacientes con HIF crónica pueden llegar a desarrollar fibrosis importante o cirrosis, y presentan signos y síntomas asociados a cirrosis o descompensación hepática.

■ Otros tipos menos frecuentes de HIF son: hepatitis crónica, colestasis crónica, hepatitis granulomatosa, fibrosis o cirrosis, y carcinogénesis.

DIAGNÓSTICO

Presentación clínica

■ La presentación aguda puede ser silente clínicamente. Cuando se aprecian síntomas, éstos son inespecíficos y consisten en náuseas/vómitos, malestar general, astenia, ictericia, prurito y dolor abdominal. En el cuadro agudo, la mayoría de los pacientes se recuperarán tras la interrupción del fármaco responsable.

■ También se puede observar fiebre y exantema asociados a reacciones de hipersensibilidad.

Criterios diagnósticos

■ Presunción clínica.

■ Relación temporal de la lesión hepática con el consumo de fármacos.

■ Resolución de la lesión hepática después de la interrupción del fármaco sospechoso (excepto en casos de HIF crónica).

Pruebas diagnósticas

Alteraciones bioquímicas

■ **Lesión hepatocelular:** elevación de AST y ALAT a más del doble del límite superior de la normalidad.

■ **Lesión colestásica:** elevación de la fosfatasa alcalina y de la bilirrubina conjugada más del doble del límite superior de la normalidad.

■ En la **lesión mixta** se producen aumentos de todas las alteraciones bioquímicas anteriores hasta más del doble del límite superior de la normalidad.

Técnicas diagnósticas

En ocasiones es necesaria una biopsia hepática.

TRATAMIENTO

Tratamientos no farmacológicos

■ El tratamiento consiste en la interrupción del fármaco responsable y el inicio de medidas de soporte.

■ En la mayoría de los casos de ingestión aguda de un tóxico, hay que intentar eliminarlo del tubo digestivo mediante lavado o purgantes (v. capítulo 28, *Toxicología*)

■ El tratamiento de la sobredosis de paracetamol es una urgencia médica (v. capítulo 28, *Toxicología*).

Tratamiento quirúrgico

El trasplante hepático puede ser una opción en pacientes con IHF inducida por fármacos.

EVOLUCIÓN/PRONÓSTICO

El pronóstico de la HIF suele depender específicamente del fármaco responsable.

HEPATOPATÍA ALCOHÓLICA

PRINCIPIOS GENERALES

■ El alcoholismo es un importante problema médico y socioeconómico.

■ En el año 2012, se atribuyeron al alcohol 3,3 millones de fallecimientos, o 5,9 % de todos los fallecimientos en general. En Estados Unidos, aproximadamente 17 millones de adultos mayores de 18 años (7,2 % de este grupo de edad) presentaron un trastorno por consumo de alcohol en 2012.

■ El espectro de la hepatopatía alcohólica incluye: esteatosis hepática, hepatitis alcohólica y cirrosis alcohólica.

■ La esteatosis hepática es la alteración más frecuente, y se produce hasta en el 90 % de los alcohólicos.

■ De todas las personas que consumen alcohol en exceso, entre el 10 % y el 20 % desarrollan cirrosis, y el 35 % presenta hepatitis alcohólica. Más de la mitad de estos últimos evolucionarán a una cirrosis.

■ La cirrosis alcohólica es una causa frecuente de hepatopatía en fase terminal (HFT) y carcinoma hepatocelular (CHC).

DIAGNÓSTICO

Presentación clínica

■ **Esteatosis hepática**
- Los pacientes suelen estar asintomáticos.
- Los hallazgos clínicos son: hepatomegalia y alteraciones leves de las enzimas hepáticas.

■ **Hepatitis alcohólica**
- Es posible que la hepatitis alcohólica sea clínicamente silente o lo suficientemente grave como para provocar la aparición rápida de insuficiencia hepática y muerte.
- Los datos clínicos son: fiebre, dolor abdominal, anorexia, náuseas, vómitos, pérdida de peso e ictericia.
- En casos graves, los pacientes pueden presentar hipertensión portal transitoria.

■ **Cirrosis alcohólica**
- Las manifestaciones son variables, desde la enfermedad clínicamente silente hasta una cirrosis descompensada.
- Los pacientes suelen referir un antecedente de consumo de alcohol hasta el inicio de los síntomas.
- Los alcohólicos pueden subestimar o minimizar su antecedente de consumo de alcohol.

Pruebas diagnósticas

Pruebas de laboratorio

■ En la esteatosis hepática alcohólica, las pruebas de laboratorio pueden ser normales o puede demostrarse una **elevación leve de las transaminasas séricas** (AST > ALT) y de la fosfatasa alcalina.

■ En la hepatitis alcohólica, las pruebas de laboratorio suelen mostrar elevaciones de las transaminasas séricas (AST > ALT, con una proporción 2:1) y de la fosfatasa alcalina. También se puede observar hiperbilirrubinemia (conjugada) y cociente tiempo de protrombina (TP)/índice internacional normalizado (INR) elevado.
- Las alteraciones analíticas asociadas a un mal pronóstico son: insuficiencia renal, leucocitosis, elevación importante de la bilirrubina total, y elevación del cociente TP/INR que no se normaliza con la administración subcutánea o i.v. de vitamina K. No se recomienda la administración de vitamina K oral debido a la escasa absorción intestinal en pacientes con ictericia *(Clin Liver Dis 2012;16:371)*.

■ Se han desarrollado varios sistemas de clasificación para estratificar el riesgo de los pacientes con hepatitis alcohólica y evaluar la respuesta al tratamiento:
- **Función discriminante (FD)** = $4,6 \times (TP_{paciente} - TP_{control})$ + bilirrubina sérica. Una puntuación < 32 se asocia a una supervivencia al cabo de 1 mes del 93 %, y una puntuación > 32 se asocia a una supervivencia del 68 %.
- La **puntuación de Glasgow para la hepatitis alcohólica (GAHS,** *Glasgow Alcoholic Hepatitis Score*) incorpora la edad del paciente, el recuento leucocitario, la urea sanguínea, el TP/INR y la bilirrubina sérica (tabla 19-8). Con una puntuación < 9 no se obser-

TABLA 19-8	Puntuación de la hepatitis alcohólica de Glasgow		
	Puntos asignados		
Variable	**1**	**2**	**3**
Edad	< 50	≥ 50	—
Leucocitos ($\times 10^9$/l)	< 15	≥ 15	—
Urea (mmol/l)	< 5	≥ 5	—
INR	< 1,5	1,5-2	> 2
Bilirrubina (µmol/l)	< 125	125-250	> 250

INR, índice internacional normalizado.

va diferencia alguna en cuanto a la supervivencia entre pacientes tratados y no tratados con esteroides. Una puntuación >9 muestra una diferencia en la supervivencia al cabo de 1 mes entre los pacientes no tratados (supervivencia del 52 % al mes) y los tratados con esteroides (supervivencia del 78% al mes) *(Gut 2007;56:1743)*.

• El **modelo de Lille** incorpora la edad, la insuficiencia renal, la albúmina, el TP, la bilirrubina y la evolución de la bilirrubina el día 7 (bilirrubina el día 7 − bilirrubina el día 0) para prever la mortalidad a los 6 meses en pacientes con hepatitis alcohólica grave que han sido tratados con glucocorticoides. En un estudio prospectivo, una puntuación ≥ 0,45 se asoció a una menor supervivencia a los 6 meses en comparación con una puntuación < 0,45 (25 % frente a 85 %). Una puntuación > 0,45 sugiere que un paciente no está respondiendo al tratamiento con glucocorticoides *(Hepatology 2007;45:1348)*.

Técnicas diagnósticas

■ Los hallazgos histopatológicos característicos en la hepatopatía alcohólica son: balonamiento de los hepatocitos con o sin cuerpos hialinos de Mallory-Denk, inflamación lobulillar, necrosis de los hepatocitos, fibrosis periportal, fibrosis perivenular y pericelular, proliferación ductal y cambios grasos.

■ La indicación de la biopsia hepática depende de la evaluación clínica del paciente. Puede ser útil si se plantean diagnósticos alternativos.

TRATAMIENTO

■ El elemento esencial del tratamiento es la abstinencia de alcohol.

■ Se debe valorar el estado nutritivo del paciente y corregirlo si es necesario. La nutrición debe ser por vía oral o mediante una sonda de alimentación de calibre pequeño. Otras opciones son la nutrición parenteral periférica (NPP) y la nutrición parenteral total (NPT). Una nutrición adecuada mejora el balance nitrogenado, puede mejorar las pruebas hepáticas y puede disminuir la acumulación de grasa en el hígado, pero generalmente no mejora la supervivencia.

Medicamentos

No existe acuerdo sobre el tratamiento de la hepatitis alcohólica aguda con glucocorticoides. Sin embargo, hay datos que señalan que los pacientes con FD > 32 y puntuación GAHS > 9 pueden beneficiarse a corto plazo del tratamiento con estos fármacos. Una disminución temprana de la concentración de bilirrubina después de 1 semana de tratamiento se asocia a un mejor pronóstico (puntuación de Lille).

■ La **prednisolona oral** (40 mg/día v.o. durante 4 semanas, seguida por una pauta de reducción progresiva de la dosis durante 2-4 semanas) constituye una opción para pacientes con hepatitis alcohólica grave. Se prefiere la prednisolona (aunque no ha demostrado ser mejor) a la prednisona, ya que esta última necesita la conversión a su forma activa, prednisolona, en el hígado. En un estudio clínico reciente, se demostró un efecto favorable de la prednisolona sobre la mortalidad a corto plazo (28 días), pero no sobre la mortalidad a medio o a largo plazo (90 días y 1 año, respectivamente) *(N Engl J Med 2015;372:1619)*.

■ La **pentoxifilina** (400 mg v.o. tres veces al día durante 4 semanas) es un inhibidor no selectivo de la fosfodiesterasa que, en un estudio clínico reciente, no demostró mejorar la evolución de este grupo de pacientes *(N Engl J Med 2015;372:1619)*.

Tratamiento quirúrgico

Se puede considerar a los pacientes con cirrosis y HFT para un trasplante hepático, aunque deben abstenerse de consumir alcohol durante 6 meses antes de la evaluación, mantener la abstinencia y seguir un programa de rehabilitación.

EVOLUCIÓN/PRONÓSTICO

■ La esteatosis hepática puede ser reversible con la abstinencia alcohólica.

■ En la hepatitis alcohólica, el pronóstico depende de la gravedad de las manifestaciones iniciales y de la abstinencia alcohólica. La mortalidad intrahospitalaria de los casos graves se sitúa en torno al 50 %, debido a complicaciones como la sepsis y la insuficiencia renal.

■ En la cirrosis inducida por el alcohol, el pronóstico es variable y depende del grado de descompensación hepática. La abstinencia de alcohol puede producir una mejoría significativa de la bioquímica hepática.

HEPATOPATÍAS DE MECANISMO INMUNITARIO

Hepatitis autoinmunitaria

PRINCIPIOS GENERALES

La hepatitis autoinmunitaria (HAI) es una inflamación crónica y persistente del hígado de causa desconocida, asociada a autoanticuerpos circulantes e hipergammaglobulinemia.

■ Las mujeres se ven afectadas con más frecuencia que los hombres (proporción de 3,6:1).

■ En el 30-50 % de los pacientes se pueden encontrar manifestaciones extrahepáticas, entre ellas: sinovitis, celiaquía, anemia hemolítica con prueba de Coombs positiva, tiroiditis autoinmunitaria, enfermedad de Graves, artritis reumatoide, colitis ulcerosa y otras manifestaciones de mediación inmunitaria.

Se han propuesto dos tipos de HAI según las diferencias de sus marcadores inmunitarios. Ambas responden bien al tratamiento con glucocorticoides.

■ La **HAI de tipo 1** es la forma más frecuente de la enfermedad y constituye el 80 % de los casos de HAI. Se asocia a anticuerpos antinucleares (ANA) y anticuerpos antimúsculo liso (AML).

■ La **HAI de tipo 2** se caracteriza por la presencia de anticuerpos contra microsomas hepáticos/renales de tipo 1 (anti-LKM1) y citosol hepático tipo 1 (anti-LC1). Se observa de forma predominante en niños y adultos jóvenes (*J Hepatol 2015;62:S100*).

DIAGNÓSTICO

Presentación clínica

■ Las elevaciones de las transaminasas suelen ser más importantes que las de la bilirrubina y la fosfatasa alcalina, aunque puede observarse un cuadro de colestasis caracterizado por niveles elevados de bilirrubina conjugada y fosfatasa alcalina.

■ La elevación de las globulinas séricas, particularmente gammaglobulinas (IgG), es característico de la HAI. La hiperglobulinemia suele asociarse a la presencia de autoanticuerpos circulantes, lo que es útil para identificar la HAI.

■ En aproximadamente el 30 % al 40 % de los casos, la presentación clínica es similar a la de una hepatitis vírica aguda. Un porcentaje menor de pacientes puede acudir con IHF o con una elevación asintomática de la fosfatasa alcalina. En al menos el 25 % de los pacientes se manifiesta inicialmente con cirrosis.

■ Los síntomas iniciales más frecuentes son: astenia, ictericia, mialgias, anorexia, diarrea, acné, alteraciones de la menstruación y dolor abdominal en el hipocondrio derecho.

■ Los hallazgos clínicos e histológicos de los pacientes con HAI pueden superponerse con los compatibles con otras hepatopatías (p. ej., CBP, CEP, enfermedad de Wilson y colangitis autoinmunitaria).

■ Los criterios para el diagnóstico se codificaron en un panel internacional (*Hepatol 2002;36(2):479*). Desde entonces este mismo panel ha propuesto criterios diagnósticos simplificados basados en autoanticuerpos, IgG, histología y la exclusión de la hepatitis vírica (*Hepatology 2010;51(6):7*).

Pruebas diagnósticas

La biopsia hepática es el método recomendado para establecer el diagnóstico definitivo.

■ La **«necrosis en sacabocados»** o **hepatitis de interfase** con inflamación lobulillar o panacinar (infiltración linfocítica y plasmocítica) son los datos histológicos fundamentales de la enfermedad.

■ Los cambios histológicos, como la ductopenia o la colangitis destructiva, pueden indicar síndromes de superposición que combinan características de HAI, CEP, CBP o colangitis autoinmunitaria.

TRATAMIENTO

El tratamiento debe iniciarse en pacientes con elevación de las concentraciones séricas de las transaminasas (> 5 veces el límite superior del valor normal), hiperglobulinemia y datos histológicos de hepatitis de interfase, formación de puentes o necrosis multiacinar.

Medicamentos

■ El tratamiento consiste en la administración de prednisona (50-60 mg/día v.o.) como monoterapia o en una dosis menor (30 mg/día v.o.) junto con azatioprina (50 mg o hasta 1-2 mg/kg al día). La dosis de prednisona se reduce progresivamente cada 10-15 días, mientras que la dosis de azatioprina no se modifica. Cuando se aprecia mejoría bioquímica, se continúa con la pauta de mantenimiento con la combinación de fármacos durante 1 año. A continuación, se retira gradualmente la prednisona, y durante el segundo año se trata sólo con azatioprina. Al final del segundo año, se realiza una biopsia hepática para valorar de nuevo la regresión histológica. Si la histología se ha normalizado, además de existir remisión bioquímica, las opciones serán la interrupción del tratamiento inmunodepresor con un riguroso seguimiento del paciente (para detectar nuevos posibles brotes) o continuar con el tratamiento de mantenimiento.

■ La combinación de prednisona y azatioprina disminuye los efectos secundarios asociados a los glucocorticoides; sin embargo, la azatioprina debe usarse con precaución en pacientes con citopenias o con déficit de tiopurina-metiltransferasa ya antes del tratamiento.

■ La **budesonida** (6-9 mg/día v.o.), combinada con azatioprina (1-2 mg/kg al día v.o.), también puede normalizar los valores de las transaminasas, con menos efectos secundarios, en pacientes adultos con HAI **no cirróticos** *(Gastroenterology 2010;139:1198)*.

■ Otras opciones terapéuticas en casos de respuesta subóptima o de fracaso del tratamiento son: micofenolato mofetilo, tacrolimús, ciclosporina y budesonida.

Tratamiento quirúrgico

■ Se debe plantear el trasplante hepático en pacientes con HFT y en aquellos con IHF de origen autoinmunitario.

■ Tras el trasplante, se observa una HAI recurrente en aproximadamente el 15 % de los pacientes. Se ha descrito HAI de nueva aparición o hepatitis de mecanismo inmunitario, definida como hepatitis con datos histológicos similares a la HAI, en pacientes trasplantados por enfermedades no autoinmunitarias, en aproximadamente el 5 % de los receptores de un trasplante.

OBSERVACIÓN/SEGUIMIENTO

■ En alrededor del 90 % de los adultos mejora la concentración sérica de las transaminasas, la bilirrubina y la γ-globulina en las 2 primeras semanas de tratamiento.

■ La mejoría histológica tarda 3-8 meses con respecto a la mejoría clínica y analítica.

EVOLUCIÓN/PRONÓSTICO

■ El objetivo global del tratamiento es la normalización de las transaminasas, la hiperglobulinemia (IgG) y la histología hepática.

■ Se consigue la remisión en el 65 % y el 80 % de los pacientes tras 1,5 y 3 años de tratamiento, respectivamente.

■ Tras la interrupción del tratamiento, se producen recurrencias en al menos el 20 % al 50 % de los pacientes, y precisarán ser tratados de nuevo.

Cirrosis biliar primaria

PRINCIPIOS GENERALES

La cirrosis biliar primaria (CBP) o colangitis biliar primaria es un trastorno hepático colestásico de etiología desconocida con características autoinmunitarias.

■ Afecta con mayor frecuencia a mujeres de mediana edad (> 90 %) y es más habitual que se describa en personas de raza blanca. Está causada por la destrucción granulomatosa de los conductos biliares interlobulillares, lo que conduce a una ductopenia progresiva y colestasis.

■ La colestasis suele progresar lentamente, y puede desembocar en cirrosis y finalmente en insuficiencia hepática.

■ Las manifestaciones extrahepáticas son: queratoconjuntivitis seca (Sjögren), acidosis tubular renal, litiasis biliar, enfermedades tiroideas, esclerodermia, fenómeno de Raynaud, síndrome CREST (calcinosis, fenómeno de Raynaud, dismotilidad esofágica, esclerodactilia y telangiectasia) y celiaquía.

DIAGNÓSTICO

Presentación clínica

■ La astenia, la ictericia y el prurito suelen ser los síntomas más problemáticos.

■ En ocasiones, los pacientes pueden consultar por primera vez con manifestaciones de HFT.

■ Aunque no existen hallazgos de la exploración que sean específicos de la CBP, los xantomas y xantelasmas pueden constituir un indicio de la existencia de una colestasis subyacente.

Pruebas diagnósticas

■ Se detectan anticuerpos antimitocondriales en > 90 % de los pacientes.

■ Los datos típicos son elevación de las concentraciones de fosfatasa alcalina, bilirrubina total, colesterol e IgM.

Técnicas diagnósticas

La biopsia hepática puede ser útil tanto para el diagnóstico como para la estadificación.

TRATAMIENTO

Medicamentos

■ No se dispone de tratamiento curativo alguno; se intenta retrasar la progresión de la enfermedad.

■ El **ácido ursodesoxicólico (AUDC)** (13-15 mg/kg al día v.o.) es un ácido biliar secundario con propiedades citoprotectoras sobre los hepatocitos, que estimula las secreciones hepatoceluar y ductular. Tradicionalmente se ha sugerido que el AUDC reduce la mortalidad cuando se administra de forma prolongada. Sin embargo, a partir de metaanálisis recientes se ha sugerido la posible ventaja de usar una combinación de AUDC con glucocorticoides o AUDC con bezafibratos en lugar de AUDC en monoterapia (los resultados medidos fueron la mortalidad por todas las causas y el trasplante hepático). El AUDC más bezafibratos tiene un mayor perfil de efectos adversos en comparación con las otras opciones terapéuticas *(Medicine 2015;94(11):1)*

■ El **ácido obeticólico** (10-50 mg/día v.o.) es un derivado del ácido quenodesoxicólico, un ácido biliar primario, y afecta a la homeostasis de los ácidos biliares. Se espera que su uso sea aprobado pronto por la FDA. En un estudio clínico de pacientes con CBP que presentaron una respuesta inadecuada al AUDC, un tratamiento de 3 meses con ácido obeticólico más AUCD redujo significativamente los niveles de fosfatasa alcalina, GGT y ALT, en comparación con el tratamiento con AUCD más placebo *(Gastroenterology 2015;148:751)*.

Tratamiento quirúrgico

■ El trasplante hepático es una opción en casos de enfermedad avanzada.

■ Se ha documentado la aparición de CBP recurrente después del trasplante, con una frecuencia del 20 % a los 10 años.

EVOLUCIÓN/PRONÓSTICO

■ La CBP evoluciona provocando una lesión histológica de gravedad creciente (lesión florida de los conductos biliares, proliferación de los conductillos, fibrosis y cirrosis).
■ Puede producirse una progresión hasta cirrosis e insuficiencia hepática años después del diagnóstico.

Colangitis esclerosante primaria

PRINCIPIOS GENERALES

La colangitis esclerosante primaria (CEP) es un trastorno hepático colestásico que se caracteriza por inflamación, fibrosis y obliteración de las vías biliares extrahepáticas e intrahepáticas.

■ Se puede subdividir a los pacientes con CEP según presenten **afectación de los conductos biliares pequeños** o **grandes**. La CEP de las vías biliares pequeñas es la que se define por la presencia de signos histológicos típicos de CEP con una colangiografía normal. En la CEP clásica pueden detectarse, mediante colangiografía, estenosis características del árbol biliar. Los pacientes con enfermedad de las vías biliares pequeñas tienen un pronóstico más favorable.
■ La máxima incidencia se sitúa en torno a los 40 años. La mayoría de los pacientes son hombres de mediana edad, y la relación entre hombres y mujeres es de 2:1.
■ La CEP se asocia con frecuencia a enfermedad inflamatoria intestinal (el 70 % de los pacientes tienen una colitis ulcerosa asociada). No existe una correlación entre la evolución clínica de ambas enfermedades.

DIAGNÓSTICO

Presentación clínica

■ Entre las manifestaciones clínicas figuran episodios intermitentes de ictericia, hepatomegalia, prurito, pérdida de peso y astenia. Los pacientes evolucionan lentamente hacia una cirrosis.
■ La colangitis aguda se define como una infección del sistema ductal biliar causada habitualmente por bacterias que ascienden desde la unión con el duodeno, y es una complicación frecuente en pacientes con estenosis de los conductos. Los síntomas de colangitis aguda son: fiebre, escalofríos, ictericia y dolor en el hipocondrio derecho.
■ El colangiocarcinoma es la neoplasia que se asocia con más frecuencia a la CEP. En los pacientes con CEP, el riesgo de sufrir un colangiocarcinoma es del 15 % a lo largo de la vida *(Curr Gastroenterol Rep 2015;17:17)*.

Pruebas diagnósticas

■ Se debe considerar el diagnóstico de CEP en los pacientes con enfermedad inflamatoria intestinal que muestran un aumento de la concentración de fosfatasa alcalina incluso sin síntomas de enfermedad hepatobiliar.
■ Los **ANA** son positivos hasta en el 50 % de los casos, y los anticuerpos anticitoplasma de neutrófilos perinucleares (p-ANCA) lo son en el 80 % de los casos.
■ La CPRM es la prueba diagnóstica de elección.

Técnicas diagnósticas

■ La CEP se puede confirmar por la observación de estenosis o irregularidades de las vías biliares intrahepáticas o extrahepáticas mediante CPRE, que también posibilita la obtención de muestras de biopsia y cepillado para detectar una neoplasia maligna asociada. La endoscopia intraductal permite la visualización directa de los conductos biliares con la ventaja de poder obtener directamente muestras de tejido.

■ La biopsia hepática es útil para el diagnóstico de CEP de vías biliares pequeñas, la exclusión de otras enfermedades y la estadificación. Los hallazgos histológicos característicos son: fibrosis periductal concéntrica («en capas de cebolla»), degeneración del epitelio de las vías biliares, proliferación de los conductillos, ductopenia y colestasis.

■ La hibridación *in situ* con fluorescencia (FISH, *fluorescent in situ hybridization*) permite la evaluación molecular de los tumores malignos en el tejido obtenido mediante cepillado o biopsia.

TRATAMIENTO

Medicamentos

■ En estos momentos, no existe tratamiento médico alguno establecido para la CEP. Se están realizando estudios clínicos para el uso de ligandos de receptores nucleares (fibratos, ácido obeticólico y ligando del receptor TGR5), nuevos tratamientos con ácidos biliares y simtuzumab.

■ En varios estudios clínicos aleatorizados y controlados con placebo, en los que se comparó el uso de AUDC (13-23 mg/kg/día), se demostró la mejora de las pruebas de función hepática en el grupo tratado con AUDC en comparación con el grupo tratado con placebo. Sin embargo, no se observaron diferencias entre ambos grupos en cuanto a la supervivencia a largo plazo ni en el tiempo hasta el trasplante hepático. El AUDC (> 28 mg/kg al día) se asociaba a un mayor riesgo de episodios adversos graves, entre ellos la muerte y el trasplante, y **no** se recomienda actualmente como **tratamiento de la CEP** *(Gastroenterology 2013;145:521).*

■ Los episodios de colangitis deben tratarse con antibióticos i.v. y terapia endoscópica.

Otros tratamientos no farmacológicos

■ Se puede realizar una CPRE para dilatar y colocar endoprótesis (*stents*) en las estenosis predominantes.

■ Tratamiento quirúrgico:
  • La colectomía por colitis ulcerosa no afecta a la evolución de la CEP.
  • Los pacientes con cirrosis descompensada o colangitis recurrente deben ser derivados para un trasplante hepático.
  • En algunos colangiocarcinomas hiliares se puede plantear el trasplante hepático.
  • Se ha documentado la aparición de CEP recurrente después del trasplante hepático.

COMPLICACIONES DE LA COLESTASIS

Deficiencias nutricionales

PRINCIPIOS GENERALES

La colestasis se define como cualquier trastorno que bloquee la excreción de bilis (en los hepatocitos o en los conductos biliares), y sus manifestaciones analíticas son la elevación de las concentraciones de fosfatasa alcalina y de bilirrubina.

■ Se producen **deficiencias nutricionales** por malabsorción de grasas.

■ En la enfermedad colestásica avanzada, con frecuencia se detecta una **deficiencia de vitaminas liposolubles** (vitaminas A, D, E y K), que es particularmente habitual en pacientes con esteatorrea.

DIAGNÓSTICO

Presentación clínica

■ Las manifestaciones características de las deficiencias vitamínicas se exponen en el capítulo 2, *Soporte nutricional.*

■ Los pacientes con esteatorrea pueden referir un antecedente de diarrea oleosa y maloliente, que puede quedar pegada a la taza del inodoro o ser difícil de eliminar al tirar de la cadena.

Pruebas diagnósticas

- La concentración sérica de 25-hidroxivitamina D refleja los depósitos corporales totales de vitamina D. El déficit de esta vitamina en un cuadro de malabsorción y esteatorrea es un buen indicador clínico de la concentración corporal total de otras vitaminas liposolubles.
- Se pueden realizar estudios en las heces para determinar la grasa fecal. Se pueden practicar análisis en muestras puntuales o en muestras recogidas durante 24 h.

TRATAMIENTO

Medicamentos

- Se dispone de suplementos vitamínicos para corregir las deficiencias.

Osteoporosis

PRINCIPIOS GENERALES

- La osteoporosis se define como una disminución de la masa ósea (principalmente hueso trabecular) que provoca una disminución de su integridad estructural y, en consecuencia, un aumento del riesgo de fracturas.
- El riesgo relativo de osteopenia en la colestasis es 4,4 veces mayor que en la población general, equiparada por edad y sexo. La osteoporosis se observa con más frecuencia en la colestasis clínica debida a CBP.

DIAGNÓSTICO

Se debe medir la densidad mineral ósea con absorciometría dual de rayos X (DEXA, *dual energy X-ray absorptiometry*) en todos los pacientes en el momento del diagnóstico y durante el seguimiento (cada 1 a 2 años).

TRATAMIENTO

El tratamiento de la afectación ósea consiste en ejercicio con carga de peso, suplementos orales de calcio (1-1,5 g/día), bisfosfonatos y suplementos de vitamina D.

Prurito

PRINCIPIOS GENERALES

No existe acuerdo sobre la fisiopatología del prurito, que puede deberse a la acumulación de compuestos de ácidos biliares o de agonistas opioides endógenos.

DIAGNÓSTICO

Los pacientes con colestasis pueden acudir con prurito en un contexto de una concentración de bilirrubina normal o elevada.

TRATAMIENTO

Medicamentos

Primera línea

- El prurito debe tratarse con colestiramina, una resina básica de intercambio aniónico, que se une a los ácidos biliares y otros compuestos amónicos del intestino e inhibe su absorción. La dosis es de 4 g, mezclada con agua, antes y después del desayuno, con dosis adicionales antes de la comida y de la cena. La dosis máxima recomendada es de 16 g/día. La colestiramina se debe administrar separada de otras vitaminas y fármacos, para evitar alteraciones en la absorción.
- También se dispone de colestipol, otra resina similar.

Segunda línea

■ Los antihistamínicos (hidroxizina, difenhidramina o doxepina, 25 mg v.o. al acostarse) y la vaselina pueden proporcionar alivio sintomático.

■ La rifampicina (150-600 mg/día) y la naltrexona (25-50 mg/día) se reservan para el prurito que no responde al tratamiento. En el 10-20 % de los pacientes, el tratamiento prolongado con rifampicina se asocia a elevaciones leves y transitorias de las concentraciones séricas de las transaminasas, alteraciones que no suelen requerir ajuste de la dosis ni interrupción del tratamiento. En raras ocasiones, puede provocar formas graves de lesión hepática inducida por fármacos.

HEPATOPATÍAS METABÓLICAS

Enfermedad de Wilson

PRINCIPIOS GENERALES

La enfermedad de Wilson (EW) es un trastorno autosómico recesivo (gen *ATP7B* en el cromosoma 13) que provoca una sobrecarga progresiva de cobre.

■ La proporción entre mujeres y hombres afectados es de 2:1.

■ La ausencia o reducción de la función de la proteína ATP7B produce una disminución de la excreción hepatocelular de cobre a la bilis. Esto provoca acumulación de cobre en el hígado y lesión hepática. Finalmente, se libera cobre al torrente sanguíneo y se deposita en otros órganos, sobre todo en el encéfalo, los riñones y la córnea.

■ Las manifestaciones extrahepáticas son los anillos de Kayser-Fleischer en la membrana de Descemet en la periferia de la córnea, debido a depósito de cobre (se diagnostica en la exploración con lámpara de hendidura), la anemia hemolítica con prueba de Coombs negativa, la acidosis tubular renal, la artritis y la osteopenia.

DIAGNÓSTICO

Presentación clínica

■ La edad promedio en el momento de la manifestación de la disfunción hepática es de 6 a 20 años, si bien puede aparecer en fases posteriores de la vida. La hepatopatía puede ser muy variable, oscilando entre una enfermedad asintomática con sólo alteraciones bioquímicas y una IHF.

■ La mayoría de los pacientes con IHF como manifestación de la enfermedad de Wilson tienen un patrón característico de hallazgos clínicos, como anemia hemolítica con prueba de Coombs negativa con signos de hemólisis intravascular aguda, progresión rápida a insuficiencia renal, aumento de las transaminasas (generalmente < 2 000 UI/l) desde el comienzo de la enfermedad clínica, y concentración sérica de fosfatasa alcalina normal o muy inferior a lo normal (habitualmente < 40 UI/l) *(Hepatology 2008;47:2090)*.

■ Se debe considerar el diagnóstico de EW en pacientes con hepatopatía sin causa aparente con o sin síntomas neuropsiquiátricos, en familiares de primer grado con EW o pacientes con IHF (con o sin hemólisis).

■ Los trastornos neuropsiquiátricos suelen producirse más adelante, la mayoría de las veces asociados a cirrosis. Las manifestaciones son: temblor asimétrico, disartria, ataxia y trastornos psiquiátricos.

Pruebas diagnósticas

■ En los pacientes con EW se observa: concentración sérica de ceruloplasmina baja (< 20 mg/dl), concentración sérica de cobre libre elevada (> 25 µg/dl) y elevación de la concentración urinaria de cobre en una muestra de 24 h (> 100 µg).

■ Los hallazgos de la histología hepática (necrosis masiva, esteatosis, núcleos glucogenados, hepatitis crónica, fibrosis, cirrosis) son inespecíficos, y dependen de la presentación y de la fase de la enfermedad. Una elevación de la concentración hepática de cobre > 250 µg/g de peso en seco (normal < 40 µg/g) en la biopsia es muy sugerente de EW.

■ Se puede realizar el análisis de mutaciones mediante secuenciación génica completa, y debe efectuarse en los pacientes en los que sea difícil establecer el diagnóstico por métodos clínicos y bioquímicos. Muchos pacientes son heterocigotos compuestos para mutaciones del gen *ATP7B*, lo que dificulta la identificación de mutaciones.

TRATAMIENTO

Medicamentos

El tratamiento se realiza con fármacos quelantes de cobre (penicilamina y trientina). También se usan las sales de zinc, que bloquean la absorción intestinal de cobre.

■ La **penicilamina,** 1-2 g/día (en dosis divididas dos o cuatro veces al día) y la piridoxina, 25 mg/día (para evitar el déficit de vitamina B_6 durante el tratamiento) están indicadas en los pacientes con insuficiencia hepática. Su uso puede verse limitado por efectos secundarios (hipersensibilidad, mielodepresión, proteinuria, lupus eritematoso sistémico, síndrome de Goodpasture). Nunca debe administrarse penicilamina como tratamiento inicial a pacientes con síntomas neurológicos.

■ La **trientina,** 1-2 g/día (en dosis divididas dos o cuatro veces al día) también puede usarse en la insuficiencia hepática. Tiene efectos adversos similares a la penicilamina, pero menos frecuentes. El riesgo de empeoramiento neurológico con trientina es menor que con penicilamina.

■ Las **sales de zinc,** 50 mg tres veces al día, están indicadas en pacientes con hepatitis crónica y cirrosis sin insuficiencia hepática. Aparte de la irritación gástrica que puede causar, el zinc tiene un perfil de seguridad excelente.

Tratamiento quirúrgico

El trasplante hepático constituye la única opción terapéutica en la IHF o en pacientes con disfunción progresiva a pesar del tratamiento quelante.

OBSERVACIÓN/SEGUIMIENTO

■ Para el control sistemático, se debe realizar con frecuencia, al menos dos veces al año, una determinación del cobre y la ceruloplasmina séricos, bioquímica hepática, INR, un hemograma completo, un análisis de orina (sobre todo en pacientes con tratamiento quelante) y una exploración física.

■ Durante el tratamiento farmacológico, es preciso determinar anualmente la excreción urinaria de cobre en 24 h. Puede requerirse un control más frecuente si se sospecha un incumplimiento del tratamiento o si es necesario ajustar la dosis. El cobre libre sérico estimado puede estar elevado o bajo en situaciones de incumplimiento y tratamiento excesivo, respectivamente.

■ Se recomienda el cribado de la enfermedad de Wilson en los familiares de primer grado de todo paciente recién diagnosticado de esta enfermedad.

EVOLUCIÓN/PRONÓSTICO

Si no se observan síntomas neurológicos, el trasplante hepático ofrece un buen pronóstico y no es necesario tratamiento médico adicional alguno.

Hemocromatosis hereditaria

PRINCIPIOS GENERALES

La **hemocromatosis hereditaria (HH)** es un trastorno autosómico recesivo por sobrecarga de hierro.

■ Es la forma hereditaria más común de sobrecarga de hierro que afecta a la raza blanca. Una de cada 200 a 400 personas de raza blanca es homocigota para mutaciones del gen *HFE*. Rara vez la enfermedad se manifiesta clínicamente antes de los 40 a 60 años de edad.

■ La HH se produce con mayor frecuencia por una mutación de sentido erróneo (no codificante) (C282Y) en el gen *HFE* localizado en el cromosoma 6. **Aproximadamente el 90 % de los pacientes con HH son homocigotos para la mutación C282Y.** Otras mutaciones menos habituales que causan HH son H63D y S65C, y las mutaciones heterocigotas combinadas C282Y/H63D y C282Y/S65C.

■ Los estados de sobrecarga de hierro secundaria son: talasemia mayor, anemia sideroblástica, anemias hemolíticas crónicas, sobrecarga de hierro parental iatrogénica, hepatitis B y C crónica, hepatopatía inducida por el alcohol, porfiria cutánea tardía y aceruloplasminemia

DIAGNÓSTICO

Presentación clínica

■ La presentación varía desde una **enfermedad asintomática** hasta **cirrosis** y CHC.

■ Los hallazgos clínicos son: piel de color pizarra, diabetes, miocardiopatía, artritis, hipogonadismo y disfunción hepática.

Pruebas diagnósticas

El diagnóstico se basa en las pruebas de laboratorio, las pruebas de imagen y la biopsia hepática.

■ El diagnóstico lo sugiere la observación de una **saturación de transferrina basal (en ayunas) elevada (> 45 %) (hierro sérico dividido por la capacidad total de fijación de hierro).** Otras pruebas de laboratorio inespecíficas son la elevación de las concentraciones séricas de hierro y ferritina. **Una concentración de ferritina > 1 000 ng/ml es un factor predictivo fiable del grado de fibrosis en pacientes con HH.**

■ Si la saturación de transferrina es > 45 % y la ferritina está elevada, se comprobará una posible homocigosidad para C282Y. Si el paciente es homocigoto:
  • Si la ferritina es < 1 000 ng/ml y las enzimas hepáticas son normales, se practicará una flebotomía terapéutica.
  • Si la ferritina es > 1 000 ng/ml o las enzimas hepáticas están elevadas, se realizará una biopsia hepática para estudio histológico y determinación de la concentración de hierro hepático (CHH).

■ El contenido normal de hierro en el hígado oscila entre 250 y 1 500 μg/g de peso seco. En los pacientes con HH, la CHH oscila entre 2 000 y 30 000 μg/g de peso seco.

■ En pacientes con elevación de la saturación de transferrina y heterocigosidad de la mutación C282Y, hay que descartar otras enfermedades hepáticas o hematológicas, y se debe considerar la biopsia hepática.

■ La **RM** es la modalidad de elección para la cuantificación no invasiva de los depósitos de hierro en el hígado y para el control no invasivo del CHC. Permite la realización de mediciones repetidas y minimiza el error de muestreo.

TRATAMIENTO

El tratamiento consiste en **flebotomía** cada 7-15 días (500 ml de sangre), hasta que se confirme la depleción de hierro por una concentración de ferritina de 50-100 ng/ml y una saturación de transferrina < 40 %. Se continúa de por vida con flebotomías de mantenimiento de una o dos unidades de sangre tres o cuatro veces al año, salvo que existan contraindicaciones para la movilización rápida de los depósitos de hierro (p. ej., insuficiencia cardíaca).

Medicamentos

■ La **quelación del hierro con deferoxamina** es una alternativa a la flebotomía, pero suele ser más cara y tiene efectos secundarios como molestias digestivas, alteraciones visuales y auditivas, y calambres musculares. La deferoxamina se fija al hierro libre y facilita la excreción urinaria, y se recomienda sólo cuando la flebotomía está contraindicada. Es un fármaco que sólo se administra por vía intravenosa, intramuscular o subcutánea.

■ El deferasirox es un quelante del hierro que se fija a éste de forma selectiva, formando un complejo que se excreta en las heces.

Tratamiento quirúrgico

Se puede considerar el trasplante hepático en casos de HH con cirrosis.

EVOLUCIÓN/PRONÓSTICO

■ La tasa de supervivencia en pacientes no cirróticos tratados adecuadamente es idéntica a la de la población general.

■ Los pacientes a quienes se realiza un trasplante hepático por hemocromatosis tienden a presentar mejores índices de supervivencia si se ha realizado depleción de hierro mediante flebotomía antes del trasplante, en comparación con los pacientes que presentan una sobrecarga de hierro antes del trasplante *(Gastroenterology 2010;139:393)*.

■ El riesgo relativo de CHC es de aproximadamente 20, con una incidencia anual del 3-4 %. En los pacientes con HH y fibrosis avanzada o cirrosis, debe realizarse un cribado anual para tratar de detectar la presencia de CHC *(Hepatology 2011;54(1):328)*.

Déficit de α_1-antitripsina

PRINCIPIOS GENERALES

■ El déficit de α_1-antitripsina (α_1AT) es un trastorno autosómico recesivo que se asocia a la acumulación de α_1AT mal plegada en el retículo endoplásmico de los hepatocitos. El alelo más frecuente es el inhibidor de proteasa M (PiM, variante normal), seguido por PiS y PiZ (variantes deficientes). Las personas de origen afroamericano tienen una menor frecuencia de estos alelos.

■ Los alelos deficientes más prevalentes, Z y S, tienen un origen europeo *(Am J Gastroenterol 2008;103:2136)*.

■ El déficit de α_1AT también se puede asociar a enfisema al principio de la edad adulta, así como a otras manifestaciones extrahepáticas, como paniculitis, fibrosis pancreática y glomerulonefritis membranoproliferativa.

DIAGNÓSTICO

Presentación clínica

■ La enfermedad se puede manifestar en forma de colestasis neonatal o, en fases posteriores de la vida, como hepatitis crónica, cirrosis o CHC.

■ Es inusual la existencia de enfermedad pulmonar y hepática significativa en el mismo paciente (1-2 %).

Pruebas diagnósticas

■ La concentración sérica baja de α_1-antitripsina (10-15 % del valor normal) aplanará la curva de α_1-globulina en la electroforesis sérica.

■ Fenotipo de α_1AT deficiente (PiSS, PiSZ y PiZZ).

■ Elevación de ALT y AST.

Técnicas diagnósticas

La biopsia hepática muestra glóbulos característicos, positivos para él ácido peryódico de Schiff y resistentes a la diastasa, en los hepatocitos periportales.

TRATAMIENTO

Actualmente no existe tratamiento médico específico alguno para la hepatopatía asociada a déficit de α_1-antitripsina. La terapia génica para este déficit constituye una posible alternativa futura.

Tratamiento quirúrgico

El trasplante hepático es una opción en los pacientes con cirrosis y es curativo, con índices de supervivencia del 90 % al cabo de 1 año y del 80 % a los 5 años.

EVOLUCIÓN/PRONÓSTICO

■ Puede observarse hepatitis crónica, cirrosis o CHC en el 10-15 % de los pacientes con el fenotipo PiZZ en los primeros 20 años de vida.

■ Existen opiniones contradictorias sobre si los pacientes herocigotos (PiMZ, PiSZ, PiFZ) desarrollan hepatopatía.

OTROS TRASTORNOS HEPÁTICOS

Esteatosis hepática no alcohólica

PRINCIPIOS GENERALES

■ La esteatosis hepática no alcohólica (EHNA) es un síndrome clínico-anatomopatológico que engloba varias entidades clínicas que van desde una esteatosis simple hasta esteatohepatitis, fibrosis, hepatopatía en fase terminal y CHC sin que exista un consumo significativo de alcohol *(Gastroenterology 2002;123:1705)*.

■ La esteatohepatitis no alcohólica (NA) forma parte del espectro de la EHNA, y se define como la presencia de esteatosis hepática e inflamación con lesión hepatocelular (balonización), con o sin fibrosis.

■ En la población estadounidense, la EHNA se asocia a un aumento de la prevalencia de diabetes de tipo 2, obesidad y síndrome metabólico.

DIAGNÓSTICO

Presentación clínica

La enfermedad puede variar desde una infiltración grasa asintomática del hígado hasta fibrosis avanzada, cirrosis y CHC.

Pruebas diagnósticas

■ Cuando los pacientes con esteatosis hepática detectada en pruebas de imagen presentan síntomas o signos atribuibles a hepatopatía o muestran una bioquímica hepática alterada, debe evaluarse la presencia de una posible EHNA y realizarse los estudios pertinentes.

■ En los pacientes con esteatosis hepática detectada mediante pruebas de imagen, que no presentan síntomas ni signos relacionados con el hígado y cuya bioquímica hepática es normal, es razonable valorar posibles factores de riesgo (p. ej., obesidad, intolerancia a la glucosa, dislipidemia) y otras causas de esteatosis hepática, como un consumo elevado de alcohol o medicamentos.

■ La distinción entre EHNA y esteatohepatitis no alcohólica se determina mediante biopsia hepática. Ésta sigue siendo el método de referencia para establecer el diagnóstico. Sin embargo, la decisión de realizar una biopsia hepática debe tener en cuenta las cuestiones clínicas específicas que sean importantes en cada caso.

■ Cada vez se usan más los modelos predictivos no invasivos, los biomarcadores séricos y los estudios de imagen como medidas indirectas de fibrosis, inflamación y esteatosis hepáticas, sin sustituir a la biopsia hepática.

■ Hasta en el 80 % de los pacientes los valores de las enzimas hepáticas son normales; cuando se observan elevaciones, éstas son ligeras. Un aumento de las concentraciones de las transaminasas superior al doble del valor normal puede ser un factor predictivo de fibrosis en diferentes poblaciones.

■ Los estudios de imagen, como la ecografía, la TC y la RM, permiten detectar la esteatosis moderada a grave.

TRATAMIENTO

Tratamientos no farmacológicos

Están justificados los tratamientos para corregir o controlar las enfermedades asociadas (pérdida de peso con dieta y ejercicio, control estricto de la diabetes y de la resistencia insulínica, tratamiento adecuado de la hiperlipidemia, e interrupción de cualquier posible fármaco lesivo).

Medicamentos

A pesar de los datos no concluyentes sobre el perfil de seguridad de un tratamiento prolongado, se apoya el uso de la pioglitazona (45 mg/día) y la vitamina E (800 UI/día) en pacientes no diabéticos con esteatohepatitis no alcohólica demostrada mediante biopsia *(Hepatology 2012;55(6):2005)*.

Tratamiento quirúrgico

En los pacientes con cirrosis se debe considerar el trasplante hepático.

EVOLUCIÓN/PRONÓSTICO

■ Aproximadamente el 25 % de los pacientes con esteatosis simple progresará a una esteatohepatitis NA.
■ Se ha documentado un índice de evolución de la esteatohepatitis NA a cirrosis del 11 % en un período de 15 años *(Clin Liver Dis 2012;16:397)*.

Hepatitis isquémica

PRINCIPIOS GENERALES

La **hepatitis isquémica** se debe a una hipoperfusión hepática aguda. Las circunstancias clínicas asociadas a hipotensión aguda o inestabilidad hemodinámica son: hemorragia grave, quemaduras graves, insuficiencia cardíaca, golpe de calor, sepsis, crisis drepanocítica y otras.

DIAGNÓSTICO

Presentación clínica

La hepatitis isquémica se manifiesta como una elevación aguda, importante y frecuentemente transitoria de las transaminasas durante un episodio de hipoperfusión hepática o después de éste.

Pruebas diagnósticas

■ Los estudios analíticos muestran un aumento rápido de AST, ALT (> 1 000 mg/dl) y lacto-deshidrogenasa (LDH) en los 1-3 días siguientes a la hipoperfusión.
■ La bilirrubina total, la fosfatasa alcalina y el INR pueden ser normales inicialmente, aunque con posterioridad aumentan como consecuencia de la lesión por reperfusión.

Técnicas diagnósticas

Habitualmente no se requiere una biopsia hepática para el diagnóstico, ya que éste suele poder establecerse mediante la historia clínica. Entre los hallazgos histológicos clásicos se encuentran grados variables de necrosis de la zona 3 (centrolobulillar) con colapso en torno a la vena central. Puede coexistir la presencia de congestión pasiva, distorsión sinusoidal, cambios grasos y colestasis. Son poco frecuentes los infiltrados inflamatorios.

TRATAMIENTO

El tratamiento es sintomático y el adecuado para la corrección de la enfermedad subyacente que produjo el colapso circulatorio.

EVOLUCIÓN/PRONÓSTICO

El pronóstico depende del tratamiento rápido y eficaz de la causa subyacente.

Trombosis de la vena hepática

PRINCIPIOS GENERALES

La **trombosis de la vena hepática** (TVH), también conocida como síndrome de Budd-Chiari, produce una obstrucción del flujo de salida venoso hepático. Su etiología es múltiple y tiene diversas consecuencias clínicas.

■ La trombosis es el principal factor que conduce a la obstrucción del sistema venoso hepático, con frecuencia junto con trastornos mieloproliferativos, síndrome de anticuerpos antifosfolipídicos, hemoglobinuria paroxística nocturna, factor V Leiden, déficit de proteínas C y S, mutación en Jak-2 y uso de anticonceptivos *(Dig Liver Dis 2011;43:503)*.

■ La obstrucción membranosa de la vena cava inferior (VCI) y la estenosis de la anastomosis de ésta tras el trasplante hepático son afecciones cuyas manifestaciones clínicas son similares a las de la TVH.

■ Menos del 20 % de los casos son idiopáticos.

DIAGNÓSTICO

Presentación clínica

Los pacientes pueden acudir con afectación aguda, subaguda o crónica que se caracteriza por ascitis, hepatomegalia y dolor abdominal en el hipocondrio derecho. Otros síntomas pueden ser: ictericia, encefalopatía, hemorragia digestiva y edema en las extremidades inferiores.

Pruebas diagnósticas

■ El gradiente de la albúmina en suero-líquido ascítico es > 1,1 g/dl. Suelen estar alteradas las concentraciones séricas de albúmina, bilirrubina, AST y ALT, y TP/INR.

■ Se debe realizar una evaluación analítica para identificar un posible estado de hipercoagulabilidad (v. capítulo 20, *Trastornos de la hemostasia y trombosis*).

■ Puede usarse la ecografía Doppler como método de cribado. El diagnóstico definitivo se realiza con flebografía (angiografía venosa) con resonancia magnética, flebografía hepática o cavografía.

TRATAMIENTO

Medicamentos

El tratamiento no quirúrgico consiste en: anticoagulación, trombolíticos, diuréticos, angioplastia, endoprótesis (*stents*) y derivaciones portosistémicas intrahepáticas transyugulares (TIPS, *transjugular intrahepatic portosystemic shunt*).

Tratamiento quirúrgico

El trasplante hepático es una opción en determinados pacientes.

Trombosis de la vena porta

PRINCIPIOS GENERALES

Se produce **trombosis de la vena porta (TVP)** en diversas situaciones clínicas, entre ellas: traumatismo abdominal, cirrosis, tumor maligno, estados de hipercoagulabilidad, infecciones intraabdominales, pancreatitis, y despés de la cirugía de derivación portocava y la esplenectomía.

DIAGNÓSTICO

Presentación clínica

■ La TVP se puede manifestar como una enfermedad aguda o crónica.

■ La fase aguda puede pasar desapercibida. Los síntomas son: dolor/distensión abdominal, náuseas, anorexia, pérdida de peso, diarrea o manifestaciones del trastorno subyacente.

■ La TVP crónica se puede presentar con hemorragia por varices o con otras manifestaciones de hipertensión portal.

Pruebas diagnósticas

■ En los pacientes sin una etiología evidente, se debe buscar un posible estado de hipercoagulabilidad.

■ La **ecografía Doppler** es sensible y específica para establecer el diagnóstico. También se puede practicar una angiografía portal, una TC o una angiografía por resonancia magnética.

TRATAMIENTO

Medicamentos

■ En los pacientes con TVP aguda con o sin cirrosis, se recomienda la anticoagulación si no existen contraindicaciones evidentes. El tratamiento pretende evitar trombosis adicionales y lograr la recanalización, tratar complicaciones y la enfermedad coexistente, e identificar factores de riesgo subyacentes *(Neth J Med 2009;67:46)*.

■ En los pacientes con TVP crónica, no se recomienda la anticoagulación.

Otros tratamientos no farmacológicos

En la TVP crónica, el tratamiento debe centrarse en las complicaciones de la hipertensión portal, con medidas como bloqueantes β no selectivos, ligadura endoscópica de las varices con banda elástica y diuréticos para la ascitis.

Tratamiento quirúrgico

La cirugía de derivación portosistémica conlleva una gran morbilidad y mortalidad, especialmente en los pacientes con cirrosis. En algunos casos en los que se descarta la cirugía o el trombo se expande a pesar de una anticoagulación adecuada, puede realizarse una TIPS mediante radiología intervencionista. Esto puede, teóricamente, resolver la hipertensión portal sintomática, y evitar la recurrencia o la extensión del trombo mediante la creación de una derivación portosistémica *(Nat Rev Gastroenterol Hepatol 2014;11:435)*.

INSUFICIENCIA HEPÁTICA FULMINANTE

PRINCIPIOS GENERALES

■ La insuficiencia hepática fulminante (IHF) o insuficiencia hepática aguda grave es una enfermedad que incluye signos de una combinación de alteraciones de la coagulación y cualquier grado de alteración mental (encefalopatía) en un paciente sin hepatopatía previa y con una enfermedad de < 26 semanas de duración.

■ Los términos que se utilizan para etiquetar la duración de la enfermedad en la IHF como hiperaguda (< 7 días), aguda (7 a 21 días) y subaguda (> 21 días hasta < 26 semanas) no se usan con frecuencia puesto que carecen de significado pronóstico *(Gastroenterol Clin North Am 2011;40;523)*.

■ En el 20 % de los casos no se identifica una causa evidente. La hepatotoxicidad por paracetamol y la hepatitis vírica son las causas más frecuentes de IHF. Otras causas son: HAI, exposición a fármacos y toxinas, isquemia, esteatosis hepática aguda de la gestación, enfermedad de Wilson y síndrome de Reye.

■ Los cambios histológicos típicos que se observan en la IHF son la inflamación aguda, con grados variables de necrosis y colapso de la arquitectura estructural hepática.

DIAGNÓSTICO

Presentación clínica

■ Los pacientes pueden acudir con cambios leves o graves del estado mental en el contexto de una hepatitis aguda moderada o grave y coagulopatía.

■ Los pacientes pueden llegar a presentar colapso cardiovascular, insuficiencia renal aguda, edema cerebral y sepsis.

Pruebas diagnósticas

■ Las transaminasas suelen encontrarse elevadas, y en muchos casos son > 1 000 UI/l.

■ Es característica un INR > 1,5 que no se corrige con la administración de vitamina K.

■ El estudio inicial para determinar la etiología de la IHF debe incluir: panel de hepatitis vírica aguda, cribado sérico de fármacos (incluyendo paracetamol), ceruloplasmina, serologías de la HAI y prueba de embarazo.

■ Se puede realizar una ecografía Doppler del hipocondrio derecho para detectar obstrucción del flujo de entrada o de salida de las venas hepáticas.

■ Se puede efectuar una TC craneal para evaluar y observar la progresión del edema cerebral; sin embargo, los hallazgos radiológicos pueden retrasarse respecto al desarrollo del edema y no sustituyen a las valoraciones seriadas del estado neurológico a la cabecera del paciente.

■ Casi nunca se recurre a la biopsia hepática para establecer la etiología o el pronóstico. Debido a la presencia de coagulopatía, se puede intentar un abordaje transyugular de la biopsia hepática si es necesario.

TRATAMIENTO

■ Es esencial instaurar un tratamiento de soporte (habitación tranquila y oscura, evitar la estimulación del paciente, elevación del cabecero de la cama 30 grados) en la unidad de cuidados intensivos (UCI) de un centro con posibilidad de realizar trasplantes hepáticos.

■ Es importante identificar y tratar los factores precipitantes, como la infección. Se debe controlar de forma seriada la glucemia, los electrólitos, el equilibrio acidobásico, los parámetros de la coagulación y el equilibrio hídrico.

■ Se debe evitar la sedación para poder valorar adecuadamente el estado mental/neurológico del paciente.

■ En los casos de IHF en los que se sospeche una ingestión de paracetamol o cuando las circunstancias que rodean al ingreso hospitalario no son adecuadas, puede usarse *N*-acetilcisteína (NAC). La NAC también parece mejorar la supervivencia espontánea cuando se administra en las primeras fases de la encefalopatía hepática (grados I y II), incluso en un cuadro de IHF sin ingestión de paracetamol.

■ Se debe considerar la administración de plasma fresco congelado y el uso de factor VIIa activado recombinante cuando exista hemorragia activa o cuando sean necesarias técnicas invasivas.

■ El edema cerebral y la hipertensión intracraneal están relacionados con la gravedad de la encefalopatía. En los pacientes con una encefalopatía de grado III o IV, se debe considerar la monitorización de la presión intracraneal (la presión intracraneal debe mantenerse por debajo de 20 mm Hg, y se debe mantener la presión de perfusión por encima de 50 mm Hg). El tratamiento del edema cerebral, cuando se identifica mediante TC, consiste en intubación y sedación (para evitar la estimulación excesiva), elevación de la cabecera de la cama, uso de manitol (0,5-1,25 g/kg de solución al 20 %) y/o solución salina hipertónica (solución salina hipertónica al 30 % a una velocidad de 5-20 ml/h para mantener un sodio sérico de 145-155 mmol/l) *(Hepatology 2004;39(2):464)*. La lactulosa no está indicada en la encefalopatía en este contexto. Su uso puede provocar un aumento del aire intestinal, que puede interferir en el abordaje quirúrgico del trasplante hepático.

■ La hipotermia terapéutica (enfriando hasta 32 °C) es un tratamiento complementario en pacientes con encefalopatía hepática de grado III o IV o con hipertensión intracraneal no controlada; puede usarse como transición al trasplante hepático en algunos pacientes.

■ Se debe plantear un trasplante hepático urgente en casos de IHF grave. Los indicadores de mal pronóstico en la IHF inducida por paracetamol son: pH arterial < 7,3, INR > 6,5, creatinina > 2,3 mg/dl y encefalopatía de grados III-IV (King's College Criteria).

EVOLUCIÓN/PRONÓSTICO

■ En Estados Unidos, el 45 % de los adultos con IHF se recupera de forma espontánea, el 25 % se somete a trasplante hepático y el 30 % fallece sin trasplante hepático *(Curr Opin Organ Transplant 2011;16:289)*.

- La muerte suele producirse por insuficiencia hepática progresiva, hemorragia digestiva, edema cerebral, sepsis o arritmia.
- La disminución rápida de las transaminasas está poco relacionada con el pronóstico, y no siempre indica una mejor respuesta al tratamiento.

CIRROSIS

- La cirrosis es una enfermedad crónica caracterizada por la sustitución difusa de células hepáticas por tejido fibrótico, lo que proporciona una alteración de aspecto nodular de la arquitectura hepática normal. La fibrosis avanzada es la consecuencia final de numerosas causas de lesión hepática.
- La cirrosis afecta a casi 5,5 millones de estadounidenses, y en el año 2009 era la duodécima causa principal de muerte en Estados Unidos.
- Las etiologías más frecuentes son la hepatopatía alcohólica, la infección vírica crónica y la esteatohepatitis no alcohólica (el diagnóstico y el tratamiento se exponen en este mismo capítulo en los apartados correspondientes).
- Las principales complicaciones de la cirrosis son la hipertensión portal con diversas manifestaciones clínicas (ascitis, varices esofágicas y gástricas, gastropatía y colopatía hipertensiva portal, hiperesplenismo, ectasia vascular del antro gástrico, peritonitis bacteriana espontánea [PBE], síndrome hepatorrenal [SHR], encefalopatía hepática y CHC). Las alteraciones analíticas que se observan con frecuencia en un paciente con cirrosis son: anemia, leucopenia, trombocitopenia, hipoalbuminemia, coagulopatía e hiperbilirrubinemia.

Hipertensión portal

PRINCIPIOS GENERALES

- La hipertensión portal es la principal complicación de la cirrosis, y se caracteriza por aumento de la resistencia al flujo portal y aumento del flujo de entrada venoso portal. Su existencia se establece determinando el gradiente de presión entre la vena hepática y la vena porta (el gradiente de presión portosistémica normal es de 3 mm Hg).
- Las consecuencias clínicas directas e indirectas de la hipertensión portal aparecen cuando el gradiente de presión portosistémica es > 10 mm Hg) *(Dig Liver Dis 2011;43:762)*.
- Las causas de hipertensión portal en pacientes sin cirrosis son: hipertensión portal idiopática, esquistosomiasis, fibrosis hepática congénita, sarcoidosis, fibrosis quística, fístulas arteriovenosas, trombosis de las venas esplénica y porta, TVH (síndrome de Budd-Chiari), enfermedades mieloproliferativas, hiperplasia regenerativa nodular e hiperplasia nodular focal.

DIAGNÓSTICO

La **hipertensión portal** suele presentarse como complicación de la cirrosis y se manifiesta con ascitis, esplenomegalia y hemorragia digestiva por varices (esofágicas o gástricas), gastropatía hipertensiva portal, ectasia vascular del antro gástrico o colopatía hipertensiva portal.

- La detección de cirrosis, esplenomegalia, circulación venosa colateral y ascitis en la ecografía, la TC y la RM sugiere la existencia de hipertensión portal.
- La endoscopia digestiva alta puede mostrar varices (esofágicas o gástricas), gastropatía hipertensiva portal o ectasia vascular del antro gástrico.
- Pueden realizarse mediciones transyugulares de la presión portal para calcular el gradiente de presión portosistémico.

TRATAMIENTO

El tratamiento de la hemorragia digestiva por hipertensión portal se expone en el capítulo 18, *Enfermedades digestivas*.

Ascitis

PRINCIPIOS GENERALES

La **ascitis** es la acumulación anómala (> 25 ml) de líquido en el interior de la cavidad peritoneal. Otras causas de ascitis, no relacionadas con hipertensión portal, son: cáncer (carcinomatosis peritoneal), insuficiencia cardíaca, tuberculosis, enfermedad pancreática, síndrome nefrótico, cirugía o traumatismo del sistema linfático o de los uréteres, y serositis.

DIAGNÓSTICO

- Las manifestaciones varían desde una ascitis detectada únicamente con técnicas de imagen hasta un abdomen distendido, abultado y en ocasiones doloroso con la palpación. La percusión del abdomen puede revelar una matidez cambiante.
- Se calcula el **gradiente entre albúmina sérica y albúmina de la ascitis (GASA);** un gradiente ≥ 1,1 indica ascitis relacionada con hipertensión portal (especificidad del 97 %). Un GASA < 1,1 se encuentra en el síndrome nefrótico, la carcinomatosis peritoneal, la serositis, la tuberculosis, y la ascitis biliar o pancreática.
- La ecografía, la TC y la RM son métodos de elevada sensibilidad para detectar la presencia de ascitis.
- Hay que realizar una **paracentesis diagnóstica** (60 ml) ante una ascitis de inicio reciente, la sospecha de una ascitis neoplásica o para descartar una PBE. La **paracentesis terapéutica** (gran volumen) debe realizarse cuando una ascitis a tensión produce molestias significativas o alteración respiratoria, o ante un presunto síndrome compartimental del abdomen.
- El estudio diagnóstico habitual del líquido ascítico debe incluir el cálculo del GASA, recuento celular y fórmula leucocitaria, proteínas totales y cultivo. Se puede realizar una determinación de la amilasa y los triglicéridos, una citología y un frotis/cultivo para micobacterias, para confirmar diagnósticos específicos.
- Entre las posibles complicaciones se encuentran la hemorragia, la infección, la fuga persistente de líquido ascítico y la perforación intestinal.
- La paracentesis de un gran volumen (> 7 litros) puede producir colapso circulatorio, encefalopatía e insuficiencia renal. Se puede administrar simultáneamente albúmina i.v. (5-8 g por cada litro de ascitis extraído) para minimizar estas complicaciones, especialmente cuando se observe insuficiencia renal o cuando no exista edema periférico.

TRATAMIENTO

Medicamentos

- Se iniciará **tratamiento diurético** junto con **restricción de sal** (< 2 g de sodio u 88 mmol Na$^+$/día). Los diuréticos deben usarse con precaución, o deben interrumpirse en pacientes en los que aumenta la concentración sérica de creatinina.
- Está indicada la **espironolactona** (100 mg v.o. al día). Se puede aumentar la dosis diaria en 50-100 mg cada 7 a 10 días (hasta una dosis máxima de 400 mg) hasta que se produzca una pérdida de peso satisfactoria o aparezcan efectos adversos. La hiperpotasemia y la ginecomastia son efectos secundarios frecuentes. Otros diuréticos ahorradores de potasio como la amilorida, el triamtereno o la eplerenona son sustitutos que se pueden usar en pacientes en los que aparezca ginecomastia dolorosa.
- Los **diuréticos del asa,** como la furosemida (20-40 mg, aumentando hasta una dosis máxima de 160 mg v.o. al día) o la bumetanida (0,5-2 mg v.o. al día), se pueden añadir a la espironolactona.
- Hay que observar rigurosamente a los pacientes para detectar la aparición de signos de deshidratación, trastornos electrolíticos, encefalopatía, calambres musculares e insuficiencia renal. Los antiinflamatorios no esteroideos pueden atenuar el efecto de los diuréticos y aumentar el riesgo de disfunción renal.

Otros tratamientos

■ Se ha demostrado la eficacia de la TIPS en el tratamiento de la ascitis difícil de tratar o que no responde al tratamiento.

■ Las complicaciones de la TIPS son: oclusión de la derivación, hemorragia, infección, alteración cardiopulmonar, encefalopatía hepática, insuficiencia hepática y muerte.

Peritonitis bacteriana espontánea

PRINCIPIOS GENERALES

■ La peritonitis bacteriana espontánea (PBE) es una complicación infecciosa de la ascitis relacionada con la hipertensión portal que se define como la presencia en el líquido ascítico de > 250 neutrófilos/μl.

■ La bacteriascitis se define como la ascitis con cultivo positivo y con recuentos de neutrófilos normales (< 250 neutrófilos/μl) en el líquido ascítico. Esta afección puede revertir espontáneamente o ser el primer paso en la aparición de una PBE. Cuando existen signos y síntomas de infección, la bacteriascitis debe tratarse como una PBE.

■ Los factores de riesgo de PBE son: concentración de proteínas en líquido ascítico < 1 mg/dl, hemorragia digestiva aguda y episodio previo de PBE.

DIAGNÓSTICO

Presentación clínica

La PBE puede ser asintomática. Las manifestaciones clínicas son: dolor y distensión abdominal, fiebre, disminución de los ruidos intestinales y encefalopatía hepática progresiva. En los pacientes cirróticos con ascitis y signos de deterioro clínico se debe realizar una paracentesis diagnóstica para descartar la PBE.

Pruebas diagnósticas

El diagnóstico se confirma cuando el líquido ascítico contiene > 250 neutrófilos/μl. La tinción de Gram demuestra el microorganismo en tan sólo el 10 % al 20 % de las muestras.

■ Los cultivos tienen mayor probabilidad de ser positivos cuando se inoculan 10 ml de líquido ascítico en dos botellas de hemocultivo a la cabecera del paciente.

■ Los microorganismos más frecuentes son *Escherichia coli, Klebsiella* y *Streptococcus pneumoniae*. La infección polimicrobiana es poco habitual y debe hacer sospechar la presencia de una peritonitis bacteriana secundaria. Es útil comprobar las proteínas totales, la LDH y la glucosa en el líquido ascítico para distinguir la peritonitis bacteriana espontánea de la secundaria.

TRATAMIENTO

Medicamentos

■ Los pacientes con PBE deben recibir tratamiento antibiótico empírico con cefalosporinas de tercera generación i.v. (ceftriaxona, 1 g i.v. al día, o cefotaxima, 1-2 g i.v. cada 6-8 h, dependiendo de la función renal). El tratamiento debe ajustarse según los resultados del cultivo y el antibiograma. Se debe repetir la paracentesis si no se percibe mejoría clínica en 48-72 h, especialmente si el cultivo inicial del líquido ascítico era negativo *(Hepatology 2009;49:2087)*.

■ Hay que considerar las quinolonas orales como sustitutos de las cefalosporinas de tercera generación i.v. si no existen vómitos, shock, encefalopatía hepática de grado II (o mayor) o creatinina sérica > 3 mg/dl *(Hepatology 2009;49:2087)*.

■ Los pacientes con recuentos de neutrófilos en el líquido ascítico < 250/μl y signos o síntomas de infección (fiebre, dolor abdominal o dolor abdominal con la palpación) también deben recibir tratamiento antibiótico empírico *(Hepatology 2009;49:2087)*.

■ El uso simultáneo de albúmina, 1,5 g/kg de peso corporal en el momento del diagnóstico y 1 g/kg de peso corporal el día 3, prolonga la supervivencia y previene la insuficiencia renal en la PBE *(Am J Gastroenterol 2009;104:1802)*.

Profilaxis primaria

Los pacientes con hepatopatía grave con proteínas en el líquido ascítico < 1,5 mg/dl y con alteración de la función renal (creatinina ≥ 1,2, BUN ≥ 25 o Na⁺ sérico ≤ 130) o insuficiencia hepática (puntuación Child ≥ 9 y bilirrubina ≥ 3) deben tratarse con norfloxacino, 400 mg/día v.o.

Profilaxis secundaria

El norfloxacino, 400 mg v.o. al día, es el tratamiento de elección para la prevención de la PBE recurrente *(Hepatology 1990;12:716)*. Otros tratamientos alternativos son la trimetoprima/sulfametoxazol de doble potencia, el levofloxacino o el ciprofloxacino.

Lesión renal aguda en pacientes con cirrosis y síndrome hepatorrenal

PRINCIPIOS GENERALES

La lesión renal aguda (LRA) es una complicación habitual en la cirrosis descompensada. Las recomendaciones acordadas revisadas definen la LRA como un aumento de la creatinina sérica ≥ 0,3 mg/dl en 48 h o un porcentaje de aumento de la misma ≥ 50 % desde un valor basal conocido o presunto obtenido en los 7 días anteriores *(J Hepatol 2015;62:968)*. El síndrome hepatorrenal (SHR) se produce por vasodilatación periférica grave, lo que provoca vasoconstricción renal. En la tabla 19-9 se proporciona la definición de SHR-LRA (SHR de tipo I). Los factores precipitantes habituales son infecciones bacterianas sistémicas, PBE, hemorragia digestiva y paracentesis de volúmenes grandes sin expansión de volumen. El SHR se diagnostica por exclusión.

DIAGNÓSTICO

El SHR se observa en pacientes cirróticos con ascitis, con o sin hiponatremia. Se ha dividido en dos tipos.
- El SHR de **tipo I** se caracteriza por el inicio agudo de insuficiencia renal rápidamente progresiva (< 2 semanas) sin respuesta a la expansión de volumen.

TABLA 19-9	**Criterios para el diagnóstico de SHR-LRA**

- Diagnóstico de cirrosis y ascitis:
- Diagnóstico de LRA (aumento de la creatinina sérica ≥ 0,3 mg/dl en 48 h o un aumento del porcentaje de creatinina sérica ≥ 50 % desde un valor basal conocido o presunto en los 7 días anteriores).
  - Estadio 1: aumento de la creatinina sérica ≥ 0,3 mg/dl o un aumento ≥ 1,5-2 veces el valor basal.
  - Estadio 2: aumento de la creatinina sérica > 2-3 veces el valor basal.
  - Estadio 3: aumento de la creatinina sérica > 3 veces el valor basal, > 4 mg/ml con un aumento ≥ 0,3 mg/ml o inicio de tratamiento de sustitución renal.
- Ausencia de respuesta tras 2 días consecutivos de retirada de diuréticos y expansión del volumen plasmático con albúmina 1 g/kg.
- Ausencia de shock.
- Ausencia de uso actual o reciente de fármacos nefrotóxicos (AINE, aminoglucósidos, medios de contraste yodados, etc.).
- Ausencia de signos macroscópicos de lesión estructural renal, definida por:
  - Ausencia de proteinuria (> 500 mg/día).
  - Ausencia de microhematuria (> 50 hematíes por campo de alta resolución).
  - Hallazgos normales en la ecografía renal.

LRA, lesión renal aguda; SHR, síndrome hepatorrenal.
Adaptado de Angeli P, Gines P, Wong F, et al. Diagnosis and management of acute kidney injury in patients with cirrhosis: revised consensus recommendations of the International Club of Ascites. *J Hepatol* 2015;62:968-74.

■ El SHR de **tipo II** progresa más lentamente, pero de forma implacable, y a menudo se manifiesta clínicamente como una ascitis resistente a los diuréticos.

TRATAMIENTO

Medicamentos

Sólo se recomienda tratamiento médico específico para el SHR de tipo I.

■ El uso de terlipresina (análogo de la vasopresina) no está aprobado por la FDA en Estados Unidos. En un estudio clínico controlado con placebo, el 34 % de los pacientes tratados con terlipresina presentó un retroceso de su SHR en comparación con el 13 % de los pacientes que recibieron placebo *(Gastroenterology 2008;134:1360).*

■ Los análogos de la somastatina por vía s.c. (octreotida) y los agonistas adrenérgicos α orales (midodrina) con albúmina i.v. constiyuyen una pauta terapéutica que se usa actualmente en Estados Unidos para el tratamiento del SHR.

Otros tratamientos no farmacológicos

Puede estar indicada la hemodiálisis en pacientes en lista de espera para trasplante hepático.

Tratamiento quirúrgico

El trasplante hepático puede ser curativo. Los pacientes tratados con hemodiálisis durante más de 12 semanas deben considerarse para un trasplante hepático y renal.

EVOLUCIÓN/PRONÓSTICO

Sin tratamiento, los pacientes con SHR de tipo I tienen mal pronóstico, y la muerte se produce en 1 a 3 meses tras el inicio de los síntomas. Los pacientes con SHR de tipo II tienen una mediana de supervivencia más prolongada.

Encefalopatía hepática

PRINCIPIOS GENERALES

■ La encefalopatía hepática es el síndrome de alteración de la conciencia y de la actividad neuromuscular que se observa en pacientes con insuficiencia hepatocelular aguda o crónica o con derivación portosistémica.

■ Los grados de la encefalopatía hepática son dinámicos y pueden cambiar rápidamente.
  • Grado I: patrón de inversión del sueño, confusión leve, irritabilidad, temblor, asterixis.
  • Grado II: letargo, desorientación, conducta inadecuada, asterixis.
  • Grado III: somnolencia, confusión grave, conducta agresiva, asterixis.
  • Grado IV: coma.

■ Los **factores precipitantes** son: falta de cumplimiento del tratamiento con lactulosa, uremia, IHF, uso de opioides o medicación sedante-hipnótica, hemorragia digestiva, hipopotasemia y alcalosis (diuréticos y diarrea), estreñimiento, infección, dieta rica en proteínas, disfunción hepatocelular progresiva y derivaciones portosistémicas (quirúrgicas o TIPS).

DIAGNÓSTICO

■ La asterixis (temblor aleteante, *flapping tremor*) está presente en la encefalopatía de grado I a III. Este trastorno motor no es específico de la encefalopatía hepática.

■ El electroencefalograma muestra ondas lentas, de gran amplitud y trifásicas.

■ La determinación de la concentración sanguínea de amonio no es una prueba sensible ni específica de la encefalopatía hepática.

TRATAMIENTO

Los **medicamentos** incluyen disacáridos no absorbibles (lactulosa, lactitol y lactosa en pacientes con deficiencia de lactasa) y antibióticos (neomicina, metronidazol y rifaximina).

■ La **lactulosa,** 15-45 ml v.o. (o por sonda nasogástrica) dos a cuatro veces al día, es la primera elección para el tratamiento de la encefalopatía hepática. La dosis debe ajustarse para producir tres a cinco deposiciones blandas al día. No se debe administrar lactulosa oral a pacientes con íleo o posible obstrucción intestinal. En la fase aguda, se recomienda una dosis inicial de 30 ml cada 2 h, que puede pasarse a cada 4 h, 6 h y, a continuación, 8 h una vez que el paciente empieza a presentar movimientos intestinales.

■ También se pueden utilizar **enemas de lactulosa** (preparados mediante la adición de 300 ml de lactulosa a 700 ml de agua destilada) en pacientes que no toleran la ingesta oral.

■ La **rifaximina** es un antibiótico de amplio espectro no sistémico, que se usa en una dosis de 550 mg v.o. dos veces al día y que no provoca efectos adversos graves. En un estudio clínico controlado con placebo, la rifamixina redujo el riesgo de encefalopatía hepática en el momento del primer ingreso hospitalario durante un período de 6 meses.

■ Se puede administrar **neomicina** por vía oral (500-1 000 mg cada 6 h) o como enemas de retención (solución al 1 % en 100-200 ml de suero salino isotónico). Se absorbe aproximadamente el 1-3 % de la dosis de neomicina administrada, con el consiguiente riesgo de producción de ototoxicidad y nefrotoxicidad.

■ En un estudio aleatorizado y controlado, la combinación de lactulosa y rifamixina mostró mayor eficacia que la lactulosa sola para el tratamiento de la encefalopatía hepática *(Am J Gastroenterol 2013;108(9):1458)*.

Carcinoma hepatocelular

PRINCIPIOS GENERALES

El CHC aparece con frecuencia en pacientes con cirrosis, especialmente cuando se asocia a hepatitis vírica (VHB o VHC), cirrosis alcohólica, déficit de $\alpha_1 AT$ y hemocromatosis.

DIAGNÓSTICO

Presentación clínica

■ La presentación clínica es directamente proporcional a la fase de la enfermedad. El CHC puede manifestarse con dolor abdominal en el hipocondrio derecho, pérdida de peso y hepatomegalia.

■ Se debe sospechar la existencia de un CHC en todo paciente cirrótico que presente manifestaciones de descompensación hepática.

■ La vigilancia para detectar un CHC debe realizarse cada 6 meses mediante un estudio de imagen sensible y adecuado. No se recomienda la combinación de estudios de imagen y AFP porque es improbable que de este modo se aumente el índice de detección. En pacientes con hepatitis B, el control debe comenzar a partir de los 40 años de edad incluso aunque no tengan cirrosis.

Pruebas diagnósticas

■ Alfafetoproteína (AFP) (v. «Evaluación de las hepatopatías»).

■ Otros marcadores séricos en investigación para detectar el CHC son la AFP reactiva a la aglutinina de la lenteja, la des-γ-carboxiprotrombina (DCP), la α-L-fucosidasa y el glipicano 3 (GPC3).

■ La ecografía hepática, la TC de triple fase y la RM con contraste son técnicas sensibles que se emplean con frecuencia en la detección del CHC (v. en la tabla 19-10 los criterios de la Organ Procurement and Transplantation Network para el diagnóstico del CHC). Hay que considerar la biopsia hepática en pacientes con riesgo de sufrir CHC y con lesiones hepáticas sospechosas > 1 cm y datos no característicos en las pruebas de imagen (ausencia de hipervascularidad arterial y venosa, o lavado en fase tardía).

TRATAMIENTO

Tratamiento quirúrgico

■ La resección hepática es el tratamiento de elección en pacientes sin cirrosis.

■ El trasplante hepático es el tratamiento de elección en pacientes cirróticos seleccionados que cumplen los criterios de Milán (único CHC < 5 cm o hasta tres nódulos < 3 cm).

TABLA 19-10	Criterios de imagen para el diagnóstico del carcinoma hepatocelular (CHC) según la Organ Procurement and Transplantation Network (OPTN)
OPTN Clase 5	Cumple todos los criterios diagnósticos de CHC y puede cumplir requisitos de puntos de excepción de MELD utomáticos
Clase 5A: ≥1 cm y <2 cm medido en fase venosa portal o arterial tardía	Aumento de refuerzo del contraste en fase arterial hepática tardía y lavado durante fases más tardías y realce anular periférico (cápsula o pseudocápsula). Una única clase 5A de OPTN en solitario no alcanza puntos de excepción MELD, pero la combinación de dos o tres nódulos de clase 5A OPTN proporciona elegibilidad para el trasplante
Clase 5A-g: igual tamaño que el CHC de clase 5A OPTN	Aumento del refuerzo de contraste en fase arterial hepática tardía y crecimiento ≥50% o más en TC o RM seriadas realizadas con un intervalo ≤6 meses
Clase 5B: diámetro máximo ≥2 cm y ≤5 cm	Aumento del refuerzo de contraste en fase arterial hepática tardía y lavado o realce anular periférico (cápsula o pseudocápsula) o crecimiento ≥50% o más en TC o RM seriadas realizadas con intervalo ≤6 meses
Clase 5T	Tratamiento regional previo para CHC
Clase 5X: diámetro máximo ≥5 cm	Aumento del refuerzo del contraste en fase arterial hepática tardía y lavado o realce anular periférico (cápsula o pseudocápsula)

MELD, Model for End-Stage Liver Disese.
Adaptado de *Radiology* 2013;266(2):376-82.

- La United Network for Organ Sharing (UNOS) utiliza los criterios de Milán para el estado de prioridad (puntos de excepción) para seleccionar candidatos a trasplante hepático en pacientes con CHC.

Tratamientos no farmacológicos

- La quimioembolización transarterial (TACE, *transarterial chemoembolization*) mejora la supervivencia en determinados pacientes. Se recomienda como tratamiento paliativo de primera línea en pacientes no quirúrgicos con CHC de gran tamaño o multifocal, sin invasión vascular ni enfermedad metastásica *(Hepatology 2011;53:1020)*.
- En determinados pacientes con tumores que superan los criterios de Milán, se puede reducir su estadio para cumplir esos criterios mediante la quimioembolización transarterial, la ablación con radiofrecuencia y la radioembolización transarterial antes del trasplante hepático.

Medicamentos

- El **sorafenib** es una pequeña molécula que inhibe la proliferación de las células tumorales y la angiogénesis tumoral. En pacientes con CHC avanzado, la mediana de la supervivencia y de la progresión radiológica fue de casi 3 meses más en pacientes tratados con sorafenib que en los que recibieron placebo *(N Engl J Med 2008;359:378)*. Actualmente, existen varios medicamentos nuevos en investigación para el tratamiento del CHC que inhiben la angiogénesis, el receptor del factor de crecimiento epidérmico y mTOR.
- **Quimioterapia.** No existe una combinación de fármacos citotóxicos que se haya mostrado uniformemente eficaz para el tratamiento del CHC.

EVOLUCIÓN/PRONÓSTICO

El diagnóstico precoz es esencial, ya que la resección quirúrgica y el trasplante hepático pueden mejorar la supervivencia a largo plazo *(Hepatology 2011;53:1020)*. En los pacientes que cumplen los criterios de Milán, el trasplante hepático ha demostrado lograr una supervivencia sin recidivas del 80-90% a los 3-4 años. El CHC avanzado que está fuera de los criterios de Milán tiene un mal pronóstico, con una supervivencia a los 5 años del 0% al 10%.

TRASPLANTE HEPÁTICO

PRINCIPIOS GENERALES

■ El trasplante hepático es una opción terapéutica eficaz en las hepatopatías agudas y crónicas irreversibles en las que no han sido útiles otros tratamientos. En Estados Unidos se utilizan hígados de cadáver enteros e injertos hepáticos parciales (hígado dividido, de tamaño reducido y de donante vivo emparentado) como fuentes para el trasplante hepático. Sigue existiendo una disparidad entre la donación y la demanda de hígados adecuados para el trasplante.

■ La priorización para el trasplante hepático viene determinada por la puntuación de la escala Model for End-Stage Liver Disease (MELD), que se calcula con una fórmula que tiene en cuenta la bilirrubina sérica, la creatinina sérica y el INR. Los pacientes son evaluados regularmente para un trasplante hepático cuando alcanzan una puntuación MELD de 15. Los pacientes son considerados para «excepciones de la escala MELD» por afecciones como: CHC dentro de los criterios de Milán, síndrome hepatopulmonar, hipertensión portopulmonar, poliquistosis hepática, amiloidosis familiar y tumores inusuales.

■ En los pacientes con cirrosis, debe considerarse la evaluación para trasplante cuando presenten una disminución de la función se síntesis o excretora hepática, ascitis, encefalopatía hepática o complicaciones como SHR, CHC, PBE recurrente o hemorragia por varices.

■ Los candidatos al trasplante hepático son evaluados por un equipo multidisciplinar en el que participan hepatólogos, cirujanos especializados en trasplante, coordinadores de enfermería de trasplantes, trabajadores sociales, psicólogos y coordinadores económicos.

■ Las **contraindicaciones** generales para el trasplante hepático son: infección extrahepática grave y no controlada, enfermedad cardíaca o pulmonar avanzada, tumor maligno extrahepático, insuficiencia multiorgánica, problemas psicosociales no resueltos, problemas de incumplimiento médico y consumo continuo de sustancias tóxicas (p. ej., alcohol y drogas).

TRATAMIENTO

Las complicaciones por la inmunodepresión, las complicaciones infecciosas y las complicaciones a largo plazo se exponen en el capítulo 17, *Medicina de trasplante de órganos sólidos.*

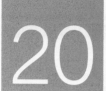

Trastornos de la hemostasia y trombosis

Kristen M. Sanfilippo, Brian F. Gage, Tzu-Fei Wang
y Roger D. Yusen

Trastornos de la hemostasia

PRINCIPIOS GENERALES

La **hemostasia normal** implica la existencia de una secuencia de reacciones interrelacionadas que conducen a la agregación plaquetaria (hemostasia primaria) y a la activación de factores de la coagulación (hemostasia secundaria) para producir un sellado vascular duradero.

■ La **hemostasia primaria** es una respuesta inmediata, pero transitoria, a la lesión vascular. Las plaquetas y el factor von Willebrand (**vWF**) interactúan para formar un tapón hemostático primario.

■ La **hemostasia secundaria** da lugar a la formación de un coágulo de fibrina (fig. 20-1). La lesión expone el factor tisular extravascular a la sangre, lo que inicia la activación de los factores VII, X y la protrombina. La posterior activación de los factores XI, VIII y V provoca la generación de trombina, la conversión del fibrinógeno en fibrina y la formación de un coágulo duradero *(Semin Thromb Hemost 2009;35:9)*.

DIAGNÓSTICO

Presentación clínica

Anamnesis

Una anamnesis detallada permite estimar la gravedad de la hemorragia, determinar su carácter congénito o adquirido, y evaluar la existencia de defectos primarios o secundarios de la hemostasia.

■ Una hemorragia prolongada después de las extracciones dentales, la circuncisión, en la menstruación, el parto, un traumatismo o una operación puede sugerir un trastorno hemorrágico subyacente.

■ Los antecedentes familiares pueden indicar un trastorno hemorrágico hereditario.

Exploración física

■ Los defectos de la hemostasia primaria suelen causar hemorragias de las mucosas y la formación excesiva de hematomas.
  • Petequias: hemorragia subcutánea de diámetro < 2 mm, que no desaparece por vitropresión y que habitualmente aparece en áreas sometidas a aumento de la fuerza hidrostática (parte inferior de las piernas y área periorbitaria).
  • Equimosis: manchas de color negro-azulado > 3 mm producidas por la rotura de vasos pequeños por traumatismos.
■ Los defectos de la hemostasia secundaria pueden producir **hematomas,** hemartrosis o hemorragia prolongada después de un traumatismo o de cirugía.

Pruebas diagnósticas

Pruebas de laboratorio

La anamnesis y la exploración física orientan la selección de las pruebas. Los estudios iniciales deben incluir: recuento de plaquetas, tiempo de protrombina (**TP**), tiempo de tromboplastina parcial activada (**TTPa**) y frotis de la sangre periférica.

■ **Pruebas de la hemostasia primaria**
  • Un **recuento plaquetario** bajo requiere la revisión del frotis sanguíneo para descartar un artefacto por agregación plaquetaria o la presencia de plaquetas gigantes.

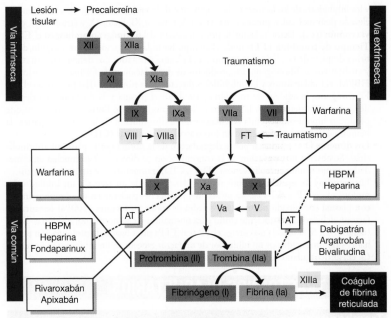

Figura 20-1. Cascada de la coagulación. Las *flechas continuas* indican activación. Las *líneas continuas* o *discontinuas* que discurren en una línea vertical y se asocian a fármacos representan un punto de inhibición. La vía extrínseca incluye la parte superior izquierda de la cascada por encima del FX. La vía intrínseca incluye la parte superior derecha de la cascada por encima del FX. La vía común incluye la parte inferior de la cascada desde el FX y por debajo. AT, antitrombina; FX, factor X; HBPM, heparina de bajo peso molecular; FT, factor tisular.

- El **PFA-100 (analizador de la función plaquetaria 100)** valora la activación plaquetaria dependiente del vWF en sangre entera citratada que fluye activamente. Los pacientes con enfermedad de von Willebrand (**EvW**) y con trastornos cualitativos de las plaquetas tienen prolongación de los tiempos de cierre en PFA-100. La anemia (hematocrito [Hto] < 30 %) y la trombocitopenia (cifra de plaquetas < 100 × 10^9/l) pueden producir una prolongación de los tiempos de cierre.
- Los estudios de **agregación plaquetaria** *in vitro* miden la secreción y agregación plaquetarias en respuesta a los agonistas plaquetarios (v. «Trastornos plaquetarios cualitativos»).
- La evaluación de laboratorio de una presunta EvW incluye la medición del antígeno del factor de von Willebrand (**vWF:Ag**) y el **análisis de la actividad del vWF** y de los **multímeros del vWF.**

■ **Hemostasia secundaria** (fig. 20-1)
- **Tiempo de protrombina (TP):** mide el tiempo necesario para la formación de un coágulo de fibrina tras añadir tromboplastina (factor tisular y fosfolípido) y calcio al plasma citratado. Es sensible (TP elevado) a deficiencias de la **vía extrínseca** (factor VII), la **vía común** (factores X, V y protrombina) y **fibrinógeno,** y al uso de antagonistas de la vitamina K e inhibidores directos del factor Xa y la trombina (IIa). La descripción de una relación del TP como índice internacional normalizado (**INR**) reduce la variación entre laboratorios *(Thromb Haemost 1983;49:238)* en el control del uso de warfarina.
- **Tiempo de tromboplastina parcial activada (TTPa):** mide el tiempo necesario para formar un coágulo de fibrina tras la activación de plasma citratado por calcio, fosfolípido y partículas con carga negativa. Además de la heparina, la heparina de bajo peso molecular (**HBPM**), el fondaparinux, los inhibidores directos anti-Xa y trombina (IIa), las deficiencias

y los inhibidores de los factores de la coagulación de la **vía intrínseca** (p. ej., cininógeno de elevado peso molecular, precalicreína, factor XII, factor XI, factor IX y factor VIII), de la **vía común** (p. ej., factor V, factor X, protrombina) y del **fibrinógeno prolongan el TTPa.**

- **Tiempo de trombina (TT):** mide el tiempo hasta la formación de un coágulo de fibrina después de la adición de trombina al plasma citratado. Los déficits cuantitativos y cualitativos de fibrinógeno, los productos de degradación de la fibrina, la heparina, la HBPM, el fondaparinux y los inhibidores directos de la trombina (IIa) prolongan el TT.
- **Fibrinógeno:** la adición de trombina para diluir el plasma y la medición del tiempo de coagulación determinan la concentración de fibrinógeno. Entre las situaciones que producen hipofibrinogenemia se encuentran la disminución de la síntesis hepática, la hemorragia masiva y la coagulación intravascular diseminada (**CID**).
- Los **dímeros D** se producen por la degradación de la fibrina por la plasmina (fibrinolisina). Se observa una elevación de la concentración de dímeros D en muchas enfermedades, como tromboembolia venosa (**TEV**), CID, traumatismos y tumores malignos.
- Los **estudios de mezcla** determinan si la deficiencia de un factor o un inhibidor ha prolongado el TP o el TTPa. La mezcla del plasma del paciente en una proporción 1:1 con plasma combinado normal (actividades de todos los factores = 100 %) restaura los factores deficientes lo suficiente como para normalizar o casi normalizar el TP o el TTPa (tabla 20-1). Si la mezcla no corrige el TP o el TTPa prolongado, la prolongación puede haber sido producida por un inhibidor de un factor específico, un inhibidor inespecífico (p. ej., anticoagulante lúpico) o un anticoagulante.

TRASTORNOS PLAQUETARIOS

Trombocitopenia

- La **trombocitopenia** se define como una cifra de plaquetas < 140 × 10^9/l.
- La trombocitopenia se debe a disminución de la producción, aumento de la destrucción o secuestro de plaquetas (tabla 20-2).

Trombocitopenia inmunitaria

PRINCIPIOS GENERALES

La **trombocitopenia inmunitaria (TPI)** es un trastorno inmunitario adquirido en el que anticuerpos antiplaquetarios producen un acortamiento de la supervivencia de las plaquetas y suprimen la megacariopoyesis, causando trombocitopenia y aumento del riesgo de hemorragia *(Blood 2009;113:6511)*. La TPI puede ser idiopática (primaria), asociada a enfermedades coexistentes (secundaria) o inducida por fármacos.

TABLA 20-1	Deficiencias de factores que causan prolongación del tiempo de protrombina y/o del tiempo de tromboplastina parcial activada y se corrigen con una mezcla 50:50
Resultado del análisis	**Presuntas deficiencias de factores**
↑ TTPa, TP normal	XII, XI, IX, VIII, CBPM, PC
↑ TP; TTPa normal	VIII
↑ TP y TTPa	II, V, X o fibrinógeno

TP, tiempo de protrombina; TTPa, tiempo de tromboplastina parcial activada; CBPM, cininógeno de bajo peso molecular; PC, precalicreína.

Epidemiología

La TPI primaria del adulto tiene una incidencia de 3,3 casos por cada 10^5 personas *(Am J Hematol 2010;85:174)*.

Etiología

■ En la **TPI primaria,** los autoanticuerpos se unen a antígenos de la superficie plaquetaria y causan su eliminación prematura por el sistema reticuloendotelial, además de supresión (inmunológicamente mediada) de la producción de plaquetas.

■ Se produce **TPI secundaria** en el lupus eritematoso sistémico (**LES**), el síndrome de anticuerpos antifosfolipídicos (**AAF**), la infección por el VIH, la infección por el virus de la hepatitis C (**VHC**), *Helicobacter pylori* y trastornos linfoproliferativos *(Blood 2009;113:6511)*.

■ La **trombocitopenia inmunitaria dependiente de fármacos** se produce por la interacción entre fármacos y plaquetas, que provoca su unión a anticuerpos *(N Engl J Med 2007;357:580)*. Los fármacos asociados a trombocitopenia son: la quinidina y la quinina; los inhibidores plaquetarios abciximab, eptifibatida, tirofibán y ticlopidina; los antibióticos linezolid, rifampicina, sulfamidas y vancomicina; los anticonvulsivos fenitoína, ácido valproico y carbamazepina; los analgésicos paracetamol, naproxeno y diclofenaco; la cimetidina y la clorotiazida *(Ann Intern Med 2005;142:474)*.

DIAGNÓSTICO

Presentación clínica

■ La **TPI** se manifiesta habitualmente como hemorragia mucocutánea leve y petequias, o como el hallazgo casual de trombocitopenia. En ocasiones, puede manifestarse como una hemorragia importante.

■ El riesgo de hemorragia es mayor con recuentos de plaquetas $< 30 \times 10^9$/l *(Blood 2011;117:1490)*.

TABLA 20-2	Clasificación de la trombocitopenia

Disminución de la producción de plaquetas	Aumento de la eliminación de las plaquetas
Síndromes de insuficiencia medular	*Mecanismos inmunitarios*
Congénita	Púrpura trombocitopénica inmunitaria
Adquirida: anemia aplásica, hemoglobinuria paroxística nocturna	Púrpura trombocitopénica trombótica/ síndrome hemolítico urémico
Neoplasias malignas hematológicas	Púrpura postransfusional
Infiltración medular: cáncer, granuloma	Trombocitopenia inducida por heparina
Fibrosis: primaria o secundaria	*Mecanismos no inmunitarios*
Nutricional: deficiencia de vitamina B_{12} y folato	CID
Lesión física sobre la médula ósea: radiación, alcohol, quimioterapia	Consumo local (aneurisma aórtico)
	Hemorragia aguda
Aumento del secuestro esplénico	**Infecciones asociadas a trombocitopenia**
Hipertensión portal	VIH, VHH6, erliquiosis, rickettsiosis, malaria, hepatitis C, CMV, virus de Epstein-Barr, *Helicobacter pylori, E. coli* 0157
Síndrome de Felty	
Trastornos por depósito lisosómico	
Neoplasias malignas hematológicas infiltrativas	
Hematopoyesis extramedular	

CID, coagulación intravascular diseminada; CMV, citomegalovirus; VHH6, herpesvirus humano 6.

Pruebas diagnósticas

La normalización del recuento plaquetario al interrumpir el fármaco sospechoso y la confirmación, si reaparece la trombocitopenia cuando éste se vuelve a introducir, apoyan el diagnóstico de **trombocitopenia inducida por fármacos.**

Pruebas de laboratorio

■ Se examinará un frotis de sangre periférica para confirmar el recuento de plaquetas automático, evaluar la agregación plaquetaria, y determinar la morfología de las plaquetas, los hematíes y los leucocitos.

■ Las pruebas de laboratorio no confirman la presencia de TPI primaria, aunque sí ayudan a descartar algunas causas secundarias. La **TPI** primaria suele presentarse como trombocitopenia aislada sin una enfermedad o fármaco etiológico probable.

■ Se comprobarán posibles causas asociadas a infección (p. ej., VIH, VHC) *(Blood 2011;117:4190)*.

■ Las pruebas serológicas para detectar anticuerpos antiplaquetarios no suelen ayudar a diagnosticar la **TPI**, debido a su escasa sensibilidad y a su bajo valor predictivo negativo (**VPN**) *(Am J Hematol 2005;78:193)*.

Técnicas diagnósticas

El diagnóstico de TPI no requiere un examen de la médula ósea, aunque éste puede contribuir a descartar otras causas en pacientes seleccionados con alteraciones adicionales en el hemograma, ausencia de respuesta al tratamiento con inmunodepresores, o signos o síntomas atípicos *(Blood 2011;117:4190)*.

TRATAMIENTO

■ La decisión de tratar la **TPI primaria** depende de la gravedad de la trombocitopenia y del riesgo de hemorragia. El objetivo terapéutico es alcanzar una cifra de plaquetas segura para evitar hemorragias graves (generalmente $\geq 30 \times 10^9$/l) y minimizar los efectos adversos relacionados con el tratamiento.

■ Cuando esté indicado, el tratamiento inicial consiste en la administración de **glucocorticoides** (normalmente prednisona 1 mg/kg al día, seguido de un descenso lento durante semanas o meses). En los pacientes que no responden a estos fármacos o en los que tienen hemorragia activa, se puede administrar también inmunoglobulina intravenosa (**IGIV**, 1 g/kg una o dos dosis). Los pacientes Rh-positivos pueden recibir también inmunoglobulina anti-D (**Win-Rho**) (tras esplenectomía ineficaz). La inmunoglobulina anti-D actúa formando complejos de eritrocitos cubiertos con anti-D, que se unen a macrófagos esplénicos, saturan el sistema reticuloendotelial y evitan la destrucción plaquetaria. Esto puede causar una hemólisis grave, y requiere control tras la infusión. Se reducirá la dosis de inmunoglobulina anti-D si la hemoglobina (Hb) es < 10 g/dl, y se evitará cuando la Hb sea < 8 g/dl. La mayoría de los pacientes con TPI primaria responden inicialmente al tratamiento en 1 a 3 semanas.

■ El 30 % al 40 % de los pacientes presentarán recidiva durante un ajuste de los glucocorticoides (**TPI refractaria**).

■ En dos tercios de los pacientes con TPI refractaria se observará una respuesta completa y duradera tras la **esplenectomía.** Se deben administrar las vacunas antineumocócica, antimeningocócica y frente a *Haemophilus influenzae* de tipo B antes de la esplenectomía o después de ésta.

■ Las opciones terapéuticas en los pacientes en los que la esplenectomía fracasa son: monoterapia o terapia combinada con prednisona, IGIV, tratamiento androgénico con danazol, otros fármacos inmunodepresores, **rituximab** (anticuerpo monoclonal anti-CD20) *(Blood 2011;117:4190)* y/o agonistas del receptor de trombopoyetina (**TPO-R**).

■ Existen dos agonistas del receptor de la trombopoyetina (TPO-R) para el tratamiento de pacientes con TPI primaria refractaria con aumento del riesgo de hemorragia: el **romiplostim,** administrado por vía s.c. una vez a la semana, y el **eltrombopag,** por vía oral una vez al día; ambos producen mejoras duraderas del recuento plaquetario en la mayoría de los pacientes con TPI resistente, empezando 5 a 7 días después del inicio. Entre las posibles complicaciones se encuentran los episodios tromboembólicos y la fibrosis de la médula ósea *(Lancet 2011;377:393; Lancet 2008;371:395)*.

■ El tratamiento de la **TPI secundaria** puede incluir una combinación del tratamiento de la causa subyacente y tratamientos similares a los que se usan para tratar la TPI primaria.

■ En la trombocitopenia grave inducida por fármacos la transfusión de plaquetas puede reducir el riesgo de hemorragia. La IGIV, los glucocorticoides y la plasmaféresis tienen efectos beneficiosos dudosos.

Púrpura trombocitopénica trombótica y síndrome hemolítico urémico

PRINCIPIOS GENERALES

Definición

La **púrpura trombocitopénica trombótica (PTT)** y el **síndrome hemolítico urémico (SHU)** son microangiopatías trombóticas **(MAT)** producidas por agregados de plaquetas-vWF y agregados de plaquetas-fibrina, respectivamente, que causan trombocitopenia, anemia hemolítica microangiopática **(AHMA)** e isquemia multiorgánica. Normalmente, los datos clínicos y de laboratorio permiten diferenciar entre PTT y SHU. La MAT puede aparecer asociada a CID, infección por el VIH, hipertensión maligna, vasculitis, toxicidad relacionada con trasplante de órganos y de células madre, reacciones adversas a medicamentos y complicaciones relacionadas con la gestación como preeclampsia/eclampsia y síndrome **HELLP** (**h**emólisis, **e**levación de las enzimas hepáticas [*liver*], plaquetas bajas [*low platelets*]).

Epidemiología

La **PTT esporádica** tiene una incidencia de aproximadamente 11,3 casos por cada 10^6 personas, y aparece con más frecuencia en mujeres y afroamericanos *(J Thromb Haemost 2005;3:1432)*. En los niños, el **SHU típico** suele aparecer en brotes de gastroenteritis. Los adultos pueden consultar con variantes **típicas** y **atípicas** (no asociadas a gastroenteritis) de **SHU.**

Etiología

■ La eliminación mediada por autoanticuerpos de la proteasa plasmática que degrada el vWF, desintegrina A y metaloproteinasa con un motivo de trombospondina tipo 1, miembro 13 (ADAMTS13), que da lugar a concentraciones elevadas de multímeros anormalmente grandes de vWF, normalmente causa **PTT esporádica** *(New Engl J Med 1998;339:1578)*. Los multímeros anómalos de vWF se adhieren espontáneamente a las plaquetas y pueden producir agregados oclusivos de vWF-plaquetas en la microcirculación, con la consiguiente microangiopatía. Los episodios secundarios pueden conllevar disfunción o lesión endotelial.

■ La deficiencia grave de ADAMTS13 no produce SHU ni otros tipos de MAT, con la excepción de algunos casos asociados al VIH y a la gestación.

■ El **SHU típico o enteropático** se asocia a la producción de toxinas de tipo Shiga por *Escherichia coli* (O157:H7) en el síndrome hemolítico urémico-*Escherichia coli* Shiga toxigénica **(STEC-SHU)**.

■ El **SHU** también puede asociarse a trasplantes, fármacos que lesionan el endotelio y gestación *(Kidney Int Suppl 2009;112:S8)*.

■ En el 30 % al 50 % de los casos de SHU atípico se encuentran defectos hereditarios o adquiridos de la regulación de la vía alternativa del complemento *(Ann Rev Path Mech Dis 2008;3:249)*.

DIAGNÓSTICO

Presentación clínica

■ La péntada clínica completa de la **PTT,** presente en < 30 % de los casos, comprende **trombocitopenia** por consumo, **AHMA, fiebre, disfunción renal** y **déficits neurológicos fluctuantes.**

■ Los hallazgos de trombocitopenia y AHMA deben suscitar la sospecha de **PTT-SHU** si no existen otras causas identificables.

■ Los pacientes con deficiencias hereditarias autosómicas recesivas de ADAMTS13 sufren PTT recurrente (síndrome de Upshaw-Schulman).

■ La diarrea, con frecuencia sanguinolenta, y el dolor abdominal suelen preceder al SHU típico.

■ En el SHU suele producirse una disfunción renal grave.

Pruebas diagnósticas

■ En las MAT se observan esquistocitos (hematíes fragmentados) y trombocitopenia en los frotis sanguíneos. Los hallazgos de anemia, elevación del recuento de reticulocitos, haptoglobina baja o indetectable, y elevación de la lactato-deshidrogenasa (**LDH**) confirman la presencia de hemólisis.

■ En la PTT esporádica se detectan signos de MAT, TP y TTPa normales, uremia leve a moderada, actividad enzimática de ADAMTS13 muy baja o indetectable, y a veces un anticuerpo inhibidor de ADAMTS13.

■ En el SHU típico se observa MAT e insuficiencia renal aguda. El cultivo de heces para detectar *E. coli* O157 tiene mayor sensibilidad que los análisis para detectar la toxina Shiga. Sin embargo, las muestras de heces obtenidas después de la resolución de la diarrea reducen la sensibilidad de ambas pruebas *(Kidney Int 2009;75:S29)*.

■ Si no existen factores de riesgo precipitantes, el estudio para detectar **SHU atípico** debe incluir análisis molecular y pruebas serológicas para mutaciones del factor regulador del complemento H e I o autoanticuerpos llevados a cabo en laboratorios de referencia.

TRATAMIENTO

■ El elemento esencial del tratamiento de la **PTT** es el tratamiento rápido con plasmaféresis (PF), de 1-1,5 volúmenes plasmáticos al día. La PF se continúa durante varios días después de la normalización del recuento plaquetario y de la lactato-deshidrogenasa.

• Si no se dispone de PF o si es necesario demorar su aplicación, debe infundirse **plasma fresco congelado (PFC)** inmediatamente, para reponer ADAMTS13.

• La práctica habitual consiste en la administración de **glucocorticoides:** prednisona 1 mg/kg v.o. Hay que considerar un ciclo corto de estos fármacos en dosis elevada (metilprednisolona, 0,5-1 g/día i.v.) en pacientes graves o que no responden a la PF *(Blood 2010;116:4060)*.

• Existe una contraindicación relativa a la transfusión de plaquetas si no hay hemorragia grave, debido al posible riesgo de oclusiones microvasculares adicionales.

• Aproximadamente el 90 % de los pacientes tratados tiene una remisión; sin embargo, se pueden producir recidivas desde días hasta años después de una remisión.

• El tratamiento con **rituximab** puede lograr remisiones duraderas después de las recidivas de la PTT *(Ann Intern Med 2003;138:105; Thromb Haemost 2009;101:233)*.

• La **inmunodepresión** con ciclofosfamida, azatioprina, o vincristina y esplenectomía puede tener éxito en el tratamiento de la PTT resistente o recurrente *(Ann Hematol 2002;81:7; Blood 2000;96:1223)*.

■ El **STEC-SHU** no suele mejorar con plasmaféresis, y el tratamiento sigue siendo de soporte. El tratamiento antibiótico no acelera la recuperación ni minimiza la toxicidad en el STEC-SHU.

■ La **MAT asociada a inhibidores de la calcineurina** (ciclosporina, tacrolimús), generalmente administrados en el contexto del trasplante, suele responder a una reducción de la dosis del fármaco o a su interrupción.

■ El **SHU atípico** suele desembocar en insuficiencia renal crónica que requiere diálisis.

■ En el año 2011, la Food and Drug Administration (**FDA**) estadounidense autorizó el uso del eculizumab para el tratamiento del **SHU atípico.** El eculizumab es un anticuerpo monoclonal humanizado que se une a la proteína del complemento C5, bloqueando su descomposición en C5a y el complejo citotóxico de ataque de membrana C5b-9, con lo que se inhibe la activación del complemento *(Blood 2011;118:3303)*.

■ Se recomienda la vacunación contra *Neisseria meningitidis* 2 semanas antes de iniciar la administración de eculizumab; sin embargo, en el SHU atípico, no se puede permitir este intervalo de tiempo.

Trombocitopenia inducida por heparina

PRINCIPIOS GENERALES

Definición

La **trombocitopenia inducida por heparina (TIH)** es un trastorno de hipercoagulabilidad adquirido asociado al uso de productos de heparina y de tipo heparina, y se debe a autoanticuerpos contra complejos del anticoagulante y factor plaquetario 4 (**PF4**). La TIH suele manifestarse con trombocitopenia o una disminución del recuento plaquetario de al menos el 50 % respecto al valor inicial previo a la exposición. Las principales complicaciones de la TIH son los episodios tromboembólicos arteriales y venosos.

Epidemiología

La incidencia de la **TIH** oscila desde el 0,1 % hasta el 1 %, en pacientes con afecciones médicas y en pacientes obstétricas que reciben heparina no fraccionada (**HNF**) profiláctica y terapéutica, hasta > 1-5 %, en pacientes que reciben HNF profiláctica tras cirugía cardiotorácica *(Chest 2012;141:e495s)*. Los pacientes expuestos sólo a HBPM tienen una incidencia baja de TIH *(Thromb Res 2009;124:189)*. La TIH casi nunca se observa asociada al pentasacárido sintético fondaparinux *(N Engl J Med 2007;356:2653)*.

Etiología

Los pacientes con reactividad inmunitaria producen autoanticuerpos que se unen a los complejos de PF4/heparina, que pueden activar las plaquetas, provocar trombocitopenia y dar lugar a la formación de coágulos por un aumento de la generación de trombina *(Blood 2003;101:31)*.

DIAGNÓSTICO

Presentación clínica

■ La **TIH** suele aparecer entre 5 y 14 días después de la exposición a la heparina (**TIH de inicio típico**). Las excepciones son la **TIH de inicio tardío,** que se produce después de interrumpir la heparina, y la **TIH de inicio temprano,** que comienza en las primeras

TABLA 20-3	Sistema de puntuación de cuatro T para la probabilidad (antes de las pruebas) de trombocitopenia inducida por la heparina		
T	**0 puntos**	**1 punto**	**2 puntos**
Trombocitopenia	Disminución de plaquetas <30 % o nadir <10 × 10⁹/l	Disminución de plaquetas de 30 %-50 % o nadir 10-19 × 10⁹/l	Disminución de plaquetas >50 % y nadir ≥20 × 10⁹/l
Momento de la trombocitopenia	≤4 días sin exposición previa	Probablemente en 5-10 días, aunque no está claro; >10 días; ≤ 1 día (con exposición 31-100 días)	En 5-10 días de exposición o ≤1 día (con exposición en los últimos 30 días)
Episodio trombótico	Sin trombo	Recidiva o progresión del trombo; lesión cutánea eritematosa; trombo no demostrado	Trombo confirmado; necrosis cutánea; reacción aguda tras bolo de HNF
Otras causas de trombocitopenia	Otra explicación clara	Otra posible explicación	Sin otra explicación

HNF, heparina no fraccionada.
Suma de puntos de cada una de las cuatro categorías para determinar la probabilidad clínica: elevada (6-8 puntos), intermedia (4-5 puntos), baja (0-3 puntos).
De *J Thromb Haemost 2006;4:759-65* y *J Thromb Haemost 2010;8:1483-5.*

24 h de administración de heparina en pacientes con exposición reciente a ésta (*Chest 2012;141:e495s*).

■ Hay que sospechar una TIH cuando se detecte trombocitopenia durante la exposición a heparina por cualquier vía de administración, si no hay otras causas de trombocitopenia.

■ El **sistema de puntuación 4T** (tabla 20-3) determina la probabilidad de TIH antes de la prueba y tiene un VPN >95 % (*J Thromb Haemost 2006;4:759*).

■ La TIH casi nunca causa trompocitopenia grave (recuento plaquetario <20 × 10⁹/l) y hemorragia.

■ En el 30 % al 75 % de los pacientes con TIH se producen **complicaciones tromboembólicas** (trombocitopenia inducida por la heparina y trombosis). La trombosis puede preceder, coincidir con o seguir a la trombocitopenia.

■ La TIH que causa trombosis venosa en los puntos de inyección de la heparina produce infartos de todo el grosor de la piel, a veces sin trombocitopenia.

■ La TIH puede provocar respuestas alérgicas sistémicas después de un bolo i.v. de heparina, que se caracterizan por fiebre, hipotensión, disnea y paro cardíaco.

Pruebas diagnósticas

■ Se controlarán las cifras de plaquetas cada 2-3 días durante la exposición a la heparina en pacientes con un riesgo >1 % de TIH (*Chest 2012;141:e495s*).

■ En una presunta TIH, las pruebas de laboratorio para detectar anticuerpos contra el PF4 aumentan la precisión diagnóstica.

• La detección de anticuerpos contra PF4 en el suero del paciente es una prueba de cribado sensible, pero carente de especificidad.

• La especificidad mejora cuando se cuantifica un **ELISA** (*enzyme-linked immunosorbent assay*, análisis de inmunoadsorción enzimática) positivo en unidades de densidad óptica (**DO**). Cuanto mayor sea la DO, mayor será la probabilidad de que el paciente sufra TIH.

■ Existen dos análisis funcionales para la TIH: análisis de liberación de serotonina (**SRA,** *serotonin release assay*) y activación de plaquetas inducida por la heparina (**HIPA,** *heparin-induced platelet activation*; más habitual en Europa).

• Ambas pruebas detectan anticuerpos contra PF4 en el suero de los pacientes capaces de activar plaquetas control en presencia de heparina.

• Ambas pruebas tienen una elevada especificidad para la TIH, pero menor sensibilidad que el ELISA,

• El envío a laboratorios de referencia suele demorar los resultados unos días.

■ Si la probabilidad clínica de TIH es baja, *no* están indicadas las pruebas para detectar anticuerpos de TIH.

• Ante una probabilidad clínica de TIH moderada o elevada, está indicada una prueba de ELISA PF4; un resultado negativo en esta prueba descarta efectivamente una TIH.

• Una prueba funcional (SRA o HIPA) debe confirmar un ELISA PF4 positivo para aumentar la especificidad de la prueba.

TRATAMIENTO

■ Puesto que los resultados de las pruebas para TIH rara vez están disponibles inmediatamente, la evaluación clínica debe determinar el tratamiento inicial.

■ En casos con elevada sospecha de TIH o si ésta está confirmada, hay que **eliminar la exposición a todos los tipos de heparina.**

■ Los pacientes con TIH tienen un alto riesgo de TEV, y requieren una anticoagulación alternativa (*Blood 2012;119:2209*) con un inhibidor directo de la trombina (IDT) parenteral (**argatrobán** o **bivalirudina**), aunque también se ha usado el fondaparinux (*J Thromb Haemost 2011;9:2389*). No se debe utilizar HBPM en pacientes con TIH.

■ Es importante realizar ecografía con compresión de las venas de las extremidades inferiores, para buscar una tromboembolia venosa (TEV) asintomática, porque la TEV justifica una pauta completa de anticoagulación (*Blood 2003;101:31*).

■ La administración de warfarina se debe iniciar sólo cuando el recuento plaquetario se normalice, en una dosis inicial no superior a 5 mg al día, simultáneamente con un IDT durante 5 días, para reducir el riesgo de gangrena de las extremidades debido a un estado de hipercoagulabilidad persistente y a depleción de las proteínas C y S.

■ Los IDT prolongan el INR y precisan una monitorización cuidadosa cuando se realiza la transición desde el inhibidor directo de la trombina hasta la warfarina (v. «Medicamentos» en «Enfoque de la tromboembolia venosa»).

■ En los pacientes con TIH con o sin trombosis no se ha evaluado adecuadamente la seguridad y la eficacia de los IDT y los inhibidores anti-Xa orales, por lo que se evitará su uso.

■ La duración recomendada del tratamiento anticoagulante por TIH depende de la situación clínica: 4 semanas en la **TIH aislada** (sin trombosis) y 3 meses en la **trombosis asociada a TIH** *(Chest 2012;141:e495s)* (v. la duración del tratamiento en «Enfoque de la tromboembolia venosa»).

Púrpura postransfusional

PRINCIPIOS GENERALES

Definición

La **púrpura postransfusional (PPT)**, un síndrome inusual que se caracteriza por la formación de aloanticuerpos contra antígenos plaquetarios, la mayoría de las veces HPA-la, se produce después de la transfusión de hemoderivados y causa trombocitopenia grave.

Epidemiología

La **PPT** tiene una incidencia de 1 por cada 50 000 a 100 000 transfusiones de sangre, aunque aproximadamente el 2 % de la población tiene un posible riesgo de PPT según la frecuencia de HPA-lb/lb.

Etiología

La glucoproteína IIIa (GP IIIa) tiene un epítopo polimorfo denominado HPA-la/b, el antígeno implicado con mayor frecuencia en la PPT. Ésta suele detectarse en mujeres multíparas HPA-lb/lb negativas o en pacientes transfundidos previamente cuando se les vuelve a exponer a HPA-la mediante una transfusión. Una respuesta amnésica produce aloanticuerpos frente al epítopo HPA-la, que parecen reconocer también las plaquetas negativas para HPA-1a del paciente y provocan trombocitopenia por destrucción de las plaquetas.

DIAGNÓSTICO

■ En la **PPT** se produce trombocitopenia grave ($< 15 \times 10^9$/l) aproximadamente 7 a 10 días tras la transfusión.

■ La confirmación de la presunta **PPT** requiere la detección de aloanticuerpos contra las plaquetas.

TRATAMIENTO

Aunque finalmente se produce recuperación espontánea de las plaquetas, la hemorragia puede requerir tratamiento. Los tratamientos eficaces incluyen IGIV y plasmaféresis. La transfusión de plaquetas de un donante que no tiene el epítopo causal (normalmente HPA-la) no tiene una eficacia claramente superior que la transfusión de plaquetas aleatoria. Se debe reservar la transfusión de plaquetas para pacientes con PPT y hemorragia grave *(Am J Hematol 2004;76:258)*.

Trombocitopenia gestacional

PRINCIPIOS GENERALES

Definición

La **trombocitopenia gestacional** (recuentos plaquetarios $\geq 70 \times 10^9$/l) es una trombocitopenia leve y benigna asociada a la gestación.

Epidemiología

Se produce espontáneamente trombocitopenia gestacional en aproximadamente el 5 % al 7 % de las gestaciones por lo demás no complicadas *(Clin Obstet Gynecol 1999;42:327)*.

Etiología

Sigue sin conocerse el mecanismo de la **trombocitopenia gestacional.**

DIAGNÓSTICO

Presentación clínica

La trombocitopenia gestacional se produce en el tercer trimestre de la gestación. La madre no tiene síntomas y el feto no se ve afectado.

Diagnóstico diferencial

Otras causas de trombocitopenia durante la gestación son: **PTI, preeclampsia, eclampsia, síndrome HELLP, PTT** y **CID.**

Pruebas diagnósticas

Para distinguir entre trombocitopenia gestacional y trombocitopenia y otros síndromes, las pruebas diagnósticas son una evaluación para detectar infección e hipertensión, y pruebas de laboratorio para detectar hemólisis y disfunción hepática.

EVOLUCIÓN/PRONÓSTICO

La trombocitopenia gestacional y la trombocitopenia asociada a la preeclampsia y eclampsia suelen resolverse poco después del parto.

Trombocitosis

PRINCIPIOS GENERALES

Definición

La Organización Mundial de la Salud (OMS) define la **trombocitosis** como un recuento plaquetario $> 450 \times 10^9/l$.

Etiología

La trombocitosis tiene etiologías reactiva y clonal, que pueden coexistir.

■ Se puede producir **trombocitosis reactiva** durante la recuperación de la trombocitopenia, después de una esplenectomía, o en respuesta a un déficit de hierro, estados infecciosos agudos o inflamatorios crónicos, traumatismos y asociada a neoplasias malignas.
• El riesgo de trombosis o hemorragia es muy escaso.
• Las plaquetas se normalizan después de la mejoría del trastorno subyacente.
• Si se acompaña de complicaciones trombóticas, se evaluará la posibilidad de un trastorno mieloproliferativo subyacente.

■ La **trombocitosis esencial (TE)** es un trastorno mieloproliferativo crónico. En un número reducido de pacientes con TE se produce una progresión hasta mielofibrosis, leucemia mieloide aguda y síndrome mielodisplásico *(Br J Haematol 2005;130:153)*.

DIAGNÓSTICO

Presentación clínica

Anamnesis

La **TE** puede manifestarse como un hallazgo casual o con síntomas trombóticos o hemorrágicos. El riesgo de trombosis aumenta con la edad, la trombosis previa, la duración de la enfermedad y otras afecciones *(Blood 1999;93:417)*. La eritromelalgia, debida a trombos plaquetarios oclusivos microvasculares, se manifiesta como sensación de quemazón intensa o dolor pulsátil en las extremidades, que afecta normalmente a los pies. La exposición al frío suele aliviar los síntomas. La hemorragia se produce con recuentos plaquetarios $> 1\,000 \times 10^9/l$, y las deficiencias adquiridas de multímeros de vWF de gran tamaño con frecuencia acompañan a la hemorragia en pacientes con TE *(Blood 1993:82:1749)*.

Exploración física

Aproximadamente el 50 % de los pacientes con TE tienen esplenomegalia leve. Los signos típicos de eritromelalgia son el eritema y el calor de los dedos afectados.

Criterios diagnósticos

Los criterios revisados de la Organización Mundial de la Salud (**OMS**) de 2008 para el diagnóstico (se requieren los cuatro) son los siguientes *(Curr Hematol Malig Rep 2007;4:33)*.

■ Recuento plaquetario persistente $> 450 \times 10^9/l$.

■ Aumento de los megacariocitos maduros sin aumento de la eritropoyesis ni la granulopoyesis en la biopsia de médula ósea.

■ Ausencia de leucemia mielocítica (mieloide) crónica (LMC), policitemia vera y mielofibrosis primaria, según los criterios de la OMS.

■ Presencia de la mutación *JAK2V617F* o de otro marcador clonal *(Lancet 2005:365:1054)*, **o,** si no existe marcador clonal, ausencia de signos de trombocitosis reactiva *(Leukemia 2008;22:14)*.

TRATAMIENTO

Los pacientes que precisan tratamiento citorreductor son los que tienen alto riesgo de trombosis (edad > 60 años o antecedentes de trombosis). La mayoría de las complicaciones tromboticas se producen con elevaciones moderadas del recuento plaquetario. El tratamiento tiene como objetivo un recuento plaquetario $\leq 400 \times 10^9/l$. Los fármacos que disminuyen las plaquetas son la **hidroxicarbamida** y la **anagrelida**, o el **interferón** α en pacientes gestantes o en mujeres en edad fértil *(Blood 2001;97:863)*.

■ La hidroxicarbamida y la anagrelida proporcionan un control equivalente del recuento plaquetario, pero la anagrelida causa más complicaciones *(N Engl J Med 2005;353:33)*.

■ Los efectos adversos de la anagrelida son: palpitaciones, fibrilación auricular, retención de líquidos y cefalea.

■ La aféresis de plaquetas rápidamente reduce los recuentos plaquetarios, aunque se reserva para tratar a pacientes con trombosis arterial aguda.

Trastornos plaquetarios cualitativos

PRINCIPIOS GENERALES

Los **trastornos plaquetarios cualitativos** se manifiestan por hemorragia mucocutánea y hematomas excesivos con un recuento plaquetario adecuado, normalidad del TP y el TTPa, y pruebas de cribado normales para detectar vWF. Los defectos plaquetarios más intensos producen prolongación de los tiempos de cierre del sistema PFA-100. Sin embargo, un resultado normal de esta prueba no descarta la presencia de trastornos plaquetarios cualitativos, y una sospecha clínica elevada de un trastorno debe llevar a realizar estudios adicionales.

Clasificación

■ Los **trastornos hereditarios** de la función plaquetaria son defectos del receptor, de la transducción de señales, de la ciclooxigenasa, de la fase secretora (p. ej., enfermedad por defecto de almacenamiento), de la adhesión o de la agregación. Los estudios de agregación plaquetaria *in vitro* permiten identificar patrones de respuestas agonistas compatibles con un defecto concreto, como los infrecuentes trastornos de adhesión autosómicos recesivos del **síndrome de Bernard-Soulier** (ausencia de GP IbIX [receptor del vWF]) y la **trombastenia de Glanzmann** (ausencia de GP IIb/IIIa [receptor del fibrinógeno]).

■ Los defectos plaquetarios **adquiridos** se producen con más frecuencia que los trastornos cualitativos plaquetarios hereditarios.

- Las enfermedades asociadas a defectos cualitativos adquiridos son: trastornos metabólicos (uremia, insuficiencia hepática), enfermedades mieloproliferativas, mielodisplasia, leucemia aguda, gammapatía monoclonal y traumatismo de las plaquetas por derivación cardiopulmonar (circulación extracorpórea).
- La disfunción plaquetaria **inducida por fármacos** se produce como efecto adverso de muchos fármacos, como penicilina en dosis elevadas, ácido acetilsalicílico y otros **AINE,** y etanol. Otras clases de fármacos, como antibióticos β-lactámicos, bloqueantes β, antagonistas del calcio, nitratos, antihistamínicos, fármacos psicotrópicos, antidepresivos tricíclicos e inhibidores selectivos de la recaptación de serotonina, producen disfunción plaquetaria *in vitro,* aunque raras veces producen hemorragia.
- Algunos **alimentos y productos herbarios** pueden afectar a la función plaquetaria, como los ácidos grasos ω-3, los extractos de ajo y cebolla, el jengibre, el gingko, el ginseng y el hongo oreja de Judas *(Auricularia auricula).* Los pacientes deben dejar de tomar medicamentos herbarios y suplementos dietéticos ≥ 1 semana antes de una cirugía mayor *(Thromb Res 2005;117:49; Anaesthesia 2002;57:889).*

TRATAMIENTO

■ Las transfusiones de plaquetas se reservan para los episodios hemorrágicos graves. Descripciones anecdóticas han mostrado el éxito en el control de la hemorragia con factor VIIa recombinante (**rFVIIa**).
- El tratamiento de la **disfunción plaquetaria urémica** puede incluir diálisis para mejorar la uremia, desmopresina (**DDAVP**) 0,3 µg/kg i.v. para estimular la liberación de vWF desde las células endoteliales, o estrógenos conjugados (0,6 mg/kg i.v. al día durante 5 días) *(Nat Clin Pract Nephrol 2007;3:138)* y transfusiones de plaquetas en pacientes con hemorragia activa, aunque las plaquetas transfundidas adquieren rápidamente el defecto urémico. La transfusión o la epoetina para aumentar el hematocrito hasta ~ 30 % podrían ayudar en la hemostasia *(Am J Kidney Dis 1991;18:44; Br J Haematol 1985;59:139).*
■ **Reversión de la disfunción plaquetaria inducida por fármacos**
- Los **AINE** distintos del AAS inhiben reversiblemente la ciclooxigenasa (COX). Sus efectos duran tan sólo varios días. Los **inhibidores de la COX-2** tienen actividad antiplaquetaria en dosis elevadas, pero poseen un efecto mínimo sobre las plaquetas en las dosis terapéuticas.
- El **ácido acetilsalicílico (AAS, aspirina)** inhibe irreversiblemente la ciclooxigenasa 1 (COX-1) y la ciclooxigenasa 2 (COX-2). Sus efectos disminuyen durante 7-10 días, debido a la producción de nuevas plaquetas.
- Las **tienopiridinas** inhiben la agregación plaquetaria mediante el bloqueo irreversible (clopidogrel y prasugrel) o reversible (ticagrelor) del receptor plaquetario de ADP, P2Y12.
- El **dipiridamol,** solo o combinado con AAS, inhibe la función plaquetaria aumentando la concentración intracelular de monofosfato de adenosina cíclico (**AMPc**).
- El **abciximab,** la **eptifibatida** y el **tirofibán** bloquean la agregación plaquetaria dependiente de IIb/IIIa (v. capítulo 4, *Cardiopatía isquémica*).
- La transfusión de plaquetas compensa la disfunción plaquetaria inducida por fármacos, excepto inmediatamente después del tratamiento con tirofibán y eptifibatida.
- Es necesario interrumpir los inhibidores plaquetarios 7 días antes de las técnicas invasivas programadas.

TRASTORNOS HEMORRÁGICOS HEREDITARIOS

Hemofilia A

PRINCIPIOS GENERALES
Definición
La **hemofilia A** es un trastorno de la coagulación, recesivo ligado al cromosoma X, debido a mutaciones del gen que codifica el factor VIII.

Epidemiología

La **hemofilia A** afecta a aproximadamente 1 de cada 5 000 recién nacidos hombres vivos. Alrededor del 40 % de los casos se producen en familias sin antecedentes de hemofilia, lo que refleja la elevada incidencia de mutaciones espontáneas en el gen del factor VIII *(N Engl J Med 2001;344:1773)*.

DIAGNÓSTICO

Presentación clínica

■ Los pacientes con hemofilia grave presentan hemartrosis y hematomas espontáneos frecuentes, hematuria y hemorragia postraumática y postoperatoria diferida. La hemorragia repetida en una articulación «diana» causa sinovitis crónica y artropatía hemofílica.

■ Los hemofílicos moderados tienen menos episodios de hemorragia espontánea, y los hemofílicos leves pueden sangrar excesivamente sólo después de un traumatismo o de cirugía.

Pruebas diagnósticas

Actividad del factor VIII: grave (< 1 %), moderada (1-5 %) y leve (> 5 % hasta 40 %). En la hemofilia leve con factor VIII ≥ 30 % puede no observarse un TTPa prolongado.

TRATAMIENTO

Medicamentos

Primera línea

■ Hemofilia A leve a moderada con hemorragia leve:
  • La **DDAVP** (0,3 µg/kg i.v. infundidos en 30 min, o 150 µg por vía intranasal [preparado de 1,5 mg/ml] en cada narina) triplica o quintuplica la actividad del factor VIII. Como en todos los pacientes no existe una respuesta prevista a la DDAVP, se debe efectuar una prueba para valorar el grado de respuesta. Para evitar la taquifilaxia, no se debe administrar más de tres dosis consecutivas por semana *(Blood 1997;90:2515)*.

■ Hemofilia A leve a moderada con hemorragia grave *o* hemofilia A grave con cualquier hemorragia:
  • La **reposición de factor VIII** es el elemento esencial del tratamiento; muchos pacientes hemofílicos pueden infundirse en su domicilio.
  • El **concentrado de factor VIII** aumenta la actividad del factor VIII un 2 % por cada 1 UI/kg infundida. Un bolo i.v. de 50 UI/kg eleva la actividad del factor VIII alrededor del 100 % sobre la actividad basal. El tratamiento debe seguir con 25 UI/kg en bolo cada 12 h para mantener niveles suficientes.
  • Una a tres dosis de concentrados de **factor VIII** con un objetivo de actividad plasmática máxima del 30-50 % normalmente interrumpen las hemorragias leves.
  • Los traumatismos graves y la cirugía exigen el mantenimiento de concentraciones de factor VIII > 80 %.
  • Se ajustarán las dosis basándose en las concentraciones máxima y mínima de factor VIII, para lograr una hemostasia adecuada según el riesgo de hemorragia.
  • La infusión continua de factor VIII proporciona una alternativa segura y eficaz a la infusión intermitente *(Haemophilia 2006;12:212; Haemophilia 2012;18:753)*.

Segunda línea

Los tratamientos sustitutivos de segunda línea incluyen **crioprecipitado** y **PFC**.

Hemofilia B

PRINCIPIOS GENERALES

Definición

La **hemofilia B** es un trastorno de la coagulación recesivo y ligado al cromosoma X, secundario a mutaciones del gen que codifica el factor IX.

Epidemiología

La hemofilia B afecta aproximadamente a 1 de cada 30 000 recién nacidos hombres.

Pruebas diagnósticas

Actividad del factor IX. En la hemofilia A (factor VIII) y la hemofilia B (factor IX) se usa la misma escala de gravedad basada en el grado de disminución de la actividad del factor.

Presentación clínica

La **hemofilia B** sigue siendo clínicamente indistinguible de la hemofilia A.

TRATAMIENTO

El tratamiento de la hemofilia B consiste en el **aporte de factor IX** con **factor IX de origen plasmático** o con **factor IX recombinante.**

■ La DDAVP carece de eficacia puesto que **no** aumenta la concentración del factor IX.

■ Los objetivos máximos después de la infusión, la duración del tratamiento y la monitorización de laboratorio del tratamiento de los episodios hemorrágicos relacionados con la hemofilia B tienen directrices similares a las de la hemofilia A.

■ El aporte de 1 UI/kg de factor IX suele aumentar la actividad plasmática del factor IX en un 1 % y tiene una semivida de 18-24 h.

COMPLICACIONES DEL TRATAMIENTO DE LA HEMOFILIA A Y B

■ Aparecen aloanticuerpos contra los factores VIII y IX en respuesta al tratamiento sustitutivo en aproximadamente el 20 % y el 12 % de los pacientes con hemofilia A y B grave, respectivamente. Estos aloanticuerpos neutralizan el factor VIII o el factor IX infundidos.

■ La determinación del nivel del inhibidor del factor VIII o del factor IX, utilizando un análisis de laboratorio que documente la potencia del inhibidor en unidades Bethesda (**BU**), predice el comportamiento de los inhibidores y guía el tratamiento.

■ Las opciones terapéuticas con inhibidores del factor VIII o del factor IX son las siguientes (*Lancet 2012;379:1447*):

• Las dosis elevadas de concentrados de factor VIII o de factor IX superan a los inhibidores en pacientes tratados con inhibidores débiles (BU < 5).

• Dado que los concentrados de factor VIII o factor IX no superarán a los inhibidores en pacientes con valores elevados (BU > 5), es necesario usar agentes que los eviten, como factor VII recombinante o concentrado de complejo protrombínico activado (*Blood 2007;109:546*).

• El **rFVIIa** se administra en dosis de 90 µg/kg cada 2 h hasta que conseguir la hemostasia.

• El **concentrado del complejo protrombínico** se administra en dosis de 75-100 UI/ kg cada 12 h. Contiene factores VII, VIII, XI y X activados y trombina, y puede causar trombosis o CID.

Enfermedad de von Willebrand

PRINCIPIOS GENERALES

Clasificación

Hay tres tipos fundamentales de **EvW** (*J Thromb Haemost 2006;4:2103*).

■ La **EvW de tipo 1,** una deficiencia cuantitativa parcial de vWF y de su actividad (70-80 % de los casos).

■ La **EvW de tipo 2,** debida a una deficiencia cualitativa de vWF, incluye cuatro defectos subtipos (2A, 2B, 2M, 2N).

• Tipo 2A: multímero de elevado peso molecular del vWF reducido.

• Tipo 2B: afinidad patológicamente aumentada de las plaquetas por el vWF.

• Tipo 2M: afinidad reducida de las plaquetas por el vWF.

• Tipo N: unión defectuosa del factor VIII al vWF.

■ En la **EvW de tipo 3** se produce una deficiencia casi completa de vWF (*Blood 2001;97:1915*).

Epidemiología

Se estima que la **EvW,** que es el trastorno hemorrágico hereditario más frecuente, afecta al 0,1 % de la población.

Etiología

La mayoría de las formas de **EvW** tienen una herencia dominante autosómica con penetrancia variable, aunque hay formas recesivas autosómicas (tipos 2N y 3). El vWF circula en forma de multímeros de tamaño variable, lo que facilita la adherencia de las plaquetas a las paredes vasculares lesionadas y estabiliza el factor VIII en el plasma.

DIAGNÓSTICO

Presentación clínica

Los hallazgos clínicos característicos son hemorragia mucocutánea (epistaxis, menorragia, hemorragia digestiva), fácil aparición de hematomas, y hemorragia por traumatismos o cirugía.

Pruebas diagnósticas

Las pruebas en una presunta EvW deberán incluir: determinaciones de la actividad de vWF:Ag, ristocetina (vWF:CoR) y del factor VIII. El lector puede acudir a consultar la guía de bolsillo sobre la enfermedad de von Willebrand de la American Society of Hematology.

TRATAMIENTO

El objetivo del tratamiento es la elevación de las actividades de vWF:CoR y del factor VIII para garantizar una hemostasia adecuada. Las actividades vWF:CoR > 50 % controlan la mayoría de las hemorragias.

- La **DDAVP**, 0,3 µg/kg i.v., puede utilizarse para tratar la EvW de tipo 1. Dado que sólo dos terceras partes de los pacientes responderán, hay que administrar una dosis de prueba para confirmar que el paciente responde. En los pacientes que responden y se someten a **intervenciones invasivas menores,** se infundirá DDAVP 1 h antes de la cirugía, seguida cada 12-24 h por tres dosis más tras el procedimiento, con o sin antifibrinolíticos orales (ácido aminocaproico o ácido tranexámico).
  - La DDAVP no trata de forma eficaz a la mayoría de los pacientes con EvW de los tipos 2 o 3.
  - La DDAVP está contraindicada en la EvW de tipo 2B debido al riesgo de trombocitopenia.
  - Los efectos secundarios de la DDAVP son: hiponatremia, náuseas y rubefacción. Los pacientes deben restringir la ingesta de líquidos a 1 200 ml/día en las 24 h siguientes a cada dosis.
- Las **transfusiones de concentrados de vWF derivados del plasma** deben tratar de elevar la actividad vWF:CoR hasta aproximadamente el 100 %, y mantenerla entre el 50 % y el 100 % hasta lograr la hemostasia suficiente (normalmente, 5 a 10 días). El crioprecipitado es una fuente de vWF de segunda línea, y las indicaciones para su transfusión son:
  - Pacientes con EvW de tipo 1 que no responden a la DDAVP.
  - Pacientes con EvW de tipo 1 con hemorragia importante o intervención quirúrgica.
  - Pacientes con cualquier otro tipo de EvW que requieren tratamiento hemostático.

TRASTORNOS ADQUIRIDOS DE LA COAGULACIÓN

Déficit de vitamina K

PRINCIPIOS GENERALES

El **déficit de vitamina K** suele deberse a estados de malabsorción o a una ingesta inadecuada en la dieta, combinada con pérdida de la colonización bacteriana intestinal asociada a antibióticos.

Los hepatocitos necesitan vitamina K para completar la síntesis (γ-carboxilación) de los factores de la coagulación (X, IX, VII y protrombina) y las proteínas anticoagulantes naturales C y S.

DIAGNÓSTICO

Se sospecha deficiencia de vitamina K cuando un paciente en situación de riesgo muestra prolongación del TP que se corrige después de una mezcla 1:1 con plasma combinado normal.

TRATAMIENTO

El **aporte de vitamina K** se debe administrar por vía oral o intravenosa (p. ej., fitonadiona 5 mg v.o, al día) en pacientes con un aporte insuficiente en la dieta. En caso de malabsorción, la vitamina K puede reponerse por vía parenteral. La administración i.v. de vitamina K tiene una absorción más fiable que la administración por vía s.c., y es la vía perenteral de elección.

Hepatopatías

PRINCIPIOS GENERALES

Las **hepatopatías** pueden alterar la hemostasia (v. fig. 20-1), ya que los hepatocitos producen factores de la coagulación, excepto el vWF. La coagulopatía suele ser leve en las hepatopatías estables hasta que los pacientes se descompensan. Otras complicaciones hemostáticas de las hepatopatías son la trombocitopenia por secuestro esplénico, la CID, la hiperfibrinólisis y la colestasis (que altera la absorción de la vitamina K). Aunque las prolongaciones del TP/INR y el TTPa conllevan un aumento del riesgo de hemorragia, no reflejan una disminución coincidente de proteínas C y S. En las hepatopatías existe un equilibrio frágil de actividades procoagulante y anticoagulante, que puede verse alterado fácilmente por una infección, insuficiencia renal y disfunción vasomotora *(Blood 2010;116:878)*.

TRATAMIENTO

- El aporte de **vitamina K** puede ayudar a acortar un TP/INR prolongado debido a un antagonista de la vitamina K, carencia en la dieta o colestasis.
- Puede estar indicada la administración de **PFC** en pacientes que tienen hemorragia activa o que precisan una intervención quirúrgica y tienen alteraciones de los parámetros de la coagulación, pero puede causar una sobrecarga de volumen. Un umbral habitual es un TP > 1,5 veces el valor control, a pesar de que los datos que lo apoyan son limitados.
- El **crioprecipitado** (1,5 unidades/10 kg de peso corporal) corrige la hipofibrinogenemia (< 100 mg/dl).
- No se ha demostrado la seguridad ni la eficacia del **concentrado de complejo de protrombina (CCP).**
- No se ha demostrado en estudios controlados y aleatorizados que el **factor VIIa recombinante** ejerza beneficio alguno en la hemostasia en los pacientes con hemorragia digestiva *(Hepatology 2008;47:1604)*.
- Es importante reservar las **transfusiones de plaquetas** para la hemorragia activa o antes de técnicas invasivas, como la biopsia hepática, en pacientes con trombocitopenia (< 50 × 10⁹/l).

Coagulación intravascular diseminada

PRINCIPIOS GENERALES

Etiología

La **coagulación intravascular diseminada (CID)** aparece en diversas enfermedades sistémicas, entre ellas sepsis, traumatismo, quemaduras, shock, complicaciones obstétricas y neoplasias malignas (sobre todo leucemia promielocítica aguda).

Fisiopatología

La exposición del factor tisular a la circulación genera un exceso de trombina y sus consecuencias: activación plaquetaria, consumo de factores de la coagulación (incluido el fibrinógeno) y de los reguladores (proteína C, proteína S y antitrombina [**AT**]), generación de fibrina, microtrombos generalizados y fibrinólisis reactiva.

DIAGNÓSTICO

Presentación clínica

Entre las consecuencias de la CID se encuentran la hemorragia, la disfunción orgánica secundaria a trombos micro vasculares e isquemia y, con menos frecuencia, la trombosis de arterias y venas grandes *(Br J Haematol 2009;145:24)*.

Pruebas diagnósticas

No hay una prueba que confirme el diagnóstico de CID. La International Society for Thrombosis and Haemostasis (**ISTH**) elaboró un sistema de puntuación clínica para la detección objetiva de CID (tabla 20-4). Los «paneles de CID» seriados ayudan a evaluar el tratamiento médico y el pronóstico.

TRATAMIENTO

El tratamiento de la CID consiste en tratamiento sintomático y corrección del trastorno subyacente, si es posible. Se administrará **PFC, crioprecipitado** y **plaquetas** cuando sea clínicamente necesario (p. ej., hemorragia o cirugía), en lugar de basándose estrictamente en parámetros analíticos. Se administrará **heparina** i.v. con ajuste de la dosis a los pacientes con trombosis arteriales y venosas de grandes vasos. Los pacientes con CID y sin hemorragia deben recibir tromboprofilaxis con heparina.

Inhibidores adquiridos de los factores de la coagulación

PRINCIPIOS GENERALES

Los **inhibidores adquiridos de los factores de la coagulación** pueden aparecer *de novo* (autoanticuerpos) o pueden observarse en paciente hemofílicos (aloanticuerpos) después de infusiones de factor VIII o IX. El inhibidor adquirido más frecuente se dirige contra el factor VIII. Los nuevos casos suelen aparecer en pacientes con trastornos linfoproliferativos o autoinmunitarios subyacentes.

DIAGNÓSTICO

Los pacientes con inhibidores de factor VIII consultan con un inicio súbito de hemorragia o aparición de hematomas, prolongación del TTPa que no se corrige después del mezclado 1:1 con plasma normal, reducción intensa de la actividad del factor VIII y TP normal. En muy

TABLA 20-4	Sistema de puntuación de la International Society for Thrombosis and Haemostasis para la coagulación intravascular diseminada		
Usar sólo en pacientes con una afección subyacente que se sabe que se asocia a CID			
	0 Puntos	**1 Punto**	**2 Puntos**
Trombocitopenia	$>100 \times 10^9/l$	$\leq 100 \times 10^9/l$	$\leq 50 \times 10^9/l$
Dímero D	Normal	$<10 \times$ límite superior de la normalidad	$\geq 10 \times$ límite superior de la normalidad
Prolongación del TP	$<3\,s$	$3\text{-}6\,s$	$>6\,s$
Fibrinógeno	$>100\,mg/dl$	$\leq 100\,mg/dl$	

CID, coagulación intravascular diseminada.
Suma de los puntos para cada una de las cuatro categorías para determinar la probabilidad clínica: compatible con CID manifiesta ≥5 puntos; sugestiva de CID no manifiesta <5 puntos.
De *Thromb Haemost 2001;86:132* y *Crit Care Med 2004;32:24167*.

pocos casos los pacientes presentan autoanticuerpos que inhiben otros factores (II, V, X), y en consecuencia prolongan el TTPa y el TP, que no se corrige tras los estudios con mezcla.

TRATAMIENTO

Las complicaciones hemorrágicas en pacientes con inhibidores del factor VIII (autoanticuerpos) se tratan del mismo modo que en los pacientes hemofílicos con aloanticuerpos contra el factor VIII (v. «Trastornos hemorrágicos hereditarios»). El tratamiento a largo plazo consiste en inmunodepresión con prednisona ± ciclofosfamida para reducir la producción del autoanticuerpo *(Blood 2012;120:47)*. El uso de rituximab se ha hecho cada vez más frecuente *(Br J Haematol 2014;165:600)*.

TRASTORNOS TROMBOEMBÓLICOS VENOSOS

Enfoque de la tromboembolia venosa

PRINCIPIOS GENERALES

Definición

- Las **trombosis** o coágulos de sangre se producen en venas, arterias o cavidades cardíacas.
- La **tromboembolia venosa (TEV)** se refiere a **trombosis venosa profunda (TVP)** o **embolia pulmonar (EP)**.
- La **tromboflebitis** consiste en la inflamación de una vena debida a un coágulo de sangre.
- La **tromboflebitis superficial** puede producirse en cualquier vena superficial.

Clasificación

La localización anatómica de la TVP o de la EP, la magnitud del coágulo y las secuelas pueden afectar el pronóstico y condicionar las recomendaciones terapéuticas.

- Las trombosis se pueden clasificar en **profundas** o **superficiales** y en **proximales** o **distales.**
  - Se evitará el uso del término **vena femoral superficial** porque en realizad se refiere a parte de la **vena femoral (una vena profunda).**
  - Se produce TVP de la parte **proximal** de la extremidad inferior en la vena poplítea o por encima de ésta (o en la confluencia de las venas tibial y peronea), mientras que la TVP **distal** se produce por debajo.
- La localización en el sistema arterial pulmonar caracteriza a las **EP** como **centrales/proximales** (arteria pulmonar principal, lobular o segmentaria) o **distales** (subsegmentarias).

Epidemiología

- Sin tratamiento, aproximadamente la mitad de los pacientes con TVP en la parte proximal de la extremidad inferior presentarán EP.
- Las TVP que se producen en las extremidades superiores, a menudo relacionadas con un catéter permanente, pueden causar EP.
- Las TVP pueden presentarse simultáneamente con tromboflebitis superficial.

Etiología

- Las tromboembolias venosas se originan en condiciones de **estasis sanguínea, hipercoagulabilidad** (cambios en los elementos solubles y formes de la sangre) o **disfunción/lesión endotelial** venosa.
- Los estados de hipercoagulabilidad pueden tener una etiología hereditaria o adquirida (v. «Factores de riesgo»).
- La **tromboflebitis superficial** se produce asociada a venas varicosas, traumatismo, infección y trastornos de hipercoagulabilidad.
- Otras causas de oclusión arterial pulmonar son: formación de trombos *in situ* (p. ej., drepanocitosis), embolia grasa de origen medular, embolia de líquido amniótico, sarcoma de la arteria pulmonar y mediastinitis fibrosante.

Factores de riesgo

■ Los factores de riesgo de TEV se pueden clasificar en hereditarios, adquiridos o desconocidos (idiopáticos).

■ Los **trastornos trombofílicos hereditarios** deben tenerse en cuenta ante un antecedente de TEV espontánea a una edad joven (< 50 años), TEV recurrente, TEV en familiares de primer grado, trombosis en localizaciones anatómicas poco habituales (abdominal) y pérdida fetal recurrente.

■ Los factores de riesgo hereditarios más frecuentes de TEV son mutaciones génicas **(factor V Leiden y gen de la protrombina G20210A)** y deficiencias de los anticoagulantes naturales **proteína C, proteína S** y **antitrombina.**

■ La **homocistinuria,** un trastorno autosómico recesivo inusual producido por déficit de cistationina-β-sintasa, genera concentraciones plasmáticas muy elevadas de homocisteína y causa episodios tromboembólicos arteriales y venosos desde la infancia. La elevación leve de la homocisteína puede deberse a una mutación en el gen de la metilenotetrahidrofolato-reductasa (**MTHFR**), pero no causa TEV *(Arch Intern Med 2007;167:497; Br J Haematol 2008;141:529).* Por tanto, la mutación de MTHFR no debe incluirse en las pruebas de trombofilia.

■ La TEV espontánea en localizaciones poco habituales, como un seno cavernoso, una vena mesentérica o la vena porta, puede ser la manifestación inicial de la hemoglobinuria paroxística nocturna **(HPN)** y de trastornos mieloproliferativos.

■ La **TEV espontánea (idiopática),** tiene un alto riesgo de recurrencia (8-10 % anual), independientemente de la presencia de una trombofilia hereditaria *(N Engl J Med 2001;344:1222).*

■ Los estados de **hipercoagulabilidad adquiridos** pueden ser secundarios a neoplasias malignas, inmovilización, infección, traumatismo, cirugía, enfermedades del colágeno vascular, síndrome nefrótico, TIH, CID, fármacos (p. ej., estrógenos) y embarazo.

■ Los **autoanticuerpos** adquiridos asociados a la TIH y al síndrome antifosfolipídico (SAF) pueden producir trombosis arterial o venosa.

■ El **SAF** es un trastorno de hipercoagulabilidad que requiere la presencia de al menos un criterio clínico **y** un criterio de laboratorio *(J Thromb Haemost 2006;4:295).*

• **Criterios clínicos de SAF:**
  • Trombosis arterial o venosa no provocada en cualquier tejido u órgano, *o*
  • Morbilidad gestacional (muerte fetal tardía sin causa aparente, parto prematuro complicado por eclampsia, preeclampsia o insuficiencia placentaria, o ≥ tres abortos espontáneos consecutivos no explicados con < 10 semanas de gestación o uno con ≥ 10 semanas).

• **Criterios de laboratorio de SAF:**
  Presencia de autoanticuerpos.
  • Anticoagulante lúpico (**AL**), anticuerpos anticardiolipina o anti-β$_2$-glucoproteína.
  • Confirmación de pruebas de autoanticuerpos positivas (debe efectuarse con un intervalo de separación de al menos 12 semanas).
  • Aproximadamente el 10 % de los pacientes con LES tienen AL; sin embargo, la mayoría de los pacientes con AL no tienen LES.

• El SAF puede presentar **otras características,** como trombocitopenia, cardiopatía valvular, livedo reticular, manifestaciones neurológicas y nefropatía.

Prevención

La identificación de pacientes con riesgo elevado y el inicio de medidas profilácticas debe seguir siendo la prioridad para abordar el problema de la TEV (v. capítulo 1, *Asistencia a los pacientes en medicina interna*).

DIAGNÓSTICO

Presentación clínica

■ **Los síntomas más frecuentes de TVP son: dolor, edema, enrojecimiento y calor en una extremidad afectada.** La evaluación previa de la probabilidad de TVP aporta información útil cuando se combina con los resultados de una ecografía por compresión o de un análisis de dímero D (o de ambos), para determinar si se debe descartar o aceptar el diagnóstico de TVP o si se deben realizar estudios de imagen adicionales *(Lancet 1997:350:1795)*.

■ La **tromboflebitis superficial** se manifiesta como una vena trombosada dolorosa, caliente, eritematosa y con frecuencia palpable. Una TVP acompañante puede provocar síntomas y signos adicionales.

■ La **EP** puede causar disnea, dolor torácico (pleurítico), hipoxemia, hemoptisis, roce pleural, insuficiencia cardíaca derecha de nueva aparición y taquicardia *(Ann Intern Med 1998;129:997)*. Los factores de riesgo clínicos validados de EP en pacientes ambulatorios que consultan en un servicio de urgencias son síntomas y signos de TVP, elevada sospecha clínica de EP, taquicardia, inmovilidad en las 4 semanas previas, antecedente de TEV, cáncer activo y hemoptisis *(Ann Intern Med 2001;135:98)*.

Diagnóstico diferencial

■ El **diagnóstico diferencial de TVP** incluye: celulitis, quiste de Baker, hematoma, insuficiencia venosa, síndrome posflebítico, linfedema, sarcoma, aneurisma arterial, miositis, rotura del gastrocnemio y absceso.

■ El **edema bilateral y simétrico en las extremidades inferiores** sugiere la presencia de insuficiencia cardíaca, renal o hepática como causa de los signos y síntomas.

■ El **diagnóstico diferencial de EP** comprende: aneurisma aórtico disecante, neumonía, bronquitis aguda, enfermedad pericárdica o pleural, insuficiencia cardíaca, costocondritis, fractura costal e isquemia miocárdica.

Pruebas diagnósticas

Estimación de probabilidad clínica

Las **normas para la decisión clínica** ayudan a descartar TEV cuando se usan junto con otras pruebas diagnósticas (como un dímero D normal).

■ Los factores de predicción clínicos incluyen: TEV previa, frecuencia cardíaca ≥ 100 lpm, cirugía reciente/inmovilización, hemoptisis, cáncer, signos de TVP (p. ej., edema unilateral) y un diagnóstico alternativo menos probable que la EP. En los pacientes con uno o menos de estos factores (es decir, una puntuación de Wells simplificada baja) es improbable que exista una EP. La combinación de una puntuación de Wells baja y un dímero D normal descarta una EP *(Ann Intern Med 2011;154:709)*.

■ Los factores de predicción clínicos de TVP de los criterios de Wells incluyen: frecuencia cardíaca ≥ 100 lpm, traumatismo/cirugía/inmovilización reciente de extremidades inferiores, paciente encamado, cáncer, dolor con la palpación de las venas proximales de la extremidad inferior, hinchazón de toda la extremidad inferior, asimetría significativa del tamaño de las pantorrillas, edema con fóvea, venas superficiales colaterales de la extremidad inferior dilatadas y diagnósticos alternativos menos probables que la TVP. En los pacientes en los que falte uno o más de estos factores de predicción (puntuación de Wells baja) es improbable que exista una TVP *(Lancet 1997;350:1795)*.

Pruebas de laboratorio

■ Los **dímeros D** y los productos de degradación de fibrina pueden aumentar durante la TEV, pero son inespecíficos.

• El estudio del dímero D en la TEV tiene un valor predictivo positivo (**VPP**) y una especificidad bajos; **en los pacientes con una prueba positiva es necesaria una evaluación adicional.**

• El VPN de un análisis cuantitativo sensible del dímero D es suficientemente elevado para excluir una **TVP** cuando la probabilidad clínica definida con métodos objetivos es baja y/o una prueba no invasiva es negativa *(Ann Intern Med 2004;140:589; JAMA 2006;295:199)*.

• En el contexto de una probabilidad previa clínica moderada a elevada (p. ej., pacientes con cáncer), un dímero D negativo no tiene suficiente VPN para descartar la presencia de TVP o EP *(Ann Intern Med 1999;131:417; Arch Intern Med 2001;161:567)*.

• En comparación con un umbral fijo de dímero D de 500 μg/l, el ajuste al alza del umbral (edad × 10 en pacientes de al menos 50 años de edad) aumentará el número de pacientes en quienes se puede descartar EP basándose en la combinación de la prueba de dímero D y la estimación de la probabilidad clínica objetiva *(JAMA 2014;311:1117).*

■ Los síntomas y signos del **SAF** deben conducir a una evaluación de laboratorio.
  • Las pruebas serológicas (p. ej., anticuerpos IgG e IgM contra la β_2-glucoproteína 1, y anticuerpos IgG e IgM anticardiolipina) o de coagulación (p. ej., AL) detectan SAF, y la realización de ambos mejora la sensibilidad.
  • Los AL pueden prolongar el TTPa o el TP/INR, pero no predisponen a la hemorragia.
■ Para detectar **HPN** en el contexto de trombosis venosas espontáneas en localizaciones poco habituales, se debe realizar citometría de flujo para detectar la pérdida de antígenos en eritrocitos o leucocitos.

Diagnóstico por la imagen

■ **Estudio específico de la TVP** *(Chest 2012;141:e351S)*
  Ante una presunta TVE aguda, el estudio diagnóstico inicial consiste en una **ecografía con compresión** (denominada exploración dúplex cuando se realiza mediante Doppler) de las venas *(Am J Respir Crit Care Med 1999;160:1043),* aunque algunas otras opciones diagnósticas incluyen la venografía con resonancia magnética, la venografía con **TC** y la venografía.
  • Además de su capacidad para detectar una TVP, las pruebas de imagen pueden detectar otros trastornos (v. «Diagnóstico diferencial»).
  • La ecografía con compresión tiene gran sensibilidad en los pacientes **sintomáticos,** pero escasa en los pacientes **asintomáticos**.
  • La ecografía con compresión es poco sensible para detectar TVP de la **pantorrilla** y puede no permitir observar partes de la vena femoral profunda, partes del sistema venoso de la extremidad superior y las venas pélvicas.
  • La ecografía con compresión puede no ser definitiva para distinguir entre una TVP aguda y **crónica**.
  • La **ecografía con compresión venosa de la extremidad inferior** puede ayudar a diagnosticar o descartar una TEV en un paciente con una presunta EP que tenga una gammagrafía de ventilación/perfusión (V/Q) no diagnóstica, una TC de tórax no diagnóstica o negativa con elevada sospecha de EP o contraindicaciones o dificultades para la realización de un estudio de imagen para detectar EP (v. la sección de pruebas específicas para la EP).
  • El **estudio seriado** puede mejorar el rendimiento diagnóstico. Si un paciente con sospecha clínica de TVP de las extremidades inferiores tiene un resultado negativo inicial de la prueba no invasiva y ninguna explicación alternativa satisfactoria, se puede retirar el tratamiento anticoagulante y repetir el estudio al menos una vez 3 a 14 días después.
  • **Se recomienda la ecografía para descartar TVP en un cuadro de trombosis venosa superficial** *(Ann Intern Med 2010;152:218).*
■ **Estudio específico de la EP**
  • **TC de tórax helicoidal (espiral) con contraste**
    • La TC de tórax con protocolo de EP precisa la administración i.v. de contraste yodado.
    • Las contraindicaciones a la TC helicoidal son la insuficiencia renal y la alergia al contraste.
    • Cuando se usa siguiendo protocolos estandarizados junto con una interpretación por un experto, la TC helicoidal tiene una buena precisión para la detección de EP grandes (proximales), pero menor sensibilidad para detectar embolias pequeñas (distales) *(N Engl J Med 2006;354:2317).*
    • La sensibilidad de la TC para detectar una EP mejora combinando los resultados de la angiografía pulmonar por TC con la gradación objetiva de la sospecha clínica.
    • **La presunción clínica discordante con los hallazgos de pruebas objetivas** (p. ej., sospecha elevada con TC negativa, o sospecha baja con TC positiva) **aconseja un estudio adicional.**
    • Las ventajas de la TC respecto a la gammagrafía de V/Q son: más resultados diagnósticos (positivos o negativos) con menos estudios indeterminados o inadecuados, y detección de diagnósticos alternativos como aneurisma aórtico disecante, neumonía y tumor maligno *(JAMA 2007;298:2743).*

- **Gammagrafía de V/Q**
  - La gammagrafía de V/Q precisa la administración de material radioactivo (tanto inhalado como i.v.).
  - Las gammagrafías de V/Q se pueden clasificar como normales, no diagnósticas (probabilidad muy baja, probabilidad baja, probabilidad intermedia) y de probabilidad elevada de EP.
  - La gammagrafía de V/Q sigue teniendo su máxima utilidad en pacientes con radiografía de tórax normal, porque las gammagrafías de V/Q no diagnósticas suelen producirse en pacientes con radiografía de tórax alterada.
  - El uso de la presunción clínica mejora la exactitud de la gammagrafía de V/Q. En pacientes con gammagrafía de V/Q normal o de probabilidad elevada y sospecha clínica previa concordante, la prueba tiene un valor predictivo positivo del 96 % *(JAMA 1990;263:2753)*.
- **Angiografía pulmonar**
  - La angiografía requiere la colocación de un catéter arterial pulmonar, la infusión de contraste i.v. y la exposición a la radiación.
  - Las contraindicaciones para la angiografía son la insuficiencia renal y la alergia al contraste.
  - La angiografía pulmonar ha sido sustituida en gran medida por pruebas menos invasivas (angiografía con TC).
- **El electrocardiograma, la determinación de las concentraciones de troponina y péptido natriurético cerebral (BNP), la gasometría arterial, la radiografía de tórax y la ecocardiografía** pueden contribuir a estimar la probabilidad clínica de EP, la reserva cardiopulmonar y el posible beneficio de la trombólisis (v. el tratamiento trombolítico en la sección de Medicamentos).
- En los pacientes con una primera TEV, no provocada, **los estudios no apoyan la realización de un cribado amplio para detectar una neoplasia oculta asociada** *(N Engl J Med 2015;373:697-704)*. Sin embargo, en estos pacientes hay que incluir una anamnesis y una exploración física exhaustivas, análisis de sangre sistemático, pruebas de cribado habituales según las pautas recomendadas por edad y sexo (p. ej., colonoscopia, mamografía, citología Papanicolaou, antígeno prostático específico) y pruebas de cribado oncológico específicas indicadas para las diferentes poblaciones (p. ej., TC de tórax para descartar cáncer de pulmón en fumadores de edad avanzada).

TRATAMIENTO

- ■ El **tratamiento de la TEV** se debe dirigir a prevenir la TEV recurrente, las consecuencias de la TEV (síndrome posflebítico [dolor, edema y ulceración], hipertensión arterial pulmonar y muerte) y las complicaciones del tratamiento (p. ej., hemorragia y TIH/TIHT).
- ■ Se deben realizar análisis de laboratorio habituales (hemograma completo, TP/INR y TTPa) y estimar el riesgo de hemorragia antes de iniciar los anticoagulantes.
- ■ Salvo que existan contraindicaciones, **el tratamiento inicial de la TEV debe incluir la anticoagulación parenteral,** con HNF i.v. o s.c., HBPM s.c., pentasacárido (fondaparinux) s.c. o un anticoagulante oral dirigido de inicio rápido (v. a continuación).

Medicamentos

- ■ **Anticoagulantes orales**
  - La **warfarina** es un **anticoagulante oral** que inhibe la reducción de la vitamina K a su forma activa y provoca depleción de los factores de la coagulación dependientes de la vitamina K (II, VII, LX y X) y de las proteínas C, S y Z.
  - El aumento inicial del INR refleja principalmente la depleción del factor VII relacionada con la warfarina; la depleción del factor II tarda varios días, gracias a su semivida relativamente prolongada.
  - Debido a la rápida depleción del anticoagulante proteína C y a la depleción más lenta de factor II, los pacientes podrían presentar un aumento de la hipercoagulabilidad en los primeros días de tratamiento con warfarina si ésta no se combina con un anticoagulante parenteral *(Thromb Haemost 1997;78:785)*.

- La **dosis inicial** habitual de warfarina depende de numerosos factores y oscila entre 2-4 mg en pacientes ancianos y de complexión pequeña a 10 mg en pacientes jóvenes y robustos *(www.warfarindosing.org)*. Los pacientes con polimorfismos de los genes del citocromo P450 2C9 o de la vitamina K epóxido reductasa *(VKORC1)* se pueden beneficiar de un inicio con una dosis menor de warfarina. Se utiliza el INR para ajustar la dosis.
- **El tratamiento de la TVP/EP con warfarina precisa el tratamiento superpuesto con un anticoagulante parenteral** (HNF, HBPM o pentasacárido) durante al menos 4-5 días y hasta alcanzar un INR de, al menos, 2.
  - Para la mayoría de las indicaciones, la warfarina tiene un **objetivo de INR** de 2,5 y un intervalo terapéutico de 2 a 3.
  - Los pacientes con **válvulas mitrales mecánicas** precisan un nivel mayor de anticoagulación (objetivo de intervalo de INR de 2,5-3,5) y se benefician de la administración simultánea de dosis bajas de AAS.
- **Hay que controlar el INR con frecuencia durante el primer mes de tratamiento con warfarina (p. ej., dos veces a la semana durante 1-2 semanas, y luego semanalmente durante 2 semanas y después con menos frecuencia).**
  - En los pacientes que reciban una dosis estable de warfarina se debe controlar el INR aproximadamente cada mes, aunque en los pacientes con INR lábil es conveniente realizar un control más frecuente (p. ej., semanal). Los ajustes típicos de la dosis tras las primeras semanas de tratamiento cambian la dosis semanalmente en un 10 % a un 25 %.
  - La adición o la interrupción de fármacos, especialmente la amiodarona, algunos antibióticos (p. ej., rifampicina, sulfametoxazol) o antimicóticos, debe llevar a una monitorización más frecuente del INR, y puede requerir ajustes de la dosis de > 25 %.
  - En casos adecuados, la monitorización domiciliaria puede mejorar el control del INR y la satisfacción del paciente *(N Engl J Med 2010;363:1608)*.
  - Los pacientes que cumplen las indicaciones y que tienen una labilidad del INR inaceptable probablemente se beneficien de la anticoagulación oral específica de acción directa con un fármaco distinto a la warfarina.
- **Anticoagulantes orales específicos de acción directa** (tabla 20-5): actualmente existen dos categorías, los **inhibidores directos de la trombina** (**DTI**, *direct thrombin inhibitor*; dabigatrán) e **inhibidores directos de Xa** (rivaroxabán apixabán y edoxabán).
  - En comparación con la warfarina, estos anticoagulantes orales muestran un inicio de acción más rápido, una semivida más corta, una ventana terapéutica más amplia y una farmacocinética más previsible. Estas características permiten el tratamiento oral único sin necesidad de superponer un fármaco parenteral (con la excepción del edoxabán para la TEV), ni ajustar la dosis en los pacientes con función renal normal ni realizar un control sistemático.
  - En comparación con la warfarina, los anticoagulantes orales específicos de acción directa tienen menos riesgo de hemorragia intracraneal *(J Thromb Haemost 2014;12:320)*.
  - Algunos puntos problemáticos son la ausencia de antídotos, el riesgo de trombosis por olvido de dosis y los efectos sobre el nivel del fármaco según la función renal.
  - En Estados Unidos, los inhibidores directos de Xa disponibles actualmente son: rivaroxabán, apixabán y edoxabán.

■ Anticoagulantes parenterales

- La heparina no fraccionada (**HNF**) inactiva directamente la trombina y el factor Xa a través de la antitrombina (AT).
- En dosis habituales, la HNF prolonga el tiempo de trombina (TT) y el TTPa, y tiene un efecto variable sobre el TP.
- Dado que los efectos anticoagulantes de la HNF se normalizan a las pocas horas de su interrupción y el **sulfato de protamina** la revierte aún más rápidamente, la HNF es el anticoagulante de elección en pacientes con un riesgo elevado de hemorragia.
- Por lo general, la alteración de la función renal no afecta a la posología de la HNF.
- Para la **profilaxis de la TVP**, la dosis habitual es de 5 000 unidades s.c. cada 8-12 h, y no es necesario monitorizar el TTPa.

- Para la **anticoagulación terapéutica,** la HNF suele administrarse por vía i.v. con un bolo (p. ej., 80 unidades/kg) seguido por una infusión continua (p. ej., 18 unidades/kg/h) con un ajuste de la dosis basado en protocolos estándar (nomograma de heparina), habitualmente hasta alcanzar un objetivo de TTPa entre 2 y 2,5 veces el valor normal (v. tabla 20-5).
- Las **HBPM** son sintetizadas mediante división química o enzimática de la HNF, e inactivan la trombina y el factor Xa de forma indirecta a través de la AT.
  - Puesto que la HBPM inactiva el factor Xa en mayor medida que a la trombina (IIa), la HBPM produce una prolongación mínima del TTPa.
  - No se necesita la monitorización del factor Xa, salvo en circunstancias especiales: disfunción renal, obesidad mórbida (extrema) o gestación. Para la anticoagulación terapéutica, la concentración máxima de factor Xa, medida 4 h después de una dosis s.c., debe ser de 0,6 a 1 UI/ml, para la administración cada 12 h, y 1-2 UI/ml, para la administración cada 24 h *(Blood 2002;99:3102)*.
  - Diferentes preparados de HBPM tienen diferentes recomendaciones posológicas (v. tabla 20-5).
  - Teniendo en cuenta la eliminación renal de las HBPM, generalmente están contraindicadas en pacientes con **CrCl** < 10 ml/min, y es preciso ajustar la dosis en pacientes con CrCl de 10-30 ml/min (p. ej., enoxaparina 1 mg/kg al día).
  - La **HBPM** es la primera opción en las mujeres **gestantes** (sin válvulas cardíacas artificiales) con trombosis. La warfarina es un fármaco teratógeno, al menos durante el primer trimestre.
- El **fondaparinux** es un pentasacárido sintético estructuralmente similar a la región de la molécula de heparina que se une a la antitrombina y actúa como inhibidor selectivo indirecto del factor Xa.
  - Puesto que el fondaparinux inhibe el factor Xa pero no la trombina, no prolonga de forma significativa el TTPa.
  - La dosis del fondaparinux se basa en el peso (v. tabla 20-5; *Ann Intern Med 2004;140:867).*
  - De forma similar a las HBPM, normalmente no se recomienda la monitorización del factor Xa.
  - No se recomienda el uso de fondaparinux en pacientes con CrCl < 30 ml/min.
- El **argatrobán** es un inhibidor directo de la trombina (IDT) sintético que se utiliza en el tratamiento de la **TIH.**
  - El argatrobán tiene una semivida < 1 h, y no se dispone de fármaco alguno para la reversión.
  - Se infunde por vía i.v. a una velocidad ≤ 2 (µg/kg)/min. Algunos pacientes determinados requieren una velocidad de infusión inicial menor: pacientes que se recuperan de cirugía cardíaca, pacientes con insuficiencia cardíaca, insuficiencia multiorgánica o anasarca *(Chest 2012;141:e495S).*
  - Es necesario monitorizar el TTPa 2 h después de comenzar la infusión, y se debe ajustar la velocidad de la infusión para conseguir un TTPa terapéutico (1,5-3 veces el TTPa inicial del paciente).
  - Debido a su eliminación hepática, **es importante ajustar la dosis** de argatrobán (p. ej., utilizar una velocidad de infusión i.v. de 0,5 a 1 (µg/kg)/min) **en pacientes con disfunción hepática.**
  - Se superpone el argatrobán con warfarina durante al menos 5 días, hasta que la warfarina logra un INR terapéutico. Durante la administración simultánea de warfarina, es preciso interrumpir el argatrobán cuando el INR sea > 4, y se debe volver a medir el INR en 4 a 6 h.
- La **bivalirudina** es un inhibidor directo de la trombina con una indicación para el tratamiento de la **TIH** en el contexto de una intervención coronaria percutánea en pacientes tratados con AAS.
  - La bivalirudina tiene una semivida de 25 min en pacientes con una función renal normal.
  - Debido a su eliminación renal, hay que ajustar la velocidad de infusión de la bivalirudina en pacientes con insuficiencia renal.

TABLA 20-5	Pauta posológica de anticoagulantes para el tratamiento de la tromboembolia venosa		
Anticoagulante	**Mecanismo de acción**	**Tratamiento inicial (dosis)**	**Dosis subsiguientes**	**Contraindicaciones[a]**
Warfarina	Antagonista de la vitamina K	2-10 mg: superponer durante 4-5 días con un anticoagulante de acción más rápida; objetivo de INR de 2-3 (v. *www.warfarindosing.org*)	Ajustadas por INR	Embarazo
Apixabán	Inhibidor directo de factor Xa	10 mg v.o. dos veces al día durante 7 días	5 mg v.o. dos veces al día	
Edoxabán	Inhibidor directo de factor Xa	Tratar inicialmente con anticoagulante parenteral durante 5-10 días	60 mg v.o. al día, o 30 mg v.o. al día (si CrCl 30-50 ml/min, peso corporal ≤60 kg o uso de inhibidor P-gp potente)	
Rivaroxabán	Inhibidor directo de factor Xa	15 mg v.o. dos veces al día durante 21 días	20 mg v.o. al día	CrCl <30 ml/min
Dabigatrán	Inhibidor directo de la trombina (FIIa)	Tratar inicialmente con anticoagulante parenteral durante 5-10 días	150 mg dos veces al día (CrCl > 30 ml/min)	CrCl < 15 ml/min
Dalteparina	Inhibición FXa > FIIa	200 UI/kg s.c. al día	Transición a fármaco oral o, en pacientes con cáncer, tras 30 días de tratamiento inicial, reducir la dosis a 150 UI/kg s.c. al día	TIH; hipersensibilidad a la carne de cerdo
Enoxaparina	Inhibición FXa > FIIa	1 mg/kg s.c. cada 12 h o 1,5 mg/kg s.c. cada 24 h; reducir la dosis si el CrCl es <30 ml/min	Transición a fármaco oral prolongado[b]	TIH; hipersensibilidad a la carne de cerdo
Fondaparinux	Se une a la antitrombina, inhibiendo principalmente FXa	Peso <50 kg: 5 mg s.c. al día Peso 50-100 kg: 7,5 mg s.c. al día Peso >100 kg: 10 mg s.c. al día	Transición a fármaco oral prolongado[b]	CrCl <30 ml/min
Tinzaparina	Inhibición FXa > FIIa	175 UI/kg s.c. al día	Transición a fármaco oral prolongado[b]	TIH
Heparina no fraccionada	Se une a la antitrombina	i.v. continua: objetivo de TTPa de 2-2,5 veces el valor normal	Transición a fármaco oral prolongado[b]	TIH; hipersensibilidad a la carne de cerdo

CrCl, aclaramiento de creatinina; FIIa, factor IIa; FXa, factor Xa; INR, índice internacional normalizado; P-gp, P-glucoproteína; TIH, trombocitopenia inducida por heparina; TTPa, tiempo de tromboplastina parcial activada.

[a]Los procedimientos invasivos (p. ej., anestesia neuroaxial), la hemorragia y la diátesis hemorrágica (p. ej., hepatopatía, trombocitopenia) son contraindicaciones para todos los anticoagulantes.

[b]Para el tratamiento de la tromboembolia venosa (TEV), el tratamiento superpuesto de warfarina y un fármaco parenteral debe durar al menos 5 días, hasta que el INR sea, al menos, de 2. La heparina de bajo peso molecular puede prescribirse como tratamiento prolongado para la TEV (p. ej., en casos de cáncer).

- Para tratar la TIH, la dosis de bivalirudina debe empezar a una velocidad de 0,15-0,20 mg/kg/h i.v. con ajuste de la dosis hasta un TTPa objetivo 1,5-2,5 veces el valor basal. No se recomienda administrar un bolo inicial *(Chest 2012;141:e495s; Pharmacotherapy 2008;28:1115)*. Las velocidades iniciales deben ser menores en pacientes con insuficiencia renal *(Ann Pharmacother 2011;45:1185)*.
- El control del TTPa durante el tratamiento con bivalirudina debe realizarse 2 h después de un cambio de dosis.
- La interpretación de los INR en pacientes tratados con warfarina debe tener en cuenta al aumento del TP/INR causado por la bivalirudina.

■ **Tratamiento trombolítico**
- El tratamiento trombolítico (p. ej., alteplasa o activador del plasminógeno tisular recombinante en infusión i.v. de 100 mg durante 2 h) está indicado en pacientes con **EP** e hipotensión sistémica que no tienen un riesgo elevado de hemorragia *(Chest 2012;141:e419S)*.
- El tratamiento trombolítico también debe considerarse en pacientes normotensos con EP asociada con disfunción del ventrículo derecho y troponina elevada *(Eur Heart J 2014;35:3033)*. A pesar de la prevención de la descompensación hemodinámica y un posible beneficio sobre la mortalidad, el uso de trombólisis en esta situación sigue siendo polémico, debido a un mayor riesgo de hemorragia grave *(N Engl J Med 2014;370:1402; JAMA 2014;311:2414)*.
- El tratamiento trombolítico se utiliza en determinados casos de TVP. La principal indicación es la TVP que produce congestión venosa que compromete la vascularización arterial de la extremidad inferior. El estudio clínico **CaVenT** demostró que la trombólisis en pacientes con TVP iliofemoral masiva reducía el síndrome postrombótico, pero aumentaba la hemorragia *(Lancet 2012;379:31)*.

■ **Duración de la anticoagulación para la TVP o la EP**
- Las decisiones sobre la **duración de la anticoagulación** se deben personalizar según el riesgo de TEV recurrente, el riesgo de hemorragia y las preferencias del paciente *(Chest 2012;141:e419S)*.
- Los pacientes con un **primer episodio de TEV debida a factores de riesgo reversibles** (p. ej., cirugía, traumatismo muy grave, tratamiento con estrógenos) tienen escaso riesgo de recurrencia (≤ 2 % al año), y se recomienda la anticoagulación durante 3 meses *(Blood 2014;123:1794;Chest 2012;141:e419S)*. Las TVP distales provocadas pueden tratarse con 6 semanas *(BMJ 2011;342:d3036)* a 3 meses de anticoagulación.
- Las directrices recomiendan un mínimo de 3 meses de tratamiento anticoagulante en pacientes con un **primer episodio de TEV** asociada a factores de riesgo menos claros y transitorios, como viaje prolongado, anticonceptivos orales/tratamiento hormonal sustitutivo o lesión leve *(Chest 2012;141:e419S)*.
- En una **EP sin desencadenantes,** muchos especialistas recomiendan anticoagulación durante > 3 meses en pacientes con riesgo de hemorragia escaso o moderado. Algunos recomiendan anticoagulación prolongada en hombres con riesgo de hemorragia escaso o moderado y EP no desencadenadas *(Ann Intern Med 2015;162:27)*.
- En los pacientes con **cáncer y TEV,** es necesario continuar la anticoagulación hasta la resolución del cáncer o hasta que aparezcan contraindicaciones. En pacientes con cáncer y TEV, la HBPM es el tratamiento de elección dado que es más eficaz que la warfarina *(Lancet Oncol 2008;9:577)*.
- En pacientes con una **primera TEV y un factor de riesgo de hipercoagulabilidad hereditario,** se debe considerar una duración de la anticoagulación mayor, dependiendo del tipo de trombofilia.
  - La heterocigosidad para el factor V Leiden y la heterocigosidad para la protrombina 20210A aumentan ligeramente la probabilidad de recurrencia (riesgo relativo de 1,6 y 1,4, respectivamente); no se recomienda la anticoagulación prolongada. La deficiencia de proteína S, proteína C o AT se asocia a un riesgo importante de recurrencia *(JAMA 2009:301:2472)*; se recomienda la anticoagulación prolongada.

- En los pacientes con una **primera TEV y SAF o dos factores de riesgo hereditarios,** se debe considerar el tratamiento indefinido.
- Los pacientes con **TEV idiopática recurrente** deben recibir anticoagulación de duración prolongada, salvo que aparezca una contraindicación, o si las preferencias del paciente o un riesgo elevado de hemorragia determinan lo contrario *(Chest 2012;141:e419S)*.
- Los pacientes con un antecedente de TEV, especialmente los que tienen factores de riesgo, posiblemente deban recibir anticoagulación profiláctica (p. ej., HBPM s.c. en dosis baja) durante **períodos de aumento del riesgo de TEV.**

Otros tratamientos no farmacológicos

■ La **elevación de las piernas** es útil para el tratamiento del edema asociado a la TVP.

■ Se favorece la **deambulación** en los pacientes con TVP, especialmente después de la disminución del dolor y el edema, si bien inicialmente conviene evitar la actividad intensa de las extremidades inferiores.

■ Las **medias de compresión gradual por debajo de la rodilla** pueden reducir la hinchazón tras la TVP, pero no evitan la recurrencia de ésta, y no existe acuerdo sobre la reducción del síndrome postrombótico *(Lancet 2013;383:880)*.

■ En pacientes con **deficiencia congénita de antitrombina (AT),** puede utilizarse la infusión de **concentrado de AT** por una trombosis aguda *(Br J Haematol 1982;50: 531)*.

■ Los **filtros de la vena cava inferior (VCI)** están indicados principalmente en situaciones de TVP aguda en las que haya **contraindicaciones absolutas a la anticoagulación** (p. ej., hemorragia activa). También pueden usarse cuando se produzca tromboembolia recurrente a pesar de la anticoagulación terapéutica.

- Los filtros de VCI profilácticos en pacientes con TVP/EP aguda reducen el riesgo de EP recurrente; sin embargo, no disminuyen la mortalidad global y aumentan la tasa de recurrencia de la TVP *(Circulation 2005;112:416)*.
- Hay varios tipos de **filtros de VCI temporales/extraíbles,** que proporcionan una barrera física contra los émbolos procedentes de las extremidades inferiores. Para reducir los riesgos de estos filtros, deben retirarse cuando ya no estén indicados. Sin embargo, si un filtro de VCI colocado por una TEV no se retira una vez que la contraindicación de hemorragia se ha resuelto, las directrices actuales recomiendan un ciclo de anticoagulación completo *(Chest 2012;141:e419S)*.

■ La **embolectomía con catéter, combinada con frecuencia con tratamiento trombolítico local,** puede tratar la EP de gran tamaño, proximal y aguda, y la TVP. Este método se considera fundamentalmente para pacientes con EP e hipotensión que no han respondido al tratamiento trombolítico sistémico o que presentan contraindicaciones para aplicar éste *(Chest 2012;141:e419S)*.

Tratamiento quirúrgico

Se debe considerar la **embolectomía quirúrgica** en pacientes con EP masiva potencialmente mortal que tengan contraindicaciones para el tratamiento trombolítico o que no hayan respondido a éste *(Chest 2012;141:e419S)*. Los factores predictivos de EP masiva de riesgo mortal son: elevación del BNP plasmático, taquicardia, hipotensión, sobrecarga ventricular derecha en el ecocardiograma y dilatación ventricular derecha en la TC de tórax *(Circulation 2004;110:3276)*.

CONSIDERACIONES ESPECIALES

Anticoagulación de transición

■ El **manejo perioperatorio de la anticoagulación** requiere una coordinación intensa con el servicio quirúrgico (v. «Medicina perioperatoria» en el capítulo 1) para abordar el momento adecuado de las intervenciones y los cambios terapéuticos, con el fin de prevenir la tromboembolia y evitar la hemorragia.

■ Las **técnicas invasivas** suelen requerir la interrupción de la anticoagulación.

- Para conseguir un INR preoperatorio ≤ 1,4 en los pacientes tratados con warfarina, se debe interrumpir ésta 4 a 5 días antes de un procedimiento invasivo.

- Si un INR de aproximadamente 1,7 es aceptable para la intervención, puede reducirse a la mitad la dosis de warfarina durante 4 días en el preoperatorio *(Clin Lab Haematol 2003;25:127)*.
- En situaciones en las que el médico quiera minimizar el tiempo en que el paciente no recibe anticoagulación terapéutica, es importante iniciar anticoagulación parenteral cuando el INR se vuelva subterapéutico (aproximadamente 3 días después de la última dosis de warfarina), aunque se debe interrumpir 6-48 h antes de la intervención (dependiendo de la semivida del fármaco parenteral).
- En algunos casos, la HNF intravenosa es el tratamiento de transición preferido (p. ej., mujeres gestantes con una válvula cardíaca mecánica).
- Después del procedimiento, debe reiniciarse la administración de warfarina y/o la anticoagulación parenteral tan pronto como la hemostasia y el riesgo de hemorragia alcancen un nivel aceptable, habitualmente en las primeras 24 h *(J Thromb Haemost 2014;12:1254)*.
- Se precisan más estudios para estimar los riesgos y los beneficios de la anticoagulación en la **EP subsegmentaria aislada.**
- La **TVP aguda de las extremidades superiores** *(N Engl J Med 2011;364:861)* que afecta a venas axilares o más proximales debe tratarse con anticoagulación de duración habitual (p. ej., 3 meses). Si la TVP se asocia a un catéter venoso central funcionante, no es necesario retirar éste, pero la anticoagulación debe continuar durante el tiempo que permanezca colocado el catéter *(Chest 2012;141;e419S)*.
- En la **TVP aguda aislada de venas de la pantorrilla** sin síntomas graves ni factores de riesgo de extensión, puede realizarse un seguimiento con pruebas de imagen seriadas durante 1-2 semanas en lugar de administrar anticoagulación. La extensión del coágulo obligará a la anticoagulación en dosis completas. Como alternativa, en pacientes de bajo riesgo se tratará con 6-12 semanas de anticoagulación.
- **Tromboflebitis superficial**
  - La **tromboflebitis superficial pequeña (< 5 cm de longitud)** asociada al tratamiento en infusión i.v. no precisa anticoagulación; el tratamiento consiste en AINE orales y compresas templadas.
  - El tratamiento de la **tromboflebitis superficial extensa (p. ej., > 5 cm de longitud)** con un ciclo corto de dosis profilácticas de fondaparinux (2,5 mg s.c. al día durante 6 semanas) *(N Engl J Med 2010;363:1222)* o HBPM (p. ej., enoxaparina, 40 mg s.c. al día durante 10 días) *(Arch Intern Med 2003;163:1657)* disminuye la incidencia de recidiva de tromboflebitis superficial, la extensión de ésta y la TEV *(Chest 2012;141:E419s)*, pero aumenta el riesgo de hemorragia.
  - La **tromboflebitis superficial recurrente** se puede tratar con anticoagulación o denudación de la vena *(Br J Haematol 1982;50:531)*.
- Se produce **EP crónica** en el 2 % al 4 % de los pacientes con EP *(N Engl J Med 2011;364:351)*, y los pacientes con esta afección deben ser evaluados por una posible hipertensión pulmonar tromboembólica crónica (HPTC). En los casos con HPTC, la anticoagulación debe ser prolongada, se debe considerar la colocación de un filtro de VCI, se debe plantear el tratamiento con riociguat *(N Engl J Med 2013;369:330)* y un equipo de profesionales expertos debe efectuar una valoración para una posible tromboendarterectomía pulmonar.

COMPLICACIONES

- La **hemorragia** es la principal complicación de la anticoagulación.
  - Hasta el 2 % de los pacientes que reciben tratamiento anticoagulante a corto plazo por TEV tienen una hemorragia grave.
  - En los pacientes que reciben tratamiento crónico con warfarina oral, la incidencia anual de hemorragia grave es de aproximadamente 1-3 %.
  - El uso simultáneo de **antiagregantes plaquetarios** aumenta el riesgo de hemorragia.
  - La hemorragia grave en un paciente con una TEV aguda obliga a la interrupción de la anticoagulación y al planteamiento de la colocación de un filtro de VCI. Se debe reiniciar la anticoagulación tras la resolución de los problemas hemorrágicos, y en ese momento se puede retirar el filtro de VCI.

■ **Elevación del INR** durante el tratamiento con warfarina:
- Las elevaciones leves y asintomáticas del INR < 5 deben tratarse suspendiendo o reduciendo la dosis de warfarina hasta que el INR vuelva al intervalo adecuado, y después es necesario reiniciar la warfarina en una dosis menor.
- La elevación moderada (INR ≥ 5 pero < 9) del INR en pacientes asintomáticos se debe tratar suspendiendo una o más dosis de warfarina. El tratamiento con vitamina K_1 oral, 1-5 mg, no reduce el riesgo de hemorragia en esta situación en comparación con la interrupción de la administración de warfarina sola y no se recomienda de forma sistemática *(Ann Intern Med 2009;150:293)*.
- La elevación grave del INR (INR ≥ 9) se debe tratar con vitamina K (p. ej., vitamina K_1 oral, 2-10 mg) *(Thromb Res 2004;113:205)*, salvo que la elevación del INR pueda ser falsa.

■ **Hemorragia con warfarina**
- La **vitamina K** se debe administrar por v.o. o i.v. Su absorción es variable cuando se administra por vía s.c., especialmente en pacientes con edemas. La administración de vitamina K i.v. conlleva el riesgo de aparición de reacciones anafilácticas. Si el tratamiento de reposición es adecuado, el INR debe empezar a normalizarse en 12 h y estar totalmente normalizado en 24-48 h *(Ann Intern Med 2002;137:251)*. La hemorragia grave se debe tratar con vitamina K (10 mg) en infusión i.v. lenta y CCP de cuatro factores. Cuando no se dispone de este último, puede usarse CCP de tres factores y/o PFC (dos o tres unidades). Debido a la prolongada semivida de la warfarina (aproximadamente 36 h), hay que repetir la administración de vitamina K cada 8-12 h para evitar el rebote del INR.
- Aunque es costoso y potencialmente trombógeno *(N Engl J Med 2010;363:1791)*, el **rFVIIa** puede detener una hemorragia potencialmente mortal *(Br J Haematol 2002;116:178)*.

■ **Hemorragia en pacientes que reciben HNF, HBPM y pentasacárido**
- La interrupción de la administración suele restablecer suficientemente la hemostasia normal.
- En la hemorragia moderada o grave, el PFC puede reducir la hemorragia.
- En los pacientes tratados con **HNF** y que presentan una hemorragia grave, es posible revertir completamente la heparina mediante la infusión de **sulfato de protamina** en situaciones en las que los posibles efectos beneficiosos superen a los riesgos (p. ej., hemorragia intracraneal, hematoma epidural, hemorragia retiniana).
- Aproximadamente 1 mg de sulfato de protamina i.v. neutraliza 100 unidades de heparina, hasta una dosis máxima de 250 mg. Puede administrarse como una dosis de carga de 25-50 mg en infusión i.v. lenta en 10 min, y el resto de la dosis en 12 h.
- La concentración sérica de heparina disminuye rápidamente ya que tiene una semivida corta después de su administración i.v., y la cantidad de protamina necesaria se reduce a lo largo del tiempo.
- En la hemorragia grave asociada a **HBPM**, el sulfato de protamina neutraliza sólo aproximadamente el 60 % de la HBPM *(Reg Anesth Pain Med 2003;28:172)*. La protamina no revierte el efecto del **pentasacárido** (p. ej., **fondaparinux**).
- En pacientes con hemorragia muy grave y tratados con fondaparinux, se puede utilizar factor VIIa concentrado.

■ **Hemorragia con anticoagulantes orales específicos directos**
- Actualmente no se dispone de antídotos aprobados por la FDA. El PFC rara vez muestra una eficacia adecuada sobre la hemorragia asociada a anticoagulantes orales directos.
- **Hemorragia con apixabán, edoxabán o rivaroxabán:** el CCP de cuatro factores puede revertir la acción de los inhibidores directos de factor Xa, aunque los datos se limitan a estudios en animales o informes de casos *(Circulation 2011;124(14):1573)*. El aPCC (PCC activado) o el concentrado de factor VII pueden reducir la hemorragia. El grado elevado de fijación de albúmina en el plasma no permite que la diálisis reduzca de forma significativa la concentración del fármaco.
- **Hemorragia con dabigatrán:** ni el concentrado de factor VII ni los CCP revierten de forma adecuada la acción del dabigatrán *(Circulation 2011;124(14):1573)*, aunque se han usado en el contexto clínico. Dado que la mayor parte de este fármaco permanece sin unirse a las proteínas plasmáticas, la **hemodiálisis** disminuirá su concentración y reducirá

el tiempo de coagulación de la trombina. En un estudio de cohortes prospectivo, se observó que el idarucizumab (5 g i.v.), un anticuerpo monoclonal que se une al dabigatrán libre y fijado a trombina y neutraliza su actividad, revirtió completamente el efecto antiacoagulante del dabigatrán en unos minutos *(N Engl J Med 2015;373:511)*. El uso del idarucizumab no está actualmente aprobado por la FDA.

■ La **hemorragia digestiva o genitourinaria oculta** es una contraindicación relativa, y no absoluta, a la anticoagulación, aunque su presencia antes de la anticoagulación o durante ésta justifica un estudio para determinar la enfermedad subyacente.

■ Durante el inicio del tratamiento con warfarina, se puede producir **necrosis cutánea inducida por warfarina,** asociada a la depleción rápida de proteína C.

  • La necrosis suele producirse con mayor frecuencia en áreas con un elevado porcentaje de tejido adiposo, como el tejido mamario, y puede ser potencialmente mortal.

  • La anticoagulación terapéutica con un anticoagulante de acción inmediata (p. ej., HNF, HBPM) y/o la evitación de las «dosis de carga» de warfarina previenen la necrosis cutánea inducida por warfarina.

■ La **warfarina está totalmente contraindicada en las primeras fases de la gestación** (primer trimestre) por el **riesgo de teratogenia,** y con frecuencia se evita durante **toda la gestación** debido al **riesgo de hemorragia fetal,** aunque es segura en hijos de madres que amamantan.

■ Puede producirse **osteoporosis** con el uso crónico de heparina o warfarina *(Arch Intern Med 2006;166:241)*.

OBSERVACIÓN/SEGUIMIENTO

■ Ante un cuadro clínico sospechoso, el **estudio para detectar factores de riesgo intrínsecos de hipercoagulabilidad** debe esperar a que el paciente se encuentre con una salud estable y sin tratamiento anticoagulante durante al menos 2 semanas (p. ej., al final de un ciclo habitual de tratamiento) **para evitar resultados falsamente positivos** en los estudios no genéticos.

  • Sin embargo, aunque no sean habituales, si existen motivos para realizar un cribado para detectar factores de riesgo de hipercoagulabilidad en torno al momento del diagnóstico, se debe obtener sangre para determinar **factor V Leiden y mutaciones del gen de la protrombina, y AL.**

  • Si se realiza, la sangre para el análisis de **proteína C, proteína S y antitrombina** debe obtenerse antes de iniciar la anticoagulación, pero debe evitarse su realización si existe trombosis aguda. Efectivamente, si las pruebas se realizan en un momento próximo a la TEV aguda, la normalidad de la proteína C, la proteína S y la antitrombina descarta la presencia de deficiencias congénitas; pero si los resultados son anormalmente bajos, hay que repetir el estudio (o mediante un cribado de los familiares de primer grado), para descartar una deficiencia transitoria relacionada con la trombosis aguda.

■ Aunque el **estudio para detectar EP en pacientes con TVP y el estudio para detectar TVP en pacientes con EP** proporcionarán muchos resultados positivos, sus resultados casi nunca afectan al tratamiento.

■ El **tratamiento ambulatorio** es adecuado en la mayoría de las TVP y en determinados casos (bajo riesgo) de EP *(Lancet 2011;378:41)*.

■ Siguen siendo polémicas las decisiones en cuanto a la **prolongación de la duración de la anticoagulación** en pacientes con trombosis residual en la ecografía con compresión al final de la anticoagulación de duración estándar por una TVP proximal *(Ann Intern Med 2009;150:577)* o en aquellos pacientes con dímero D positivo semanas después de completar la duración habitual del tratamiento por TEV *(N Engl J Med 2006;355:1780)*. La anticoagulación de duración prolongada reduce la incidencia de recidiva de la TEV, pero aumenta la incidencia de hemorragia.

■ Tras completar la anticoagulación por una TEV sin un factor desencadenante, las **dosis bajas de AAS** reducen el riesgo de trombosis arterial y venosa *(N Engl J Med 2012;366:1959; N Engl J Med 2012;367:1979)*.

Trastornos hematológicos y tratamiento transfusional

Amy Zhou, Tom Regenboen, Ronald Jackups
y Morey Blinder

ANEMIA

Introducción a la anemia

PRINCIPIOS GENERALES

Definición

La anemia se define como una disminución de la masa de eritrocitos circulantes; los criterios habituales en los adultos son una hemoglobina (Hb) < 12 g/dl o un hematocrito (Hto) < 36 % en las mujeres, y una Hb < 13 g/dl o un Hto < 39 % en los hombres.

Clasificación

La anemia puede clasificarse en tres grupos etiológicos: **por pérdida de sangre (aguda o crónica), por disminución de la producción de eritrocitos y por aumento de la destrucción de éstos (hemólisis).**

DIAGNÓSTICO

La anemia está causada siempre por un trastorno subyacente, por lo que se requiere una evaluación detallada y rigurosa para determinar la etiología en cada caso.

Presentación clínica

A partir de la anamnesis, con frecuencia es posible determinar la evolución temporal (aguda, subaguda o crónica), la gravedad y la etiología subyacente.

■ Anemia aguda: los pacientes con anemia de inicio súbito toleran mal la disminución de la masa eritrocitaria. Pueden presentar síntomas de astenia, malestar, sensación de mareo, síncope o angina de pecho.

■ Anemia crónica: al contrario que en la anemia aguda, los pacientes con anemia crónica estable se encuentran en ocasiones asintomáticos o los síntomas que presentan son mínimos. Sin embargo, los pacientes suelen mostrar síntomas cuando la Hb < 7 g/dl.

■ Los datos siguientes de la anamnesis ayudarán en la evaluación y el tratamiento de la anemia:

- Hemorragia digestiva.
- Antecedentes menstruales y obstétricos.
- Comorbilidades asociadas a la anemia, como resección gastrointestinal o malabsorción, nefropatía, enfermedad reumatológica u otras afecciones inflamatorias crónicas.
- Comorbilidades que pueden agravarse por la anemia, como la enfermedad cardiovascular.
- Antecedentes familiares de anemia.
- Medicamentos de prescripción médica o de libre dispensación (venta sin receta) incluyendo suplementos herbarios, consumo de alcohol, dieta, origen étnico y creencias religiosas respecto a las transfusiones sanguíneas.
- Síntomas que sugieren otras citopenias, como equimosis (trombocitopenia) o infecciones (neutropenia).

Exploración física

Los signos y síntomas habituales de anemia son: palidez, taquicardia, hipotensión, sensación de mareo, desmayo, acúfenos (*tinnitus*), cefalea, escasa concentración, astenia y debilidad. La glo-

La glositis atrófica, la queilitis angular (boqueras o perleche), la coiloniquia (uñas en cuchara o excavadas) y las uñas frágiles se observan con más frecuencia en la anemia grave prolongada. Los pacientes también pueden presentar reducción de la tolerancia al esfuerzo, disnea de esfuerzo e insuficiencia cardíaca. En los casos más graves, se puede observar insuficiencia cardíaca de gasto elevado y shock.

Pruebas diagnósticas

Pruebas de laboratorio

■ El hemograma completo (HC) y el recuento de reticulocitos orientarán hacia las siguientes pruebas de laboratorio, ya que proporcionan una clasificación morfológica y una estimación de la producción de hematíes.

■ La concentración de Hb es una medida de su concentración en la sangre y se expresa en g/dl, mientras que el hematocrito (Hto) indica el porcentaje de hematíes en la sangre. La Hb y el Hto son indicadores poco fiables de la masa eritrocitaria cuando se producen cambios rápidos del volumen intravascular (p. ej., una hemorragia aguda).

■ Los índices eritrocitarios más útiles son:
• Volumen corpuscular medio (VCM): volumen medio de los hematíes. Intervalo normal: 80-100 fl.
   • **Microcítico: VCM < 80 fl.**
   • **Normocítico: VCM entre 80 fl y 100 fl.**
   • **Macrocítico: VCM > 100 fl.**
• Amplitud de la distribución eritrocitaria (ADE): es un reflejo de la variabilidad del tamaño de los eritrocitos y es proporcional a la desviación típica del VCM. **La elevación de la ADE indica un aumento de la variabilidad del tamaño de los eritrocitos.**
• Hemoglobina corpuscular media (HCM): describe la concentración de Hb en cada eritrocito, y una concentración elevada con frecuencia es indicativa de esferocitosis o hemoglobinopatía.

■ El **recuento de reticulocitos relativo** mide el porcentaje de eritrocitos inmaduros en la sangre y refleja la producción de eritrocitos en la médula ósea (MO).
• Un eritrocito normal tiene una vida media de aproximadamente 120 días, y los reticulocitos circulan durante alrededor de 1 día; por tanto, el recuento normal de reticulocitos es del 1 % al 2 %.
• Cuando existe anemia por hemorragia, la MO debe aumentar la producción de eritrocitos en proporción a la pérdida de éstos, por lo que un recuento de reticulocitos del 1 % en una situación de anemia es inadecuado.
• **El índice de reticulocitos** (IR) determina la capacidad de respuesta de la MO a la anemia, y se calcula como % reticulocitos/corrección de la maduración × Hto real/Hto normal (habitualmente, 45). El factor de corrección de la maduración es de 1 para un Hto > 30 %, de 1,5 para un Hto de 24-30 %, de 2 para un Hto de 20-24 % y de 2,5 si el Hto es < 20 %.
• **Un IR < 2 con anemia indica una disminución de la producción de eritrocitos (anemia arregenerativa). Un IR > 2 con anemia puede indicar hemólisis o hemorragia,** lo que provoca un aumento de la producción compensadora de reticulocitos (anemia regenerativa).

■ El **frotis de sangre periférica** es un elemento necesario para evaluar las características morfológicas de los eritrocitos, incluyendo la forma, el tamaño, la presencia de inclusiones y la orientación de las células entre sí. Los eritrocitos pueden presentar muchas formas anómalas, como acantocitos, esquistocitos, esferocitos o células en lágrima (dacriocitos), y con orientación anómala, como formación de pilas de monedas. Cada uno de estos aspectos se asocia a varias enfermedades específicas.

Técnicas diagnósticas

Puede estar indicado realizar una **biopsia de MO** en casos de anemia normocítica con reticulocitos bajos sin una causa identificable, o con anemia asociada a otras citopenias. La biopsia puede confirmar un proceso mieloptísico (presencia de eritrocitos en lágrima o fragmentados, eritrocitos nucleados o leucocitos inmaduros en el frotis de sangre periférica) en el contexto de una pancitopenia.

ANEMIAS ASOCIADAS A DISMINUCIÓN DE LA PRODUCCIÓN DE ERITROCITOS

Anemia ferropénica

PRINCIPIOS GENERALES

- La **deficiencia de hierro (ferropenia)** es la causa más frecuente de anemia en el contexto ambulatorio, y suele ser microcítica.
- Las causas más habituales de deficiencia de hierro son la hemorragia (menstruación hemorragia digestiva), la disminución de la absorción (p. ej., aclorhidria, celiaquía, cirugía bariátrica, infección por *Helicobacter pylori*) y el aumento de las necesidades (p. ej., embarazo).
- Es importante determinar la causa de la ferropenia, y si no existe hemorragia menstrual, deberá realizarse un estudio del tubo digestivo para identificar el origen y descartar una neoplasia maligna oculta.

DIAGNÓSTICO

Presentación clínica

- Los pacientes suelen consultar por astenia o malestar que empeora con la actividad, así como por pica (consumo de sustancias como hielo, almidón o arcilla). La ferropenia también se asocia al síndrome de piernas inquietas.
- La palidez es un hallazgo habitual en los pacientes con anemia. La esplenomegalia, la coiloniquia («uñas en cuchara») y la glositis (síndrome de Plummer-Vinson) son hallazgos poco frecuentes.

Pruebas diagnósticas

El frotis de sangre periférica puede mostrar hipocromía (aumento de la palidez central de los hematíes), microcitosis y eritrocitos con forma de lápiz.

Pruebas de laboratorio

- La **ferritina** es la principal forma de almacenamiento del hierro en el hígado y la médula ósea, y es el mejor marcador indirecto de los depósitos de hierro.
  - Una concentración de ferritina < 10 ng/ml en las mujeres o < 20 ng/ml en los hombres es un indicador específico de depósitos de hierro bajos.
  - La ferritina es un reactante de fase aguda, por lo que se pueden observar concentraciones normales en estados inflamatorios a pesar de que los depósitos de hierro sean bajos. **Una concentración sérica de ferritina > 200 ng/ml suele descartar una deficiencia de hierro;** sin embargo, en pacientes en diálisis renal se puede apreciar deficiencia funcional de hierro con una ferritina de hasta 500 ng/ml.
- A menudo se emplean el **hierro, la capacidad total de fijación de hierro (TIBC, *total iron binding capacity*) y la saturación de transferrina** en combinación con la ferritina para diagnosticar una anemia ferropénica. La concentración de hierro sérico únicamente no suele ser fiable, dada su gran fluctuación según la dieta del paciente.
- **Con frecuencia, en la anemia ferropénica el recuento de reticulocitos es normal o está disminuido.**

Técnicas diagnósticas

Una **biopsia de MO** que muestra ausencia de tinción para hierro es la prueba definitiva para diagnosticar una anemia ferropénica y es útil cuando los análisis séricos no confirman claramente el diagnóstico.

TRATAMIENTO

- **Tratamiento con hierro oral.** Se administra en pacientes estables con síntomas leves. Se dispone de diversos preparados (tabla 21-1).

TABLA 21-1	Preparados de hierro oral	
Preparados	**Dosis**	**Hierro elemental (mg)**
Sulfato ferroso	325 mg tres veces al día	65
Gluconato ferroso	300 mg tres veces al día	36
Fumarato ferroso	100 mg tres veces al día	33
Complejo de hierro-polisacáridos	150 mg dos veces al día	150
Hierro carbonilo	50 mg dos-tres veces al día	50

- El hierro se absorbe mejor con el estómago vacío, y cada día se pueden absorber entre 3 mg y 10 mg de hierro elemental.
- La ingestión oral de hierro puede inducir diversos efectos adversos digestivos, como molestia epigástrica, meteorismo y estreñimiento, y en consecuencia el frecuente incumplimiento del tratamiento. Es posible reducir estos efectos adversos administrando inicialmente el fármaco con las comidas o una vez al día y aumentando la dosis según la tolerancia. El tratamiento simultáneo con un ablandador de las heces también puede aliviar estos síntomas.
- El sulfato ferroso es la formulación que se prescribe con mayor frecuencia. Si los efectos secundarios son excesivos, se considerará el uso de una dosis menor o una formulación alternativa, como el gluconato ferroso o el fumarato ferroso, que contienen cantidades inferiores de hierro elemental y pueden tolerarse mejor.
- La administración de vitamina C con el hierro mejora la absorción de éste, al mantener el hierro en su estado reducido. Algunos fármacos (p. ej., bloqueantes H_2, inhibidores de la bomba de protones) y alimentos (p. ej., café, té, bebidas carbonatadas [gaseosas] que contienen fosfato) pueden disminuir la absorción del hierro, y los pacientes deben conocer estos efectos cuando se les prescriben preparados de hierro oral.
- El déficit total de hierro puede calcularse usando la concentración basal de Hb y el peso corporal del paciente (*http://www.globalrph.com/irondeficit.htm*).
- En general, en los pacientes que responden al tratamiento con hierro oral debe observarse un aumento del recuento de reticulocitos tras una semana de tratamiento, seguido por un aumento de la Hb en 2-4 semanas. El tratamiento debe prolongarse hasta que desaparezca el déficit de hierro total.

■ **Tratamiento con hierro parenteral** (tabla 21-2). Existen varias formulaciones de hierro i.v., y las indicaciones para elegir el tratamiento parenteral en lugar del tratamiento con hierro oral son:
- Absorción insuficiente (p. ej., enfermedad inflamatoria intestinal, malabsorción).
- Necesidades muy elevadas de hierro que no se pueden satisfacer con suplementos orales (p. ej., hemorragia continua).
- Intolerancia a los preparados orales.
- Ferropenia relativa en la nefropatía crónica.

Consideraciones específicas
■ **No debe administrarse** infusión i.v. de hierro a pacientes con infección activa (fiebre), por un posible aumento de reacciones adversas.
■ **El hierro-dextrano puede ser la forma más barata, y permite reponer una dosis elevada en una única dosis;** sin embargo, la infusión se puede complicar por efectos adversos graves, como la **anafilaxia.**
- Es preciso administrar una **dosis de prueba** i.v. de 0,5 ml en 5-10 min, 30 a 60 min antes de administrar la dosis completa. Durante la infusión, se debe tener a mano en todo momento (para disposición inmediata) metilprednisolona, difenhidramina y epinefrina al 1:1 000 en ampollas de 1 mg (para administración subcutánea).

TABLA 21-2	Preparados de hierro intravenoso	
Preparado	**Embolada i.v.**	**Precaución**
Hierro-dextrano	Puede diluirse toda la dosis e infundirse en un punto; pueden administrarse 1 000 mg en 1 h	Debe administrarse una dosis de prueba de 0,5 ml, y observar al paciente durante al menos 1 h antes de la dosis completa
Hierro-sacarosa	Administrado sin diluir como inyección i.v. lenta o infusión en solución diluida: Inyección: 100 mg en 2-5 min 200 mg en 2-5 min Infusión: 100 mg/100 ml en 15 min 300 mg/250 ml en 1,5 h 400 mg/250 ml en 2,5 h >500 mg/250 ml en 3,5 h	
Gluconato férrico	Inyección: 125 mg/100 ml en 10 min Infusión: 125 mg en 1 h	
Ferumoxitol	510 mg en 20 min; se administran como 2 dosis separadas 7 días entre sí	Observar al paciente durante al menos 30 min tras la administración. Se han registrado reacciones de hipersensibilidad graves con la inyección i.v. rápida (<1 min)
Carboximaltosa férrica	750 mg en 15-30 min; se administran en 2 dosis separadas 7 días	

- Se puede administrar una dosis de 1 000 mg durante 1 h *(Am J Hematol 2011;86(10):860).*
- Se pueden apreciar reacciones diferidas al hierro i.v., como artralgias, mialgias, fiebre, prurito y linfadenopatías en los primeros 3 días de tratamiento, que suelen resolverse espontáneamente o con antiinflamatorios no esteroideos (AINE).
- Los **preparados de hierro de segunda generación** son el **gluconato férrico** y el **hierro-sacarosa,** que pueden administrarse con una velocidad de infusión mayor que el hierro-dextrano. La anafilaxia es inusual, y no suele ser necesaria una dosis de prueba; sin embargo, no puede usarse una sola infusión para reponer el déficit total de hierro. Dosis superiores de hierro-sacarosa (>400 mg/250 ml) se asocian a una mayor incidencia de efectos adversos.
- Los preparados de hierro de tercera generación son el **ferumoxitol** y la **carboximaltosa férrica**, que permiten la administración de una dosis elevada con una infusión rápida. Una complicación poco habitual es la hipotensión grave, que puede estar relacionada con la rapidez de la inyección. Hay que señalar que el ferumoxitol también está disponible como un medio de contraste para RM, por lo que, si se programa una RM, hay que advertir al servicio de radiología en caso de que el paciente haya sido tratado con ferumoxitol en los 3 meses anteriores a la prueba.

Talasemia

PRINCIPIOS GENERALES

Definición

Los **síndromes talasémicos** son trastornos hereditarios que se caracterizan por una reducción de la síntesis de Hb asociada a mutaciones del gen la cadena α o β de la molécula (tabla 21-3).

Etiología

■ La β-**talasemia** genera un disminución de la producción de la globina β, con el consiguiente exceso de globina α, formándose tetrámeros insolubles de globina α, lo que provoca una eritropoyesis ineficaz.
  • Se produce β-**talasemia menor (rasgo talasémico)** con una alteración génica con producción insuficiente de la cadena β. Los pacientes se encuentran asintomáticos y presentan eritrocitos microcíticos e hipocrómicos y concentraciones de Hb > 10 g/dl.
  • Se produce β-**talasemia intermedia** por disfunción de ambos genes de la globina β, por lo que la anemia es más grave (Hb de 7-10 g/dl).
  • La β-**talasemia mayor** (anemia de Cooley) está causada por alteraciones graves de ambos genes que producen ausencia de globina β, y precisa tratamiento transfusional de por vida.
■ La α-**talasemia** se produce por la deleción de uno o más de los cuatro genes de la globina α, lo que da lugar a un exceso del gen de globina β.
  • Se aprecia microcitosis leve y anemia hipocrómica leve (Hb > 10 g/dl) por la pérdida de uno o dos genes de la globina α (portador silente y rasgo α-tal), mientras que la enfermedad por Hb H (eliminación de tres genes de la globina α) provoca esplenomegalia y anemia hemolítica.
  • En los pacientes con enfermedad por Hb H, con frecuencia no se precisa transfusión ni esplenectomía hasta después de la segunda o la tercera décadas de vida. Además, se deben evitar los fármacos oxidantes similares a los que empeoran el déficit de glucosa-6-fosfato-deshidrogenasa (G6PD), ya que puede producirse un aumento de la hemólisis.
  • Con la pérdida de los cuatro alelos de la globina α se produce hidropesía fetal, que es incompatible con la vida.

DIAGNÓSTICO

Pruebas diagnósticas

■ El frotis de sangre periférica puede mostrar eritrocitos hipocrómicos y microcíticos, junto con poiquilocitosis y eritrocitos nucleados.

TABLA 21-3	Talasemias			
	Genotipo	Hemoglobina (g/dl)	Volumen corpuscular medio (fl)	Dependiente de transfusión
α-**Talasemia**				
Portador silente	αα / α–	Normal	Ninguno	No
Rasgo	α– / α– o αα/– –	>10	<80	No
Hemoglobina H	α – / – –	7-10	<70	±
Hidropesía fetal	– – / – –	Incompatible con la vida		
β-**Talasemia**				
Portador silente	β / β¹	>10	<80	No
β-Talasemia menor (rasgo)	β / β⁰	>10	<80	No
β-Talasemia intermedia	β¹ / β¹	7-10	65-75	±
β-Talasemia mayor	β¹ / β⁰ o β⁰ / β⁰	<7	<70	Sí

β¹: los genes de β-talasemia producen algunas cadenas de globina β pero con síntesis alterada.
β⁰: los genes de β-talasemia no producen cadenas de globina β.

■ La electroforesis de la Hb es diagnóstica para la talasemia β, y muestra aumento del porcentaje de Hb A2 (α2δ2) y Hb F (α2γ2).

■ En los portadores silentes con pérdida de una sola cadena α, la electroforesis es esencialmente normal. En aquellos con enfermedad por Hb H, se detecta un aumento de la Hb H (tetrámeros β). El diagnóstico de talasemia α se realiza por el análisis de los genes de la globina α.

TRATAMIENTO

■ Los pacientes con rasgo talasémico no requieren tratamiento específico alguno.

■ En los pacientes con formas más graves de la enfermedad, se necesitan transfusiones de eritrocitos para mantener una concentración de Hb de 9-10 g/dl y así prevenir las deformidades esqueléticas que se producen por una eritropoyesis acelerada.

■ En las formas graves de talasemia, las transfusiones repetidas provocan una sobrecarga tisular de hierro, que puede producir insuficiencia cardíaca congestiva (ICC), disfunción hepática, intolerancia a la glucosa e hipogonadismo secundario. El **tratamiento quelante de hierro** retrasa o evita estas complicaciones. Una vez que ha comenzado el deterioro orgánico clínico, puede no ser reversible.

■ Está indicado el **tratamiento quelante** para la sobrecarga de hierro asociada a la transfusión por cualquier causa. Se recomienda en pacientes con una cantidad de infusión de hierro de > 20 unidades de concentrados de eritrocitos y una concentración persistente de ferritina > 1 000 ng/ml.

  • Se puede administrar deferoxamina, 40 mg/kg por vía subcutánea (s.c.) o intravenosa (i.v.) en infusión continua durante 8-12 h *(N Engl J Med 2011;364(2):146)*.

  • El deferasirox, 20-40 (mg/kg)/día (Exjade) es un fármaco oral eficaz, cuyos efectos adversos son los trastornos digestivos leves a moderados y el exantema. Una formulación reciente de deferasirox (Jadenu) se dosifica como 70 % de Exjade, y parece tolerarse mejor. La dosis puede ajustarse cada 3 a 6 meses según el nivel de ferritina. La eficacia es similar a la de la deferoxamina.

  • Se debe continuar el tratamiento quelante hasta que se mantenga una concentración de ferritina < 1 000 mg/l.

■ La hidroxicarbamida (15-35 mg/kg al día) para aumentar la Hb F puede reducir las necesidades transfusionales en pacientes con talasemia β.

■ El trasplante de células madre es el único tratamiento curativo y debe considerarse en pacientes jóvenes con talasemia mayor que cuenten con donantes con antígenos leucocíticos humanos (HLA) idénticos. El tratamiento génico es el objeto de investigación actual y parece prometedor *(Blood 2011;118(13):3479)*.

Tratamiento quirúrgico

Se debe considerar la esplenectomía en pacientes con necesidades transfusionales aceleradas (más de dos unidades al mes). Para reducir el riesgo de sepsis tras la esplenectomía, hay que vacunar frente a *Pneumococcus, Haemophilus influenzae* y *Neisseria meningitidis* al menos 2 semanas antes de la cirugía si el paciente no estaba vacunado previamente (v. apéndice A, *Inmunizaciones y tratamientos posteriores a la exposición)*. No se recomienda la esplenectomía si el paciente tiene menos de 5-6 años de edad, debido al riesgo de sepsis.

Anemias sideroblásticas

PRINCIPIOS GENERALES

Definición

Las anemias sideroblásticas son trastornos hereditarios o adquiridos de los eritrocitos que se caracterizan por un metabolismo anormal del hierro, asociado a la presencia de sideroblastos en anillo en el aspirado de la médula ósea y con citogenética normal.

Etiología

■ Adquirida:
- Anemia sideroblástica primaria (síndrome mielodisplásico [SMD]).
- Anemia sideroblástica secundaria a fármacos (cloranfenicol, cicloserina, etanol, isoniazida, pirazinamida), toxicidad por plomo o zinc, consumo crónico de etanol o déficit de cobre.

■ Hereditaria:
- Ligada al cromosoma X.
- Autosómica.
- Mitocondrial.

DIAGNÓSTICO

Puede que sea necesario el examen de la médula ósea, con citogenética, para evaluar la presencia de sideroblastos en anillo y de otras formas anómalas en la médula ósea.

TRATAMIENTO

■ Retirar cualquier posible agente responsable.
■ Puede usarse la piridoxina, 50-200 mg v.o. al día, para tratar las anemias sideroblásticas hereditarias.

Anemia macrocítica/megaloblástica

PRINCIPIOS GENERALES

Definición

Anemia megaloblástica es un término que se utiliza para describir trastornos de alteración de la síntesis del ADN en las células hematopoyéticas, aunque afecta a todas las células en proliferación.

Etiología

■ Casi todos los casos se producen por déficit de ácido fólico o de vitamina B_{12}.
■ La **deficiencia de ácido fólico** se debe a un balance de ácido fólico negativo por malnutrición, malabsorción o aumento de las necesidades (gestación, anemia hemolítica).
- Los pacientes con dietas de adelgazamiento, los alcohólicos, los ancianos y los pacientes psiquiátricos tienen un riesgo particularmente elevado de presentar un déficit nutricional de folato.
- En la **gestación y la lactancia** las necesidades diarias de ácido fólico son mayores (de tres a cuatro veces), y habitualmente se asocian a cambios megaloblásticos en las células hematopoyéticas maternas, lo que da lugar a una anemia dismórfica (deficiencia combinada de folato y hierro).
- También se puede observar malabsorción de folato en la celiaquía.
- Los fármacos que pueden interferir en la absorción del folato son el etanol, la trimetoprima, la pirimetamina, la fenitoína, los barbitúricos y la sulfasalazina.
- Los pacientes dependientes de diálisis precisan una mayor ingesta de folato, debido a las pérdidas del mismo.
- Los pacientes con anemia hemolítica, como la anemia drepanocítica, necesitan un mayor aporte de folato para la eritropoyesis acelerada, y pueden acudir con una crisis aplásica (reducción rápida del recuento de eritrocitos) con deficiencia de folato.
■ La **deficiencia de vitamina B_{12}** se produce de forma insidiosa durante un período ≥ 3 años, puesto que las necesidades diarias de vitamina B_{12} son escasas (6-9 μg/día), mientras que los depósitos corporales son de 2 a 5 mg.
- Dado que los preparados multivitamínicos, el pan y los cereales contienen actualmente ácido fólico, las manifestaciones hematológicas de la deficiencia de vitamina B_{12} pueden quedar ocultas, causando únicamente manifestaciones neurológicas.

- El déficit de vitamina B_{12} se produce hasta en el 20 % de los pacientes no tratados en los 8 años siguientes a una gastrectomía parcial y en casi en todos aquellos con gastrectomía total o anemia perniciosa (AP). Los pacientes ancianos con atrofia gástrica pueden presentar una deficiencia de vitamina B_{12} unida a los alimentos en la que se observa una alteración de la absorción de la vitamina B_{12}. En los adultos no veganos, el déficit de vitamina B_{12} casi siempre se debe a malabsorción.
- La AP suele aparecer en personas mayores de 40 años (edad media de inicio: 60 años). Hasta el 30 % de los pacientes tiene antecedentes familiares positivos. La AP se asocia a otros trastornos autoinmunitarios (enfermedad de Graves, 30 %; tiroiditis de Hashimoto, 11 %; y enfermedad de Addison, 5-10 %). De los pacientes con AP, el 90 % tiene anticuerpos IgG contra las células parietales, y el 60 %, anticuerpos contra el factor intrínseco.
- Otras causas son la insuficiencia pancreática, el sobrecrecimiento bacteriano y los parásitos intestinales *(Diphyllobothrium latum)*.

DIAGNÓSTICO

Presentación clínica

■ Los pacientes con déficit de ácido fólico pueden consultar con privación de sueño, astenia y manifestaciones de depresión, irritabilidad y olvidos.

■ Además de los síntomas de anemia, el déficit de vitamina B_{12} puede provocar síntomas neurológicos, como neuropatía periférica, parestesias, letargo, hipotonía y convulsiones.

■ Los hallazgos importantes de la exploración física son: signos de nutrición inadecuada, pigmentación de los pliegues cutáneos y los lechos ungueales, o glositis. La icterica y la esplenomegalia pueden representar hematopoyesis ineficaz y hematopoyesis extramedular. Es posible que la deficiencia de vitamina B_{12} produzca disminución de la sensibilidad vibratoria y postural, ataxia, parestesias, confusión y demencia. Pueden producirse complicaciones neurológicas incluso sin anemia, que pueden no resolverse por completo después de un tratamiento adecuado. **La deficiencia de ácido fólico no causa enfermedad neurológica.**

Pruebas diagnósticas

Pruebas de laboratorio

■ Habitualmente, existe una anemia macrocítica (salvo que haya una causa coincidente de anemia microcítica), y puede encontrarse leucopenia y trombocitopenia.

■ Es posible que el frotis de sangre periférica muestre anisocitosis, poiquilocitosis y macroovalocitos; son frecuentes los neutrófilos hipersegmentados (que contienen más de seis lóbulos nucleares).

■ Suele observarse elevación de lactato-deshidrogenasa (LDH) y de bilirrubina indirecta, lo que refleja una eritropoyesis eficaz con destrucción prematura de eritrocitos (hemólisis intramedular).

■ Se deben medir las concentraciones séricas de vitamina B_{12} y de ácido fólico.

■ El ácido fólico de los eritrocitos es un indicador más exacto de los depósitos corporales de ácido fólico que el ácido fólico sérico, especialmente si se mide después del tratamiento con folato o si se ha iniciado una nutrición reforzada.

■ Las **concentraciones séricas de ácido metilmalónico (AMM) y homocisteína (HCi)** pueden ser útiles cuando la concentración de vitamina B_{12} es de 100-400 pg/ml (o en el límite bajo según el intervalo de referencia del laboratorio). El AMM y la HCi están elevados en la deficiencia de vitamina B_{12}; en el déficit de ácido fólico sólo está elevada la HCi.

■ La detección de **anticuerpos contra el factor intrínseco** es específica para el diagnóstico de AP.

Técnicas diagnósticas

Puede que sea necesaria una **biopsia de médula ósea** para descartar un SMD o una leucemia aguda, dado que estos trastornos pueden manifestarse con síntomas similares a los de la anemia megaloblástica.

TRATAMIENTO

■ Pueden requerirse suplementos de potasio cuando se inicia el tratamiento, para evitar arritmias potencialmente graves por la hipopotasemia transitoria inducida por el aumento de la hematopoyesis.

■ La reticulocitosis debe empezar en la primera semana de tratamiento, e ir seguida de un aumento de la Hb en 6-8 semanas.

■ Se observa ferropenia simultánea en un tercio de los pacientes, y es una causa frecuente de respuesta incompleta al tratamiento.

■ Se administra ácido fólico, 1 mg v.o. una vez al día, hasta que se corrige la deficiencia. Pueden necesitarse dosis elevadas de ácido fólico (5 mg v.o./día) en pacientes con síndromes de malabsorción.

■ La deficiencia de vitamina B_{12} se corrige administrando cianocobalamina. El tratamiento inicial (1 mg/día i.m.) se administra cuando existe anemia grave, disfunción neurológica o malabsorción crónica. Después de 1 semana de tratamiento diario, suele proporcionarse 1 mg/semana durante 4 semanas, y a continuación, 1 mg/mes durante toda la vida.

■ Puede plantearse el tratamiento enteral en dosis altas (1 000-2 000 µg/día v.o.) en los pacientes con afectación neurológica que rechacen el tratamiento parenteral *(Blood 2008;112:2214)*.

■ Tras la reposición inicial, los pacientes que rechacen el tratamiento parenteral o que no lo puedan recibir pueden tratarse con comprimidos o jarabes de cianocobalamina oral en dosis de 1 000 µg/día como tratamiento de mantenimiento.

Anemia de la insuficiencia renal crónica

PRINCIPIOS GENERALES

La anemia de la insuficiencia renal crónica se ha atribuido principalmente a la disminución de la producción endógena de eritropoyetina (EPO) y puede aparecer cuando el aclaramiento de creatinina disminuye por debajo de 50 ml/min. Otras causas, como la deficiencia de hierro, pueden contribuir a la etiología (v. la descripción anterior).

DIAGNÓSTICO

■ La evaluación de laboratorio suele mostrar un VCM normal.

■ Frotis de sangre periférica: los eritrocitos suelen ser hipocrómicos, con presencia ocasional de equinocitos.

■ Si la concentración de creatinina del paciente es > 1,8 mg/dl, se puede suponer que la causa primaria de la anemia es una deficiencia de EPO o una ferropenia (o ambas), y no es necesario medir la concentración de EPO.

■ En pacientes tratados con diálisis, es preciso evaluar el estado del hierro, midiendo la ferritina y la saturación de la transferrina. El suplemento oral de hierro no es eficaz en las nefropatías crónicas, por lo que se recomienda hierro parenteral para mantener una concentración de ferritina > 500 ng/ml *(Kidney Int 2005;68:2846)*.

TRATAMIENTO

■ Se ha producido una revolución terapéutica con los fármacos estimulantes de la eritropoyesis (FEE), como la epoetina α y la darbepoetina α (tabla 21-4).

■ El tratamiento se inicia en pacientes que se encuentran asintomáticos antes de la diálisis.

■ Los beneficios objetivos de la reversión de la anemia son una mayor capacidad de esfuerzo, una mejora de la función cognitiva, la eliminación de las transfusiones de eritrocitos y una reducción de la sobrecarga de hierro. Los beneficios subjetivos son un aumento de la energía y del apetito, y una mejora del patrón del sueño y de la actividad sexual.

■ Se puede administrar FEE por vía i.v. (pacientes en hemodiálisis) o s.c. (pacientes antes de iniciar la diálisis o en diálisis peritoneal). En pacientes con nefropatía crónica tratados con diálisis o en situación de prediálisis **el nivel objetivo para la hemoglobina debe situarse**

TABLA 21-4	Posología de la epoetina	
	Fármaco y dosis inicial (s.c. o i.v.)	
Indicación	**Epoetina**[a]	**Darbepoetina**[b]
Anemia inducida por quimioterapia por neoplasia maligna no mieloide, mieloma múltiple, linfoma; anemia secundaria a neoplasia maligna, o síndrome mielodisplásico	40 000 unidades/semana o 150 U/kg 3 veces a la semana	2,25 (µg/kg)/semana o 100 µg/semana o 200 µg/2 semana o 500 µg/3 semana
Anemia asociada a insuficiencia renal	50-150 U/kg 3 veces a la semana	0,45 (µg/kg)/semana
Anemia asociada a infección por el VIH	100-200 U/kg 3 veces a la semana	No autorizada
Anemia de las enfermedades crónicas	150-300 U/kg 3 veces a la semana	No autorizada
Anemia en pacientes que no desean o no pueden recibir eritrocitos; pacientes anémicos a los que se practica cirugía mayor	600 (U/kg)/semana × 3 300 (U/kg)/día × 1-2 semana	No recomendada

[a]Aumentar la dosis después de 48 semanas hasta 900 (U/kg)/semana o 60 000 U/semana; interrumpir si el hematocrito (Hto) es >40 %; reanudar cuando el Hto sea <36 % al 75 % de la dosis previa.
[b]Aumentar la dosis después de 6 semanas hasta 4,5 (mg/kg)/semana o 150 mg/semana o 300 mg/2 semanas; suspender la dosis si el Hto es >36 %; después, reiniciar cuando el Hto sea <36 % al 75 % de la dosis previa.

entre 11 g/dl y 12 g/dl, y no debe superar los 12 g/dl. Es importante medir la hemoglobina y el hematocrito al menos una vez al mes mientras se recibe un FEE. Hay que realizar ajustes de la dosis para mantener el objetivo de hemoglobina. La FDA estadounidense requiere que se certifique las prescripciones mediante una estrategia de estimación y mitigación de riesgos (REMS, *risk evaluation and mitigation strategy*).
- Reacciones adversas a los FEE: el establecimiento de objetivos de hemoglobina más elevados y/o la exposición a dosis elevadas de FEE se asocia a un mayor riesgo de complicaciones cardiovasculares y mayor mortalidad. Además, un mayor nivel de Hto por los FEE aumenta el riesgo de accidente cerebrovascular (ACV), insuficiencia cardíaca y trombosis venosa profunda (*N Engl J Med 2006;355:2085*).
- Las **respuestas subóptimas al tratamiento con FEE** se deben con mayor frecuencia a ferropenia, inflamación, hemorragia, infección, neoplasia maligna, malnutrición y toxicidad por aluminio.
  - Dado que la anemia es un importante determinante de la esperanza de vida en los pacientes en hemodiálisis crónica, la administración i.v. de hierro se ha convertido en un tratamiento de primera línea para pacientes con saturación de la transferrina < 20 % y/o ferritina < 500 ng/ml. También se ha demostrado que reduce la dosis de FEE necesaria para corregir la anemia.
  - Se debe medir la ferritina y la saturación de transferrina al menos una vez al mes durante el inicio del tratamiento con FEE, con un objetivo de concentración de ferritina > 200 ng/ml y una saturación de transferrina > 20 % en pacientes dependientes de la diálisis, y una concentración de ferritina > 100 ng/ml y una saturación de transferrina > 20 % en pacientes en situación de prediálisis o en diálisis peritoneal.
  - Es poco probable que el tratamiento con hierro sea eficaz si la concentración de ferritina es > 500 ng/ml.
  - También puede observarse hiperparatiroidismo secundario que produce fibrosis de la médula ósea y resistencia relativa a los FEE.

Anemia de las enfermedades crónicas

PRINCIPIOS GENERALES

■ La anemia de la enfermedad crónica (AEC) suele aparecer en pacientes con enfermedades inflamatorias de evolución prolongada, neoplasias malignas, trastornos autoinmunitarios e infecciones crónicas.

■ La etiología es multifactorial, incluyendo una movilización defectuosa del hierro durante la eritropoyesis, la supresión de la eritropoyesis de mecanismo inflamatorio mediado por citocinas y la alteración de la respuesta de la EPO a la anemia. La hepcidina es un regulador esencial de la homeostasis del hierro y está normalmente bajo cuando existe ferropenia, permitiendo un aumento de la absorción y la utilización del hierro. La inflamación crónica aumenta las concentraciones de hepcidina y causa un déficit funcional de hierro debido a la alteración del reciclado y utilización de éste. La hepcidina se elimina por los riñones, lo que sugiere que desempeña algún papel en la anemia de la nefropatía crónica *(Biochim Biophys Acta 2012;1823(9):1434).*

DIAGNÓSTICO

■ La anemia es normocítica en el 75 % de los casos, y microcítica en el resto de casos.

■ El nivel del receptor soluble de transferrina puede ayudar a distinguir la AEC (nivel normal) del déficit de hierro (nivel elevado) cuando la ferritina es indefinida. La medición de la hepcidina sérica puede que llegue a formar parte de la evaluación habitual de la anemia cuando el análisis llegue a tener una amplia disponibilidad.

■ Los análisis pueden mostrar un hierro y una TIBC bajos.

■ Un nivel de ferritina inferior a 30 ng/ml sugiere una ferropenia coexistente y debe tratarse con suplementos de hierro. Se pueden observar respuestas clínicas al tratamiento con hierro i.v. en pacientes con concentraciones de ferritina de hasta 100 ng/ml.

TRATAMIENTO

■ El tratamiento de la AEC va dirigido a la enfermedad subyacente y a la eliminación de los factores agravantes, como deficiencias nutricionales y fármacos mielodepresores.

■ Hay que señalar que no debe administrarse hierro i.v. si existe una infección activa. El hierro entérico es ineficaz en la AEC debido a la disminución de la absorción intestinal de éste.

■ Hay que considerar el tratamiento con FEE si el paciente depende de las transfusiones o si presenta anemia sintomática. Este tratamiento se interrumpe cuando la Hb es > 11 g/dl para reducir el riesgo de episodios adversos cardiovasculares. Un aumento subóptimo (< 1 mg/dl) de la Hb 2 semanas después de la dosis de FEE obliga a evaluar de nuevo los depósitos de hierro.

• Las dosis eficaces de FEE son mayores que las que se usan en la anemia por insuficiencia renal.

• Si no se ha observado respuesta con una dosis de 900 (U/kg)/semana, es poco probable que un aumento adicional de la dosis sea eficaz.

Anemia en pacientes con cáncer

Aunque se ha demostrado que el tratamiento con FEE disminuye las necesidades de transfusión en la anemia relacionada con la quimioterapia, su uso sigue cuestionándose por el evidente aumento del riesgo de mortalidad en pacientes oncológicos *(Cochrane Database Syst Rev 2012;12:CD003407).* Además, los FEE no son eficaces en pacientes tratados con quimioterapia y tampoco han aumentado la calidad de vida de éstos *(J Clin Oncol 2005;23:5960).* Confieren un riesgo elevado de trombosis probablemente independientemente del nivel basal de Hb. Las directrices actuales recomiendan considerar el tratamiento con FEE sólo en pacientes dependientes de transfusiones y con una concentración de Hb < 10 g/dl que están recibiendo quimioterapia en un intento paliativo y que no tienen riesgo elevado de sufrir trombosis. Desde el año 2010, la FDA exige la participación en un programa REMS denominado APRISE (Assisting Providers and Cancer Patients with Risk Information for the Safe Use of ESAs), que proporciona documentación por escrito de que se ha realizado el asesoramiento adecuado del paciente acerca de los riesgos del tratamiento.

Anemia asociada a la infección por el VIH

- La anemia es la citopenia más frecuente en pacientes con infección por el VIH; la prevalencia aumenta a medida que la enfermedad avanza y que disminuye el recuento de linfocitos CD4 *(Am J Med 2004;116(suppl 7A):27S)*.
- Las infecciones por el complejo *Mycobacterium avium* se asocian con frecuencia a anemia grave. El diagnóstico se establece mediante el examen o el cultivo de la MO. El tratamiento de la infección por el complejo *M. avium* se describe en el capítulo 16, *Infecciones de transmisión sexual, virus de la inmunodeficiencia humana y síndrome de inmunodeficiencia adquirida.*
- En los pacientes infectados por el VIH con anemia dependiente de transfusiones y recuento de reticulocitos bajo, se debe considerar una posible infección por el parvovirus B19.
  - Estudios de laboratorio: parvovirus mediante reacción en cadena de la polimerasa en suero o MO.
  - El tratamiento con inmunoglobulina i.v. (IGIV), 0,4 g/kg i.v. al día durante 5-10 días, logra una recuperación de la eritropoyesis. Se han descrito recidivas entre 2 y 6 meses después, que se pueden tratar eficazmente con IGIV de mantenimiento en dosis de 0,4 g/kg i.v. cada 4 semanas *(Ann Intern Med 1990;113(12):926)*.

Anemia aplásica

PRINCIPIOS GENERALES

- La anemia aplásica es un trastorno de las células madre (progenitoras) hematopoyéticas que suele manifestarse con pancitopenia.
- En la mayoría de los casos es adquirida e idiopática, pero la anemia aplásica también puede deberse a un síndrome hereditario de insuficiencia de la médula ósea como la anemia de Fanconi. Aproximadamente el 20 % de los casos puede asociarse a exposición a fármacos o productos químicos (tabla 21-5).
- El 10 % de los casos se asocia a enfermedades víricas (p. ej., hepatitis vírica, virus de Epstein-Barr, citomegalovirus [CMV]).

DIAGNÓSTICO

El diagnóstico de la anemia aplásica se realiza por exclusión, y hay que descartar otras causas de pancitopenia. El pronóstico de esta anemia depende de la gravedad de la enfermedad y de la edad del paciente *(Br J Haematol 2009;147(1):43):*
- Anemia aplásica moderada o no grave:
  - Celularidad en MO < 30 %.
  - Ausencia de criterios de anemia aplásica grave.
  - Al menos dos de tres líneas celulares muestran valores por debajo de los normales.
- Anemia aplásica grave:
  - Celularidad de la médula ósea < 25 % con citogenética normal, O
  - Celularidad de la médula ósea < 50 % con citogenética normal, y < 30 % células hematopoyéticas residuales, Y dos de tres criterios en sangre periférica:
    - Recuento absoluto de neutrófilos (RAN) < 500/µl.
    - Recuento de plaquetas < 20 000/µl.
    - Recuento absoluto de reticulocitos < 40 000/µl.
  - Ausencia de otra enfermedad hematológica.

TABLA 21-5	Fármacos que pueden producir trastornos eritrocíticos		
Anemia sideroblástica	**Anemia aplásica[a]**	**Déficit de G6PD**	**Anemia hemolítica inmunitaria**
Cicloserina	Acetazolamida	Ácido nalidíxico	Cefalosporinas (cefotetán,
Cloranfenicol	Antineoplásicos	Azul de metileno	ceftriaxona)
Etanol	Carbamazepina	Dapsona	Penicilinas (piperacilina)
Isoniazida	Cloranfenicol	Doxorubicina	Análogos de nucleósidos
Pirazinamida	Fenilbutazona	Fenazopiridina	purínicos (fludarabina,
	Hidantoínas	Nitrofurantoína	cladribina)
	Penicilamina	Primaquina	AINE (diclofenaco, ibuprofeno)
	Quinacrina	Sulfacetamida	Quinidina
	Sales de oro	Sulfametoxazol	Quinina
	Sulfamidas	Sulfanilamida	Rifampicina
		Sulfapiridina	Sulfamidas (trimetoprima/
			sulfametoxazol)

Datos tomados de múltiples fuentes. Los fármacos que se enumeran están disponibles en Estados Unidos.
[a]Fármacos con > 30 casos descritos; muchos otros fármacos raras veces se asocian a anemia aplásica y se considera que son de riesgo bajo.
G6PD, glucosa-6-fosfato-deshidrogenasa.

■ Anemia aplásica muy grave:
  • Se cumplen los criterios de anemia aplásica grave, Y
  • Recuento absoluto de neutrófilos (RAN) < 200/μl.

Pruebas diagnósticas

Es necesaria una biopsia de la médula ósea para establecer el diagnóstico. Puede ser difícil distinguir la morfología de la médula ósea de la de un SMD hipocelular y de la hemoglobinuria paroxística nocturna (HPN). La evidencia de displasia o citogenética anómala sugiere un SMD. Pueden detectarse clones de HPN mediante citometría de flujo de la sangre o la MO.

TRATAMIENTO

■ Debe interrumpirse la administración de los posibles fármacos responsables y se deben corregir los factores precipitantes. En raras ocasiones, puede producirse la recuperación espontánea de la hematopoyesis normal, generalmente 1-2 meses después de interrumpir el fármaco responsable.
■ Una vez establecido el diagnóstico, la asistencia debe prestarse en un centro con experiencia en anemia aplásica.
■ El tratamiento es opcional en la anemia aplásica moderada, salvo que se dependa de la transfusión; sin embargo, en la anemia aplásica grave o muy grave el tratamiento debe ser urgente, por el alto riesgo de complicaciones infecciosas y hemorrágicas.
■ La anemia aplásica no responde a la EPO. En algunos pacientes puede ser eficaz el factor estimulador de colonias de granulocitos, que puede usarse mientras se aguarda el tratamiento definitivo: no obstante, no existen datos evidentes de que el uso de estos agentes sea eficaz sobre la supervivencia.
■ Se debe considerar el tratamiento inmunodepresor con ciclosporina y globulina antitimocítica (GAT) en pacientes con anemia aplásica grave a los que no se practique un trasplante de células madre (TCM) *(Blood 2012;120(6):1185-96)*. La tasa de respuesta global a los 3 meses se sitúa entre el 60 % y el 80 %, y la mayoría de las respuestas se producen en 6 meses.

■ No se ha demostrado que los glucocorticoides sean eficaces, y pueden aumentar el riesgo de infecciones, por lo que **no deben usarse** en el tratamiento de la anemia aplásica.

■ **Trasplante de progenitores hematopoyéticos (células madre, TCM).** Se recomienda la derivación temprana a un centro con experiencia en el tratamiento de la anemia aplásica. Cuando sea posible, suele recomendarse el TCM de un hermano con antígenos HLA idénticos, y se han conseguido tasas de supervivencia a largo plazo del 60-70 %.

■ **Transfusiones en la anemia aplásica.** Las transfusiones de eritrocitos se deben mantener en un mínimo. Generalmente, se recomiendan transfusiones profilácticas de plaquetas si el recuento plaquetario es < 10 000/μl. Se prefiere la transfusión de hemoderivados radiados y con depleción leucocitaria, para disminuir el riesgo de aloinmunización.

■ Se ha demostrado que el **eltrombopag** (50-150 mg/día), un agonista de la trombopoyetina, es eficaz en algunos pacientes que no responden a la ciclosporina y la GAT, y puede ser una opción en los pacientes con anemia aplásica grave que no responden al tratamiento *(Blood 2014;123(12):1818-25).*

ANEMIAS ASOCIADAS A UN AUMENTO DE LA DESTRUCCIÓN DE ERITROCITOS

Anemias asociadas a aumento de la eritropoyesis

PRINCIPIOS GENERALES

Definición

Las anemias asociadas a aumento de la eritropoyesis (recuento de reticulocitos elevado) están causadas por hemorragia o destrucción de eritrocitos (hemólisis), y pueden superar la capacidad de la médula ósea sana para corregir la Hb. La hemorragia es mucho más frecuente que la hemólisis.

Etiología

■ **Hemorragia:** si el origen de la hemorragia no es evidente, se debe sospechar la existencia de una hemorragia oculta en el tubo digestivo, el retroperitoneo, el tórax o los compartimentos profundos del muslo, dependiendo de la anamnesis (instrumentación reciente, traumatismo, fractura de cadera, coagulopatía).

■ La **hemólisis** puede clasificarse en dos grandes grupos, según la causa de la destrucción: intrínseca (causada por déficits inherentes a los eritrocitos) y extrínseca (causada por factores externos a los eritrocitos).

• En general, las causas intrínsecas son hereditarias, mientras que las causas extrínsecas tienden a ser adquiridas. Los trastornos intrínsecos se deben a defectos de la membrana del eritrocito (esferocitosis hereditaria), la composición de la Hb (drepanocitosis) o déficit enzimático (déficit de G6PD).

• Los trastornos extrínsecos pueden deberse a anticuerpos (inmunoglobulinas reactivas al frío o el calor), agentes infecciosos (malaria), traumatismos, productos químicos (venenos) o hepatopatías.

• Los trastornos hemolíticos también se clasifican según la localización de la destrucción eritrocitaria: intravasculares (en la circulación) o extravasculares (en el sistema de macrófagos-monocitos, típicamente en el hígado o en el bazo).

DIAGNÓSTICO

La evaluación analítica de los pacientes con una presunta hemólisis debe incluir:

■ **Disminución de la Hb** y el **Hto.**

■ **Aumento de los reticulocitos** (se produce a los 3 a 5 días desde el inicio).

■ **Aumento de la LDH** e **hiperbilirrubinemia indirecta,** que refleja un incremento del recambio de los eritrocitos.

■ **Disminución de la haptoglobina** debido a la fijación de la Hb intravascular.

■ La **prueba de Coombs directa** (prueba de anticuerpos directos [PAD]) es un indicador de la presencia de anticuerpos o complemento unidos a los eritrocitos.

■ La **prueba de Coombs indirecta** indica la presencia de anticuerpos libres en el plasma.

■ El estudio del frotis de sangre periférica es esencial y puede ayudar a determinar la etiología de la hemólisis. La hemólisis intravascular puede mostrar fragmentación de los eritrocitos (esquistocitos, células en casco), mientras que los esferocitos indican hemólisis extravascular. La policromasia (policromatofilia) y los eritrocitos nucleados indican un aumento de la eritropoyesis.

Enfermedad drepanocítica

PRINCIPIOS GENERALES

■ Las enfermedades drepanocíticas constituyen un grupo de trastornos hereditarios de la hemoglobina en los que ésta sufre una transformación drepanocítica de su forma en condiciones de desoxigenación.

■ Las más frecuentes son la anemia drepanocítica homocigota (Hb SS) y otras afecciones homocigotas (Hb SC, Hb S-β° o Hb S-β + talasemia).

■ La Hb S se debe a una sustitución de valina por ácido glutámico en la posición 6 de la cadena de globina β.

■ Los programas de cribado en recién nacidos para detectar hemoglobinopatías identifican a la mayoría de los pacientes durante la lactancia.

■ En Estados Unidos, la incidencia de estas afecciones se sitúa en torno a 1 por cada 625 nacimientos.

■ El **rasgo falciforme** se encuentra en el 8 % al 10 % de los afroamericanos *(N Engl J Med 1973;288:31)*. Generalmente, se considera una afección hereditaria benigna, pero la hipoxia de grandes altitudes se asocia a infarto esplénico, mientras que el ejercicio físico intenso se ha asociado a muerte súbita.

DIAGNÓSTICO

Pruebas diagnósticas

■ El análisis de la Hb mediante cromatografía líquida de alta presión es la prueba que se utiliza con mayor frecuencia en el diagnóstico de las hemoglobinopatías.

■ Las alteraciones de las pruebas de laboratorio consisten en anemia (Hb media de 8 g/dl en estas afecciones), reticulocitosis (3-15 %), hiperbilirrubinemia indirecta, elevación de LDH, y disminución o ausencia de haptoglobina. Es frecuente observar leucocitosis (10 000-20 000/µl) y trombocitosis (> 450 000/µl), debido a un aumento de la estimulación del compartimiento medular y a una autoesplenectomía.

■ El frotis de la sangre periférica muestra eritrocitos drepanocíticos, dianocitos (particularmente, en la enfermedad por Hb SC y la Hb S-talasemia β) y cuerpos de Howell-Jolly, indicativos de asplenia funcional.

Presentación clínica

■ Las manifestaciones clínicas son heterogéneas, y dependen del tipo y el grado de hemoglobinopatía. Las más habituales de deben a hemólisis, oclusiones vasculares o ambas cosas.

■ Las oclusiones vasculares consisten en crisis dolorosas, necrosis avascular, priapismo y síndrome torácico agudo, mientras que las complicaciones hemolíticas comprenden hipertensión pulmonar, colelitiasis y úlceras en las piernas. El ACV y el infarto medular renal son complicaciones de ambas afecciones.

■ Las **complicaciones venooclusivas (CVO)** se deben a la polimerización de la Hb S desoxigenada. Estos eritrocitos polimerizados adoptan la forma falciforme clásica y presentan una importante pérdida de la capacidad de deformación, lo que produce oclusión vascular.

• **Episodios de dolor agudos («crisis drepanocíticas»):**

- Las crisis dolorosas constituyen la CVO más habitual y las manifestación más frecuentes de la enfermedad drepanocítica.
- El dolor se localiza en los huesos largos, la espalda, el tórax y el abdomen.
- Estas crisis son desencadenadas por el estrés, la infección, la deshidratación, el alcohol y el clima, si bien un gran número de casos carece de un factor desencadenante identificable.
- La duración típica del episodio es de 2 a 6 días.
- Concentraciones mayores de Hb fetal (Hb F) parecen proteger frente a las COV.
- El **síndrome torácico agudo (STA)** es una urgencia potencialmente mortal que se produce cuando la disminución de la saturación de oxígeno (< 90 %) causa un aumento de la drepanocitosis intravascular y una oclusión irreversible de la microcirculación pulmonar. Se diagnostica por un infiltrado pulmonar que afecta al menos a un segmento completo y uno de los siguientes síntomas: fiebre, hipoxemia, taquipnea, insuficiencia respiratoria, dolor torácico o sibilancias. El STA desencadenado por infección tiende a ser menos grave que la embolia pulmonar o la embolia grasa como acontecimientos incitantes.
- **Priapismo:** con frecuencia se manifiesta en la adolescencia y puede provocar impotencia.
- La **retinopatía** se debe a vasoolusión crónica de la retina, que causa retinopatía proliferativa y puede producir complicaciones, entre ellas hemorragia vítrea y desprendimiento de retina.
- La **asplenia funcional** se debe a infartos esplénicos recurrentes debido a falciformación, y finalmente conduce a la pérdida de la función esplénica. La mayoría de los casos se producen antes del año de edad. La asplenia funcional hace que los pacientes tengan mayor riesgo de infección, sobre todo por microorganismos encapsulados.
- La **necrosis avascular (NAV)** se debe al infarto de trabéculas óseas, y se produce con más frecuencia en las cabezas femoral y humeral. Hasta el 50 % de los adultos afectados de enfermedad drepanocítica pueden sufrir NAV, que es una causa importante de dolor y discapacidad.

■ **Complicaciones hemolíticas**
- Más del 80 % de los pacientes presentan **colelitiasis,** que se debe principalmente a cálculos de bilirrubina. Puede provocar colecistitis aguda o cólico biliar.
- Las **úlceras de las piernas** que se producen en el tobillo suelen ser crónicas y recurrentes.
- La **hipertensión pulmonar (HP)** se ha asociado a varios trastornos hemolíticos, y puede observarse hasta en el 60 % de los pacientes con drepanocitosis *(N Engl J Med 2004;350:857)*. La fisiopatología no está clara, pero puede deberse a la depleción de óxido nítrico.

■ El **infarto medular renal** se debe a la oclusión repetida de capilares de la médula renal, y causa nefropatía crónica en muchos pacientes. Puede producir isostenuria (incapacidad de concentrar la orina) y hematuria, lo que predispone a los pacientes a sufrir deshidratación y, por tanto, aumenta el riesgo de CVO.

■ Aparecen **complicaciones neurológicas** hasta en el 25 % de los pacientes con enfermedad drepanocítica hacia los 45 años *(Am J Med 1978;65:461)*, entre ellas accidentes cerebrovasculares (accidentes isquémicos transitorios, infarto, hemorragia cerebral), convulsiones e hipoacusia sensitiva. Se cree que el ictus isquémico se debe a lesión endotelial recurrente por hemólisis y oclusión vascular, causando hiperplasia de la íntima con arteriopatía de arterias de gran tamaño *(Stroke 2011;42:227)*. La velocidad de flujo cerebral elevada (> 200 cm/s) detectada mediante Doppler transcraneal (DTC) se ha asociado a un aumento del riesgo de ictus en los niños. Este riesgo disminuye considerablemente por transfusión sistemática o tratamiento de intercambio *(N Engl J Med 1998;339:5)*. Las recomendaciones actuales para los adultos sobre la evaluación de otros factores de riesgo de ictus conocidos y su tratamiento adecuado *(Circulation 2006;113:e873)*.

■ Las **infecciones** suelen producirse en tejidos propensos a los infartos vasooclusivos (hueso, riñón, pulmón). Los microorganismos más habituales son *Streptococcus pneumoniae, Staphylococcus aureus, Salmonella, Mycoplasma pneumoniae* o *H. influenzae*. Las vacunaciones son un mecanismo esencial en la prevención.

■ La «**crisis» aplásica** se produce cuando existe una detención de la eritropoyesis debido a un acontecimiento incitante, lo que causa una disminución súbita de la concentración de Hb. La causa más habitual en los niños con enfermedad drepanocítica es la infección por el parvovirus B19. También se debe sospechar un déficit de folato debido al aumento crónico de las necesidades para la eritropoyesis.

■ Se debe considerar que la **gestación** en una paciente con anemia drepanocítica tiene riesgo elevado, y se asocia a aumento de los abortos espontáneos y de parto prematuro, junto con un incremento de las crisis vasooclusivas.

TRATAMIENTO

■ El tratamiento basado en la evidencia de la enfermedad drepanocítica ha sido actualizado recientemente, y se encuentra disponible *online* en *http://www.nhlbi.nih.gov/health-pro/ guidelines/sickle-cell-disease-guidelines.*

■ **Episodios de dolor agudos.** El tratamiento de los **episodios dolorosos agudos** consiste en rehidratación (3-4 litros/día), evaluación y tratamiento de las infecciones, analgesia y, si es necesario, tratamiento antipirético y antibiótico empírico.

• Normalmente, se utilizan **opioides** (en el capítulo 1, *Asistencia a los pacientes en medicina interna,* v. la sección sobre opioides en el apartado «Dolor» de la sección de «Medicamentos»), y se administran de forma eficaz con una **bomba de analgesia controlada por el paciente,** que le permite administrarse a sí mismo la medicación con un límite preestablecido de infusiones (intervalo de bloqueo) y una velocidad basal. La morfina (2 mg/h de velocidad basal con bolos de 2-10 mg cada 6 a 10 min) es el fármaco de elección para el dolor moderado o intenso. Si no se utiliza analgesia controlada por el paciente, se recomienda morfina (0,1-0,2 mg/kg i.v. cada 2-3 h) o hidromorfona (0,02-0,04 mg/kg i.v. cada 2-3 h).

• El tratamiento transfusional no es útil en las crisis vasooclusivas no complicadas.

• El oxígeno suplementario no alivia las crisis dolorosas agudas, salvo que exista hipoxia.

■ **Síndrome torácico agudo.** El tratamiento multimodal consiste en analgesia adecuada, reposición de volumen, oxígeno suplementario y espirometría incentivada, y transfusión de sangre. No está claro si la exanguinotransfusión es superior a la transfusión de hematíes; sin embargo, es una práctica habitual la realización de exanguinotransfusión en los casos moderados o graves, mientras que en los casos leves la transfusión simple hasta una hemoglobina > 10 g/dl puede ser suficiente. La presentación del síndrome torácico agudo es indistinguible clínicamente de la neumonía; por tanto, se deben administrar antibióticos de amplio espectro de forma empírica.

■ El **priapismo** se trata inicialmente con hidratación y analgesia. Las erecciones persistentes de más de 24 h pueden requerir tratamiento transfusional o drenaje quirúrgico.

■ El tratamiento de la **NAV** consiste en calor local, analgésicos y evitar la carga de peso. La artroplastia de cadera y de hombro puede ser eficaz para reducir los síntomas y mejorar la función.

■ **Colelitiasis.** La colecistitis aguda inducida debe tratarse médicamente con antibióticos, seguidos de colecistectomía cuando haya cedido el episodio. Existe controversia sobre la colecistectomía programada para la colelitiasis asintomática.

■ Las **úlceras en las piernas** se deben tratar con reposo, elevación de la pierna y cuidados locales intensivos. Es necesario aplicar curas de húmedo a seco tres o cuatro veces al día. Se puede utilizar un vendaje impregnado en óxido de zinc (en forma de bota), que se cambia cada semana durante 3 a 4 semanas, en las úlceras que no cicatrizan y en las úlceras más extensas.

■ No existe un tratamiento estándar para la **hipertensión pulmonar** en la enfermedad drepanocítica, y los ensayos clínicos con sildenafilo han proporcionado resultados dudosos *(Br J Haematol 2005;130:445; Blood 2001;118:855),* por lo que hay que derivar a los pacientes a un especialista.

■ Los **ACV agudos** deben tratarse según las pautas actuales. Las transfusiones a largo plazo para mantener una concentración de Hb S < 50 % durante al menos 5 años reducen significativamente la incidencia de recidiva.

■ Los pacientes con una presunta **crisis aplásica** precisan ingreso hospitalario. El tratamiento consiste en la administración de ácido fólico, 5 mg/día, además de transfusiones de eritrocitos.

■ Se puede emplear **tratamiento quelante del hierro** para evitar o tratar la sobrecarga de hierro en pacientes con necesidad importante de transfusiones.

Modificación del riesgo

■ Se debe evitar la **deshidratación y la hipoxia,** porque pueden precipitar o empeorar una drepanocitosis irreversible.

■ Se administra **ácido fólico,** 1 mg v.o. al día, a todos los pacientes con enfermedad drepanocítica por hemólisis crónica.

■ Se ha demostrado que la **hidroxicarbamida** (15-35 mg/kg v.o. al día) aumenta los niveles de Hb F y reduce significativamente la frecuencia de CVO y síndrome torácico agudo en adultos con enfermedad drepanocítica *(N Engl J Med 1995;332:1317).* En la práctica, la dosis se aumenta hasta que el RAN se encuentra entre 2 000/μl y 4 000/μl.

■ La **profilaxis antimicrobiana** con penicilina VK, 125 mg v.o. dos veces al día hasta los 3 años y después 250 mg v.o. dos veces al día hasta los 5 años, es eficaz para reducir el riesgo de infección *(N Engl J Med 1986;314:1593).* Los pacientes alérgicos a la penicilina deben recibir eritromicina 10 mg/kg v.o. dos veces al día. En la mayoría de los pacientes se debe interrumpir la profilaxis antimicrobiana después de los 5 años de edad para disminuir el riesgo de aparición de resistencia de los microorganismos *(J Pediatr 1995;127:685).*

■ Los niños con enfermedad drepanocítica **deben ser vacunados** contra las enfermedades habituales de la infancia, incluyendo la vacuna contra la hepatitis B. Después de los 2 años de edad, es preciso administrar una vacuna antineumocócica polivalente. Se recomienda la vacuna antigripal anual.

■ Se recomiendan **exploraciones oftalmológicas** anuales en los adultos, debido a la elevada incidencia de retinopatía proliferativa.

■ Se puede emplear la anestesia local y regional sin precauciones especiales. Hay que procurar evitar la depleción de volumen, la hipoxia y la hiponatremia. Para la cirugía con anestesia general, las transfusiones de eritrocitos para incrementar la concentración de Hb hasta 10 g/dl son tan eficaces como los regímenes más intensivos para disminuir las complicaciones postoperatorias *(N Engl J Med 1995;333:206).*

Déficit de glucosa-6-fosfato-deshidrogenasa

PRINCIPIOS GENERALES

El déficit de glucosa-6-fosfato-deshidrogenasa (G6PD) es el trastorno más frecuente del metabolismo eritrocitario, y hace que los eritrocitos sean más propensos a la lesión oxidativa a través de una disminución de la reducción del glutatión, que conduce a una hemólisis episódica aguda o crónica en presencia de estrés oxidativo.

Clasificación

Con más de 400 variantes reconocidas, la gravedad de la hemólisis depende del grado de deficiencia que existe *(Blood Rev 2007;21:267).*

■ Las formas más leves, como las observadas en hombres estadounidenses de origen africano, producen episodios hemolíticos agudos que se resuelven espontáneamente (G6PD A⁻).

■ Formas más graves, como en la variedad mediterránea, pueden causar hemólisis importante.

■ El tipo más grave produce una anemia hemolítica crónica, hereditaria y no esferocítica, sin una causa desencadenante.

Epidemiología

■ Es un trastorno hereditario ligado al cromosoma X, por lo que el grado de afectación de las mujeres depende de la lionización.

■ En Estados Unidos, el 10 % de los hombres afroamericanos están afectados por una forma leve.

■ Se cree que protege frente a la malaria (paludismo), lo que explica su prevalencia en áreas afectadas por esta enfermedad.

■ La hemólisis se desencadena por la exposición a mediadores del estrés oxidativo (fármacos [v. tabla 21-5], infecciones y consumo de habas).

DIAGNÓSTICO

■ En el frotis de sangre periférica se observan «células mordidas» y **cuerpos de Heinz** (Hb precipitada en el interior de los eritrocitos).

■ El diagnóstico se establece demostrando la reducción de la concentración de nicotinamida adenina dinucleótido fosfato (NADPH) generado a partir de NADP, mediante análisis espectrofotométrico cuantitativo o cribado mediante fluorescencia rápida.

■ Pueden producirse resultados negativos falsos en pacientes con concentraciones elevadas de reticulocitos o en pacientes recientemente transfundidos, ya que estas células tienen concentraciones innatas superiores de G6PD.

TRATAMIENTO

■ Los episodios hemolíticos tienden a resolverse espontáneamente, por lo que el tratamiento es sintomático.

■ Hay que identificar y abordar la causa del estrés oxidativo (tratamiento de la infección, retirada del fármaco).

Anemia hemolítica autoinmunitaria

PRINCIPIOS GENERALES

Definición

En la anemia hemolítica autoinmunitaria (AHAI), los autoanticuerpos se dirigen contra antígenos de los eritrocitos del propio paciente, lo que provoca hemólisis extravascular (eliminación de eritrocitos por macrófagos tisulares en el hígado o el bazo).

Clasificación

Existen dos causas principales de AHAI: anticuerpos calientes y fríos de la AHAI. Los anticuerpos calientes interactúan mejor con los eritrocitos a 37 °C, mientras que los anticuerpos fríos son más activos a temperaturas inferiores a 37 °C y casi siempre fijan el complemento.

Etiología

■ La AHAI por anticuerpos calientes suele deberse a un autoanticuerpo de tipo IgG. Puede ser idiopática o secundaria a otra afección (linfoma, leucemia linfocítica crónica, trastorno del colágeno vascular o un fármaco [v. tabla 21-5]).

■ La AHAI por anticuerpos fríos está causada habitualmente por autoanticuerpos IgM (en la enfermedad por crioaglutininas).

• La forma aguda suele ser secundaria a una infección *(Mycoplasma,* virus de Epstein-Barr).

• La forma crónica suele deberse a una paraproteína asociada a linfoma, leucemia linfocítica crónica [LLC] o macroglobulinemia de Waldenström en aproximadamente la mitad de los casos, y habitualmente es idiopática en el resto de casos.

DIAGNÓSTICO

Pruebas diagnósticas

■ Los datos analíticos básicos suelen identificar la hemólisis con: anemia, reticulocitosis, elevación de LDH, disminución de la haptoglobina e hiperbilirrubinemia indirecta.

■ El frotis de sangre periférica puede mostrar esferocitosis, eritrocitos fragmentados ocasionales, policromasia y eritrocitos nucleados.

■ El elemento esencial del diagnóstico es la **prueba de Coombs directa (PAD, prueba de antiglobulina directa)** positiva. Esta prueba detecta la presencia de IgG o complemento unidos a la superficie de los eritrocitos, y puede ser falsamente negativa en casos de hemólisis mediada por IgM.

- AHAI por anticuerpos calientes: IgG+ y/o C3+.
- AHAI por anticuerpos fríos: IgG- y C3+
■ La prueba de antiglobulina indirecta (prueba de Coombs indirecta) detecta la presencia de autoanticuerpos en el suero, pero también puede detectar aloanticuerpos séricos de otras causas como la incompatibilidad transfusional o maternofetal.
■ En la AHAI por anticuerpos fríos se observa un valor elevado de crioaglutininas.
■ En una presunta AHAI secundaria, debe realizarse un estudio de la causa subyacente.

TRATAMIENTO

■ El tratamiento inicial debe ir dirigido a corregir complicaciones de la anemia hemolítica. El tratamiento definitivo comprende la identificación y el tratamiento de cualquier causa subyacente.
■ Las **transfusiones de eritrocitos pueden empeorar la hemólisis** debido a hemólisis de las células transfundidas. Los autoanticuerpos pueden confundir los cribados de anticuerpos plasmáticos y las pruebas cruzadas convencionales, por lo que los aloanticuerpos pueden pasar desapercibidos. **En circunstancias de riesgo vital, es adecuada la transfusión de sangre de donante universal (O negativa).**
■ **AHAI por anticuerpos calientes**
  - Los **glucocorticoides**, como la prednisona 1 mg/kg, constituyen el tratamiento de primera línea y son eficaces en el 70-80 % de los pacientes. Disminuyen la eliminación por los macrófagos de eritrocitos cubiertos con anticuerpos. La respuesta se observa en 7-10 días. Cuando se ha resuelto la hemólisis, se puede reducir progresivamente la dosis de glucocorticoides en 2 a 3 meses. La disminución rápida de la dosis puede producir recidivas.
  - Los tratamientos de segunda línea son la **esplenectomía,** que debe considerarse en la AHAI que no responde a los glucocorticoides, y el **rituximab,** un anticuerpo monoclonal dirigido contra el antígeno CD20 expresado sobre linfocitos B. Se ha demostrado la eficacia del rituximab, 375 mg/m^2 i.v. cada semana hasta cuatro dosis, en el 80-90 % de los casos, y se han observado respuestas al tratamiento en monoterapia o combinado con glucocorticoides *(Haematologica 2014;99(10):1547)*. También se ha mostrado eficaz en la AHAI la administración de dosis bajas de rituximab (100 mg a la semana, cuatro dosis) *(Haematologica 2007;92:1695)*.
  - También se han utilizado otras terapias inmunodepresoras, como la azatioprina, la ciclofosfamida, la ciclosporina y el micofenolato mofetilo.
  - El tratamiento de los casos recurrentes/resistentes al tratamiento consiste en IGIV, danazol, intercambio plasmático, alemtuzumab y dosis elevadas de ciclofosfamida.
■ **AHAI por anticuerpos fríos idiopática**
  - Evitar la exposición al frío puede minimizar las reagudizaciones. Las transfusiones de eritrocitos a 37 °C y mantener la habitación cálida puede evitar el empeoramiento de la hemólisis.
  - Los glucocorticoides y la esplenectomía tienen escasa eficacia.
  - El intercambio plasmático elimina aproximadamente el 80 % de los anticuerpos IgM, por lo que proporciona un control eficaz de la enfermedad.
  - Se ha demostrado que el rituximab es eficaz en algunos casos *(Blood 2004;103(8):2925)*.

Anemia hemolítica inducida por fármacos

PRINCIPIOS GENERALES

■ La **anemia hemolítica inducida por fármacos** está causada por la exposición a un medicamento. En la tabla 21-5 se muestra una lista de los fármacos más habituales.
■ La hemólisis se produce por varios mecanismos como anticuerpos inducidos por fármacos, formación de haptenos y formación de inmunocomplejos. Los fármacos implicados con mayor frecuencia son las cefalosporinas, las penicilinas, los AINE, y las quininas o quinidinas.

TRATAMIENTO

Si la etiología no está clara, el tratamiento inicial puede ser similar al tratamiento de la AHAI por anticuerpos calientes con glucocorticoides, pero si se sospecha una anemia hemolítica inducida por fármacos, lo más importante del tratamiento es interrumpir la administración del fármaco responsable.

Anemia hemolítica microangiopática

PRINCIPIOS GENERALES

Definición

La anemia hemolítica microangiopática (AHMA) es un síndrome de hemólisis intravascular traumática que provoca la fragmentación de los eritrocitos, que se observan en el frotis de sangre periférica (esquistocitos). No es un diagnóstico específico, aunque sugiere un diagnóstico diferencial limitado.

Etiología

Las posibles causas de AHMA son: **prótesis valvular mecánica, hipertensión maligna, vasculitis, adenocarcinoma, preeclampsia/eclampsia, coagulación intravascular diseminada (CID), púrpura trombocitopénica trombótica (PTT)** y **síndrome hemolítico urémico (SHU)/SHU atípico** (en el capítulo 20, *Trastornos de la hemostasia y trombosis,* se expone la CID, la PTT y el SHU/SHU atípico).

DIAGNÓSTICO

El diagnóstico de AHMA se establece confirmando la presencia de hemólisis con datos analíticos e identificando fragmentos eritrocitarios (esquistocitos) en el frotis de sangre periférica.

TRATAMIENTO

El tratamiento depende de la causa subyacente de la microangiopatía.

TRASTORNOS DE LOS LEUCOCITOS

Leucocitosis y leucopenia

PRINCIPIOS GENERALES

Definición

- La leucocitosis es una elevación del recuento absoluto de leucocitos (> 10 000/μl).
- La leucopenia (leucocitopenia) es una reducción del recuento de leucocitos (< 3 500/μl).

Etiología

- **Leucocitosis**
  - La elevación del recuento de leucocitos puede ser la respuesta normal de la médula ósea a una infección o un proceso inflamatorio, el tratamiento con glucocorticoides, agonistas β o litio, la esplenectomía o el estrés, y suele asociarse a **neutrofilia absoluta.**
  - En ocasiones, la leucocitosis se debe a un trastorno primario de la médula ósea en la producción, maduración o muerte (apoptosis) de los leucocitos. Esto puede suceder en relación con una leucemia o un trastorno mieloproliferativo, y puede afectar a cualquier célula del linaje leucocitario.
  - Se denomina «**reacción leucemoide**» a una respuesta excesiva de los leucocitos habitualmente reservada a neutrofilia (> 50 000/μl) debida a una causa reactiva.
  - La linfocitosis se observa con menos frecuencia, y se asocia a infecciones atípicas, (p. ej., víricas), consumo de fármacos o leucemia/linfoma.

■ **Leucopenia**

- La leucopenia puede aparecer en respuesta a infecciones (VIH), inflamaciones, trastornos primarios de la MO (neoplasias malignas), fármacos, exposición ambiental (metales pesados o radiación) y déficits vitamínicos.
- En la mayoría de los casos está inducida por fármacos (p. ej., quimioterápicos o inmunodepresores).
- La neutropenia benigna crónica idiopática se debe a menudo a un anticuerpo antineutrófilos o a un trastorno hereditario.

DIAGNÓSTICO

Pruebas diagnósticas

Pruebas de laboratorio

■ La revisión del frotis de sangre periférica es muy útil para evaluar los trastornos de los leucocitos. La presencia de blastos indica una posible leucemia aguda y justifica una evaluación urgente.

■ La citometría de flujo de la sangre puede ayudar a determinar si existe un proceso clonal subyacente en caso de linfocitosis (LLC).

■ Se debe evaluar la neutrofilia sin causa aparente con un estudio molecular de BCR-ABL para establecer el diagnóstico de leucemia mieloide crónica (LMC), sobre todo si existe eosinofilia o basofilia asociada.

■ Otras alteraciones analíticas se relacionan con la afección subyacente, y puede encontrarse una elevación de la LDH y del ácido úrico por el elevado recambio celular en la leucemia aguda.

■ Debe realizarse un estudio infeccioso cuando esté indicado, incluyendo pruebas de detección del VIH.

■ También debe considerarse la determinación del tiempo de protrombina, el índice normalizado internacional (INR), el tiempo de tromboplastina parcial y el fibrinógeno, especialmente si se sospecha la existencia de leucemia promielocítica aguda, porque puede asociarse a CID.

Técnicas diagnósticas

Para llegar a establecer el diagnóstico, puede necesitarse una biopsia de médula ósea con estudios complementarios como citogenética, tinciones especiales y citometría de flujo.

TRATAMIENTO

■ El objetivo principal del tratamiento es tratar la causa subyacente.

■ En el capítulo 22, *Cáncer,* se expone el tratamiento de las leucemias agudas y crónicas.

■ Si existen síntomas que sugieran **leucostasis** (síntomas neurológicos, disnea, hipoxia o fiebre), debe realizarse una leucoaféresis urgente para reducir la carga leucocitaria y aliviar los síntomas.

■ Se debe considerar el soporte con factores de crecimiento en pacientes con neutropenia crónica e infecciones activas hasta que se resuelva la neutropenia (v. «Urgencias oncológicas» en el capítulo 22, *Cáncer*).

TRASTORNOS DE LAS PLAQUETAS

Se exponen en el capítulo 20, *Trastornos de la hemostasia y trombosis.*

TRASTORNOS DE LA MÉDULA ÓSEA

Síndrome mielodisplásico

Se expone en el capítulo 22, *Cáncer.*

TABLA 21-6	Criterios para el diagnóstico de la policitemia vera		

Presencia de mutación *JAK2*	Ausencia de mutación *JAK2*		
	Cuatro mayores **o** tres mayores + dos menores		
	Criterios mayores		**Criterios menores**
Hto > 52 % en hombres	Hto > 60 % en hombres		Plaquetas > 450 000/μl
Hto > 48 % en mujeres	Hto > 56 % en mujeres		Neutrófilos > 10 000/μl
	Esplenomegalia palpable		Esplenomegalia radiológica
	Sin eritrocitosis secundaria		Eritropoyetina sérica baja
	Presencia de mutaciones genéticas (excluye *JAK2*)		

Hto, hematocrito.

Trastornos mieloproliferativos

PRINCIPIOS GENERALES

Los trastornos mieloproliferativos (TMP) constituyen un grupo de trastornos caracterizados por la expansión clonal de una célula madre (progenitora) hematopoyética que resulta en la producción excesiva de células maduras, fundamentalmente funcionantes. En el año 2008, la Organización Mundial de la Salud (OMS) señaló siete afecciones como TMP, entre ellos la policitemia vera (PV), la trombocitosis esencial (TE) (se expone en el capítulo 20, *Cáncer*), la LMC (se expone en el capítulo 22, *Cáncer*), la mielofibrosis primaria (MFP), la leucemia neutrofílica crónica, la leucemia eosinofílica crónica y la mastocitosis *(Cancer 2009;17:3842)*. Los TMP más frecuentes son la PV, la TE, la LMC y la MFP. Este capítulo se centrará en la PV y la MFP.

DIAGNÓSTICO

Criterios diagnósticos

■ **Policitemia vera**

Los criterios para el diagnóstico de la policitemia vera (PV) se han actualizado e incluyen: Hto > 52 % en los hombres o > 48 % en las mujeres, además de la presencia de la mutación

TABLA 21-7	Criterios para el diagnóstico de la mielofibrosis primaria

Criterios mayores

Presencia de proliferación y atipia de megacariocitos, que suele acompañarse de fibrosis con reticulina y/o colágeno
No se cumplen los criterios de la OMS de PV, LMC, SMD u otras neoplasias mieloides
Presencia de *JAK2* u otro marcador clonal, o ausencia de fibrosis en la MO debido a enfermedades inflamatorias o neoplásicas subyacentes en ausencia de un marcador clonal

Criterios menores

Leucoeritroblastosis
Aumento de la concentración sérica de LDH
Anemia
Esplenomegalia palpable

LDH, lactato deshidrogenasa; LMC, leucemia mieloide crónica; OMS, Organización Mundial de la Salud; PV, policitemia vera; SMD, síndrome mielodisplásico.

JAK2. En ausencia de esta mutación, se necesitan cuatro criterios mayores o tres mayores y dos menores para establecer el diagnóstico *(N Engl J Med 2006;355:2452)* (v. tabla 21-6).

■ **Mielofibrosis primaria**
Los criterios de la OMS para el diagnóstico de la MFP se enumeran en la tabla 21-7 *(Blood 2007;110:1092).* Para establecer el diagnóstico, se requieren los tres criterios mayores y al menos dos criterios menores.

Pruebas diagnósticas

Pruebas de laboratorio

■ Los pacientes con PV presentan un Hto y un recuento de plaquetas elevados (> 400 000/μl), presencia de la mutación *JAK2* (> 95 %) y disminución del nivel de EPO.
■ Los pacientes con MFP pueden presentar leucocitosis o citopenias, y pueden tener mutaciones en *JAK2* (50 %), *MPL* (10 %) o calreticulina *(CALR)* (40 %).

Ténicas diagnósticas

En el estudio diagnóstico de los TMP debe incluirse una biopsia de médula ósea, aunque no necesariamente en el estudio de la PV. Hay que efectuar estudios citogenéticos para TMF porque tienen un impacto significativo en el pronóstico *(J Clin Oncol 2011;29(4):392).*

TRATAMIENTO

■ **Policitemia vera:** el principal objetivo del tratamiento es reducir el riesgo de complicaciones trombóticas. Consiste en flebotomía seriada junto con ácido acetilsalicílico (AAS, aspirina), 81 mg/día. Puede añadirse hidroxicarbamida dependiendo del riesgo de trombosis.
 • En pacientes con escaso riesgo de trombosis (edad < 60 años, sin antecedentes de trombosis): flebotomía seriada para mantener un Hto objetivo < 45 % en los hombres y < 42 % en las mujeres.
 • En los pacientes con riesgo elevado de trombosis (edad > 60 años, trombosis previa): flebotomía seriada e hidroxicarbamida.
 • El ruxolitinib (10 mg dos veces al día) es un inhibidor JAK aprobado en primer lugar para el tratamiento de la mielofibrosis, que ha sido aprobado recientemente por la FDA para el tratamiento de la PV en pacientes que no responden al tratamiento con hidroxicarbamida. Mejora el Hto y también el prurito *(N Engl J Med 2015;372(5):426).*
■ **Mielofibrosis primaria:** el riesgo de los pacientes se estratifica basándose en varios sistemas de puntuación pronóstica y el tratamiento depende de la categoría de riesgo. En los pacientes de escaso riesgo, puede no requerirse tratamiento.
 • Hay que iniciar la administración de dosis bajas de AAS para reducir el riesgo de trombosis en ausencia de trombocitopenia significativa.
 • Los agentes citorreductores como la hidroxicarbamida se han usado anteriormente para mejorar la leucocitosis, pero no mejoran significativamente los síntomas generales ni la esplenomegalia, y pueden causar mielodepresión.
 • El trasplante alogénico de progenitores hematopoyéticos es el único tratamiento curativo, y debe plantearse en los pacientes de alto riesgo.
 • El ruxolitinib es útil en el tratamiento de pacientes con mielofibrosis de riesgo intermedio 1 y 2. Es eficaz para aliviar los síntomas generales y la esplenomegalia. El principal efecto adverso es la mielodepresión, y la dosis inicial depende del recuento de plaquetas.
 • La esplenectomía puede considerarse cuando existe esplenomegalia dolorosa en pacientes que no toleran o no responden al inhibidor JAK.
 • La radioterapia del campo afectado también puede proporcionar alivio sintomático en caso de esplenomegalia que no responde a los fármacos o en localizaciones de hematopoyesis extramedular; sin embargo, los efectos suelen ser transitorios.

GAMMAPATÍAS MONOCLONALES

Gammapatía monoclonal de significado desconocido

PRINCIPIOS GENERALES

Definición

La gammapatía monoclonal de significado desconocido (GMSD) es una afección premaligna habitual que se caracteriza por la presencia de una pequeña (<10%) población de células plasmáticas clonales, neoplásicas, en la MO que aparece en ausencia de una lesión orgánica relacionada. La progresión hacia una afección más grave, como mieloma múltiple, macroglobulinemia de Waldenström o amiloidosis primaria, se produce a una velocidad de aproximadamente el 1% anual.

DIAGNÓSTICO

■ Los pacientes con GMSD están asintomáticos y se diagnostican cuando se detecta una proteína monoclonal en la electroforesis de las proteínas séricas durante el estudio de una elevación de las proteínas u otro hallazgo clínico no relacionado. La mayoría de las gammapatías se identifican como IgG, pero se han encontrado gammapatías de todas las clases de inmunoglobulinas.
■ El análisis de cadenas ligeras libres séricas se usa tanto en el pronóstico de la GMSD como en el diagnóstico del mieloma múltiple.
■ El Multiple Myeloma International Working Group estableció unos criterios para el diagnóstico de GMSD en el año 2003. Se requieren los tres criterios:
  • Presencia de una proteína monoclonal sérica (proteína M) IgG, IgA o IgM <3 g/dl.
  • El estudio de la médula ósea debe mostrar <10% células plasmáticas clonales.
  • Ausencia de lesión orgánica atribuida al trastorno de células plasmáticas subyacente, como hipercalcemia, insuficiencia renal, anemia o lesiones óseas líticas.

TRATAMIENTO

En la actualidad no existe tratamiento alguno recomendado para la GMSD. La inmensa mayoría de los pacientes no evolucionarán a una neoplasia maligna. En general, se acepta el seguimiento anual de estos pacientes con una evaluación que incluya electroforesis de proteínas séricas, electroforesis de proteínas en la orina, hemograma completo, creatinina sérica y calcio. Si los pacientes presentan síntomas de una posible enfermedad de células plasmáticas maligna, deberá realizarse una evaluación exhaustiva.

PRONÓSTICO

La GMSD puede evolucionar a un trastorno linfoproliferativo maligno. Los factores de mayor riesgo de progresión son una proteína M >1,5 g/dl, gammapatía monoclonal no de IgG y alteración de la proporción de cadenas ligeras libres séricas (<0,26 o >1,65).

Mieloma múltiple

Se expone en el capítulo 22, *Cáncer*.

Macroglobulinemia de Waldenström

La macroglobulinemia de Waldenström es un trastorno monoclonal de IgM infrecuente, también conocido como linfoma linfoplasmocítico, que se caracteriza por alteraciones hematológicas leves y se acompaña por infiltración hística con linfadenopatía, esplenomegalia o hepatomegalia. Debido a su elevado peso molecular y a su concentración, la gammapatía por IgM puede producir manifestaciones de hiperviscosidad (SNC, visuales y cardíacas). En estos casos, está indicada la plasmaféresis urgente para disminuir la concentración de IgM. Los pacientes asintomáticos pueden mantenerse en observación inicialmente, aunque se han observado respuestas duraderas en los que requieren quimioterapia *(Blood 2014;124(9):1404-11).* El ibrutinib, un inhibidor de la tirosina-cinasa de Bruton, recibió la aprobación de la FDA en enero de 2015, basándose en una tasa de respuesta global del 62 % en un estudio de 63 pacientes con macroglobulinemia de Waldenström *(N Engl J Med 2015;372:1430).*

Amiloidosis

PRINCIPIOS GENERALES

La amiloidosis primaria (AL) es un trastorno infiltrativo debido al depósito de cadenas ligeras monoclonales en diversos tejidos. La mayor parte de las veces afecta al riñón (insuficiencia renal, síndrome nefrótico), el corazón (miocardiopatía no isquémica), el sistema nervioso periférico (neuropatía) y el tracto gastrointestinal/hígado (macroglosia, diarrea, náuseas, vómitos). Los hallazgos inexplicados en cualquiera de estos sistemas orgánicos deben conducir a una evaluación para detectar amiloidosis.

DIAGNÓSTICO

■ La electroforesis de proteínas séricas, la electroforesis de proteínas en la orina y las cadenas ligeras libres séricas pueden detectar una proteína M que se encuentra en >90 % de los pacientes con amiloidosis primaria. La tinción con rojo Congo para sustancia amiloide en tejido o en médula ósea establece el diagnóstico, y una tinción adicional puede identificar el subtipo de sustancia amiloide.

■ La amiloidosis secundaria está causada por inflamación crónica, pero en ocasiones puede ser idiopática. Si no existe una proteína M mensurable, se considerará la amiloidosis secundaria o una amiloidosis hereditaria relacionada con la transtiretina, porque no son trastornos clonales.

■ En la última década, se han desarrollado varias pautas de quimioterapia eficaces *(Oncology 2012;26(2):152).* Sin embargo, el tratamiento de la amiloidosis es difícil y con frecuencia se produce insuficiencia orgánica progresiva. La afectación cardíaca generalmente presagia el peor de los pronósticos. La amiloidosis hereditaria relacionada con la transtiretina puede curarse con un trasplante hepático.

Medicina transfusional

PRINCIPIOS GENERALES

La transfusión es un tratamiento que suele utilizarse para diversos trastornos hematológicos y de la hemostasia. Hay que sopesar cuidadosamente las ventajas y los riesgos en cada situación, ya que los hemoderivados constituyen un recurso limitado con efectos adversos potencialmente mortales.

TRATAMIENTO

■ **Concentrados de hematíes.** La transfusión de hematíes está indicada para aumentar la capacidad de transporte de oxígeno de la sangre en pacientes anémicos o que sangran.
  • Umbral de Hb para la transfusión *(Ann Intern Med 2012;157:49):*
    • Paciente estable, sin riesgo cardíaco: 7 g/dl *(N Engl J Med 1999;340:409).*
    • Factores de riesgo cardíaco: 8 g/dl *(N Engl J Med 2011;365:2453).*
    • Síndrome coronario agudo activo: los umbrales no se han establecido; pueden plantearse umbrales más elevados (8-10 g/dl).

- Una unidad de concentrado de eritrocitos aumenta la concentración de Hb aproximadamente 1 g/dl o el Hto un 3 % en el adulto promedio.
- Si la causa de la anemia se puede tratar con facilidad (p. ej., ferropenia o déficit de ácido fólico) y no se observa deterioro cerebrovascular o cardiopulmonar, es preferible evitar las transfusiones.

■ **Plasma fresco congelado (PFC):** la transfusión de plasma se usa para reponer determinadas proteínas plasmáticas, generalmente factores de la coagulación, para tratar la hemorragia o como profilaxis de ésta en pacientes que van a someterse a procedimientos invasivos.
  - Las indicaciones habituales son:
    - Coagulopatía adquirida en un paciente con hemorragia grave o masiva.
    - Sobredosis de warfarina con hemorragia potencialmente mortal: considerar el uso de concentrados complejos de protrombina de cuatro factores (II, VII, IX, X).
    - Deficiencias de factores para las que no se dispone de concentrados del factor específico.
  - La dosis habitual es de 10-20 ml/kg. Una unidad de PFC contiene unos 250 ml de plasma y 250 unidades de actividad de los factores de coagulación.
  - El plasma no debe usarse como expansor de volumen y no suele estar indicado en pacientes que no sangran en ese momento, incluso si el TP o el TTPa están alterados. En caso de sobredosis de warfarina con un TP muy prolongado, pero sin hemorragia, debe utilizarse en su lugar vitamina K.

■ **Plaquetas:** la transfusión de plaquetas está indicada para evitar o tratar la hemorragia en un paciente trombocitopénico o con plaquetas disfuncionales (p. ej., debido al ASA).
  - El recuento de plaquetas umbral para la transfusión *(Ann Intern Med 2015;162:205)* es:
    - Paciente ingresado, estable y sin hemorragia: 10×10^9/l *(N Engl J Med 2013;368:1771)*.
    - Paciente ambulatorio, estable y sin hemorragia: 20×10^9/l.
    - Colocación de una vía central en un paciente estable: 20×10^9/l.
    - Procedimientos invasivos importantes o hemorragia: 50×10^9/l.
    - La cirugía de alto riesgo (p. ej., neurocirugía) o hemorragia potencialmente mortal puede requerir umbrales más elevados.
  - La mayoría de las infusiones de plaquetas proceden de un solo donante, y se obtienen mediante aféresis de plaquetas en lugar de ser plaquetas almacenadas procedentes de varias personas.
  - Una unidad de plaquetas de un solo donante aumenta el recuento de plaquetas en alrededor de $30-50 \times 10^9$/l.
  - Las plaquetas tienen una vida corta (< 5 días) y se almacenan a temperatura ambiente; nunca deben colocarse en hielo ni en un refrigerador, ya que pueden activarse.
  - La **respuesta deficiente de las plaquetas** (respuesta deficiente a la transfusión) puede deberse a causas inmunológicas (anticuerpos anti-ABO, anti-HLA o antiplaquetarios) o no inmunológicas (p. ej., sepsis, CID, fiebre, hemorragia activa, secuestro esplénico, algunos fármacos). Las causas inmunológicas son probables cuando a los 10-60 min de la transfusión de plaquetas el recuento muestra un escaso incremento, y puede evitarse en transfusiones futuras mediante el uso de plaquetas con compatibilidad ABO, HLA o ambas *(Br J Haematol 2008;142:348)*.

■ **Crioprecipitado**
  - El crioprecipitado contiene la porción crioprecipitada del plasma y está enriquecida con los siguientes factores:
    - Fibrinógeno.
    - Factor de Von Willebrand (FVW).
    - Factor VIII.
    - Factor XIII.
  - Suele indicarse con más frecuencia para la reposición de **fibrinógeno** en pacientes con hipofibrinogenemia o CID, y no debe usarse para reponer FVW ni factor VIII, pues existen concentrados de factor específico para ello.
  - Una unidad aumenta la concentración de fibrinógeno en unos 7-8 mg/dl. Las dosis suelen solicitarse en viales de 5 U a 10 U.

CONSIDERACIONES ESPECIALES

■ **Antes de la transfusión**

• El procedimiento de **tipificación y cribado** estudia los eritrocitos del paciente para detectar los antígenos A, B y D (Rh), y también realiza un cribado del suero del receptor para detectar anticuerpos contra otros antígenos de los eritrocitos.

• Las **pruebas cruzadas** analizan el suero del paciente para detectar anticuerpos contra los antígenos de los eritrocitos del donante, y se realiza antes de la administración a un paciente de cada unidad de sangre específica.

■ **Modificaciones de los hemoderivados**

• La **leucorreducción** se realiza mediante filtros para eliminar la contaminación de leucocitos antes del almacenamiento o a la cabecera del paciente. Está indicada en todos los pacientes para reducir el riesgo de las siguientes complicaciones transfusionales:

• Reacciones transfusionales febriles no hemolíticas.

• Infección por CMV transmitida por la transfusión.

• Formación de aloanticuerpos HLA.

• Los hemoderivados **seronegativos para CMV** pueden estar indicados en receptores inmunodeprimidos que sean negativos para anticuerpos contra el CMV para reducir el riesgo de transmisión del CMV. Sin embargo, los productos con leucorreducción antes de almacenamiento se consideran con el mismo «riesgo reducido de CMV» y pueden usarse en lugar de productos seronegativos para CMV.

• La **radiación** elimina los linfocitos inmunocompetentes para evitar la enfermedad de injerto contra huésped asociada a la transfusión, y se recomienda en receptores inmunodeprimidos, trasplante de médula ósea, o cualquier paciente que reciba donaciones dirigidas de familiares o donantes con antígenos HLA compatibles.

• Raras veces están indicados los hemoderivados **lavados,** aunque se deben considerar en pacientes en los que las proteínas plasmáticas puedan producir una reacción grave (p. ej., receptores con déficit de IgA o antecedente de reacciones anafilácticas).

■ **Procedimientos**

• Es importante seguir cuidadosamente los procedimientos de identificación del paciente y de los hemoderivados para evitar errores relacionados con la transfusión, entre ellos la transfusión con incompatibilidad ABO.

• El catéter i.v. debe ser al menos de calibre 18 para permitir un flujo adecuado.

• Todos los hemoderivados deben administrarse a través de un filtro «estándar» de 170-260 µm para evitar la infusión de microagregados, fibrina y desechos.

• Es preciso observar a los pacientes durante 5-10 min al comienzo de cada transfusión para detectar efectos adversos, y posteriormente a intervalos frecuentes.

• La infusión de eritrocitos suele administrarse durante 1-2 h, con un máximo de 4 h.

■ Las **transfusiones urgentes** deben emplearse en situaciones en las que una hemorragia masiva haya producido compromiso cardiovascular.

• Antes de confirmar el tipo ABO del paciente, puede usarse «sangre de urgencia», que consiste en eritrocitos del grupo O en los que no se han efectuado pruebas cruzadas y plasma del grupo AB.

• Si está indicada una transfusión masiva (reposición de ≥ 10 U de eritrocitos en menos de 24 h), deben incluirse componentes hemostáticos (plasma, plaquetas y crioprecipitado) para corregir la pérdida y la dilución de los factores hemostáticos. Además, hay que procurar tratar las posibles complicaciones iatrogénicas de la transfusión masiva, como la hipotermia, la hipocalcemia (debido a la solución citratada conservante) y la hiperpotasemia.

COMPLICACIONES

■ **Infecciones transmitidas por la transfusión**

• En los hemoderivados y en los donantes se realiza un cribado para VIH-1/2, el virus linfotrópico T humano de tipo 1/2 (HTLV.1/2), el virus de la hepatitis B, el virus de la hepatitis C, la sífilis, el virus del Nilo occidental, la sífilis, *Trypanosoma cruzi* (enfermedad de Chagas) y bacteriemia (sólo plaquetas).

• Las infecciones víricas se pueden producir cuando los donantes se encuentran en el «período de intervalo o ventana» (indetectable para el estudio).

• El riesgo de transmisión del virus de la hepatitis B es de aproximadamente 1 de cada 1 000 000; otros virus comprobados tienen un riesgo de transmisión de menos de 1 de cada 1 000 000.

• El riesgo de transmisión del CMV puede reducirse en los pacientes inmunodeprimidos mediante el uso de productos leucorreducidos antes del almacenamiento o seronegativos para CMV.

• Se puede producir transmisión de bacterias por una infección en el donante o por un contaminante en el momento de la recogida.

  • La contaminación bacteriana es más probable en las transfusiones de plaquetas que en las transfusiones de eritrocitos, ya que se almacenan a temperatura ambiente.

  • El microorganismo que se identifica con más frecuencia en los eritrocitos es *Yersinia enterocolitica,* y en las plaquetas, *Staphylococcus aureus.*

■ **Riesgos no infecciosos de la transfusión**

• Las **reacciones hemolíticas agudas** suelen producirse por **anticuerpos preformados** en el receptor, y se caracterizan por hemólisis intravascular de los eritrocitos transfundidos poco después de la administración de sangre con incompatibilidad ABO.

  • Puede observarse **fiebre, escalofríos, dolor de espalda, dolor torácico, náuseas, vómitos, ansiedad e hipotensión.** Puede producirse insuficiencia renal aguda con hemoglobinuria. En el paciente inconsciente, la hipotensión y la hemoglobinuria pueden ser las únicas manifestaciones.

  • Si se sospecha una reacción transfusional hemolítica, **hay que interrumpir inmediatamente la transfusión y se deben sustituir todas las vías i.v.** Hay que enviar muestras de la sangre del paciente al banco de sangre, junto con el resto de la unidad sospechosa, para la repetición de las pruebas cruzadas. Deben efectuarse pruebas de Coombs directa e indirecta, y conviene analizar el plasma y la orina recién expulsada para detectar Hb libre.

  • El tratamiento consiste en el mantenimiento del volumen intravascular y la protección de la función renal. Se debe mantener la diuresis en ≥ 100 ml/h con el uso de líquidos i.v. y diuréticos o manitol si es necesario. Se puede facilitar la excreción de Hb libre mediante la alcalinización de la orina. Se puede añadir bicarbonato sódico a los líquidos i.v. para aumentar el pH urinario hasta ≥ 7,5.

• Las **reacciones transfusionales hemolíticas tardías** normalmente se producen 3 a 10 días después de la transfusión, y están causadas por una respuesta humoral primaria o anamnésica a antígenos específicos de los eritrocitos presentes en los eritrocitos del donante.

  • Puede observarse una disminución de la concentración de la Hb y del Hto.

  • La PAD suele ser positiva, dependiendo de cuándo se realizan las pruebas de control.

  • En ocasiones, las reacciones pueden ser graves; estos casos deben tratarse de forma similar a las reacciones hemolíticas agudas.

• Las **reacciones transfusionales febriles no hemolíticas** se caracterizan por la aparición de fiebre y escalofríos.

  • Se cree que la causa son las citocinas liberadas por los leucocitos.

  • El tratamiento y la profilaxis futura puede incluir el paracetamol y hemoderivados sometidos a leucorreducción antes de su almacenamiento.

• Las **reacciones alérgicas** se caracterizan por urticaria y, en casos graves, broncoespasmo e hipotensión.

  • Estas reacciones se deben a proteínas plasmáticas que desencadenan una respuesta mediada por IgE. La reacción puede ser específica para las proteínas plasmáticas de un donante concreto, por lo que es posible que la reacción aparezca de forma infrecuente o no vuelva a aparecer.

  • El tratamiento y la profilaxis futura puede incluir antihistamínicos como la difenhidramina.

- Las **reacciones anafilácticas** pueden requerir la adición de glucocorticoides y de hemoderivados lavados o con reducción plasmática. Además, hay que comprobar las inmunoglobulinas séricas, puesto que los pacientes con déficit de IgA que reciben hemoderivados que contienen IgA pueden presentar anafilaxia con la exposición a pequeñas cantidades del plasma del donante.
- La **sobrecarga circulatoria asociada a transfusión** es una complicación relativamente frecuente, pero poco reconocida, de las transfusiones de sangre. Se puede observar sobrecarga de volumen con edema pulmonar y signos de ICC cuando se transfunde a pacientes con compromiso cardiovascular. Los datos clínicos y radiológicos pueden ser difíciles de distinguir de los de la lesión pulmonar aguda relacionada con la transfusión *(Crit Care Med 2006;34(5suppl):S109)*. Esta complicación se puede prevenir reduciendo la velocidad de transfusión y con el uso prudente de diuréticos., así como evitando transfusiones innecesarias.
- La **lesión pulmonar aguda relacionada con la transfusión** es indistinguible del síndrome de dificultad respiratoria aguda y se produce en las 6 h siguientes a una transfusión.
- Los síntomas son: disnea, hipoxemia y, posiblemente, fiebre.
- En la radiografía de tórax se observa aparición o empeoramiento de un edema pulmonar, al igual que en la sobrecarga circulatoria asociada a transfusión.
- Se cree que los anticuerpos contra los antígenos HLA o contra los granulocitos en el suero del donante dirigidos contra los leucocitos del receptor son los que producen el trastorno.
- Cuando se reconoce, se deben interrumpir las transfusiones y notificarlo al banco de sangre, para poner en cuarentena otros productos del donante o donantes en cuestión.
- La hipoxemia se resuelve rápidamente, en unas 24 h, pero durante este tiempo puede necesitarse soporte ventilatorio.
- A pesar de los signos clínicos o radiográficos que sugieren edema pulmonar, los datos indican que los diuréticos no son eficaces y pueden ser perjudiciales *(Blood 2005;105(6):2266)*.
- La **enfermedad de injerto contra huésped asociada a la transfusión** es una complicación inusual, pero grave, que suele detectarse en pacientes inmunodeprimidos (y en pacientes inmunocompetentes que reciben sangre de un familiar), y se cree que se debe a la infusión de linfocitos T inmunocompetentes.
- Los síntomas son: exantema, elevación de las pruebas de función hepática y pancitopenia grave.
- La mortalidad es > 80 %.
- La **radiación** de los hemoderivados en los pacientes de riesgo previene esta enfermedad.
- La **púrpura postransfusional** es un síndrome infrecuente de trombocitopenia grave y púrpura o hemorragia, que comienza 7 a 10 días después de la exposición a hemoderivados. Este trastorno se describe en el capítulo 20, *Trastornos de la hemostasia y trombosis*.

22 Cáncer

Siddhartha Devarakonda, Daniel Morgensztern
y Ramaswamy Govindan

El cáncer constituye la primera causa de muerte en los países desarrollados y la segunda causa de muerte en el mundo en desarrollo. Se calculó en unas 589 430 las personas fallecidas por cáncer en Estados Unidos en 2015 *(CA Cancer J Clin 2015;65:5)*. Las neoplasias malignas más habituales en ese país son el cáncer de pulmón, el cáncer de próstata, el cáncer de mama y el cáncer de colon (tabla 22-1). Sin embargo, las tasas de muerte por cáncer han disminuido en los últimos 10 años debido a los avances en el desarrollo de fármacos y a la disponibilidad de mejores cuidados paliativos. La mejor comprensión de las vías moleculares más importantes que interactúan en las células cancerosas ha llevado al desarrollo de fármacos dirigidos y enfoques terapéuticos personalizados que siguen demostrando un efecto clínico beneficioso significativo. Este capítulo ofrece una visión general del tratamiento del cáncer.

Abordaje del paciente con cáncer

PRINCIPIOS GENERALES

- La mediana de edad en el momento del diagnóstico para todos los tipos de cáncer en Estados Unidos es de 67 años *(CA Cancer J Clin 2008;58:71)*.
- La probabilidad de ser diagnosticado de cáncer a lo largo de la vida es del 43 % en los hombres y del 38 % en las mujeres.
- El tabaquismo es la causa más habitual de fallecimiento por cáncer, y se asocia a cáncer de pulmón, cabeza y cuello, esófago, estómago, páncreas, riñón y vejiga.
- Se ha demostrado que la dieta, la obesidad, la inactividad y la altura se asocian a un mayor riesgo de desarrollar determinados tipos de cáncer.
- Los estados inflamatorios crónicos como la colitis ulcerosa e infecciones como las causadas por el VIH, la hepatitis, el virus de Epstein-Barr (VEB), el virus del papiloma humano (VPH) y *Helicobacter pylori* también se han asociado a un mayor riesgo de cáncer.
- Hasta la fecha, se han descrito varios síndromes neoplásicos familiares, lo que tiene implicaciones importantes en el cribado del cáncer (tabla 22-2).
- La exposición previa a la quimioterapia citotóxica o la radioterapia se asocia a un mayor riesgo de presentar tumores malignos secundarios. Por ejemplo, la exposición a agentes alquilantes o inhibidores de la topoisomerasa II aumenta el riesgo de desarrollar leucemia relacionada con el tratamiento, y la exposición a la radioterapia aumenta el riesgo de desarrollar cánceres como el cáncer de mama, el angiosarcoma y el osteosarcoma.

DIAGNÓSTICO

- Es necesario obtener muestras tisulares para facilitar un diagnóstico histológico definitivo, examinar las características moleculares y planificar el tratamiento.
- Las muestras de **citología** suelen contener tan sólo algunas células malignas, que se obtienen de forma invasiva, mediante biopsia (aspiración con aguja fina o biopsia con aguja gruesa o *core*), cepillados (citología Pap o endoscópico), o aspiración de líquidos corporales (sangre, líquido cefalorraquídeo [LCR], pleural, pericárdico o peritoneal), o formas no invasivas, mediante obtención de líquidos como esputo u orina. Aunque estos métodos son relativamente menos invasivos en comparación con los abordajes quirúrgicos, y más fáciles de realizar, las muestras citológicas no suelen ser adecuadas para las pruebas moleculares. Además, la pérdida de la arquitectura del tejido también dificulta el diagnóstico de determinadas neoplasias malignas como los linfomas.

TABLA 22-1	Diagnósticos más frecuentes de cáncer e índices de mortalidad en Estados Unidos en 2015			
Localizaciones	**Nuevos casos**			**Muertes**
	Ambos sexos	Hombre	Mujer	Total
Pulmón	221 200	115 610	105 590	158 040
Próstata	220 800	220 800		27 540
Mama	234 190	2 350	231 840	40 730
Colon	93 090	45 890	47 200	49 700

- Las muestras **histológicas** se obtienen con una aguja de biopsia de calibre grueso, mediante biopsia por excisión o por resección quirúrgica. Estas muestras son ideales para diagnosticar la mayor parte de los tumores malignos y proporcionan suficiente tejido para las pruebas moleculares. Sin embargo, estos procedimientos son más invasivos y no siempre posibles en todos los pacientes.

ESTADIFICACIÓN

- Una vez obtenido un diagnóstico histológico, la mayoría de los pacientes oncológicos necesitará pruebas de imagen, procedimientos y pruebas de laboratorio adicionales para determinar la carga y el estadio de la enfermedad. Este estudio es específico para cada cáncer y cada paciente, y también varía según los protocolos locales y de cada centro. Organizaciones como la American Society of Clinical Oncology (ASCO), la National Comprehensive Cancer Network (NCCN) y la European Society of Medical Oncology (ESMO) revisan la evidencia disponible y las recomendaciones periódicas para orientar el estudio de estadificación y el tratamiento adecuados.
- El estadio del cáncer proporciona una valoración de la magnitud de la diseminación del tumor, algo esencial para el tratamiento.
  - La mayoría de las neoplasias malignas se estadifican con el sistema de tumor, ganglios linfáticos y metástasis (TNM), desde el estadio I hasta el estadio IV. La clasificación T se basa en el tamaño y la extensión de la invasión local. La clasificación N describe la extensión de la afectación de los ganglios linfáticos, y la clasificación M se basa en la presencia o ausencia de metástasis a distancia.
  - El estado de capacidad o rendimiento proporciona una medida cuantitativa del bienestar general y la calidad de vida del paciente, y tiene repercusiones importantes en la planificación del tratamiento (tabla 22-3).

TRATAMIENTO

Tratamiento quirúrgico

- La resección quirúrgica suele realizarse con intención de curar, aunque determinados pacientes pueden beneficiarse de cirugía paliativa, que se efectúa para reducir el tamaño de grandes masas tumorales (p. ej., cáncer de ovario), aumentar la eficacia de la inmunoterapia (p. ej., carcinoma de células renales) o para aliviar los síntomas (p. ej., mastectomía para el control local en una paciente con enfermedad metastásica).
- La cirugía puede facilitar la estadificación y orientar decisiones terapéuticas posteriores (tratamiento adyuvante), incluidas la quimioterapia y la radioterapia.
- La resección quirúrgica de los focos metastásicos aislados en pacientes seleccionados puede aumentar la supervivencia. Algunos ejemplos son: metástasis cerebrales solitarias, metástasis pulmonares de sarcomas y metástasis hepáticas de cáncer colorrectal.

TABLA 22-2	Lista de algunos síndromes oncológicos familiares con gran penetrancia

Síndrome	Defecto	Tipo de cáncer asociado
Ataxia telangiectasia	ATM	Múltiple, predominantemente leucemia y linfoma
Birt-Hogg-Dube	BHD	CCR cromófobo
Síndrome de Bloom	BLM	Múltiple
Síndrome de Cowden	PTEN	Múltiple; predominantemente mama, tiroideo, CCR, endometrial
Poliposis adenomatosa familiar	APC	Colorrectal, desmoide
Anemia de Fanconi	Complejo de reparación de ADN	Múltiple; predominantemente SMD y LMA
Cáncer hereditario de mama-ovario	BRCA1 y BRCA2	Múltiple, predominantemente mama, ovario
Cáncer gástrico difuso hereditario	CDH1	Gástrico, cáncer lobulillar de mama
Leiomiomatosis y CCR hereditario	FH	CCR papilar
Síndrome de Lynch (CCNPH)	Reparación de desajuste	Múltiple; predominantemente colorrectal
CCR papilar hereditario	MET	CCR papilar
Síndrome de poliposis juvenil	MADH44 (SMAD4), BMPR1A	Tracto digestivo y páncreas
Síndrome de Li-Fraumeni	TP53	Múltiple
MEN tipo 1	MEN1	Tumores de células de los islotes
MEN tipo 2	RET	Cáncer tiroideo medular
Neurofibromatosis de tipo 1	NF1	TVNPM, glioma
Neurofibromatosis de tipo 2	NF2	Meningioma, glioma, schwanoma
Síndrome de Nijmegen	NBS1	Predominantemente linfoma
Síndrome de Peutz-Jeghers	LKB1 (STK11)	Múltiple; predominantemente mama, gastrointestinal, páncreas
Retinoblastoma, hereditario	RB	Retinoblastoma, tumor neuroectodérmico primitivo
Síndrome de Rothmund-Thomson	RECQL4	Osteosarcoma
Esclerosis tuberosa	TSC1, TSC2	CCR, astrocitoma de células gigantes
Von Hippel-Lindau	VHL	CCR de células claras
Xerodermia pigmentosa	Reparación escisión de nucleótidos	Múltiple, cutáneo

CCNPH, cáncer colorrectal no polipósico hereditario; CCR, carcinoma de células renales; MEN, neoplasia endocrina múltiple; SMD, síndrome mielodisplásico; TVNPM, tumor de la vaina de nervios periféricos maligno.

| TABLA 22-3 | Escala del Eastern Cooperative Oncology Group (ECOG) y puntuación de Karnofsky |

ECOG	Correlación puntuación de Karnofsky	Descripción
0	100	Totalmente activo, puede realizar todas sus actividades previas a la enfermedad, sin restricciones
1	80-90	Restringido en actividades físicamente intensas, pero ambulatorio y capaz de realizar un trabajo de naturaleza más ligera o sedentaria (p. ej., tareas del hogar ligeras y trabajo de oficina)
2	60-70	Ambulatorio, con capacidad de todos los autocuidados, pero incapaz de realizar ninguna actividad laboral alguna. Levantado aproximadamente >50% de las horas de vigilia
3	40-50	Capacidad de autocuidados limitada, confinado a la cama o la silla >50% de las horas de vigilia
4	20-30	Totalmente incapacitado. No puede realizar ningún autocuidado. Totalmente confinado a la cama o la silla
5	0	Muerto

De Oken MM, Creech RH, Tormey DC, et al. Toxicity and response criteria of the Eastern Cooperative Oncology Group. *Am J Clin Oncol* 1982;5:649.

Principios de la radioterapia

■ La radioterapia se usa para el tratamiento de enfermedades malignas y benignas. La forma usada habitualmente es la radioterapia con haz externo de fotones y electrones. Los fotones suelen ser rayos x o rayos γ. En la actualidad, los rayos γ rara vez se utilizan, con la excepción de la radiación estereotáctica cerebral. Los protones y los neutrones son otras formas de radioterapia con haz externo. Los electrones se usan fundamentalmente para tratar tumores de la piel y superficiales.

■ La braquiterapia es un método alternativo de radioterapia en el que se colocan fuentes radioactivas cerca de o en contacto con el tejido diana. Se asegura así la administración de una dosis mayor al tejido dirigido en un tiempo más breve. Las fuentes de braquiterapia pueden ser temporales (p. ej., iridio-192 en el cáncer cervicouterino) o permanentes (p. ej., yodo-125 en el cáncer de próstata).

■ Las sustancias radioactivas también pueden administrarse por vía sistémica. Por ejemplo, el yodo-131 se administra por vía oral para tratar el cáncer tiroideo, se inyectan microesferas de itrio-90 en los vasos hepáticos en el cáncer hepatocelular, y el radio-223 se administra por vía i.v. en pacientes con cáncer de próstata y metástasis óseas.

■ La radioterapia se planifica para administrar una dosis exacta de radiación a un tumor, preservando los tejidos circundantes.

■ Se utiliza la radioterapia con intención **curativa** en algunas situaciones.

• **De inducción o neoadyuvante:** tratamiento preoperatorio con la finalidad de reducir tanto la extensión de la cirugía como el riesgo de recurrencia local. En este caso, la radiación se administra casi siempre en combinación con quimioterapia.

• **Posquirúrgica, adyuvante o complementaria:** postoperatoria, con la finalidad de reducir el riesgo de recurrencia local.

• **Definitiva:** dosis elevada con finalidad curativa.

• **Radioquimioterapia simultánea:** la quimioterapia con radioterapia definitiva se asocia a una mayor eficacia, pero también a un aumento de los efectos adversos, en comparación con la quimioterapia o la radioterapia solas.

■ La radioterapia **paliativa** se utiliza en dosis menores para reducir síntomas, como dolor óseo, obstrucción, hemorragia y síntomas neurológicos.

■ La dosis total de radiación administrada suele extenderse en el tiempo (fraccionarse). Esto proporciona tiempo para la reparación de los tejidos sanos y aumenta la probabilidad de administrar radiación a células tumorales en una fase radiosensible del ciclo celular. Los tratamientos de radioterapia suelen administrarse mediante pautas de fraccionamiento convencional, hipofraccionamiento, hiperfraccionamiento o fraccionamiento acelerado.

• El **fraccionamiento convencional** consiste en fracciones diarias de 1,8-2 Gy, administradas generalmente 5 días a la semana.

• El **hipofraccionamiento** consiste en la administración de fracciones mayores una vez al día y una dosis total menor.

• El **hiperfraccionamiento** es la administración de dosis menores por fracción y una dosis total mayor.

• El **fraccionamiento acelerado** consiste en la administración de fracciones más pequeñas, con mayor frecuencia y durante menos tiempo, manteniendo igual o ligeramente inferior la dosis total administrada.

Principios de la quimioterapia

■ La quimioterapia citotóxica tradicional actúa sobre todas las células en división y tiene efectos tóxicos amplios.

■ En los pacientes con un tumor resecable, puede usarse quimioterapia antes de la cirugía (neoadyuvante) o tras la resección completa (adyuvante).

■ La quimioterapia suele administrarse en ciclos de 2, 3 o 4 semanas. En la mayoría de las pautas, se realiza tratamiento intravenoso el primer día del ciclo, sin ningún tratamiento adicional hasta el siguiente ciclo. En otras pautas, los tratamientos son semanales durante 2 o 3 semanas, con 1 semana sin tratamiento antes del ciclo siguiente.

■ La quimioterapia con intención **curativa** comprende protocolos de quimioterapia de inducción (neoadyuvante), postoperatoria (adyuvante) y radioquimioterapia en tumores sólidos. La quimioterapia por sí sola es curativa en muchos linfomas, leucemias y tumores de células germinales.

■ Se utiliza la quimioterapia **paliativa** en tumores sólidos avanzados y en neoplasias malignas hematológicas, con la intención de prolongar la supervivencia y mejorar la calidad de vida. Sólo se debe emplear en pacientes con buen estado funcional.

■ La mayoría de los fármacos tienen un índice terapéutico muy específico, y la posología se basa en el área de la superficie corporal (mg/m^2). Los efectos adversos de la quimioterapia varían ampliamente y pueden llegar a ser potencialmente mortales.

Principios de la terapia dirigida

■ La aparición de fármacos dirigidos a moléculas concretas ha proporcionado importantes avances en el tratamiento de algunos tumores malignos.

■ Las clases de fármacos más habituales son anticuerpos monoclonales e inhibidores del receptor de la tirosina-cinasa (TKI, *tyrosine kinase inhibitors*). Los anticuerpos monoclonales se administran por vía i.v. y, por nomenclatura estándar, tienen nombres que terminan en –mab. Los sufijos indican la fuente y origen del anticuerpo. En oncología, los sufijos de origen más frecuentes incluyen: –xi-, que indica un anticuerpo quimérico (p. ej., cetuximab); -zu-, que indica anticuerpo humanizado (p. ej., bevacizumab) y –u-, que indica anticuerpos humanos completos (p. ej., ipilimumab). Los sufijos de destino más habituales incluyen: -ci-, que indica sistema circulatorio (p. ej., bevacizumab); -tu-, que indica tumor (p. ej., cetuximab) y –li-, que indica sistema inmunitario (p. ej., ipilimumab).

■ Los TKI se administran por vía oral y tienen nombres que terminan en –ib. Los sufijos más habituales incluyen –ti-, que indica inhibición de tirosina-cinasa (p. ej., imatinib), y –zom-, que indica inhibición de proteasomas (p. ej., bortezomib).

■ La mayor parte de los anticuerpos se usan en combinación con quimioterapia o radioterapia, mientras que la mayor parte de los TKI se usan en monoterapia.

TABLA 22-4	Resumen de algunos criterios de evaluación de respuesta en tumores sólidos (RECIST)
Lesiones mensurables	Tumor: >10 mm de diámetro mayor en TC o RM Ganglio linfático: >15 mm en eje corto en TC
Método	Suma del diámetro mayor de las lesiones en el plano axial. Hasta cinco lesiones diana (dos por órgano)
Respuesta	
Respuesta completa	Desaparición de todas las lesiones diana no ganglionares. Todos los ganglios diana deben tener un eje corto <10 mm
Respuesta parcial	Al menos disminución del 30 % en la suma del diámetro mayor de las lesiones diana, con suma basal de diámetros como referencia
Enfermedad progresiva	Nuevas lesiones o suma del diámetro mayor que aumenta ≥20 %
Enfermedad estable	Ni respuesta parcial ni enfermedad progresiva

■ Los efectos adversos de las terapias dirigidas son característicos de cada fármaco, si bien pueden asociarse clases específicas de fármacos con efectos secundarios característicos.
  • Los inhibidores del receptor del factor de crecimiento epidérmico (EGFR) causan con frecuencia un exantema acneiforme en el rostro y la parte superior del tórax, que puede ser grave. El tratamiento consiste en corticoides tópicos y minociclina oral.
  • Los inhibidores del receptor 2 del factor de crecimiento epidérmico humano (HER2) se asocian a una disminución reversible de la función sistólica cardíaca, que debe controlarse periódicamente en estos pacientes.
  • Los inhibidores de la angiogénesis se asocian a efectos adversos endoteliales, que provocan hipertensión, proteinuria, retraso de la cicatrización de las heridas, cardiotoxicidad leve, aumento del riesgo de hemorragia, tromboembolia y perforación/fístulas gastrointestinales. Todos los fármacos antiangiogénesis deben suspenderse en el período perioperatorio.

Valoración de la respuesta al tratamiento

La estimación objetiva de los cambios en la carga tumoral, es decir, la reducción o la progresión tumoral, es algo esencial para planificar el tratamiento del cáncer y evaluar la eficacia de intervenciones experimentales. Con este fin, se usan habitualmente los Response Evaluation Criteria in Solid Tumors (RECIST) (tabla 22-4).

Cáncer de pulmón

PRINCIPIOS GENERALES

Epidemiología y etiología

El cáncer de pulmón constituye la causa más frecuente de muerte por cáncer en Estados Unidos, siendo responsable de 158 040 fallecimientos en 2015. El tabaco es el mayor factor de riesgo, con más del 90 % de los casos relacionados con él. El riesgo sigue siendo elevado incluso 20 a 30 años después de dejar de fumar. Otros riesgos ambientales son la exposición al amianto y al radón.

Anatomía patológica

Más del 85 % de los casos son carcinomas de pulmón no microcíticos CPNM. Los subtipos histológicos más habituales son el adenocarcinoma y el carcinoma escamoso o epidermoide. El carcinoma microcítico se asocia a un crecimiento tumoral rápido y a la aparición precoz de metástasis, en comparación con el CPNM.

Cribado

■ En el año 2011, el equipo de investigación del National Lung Screening Trial (NLST) demostró una reducción relativa del 20% en la mortalidad por cáncer de pulmón y una reducción relativa del 6,7% en la mortalidad por todas las causas *(N Engl J Med 2011;365:395)*. El NLST incluyó más de 50 000 pacientes fumadores actuales y exfumadores, asintomáticos, con alto riesgo de sufrir cáncer de pulmón. Se distribuyó aleatoriamente a los participantes para la realización de un cribado con radiografía o con TC torácica de dosis baja basales, seguido de estudios anuales al cabo de 1 y 2 años.

■ En el NLST, el número de participantes que se necesitó cribar para evitar una muerte por cáncer de pulmón fue de 320.

■ Basándose en estos datos, la Preventive Services Task Force estadounidense (USPSTF) recomienda actualmente el cribado anual del cáncer de pulmón con TC torácica de dosis baja en fumadores actuales o exfumadores que dejaron de fumar en los últimos 15 años, de 55 a 80 años de edad y con antecedente de tabaquismo de 30 paquetes-años.

DIAGNÓSTICO

Presentación clínica

■ En los pacientes con cáncer de pulmón, los síntomas pueden estar relacionados con la enfermedad local (tos, disnea, sibilancias, hemoptisis), la extensión intratorácica (disfonía por afectación del nervio recurrente laríngeo, disfagia, dolor en la pared torácica, síndrome de Horner, síntomas relacionados con la afectación del plexo braquial, síndrome de la vena cava superior), metástasis sistémicas (fiebre, ictericia, dolor óseo, cefaleas, dolor lumbar) o síndromes paraneoplásicos.

■ Los síndromes paraneoplásicos en el cáncer de pulmón son: hipercalcemia, hiponatremia por síndrome de secreción inadecuada de vasopresina y osteoartropatía pulmonar hipertrófica.

Pruebas diagnósticas

■ En todos los pacientes con antecedentes de tabaquismo y síntomas pulmonares preocupantes se debe realizar una TC de tórax. Una radiografía de tórax normal no descarta un cáncer de pulmón. Es posible establecer el diagnóstico mediante citología del líquido pleural, broncoscopia con biopsia, cepillados o lavado, o biopsia con aguja guiada por ecografía/TC. Se prefiere una biopsia con aguja gruesa a un aspirado con aguja fina (AAF).

■ En todos los pacientes, la valuación para la estadificación debe incluir una TC de tórax y abdomen. La realización de pruebas de imagen adicionales dependerá de los hallazgos iniciales. En los pacientes potencialmente curables, la evaluación puede incluir también RM cerebral, tomografía por emisión de positrones (PET)/TC y mediastinoscopia.

TRATAMIENTO

■ **Carcinoma pulmonar no microcítico (CPNM)**

• Estadios I y II: la cirugía es el tratamiento de elección. La radioterapia es una opción para quienes no son candidatos a la resección quirúrgica. La quimioterapia postoperatoria doble basada en el platino mejora la supervivencia global en pacientes con CPNM en estadio II y III extirpado quirúrgicamente.

• Estadio III: el tratamiento habitual consta de radioterapia y quimioterapia combinadas; la cirugía está indicada en pacientes seleccionados.

• Estadio IV: la quimioterapia es el tratamiento habitual.

 • La quimioterapia inicial doble basada en el platino proporciona un ligero aumento de la supervivencia en comparación con el mejor tratamiento sintomático (soporte), y no existen diferencias en cuanto a los resultados entre los diferentes regímenes terapéuticos *(N Engl J Med 2002;346:92)*.

 • Los inhibidores del dominio de la tirosina-cinasa del EGFR (EGFR TKI), como el erlotinib o el afatinib, deben considerarse como tratamiento de primera línea en pacientes con tumores con mutaciones activadoras en *EGFR (J Thorac Oncol 2015;10:S1)*.

- El crizotinib y el ceretinib son TKI eficaces en pacientes con tumores que albergan el gen de fusión *EML4-ALK (J Clin Oncol 2013;31:1105)*. El crizotinib también se asocia a una intensa actividad clínica en tumores con reordenamientos de *ROS1 (N Engl J Med 363;1693)*.
- Se ha autorizado el uso de nivolumab, dirigido al receptor de muerte programada 1 (PD-1), en los pacientes con cáncer de pulmón de células escamosas metastásico previamente tratado.

■ **Cáncer pulmonar microcítico (CPM)**
- Estadio limitado (estadios I a III):el tratamiento habitual es la combinación de radioterapia y quimioterapia con un fármaco basado en platino (carboplatino o cisplatino) más etopósido.
- Enfermedad extendida (estadio IV): el tratamiento de elección es la quimioterapia, generalmente con un fármaco basado en el platino (cisplatino o carboplatino) más etopósido.
- Se recomienda la radiación craneal profiláctica en todos los pacientes con estadio limitado y en determinados pacientes con enfermedad extendida tras completarse el tratamiento inicial.

Cáncer de mama

PRINCIPIOS GENERALES

Epidemiología y etiología

El cáncer de mama es el cáncer más frecuente en las mujeres de países desarrollados, y se estimó como el 29 % de nuevos casos de cáncer en las mujeres en 2015. Alrededor de 231 840 pacientes sufre cáncer de mama al año en Estados Unidos y menos del 1 % de los casos se han descrito en hombres. Las mutaciones de *BRCA1* y *BRCA2* se asocian a un riesgo acumulativo de cáncer de mama a la edad de 70 años del 57 % y el 49 %, respectivamente *(J Clin Oncol 2007;25:1329)*. Sin embargo, menos del 10 % de todos los cánceres de mama son atribuibles a mutaciones que afectan a genes de susceptibilidad. El consumo de alcohol, la menarquia precoz, la menopausia tardía, la nuliparidad, la obesidad posmenopáusica, el tratamiento hormonal sustitutivo y el primer embarazo tardío son factores de riesgo para sufrir cáncer de mama. Las mujeres que reciben radioterapia en manto por enfermedad de Hodgkin también tienen un mayor riesgo de por vida.

Anatomía patológica

■ No invasivo: carcinoma ductal *in situ* (CDIS) y carcinoma lobulillar *in situ* (CLIS).
■ Invasivo: el carcinoma ductal es más frecuente que el carcinoma lobulillar.
■ Receptor estrogénico (RE): se expresa casi en el 75 % de todos los casos; la positividad de RE (RE+) se asocia a buen pronóstico y respuesta a terapias endocrinas.
■ La expresión del receptor de progestágenos (RP) suele correlacionarse con la expresión de RE.
■ Aproximadamente el 20 % de los tumores son HER2 positivos (HER2+) medido mediante inmunohistoquímica (IHQ) o hibridación *in situ* con fluorescencia (FISH). La positividad de HER2 se asocia a cáncer de mayor grado, aunque los cánceres de mama HER2+ presentan una muy buena evolución cuando se tratan con terapias dirigidas a HER2 (p. ej., trastuzumab).

Cribado y prevención

■ La American Cancer Society (ACS) recomienda una exploración mamaria clínica cada 3 años entre los 20 y los 39 años de edad, y anualmente a partir de ese momento. El papel de la autoexploración mamaria es controvertido y sólo debe realizarse como un complemento a la exploración clínica y la mamografía.
■ Se desconoce la edad ideal para empezar con las mamografías de cribado y los intervalos óptimos para éste, y las recomendaciones varían según las organizaciones y los médicos.
■ La ACS recomienda la mamografía anual a partir de los 40 años, durante el tiempo en que la persona no tenga enfermedades graves que acorten la expectativa de vida. La RM con

mamografía está indicada en determinadas personas con antecedentes familiares importantes de cáncer de mama.

■ Se recomienda la mastectomía y ovariectomía profiláctica en portadoras de mutaciones *BRCA1* o *BRCA2*.

■ La quimioprevención con tamoxifeno y raloxifeno es una opción en mujeres con riesgo elevado de sufrir cáncer de mama (antecedente familiar y CLIS).

DIAGNÓSTICO

Presentación clínica

La mayoría de los casos se identifican mediante pruebas de cribado, pero las pacientes pueden acudir con una masa palpable e indolora en la mama o en la axila. Algunas pacientes pueden presentar secreción por el pezón, dolor u cambios cutáneos asociados a la masa y retracción del pezón. Las pacientes con cáncer de mama inflamatorio pueden mostrar una mama «caliente» y eritema. El cáncer de mama inflamatorio es inusual, pero las pacientes con estos síntomas deben ser evaluadas rápidamente por un médico especializado en este diagnóstico.

Pruebas diagnósticas

■ Las pacientes con masas mamarias palpables requieren mamografías y ecografía diagnósticas. En las pacientes con una masa axilar sin una masa mamaria detectable mediante pruebas de imagen sistemáticas, se debe realizar una RM para detectar un cáncer oculto. Toda masa clínicamente sospechosa debe biopsiarse independientemente de su aspecto radiográfico.

■ La radiografía de tórax se realiza de forma sistemática. La gammagrafía ósea y la TC están indicadas en pacientes con enfermedad en estadio III o superior, síntomas de localización y valores analíticos alterados que sugieren afectación hepática u ósea. Las TC deben considerarse en pacientes con enfermedad en estadio II y afectación ganglionar.

TRATAMIENTO

Tratamiento quirúrgico

■ La tumorectomía (cirugía mamaria conservadora) con radioterapia postoperatoria es equivalente a la mastectomía *(N Engl J Med 1995;332:907).*

■ La biopsia del ganglio centinela es el procedimiento más habitual para evaluar los ganglios linfáticos regionales.

■ La radioterapia de toda la mama con radioterapia de refuerzo sobre el lecho tumoral se recomienda tras la cirugía de conservación mamaria. En determinadas pacientes, se recomienda la radioterapia tras la mastectomía.

Terapias endocrinas

■ El tamoxifeno es un antagonista estrogénico que se usa en el cáncer de mama RE+. El fulvestrant es un antagonista de RE cuyo uso está autorizado en mujeres menopáusicas.

■ Los agonistas de la hormona liberadora de hormona luteinizante (LHRH) (goserelina, leuprolida) pueden usarse para la supresión ovárica en mujeres premenopáusicas, como una alternativa a la ooforectomía (ovariectomía).

■ Los inhibidores de la aromatasa (IA) son los fármacos endocrinos más usados en pacientes posmenopáusicas y actúan bloqueando la conversión de andrógenos en estrógenos en los tejidos periféricos. Estos fármacos (letrozol, anastrozol, exemestano) pueden usarse junto con supresión ovárica en mujeres premenopáusicas.

Tratamiento según el estadio

■ **Tratamiento del CDIS y del CLIS (estadio 0)**
Mastectomía o tumorectomía con márgenes negativos seguida de radioterapia postoperatoria. Puede que sea necesario repetir resecciones por márgenes positivos. Se usa tamoxifeno si el tumor es ER+.

■ **Tratamiento del cáncer de mama resecable (estadios I-III)**

• El abordaje quirúrgico depende del tamaño del tumor, de la preferencia de la paciente, y de la presencia o la ausencia de contraindicaciones para la cirugía de conservación mamaria. Entre éstas se encuentran la enfermedad multicéntrica, las microcalcificaciones extensas y la radiación previa. La quimioterapia neoadyuvante (preoperatoria) o el tratamiento hormonal pueden usarse para reducir tumores de mayor tamaño y facilitar la cirugía de conservación de la mama.

• En los tumores RE+ y/o RP+, se recomienda tratamiento endocrino adyuvante con tamoxifeno o una combinación de IA y supresión ovárica en las mujeres premenopáusicas *(N Engl J Med 2014;371:107)*. En las mujeres posmenopáusicas, lo habitual es el tratamiento con un IA. La duración del tratamiento es de 5-10 años.

• La quimioterapia adyuvante se recomienda generalmente basándose en la afectación ganglionar, el tamaño del tumor, y la situación de RE, RP y HER2.

• El tratamiento adyuvante con trastuzumab, un inhibidor de HER2, reduce espectacularmente la tasa de recidiva y mejora la supervivencia en el cáncer de mama HER2+ *(N Engl J Med 2005;353:1673)*.

• El pertuzumab es otro inhibidor de HER2 cuyo uso ha sido recientemente autorizado para el tratamiento del cáncer HER2+ como tratamiento neoadyuvante y en el cáncer metastásico *(N Engl J Med 2012;366:109)*.

■ **Tratamiento del cáncer de mama metastásico**

• La radioterapia es necesaria urgentemente para las metástasis cerebrales y puede usarse en metástasis óseas sintomáticas.

• Se recomienda el tratamiento endocrino en tumores RE/RP+. Puede considerarse el tratamiento inicial con quimioterapia en pacientes RE+/RP+ con metástasis viscerales. El cáncer de mama metastásico RE-/RP- requiere quimioterapia.

• El cáncer de mama metastásisco HER2+ requiere anticuerpos dirigidos contra HER2, como el trastuzumab, el pertuzumab, T-DM1 o lapatinib, que se combinan con quimioterapia.

• Se recomiendan los reforzantes óseos, como los bisfosfonatos o el denosumab (un anticuerpo anti-RANKL) en pacientes con metástasis óseas para reducir el riesgo de fractura u otras complicaciones óseas.

Cáncer de cabeza y cuello

PRINCIPIOS GENERALES

El carcinoma de células escamosas de cabeza y cuello incluye el carcinoma de: labio, cavidad oral, faringe, nasofaringe y laringe. Se calcula que se diagnosticaron casi 59 000 pacientes en el año 2012. El tabaquismo y el consumo de alcohol se asocian a un mayor riesgo de sufrir este tipo de cáncer. La infección por el virus del papiloma humano (VPH) también está implicada en los carcinomas epidermoides orofaríngeos, y la incidencia de cáncer epidermoide de cabeza y cuello asociado al VPH se ha multiplicado por 4 desde la década de 1980. La infección por el VEB se ha asociado también a canceres nasofaríngeos.

■ La **cancerización de campo** es un concepto importante en este tipo de cáncer. Debido a la naturaleza difusa de la exposición de la mucosa al humo del tabaco, la localización primaria del cáncer suele estar rodeada de áreas de lesiones premalignas (carcinoma *in situ* y displasia). Por esta razón, los pacientes con carcinoma epidermoide de cabeza y cuello asociado al tabaco tienen un mayor riesgo de desarrollar cánceres secundarios.

■ La **leucoplasia y la eritroleucoplasia** son lesiones premalignas de la mucosa bucal. La leucoplasia es una placa blanca en la mucosa que no se puede raspar, mientras que la eritroleucoplasia tiene un aspecto rojo y aterciopelado. Esta última se asocia a un mayor riesgo de transformación maligna.

DIAGNÓSTICO

Presentación clínica

Los pacientes con carcinoma epidermoide de cabeza y cuello pueden presentar diversos síntomas dependiendo de la localización del tumor primario: masa bucal, úlceras que no cicatrizan, trismo por invasión de los músculos pterigoideos, disfagia, odinofagia, otitis media con bloqueo de la trompa de Eustaquio, disfonía, masa en el cuello, pérdida de peso y parálisis de pares craneales. Los tumores nasofaríngeos pueden invadir el seno cavernoso, y con frecuencia afectan a los nervios motor ocular externo y trigémino. Los tumores de las glándulas salivales, que pueden mostrar una anatomía patológica no escamosa, pueden invadir el nervio facial y causar síntomas relacionados con este nervio.

Pruebas diagnósticas

- Se requiere una evaluación otorrinolaringológica exhaustiva con fibroscopio o exploración con espejo. Hay que prestar especial atención a la dentadura. Se debe realizar una evaluación funcional que incluya la valoración de la deglución, la mordida, la masticación y el habla.
- La exploración bajo anestesia es un componente esencial de la estadificación. En las pruebas de imagen se debe incluir una ortopantomografía para evaluar la dentadura y la afectación ósea mandibular. Se realizará una TC de cuello y tórax para evaluar la afectación ganglionar y descartar la presencia de metástasis pulmonares, respectivamente. En determinados pacientes puede considerarse la PET corporal total.
- La positividad de p16 en la IHQ se usa como sustituto de la infección por VPH, y es un factor pronóstico favorable independiente para la supervivencia *(N Engl J Med 2010;363:24)*.
- **Clasificación por estadios:** la enfermedad en estadio I y II no presenta afectación ganglionar. Los tumores en estadio III son más grandes (> 4 cm en la mayoría de las localizaciones) o tienen afectación ganglionar aislada. Los tumores en estadio IVA/B son tumores localmente avanzados o muestran una afectación ganglionar cervical bilateral o voluminosa. Los tumores en estadio IVC se asocian a metástasis a distancia..

TRATAMIENTO

- Estadio temprano (I y II): cirugía o radioterapia definitiva.
- Localmente avanzado (estadio III y IVA/B): el tratamiento consiste en:
  - Resección quirúrgica definitiva seguida de radiación posquirúrgica con o sin quimioterapia.
  - Quimioterapia simultáneamente a la radiación.
  - Quimioterapia de inducción seguida de quimioterapia con radiación o radioterapia sola.
- Metastásico (IVC): quimioterapia paliativa.
- **Quimioterapia:** el cisplatino es el fármaco que se usa habitualmente combinado con radioterapia para el tratamiento definitivo. El tratamiento de inducción suele consistir en una combinación de un fármaco basado en platino con 5-fluoruracilo (5FU) y un taxano (paclitaxel o docetaxel).
- **Terapia dirigida:** el cetuximab, un anticuerpo monoclonal frente a EGFR, se puede usar en combinación con radioterapia definitiva en pacientes que no pueden tolerar las pautas quimioterápicas tradicionales o en combinación con cisplatino y 5FU para el tratamiento de la enfermedad metastásica *(N Engl J Med 2008;359:1116)*.
- **Cirugía:** la disección de los ganglios cervicales es una parte importante del tratamiento quirúrgico. La disección cervical radical consiste en la extirpación de los ganglios de los cinco grupos cervicales unilateralmente, junto con la excisión de la vena yugular interna, el nervio espinal accesorio y el músculo esternocleidomastoideo. Las disecciones cervicales modificadas conservan alguna de estas estructuras.
- **Preservación de órganos:** la quimiorradioterapia o la quimioterapia de inducción seguida de radioterapia pueden llegar a preservar a los pacientes de sufrir una laringectomía total y mejorar la calidad de vida.
- **Cuidados paliativos:** la evaluación dental está indicada antes de la radioterapia. Los pacientes con radiación definitiva o radiación posquirúrgica pueden presentar mucositis

grave y precisar la colocación de una sonda gástrica de alimentación. Es posible que la cirugía provoque pérdida del habla, alteración de la deglución, traqueostomía permanente y desfiguración. Se puede alterar la deglución, lo que puede producir aspiración. La radioterapia puede producir xerostomía grave.

Sarcoma

PRINCIPIOS GENERALES

Epidemiología y etiología

En Estados Unidos, se diagnosticaron unos 14 000 casos de sarcoma en el año 2015. El riesgo aumenta con la edad. El riesgo aumenta con la edad y también se asocia a exposición previa a radiaciones, productos químicos y quimioterapia, y síndromes genéticos, enfermedad de Paget ósea, infección por VIH/herpesvirus humano 8 (sarcoma de Kaposi) y linfedema crónico (linfangiosarcoma, también conocido como síndrome de Stewart-Treves).

Anatomía patológica

Los sarcomas de tejidos blandos tienen al menos 50 tipos diferentes de histologías. Se recomienda la revisión por parte de un anatomopatólogo con experiencia en el diagnóstico del sarcoma.

DIAGNÓSTICO

Presentación clínica

Los síntomas varían según la localización de la enfermedad. Los sarcomas de las extremidades pueden manifestarse como una masa en los tejidos blandos. Los sarcomas viscerales pueden asociarse a hemorragia digestiva, saciedad precoz, disfagia, dispepsia o hemorragia vaginal. Los tumores retroperitoneales pueden causar saciedad precoz, náuseas, parestesias o una masa y dolor abdominales.

Pruebas diagnósticas

Las pruebas de imagen iniciales consisten en RM para los sarcomas que afectan a las extremidades o la pelvis, y TC para los sarcomas retroperitoneales y viscerales. La PET/TC puede ser útil para los sarcomas de grado elevado. La radiografía y la TC torácicas son importantes porque la mayoría de los sarcomas provocan metástasis pulmonares.

TRATAMIENTO

Estadio precoz (estadios I-III)

- La resección quirúrgica es el elemento esencial del tratamiento. La radioterapia adyuvante está indicada a menudo en los pacientes con tumores grandes (> 5 cm) y márgenes positivos o dudosos cuando no es posible una nueva excisión.
- Aunque el papel de la quimioterapia neoadyuvante y adyuvante es controvertido, hay que contemplar a los pacientes en colaboración con un centro que tenga amplia experiencia en el tratamiento del sarcoma.

Enfermedad metastásica

- La quimioterapia paliativa es la principal modalidad terapéutica. Suelen utilizarse: doxorubicina, ifosfamida, gemcitabina, docetaxel, dacarbazina y pazopanib.
- En pacientes con enfermedad oligometastásica en los pulmones debe considerarse la metastasectomía.
- **Tumores del estroma gastrointestinal (GIST):** la localización más frecuente es el estómago, seguido por el intestino delgado. Se debe realizar cirugía si es posible. La mayoría de los GIST sobreexpresan KIT y son muy sensibles al imatinib. Se puede utilizar imatinib postoperatorio y/o preoperatorio en pacientes seleccionados.

■ **Sarcoma de Ewing:** suele responder a la quimioterapia. La enfermedad metastásica puede llegar a curarse con quimioterapia en algunos casos.

NEOPLASIAS MALIGNAS DIGESTIVAS

Cáncer de esófago

PRINCIPIOS GENERALES

Epidemiología y etiología

Se estima que en el año 2015 el cáncer de esófago fue responsable de unos 15 590 fallecimientos en Estados Unidos. El cáncer de esófago es tres a cuatro veces más frecuente en hombres que en mujeres. Los factores de riesgo son: tabaco, alcohol, obesidad, enfermedad por reflujo gastroesofágico, esófago de Barrett, acalasia y lesión por cáusticos.

Anatomía patológica

Los adenocarcinomas son más frecuentes en el tercio inferior del esófago y en la unión gastroesofágica, y en las últimas décadas se ha producido un aumento rápido de su incidencia en Estados Unidos. El carcinoma epidermoide es más frecuente en el esófago superior y medio.

DIAGNÓSTICO

Presentación clínica

Los pacientes suelen presentar disfagia progresiva y pérdida de peso. La odinofagia, la tos y la ronquera son otros posibles síntomas.

Pruebas diagnósticas

■ El diagnóstico suele establecerse mediante endoscopia digestiva alta con biopsia.
■ En las pruebas para la estadificación se incluyen la TC de tórax y abdomen (con o sin PET) para determinar la presencia de metástasis a distancia. Si no hay enfermedad metastásica, se requiere una ecografía endoscópica (EGE), para definir la profundidad del tumor y el estado ganglionar
■ En los tumores localizados por encima de la carina aumenta el riesgo de formación de fístulas traqueoesofágicas, y deben evaluarse mediante broncoscopia. Los pacientes con estas fístulas suelen presentar tos posprandial y neumonías por aspiración.

TRATAMIENTO

■ **Enfermedad resecable:** estos pacientes son candidatos a una esofagectomía con o sin quimioterapia o radioterapia preoperatoria *(N Engl J Med 2012;366:2074),* dependiendo de la extensión de la enfermedad.
■ **Enfermedad primaria no resecable:** los pacientes diagnosticados de enfermedad localmente avanzada suelen tratarse con quimiorradioterapia simultánea.
■ La **enfermedad metastásica** habitualmente se trata con quimioterapia paliativa, generalmente con pautas que incluyen 5FU, platino, y un taxano o una antraciclina. El ramucirumab, un anticuerpo contra el receptor 2 del factor de crecimiento endotelial (VEGFR-2), ha sido aprobado para su uso como tratamiento de segunda línea en combinación con paclitaxel o en monoterapia *(Lancet 2014;383:31).*
■ El **trastuzumab** puede usarse en combinación con quimioterapia en pacientes con adenocarcinomas metastásicos de la unión gastroesofágica o esofágicos con amplificación de *HER2.*

Cáncer gástrico

PRINCIPIOS GENERALES

Epidemiología y etiología

La máxima incidencia de cáncer gástrico se observa en el este de Asia, el este de Europa y Sudamérica, y la mínima incidencia en Norteamérica y África. Se calculan en unos 10 720 los fallecimientos en Estados Unidos en 2015 por cáncer gástrico. Los factores de riesgo son la infección por *Helicobacter pylori,* la gastrectomía parcial previa por úlcera benigna, la aclorhidria asociada a anemia perniciosa, el tabaquismo y el grupo sanguíneo A. El cáncer gástrico difuso hereditario es un tipo de cáncer gástrico hereditario en familias con mutaciones en la línea germinal *CDH1* (E-cadherina).

Anatomía patológica

Más del 90 % son adenocarcinomas. Los tumores pueden subdividirse según la clasificación de Lauren en los tipos intestinal y difuso. El tipo intestinal es más frecuente en pacientes ancianos y tiene mejor pronóstico. El tipo difuso, el más común en Estados Unidos, es más prevalente en pacientes jóvenes y se asocia a un peor pronóstico. La linitis plástica (estómago en bota de cuero) es el tipo difusamente infiltrante de adenocarcinoma gástrico. Casi el 15-20 % de los pacientes con cáncer gástrico tienen amplificación o sobreexpresión de *HER2.*

DIAGNÓSTICO

Presentación clínica

Los síntomas más frecuentes son: disminución del apetito, pérdida de peso y dolor abdominal. Puede observarse disfagia en los tumores de la unión gastroesofágica, y vómitos persistentes si hay obstrucción pilórica. La exploración física puede mostrar metástasis en el ganglio supraclavicular izquierdo (ganglio de Virchow) o en un nódulo periumbilical (nódulo de sor María José).

Pruebas diagnósticas

El diagnóstico se establece mediante endoscopia digestiva alta. Es necesario realizar TC de tórax y abdomen en todos los pacientes, y TC de la pelvis en las mujeres para descartar la afectación ovárica (tumor de Krukenberg). Otras pruebas son el estudio de *H. pylori,* la EGE y la PET. Puede estar indicada la laparoscopia para la estadificación antes de la cirugía en pacientes con tumores por lo demás resecables.

TRATAMIENTO

- Los pacientes idóneos desde el punto de vista médico con enfermedad resecable deben ser operados. Habitualmente se utiliza quimioterapia o radioquimioterapia, antes o después de la resección, excepto en pacientes con enfermedad en estadio muy temprano.
- A los pacientes con enfermedad irresecable se les trata con quimioterapia paliativa. En pacientes con cáncer gástrico HER2+ puede usarse el trastuzumab en combinación con quimioterapia. No hay que administrar trastuzumab y antraciclinas al mismo tiempo debido al aumento de la cardiotoxicidad.
- Se recomienda la gastrectomía total preventiva en los portadores de mutaciones de la línea germinal *CDH1.*

Cáncer colorrectal

PRINCIPIOS GENERALES

Epidemiología y etiología

Es la tercera neoplasia maligna más frecuente en todo el mundo. La incidencia es mayor en los países industrializados occidentales, con una estimación de 93 090 en Estados Unidos en 2015. Aunque la incidencia de cáncer colorrectal en los adultos ≥ 50 años de edad está disminuyendo, debido fundamentalmente a la colonoscopia, la incidencia en adultos jóvenes (20-49 años) ha aumentado en las últimas décadas. Los factores de riesgo son: edad > 50 años, inactividad física, obesidad, dieta rica en carnes rojas y pobre en fibra, antecedente personal de pólipos o de cáncer colorrectal, enfermedad inflamatoria intestinal y síndromes hereditarios como el síndrome de Lynch y la poliposis adenomatosa familiar (PAF).

DIAGNÓSTICO

Presentación clínica

Los síntomas más frecuentes son hemorragia digestiva baja, dolor abdominal, cambio del hábito intestinal y obstrucción. Los pacientes pueden presentar también en raras ocasiones perforación, peritonitis y fiebre. Es preciso evaluar mediante endoscopia digestiva alta y baja cualquier anemia ferropénica no explicada para detectar una neoplasia maligna digestiva. Los carcinomas suelen identificarse por colonoscopia de cribado.

Pruebas diagnósticas

- Hay que realizar una anamnesis familiar exhaustiva para descartar un síndrome de cáncer neoplásico hereditario, especialmente en pacientes más jóvenes (< 50 años).
- El diagnóstico se realiza habitualmente mediante colonoscopia con biopsia.
- Los estudios para el diagnóstico por la imagen incluyen TC de tórax, abdomen y pelvis; no está indicada habitualmente, pero es útil en los pacientes en quienes se plantea la resección definitiva de enfermedad oligometastásica.
- Otro estudio útil es la concentración sérica de antígeno carcinoembrionario (CEA).

TRATAMIENTO

- La **enfermedad localizada** se debe tratar mediante resección quirúrgica. Está indicada la quimioterapia postoperatoria en pacientes con enfermedad en estadio III, y también puede ser útil en pacientes seleccionados con enfermedad en estadio II. La pauta de quimioterapia adyuvante de elección consiste en 5FU (o capecitabina), ácido folínico y oxaliplatino (FOLFOX).
- La **enfermedad metastásica no resecable** se trata con quimioterapia combinada paliativa, habitualmente con 5-FU, ácido folínico, capecitabina y oxaliplatino (FOLFOX o XELOX) o irinotecán (FOLFIRI). La combinación de bevacizumab, un anticuerpo monoclonal contra el factor de crecimiento endotelial vascular (VEGF), y quimioterapia mejora la supervivencia en comparación con la quimioterapia sola. El cetuximab y el panitumumab, anticuerpos contra el EGFR, se asocian a una mejora de la evolución cuando se combinan con quimioterapia en tumores sin mutación de los genes *KRAS* y *NRAS (N Engl J Med 2013;369:1023).*
- La **resección quirúrgica de la enfermedad metastásica,** con intención curativa, se puede intentar en pacientes con un número limitado de metástasis hepáticas o pulmonares. La quimioterapia agresiva puede emplearse en determinados pacientes que presentan inicialmente metástasis hepáticas irresecables, para lograr la máxima respuesta y lograr que puedan ser candidatos a la resección.

Tratamiento del cáncer rectal

A los pacientes sin enfermedad metastásica se les debe practicar una ecografía endorrectal o RM pélvica para la evaluación de la profundidad del tumor y del estado de los ganglios linfáticos.

- **Enfermedad en estadio precoz:** el tratamiento de elección es la resección. La resección anterior baja es adecuada para los tumores localizados en el tercio medio o superior del recto, mientras que la resección abdominoperitoneal podría estar justificada en los casos de localización baja. Puede considerarse la radioterapia preoperatoria en tumores de localización baja en un intento por convertir la resección abdominoperineal en una resección anterior baja conservando el esfínter.

■ **Enfermedad localmente avanzada:** estos pacientes suelen tratarse con quimiorradiote-rapia neoadyuvante basada en 5FU (o capecitabina), seguida de cirugía y quimioterapia adyuvante (FOLFOX).

■ **Enfermedad metastásica:** se debe tratar con quimioterapia paliativa con los mismos fármacos que en el cáncer de colon.

Cáncer pancreático

PRINCIPIOS GENERALES

Epidemiología y etiología

El cáncer de páncreas constituye la cuarta causa más frecuente de muerte por cáncer en Estados Unidos, con un estimado de 40 560 fallecimientos en 2015. La incidencia aumenta con la edad, con una mediana de la edad en el momento del diagnóstico de entre 60 y 80 años. Los factores de riesgo son: tabaquismo, obesidad, inactividad, diabetes, pancreatitis no hereditaria y hereditaria, y síndromes hereditarios como ataxia telangiectasia y síndrome de poliposis intestinal hereditaria (Peutz-Jeghers).

Anatomía patológica

El subtipo más habitual es el adenocarcinoma pancreático. Los tumores neuroendocrinos pancreáticos son menos frecuentes, se asocian a un mejor pronóstico y se tratan de modo diferente.

DIAGNÓSTICO

Presentación clínica

Los síntomas habituales son ictericia, anorexia, pérdida de peso y dolor abdominal. Se debe sospechar un cáncer pancreático cuando aparezca de repente diabetes mellitus en pacientes mayores de 50 años.

Pruebas diagnósticas

El diagnóstico suele sospecharse por la presencia de una masa pancreática o dilatación de las vías biliares en la TC o la ecografía. En los pacientes con enfermedad metastásica se necesitará colangiopancreatografía retrógrada endoscópica (CPRE) o AAF guiada con EGE. Se recomienda la TC con protocolo pancreático (TC helicoidal, triple fase, realzada con contraste) con cortes finos para evaluar la resecabilidad del tumor.

■ La resecabilidad se define basándose en la extensión de la afectación vascular, y suele conllevar la ausencia de metástasis a distancia, recubrimiento de la arteria mesentérica superior (más de la mitad de la circunferencia del vaso) y afectación de las arterias celíaca y hepática, y de la vena cava inferior.

■ En el caso de la enfermedad metastásica, se prefiere la biopsia de la lesión metastásica.

■ El CA19-9 no es un marcador diagnóstico fiable porque puede estar elevado en pacientes con obstrucción biliar benigna y falsamente bajo en el 10 % de los pacientes con fenotipo de Lewis negativo.

ESTADIFICACIÓN

Según las pruebas de imagen, el cáncer pancreático se clasifica en resecable, resecable límite, localmente avanzado o enfermedad metastásica. La definición de resecabilidad en el límite puede variar, pero suele afectar al soporte focal de vascularización por el tumor pancreático.

TRATAMIENTO

■ **Enfermedad resecable:** la resección quirúrgica es el único tratamiento potencialmente curativo, que habitualmente consiste en una pancreatoduodenectomía (operación de

Whipple). En la presentación, sólo el 15 % de los pacientes tiene enfermedad resecable. Los pacientes que se hayan recuperado adecuadamente de la operación se pueden beneficiar de la quimioterapia (que suele incluir gemcitabina) y la radioterapia adyuvantes, ya que casi el 70 % de los pacientes tendrá una recidiva a distancia.

■ **Enfermedad con resecabilidad límite y enfermedad localmente avanzada:** la enfermedad con resecabilidad límite suele tratarse con quimioterapia y quimiorradioterapia de inducción, para inducir respuesta, lo que puede aumentar la probabilidad de una resección con márgenes negativos. En la enfermedad irresecable, localmente avanzada, se usa quimioterapia paliativa con o sin radioterapia, para controlar la enfermedad.

■ La **enfermedad metastásica** se trata con quimioterapia paliativa.

■ La pauta de quimioterapia de combinación FOLFIRINOX, que consiste en oxaliplatino, irinotecán, 5FU y ácido folínico, es una opción para los pacientes con buen estado general *(N Engl J Med 2011;364(19):1817)*. La combinación de gemcitabina con paclitaxel unido a albúmina (nab-paclitaxel) también puede usarse en pacientes con un buen estado general. Los pacientes que pueden tolerar estas pautas pueden tratarse con gemcitabina en monoterapia.

Carcinoma hepatocelular

PRINCIPIOS GENERALES

Epidemiología y etiología

Se estima que en Estados Unidos se diagnosticaron en 2015 unos 35 660 pacientes con tumores hepáticos y de las vías biliares intrahepáticas. Los factores de riesgo son hepatitis vírica B o C crónica, hepatitis autoinmunitaria, esteatohepatitis no alcohólica (EHNA), hemocromatosis y cirrosis (biliar primaria o por otras causas, como aflatoxina, alcohol, etc.). La mayoría de los pacientes con carcinoma hepatocelular (CHC) tienen cirrosis.

CRIBADO

Los pacientes con hepatitis A (hombres asiáticos > 40 años, mujeres asiáticas > 50 años, origen africano o afroamericano, o antecedentes familiares de CHC) y todos los pacientes con cirrosis, independientemente de la etiología, son candidatos para el cribado. La modalidad de elección para ello es la ecografía cada 6-12 meses.

DIAGNÓSTICO

Presentación clínica

Los síntomas habituales son dolor abdominal, anorexia con pérdida de peso, ictericia y vómitos. La invasión de las venas hepáticas puede producir síndrome de Budd-Chiari, que se caracteriza por hepatomegalia dolorosa y ascitis a tensión. Se debe sospechar CHC en pacientes con cirrosis estable y descompensación rápida. Los síndromes paraneoplásicos más frecuentes son hipoglucemia, hipercalcemia, disfibrinogenemia y eritrocitosis.

Pruebas diagnósticas

■ El dato clásico del CHC en la TC o la RM es el refuerzo rápido durante la fase arterial de administración de contraste, seguido por «lavado» durante la fase venosa posterior. Las lesiones < 1 cm tienen escasa probabilidad de ser CHC y se debe seguir con estudios de imagen repetidos para detectar un crecimiento sospechoso de malignidad.

■ Los pacientes sin los signos radiológicos característicos de CHC pueden necesitar una biopsia para establecer el diagnóstico.

■ Es importante valorar la función hepática en pacientes con CHC mediante sistemas de puntuación como la clasificación Child-Pugh.

Tratamiento

■ El único tratamiento potencialmente curativo es la **resección quirúrgica.** El trasplante hepático se debe considerar en los pacientes que no son candidatos a la cirugía. Para considerarse candidatos al trasplante, los pacientes deben cumplir los criterios de Milan, que consisten en: tumor único ≤ 5 cm o hasta tres tumores < 3 cm, ausencia de invasión macrovascular y ausencia de enfermedad extrahepática.

■ **Otros tratamientos locales,** como la inyección percutánea de etanol, la ablación por radiofrecuencia, la crioablación, la quimioembolización transarterial y la radiación hepática, pueden considerarse en determinados pacientes para la paliación o para el control del crecimiento tumoral.

■ La **quimioterapia** posee una eficacia mínima en el CHC. El sorafenib se tolera bien y prolonga ligeramente la supervivencia en comparación con los mejores cuidados paliativos *(N Engl J Med 2008;359:378).*

NEOPLASIAS MALIGNAS GENITOURINARIAS

Cáncer renal

PRINCIPIOS GENERALES

Epidemiología y etiología

Se calcula que el carcinoma de células renales (CCR) ha causado aproximadamente 14 080 fallecimientos en Estados Unidos en 2015. Se diagnostica con más frecuencia en hombres, y el riesgo aumenta con la edad. Los factores de riesgo son el tabaquismo, la obesidad y la hipertensión.

Anatomía patológica

El CCR es una neoplasia maligna del parénquima renal. El CCR de células claras es el subtipo más habitual (80-85 %), seguido por los CCR papilar (15 %) y cromófobo (5 %). El carcinoma de células de transición (urotelial) de la pelvis renal se trata como el cáncer vesical.

DIAGNÓSTICO

Presentación clínica

La mayoría de los diagnósticos en Estados Unidos son hallazgos casuales en una TC. Los síntomas más frecuentes son anemia, hematuria, caquexia y fiebre. La tríada clásica de dolor en el flanco, hematuria y masa palpable es infrecuente. La hipercalcemia es la manifestación paraneoplásica más frecuente del CCR. Aunque se puede observar eritrocitosis por producción de eritropoyetina, la anemia es más frecuente. El síndrome de Stauffer es un síndrome paraneoplásico caracterizado por disfunción hepática no metastásica observado en el CCR.

Pruebas diagnósticas

La TC suele bastar para la estadificación. La RM y la angiografía con RM (ARM) pueden ser útiles para la evaluación adicional del sistema colector y la vena cava inferior por si están afectados. El papel de la PET es limitado, porque el tejido renal normal excreta fluorodesoxiglucosa en la orina y tiene una gran actividad de fondo. El CCR suele extenderse al cerebro y los huesos, por lo que en los pacientes sintomáticos deben efectuarse pruebas de imagen adicionales con TC, RM o gammagrafía ósea, a fin de localizar metástasis. En los pacientes sin afectación metastásica, la resección puede ser diagnóstica y terapéutica.

TRATAMIENTO

■ **Enfermedad localizada:** el tratamiento de elección es la cirugía. Si es posible, debe considerarse un abordaje que conserve la nefrona (nefrectomía parcial).

■ **Enfermedad localmente avanzada:** el tratamiento de elección es la nefrectomía radical, que consiste en la resección de la fascia de Gerots, la grasa perirrenal, los ganglios regionales y la glándula suprarrenal ipsilateral. La terapia adyuvante carece de utilidad.

■ **Enfermedad metastásica**

• La cirugía es una opción en los pacientes con enfermedad oligometastásica. La nefrectomía citorreductora seguida de inmunoterapia con interferón α (IFN-α) puede plantearse en los pacientes con tumores primarios resecables y un buen estado general. Datos emergentes también sugieren un beneficio de la cirugía citorreductora en pacientes tratados con terapias dirigidas a VEGF, y existen estudios clínicos aleatorizados dedicados a ello en este momento.

• Los fármacos dirigidos aprobados para uso en el CCR metastásico son los inhibidores de VEGF sunitinib, sorafenib, pazopanib y axitinib, así como los inhibidores mTOR (inhibidores de la diana de la rapamicina en mamíferos) temsirolimús y everolimús. La elección del tratamiento depende de la histología, la categoría de riesgo del paciente y el perfil de efectos adversos de las terapias dirigidas.

• La **inmunoterapia** con IL-2 en dosis elevadas e IFN-α se usaban predominantemente antes de la llegada de las terapias dirigidas. Sin embargo, la IL-2 en dosis elevadas debe considerarse en determinados pacientes con buen estado general, debido a la posibilidad de curaciones duraderas en un grupo reducido de pacientes (aproximadamente 5-15 %). Se está investigando activamente el papel de las nuevas inmunoterapias dirigidas a PD-1 y PD-L1 *(N Engl J Med 2012;366:2443)*.

Cáncer de vejiga

PRINCIPIOS GENERALES

El cáncer de vejiga es uno de los tumores malignos más diagnosticados en Estados Unidos (con una estimación de 74 000 casos en 2015). La histología más habitual es el carcinoma de células de transición (CCT) o urotelial. Son factores de riesgo: tabaquismo, cistitis crónica por sondas permanentes de larga duración, radioterapia pélvica previa o uso prolongado de ciclofosfamida, y exposición al benceno y otras sustancias químicas de la industria. El cáncer vesical es tres veces más frecuente en los hombres que en las mujeres, con una mediana de edad en el momento del diagnóstico de 65 años. La infección por *Schistosoma haematobium* se asocia al cáncer vesical de células escamosas.

DIAGNÓSTICO

Presentación clínica

La mayoría de los pacientes consulta con hematuria (microscópica o macroscópica). En pacientes con tumores del cuello vesical pueden observarse síntomas de las vías urinarias inferiores como polaquiuria, urgencia miccional y disuria

Pruebas diagnósticas

La presencia de > 3 hematíes por campo de alta resolución se considera hematuria significativa. Se debe evaluar la hematuria con citología de orina, estudios de imagen de vías superiores (pielografía intravenosa o TC) y cistoscopia con resección transuretral (RTU) del tumor vesical.

ESTADIFICACIÓN

El cáncer de vejiga se divide ampliamente en: sin invasión muscular, con invasión muscular y metastásico. La cistoscopia con biopsias o RTU determina la profundidad de la invasión; las pruebas de imagen no son fiables para distinguir la enfermedad con o sin invasión muscular en la mayor parte de los casos.

TRATAMIENTO

Opciones terapéuticas según el estadio:

■ Los **tumores superficiales** (sin invasión muscular, estadios 0 a I) se tratan con RTU del tumor. La instilación intravesical de la vacuna con bacilo de Calmette-Guérin (BCG) reduce la recurrencia, y también pueden usarse ciclos de inducción y mantenimiento. También se puede utilizar la quimioterapia intravesical (con mitomicina C) en casos en los que el BCG fracasa.

■ La **enfermedad con invasión muscular** se define por la invasión del músculo vesical o el tejido adyacente (estadios II a III). El tratamiento de elección es la cistectomía radical con derivación urinaria creando un conducto ileal. La quimioterapia de inducción se asocia a mayor supervivencia que la cirugía sola, y debe considerarse en los pacientes adecuados. En los pacientes en los que no se puede aplicar tratamiento neoadyuvante, la quimioterapia adyuvante puede ayudar a reducir las recurrencias. La radioterapia, con frecuencia con quimioterapia simultánea, constituye una alternativa a la cirugía si la resección no se puede realizar.

■ La **enfermedad metastásica,** que incluye enfermedad con positividad de los ganglios o metástasis a distancia, se trata con quimioterapia, con mayor frecuencia con la combinación de gemcitabina + cisplatino o metotrexato, vinblastina, doxorubicina y cisplatino (MVAC).

Cáncer de próstata

PRINCIPIOS GENERALES

Epidemiología y etiología

El cáncer de próstata es el cáncer más frecuente en hombres en Estados Unidos, con un estimado de 220 800 nuevos casos y 27 540 fallecimientos en 2015. Los factores de riesgo son: origen afroamericano, antecedentes familiares, y dieta rica en grasas y pobre en verduras.

Cribado

La reducción de riesgo absoluto en la mortalidad por la determinación anual del antígeno específico prostático (PSA) es escasa y debe comentarse con los pacientes de más de 50 años con factores de riesgo conocidos. La USPSTD no recomienda actualmente el cribado anual mediante PSA, si bien hay datos dudosos procedentes de estudios clínicos europeos y americanos en cuanto al beneficio del cribado del cáncer de próstata.

DIAGNÓSTICO

Presentación clínica

La manifestación más frecuente en Estados Unidos es la elevación asintomática del PSA. Los hallazgos de induración asimétrica o nódulos en el TR son indicativos, y todo nódulo palpable debe biopsiarse. Son menos frecuentes los síntomas obstructivos, la disfunción eréctil de nueva aparición, la hematuria y la hematospermia. Los huesos son la localización metastásica más frecuente, y los pacientes con metástasis óseas pueden acudir por dolor, fracturas y compresión de raíces nerviosas.

Pruebas diagnósticas

El tacto rectal complementado con la ecografía transrectal ayuda a valorar el estadio T. El PSA y la puntuación de Gleason en la biopsia inicial son importantes para estadificar y valorar la categoría de riesgo. Aunque los pacientes con enfermedad de alto riesgo se beneficien probablemente de pruebas de imagen sistemáticas (TC, RM o gammagrafía ósea) para detectar enfermedad metastásica, en los pacientes con enfermedad de riesgo bajo es adecuado realizar pruebas de imagen según los síntomas.

■ Los grados de Gleason oscilan de 1 a 5. El grado 1 se asigna al patrón glandular bien diferenciado, y el grado 5, al poco diferenciado. La **puntuación de Gleason** es la suma de los grados de los patrones primario y secundario observados en la biopsia.

■ Categorización del riesgo: según estas características, los tumores se clasifican como de riesgo bajo (PSA ≤ 10 ng/ml, puntuación de Gleason < 7 y estadio hasta T2a), intermedio (PSA > 10 a ≥ 20 ng/ml, puntuación de Gleason de 7 y estadio T2b) o elevado (PSA > 20 ng/ml, puntuación de Gleason > 7 y estadio T2c).

Estadificación

La enfermedad en estadio precoz (T1-T2) se limita a la próstata, y la enfermedad localmente avanzada (T3-T4) se define por invasión local. La enfermedad en estadio IV se define por afectación ganglionar y enfermedad metastásica

TRATAMIENTO

Los principales factores predictivos del riesgo son PSA previo al tratamiento, puntuación de Gleason y estadio clínico TNM.

■ **Enfermedad en estadio temprano:** el resultado es equivalente con prostatectomía radical, radioterapia con haz externo o braquiterapia. Los efectos adversos tardíos son variables, pero suelen ser: incontinencia y disfunción eréctil. El seguimiento activo es una opción adecuada en hombres con enfermedad de riesgo bajo.

■ **Enfermedad localmente avanzada:** suele tratarse con combinaciones diferentes de cirugía, radioterapia y terapia hormonal. La cirugía (si ha habido radioterapia previa), la radioterapia (con prostatectomía previa), la braquiterapia y, en ocasiones, la terapia hormonal sistémica pueden considerarse en pacientes que presentan un aumento asintomático de los niveles de PSA tras la cirugía o la radioterapia. Se debe ofrecer radioterapia adyuvante o «de rescate» a pacientes con datos anatomopatológicos desfavorables tras la prostatectomía, incluso en ausencia de una recurrencia del PSA.

■ **Enfermedad metastásica:** es incurable y se trata inicialmente con castración quirúrgica o médica con un agonista o antagonista de LHRH, en lo que se denomina terapia de privación androgénica (TPA), porque la testosterona/andrógenos desempeñan un papel principal en el crecimiento tumoral. Pueden añadirse los antiandrógenos flutamida o bicalutamida para un bloqueo androgénico combinado, que en algunos metaanálisis ha demostrado mejoras muy leves en la supervivencia global, en comparación con la monoterapia LHRH. La enfermedad resistente a la castración se diagnostica en pacientes en los que la enfermedad progresa a pesar del tratamiento hormonal. El término «resistencia a la castración» no implica necesariamente una resistencia completa a tratamientos que bloquean la estimulación androgénica. La quimioterapia con docetaxel, cabazitaxel, abiratenona, enzalutamida, radio-223 y sipuleucel-T son opciones terapéuticas para estos pacientes. El sipuleucel-T es una vacuna autóloga celular dirigida a la fosfatasa ácida prostática.

Cáncer testicular y tumores de células germinales

PRINCIPIOS GENERALES

Epidemiología

El cáncer testicular es un tumor relativamente inusual (8 000 casos al año en Estados Unidos), aunque es con diferencia el tumor más común en hombres de 15 a 35 años. Los tumores no seminomatosos son más frecuentes en hombres jóvenes, y el seminoma es más habitual después de los 30 años de edad. La incidencia es mayor en caucásicos que en otras razas. Otros factores de riesgo son la criptorquidia y el síndrome de Klinefelter.

Anatomía patológica

El 50 % de los TCG son seminomas y el resto son tumores no seminomatosos o tumores de histología mixta. Los tumores no seminomatosos son: carcinoma embrionario, teratoma, coriocarcinoma y tumor del saco vitelino. Los seminomas puros tienen mejor pronóstico, en comparación con los no seminomatosos o los tumores de histología mixta.

DIAGNÓSTICO

Presentación clínica

Habitualmente se manifiestan con una masa testicular indolora, aunque los pacientes también pueden acudir por dolor testicular, hidrocele o ginecomastia. El cáncer testicular avanzado puede manifestarse con dolor lumbar o en el flanco, fiebre, sudores nocturnos y pérdida de peso.

Pruebas diagnósticas

Es preciso obtener marcadores tumorales, entre ellos AFP, subunidad β de la gonadotropina coriónica humana (β-hCG) y lactatodeshidrogenasa [LDH]). En el seminoma puro, la AFP no está elevada, por lo que una elevación sugiere un foco de un no seminoma no detectado Se debe realizar una TC del abdomen y la pelvis y una radiografía de tórax en el preoperatorio.

ESTADIFICACIÓN

La **estadificación** se basa en la clasificación TNM y los marcadores séricos (S). En general: la enfermedad limitada al escroto pertenece al estadio I, la afectación de los ganglios linfáticos, al estadio II, y el estadio III se define por la presencia de metástasis viscerales.

TRATAMIENTO

- Estadio I: el tratamiento de elección es la orquiectomía. La radioterapia adyuvante sobre los ganglios retroperitoneales, la disección ganglionar retroperitoneal, la quimioterapia con carboplatino y la vigilancia activa son posibles métodos terapéuticos adyuvantes basados en la histología y otros factores de riesgo como la afectación linfática o vascular.
- Estadios II-III: la quimioterapia con BEP (bleomicina, etopósido y cisplatino) se asocia a tasas de curación elevadas, particularmente en los seminomas, y se administra un mínimo de tres ciclos. Las pautas de quimioterapia de segunda línea son: VeIP (vinblastina, ifosfamida, cisplatino) y TIP (paclitaxel, ifosfamida, cisplatino). En pacientes con tumores más avanzados resistentes al tratamiento inicial, es adecuada la quimioterapia en dosis elevadas con rescate con células progenitoras.
- Antes de iniciar el tratamiento, hay que comentar a todos los pacientes la posibilidad de utilizar el banco de semen.

NEOPLASIAS MALIGNAS GINECOLÓGICAS

Cáncer cervicouterino

PRINCIPIOS GENERALES

Epidemiología y etiología

La tasa de fallecimientos por cáncer cervicouterino ha disminuido desde casi el 80 % entre 1930 y 2010 debido a la amplia práctica de programas de cribado. En los países en desarrollo que carecen de un programa de cribado y prevención es el segundo cáncer más habitual en las mujeres. El principal factor de riesgo es la infección persistente por el VPH, que se encuentra en más del 99 % de los casos, habitualmente VPH-16 y 18. Otros factores de riesgo son: inicio temprano de las relaciones sexuales, gran número de parejas sexuales, pareja de riesgo elevado, antecedentes de enfermedades de transmisión sexual e inmunodepresión crónica (infección por VIH).

Anatomía patológica

La histología que se observa con más frecuencia es el carcinoma epidermoide seguido por el adenocarcinoma.

Prevención

La vacuna tetravalente profiláctica protege contra el VPH 6, 11, 16 y 18, mientras que la bivalente protege contra VPH 16 y 18. Las mujeres vacunadas deben continuar realizándose citologías sistemáticamente, ya que la vacuna no es eficaz contra todos los subtipos del VPH. El cribado del cáncer cervical debe iniciarse antes de los 21 años de edad

DIAGNÓSTICO

Presentación clínica

Las pacientes con enfermedades en estadio temprano suelen estar asintomáticas y se les diagnostica de forma casual por el resultado de la citología, lo que resalta la importancia del cribado. En un principio, los síntomas que se observan son sangrado vaginal irregular o abundante, o hemorragia poscoital. Las pacientes con enfermedad avanzada pueden presentar dolor lumbar, hematoquecia por afectación intestinal, o emisión de orina o heces por la vagina.

Pruebas diagnósticas

El diagnóstico se obtiene mediante citología y biopsia del cuello uterino. Se recomienda una biopsia en cono en mujeres sin lesiones cervicales macroscópicas o con enfermedad microinvasiva, para definir la profundidad de la lesión. La exploración clínica, la radiografía de tórax, la pielografía i.v., la proctosigmoidoscopia y la cistoscopia se requieren para la evaluación del estadio FIGO (International Federation of Gynecology and Obstetrics). La TC, la RM y la PET se usan para orientar el tratamiento.

TRATAMIENTO

Las pacientes con enfermedad en estadio temprano se tratan con histerectomía y/o radioterapia pélvica. La radioquimioterapia puede usarse en tumores localmente avanzados y como tratamiento adyuvante en pacientes de alto riesgo tras la histerectomía. La enfermedad metastásica se trata con quimioterapia.

Cáncer endometrial

PRINCIPIOS GENERALES

Epidemiología

Es el cáncer ginecológico más frecuente en Estados Unidos, con una estimación de 54 870 nuevos casos en 2015. Los factores de riesgo son obesidad, estrógenos exógenos (sin progestágeno), menarquia temprana y menopausia tardía, nuliparidad, anovulación crónica y uso de tamoxifeno. Las pacientes con síndromes neoplásicos hereditarios, como el síndrome de Lynch, tienen una mayor incidencia de cáncer endometrial.

Anatomía patológica

Existen dos subtipos histológicos distintos desde el punto de vista molecular y morfológico:
■ Tipo I: se asocia a exposición a estrógenos solos (estrógenos exógenos, anovulación crónica, obesidad, diabetes, nuliparidad y menopausia tardía).
■ Tipo II: más esporádicos y sin asociación a los mismos factores de riesgo del tipo I. Muestran histología no endometrioide (serosa, de células claras) y comportamiento agresivo.

DIAGNÓSTICO

Presentación clínica

La manifestación más frecuente es la hemorragia vaginal anómala. Toda hemorragia vaginal en una mujer posmenopáusica, incluyendo manchado, debe evaluarse.

Pruebas diagnósticas

El diagnóstico histológico se obtiene mediante biopsia endometrial o mediante dilatación y legrado. Tras la evaluación clínica, pueden ser necesarias la cistoscopia, proctoscopia y pruebas radiológicas. La exploración quirúrgica y la estadificación están indicadas en pacientes con cuadro clínico sugerente.

TRATAMIENTO

- La cirugía está indicada para la estadificación y el tratamiento.
- Las pacientes con extensión cervical (estadio II) se pueden beneficiar de la radioterapia postoperatoria.
- Las pacientes con extensión extrauterina de la enfermedad y las que presentan metástasis a distancia reciben tratamiento con quimioterapia. La citorreducción quirúrgica antes de la quimioterapia es la opción terapéutica en algunas mujeres con enfermedad metastásica.
- Se considera la quimioterapia, la radioterapia y el tratamiento hormonal en las pacientes que no son candidatas a la estadificación y la citorreducción quirúrgicas.

Cáncer ovárico

PRINCIPIOS GENERALES

Epidemiología

Es la principal causa de mortalidad ginecológica en Estados Unidos, con un estimado de 14 180 fallecimientos en 2015. Los factores de riesgo son: menarquía temprana, menopausia tardía, ningún embarazo previo, antecedentes familiares y síndromes familiares incluyendo pacientes con mutaciones de *BRCA1* y *BRCA2* y síndrome de Lynch. Los anticonceptivos orales y el embarazo se asocian a un escaso riesgo de cáncer de ovario, lo que sugiere un papel de la ovulación en la transformación maligna.

Anatomía patológica

La mayoría de los tumores se observan en pacientes de edad comprendida entre 40 y 65 años, y la mayor parte de los tumores son epiteliales. En pacientes más jóvenes, se observan tumores malignos no epiteliales (células germinales, estroma de los cordones sexuales y mixtos).

DIAGNÓSTICO

Presentación clínica

Las pacientes con estadio precoz de la enfermedad muestran síntomas inespecíficos, como distensión y malestar abdominal. Las pacientes suelen tener enfermedad avanzada cuando acuden, y pueden presentar aumento del perímetro abdominal, ascitis y dolor abdominal.

Pruebas diagnósticas

- El CA-125 está elevado en la mayoría de las pacientes, aunque es inespecífico.
- La estadificación quirúrgica es un aspecto importante del tratamiento y suele realizarse sin diagnóstico histológico previo para citorreducción tumoral.

TRATAMIENTO

- Estadio I (sin extensión pélvica): la cirugía es el tratamiento de elección.
- Estadio II (extensión al útero, las trompas u otros tejidos pélvicos): cirugía y quimioterapia postoperatoria (adyuvante).
- Estadio III (afectación peritoneal o de ganglios linfáticos) y IV (metástasis a distancia): el tratamiento de elección es la cirugía citorreductora y la quimioterapia sistémica con platino y taxanos administrada por vía i.v. (con o sin quimioterapia intraperitoneal).

■ Los inhibidores de la poli-ADP-ribosa fosforilasa (PARP) se asocian a actividad en pacientes con cáncer de ovario portadoras de mutación en *BCRA*. El olaparib es el primero de estos inhibidores cuyo uso ha sido autorizado en el cáncer de ovario.

■ El **cáncer ovárico de células germinales** es infrecuente, suele aparecer en mujeres jóvenes y tiene una elevada tasa de curación con quimioterapia.

■ Los **tumores del estroma** suelen manifestarse en estadios tempranos y a menudo se curan con resección únicamente.

Cáncer con tumor primario de origen desconocido

PRINCIPIOS GENERALES

Definición

El cáncer con tumor primario de origen desconocido se define como un tumor maligno demostrado mediante biopsia cuya localización primaria no se puede identificar tras una anamnesis y exploración física exhaustivas, análisis de sangre y estudios de imagen habituales.

Anatomía patológica

Estos tumores pueden subdividirse mediante la microscopía óptica en adenocarcinoma (60 %), carcinoma poco diferenciado/adenocarcinoma poco diferenciado (29 %), carcinoma epidermoide (5 %), neoplasia maligna poco diferenciada (5 %) y carcinoma neuroendocrino (1 %). La identificación adicional puede requerir pruebas especializadas, entre ellas tinción IHQ, microscopía electrónica y análisis genético.

DIAGNÓSTICO

En la mayoría de los casos, es necesario realizar varios estudios para facilitar un diagnóstico. Las pruebas habituales son: examen pélvico y rectal, análisis de orina, detección de sangre oculta en heces y pruebas de marcadores tumorales en determinados pacientes (p. ej., PSA en hombres de edad avanzada y β-hCG y AFP en hombres más jóvenes). Suele estar justificada la realización de TC torácica, de abdomen y pelvis, así como la endoscopia orientada por los síntomas. La PET es particularmente útil para identificar el origen primario en los carcinomas de células escamosas que afectan a ganglios cervicales. La IHQ, la microscopía electrónica, el análisis citogenético para identificar anomalías características y el perfil molecular pueden proporcionar importantes indicios para el diagnóstico y orientar el tratamiento.

TRATAMIENTO

El tratamiento de los subgrupos favorables se adapta según la posible localización primaria de origen (tabla 22-5). La mayoría de los pacientes con enfermedad con pronóstico desfavorable reciben tratamiento con quimioterapia combinada empírica, como carboplatino y paclitaxel.

Melanoma

PRINCIPIOS GENERALES

Epidemiología y etiología

Se calcula que se diagnosticaron unos 73 870 nuevos casos de melanoma cutáneo en 2015 en Estados Unidos. El riesgo de por vida del melanoma es mayor entre los caucásicos (1:50) en comparación con los afroamericanos (1:1 000). La exposición a los rayos UV, el mayor número de nevos (> 50), el antecedente de > 5 nevos atípicos, los nevos congénitos grandes, la inmunodepresión y el riesgo familiar (mutaciones *CDKN2A*) son factores de riesgo conocidos. Los melanomas uveales (5 %) y de mucosas (1 %) son raros.

TABLA 22-5	Recomendaciones terapéuticas para determinados subgrupos favorables de cáncer de origen primario desconocido
Subgrupo	**Tratar**
Mujeres con adenocarcinoma que afecta a ganglios axilares	Cáncer de mama estadio II o III
Mujeres con adenocarcinoma seroso papilar en la cavidad peritoneal	Carcinoma ovárico estadio III
Hombres con carcinoma de línea media poco diferenciado	Cáncer de próstata
Hombres con metástasis óseas blásticas y antígeno específico prostático elevado	Tumor de células germinales extragonadal
Carcinoma de células escamosas de ganglios cervicales	Cáncer de cabeza y cuello localmente avanzado
Metástasis única	Tratamiento local con cirugía o radioterapia

Anatomía patológica

Los tipos más habituales son de diseminación superficial (más frecuente), nodular, lentigo maligno, lentiginoso acro, y variantes raras como nevoide y desmoplásico. En la mayoría de los casos, el subtipo histológico no influye en la estadificación ni el tratamiento (con la excepción del melanoma desmoplásico, en el que puede no necesitarse la biopsia del ganglio centinela). El espesor de Breslow, el índice mitótico, la ulceración, y la presencia o ausencia de enfermedad en los márgenes de resección son elementos importantes de la histología que influyen en el tratamiento y en el pronóstico.

DIAGNÓSTICO

Presentación clínica

Debe sospecharse el melanoma en las personas con lesiones cutáneas pigmentadas con asimetría, bordes irregulares, coloración variada, diámetro >6 mm o evolución (cambio de las características) (ABCDE del melanoma). Los pacientes pueden presentar lesiones pigmentadas que pican, sangran o muestran ulceración en el momento del diagnóstico. El melanoma desmoplásico puede presentarse como una masa cutánea dura.

Pruebas diagnósticas

El estudio para el diagnóstico suele incluir la obtención de muestras de la lesión, IHQ para marcadores de origen melanocítico (p. ej., S100, MART1, HMB45) y pruebas genotípicas para detectar mutaciones en el gen *BRAF* (en particular la variante V600E). Las lesiones primarias de >0,75 mm de espesor de Breslow, con ulceración, ≥ 1mitosis/mm^2 o invasión linfovascular requieren una biopsia del ganglio centinela. Puede considerarse la realización de TC de tórax, abdomen y pelvis con o sin PET en pacientes con afectación ganglionar. En los pacientes con metástasis se requiere una RM craneal.

TRATAMIENTO

- **Enfermedad localizada:** el tratamiento de elección es la resección con márgenes amplios (80,5-2 cm dependiendo del espesor de Breslow). Los pacientes con estadio II-III se benefician del tratamiento adyuvante con IFN-α2b. Se está estudiando el papel de las nuevas terapias como tratamiento adyuvante.
- **Enfermedad metastásica.** Se ha producido un importante avance en el tratamiento del melanoma maligno.
  - *BRAF* **mutante:** alrededor del 50 % de los pacientes tienen la mutación V600E. En estos pacientes es útil el tratamiento con los inhibidores BRAF vemurafenib o dabrafenib,

ya sea en monoterapia o en combinación con inhibidores MEK como el trametinib *(N Engl J Med 2015;372:30).*

- **Inmunoterapia:** el ipilimumab, un anticuerpo contra la proteína 4 asociada a linfocitos T citotóxicos (CTL4), el nivolumab, un anticuerpo dirigido a PD-1, y el pembrolizumab, un anticuerpo dirigido a PD-L1, son inmunoterapias actualmente aprobadas para su uso en el tratamiento del melanoma metastásico. Hay datos preliminares que apoyan un papel del tratamiento simultáneo con nivolumab e ipilimumab *(N Engl J Med 2013;369:122).* En los pacientes tratados con estos fármacos se han documentado casos de endocrinopatías autoinmunitarias, neumonitis y colitis que, si son graves, justifican la interrupción del tratamiento.

Tumores del sistema nervioso central

PRINCIPIOS GENERALES

Epidemiología y etiología

Se estima en 22 850 pacientes los diagnosticados en 2015 de tumores encefálicos y del sistema nervioso central (SNC). La radiación ionizante y los síndromes de cáncer familiar como la neurofibromatosis de tipos 1 y 2, el síndrome de Li Fraumeni y el síndrome de Von Hippel-Lindau son factores de riesgo conocidos.

Anatomía patológica

Los tumores primarios del SNC que se observan predominantemente en los adultos son: meningiomas, gliomas, tumores hipofisarios y tumores embrionarios. La clasificación de la OMS clasifica a los gliomas según su histología (p. ej., astrocitoma, oligodendroglioma) y grado (I-IV).

DIAGNÓSTICO

Presentación clínica

Los pacientes con tumores cerebrales presentan diversos síntomas que oscilan desde cefaleas, náuseas, vómitos, crisis comiciales y déficits focales hasta una disfunción neurológica global, según la extensión del efecto expansivo (de masa) y la localización del tumor.

Pruebas diagnósticas

En ellas se incluye la RM encefálica y pruebas moleculares de la biopsia quirúrgica o la muestra tumoral extirpada, para detectar metilación *MGMT*, co-deleción 1p/19q y mutación IDH1, que puede ayudar a orientar el tratamiento.

TRATAMIENTO

- En todos los pacientes hay que intentar la resección macroscópica total, si es posible. Si no lo es, debe obtenerse una biopsia para el diagnóstico y pruebas moleculares.
- **Tumores de grado I:** la escisión quirúrgica es el tratamiento de elección.
- **Tumores de grado II:** la escisión quirúrgica es el tratamiento de elección. Los datos recientes parecen ir a favor del tratamiento con PCV (procarbazina, lomustina y vincristina) y radioterapia adyuvantes en determinados pacientes tras una resección subtotal.
- **Tumores de grado III:** el tratamiento habitual es la escisión quirúrgica seguida de radioterapia y quimioterapia con temozolomida o PCV.
- **Tumores de grado IV/glioblastoma multiforme (GBM):** el tratamiento de elección es la escisión quirúrgica o la citorreducción máxima seguida de quimiorradioterapia simultánea con temozolomida y temozolomida adyuvante hasta completar la quimiorradioterapia.

Está aprobado el uso de bevacizumab para el GBM recurrente. En los pacientes ancianos, el tratamiento suele individualizarse.

■ **Meningioma:** puede observarse en pacientes asintomáticos en lesiones que no parecen expandirse. La escisión quirúrgica puede ser curativa. La radioterapia es una opción para tumores inoperables y en el tratamiento adyuvante.

NEOPLASIAS MALIGNAS HEMATOLÓGICAS

Síndrome mielodisplásico

PRINCIPIOS GENERALES

Epidemiología

■ El síndrome mielodisplásico (SMD) comprende un grupo heterogéneo de trastornos malignos mieloides que se caracteriza por citopenias asociadas a una médula ósea dismórfica y habitualmente celular, y un mayor riesgo de transformación leucémica. La mediana de edad en el momento del diagnóstico es de ≥65 años para los SMD de nueva aparición. Las citopenias se deben a anomalías clonales de las células de la médula ósea que afectan a una o más líneas celulares. Las neoplasias mieloides relacionadas con tratamientos, entre ellas la leucemia mieloide aguda (LMA) y el SMD, constituyen el 10-20% de todas las neoplasias mieloides.

■ Factores ambientales como la exposición a sustancias químicas, radiación y quimioterapia, así como síndromes genéticos y trastornos hematológicos benignos (como la hemoglobinuria paroxística nocturna) se han asociado a un mayor riesgo de SMD.

■ Existen anomalías cromosómicas hasta en el 80% de los casos, que conducen a la acumulación de múltiples lesiones genéticas, pérdida de antioncogenes (genes de supresión tumoral) y/o mutaciones de oncogenes de activación.

Anatomía patológica

La **clasificación actual de la Organización Mundial de la Salud (OMS)** incluye las siguientes subclases de SMD: citopenia refractaria con displasia de un solo linaje (anemia, neutropenia o trombocitopenia); citopenia refractaria con displasia de múltiples líneas; anemia refractaria con sideroblastos en anillo; anemia refractaria con exceso de blastos (AREB; 5-20%), que puede subdividirse en AREB-1 (5-9%) y AREB-2 (10-19%); SMD con deleción aislada de 5q y SMD sin clasificar.

DIAGNÓSTICO

Presentación clínica

Los síntomas pueden relacionarse con la insuficiencia medular, y comprenden astenia, fiebre, equimosis o hemorragia. Algunos pacientes se descubren de forma casual en hemogramas de rutina. La leucopenia puede causar infecciones frecuentes. El síndrome de Sweet (dermatosis neutrófila febril aguda) durante el curso del SMD suele anunciar la transformación a LMA.

Pruebas diagnósticas

El hemograma completo suele mostrar anemia sola o formando parte de una bicitopenia o una pancitopenia. Es frecuente la macrocitosis. El recuento de plaquetas suele ser normal o bajo. En el frotis de sangre periférica se pueden observar eritrocitos dismórficos y plaquetas grandes. Los neutrófilos pueden tener núcleos hipogranulares y con núcleos anormalmente segmentados (anomalía pseudo-Pelger-Hüet). Es importante realizar aspirado y biopsia de la médula ósea. La médula ósea suele ser hipercelular. El análisis citogenético y la FISH se utilizan para identificar anomalías cromosómicas, que ayudan en el pronóstico de la enfermedad y en el enfoque terapéutico.

TRATAMIENTO

■ El tratamiento del SMD no suele ser satisfactorio, y el trasplante de células progenitoras es la única opción curativa. Suele usarse un sistema de puntuación pronóstica como el Revised International Prognostic Scoring System (IPSS-R) (tabla 22-6) para determinar la categoría de riesgo del paciente, e influye en el tratamiento.

■ Los pacientes asintomáticos con escaso riesgo pueden controlarse y realizar seguimiento sin tratamiento específico.

■ Los pacientes con SMD con riesgo muy bajo o bajo y anemia asintomática y un nivel de eritropoyetina bajo (< 500 mU/ml) pueden tratarse con estimulantes de la eritropoyesis. El tratamiento con inmunodepresores como la globulina antitimocítica y la ciclosporina puede considerarse en pacientes con niveles de eritropoyetina elevados. Los pacientes jóvenes (edad < 60 años), con SMD hipocelular, que expresan HLA-DR15 y que demuestran un clon de hemoglobinuria paroxística nocturna tienen más probabilidad de responder a la inmunodepresión.

■ El tratamiento con hipometilantes como la 5-azacitidina o la decitabina puede considerarse en pacientes no adecuados para la inmunodepresión. El tratamiento con 5-azacitidina se ha asociado a mejoría de los recuentos hemáticos y a un discreto beneficio en la supervivencia en comparación con el mejor tratamiento de soporte.

■ El SMD con deleción de 5q- se asocia a un buen pronóstico y una mayor probabilidad de respuesta al tratamiento con lenalidomida.

■ Los pacientes con SMD de alto riesgo y riesgo muy alto son candidatos para el trasplante de células progenitoras, si son elegibles. En los pacientes no elegibles para el trasplante puede considerarse el tratamiento con hipometilantes.

Leucemia mieloide aguda

PRINCIPIOS GENERALES

Epidemiología y etiología

Se trata del tipo más frecuente de leucemia aguda en adultos. La mediana de edad en el momento de la presentación es de 65 años. Los factores de riesgo son similares a los del SMD. El antecedente de SDM aumenta el riesgo de LMA.

Anatomía patológica

La **clasificación actual de la Organización Mundial de la Salud (OMS)** comprende los siguientes tipos: leucemia mieloide aguda (LMA) con anomalías genéticas recurrentes; LMA con cambios relacionados con SMD; LMA relacionada con el tratamiento; LMA no especificada; sarcoma mieloide; proliferaciones mieloides relacionadas con el síndrome de Down y neoplasias de células dendríticas plasmacitoides blásticas.

La LMA no especificada incluye los subtipos FAB M0 (LMA mínimamente diferenciada), MI (LMA sin maduración), M2 (LMA con maduración), M4 (leucemia mielomonocítica aguda), M5 (leucemia monocítica aguda), M6 (eritroleucemia aguda) y M7 (leucemia megacarioblástica aguda). La categoría M3 (leucemia promielocítica aguda, LPA) suele clasificarse como LMA con alteraciones genéticas recurrentes debido a la presencia de t(15;17).

DIAGNÓSTICO

Presentación clínica

Los síntomas suelen estar relacionados con insuficiencia de la médula ósea, como astenia, fiebre, hematomas o hemorragia. La mayoría de los pacientes consultan con pancitopenia y blastos circulantes. Los pacientes con un porcentaje de blastos elevado tienen riesgo de leucostasis, que se manifiesta por disnea, dolor torácico, cefalea, confusión y parálisis de pares

TABLA 22-6	Revised International Prognostic Scoring System (IPSS-R) para los síndromes mielodisplásicos				
Puntuación	Citogenética	Blastos en médula ósea (%)	Hemoglobina (g/dl)	Neutrófilos (×10⁹/l)	Plaquetas (×10⁹/l)
0	Muy buena: - Y, del/11q)	≤2	≥10	≥0,8	≥100
0,5				<0,8	50-99
1	Buena: normal, del(5q), del(12p), del(20q), del(5q) de inclusión doble	2,1-4,9	8-9,9		<50
1,5			<8		
2	Intermedia: del(7q), +8, +19, i(17q), cualquier otro clon único o doble independientes	5-10			
3	Mala: -7, inv(3)/tt(3q)/del(3q), doble incluyendo -7/del(7q), compleja con >3 anomalías	>10			
4	Muy mala: compleja con > 3 anomalías				

Puntuación total	Categoría de riesgo	Mediana de supervivencia global (años)	Mediana de tiempo hasta 25 % de riesgo de leucemia mieloide aguda (años)
≤1,5	Muy baja	8,8	NR
2,0-3,0	Baja	5,3	10,8
3,5-4,5	Intermedia	3	3,2
5,0-6,0	Alta	1,6	1,4
>6,0	Muy alta	0,8	0,72

TABLA 22-7	Leucemias agudas con anomalías genéticas recurrentes

Leucemia mieloide aguda (LMA)	Leucemia linfoblástica aguda (LLA)
Anomalías genéticas recurrentes	**Anomalías genéticas recurrentes**
t(8;21); *RUNX1-RUNX1T1*	t(9;22); *BCR1-ABL*
inv(16) o t(16;16); *CEFB-MYH11*	t(V;11); *V/MLL* (*MLL* reordenado)
t(15;17); *PML-RARA*	t(12;21); *TEL/AML1* (*ETV6-RUNX1*)
t(9;11); *MLLT3-MLL*	t(1;19); *E2A-PBX1*
t(6;9); *DEK-NUP214*	t(5;14); *IL3-IGH*
inv(3) o t(3;3); *RPN1-EVI1*	LLA con hiperdiploidía
t(1;22); *RBM15-MKL1*	LLA hipodiploide
Entidades provisionales a nivel molecular	
NPM1 mutado	
CEBPA mutado	

craneales. La invasión tisular extramedular por células leucémicas (con mayor frecuencia en LMA-M5) puede causar hepatomegalia, esplenomegalia, adenopatías, exantemas (leucemia cutis), hipertrofia gingival, disfunción del SNC, neuropatías craneales o masas infiltrantes (cloromas o sarcomas granulocíticos).

Pruebas diagnósticas

En el sistema de la OMS, la LMA se define como la presencia de ≥ 20 % de blastos en el aspirado de médula ósea o en sangre periférica (o en ambos). La LMA con t(8;21), inv(16) y t(15;17) pueden diagnosticarse independientemente del porcentaje de blastos. Deben estudiarse las muestras de médula ósea mediante citometría de flujo, pruebas moleculares y citogenética. Esta información se usa para clasificar la LMA en grupos pronósticos y orientar el tratamiento *(Blood 2010;115:453)*.

TRATAMIENTO

- **Inducción de la remisión:** la quimioterapia de inducción consiste en un régimen 7 + 3 que incluye la administración de citarabina durante 7 días en combinación con una antraciclina (daunorubicina o idarubicina) durante los primeros 3 días. Aproximadamente el 60-80 % de pacientes con LMA logran la remisión con quimioterapia de inducción. Sin embargo, los pacientes que alcanzan la remisión finalmente recidivan sin un tratamiento de consolidación adicional.
- **Consolidación:** las opciones consisten en citarabina en dosis elevada con o sin posterior trasplante de células progenitoras. La estrategia de consolidación óptima depende de la categoría de riesgo de la enfermedad (tabla 22-8).
- La leucemia promielocítica aguda (LMA-M3) se caracteriza por un aumento de las tasas de curación. El tratamiento incluye el uso de ácido todo-*trans*- retinoico y trióxido de arsénico.

Leucemia linfoblástica aguda

PRINCIPIOS GENERALES

Epidemiología y etiología

La leucemia linfoblástica aguda (LLA) es la leucemia infantil más frecuente. La mediana de edad en el momento de la presentación es de 35 años, con una distribución bimodal que presenta un máximo a los 4-5 años y un segundo aumento gradual después de los 50 años de edad. La edad avanzada es un factor pronóstico desfavorable.

TABLA 22-8	Anomalías citogenéticas en la leucemia mieloide aguda y pronóstico asociado

Grupo de riesgo	Hallazgos citogenéticos	Estrategia de consolidación preferida
Favorable	t(15;17), t(8;21), inv(16). *NMP1* mutado sin *FLT3*-ITD mutado, o *CEBPA* mutado	Quimioterapia
Intermedio	Normal. *FLT3*-ITD mutado. t(9;22)	Trasplante alogénico
Desfavorable	Cariotipo complejo (definido como ≥3 anomalías, salvo la citogenética de riesgo favorable), cariotipo monosómico, inv(3), t(6;9), t(6;11), t(11;19), *MLL* reordenado, del(5q), -5, -7, +8	Trasplante alogénico

Anatomía patológica

La LLA puede surgir de progenitores de linfocitos B o T. La OMS la clasifica en tres categorías: de linfocitos B con anomalías genéticas recurrentes, de linfocitos T y de linfocitos B, sin otra especificación (v. tabla 22-7).

DIAGNÓSTICO

Presentación clínica

Los síntomas de la leucemia linfoblástica aguda son astenia, fiebre y hemorragia. La leucostasis es poco común, incluso con recuentos leucocíticos elevados. Se encuentra adenopatías y esplenomegalia en aproximadamente el 20 % de los casos. El SNC puede verse afectado en la presentación, manifestándose como cefalea o parálisis de pares craneales.

Pruebas diagnósticas

El estudio básico es similar al de la LMA. Suele necesitarse la inmunofenotipificación para distinguir la LLA de la LMA.

TRATAMIENTO

- En la LLA se han descrito varias pautas terapéuticas complejas como: Berlin-Frankfurt-Munster (BMF); hiperfraccionada con ciclofosfamida, vincristina, doxorubicina y dexametasona (hiper-CVAD); Cancer and Leukemia Group B (CALGB) 8811; y German Multicenter ALL (GMALL). El tratamiento suele subdividirse en fases de: inducción, consolidación y mantenimiento (administrado habitualmente durante 2 años).
- Debido al riesgo tan elevado de recurrencia en el SNC, también se administra terapia intratecal profiláctica durante las fases de inducción y consolidación.
- El trasplante de células progenitoras alogénicas es una opción en las recurrencias y en aquellos pacientes con enfermedad de riesgo elevado.

Leucemia mieloide crónica

PRINCIPIOS GENERALES

Epidemiología y etiología

La leucemia mieloide crónica (LMC) supone casi el 14 % de las leucemias diagnosticadas en Estados Unidos. La mediana de edad en el momento del diagnóstico es de 65 años.

Anatomía patológica

■ La LMC se asocia a la fusión de dos genes: *BCR* (en el cromosoma 22) y *ABL1* (en el cromosoma 9), dando lugar al gen de fusión *BCR-ABL1* (cromosoma Filadelfia). La proteína de fusión se asocia a una regulación alterada de la actividad cinasa.

■ La evolución natural de la LMC es un proceso trifásico con una fase crónica, una fase acelerada y una fase blástica. La fase crónica se asocia a una acumulación asintomática de células mieloides diferenciadas en la médula ósea, el bazo y la circulación. Sin tratamiento, los pacientes con LMC evolucionarán invariablemente a fases acelerada y blástica.

DIAGNÓSTICO

Presentación clínica

Los pacientes pueden presentar cualquiera de las tres siguientes fases, aunque la mayoría consultan en la fase crónica de la enfermedad. Los síntomas suelen estar relacionados con esplenomegalia (dolor, masa abdominal izquierda, saciedad temprana) o con anemia. El recuento de la sangre periférica muestra el aumento del recuento leucocítico con todos los niveles de diferenciación granulocítica, desde los mieloblastos hasta los neutrófilos segmentados. La transformación desde la fase crónica a la fase blástica puede ser insidiosa, a través de la fase acelerada o súbita.

Pruebas diagnósticas

La presencia de los reordenamientos *BCR-ABL1* mediante citogenética, FISH o reacción en cadena de la polimerasa (PCR) en sangre periférica o médula ósea confirma el diagnóstico de LMC. La PCR cuantitativa (qPCR) se realiza antes de iniciar el tratamiento para establecer una determinación basal y, a continuación, cada 3 meses para controlar la respuesta al tratamiento.

TRATAMIENTO

■ A la mayoría de los pacientes se les trata inicialmente con TKI orales como imatinib, dasatinib y nilotinib. La elección del fármaco depende típicamente de los efectos adversos relacionados con el tratamiento y la preferencia del paciente. Los estudios en fase III que comparan los TKI se segunda generación (dasatinib o nilotinib) con imatinib como tratamiento inicial para la LMC en fase crónica han demostrado respuestas más rápidas e intensas con los de segunda generación.

■ La remisión hematológica completa (RHC) se define como la normalización de recuentos en sangre periférica y la ausencia de esplenomegalia, mientras que la respuesta citogenética completa (CCyR) se define como la ausencia de metafases del cromosoma Filadelfia en el análisis citogenético de médula ósea; la remisión molecular mayor (RMM) se define mediante qPCR cuando los transcritos *BCR-ABL1* en sangre periférica son ≤ 0,1 % en la International Scale (IS). La remisión molecular completa (RMC) definida por la ausencia de transcritos *BCR-ABL1* mediante qPCR es un término engañoso porque en estos pacientes puede seguir existiendo una carga muy baja de clon maligno y, por tanto, se ha propuesto no usar más el término. La RHC y/o transcritos *BCR-ABL1* en la médula ósea ≤ 10 % (IS) durante 3 meses, la CCyR y/o transcritos *BCR-ABL1* en la médula ósea ≤ 0,1 % (IS) durante 6 meses y transcritos *BCR-ABL1* en médula ósea ≤ 0,1 % (IS) durante 12 meses tras el inicio de TKI constituyen una respuesta óptima al tratamiento *(Blood 2013;122:872)*.

■ Si no se logran los objetivos terapéuticos, suele necesitarse el cambio de tratamiento. Muchos pacientes que responden inicialmente a TKI de primera línea pueden desarrollar finalmente una resistencia adquirida. En los pacientes con resistencia, se dispone de ponatinib y omacetaxina, aunque no proporcionan un control prolongado de la enfermedad.

■ En los pacientes que recidivan tras una respuesta inicial a los TKI o desarrollan resistencia a éstos (o ambas cosas), puede considerarse el trasplante de células progenitoras.

■ Las crisis blásticas plantean más problemas para su tratamiento, y éste suele incluir TKI, quimioterapia y trasplante de células progenitoras.

Leucemia linfocítica crónica

PRINCIPIOS GENERALES

Epidemiología y etiología

La leucemia linfocítica crónica (LLC) es la forma más frecuente de leucemia en los países occidentales. Conlleva el mayor riesgo familiar de todas las neoplasias malignas hematológicas, destacando la importancia de los factores de riesgo hereditarios. La linfocitosis B monoclonal (LBM) precede al desarrollo de LLC con una tasa del 1,1 % anual. La LMB se caracteriza por la presencia de menos de 5 000 células B monoclonales/µl sin otros rasgos de un trastorno linfoproliferativo *(N Engl J Med 2008;359:575).*

Anatomía patológica

El diagnóstico de la LLC requiere la presencia de más de 5 000 linfocitos/µl y marcadores de superficie celular característicos, entre ellos antígenos CD19, CD20 y CD23 de linfocitos B. Hay que señalar que el antígeno CD5, una antígeno de linfocitos T, se encuentra en todos los casos de LLC.

ESTADIFICACIÓN

La clasificación de la LLC se basa en la extensión de la infiltración sistémica de linfocitos, y se usa para determinar el pronóstico y el inicio del tratamiento (tabla 22-9). Los marcadores moleculares y citogenéticos son cada vez más útiles para el pronóstico.

DIAGNÓSTICO

Presentación clínica

La mayoría de los pacientes se diagnostican cuando están asintomáticos. Cuando existen, los síntomas son: astenia, pérdida de peso, linfadenopatía, anemia, trombocitopenia e infecciones. Los pacientes también pueden presentar una anemia hemolítica, trombocitopenia inmunitaria o síndrome de Richter, que es una transformación maligna de la LLC a linfoma de linfocitos B grandes difuso.

Pruebas diagnósticas

La citometría de flujo ayuda a identificar los marcadores de superficie de LLC en los linfocitos B. La FISH de sangre periférica para la evaluación de deleción 17p, 11q y 13q, y el estado de mutación de la región variable de la cadena pesada de Ig y la evaluación de la expresión de ZAP70 y CD38 tienen importancia pronóstica

TABLA 22-9	Estadificación clínica de la leucemia linfocítica crónica	
Rai	**Binet**
Estadio 0: linfocitosis	Estadio A: linfocitosis
Estadio 1: linfadenopatía	Estadio B: linfadenopatía en ≥3 áreas
Estadio 2: esplenomegalia	Estadio C: Hb <10 g/dl o plaquetas <100 000/µl
Estadio 3: Hb <11 g/dl	
Estadio 4: plaquetas <100 000/µl	

Hb, hemoglobina.

TRATAMIENTO

- Muchos pacientes no precisan tratamiento en el momento del diagnóstico inicial.
- La **enfermedad activa** como la define el International Workshop sobre la LLC es una indicación para el tratamiento. La enfermedad activa se caracteriza por insuficiencia medular progresiva, esplenomegalia masiva o sintomática (> 6 cm por debajo del borde costal) o adenopatía (> 10 cm de diámetro mayor), linfocitosis progresiva (aumento > 50 % en 2 meses o tiempo de duplicación inferior a 6 meses), anemia autoinmunitaria y/o trombocitopenia que responde mal al tratamiento habitual, y la presencia de síntomas generales *(Blood 2008;111:5446)*.
- Las opciones terapéuticas son fármacos alquilantes orales (clorambucilo, ciclofosfamida, bendamustina), análogos de purinas (fludarabina, cladribina) y anticuerpos monoclonales como rituximab (anti-CD20), ofatumumab (anti-CD20) y alemtuzumab (anti-CD52), en monoterapia o combinados. El idelalisib, un inhibidor de PI3K, se ha asociado a una mejora de la supervivencia y los índices de respuesta en pacientes con LLC recurrente *(N Engl J Med 2014;370:997)*.

Tricoleucemia

PRINCIPIOS GENERALES

Epidemiología

Es un trastorno poco frecuente, más habitual en hombres ancianos.

Pruebas diagnósticas

Leucocitos de aspecto «peludo» característico en el frotis de la sangre periférica, que son positivos para fosfatasa ácida resistente al tartrato (TRAP). La citometría de flujo es positiva para CD20, CD11c, CD103, CD123, ciclina D1 y anexina A1. La mayoría de los pacientes con ticoleucemia tiene la mutación *BRAF*V600E.

DIAGNÓSTICO

Presentación clínica

La mayoría de los pacientes presentan malestar y astenia. En la exploración física, la esplenomegalia y la hepatomegalia pueden ser evidentes. En la enfermedad más avanzada, aparece pancitopenia, y los pacientes pueden presentar hemorragia o infecciones recurrentes.

TRATAMIENTO

- La decisión de tratar se basa en la aparición de citopenias, esplenomegalia sintomática, síntomas generales e infecciones recurrentes.
- Suele usarse cladribina o pentostatina. Sin embargo, ambos fármacos inducen inmunodepresión importante y prolongada.

Linfoma de Hodgkin

PRINCIPIOS GENERALES

Epidemiología y etiología

La incidencia del linfoma de Hodgkin (LH) sigue una distribución bimodal con el primer pico a los 25 años de edad y un segundo máximo después de los 50 años. Las infecciones por el VEB y el VIH, los trastornos autoinmunitarios y el uso de inmunodepresores se han descrito como factores de riesgo del LH.

Anatomía patológica

■ El LH se subdivide en LH nodular con predominio linfocítico (NLPHL) y los subtipos clásicos de LH (esclerosis nodular, abundancia de linfocitos, celularidad mixta, depleción linfocítica).

■ Las células de Reed-Sternberg expresan los antígenos CD30 y CD15. CD30 es un marcador de activación linfocítica que se expresa por células linfoides reactivas y malignas. CD15 es un marcador de granulocitos tardíos, monocitos y linfocitos T activados que no suelen expresar los linfocitos B. A diferencia de los otros subtipos histológicos, en este tipo de linfoma las células de Reed-Sternberg son infrecuentes en el NLPHL. En su lugar, se observan «células como palomitas de maíz», en un entorno de células inflamatorias.

DIAGNÓSTICO

Presentación clínica

La mayoría de los pacientes consultan con adenopatía indolora. Los síntomas sistémicos o «B» (sudoración nocturna profusa, fiebre y pérdida de peso) son más frecuentes en los estadios avanzados.

Pruebas diagnósticas

La aspiración con aguja fina (AAF) no suele ser adecuada para establecer el diagnóstico, y puede ser necesaria la biopsia por excisión. El estudio diagnóstico consiste en anamnesis y exploración física, hemograma completo (HC), bioquímica hemática, LDH, velocidad de sedimentación globular (VSG), TC, PET y estudio de la médula ósea.

Estadificación

El sistema de estadificación de Ann Arbor subdivide los linfomas en cuatro estadios (tabla 22-10). Los pacientes con enfermedad en estadios iniciales (I-II) se clasifican además en categorías de riesgo favorable o desfavorable. El riesgo favorable se define como la presencia de no más de dos localizaciones de la enfermedad, anchura mediastínica menor a un tercio del diámetro torácico máximo, VSG < 50 mm/h (30 mm con síntomas B) y ausencia de extensión extraganglionar (*N Engl J Med 2010;363:640*).

TRATAMIENTO

El tratamiento de elección es la quimioterapia con ABVD (doxorubicina, bleomicina, vinblastina y dacarbazina), con o sin radioterapia dependiendo del estadio y la categoría de

TABLA 22-10	Estadificación de Ann Arbor de los linfomas[a]
Estadio	Descripción
I	Afectación de una sola region ganglionar (I) o un solo órgano extralinfático (IE)
II	Afectación de ≥2 regiones ganglionares al mismo lado con respecto al diafragma
III	Afectación de regiones ganglionares a ambos lados del diafragma
IV	Afectación difusa o diseminada de uno o más órganos extralinfáticos

[a]**Características de modificación:** A, ausencia de signos B; B, presencia de signos B; E, afectación de una sola localización extraganglionar contigua o proximal a la localización ganglionar afectada; S, bazo *(spleen)*; X, enfermedad voluminosa definida como adenopatía ≥10 cm de un tercio del mediastino.

riesgo. Las recurrencias de la enfermedad se deben tratar con quimioterapia de rescate con o sin trasplante de células progenitoras. Se ha autorizado recientemente el uso de brentuximab vedotin, un conjugado anticuerpo-fármaco dirigido contra CD30, para el tratamiento del LH rebelde y recurrente.

Linfoma no hodgkiniano

PRINCIPIOS GENERALES

Epidemiología y etiología

El linfoma no hodgkiniano (LNH) es la quinta neoplasia maligna más frecuente en Estados Unidos, con unos 71 850 nuevos casos en 2015. Los factores de riesgo son: inmunodeficiencia, trastornos autoinmunitarios, infecciones bacterianas *(H. pylori, Borrelia burdogferi y Chlamydia psittaci),* infecciones víricas (virus de la inmunodeficiencia humana [VIH], virus de Epstein-Barr, virus del herpes humano 8, virus linfotrópico T humano 1) e inmunodepresión en el marco de un trasplante previo.

Anatomía patológica

En general se divide en tumores indolentes (folicular, marginal, de linfocitos pequeños), agresivos (de linfocitos grandes difuso, de células del manto, de linfocitos T periféricos, de linfocitos T anaplásicos) y muy agresivos (linfoma de Burkitt, linfoblástico). Se han descrito varias anomalías cromosómicas recurrentes en los pacientes con LNH (tabla 22-11).

DIAGNÓSTICO

Presentación clínica

Las manifestaciones clínicas dependen del subtipo histológico y pueden ser características en algunos subtipos raros de LNH. Por ejemplo, pueden observarse placas pruriginosas en la micosis fungoides (un LNH primario cutáneo de linfocitos T), hepatoesplenomegalia importante en el linfoma de células del manto y esplenomegalia aislada en los linfomas de la zona marginal esplénica.

TABLA 22-11	Algunas anomalías cromosómicas en los linfomas no hodgkinianos de linfocitos B	
Anomalía citogenética	**Histología**	**Oncogén**
t(14;18)	Folicular, LDLBG	*BCL2*
t(11;14)	Células del manto	Ciclina D1
t(1;14)	Linfoma MALT	*BCL10*
t(11;18)	Zona marginal/zona marginal extraganglionar	
t(2;5)	Linfoma anaplásico de linfocitos grandes ALK positivo	*ALK*
t(9;14)	Linfoma linfoplasmacítico	
Translocaciones 8q24 t(8;14) t(2;8) t(8;22)	Linfoma de Burkitt	*MYC*

DLBCL, linfoma de linfocitos grandes difuso; MALT, tejido linfoide asociado a la mucosa.

Pruebas diagnósticas

El estudio diagnóstico esencial incluye anamnesis, exploración física, HC, bioquímica hemática, PET/TC y biopsia de la médula ósea. Está indicada la evaluación del líquido cefalorraquídeo (LCR) en pacientes con linfomas de alto grado, pacientes con linfoma relacionado con el VIH, y pacientes con afectación del espacio epidural, la nasofaringe y los senos paranasales. Se requiere un examen oftalmológico en los pacientes en quienes se sospecha un linfoma primario del SNC. En ocasiones, los pacientes con linfomas agresivos pueden acudir con un síndrome de lisis tumoral espontáneo (tabla 22-12).

ESTADIFICACIÓN

Se estadifica a los pacientes con la clasificación de Ann Arbor. A los que tienen linfoma agresivo se les clasifica habitualmente según el Índice Pronóstico Internacional, que emplea cinco factores de pronóstico adverso: edad > 60 años, estadio III o IV de Ann Arbor, LDH sérica anormal, afectación de dos o más localizaciones extraganglionares y estado funcional ECOG (Eastern Cooperative Oncology Group) ≥ 2. Las tasas de supervivencia de los pacientes con 0-1, 2, 3 o 4-5 factores de riesgo son del 73%, el 51%, el 43% y el 26%, respectivamente *(N Engl J Med 1993;329:987)*.

TRATAMIENTO

Linfoma indolente

Estadio I-II

■ Las opciones son: observación, radioterapia del campo afectado, rituximab en monoterapia, rituximab con quimioterapia y tratamiento combinado con rituximab, quimioterapia y radioterapia del campo afectado.

■ Los linfomas de tejido linfoide asociado a la mucosa gástrica (MALT) están relacionados con infección por *H. pylori* y responden bien al tratamiento dirigido contra este microorganismo *(Gut 2012;61:507)*. Los linfomas MALT gástricos que no responden o que recidivan tras el tratamiento contra *H. pylori*, y otros linfomas extraganglionares aislados (glándula salival, mama, conjuntiva) pueden tratarse con radioterapia del campo afectado.

Estadio III-IV

No hay pruebas convincentes a favor de la intervención precoz frente a la «observación vigilante» en pacientes asintomáticos *(Lancet Oncol 2014;15:424)*. Los pacientes de edad avanzada con enfermedad de escaso volumen y sin síntomas pueden mantenerse en observación. Puede usarse como tratamiento una combinación de rituximab y quimioterapia.

Enfermedad recurrente

El tratamiento de primera línea puede repetirse en pacientes que tuvieron una primera remisión durante > 1-2 años. La radioinmunoterapia (RIT) con ibritumomab (anticuerpo anti-CD20 conjugado con itrio-90), idelalisib, lenalidomida y trasplante de células progenitoras son opciones eficaces.

TABLA 22-12	Características que definen el síndrome de lisis tumoral
Manifestación	**Características**
Laboratorio	1. Ácido úrico ≥ 8 mg/dl o aumento del 25 % del valor basal
	2. Potasio ≥ 6 mEq/dl o aumento del 25 % del valor basal
	3. Fósforo ≥ 6,5 mg/dl o aumento del 25 % del valor basal
	4. Calcio ≤ 7 mg/dl o disminución del 25 % del valor basal
Clínica	1. Creatinina ≥ 1,5 veces el límite superior de la normalidad
	2. Arritmia cardíaca o muerte súbita
	3. Crisis comicial

Linfomas agresivos

Linfoma difuso de linfocitos B grandes

Estadio I-II

La enfermedad en estadio limitado se trata con quimioterapia (rituximab, ciclofosfamida, doxorubicina, vincristina y prednisona [R-CHOP] con o sin radioterapia del campo afectado.

Estadio III-IV

■ Los pacientes que inician tratamiento de linfomas agresivos deben monitorizarse rigurosamente por posible SLT, y deben recibir hidratación i.v. adecuada y profilaxis apropiada con alopurinol y/o rasburicasa.

■ La quimioterapia con R-CHOP es el tratamiento habitual. Los pacientes con translocaciones *MYC*, especialmente aquellos con linfomas de «doble impacto» (translocaciones combinadas de *MYC* y *BCL2* o *BCL6*), tienen evoluciones llamativamente peores.

■ La **profilaxis del SNC** con quimioterapia intratecal o dosis altas de metotrexato debe considerarse para pacientes con afectación testicular, orbitaria, epidural, de senos paranasales o de médula ósea con LDH elevada.

■ El linfoma primario del SNC se trata con pautas complejas que suelen incorporar dosis altas de metotrexato, citarabina y rituximab, considerando la consolidación con trasplante de células progenitoras (*J Clin Oncol 2013;31:3061*). La radiación encefálica total se reserva para pacientes ancianos que no pueden ser candidatos a recibir quimioterapia agresiva.

Linfoma de Burkitt

■ Suele tratarse con protocolos complejos con múltiples fármacos y profilaxis del SNC

Linfoma de células del manto

Suelen usarse pautas de quimioterapia como rituximab más hiper-CVAD alternando con dosis elevadas de metotrexato y citarabina, o brentuximab y rituximab. En la primera remisión puede considerarse la consolidación con trasplante de células progenitoras. En determinados pacientes se considera el tratamiento de mantenimiento con rituximab.

Enfermedad recurrente

■ Los pacientes más jóvenes sin comorbilidades importantes son candidatos al trasplante de células progenitoras en la recidiva. Se dispone de varias pautas de rescate eficaces como la ICE (ifosfamida, carboplatino, etopósido), DHAP (dexametasona, cisplatino, citarabina) y ESHAP (etopósido, metilprednisolona, citarabina, cisplatino). Puede añadirse rituximab a los pacientes con linfomas de linfocitos B.

■ Debe plantearse el trasplante alogénico en pacientes con linfoma linfoblástico o de Burkitt recidivante, enfermedad refractaria en la recidiva o una duración de la remisión de < 1 año tras el tratamiento inicial.

Mieloma múltiple

PRINCIPIOS GENERALES

El mieloma múltiple es la segunda neoplasia maligna hematológica más frecuente después del linfoma no hodgkiniano (LNH). La mediana de edad en el momento del diagnóstico es de 66 años. Un reducido porcentaje de casos son familiares.

DIAGNÓSTICO

Presentación clínica

La forma de presentación más común es la anemia. Los pacientes también pueden presentar dolor óseo, insuficiencia renal, astenia, creatinina elevada, pérdida de peso e hipercalcemia.

Los pacientes con plasmocitomas pueden acudir con radiculopatía, compresión medular o afectación del SNC.

Pruebas diagnósticas

La evaluación inicial incluye estudio hematológico habitual, β_2-microglobulina, electroforesis de las proteínas séricas y en orina, cadenas ligeras libres en suero, serie ósea y estudio de la médula ósea. El diagnóstico se confirma por la presencia de un 10 % o más de células plasmáticas en la médula ósea o un plasmocitoma demostrado por biopsia, con signos de lesión orgánica (hiperalcemia, disfunción renal, anemia o lesiones óseas). Un porcentaje ≥ 60 % de células plasmáticas clonales en médula ósea, una proporción de cadenas ligeras libres κ o λ ≥ 100, y la presencia de una o más lesiones focales en la RM también son criterios para el diagnóstico de mieloma porque se asocian a un alto riesgo de progresión a una lesión orgánica *(Lancet Oncol 2014;15:e538)*.

ESTADIFICACIÓN

■ El Sistema de estadificación internacional del mieloma múltiple (MM) utiliza la β_2-microglobulina (B2M) y la albúmina para clasificar a los pacientes en tres estadios: estadio I (B2M < 3,5 mg/dl y albúmina > 3,5 g/dl), estadio II (albúmina < 3,5 g/dl o B2M 3,5-5,5 mg/dl) y estadio III (B2M > 5,5 mg/dl).

■ Pueden usarse las características citogenéticas (tabla 22-13) para la estratificación de riesgos y para orientar el tratamiento *(Am J Hematol 2014;89:999)*.

TRATAMIENTO

■ A los pacientes candidatos para el trasplante se les ofrece el trasplante autólogo de células progenitoras (madre) tras aproximadamente 4 meses de tratamiento con una de las pautas anteriormente mencionadas, mientras que en los pacientes que no son candidatos para el trasplante se continúa con el tratamiento inicial durante 12-18 meses.

■ Se considera el tratamiento de mantenimiento con lenalidomida o bortezomib tras el tratamiento inicial, según la categoría de riesgo del paciente.

Principios del trasplante de células progenitoras

PRINCIPIOS GENERALES

Introducción

■ El trasplante de células progenitoras hematopoyéticas (TCPH) supone la infusión de células progenitoras autólogas (del paciente) o alogénicas (de un donante) después de un régimen intenso de quimioterapia y/o radioterapia.

■ El trasplante autólogo consiste en la obtención, criopreservación y reinfusión de células progenitoras del propio paciente. Esto permite la administración de dosis mielosupresoras de quimioterapia para tratar de maximizar la eficacia del tratamiento.

TABLA 22-13	**Estratificación de riesgo en el mieloma según el modelo mSMART (Mayo Stratification for Myeloma and Risk-Adapted Therapy)**	
Riesgo habitual	**Riesgo intermedio**	**Riesgo elevado**
Trisomías, t(11;14) y t(6;14)	t(4;14), ganancia 1, deleción 13, hipodiploidía, cariotipo complejo	del 17p, t(14;16) y t(14;20) Perfil de expresión génica de alto riesgo

Adaptado de Mikhael JR1, dingli D, Roy V, et al. Management of newly diagnosed symptomatic multiple myeloma; directrices actualizadas de Mayo Stratification of Myeloma and Risk-Adapted Therapy (mSMART) 2013. *Mayo Clin Proc.* 2013;88(4):360-76.

■ El trasplante alogénico consiste en la infusión de células progenitoras obtenidas de donantes HLA compatibles o no compatibles. Además de facilitar la administración de altas dosis de quimioterapia, este trasplante también permite un efecto inmunológico mediado por linfocitos T y citolíticos naturales (NK) del donante (efecto injerto frente a tumor)

Indicaciones

■ Se puede considerar el trasplante en pacientes con enfermedad progresiva o residual que se cree que es sensible a la quimioterapia o propensa al efecto del injerto contra el tumor (alotrasplante). El mieloma múltiple (MM) y el linfoma son las indicaciones más frecuentes del autotrasplante, y el síndrome mielodisplásico (SMD) y la leucemia son las indicaciones más habituales del alotrasplante.

■ El alotrasplante también se considera en otros trastornos no malignos, como inmunodeficiencias congénitas, anemia de células falciformes, talasemia y errores congénitos del metabolismo.

Selección del donante

La selección del donante adecuado es crucial y se basa en los siguientes criterios:

■ Tipificación de los antígenos HLA: los alelos de las clases I y II del complejo principal de histocompatibilidad codifican proteínas HLA que se expresan en la superficie celular y desempeñan un importante papel en el reconocimiento inmunológico. Lo habitual es la tipificación de alta resolución de 10 alelos HLA (p. ej., HLA-A, HLA-B, HLA-C, HLA-DRB1 y HLA-DQB1)

■ La posibilidad de que un hermano presente una compatibilidad HLA completa es sólo del 25 %. En caso de pacientes que no tienen un hermano HLA-idéntico se debe buscar un donante compatible a través del National Marrow Donation Program (NMDP), si bien las posibilidades de hallar un donante compatible no emparentado están muy influidas por la raza.

■ Los trasplantes con compatibilidad HLA parcial, de sangre de cordón umbilical y los trasplantes haploidénticos (compatibilidad 3/6) son otras fuentes de médula ósea para pacientes sin hermanos ni donantes no emparentados.

■ Se prefieren donantes negativos para el citomegalovirus (CMV) para pacientes negativos para el CMV

Origen de las células progenitoras

■ La médula ósea puede obtenerse bajo anestesia mediante aspiraciones repetidas de la cresta ilíaca.

■ Las células progenitoras pueden obtenerse de la sangre periférica por leucoaféresis tras la movilización con factor estimulador de colonias de granulocitos (G-CSF) y plerixafor (antagonista CXCR4).

COMPLICACIONES

■ El trasplante hematopoyético suele ir precedido del uso de quimioterapia intensa y, en ocasiones, radioterapia corporal total para eliminar enfermedad residual, y produce inmunodepresión en el paciente. Dependiendo de la inmunodepresión lograda como resultado de estas intervenciones, las pautas se clasifican como mieloablativas, de intensidad reducida o no mieloablativas

■ **Enfermedad de injerto contra huésped (EICH):** se produce cuando los linfocitos T del donante reaccionan con los tejidos del receptor, lo que causa inflamación aguda y/o crónica. Los tejidos afectados con más frecuencia son la piel, el hígado, el intestino, la córnea y los pulmones. La EICH aguda y crónica se asocian a morbilidad y mortalidad significativas en los pacientes con trasplante alogénico. La EICH crónica puede producir diarrea y cambios cutáneos de tipo esclerodermatoso. La profilaxis y el tratamiento de la

EICH se basan en los corticoesteroides y en multitud de inmunodepresores, entre ellos ciclosporina, metotrexato, sirolimús, micofenolato y tacrolimús.

■ **Infecciosas:** debido al intenso acondicionamiento y la intensa inmunodepresión, los pacientes trasplantados son propensos a sufrir diversas infecciones en el postoperatorio. El período posterior al injerto se ve complicado por la tendencia a infecciones por CMV, neumonía por *Pneumocystis jiroveci* e infecciones por *Aspergillus*.

URGENCIAS ONCOLÓGICAS

Las urgencias oncológicas más frecuentes son la neutropenia febril, el síndrome de lisis tumoral, la hipercalcemia maligna, la compresión medular, el síndrome de vena cava superior y las metástasis cerebrales con aumento de la presión intracraneal (tabla 22-14).

Neutropenia febril

PRINCIPIOS GENERALES

Definición

■ La neutropenia febril (NF) se define como un recuento absoluto de neutrófilos (RAN) <500/µl, con una única temperatura central >38,3 °C o una temperatura persistente (>1 h) >38 °C.

■ El riesgo de NF es proporcional a la duración de la neutropenia.

■ Aunque la mayor parte de los regímenes quimioterápicos contra los tumores sólidos se asocian a una duración breve (<5 días) de neutropenia, la que se asocia a las pautas para las leucemias y los trasplantes puede ser más persistente.

■ El riesgo también aumenta con tratamientos que producen mucositis (inflamación y ulceración de la mucosa bucal y digestiva).

DIAGNÓSTICO

■ Es importante que las evaluaciones incluyan una exploración física completa, con valoración de los puntos de inserción de catéteres, la región perianal y las mucosas. No se debe realizar un tacto rectal, debido al posible riesgo de translocación bacteriana.

■ Es preciso realizar hemocultivos y cultivos de orina y una radiografía de tórax en todos los pacientes, junto con cultivos de las heces y cultivo de esputo de los pacientes sintomáticos.

TRATAMIENTO

■ El tratamiento antibiótico i.v. urgente es esencial para evitar una sepsis potencialmente mortal.

• Se deben usar antibióticos con cobertura de bacilos gramnegativos (incluida *Pseudomonas aeruginosa).*

• No se recomienda la cobertura empírica de *Staphylococcus aureus* resistente a meticilina (SARM) con vancomicina, salvo que los pacientes se encuentren inestables, tengan mucositis bucal activa, signos de infección relacionada con el catéter, o hayan sufrido una infección reciente por SARM.

• Si se identifica un microorganismo, se deben modificar los antimicrobianos según el origen de la infección.

• Hay que plantear el tratamiento antifúngico empírico si la fiebre persiste >72 h.

• La cobertura de los gramnegativos debe continuar hasta que el RAN sea >500/µl.

• Se puede tratar de forma ambulatoria a los pacientes de riesgo bajo (afebriles durante 24 h después de los antibióticos, resultados negativos de los cultivos y duración esperada de la mielodepresión <1 semana) con antibióticos de amplio espectro, como fluoroquinolonas, amoxicilina/ácido clavulánico o trimetoprima-sulfametoxazol.

TABLA 22-14 Urgencias oncológicas

Urgencia	Etiología	Presentación	Tratamiento
Fiebre neutropénica	Infecciosa	Temperatura >38,3 °C o >38°C dos veces con un intervalo de 1 h	1. Cobertura antibiótica: gramnegativa con actividad frente a pseudomonas, y grampositiva si hay factores de riesgo (catéteres, neumonía, mucositis, colonización por *Staphylococcus*, sepsis), y micótica si el paciente se encuentra inestable 2. Es adecuada la hidratación i.v. y el tratamiento de soporte
Síndrome de lisis tumoral (SLT)	Lisis masiva de células cancerosas (fundamentalmente con la quimioterapia)	Hiperuricemia, hiperpotasemia, hiperfosfatemia, hipocalcemia, lesión renal aguda, arritmias cardíacas y/o convulsiones	1. Prevención con líquidos i.v. y profilaxis con alopurinol o rasburicasa según el riesgo estimado de SLT 2. Tratamiento: hidratación enérgica, rasburicasa, diálisis
Hipercalcemia	Humoral, PTHrP, metástasis óseas, mediada por calcitriol (linfomas)	Deshidratación, síntomas del SNC, estreñimiento, íleo, debilidad, síntomas cardíacos (bradicardia, QT corto, PR prolongado, etc.)	1. Hidratación i.v. 2. Bisfosfonatos o denosumab (si el aclaramiento de creatinina es bajo) 3. Calcitonina (si hay síntomas, inicio rápido) 4. Pueden ser útiles los glucocorticoides
Compresión medular (CM)	Metastásica o afectación de la columna en la CM	Dolor, debilidad, pérdida sensitive, incontinencia, ataxia	1. Glucocorticoides 2. Consulta con neurocirugía 3. Radioterapia 4. En algunos casos puede considerarse la quimioterapia

| Síndrome de la vena cava superior (VCS) | Obstrucción de la VCS por cancer primario o metastásico (fundamentalmente intratorácico) | Disnea, estridor (edema laríngeo), tumefacción facial y de extremidades superiores, riesgo de edema cerebral y herniación | 1. Es importante el diagnóstico histológico
2. Considerar *stent* endovascular y la radioterapia si el paciente está en coma o existe compromiso respiratorio
3. El tratamiento depende del tipo de tumor: CPM, linfoma, células germinales: quimioterapia; CPNM: radioterapia; tumores del timo: cirugía |
| Hiperleucocitosis con leucostasis | Acumulación intravascular de blastos, con o sin CID | Dolor torácico, dificultad respiratoria, SLT, CID | 1. Leucoaféresis: pacientes sintomáticos (umbral LMA >50 ×10³/µl, LLA y LMC > 150 × 10³/µl; pacientes asintomáticos (LMA >100 ×10³/µl, LLA >200 × 10³/µl)
2. Hidroxiurea para citorreducción |

CID, coagulación intravascular diseminada; CPM, cancer pulmonar microcítico; CPNM, cancer pulmonar no microcítico; LLA, leucemia linfoblástica aguda; LLM, leucemia linfocítica crónica; LMA, leucemia mieloide aguda; LMC, leucemia mieloide crónica; LRA, lesión renal aguda; PTHrP, proteína relacionada con la hormona paratiroidea; SNC, sistema nervioso central.

- El consumo de frutas y verduras crudas no se asocia a un riesgo excesivo de infección en pacientes neutropénicos.
■ Factores de crecimiento de leucocitos.
  - El factor estimulador de colonias de granulocitos (G-CSF) es el fármaco más utilizado y se administra por vía subcutánea en dosis de 5 (µg/kg)/día.
  - Aunque los factores de crecimiento pueden reducir la duración de la hospitalización por neutropenia febril, no se ha demostrado que aumenten la supervivencia.
  - No se deben administrar factores de crecimiento en las 24 h siguientes a la quimioterapia ni durante la radioterapia, debido a la posibilidad de aumento de la mielodepresión.
  - Se utilizan factores de crecimiento profilácticos cuando el riesgo de neutropenia febril es alto y se prevé que la neutropenia causará un retraso de la quimioterapia.

Síndrome de lisis tumoral

PRINCIPIOS GENERALES

■ El síndrome de lisis tumoral (SLT) es un grupo de trastornos metabólicos debidos a una degradación significativa del tumor con liberación de productos intracelulares hacia la circulación.
■ El SLT se produce sólo en tumores de crecimiento rápido y que responden a la quimioterapia citotóxica. Se observa una máxima incidencia en leucemias agudas y linfomas de alto grado, tumores voluminosos, concentraciones elevadas de LDH o de ácido úrico antes del tratamiento y deterioro de la función renal.
■ El SLT también puede ser espontáneo (no relacionado con tratamiento alguno).

DIAGNÓSTICO

El SLT se caracteriza por la presencia de determinados criterios de laboratorio y clínicos (v. tabla 22-14).

TRATAMIENTO

■ La intervención más importante para prevenir el SLT es la hidratación intensiva para mantener una diuresis de al menos $100 \, (ml/m^2)/h$.
■ Entre las estrategias profilácticas se encuentra el uso de alopurinol (inhibidor de la xantina-oxidasa) antes de iniciar el tratamiento.
■ La rasburicasa es una enzima recombinante que degrada el ácido úrico y que puede usarse como profilaxis y tratamiento en la hiperuricemia. Está indicada en pacientes con elevación del ácido úrico antes del tratamiento y en pacientes con riesgo elevado de presentar hiperuricemia (que se prevé según el tipo de tumor, la carga tumoral y el nivel de LDH antes del tratamiento).
■ La hiperpotasemia es la principal amenaza inmediata y se debe tratar de forma intensiva.
■ Es preciso restringir la administración de calcio en pacientes sintomáticos con hipocalcemia o hiperpotasemia, para evitar el riesgo de calcificaciones metastásicas en pacientes con hiperfosfatemia.
■ La hiperfosfatemia debe tratarse con fijadores de fosfato.
■ En los pacientes con alteraciones electrolíticas persistentes (hiperpotasemia, hiperfosfatemia y productos calcio-fosfato elevados) y una importante disminución de la diuresis se necesita tratamiento de sustitución renal.

Hipercalcemia maligna

PRINCIPIOS GENERALES

■ Es un síndrome paraneoplásico muy frecuente y se produce casi en el 10-20 % de los pacientes con cáncer.

■ Suele considerarse elevado un nivel de calcio sérico total > 10,5 g/dl. Puede ser necesario y útil medir el calcio ionizado en pacientes con niveles alterados de albúmina sérica.

■ Los mecanismos principales de hipercalcemia son la osteólisis y la hipercalcemia humoral por la producción tumoral de la proteína relacionada con la PTH (PTH-rP) y análogos de la vitamina D.

DIAGNÓSTICO

Los síntomas clásicos suelen aparecer con concentraciones de calcio total por encima de 12 mg/dl y consisten en poliuria, polidipsia, anorexia, estreñimiento, náuseas, vómitos y confusión. Los pacientes suelen tener hipovolemia grave por pérdidas excesivas de líquido y reducción de la ingesta.

TRATAMIENTO

■ Es importante la hidratación intensiva con suero salino normal. No se deben utilizar diuréticos, salvo que se aprecie una sobrecarga de volumen.

■ Los bisfosfonatos intravenosos (pamidronato, 90 mg, o ácido zoledrónico, 4 mg) inhiben la resorción ósea, y se usan en el tratamiento de la hipercalcemia grave o sintomática. El ácido zoledrónico está contraindicado en pacientes con disfunción renal grave.

■ La calcitonina puede usarse en pacientes con hipercalcemia sintomática durante un corto período y control inmediato de los niveles de calcio.

■ La hipercalcemia producida por síntesis de análogos de vitamina D por el tumor puede responder a los corticoides.

Compresión medular maligna

PRINCIPIOS GENERALES

El síndrome de compresión medular maligna (CMM) afecta a aproximadamente el 5-10 % de los pacientes con cáncer, y suele observarse en pacientes con cáncer de pulmón, mama, próstata y neoplasias linfoides.

DIAGNÓSTICO

■ La prueba de elección en la CMM es la RM de toda la columna.

■ La mayoría de los pacientes consultan con dolor de espalda y dolor con la palpación en el cuerpo vertebral afectado. Generalmente, el dolor empeora en decúbito y con los estornudos, la tos y la maniobra de Valsalva. Otros síntomas son debilidad motora, pérdida sensitiva, y disfunción vesical e intestinal.

■ El diagnóstico y la intervención a tiempo son esenciales para evitar la lesión neurológica permanente.

TRATAMIENTO

■ A los pacientes con una presunta CMM se les debe tratar inmediatamente con glucocorticoides. No hay que esperar a los resultados de los estudios de imagen. La pauta de corticoides más utilizada consiste en dexametasona en una dosis de carga de 10 mg, seguida por 4 mg cada 4-6 h.

■ En cuanto se establezca el diagnóstico se solicitará consulta a cirugía y radioterapia. En los pacientes candidatos a la cirugía, los resultados son mejores con ésta que con la radioterapia.

■ Es posible tratar con quimioterapia sistémica sola a los pacientes con tumores muy sensibles a la quimioterapia.

Síndrome de la vena cava superior

PRINCIPIOS GENERALES

■ El síndrome de la vena cava superior (VCS) relacionado con el cáncer de produce por la obstrucción del flujo de sangre a través de la VCS por invasión, compresión externa o trombosis en el contexto de una neoplasia maligna.

■ La gravedad y la rapidez en la aparición de los síntomas depende de la velocidad de oclusión de la VCS y de si ha tenido el tiempo suficiente para desarrollar venas colaterales de drenaje.

■ Los tumores malignos que suelen asociarse a síndrome de VCS son el cáncer de pulmón, los linfomas, las neoplasias del timo, los tumores de células germinales, el mesotelioma y otros tumores sólidos que provocan afectación mediastínica.

DIAGNÓSTICO

■ Los síntomas pueden oscilar desde el edema intersticial asintomático de cabeza y cuello hasta complicaciones potencialmente mortales, como el estrechamiento de las vías respiratorias superiores o el edema laríngeo y la herniación y la isquemia cerebrales secundarias a edema cerebral, como consecuencia de la obstrucción del flujo venoso.

■ Suele observarse congestión facial, cianosis y edema del brazo. En la exploración física se puede detectar la presencia de colaterales venosas en el tórax y en el cuello. Hay que prestar especial atención para detectar estridor, cefaleas o confusión.

■ La TC torácica con contraste permite la identificación de la causa subyacente y el nivel de la obstrucción.

TRATAMIENTO

■ El tratamiento depende de la presentación y del tumor maligno subyacente. Los pacientes que acuden con estridor por edema laríngeo y estupor por edema cerebral necesitan tratamiento urgente con colocación de *stent* y/o radioterapia. La radioterapia inicial antes de obtener un diagnóstico histológico en los pacientes estables puede ocultar un diagnóstico anatomopatológico y no debe realizarse.

■ Los corticoides son útiles en el tratamiento de pacientes con tumores que responden a ellos, como los linfomas y los timomas. Su función en el tratamiento de otros tumores no está clara y no se recomienda. Aunque se han usado de forma anecdótica para controlar el edema en pacientes con obstrucción de la vía respiratoria, su uso no ha sido estudiado de forma sistemática en este contexto.

■ Los esfuerzos deben dirigirse a la obtención de un diagnóstico anatomopatológico lo antes posible, ya que es una información crucial para determinar el tratamiento. La quimioterapia es el tratamiento de elección en los pacientes con cánceres como el cáncer pulmonar microcítico, los linfomas y tumores de células germinales que tienden a responder a los quimioterápicos.

■ En los pacientes con tumores menos quimiosensibles como el cáncer pulmonar no microcítico, puede ser necesaria la colocación de *stent* y la radioterapia para el tratamiento y el alivio del síndrome de la VCS. En los pacientes con trombosis de la VCS está indicada la anticoagulación.

Hiperleucocitosis con leucostasis

La hiperleucocitosis es un recuento elevado de leucocitos (con frecuencia > 100 × 10⁹/l) debido a una proliferación leucémica. La leucostasis es una urgencia médica a causa de la hipoperfusión debida al recuento elevado de blastos. En la tabla 22-14 se resumen las manifestaciones clínicas y el tratamiento urgente de la leucostasis.

Metástasis cerebrales con aumento de la presión intracraneal

PRINCIPIOS GENERALES

■ Las metástasis cerebrales son frecuentes en pacientes con neoplasias malignas. Los pacientes con cáncer de pulmón, cáncer de mama y melanoma son los que tienen una mayor incidencia.

■ La mayoría de las lesiones son supratentoriales y se localizan en la unión entre la sustancia gris y la sustancia blanca.

DIAGNÓSTICO

■ Los síntomas más frecuentes son cefalea, confusión y los déficits neurológicos focales. Sin embargo, casi un tercio de estos pacientes están asintomáticos.

■ Para establecer el diagnóstico, se debe practicar TC craneal con contraste o una RM cerebral.

TRATAMIENTO

■ El aumento de la presión intracraneal por edema o hemorragia peritumoral puede causar herniación cerebral y muerte en los pacientes no tratados.

■ El tratamiento sintomático con dexametasona, en una dosis inicial de 10 mg, seguida por 4 mg cada 6 h, habitualmente alivia los síntomas.

■ El abordaje terapéutico depende de varios factores, entre ellos el tipo de tumor maligno, su respuesta al tratamiento, la localización, el número y el tamaño.

■ La neurocirugía, la radiocirugía esterotáctica o la radiación craneal total, y en ocasiones el tratamiento con quimioterapia o terapias dirigidas son las modalidades terapéuticas usadas habitualmente.

■ Los anticonvulsivos sólo están indicados en pacientes con crisis comiciales.

EFECTOS ADVERSOS DEL TRATAMIENTO

Náuseas

PRINCIPIOS GENERALES

■ Históricamente, las náuseas han sido uno de los efectos adversos más debilitantes de la quimioterapia, pero con la mejora de los antieméticos y los nuevos quimioterápicos son mucho más tolerables para los pacientes.

■ La incidencia de náuseas y vómitos inducidos por la quimioterapia (NVIQ) es muy variable y depende de los fármacos y las dosis.

■ Los NVIQ se pueden dividir en agudos (< 24 h) y diferidos (> 24 h). Los NVIQ agudos son el principal factor predictivo de los NVIQ diferidos.

■ La **prevención** es mucho más eficaz que el tratamiento. Los fármacos más usados en la profilaxis son:
  • La dexametasona, que es un antiemético activo y con frecuencia se administra por vía i.v. antes de la quimioterapia, y suele mantenerse por vía oral durante 2 a 3 días en algunas pautas de quimioterapia.
  • Los antagonistas del receptor de 5-hidroxitriptamina ($5HT_3$) (ondansetrón, granisetrón, dolasetrón, palonosetrón), que son muy eficaces y se usan ampliamente como premedicación.
  • El aprepitant, que se usa en pautas de quimioterapia muy emetógenas.

TRATAMIENTO

■ No debe suponerse inmediatamente que las náuseas posteriores al tratamiento sean secundarias a la quimioterapia. Hay que considerar causas secundarias como obstrucción intestinal, metástasis cerebrales con edema cerebral, estreñimiento, narcóticos y gastroenteritis.

■ A menudo, el tratamiento inicial con proclorperazina es eficaz. El lorazepam y otros ansiolíticos poseen propiedades antieméticas. Los antagonistas del receptor $5HT_3$ son menos eficaces para el tratamiento que para la prevención, aunque se utilizan con frecuencia. También se ha estudiado la olanzapina, y se ha observado que es activa.

Diarrea

PRINCIPIOS GENERALES

■ La diarrea es un efecto adverso frecuente de muchas quimioterapias (irinotecán, 5-fluorouracilo, capecitabina), de fármacos dirigidos (erlotinib, cetuximab, sunitinib, lapatinib) y nuevas inmunoterapias (ipilimumab, nivolumab, pembrolizumab).

■ La diarrea también puede ser una manifestación sintomática del cáncer subyacente (como un síndrome carcinoide en tumores neuroendocrinos).

DIAGNÓSTICO

■ Es esencial obtener una buena anamnesis y evaluar con precisión el tipo de cáncer que tiene el paciente, el tratamiento recibido y el momento en que se recibió, el antecedente de trasplante de médula ósea, pautas de inmunodepresión y ajustes de dosis recientes, así como el uso de antibióticos.

■ En determinados pacientes (p. ej., colitis relacionada con el ipilimumab) podrán ser necesarias pruebas de imagen abdominales, pruebas para detectar *Clostridium difficile* e incluso una colonoscopia.

■ Hay que prestar especial atención a los pacientes trasplantados, porque las pruebas para detectar niveles de inmunodepresores y las pruebas de infecciones oportunistas son una parte importante del estudio.

TRATAMIENTO

■ Es esencial la hidratación para evitar la depleción de volumen.

■ En los pacientes con pruebas positivas para *C. difficile* se deben administrar los antibióticos adecuados, como metronidazol y/o vancomicina oral.

■ El tratamiento empírico e intensivo con loperamida puede considerarse en pacientes con diarrea relacionada con la quimioterapia. Cuando la loperamida es ineficaz, se puede usar difenoxilato, atropina u otros fármacos similares.

■ Es importante el inicio oportuno del tratamiento corticoide en la diarrea relacionada con la inmunoterapia y en la enfermedad de injerto contra huésped.

CUIDADOS PALIATIVOS: COMPLICACIONES DEL CÁNCER

Dolor oncológico

PRINCIPIOS GENERALES

■ Los dos principales mecanismos del dolor son el nociceptivo (somático o visceral) y el neuropático.

• El dolor nociceptivo está causado por estimulación de los receptores del dolor, y el dolor neuropático, por lesión directa del sistema nervioso periférico o central.

- El dolor somático suele producirse por metástasis óseas, inflamación osteomuscular o después de la cirugía, y se caracteriza por dolor localizado, sordo o mal definido.
- El dolor visceral se debe a infiltración por el tumor, o a compresión o distensión de vísceras, y se describe como difuso, profundo, compresivo y como una sensación opresiva.
- El dolor neuropático se debe a infiltración por el tumor de nervios periféricos, plexos, raíces o la médula espinal, así como a lesión isquémica producida por quimioterapia, radioterapia o cirugía. Este dolor se describe como una sensación punzante o quemante.
- Estos tres tipos de dolor pueden aparecer solos o combinados en un mismo paciente.
- El dolor oncológico en los adultos se puede clasificar en tres niveles, según una escala numérica de 0 a 10: dolor leve (1 a 3), dolor moderado (4 a 6) y dolor intenso (7 a 10).

TRATAMIENTO

- El tratamiento suele basarse en la «escala de la OMS», con un abordaje escalonado según el nivel de dolor.
  - Escalón 1: los pacientes con dolor leve que no toman opioides pueden ser tratados con analgésicos no opioides, como antiinflamatorios no esteroideos (AINE) o paracetamol.
  - Escalón 2: los que no respondan a fármacos no opioides o que tengan dolor moderado se tratan con opioides débiles, como codeína, hidrocodona y oxicodona, solos o combinados con paracetamol.
  - Escalón 3: el dolor intenso se trata con morfina, hidromorfona, metadona o fentanilo transdérmico.
- El tramadol, que tiene poca afinidad por los receptores opioides μ y al que se considera un fármaco no opioide, se puede emplear en pacientes con dolor leve o moderado que no responda a AINE y en quienes quieran retrasar el tratamiento con opioides.
- Se pueden administrar coanalgésicos en casos específicos.
  - Los corticoides sistémicos pueden ser útiles en el dolor producido por metástasis óseas, aumento de la presión intracraneal, compresión medular, y compresión o infiltración nerviosa.
  - Los antidepresivos tricíclicos, como la nortriptilina, y los anticonvulsivos, como la gabapentina, están indicados habitualmente en el dolor neuropático.
  - Los bisfosfonatos (ácido zoledrónico y pamidronato) y los fármacos radiomarcados (con estroncio-89 y samario-153) pueden ayudar a tratar el dolor debido a metástasis óseas.
- Los efectos adversos frecuentes del tratamiento con opioides son: estreñimiento, náuseas, depresión respiratoria y sedación. El estreñimiento se debe evitar con el uso profiláctico de una combinación de un laxante estimulante y un ablandador de las heces. Si persisten los síntomas, los pacientes se pueden beneficiar de la adición de un tercer fármaco, como lactulosa, citrato magnésico o polietilenglicol, o de un enema.
- Los pacientes con un control inadecuado del dolor a pesar del tratamiento intensivo con opioides o que no toleren el ajuste de los opioides por efectos adversos pueden verse beneficiados por un tratamiento intervencionista, como infusión regional de analgésicos y técnicas de neuroablación o neuroestimulación.
- El dolor que no se puede controlar debe considerarse una urgencia médica. Los pacientes con dolor agudo pueden requerir opioides dosificados mediante un sistema de analgesia controlado por el paciente. Son enfermos que requieren una monitorización rigurosa.

Metástasis óseas

PRINCIPIOS GENERALES

Son más frecuentes en el cáncer de próstata, mama, pulmón, riñón y vejiga, y en el mieloma.

DIAGNÓSTICO

La gammagrafía ósea (estudio de imagen nuclear con tecnecio-99m) es sensible para las lesiones blásticas, pero no detecta las lesiones líticas. Es preciso evaluar las lesiones sospechosas en la gammagrafía ósea con radiografías simples o TC, para identificar las lesiones con riesgo de fractura patológica.

TRATAMIENTO

■ El dolor se debe tratar de forma intensiva con opioides. Los AINE pueden producir un alivio adicional.
■ Las lesiones con riesgo de fractura se deben tratar con cirugía o con radioterapia.
■ Los bisfosfonatos y los inhibidores del ligando RANK pueden reducir el riesgo de fractura y el dolor.

Derrame pleural

PRINCIPIOS GENERALES

Los derrames pleurales son frecuentes en el cáncer primario de pulmón, en el mesotelioma, en el cáncer de mama avanzado y en el linfoma

DIAGNÓSTICO

Normalmente, es adecuado realizar una toracocentesis sistemática con evaluación citológica. Sin embargo, debe realizarse una evaluación adicional con toracoscopia o biopsia pleural abierta de los derrames con citología negativa (v. capítulo 10, *Enfermedades pulmonares*).

TRATAMIENTO

■ Para evitar la fibrosis crónica y el atrapamiento pulmonar, es necesario el drenaje rápido y completo mediante toracocentesis terapéutica. En la mayoría de los pacientes, es adecuada la observación para determinar la velocidad de reacumulación después del drenaje inicial. Los derrames que se vuelven a acumular rápidamente (< 1 mes) se deben tratar de forma intensiva.
■ La pleurodesis (obliteración del espacio pleural mediante fibrosis) por drenaje completo e instilación de un esclerosante (habitualmente talco) puede evitar la recurrencia de la mayoría de los derrames malignos.
■ La colocación de un catéter pleural permanente para drenaje ambulatorio intermitente constituye una alternativa. En la mayoría de los pacientes se produce fibrosis pleural y resolución del derrame después de varias semanas.
■ Es posible que el tratamiento médico sea suficiente en el cáncer de mama y en el linfoma.

Astenia

PRINCIPIOS GENERALES

■ Se trata de un síntoma frecuente en el cáncer y se estima que aparece en el 80 % de los pacientes con enfermedad avanzada.
■ Hay que prestar especial atención a los signos de depresión subyacente, que pueden tratarse adecuadamente con antidepresivos.

TRATAMIENTO

■ El primer paso en el tratamiento es la identificación de los factores responsables tratables, como dolor, nutrición inadecuada, sufrimiento emocional, trastorno del sueño, nivel de actividad y comorbilidad (anemia, infección, disfunción orgánica). El tratamiento adecuado del dolor, el soporte nutricional, el tratamiento del sueño, el ejercicio y la optimización del tratamiento de las afecciones coincidentes pueden disminuir los síntomas de la astenia.
■ El soporte transfusional y la epoetina pueden ser útiles en determinados pacientes con anemia.

■ Los psicoestimulantes como el metilfenidato o el modafinilo resultan eficaces en algunos pacientes con síntomas importantes.

Anorexia y caquexia

PRINCIPIOS GENERALES

■ La anorexia se define como la pérdida de apetito, con la consiguiente pérdida de peso.

■ La caquexia es un síndrome metabólico que se caracteriza por pérdida de peso involuntaria e importante.

TRATAMIENTO

■ Además del suplemento calórico, los pacientes se pueden beneficiar del tratamiento farmacológico.

■ El acetato de megestrol es activo y produce mejoría sintomática en < 1 semana. A pesar del rápido aumento del apetito, puede tardar varias semanas en producir aumento de peso. Este fármaco también se asocia a un incremento del riesgo de tromboembolia.

■ La dexametasona produce una mejoría corta, habitualmente sin una ganancia significativa de peso.

■ El dronabinol es poco eficaz en la anorexia y se asocia a sedación.

23

Diabetes mellitus y trastornos relacionados

Cynthia J. Herrick y Janet B. McGill

Diabetes mellitus

PRINCIPIOS GENERALES

- La **diabetes mellitus (DM)** es un grupo de enfermedades metabólicas que se caracterizan por hiperglucemia debido a defectos de la secreción y/o la acción de la insulina. En 2012, el 12,3 % de la población adulta estadounidense mayor de 20 años y el 25,9 % de los mayores de 65 años tenía diabetes. Un porcentaje importante de las personas afectadas están sin diagnosticar. La diabetes de tipo 2 (DMT2) representa el 90-95 % de todos los casos de diabetes, y la de tipo 1 (DMT1) y por otras causas representan el 5-10 % restante (*National Diabetes Statistics Report, 2014-http://www.cdc.gov/diabetes/pdfs/data/2014-report-estimates-of-diabetes-and-its-burden-in-the-unites-states.pdf*).
- Los pacientes con diabetes tienen riesgo de sufrir complicaciones microvasculares, como retinopatía, nefropatía y neuropatía, y muestran un aumento del riesgo de enfermedad macrovascular.
- La DMT2 se acompaña de hipertensión (en aproximadamente el 75 %) y de hiperlipidemia (en > 50 %) en los pacientes adultos, y se considera que es un «equivalente de riesgo cardíaco», debido al exceso de riesgo de enfermedad macrovascular, episodios de enfermedad cardiovascular (CV) y de mortalidad (*Diabetes Care 2012;35(suppl 1):S11*).

Clasificación

La **DM** se clasifica en cuatro variedades clínicas (*Diabetes Care 2015;38(suppl 1):S8*).
- La DMT1 supone < 10 % de todos los casos de DM y se debe a una destrucción autoinmunitaria de mecanismo celular de las células beta (β) del páncreas.
- La DMT2 supone > 90 % de todos los casos de DM. Se caracteriza por resistencia insulínica seguida de reducción de la secreción de insulina por las células β, que son incapaces de compensar el aumento de las necesidades de insulina.
- **Otros tipos específicos de DM** son los que se deben a defectos genéticos de la secreción o la acción de la insulina (diabetes monogénica como la diabetes neonatal y la diabetes del adulto de inicio juvenil), cirugía pancreática o enfermedad del páncreas exocrino (fibrosis quística), endocrinopatías (p. ej., síndrome de Cushing, acromegalia) o fármacos (corticoides, antirretrovíricos, antipsicóticos atípicos), y diabetes asociada a otros síndromes.
- La **DM gestacional** (DMG) se define como la intolerancia a la glucosa que se inicia o se diagnostica durante la gestación. La prevalencia de la DMG depende de los criterios usados para el diagnóstico, y varía con la edad y la raza (generalmente, desde el 5-6 % de embarazos al 15-20 % de embarazos). Los criterios para el diagnóstico de la DMG varían según la localización de la práctica, con un método de dos pasos (50 g, detección en 1 h seguido de 100 g, prueba oral de tolerancia a la glucosa de 3 h) usado en Estados Unidos), y un método de un paso (75 g, prueba oral de tolerancia a la glucosa en 2 h) más habitual en el resto de países (*Diabetes Care 2015;38(suppl 1)S13*). Aproximadamente el 60 % de las mujeres afectadas presentarán DMT2 en los 5-10 años siguientes, y todas seguirán teniendo un aumento del riesgo de presentar DMT2 en fases posteriores de la vida (*http://www.cdc.gov/diabetes/pubs*).
  - A todas las pacientes con DMG se les debe realizar un estudio diagnóstico 6 a 12 semanas después del parto con una prueba de tolerancia oral de 2 h o una glucemia en ayunas, y cada 1-3 años a partir de ahí para determinar si la alteración del metabolismo de los carbohidratos ha persistido o es recurrente (*Diabetes care 2015;38(suppl 1):S79*).

- Se fomenta la pérdida de peso y el ejercicio para reducir el riesgo de prediabetes persistente o de DMT2 después del parto.

DIAGNÓSTICO

- La progresión desde alteración de la glucosa basal (ayunas) o alteración de la tolerancia a la glucosa hasta DMT2 se produce a razón del 2 % al 22 % (promedio de aproximadamente el 12 %) al año, dependiendo de la población estudiada.

- En pacientes con prediabetes, se recomienda la modificación del estilo de vida, incluyendo una dieta hipocalórica equilibrada para lograr una pérdida de peso del 7% en pacientes con sobrepeso y ejercicio frecuente de ≥ 150 min a la semana, para prevenir la progresión a DMT2 *(Diabetes Care 2015;38(suppl 1):S31)*.

- Puede considerarse la metformina en pacientes con DMG previa, los que presentan un IMC ≥ 35 o los que presentan hiperglucemia progresiva *(Diabetes Care 2015;38(suppl 1):S32)*.

- Véase la tabla 23-1.

TRATAMIENTO

- Los **objetivos del tratamiento** son el alivio de los síntomas, la consecución de los objetivos glucémico, de presión arterial y lipídico, y la prevención de las complicaciones agudas y crónicas de la diabetes.

- Las recomendaciones de control glucémico son las mismas para la DM de tipo 1 y de tipo 2: glucemia capilar en ayunas y preprandial de 80-130 mg/dl (3,9 a 7,2 mmol/l), glucemia capilar posprandial < 180 mg/dl (< 10 mmol/l) y A1C < 7 % o lo más próxima a lo normal posible, a la vez que se evita una hipoglucemia significativa *(Diabetes Care 2015;38(suppl 1):S37)*. La American Association of Clinical Endocrinologists (AACE) y la European Association for the Study of Diabetes (EASD) recomiendan un objetivo de A1C < 6,5 % *(Endocr Pract 2011;17(suppl 2):1)*. Este grado de control glucémico se ha asociado al mínimo riesgo de complicaciones microvasculares en pacientes con DMT1 *(N Engl J Med 1993;329:978)* y DMT2 *(BMJ 2000;321:405; Lancet 1998;352:837)*.

- El control riguroso de la glucemia en pacientes con factores de riesgo de enfermedad CV se ha asociado a un aumento de la mortalidad *(N Engl J Med 2011;364:818; N Engl J Med 2008;359:1577)*. En un estudio, pero no en todos, se consideró que la hipoglucemia intervino como causa de la mayor mortalidad *(N Engl J Med 2008;359:1577)*. En los pacientes con antecedentes de episodios CV o en los que tienen riesgo de sufrirlos puede ser adecuado mantener unos objetivos glucémicos menos rigurosos.

TABLA 23-1	**Diagnóstico de la diabetes**
Diagnóstico de prediabetes (mayor riesgo de desarrollar diabetes)	**Diagnóstico de diabetes**
A1c 5,7-6,4 %	A1c ≥ 6,5 %[a]
Glucosa plasmática basal (ayunas) 100-125 mg/dl (5,6-6,9 mmol/l) (alteración de la glucosa en ayunas)	Glucosa plasmática en ayunas ≥ 126 mg/dl (7 mmol/l)[a]
Prueba de tolerancia oral a la glucosa (PTOG): glucosa plasmática 140-199 mg/dl (7,8-11 mmol/l) 2 h después de la ingestión de 75 g de glucosa (alteración de la tolerancia a la glucosa)	Prueba de tolerancia oral a la glucosa (PTOG): glucosa plasmática ≥ 200 mg/dl (11,1 mmol/l) 2 h tras la ingestión de 75 g de glucosa[a]
	Síntomas de diabetes (poliuria, polidipsia, astenia, pérdida de peso) y una concentración aleatoria de glucosa plasmática ≥ 200 mg/dl (11,1 mmol/l).

[a]Debe repetirse salvo que exista una hiperglucemia indudable.

■ El objetivo de presión arterial en pacientes con diabetes es < 140/90 mm Hg, pero puede considerarse un objetivo inferior, de < 130/80 mm Hg, en pacientes más jóvenes. Se recomienda el uso de un inhibidor de la enzima conversora de la angiotensina (ECA) o de un bloqueante del receptor de la angiotensina (BRA) como tratamiento de primera línea. En los pacientes que no cumplen el objetivo, es preciso añadir un diurético tiazídico si la tasa de filtración glomerular (FG) es > 30 (ml/min)/1,73 m^2, y un diurético del asa si la FG es < 30 (ml/min)/1,73 m^2 *(Diabetes Care 2015;38(suppl 1):s49; JAMA 2014;311:511)*.

■ En todos los pacientes con diabetes y enfermedad cardiovascular (CV) diagnosticada, así como en los pacientes de 40-75 años con factores de riesgo de enfermedad CV (puntuación de riesgo de enfermedad CV ateroesclerótica a los 10 años ≥ 75 %), se recomienda tratamiento con estatinas en dosis elevadas (atorvastatina, 40-80 mg/día, o rosuvastatina, 20-40 mg/día). Puede considerarse el tratamiento con estatinas en dosis moderadas en pacientes de 40-75 años sin otros factores de riesgo de enfermedad CV y en pacientes < 40 o > 75 años con factores de riesgo de esta afección *(Circulation 2014;129(suppl 2):S11)*.

■ Se debe recomendar el tratamiento con ácido acetilsalicílico (aspirina) en pacientes con diabetes y mayores de 40 años o que tengan otros factores de riesgo. Son adecuadas las dosis bajas (75-162 mg) para la prevención primaria *(Diabetes Care 2015;38(suppl 1):S54)*.

■ **Evaluación del control glucémico**
  • Se recomienda la **automonitorización de la glucosa sanguínea (AMGS)** en todos los pacientes que empleen insulina, y proporciona información útil en los que reciben tratamiento no insulínico. Los pacientes que utilizan múltiples inyecciones diarias de insulina o bombas de insulina deben realizar el estudio ≥ 3 veces al día. Puede ser adecuado un estudio menos frecuente en los que reciben tratamientos no insulínicos. Si bien en la mayoría de los casos la AMGS se realiza antes de las comidas y al acostarse, es posible que sea necesario el estudio periódico 1 h a 2 h después de comer para conseguir los objetivos de glucosa posprandial *(Diabetes Care 2015;38(suppl 1):S33)*.
  • Se ha demostrado que la **monitorización continua de la glucosa (MCG)** reduce la hemoglobina glucosilada (A1c) en adultos mayores de 25 años que reciben tratamiento insulínico intensivo. La MCG mide la glucosa intersticial, que ofrece una estimación muy aproximada de los valores de la glucemia. Las alarmas de hipoglucemia e hiperglucemia pueden ayudar a los pacientes con fluctuaciones amplias de la concentración de GS o con dificultades de la percepción de la hipoglucemia. La MCG es complementaria a la AMGS *(N Engl J Med 2008;359:1464)*.
  • La **A1c** proporciona una medición integrada de la concentración de la GS en los 2-3 meses previos. Es necesario medir la A1c cada 3 meses en los pacientes que no cumplen el objetivo o cuando se modifique el tratamiento de la diabetes o la situación clínica. Se puede estudiar dos veces al año en pacientes bien controlados. La A1c debe confirmar los resultados de la AMGS, y se deben investigar los valores discordantes. Una concentración de A1c superior a la esperada debe ser evaluada por un «educador en diabetes» para asegurarse de la exactitud del medidor, de que se sigue una técnica adecuada y de la frecuencia del estudio. Cuando la A1c sea inferior a la esperada, se debe descartar hemorragia, transfusión, hemólisis y variantes de la hemoglobina. La correlación entre la A1c y la glucosa plasmática media es suficientemente intensa como para que los informes de laboratorio puedan incluir el resultado de la A1c y la glucosa media estimada *(Diabetes Care 2015;38(suppl 1):S34)*.
  • Se pueden detectar **cetonas** en una muestra de sangre capilar con tira reactiva midiendo el β-hidroxibutirato con el medidor de glucosa/cetonas portátil. Las cetonas urinarias se pueden identificar cualitativamente utilizando una tira reactiva o comprimidos reactivos. En los pacientes con DMT1, deben estudiarse las cetonas, utilizando uno de estos métodos, durante las enfermedades febriles o las elevaciones persistentes de la glucosa (> 300 mg/dl) o si se presentan signos de cetoacidosis diabética inminente (p. ej., náuseas, vómitos, dolor abdominal). La detección de β-hidroxibutirato es útil en servicios de urgencias para determinar si un paciente con hiperglucemia tiene cetonemia *(Acad Emerg Med 2006;13(6):683)*. Los laboratorios hospitalarios miden las cetonas séricas como acetona, acetoacetato y β-hidroxibutirato.

TRATAMIENTO

El **tratamiento exhaustivo de la diabetes** consiste en la coordinación de planes de dieta, ejercicio y medicación. La **educación del paciente** en cuanto a terapia nutricional, ejercicio, ACGS, uso de medicamentos, y dosis y administración de insulina se integra en un todo para el tratamiento eficaz de la diabetes.

Terapia nutricional médica

■ La terapia nutricional médica incluye recomendaciones para mantener una dieta saludable y equilibrada, a fin de conseguir una nutrición adecuada y mantener un peso corporal ideal *(Diabetes Care 2015;38(suppl 1):S21)*.

■ Se recomienda la restricción calórica en los pacientes con sobrepeso, con objetivos individualizados que pueden ser de tan sólo 1 000-1 500 kcal/día en las mujeres y 1 200-1 800 kcal/día en los hombres, dependiendo del nivel de actividad y del peso corporal inicial.

■ La ingesta calórica suele distribuirse: del 45 % al 65 % de las calorías totales como carbohidratos; 10 % al 30 % como proteínas y < 30 % como grasas totales (< 7 % grasas saturadas), con < 300 mg/día de colesterol.

■ En pacientes con colesterol-LDL > 100 mg/dl (2,6 mmol/l) hay que restringir las grasas totales hasta < 25 % de las calorías totales, las grasas saturadas hasta < 7 % y el colesterol hasta < 200 mg/día.

■ Los pacientes con nefropatía progresiva se pueden beneficiar de la reducción de la ingesta de proteínas hasta 0,8 (g/kg)/día. Los que tienen nefropatía crónica (NC) grave necesitarán restricciones adicionales de alimentos que contengan potasio y fósforo.

■ El «recuento de carbohidratos» es una técnica útil en los pacientes que reciben tratamiento insulínico intensivo con ajuste de la dosis de insulina según la ingesta de carbohidratos de cada comida y tentempié.

Actividad

El **ejercicio** aumenta la sensibilidad a la insulina, reduce la concentración de GS en ayunas y posprandial, y proporciona numerosos efectos benéficos metabólicos, cardiovasculares y psicológicos en pacientes diabéticos.

■ En general, se recomiendan 150 min a la semana como parte de un estilo de vida saludable, y se ha demostrado que ayuda en la prevención y el tratamiento de la DMT2.

■ Los pacientes pueden necesitar una guía individualizada sobre el ejercicio, y es más probable que realicen ejercicio si su médico les aconseja que lo hagan.

Diabetes mellitus en pacientes hospitalizados

PRINCIPIOS GENERALES

Indicaciones del ingreso hospitalario en pacientes diabéticos

■ La **cetoacidosis diabética (CAD)** se caracteriza por una concentración plasmática de glucosa > 250 mg/dl junto con un pH arterial < 7,3 o una concentración sérica de bicarbonato < 15 mEq/l y cetonemia moderada o cetonuria *(Diabetes Care 2009;32:1336)*.

■ El estado **hiperosmolar no cetósico** supone la presencia de hiperglucemia intensa (≥ 600 mg/dl) y elevación de la osmolalidad sérica (> 320 mOsm/kg), a menudo acompañadas por deterioro del estado mental.

■ La **hipoglucemia** es una indicación de ingreso hospitalario si está inducida por una sulfonilurea (SFU) o si se debe a una sobredosis deliberada de un fármaco, o si produce coma, convulsiones, lesiones o cambios neurológicos persistentes.

■ La **DMT1 recién diagnosticada** y la DMG recién reconocida pueden ser indicaciones de ingreso hospitalario, incluso sin cetoacidosis.

■ Los **pacientes con DMT2** raras veces ingresan en el hospital para el inicio o el cambio del tratamiento insulínico, salvo que la hiperglucemia sea grave y se asocie a cambios del estado mental o a otra disfunción orgánica.

Tratamiento de la diabetes en pacientes hospitalizados

■ La hiperglucemia (GS ≥ 140 mg/dl [7,8 mmol/l]) es un hallazgo frecuente en pacientes hospitalizados, y puede deberse a diabetes diagnosticada previamente, diabetes no diagnosticada, fármacos o hiperglucemia inducida por estrés. Hasta el 40 % de los pacientes médicos y quirúrgicos generales tiene hiperglucemia, y aproximadamente el 80 % de los pacientes de la unidad de cuidados intensivos (UCI) muestra hiperglucemia transitoria o persistente. Los pacientes con DMT1 deben ser claramente identificados como tales en el momento del ingreso.

■ La A1c puede ayudar a identificar la diabetes no diagnosticada previamente en pacientes hospitalizados y facilitar la evaluación del control glucémico previo, aunque no es exacta en pacientes con anemia grave, hemorragia o hemólisis, o en los que se haya transfundido.

■ Los datos en cuanto al uso de tratamientos no insulínicos en pacientes ingresados son escasos.

■ El ajuste de la medicación al ingresar a un paciente debe incluir una evaluación detallada de los antidiabéticos que tomaba en su domicilio, el nivel de control de la glucosa, la función renal, los estudios y tratamientos previstos, y la posible necesidad de tratamiento insulínico.

■ Los pacientes que deben ayunar para pruebas diagnósticas o tratamientos deben interrumpir todos los tratamientos no insulínicos.

■ **Los pacientes hospitalizados por razones distintas a la diabetes y que comen normalmente** pueden continuar o reiniciar los tratamientos ambulatorios para la diabetes, salvo contraindicación específica.

■ El uso de tratamientos no insulínicos puede ser adecuado en unidades piquiátricas, en situaciones de rehabilitación o en pacientes estables que van a recibir el alta.

■ Los **objetivos de glucosa en pacientes hospitalizados** se han establecido para reducir al máximo la morbilidad y la mortalidad, al mismo tiempo que se reduce al mínimo el riesgo de hipoglucemia.

• En unidades de cuidados críticos, el objetivo de la glucosa es de 140-180 mg/dl (7,8-10 mmol/l), y se recomienda el control riguroso frecuente para evitar la aparición de hipoglucemia *(N Engl J Med 2009;360:1283)*.

• En unidades de cuidados no críticos, el objetivo de la glucosa es < 140 mg/dl (7,8 mmol/l) en ayunas y antes de las comidas, y < 180 mg/l (10 mmol/l) después de las comidas o en una comprobación al azar, con reevaluación de la pauta de insulina si la glucosa desciende de por debajo de 100 mg/dl (5,6 mmol/l) *(Endocr Pract 2009;15:353; J Clin Endocrinol Metab 2012;97:16; Diabetes Care 2015;38(suppl 1):S80)* .

Tratamiento de la hiperglucemia en unidades de cuidados intensivos

■ Se recomienda una infusión i.v. variable de insulina en la enfermedad grave, la cirugía de urgencia o la cirugía mayor. Se han publicado numerosos algoritmos con ajustes directos de la dosis de insulina, basados en los valores de glucemia capilar realizados cada hora junto al paciente.

■ Debe administrarse una infusión i.v. de solución glucosada u otra fuente calórica para evitar la hipoglucemia y la cetosis. En los pacientes con restricción de líquidos, puede infundirse solución de glucosa en agua al 10 % a una velocidad de 10-25 ml/h para proporcionar un aporte constante de calorías.

■ Dos horas antes de interrumpir la infusión de insulina, debe administrarse una insulina de acción intermedia o prolongada.

Tratamiento de la hiperglucemia en unidades hospitalarias que no son de cuidados intensivos

■ En todos los pacientes, hay que comprobar la glucemia en el momento del ingreso, y debe controlarse cuatro veces al día en los pacientes hiperglucémios, sobre todo en los tratados con insulina.

■ La insulina programada con componentes basal, nutricional y de corrección proporciona un control glucémico superior cuando se compara con el uso sólo de insulina de corrección o en «pauta móvil» *(Diabetes Care 2007;30:2181; Diabetes Care 2011;34:256)*.

■ En pacientes no tratados previamente con insulina, la dosis inicial de insulina basal debe ser igual a 0,2 U/kg. La dosis programada antes de las comidas debe ser 0,2 U/kg dividida en tres comidas.

■ **Ejemplo:** su paciente pesa 80 kg. La dosis inicial de insulina debe ser de 16 unidades de insulina de acción prolongada más 5 unidades de insulina de acción rápida antes de cada comida. Se puede añadir a las dosis previas a las comidas una dosis de corrección de 1-2 unidades por cada 50 mg/dl de glucemia, comenzando en 140 mg/dl.

■ Los pacientes con DMT1 deben seguir sus dosis de insulina domiciliaria y pueden continuar con el uso de una bomba de insulina si ésa es la política del hospital. Las dosis de insulina de los pacientes con DMT2 deben reducirse un 20 % en el momento del ingreso. Si la dosis de insulina domiciliaria es excesiva comparada con una dosis basada en el peso de 0,4-0,5 unidades/kg o la distribución entre la insulina basal y la de antes de las comidas es irregular (desigual), pueden ser necesarios más ajustes y reducciones.

■ Las dosis de insulina de las horas de las comidas deben administrarse poco antes o inmediatamente después de éstas, y debe añadirse el factor de corrección o la dosis de pauta móvil a la dosis antes de la comida.

■ El factor de corrección (insulina de pauta móvil) debe no administrarse a la hora de acostarse o la escala de glucosa para la intervención debe establecerse en un valor más elevado. Está indicado ajustar las dosis de insulina basal o antes de las comidas del día siguiente si se requieren dosis de corrección de insulina frecuentes, o si ha variado la situación clínica o la medicación.

■ La hiperglucemia extrema (≥ 300 mg/dl [16,7 mmol]) en más de una prueba consecutiva debe obligar a la comprobación de la posible cetoacidosis con la determinación de electrólitos y cetonas.

■ La hipoglucemia debe tratarse rápidamente con glucosa oral o i.v., y la GS capilar debe repetirse cada 10 min hasta ser > 100 mg/dl (5,5 mmol/l) y estable. Ante una GS < 70 mg/dl (3,9 mmol/l) deben reevaluarse las dosis programadas y estimarse los factores de riesgo de hipoglucemia (disminución de la función renal, alteración hepática, escasa ingesta) *(Endoc Pract 2006;12:458).*

■ **Nutrición entérica** *(Mayo Clin Proc 1996;71:587).* La insulina de acción corta (regular humana) o de acción intermedia (NPH humana) se debe adaptar a las tomas de la alimentación intermitente por sonda. Los pacientes con hiperglucemia basal pueden necesitar una dosis basal de insulina, además de las dosis que se administran para cubrir las tomas de la alimentación por sonda. Por ejemplo, la nutrición entérica nocturna de 6 a 8 h de duración debe tratarse con NPH, con o sin una dosis de insulina basal. Puede administrarse la NPH tres a cuatro veces al día en la alimentación con sonda continua, lo que permite un cambio de la dosis de insulina si se interrumpe la alimentación.

■ **Nutrición parenteral total (NPT).** Los pacientes con DMT2 que precisen NPT probablemente presenten hiperglucemia, y algunos requieran grandes cantidades de insulina. Véase en el capítulo 2, *Soporte nutricional,* el tratamiento insulínico de los pacientes tratados con NPT.

Cetoacidosis diabética

PRINCIPIOS GENERALES

Epidemiología

La **CAD,** una complicación potencialmente mortal de la diabetes, se produce hasta en el 5 % de los pacientes con DMT1 al año, y puede producirse en pacientes con DMT2 y deficiencia de insulina.

Fisiopatología

La CAD es una situación catabólica que se debe a una deficiencia insulínica grave, y a menudo se asocia a estrés y activación de las hormonas contrarreguladoras (p. ej., catecolaminas y glucagón).

Factores de riesgo

Los **factores precipitantes** de la CAD son: interrupción inadvertida o deliberada del tratamiento insulínico, sepsis, traumatismo, infarto de miocardio (IM) y gestación. La CAD puede ser la primera manifestación de la DMT1 y, raras veces, de la DMT2.

Prevención

La CAD pude evitarse en muchos casos, y su aparición indica una interrupción de la educación, la comunicación y la solución de problemas. Por tanto, se debe reforzar la educación sobre la diabetes ante la menor oportunidad, haciendo especial hincapié en: *a)* técnicas de autotratamiento durante los días de enfermedad; *b)* la necesidad del cuerpo de más, y no menos, insulina durante estas enfermedades; *c)* el análisis de la sangre o la orina para detectar cetonas, y *d)* procedimientos para obtener un consejo médico oportuno y preventivo.

DIAGNÓSTICO

Anamnesis

■ Los pacientes pueden referir varios síntomas, como poliuria, polidipsia, pérdida de peso, náuseas, vómitos y dolor abdominal poco localizado, generalmente en el contexto de una hiperglucemia persistente. Está justificado un elevado índice de sospecha, ya que las manifestaciones clínicas pueden ser inespecíficas.

■ Son hallazgos físicos frecuentes: taquicardia, disminución del llenado capilar; respiración rápida, profunda y trabajosa (respiración de Kussmaul) y aliento con olor afrutado.

■ Los síntomas digestivos llamativos y la sensibilidad abdominal con la exploración pueden plantear la sospecha de patología intraabdominal.

■ La deshidratación es invariable, y puede producirse dificultad respiratoria, shock y coma.

Pruebas diagnósticas

■ Acidosis metabólica con hiato aniónico (brecha aniónica o *anion gap*).

■ Positividad del β-hidroxibutirato o de las cetonas (una medición semicuantitativa de la acetona, el acetoacetato y el β-hidroxibutirato) en el suero, y cetonuria.

■ Glucosa plasmática ≥ 250 mg/dl. Se ha descrito CAD euglucémica en la gestación, la ingesta de alcohol, el ayuno o la inanición, durante la hospitalización, y en pacientes con DMT1 y DMT2 tratados con inhibidores del cotransporte de sodio-glucosa (SGLT-2) (*http://www.fda.gov/Safety/MedWatch/SafetyInformation/SafetyAlertsforHumanMedicalProducts/ucm446994.htm*).

■ Otros posibles hallazgos son: hiponatremia, hiperpotasemia, uremia e hiperosmolaridad.

■ Se recomienda una búsqueda dirigida de una infección precipitante si está indicado clínicamente.

■ Es preciso realizar un electrocardiograma (ECG) para evaluar las alteraciones electrolíticas y la isquemia miocárdica no sospechada.

TRATAMIENTO

El tratamiento de la CAD se debe realizar preferiblemente en una UCI (tabla 23-2). **Si se efectúa fuera de una UCI, será obligatoria una observación atenta hasta que la cetoacidosis se resuelva y se estabilice la situación del paciente.** Las prioridades terapéuticas son: aporte de líquidos, administración adecuada de insulina y aporte de potasio. La administración de bicarbonato, fosfato, magnesio u otros tratamientos puede resultar útil en pacientes seleccionados.

■ **Control del tratamiento**

• Es preciso controlar cada hora la concentración de GS, las concentraciones séricas de electrólitos cada 1-2 h y la gasometría arterial con tanta frecuencia como sea necesario en un paciente con acidosis o hipoxia grave.

• El sodio sérico tiende a aumentar a medida que se corrige la hiperglucemia; si no se observa esta tendencia, puede que se esté sobrehidratando al paciente con agua libre.

TABLA 23-2 Tratamiento de la cetoacidosis diabética

Líquidos i.v.
Objetivos: en primer lugar, reponer la volemia y, a continuación, reponer el déficit de agua corporal total
Calcular el déficit de líquido restando el peso actual del peso seco reciente
Habitualmente, el 7-9 % del peso corporal
Hipotensión → >10 % de pérdida de líquidos corporales
(*Diabetes Care 2004;27:S94*)

Reponer la volemia
Solución salina al 0,9 %: bolo de 1 litro y luego 500-1 000 ml/h si las funciones cardíaca y renal son normales
Reponer el déficit de agua corporal total
Solución salina al 0,45 % (solución salina al 0,9 % si hay hiponatremia): 150-500 ml/h
Ajustar la reposición según la PA, la diuresis, la exploración; no superar los 3 mOsm/kg/h; intentar un balance hídrico positivo en 12-24 h

Insulina
Objetivos: resolver la cetosis, corregir la hiperglucemia

No iniciar hasta que el K^+ sea >3,5 mmol/l
Bolo: 0,1 unidades/kg
Infusión: 0,1 unidades/kg/h
(Insulina regular 100 unidades en 100 ml de solución salina al 0,9 % a 10 ml/h = 10 unidades/h)
Objetivo de disminución de la glucemia = 50-75 mg/dl/h
Evitar corregir >100 mg/dl/h para reducir el riesgo de encefalopatía osmótica
Continuar con 1-2 unidades/h hasta que el bicarbonato sea >15 mEq/l, se observa mejoría clínica Y se cierre el hiato aniónico
Administrar insulina basal s.c. 2 h antes para detener la infusión de insulina

Glucosa (5 %)
Objetivo: evitar la hipoglucemia

Añadir cuando la glucemia sea <250 mg/dl
Considerar la administración de glucosa como infusión aparte de 50-100 ml/h (2 bolsas). Reducir al mismo tiempo la infusión de insulina a 0,05 unidades/kg/h

Potasio en forma de KCl
Objetivo: evitar la hipopotasemia ya que la insulina desplaza el potasio al interior de la célula

Añadir a los líquidos a un ritmo de 10-20 mEq/h

Bicarbonato

NO recomendado de forma sistemática
Se puede considerar si: (a) shock/coma; (b) pH <6,9; (c) HCO_3 <5 mEq/l; (d) disfunción cardíaca/respiratoria, o (e) hiperpotasemia grave
50-100 mEq en 1 litro de solución salina al 0,45 % en 30-60 min; seguir el pH arterial
Evitar la hipopotasemia añadiendo 10 mEq KCl

Fosfato y magnesio

NO recomendado de forma sistemática
Se pueden administrar líquidos i.v. con KFos si el paciente no come
Se pueden administrar 10-20 mEq de sulfato de magnesio i.v. con arritmias ventriculares

HCO_3, bicarbonato; K^+, potasio; KCl, cloruro potásico; KFos, fosfato potásico; PA, presión arterial.

- Los análisis seriados de la concentración sérica de cetonas no son necesarios, puesto que la cetonemia puede persistir tras la recuperación clínica y porque el análisis más utilizado mide todas las cetonas, no sólo el β-hidroxibutirato, si está disponible. La restauración de la capacidad amortiguadora renal por la normalización de la concentración sérica de bicarbonato y el cierre del hiato aniónico son índices más fiables de recuperación metabólica.
- El uso de un diagrama de flujo es un método eficiente para realizar un seguimiento de los datos clínicos (p. ej., peso, equilibrio hídrico, estado mental) y de los resultados de laboratorio durante el tratamiento de la CAD.
- Se recomienda la telemetría debido a la tendencia a las alteraciones electrolíticas.

■ Es importante iniciar rápidamente el **tratamiento antimicrobiano i.v.** cuando se documenten o sospechen infecciones bacterianas o fúngicas u otras infecciones tratables. Se puede iniciar la administración de antibióticos empíricos de amplio espectro en pacientes sépticos, a la espera de los resultados de los hemocultivos. Obsérvese que la CAD no suele acompañarse de fiebre, por lo que en un paciente febril se debe plantear la posibilidad de una infección.

COMPLICACIONES

Entre las **complicaciones de la CAD** se encuentran situaciones potencialmente mortales que se deben reconocer y tratar rápidamente.

■ Se puede producir **acidosis láctica** por deshidratación prolongada, shock, infección e hipoxia tisular en pacientes con CAD. Se debe sospechar una acidosis láctica en pacientes con acidosis metabólica que no responde y con hiato aniónico persistente a pesar del tratamiento óptimo de la CAD. El abordaje terapéutico consiste en la reposición adecuada de volumen, el control de la sepsis y el uso prudente de bicarbonato.

■ En la CAD se produce con una mayor frecuencia **trombosis arterial,** que se manifiesta como ictus, IM o isquemia de una extremidad. Sin embargo, no está indicada la anticoagulación sistemática excepto como tratamiento específico de un episodio trombótico.

■ El **edema cerebral** se observa con más frecuencia en niños que en adultos.

• Los síntomas de aumento de la presión intracraneal (p. ej., cefalea, alteración del estado mental, papiledema) o un deterioro súbito del estado mental después de una mejoría inicial en un paciente con cetoacidosis diabética deben hacer pensar en un edema cerebral.

• La sobrehidratación con agua libre y la corrección excesivamente rápida de la hiperglucemia son factores de riesgo conocidos. Durante el tratamiento, hay que vigilar una posible disminución o la ausencia de aumento del sodio sérico.

• Los estudios de neuroimagen con tomografía computarizada (TC) permiten establecer el diagnóstico. Es esencial el reconocimiento rápido y el tratamiento precoz con manitol i.v., que permite prevenir las secuelas neurológicas en pacientes que sobreviven al edema cerebral.

■ Puede producirse **cetoacidosis de rebote,** debido a la interrupción prematura de la infusión i.v. de insulina o por dosis inadecuadas de insulina s.c. después de interrumpir la infusión de insulina. Todos los pacientes con DMT1 y los que tienen DMT2 y presentan CAD (que indica déficit grave de insulina) requieren insulina tanto basal como preprandial en dosis adecuadas para evitar la recurrencia de la descompensación metabólica.

Estado hiperosmolar hiperglucémico

PRINCIPIOS GENERALES

El **estado hiperosmolar hiperglucémico (EHH)** es una de las complicaciones más graves y potencialmente mortales de la DMT2 *(J Clin Endocrinol Metab 2008;93:1541).*

Epidemiología

■ Se produce un EHH principalmente en pacientes con DMT2, y en el 30-40% de los casos, es la manifestación inicial de la diabetes *(Emerg Med Clin North Am 2005;23:629).*

■ El EHH es significativamente menos frecuente que la CAD, con una incidencia de < 1 caso por cada 1 000 personas por año.

Fisiopatología

■ No se produce cetoacidosis, ya que la concentración basal de insulina puede evitar de forma eficaz la lipólisis y la posterior cetogenia, aunque es inadecuada para facilitar la captación periférica de glucosa y para prevenir la gluconeogénesis hepática residual y la salida de glucosa desde el hígado.

■ Los factores precipitantes son: deshidratación, estrés, infección, ictus, incumplimiento terapéutico, transgresión dietética, y consumo de alcohol y cocaína. La disminución de la excreción de glucosa es un factor que contribuye a este cuadro en pacientes con insuficiencia renal o azoemia (uremia) prerrenal.

DIAGNÓSTICO

Presentación clínica

Al contrario de la CAD, el inicio del EHH suele ser insidioso. Tras varios días de deterioro del control glucémico, se produce aumento del letargo. Lo habitual es que existan signos clínicos de deshidratación grave. En el momento de la consulta pueden observarse algunas alteraciones de la conciencia y déficits neurológicos focales, o pueden aparecer durante el tratamiento. Por ello, se recomienda una evaluación neurológica repetida.

Diagnóstico diferencial

El diagnóstico diferencial del EHH incluye cualquier causa de alteración del nivel de conciencia, como hipoglucemia, hiponatremia, deshidratación grave, uremia, hiperamoniemia, sobredosis de drogas o fármacos, y sepsis. Las convulsiones y síndromes similares a un ACV(ictus) agudo son manifestaciones iniciales frecuentes.

Pruebas diagnósticas

Los hallazgos clínicos son: hiperglucemia, con frecuencia > 600 mg/dl; osmolalidad plasmática > 320 mOsm/l; ausencia de cetonemia, y pH > 7,3 y concentración sérica de bicarbonato > 20 mEq/l. Puede observarse azoemia prerrenal y acidosis láctica. Aunque en algunos pacientes se pueden detectar cetonas en orina, la mayoría de los pacientes no tienen acidosis metabólica. Puede aparecer acidosis láctica por isquemia subyacente, infección o por otra causa.

TRATAMIENTO

- En la tabla 23-3 se muestran las recomendaciones terapéuticas detalladas.
- **Enfermedad subyacente.** La detección y el tratamiento de cualquier enfermedad predisponente subyacente son fundamentales para el tratamiento del EHH. Se deben administrar antibióticos en fases tempranas, tras haber obtenido los cultivos adecuados, cuando haya una infección conocida o probable como factor precipitante del EHH. Se debe mantener un alto índice de sospecha de pancreatitis, hemorragia digestiva, insuficiencia renal y episodio tromboembólico como causa subyacente, especialmente en un IM agudo.

COMPLICACIONES

Las **complicaciones del EHH** son: episodios tromboembólicos (cerebrales e IM, trombosis mesentérica, embolia pulmonar y coagulación intravascular diseminada), edema cerebral, síndrome de dificultad respiratoria del adulto y rabdomiólisis.

OBSERVACIÓN/SEGUIMIENTO

- **Observación del tratamiento.** El uso de un diagrama de flujo es útil para controlar los datos clínicos y los resultados de laboratorio.
- Inicialmente, hay que monitorizar la glucemia cada 30-60 min, y las concentraciones séricas de electrólitos cada 2-4 h; durante la recuperación, es posible reducir la frecuencia de la monitorización.
- Se debe reevaluar con frecuencia el estado neurológico; el letargo persistente y la alteración del estado mental indican que el tratamiento no es decuado. Por otro lado, la recidiva después de una mejoría inicial del estado mental indica una corrección demasiado rápida de la osmolaridad sérica.

Diabetes de tipo 1

PRINCIPIOS GENERALES

Es necesario un abordaje exhaustivo para el éxito del tratamiento de la DMT1. Un abordaje en equipo en el que participen médicos, educadores en diabetes, dietistas y otros miembros del equipo asistencial en diabetes ofrece la mayor probabilidad de éxito.

TABLA 23-3	Tratamiento del estado hiperglucémico hiperosmolar
Líquidos i.v. Objetivos: restaurar la estabilidad hemodinámica y el volumen intravascular mediante reposición de líquidos; es el tratamiento primario y desbanca a la insulina; los pacientes suelen necesitar mucho más líquido que en la cetoacidosis diabética	**Reponer el volumen circulante** Solución salina al 0,9 % **Reponer el déficit de agua corporal total** Solución salina al 0,45 % Tratar de lograr un balance hídrico positivo en 24-72 h; se pueden necesitar 10-12 l
Potasio como KCl Objetivo: evitar la hipopotasemia ya que la insulina desplaza el potasio al interior de las células	Añadir a los líquidos, a 10-20 mEq/h; iniciar tan pronto como se confirme la diuresis No iniciar hasta que el potasio sea > 3,5 mmol/l
Insulina Objetivos: desempeña un papel secundario; corrige lentamente la hiperglucemia	**Bolo: 5-10 unidades (si la glucemia es > 600 mg/ dl); bolo menor si la glucemia es < 600 mg/dl** **Infusión: 0,10-0,15 unidades/kg/h** Evitar corregir > 100 mg/l/h para reducir el riesgo de encefalopatía osmótica **Administrar insulina basal s.c. 2 h antes de interrumpir la infusión de insulina**
Glucosa (5 %) Objetivo. Evitar la hipoglucemia	Añadir cuando la glucemia sea de 250-300 mg/dl Se puede administrar como infusión aparte de 50-100 ml/h (dos bolsas) Reducir al mismo tiempo la infusión de insulina a 1-2 unidades/h
Bicarbonato	NO se recomienda de forma sistemática Puede necesitarse si existe acidosis láctica al mismo tiempo

KCl, cloruro potásico.

DIAGNÓSTICO

La DMT1 puede presentarse a cualquier edad, y debido al pródromo variable de hiperglucemia, el diagnóstico puede ser difícil en los adultos.

■ La velocidad de destrucción de células β es rápida en lactantes y niños, y más lenta en los adultos, por lo que la cetoacidosis como presentación inicial es más habitual en pacientes jóvenes.

■ La DMT1 se caracteriza por un déficit grave de insulina. Se requiere insulina exógena para controlar las glucemias, evitar la CAD y mantener la vida. Sin insulina, aparece cetosis en 8-16 h y cetoacidosis en 12-24 h.

■ Al inicio de la DMT1, se mantiene cierta capacidad de secreción de insulina, y las necesidades de ésta pueden ser menores de las previstas (0,3-0,4 unidades/kg). Se ha demostrado que el control riguroso de la glucemia desde el principio preserva la función de las células β residuales e impide o retrasa la aparición de complicaciones más tardías.

■ La diabetes autoinmunitaria latente en los adultos (DALA) se caracteriza por una hiperglucemia leve o moderada al principio, que suele responder a tratamientos no insulínicos inicialmente. Los adultos con DALA presentarán uno o más autoanticuerpos específicos frente a células β y tienden a requerir tratamiento insulínico antes (meses a años) que los pacientes con DMT2 clásica.

■ Hay que sospechar una DMT1 cuando existen antecedentes familiares de DMT1, enfermedad tiroidea u otra enfermedad autoinmunitaria. La presentación con cetoacidosis sugiere DMT1, pero pueden ser útiles pruebas que lo confirmen para poder orientar el tratamiento.

■ Entre los autoanticuerpos, se encuentran: autoanticuerpos contra las células de los islotes (ACI), anticuerpos contra la insulina, anticuerpos contra la descarboxilasa del ácido glutámico (anti-GAD), anticuerpos contra el transportador de zinc 8 (ZnT8) y anticuerpos contra las tirosina-fosfatasas IA-2 e IA-2β. La medición de uno o más de estos anticuerpos junto con un péptido C pueden ayudar a confirmar el diagnóstico de DMT1; sin embargo, el 20 % de los pacientes adultos con déficit de insulina son negativos para anticuerpos *(Diabetes Care 2015;38(suppl 1):S10).*

TRATAMIENTO

El **tratamiento de la DMT1** precisa el aporte de insulina a lo largo de toda la vida, y la coordinación de las dosis de insulina con la alimentación y el ejercicio físico.

■ **Preparados de insulina.** Después de la inyección s.c., existe una variabilidad individual en cuanto a la duración y la actividad máxima de los preparados de insulina, y variabilidad de unos días a otros en el mismo paciente (tabla 23-4).

■ **Administración s.c. de insulina.** El abdomen, los muslos, las nalgas y los brazos son los puntos preferidos para la inyección s.c. de insulina. La absorción es más rápida en el abdomen, seguido por el brazo, las nalgas y el muslo, probablemente a causa de las diferencias de flujo sanguíneo. Hay que rotar los puntos de inyección dentro de las distintas regiones, en lugar de utilizarlos de forma aleatoria en regiones diferentes, para minimizar la absorción errática. El ejercicio y el masaje sobre la zona de la inyección pueden acelerar la absorción de la insulina.

■ **Se dispone actualmente de insulina humana regular en una forma para inhalación como insulina tecnosfera.** Se proporciona en cartuchos de cuatro y ocho unidades para la administración de insulina de acción rápida. La acción aparece al cabo de 0,2-0,25 h y el efecto máximo en la primera hora, con una duración de la acción de 3 h. Está contraindicada en pacientes con asma o enfermedad pulmonar obstructiva crónica debido al riesgo

TABLA 23-4	Cinética aproximada de preparaciones de insulina		
Tipo de insulina	Inicio de acción (h)	Efecto máximo (h)	Duración de la actividad (h)
Acción rápida			
Lispro, aspart, glulisina	0,25-0,50	0,50-1,50	3-5
Regular	0,50-1,00	2-4	6-8
Insulina tecnosfera	0,25-0,5	1,0-1,5	2-3
Acción intermedia			
NPH	1-2	6-12	18-24
Lente[a]	1-2	6-12	18-24
Acción prolongada[b]			
Detemir	3-4	8-12	18-24
Glargina	4-6	Posible[c]	20-24
Ultralente[a]	3-4	Variable	18-24
PZI[a]	3-4	Dudoso	18-24

PZI, insulina protamina zinc.

[a]No disponible en Estados Unidos; posiblemente fabricantes de genéricos.

[b]Algunos pacientes con diabetes de tipo 1 han mejorado el control cuando la insulina basal de acción prolongada se administra dos veces al día en lugar de una vez al día.

[c]La dosis de insulina y la variabilidad individual en las velocidades de absorción y eliminación afectan a los datos farmacocinéticos. La duración de la actividad de la insulina se prolonga en la insuficiencia renal. Después de un retraso de aproximadamente 5 h, la insulina glargina tiene un efecto plano sin valor máximo durante un período de 22-24 h; sin embargo, se pueden producir picos amplios.

de broncoespasmo. Antes de iniciar el tratamiento y a intervalos regulares durante éste se deben efectuar pruebas de función pulmonar.

■ Se prefiere un régimen de **múltiples inyecciones diarias de insulina** que incluya dosis basal, dosis preprandiales y dosis de corrección para obtener el control óptimo, tanto en pacientes hospitalizados como en pacientes ambulatorios. Este régimen implica que se realizará monitorización de la glucosa capilar cuatro veces al día, 10-30 min antes de las comidas y al acostarse.

• La **necesidad de insulina** para un control glucémico óptimo es de aproximadamente 0,5-0,8 (U/kg)/día para el paciente no obeso promedio. A los pacientes recién diagnosticados se les administra una dosis diaria total (DDT) de 0,4 (U/kg)/día; posteriormente se ajusta la dosis, utilizando los valores de la AMGS. Pueden necesitarse dosis superiores en pacientes obesos o que no responden a la insulina, en adolescentes y en la parte final del embarazo.

• La insulina basal (administrada como insulina NPH dos veces al día, insulina detemir una o dos veces al día, o insulina glargina administrada en general una vez al día) debe constituir el 40-50 % de la DDT de insulina y ajustarse en un 5-10 % al día hasta que la glucosa basal sea de forma continua < 130 mg/dl. En general, la insulina basal se suministra independientemente de la prescripción de dieta absoluta o del estado dietético, y no se debe suspender sin una orden directa.

• Las dosis de insulina preprandiales o en bolo (administradas sólo si se ingiere alimento) se ajustan según la GS, el aporte de carbohidratos previsto y el nivel de actividad esperado. El complemento preprandial total debe ser aproximadamente igual a la dosis basal total, administrando un tercio antes o después de cada comida. Se prefieren las insulinas de acción rápida (lispro, aspart o glulisina), aunque se puede usar insulina humana corriente (regular).

• El tercer componente de un régimen insulínico integral es la insulina con «factor de corrección», que es similar a la pauta móvil, ajustada según el análisis de la glucosa preprandial con tira reactiva y según la sensibilidad insulínica estimada del paciente. En general, los pacientes más delgados deben utilizar una pauta menor que los pacientes obesos y los más resistentes a la insulina. La dosis del factor de corrección y la preprandial deben emplear la misma insulina y se deben administrar juntas en la misma jeringuilla.

■ La **infusión continua de insulina s.c.** con bomba de insulina se usa ampliamente para la administración de insulina en los pacientes con DMT1 y, cada vez más, en los pacientes con DMT2. Una herramienta útil, pero no mejora automáticamente el control de glucosa sin el control por parte del propio paciente.

• El régimen habitual aporta el 50 % de la insulina diaria total como insulina basal y el resto como múltiples bolos preprandiales de insulina, utilizando una bomba de insulina programable. Para llenar la bomba, se usa una insulina de acción rápida (aspart, lispro o glulisina), y se infunde de forma continua para proporcionar insulina basal.

• Las bombas de insulina tienen avances que permiten a los pacientes precisar las dosis basal y en bolo, pero se necesita formación en el ámbito de la diabetes para poder utilizar todo el potencial de estas bombas. Los pacientes deben comprobar regularmente sus glucemias porque puede aparecer rápidamente CAD si se interrumpe la infusión de insulina (sistema de infusión defectuoso).

Diabetes de tipo 2

PRINCIPIOS GENERALES

■ La DMT2 se debe a un defecto de la secreción de insulina, seguido por pérdida de la masa de células β en respuesta a un aumento de las necesidades como consecuencia de la resistencia insulínica *(Diabetes 1988;37:667)*.

■ La DTM2 suele diagnosticarse en adultos, y la incidencia y la prevalencia aumentan con la edad. Constituye actualmente hasta un tercio de los nuevos casos de diabetes diagnosticados entre los 5 y los 15 años de edad.

■ La DMT2 se asocia a obesidad, antecedentes familiares de diabetes, antecedentes de DMG o prediabetes, hipertensión, inactividad física y raza. Los afroamericanos, latinos, indios asiáticos, indios nativos americanos, originarios de las islas del Pacífico y algunos grupos de asiáticos tienen un mayor riesgo de desarrollar DMT2 que las personas de raza blanca.

■ La DMT2 puede ser asintomática, por lo que puede permanecer sin diagnosticar durante meses o años.

■ La pérdida de células β pancreáticas es progresiva. La secreción de insulina suele ser suficiente para evitar la cetosis, pero puede aparecer CAD o EHH durante un estrés considerable. La DMT2 en pacientes que acuden con cetosis o CAD, o en los que éstas aparecen más tarde, pero que no requiere insulina entre los episodios, se denomina DMT2 con tendencia a la cetosis.

■ Se desconocen los mecanismos subyacentes a la pérdida de células β en la DMT2, aunque se ha demostrado la muerte celular programada en respuesta a factores genéticos y ambientales en modelos animales *(Diabetes 2003;52:2304)*.

TRATAMIENTO

Medicamentos

■ La consecución de los objetivos glucémicos precisa un tratamiento individualizado y un abordaje integral que incorpore intervenciones sobre el estilo de vida e intervenciones farmacológicas. Diversas organizaciones profesionales han publicado directrices sobre la elección y la secuencia del tratamiento antidiabético *(Endocr Pract 2015;15:e6; Diabetes Care 2015;38(supplement 1))*.

■ Hay que tener en cuenta varios aspectos antes de elegir el tratamiento no insulínico (tabla 23-5) en pacientes con DMT2:

• El tratamiento oral se debe iniciar en fases tempranas, junto con dieta y ejercicio.

• La metformina es el tratamiento de primera línea recomendado, si se tolera.

• La monoterapia con dosis máximas de secretagogos de insulina, metformina o tiazolidinodionas (TZD) proporciona efectos hipoglucemiantes comparables.

• Los efectos hipoglucemiantes de la metformina, los secretagogos de insulina, los inhibidores de la DPP-4 y los análogos de GLP-1 se observan en un plazo de días a semanas, mientras que los efectos máximos de las TZD pueden tardar en observarse hasta varias semanas o meses.

• En el momento del diagnóstico puede ser necesario el tratamiento combinado con dos o más fármacos orales para conseguir los objetivos de A1c y glucosa en pacientes que consulten con hiperglucemia significativa, y es posible que este tratamiento combinado se requiera cuando se deteriore la función de las células β a lo largo del tiempo. La AACE recomienda el tratamiento dual para una A1c ≥ 7,5 % y tratamiento triple o insulina para una A1c inicial > 9 %. Está indicada una preferencia por fármacos que reducen el riesgo de hipoglucemia (agonistas de receptores de GLP-1, inhibidores DPP-4, inhibidores SGLT-2) *(Endocr Pract 2015;15:e6)*. La American Diabetes Association (ADA) recomienda avanzar con dos fármacos, tres fármacos y combinación inyectable si no se logra el objetivo de A1c en incrementos de 3 meses. Se recomienda el tratamiento dual en el momento del diagnóstico si la A1c es > 9 %. No se especifica una orden concreta de tratamiento tras la metformina, y dependerá de las comorbilidades y preferencias del paciante *(Diabetes Care 2015;38:145)*.

• Alrededor del 60 % de los pacientes con monoterapia pueden presentar un empeoramiento del control metabólico durante los primeros 5 años de tratamiento, y puede que sea necesario el uso de dos o más fármacos con mecanismos de acción diferentes *(Am J Med 2010;123(suppl3:S38)*.

• El tratamiento insulínico debe considerarse en los pacientes que acuden con CAD o con glucemias muy elevadas (A1c > 10 %). En ocasiones, puede interrumpirse tras corregirse la toxicidad de la glucosa, pero puede tener que continuarse en pacientes con déficit insulínico persistente.

TABLA 23-5 Fármacos no insulínicos para el tratamiento de la diabetes

	¿Es necesaria dosis renal?	Principales efectos adversos
Tratamientos orales		
Biguanida: inhibe la salida de glucosa hepática y estimula la captación de glucosa por los tejidos periféricos. Peso neutro. Suspender durante 48 h después de un procedimiento radiológico con contraste. Evitar en pacientes con shock cardiogénico o séptico, ICC, hepatopatía grave, hipoxemia e hipoperfusión tisular.		
Metformina (disponible en formulaciones líquidas y de acción prolongada)	Evitar si la Cr sérica es ≥1,4 mg/dl en mujeres o ≥1,5 mg/dl en hombres	Síntomas digestivos (20-30 %); acidosis láctica (3/100000 pacientes-años)
Sulfonilureas (SFU): aumentan la secreción de insulina fijando receptores de células β específicos. Administrar 30-60 min antes del alimento. NUNCA administrar si el paciente está en ayunas. Empezar con la menor dosis y aumentar en días o semanas hasta la dosis óptima (generalmente, la mitad de la máxima dosis aprobada).		
Gliburida (glibenclamida)	Evitar si CrCl <50 ml/min	Hipoglucemia, aumento de peso; evitar en la insuficiencia renal; precaución en los ancianos
Glipizida	Sí; si CrCl <50 ml/min	Igual; menos problemas en nefropatías
Glimepirida	Empezar con la menor dosis y aumentar lentamente	Igual; menos problemas en nefropatías
Gliclazida[a]		Igual; menos problemas en nefropatías
Meglitinidas: aumentan la secreción de insulina; inicio y semivida mucho más cortos que las SFU. Dosis antes de cada comida. NUNCA administrar en ayunas		
Nateglinida • Administrar 10 min antes de las comidas • Metabolizada por el citocromo P450	No	Hipoglucemia, aumento de peso; no tan importantes como las SFU
Repaglinida • Administrar 30 minutos antes de la comida	Sí; si CrCl ≤40 ml/min	Igual
Metiglinida[a]		Igual

Inhibidores de α-glucosidasa: bloquean la degradación de polisacáridos y disacáridos y disminuyen la hiperglucemia posprandial. Administrar con alimento. Empezar con una dosis baja y aumentar semanalmente. No usar en pacientes con enteropatías.

Acarbosa	Evitar si Cr sérica >2 mg/dl	Aire, meteorismo, diarrea, dolor abdominal (25-50 %); elevación de las transaminasas
Miglitol	Evitar si Cr sérica >2 mg/dl	Aire, meteorismo, diarrea, dolor abdominal (25-50 %)
Voglibosa[a]	No; no se excreta por vía renal; no estudiada en la nefropatía crónica	Igual

Tiazolidinodionas: aumentan la sensibilidad a la insulina en el músculo, el tejido adiposo y el hígado. Empezar con dosis baja y aumentar tras varias semanas. Evitar en pacientes con insuficiencia cardiaca de clase III/IV de la New York Heart Association. Precaución en pacientes con coronariopatía, hipertensión, diabetes prolongada, hipertrofia ventricular izquierda, edema preexistente o edema con el tratamiento, uso de insulina, edad avanzada, insuficiencia renal, y valvulopatía mitral o aórtica *(Diabetes Care 2004;27:256)*.

Pioglitazona	No	Edema, insuficiencia cardiaca, fracturas en mujeres, ¿mayor riesgo de cáncer vesical?: no observado en análisis reciente de más de 1 millón de pacientes *(Diabetologia 2015;58(3):49)*; hepatotoxicidad inusual; pancitopenia leve
*Altera los niveles de medicamentos metabolizados por CYP3A4		

Inhibidores de DPP-4: inhiben la enzima que degrada el GLP endógeno (incretina secretada por células L intestinales). El GLP aumentado reduce la glucemia inhibiendo la liberación de glucagón y estimulando la secreción de insulina. Evitar en pacientes con antecedente de pancreatitis.

Alogliptina	Sí; si CrCl <60 ml/min	Anafilaxia, angioedema, reacciones cutáneas, lesión hepática, IRS
Linagliptina	No	Anafilaxia, angioedema, reacciones cutáneas, lesión hepática, IRS
Saxagliptina	Sí; si CrCl ≤50 ml/min	Urticaria, edema facial, IRS
Sitagliptina	Sí; si CrCl <50 ml/min	LRA, NFT, anafilaxia, angioedema, reacciones cutáneas exfoliativas, IRS
Vildagliptina[a] (no indicada en la alteración hepática grave, PFH más de tres veces por encima del límite superior a la normalidad)	Sí; si CrCl <50 ml/min; no indicada en la alteración renal grave	Lesiones cutáneas ampollosas en animales, PFH aumentadas

(Continúa)

TABLA 23-5   Fármacos no insulínicos para el tratamiento de la diabetes *(Continuación)*

	¿Es necesaria dosis renal?	Principales efectos adversos
Inhibidores SGLT-2: inhiben el cotransportador 2 de sodio glucosa en el túbulo renal proximal, disminuyendo la reabsorción de glucosa por el riñón.		
Canagliflozina	Sí; si el FG estimado es 45 a <60 ml/min/1,73 m²	Infecciones micóticas genitales en la mujer, infecciones de vías urinarias, poliuria; hipotensión, depleción de volumen, insuficiencia renal; aumento de C-LDL
	No indicado si el FG estimado es <45 ml/min/1,73 m²	
Dapagliflozina	No indicado si el FG estimado es <60 ml/min/1,73 m²	Igual; posible aumento del riesgo de cáncer vesical
Empagliflozina	No indicado si el FG estimado es <45 ml/min/1,73 m²	Igual
Secuestradores de ácidos biliares		
Clorhidrato de colesevelam (contraindicado en obstrucción intestinal o trastornos de la motilidad gastrointestinal; clase B para el embarazo: puede usarse en caso de nefropatía y hepatopatía; tomar con el estómago vacío)	No	Estreñimiento, posible disminución del riesgo de cáncer vesical
Agonistas dopaminérgicos		
Mesilato de bromocriptina (no usar con otros agonistas o antagonistas dopaminérgicos)	No	Náuseas, astenia, mareo, cefalea, estreñimiento, diarrea

Tratamientos inyectables s.c.

Análogos de GLP-1: estructuralmente similares al GLP-1 endógeno pero resiste la degradación por DPP-4. Tienen semividas más prolongadas y alcanzan mayores concentraciones en la sangre y los tejidos. Se administran mediante inyección y pueden mejorar la saciedad y lograr pérdida de peso. Evitar en pacientes con antecedente de pancreatitis. Evitar en pacientes con antecedente de cáncer medular tiroideo o MEN2 debido al aumento de tumores de células C en roedores (todos, excepto la exenatida de liberación inmediata)

Albiglutida (dosis semanal)	No; controlar los efectos secundarios gastrointestinales en pacientes con alteración renal	IRS, diarrea, náuseas, reacción en el lugar de la inyección
Dulaglutida (dosis semanal)	No; controlar los efectos secundarios gastrointestinales en pacientes con alteración renal	Diarrea, náuseas, vómitos, dolor abdominal, disminución del apetito
Exenatida (dosis dos veces al día)	No usar en caso de alteración renal grave o NFT; precaución en caso de alteración renal moderada o antecedentes de trasplante renal	Náuseas, vómitos, molestias gastrointestinales, casos documentados de pancreatitis
Exenatida de liberación prolongada (dosis semanal)	No usar en caso de alteración renal grave o NFT; precaución en caso de alteración renal moderada o antecedentes de trasplante renal	Náuseas, vómitos, reacción en el lugar de la inyección, cefalea, diarrea, dispepsia
Liraglutida (dosis una vez al día)	Precaución al iniciar o ir escalando la dosis en los pacientes con alteración renal	Cefalea, náuseas, diarrea, urticaria

Análogos de la amilina: amortiguan la respuesta de la glucemia posprandial

Acetato de pramlintida (se administra como inyección aparte con las comidas; al empezar, se requiere una disminución de la dosis de insulina)	No definido con CrCl <20 ml/min	Náuseas, vómitos, diarrea, cefalea, hipoglucemia

C-LDL, colesterol unido a lipoproteínas de baja densidad; Cr, creatinina; CrCl, claramiento de creatinina; DPP-4, dipeptidil-peptidasa 4; FG, filtración glomerular; GLP, péptido similar al glucagón; ICC, insuficiencia cardiaca congestiva; IRS, infección de vías respiratorias superiores; LRA, lesión renal aguda; MEN2, neoplasia endocrina múltiple tipo 2; NFT, nefropatía terminal; PFH, pruebas de función hepática.

Se ruega al lector que recurra a la información para la prescripción específica de cada país antes de usar cualquiera de los tratamientos antidiabéticos.

[a]No disponible en Estados Unidos.

- Dado que la función de las células β pancreáticas es necesaria para los efectos hipoglucemiantes de todos los tratamientos no insulínicos, muchos pacientes necesitarán tratamiento insulínico en algún momento. Éste puede iniciarse con insulina basal además de otros tratamientos. Los tratamientos no secretagogos pueden continuarse con insulina premezclada o con una pauta basal/bolo.
- El perfil de toxicidad de algunos antidiabéticos orales puede impedir su uso en pacientes con enfermedades previas.

■ El **tratamiento insulínico** en la DMT2 está indicado en las siguientes circunstancias:
  - Pacientes en los que los fármacos orales no alcanzan o mantienen el control glucémico.
  - Descompensación metabólica: CAD y EHH.
  - Pacientes recién diagnosticados con hiperglucemia grave.
  - Gestación y otras situaciones en las que estén contraindicados los fármacos orales.

■ El **éxito del tratamiento insulínico** depende del uso de dosis suficientes de insulina (0,6 a >1 U/kg de peso corporal al día) y la idoneidad de la pauta para que un paciente concreto alcance el objetivo de glucosa y de A1c.
  - Se puede añadir una inyección única diaria de una insulina de acción intermedia o prolongada al acostarse o antes del desayuno (insulina basal) en un régimen con fármacos orales, para conseguir el objetivo de A1c.
  - Puede requerirse insulina preprandial si la insulina basal más otros fármacos no resulta adecuado. Se puede añadir insulina de acción corta o rápida administrada antes de las comidas a una insulina basal, o se puede administrar una insulina premezclada dos veces al día antes del desayuno y la cena. En general, se interrumpe la administración de secretagogos cuando se añade insulina preprandial, aunque se mantienen los fármacos sensibilizantes y otros fármacos, según las necesidades individuales del paciente.
  - La dosis de insulina necesaria para alcanzar los objetivos glucémicos varía mucho en pacientes con DMT2, y se basa en el índice de masa corporal, la continuación de los hipoglucemiantes orales y la presencia de enfermedades comórbidas. Pueden requerirse grandes dosis de insulina (>100 U/día) para lograr un control glucémico óptimo. El aumento de peso por el uso de insulina es preocupante.
  - El riesgo de hipoglucemia inducida por la insulina, que es el efecto adverso más peligroso, puede incrementar los índices de episodios cardiovasculares y la mortalidad. Evitar la hipoglucemia mientras se mantiene la A1c en los valores más bajos posibles precisa una estrecha colaboración entre médico, paciente y «educador en diabetes». La incidencia de hipoglucemia aumenta a medida que los pacientes se acercan a concentraciones normales de A1c y cuando se produce deterioro de la función renal.

■ **Concentración.** La concentración habitual de la insulina es de 100 unidades/ml (U-100), y los viales contienen 1 000 unidades en 10 ml. Se dispone de una forma muy concentrada de insulina regular que contiene 500 unidades/ml (Humulin U-500) para los inusuales pacientes con resistencia grave a la insulina (generalmente DMT2). El tamaño del vial de la insulina U-500 es de 20 ml. Se está comercializando (como Toujeo) una nueva formulación autorizada de insulina glargina de 300 unidades/ml (U-300). Hay que señalar que esta formulación tiene menos efecto hipoglucemiante si se compara unidad por unidad con Lantus (es decir, la dosis de Toujeo necesaria para lograr las mismas glucemias será superior a la dosis de Lantus dividida por 3).

■ **Tratamiento insulínico mixto.** Las insulinas de acción corta y rápida (regular, lispro, aspart y glulisina) pueden mezclarse con insulina NPH en la misma jeringa si es conveniente. La insulina de acción rápida se extraerá primero, se debe evitar la contaminación cruzada y hay que inyectar inmediatamente la insulina mezclada. Las insulinas premezcladas comercializadas no permiten ajustar la dosis de componentes individuales, pero son convenientes para pacientes que no pueden o son reacios a realizar la mezcla ellos mismos. Las insulinas premezcladas son una opción para pacientes con DMT2 con una pauta de comidas y de actividad regular y, en general, no deben usarse en pacientes con DMT1.

COMPLICACIONES CRÓNICAS DE LA DIABETES MELLITUS

■ La prevención de las complicaciones crónicas es uno de los principales objetivos del tratamiento de la diabetes. El tratamiento adecuado de las complicaciones ya presentes puede retrasar su progresión y aumentar la calidad de vida.

■ Las **complicaciones microvasculares** son la retinopatía, la nefropatía y la neuropatía diabéticas. Estas complicaciones se relacionan directamente con la hiperglucemia, y se ha demostrado que un control glucémico estricto reduce su aparición y progresión.

Retinopatía diabética

PRINCIPIOS GENERALES

Clasificación

■ La retinopatía diabética (RD) se clasifica como retinopatía no proliferativa (microaneurismas, infartos retinianos, exudados lipídicos, manchas algodonosas y/o microhemorragias) con o sin edema macular, y retinopatía proliferativa. La retinopatía no proliferativa también se conoce como retinopatía preproliferativa.

■ Otras alteraciones oculares asociadas a la diabetes son: formación de cataratas, pupilas discinéticas, glaucoma, neuropatía óptica, paresia de los músculos extraoculares, fotopsias y fluctuaciones de la agudeza visual. Esta última se puede relacionar con modificaciones de la concentración de la GS.

■ La presencia de fotopsias puede ser indicativa de hemorragia prerretiniana o vítrea; la derivación inmediata para una evaluación oftalmológica está justificada.

Epidemiología

La incidencia de RD y alteración visual ha descendido significativamente con el mejor control de la glucemia, la presión arterial y los lípidos tanto en los pacientes con DMT1 como en los que presentan DMT2. La identificación y el tratamiento precoces de la RD han reducido además las alteraciones visuales una vez diagnosticada. La RD es menos frecuente en la DMT2, aunque la maculopatía puede ser más grave. La RD sigue siendo la principal causa de pérdida de visión en adultos menores de 65 años de edad *(N Engl J Med 2012;366:1227)*.

DIAGNÓSTICO

Se recomienda la exploración anual por un oftalmólogo en el momento del diagnóstico de todos los pacientes con DMT2, y al comienzo de la pubertad o 3 a 5 años después del diagnóstico en los pacientes con DMT1. La exploración ocular con dilatación por un optometrista o un oftalmólogo debe repetirse cada año, dado que la RD progresiva puede ser completamente asintomática hasta que se produce la pérdida súbita de visión. La detección temprana de la RD es esencial, ya que el tratamiento es más eficaz antes de que se produzca maculopatía grave o proliferación. En general, hay que derivar para una evaluación oftalmológica a todo paciente dibético con síntomas o alteraciones visuales *(Diabetes Care 2012;35(suppl 1):S64)*.

TRATAMIENTO

El tratamiento de primera línea es el control glucémico, que se ha demostrado que reduce la incidencia y la progresión de la RD en pacientes con DMT1 y DMT2. El control de la presión arterial también demostró su eficacia en el United Kingdom Prospective Diabetes Study (UKPDS), y el tratamiento con un inhibidor de la ECA o un BRA ha demostrado una utilidad adicional en la prevención de la RD. El fenofibrato, usado con simvastatina, redujo el riesgo de progresión de la RD en los estudios clínicos ACCORD y FIELD *(N Engl*

J Med 2012;366;1227). La retinopatía no proliferativa no suele asociarse a pérdida de visión salvo que exista edema macular (25 % de los casos). La aparición de edema macular o de retinopatía proliferativa (particularmente nuevos vasos cerca de la papila óptica) requiere tratamiento mediante fotocoagulación con láser programada para mantener la visión. Las inyecciones intraoculares de anticuerpos neutralizantes del factor de crecimiento endotelial vascular (VEGF) o glucocorticoides mejora la evolución de la visión en el edema macular, pero tiene efectos secundarios. Está indicada la vitrectomía en los pacientes con hemorragia vítrea o desprendimiento de retina.

Nefropatía diabética

PRINCIPIOS GENERALES

Epidemiología

Aproximadamente el 25-45 % de los pacientes con DMT1 presenta en algún momento de su vida nefropatía diabética clínicamente evidente, que es la principal causa de nefropatía en fase terminal (NFT) en Estados Unidos, y una causa importante de morbilidad y mortalidad en los pacientes con diabetes *(Med Clin North Am 2004;88:1001)*.

Factores de riesgo

Las nuevas directrices de la ADA ya no distinguen entre macroalbuminuria y microalbuminuria, y definen la albuminuria como un cociente entre albúmina y creatinina séricas ≥ 30 mg/g *(Diabetes Care 2015;38(suppl 1):S58)*. La duración media desde el diagnóstico de la diabetes de tipo 1 hasta la aparición de proteinuria franca ha aumentado significativamente y es actualmente de > 25 años. El tiempo desde la aparición de proteinuria hasta la NFT también ha aumentado, y es ahora > 5 años. En la DMT2 puede encontrarse albuminuria en el momento del diagnóstico. El principal factor de riesgo de la nefropatía diabética es el control glucémico deficiente, aunque también contribuyen la hipertensión y el tabaquismo. La obesidad puede contribuir a la lesión renal en la DMT2. Debido al amplio uso de IECA y BRA en el tratamiento de la hipertensión, puede alterarse la función renal sin que exista albuminuria *(Diabetes Care 2015;38(suppl 1):S60)*.

Prevención

La **prevención de la nefropatía diabética** empieza en el momento del diagnóstico con la consecución de los objetivos glucémicos, de presión arterial y lipídicos. También es importante que el paciente deje de fumar. Un cribado anual para detectar microalbuminuria y medir la creatinina sérica identifica los pacientes con lesión temprana y en riesgo de progresión. Es necesario realizar un cribado anual en pacientes diabéticos de tipo 1 que hayan tenido diabetes durante > 5 años, y en todos los pacientes diabéticos de tipo 2 desde el momento del diagnóstico.

Trastornos asociados

- Los pacientes con proteinuria (albúmina/creatinina > 300 mg/g) tienen mayor riesgo de anemia, debido a la pérdida de transferrina y a una escasa producción de eritropoyetina, y se les debe realizar cribado y se les debe tratar en cualquier fase de la NC.
- **Los pacientes con NC tienen mayor riesgo de enfermedad y mortalidad CV,** por lo que en este grupo de pacientes es particularmente importante el tratamiento de otros factores de riesgo CV.
- Hay que corregir la hipovitaminosis D, y evitar o tratar lo antes posible el hiperparatiroidismo secundario.
- Los pacientes diabéticos con NC pueden tener riesgo de presentar hiperpotasemia y acidosis metabólica, que debe identificarse y tratarse de forma adecuada.

DIAGNÓSTICO

Pruebas diagnósticas

■ Se recomienda la medición del cociente albúmina-creatinina (normal, < 30 mg de albúmina/g de creatinina) en una muestra de orina aleatoria. Es preciso realizar al menos dos a tres mediciones en un período de 6 meses para establecer el diagnóstico de nefropatía diabética *(Diabetes Care 2003;26:S94).*

■ Se debe medir cada año la creatinina sérica y el nitrógeno úrico sérico, junto con el cálculo de la FGe. Los pacientes con diabetes pueden sufrir reducción de la función renal sin que se encuentre albúmina en la orina. El estudio y el tratamiento de los trastornos asociados, como anemia, hiperparatiroidismo secundario, hiperpotasemia y trastornos acidobásicos, deben comenzar cuando la FGe sea < 60 (ml/min)/ 1,73 m^2 o en la NC en fase 3 (v. capítulo 13, *Nefropatías*).

TRATAMIENTO

Es importante el **control intensivo tanto de la diabetes como de la hipertensión** para reducir la velocidad de progresión de la NC por diabetes. La norma actual del Eighth Joint National Committee sugiere tratar hasta un objetivo de presión arterial de < 140/90 mm Hg en los pacientes con diabetes, incluyendo los que tengan signos de NC *(JAMA 2014;311:511).*

Medicamentos

■ Se recomienda el tratamiento antihipertensivo con un inhibidor de la ECA o un BRA como tratamiento de primera línea en todos los pacientes con diabetes e hipertensión. Se ha demostrado que estos fármacos reducen la progresión tanto de la retinopatía como de la nefropatía, y se pueden tener en cuenta en pacientes con presión arterial normal o con prehipertensión.

■ Se considera que los diuréticos son fármacos de segunda línea, seguidos por los antagonistas del calcio, los bloqueantes β y los fármacos de acción central *(JAMA 2014;311:511).*

Modificación del estilo de vida/riesgo

■ Se recomienda un aporte de proteínas en la dieta de 0,8 g/kg (basado en el peso corporal ideal). Una mayor reducción no altera el control glucémico, el riesgo de enfermedad CV ni la alteración de la función renal *(Diabetes Care 2015;38(suppl 1):S58).*

■ Es importante evitar las toxinas renales para mantener la función renal.

Neuropatía diabética

PRINCIPIOS GENERALES

Clasificación

La neuropatía diabética se puede dividir en: *a)* neuropatía subclínica, determinada por alteraciones de las pruebas electrodiagnósticas y de las pruebas sensitivas cuantitativas; *b)* polineuropatía simétrica difusa con síndromes sensitivomotor simétrico distal ± autónomo, y *c)* síndromes focales.

Epidemiología

La polineuropatía simétrica distal (PDD) es la neuropatía más frecuente en los países desarrollados y es responsable de más ingresos hospitalarios que todo el resto de complicaciones diabéticas combinadas. La PDD sensitivomotora es un importante factor de riesgo de traumatismos en los pies, ulceración y artropatía de Charcot, y es responsable del 50-75 % de las amputaciones no traumáticas *(Med Clin N Am 2004;88:947).*

Prevención

■ Se debe documentar la sensibilidad en las extremidades inferiores al menos cada año, utilizando una combinación de modalidades, como monofilamento para roce ligero, diapasón (frecuencia de 128 Hz), sensibilidad fina con un pequeño pinchazo y sensibilidad térmica.

■ Hay que realizar una exploración de los pies al menos cada año para evaluar la presencia de deformidades osteomusculares, cambios cutáneos y pulsos, además de la exploración sensitiva.

TRATAMIENTO

■ La **neuropatía periférica dolorosa** responde de forma variable al tratamiento con antidepresivos tricíclicos (p. ej., amitriptilina, 10-150 mg v.o. a la hora de acostarse), capsaicina tópica (crema al 0,075 %) o anticonvulsivos (p. ej., carbamazepina, 100-400 mg v.o. dos veces al día; gabapentina, 900-3 600 mg/día, o pregabalina, 150-300 mg/día). Es importante advertir a los pacientes sobre los efectos adversos, como sedación y síntomas anticolinérgicos (tricíclicos), sensación urente (capsaicina) y discrasias sanguíneas (carbamazepina). Se ha estudiado el ácido α-lipoico (600 mg dos veces al día) y la tiamina en dosis elevadas (50-100 mg tres veces al día) en la PDD temprana. Debe comprobarse la vitamina B_{12} y reponerse si está baja.

■ La **hipotensión ortostática** es una manifestación de la neuropatía autónoma, aunque se deben descartar otras etiologías (p. ej., deshidratación, anemia, fármacos). El tratamiento es sintomático: maniobras posturales, ropa compresiva (p. ej., medias de Jobst) y expansión intravascular con cloruro sódico, 1-4 g v.o. cuatro veces al día, y fludrocortisona, 0,1-0,3 mg v.o. al día. La hipopotasemia, la hipertensión en decúbito supino y la insuficiencia cardíaca congestiva (ICC) son algunos efectos adversos de la fludrocortisona.

■ Las **náuseas y los vómitos intratables** pueden ser manifestaciones de la alteración de la motilidad digestiva por la neuropatía autónoma. Hay que descartar la **CAD** cuando las náuseas y los vómitos son agudos. Deben excluirse otras causas de náuseas y vómitos, como la insuficiencia suprarrenal.

• El **tratamiento de la gastroenteropatía diabética** puede ser difícil. En algunos pacientes se produce mejoría con comidas frecuentes y pequeñas (seis a ocho al día), de consistencia blanda, con poca grasa y fibra. En algunos pacientes puede ser necesaria la nutrición parenteral.

• El **tratamiento farmacológico** incluye el fármaco procinético metoclopramida, 10-20 mg v.o. (o en supositorio) antes de las comidas y al acostarse, y eritromicina, 125-500 mg v.o. cuatro veces al día. Los efectos adversos extrapiramidales (temblor y discinesia tardía) de las acciones anticolinérgicas de la metoclopramida pueden limitar el tratamiento.

• En los pacientes diabéticos también pueden producirse **vómitos cíclicos** no relacionados con un trastorno de la motilidad digestiva ni con otra causa clara, y parecen responder a la amitriptilina, 25-50 mg v.o. a la hora de acostarse.

■ Se produce **cistopatía diabética,** o disfunción vesical, por alteración del control autónomo del músculo detrusor y de la función del esfínter. Las manifestaciones son: urgencia miccional, goteo, vaciado incompleto, incontinencia por rebosamiento y retención urinaria. En pacientes con orina residual, las infecciones urinarias recurrentes son frecuentes. Puede que sea necesario el tratamiento con betanecol, 10 mg tres veces al día, o el autosondaje intermitente para aliviar la retención.

■ La **diarrea crónica y persistente** en los pacientes diabéticos probablemente sea multifactorial. Se debe descartar la enfermedad celíaca y la enfermedad inflamatoria intestinal, sobre todo en pacientes con DMT1. En la diabetes de larga evolución, la masa pancreática se reduce, por lo que se debe plantear la posibilidad de una disfunción pancreática exocrina. Se ha considerado que el sobrecrecimiento bacteriano constituye una causa, aunque es difícil de diagnosticar. El tratamiento empírico con antibióticos de amplio espectro (p. ej., azitromicina, tetraciclina, cefalosporinas) junto con metronidazol puede ser útil. Pueden probarse fármacos antifúngicos y aporte de probióticos. Si persiste, la loperamida o la octreotida, 50-75 mg s.c. dos veces al día, pueden ser eficaces en los pacientes con diarrea que no responde al tratamiento.

COMPLICACIONES MACROVASCULARES DE LA DIABETES MELLITUS

Cardiopatía coronaria

PRINCIPIOS GENERALES

■ La cardiopatía coronaria (CC), el ictus (ACV) y la vasculopatía periférica (VP) son responsables del 80 % de las muertes en los pacientes con diabetes *(Lancet 1997;350(Suppl 1):SI23)* (v. capítulo 4, *Cardiopatía isquémica)*.

■ En los pacientes con diabetes, la **cardiopatía coronaria** aparece a una edad más temprana, y puede tener manifestaciones clínicas atípicas *(Lancet 1997;350(suppl 1):SI23)*.

• El IM se asocia a un peor pronóstico, y la angioplastia produce resultados menos satisfactorios en pacientes diabéticos.

• Las personas diabéticas tienen mayor riesgo de sufrir insuficiencia cardíaca isquémica y no isquémica, y muerte súbita.

Factores de riesgo

Los factores de riesgo de afectación macrovascular que son frecuentes en los pacientes con diabetes son: resistencia insulínica, hiperglucemia, albuminuria, hipertensión, hiperlipidemia, tabaquismo y obesidad.

Prevención

■ Los factores de riesgo cardiovascular se deben evaluar cada año y se deben tratar de forma intensiva (v. objetivos terapéuticos, más adelante). Hay que realizar un ECG cada año. Las pruebas de esfuerzo, con o sin pruebas de imagen, deben reservarse para los pacientes con dolor torácico típico o atípico, o para los que presenten alteraciones en el ECG *(Diabetes Care 2015;35(suppl 1):S64)*.

■ No se ha demostrado que el cribado en personas asintomáticas con pruebas de sobrecarga cardíaca reduzca la mortalidad ni los episodios en pacientes con DMT2 asintomáticos *(JAMA 2009;301:1547)*.

■ Se ha demostrado la utilidad del ácido acetilsalicílico, 81-325 mg/día, para la prevención secundaria del IM y del ACV en los pacientes diabéticos, y puede considerarse en personas de más de 40 años con diabetes.

TRATAMIENTO

■ La reducción intensiva de los factores de riesgo disminuye la posible aparición de complicaciones microvasculares y macrovasculares en pacientes con diabetes.

• El control glucémico se debe optimizar hasta una A1c <7 %, y tan próximo a la normalidad como sea posible en los primeros años después del diagnóstico. Los pacientes con DMT2 de larga evolución pueden tener un aumento del riesgo de mortalidad con un control glucémico muy estricto (A1c <6,5 %), sobre todo si son necesarios múltiples fármacos y se incrementa el riesgo de hipoglucemia.

• La hipertensión se debe controlar hasta un objetivo de presión arterial < 140/90 mm Hg (o < 130/80 mm Hg si puede lograrse sin efectos adversos).

• Hay que tratar la hiperlipidemia de forma adecuada, con una estatina en dosis altas en un paciente con una coronariopatía diagnosticada. Se deben alcanzar concentraciones de colesterol-HDL > 50 mg/dl y concentraciones de triglicéridos < 150 mg/dl.

• Se debe desaconsejar de forma activa el tabaquismo y favorecer la pérdida de peso en pacientes obesos.

■ **Tratamiento de la diabetes después de un IM agudo**

La hiperglucemia (glucosa > 110 mg/dl), con o sin antecedentes de diabetes, es un factor predictivo independiente de mortalidad intrahospitalaria y de ICC en pacientes ingresados por un IM agudo *(Lancet 2000;355:773)*. Sin embargo, los resultados de los estudios que han investigado el control glucémico estricto con insulina en el contexto de un IM agudo en pacientes diabéticos de tipo 2 no son concluyentes *(BMJ 1997;314:1512; J Am Coll Cardiol 1995;26:57; Eur Heart J 2005;26:650)*. No obstante, ante la asociación epidemiológica constante, es razonable esperar que los efectos hipoglucemiantes en las enfermedades agudas puedan producir una mejoría clínica.

Vasculopatía periférica

PRINCIPIOS GENERALES

La diabetes y el tabaquismo son los principales factores de riesgo de vasculopatía periférica (VP). En los pacientes diabéticos el riesgo de VP aumenta con la edad, la duración de la diabetes y la presencia de neuropatía periférica. La VP es un marcador de una vasculopatía sistémica que afecta a vasos coronarios, cerebrales y renales. En los pacientes diabéticos con VP aumenta el riesgo de IM o de ACV posterior, independientemente de los síntomas de la VP.

DIAGNÓSTICO

Presentación clínica

Los síntomas de la VP incluyen claudicación intermitente, dolor en reposo, pérdida tisular y gangrena, aunque la mayoría de los pacientes se encuentran asintomáticos, debido a la neuropatía simultánea.

Exploración física

Los hallazgos de la exploración física son: disminución de los pulsos, enrojecimiento de las zonas declives, palidez con la elevación, ausencia de crecimiento del vello, uñas de los pies distróficas, y piel fría, seca y con fisuras.

Pruebas diagnósticas

- El índice tobillo-brazo (ITB), que se define como el cociente entre la presión arterial sistólica en el tobillo y la presión arterial sistólica en el brazo, es la mejor prueba diagnóstica inicial. Un ITB < 0,9 medido con una sonda Doppler portátil de 5-10 MHz tiene una sensibilidad del 95 % para la detección de VP con angiografía positiva *(Int J Epidemiol 1988;17:248)*.
- Es importante realizar un ITB de cribado en pacientes diabéticos con signos y síntomas de arteriopatía periférica.

TRATAMIENTO

- Es preciso controlar los factores de riesgo, con objetivos similares a los descritos para la AC (v. anteriormente).
- Los inhibidores plaquetarios, como clopidogrel (75 mg/día), tienen efectos beneficiosos adicionales en comparación con el ácido acetilsalicílico en pacientes diabéticos con VP *(Diabetes Care 2003;26:3333)*.
- El tratamiento de la claudicación intermitente también podría incluir rehabilitación física y cilostazol (100 mg dos veces al día). Este fármaco está contraindicado en pacientes con ICC.

OTRAS COMPLICACIONES

Disfunción eréctil

PRINCIPIOS GENERALES

Epidemiología

Se calcula que el 40 % al 60 % de los varones con diabetes tienen disfunción eréctil (DE), y la prevalencia varía según la edad del paciente y la duración de la diabetes. Además de la edad avanzada, la DE se asocia a tabaquismo, mal control glucémico, HDL bajas, neuropatía y retinopatía.

Etiología

La DE en pacientes diabéticos es multifactorial. Se puede deber a lesión nerviosa, alteración del flujo sanguíneo (insuficiencia vascular), efectos adversos de fármacos, testosterona baja, factores psicológicos o una combinación de estas causas.

DIAGNÓSTICO

La evaluación debe incluir una medición de la testosterona total o biodisponible. Si la testosterona total es < 300 mg/dl, es importante repetir el análisis por la mañana (no es necesario estar en ayunas, aunque es adecuada una extracción de sangre antes de las 9 de la mañana), junto con la concentración de prolactina y de antígeno prostático específico (PSA).

TRATAMIENTO

■ Si la concentración de testosterona es baja, y tanto el PSA como la exploración de la próstata son normales, entonces se puede probar el aporte de testosterona con enantato de testosterona, 200 mg cada 2 a 3 semanas, o un gel tópico.
■ Con frecuencia está justificado un ensayo de un inhibidor de la fosfodiesterasa de tipo 5 (sildenafilo, tadalafilo, vardenafilo), además de la corrección hormonal (cuando esté indicada). Las dosis habituales son: sildenafilo, 50 a 100 mg, vardenafilo, 10 mg o tadalafilo, 10 mg 1 h antes de la actividad sexual. Es necesario plantear la derivación a un especialista en urología si el problema persiste. Antes de iniciar la administración de estos fármacos se debe evaluar el estado cardiovascular. **Debe evitarse el empleo de esta clase de fármacos simultáneamente con nitratos** para evitar reacciones hipotensivas graves y potencialmente mortales. También es preciso descartar la presencia de edema macular antes de iniciar su administración.

Hipoglucemia

PRINCIPIOS GENERALES

Clasificación

La hipoglucemia es infrecuente en pacientes no tratados de diabetes. Los factores iatrógenos suelen explicar la hipoglucemia en la diabetes, mientras que la hipoglucemia en la población no diabética se podría clasificar como hipoglucemia en ayunas e hipoglucemia posprandial. La **hipoglucemia iatrogénica** aparece como complicación del tratamiento con insulina y SFU, y constituye un factor limitante para conseguir el control glucémico durante el tratamiento intensivo en pacientes con DM *(Diabetes Care 2003;26:1902)*.

Factores de riesgo

La hipoglucemia resultado de un tratamiento demasiado intensivo de la diabetes puede aumentar el riesgo de mortalidad en pacientes ancianos con duración prolongada de la enfermedad, y debe evitarse.
■ Los factores de riesgo de hipoglucemia iatrógénica son: omisión de comidas o comidas insuficientes, ejercicio físico excesivo, tratamiento erróneo, ingestión de alcohol y sobredosis de drogas.
■ Los episodios recurrentes de hipoglucemia alteran el reconocimiento de los síntomas de hipoglucemia, lo que aumenta el riesgo de hipoglucemia grave (ausencia de percepción de la hipoglucemia).
■ La ausencia de percepción de la hipoglucemia se debe a un defecto de la contrarregulación de la glucosa con atenuación de los síntomas autónomos y de la secreción de hormonas contrarreguladoras durante la hipoglucemia. En estos pacientes pueden producirse convulsiones o coma sin los síntomas de alarma habituales de la hipoglucemia.

■ La hipoglucemia no relacionada con el tratamiento de la diabetes es un problema infrecuente en la práctica médica general.

DIAGNÓSTICO

Presentación clínica

■ La hipoglucemia es un síndrome clínico en el que la concentración sérica (o plasmática) baja de glucosa produce síntomas de activación simpática-suprarrenal (sudoración, ansiedad, temblor, náuseas, palpitaciones y taquicardia) por aumento de la secreción de hormonas contrarreguladoras (p. ej., adrenalina).

■ Se produce neuroglucopenia cuando la concentración de glucosa sigue disminuyendo (astenia, mareo, cefalea, trastornos visuales, somnolencia, dificultad para hablar, imposibilidad de concentrarse, conducta anormal, confusión y, finalmente, pérdida de conciencia o convulsiones).

Diagnóstico diferencial

Siempre que sea posible, hay que determinar la concentración de glucosa en plasma o en sangre capilar para confirmar la hipoglucemia.

■ En cualquier paciente con una concentración sérica de glucosa < 60 mg/dl se debe sospechar un trastorno hipoglucémico, y es necesaria una evaluación adicional si el valor es < 50 mg/dl.

■ La ausencia de síntomas con estas concentraciones de glucosa es indicativa de la posibilidad de una hipoglucemia artificial. Por lo general, estas concentraciones se ven acompañadas de síntomas de hipoglucemia. Suele requerirse una evaluación detallada en una persona de aspecto sano, mientras que la hipoglucemia se puede reconocer rápidamente como parte de la enfermedad subyacente en un paciente grave *(N Engl J Med 1986;315:1245)*. Las principales categorías son hipoglucemia en ayunas e hipoglucemia posprandial.

■ La **hipoglucemia en ayunas** puede deberse a secreción inadecuada de insulina (p. ej., insulinoma), abuso de alcohol, insuficiencia hepática o renal grave, hipopituitarismo, deficiencia de glucocorticoesteroides o inyección subrepticia de insulina o ingestión de una SFU.

• Estos pacientes consultan con síntomas de neuroglucopenia, aunque pueden observarse síntomas autónomos episódicos. En ocasiones, se deriva para una evaluación neuropsiquiátrica a los pacientes con convulsiones recurrentes, demencia y conducta extraña, lo que puede retrasar el diagnóstico oportuno de hipoglucemia.

• El **diagnóstico definitivo** de la hipoglucemia en ayunas precisa una monitorización horaria de la GS durante el ayuno supervisado de hasta 72 h de duración, con medición de la concentración plasmática de insulina, péptido C y metabolitos de las SFU, si se documenta hipoglucemia (< 50 mg/dl). En los pacientes que tengan hipoglucemia y concentraciones plasmáticas mensurables de insulina y de péptido C sin metabolitos de SFU, es necesaria una evaluación adicional para detectar un insulinoma.

■ La **hipoglucemia posprandial** con frecuencia se sospecha, pero raras veces se confirma, en pacientes con síntomas inespecíficos que se producen 1 h o más después de las comidas.

• Se debe plantear la posibilidad de **hipoglucemia alimentaria** en pacientes con antecedentes de gastrectomía parcial o resección intestinal en los que aparezcan síntomas recurrentes 1 a 2 h después de comer. Se cree que el mecanismo se relaciona con una absorción demasiado rápida de la glucosa, que da lugar a una respuesta intensa de la insulina. Hay que distinguir estos síntomas del síndrome de evacuación gástrica rápida, que no se asocia a hipoglucemia y aparece en la primera hora después de la ingesta de alimentos. Por tanto, comidas frecuentes y pequeñas con menor contenido en carbohidratos pueden mejorar los síntomas.

• **Hipoglucemia funcional.** En algunos pacientes a los que no se ha realizado cirugía digestiva aparecen síntomas que podrían ser indicativos de hipoglucemia, lo que puede o no confirmarse con la medición de la glucosa plasmática. Esta situación se denomina «hipoglucemia funcional». Los síntomas tienden a aparecer 3-5 h después de las comidas. La evaluación y el tratamiento actuales de la hipoglucemia funcional son imprecisos; algunos pacientes tienen signos de alteración de la tolerancia a la glucosa y pueden responder al tratamiento dietético.

TRATAMIENTO

Puede que los episodios aislados de hipoglucemia no precisen intervención específica alguna. Los episodios recurrentes requieren una revisión del estilo de vida; pueden ser necesarios ajustes de contenido, hora y distribución de las comidas, y dosis y hora de administración de los fármacos. La hipoglucemia grave es una indicación de tratamiento supervisado.

■ Se pueden administrar **carbohidratos de absorción rápida** (p. ej., glucosa y bebidas azucaradas) por vía oral a pacientes conscientes para obtener un efecto rápido. Como alternativa, en algunos pacientes con hipoglucemia leve se puede utilizar leche, barritas dulces, fruta, queso y galletas. La hipoglucemia asociada al tratamiento con acarbosa o miglitol debe tratarse preferentemente con glucosa. Los pacientes con DM deben disponer en todo momento de comprimidos de glucosa y suministros de carbohidratos.

■ La **glucosa i.v.** está indicada en la hipoglucemia grave, en pacientes con alteración del nivel de conciencia y durante la restricción de la ingesta oral. Debe administrarse inmediatamente un bolo inicial de 20-50 ml de glucosa al 50 %, seguido por una infusión de solución glucosada al 5 % (o al 10 %) para mantener la concentración de GS por encima de 100 mg/dl. En la sobredosis de SFU, en ancianos y en pacientes con alteración de la contrarregulación, se recomienda la infusión prolongada de glucosa i.v. y observación atenta.

■ El **glucagón**, 1 mg i.m. (o s.c), es un tratamiento inicial eficaz en la hipoglucemia grave en pacientes que no pueden recibir ingesta oral o en los que no se pueda garantizar inmediatamente un acceso i.v. Los vómitos son un efecto adverso frecuente, por lo que se debe procurar evitar el riesgo de aspiración. Los pacientes con antecedentes de hipoglucemia grave deben tener un equipo para la administración de glucagón; es necesario informar a sus familiares y compañeros de habitación sobre su uso adecuado.

EDUCACIÓN DEL PACIENTE

■ La **educación** sobre las causas de la hipoglucemia, las medidas preventivas y los ajustes adecuados de la medicación, la dieta y las pautas de ejercicio físico son tareas esenciales que se deben abordar durante el ingreso hospitalario por hipoglucemia grave.

■ Puede producirse una **ausencia de percepción de la hipoglucemia** en los pacientes a los que se aplica tratamiento intensivo de la diabetes. Se debe animar a estos pacientes a que midan con frecuencia la concentración de GS y a que tomen medidas oportunas para corregir los valores bajos (< 60 mg/dl). En pacientes con un control demasiado estricto de la diabetes, la relajación ligera del control glucémico y la evitación escrupulosa de la hipoglucemia pueden restaurar los signos de alarma perdidos.

24

Enfermedades endocrinas

William E. Clutter

Evaluación de la función tiroidea

PRINCIPIOS GENERALES

La principal hormona secretada por la glándula tiroidea es la **tiroxina (T_4)**, que las desyodasas de muchos tejidos convierten en **triyodotironina (T_3)**, que es más potente. Ambas están unidas de forma reversible a proteínas plasmáticas, principalmente a la **globulina fijadora de tiroxina (TBG)**. Sólo la fracción libre entra en las células y produce efectos biológicos. La secreción de T_4 es estimulada por la **hormona estimulante de la glándula tiroidea o tirotropina (TSH)**. A su vez, la T_4 inhibe la secreción de TSH, formándose así un asa de retroalimentación negativa que mantiene la concentración de T_4 libre en un intervalo normal estrecho. El diagnóstico de las enfermedades tiroideas se basa en los hallazgos clínicos, la palpación de la glándula, y la medición de la concentración plasmática de TSH y de hormonas tiroideas.

DIAGNÓSTICO

Presentación clínica

La **palpación de la glándula tiroidea** determina su tamaño y consistencia, así como la existencia de nódulos, dolor con la palpación o frémito.

Pruebas diagnósticas

■ La **TSH plasmática es la prueba inicial de elección en la mayoría de los pacientes con una presunta enfermedad tiroidea.** La concentración de TSH está elevada en el hipotiroidismo primario muy leve y está reducida en el hipertiroidismo muy ligero. Por tanto, **una concentración plasmática normal de TSH descarta el hipertiroidismo y el hipotiroidismo primarios.** Puesto que incluso los cambios leves de las concentraciones de las hormonas tiroideas afectan a la secreción de TSH, **las concentraciones anómalas de TSH no son específicas de una enfermedad tiroidea clínicamente importante.** Los cambios de la TSH plasmática se retrasan con respecto a los cambios de la T_4 plasmática, y la concentración de TSH puede ser engañosa cuando la concentración plasmática de T_4 varía rápidamente, como sucede durante el tratamiento del hipertiroidismo.

• La concentración de TSH puede estar disminuida en enfermedades no tiroideas graves, en el hipertiroidismo leve (o subclínico), y durante el tratamiento con dopamina o con dosis elevadas de glucocorticoides. Además, la concentración de TSH permanece disminuida durante algún tiempo después de la corrección del hipertiroidismo.

• La TSH plasmática está ligeramente elevada (hasta $20\,\mu U/ml$) en algunos pacientes eutiroideos en recuperación de enfermedades no tiroideas y en el hipotiroidismo leve (o subclínico).

• La concentración de TSH suele encontrarse en el intervalo de referencia en el hipotiroidismo secundario, y no es útil para el diagnóstico de esta forma inusual de hipotiroidismo.

■ La **T_4 libre plasmática** confirma el diagnóstico y evalúa la gravedad del hipertiroidismo cuando la TSH plasmática es $< 0,1\,\mu U/ml$. También se utiliza para diagnosticar el hipotiroidismo secundario y para ajustar el tratamiento con levotiroxina en pacientes con enfermedad hipofisaria. La mayoría de los laboratorios miden la T_4 libre por inmunoanálisis.

■ **La T$_4$ libre medida mediante diálisis de equilibrio** constituye la medición más fiable de la T$_4$ libre, aunque raras veces se dispone rápidamente de los resultados. Sólo es necesaria en los pocos casos en que el diagnóstico no está claro por la medición de la TSH plasmática y la T$_4$ libre mediante inmunoanálisis.

■ **Efecto de las enfermedades no tiroideas sobre las pruebas de función tiroidea.** Muchas enfermedades alteran las pruebas tiroideas sin causar una disfunción verdadera (síndrome de enfermedad no tiroidea o del eutiroideo enfermo). Se deben reconocer estos cambios para evitar errores en el diagnóstico y el tratamiento.

• El **síndrome de T$_3$ baja** se produce en muchas enfermedades, durante la inanición, y después de un traumatismo o de cirugía. Disminuye la conversión de T$_4$ en T$_3$, y la concentración plasmática de T$_3$ es baja. La concentración plasmática de T$_4$ libre y de TSH es normal. Puede ser una respuesta adaptativa a la enfermedad, y el tratamiento con hormonas tiroideas no es útil.

• El **síndrome de T$_4$ baja** se produce en enfermedades graves. La concentración de TSH disminuye en fases tempranas de las enfermedades graves, a veces hasta < 0,1 µU/ml. En la enfermedad prolongada, la T$_4$ libre también puede descender por debajo del valor normal. Durante la recuperación, la TSH aumenta, a veces hasta concentraciones ligeramente superiores al intervalo normal (aunque raras veces > 20 µU/ml).

• Algunos fármacos afectan a las pruebas de función tiroidea (v. tabla 24-1). Los que contienen yodo (**amiodarona** y medios de contraste radiográfico) pueden producir hipertiroidismo o hipotiroidismo en pacientes propensos. En general, la concentración plasmática de TSH constituye una guía fiable para determinar si existe hipertiroidismo o hipotiroidismo verdaderos.

TABLA 24-1	**Efectos de los fármacos sobre las pruebas de función tiroidea**
Efecto	**Fármaco**
Disminución de la T$_4$ libre y total	
Hipotiroidismo verdadero (TSH elevada)	Yodo (amiodarona, contraste radiológico) Litio Algunos inhibidores de tirosina-cinasa Algunos inmunomoduladores (p ej., interferón)
Inhibición de la secreción de TSH	Glucocorticoides Dopamina
Múltiples mecanismos (TSH normal)	Fenitoína
Disminución aislada de la T$_4$ total	
Disminución de la TBG (TSH normal)	Andrógenos
Inhibición de la unión de la T$_4$ a la TBG (TSH normal)	Furosemida (dosis elevadas) Salicilatos
Aumento de la T$_4$ libre y total	
Hipertiroidismo verdadero (TSH < 0,1 µU/ml)	Yodo (amiodarona, contraste radiográfico) Algunos inmunomoduladores (p. ej., interferón α)
Inhibición de la conversión de T$_4$ en T$_3$ (TSH normal)	Amiodarona
Aumento aislado de la T$_4$ libre	
Desplazamiento de la T$_4$ de la TBG *in vitro* (TSH normal)	Heparina, heparina de bajo peso molecular
Aumento aislado de la T$_4$ total	
Aumento de la TBG (TSH normal)	Estrógenos, tamoxifeno, raloxifeno

T$_3$, triyodotironina; T$_4$, tiroxina; TBG, globulina fijadora de tiroxina; TSH, tirotropina.

Hipotiroidismo

PRINCIPIOS GENERALES

Etiología

- El **hipotiroidismo primario** (debido a enfermedades de la propia glándula) supone > 90 % de los casos.
- La **tiroiditis linfocítica crónica (enfermedad de Hashimoto)** es la causa más frecuente, y se puede asociar a enfermedad de Addison y a otros déficits endocrinos. Su prevalencia es mayor en las mujeres y aumenta con la edad.
- También es habitual el **hipotiroidismo iatrogénico** por tiroidectomía o por tratamiento con yodo radiactivo (RAI; ^{131}I).
- Se produce un hipotiroidismo transitorio en la tiroiditis puerperal y en la tiroiditis subaguda, habitualmente después de un período de hipertiroidismo.
- Los **fármacos que pueden causar hipotiroidismo** son los que contienen yodo, el litio, el interferón α, la interleucina 2, la talidomida, el bexaroteno y el sunitinib
- El hipotiroidismo secundario por déficit de TSH es poco habitual, aunque puede aparecer en cualquier trastorno de la hipófisis y del hipotálamo. Sin embargo, rara vez se produce sin otros signos de enfermedad hipofisaria.

DIAGNÓSTICO

Presentación clínica

Anamnesis

La mayoría de los síntomas de hipotiroidismo son inespecíficos y se manifiestan gradualmente. Entre ellos: intolerancia al frío, astenia, somnolencia, escasa memoria, estreñimiento, menorragia, mialgias y ronquera. El hipotiroidismo se puede tratar fácilmente y se debe sospechar en cualquier paciente con síntomas compatibles.

Exploración física

Los signos de la exploración física son: relajación lenta de los reflejos tendinosos, bradicardia, edema facial y periorbitario, piel seca y edema sin fóvea (mixedema). Puede producirse un ligero aumento de peso, aunque el hipotiroidismo no provoca una obesidad intensa. Las manifestaciones poco habituales son: hipoventilación, derrame pericárdico o pleural, sordera y síndrome del túnel carpiano.

Pruebas diagnósticas

- Entre los hallazgos de laboratorio pueden observarse hiponatremia y elevación de la concentración plasmática de colesterol, triglicéridos y creatina-cinasa.
- En un presunto hipotiroidismo primario, la determinación de la TSH plasmática es la mejor prueba inicial.
  - Un valor normal descarta un hipotiroidismo primario, y un valor muy elevado (> 20 μU/ml) confirma el diagnóstico.
  - La elevación leve de la TSH plasmática (< 20 μU/ml) se puede deber a recuperación de enfermedades no tiroideas, aunque suele indicar un hipotiroidismo primario leve (o subclínico), en el que se produce una alteración de la función tiroidea, pero el aumento de la secreción de TSH mantiene la concentración plasmática de T_4 libre en los valores normales. Estos pacientes pueden tener síntomas inespecíficos compatibles con hipotiroidismo y un ligero aumento del colesterol sérico y el colesterol unido a lipoproteínas de baja densidad. Presentan hipotiroidismo clínico con una frecuencia de 2,5 % al año.
- Si se sospecha un hipotiroidismo secundario por la presencia de signos de enfermedad hipofisaria, se debe medir la T_4 libre plasmática. En el hipotiroidismo secundario, la concentración plasmática de TSH suele encontrarse dentro de los valores de referencia, y no se puede utilizar como único dato para establecer este diagnóstico. Es preciso evaluar a los pacientes con hipotiroidismo secundario para detectar posibles déficits de otras hormonas

hipofisarias y una posible lesión expansiva (masa) de la hipófisis o del hipotálamo (v. «Trastornos de la función de la adenohipófisis»).

■ En las **enfermedades no tiroideas graves,** el diagnóstico de hipotiroidismo puede ser difícil. La concentración plasmática de T_4 libre medida mediante los análisis habituales puede ser baja.

• La **TSH plasmática es la mejor prueba diagnóstica inicial.** Un valor normal de TSH es un dato sólido de que el estado del paciente es eutiroideo, excepto cuando existen datos de enfermedad hipofisaria o hipotalámica, o en pacientes tratados con dopamina o con dosis elevadas de glucocorticoides. Una elevación importante de la TSH plasmática (> 20 µU/ml) establece el diagnóstico de hipotiroidismo primario.

• Pueden encontrarse elevaciones moderadas de la TSH plasmática (< 20 µU/ml) en pacientes eutiroideos en recuperación de enfermedades no tiroideas, y no son específicas del hipotiroidismo. Hay que medir la T_4 libre plasmática si se produce una elevación moderada de la TSH o si se sospecha un hipotiroidismo secundario, y se debe tratar el hipotiroidismo a los pacientes con T_4 libre plasmática baja. Es preciso evaluar de nuevo la función tiroidea de estos pacientes después de la recuperación de la enfermedad.

TRATAMIENTO

La **levotiroxina** es el fármaco de elección. La dosis restitutiva media es de 1,6 µg/kg v.o. al día, y la mayoría de los pacientes precisan dosis de 75 a 150 µg/día. En los pacientes ancianos, la dosis restitutiva promedio es menor. Se debe insistir en la necesidad del tratamiento durante toda la vida. La levotiroxina se debe tomar 30 min antes de una comida, ya que algunos alimentos interfieren en su absorción, y no se debe tomar con fármacos que afecten a su absorción (v. a continuación).

■ **Inicio del tratamiento.** En adultos jóvenes y de mediana edad, hay que iniciar el tratamiento con 1,6 µg/kg al día. Este régimen corrige gradualmente el hipotiroidismo, porque son necesarias varias semanas para alcanzar concentraciones plasmáticas estables de T_4. En pacientes ancianos y, por lo demás, sanos la dosis inicial debe ser de 50 µg/día. En pacientes con cardiopatía se debe empezar con 25 µg/día, y se les debe monitorizar rigurosamente por si se produce un empeoramiento de los síntomas cardíacos.

■ **Ajuste de la dosis y seguimiento**
• **En el hipotiroidismo primario, el objetivo terapéutico es mantener la TSH plasmática dentro de los valores normales.** Se debe medir la TSH plasmática 6-8 semanas después del inicio del tratamiento. Después, se debe ajustar la dosis de levotiroxina en incrementos de 12-25 µg a intervalos de 6 a 8 semanas hasta que la TSH plasmática sea normal. Posteriormente, es adecuada la medición anual de la TSH para monitorizar el tratamiento. También es importante medir la TSH en el primer trimestre de la gestación, porque la dosis de levotiroxina necesaria aumenta en este momento (v. a continuación). Se debe evitar el tratamiento excesivo, indicado por una TSH menor de lo normal, puesto que aumenta el riesgo de osteoporosis y de fibrilación auricular.

• **En el hipotiroidismo secundario no se puede emplear la TSH plasmática para ajustar el tratamiento.** El objetivo terapéutico es mantener la **T_4 libre plasmática** cerca de la zona media del intervalo de referencia. Hay que ajustar la dosis de levotiroxina a intervalos de 6-8 semanas hasta lograr este objetivo. Posteriormente, es adecuado determinar anualmente la T_4 libre plasmática para controlar el tratamiento.

COMPLICACIONES

■ **Situaciones en las que cambian las necesidades de levotiroxina.** La mayoría de las veces, la dificultad para controlar el hipotiroidismo se debe al **escaso cumplimiento** del tratamiento. Otras causas de aumento de las necesidades de levotiroxina son:

• Malabsorción por enfermedades intestinales o fármacos que interfieren en la absorción de la levotiroxina (p. ej., carbonato cálcico, sulfato ferroso, colestiramina, sucralfato, algeldrato [hidróxido de aluminio]).

• Interacciones farmacológicas que aumentan la eliminación de la levotiroxina (p. ej., estrógenos, rifampicina, carbamazepina, fenitoína) o que bloquean la conversión de T_4 en T_3 (amiodarona).

- Gestación, en la que con frecuencia aumentan las necesidades de levotiroxina en el primer trimestre (v. a continuación).
- Insuficiencia gradual de la función tiroidea endógena residual después del tratamiento del hipertiroidismo con RAI.

■ **Gestación.** La dosis de levotiroxina aumenta en un promedio del 50 % en la primera mitad de la gestación *(J Clin Endocrinol Metab 2012;97:2543)*. En mujeres con hipotiroidismo primario, es preciso medir la TSH plasmática tan pronto como se confirme la gestación, y posteriormente cada mes durante el segundo trimestre. La dosis de levotiroxina se debe aumentar según se necesite para mantener la TSH plasmática en la mitad inferior del intervalo normal y evitar el hipotiroidismo fetal.

■ El **hipotiroidismo subclínico** debe tratarse en caso de que existan: síntomas compatibles con hipotiroidismo, bocio, hipercolesterolemia que precisa tratamiento o TSH plasmática > 10 µU/ml *(Thyroid 2014;24:1670)*. Es necesario controlar cada año a los pacientes no tratados, y se debe iniciar la administración de levotiroxina si aparecen síntomas o si la TSH sérica aumenta hasta > 10 µU/ml.

■ Rara vez es necesario el **tratamiento urgente** del hipotiroidismo. La mayoría de los pacientes con hipotiroidismo y otras enfermedades asociadas pueden tratarse de la forma habitual. Sin embargo, el hipotiroidismo puede reducir la supervivencia en enfermedades graves, ya que contribuye a la hipoventilación, la hipotensión, la hipotermia, la bradicardia o la hiponatremia.

- La hipoventilación y la hipotensión se deben tratar de forma intensiva, junto con cualquier enfermedad simultánea. Es importante realizar pruebas de confirmación (concentración sérica de TSH y T_4 libre) antes de iniciar el tratamiento con hormonas tiroideas.
- **Se puede administrar levotiroxina, 50-100 µg i.v. cada 6-8 h durante 24 h,** seguida por 75-100 µg i.v. al día hasta que sea posible la ingesta oral. Ningún estudio clínico ha determinado el método óptimo de aporte de hormonas tiroideas, aunque este método alivia rápidamente el déficit de levotiroxina a la vez que minimiza el riesgo de empeorar una coronariopatía o una insuficiencia cardíaca subyacentes. **La corrección rápida está justificada sólo en los pacientes muy graves. Es importante monitorizar rigurosamente los signos vitales y el ritmo cardíaco para detectar signos tempranos de empeoramiento de una cardiopatía.** Habitualmente, se recomienda administrar **hidrocortisona,** 50 mg i.v. cada 8 h, durante el aporte rápido de hormona tiroidea, ya que este tratamiento puede precipitar una crisis suprarrenal en pacientes con insuficiencia suprarrenal.

Hipertiroidismo

PRINCIPIOS GENERALES

■ Para orientar el tratamiento de pacientes con hipertiroidismo y tirotoxicosis, se han desarrollado recomendaciones basadas en la evidencia *(Thyroid 2011;21:593)*.

■ La **enfermedad de Graves** produce la mayoría de los casos de hipertiroidismo, especialmente en pacientes jóvenes. Este trastorno **autoinmunitario** también puede producir **proptosis** (exoftalmos) y mixedema pretibial, ninguno de los cuales se encuentra en otras causas de hipertiroidismo.

■ El **bocio multinodular (BMN) tóxico** es una causa frecuente de hipertiroidismo en pacientes ancianos.

■ Son causas poco frecuentes el **hipertiroidismo inducido por yodo** (precipitado por fármacos como la **amiodarona** o medios de contraste radiográfico), los adenomas tiroideos, la tiroiditis subaguda (bocio sensible y doloroso con hipertiroidismo transitorio), la tiroiditis indolora (bocio indoloro con hipertiroidismo transitorio, que la mayoría de las veces se observa en el período puerperal) y la ingesta subrepticia de hormonas tiroideas. El hipertiroidismo inducido por TSH es muy poco habitual.

TABLA 24-2	Diagnóstico diferencial del hipertiroidismo
Tipo de bocio	**Diagnóstico**
Bocio difuso no doloroso	Enfermedad de Graves o tiroiditis indolora
Nódulos tiroideos múltiples	Bocio multinodular tóxico
Nódulo tiroideo único	Adenoma tiroideo
Bocio doloroso y sensible	Tiroiditis subaguda
Glándula tiroidea normal	Enfermedad de Graves, tiroiditis indolora o hipertiroidismo facticio

DIAGNÓSTICO

Presentación clínica

Anamnesis

■ Los síntomas son: intolerancia al calor, pérdida de peso, debilidad, palpitaciones, oligomenorrea y ansiedad.

■ En los **ancianos,** el hipertiroidismo se puede manifestar con tan sólo fibrilación auricular, insuficiencia cardíaca, debilidad o pérdida de peso, y es necesario un elevado índice de sospecha para establecer el diagnóstico.

Exploración física

■ Los signos que se observan son: reflejos tendinosos enérgicos, temblor fino, debilidad proximal, mirada fija y retracción palpebral. Las alteraciones cardíacas pueden ser llamativas, y entre ellas se encuentran la taquicardia sinusal, la fibrilación auricular y el empeoramiento de una arteriopatía coronaria o una insuficiencia cardíaca.

■ Los principales hallazgos diferenciales en la exploración física son los siguientes (tabla 24-2):
  • Presencia de proptosis o mixedema pretibial, que se observa sólo en la enfermedad de Graves (aunque muchos pacientes con enfermedad de Graves no tienen estos signos).
  • Bocio difuso y no doloroso con la palpación, compatible con enfermedad de Graves o tiroiditis indolora.
  • Gestación reciente, dolor en el cuello o administración reciente de yodo, que indican causas distintas a la enfermedad de Graves.

Pruebas diagnósticas

■ Pocas veces es necesaria la **captación de RAI (RAIU) de 24 h** para distinguir la enfermedad de Graves y el BMN no tóxico (en los que la RAIU está elevada) de la tiroiditis puerperal, el hipertiroidismo inducido por yodo y el hipertiroidismo facticio (en los que la RAIU es muy baja).

■ Ante un presunto hipertiroidismo, la TSH plasmática es la mejor prueba diagnóstica inicial.
  • Una concentración de TSH >0,1 µU/ml descarta un hipertiroidismo clínico. Si la TSH plasmática es <0,1 µU/ml, se debe medir la **T_4 libre plasmática** para determinar la gravedad del hipertiroidismo y como valor inicial para el tratamiento. Si la T_4 libre plasmática está elevada, se establece el diagnóstico de hipertiroidismo clínico.
  • **Si la TSH plasmática es <0,1 µU/ml pero la T_4 libre es normal,** el paciente puede tener un hipertiroidismo clínico por elevación aislada de la T_3 plasmática, y en este caso es preciso medir la T_3 plasmática.
  • El **hipertiroidismo muy leve (o subclínico)** puede reducir la TSH hasta <0,1 µU/ml, por lo que su reducción aislada no confirma que los síntomas se deban a hipertiroidismo.
  • La TSH también puede disminuir en **enfermedades no tiroideas graves** (v. «Evaluación de la función tiroidea»).

TRATAMIENTO

■ Algunas formas de hipertiroidismo (tiroiditis subaguda o puerperal) son transitorias y precisan únicamente **tratamiento sintomático.** Se utiliza un **antagonista adrenérgico β** (como

atenolol, 25 mg a 100 mg al día) para aliviar los síntomas del hipertiroidismo, como palpitaciones, temblor y ansiedad, hasta que se controla el hipertiroidismo con el tratamiento definitivo o hasta que desaparecen sus formas transitorias. La dosis se ajusta para aliviar los síntomas y la taquicardia, y después se reduce gradualmente, a medida que se controla el hipertiroidismo.

■ Se dispone de tres métodos para el tratamiento definitivo (ninguno de los cuales controla rápidamente el hipertiroidismo): RAI, tionamidas y tiroidectomía subtotal *(Thyroid 2011;21:593)*.

- Durante el tratamiento, se controla a los pacientes con evaluación clínica y medición de la T_4 libre plasmática. La TSH plasmática no es útil para evaluar la respuesta inicial al tratamiento, puesto que permanece disminuida hasta después de que el paciente ya está eutiroideo.
- Independientemente del tratamiento utilizado, todos los pacientes con enfermedad de Graves necesitan seguimiento a lo largo de toda la vida por si aparece hipertiroidismo recurrente o hipotiroidismo.

■ **Elección del tratamiento definitivo**
- **En la enfermedad de Graves, el tratamiento con RAI es el tratamiento de elección en casi todos los pacientes.** Es sencillo y muy eficaz, aunque **no se puede llevar a cabo en la gestación. Para tratar el hipertiroidismo en el embarazo, se debe usar propiltiouracilo (PTU).** Las tionamidas consiguen el control a largo plazo en menos de la mitad de los pacientes con enfermedad de Graves, y se asocian a un escaso riesgo de efectos adversos potencialmente mortales. Se debe realizar una tiroidectomía en los pacientes que rechacen el tratamiento con RAI y que tengan una recaída o presenten efectos adversos del tratamiento con tionamidas.
- **Otras causas de hipertiroidismo.** El BMN tóxico y el adenoma tóxico se deben tratar con RAI (excepto en la gestación). Las formas transitorias de hipertiroidismo debidas a tiroiditis se deben tratar de forma sintomática con atenolol. El hipertiroidismo inducido por yodo se trata con tionamidas y atenolol hasta que el paciente está eutiroideo. Si bien se ha propuesto el tratamiento con glucocorticoides de algunos pacientes con hipertiroidismo inducido por amiodarona, **casi todos los pacientes con hipertiroidismo inducido por amiodarona responden bien al tratamiento con tionamidas** *(Circulation 2002;105:1275).*

■ **Tratamiento con RAI**
- Una dosis única controla permanentemente el hipertiroidismo en el 90 % de los pacientes, y se pueden administrar más dosis si es necesario.
- En las mujeres potencialmente fértiles, se realizará una **prueba de gestación** inmediatamente antes del tratamiento.
- Habitualmente, se mide la RAIU de 24 h y se utiliza para calcular la dosis.
- Las tionamidas interfieren en el tratamiento con RAI y se deben interrumpir al menos 3 días antes del tratamiento. Si se ha administrado tratamiento con yodo, se debe interrumpir al menos 2 semanas antes del tratamiento con RAI.
- **Seguimiento.** Por lo general, se requieren varios meses para restablecer el eutiroidismo. Se evalúa a los pacientes a intervalos de 4 a 6 semanas, con evaluación de los hallazgos clínicos y de la T_4 libre plasmática.
  - Si la función tiroidea se estabiliza en el intervalo normal, se incrementa gradualmente el intervalo entre las visitas de seguimiento hasta visitas anuales.
  - Si se produce hipotiroidismo sintomático, se inicia el tratamiento con levotiroxina (v. «Hipotiroidismo»).
  - Si el hipertiroidismo sintomático **persiste después de 6 meses, se repite el tratamiento con RAI.**
- **Efectos adversos**
  - Se produce **hipotiroidismo** en la mayoría de los pacientes en el primer año, y posteriormente sigue apareciendo con una incidencia de aproximadamente el 3 % al año.
  - Debido a la liberación de la hormona almacenada, puede producirse una ligera elevación de la T_4 plasmática en las primeras 2 semanas tras el tratamiento. Este fenómeno es importante únicamente en **pacientes con cardiopatía grave,** que pueden empeorar en

consecuencia. Estos pacientes deben tratarse con tionamidas para restaurar el eutiroidismo y producir depleción de la hormona almacenada antes del tratamiento con RAI.
- No existen datos convincentes de que el RAI tenga un efecto clínicamente importante sobre la evolución de la oftalmopatía de la enfermedad de Graves,
- No aumenta el riesgo de neoplasias malignas ni produce malformaciones congénitas en la descendencia de mujeres que conciben después del tratamiento con RAI.

■ **Tionamidas.** El metimazol y el PTU inhiben la síntesis de hormonas tiroideas. El PTU también inhibe la desyodación extratiroidea de T_4 a T_3. Cuando se produce la depleción de los depósitos de hormonas tiroideas (después de varias semanas o meses), disminuye la concentración de T_4. Estos fármacos no tienen efecto permanente alguno sobre la función tiroidea. **En la mayoría de los pacientes con enfermedad de Graves, el hipertiroidismo recidiva en los 6 meses siguientes a la interrupción del tratamiento.** Se produce la remisión espontánea de la enfermedad de Graves en aproximadamente un tercio de los pacientes durante el tratamiento con tionamidas, y en esta pequeña proporción puede no ser necesario otro tratamiento. La remisión es más probable en el hipertiroidismo leve, de inicio reciente y si el bocio es pequeño. Debido al mejor perfil de seguridad, **debe usarse metimazol en lugar de PTU** salvo en situaciones específicas (v. texto siguiente).
- **Inicio del tratamiento.** Antes de empezar el tratamiento, debe advertirse a los pacientes de los efectos adversos y las precauciones. Las dosis iniciales habituales son: metimazol, 10-40 mg v.o. al día o PTU, 100-200 mg v.o. tres veces al día; en el hipertiroidismo grave se pueden emplear dosis iniciales mayores.
- **Seguimiento.** El restablecimiento del eutiroidismo tarda varios meses.
  - Se valora a los pacientes a intervalos de 4 semanas con evaluación de los hallazgos clínicos y de la T_4 libre plasmática. Si la concentración plasmática de T_4 libre no disminuye después de 4 a 8 semanas, es necesario aumentar la dosis. Pueden requerirse dosis de hasta 300 mg v.o. cuatro veces al día de PTU o 60 mg de tiamazol v.o. al día.
  - Una vez que la concentración plasmática de T_4 libre ha disminuido hasta valores normales, se ajusta la dosis para mantener la T_4 libre plasmática en el intervalo normal.
  - No hay consenso sobre la duración óptima del tratamiento, aunque suelen utilizarse períodos de 6 meses a 2 años. Se debe controlar cuidadosamente a los pacientes para detectar una posible recurrencia del hipertiroidismo después de la interrupción del fármaco.
■ Los **efectos adversos** es más probable que se produzcan en los primeros meses de tratamiento.
- Los efectos adversos leves son: exantema, urticaria, fiebre, artralgias y leucopenia transitoria.
- Se produce **agranulocitosis** en el 0,3 % de los pacientes tratados con tionamidas. Otros efectos adversos potencialmente mortales son: **hepatitis,** vasculitis y lupus eritematoso inducido por fármacos. Estas complicaciones suelen resolverse si la administración del fármaco se interrumpe rápidamente.
- **Hay que advertir a los pacientes que, si aparece ictericia o síntomas indicativos de agranulocitosis (p. ej., fiebre, escalofríos, faringitis), deben interrumpir la toma del fármaco inmediatamente** y ponerse en contacto con su médico rápidamente para una evaluación. El control sistemático del recuento leucocitario no es útil para detectar la agranulocitosis, que aparece súbitamente.
■ **Tiroidectomía subtotal.** Esta intervención proporciona el control a largo plazo del hipertiroidismo en la mayoría de los pacientes.
- La cirugía puede provocar un empeoramiento perioperatorio del hipertiroidismo, y se debe preparar a los pacientes para la operación mediante uno de dos métodos:
  - Se administra **una tionamida** hasta que el paciente se encuentre prácticamente eutiroideo. Después se añade **yoduro potásico sobresaturado (SSKI),** 40-80 mg (una o dos gotas) v.o. dos veces al día, 1 a 2 semanas antes de la cirugía. En el postoperatorio se interrumpe la administración de ambos fármacos.
  - Se inicia la administración de **atenolol** (50-100 mg al día) 1 a 2 semanas antes de la operación. Se aumenta la dosis cuando sea necesario para reducir la frecuencia cardíaca

en reposo hasta menos de 90 latidos/min y se continúa durante 5-7 días en el postoperatorio. Se administra SSKI como se señala anteriormente.

• **Seguimiento.** Es preciso evaluar los hallazgos clínicos y la concentración plasmática de T$_4$ libre y TSH 4 a 6 meses después de la operación.

• Si la función tiroidea es normal, se evalúa al paciente a los 3 y a los 6 meses, y después cada año.

• Si se produce hipotiroidismo sintomático, se inicia el tratamiento con levotiroxina.

• El hipertiroidismo persiste o recurre en el 3-7 % de los pacientes.

• Las **complicaciones** de la tiroidectomía son: **hipotiroidismo** e **hipoparatiroidismo.** Las complicaciones infrecuentes son la parálisis permanente de una cuerda vocal, por lesión del nervio laríngeo recurrente, y la muerte perioperatoria. La tasa de complicaciones parece depender de la experiencia del cirujano.

CONSIDERACIONES ESPECIALES

■ Se produce **hipertiroidismo subclínico** (*J Clin Endocrinol Metab 2011;96:59*) cuando la TSH plasmática disminuye hasta < 0,1 µU/ml pero el paciente no tiene síntomas producidos claramente por el hipertiroidismo, y las concentraciones plasmáticas de T$_4$ libre y T$_3$ son normales.

• El hipertiroidismo subclínico aumenta el riesgo de **fibrilación auricular** en pacientes mayores de 60 años y en los que tienen cardiopatías, y predispone a la **osteoporosis** en las mujeres posmenopáusicas; en estos pacientes es preciso tratarlo.

• En el caso de pacientes jóvenes asintomáticos con enfermedad de Graves leve, se les puede observar para detectar la resolución espontánea del hipertiroidismo, o la aparición de síntomas o el aumento de la concentración de T$_4$ libre que justificarían un tratamiento.

■ El **tratamiento urgente** está justificado cuando el hipertiroidismo empeora la insuficiencia cardíaca o los síndromes coronarios agudos, y en los escasos pacientes con hipertiroidismo grave complicado por fiebre y trastorno confusional (en ocasiones, denominada tormenta tiroidea). Hay que tratar de forma intensiva las enfermedades simultáneas, y se deben realizar pruebas de confirmación (concentración sérica de TSH y T$_4$ libre) antes de iniciar el tratamiento.

• **Hay que iniciar inmediatamente el tratamiento con PTU, 300 mg v.o. cada 6 h, o metimazol, 60 mg/día v.o.**

• Se debe iniciar la administración de **yoduro** (**SSKI,** 2 gotas v.o. cada 12 h) para inhibir rápidamente la secreción de hormonas tiroideas.

• Es necesario administrar **propranolol,** 40 mg v.o. cada 6 h (o en una dosis equivalente i.v.), en pacientes con angina o infarto de miocardio, y se debe ajustar la dosis para prevenir la taquicardia. Los antagonistas β-adrenérgicos pueden ser eficaces en algunos pacientes con insuficiencia cardíaca y taquicardia intensa, aunque es posible que reduzca aún más la función sistólica ventricular izquierda. En pacientes con insuficiencia cardíaca clínica se debe administrar sólo con una monitorización cuidadosa de la función ventricular izquierda.

• La T$_4$ libre plasmática se mide cada 4-6 días. Cuando la T$_4$ libre se aproxima al intervalo normal, se reducen gradualmente las dosis de metimazol y de yodo. Es preciso programar el tratamiento con RAI 2-4 semanas después de la interrupción del yodo.

■ **Hipertiroidismo en la gestación.** Ante un presunto hipertiroidismo, se debe medir la TSH plasmática, que disminuye al principio de la gestación, aunque raras veces lo hace hasta < 0,1 µU/ml (*Endocrinol Metab Clin North Am 2011;40:739*).

• Si la TSH es < 0,1 µU/ml, el diagnóstico se debe confirmar mediante la medición de la T$_4$ libre plasmática.

• El RAI está contraindicado en la gestación, por lo que se debe tratar a las pacientes con PTU. No se usa metimazol en el primer trimestre porque se asocia a determinados defectos congénitos. Es necesario ajustar la dosis a intervalos de 4 semanas para mantener la T$_4$ libre plasmática cerca del límite superior del intervalo normal y así evitar el hipotiroidismo fetal. La dosis necesaria suele disminuir en las últimas fases de la gestación.

- Se puede utilizar atenolol, 25-50 mg v.o. al día, para aliviar los síntomas mientras se espera a que se produzcan los efectos del PTU.
- Se debe vigilar cuidadosamente al feto y al neonato para detectar hipertiroidismo. Para estimar este riesgo, en el tercer trimestre del embarazo se debe medir el nivel plasmático materno de inmunoglobulina estimulante de la glándula tiroidea.

Bocio eutiroideo y nódulos tiroideos

PRINCIPIOS GENERALES

- El diagnóstico de bocio eutiroideo se basa en la palpación de la glándula tiroidea y la evaluación de la función tiroidea. Si la glándula está aumentada de tamaño, el médico debe determinar si el aumento de tamaño es **difuso o multinodular, o si existe un único nódulo palpable.** Las tres formas de bocio eutiroideo son frecuentes, especialmente en mujeres.
- La tomografía y la ecografía (ultrasonografía) tiroideas no aportan información adicional útil sobre bocios difusos con la palpación, y no se deben realizar en estos pacientes.
- Entre el 30 % y el 50 % de las personas tienen nódulos tiroideos no palpables que se detectan con ecografía. Rara vez tienen importancia clínica, aunque su descubrimiento casual puede conducir a efectuar estudios diagnósticos y tratamientos innecesarios.
- **Bocio difuso**
  - En Estados Unidos, casi todos los bocios difusos eutiroideos se deben a **tiroiditis linfocítica crónica (tiroiditis de Hashimoto).** Puesto que la tiroiditis de Hashimoto también puede causar hipotiroidismo, se debe medir la TSH plasmática.
  - Generalmente, los bocios difusos son asintomáticos y casi nunca requieren tratamiento. Se debe realizar un seguimiento periódico de los pacientes para detectar la posible aparición de hipotiroidismo.
- **Bocio multinodular**
  - El bocio multinodular (BMN) es frecuente en los ancianos, especialmente en mujeres. La mayoría de los pacientes están asintomáticos y no precisan tratamiento.
  - En algunos pacientes, se produce **hipertiroidismo** (BMN tóxico) (v. «Hipertiroidismo»).
  - En pocos casos, la glándula comprime la tráquea o el esófago, produciendo disnea o disfagia, y el tratamiento es necesario. La levotiroxina tiene un efecto escaso o nulo sobre el tamaño de los BMN. El tratamiento con RAI reduce el tamaño de la glándula y alivia los síntomas en la mayoría de casos. Se puede realizar también una tiroidectomía subtotal para aliviar los síntomas compresivos.
  - La evaluación de un posible carcinoma tiroideo con biopsia por punción está justificada si existe un nódulo dominante (de tamaño desproporcionadamente mayor que el resto). En algunos centros, se ha adoptado la política de realizar una ecografía tiroidea en todos los pacientes con BMN y evaluar todos los nódulos de > 1 cm mediante biopsia por punción. Esta política aumenta espectacularmente el número de biopsias tiroideas y el coste del tratamiento de esta frecuente afección. No hay datos que señalen que la ecografía tiroidea sistemática mejore la evolución clínica de los pacientes con BMN.
- **Nódulos tiroideos únicos**
  - Los **nódulos tiroideos palpables únicos** suelen ser benignos, aunque aproximadamente el 5 % son carcinomas tiroideos.
  - Los hallazgos clínicos que aumentan la probabilidad de carcinoma son la presencia de adenopatía cervical, un antecedente de radiación de la cabeza o el cuello en la infancia, y un antecedente familiar de carcinoma medular tiroideo o de síndromes de neoplasia endocrina múltiple de los tipos 2A o 2B. Un nódulo tiroideo duro y fijo, el crecimiento reciente del nódulo o la disfonía por parálisis de una cuerda vocal también sugieren una neoplasia maligna.
  - La mayoría de los pacientes con carcinoma tiroideo no presentan ninguno de estos factores de riesgo, y **se deben evaluar mediante biopsia por aspiración con aguja todos**

los nódulos tiroideos únicos palpables. El tratamiento de los pacientes con carcinoma tiroideo se debe realizar, previa consulta, con un endocrinólogo.

• Los nódulos con citología benigna deben reevaluarse periódicamente mediante palpación. El tratamiento con levotiroxina tiene un efecto escaso o nulo sobre el tamaño de los nódulos tiroideos únicos, y no está indicado.

• En algunos centros, se usa de forma sistemática la ecografía tiroidea en los casos con un nódulo palpable y la biopsia de todos los nódulos que cumplen los criterios de tamaño y de imagen.

TRASTORNOS DE LA FUNCIÓN SUPRARRENAL

Insuficiencia suprarrenal

PRINCIPIOS GENERALES

■ La insuficiencia suprarrenal puede deberse a enfermedades de las glándulas suprarrenales (**insuficiencia suprarrenal primaria, enfermedad de Addison**), con deficiencia tanto de cortisol como de aldosterona y elevación de la corticotropina (ACTH), o bien a una deficiencia de ACTH por trastornos de la hipófisis o del hipotálamo (**insuficiencia suprarrenal secundaria**), con deficiencia aislada de cortisol.

■ La **insuficiencia suprarrenal primaria** se debe con mayor frecuencia a **suprarrenalitis autoinmunitaria**, que puede asociarse a otros déficits endocrinos (p. ej., hipotiroidismo).

■ Las infecciones de la glándula suprarrenal como la tuberculosis y la histoplasmosis también pueden causar insuficiencia suprarrenal.

■ Puede producirse **infarto suprarrenal hemorrágico** en el postoperatorio, en trastornos de la coagulación y estados de hipercoagulabilidad, y en la sepsis. La hemorragia suprarrenal suele provocar dolor abdominal o en el flanco y fiebre; la tomografía computarizada (TC) del abdomen muestra masas suprarrenales bilaterales de densidad elevada.

■ Puede producirse insuficiencia suprarrenal en pacientes con sida, y se debe a linfoma suprarrenal, infección diseminada por citomegalovirus, micobacterias u hongos.

■ Otras causas menos frecuentes son la adrenoleucodistrofia, que produce insuficiencia suprarrenal en hombres jóvenes, y fármacos como el ketoconazol y el etomidato, que inhiben la síntesis de hormonas esteroideas.

■ La **insuficiencia suprarrenal secundaria** se debe, la mayor parte de las veces, a **tratamiento con glucocorticoides;** la supresión de la ACTH puede persistir durante un año después de la interrupción del tratamiento. Cualquier trastorno de la hipófisis o del hipotálamo puede causar déficit de ACTH, aunque suelen ser evidentes otros datos de estos trastornos.

DIAGNÓSTICO

Presentación clínica

■ Se debe sospechar una insuficiencia suprarrenal en pacientes con hipotensión, pérdida de peso, náuseas persistentes, hiponatremia o hiperpotasemia.

■ Los **hallazgos clínicos** en la insuficiencia suprarrenal son inespecíficos, y si no se tiene un elevado índice de sospecha, se omite fácilmente el diagnóstico de esta enfermedad potencialmente mortal pero tratable con facilidad.

• Los síntomas son: anorexia, náuseas, vómitos, pérdida de peso, debilidad y astenia. Es frecuente observar hipotensión ortostática e hiponatremia.

• Los síntomas suelen ser crónicos, aunque puede producirse **shock** de forma súbita, que resulta mortal, salvo que se trate rápidamente. Con frecuencia, esta crisis suprarrenal está producida por enfermedad, lesión o cirugía. Todos estos síntomas se deben a déficit de cortisol y se producen en la insuficiencia suprarrenal tanto primaria como secundaria.

■ La hiperpigmentación (por un considerable exceso de ACTH), y la hiperpotasemia y depleción de volumen (por déficit de aldosterona) sólo se producen en la insuficiencia suprarrenal primaria.

Pruebas diagnósticas

- **La prueba de estimulación con tetracosactida** se utiliza para el diagnóstico. La tetracosactida (250 μg) se administra por vía i.v. o i.m., y **el cortisol plasmático se mide 30 min después.** La respuesta normal es la estimulación del cortisol plasmático > 18 μg/dl. Esta prueba detecta la insuficiencia suprarrenal primaria y secundaria, excepto en las primeras semanas tras el inicio de la disfunción hipofisaria (p. ej., poco después de la cirugía hipofisaria; v. «Trastornos de la función de la adenohipófisis»).
- La distinción entre insuficiencia suprarrenal primaria y secundaria suele ser evidente.
- La hiperpotasemia, la hiperpigmentación u otros déficits endocrinos autoinmunitarios indican insuficiencia suprarrenal primaria, en tanto que los déficits de otras hormonas hipofisarias, los síntomas de una masa hipofisaria (p. ej., cefalea, pérdida del campo visual), o la enfermedad hipofisaria o hipotalámica conocida indican una insuficiencia suprarrenal secundaria.
- Si la causa no está clara, la **concentración plasmática de ACTH** distingue la insuficiencia suprarrenal primaria (en la que se encuentra muy elevada) de la insuficiencia suprarrenal secundaria.
- La mayoría de los casos de insuficiencia suprarrenal primaria se deben a suprarrenalitis autoinmunitaria, aunque hay que descartar otras causas. Los datos radiográficos de aumento del tamaño o calcificación suprarrenal indican que la causa es una infección o una hemorragia.
- Es preciso estudiar a los pacientes con insuficiencia suprarrenal secundaria para detectar deficiencia de otras hormonas hipofisarias, y se les debe evaluar para detectar un posible tumor hipofisario o hipotalámico (v. «Trastornos de la función de la adenohipófisis»).

TRATAMIENTO

- La **crisis suprarrenal** con hipotensión debe tratarse rápidamente. Es importante evaluar a los pacientes para detectar una enfermedad subyacente que haya precipitado la crisis.
- **Si se conoce el diagnóstico de insuficiencia suprarrenal, se debe administrar hidrocortisona, 100 mg i.v. cada 8 h,** y se debe infundir rápidamente **suero salino al 0,9 % con glucosa al 5 %** hasta que se corrija la hipotensión. La dosis de hidrocortisona se reduce gradualmente durante varios días, a medida que se resuelven los síntomas y cualquier enfermedad precipitante, y después se pasa al tratamiento de mantenimiento oral. No es necesario el aporte de mineralocorticoides hasta que la dosis de hidrocortisona sea < 100 mg/día.
- **Si no se ha establecido el diagnóstico de insuficiencia suprarrenal,** es preciso administrar una dosis única de **dexametasona,** 10 mg i.v., y se debe iniciar una infusión rápida de suero salino al 0,9 % con glucosa al 5 %. Se debe realizar una **prueba de estimulación con tetracosactida,** independientemente del momento del día. Se emplea dexametasona porque no interfiere en la medición del cortisol plasmático. Después de la medición del cortisol plasmático a los 30 min, se debe administrar hidrocortisona, 100 mg i.v. cada 8 h, hasta conocer el resultado de la prueba.
- El **tratamiento de mantenimiento** en todos los pacientes requiere la sustitución de la hidrocortisona con prednisona. La mayoría de los pacientes con insuficiencia suprarrenal primaria también precisan la sustitución de la aldosterona por fludrocortisona.
  - Se debe iniciar el tratamiento con **prednisona,** 5 mg v.o., todas las mañanas. Después se ajusta la dosis con el objetivo de administrar la menor dosis que alivie los síntomas del paciente y de prevenir la osteoporosis y otros signos del síndrome de Cushing. La mayoría de los pacientes requieren dosis de 4-7,5 mg v.o. al día. El tratamiento simultáneo con rifampicina, fenitoína o fenobarbital acelera el metabolismo de los glucocorticoides y aumenta la dosis necesaria.
  - **Durante las enfermedades, las lesiones o el período perioperatorio se debe aumentar la dosis de glucocorticoides.**
  - En enfermedades leves, el paciente debe duplicar la dosis durante 3 días. Si la enfermedad se resuelve, se vuelve a la dosis de mantenimiento.
  - **Los vómitos precisan una asistencia médica inmediata,** con tratamiento i.v. con glucocorticoides y líquidos i.v. Los pacientes pueden autoadministrarse un vial de 4 mg de dexametasona por vía i.m. en los vómitos o en las enfermedades graves si no se dispone inmediatamente de asistencia sanitaria.

- En **las enfermedades o lesiones graves,** se debe administrar hidrocortisona, 50 mg i.v. cada 8 h, con reducción gradual de la dosis a medida que disminuye la gravedad de la enfermedad. Se usa el mismo régimen en **pacientes sometidos a cirugía,** y la primera dosis de hidrocortisona se suministra en el preoperatorio. La dosis se puede reducir progresivamente hasta el tratamiento de mantenimiento en 2 a 3 días después de una cirugía no complicada.
- **En la insuficiencia suprarrenal primaria,** hay que administrar **fludrocortisona, 0,1 mg v.o. al día.** Se ajusta la dosis para mantener la presión arterial (en decúbito supino y en bipedestación) y el potasio sérico dentro del intervalo normal; la dosis habitual es de 0,05-0,2 mg v.o. al día.
- **Se debe instruir a los pacientes sobre el tratamiento de su enfermedad,** incluyendo el ajuste de la dosis de prednisona durante las enfermedades. Deben llevar una placa o una pulsera con la identificación médica.

Síndrome de Cushing

PRINCIPIOS GENERALES

- El síndrome de Cushing (*J Clin Endocrinol Metab 2008;93;1526*) es con mayor frecuencia **iatrogénico,** debido al tratamiento con glucocorticoides.
- Los **microadenomas hipofisarios secretores de ACTH (enfermedad de Cushing)** suponen el 80 % de los casos de síndrome de Cushing endógeno.
- Los tumores suprarrenales y la secreción ectópica de ACTH dan cuenta del resto de los casos.

DIAGNÓSTICO

Presentación clínica

- Los hallazgos son obesidad central, cara redondeada, depósitos de grasa en las fosas supraclaviculares y en la cara posterior del cuello, hipertensión, hirsutismo, amenorrea y depresión. Otros hallazgos más específicos son piel fina, equimosis fáciles, estrías rojizas, debilidad muscular proximal y osteoporosis.
- La hiperpigmentación o la alcalosis hipopotasémica indican síndrome de Cushing por secreción ectópica de ACTH.
- En algunos pacientes se produce diabetes mellitus.

Pruebas diagnósticas

- El **diagnóstico** se basa en el aumento de la excreción de cortisol, la ausencia de inhibición mediante retroalimentación normal de la secreción de ACTH y cortisol, o la pérdida del ritmo diurno normal de la secreción de cortisol.
  - La mejor prueba inicial es la prueba de la medición del **cortisol urinario de 24 h.**
  - Como alternativa, puede efectuarse una **prueba nocturna de supresión con dexametasona** (se administra 1 mg de dexametasona v.o. a las 11 de la noche; se mide el cortisol plasmático a las 8 de la mañana del día siguiente; intervalo normal: cortisol plasmático <2 µg/dl); o
  - Puede medirse el cortisol salival en el domicilio durante el nadir del cortisol plasmático normal a las 11 de la noche.
- Todas estas pruebas son muy sensibles, y un valor normal prácticamente descarta el diagnóstico. Si la prueba nocturna de supresión de la dexametasona o el cortisol salival a las 11 de la noche están alterados, debe medirse el cortisol urinario de 24 h.
  - Si la excreción de cortisol urinario de 24 h es más de 3-4 veces el límite superior del intervalo de referencia en un paciente con hallazgos clínicos compatibles, se establece el diagnóstico de síndrome de Cushing.
  - En los pacientes con elevaciones más ligeras del cortisol urinario, hay que realizar una **prueba de supresión con dexametasona en dosis baja.** Se administra dexametasona, 0,5 mg v.o. cada 6 h, durante 48 h, comenzando a las 8 de la mañana. Se mide el cortisol urinario en las últimas 24 h y el cortisol plasmático 6 h después de la última dosis de

dexametasona. La ausencia de supresión del cortisol plasmático hasta $< 2\,\mu g/dl$ y del cortisol urinario hasta menos del intervalo de referencia normal es diagnóstico de síndrome de Cushing.

- No se debe realizar el estudio durante una enfermedad grave ni durante la depresión, puesto que pueden producirse resultados falsamente positivos. El tratamiento con fenitoína también da lugar a un resultado positivo falso, porque acelera el metabolismo de la dexametasona.

■ Después de establecer el diagnóstico de síndrome de Cushing, hay que realizar pruebas para determinar la causa consultando con un endocrinólogo.

Hallazgo casual de nódulos suprarrenales

PRINCIPIOS GENERALES

■ Los nódulos suprarrenales son un hallazgo casual frecuente en los estudios de imagen abdominales.

■ La mayoría de los nódulos descubiertos de forma casual son tumores corticosuprarrenales benignos que no secretan un exceso de hormonas.

DIAGNÓSTICO

En los pacientes sin una neoplasia maligna diagnosticada en otras localizaciones, los problemas diagnósticos son la presencia o ausencia de secreción hormonal excesiva o un carcinoma corticosuprarrenal.

Presentación clínica

Se debe evaluar a los pacientes para detectar hipertensión, síntomas sugestivos de feocromocitoma (cefalea episódica, palpitaciones y sudoración) y signos de síndrome de Cushing (v. «Síndrome de Cushing»).

Diagnóstico diferencial

■ El diagnóstico diferencial tiene en cuenta: adenomas suprarrenales que producen síndrome de Cushing o hiperaldosteronismo primario, feocromocitoma, carcinoma corticosuprarrenal y cáncer metastásico.

■ Las características del nódulo en las pruebas de imagen pueden indicar un diagnóstico, aunque no son suficientemente específicas para que se pueda omitir una evaluación adicional.

Pruebas diagnósticas

■ Es preciso medir la **concentración plasmática de potasio, metanefrinas y sulfato de deshidroepiandrosterona,** y se debe realizar una **prueba nocturna de supresión con dexametasona.**

■ **En los pacientes con un cáncer potencialmente resecable en cualquier localización** y en los que se deba excluir una metástasis suprarrenal puede requerirse una tomografía por emisión de positrones.

■ Es necesario evaluar a los pacientes con hipertensión (especialmente si presentan hipopotasemia) para detectar hiperaldosteronismo primario midiendo el cociente entre aldosterona plasmática (en ng/dl) y actividad de renina plasmática (en [ng/ml]/h). Si el cociente es < 20, se descarta el diagnóstico de hiperaldosteronismo primario, mientras que un cociente > 50 hace que el diagnóstico sea muy probable. Es importante realizar una evaluación adicional en los pacientes con un cociente intermedio, en colaboración con un endocrinólogo.

■ Se debe realizar una evaluación adicional de una prueba anormal de supresión nocturna con dexametasona (v. «Síndrome de Cushing»).

■ La elevación plasmática de sulfato de deshidroepiandrosterona o la presencia de un nódulo de gran tamaño indica un adenoma corticosuprarrenal.

TRATAMIENTO

■ La mayoría de los nódulos diagnosticados como hallazgo casual miden < 4 cm de diámetro y no producen exceso de hormonas ni precisan tratamiento. Se recomienda al menos un **estudio de imagen repetido** 3 a 6 meses después para asegurarse de que el nódulo no crece rápidamente (lo que indicaría un carcinoma suprarrenal).

■ Con el principio de resecar todos los nódulos de > 4 cm de diámetro puede tratarse de forma adecuada la inmensa mayoría de los carcinomas suprarrenales al mismo tipo que se minimiza el número de nódulos benignos que se resecan innecesariamente.

■ Si existen datos clínicos o bioquímicos de un feocromocitoma, se debe resecar el nódulo después de un bloqueo adrenérgico α adecuado con fenoxibenzamina.

TRASTORNOS DE LA FUNCIÓN DE LA ADENOHIPÓFISIS

PRINCIPIOS GENERALES

■ El lóbulo anterior de la hipófisis secreta **prolactina, hormona del crecimiento (somatostatina)** y cuatro **hormonas tróficas,** que son la corticotropina (ACTH), la tirotropina (TSH) y las gonadotropinas, hormona luteinizante y hormona estimulante de los folículos. Cada hormona trófica estimula una glándula diana específica.

■ La función de la adenohipófisis está regulada por hormonas hipotalámicas que llegan a la hipófisis a través de venas portales del tallo hipofisario. El efecto predominante de la regulación hipotalámica consiste en la estimulación de la secreción de hormonas hipofisarias, excepto la prolactina, que es inhibida por la secreción de dopamina por el hipotálamo.

■ La secreción de hormonas tróficas también está regulada por retroalimentación negativa por las hormonas de sus glándulas diana, y la respuesta normal de la hipófisis a la deficiencia de la hormona diana consiste en un aumento de la secreción de la hormona trófica correspondiente.

■ La **disfunción de la adenohipófisis** puede deberse a trastornos de la hipófisis o del hipotálamo.

Etiología

■ Los **adenomas hipofisarios** son los trastornos hipofisarios más frecuentes. Se clasifican por su tamaño y su función.

• Los **microadenomas** miden < 10 mm de diámetro y provocan manifestaciones clínicas sólo si producen un exceso de hormonas. Son demasiado pequeños para causar hipopituitarismo o efecto expansivo.

• Los **macroadenomas** miden > 10 mm de diámetro y pueden producir cualquier combinación de exceso de hormonas hipofisarias, hipopituitarismo y efecto expansivo (cefalea, pérdida del campo visual).

• Los **adenomas secretores** producen prolactina, hormona del crecimiento o ACTH.

• Los **macroadenomas no secretores** pueden provocar hipopituitarismo o efectos expansivos.

• Los **microadenomas no secretores** son hallazgos radiológicos casuales frecuentes, se observan en aproximadamente el 10 % de la población normal y no precisan tratamiento.

■ **Otros trastornos hipofisarios o hipotalámicos,** como el traumatismo craneal, la cirugía o la radiación hipofisaria, y el infarto hipofisario puerperal (síndrome de Sheehan), pueden producir hipopituitarismo. Otros tumores de la hipófisis o del hipotálamo (p. ej., craneofaringioma, metástasis), trastornos inflamatorios (p. ej., sarcoidosis, histiocitosis X) e infecciones (p. ej., tuberculosis) pueden provocar hipopituitarismo o efecto expansivo.

DIAGNÓSTICO

Presentación clínica

■ En el **hipopituitarismo** (deficiencia de una o más hormonas hipofisarias), la más frecuente es la deficiencia de gonadotropinas, que causa amenorrea en las mujeres y déficit de andrógenos en los hombres. Raras veces se produce hipotiroidismo secundario o insuficiencia suprarrenal secundaria de forma aislada. La insuficiencia suprarrenal secundaria provoca déficit de cortisol, pero no de aldosterona; no se produce hiperpotasemia ni hiperpigmentación, aunque puede causar una crisis suprarrenal potencialmente mortal.

■ El **exceso hormonal** provoca con mayor frecuencia **hiperprolactinemia,** que puede deberse a un adenoma secretor o a lesiones no secretoras que dañan el hipotálamo o el tallo hipofisario. El exceso de hormona del crecimiento **(acromegalia),** y el exceso de ACTH y de cortisol **(enfermedad de Cushing)** están causados por adenomas secretores.

■ Los **efectos expansivos** debidos a la presión sobre estructuras adyacentes, como el quiasma óptico, son: cefalea y pérdida del campo o de la agudeza visual. La hiperprolactinemia también puede deberse al efecto de masa. La **apoplejía hipofisaria** es el aumento súbito del tamaño de un tumor hipofisario debido a necrosis hemorrágica.

■ **Adenomas hipofisarios asintomáticos descubiertos de forma casual en pruebas de imagen.**

Pruebas diagnósticas

■ Si se encuentra un microadenoma de forma casual en un estudio de imagen realizado por otro motivo, se debe evaluar al paciente para detectar signos clínicos de hiperprolactinemia, enfermedad de Cushing o acromegalia *(J Clin Endocrinol Metab 2011;96:894).*

■ Es preciso medir la prolactina plasmática y el **factor de crecimiento insulinoide 1** (IGF-1), y es importante realizar pruebas para detectar acromegalia y síndrome de Cushing si son evidentes los síntomas o signos de estos trastornos.

■ Si no se encuentra un exceso de hormonas hipofisarias, no es necesario tratamiento alguno. No se ha establecido si estos pacientes precisan estudios de imagen repetidos, aunque el riesgo de aumento de tamaño es claramente escaso.

■ El descubrimiento casual de un macroadenoma es poco habitual. Se debe evaluar a los pacientes para determinar si existe un exceso hormonal o hipopituitarismo. La mayoría de los adenomas deben tratarse, porque es probable que crezcan más.

Hipopituitarismo

DIAGNÓSTICO
Presentación clínica

Se puede sospechar un hipopituitarismo cuando se detectan signos clínicos de deficiencia de hormonas diana (p. ej., hipotiroidismo) o efecto expansivo hipofisario.

Pruebas diagnósticas
Pruebas de laboratorio

■ La **evaluación de laboratorio** para diagnosticar un hipopituitarismo comienza con la evaluación de la **función de las hormonas diana,** que incluye **T$_4$ libre plasmática** y **prueba de estimulación con tetracosactida** (v. «Insuficiencia suprarrenal»).

• Si se sospecha una insuficiencia suprarrenal secundaria de inicio reciente (en unas pocas semanas previas a la evaluación), es preciso tratar al paciente de forma empírica con glucocorticoides y estudiarlo 4 a 8 semanas después, ya que la prueba de estimulación con tetracosactida no permite detectar la insuficiencia suprarrenal secundaria de inicio reciente.

• En los hombres, hay que medir la testosterona plasmática. La mejor evaluación de la función gonadal en las mujeres es la anamnesis menstrual.

■ **Si se observa deficiencia de una hormona diana,** se mide su hormona trófica para determinar si la disfunción de la glándula diana es secundaria a hipopituitarismo. Una elevación de la concentración de la hormona trófica indica disfunción primaria de la glándula diana. En el hipopituitarismo, las concentraciones de hormonas tróficas no se encuentran elevadas y suelen hallarse en el intervalo de referencia (no por debajo). Así, **las concentraciones de las hormonas tróficas hipofisarias sólo se pueden interpretar si se conocen** las concentraciones de las hormonas diana, y la medición de las concentraciones de hormonas tróficas por sí solas no es útil en el diagnóstico del hipopituitarismo. Si la enfermedad hipofisaria es evidente, puede suponerse que las deficiencias de hormonas diana son secundarias, y no es necesario medir las hormonas tróficas.

Diagnóstico por la imagen

El mejor método para la evaluación anatómica de la hipófisis y el hipotálamo es la resonancia magnética (RM). Sin embargo, la hiperprolactinemia y la enfermedad de Cushing pueden estar causadas por microadenomas demasiado pequeños para poderlos observar con las técnicas actuales. Al interpretar la RM, se debe tener en cuenta la prevalencia de microadenomas como hallazgo casual. Hay que comprobar la agudeza visual y los **campos visuales** cuando los estudios de imagen indiquen compresión del quiasma óptico.

TRATAMIENTO

■ La insuficiencia suprarrenal secundaria debe tratarse inmediatamente, especialmente si los pacientes van a someterse a una intervención quirúrgica (v. «Insuficiencia suprarrenal»).

■ El tratamiento del hipotiroidismo secundario se debe monitorizar midiendo la **T$_4$ libre plasmática** (v. «Hipotiroidismo»).

■ La infertilidad por déficit de gonadotropinas puede ser corregible, y es necesario derivar a un endocrinólogo a las pacientes que quieran concebir.

■ El tratamiento del hipogonadismo en las mujeres premenopáusicas requiere la reposición de estrógenos y progesterona, lo que puede efectuarse adecuadamente con anticonceptivos orales mixtos.

■ El tratamiento del hipogonadismo en los hombres requiere la reposición de testosterona, con gel de testosterona tópico, 40-50 mg aplicados diariamente, o mediante inyección de enantato de testosterona o cipionato de testosterona, 100-200 mg i.m. cada 2 semanas.

■ Algunos autores han propuesto el tratamiento del déficit de hormona del crecimiento en adultos, aunque no se han establecido los beneficios, los riesgos y la rentabilidad de este tratamiento.

■ El tratamiento de los macroadenomas hipofisarios suele requerir la resección quirúrgica transesfenoidal, excepto en los tumores secretores de prolactina.

Hiperprolactinemia

PRINCIPIOS GENERALES

■ En las mujeres, las causas más frecuentes de hiperprolactinemia patológica son los **microadenomas** hipofisarios secretores de prolactina y la **hiperprolactinemia idiopática** (tabla 24-3).

■ En los hombres, la causa más habitual es un **macroadenoma** secretor de prolactina.

TABLA 24-3	Principales causas de hiperprolactinemia
Gestación y lactancia	
Adenoma hipofisario secretor de prolactina (prolactinoma)	
Hiperprolactinemia idiopática	
Fármacos (p. ej., fenotiazinas, metoclopramida, risperidona, verapamilo)	
Interferencia con la síntesis o el transporte de la dopamina hipotalámica	
Lesiones hipotalámicas	
Macroadenomas hipofisarios no secretores	
Hipotiroidismo primario	
Insuficiencia renal crónica	

- Las lesiones hipotalámicas o hipofisarias que producen deficiencia de otras hormonas hipofisarias a menudo producen hiperprolactinemia.
- Los **fármacos** son una causa importante en hombres y en mujeres *(Pituitary 2008;11:209)*.

DIAGNÓSTICO

Presentación clínica

- En las mujeres, la hiperprolactinemia provoca amenorrea o menstruación irregular e infertilidad. Sólo aproximadamente la mitad de estas mujeres tienen galactorrea. El déficit prolongado de estrógenos incrementa el riesgo de osteoporosis. Se debe medir la prolactina plasmática en mujeres con amenorrea, independientemente de que tengan o no galactorrea. La elevación leve debe confirmarse con mediciones repetidas.
- En los hombres, la hiperprolactinemia causa deficiencia de andrógenos e infertilidad, pero no ginecomastia; son frecuentes el efecto expansivo y el hipopituitarismo.
- La anamnesis debe incluir fármacos y síntomas de efecto expansivo hipofisario y de hipotiroidismo.

Pruebas diagnósticas

El estudio para detectar hipopituitarismo es necesario sólo en pacientes con un macroadenoma o una lesión hipotalámica. En la mayoría de los casos es necesario realizar **estudios de imagen hipofisarios,** ya que los tumores hipofisarios o hipotalámicos grandes y no funcionales se pueden manifestar con hiperprolactinemia.

TRATAMIENTO

- **Microadenomas e hiperprolactinemia idiopática** *(J Clin Endocrinol Metab 2011;96:273)*: a la mayoría de las pacientes se les trata por infertilidad o para prevenir la deficiencia de estrógenos y la osteoporosis.
- Se puede mantener a algunas mujeres en observación y sin tratamiento mediante el seguimiento periódico de la concentración de prolactina y los síntomas. En la mayoría de las pacientes, la hiperprolactinemia no empeora, y en ocasiones la concentración de prolactina vuelve a valores normales. Es poco frecuente el aumento de tamaño de los microadenomas.
- Los **agonistas dopamínicos bromocriptina** y **cabergolina** reducen la prolactina plasmática y restauran la menstruación normal y la fertilidad en la mayoría de las mujeres.
  - Las dosis iniciales son: bromocriptina, 1,25 mg a 2,5 mg v.o. a la hora de acostarse con un tentempié (colación), o cabergolina, 0,25 mg dos veces a la semana.
  - La concentración plasmática de prolactina se mide inicialmente a intervalos de 2-4 semanas, y las dosis se ajustan hasta que se alcanza la dosis mínima necesaria para mantener la prolactina en el intervalo normal. En general, las dosis eficaces máximas son: bromocriptina, 2,5 mg tres veces al día, y cabergolina, 1,5 mg dos veces a la semana.
  - Los **efectos adversos** son las náuseas y la hipotensión ortostática, que se pueden minimizar aumentando gradualmente la dosis y que suelen resolverse con el tratamiento continuo. Los efectos adversos son menos intensos con cabergolina.
  - Inicialmente las pacientes deben utilizar un método anticonceptivo de barrera, puesto que la fertilidad se puede restablecer rápidamente.
  - A las **mujeres que deseen quedar gestantes** se les debe tratar en colaboración con un endocrinólogo.
  - A las **mujeres que no quieran quedar gestantes** se les debe practicar un seguimiento con evaluación clínica y concentración plasmática de prolactina cada 6-12 meses. Es importante medir la prolactina plasmática cada 2 años después de la retirada de la bromocriptina durante varias semanas, para determinar si sigue siendo necesario el fármaco. No se requieren estudios de imagen de seguimiento, salvo que la concentración de prolactina aumente mucho.
- Los **macroadenomas secretores de prolactina** se deben tratar con un agonista dopamínico, que suele suprimir la concentración de prolactina hasta valores normales, reduce el tamaño tumoral, y mejora o corrige las alteraciones del campo visual en el 90 % de los casos.

- Si se detecta un efecto expansivo (masa), hay que incrementar la dosis hasta la máxima concentración eficaz en un período de varias semanas. Si las pruebas del campo visual estaban alteradas inicialmente, se deben repetir cada 4-6 semanas después del inicio del tratamiento.
- Es importante repetir los estudios de imagen de la hipófisis 3-6 meses después del inicio del tratamiento. Si la disminución del tamaño tumoral y la corrección de las alteraciones visuales son satisfactorias, el tratamiento puede prolongarse indefinidamente, con monitorización periódica de la concentración plasmática de prolactina.
- El efecto completo sobre el tamaño tumoral puede tardar más de 6 meses. Probablemente no esté justificada la realización de más estudios de imagen de la hipófisis, salvo que la concentración de prolactina aumente a pesar del tratamiento.
- La **cirugía transesfenoidal** está indicada para aliviar el efecto de masa si el tumor no disminuye de tamaño o si las alteraciones del campo visual persisten durante el tratamiento con agonistas dopamínicos. Sin embargo, la probabilidad de curación quirúrgica de un macroadenoma secretor de prolactina es baja, y la mayoría de los pacientes precisan tratamiento adicional con un agonista dopamínico.
- **Las mujeres con macroadenomas secretores de prolactina no deben quedar embarazadas,** salvo que el tumor se haya resecado quirúrgicamente, ya que el riesgo de aumento sintomático de tamaño durante la gestación es del 15 % al 35 %. Durante el tratamiento con agonistas dopamínicos es fundamental el uso de métodos anticonceptivos.

Acromegalia

PRINCIPIOS GENERALES

La acromegalia es el síndrome producido por exceso de hormona del crecimiento en los adultos, y en la mayoría de los casos se debe a un adenoma hipofisario secretor de hormona del crecimiento (*J Clin Endocrinol Metab 2014;99:3933*).

DIAGNÓSTICO

Presentación clínica

Los hallazgos clínicos son: engrosamiento de la piel y aumento del tamaño de manos, pies, mandíbula y frente. Puede producirse artritis y síndrome de túnel carpiano, y el adenoma hipofisario puede provocar cefalea y pérdida de visión. Se aprecia un aumento de la mortalidad por enfermedad cardiovascular.

Pruebas diagnósticas

■ El **factor de crecimiento insulinoide 1 (IGF-1) plasmático,** que interviene en la mayoría de los efectos de la hormona del crecimiento, es la mejor prueba diagnóstica. Una elevación importante establece el diagnóstico.

■ Si la concentración de IGF-1 está sólo moderadamente elevada, el diagnóstico puede confirmarse administrando 75 mg de glucosa por vía oral y midiendo la hormona del crecimiento sérica cada 30 min durante 2 h. La ausencia de reducción de la hormona del crecimiento hasta < 1 ng/ml confirma el diagnóstico de acromegalia. Una vez que se ha realizado el diagnóstico, se debe llevar a cabo un estudio de imagen de la hipófisis.

TRATAMIENTO

El tratamiento de elección es la resección transesfenoidal del adenoma hipofisario. La mayoría de los pacientes tienen macroadenomas, y suele ser imposible la resección completa del tumor con curación de la acromegalia. Si la concentración de IGF-1 sigue siendo elevada tras la cirugía, se usa radioterapia para prevenir el nuevo crecimiento del tumor y para controlar la acromegalia.

Medicamentos

- Se puede utilizar **octreotida,** un análogo de la somatostatina, en la forma de liberación prolongada para suprimir la secreción de hormona del crecimiento mientras se espera el efecto de la radiación. Una dosis de 10 mg a 40 mg i.m. al mes reduce el IGF-1 hasta valores normales en alrededor del 60 % de los pacientes. Los efectos adversos son: colelitiasis, diarrea y molestia abdominal leve.

- El **pegvisomant** es un antagonista de la hormona del crecimiento que reduce la concentración de IGF-1 hasta la normalidad en casi todos los pacientes. La dosis es de 10 mg a 30 mg s.c. al día. Se han descrito pocos efectos adversos, aunque es importante monitorizar a los pacientes para detectar crecimiento del adenoma hipofisario y elevación de las transaminasas.

OSTEOPATÍA METABÓLICA

Osteomalacia

PRINCIPIOS GENERALES

- La osteomalacia se caracteriza por una mineralización defectuosa de la matriz osteoide. La biopsia ósea muestra un aumento del grosor de las bandas de la matriz osteoide y una disminución de la velocidad de mineralización, que se evalúa mediante marcado con tetraciclina.

- Es muy frecuente el aporte nutricional subóptimo de vitamina D, que está indicado por una concentración plasmática de 25-hidroxivitamina D (25[OH]D) < 30 ng/ml, y contribuye a la aparición de osteoporosis *(J Clin Endocrinol Metab 2011;96:1911).*

Etiología

- Déficit de vitamina D en la dieta.
- Malabsorción de vitamina D y calcio por enfermedad intestinal, hepática o biliar.
- Trastornos del metabolismo de la vitamina D (p. ej., nefropatía, raquitismo dependiente de vitamina D).
- Resistencia a la vitamina D.
- Hipofosfatemia crónica.
- Acidosis tubular renal.
- Hipofosfatasia.

DIAGNÓSTICO

Presentación clínica

- Los hallazgos clínicos son: dolor esquelético difuso, debilidad muscular proximal, marcha miopática y propensión a las fracturas.
- Debe sospecharse osteomalacia en un paciente con osteopenia, elevación de la fosfatasa alcalina sérica, e hipofosfatemia o hipocalcemia.

Pruebas diagnósticas

Pruebas de laboratorio

- La fosfatasa alcalina sérica está elevada. Puede existir una disminución del fósforo o del calcio sérico, o de ambos.
- La concentración **sérica de 25(OH)D** puede ser baja, lo que establece el diagnóstico de deficiencia o malabsorción de vitamina D.

Diagnóstico por la imagen

Entre los hallazgos radiográficos se encuentran la osteopenia y bandas radiotransparentes perpendiculares a las superficies óseas (pseudofracturas o zonas de Looser). La densidad ósea está disminuida.

TRATAMIENTO

■ La **deficiencia de vitamina D en la dieta** puede tratarse inicialmente con ergocalciferol, 50 000 UI v.o. a la semana durante 8 semanas, para reponer los depósitos corporales, seguido de tratamiento prolongado con 2 000 UI/día.

■ La **malabsorción de vitamina D** puede precisar el tratamiento continuo con dosis elevadas, como 50 000 UI v.o. a la semana. La dosis debe ajustarse para mantener la concentración sérica de 25(OH)D por encima de 30 ng/ml. También pueden ser necesarios suplementos de calcio, 1 g v.o. una a tres veces al día. Hay que medir la concentración sérica de 25(OH)D y de calcio cada 6-12 meses para evitar la hipercalcemia.

Enfermedad de Paget

PRINCIPIOS GENERALES

La enfermedad de Paget ósea es un trastorno esquelético focal que se caracteriza por una remodelación ósea rápida y desorganizada. Suele producirse después de los 40 años de edad, y la mayoría de las veces afecta a la pelvis, el fémur, la columna y el cráneo (*J Clin Endocrinol Metab 2014;99:4408*).

DIAGNÓSTICO

Presentación clínica

■ Las manifestaciones clínicas son dolor y deformidad óseos, artritis degenerativa, fracturas patológicas, déficits neurológicos por compresión de raíces nerviosas o de pares craneales (incluyendo sordera), y rara vez insuficiencia cardíaca de gasto elevado y sarcoma osteogénico.

■ La mayoría de los pacientes están asintomáticos, y la enfermedad se descubre casualmente por elevación de la concentración sérica de fosfatasa alcalina o por una radiografía obtenida por otros motivos.

Pruebas diagnósticas

Pruebas de laboratorio

La fosfatasa alcalina sérica está elevada, y refleja la actividad y la extensión de la enfermedad. El calcio sérico y urinario suele ser normal, aunque puede incrementarse con la inmovilización y después de una fractura.

Diagnóstico por la imagen

El aspecto radiológico suele ser diagnóstico. Una gammagrafía ósea muestra áreas de afectación esquelética, que se pueden confirmar mediante radiografía.

TRATAMIENTO

Las **indicaciones para el tratamiento** son: dolor óseo por enfermedad de Paget, síndromes de compresión nerviosa, fractura patológica, cirugía esquelética programada, deformidad esquelética progresiva, hipercalcemia por inmovilización, y afectación asintomática de huesos que soportan carga o del cráneo.

Medicamentos

Los **bisfosfonatos** inhiben la reabsorción ósea excesiva, alivian los síntomas y restablecen los valores normales de la fosfatasa alcalina sérica en la mayoría de los pacientes. El ácido zoledrónico, 5 mg i.v. en una única infusión, es el fármaco de elección. La eficacia del tratamiento se controla midiendo la fosfatasa alcalina sérica anualmente. Se puede repetir el tratamiento cuando la fosfatasa alcalina sérica aumente por encima de lo normal. Los bisfosfonatos no se recomiendan en pacientes con insuficiencia renal.

25

Artritis y enfermedades reumatológicas

Zarmeena Ali, María González-Mayda y Tiphanie Vogel

Introducción general a las enfermedades reumáticas

Se denomina **artritis** a cualquier proceso médico que afecta a una o varias articulaciones, ocasionando dolor, tumefacción y rigidez. El dolor procedente de un proceso verdaderamente articular suele manifestarse durante todo el arco o rango de movimiento de una articulación concreta, mientras que el dolor de un **proceso periarticular** suele ser evidente en un punto aislado del arco de movimiento y es provocado por la palpación de una zona específica que corresponde a un tendón, un ligamento o una bolsa.

La artritis puede clasificarse como inflamatoria o no inflamatoria, y también según el número y el tipo de articulaciones afectadas.

DIAGNÓSTICO

Los signos que apuntan a un proceso inflamatorio son la presencia de rigidez matutina de duración superior a 1 h, el empeoramiento de los síntomas con la inactividad o la presencia de síntomas generales. La observación de exantemas, uveítis, escleritis, úlceras bucales y serositis (entre otros síntomas) puede proporcionar indicios de la existencia de una artropatía o una enfermedad del tejido conjuntivo subyacentes. La exploración física puede mostrar la presencia de tumefacción, aumento de temperatura o eritema. El análisis del líquido sinovial debe constar de: recuento celular, examen con el microscopio para detectar cristales, tinción de Gram y cultivos. Las pruebas auxiliares de laboratorio y las técnicas de imagen son útiles para apoyar un diagnóstico si van dirigidas por los hallazgos específicos de la anamnesis y la exploración física.

TRATAMIENTO

Se desconoce la etiología de la mayoría de los procesos reumáticos. Los métodos terapéuticos conllevan la administración de fármacos analgésicos, antiinflamatorios, inmunomoduladores o inmunodepresores.

Medicamentos

- Los **antiinflamatorios no esteroideos (AINE)** ejercen sus efectos mediante la inhibición de las isoformas constitucional (COX-1) e inducible (COX-2) de la ciclooxigenasa, produciendo un efecto antiinflamatorio y analgésico leve o moderado. La respuesta individual a estos fármacos es variable. Si tras un tratamiento de prueba de 2 a 3 semanas el fármaco no ha sido efectivo, se debe intentar con otro.
  - **Efectos secundarios**
    - Los **efectos adversos gastrointestinales (GI)** se manifiestan clínicamente como dispepsia, náuseas, vómitos o hemorragia digestiva. La dispepsia y las náuseas suelen responder a la adición de un fármaco bloqueante de la histamina 2 (H_2) o un inhibidor de la bomba de protones o un cambio de AINE. Es posible minimizar la irritación GI directa administrándolos después de las comidas, mediante la utilización de preparados con cubierta entérica y empleando la dosis efectiva más baja. Sin embargo, todos los AINE tienen un efecto sistémico sobre la mucosa GI, produciendo un aumento de la permeabilidad al ácido gástrico. Las hemorragias digestivas más graves producidas durante la utilización de AINE se producen en pacientes sin síntomas digestivos previos. Entre los **factores de riesgo para la hemorragia digestiva** se encuentran los antecedentes de úlcera gastroduodenal, la edad >60 años, el tabaquismo, el hábito alcohólico y el uso simultáneo de

corticoides, ácido acetilsalicílico o inhibidores selectivos de la recaptación de serotonina. El uso de inhibidores de la bomba de protones como el **omeprazol**, 20 mg/día v.o., reduce el riesgo de úlcera gastroduodenal inducida por AINE. El **misoprostol**, un análogo sintético de la prostaglandina E, es otra alternativa, pero puede causar diarrea y es abortivo. Antes de iniciar la administración de AINE, hay que plantearse la detección de *Helicobacter pylori*, especialmente en pacientes con riesgo elevado de úlcera gastroduodenal. Si la prueba es positiva, se tratará de forma adecuada (v. capítulo 18, *Enfermedades digestivas*).

• La **insuficiencia renal aguda** debida a isquemia renal reversible es la forma más habitual de afectación renal; sin embargo, también pueden producirse síndrome nefrótico y nefritis intersticial aguda. Entre los **factores de riesgo** de insuficiencia renal aguda se encuentran la disfunción renal previa, la insuficiencia cardíaca congestiva (ICC), la cirrosis con ascitis y el uso simultáneo de fármacos inhibidores de la enzima conversora de la angiotensina (ECA) o bloqueantes del receptor de angiotensina (BRA). Se recomienda controlar periódicamente la función renal, especialmente en pacientes ancianos.

• Todos los AINE pueden provocar **disfunción plaquetaria,** particularmente el ácido acetilsalicílico (aspirina), que es un inhibidor covalente de la ciclooxigenasa (COX). Hay que utilizar los AINE con precaución o evitarlos en pacientes con diátesis hemorrágica y en los tratados con warfarina. Se debe interrumpir la administración de AINE en los 5 o 7 días anteriores a la realización de un procedimiento quirúrgico.

• Suelen observarse **reacciones de hipersensibilidad** en pacientes con antecedentes de asma, poliposis nasal o atopia. Los AINE pueden causar diversas reacciones semejantes a las de hipersensibilidad de tipo I, como urticaria, asma y shock anafiláctico, posiblemente por un aumento de la síntesis de leucotrienos. Los pacientes que hayan sufrido una reacción de hipersensibilidad a un AINE deben evitarlos todos, así como también los inhibidores selectivos de la COX-2.

• **Otros efectos secundarios.** Los efectos adversos sobre el **sistema nervioso central** (SNC) son poco frecuentes (cefaleas, mareos, disforia, confusión, meningitis aséptica). Pueden aparecer acúfenos (*tinnitus*) y sordera durante la utilización de AINE, especialmente con las dosis elevadas de salicilatos. Se han presentado **discrasias sanguíneas,** incluida la anemia aplásica, como casos aislados asociados al uso de ibuprofeno, piroxicam, indometacina y fenilbutazona. También se han descrito **reacciones cutáneas y elevaciones de las transaminasas.** Puede observarse **acidosis metabólica y alcalosis respiratoria** con dosis elevadas de salicilatos. Se ha descrito que los salicilatos no acetilados provocan menos efectos adversos, pero pueden ser menos efectivos. En general, el uso de AINE puede asociarse a un mayor riesgo de **episodios trombóticos cardiovasculares,** y podrían disminuir el efecto cardioprotector del ácido acetilsalicílico.

■ Los **inhibidores selectivos de la COX-2** inhiben de forma selectiva la COX-2, por lo que reducen la inflamación a la vez que conservan las funciones homeostáticas de las prostaglandinas producidas por la COX-1 constitucional. Su eficacia analgésica y antiinflamatoria es similar a la de los AINE convencionales. El celecoxib es el único inhibidor selectivo de la COX-2 autorizado en Estados Unidos.

• **Efectos secundarios**

• Algunos datos demuestran que los **síntomas digestivos** y las **úlceras GI** disminuyen con la utilización de estos fármacos en comparación con los AINE. El posible efecto de respeto de la mucosa gastroduodenal de los inhibidores selectivos de la COX-2 puede quedar eliminado por la administración simultánea de dosis bajas de ácido acetilsalicílico para la prevención primaria o secundaria de enfermedades cardiovasculares o cerebrovasculares *(JAMA 2000;284:1247)*.

• En los pacientes tratados con inhibidores selectivos de COX-2 podría precipitarse una lesión renal aguda similar a la que se produce con inhibidores de COX-1.

• La **función plaquetaria** no se ve alterada, lo que convierte a los inhibidores selectivos de la COX-2 en una buena opción antiinflamatoria en pacientes con trombocitopenia, defectos de la hemostasia o anticoagulación crónica. Sin embargo, en los pacientes tratados con warfarina se deben controlar los valores del INR (índice internacional normalizado) tras la adición de un inhibidor de la COX-2 (al igual que con cualquier cambio de medicación).

Además, ha existido controversia acerca de si la inhibición de la prostaciclina, y no del tromboxano, por estos fármacos puede favorecer ligeramente la formación de coágulos.

- En los pacientes con reacciones de hipersensibilidad a los AINE no se deben emplear inhibidores de la COX-2. El celecoxib debe usarse con precaución en los pacientes con alergia a las sulfamidas.
- Se ha asociado un aumento de la presión arterial al uso de celecoxib, así como un **incremento** (dependiente de la dosis) **de la incidencia de episodios cardiovasculares** (p. ej., empeoramiento de la ICC).

■ Los **glucocorticoides** ejercen un efecto antiinflamatorio pluripotente a través de la inhibición de la transcripción de los genes de los mediadores de la inflamación.

- **Preparados, dosis y vías de administración:** el objetivo del tratamiento es **reducir** la actividad de la enfermedad con la mínima dosis efectiva. La **prednisona** (v.o.) y la **metil-prednisolona** (i.v.) suelen ser los fármacos de elección debido a su coste y a su semivida. La absorción intramuscular es variable, por lo que no se recomienda. Las **potencias antiinflamatorias relativas** de los preparados habituales de glucocorticoides son: cortisona, 0,8; hidrocortisona, 1; prednisona, 4; metilprednisolona, 5; dexametasona, 25.
- **Efectos secundarios:** se relacionan con la dosis y la duración de su administración, y se pueden minimizar, a excepción de las cataratas y la osteoporosis, con una administración en días alternos una vez que la enfermedad ha sido controlada.
  - **Supresión suprarrenal:** los glucocorticoides suprimen el eje hipotalámico-hipofisario-suprarrenal. Se debe asumir que se produce una supresión funcional en los pacientes que reciben más de 20 mg de prednisona (o equivalente) al día durante más de 3 semanas, en los pacientes que reciben una dosis nocturna durante más de unas semanas o en pacientes con aspecto cushingoide. Es improbable que se produzca una supresión suprarrenal si el paciente ha recibido cualquier dosis de corticoides durante menos de 3 semanas o si ha sido tratado en días alternos. El grado de supresión suprarrenal se minimiza mediante la administración matutina y la utilización de una dosis única baja de un preparado de acción corta, como la prednisona, durante un corto período de tiempo. En los pacientes tratados de forma crónica con glucocorticoides puede producirse una insuficiencia suprarrenal (anorexia, pérdida de peso, letargo, fiebre e hipotensión postural) en situaciones de estrés grave (p. ej., infección o cirugía mayor), y se debe tratarse con dosis de estrés de glucocorticoides.
  - **Inmunodepresión:** el tratamiento con glucocorticoides disminuye la resistencia a las infecciones. En particular, las **infecciones bacterianas** se asocian a la dosis de glucocorticoides y constituyen una causa importante de morbilidad y mortalidad. Las infecciones leves pueden convertirse en sistémicas y las inactivas pueden reactivarse, y microorganismos habitualmente no patógenos pueden producir enfermedad. Los signos locales y sistémicos de infección pueden verse parcialmente enmascarados, aunque la fiebre asociada a la infección no suele verse suprimida por completo. Debe realizarse una prueba cutánea de tuberculosis antes de iniciar el tratamiento con glucocorticoides, y está indicada la profilaxis adecuada si es positiva. Debe considerarse la profilaxis con trimetoprima-sulfametoxazol (TPM-SMX) y aciclovir para evitar infecciones por *Pneumocystis jirovecii* y el virus de la varicela-zóster en pacientes con dosis elevadas de esteroides y tratamiento prolongado.
  - **Alteraciones endocrinas:** entre las posibles alteraciones endocrinas se encuentran el **aspecto cushingoide** y la hiperglucemia inducida o agravada, en raras ocasiones asociada a cetoacidosis. La hiperglucemia no es una contraindicación para el tratamiento y puede requerir insulinoterapia. Las alteraciones hidroelectrolíticas son la hipopotasemia y la retención de sodio, que pueden inducir o agravar la hipertensión.
  - Es frecuente la **osteoporosis** con fracturas vertebrales por compresión en los pacientes que reciben tratamiento prolongado con glucocorticoides. Se debe administrar **calcio de forma suplementaria,** en una dosis de 1-1,5 g/día v.o. junto con **vitamina D,** 1 000 unidades v.o. al día, tan pronto como se inicie el tratamiento corticoide. Está indicada la utilización de bisfosfonatos o teriparatida (hormona paratiroidea humana recombinante [1-34]) en mujeres posmenopáusicas, y en hombres o en mujeres

premenopáusicas con alto riesgo de osteoporosis *(Nat Rev Rheumatol, 2015;11(2):98-109)*. Es adecuado realizar una determinación de la densidad mineral ósea inicial en estos pacientes. Se recomienda un programa de ejercicios con carga de peso, así como evitar el consumo de alcohol y tabaco.

* La **miopatía por corticoesteroides** suele afectar a la musculatura de las cinturas escapular y pélvica. Los músculos son débiles, pero no dolorosos a la palpación, y a diferencia de las miositis inflamatorias, la creatina-cinasa y la aldolasa séricas y el electromiograma son normales. La miopatía suele mejorar con una reducción de la dosis de glucocorticoides y se resuelve lentamente con la interrupción de éstos.

* La **necrosis ósea isquémica** (necrosis aséptica, necrosis avascular) producida por el uso de glucocorticoides suele ser multifocal, y afecta con más frecuencia a la cabeza femoral y humeral, y a la meseta tibial. Los cambios iniciales se pueden demostrar mediante tomografía o resonancia magnética (RM).

* **Otros efectos adversos:** pueden producirse cambios en el **estado mental,** que varían desde nerviosismo, euforia e insomnio hasta una depresión o psicosis graves. Entre los **efectos oculares** se encuentran el aumento de la presión intraocular (que provoca, a veces, glaucoma) y la formación de cataratas subcapsulares posteriores. También puede producirse **hiperlipidemia, irregularidades de la menstruación,** aumento de la transpiración con **sudores nocturnos** e **hipertensión endocraneal benigna (pseudotumor cerebral).**

■ Los **fármacos inmunomoduladores e inmunodepresores** comprenden varios agentes farmacológicamente diferentes que ejercen efectos antiinflamatorios o inmunodepresores. Con frecuencia se les denomina **fármacos antirreumáticos modificadores de la enfermedad (FARME).** Se caracterizan por un inicio retardado de su acción y una posible toxicidad grave. Por tanto, se deben prescribir bajo la supervisión de un reumatólogo u otro médico con experiencia en su uso, y darse únicamente a pacientes cooperadores y dispuestos a cumplir con un riguroso seguimiento. Se comentarán los fármacos concretos en relación con las enfermedades para las que están indicados. Son ejemplos el metotrexato, la azatioprina, la hidroxicloroquina, la sulfasalazina, la ciclosporina, el rituximab y el etanercept.

Otros tratamientos no farmacológicos

■ **Se debe realizar una artrocentesis cuando: existe un derrame de etiología dudosa,** para alivio sintomático del paciente ya diagnosticado de artritis y para controlar la respuesta al tratamiento en pacientes con una **artritis infecciosa.** Se puede emplear el tratamiento con glucocorticodes intraarticulares para suprimir la inflamación cuando sólo una o unas pocas articulaciones periféricas están inflamadas y se ha descartado la existencia de infección. Los derivados del ácido hialurónico se utilizan de forma intraarticular para el tratamiento de la artrosis de rodilla. Antes de efectuar la inyección, hay que puncionar la articulación para extraer el máximo líquido posible. Entre los **preparados glucocorticoides** se encuentran el acetato de metilprednisolona, el acetónido de triamcinolona y el hexacetónido de triamcinolona. La dosis que debe emplearse es arbitraria, aunque resulta útil el siguiente esquema basado en el volumen articular: articulaciones grandes (rodilla, tobillo, hombro), 1-2 ml; articulaciones de tamaño mediano (codos, muñecas), 0,5-1 ml; y articulaciones pequeñas de manos y pies, 0,25-0,5 ml. Se puede mezclar hasta 1 ml de solución de **lidocaína** (o su equivalente) al 1 % (o su equivalente) con el glucocorticoide en la misma jeringa para conseguir un alivio inmediato del dolor, pero es algo que no suele hacerse en los dedos.

■ **Contraindicaciones.** La celulitis sobre la zona en la que se va a inyectar es una contraindicación absoluta. Las alteraciones importantes de la hemostasia y la bacteriemia son contraindicaciones relativas para la artrocentesis y la infiltración articular.

■ **Complicaciones**

* Rara vez puede producirse una **sinovitis tras la inyección** debido a la fagocitosis de los cristales de ésteres de glucocorticoides. Estas reacciones suelen resolverse en 48-72 h. Síntomas de mayor duración sugieren la posibilidad de una infección iatrogénica, algo que sucede con muy poca frecuencia (< 0,1 % de los pacientes).

* Cuando se realizan frecuentes infiltraciones durante un período prolongado de tiempo, pueden aparecer despigmentación y atrofia cutáneas localizadas, junto con un deterioro

acelerado del hueso y el cartílago. Por tanto, no se debe infiltrar una misma articulación con una frecuencia superior a cada 3-6 meses.

Artritis infecciosa y bursitis

PRINCIPIOS GENERALES

- Generalmente, la **artritis infecciosa** se divide en enfermedad gonocócica y no gonocócica.
- La **artritis infecciosa no gonocócica** en los adultos tiende a producirse en pacientes con lesión articular previa o con afectación inmunitaria. Está causada con mayor frecuencia por *Staphylococcus aureus* (60 %) y especies de *Streptococcus*. Los microorganismos gramnegativos son menos habituales y se observan típicamente en pacientes con consumo de drogas i.v., neutropenia, infección simultánea de vías urinarias o en el postoperatorio.
- La **artritis gonocócica** es responsable de la mitad de todas las artritis sépticas en pacientes jóvenes sexualmente activos y, por lo demás, sanos.

DIAGNÓSTICO

Presentación clínica

- La **artritis infecciosa no gonocócica** suele cursar con fiebre y una artritis aguda monoarticular, aunque pueden resultar afectadas múltiples articulaciones por la diseminación hemática de los gérmenes.
- El espectro clínico de la **artritis gonocócica** a menudo comprende poliartralgias migratorias o aditivas, seguidas de tenosinovitis o artritis de muñeca, tobillo o rodilla, y lesiones cutáneas vesiculopustulosas en las extremidades o el tronco (infección gonocócica diseminada).

Pruebas diagnósticas

- **Debe realizarse una artrocentesis y un estudio del líquido articular,** que incluye tinción de Gram, recuento celular y fórmula, y cultivos. También deben efectuarse hemocultivos y cultivos de otros posibles focos extraarticulares de infección.
- La tinción de Gram del líquido articular puede ser positiva en el 50 % al 70 % de las artritis infecciosas no gonocócicas.
- La tinción de Gram del líquido sinovial es positiva en **menos del 25 % de los casos** de artritis gonocócica. Los cultivos del líquido articular son positivos en el 20 % al 50 % de los casos. El estudio bacteriológico de garganta, cuello uterino, uretra y recto puede ayudar a establecer el diagnóstico.

TRATAMIENTO

- Se debe iniciar inmediatamente un **tratamiento antimicrobiano empírico** basándose en la situación clínica.
  - Si la tinción de Gram y el cultivo son positivos, la cobertura antibiótica se adaptará a estos resultados.
  - Si la tinción de Gram no es diagnóstica, hay que elegir antibióticos que cubran *S. aureus,* especies de *Streptococcus* y *Neisseria gonorrhoeae.* La vancomicina, 15 mg/kg i.v. cada 12 h, y la ceftriaxona, 1 g i.v. cada 24 h, son buenas opciones terapéuticas iniciales. Ante una presunta infección por *Pseudomonas,* se prefiere la cefepima a la ceftriaxona.
  - Los antibióticos i.v. se administran generalmente durante al menos 2 semanas, seguidos de antibióticos orales durante 1-2 semanas, adaptando el curso del tratamiento a la respuesta del paciente.
  - La artritis gonocócica se trata con un antibiótico i.v., generalmente ceftriaxona, 1-2 g i.v. al día. Una vez que se observa mejoría clínica, habitualmente 48 h después de antibióticos i.v., se continúa el tratamiento con un antibiótico oral hasta completar 7-14 días de tratamiento. Puede usarse cefixima, 400 mg v.o., o amoxicilina, 500-850 mg v.o. dos veces al día. También debe tenerse en cuenta el **tratamiento de la infección simultánea por *Chlamydia*** con azitromicina o doxiciclina.
  - Los antimicrobianos orales o intraarticulares no son adecuados como tratamiento inicial.

■ Se debe **drenar** la articulación afectada para disminuir la posibilidad de lesión articular permanente. El **drenaje quirúrgico** o el lavado y drenaje artroscópicos están indicados en: artritis séptica de cadera; articulaciones en las que la anatomía, las grandes cantidades de detritus tisular o la loculación del pus puedan impedir un drenaje adecuado mediante punción con aguja; artritis séptica con osteomielitis coexistente; articulaciones que no responden en un plazo de 3 a 5 días al tratamiento adecuado, y la infección de una prótesis articular.

■ Entre las **medidas terapéuticas generales complementarias** se encuentra la inmovilización con férula de la articulación, que puede ayudar a aliviar el dolor. Sin embargo, una inmovilización prolongada puede provocar una rigidez articular. La administración de un **AINE** es útil para disminuir el dolor y aumentar la movilidad articular, pero no debe usarse hasta haber demostrado la respuesta al tratamiento antibiótico mediante la mejoría de los síntomas y los exámenes de laboratorio.

CONSIDERACIONES ESPECIALES

La **artritis infecciosa no bacteriana** es habitual en muchas infecciones víricas, especialmente hepatitis B, rubéola, parotiditis, mononucleosis infecciosa, e infecciones por parvovirus, enterovirus y adenovirus.

■ Suele resolverse espontáneamente, con una duración inferior a 6 semanas, y responde bien a un tratamiento conservador con reposo y AINE.

■ Las artralgias (a menudo graves) o las artritis reactivas también pueden ser una manifestación de infección por VIH.

■ Algunos hongos y micobacterias pueden producir artritis sépticas y se deben tener en cuenta en pacientes con artritis monoarticular crónica.

Bursitis séptica

PRINCIPIOS GENERALES

■ Generalmente afecta a la bolsa olecraniana o prerrotuliana, y puede diferenciarse de la artritis séptica por la presencia de tumefacción superficial localizada fluctuante y por el **movimiento articular relativamente indoloro** (especialmente la extensión).

■ La mayoría de los pacientes tienen un antecedente de traumatismo previo en la zona o una predisposición laboral (p. ej., «rodilla de la criada», «codo del escribiente»).

■ El patógeno más habitual en la bursitis séptica es *S. aureus.*

DIAGNÓSTICO Y TRATAMIENTO

■ La bursitis séptica debe tratarse mediante artrocentesis, con tratamiento antibiótico orientado por los resultados de la tinción de Gram y el cultivo del líquido de la bolsa. La aspiración puede repetirse si vuelve a acumularse líquido. El drenaje quirúrgico sólo está indicado si no es posible una aspiración adecuada con aguja.

■ Suelen ser adecuados los antibióticos orales (según los resultados de la tinción de Gram y el cultivo del líquido de la bolsa) y el tratamiento ambulatorio. Se deben emplear medidas preventivas (p. ej., almohadillas en las rodillas) en pacientes con predisposición laboral a la bursitis séptica.

Enfermedad de Lyme

PRINCIPIOS GENERALES

La enfermedad de Lyme está causada por la espiroqueta *Borrelia burgdorferi,* transmitida por picadura de garrapatas.

DIAGNÓSTICO

■ Las manifestaciones típicas comienzan con un exantema eritematoso anular **(eritema migratorio)** y síntomas pseudogripales.

■ En cuestión de semanas a unos meses, pueden aparecer artralgias, mialgias, meningitis, neuropatía y alteraciones de la conducción cardíaca. En los pacientes no tratados, puede desarrollarse meses más tarde una artritis intermitente o crónica, oligoarticular, que incluye de forma característica la rodilla.

■ El diagnóstico se basa en el cuadro clínico y la exposición en un área geográfica endémica, y **se apoya en la serología.** El resultado de un ensayo serológico con ELISA e inmunotransferencia (*Western blot*) de IgG para *B. burgdorferi* es siempre positivo en el momento en que se desarrolla una artritis franca. Sin embargo, se producen falsos positivos, que pueden significar una infección previa. Es posible detectar ADN de *B. burgdorferi* en el líquido sinovial mediante reacción en cadena de la polimerasa en el 85 % de los casos.

TRATAMIENTO

■ Se requiere tratamiento antibiótico, generalmente con doxiciclina, 100 mg v.o. dos veces al día, o amoxicilina, 500 mg v.o. tres veces al día, durante 28 días. Los AINE son fármacos complementarios útiles para la artritis.

Sinovitis inducida por cristales

PRINCIPIOS GENERALES

Definición

El depósito de microcristales en las articulaciones y los tejidos periarticulares produce **gota, pseudogota** y **enfermedad por depósito de apatita.**

Clasificación

■ Las fases clínicas de la gota pueden dividirse en hiperuricemia asintomática, artritis gotosa aguda y artritis crónica.

■ La **hiperuricemia asintomática** se define por la presencia de niveles de ácido úrico > 7 mg/dl.

■ La artritis gotosa afecta con mucha más frecuencia a los hombres que a las mujeres. La mayoría de las mujeres premenopáusicas con gota tienen antecedentes de esta enfermedad en la familia.

Etiología

■ La **artritis gotosa primaria** se caracteriza por una hiperuricemia que suele deberse más a una excreción insuficiente de ácido úrico (90 % de los casos) que a su producción excesiva. Se pueden depositar cristales de urato en las articulaciones, en los tejidos subcutáneos (tofos) y en los riñones.

■ La **gota secundaria,** al igual que la primaria, puede deberse a una excreción renal defectuosa o una producción excesiva de ácido úrico. Las nefropatías intrínsecas, el tratamiento diurético, el ácido acetilsalicílico en dosis bajas, la ciclosporina y el etanol interfieren todos ellos en la excreción renal de ácido úrico. La inanición, la acidosis láctica, la deshidratación, la preeclampsia y la cetoacidosis diabética también pueden inducir hiperuricemia. Se observa una hiperproducción de ácido úrico en los trastornos mieloproliferativos y linfoproliferativos, la anemia hemolítica, la policitemia y la cardiopatía cianótica.

■ La **pseudogota** aparece cuando cristales de pirofosfato cálcico dihidratado depositados en el hueso y el cartílago son liberados al líquido articular, induciendo una inflamación aguda. Los **factores de riesgo** son la edad avanzada, la artrosis grave, la artropatía neuropática, la gota, el hiperparatiroidismo, la hemocromatosis, la diabetes mellitus, el hipotiroidismo y la hipomagnesemia.

DIAGNÓSTICO

Presentación clínica

■ La **artritis gotosa aguda** se manifiesta como un episodio insoportable de dolor, generalmente en una única articulación del pie o el tobillo. En ocasiones, un inicio poliarticular puede simular una artritis reumatoide (AR). Los episodios de artritis gotosa aguda pueden verse precipitados por cirugía, deshidratación, ayuno, atracones o un consumo importante de alcohol.

■ **Artritis gotosa crónica:** con el tiempo, los episodios agudos de gota se presentan con más frecuencia, los períodos asintomáticos son más breves y puede aparecer una deformidad articular crónica.

■ La **pseudogota** puede manifestarse como una **monoartritis u oligoartritis aguda,** semejante a una gota, o como **poliartritis crónica,** pareciendo una AR o artrosis. Generalmente se afectan la rodilla o la muñeca, aunque puede verse implicada cualquier articulación sinovial.

■ Los **cristales de apatita/fosfato cálcico básico** pueden causar periartritis, tendinitis o una artritis destructiva.

Pruebas diagnósticas

Pruebas de laboratorio

■ El diagnóstico definitivo de gota o pseudogota se realiza al encontrar **cristales intracelulares** en el líquido sinovial examinado con un microscopio de luz polarizada compensada. Los **cristales de urato** tienen forma de aguja y una birrefringencia fuertemente negativa. Los **cristales de pirofosfato cálcico dihidratado** de la pseudogota son pleomorfos y con birrefringencia débilmente positiva. Sólo es posible identificar los complejos de hidroxiapatita y los complejos de fosfato cálcico básico con microscopía electrónica y espectrometría de masas.

■ El nivel sérico de ácido úrico es normal en el 30 % de los pacientes con gota aguda.

■ Es importante sospechar **enfermedad por depósito de apatita** cuando no existen cristales en el **líquido sinovial.**

Diagnóstico por la imagen

■ Puede que se observe una artritis erosiva con bordes que sobresalen.

■ Ante una presunta pseudogota, pueden solicitarse radiografías de muñecas, rodillas y sínfisis púbica. Éstas son las localizaciones más frecuentes de la condrocalcinosis, hallazgo que apoya (aunque no es diagnóstico) la sospecha de pseudogota.

■ La enfermedad por hidroxiapatita puede sospecharse por el hallazgo, mediante técnicas de imagen, de depósitos calcificados nebulosos poco definidos en el área periarticular.

TRATAMIENTO

■ La **hiperuricemia asintomática** no se trata de forma sistemática. Sin embargo, hay que controlar rigurosamente a los pacientes por si aparecen complicaciones cuando la concentración sérica de ácido úrico es de al menos 12 mg/dl en los hombres y de 10 mg/dl en las mujeres. En estos pacientes hay que considerar un tratamiento antihiperuricémico.

■ El **tratamiento de la gota secundaria** comprende el del proceso subyacente y la terapia hipouricemiante.

■ El tratamiento de la **enfermedad por depósito de apatita** es similar al de la pseudogota.

■ **Gota aguda**
  • Aunque el episodio de gota aguda puede ceder espontáneamente en unos días, el tratamiento inmediato puede abortarlo en unas horas.
  • Los **AINE** constituyen el tratamiento de elección, debido a la facilidad de administración y a sus escasos efectos adversos. La respuesta clínica puede requerir entre 12 h y 24 h, y las dosis iniciales deben ser elevadas, disminuyendo después de forma rápida en 2-8 días. Una opción es el empleo de indometacina, 50 mg v.o. cada 8 h durante 2 días, continuando con 25 mg v.o. cada 8 h durante 3-7 días. Generalmente no se recomiendan los AINE de acción prolongada para el tratamiento del episodio agudo de gota.
  • Los **glucocorticoides** son útiles cuando los AINE están contraindicados. La inyección intraarticular de glucocorticoides produce un alivio rápido y espectacular. Como alternativa, se puede emplear prednisona, 40-60 mg v.o. al día, hasta obtener respuesta, disminuyendo después la dosis rápidamente.
  • La **colchicina es más efectiva si se administra en las primeras 12-24 h** de un episodio agudo y generalmente produce alivio al cabo de 6-12 h. Se administra una dosis de

1,2 mg al aparecer los síntomas, y 0,6 mg 1 h después de la dosis inicial (1,8 mg durante 1 h). Esta pauta disminuye los efectos secundarios gastrointestinales observados con tratamientos anteriores en los que se usaban dosis mayores.

- **No deben iniciarse los fármacos hipouricemiantes durante un episodio agudo de gota ni siquiera cuando el nivel de ácido úrico está elevado.**

■ **Artritis gotosa crónica**

- Se puede emplear la **colchicina** 0,6 mg v.o. diariamente o dos veces al día, como profilaxis de los episodios agudos. En los pacientes con insuficiencia renal hay que ajustar la dosis. Se debe plantear la administración de colchicina 0,6 mg en días alternos o cada 3 días en los pacientes con un aclaramiento de creatinina entre 10 ml/min y 34 ml/min. Se debe evitar el ácido acetilsalicílico (que retiene ácido úrico), los diuréticos, el consumo considerable de alcohol y los alimentos ricos en purinas (mollejas, anchoas, mariscos, sardinas, hígado y riñones). Se debe fomentar la pérdida de peso. Los episodios frecuentes de gota, los tofos, la lesión articular y la nefropatía por urato son indicaciones para el tratamiento hipouricemiante. **Hay que administrar una dosis de mantenimiento de colchicina, 0,6 mg v.o. al día o dos veces al día, durante unos días antes de manipular el nivel de ácido úrico para evitar desencadenar un episodio agudo.** En los pacientes sin tofos, se puede interrumpir la administración profiláctica de colchicina 6 meses después de alcanzar unos niveles de urato sérico < 6 mg/ml y si el paciente no ha presentado episodios agudos *(Arthritis Rheum 2004;51(3):321).* La duración de la profilaxis no está clara en los pacientes con tofos, aunque se puede considerar su interrupción a los 6 meses de la resolución de éstos.
- El **alopurinol,** un inhibidor de la xantina-oxidasa, es un tratamiento efectivo de la hiperuricemia en la mayoría de los pacientes.
  - **Dosis y vía de administración:** la dosis inicial varía, y debe ajustarse si existe disfunción renal y hepática. La dosis diaria puede incrementarse 100 mg cada 2-4 semanas para conseguir la dosis mínima que mantenga el nivel de ácido úrico por debajo de 6 mg/dl, que se encuentra por debajo del límite de solubilidad del urato monosódico sérico. La administración simultánea de un fármaco uricosúrico puede acelerar la reabsorción de los tofos. **Si se produce un episodio agudo de gota durante el tratamiento con alopurinol, la administración de este fármaco debe continuarse, y se considerará el uso de AINE, colchicina o esteroides para abortar el episodio.**
  - **Efectos secundarios:** pueden producirse **reacciones de hipersensibilidad,** desde un ligero exantema cutáneo hasta una dermatitis exfoliativa difusa asociada a fiebre, eosinofilia, e insuficiencias renal y hepática combinadas hasta en un 5 % de los pacientes. Los pacientes con insuficiencia renal leve que están tomando diuréticos son los que tienen el mayor riesgo. Los casos graves pueden llegar a ser mortales y generalmente requieren tratamiento con glucocorticoides. El alopurinol puede potenciar el efecto de los anticoagulantes orales y bloquea el metabolismo de la azatioprina y la 6-mercaptopurina, precisando una reducción del 60 % al 75 % de la dosis de estos fármacos citotóxicos.
- El **febuxostat** es un inhibidor selectivo no purínico de la xantina-oxidasa. Su coste es significativamente mayor que el del alopurinol. La dosis inicial es de 40 mg al día, y puede ajustarse a 80 mg al día si es necesario.
- La **uricasa** cataboliza el ácido úrico a un compuesto más soluble, la alantoína. En Estados Unidos está disponible en una forma recombinante (**rasburicasa**) para el tratamiento del síndrome de lisis tumoral. La **pegloticasa** i.v. es una forma de uricasa combinada con polietilenglicol recombinante que se administra cada 2 semanas, y que ha demostrado que produce reducciones sostenidas de los niveles plasmáticos de ácido úrico por debajo del objetivo terapéutico de 6 mg/dl en una proporción considerable de pacientes con gota crónica que no responden o que no toleran el tratamiento convencional reductor de urato. El fármaco se interrumpe si la concentración sérica de ácido úrico no desciende hasta alcanzar el objetivo o si se observa que aumenta por encima de 6 mg/dl dos veces consecutivas. Existe un riesgo elevado de anafilaxia y reacciones a la infusión con este fármaco, por lo que debe administrarse en un entorno controlado y con profesionales familiarizados con la medicación.

- Los **fármacos uricosúricos** disminuyen las concentraciones séricas de ácido úrico al bloquear la reabsorción tubular renal de ácido úrico. Se debe medir el aclaramiento de creatinina en 24 h y los niveles de ácido úrico en orina antes de iniciar el tratamiento, puesto que estos fármacos **no son efectivos con tasas de filtración glomerular < 50 ml/min.** Tampoco se recomiendan en pacientes que ya muestran concentraciones elevadas de ácido úrico en orina (800 mg/24 h), por el riesgo de formación de cálculos de urato. Este riesgo puede minimizarse manteniendo una ingesta elevada de líquidos y alcalinizando la orina. Si se están utilizando estos fármacos cuando comienza un episodio agudo de gota, se deben mantener mientras se emplean otros fármacos para tratar el episodio agudo.
- **Probenecid**
  - La dosis inicial es de 500 mg v.o. al día, que puede aumentarse en incrementos de 500 mg cada semana hasta que se normalicen los niveles séricos de ácido úrico o los niveles de ácido úrico en orina superen los 800 mg/24 h. La dosis máxima es de 3 000 mg al día. La mayoría de los pacientes requieren un total de 1-1,5 g/día, fraccionados en dos o tres dosis.
  - Los salicilatos y el probenecid son antagonistas y no deben emplearse juntos.
  - El probenecid disminuye la excreción renal de penicilina, indometacina y sulfonilureas.
  - Los efectos secundarios son mínimos.
- La **sulfinpirazona** tiene una eficacia uricosúrica similar a la del probenecid; sin embargo, también inhibe la función plaquetaria. La dosis inicial de 50 mg v.o. dos veces al día puede aumentarse en incrementos semanales de 100 mg (hasta un máximo de 800 mg/día) hasta la normalización de los niveles séricos de ácido úrico. La mayoría de los pacientes precisan 300-400 mg/día, fraccionados en tres o cuatro dosis.

■ **Pseudogota**

- Al igual que en la gota, el tratamiento de elección en la mayoría de los pacientes consiste en un ciclo breve de un **AINE** en dosis elevadas. Los **corticoides orales,** los **corticoides intraarticulares** y la **colchicina** también puede aliviar rápidamente los síntomas.
- El **tratamiento de mantenimiento** con colchicina puede disminuir el número de episodios recurrentes. El alopurinol y los fármacos uricosúricos no tienen papel alguno en el tratamiento de la pseudogota.
- El tratamiento de la enfermedad subyacente (hiperparatiroidismo, hipotiroidismo, hemocromatosis) también contribuirá al tratamiento de esta afección.

Artritis reumatoide

PRINCIPIOS GENERALES

La **artritis reumatoide** (AR) es una enfermedad sistémica de etiología desconocida, caracterizada por poliartritis inflamatoria simétrica, manifestaciones extraarticulares (nódulos reumatoides, fibrosis pulmonar, serositis, vasculitis) y factor reumatoide (FR) positivo hasta en el 80 % de los pacientes. La evolución de la AR es variable, pero tiende a ser crónica y progresiva.

DIAGNÓSTICO

Presentación clínica

■ La mayoría de los pacientes describen un inicio insidioso de dolor, tumefacción y rigidez matutina de las manos y/o las muñecas o los pies.

■ Se puede detectar una sinovitis evidente en la exploración de las articulaciones metacarpofalángicas, interfalángicas proximales, muñecas u otras articulaciones. Pueden palparse nódulos reumatoides con más frecuencia en las superficies de extensión.

■ Se dispone de un conjunto de criterios clínicos para el diagnóstico de la AR *(Arthritis Rheum 2010;62:2569).* Se sospechará el diagnóstico en pacientes que acudan con artritis simétrica en tres o más articulaciones, especialmente las articulaciones de las manos, con rigidez matutina que dura más de 30 minutos.

Pruebas diagnósticas

El factor reumatoide puede ser positivo en el 80 % de los pacientes, y los anticuerpos anti-CCP (péptido citrulinado cíclico) pueden detectarse en el 50-60 % de los pacientes con AR precoz.

■ Los anticuerpos CCP son más específicos (> 90 %) de la AR que el FR, el cual puede encontrarse también elevado en la hepatitis C y otras infecciones crónicas.

■ Las radiografías de manos y muñecas pueden mostrar cambios precoces consistentes en erosiones u osteopenia periarticular.

■ La RM y la ecografía osteomusculares son más sensibles que las radiografías convencionales, y pueden utilizarse en casos dudosos para demostrar sinovitis o erosiones clínicamente no evidentes.

TRATAMIENTO

La mayoría de los pacientes se pueden beneficiar de un programa precoz de tratamiento intensivo que integre a los servicios médicos, quirúrgicos y de rehabilitación, diseñado con tres objetivos definidos: supresión precoz de la inflamación de las articulaciones y otros tejidos, mantenimiento de la función articular y muscular y prevención de deformidades, y reparación del daño articular para aliviar el dolor o mejorar la función.

■ Los **fármacos antirreumáticos modificadores de la enfermedad (FARME)** parecen alterar la evolución natural de la AR al retrasar la progresión de las erosiones óseas y la pérdida de cartílago. Dado que la AR puede provocar una importante discapacidad a largo plazo (y se asocia a una mortalidad elevada), el estándar terapéutico es iniciar el tratamiento con estos fármacos de forma precoz durante la evolución de la AR. Una vez conseguida una respuesta clínica, generalmente se continúa de forma indefinida con el fármaco escogido con la menor dosis efectiva que evite la recaída.

  • Un diagnóstico establecido de AR junto con cualquier prueba de actividad de la enfermedad es una indicación para iniciar el tratamiento modificador de la enfermedad. Actualmente no se considera adecuada la monoterapia inicial con AINE o corticoides en circunstancias habituales.

  • El **metotrexato** es la opción inicial típica para la AR moderada o grave. La **leflunomida** es también una alternativa. En la AR muy leve, se pueden emplear la **hidroxicloroquina** o la **sulfasalazina** como opción inicial. Si la respuesta al primer fármaco no es satisfactoria tras un intento adecuado (o si aparece una toxicidad limitante), se puede sustituir o complementar con otro FARME o un agente biológico.

■ El **metotrexato,** un inhibidor de las purinas y antagonista del ácido fólico, es eficaz para el tratamiento de la sinovitis, con independencia de la enfermedad subyacente. La AR es su indicación más habitual. También es útil para la miositis, y puede mejorar la leucopenia del síndrome de Felty.

  • **Dosis y administración:** por lo general, el metotrexato se administra como una única dosis semanal v.o., comenzando con 7,5-10 mg. Habitualmente se aprecia respuesta clínica a las 4-8 semanas. Se puede aumentar la dosis 2,5-5 mg cada 2-4 semanas, hasta 25 mg/semana o hasta observar mejoría. Las dosis superiores a 20 mg a la semana se administran generalmente en inyección s.c. para promover su absorción.

  • **Contraindicaciones y efectos secundarios:** el metotrexato es **teratógeno** y no debe emplearse durante la gestación. Debe también evitarse en pacientes con deterioro importante de la función renal o hepática. La **suplementación con ácido fólico** en una dosis diaria de 1-2 mg puede reducir la toxicidad sin comprometer su eficacia. Hay que evitar el uso simultáneo de trimetoprima/sulfametoxazol. Antes de iniciar el tratamiento, hay que realizar pruebas serológicas para hepatitis B y C.

  • Entre los **efectos secundarios leves** se incluyen: intolerancia digestiva, estomatitis, exantema, cefalea y alopecia.

  • Puede producirse una **depresión de la médula ósea,** sobre todo con dosis más altas. Se debe obtener un hemograma y un recuento plaquetario antes de empezar, cada 2-4 semanas durante los primeros 3-4 meses o si se modifica la dosis, y cada 8 semanas a partir de entonces. La **macrocitosis** puede anunciar una toxicidad hematológica grave y es una indicación para la suplementación con folato, la reducción de la dosis o ambas cosas.

- Rara vez se puede producir **cirrosis** con el uso prolongado. Se deben determinar la aspartato-transaminasa (AST), la alanina-transaminasa (ALT) y la albúmina cada 4-8 semanas durante los 3-4 primeros meses de tratamiento o si se modifica la dosis. Los pacientes con una dosis estable deben controlarse cada 8-12 semanas tras 3 meses de tratamiento, y cada 12 semanas después de 6 meses de tratamiento. Hay que plantearse la biopsia hepática si las pruebas de función hepática siguen alteradas o si lo están en 6 de 12 determinaciones mensuales (5 de 9 determinaciones si se miden cada 6 semanas). El consumo de alcohol aumenta el riesgo de hepatotoxicidad por metotrexato.

- Puede producirse una **neumonitis por hipersensibilidad,** pero generalmente es reversible. Puede ser difícil de distinguir de la neumopatía intersticial asociada a la AR. Los pacientes con una afectación pulmonar parenquimatosa previa pueden tener un mayor riesgo. **La aparición o el empeoramiento de los síntomas de disnea o tos en un paciente en tratamiento con metotrexato deben llevar a la realización de un estudio para descartar neumonitis.**

- Los **nódulos reumatoides** pueden desarrollarse o empeorar, de forma paradójica, en algunos pacientes tratados con metotrexato.

■ La **sulfasalazina** es útil para tratar la sinovitis en el contexto de una AR y de las espondiloartropatías seronegativas.

- **Dosificación:** la dosis inicial es de 500 mg v.o. al día, que se aumenta en incrementos semanales de 500 mg hasta alcanzar una dosis total diaria de 2 000-3 000 mg (administrada en dosis divididas a partes iguales). La respuesta clínica suele producirse en unas 6 a 10 semanas.

- **Contraindicaciones y efectos secundarios: la sulfasalazina debe utilizarse con extrema precaución en pacientes con déficit de glucosa-6-fosfato-deshidrogenasa y no debe emplearse cuando existe alergia a las sulfamidas.** Las náuseas son el principal efecto secundario y pueden disminuirse con el empleo de preparados del fármaco con cubierta entérica. Rara vez pueden producirse efectos adversos hematológicos, entre ellos la reducción de cualquier línea celular y la anemia aplásica. Sin embargo, se recomiendan valoraciones periódicas del hemograma y el recuento plaquetario.

■ La **hidroxicloroquina** es un antipalúdico empleado para tratar la dermatitis, la alopecia y la sinovitis en el lupus eritematoso sistémico (LES), y la sinovitis leve en la AR.

- **Dosificación:** la hidroxicloroquina se administra en una dosis de 4-6 mg/kg v.o. al día (200-400 mg) después de las comidas para disminuir las náuseas y la dispepsia.

- **Contraindicaciones y efectos secundarios: la hidroxicloroquina se debe usar con precaución en pacientes con porfiria, déficit de glucosa-6-fosfato-deshidrogenasa, o alteración hepática o renal importante.** Es segura durante el embarazo. Los efectos secundarios más habituales son las erupciones cutáneas alérgicas y las náuseas. Se han descrito efectos adversos oculares graves, pero son inusuales con las dosis actualmente recomendadas. Se debe realizar una exploración oftalmológica anual.

■ La **leflunomida** es un inhibidor de las pirimidinas que ha sido autorizado para el tratamiento de la AR.

- **Dosis y administración:** el tratamiento se inicia con 10-20 mg v.o. al día. Generalmente se observa respuesta clínica en 4-8 semanas.

- **Contraindicaciones** y **efectos secundarios.** La leflunomida es **teratógena** y tiene una semivida muy prolongada. Las mujeres con intención de quedarse embarazadas deben interrumpir la toma del fármaco y completar un período de eliminación con colestiramina, 8 g v.o. tres veces al día durante 11 días. Es preciso comprobar que los niveles plasmáticos son <0,02 mg/l en dos determinaciones realizadas al menos con 14 días de diferencia, antes de considerar la posibilidad de embarazo. La leflunomida está **contraindicada en pacientes con disfunción hepática importante** y en los que están tomando rifampicina. Los **efectos secundarios digestivos** son los más frecuentes. La **diarrea** se produce hasta en el 20 % de los pacientes y puede precisar la interrupción del tratamiento. Es posible que una reducción de la dosis a 10 mg/día provoque mejoría manteniendo a la vez su eficacia, y puede emplearse la loperamida para alivio sintomático. Pueden producirse **elevaciones de los niveles de las transaminasas,** que deben determinarse al inicio y, a continuación, periódicamente. En caso de duplicaciones confirmadas de los valores, se debe disminuir la dosis, y las elevaciones superiores se tratan con colestiramina e interrupción de la leflunomida. Durante el tratamiento, pueden aparecer **exantema** y **alopecia.**

■ Se han desarrollado **tratamientos anticitocinas** dirigidos contra citocinas específicas. Todos estos fármacos pueden ser considerados como **FARME biológicos.**

- Los **inhibidores del factor de necrosis tumoral (TNF)** han sido autorizados para el tratamiento de la AR y las espondiloartropatías seronegativas. Estos fármacos se emplean en pacientes con AR moderada o grave en los que ha fallado un intento con uno o más de los fármacos antirreumáticos modificadores de la enfermedad mencionados anteriormente. El efecto de estos fármacos sobre la sinovitis de la AR puede ser espectacular, y los pacientes que responden describen un comienzo de la mejoría de los síntomas en 1-2 semanas. Además de sus efectos sintomáticos beneficiosos, estos fármacos parecen retardar significativamente la lesión articular. Se dispone en la actualidad de tres preparados, con perfiles de eficacia y efectos adversos similares.
  - El **etanercept es una proteína de fusión** que consta de la porción de unión al ligando del receptor humano para el TNF acoplada a la porción Fc de la inmunoglobulina G humana (IgG). Se une al TNF, bloqueando su interacción con los receptores celulares de superficie, inhibiendo así las propiedades inflamatorias e inmunorreguladoras del TNF. Este preparado se administra en una dosis de 25 mg s.c. dos veces por semana o 50 mg s.c. a la semana.
  - El **infliximab** es un anticuerpo monoclonal quimérico que se une específicamente al TNF-α humano bloqueando sus efectos proinflamatorios e inmunomoduladores. Se administra mediante infusión i.v. junto con metotrexato para disminuir la producción de anticuerpos neutralizantes contra el infliximab. El régimen terapéutico recomendado consiste en infusiones de 3 mg/kg al inicio, a las 2 y a las 6 semanas, y cada 8 semanas a partir de entonces, junto con metotrexato en una dosis de al menos 7,5 mg/semana.
  - El **adalimumab** es un anticuerpo monoclonal humano recombinante IgG-1 específico para el TNF-α humano. Se administra en una dosis de 40 mg s.c. a semanas alternas.
  - El **golimumab** es un anticuerpo monoclonal humano que se une al TNF-α. Se puede administrar como inyección mensual o como una infusión cada 8 semanas tras una dosis de carga inicial.
  - El **certolizumab pegol** es un fragmento Fab' humanizado pegilado de un anticuerpo monoclonal anti-TNG-α. Se administra mensualmente tras una dosis de carga inicial.
- **Contraindicaciones y efectos secundarios**
  - Se han descrito **infecciones graves y sepsis,** incluidos fallecimientos, durante el empleo de fármacos bloqueantes del TNF. Estos fármacos están contraindicados en pacientes con infecciones agudas o crónicas y, si se produce una infección grave o una sepsis, se debe interrumpir su administración. Los pacientes con antecedentes de infecciones de repetición y aquellos con procesos subyacentes que puedan predisponer a infección deben ser tratados con precaución y aconsejados para que estén alerta a la aparición de los síntomas y signos de infección. Las infecciones más frecuentes son las infecciones respiratorias altas y las de senos paranasales. También se han descrito casos de tuberculosis, y **debe realizarse una prueba cutánea de tuberculina y una radiografía de tórax antes de iniciar el tratamiento.** Estos fármacos también están contraindicados en pacientes con ICC (generalmente, con una fracción de eyección del ventrículo izquierdo < 30 %). Aquellos pacientes que vayan a ser sometidos a procedimientos de cirugía electiva pueden omitir la última dosis del fármaco programada para ser administrada antes de la cirugía, así como la dosis que seguiría a la intervención hasta la completa cicatrización.
  - Con la administración s.c., son frecuentes las **reacciones locales en la zona de inyección,** sobre todo en el primer mes de tratamiento. Estas reacciones suelen ser autolimitadas y no requieren la interrupción del tratamiento. Las reacciones alérgicas sistémicas graves son poco habituales, pero pueden producirse con las infusiones de infliximab.

• Entre **otros efectos adversos** pueden encontrarse la inducción de anticuerpos antinucleares y, rara vez, una enfermedad semejante al lupus. Se ha descrito un trastorno desmielinizante y también la exacerbación de una esclerosis múltiple preexistente. El riesgo de cáncer cutáneo diferente al melanoma está aumentado en los pacientes tratados con bloqueantes de TNF. No está claro si puede verse incrementada la frecuencia de aparición del linfoma en los pacientes que reciben estos fármacos. Sin embargo, se ha incluido un recuadro de advertencia en el prospecto de estos fármacos.

■ **Inhibidores de las interleucinas**

• El **anakinra** es un antagonista recombinante del receptor de IL-1 autorizado para su uso en la AR. Bloquea la unión de la IL-1 a su receptor, inhibiendo así las acciones proinflamatoria e inmunomoduladora de la IL-1.

• Se administra en una **dosis** diaria de 100 mg s.c. Al igual que los bloqueantes del TNF, no debe administrarse a pacientes con infecciones activas o recurrentes.

• Entre los **efectos adversos** se encuentra una mayor frecuencia de infecciones bacterianas y de reacciones en la zona de inyección.

• El **tocilizumab** es un antagonista de los receptores soluble y unido a membrana para la IL-6. Se administra como infusión i.v. o como una inyección s.c. en una dosis de 162 mg semanalmente o a semanas alternas, dependiendo del peso del paciente. Los efectos secundarios son: aumento de infecciones, neutropenia y elevación del colesterol.

■ **Tratamientos dirigidos contra los linfocitos B.** El **rituximab** es un anticuerpo monoclonal dirigido contra el CD20, un receptor celular de superficie que se encuentra en los linfocitos B. Se produce una depleción rápida de los linfocitos B positivos para CD20 en sangre periférica tras dos infusiones de 1 g de rituximab separadas por un intervalo de 2 semanas. Generalmente, se utiliza metotrexato como tratamiento complementario. La infusión puede repetirse en intervalos de 6 a 12 meses, según los síntomas del paciente.

• **Contraindicaciones y efectos secundarios:** raras veces se han descrito reactivaciones del virus JC por el rituximab, que provocan un síndrome clínico de leucoencefalopatía multifocal progresiva (LMP), invariablemente mortal.

• Las **reacciones a la infusión** son más frecuentes con la primera dosis y casi nunca son mortales. Generalmente se administran antihistamínicos, corticoides i.v. y paracetamol antes de la infusión.

• Las **complicaciones infecciosas** son un problema, como con todos los tratamientos biológicos, pero parecen ser menos frecuentes que en los pacientes con tratamientos contra el TNF.

■ El **abatacept** es una proteína de fusión que incorpora la molécula CTLA-4 y la porción Fc de la IgG-1. Bloquea la coestimulación selectiva de los linfocitos T, y se administra en forma de infusión i.v. en una dosis de 500-1 000 mg cada 4 semanas. También se dispone en formulación s.c. que puede administrarse en dosis de 125 mg s.c. a la semana, con o sin una dosis de carga inicial. Su uso está autorizado para los pacientes con una respuesta inadecuada a los FARME biológicos o no biológicos.

• Las **infecciones** se producen con una frecuencia ligeramente superior a la observada en los pacientes tratados con placebo. No se han descrito infecciones oportunistas. Las **reacciones a la infusión** son mucho menos frecuentes que con el rituximab o el infliximab.

• Las **exacerbaciones de la EPOC y las infecciones respiratorias** son más habituales en pacientes con enfermedad pulmonar obstructiva cuando son tratados con abatacept.

■ Se pueden emplear **combinaciones de FARME** si el paciente responde de forma parcial al primer fármaco.

• Entre las terapias combinadas habituales se encuentran el metotrexato asociado a hidroxicloroquina, sulfasalazina o ambas. El metotrexato suele combinarse con antagonistas del TNF porque existen pruebas de una eficacia aditiva y de un descenso en la formación de anticuerpos antiquiméricos humanos contra el bloqueante del TNF. El metotrexato se emplea con frecuencia combinado con rituximab o abatacept. El metotrexato y la leflunomida pueden tener una hepatotoxicidad aditiva, por lo que esta combinación debe emplearse con precaución.

- **Está contraindicado el tratamiento combinado con dos fármacos biológicos debido al mayor número de complicaciones infecciosas.**
- Se pueden utilizar **AINE o inhibidores selectivos de la COX-2** como tratamiento adicional a la terapia con FARME. Los **glucocorticoides no son curativos** pero pueden retrasar la formación de erosiones con otros FARME y se encuentran entre los fármacos antiinflamatorios más potentes disponibles.
  - Entre las **indicaciones de los glucocorticoides** se encuentran: alivio sintomático mientras se está a la espera de respuesta a un fármaco inmunodepresor o inmunomodulador de acción lenta; sinovitis persistente a pesar de tratamientos de prueba adecuados con FARME y AINE, y síntomas generales importantes (p. ej., fiebre y pérdida de peso) o enfermedad extraarticular (vasculitis, epiescleritis o pleuritis).
  - Generalmente, es suficiente la **administración oral** de 5-20 mg de prednisona al día para el tratamiento de la sinovitis, mientras que para los síntomas generales importantes o la afectación extraarticular puede necesitarse hasta 1 mg/kg v.o. al día. Aunque el tratamiento glucocorticoide en días alternos disminuye la incidencia de efectos secundarios no deseados, algunos pacientes no toleran el aumento de los síntomas que puede producirse el día libre de toma.
  - La **administración intraarticular** puede producir un alivio sintomático temporal cuando un número reducido de articulaciones están inflamadas. Es posible que los efectos beneficiosos de los corticoides intraarticulares persistan durante días o meses, y retrasen o eviten la necesidad de tratamiento glucocorticoide sistémico.

Tratamientos no farmacológicos

- El **tratamiento inmediato** de las artritis inflamatorias consiste en la protección de la articulación y el alivio del dolor. La colocación de la articulación en una posición adecuada y las férulas son elementos importantes para la protección articular. El calor es un analgésico útil.
- El tratamiento de la **enfermedad subaguda** debe incluir un aumento gradual del movimiento articular activo y pasivo.
- El **tratamiento crónico** comprende las indicaciones para la protección articular, la simplificación del trabajo y la realización de las actividades de la vida diaria. Pueden ser útiles los equipamientos adaptativos, las férulas, las ortesis y las ayudas para la ambulación; también lo son los ejercicios específicos diseñados para promover la mecánica articular normal y fortalecer los grupos musculares afectados.

Tratamiento quirúrgico

- En pacientes con AR, puede estar indicada la realización de **procedimientos quirúrgicos correctores** como la sinovectomía, la artroplastia total y la artrodesis, para reducir el dolor y mejorar la función.
- Es frecuente el **síndrome del túnel carpiano,** y su tratamiento quirúrgico puede ser curativo si la infiltración local no tiene éxito.
- La **sinovectomía** puede resultar de ayuda si la afectación principal está confinada a una o dos articulaciones y si ha fracasado un tratamiento médico de prueba de 6 meses, pero generalmente sólo aporta un beneficio temporal.
- La **artrodesis** suele eliminar el dolor, pero también supone una pérdida completa de movilidad; esto se tolera bien en la muñeca y el pulgar.
- Está indicada la **artrodesis** de C1 y C2 **en la columna cervical** cuando existe una subluxación cervical importante (> 5 mm) con déficit neurológico asociado. Los pacientes con AR crónica que vayan a ser sometidos a procedimientos de cirugía electiva deben realizarse previamente una radiografía lateral de la columna cervical en flexión y extensión para descartar esta subluxación.

Vacunaciones

- Se reconoce que puede atenuarse la respuesta inmunológica a las vacunas de la gripe y neumocócica en pacientes tratados con metotrexato y tratamientos biológicos. Por tanto, se recomienda administrar las vacunas de la **gripe (influenza)** antes de iniciar el tratamiento con todos los FARME no biológicos, y la vacuna **antineumocócica** a los pacientes que inician tratamiento con leflunomida, metotrexato o sulfasalazina si las vacunas no estaban actualizadas. Además, hay que considerar la vacunación antineumocócica periódica y antigripal anual en todos los pacientes tratados con fármacos biológicos, según las recomendaciones de los Centers for Disease Control and Prevention (CDC) para el uso y el momento de administración adecuados de estas vacunaciones.

■ Se recomienda la vacuna de la hepatitis B si existían factores de riesgo para esta enfermedad y la vacuna no se administró previamente.

■ Las vacunas vivas (p. ej., varicela-zóster, polio oral, rabia) están contraindicadas durante el tratamiento biológico, pero deben considerarse antes de iniciar éste o de administrar esteroides en dosis elevadas.

COMPLICACIONES

■ **En los pacientes con AR y una única articulación inflamada de forma desproporcionada respecto al resto de las articulaciones hay que descartar una artritis séptica simultánea.** Esta complicación se observa con mayor frecuencia en la AR y conlleva una mortalidad del 20 % al 30 %.

■ El **síndrome de Sjögren,** caracterizado por el fallo de las glándulas exocrinas, se observa en pacientes con AR, produciendo síntomas del síndrome de las mucosas secas (ojos y boca secos), hipertrofia de las glándulas parótidas, caries dental y traqueobronquitis de repetición. El **tratamiento** es sintomático, con lágrimas y saliva artificiales, o con pilocarpina hasta 5 mg v.o. cuatro veces al día. Se recomienda una atención dental y oftalmológica frecuente, y deben evitarse los fármacos que disminuyan aún más la secreción lagrimal y salival.

■ **Síndrome de Felty:** la tríada de AR, esplenomegalia y granulocitopenia se observa también en un pequeño grupo de pacientes, los cuales tienen riesgo de sufrir infecciones bacterianas recurrentes y úlceras tórpidas en las piernas.

■ Aproximadamente el 70 % de los pacientes muestran en la radiología una lesión articular irreversible en los primeros 3 años de la enfermedad. La discapacidad laboral es habitual y la expectativa de vida puede verse reducida.

Artrosis

PRINCIPIOS GENERALES

Definición

La **artrosis, o enfermedad articular degenerativa,** se caracteriza por el deterioro del cartílago articular con la consiguiente formación de hueso nuevo reactivo en la superficie articular. Las articulaciones afectadas con más frecuencia son las interfalángicas proximales y distales de las manos, así como las caderas, las rodillas, y la columna cervical y lumbar.

Epidemiología

La enfermedad es más frecuente en ancianos, pero puede producirse a cualquier edad, sobre todo como secuela de traumatismos articulares, artritis inflamatoria crónica o malformación congénita. La artrosis de la columna vertebral puede conducir a una estenosis del conducto raquídeo (claudicación neurogénica), con molestias o dolor en las piernas o nalgas con la bipedestación o la ambulación.

TRATAMIENTO

■ El tratamiento farmacológico inicial se realiza con **paracetamol,** en una dosis de hasta 1 000 mg cuatro veces al día.

■ El siguiente paso son los **AINE o los inhibidores selectivos de la COX-2 en dosis bajas,** seguidos del tratamiento de dosis completa (v. «Tratamiento» en «Introducción general a las enfermedades reumáticas»). Dado que en esta población de pacientes suelen predominar los ancianos, que pueden tener enfermedad cardiopulmonar o renal simultánea, los AINE deben utilizarse con precaución.

■ Los datos sobre el **sulfato de glucosamina** y el **sulfato de condroitina** son contradictorios. Algunos estudios proponen que pueden reducir los síntomas, así como la tasa de deterioro del cartílago, mientras que otros estudios han demostrado que estos fármacos tienen escasa eficacia en los pacientes con artrosis. La glucosamina no debe administrarse a pacientes alérgicos al **marisco**. Se pueden administrar de forma intraarticular los derivados naturales y sintéticos del ácido hialurónico. Pueden reducir el dolor y mejorar la movilidad en pacientes seleccionados. Los preparados que están actualmente comercializados en Estados Unidos contienen hialuronato sódico e hilano G-F 20.

■ Las **inyecciones intraarticulares de corticoides** suelen ser útiles, pero probablemente no deben aplicarse con una frecuencia superior a cada 3-6 meses (v. «Principios generales» en «Introducción general a las enfermedades reumáticas»). Hay que evitar la administración sistémica de corticoides.

■ El **tramadol,** un agonista opioide μ, puede resultar útil como analgésico alternativo. Es preciso evitar el tratamiento prolongado con fármacos narcóticos, que pueden ser útiles para el alivio del dolor a corto plazo y en pacientes en los que han fallado o están contraindicados otros tratamientos.

■ Los **AINE tópicos**, la **lidocaína** o la **capsaicina** pueden proporcionar alivio sintomático con efectos adversos mínimos.

■ La **gabapentina** también se ha usado para ayudar a modificar el dolor neural en pacientes con síntomas graves de artritis que no responden a los métodos mencionados.

■ La **duloxetina** también ha sido autorizada por la FDA estadounidense para el tratamiento de la artrosis y el dolor lumbar crónico.

Tratamientos no farmacológicos

■ Se deben identificar y evitar las actividades que implican un uso excesivo de la articulación. Hay que corregir la mecánica corporal deficiente, y las alteraciones del alineamiento, como los pies en pronación, pueden beneficiarse del uso de ortesis. Un programa de ejercicio para evitar o corregir la atrofia muscular también puede aliviar el dolor. Cuando están afectadas articulaciones que soportan carga, puede ser útil el apoyo con un bastón, muletas o un andador. La reducción de peso puede ser beneficiosa, incluso en articulaciones que no soportan carga. Las férulas para el pulgar pueden ser de utilidad para la artrosis de la primera articulación carpometacarpiana. Es posible que la consulta con fisioterapeutas y terapeutas ocupacionales (ergoterapeutas) también sea de ayuda.

■ La **artrosis de la columna vertebral** puede provocar síntomas radiculares por compresión de las raíces nerviosas, y suele causar dolor y contracturas de las partes blandas paravertebrales. Las ayudas físicas (collarín cervical, corsé lumbar), el calor local y los ejercicios para fortalecer la musculatura cervical, paravertebral y abdominal pueden proporcionar alivio en algunos pacientes.

■ Las **inyecciones epidurales de corticoides** pueden disminuir los síntomas radiculares.

Tratamiento quirúrgico

■ Cuando el dolor intenso o la deformidad producen una discapacidad grave, se debe considerar la **cirugía.** La artroplastia total de cadera o rodilla suele aliviar el dolor y mejorar la función en pacientes seleccionados.

■ Es preciso reservar la **laminectomía y la artrodesis vertebral** para los pacientes con enfermedad grave con dolor intratable o complicaciones neurológicas.

Espondiloartropatías

Las **espondiloartropatías** constituyen un grupo de trastornos estrechamente relacionados que se caracterizan por una o más de las siguientes manifestaciones: espondilitis, sacroilitis, entesopatía (inflamación en las zonas de inserción tendinosa) y oligoartritis asimétrica. Entre las manifestaciones extraarticulares de este grupo de trastornos pueden encontrarse enfermedad ocular inflamatoria, uretritis y lesiones mucocutáneas. Las espondiloartropatías tienen agregación familiar, asociada al antígeno HLA-B27.

Espondilitis anquilosante

DIAGNÓSTICO

- La **espondilitis anquilosante (EA)** se manifiesta clínicamente como inflamación y osificación de las articulaciones y ligamentos de la columna vertebral y de las articulaciones sacroilíacas.
- Los pacientes suelen ser hombres jóvenes que describen dolor lumbar y rigidez matutina, que mejora con el ejercicio.
- Las caderas y los hombros son las articulaciones periféricas que se afectan con más frecuencia. La fusión progresiva de las articulaciones apofisarias de la columna vertebral se produce en muchos pacientes y no se puede predecir ni prevenir.

TRATAMIENTO

Conductual

- Se recomienda fisioterapia, así como insistir en ejercicios de extensión y en la postura, para minimizar los posibles defectos posturales tardíos y la afectación de la función respiratoria.
- Se debe instruir a los pacientes para dormir en posición supina sobre una cama firme sin almohada y practicar con regularidad ejercicios posturales y de respiración profunda.
- Hay que desaconsejar enérgicamente el tabaquismo (consumo de cigarrillos).

Medicamentos

- Los **AINE no salicilatos,** como la indometacina, se usan para proporcionar alivio sintomático, y los **inhibidores selectivos de la COX-2** también son efectivos (v. «Principios generales» en «Introducción general a las enfermedades reumáticas»).
- El **metotrexato** y la **sulfasalazina** son beneficiosos para la afectación periférica en algunos pacientes (v. «Tratamiento» en «Artritis reumatoide»).
- El **bloqueo del TNF** ha demostrado ser eficaz, incluso en algunos pacientes con deformidades aparentemente fijas.
- El **pamidronato,** un bisfosfonato, puede proporcionar un ligero beneficio clínico. Los glucocorticoides sistémicos no se usan habitualmente, y pueden empeorar la osteopenia.

Tratamiento quirúrgico

Muchos pacientes desarrollan osteoporosis en la columna vertebral espondilítica anquilosada y tienen riesgo de fractura vertebral. Las técnicas quirúrgicas para corregir algunas deformidades de la columna y de la cadera pueden conseguir una rehabilitación significativa en determinados pacientes.

Artritis de la enfermedad inflamatoria intestinal

PRINCIPIOS GENERALES

La **artritis de la enfermedad inflamatoria intestinal** se observa hasta en el 46 % de los pacientes con enfermedad de Crohn o colitis ulcerosa *(Autoimmun Rev 2014;13(1):20).* Puede producirse también en algunos pacientes con derivación intestinal y enfermedad diverticular.

DIAGNÓSTICO

Las manifestaciones clínicas son **espondilitis, sacroilitis y artritis periférica,** especialmente en la rodilla y el tobillo. La afectación articular periférica y raquídea puede no correlacionarse siempre con la actividad de la colitis.

TRATAMIENTO

■ Los **AINE** alivian el dolor y la inflamación en pacientes con artritis debida a enfermedad inflamatoria intestinal (EII). Sin embargo, la intolerancia digestiva a los AINE puede ser mayor en este grupo de pacientes y estos fármacos pueden empeorar la EII subyacente.

■ La **sulfasalazina, el metotrexato, la azatioprina y los glucocorticoides sistémicos** también pueden ser eficaces (v. «Tratamiento» en «Artritis reumatoide»).

■ Los **antagonistas del TNF** pueden mejorar tanto la artritis como la colitis.

■ Las **infiltraciones de glucocorticoides** y la **fisioterapia** son medidas complementarias útiles.

Artritis reactiva

PRINCIPIOS GENERALES

■ La **artritis reactiva** se define como la artritis inflamatoria que en ocasiones sigue a ciertas infecciones digestivas o genitourinarias. La tríada de artritis, conjuntivitis y uretritis se ha denominado clásicamente **síndrome de Reiter.**

■ La infección genitourinaria implicada con mayor frecuencia es la ocasionada por *Chlamydia trachomatis. Shigella flexneri, Salmonella* spp, *Yersinia enterocolitica* o *Campylobacter jejuni* son los gérmenes responsables de las infecciones gastrointestinales más habitualmente implicadas. *Clostridium difficile* también puede desencadenar la artritis.

■ Entre un 50 % y un 80 % de los pacientes son HLA-B27-positivos. Hombres y mujeres se ven afectados por igual tras infecciones gastrointestinales, aunque los hombres desarrollan con más frecuencia el clásico síndrome de Reiter tras la infección por *Chlamydia.*

DIAGNÓSTICO

Presentación clínica

El síndrome clínico puede consistir en **oligoartritis asimétrica, uretritis, conjuntivitis** y **lesiones en piel y mucosas** características. Por lo general es transitorio, con una duración de uno a varios meses, pero entre un 4 % y un 19 % de los pacientes pueden desarrollar una artritis crónica.

Pruebas diagnósticas

La infección desencadenante puede haber permanecido asintomática. Las pruebas para detectar patógenos en heces son poco rentables si la diarrea se ha resuelto, pero las pruebas para *Chlamydia* en orina pueden resultar útiles si el síndrome clínico concuerda con una artritis reactiva.

TRATAMIENTO

■ En estos procesos, está indicado el tratamiento conservador para el control del dolor y de la inflamación.

■ Son muy frecuentes las remisiones espontáneas, lo que dificulta la valoración del tratamiento.

■ Los **AINE** (en especial la indometacina) son eficaces, y los **inhibidores selectivos de la COX-2** también proporcionan alivio (v. «Principios generales» en «Aproximación general a las enfermedades reumáticas»).

■ La **sulfasalazina** o el **metotrexato** pueden ser útiles en la artritis que no se resuelve tras varios meses (v. «Tratamiento» en «Artritis reumatoide»).

■ En casos inusualmente graves, puede que sea necesario el **tratamiento con glucocorticoides** para evitar una rápida destrucción articular (v. «Principios generales» en «Aproximación general a las enfermedades reumáticas»).

■ Si se detecta infección por *Chlamydia,* hay que administrar el tratamiento específico. El tratamiento antibiótico empírico prolongado no ha demostrado ser beneficioso.

■ La **conjuntivitis** suele ser transitoria y benigna, pero en el caso de la **iritis** está indicada la derivación al oftalmólogo y el tratamiento tópico o sistémico con glucocorticoides.

Artritis psoriásica

PRINCIPIOS GENERALES

Clasificación

Se observan cinco patrones principales de afectación articular: artritis oligoarticular asimétrica, afectación de la articulación interfalángica distal y de las uñas, poliartritis simétrica semejante a la reumatoide, espondilitis y sacroilitis, y artritis mutilante.

Epidemiología

La prevalencia varía; sin embargo, se ha documentado que hasta el 30 % de los pacientes con psoriasis tienen alguna forma de artritis inflamatoria *(Rheumatology (Oxford) 2015;54(1):20).*

TRATAMIENTO

■ Los **AINE,** sobre todo la indometacina, se emplean para tratar las manifestaciones artríticas de la psoriasis, asociados a las medidas habituales para tratar la enfermedad cutánea.

■ Las **inyecciones intraarticulares de glucocorticoides** pueden ser de utilidad en la forma oligoarticular de la enfermedad, pero se debe evitar realizar la inyección atravesando una placa de psoriasis. La afectación cutánea y articular grave suele responder bien al **metotrexato** (v. «Tratamiento» en «Artritis reumatoide»).

■ La **sulfasalazina** y la **leflunomida** también pueden tener efectos modificadores de la enfermedad en la poliartritis.

■ Los **bloqueantes del TNF-α** pueden producir una mejoría espectacular, tanto de la afectación cutánea como de la articular.

■ El **ustekinumab** es un anticuerpo monoclonal humano frente a la subunidad compartida p40 de IL-12 e IL-23 que interfiere en la unión del receptor a células inmunitarias. Se administra por vía subcutánea. En los pacientes con peso inferior a 100 kg, la dosis es de 45 mg s.c. en las semanas 0 y 4. Después se administra cada 12 semanas. En los pacientes con peso superior a 100 kg, la dosis es de 90 mg s.c administrada a intervalos iguales a los de la dosis menor. Puede administrarse solo o combinado con metrotexato. Antes de iniciar el tratamiento, y de forma periódica durante éste, deben realizarse pruebas de detección de tuberculosis en el paciente. Se debe controlar la posible aparición de infecciones y de reacciones en la zona de inyección. También hay que controlar en todos los pacientes la posible aparición de cáncer de piel de tipo no melanoma, ya que se han documentado algunos casos.

■ El **apremilat** es un inhibidor de la fosfodiesterasa 4 que se administra por vía oral. Suprime múltiples citocinas proinflamatorias que intervienen en la inmunidad innata y adaptativa. La dosis inicial es de 10 mg/día, y se va aumentando lentamente hasta una dosis máxima de 30 mg dos veces al día. Se ha documentado con frecuencia la aparición de molestias digestivas y cefaleas.

COMPLICACIONES

Cuando se practica una cirugía reconstructiva articular, la colonización de la piel psoriásica por *S. aureus* aumenta el riesgo de infección de la herida.

Lupus eritematoso sistémico

PRINCIPIOS GENERALES

Definición

El LES es una enfermedad multisistémica de etiología desconocida que afecta principalmente a mujeres en edad fértil. La proporción habitual entre mujeres y hombres es de 9:1. Es más frecuente en la segunda y tercera décadas de la vida, y también lo es en personas de raza negra.

Fisiopatología

La fisiopatología es multifactorial y se conoce sólo parcialmente, con interacción de la predisposición genética y de factores ambientales.

DIAGNÓSTICO

■ Las manifestaciones de la enfermedad son diversas, y varían en cuanto a gravedad desde astenia, malestar general, pérdida de peso y fiebre hasta citopenias potencialmente mortales, nefritis, cerebritis, vasculitis, neumonitis, miositis y miocarditis.

■ Los criterios actuales del American College of Rheumatology se utilizan principalmente con fines de investigación, pero resulta útil tenerlos en cuenta cuando surge la sospecha clínica. Según los criterios de clasificación, se requiere la presencia de cuatro o más de estos once hallazgos:

• Exantema malar.
• Exantema discoide.
• Fotosensibilidad.
• Úlceras bucales y nasofaríngeas.
• Artritis.
• Serositis.
• Proteinuria y cilindros celulares.
• Crisis convulsivas, psicosis y otras manifestaciones neurológicas.
• Anemia hemolítica autoinmunitaria, leucopenia o linfocitopenia, y trombocitopenia.
• Anticuerpos antinucleares (ANA).
• Anticuerpos anti-ADN bicatenario, anticuerpos anti-Smith (SM) o anticuerpos antifosfolipídicos.

■ Las serologías positivas que se asocian habitualmente incluyen anticuerpos anti-SSA (Ro) y anti-SSB (La) en aproximadamente un 30 % de los pacientes, y anti-RNP en el 40 % de los pacientes.

■ Algunos criterios de clasificación incluyen también alopecia, complemento bajo y una prueba de Coombs directa positiva *(Arthritis Rheum 2012;64:2677)*.

TRATAMIENTO

Medicamentos

■ Los **AINE** suelen controlar la artritis, las artralgias, la fiebre y la serositis leve asociadas al LES, pero no así la fatiga, el malestar general o la afectación de órganos importantes. La respuesta a los **inhibidores selectivos de la COX-2** es similar. Parece que la toxicidad hepática y renal de los AINE es mayor en el LES.

■ La **hidroxicloroquina,** en una dosis de 200 mg dos veces al día, puede ser eficaz en el tratamiento del exantema, la fotosensibilidad, las artralgias, la artritis, la alopecia y el malestar general asociados al LES, y en el tratamiento del **lupus eritematoso cutáneo discoide y el subagudo.** Este fármaco no es eficaz para tratar la fiebre o las principales manifestaciones orgánicas, pero su uso prolongado puede disminuir la incidencia de brotes y el riesgo de trombosis, así como la afectación renal y del SNC. Ante la posibilidad de complicaciones oculares, los pacientes deben someterse a un examen oftalmológico anual.

■ **Tratamiento con glucocorticoides**

• Las **indicaciones** para la administración sistémica de glucocorticoides son: manifestaciones del LES con posible riesgo vital, como glomerulonefritis, afectación del SNC, trombocitopenia y anemia hemolítica, y manifestaciones debilitantes del LES que no responden al tratamiento conservador.

• **Dosis:** los pacientes con complicaciones del LES graves o con posible riesgo vital deben ser tratados con prednisona, 1-2 mg/kg v.o. al día, que puede administrarse en dosis fraccionadas. Una vez controlada la enfermedad, la dosis de prednisona debe disminuirse lentamente, en no más de un 10 % cada 7 a 10 días. Una reducción más rápida puede provocar una recaída. El **tratamiento i.v. en pulsos** con metilprednisolona, en dosis de 500-1 000 mg i.v. al día durante 3 a 5 días, se ha empleado en el LES en situaciones de riesgo vital como la insuficiencia renal rápidamente progresiva, la enfermedad activa del SNC y la trombocitopenia grave. Los pacientes que no mejoran con este régimen probablemente no responden a los corticoides, y para ellos deberán considerarse otras alternativas terapéuticas. Una vez completado el tratamiento en pulsos se debe continuar con un ciclo de tratamiento oral con prednisona.

■ **Tratamiento inmunodepresor**
  • Las **indicaciones** del tratamiento inmunodepresor en el LES son: manifestaciones del LES potencialmente mortales como glomerulonefritis, afectación del SNC, trombocitopenia y anemia hemolítica, y la imposibilidad de disminuir la dosis de corticoides o los efectos secundarios graves de éstos.
  • La elección del tratamiento inmunodepresor se realiza de forma individualizada según la situación clínica. A menudo, la **ciclofosfamida** se emplea para las manifestaciones de riesgo vital del LES. Los pulsos mensuales i.v. de ciclofosfamida en dosis elevadas ($0,5$-$1\,g/m^2$) pueden ser menos tóxicos, pero también tener un efecto inmunodepresor menor que la ciclofosfamida por vía oral en dosis diarias bajas (1-1,5 [mg/kg]/día). La **azatioprina** (1-3 [mg/kg]/día) y el **micofenolato mofetilo** (500-1 500 mg cuatro veces al día) se emplean también como fármacos ahorradores de corticoides en las manifestaciones graves del lupus. Existen cada vez más datos de que el micofenolato mofetilo puede ser tan eficaz como la ciclofosfamida en ciertos tipos de nefritis lúpica y provocar menos efectos secundarios, y se prefiere especialmente el micofenolato en pacientes jóvenes con interés en conservar la fertilidad. El **metotrexato** (7,5-20 mg semanales) suele utilizarse para las manifestaciones osteomusculares y cutáneas. En estudios de observación no controlados, se ha demostrado que el **rituximab** es efectivo en casos de LES grave que no responden al tratamiento convencional; sin embargo, los estudios controlados con placebo han sido desalentadores hasta la fecha. El **belimumab** inhibe la señalización del estimulador linfocítico B, inhibiendo la supervivencia de estos linfocitos, y la diferenciación en células plasmáticas productoras de inmunoglobulinas. Su uso fue aprobado en 2012 por la FDA para el tratamiento de los pacientes adultos con lupus y anticuerpos positivos que están siendo tratados de forma habitual, tras observarse en los estudios clínicos que reducía los episodios y la actividad de la enfermedad. La eficacia del belimumab no se ha evaluado en pacientes con nefritis lúpica grave ni con afectación lúpica del SNC, y no se ha estudiado en combinación con otros fármacos biológicos ni con ciclofosfamida i.v.

Tratamientos no farmacológicos

■ El **tratamiento conservador** en solitario está justificado si las manifestaciones de la enfermedad son leves.
■ Las **medidas complementarias generales** consisten en conseguir un sueño adecuado y evitar la fatiga.
■ En todos los pacientes, no sólo en aquellos con exantemas por fotosensibilidad, se recomienda utilizar filtros solares con factor de protección 30 o superior, prendas protectoras y evitar la exposición al sol. Las lesiones cutáneas aisladas pueden responder a la **administración tópica de corticoides**.
■ Hay que considerar la profilaxis frente a la neumonía por *Pneumocystis* en pacientes tratados con ciclofosfamida. También hay que considerar la adición de profilaxis para evitar los efectos tóxicos sobre la vejiga y las gónadas. Antes de iniciar el tratamiento inmunodepresor, hay que considerar las vacunaciones adecuadas, sobre todo contra la gripe y el neumococo. Las vacunaciones con vacunas vivas están contraindicadas en pacientes inmunodeprimidos, aunque puede recomendarse la vacuna contra el virus de la varicela-zóster antes de iniciar el tratamiento.

CONSIDERACIONES ESPECIALES

■ Los pacientes con lupus tienen una **vasculopatía coronaria y periférica acelerada,** especialmente con la enfermedad muy activa y el uso crónico de corticoides, y hay que tratar de forma enérgica los factores de riesgo cardiovasculares.

■ **El trasplante y la hemodiálisis crónica** se han empleado con éxito en pacientes con LES e insuficiencia renal. Los datos clínicos y serológicos de actividad de la enfermedad suelen desaparecer cuando se produce la insuficiencia renal.

■ **Gestación en el LES:** se ha descrito una mayor incidencia de aborto espontáneo en el segundo trimestre y de mortinatos en algunas mujeres con anticuerpos anticardiolipina o anticoagulante lúpico. Las pacientes con LES pueden sufrir reagudizaciones durante la gestación si el lupus es activo en el momento de la concepción. A menudo resulta difícil distinguir el LES activo de la preeclampsia. En las mujeres cuyo LES está bien controlado es menos probable la aparición de un brote de la enfermedad durante la gestación.

■ El **lupus neonatal** puede observarse en la descendencia de las madres con anti-SSA o anti-SSB positivos, y sus manifestaciones más frecuentes son el exantema cutáneo y el bloqueo cardíaco.

■ El **lupus inducido por fármacos** suele ser de inicio súbito, y se asocia a serositis y manifestaciones osteomusculares. Son poco habituales las manifestaciones renales o del SNC. El lupus inducido por fármacos suele presentar ANA y **anticuerpos antihistonas** positivos, anticuerpos anti-SM y anti-ADN bicatenario negativos, y niveles normales del complemento. La enfermedad suele resolverse con la interrupción del fármaco. Entre los fármacos causantes se encuentran la procainamida, la hidralazina, la minociclina, el diltiazem, la isoniazida, la clorpromazina, la quinidina, la metildopa y los fármacos anti-TNF.

Esclerosis sistémica

PRINCIPIOS GENERALES
Definición
La **esclerosis sistémica (esclerodermia)** es una enfermedad sistémica caracterizada por la fibrosis progresiva de la piel y las vísceras. Se desconoce la etiología, pero muchas manifestaciones de la esclerodermia se deben a vasculopatías.

Clasificación
■ La esclerodermia puede subdividirse, según su distribución anatómica cutánea, en **esclerodermia localizada** (morfea y esclerodermia lineal) y **esclerosis sistémica** (cutánea difusa, cutánea limitada y esclerosis sistémica sin esclerodermia). La forma cutánea limitada afecta a la parte de las extremidades distal a codos y rodillas y a la cara. La esclerodermia cutánea difusa afecta a la piel de la parte proximal de las extremidades y el tronco. La esclerosis sistémica sin esclerodermia afecta a los órganos internos, pero no a la piel. El **síndrome CREST** consiste en: **c**alcinosis, fenómeno de **R**aynaud, dismotilidad **e**sofágica, **e**sclerodactilia, **t**elangiectasias).

■ La **fibrosis sistémica nefrogénica** es una posible complicación de la RM con gadolinio en pacientes con insuficiencia renal. Se asocia a engrosamiento cutáneo y fibrosis de órganos internos, y se asemeja a una esclerodermia, sin fenómeno de Raynaud ni positividad de ANA.

DIAGNÓSTICO
Presentación clínica
■ Casi todos los pacientes con esclerosis sistémica tienen **fenómeno de Raynaud.** Suele ser la manifestación inicial. También son frecuentes los cambios capilares en pliegues ungueales.

■ La **esclerodermia difusa** se asocia a «crisis renales», y están afectados múltiples órganos internos. La supervivencia a largo plazo es escasa.

• **Afectación gastrointestinal:** puede producirse una disminución de la motilidad intestinal, que provoca sobrecrecimiento bacteriano, malabsorción, diarrea y pérdida de peso. En ocasiones, se produce estreñimiento grave y pseudoobstrucción intestinal. Los hallazgos endoscópicos clásicos son divertículos colónicos de boca ancha, esófago distendido, estenosis esofágica y ectasia vascular gástrica antral, también conocida como estómago en sandía.

- **Afectación renal:** la aparición de hipertensión repentina e insuficiencia renal indica una posible crisis renal esclerodérmica. Se asocia a anemia hemolítica microangiopática y tiene un mal pronóstico.
- **Afectación cardiopulmonar:** la fibrosis miocárdica difusa puede provocar ICC o arritmias. La afectación pulmonar comprende derrame pleural y alveolitis inflamatoria que desemboca en fibrosis intersticial e hipertensión pulmonar.
- **Otros órganos. Piel:** inicialmente edematosa y eritematosa con cambios pigmentarios en «sal y pimienta», progresa a un endurecimiento y engrosamiento cutáneo. Las manifestaciones **osteomusculares** varían desde artralgias a una artritis con contracciones articulares secundarias a la afectación cutánea regional.

■ La **esclerodermia limitada** se asocia con más frecuencia a hipertensión pulmonar primaria en ausencia de enfermedad pulmonar intersticial o cirrosis biliar.

Pruebas diagnósticas

Más del 95 % de los pacientes con esclerodermia tienen ANA positivos, del 20 % al 40 % tienen anti-Scl-70 (asociados a enfermedad difusa) positivos. Hasta un 40 % de los pacientes con esclerodermia limitada tienen anticuerpos anticentrómero. Se ha observado que los anticuerpos anti ARN-polimerasa III aumentan el riesgo de crisis renal esclerodérmica.

TRATAMIENTO

Las opciones terapéuticas para la esclerodermia son limitadas. El tratamiento se centra en la afectación de cada órgano y en los síntomas.

■ **Piel:** ningún fármaco es claramente efectivo para estas manifestaciones cutáneas. La **fisioterapia** es importante para retrasar o disminuir las contracturas articulares.

■ **Afectación gastrointestinal**
- La esofagitis por reflujo suele responder a los tratamientos convencionales (p. ej., **antagonistas de los receptores H₂, inhibidores de la bomba de protones** y **fármacos procinéticos**).
- El tratamiento con antimicrobianos de amplio espectro con una secuencia rotatoria, incluido el **metronidazol**, suele reducir la malabsorción. La metoclopramida puede disminuir el meteorismo y la distensión.
- En ocasiones, las estenosis esofágicas precisan **dilatación mecánica del esófago**.

■ **Afectación renal:** el control agresivo de la presión arterial con **inhibidores de la ECA** puede retardar, evitar o incluso revertir la insuficiencia renal en pacientes con una presunta crisis renal esclerodérmica. El bloqueo del receptor de angiotensina no parece ser tan efectivo.

■ **Afectación cardiopulmonar:** el vasoespasmo arterial coronario puede provocar angina de pecho y puede responder a los antagonistas de los canales de calcio. La afectación pulmonar, como la hipertensión pulmonar, se trata con los tratamientos habituales para estos trastornos (v. capítulo 10, *Enfermedades pulmonares*). Los pacientes con enfermedad pulmonar parenquimatosa pueden beneficiarse del tratamiento con glucocorticoides y ciclofosfamida.

Fenómeno de Raynaud

PRINCIPIOS GENERALES

El **fenómeno de Raynaud** es un vasoespasmo de las arterias digitales que puede provocar una isquemia de los dedos. Se manifiesta en forma de episodios repetidos de cambios de color de la piel de los dedos con la exposición al frío o la tensión emocional. La enfermedad de Raynaud primaria carece de factores predisponentes y es más leve. La enfermedad de Raynaud secundaria aparece en personas con un factor predisponente, generalmente una enfermedad del colágeno vascular.

TRATAMIENTO

Medicamentos

■ Los **antagonistas de los canales de calcio** (especialmente, del grupo de dihidropiridinas) son los fármacos iniciales de elección, pero pueden aumentar el reflujo gastroesofágico y el estreñimiento.

■ En ocasiones, son útiles otros vasodilatadores como la prazosina, pero pueden tener importantes efectos secundarios limitantes, entre ellos la hipertensión ortostática.

■ Otros fármacos que podrían mejorar el vasoespasmo son la **nitroglicerina tópica** aplicada al dorso de las manos, el inhibidor de la fosfodiesterasa **sildenafilo** y el antagonista del receptor de la endotelina **bosentán.**

■ A menudo se prescribe el tratamiento con dosis bajas de ácido acetilsalicílico, debido a sus efectos antiplaquetarios.

■ Los pacientes con isquemia digital grave deben ser hospitalizados, y se deben descartar afecciones como la enfermedad macrovascular, la vasculitis o un estado hipercoagulable. También puede considerarse una infusión i.v. de una prostaglandina o un análogo de prostaglandinas.

■ Se debe instruir a los pacientes para evitar la exposición de todo el cuerpo al frío, proteger manos y pies del frío y los traumatismos, y dejar de fumar.

Tratamiento quirúrgico

■ El **bloqueo ganglionar simpático** con un anestésico de acción prolongada puede ser útil cuando un paciente tiene una ulceración digital progresiva que no responde al tratamiento conservador.

■ La simpatectomía quirúrgica de los dedos puede ser beneficiosa.

Vasculitis necrosante

PRINCIPIOS GENERALES

■ La **vasculitis necrosante** se caracteriza por inflamación de los vasos sanguíneos, lo que ocasiona daño tisular y necrosis. Este diagnóstico comprende un amplio espectro de trastornos que pueden tener varias causas y que afectan a vasos de diferentes tipos, tamaños y localizaciones. En el proceso inmunopatológico suelen intervenir inmunocomplejos.

■ Aunque en la mayoría de los casos no se ha identificado el antígeno iniciador, algunos se han asociado a hepatitis crónica B y C.

■ Deben considerarse los procesos que «parecen» vasculitis, como endocarditis bacteriana, infección por VIH, mixoma auricular, síndromes paraneoplásicos, émbolos de colesterol, y consumo de cocaína y anfetaminas.

DIAGNÓSTICO

Las manifestaciones sistémicas, incluidas la fiebre y la pérdida de peso, son habituales. La tabla 25-1 resume las características clínicas y diagnósticas, y los enfoques terapéuticos de las formas más frecuentes de vasculitis.

TRATAMIENTO

La respuesta al tratamiento y el pronóstico a largo plazo de estos trastornos son muy variables.

■ Los **glucocorticoides** constituyen el tratamiento inicial Aunque la vasculitis limitada a la piel puede responder a dosis bajas de corticoides, la dosis inicial para la afectación visceral debe ser elevada (prednisona, 1-2 [mg/kg]/día). Si existen manifestaciones de riesgo vital, se debe considerar un ciclo breve de tratamiento en pulsos con dosis elevadas de metilprednisolona, 500 mg i.v. cada 12 h durante 3 a 5 días.

■ Los inmunodepresores potentes se emplean con frecuencia en el tratamiento inicial de la vasculitis necrosante cuando existe afectación de órganos importantes. La **ciclofosfamida** ha sido siempre el fármaco de elección. En la actualidad, el **rituximab** es una alternativa autorizada para la inducción de la remisión.

TABLA 25-1 Manifestaciones clínicas y abordaje diagnóstico y terapéutico de las vasculitis

Síndrome vasculítico	Manifestaciones clínicas	Método diagnóstico	Tratamiento
Afectación de grandes vasos			
Arteritis de la temporal	Cefalea, de localización temporal en >50 % de casos Claudicación mandibular Asociada frecuentemente a PMR	VSG >50 mm/h Biopsia de la arteria temporal	Prednisona, 60-80 mg/d
Arteritis de Takayasu (afecta a la aorta y las ramas principales)	Las mujeres se afectan con mayor frecuencia Mayor prevalencia en asiáticos Suele manifestarse entre los 20 y los 30 años Síntomas generales Isquemia de los dedos de la mano Claudicación de brazos	Arteriografía del arco aórtico	Prednisona, 60-80 mg/h
Afectación de vasos de tamaño medio			
Poliarteritis nudosa	Úlceras cutáneas Nefritis Mononeuritis Isquemia mesentérica	Biopsia cutánea Biopsia renal Biopsia del nervio sural Angiografía mesentérica Determinaciones de hepatitis B, C ANCA negativos	Prednisona 60-100 mg/día Se puede añadir ciclofosfamida 1-2 mg/kg/día
Enfermedad de Kawasaki	Se observa en niños Fiebre Conjuntivitis Adenopatías Eritema mucocutáneo Aneurismas coronarios	Clínico Angiografía coronaria	Inmunoglobulina i.v. Ácido acetilsalicílico Anticoagulación

Afectación de grandes vasos

Granulomatosis con poliangitis (vasculitis con c-ANCA)	Sinusitis Infiltrados pulmonares Nefritis	c-ANCA, biopsia de senos Biopsia pulmonar Biopsia renal	Prednisona 60-100 mg/día y ciclofosfamida 1-2 mg/kg/día Rituximab Plasmaféresis
Poliangitis microscópica	Infiltrados pulmonares Nefritis	p-ANCA Biopsia renal	Prednisona 60-100 mg/día Se puede añadir ciclofosfamida 1-2 mg/kg/día
Síndrome de Churg-Strauss	Asma, rinitis alérgica Infiltrados pulmonares Mononeuritis múltiple	p-ANCA Eosinofilia periférica Niveles de IgE elevados Biopsia (nervio sural/piel) con granulomas eosinófilos	Prednisona 60-100 mg/día Ciclofosfamida si existe afectación renal, gastrointestinal, SNC o cardíaca
Vasculitis en LES o AR	Úlceras cutáneas Polineuropatía	Biopsia cutánea o de nervio sural	Prednisona 60-80 mg/día Se puede añadir ciclofosfamida 1-2 mg/kg/día
Vasculitis leucocitoclástica cutánea	Púrpura palpable	Biopsia cutánea	AINE, antihistamínicos, colchicina, dapsona Prednisona en dosis bajas Interrupción del fármaco causante
Púrpura de Henoch-Schönlein	Púrpura palpable Nefritis Isquemia mesentérica	Biopsia cutánea Biopsia renal Depósito de inmunocomplejos IgA	Tratamiento de soporte Puede necesitarse prednisona 20-60 mg/día

ANCA, anticuerpos anticitoplasma de neutrófilos; c-ANCA, anticuerpos citoplásmicos anticitoplasma de neutrófilos; p-ANCA, anticuerpos anticitoplasma de neutrófilos perinucleares; AR, artritis reumatoide; LES, lupus eritematoso sistémico; PMR, polimialgia reumática; SNC, sistema nervioso central; VSG, velocidad de sedimentación globular.

■ El **metotrexato**, la **azatioprina** y el **micofenolato mofetilo** pueden usarse como tratamiento de mantenimiento y como terapia de inicio en las formas de presentación menos graves.

Polimialgia reumática

DIAGNÓSTICO

Presentación clínica

La **polimialgia reumática (PMR)** se manifiesta en pacientes ancianos como dolor proximal en cinturas, rigidez matutina que dura al menos 30 min y síntomas generales. Se asocia a **arteritis de la temporal (AT)** hasta en el 40 % de los pacientes (v. tabla 25-1).

Pruebas diagnósticas

■ No existen criterios diagnósticos establecidos. El diagnóstico sigue siendo clínico.
■ La velocidad de sedimentación globular (VSG) es > 50 mm/h.

TRATAMIENTO

■ Si existe PMR sin signos de AT, la **prednisona,** en dosis de 10-15 mg v.o. al día, suele producir una mejoría clínica espectacular en pocos días.
■ Los pacientes con una presunta AT deben tratarse pronto con dosis elevadas de esteroides para evitar la ceguera, y se consultará inmediatamente con los reumatólogos.
■ La VSG debe volver a la normalidad durante el tratamiento inicial. Las decisiones terapéuticas posteriores deben tomarse basándose en la VSG y la situación clínica.
■ El tratamiento con glucocorticoides puede disminuirse gradualmente, hasta una dosis de mantenimiento de 5-10 mg v.o. al día, pero debe continuarse durante al menos 1 año para minimizar el riesgo de recaída.

Síndromes por crioglobulinas

PRINCIPIOS GENERALES

Las **crioglobulinas** son inmunoglobulinas séricas que precipitan de forma reversible con el frío. Las crioglobulinas se clasifican como de tipo 1 (monoclonal, sin actividad FR) o con actividad FR, los tipos «mixtos» 2 (monoclonal) y 3 (policlonal).

Etiología

■ Los pacientes con el **tipo 1** generalmente tienen un trastorno hematológico subyacente como mieloma, linfoma o macroglobulinemia de Waldenström.
■ Los **tipos 2 y 3** se asocian a vasculitis de vasos pequeños, y pueden encontrarse en pacientes con enfermedades inflamatorias crónicas como la infección por el virus de la hepatitis B y C, endocarditis, LES y AR. La mayoría de los pacientes con crioglobulinemia mixta tienen hepatitis C, aunque sólo el 5 % de los pacientes con hepatitis C y crioglobulinas desarrollan vasculitis.
■ La crioglobulinemia **«esencial»** (crioglobulinemia sin una etiología) se ha vuelto extremadamente rara desde el descubrimiento de la hepatitis C.

DIAGNÓSTICO

■ Los síntomas de la crioglobulinemia monoclonal se relacionan con la hiperviscosidad (visión borrosa, isquemia digital, cefalea, letargo).
■ Las manifestaciones clínicas de la crioglobulinemia mixta están mediadas por el depósito de inmunocomplejos (artralgias, púrpura, glomerulonefritis y neuropatía).

TRATAMIENTO

■ La crioglobulinemia secundaria responde al **tratamiento del trastorno subyacente.** Puede reaparecer cuando se interrumpe el tratamiento.

- Los pacientes con insuficiencia renal progresiva, necrosis distales, neuropatía avanzada u otras manifestaciones graves deben tratarse de forma enérgica con **prednisona** o inmunodepresión.
- En la enfermedad grave, se puede emplear la **plasmaféresis**, además de la inmunodepresión.

Polimiositis y dermatomiositis

PRINCIPIOS GENERALES

- La **polimiositis** es una miopatía inflamatoria que se presenta como debilidad y, en ocasiones, con dolor con la palpación de la musculatura proximal.
- La **dermatomiositis** es una miopatía inflamatoria asociada a debilidad muscular proximal y a un exantema cutáneo característico. Las pápulas de Gottron y un exantema en heliotropo son las manifestaciones características de la dermatomiositis, pero también pueden observarse otras manifestaciones cutáneas.
- La polimiositis y la dermatomiositis pueden aparecer de forma aislada o asociadas a diversas neoplasias. Los pacientes con enfermedades reumáticas como el LES o la AR también pueden presentar miositis.

DIAGNÓSTICO

- Elevación de los niveles de las enzimas musculares (creatina-cinasa, aldolasa, transaminasas, lactato-deshidrogenasa [LDH]).
- Anticuerpos específicos o anticuerpos asociados a miositis, como el Jo-1. Los anticuerpos anti-Jo-1 se asocian intensamente a enfermedad pulmonar intersticial, fenómeno de Raynaud y artritis. Estos anticuerpos tienen implicaciones terapéuticas y pronósticas, y sus niveles deben determinarse en todos los pacientes.
- Pueden observarse hallazgos característicos en la electromiografía (EMG), aunque son cambios inespecíficos que pueden observarse en miopatías infecciosas o metabólicas.
- Una biopsia muscular puede establecer el diagnóstico, pero puede no ser necesaria si existen anticuerpos relacionados con la miositis en un cuadro clínico adecuado. La RM es útil para detectar inflamación y necrosis, y puede ayudar en la identificación de la localización de una biopsia.
- En estos pacientes, debe considerarse el cribado de neoplasias habituales, como el cáncer de colon, pulmón, mama y próstata, así como una estimación basada en el riesgo individual. Los factores de riesgo de neoplasias malignas en el contexto de una miositis son la presencia de dermatomiositis, la vasculitis cutánea, el sexo masculino y la edad avanzada.

TRATAMIENTO

- Cuando la polimiositis o la dermatomiositis se producen sin una enfermedad asociada, suelen responder bien a la **prednisona,** en dosis de 1-2 mg/kg v.o. al día. Las manifestaciones sistémicas, como fiebre y malestar general, son las primeras en responder al tratamiento, seguidas de las enzimas musculares y finalmente la fuerza muscular. Una vez que se han normalizado los niveles de las enzimas, la dosis de prednisona debe disminuirse lentamente hasta niveles de mantenimiento de 10-20 mg v.o. al día. La aparición de miopatía inducida por corticoides y de hipopotasemia puede complicar la evaluación terapéutica.
- Los pacientes que no responden a los glucocorticoides o que necesitan tratamiento ahorrador de estos fármacos pueden responder al **metotrexato**, el **micofenolato mofetilo** o la **azatioprina.**
- La infusión i.v. de **inmunoglobulina** puede acelerar la mejoría de la disfagia grave.
- Los casos graves se tratan con **rituximab.**
- La polimiositis o dermatomiositis asociadas a una neoplasia tienden a responder peor al tratamiento con glucocorticoides, pero pueden mejorar tras la extirpación del tumor maligno.
- La **fisioterapia** es fundamental en el tratamiento de la miositis.

26 Urgencias médicas

Rebecca Bavolek, Evan S. Schwarz y Jason Wagner

URGENCIAS DE LA VÍA AÉREA

Manejo urgente de la vía aérea

PRINCIPIOS GENERALES

El reconocimiento de la necesidad del control y tratamiento de la vía aérea debe establecerse de forma rápida y oportuna. La insuficiencia respiratoria puede oscilar de inmediata a insidiosa. Cada vez son más numerosos los datos que muestran que los profesionales que intuban sin la suficiente experiencia causan con frecuencia más perjuicio que beneficio.

Etiología

La necesidad del control y tratamiento urgente de la vía aérea de un paciente se debe a una de las tres razones siguientes:
- Pérdida de los reflejos de protección de la vía aérea.
- Insuficiencia respiratoria.
- Paro cardiorrespiratorio.

TRATAMIENTO

- Si no se está preparado para manejar una vía aérea definitiva, se pueden realizar varias cosas para mantener temporalmente la vía aérea o para contribuir a maximizar la eficacia de los resultados.
- El profesional inexperto que realiza la intubación debe mantener la vía respiratoria con el mejor de los dispositivos que tenga a mano inmediatamente. La evidencia sugiere el orden siguiente, desde lo más a lo menos eficaz.
  - Flujo intenso de oxígeno a través de cánulas nasales a 15 ml/min (la oxigenación apneica aumenta el tiempo de desaturación).
  - Mascarilla con reserva adicional de oxígeno a 15 l/min.
  - Mascarilla con bolsa con válvula.
  - Dispositivos supraglóticos (vía aérea con mascarilla laríngea, Combitube, King Tube).
- Mientras se espera al profesional especializado, se pueden dar algunos pasos para mejorar los resultados durante la intubación:
  - Colocar al paciente erguido para disminuir el volumen pulmonar declive antes de la intubación.
  - Colocar una mascarilla con reserva adicional de oxígeno durante 3 min si es posible.
  - Si no se puede esperar esos 3 min, se aplicarán ocho respiraciones de capacidad vital a través de la mascarilla con bolsa con válvula (balón autoinflable).
  - Colocar una válvula de presión teleespiratoria positiva ajustada a 5-20 cm H_2O en una mascarilla con reserva adicional de oxígeno que añade presión positiva tanto para la bolsa como para la oxigenación pasiva.
  - Realizando los pasos anteriores, se aumentarán al máximo las posibilidades de éxito en casi todas estas situaciones de afectación de la vía aérea, tanto si se está solo o con alguien más.

Dispositivos de urgencia para la vía aérea

- La **guía de intubación orotraqueal** es una guía de goma flexible con punta en palo de hockey. La guía puede usarse a ciegas, pero es mejor recurrir a la laringoscopia directa donde el intubador no puede visualizar las cuerdas vocales. El objetivo es lograr la mejor visión posible y que la punta acodada de la guía esté distal y anterior. Cuando la guía está en la tráquea, suele poderse percibir los anillos traqueales a medida que se desliza la guía hacia atrás y hacia delante. Por otro lado, se puede empujar la guía hacia abajo por la orofaringe lo más profundamente posible sin perder su control. Si se encuentra en el esófago, la guía se deslizará hacia abajo hasta el estómago con una mínima resistencia. Si se encuentra en la tráquea, llegará rápidamente a un bronquio y se encontrará con resistencia. Una vez se esté en la tráquea, se puede deslizar un tubo endotraqueal (TET) sobre la guía y comprobar la colocación como se haría normalmente.

■ La **mascarilla laríngea** es un dispositivo de rescate fácil de usar en casi todos los episodios que afectan a la vía aérea. Se trata de un TET con un globo en un extremo que se infla para aplicar sobre la tráquea mientras se ocluye el esófago. Es importante señalar que no se debe usar en pacientes con una obstrucción de las vías respiratorias superiores que no puede resolverse ni en pacientes con presiones excesivas en la vía aérea, como son aquellos con enfermedad pulmonar obstructiva crónica (EPOC), asma o gestación. Algunos modelos de mascarilla laríngea (que son los que se prefieren) permiten pasar un TET a su través cuando se desea establecer una vía aérea definitiva. Hay que tener precaución con el bombeo excesivo, ya que puede causar vómitos.

■ Los **dispositivos supraglóticos** se colocan a ciegas en la orofaringe y se inflan con aire. Un globo en la parte superior obstruye la orofaringe mientras que un globo inferior obstruye el esófago, lo que permite la ventilación de un modo similar a como lo hace la mascarilla laríngea y con las mismas limitaciones. Hay que señalar que no se puede intubar a través de un dispositivo supraglótico como se puede hacer con las mascarillas laríngeas.

■ Son muchos los que consideran que los **dispositivos de fibra óptica/digitales** son los nuevos dispositivos de referencia. Permiten a quien realiza la intubación tener una imagen de las cuerdas vocales a través de una cámara o un fibroscopio, sin tener que verlo a través de la boca, lo que facilita mucho la intubación. La sangre o las secreciones excesivas pueden obstruir la cámara, por lo que quien use estos dispositivos debe ser capaz de realizar una laringoscopia directa así como una laringoscopia indirecta con fibroscopio.

Neumotórax

PRINCIPIOS GENERALES

■ El neumótorax puede producirse espontáneamente o deberse a traumatismos.

■ El **neumótorax espontáneo primario** aparece sin enfermedad pulmonar subyacente evidente.

■ El **neumótorax espontáneo secundario** se produce como resultado de una enfermedad del parénquima pulmonar subyacente como la enfermedad pulmonar obstructiva crónica (EPOC), la enfermedad pulmonar intersticial, las infecciones pulmonares necrosantes, la neumonía por *Pneumocystis jirovecii,* la tuberculosis y la fibrosis quística.

■ El **neumótorax traumático** puede aparecer tras una herida penetrante o contusa en el tórax.

■ El **neumótorax iatrogénico** se produce tras toracocentesis, colocación de una vía central, biopsia transbronquial, biopsia con aguja transtorácica, y barotraumatismo por ventilación mecánica y reanimación.

■ El **neumótorax a tensión** se produce como resultado de una acumulación continuada de aire en el tórax que es suficiente para desplazar las estructuras mediastínicas e impide el retorno venoso hacia el corazón. Esto provoca hipotensión, alteración del intercambio de gases y, finalmente, colapso cardiovascular.

• Puede producirse tras un barotraumatismo debido a ventilación mecánica, una herida torácica que permite la entrada, pero no la salida, de aire o por un defecto en la pleura visceral que se comporta de la misma forma («efecto válvula de bola»).

• Hay que sospechar la presencia de un neumótorax a tensión cuando un paciente sufre hipotensión y dificultad respiratoria y está sometido a ventilación mecánica o se le ha practicado cualquier procedimiento en el que se perfora el tórax con una aguja.

DIAGNÓSTICO

Presentación clínica

Anamnesis

- Los pacientes suelen referir dolor torácico o del hombro ipsilateral, que suele ser de inicio agudo. El diagnóstico puede sugerirse por los antecedentes recientes de traumatismo torácico o procedimiento médico.
- Normalmente el paciente presenta disnea.

Exploración física

- Aunque la exploración del paciente con un neumótorax pequeño puede ser normal, los hallazgos clásicos son la disminución de los ruidos respiratorios y una percusión más resonante en el lado ipsilateral.
- Con un neumotórax mayor o con enfermedad pulmonar subyacente, puede existir taquipnea y dificultad respiratoria. El hemitórax afectado puede ser mucho mayor (por la disminución de la recuperación elástica del pulmón colapsado) y estar relativamente inmóvil durante la respiración.
- Si el neumotórax es muy grande, y sobre todo si es un neumotórax a tensión, el paciente puede presentar dificultad respiratoria grave, sudoración, cianosis e hipotensión. Además, la tráquea puede estar desplazada hacia el lado contrario.
- Si el neumotórax se debe a un traumatismo penetrante o un neumomediastino, puede producirse enfisema subcutáneo.
- Las manifestaciones clínicas solas no predicen el tamaño relativo de un neumotórax y, en un paciente estable, hay que recurrir a estudios adicionales para enfocar la estrategia terapéutica. Sin embargo, el neumotórax a tensión sigue siendo un diagnóstico clínico y, si se sospecha en el entorno clínico adecuado, la intervención inmediata debe anteceder al resto de pruebas.

Pruebas diagnósticas

Electrocardiograma

El **electrocardiograma (ECG)** puede mostrar una disminución de la amplitud del QRS anterior, así como una desviación anterior del eje. En casos extremos, el neumotórax a tensión puede producir una disociación electromecánica.

Diagnóstico por la imagen

- La **radiografía** de tórax mostrará una separación de la sombra pleural de la pared torácica. Si la radiografía PA es normal y se sospecha que existe un neumótorax, una placa en decúbito lateral puede ayudar al diagnóstico *(Thorax 2003;58(suppl II):ii39)*. El aire es conducido al punto más alto de una cavidad corporal, por lo que un neumótorax puede detectarse en un paciente en decúbito supino como un surco costofrénico inusualmente profundo y excesiva transparencia sobre la parte superior del abdomen causado por el aire torácico anterior. Esta observación es particularmente importante en las unidades de cuidados intensivos, donde las radiografías de los pacientes con ventilación mecánica se realizan con el paciente en decúbito supino.
- Si bien el neumotórax a tensión es un diagnóstico clínico, la correlación radiográfica incluye desviación mediastínica y traqueal hacia el lado contralateral y depresión del diafragma ipsilateral.
- La **ecografía** es útil en el diagnóstico del neumotórax a la cabecera del paciente, sobre todo en aquellos que deben permanecer en decúbito supino o en los que su inestabilidad les impide la realización de una TC. La colocación de la sonda en los espacios intercostales proporciona información sobre la pleura y el parénquima pulmonar subyacente. Durante la inspiración normal, las pleuras visceral y parietal se mueven una sobre otra y producen un fenómeno de «deslizamiento». Además, el parénquima pulmonar lleno de aire que está bajo la pleura produce una opacidad en forma de rayo, denominada «cola de cometa». La presencia del signo de deslizamiento y las colas de cometa en la ecografía durante la inspiración descarta un neumotórax con gran fiabilidad en el momento de la colocación de la sonda. Por el contrario, la ausencia de estos signos es un factor predictivo muy fiable de la presencia de un neumotórax. Hay que evaluar varias zonas torácicas, entre

ellas aquellas en las que es más probable que se acumule el aire, como las zonas anterior y lateral del tórax *(Chest 2012;141:1099)*. Los estudios han demostrado que, en manos de un médico con experiencia en técnicas ecográficas, la ecografía torácica es más sensible que la radiografía de tórax *(Emerg Radiol 2013;20:131)*.

■ La radiografía de tórax es la prueba de referencia para el diagnóstico y la determinación del tamaño del neumotórax. Aunque no siempre es necesaria, puede ser particularmente útil para diferenciar un neumotórax de una enfermedad bullosa en pacientes con afecciones pulmonares subyacentes *(Thorax 2003;58(suppl II):ii42)*.

TRATAMIENTO

El tratamiento depende de la causa, el tamaño y el grado de afectación fisiológica.

■ **Neumotórax primario**
- El neumotórax pequeño, primario, espontáneo y sin fuga continua de aire pleural puede resolverse espontáneamente. El aire se reabsorbe del espacio pleural aproximadamente un 1,5 % al día, y se espera que un pequeño neumotórax (~15 %) se resuelva sin intervención en unos 10 días.
- Hay que confirmar que el neumotórax **no está aumentando de tamaño** (se repetirá la radiografía de tórax en 6 h si no se producen cambios en los síntomas) y se enviará al paciente a casa si se encuentra asintomático (aparte de una leve pleuritis). Se realizarán radiografías de seguimiento para confirmar la resolución del neumotórax en 7 a 10 días. Durante el seguimiento, se recomienda no realizar viajes en avión, ya que la presión atmosférica disminuida puede causar un neumotórax mayor.
- Si el neumotórax es **pequeño pero el paciente tiene síntomas leves,** el domicilio está lejos del hospital o no es probable que coopere con su seguimiento, se le ingresará y se administrará flujo elevado de oxígeno; el gradiente de nitrógeno resultante hará más rápida la reabsorción.
- Si el neumotórax es **mayor o el paciente está más que moderadamente sintomático,** la simple aspiración es una estrategia terapéutica inicial razonable. Sin embargo, puede no ser eficaz en los neumotórax de gran tamaño. En los pacientes en los que la aspiración fracasa, se insertará un tubo de toracostomía *(Thorax 2003;58(suppl II)ii39)*.
- Para prevenir las recurrencias, algunos especialistas recomiendan la **esclerosis pleural,** pero en la mayoría de los casos no se practica tras el primer episodio, salvo que se evidencie salida de aire persistente.

■ **Neumotórax secundario**
- Los pacientes con neumotórax secundario espontáneo suelen estar sintomáticos y requieren reexpansión pulmonar.
- En ocasiones, persiste una fístula broncopleural que requiere un tubo de toracostomía mayor con succión.
- **Se consultará a un neumólogo** sobre la posibilidad de realizar esclerosis pleural si hay fugas de aire persistentes y para prevenir recurrencias.
- Puede requerirse **cirugía** en las fugas de aire persistentes y debe considerarse en pacientes de alto riesgo para evitar recurrencias.

■ **Neumotórax iatrogénico**
- El neumotórax iatrogénico suele deberse tanto a la introducción de aire en el espacio pleural a través de la pleura parietal (p. ej., toracocentesis, colocación de vía central) como a permitir el escape de aire intrapulmonar a través de brechas de la pleura visceral (p. ej., biopsia transbronquial). Tras el episodio inicial, no suelen producirse recurrencias.
- Si el neumotórax es pequeño y los síntomas del paciente son mínimos, puede recibir tratamiento conservador. Si el procedimiento que causó el neumotórax requirió sedación, se debe ingresar al paciente, administrar oxígeno y repetir la radiografía de tórax en 6 h para asegurar la estabilidad. Si el paciente está completamente alerta y la placa de tórax no muestra cambios, puede recibir el alta.
- Si el paciente presenta síntomas o si el neumotórax es demasiado grande para un tratamiento expectante, hay que colocar un catéter de neumotórax con aspiración o una válvula unidireccional, que podrá retirarse al día siguiente.

• El neumotórax iatrogénico debido a barotraumatismo por ventilación mecánica casi siempre presenta salida de aire persistente, y debe tratarse con una sonda pleural y succión.

■ **Neumotórax a tensión**

• Cuando la situación clínica y la exploración física constituyen una clara indicación del diagnóstico, se debe descomprimir inmediatamente el hemitórax afectado con una aguja de calibre 14. Se colocará la aguja en el segundo espacio intercostal, en la línea medioclavicular, justo por encima de la costilla. La liberación del aire con la mejora clínica confirma el diagnóstico.

• Si el paciente está obeso o tiene una gran cantidad de tejido mamario, puede necesitarse una aguja más larga que un angiocatéter habitual con el fin de llegar al espacio intratorácico para la descompresión, o requerir la inserción de una aguja más larga reforzada con catéter para mantener abierta la vía y permitir la salida de aire.

• Si ninguno de estos dos métodos (descompresión con aguja larga o inserción de catéter reforzado, es eficaz, y el diagnóstico es muy probable en un paciente inestable, puede efectuarse una descompresión quirúrgica mediante incisión de la pleura en el cuarto o quinto espacio intercostal en la línea axilar anterior por encima de la costilla en el mismo espacio en el que se insertan tubos de toracostomía. Se ha demostrado que esta técnica es eficaz; sin embargo, no se pueden determinar las tasas de complicaciones y de seguridad debido a la falta de estudios *(Resuscitation 2007;72(1):11)*. La descripción de la técnica completa para este procedimiento va más allá del ámbito de este libro.

• Se sellará cualquier herida torácica con un vendaje oclusivo que mantenga colocado el tubo de toracostomía.

LESIONES INDUCIDAS POR CALOR

Agotamiento por calor

PRINCIPIOS GENERALES

El agotamiento por calor se produce por depleción de agua o sodio, aunque suele ser una combinación de ambos. El agotamiento por calor por depleción de agua suele producirse en los ancianos o en personas que trabajan en entornos calurosos y con limitada reposición hídrica. La depleción de sal se produce en personas no aclimatadas que reponen las pérdidas de líquido con grandes cantidades de solución hipotónica.

DIAGNÓSTICO

■ El paciente acude con cefalea, náuseas, vómitos, mareo, debilidad, irritabilidad y calambres.

■ También puede presentar hipotensión postural, diaforesis, y temperatura normal o mínimamente elevada.

TRATAMIENTO

■ El tratamiento consiste en mantener al paciente en reposo en ambiente fresco, pérdida acelerada del calor mediante evaporación con ventilador y reposición de líquidos con soluciones salinas.

■ Si el paciente no vomita y tiene una presión arterial estable, es adecuado el uso de una solución salina equilibrada comercial por vía oral.

■ Si el paciente vomita o presenta inestabilidad hemodinámica, se comprobarán los electrólitos y se administrará 1 a 2 litros de solución salina al 0,9 % por vía i.v.

■ El paciente debe evitar el ejercicio en un ambiente caluroso en los siguientes 2 o 3 días.

Síncope por calor

PRINCIPIOS GENERALES

■ El síncope por calor es una variante de la hipotensión postural.

■ El ejercicio en un ambiente caluroso provoca vasodilatación periférica y acumulación de sangre, con posterior pérdida de conciencia. Las personas afectadas tienen una temperatura corporal normal y recuperan la conciencia rápidamente cuando se tumban. Estos factores diferencian este síndrome del golpe de calor.

TRATAMIENTO

El tratamiento consiste en reposo en ambiente fresco y reposición de líquidos.

Golpe de calor

PRINCIPIOS GENERALES

■ El golpe de calor se produce en dos variedades, clásica y por ejercicio, ambas caracterizadas por las altas temperaturas corporales que producen lesión térmica directa de los tejidos. Entre los efectos secundarios se encuentra la insuficiencia renal por rabdomiólisis. Incluso cuando el tratamiento es rápido, las tasas de mortalidad pueden ser muy altas si las temperaturas superan los 41,1 °C. La distinción entre golpe de calor clásico y por ejercicio no es importante ya que los objetivos terapéuticos son similares en ambos casos, y una demora en el enfriamiento aumenta la tasa de mortalidad.

■ Las manifestaciones más importantes del golpe de calor son la **hipertermia (>40°C)** y la **alteración del estado mental.** Aunque los pacientes con golpe de calor clásico pueden tener anhidrosis, no se considera un criterio para el diagnóstico, porque el 50% de los pacientes siguen sudando cuando se les atiende.

■ El sistema nervioso central (SNC) es muy vulnerable al golpe de calor, y el cerebelo es extremadamente sensible. La ataxia puede ser un signo precoz, y son frecuentes las convulsiones. La función neurológica es una función de la temperatura máxima y la duración de la exposición *(N Engl J Med 2002;346:1978).*

DIAGNÓSTICO

El diagnóstico se basa en los antecedentes de exposición o ejercicio, una temperatura normalmente de 40,6°C o mayor, y cambios en el estado mental que oscilan desde confusión a delirio y coma.

Diagnóstico diferencial

■ Asociado a fármacos.
  • Efectos adversos.
    ◦ Anticolinérgicos.
    ◦ Estimulantes.
    ◦ Salicilatos.
  • Síndrome neuroléptico maligno (SNM) asociado a fármacos antipsicóticos. Es importante señalar que el SNM y la hipertermia maligna se acompañan de rigidez muscular grave.
  • Síndrome serotoninérgico.
  • Hipertermia maligna.
  • Síndrome de abstinencia de drogas o alcohol.
  • Fiebre farmacológica.
■ Infecciones.
  • Infecciones generalizadas (sepsis, malaria, etc.).
  • Infecciones del SNC (meningitis, encefalitis, absceso cerebral).
■ Trastornos endocrinos.
  • Tormenta tiroidea.
  • Feocromocitoma.
■ Disfunción hipotalámica debida a accidente cerebrovascular (ACV) o hemorragia.
  • Estado epiléptico.
  • Hemorragia cerebral *(Emerg Med Clin North Am 2013;31(4):1097).*

Pruebas diagnósticas

Pruebas de laboratorio

■ Las pruebas de laboratorio deben incluir: hemograma completo, tiempo de tromboplastina parcial (TTP), tiempo de protrombina (TP), productos de degradación de la fibrina, electrólitos, nitrógeno ureico en sangre (BUN), creatinina, glucosa, calcio y concentraciones de creatina-cinasa, pruebas de función hepática (PFH), gasometría arterial, análisis de orina y ECG.

■ Si se sospecha una causa infecciosa, se obtendrán los cultivos adecuados.

Diagnóstico por la imagen

Si se considera probable una causa del sistema nervioso central (SNC), es adecuado realizar una TC seguida de análisis del líquido cefalorraquídeo.

TRATAMIENTO

■ Se requiere **enfriamiento inmediato.**
  • No existe acuerdo sobre el mejor método para enfriar al paciente. En una revisión sistemática se demostró que la inmersión en agua helada reduce la temperatura corporal dos veces más rápido que el enfriamiento pasivo, y es el procedimiento de elección cuando se prevé el golpe de calor por ejercicio (carreras de larga distancia, entrenamiento militar). Si no puede lograrse, la pulverización continua de agua acompañada del uso de un ventilador ha demostrado ser adecuada en la mayoría de los pacientes con golpe de calor debido al esfuerzo físico *(Int J Sports Med 1998;19(suppl 2):S150; Ann Intern Med 2000;132:678; J Athl Train 2009;44(1):84).*
  • Si la respuesta no es lo suficientemente rápida, se sumergirá al paciente en agua helada, aunque hay que tener en cuenta que esto puede interferir en las maniobras de reanimación *(Am J Emerg Med 1996;14:355).*
  • En la mayoría de las unidades de urgencias no suelen tratar un gran número de pacientes con este trastorno, por lo que no están equipadas para este tratamiento. En este caso, se humedecerá al paciente continuamente con agua fresca (entre 20 °C y 25 °C). Hay que enfriar al paciente con grandes ventiladores eléctricos con el máximo de su superficie corporal expuesta.
  • Los paquetes o bolsas de hielo deben colocarse en los puntos de mayor transferencia de calor, como la ingle, la axila y el pecho, para enfriar el cuerpo con mayor rapidez.
  • No están indicados los antipiréticos.

■ El **dantroleno sódico** no parece ser eficaz en el tratamiento del golpe de calor *(Crit Care Med 1991;19:176).*

■ Se monitorizará la temperatura corporal de forma continua, mediante sonda rectal, ya que la toma oral o timpánica puede ser imprecisa.

■ Cuando la temperatura alcance los 39 °C (lo ideal es que se logre en unos 30 min), se interrumpirán las medidas de enfriamiento. Al cabo de 3-6 h puede producirse un aumento de temperatura de rebote, que deberá volverse a tratar.

■ **Para la hipotensión, se administrarán cristaloides:** si el paciente no responde, se tratará con vasopresores y se monitorizarán los parámetros hemodinámicos. Hay que evitar los agentes adrenérgicos α puros, ya que pueden producir vasoconstricción e impedir el enfriamiento. Se administrarán cristaloides con precaución a los pacientes normotensos.

COMPLICACIONES

■ Puede aparecer **rabdomiólisis.** Se tratará como se describe en el capítulo 13, *Nefropatías*.

■ Pueden producirse **hipoxemia** y **síndrome de dificultad respiratoria aguda (SDRA).** Se tratarán como se describe en el capítulo 8, *Cuidados intensivos*.

■ Las crisis comiciales se tratarán con diazepam y fenitoína.

OBSERVACIÓN/SEGUIMIENTO

Los pacientes deben monitorizarse mediante telemetría.

ENFERMEDADES INDUCIDAS POR FRÍO

La exposición al frío puede provocar diferentes formas de lesión. Un factor de riesgo es la pérdida de calor acelerada, promovida por la exposición a fuerte viento o por inmersión. La exposición prolongada al frío puede producirse por consumo de alcohol o drogas, lesión o inmovilización y alteración del estado mental.

Eritema pernio (sabañones)

PRINCIPIOS GENERALES

■ Los sabañones son las formas más leves de las lesiones por frío, y se producen por la exposición de la piel desnuda al frío o a un ambiente ventoso (0,6-15,6 °C).

■ Las partes del cuerpo que suelen verse afectadas son las orejas, los dedos de las manos y la punta de la nariz, y se produce picor y eritema doloroso cuando se calientan de nuevo.

TRATAMIENTO

El **tratamiento** consiste en calentar de nuevo rápidamente (v. «Congelación superficial»), aplicar lociones hidratantes y analgésicos, así como instruir al paciente para que evite la reexposición.

Lesión por inmersión (pie de trinchera)

PRINCIPIOS GENERALES

La lesión por inmersión está causada por inmersión prolongada (más de 10-12 h) a una temperatura < 10 °C.

TRATAMIENTO

Al paciente se le debe calentar de nuevo y vestir con ropa seca. Las infecciones secundarias se tratarán con antibióticos.

Congelación superficial

La congelación superficial afecta a la piel y el tejido subcutáneo.

DIAGNÓSTICO

Las áreas con afectación de primer grado aparecen blanquecinas, cerúleas y con sensación de anestesia; tienen escaso relleno capilar y duelen al descongelarse. La afectación de segundo grado se manifiesta por la aparición de ampollas claras o lechosas.

TRATAMIENTO

El **tratamiento de elección** consiste en volver a calentar rápidamente la zona afectada. Se sumerge la parte afectada durante 15-30 min; puede añadirse hexaclorofeno o povidona iodada al agua del baño. Para aliviar el dolor que aparece cuando la extremidad se atempera, pueden necesitarse analgésicos narcóticos. Generalmente, no se producen lesiones profundas y se curan en 3-4 semanas.

Congelaciones profundas

PRINCIPIOS GENERALES

■ Las congelaciones profundas conllevan la necrosis de la piel, el tejido subcutáneo y el músculo (tercer grado), o los tendones profundos y huesos (cuarto grado).

■ Otros **factores de riesgo** son la diabetes mellitus, la enfermedad vascular periférica (EVP), el estilo de vida al aire libre y las altitudes extremas.

DIAGNÓSTICO

■ El tejido aparece congelado y duro.
■ Al calentar de nuevo, no se produce relleno capilar.
■ Se forman ampollas hemorrágicas, seguidas de escaras. La curación es muy lenta y puede producirse demarcación del tejido con autoamputación.
■ La mayoría de las congelaciones se producen a <6,7 °C con exposiciones de 7 a 10 h.

TRATAMIENTO

■ El tratamiento consiste en el recalentamiento rápido, como se ha descrito anteriormente. **El calentamiento no debe comenzar hasta que haya cesado la oportunidad de volverse a congelar.**
■ Se administrarán analgésicos (opioides i.v.) a demanda.
■ No está indicada la intervención quirúrgica precoz.
■ **Se elevará** la extremidad afectada, se evitará cargar peso sobre ella, se separarán los dedos afectados con algodón, se evitará la maceración del tejido utilizando una manta pequeña y se prohibirá fumar.
■ Se actualizará la vacunación antitetánica.
■ No está justificado el uso sistemático de vasodilatadores intraarteriales, heparina, dextrano, inhibidores de la prostaglandina ni trombolíticos, ni la realización de simpatectomía.
■ El papel de los antibióticos no está claro *(Tintinalli's Emergency Medicine Manual, 7th ed. New York: McGraw-Hill, 2010; Chapter 202: Frostbite and Other Localized Cold Injuries).*
■ Se amputará únicamente cuando se haya producido demarcación completa.

Hipotermia

PRINCIPIOS GENERALES

Definición

La hipotermia se define como una temperatura corporal <35 °C.

Clasificación

La clasificación de la gravedad por temperatura no es universal. Un esquema define la hipotermia como leve, entre 34 °C y 35 °C; moderada, entre 30 °C y 34 °C; y grave, <30 °C.

Etiología

■ La causa más frecuente de hipotermia en Estados Unidos es la exposición al frío por intoxicación etílica.
■ Otra causa habitual es la inmersión en agua fría.

DIAGNÓSTICO

Presentación clínica

La presentación varía según la temperatura del paciente. Todos los sistemas corporales pueden estar afectados.
■ **Efectos sobre el SNC**
  • A temperaturas **inferiores a 32 °C,** los procesos mentales se encuentran ralentizados y el afecto (emoción) se aplana.

- Con una temperatura corporal de **32,2 °C,** la capacidad de temblar se pierde y los reflejos tendinosos están disminuidos.
- A **28 °C,** suele sobrevenir el coma.
- Por **debajo de 18 °C,** el electroencefalograma (EEG) es plano. Cuando se está recalentando a un paciente con hipotermia grave, es posible que se produzca mielinólisis pontina central.

■ **Efectos cardiovasculares**
- Tras un aumento inicial en la liberación de catecolaminas, se produce una disminución del gasto cardíaco y la frecuencia cardíaca con conservación relativa de la presión arterial media. Los cambios en el ECG muestran inicialmente bradicardia sinusal con inversión de las ondas T y prolongación del intervalo QT, que puede progresar a fibrilación auricular a temperaturas < 32 °C.
- Pueden observarse ondas Osborne (elevación del punto J), sobre todo en las derivaciones II y V_6.
- A temperaturas **inferiores a 32 °C** existe una mayor tendencia a la aparición de arritmias ventriculares.
- A una temperatura de **30 °C,** la propensión a una fibrilación auricular está aumentada significativamente y debe evitarse la manipulación innecesaria del paciente.
- Puede producirse una disminución de la presión arterial media y, a temperaturas de **28 °C,** aparece una bradicardia progresiva.

■ **Efectos respiratorios**
- Tras un aumento inicial de la ventilación minuto, la frecuencia respiratoria y el volumen corriente disminuyen progresivamente con la disminución de la temperatura.
- La medida de la gasometría arterial con la máquina ajustada a 37 °C debe servir como base para el tratamiento sin corrección de pH y presión de dióxido de carbono (PCO_2) *(Ann Emerg Med 1989;18:72; Arch Intern Med 1998;148:1643).*

■ **Manifestaciones renales:** pueden observarse diuresis inducida por el frío y defectos en la concentración tubular.

Diagnóstico diferencial

■ Accidente cerebrovascular.
■ Sobredosis de fármacos.
■ Cetoacidosis diabética.
■ Hipoglucemia.
■ Uremia.
■ Insuficiencia suprarrenal.
■ Mixedema.

Pruebas diagnósticas

Pruebas de laboratorio

■ Entre las pruebas básicas de laboratorio se encuentran: hemograma completo, estudios de coagulación, PFH, BUN, electrólitos, concentraciones de creatinina, glucosa, creatina-cinasa, calcio, magnesio y amilasa, análisis de orina, gasometría arterial y ECG.
■ Se debe realizar un cribado toxicológico si la alteración del estado mental es más profunda de lo previsto para la disminución de la temperatura.
■ El potasio sérico suele estar aumentado.
■ La elevación de la amilasa sérica puede indicar pancreatitis subyacente.
■ Puede existir hiperglucemia, pero no debe tratarse, porque puede aparecer hipoglucemia de rebote cuando se produzca el recalentamiento.
■ Puede producirse CID.

Diagnóstico por la imagen

Deben realizarse radiografías torácica, abdominal y de columna cervical para evaluar a todos los pacientes con antecedentes de traumatismo o lesión por inmersión.

TRATAMIENTO
Medicamentos

■ Se administrará oxígeno complementario.

■ Se administrará **tiamina** a la mayoría de los pacientes con exposición al frío, ya que la exposición por intoxicación etílica es frecuente.

■ La administración de **antibióticos** es polémica; muchos especialistas recomiendan la administración de antibióticos durante 72 h, mientras se esperan los cultivos. En general, es menos probable que los pacientes con hipotermia por exposición al frío e intoxicación etílica tengan una infección subyacente grave, en comparación con los de más edad o los que presentan una enfermedad médica subyacente.

Otros tratamientos no farmacológicos

■ **Calentamiento:** el paciente debe calentarse, con el objetivo de aumentar la temperatura entre 0,5 °C y 2 °C/h, aunque no se ha relacionado la velocidad del calentamiento con el pronóstico.

■ **Calentamiento pasivo externo**
  • Este método depende de la capacidad del paciente para temblar.
  • Es efectivo sólo a temperaturas corporales ≥ **32 °C.**
  • Se retirará la ropa húmeda, se cubrirá al paciente con mantas en un ambiente cálido y se monitorizará.

■ **Calentamiento externo activo**
  • La aplicación de mantas calientes (40-45 °C) o la inmersión en baño caliente puede causar paradójicamente acidosis central, hiperpotasemia y disminución de la temperatura corporal, puesto que la sangre estancada regresa al sistema vascular central *(J R Nav Med Serv 1991;77:139),* aunque la investigación naval danesa apoya que el calentamiento de brazos y piernas es efectivo y seguro *(Aviat Space Environ Med 1999:70:1081).*
  • A falta de otras investigaciones, el calentamiento activo se reserva a pacientes jóvenes, previamente sanos, con hipotermia aguda y mínima alteración fisiopatológica.

■ **El calentamiento corporal activo es preferible para el tratamiento de la hipotermia grave,** aunque existen pocos datos sobre sus resultados *(Resuscitation 1998;36:101).*
  • La terapia inicial de elección en los pacientes con situación cardiovascular estable es el **oxígeno templado.** Esta maniobra terapéutica consigue un aumento de la temperatura corporal central de 0,5 °C a 1,2 °C/h *(Ann Emerg Med 1980;9:456).* La administración a través del tubo endotraqueal consigue el calentamiento con más rapidez que cuando se administra a través de una mascarilla facial. Se suministrará oxígeno templado a través de un humidificador en cascada a temperatura de 45 °C o inferior.
  • Los **líquidos i.v.** pueden calentarse en un microondas o pasarse a través de un calentador de sangre; se administrarán líquidos sólo a través de las vías periféricas i.v.
  • El **intercambio térmico intravascular mediante catéter** se ha añadido recientemente a este listado de opciones. Menos invasivo y más familiar para la mayoría de los médicos que las opciones más extremas, este método puede aumentar la temperatura corporal hasta 3 °C/h. Consiste simplemente en un catéter venoso central que se coloca mediante la técnica modificada de Seldinger. Una vez colocado, se pasan los líquidos templados a través del catéter (no en el sistema venoso), lo que permite que la sangre fría se caliente a medida que va circulando.
  • El **lavado nasogástrico o vesical templado** tiene una eficacia limitada, por la escasa área expuesta y se reserva para el paciente con inestabilidad cardiovascular.
  • El **lavado peritoneal templado** con líquido calentado a 40-45 °C es más eficaz que la inhalación de aerosol templado, pero debe reservarse para pacientes con inestabilidad cardiovascular. Sólo aquellos con experiencia en su uso deben realizar lavado peritoneal templado, en combinación con otras formas de calentamiento.
  • El **lavado torácico cerrado** con líquido templado a través de un tubo de toracostomía se ha recomendado, pero no ha sido probado *(Ann Emerg Med 1990;19:204).*
  • Puede utilizarse **hemodiálisis** en la hipotermia grave, sobre todo cuando se debe a una sobredosis que puede tratarse de este modo.

- La **circulación extracorpórea** (derivación cardíaca) se usa sólo en personas hipotérmicas que están en parada cardíaca; en estos casos, puede ser muy efectivo (*N Engl J Med 1997;337:1500*). La circulación extracorpórea puede aumentar la temperatura hasta en 10-25 °C/h, pero debe realizarse en una UCI o un quirófano.

Reanimación

■ Se mantendrá la vía aérea y se administrará oxígeno.

■ Si se requiere intubación, deberá realizarla el profesional con más experiencia (v. «Manejo de la vía aérea e intubación traqueal» en el capítulo 8, *Cuidados intensivo*).

■ Se practicará **reanimación cardiopulmonar (RCP)** en la forma habitual. Al mismo tiempo, se realizará un calentamiento central enérgico; aunque la temperatura corporal del paciente se encuentre muy disminuida, no debe suponerse que no puede ser reanimado. La desfibrilación fiable requiere una temperatura corporal de 32 °C o mayor; prolongar el esfuerzo de reanimación puede estar justificado (hasta una temperatura de 35 °C) por los efectos neuroprotectores de la hipotermia. **No hay que iniciar la RCP si existe un ritmo ECG organizado,** ya que la incapacidad de detectar pulsos periféricos puede deberse a vasoconstricción y la RCP puede precipitar una fibrilación ventricular.

■ No se usará un catéter de Swan-Ganz, ya que puede precipitar una fibrilación ventricular.

■ Si aparece fibrilación ventricular, se iniciará la RCP siguiendo el protocolo de soporte vital cardíaco avanzado (SVCA) (Apéndice C). Puede administrarse amiodarona siguiendo el protocolo, aunque no existen datos que apoyen su uso ni guía de dosificación; algunos expertos sugieren la reducción de la dosis máxima acumulada a la mitad. Se evitará la procainamida, ya que puede precipitar fibrilación ventricular y aumentar la temperatura necesaria para desfibrilar al paciente. El calentamiento es esencial.

■ Se controlará el ritmo ECG, la diuresis y, posiblemente, la presión venosa central en todos los pacientes con circulación intacta.

Disposición

■ Se ingresará a los pacientes con enfermedad subyacente, afectación fisiológica o temperatura corporal < 32 °C, preferiblemente en una UCI.

■ Se dará el alta a los pacientes con hipotermia leve (32-35 °C) y sin factores predisponentes ni complicaciones cuando hayan recuperado la temperatura y pueda asegurarse un entorno domiciliario adecuado.

OBSERVACIÓN/SEGUIMIENTO

■ Se controlará la temperatura corporal.

■ Un termómetro estándar oral sólo registra temperaturas superiores a 35 °C. Se monitorizará al paciente de forma continua con una sonda rectal con un rango completo de 20 °C a 40 °C

SOBREDOSIS

Información general

A continuación, se presenta una breve revisión de tres de las urgencias toxicológicas con que los médicos estadounidenses se encuentran. En el capítulo 28, *Toxicología,* un capítulo online, el lector puede encontrar más información sobre estas exposiciones y otras afecciones toxicológicas.

Paracetamol

PRINCIPIOS GENERALES

El *N*-acetil-para-aminofenol (APAP) está disponible en todo el mundo como analgésico y antipirético de libre disposición (venta sin receta). En Estados Unidos es la causa más frecuente de muertes e insuficiencia hepática por intoxicación *(Clin Toxicol (Phila) 2014;52(10):1032; Hepatology 2005;42(6):1364).*

DIAGNÓSTICO

Presentación clínica

- Los pacientes pueden presentar inicialmente náuseas, vómitos y dolor abdominal. Sin embargo, pueden estar asintomáticos, incluso tras ingestiones potencialmente tóxicas.
- A medida que la intoxicación progresa, se observa elevación de las transaminasas, acidosis metabólica, insuficiencia renal y una coagulopatía.
- Finalmente, los pacientes pueden presentar insuficiencia hepática fulminante, edema cerebral y sepsis.
- Los productos de combinación con paracetamol (como opioides, antihistamínicos) pueden causar síntomas adicionales como efectos adversos de los opioides y delirio anticolinérgico.

Anamnesis

Para predecir el riesgo de hepatotoxicidad tras una sobredosis aguda y usarse el nomograma de Rumack-Matthew, debe calcularse una hora fiable de la ingestión preguntando al paciente o a sus familiares/amigos.

Exploración física

Se valorará la vía aérea, la respiración y la circulación (ABC), así como el estado mental. Especialmente en pacientes con náuseas o vómitos, la valoración del estado mental es crucial para evitar una neumonía por aspiración.

Criterios para el diagnóstico

- Se determinará la concentración de APAP en suero a las 4 h de la ingestión o más tarde.
- Se registrará la concentración de APAP en el nomograma de Rumack-Matthew (concentración sérica de APAP frente al tiempo tras la ingestión) para valorar la posibilidad de hepatotoxicidad. Nota: el nomograma debe utilizarse sólo en las ingestiones agudas.
- En general, una dosis de APAP de 150 mg/kg es el límite potencialmente tóxico que requiere intervención terapéutica. Esto incluye un margen de seguridad del 25 %, que fue añadido por la Food and Drug Administration (FDA) *(BMJ 1998;316(7146):1724).*
- Si se desconoce el momento de la ingestión o ésta se produjo durante varios días u horas, no puede usarse el nomograma de Rumack-Matthew. El médico debe recurrir a la anamnesis y los resultados analíticos para determinar si el paciente tiene riesgo de sufrir lesión hepática.

Pruebas diagnósticas

- **Concentración sérica de APAP al cabo de 4 h** o más tras la ingestión (v. anteriormente).
- **PFH, INR, pruebas de coagulación:** la aspartato-aminotransferasa (AST) es un marcador relativamente sensible no pronóstico de lesión hepática.

TRATAMIENTO

- *N*-acetilcisteína (NAC): la NAC es el antídoto para evitar la hepatotoxicidad relacionada con el APAP *(Toxicol Sci 2004;80(2):343).* Debe administrarse precozmente (en las 8 h siguientes a la ingestión) para evitar lesiones hepáticas, aunque sigue proporcionando algún grado de protección si se demora su administración *(N Engl J Med 1988;319(24):1557).*
- La NAC puede administrarse por vía oral o i.v.
- **Dosificación oral:** dosis de carga de 140 mg/kg v.o.; a continuación, 70 mg/kg v.o. cada 4 h hasta un total de 17 dosis.
- **Dosificación i.v.:** la NAC se administra usando la modalidad de tres bolsas: en la bolsa 1, 150 mg/kg durante 1 h; en la bolsa 2, 50 mg/kg durante 4 h, y en la bolsa 3, 100 mg/kg durante 16 h. la infusión se continúa si existen signos de toxicidad. Para simplificar la

metodología, los hospitales han desarrollado sus propios protocolos. En el Barnes-Jewish Hospital, el protocolo consiste en la administración de la dosis de carga durante 1 h seguida de una infusión continua de 14 mg/kg/h durante las 20 h siguientes.

■ **Indicaciones de la NAC:** el tratamiento con NAC debe iniciarse en estas situaciones:

• En cualquier paciente tras una intoxicación aguda con una concentración tóxica de APAP según el nomograma.

• En pacientes que acuden después de las 8 h siguientes a la ingestión. Se empezará el tratamiento con NAC mientras se esperan las concentraciones iniciales de APAP y las PFH. Se seguirá el tratamiento si la concentración sérica muestra valores tóxicos según el nomograma o los resultados de las PFH están elevados.

• En pacientes que acuden al hospital más de 24 h después de la ingestión aguda y sigue detactándose APAP en suero o los niveles de AST están elevados.

• En pacientes con exposición crónica a APAP (> 4 g/día en adultos, > 120 [mg/kg]/día en niños) que presentan elevación de la concentración de paracetamol y de transaminasas, o unos antecedentes dudosos.

• En pacientes con signos de insuficiencia hepática fulminante. El tratamiento con NAC debe iniciarse inmediatamente y hay que trasladar al paciente a un centro de trasplantes concertado. Se ha demostrado que la NAC mejora la supervivencia de los pacientes en la insuficiencia hepática fulminante *(Lancet 1990;335(8705):1572; N Engl J Med 1991;324(26):1852; BMJ 1991;303(6809):1026).*

Opioides

DIAGNÓSTICO

Presentación clínica

Los síntomas de la sobredosis de opioides son: depresión respiratoria, disminución del nivel de conciencia y **miosis.** Sin embargo, las pupilas pueden encontrarse dilatadas con la acidosis o la hipoxia, o tras una sobredosis con meperidina (petidina), propoxifeno o dextrometorfano

Pruebas diagnósticas

Pruebas de laboratorio

La concentración de fármacos y otras pruebas estándar de laboratorio tienen poca utilidad. Las pruebas de detección de fármacos en orina se asocian a múltiples falsos negativos y positivos. La intoxicación por opioides es un diagnóstico clínico.

Diagnóstico por la imagen

Debe realizarse una radiografía de tórax si el paciente presenta síntomas pulmonares o si puede existir una aspiración.

TRATAMIENTO

■ El tratamiento comprende: mantenimiento de la vía aérea, soporte ventilatorio y naloxona, un antagonista de los opioides.

■ Se limitará el uso de irrigación total del intestino en las personas que transportan sustancias ilícitas en el interior del cuerpo. Estos pacientes casi nunca requieren cirugía, excepto en los casos de obstrucción intestinal. Debe realizarse en comunicación con un centro de intoxicaciones o de toxicología médica.

Medicamentos

■ El **clorhidrato de naloxona** está indicado en la depresión respiratoria inducida por los opioides. No debe usarse para revertir la disminución del estado mental.

■ Debe utilizarse la menor dosis eficaz. El objetivo del tratamiento es la recuperación de la respiración espontánea adecuada y no necesariamente la alerta. La dosis inicial es de 0,04-2 mg i.v., aunque debe utilizarse la menor dosis eficaz.

- Pueden necesitarse dosis mayores (hasta 10 mg i.v.) para revertir los efectos de la metadona.
- Si se necesitan múltiples dosis de naloxona, se debe iniciar una infusión i.v. La infusión se debe iniciar a dos tercios de la dosis necesaria para revertir la depresión respiratoria.
- Si no se cuenta con una vía i.v., la naloxona puede administrarse por vía sublingual *(Ann Emerg Med 1987;16:572)*, por vía intranasal *(Emerg Med J 2006;23:221)* o por vía i.m. Si no se produce respuesta a un total de 10 mg de naloxona, no es probable que el paciente presente únicamente una sobredosis por opioides.
- **Disposición**
  - Hay que observar a los pacientes al menos durante una hora tras la administración de naloxona.
  - Los pacientes que necesitan una infusión de naloxona deben ser ingresados en una UCI.
  - Las personas que transportan drogas dentro de su cuerpo deberán ingresar en la UCI para la monitorización constante de la frecuencia respiratoria y el nivel de conciencia, y permanecer allí hasta expulsar todos los paquetes, lo que debe ser documentado con una TC.

Salicilatos

PRINCIPIOS GENERALES

Definición

- Los intoxicación por salicilatos puede producirse por la ingestión **aguda o crónica** de ácido acetilsalicílico (aspirina es un nombre genérico en Estados Unidos, pero un nombre comercial en el resto del mundo).
- La toxicidad por la ingestión crónica suele observarse en pacientes ancianos con enfermedades crónicas subyacentes. Puede acudir con manifestaciones similares a las de los pacientes con sepsis.

DIAGNÓSTICO

Presentación clínica

- En la intoxicación aguda, son frecuentes las náuseas, los vómitos, los acúfenos y las alteraciones auditivas, la taquicardia, la sudoración, la hiperpnea (polipnea) y el malestar.
- La intoxicación grave puede causar letargo, edema pulmonar no cardiogénico, convulsiones y coma, que puede ser secundario a edema cerebral y depleción energética en el SNC.

Pruebas diagnósticas

- Se determinarán: electrólitos, BUN, creatinina y glucosa.
- Se realizará tanto una gasometría arterial como una venosa.
- Se determinará la concentración sérica de salicilatos. Los pacientes suelen necesitar tratamiento si las concentraciones son > 30 mg/dl. **Nota: las unidades pueden variar entre centros diferentes. En este capítulo, las concentraciones de salicilatos se proporcionan en mg/dl.**
- Unas concentraciones de salicilatos > 100 mg/dl son muy graves, con frecuencia mortales.
- Las concentraciones de salicilatos de 10-30 mg/dl no suelen requerir tratamiento. Sin embargo, deben realizarse evaluaciones seriadas en los pacientes para asegurarse de que las concentraciones van disminuyendo de forma adecuada.
- La ingestión crónica puede producir toxicidad con concentraciones de salicilatos inferiores a las de las ingestiones agudas.

TRATAMIENTO

Medicamentos

- El **carbón activado en multidosis (CAMD)** puede ser útil en una sobredosis grave *(Pediatrics 1990;85:594)* o cuando las concentraciones de salicilatos no disminuyen ya que la absorción tiende a retrasarse debido a la formación de bezoares y al espasmo pilórico.

■ Los pacientes suelen sufrir depleción de volumen y necesitar 1-2 litros de solución salina normal

■ Está indicada la **alcalinización de la orina** en pacientes con concentraciones de salicilatos > 30 mg/dl.

■ Se administrarán 150 mEq (tres ampollas) de bicarbonato sódico en 1 000 ml de solución glucosada al 5 %, a una velocidad 1,5-2 veces la de mantenimiento.

■ Se mantendrá la alcalinización y se ajustará hasta un objetivo de pH en orina de 7,5-8. Los pacientes con hipopotasemia no pueden tener la orina alcalinizada efectivamente.

■ **Se usará la diuresis alcalina con precaución en pacientes que no pueden sobrellevar grandes volúmenes de líquidos, como los ancianos, los pacientes con insuficiencia renal o con insuficiencia cardíaca, o aquellos con edema cerebral o pulmonar.**

■ La alcalinización se puede detener una vez que la concentración sérica es < 30 mg/dl. Se determinará la concentración de salicilato de nuevo 4-6 h después de interrumpir todo el tratamiento. Si está disminuyendo de forma adecuada (aproximadamente, la mitad de la concentración previa), el paciente puede no necesitar tratamiento adicional.

■ **Se hiperventilará a cualquier paciente que requiera intubación endotraqueal.** La intubación debe evitarse si es posible en estos pacientes, porque pueden requerir dispositivos de ventilación complejos. El respirador debe ajustarse a la máxima frecuencia respiratoria. Cualquier empeoramiento de la acidosis por unos ajustes inadecuados del respirador pueden causar un rápido deterioro y la muerte.

■ **Se tratará la alteración del estado mental con glucosa intravenosa** aunque la glucemia sea normal.

■ Las **convulsiones** se tratarán con una **benzodiazepina.** Los antiepilépticos habituales no serán eficaces.

Hemodiálisis

Las indicaciones son:

■ Concentraciones de salicilatos > 100 mg/dl tras la intoxicación aguda.

■ Concentraciones de salicilatos > 80 mg/dl o aumentando a pesar del tratamiento.

■ Concentraciones de salicilatos > 60 mg/dl en la intoxicación crónica.

■ Pacientes con edema pulmonar, edema cerebral o convulsiones.

■ Pacientes que requieren intubación.

■ Pacientes que no pueden recibir gran cantidad de líquido y que tienen posibles ingestiones de sustancias tóxicas.

27 Enfermedades neurológicas

Robert C. Bucelli y Beau M. Ances

Alteraciones de conciencia

PRINCIPIOS GENERALES

Definición

■ El **coma** es un estado de ausencia completa de respuesta a la estimulación externa. Dado que son muchas las etiologías que pueden conducir a una lesión cerebral irreversible, la evaluación y el tratamiento deben ser simultáneos y rápidos. La necesidad de intervención neuroquirúrgica debe determinarse lo antes posible.

■ El **estado confusional agudo** se puede producir como resultado de una disfunción cerebral difusa o multifocal, y se caracteriza por una reducción relativamente rápida de la capacidad de centrar, mantener o variar la atención. Son frecuentes los cambios cognitivos, las fluctuaciones en el nivel de conciencia, la desorientación e incluso las alucinaciones.

Epidemiología

■ Aproximadamente el 30 % de los pacientes de edad avanzada (> 60 años) presentan confusión en algún momento durante la hospitalización.

■ Los pacientes que sufren confusión suelen tener una hospitalización más prolongada y un mayor riesgo de institucionalización a largo plazo.

Etiología

■ El coma se produce como resultado de una disfunción difusa o multifocal que afecta a ambos hemisferios cerebrales o al sistema de activación reticular del tronco encefálico.

■ En la tabla 27-1 se enumeran las causas de alteración del estado mental.

■ Algunas enfermedades sistémicas leves (p. ej., infecciones urinarias), la introducción de nuevos fármacos, la fiebre y la privación de sueño son causas habituales de confusión en pacientes ancianos y en pacientes con una disfunción crónica del sistema nervioso central (SNC) de cualquier etiología.

DIAGNÓSTICO

■ La valoración inicial debe centrarse en la identificación del desarrollo y la progresión de la alteración de la conciencia. El examinador debe indagar en la existencia de antecedentes de traumatismo, convulsiones, ictus, cambios de medicación, consumo de alcohol o drogas como posibles etiologías. Otra fuente de información puede ser muy útil y suele ser necesaria.

■ La puntuación AWOL es una medición útil y rápida a pie de cama, que puede usarse para estimar el riesgo de confusión de los pacientes en el momento del ingreso (*J Hosp Med 2013;9:493*). Es una puntuación que deriva de la asignación de un punto por cada una de las variables siguientes: edad (*age*) ≥ 80 años, incapacidad de deletrear la palabra *world* hacia atrás, des**o**rientación espacial y gravedad de la enfermedad (*illness*) determinada por enfermería [asignando un punto a los pacientes que se considera que están al menos moderadamente enfermos]. En el estudio piloto para la descripción de esta herramienta, el 2 % de los pacientes con una puntuación de 0 desarrollaron confusión, en comparación con el 64 % de los pacientes a los que se asignó una puntuación de 4.

■ Si se ha producido o existe sospecha de un traumatismo, **se inmovilizará inmediatamente la columna vertebral** al realizar estudios radiológicos, para identificar o descartar una

TABLA 27-1	Causas de alteración del estado mental

Trastornos metabólicos/causas difusas
- Hipernatremia/hiponatremia
- Hipercalcemia
- Hiperglucemia/hipoglucemia
- Hipertiroidismo/hipotiroidismo
- Porfiria aguda intermitente
- Encefalopatía hipertensiva/leucoencefalopatía posterior reversible
- Hipoxia/hipercapnia
- Isquemia cerebral global por hipotensión

Infecciones
- Meningitis/encefalitis
- Sepsis
- Infecciones sistémicas con diseminación al SNC

Fármacos/toxinas/venenos
- Medicamentos prescritos y efectos adversos de éstos
- Consumo de drogas
- Situaciones de abstinencia
- Efectos adversos de los fármacos
- Tóxicos inhalados

Errores congénitos del metabolismo

Deficiencia nutricional (p. ej., tiamina)

Convulsiones
- Convulsiones subclínicas
- Estado postictal

Traumatismo craneal

Vascular
- Ictus isquémico (sólo determinadas localizaciones de los ACV producen alteración del estado mental)
- Hemorragia

Estructural
- Hidrocefalia
- Tumores

Fallo orgánico
- Insuficiencia hepática
- Insuficiencia renal

Psiquiátrica

Autoinmunitaria/inflamatoria
- Vasculitis (SNC primaria o sistémica)
- Encefalitis
- Encefalopatías mediadas por autoanticuerpos (p. ej., anti canales de potasio regulados por voltaje)

SNC, sistema nervioso central.

fractura o inestabilidad. Puede que sea necesario consultar con otros especialistas (p. ej., neurocirujanos).

Presentación clínica

■ Se deben buscar signos de enfermedad sistémica asociada a coma (p. ej., cirrosis, derivaciones de hemodiálisis, exantema petequial indicativo de meningococemia) o signos de traumatismo craneal (p. ej., laceraciones, equimosis periorbitaria o mastoidea, hemotímpano). La exploración física y neurológica puede revelar una alteración sistémica (p. ej., neumonía) o signos neurológicos (meningismo o parálisis) que pueden ayudar a acotar el diagnóstico diferencial.

■ La **herniación** se produce cuando el edema o lesiones expansivas causan desplazamientos del tejido encefálico. El diagnóstico de herniación cerebral **debe reconocerse y tratarse inmediatamente.** Si existe riesgo de herniación, el paciente debe controlarse en una unidad de cuidados intensivos neuroquirúrgica/neurológica, y hay que realizar controles neurológicos frecuentes para valorar la aparición de signos de herniación inminente.

• Los **signos y síntomas inespecíficos de aumento de la presión intracraneal** son: cefalea, náuseas, vómitos, hipertensión, bradicardia, papiledema, parálisis del sexto par craneal, alteración visual transitoria y alteración de la conciencia.

• La **herniación tentorial** se debe a lesiones supratentoriales unilaterales. El primer signo es la dilatación pupilar ipsilateral con respecto a la masa, disminución de la conciencia y hemiparesia, primero contralateral a la masa y posteriormente ipsilateral con respecto a ésta (síndrome de escotadura de Kernohan).

• La **herniación central** se debe a lesiones supratentoriales mediales o bilaterales. Los signos consisten en alteración progresiva de la conciencia, respiraciones normales o de Cheyne-Stokes seguido de hiperventilación central, pupilas arreactivas y de posición central, pérdida de la mirada hacia arriba y postura de las extremidades.

• La **herniación amigdalina** se produce cuando la presión en la fosa posterior empuja a las amígdalas cerebelosas a través del agujero occipital, comprimiendo el bulbo raquídeo. Los signos son la alteración del nivel de conciencia, y la irregularidad respiratoria o la apnea.

■ En general, la exploración neurológica debe centrarse en estimar la capacidad del paciente para focalizar, mantener y desviar la atención de forma adecuada. Las fluctuaciones del estado neurológico pueden requerir la repetición de la exploración neurológica.

■ El **nivel de conciencia** puede valorarse de forma semicuantitativa y observar usando la escala de coma de Glasgow. Las puntuaciones oscilan entre 3 (sin respuesta) y 15 (normal).

■ **Frecuencia y patrón respiratorios**

• Las respiraciones de Cheyne-Stokes (hiperpnea rítmica *crescendo-decrescendo* alternando con períodos de apnea) se producen en el coma metabólico y asociadas a lesiones supratentoriales, así como en la neumopatía crónica y la insuficiencia cardíaca congestiva (ICC).

• La hiperventilación suele observarse en la acidosis metabólica, hipoxemia, neumonía u otras enfermedades pulmonares, pero puede deberse a lesiones de la parte superior del tronco encefálico.

• La respiración apnéustica (pausas largas tras la inspiración), la respiración en accesos (respiraciones cortas y entrecortadas) y la respiración atáxica (respiración irregular sin patrón) son signos de lesión del tronco encefálico y suelen asociarse a una parada respiratoria inminente.

■ **Tamaño pupilar y reactividad a la luz**

• La anisocoria (pupilas asimétricas) en un paciente con alteración del estado mental requiere diagnóstico o exclusión inmediatos (tomografía computarizada [TC] craneal), y tratamiento de una posible herniación. La anisocoria puede ser fisiológica o causada por medicamentos midriáticos (p. ej., escopolamina, atropina), por lo que requiere exámenes seriados bien documentados.

• Las pupilas pequeñas pero reactivas se observan en la sobredosis de narcóticos, la encefalopatía metabólica y las lesiones pontinas.

• Las pupilas fijas en posición media implican lesiones mesencefálicas o herniación transtentorial.

• Las pupilas dilatadas y fijas bilateralmente se observan en la encefalopatía anóxica grave o la intoxicación con fármacos (escopolamina, atropina, glutetimida o alcohol metílico).

■ **Movimientos oculares**

• La prueba oculocefálica (ojos de muñeca) se realiza (si no existe lesión cervical) girando rápidamente la cabeza lateralmente o verticalmente. En el coma con integridad de la función oculomotora del tronco encefálico, los ojos se mueven de manera conjugada en dirección opuesta al movimiento de la cabeza.

• Otra forma para comprobar el reflejo oculovestibular es la prueba de frío-calor, que puede usarse si se sospecha traumatismo cervical o si los movimientos oculares están ausentes en la prueba oculocefálica. La función oculomotora del tronco encefálico está intacta si los ojos se mueven de forma conjugada hacia el oído irrigado con agua fría. Puede valorarse la mirada vertical con lavado simultáneo de ambos oídos (agua fría → depresión ocular, agua templada → elevación ocular).

- Si no existe un antecedente que indique una causa inducida por fármacos (p. ej., barbitúricos, fenitoína, paralíticos) o un trastorno preexistente como una oftalmoplejía externa progresiva, la ausencia de movimientos oculares indica lesión pontina bilateral.
- La desconjugación de la mirada sugiere lesión del tronco encefálico.
- La mirada preferentemente conjugada hacia un lado indica lesión pontina o del lóbulo frontal unilateral. Las pruebas oculocefálica y oculovestibular pueden ayudar a localizar la lesión en el contexto de una hemiparesia. En las lesiones pontinas, la preferencia de la mirada es hacia el lado parético, y los ojos pueden moverse hacia la línea media pero sin cruzarla. En las lesiones del lóbulo frontal, la preferencia de la mirada es hacia el lado contrario a la paresia, y los ojos se mueven de forma conjugada a través de la línea media hacia ambos lados.
- En lesiones del mesencéfalo y en la herniación central, se produce alteración del movimiento vertical de los ojos. La depresión conjugada y la alteración de la elevación sugieren una lesión del *tectum* (p. ej., pinealoma) o hidrocefalia.

■ Las **respuestas motoras** también ayudan en la localización. Las respuestas motoras asimétricas (espontáneas o inducidas por estímulos, incluso estímulos nocivos si es necesario) también pueden contribuir a localizar la lesión.

Pruebas diagnósticas

Pruebas de laboratorio

Se determinará: electrólitos séricos, creatinina, glucosa, calcio, hemograma completo y análisis de orina. Si procede, deben solicitarse concentraciones de fármacos. Una lista precisa de medicamentos y cualquier antecedente que sugiera intoxicación son elementos esenciales en la evaluación. Debe considerarse la detección de sustancias tóxicas en sangre y orina.

Diagnóstico por la imagen

Es necesario practicar una TC craneal para evaluar alteraciones estructurales. La resonancia magnética (RM) puede ser útil si la TC craneal no es diagnóstica, y se sospecha una lesión isquémica o parenquimatosa (sobre todo en la fosa posterior).

Procedimientos diagnósticos

■ Debe considerarse la realización de una punción lumbar (PL) en pacientes con fiebre y/o cefalea de nueva aparición o en aquellos que presenten alto riesgo de infección. Antes de efectuar la PL hay que realizar un examen de fondo de ojo (oftalmoscopia) y/o pruebas de imagen craneales, para valorar el riesgo de herniación. Se realizará un estudio básico del líquido cefalorraquídeo (LCR) (p. ej., proteínas, glucosa, recuento celular, tinción de Gram y cultivo aeróbico), con estudios adicionales dependiendo de la posible etiología.

■ La electroencefalografía (EEG) se puede tener en cuenta para descartar epilepsia. El estado epiléptico no convulsivo es una causa habitual de encefalopatía sin causa aparente en pacientes graves. Las alteraciones entre las crisis pueden sugerir etiologías específicas (p. ej., descargas epileptiformes lateralizadas y periódicas (DELP) en la encefalitis por el virus del herpes simple [VHS]), ondas trifásicas en la encefalopatía hepática o urémica, y actividad β o supresión del voltaje en las intoxicaciones por barbitúricos u otros sedantes.

TRATAMIENTO

Coma

■ Asegurar una vía aérea y una ventilación adecuadas, administrar oxígeno si se precisa y mantener la temperatura corporal normal.
■ Establecer una vía i.v. segura y una circulación adecuada.
■ Puede ser necesaria la consulta con neurocirugía para el control y el tratamiento de la presión intracraneal, si procede.

Confusión

■ Realizar intentos repetidos para reorientar al paciente, y procurar que éste se encuentre acompañado si sigue confuso.

■ Es necesario que la habitación sea tranquila y se mantenga una observación rigurosa. Los pacientes deben tener un entorno con objetos familiares durante el día y ambiente de oscuridad y tranquilidad (mínimos estímulos posibles) durante la noche.

■ La restricción física y farmacológica debe usarse sólo como último recurso y con documentación apropiada en los registros médicos. Si se requieren medidas de sujeción, ésa debe ajustarse y valorarse periódicamente para evitar una excesiva constricción.

Medicamentos

■ Debe administrarse tiamina i.v. (100 mg), seguida de glucosa (50 ml de solución glucosada al 50 % = 25 g de glucosa). La tiamina se administra primero, ya que la administración de glucosa en pacientes con deficiencia de tiamina puede precipitar una encefalopatía de Wernicke.

■ Si se sospecha una intoxicación por opiáceos (coma, depresión respiratoria, pupilas pequeñas y reactivas), debe administrarse naloxona i.v. (antagonista opiáceo) en una dosis de 0,01 mg/kg. La naloxona puede provocar síndrome de abstinencia a opiáceos en pacientes adictos a éstos.

■ La intoxicación por benzodiazepinas puede revertirse con flumazenilo (antagonista de benzodiazepinas) en dosis de 0,2 mg i.v.; sin embargo, la duración de su efecto es breve y pueden necesitarse dosis adicionales. El flumazenilo debe usarse con precaución en determinadas poblaciones de pacientes (p. ej., epilépticos) ya que reduce el umbral convulsivo.

■ En pacientes con delirio, debe evitarse, si es posible, el uso de sedantes, pero si es necesario pueden utilizarse dosis bajas de quetiapina (12,5-25 mg), lorazepam (1 mg) o clordiazepóxido (25 mg). Antes de administrar estos fármacos, hay que recordar tener en cuenta siempre las afecciones simultáneas.

Otras terapias no farmacológicas

Si se identifica o sospecha la herniación, el tratamiento consiste en medidas para disminuir la presión intracraneal, mientras las causas tratables quirúrgicamente se identifican o descartan. Todas las medidas enumeradas a continuación son sólo **métodos transitorios.** Al mismo tiempo, se consultará con el neurocirujano.

■ Se eleva la cabecera de la cama al menos 30 grados.

■ La intubación endotraqueal suele realizarse para permitir la hiperventilación a una PCO_2 de 25-30 mm Hg. En unos minutos reduce la presión intracraneal por vasoconstricción cerebral. Si no se puede manipular el cuello, por una posible o confirmada inestabilidad de la columna cervical, puede realizarse ventilación con mascarilla-bolsa autoinflable (ambú). No se recomienda reducir la PCO_2 por debajo de 25 mm Hg, ya que puede disminuir el flujo sanguíneo cerebral.

■ La administración de manitol i.v (1-2 g/kg durante 10-20 min) reduce osmóticamente el agua libre cerebral por eliminación urinaria y no requiere una vía central para su administración. Este efecto es máximo a los 90 min. Hay que recordar que, debido a su potente efecto diurético, el manitol puede precipitar una insuficiencia renal si no se repone la volemia de forma adecuada. La solución salina hipertónica (solución salina al 23,4 %) es una opción alternativa que también conlleva sus efectos secundarios y requiere una vía venosa central.

■ La dexametasona, 10 mg i.v., seguida de 4 mg i.v. cada 6 h, reduce el edema circundante a un tumor o absceso, pero no está indicada en el edema cerebral difuso o el efecto expansivo asociado a infartos cerebrales malignos.

■ Debe corregirse la coagulopatía si se diagnostica hemorragia intracraneal y antes del tratamiento quirúrgico o de realizar procedimientos invasivos (p. ej., punción lumbar). Es importante valorar las circunstancias de cada paciente antes de la reversión de la anticoagulación terapéutica.

Tratamiento quirúrgico

El drenaje quirúrgico de la hemorragia epidural, subdural o intraparenquimatosa (p. ej., cerebelosa), o la derivación en la hidrocefalia aguda deben considerarse en las circunstancias clínicas adecuadas. Sin embargo, en algunas lesiones estructurales no puede recurrirse al tratamiento quirúrgico.

CONSIDERACIONES ESPECIALES

■ La **muerte cerebral** se produce como consecuencia de una lesión cerebral irreversible suficiente para eliminar permanentemente todas las funciones corticales y del tronco encefálico. Debido a que los centros vitales en el tronco encefálico sostienen las funciones cardiovascular y respiratoria, la muerte cerebral es incompatible con la supervivencia sin ventilación mecánica y medidas de soporte cardiovascular y nutricional. La muerte cerebral se diferencia del estado vegetativo persistente en que la ausencia de función cortical superior se acompaña de función del tronco encefálico intacta. Los pacientes en estado vegetativo persistente no pueden pensar, hablar, comprender ni responder significativamente a estímulos visuales, verbales o auditivos, pero, a pesar de ello, con soporte nutricional y control de sus funciones cardiovascular y respiratoria pueden sobrevivir durante muchos años. Los estudios mediante RM funcional han ampliado la comprensión de la gran variabilidad funcional de los pacientes en estado vegetativo persistente, e incluso demuestran casos de errores diagnósticos. Sin embargo, sigue sin determinarse el papel de la RM funcional en la evaluación de los pacientes en coma.

■ Los criterios de muerte cerebral varían de unos centros a otros. Se deben consultar las políticas del centro para conocer más detalles.

■ El **síndrome de abstinencia alcohólica** se produce cuando durante la enfermedad o la hospitalización se interrumpe la ingesta de alcohol.

• El síndrome de abstinencia de alcohol leve se caracteriza por temblor, irritabilidad, anorexia y náuseas. Los síntomas suelen aparecer a las pocas horas de la reducción o la interrupción del consumo de alcohol y se resuelven en 48 h. El tratamiento consiste en el ingreso en una habitación bien iluminada, apoyo psicológico, y la presencia de amigos o familiares. Debe administrarse: **tiamina,** 100 mg i.m./i.v., seguida de 100 mg v.o. al día; suplementos polivitamínicos que contengan **ácido fólico,** y una dieta equilibrada, según la tolerancia del paciente. Es esencial una evaluación sistemática de los signos del síndrome de abstinencia de alcohol.

• Las convulsiones asociadas a la abstinencia de alcohol, típicamente una o algunas convulsiones breves generalizadas, se producen entre las 12 h y las 48 h tras la interrupción de la ingestión de etanol. **Los fármacos antiepilépticos (AE) no están indicados para las convulsiones típicas del síndrome de abstinencia alcohólica.** Deben descartarse otras causas de convulsiones (v. «Crisis comiciales»). Si el paciente presenta hipoglucemia, debe administrarse tiamina antes de administrar glucosa.

• En el síndrome de abstinencia grave o *delirium tremens* se produce temblor, alucinaciones, agitación, confusión, desorientación e hiperactividad autónoma (fiebre, taquicardia, diaforesis), generalmente entre 72 h y 96 h después de la interrupción del consumo de alcohol. Los síntomas suelen resolverse en 3-5 días. El *delirium tremens* complica aproximadamente el 5 % al 10 % de los casos de abstinencia alcohólica, y alcanza una mortalidad de hasta el 15 %. En el diagnóstico diferencial, deben considerarse otras posibles causas de *delirium tremens* (v. tabla 27-1). Es importante administrar tratamiento de soporte:

• El clordiazepóxido presenta un efecto sedante en el *delirium tremens,* en dosis de 100 mg i.v. o v.o. cada 2-6 h a demanda (dosis máxima de 500 mg en las primeras 24 h). La mitad de la dosis inicial de 24 h puede administrarse durante las siguientes 24 h; la dosis puede reducirse entre 25 y 50 mg/día cada día a partir de entonces. Las benzodiazepinas de acción más prolongada facilitan la disminución suave, pero los fármacos de acción más corta (lorazepam, 1-2 mg v.o. o i.v. cada 6-8 h, según la necesidad) pueden ser más eficaces en pacientes mayores y en aquellos que presentan disminución de la eliminación farmacológica. En pacientes con insuficiencia hepática

grave, puede utilizarse oxazepam (15-30 mg v.o. cada 6-8 h, según la necesidad), en lugar de clordiazepóxido, ya que el oxazepam es excretado por el riñón,
• Es importante el mantenimiento del equilibrio hidroelectrolítico. Los pacientes alcohólicos tienden a presentar hipomagnesemia, hipopotasemia, hipoglucemia y deshidratación, que puede ser considerable debido a la fiebre, la sudoración y los vómitos.

Enfermedad de Alzheimer

PRINCIPIOS GENERALES

La enfermedad de Alzheimer (EA) es la enfermedad neurodegenerativa más frecuente en personas de edad avanzada (> 60 años), y se caracteriza por problemas de memoria e imposibilidad de realizar de forma independiente actividades de la vida diaria.

Epidemiología

■ Su prevalencia es < 1 % antes de los 65 años, entre el 5 % y el 10 % a los 65 años, y en torno al 45 % hacia los 85 años. Aproximadamente cinco millones de estadounidenses tienen esta enfermedad.
■ Las formas hereditarias de EA se manifiestan generalmente antes de los 65 años, y se asocian a mutaciones del gen de la proteína precursora amiloide (*APP*) en el cromosoma 21, el gen de la presenilina 1 en el cromosoma 14 y el gen de la presenilina 2 en el cromosoma 1.
■ El mayor factor de riesgo para la EA de inicio tardío/esporádica es la presencia de la variante de apolipoproteína ε4.
■ El riesgo a lo largo de la vida se duplica cuando un hermano o un padre han sido diagnosticados de EA.
■ Es frecuente que los pacientes acudan en etapas avanzadas de la enfermedad, después de que una enfermedad médica no relacionada enmascare signos y síntomas que no han sido reconocidos anteriormente por la familia.
■ Hay que tener en cuenta la pseudodemencia (alteración cognitiva relacionada con depresión comórbida) en el contexto clínico adecuado.

Fisiopatología

El diagnóstico fisiopatológico requiere la presencia de ovillos neurofibrilares debidos a proteína tau y de placas neuríticas compuestas de amiloide.

DIAGNÓSTICO

Presentación clínica

■ Para el diagnóstico de EA, es necesario que exista alteración de la memoria.
■ La memoria episódica para información adquirida recientemente se ve afectada, pero no así la memoria de sucesos más remotos.
■ Se afecta la memoria verbal para hechos y sucesos, mientras que la memoria de procedimiento (resolución de problemas) y el aprendizaje motor se conservan en etapas iniciales de la enfermedad.
■ A medida que la enfermedad progresa, se deterioran las habilidades del lenguaje y visuoespaciales, el razonamiento abstracto y la función ejecutiva. Además, puede aparecer apraxia, alexia y delirios.

Diagnóstico diferencial

Véase la tabla 27-2.

Pruebas diagnósticas

La progresión de la enfermedad puede valorarse mediante la exploración Mini-Mental State Examination (MMSE), la Montreal Cognitive Assessment (MoCA) y la escala Clinical Dementia Rating (CDR).

TABLA 27-2	Diagnóstico diferencial de la demencia del Alzheimer

Demencia frontotemporal

Cambios de personalidad, conducta y función ejecutiva

Demencia vascular

Evolución escalonada por episodios repetidos tipo ictus

Demencia con cuerpos de Lewy

Alucinaciones visuales, conducta de manifestación del sueño (trastorno de la conducta de la fase REM del sueño), fluctuaciones cognitivas, parkinsonismo, sensibilidad a los neurolépticos

Hidrocefalia normotensiva

Tríada de demencia, incontinencia urinaria e inestabilidad de la marcha

Déficit de vitamina B$_{12}$

Neurosífilis

Disfunción tiroidea

VIH

Enfermedad de Creutzfeldt-Jakob

Encefalopatías autoinmunitarias (p. ej., síndromes paraneoplásicos)

REM, movimiento ocular rápido.

Pruebas de laboratorio

■ El diagnóstico definitivo de EA requiere la confirmación histopatológica (autopsia).
■ Se deben descartar causas de demencia, como la deficiencia de vitamina B$_{12}$, la neurosífilis y las alteraciones tiroideas.

Diagnóstico por la imagen

■ La RM puede sugerir posibles alternativas diagnósticas.
■ La RM puede mostrar atrofia difusa con atrofia del hipocampo.
■ La tomografía por emisión de positrones (PET) con [^{18}F] fluorodesoxiglucosa (FDG) o la tomografía computarizada por emisión monofotónica (SPECT) pueden demostrar hipometabolismo e hipoperfusión, respectivamente, en la corteza parietotemporal.
■ Los trazadores de amiloide en la PET (florbetapir) pueden medir el depósito de amiloide en el cerebro, y su uso clínico está ya autorizado, pero son bastante caros. Se están desarrollando nuevos trazadores para la PET.

Procedimientos diagnósticos

■ Las pruebas neuropsicológicas pueden establecer un estado cognitivo basal. Con estas pruebas se puede diferenciar a veces la demencia de la depresión (pseudodemencia).
■ Tanto la RM estructural como la TEP pueden contribuir al diagnóstico precoz.
■ Las concentraciones en líquido cefalorraquídeo (LCR) de AB$_{42}$ disminuidas y de proteína tau aumentadas pueden ayudar al diagnóstico.

TRATAMIENTO

■ Los inhibidores de la colinesterasa, entre ellos el donepezilo, la rivastigmina y la galantamina, pueden considerarse en los primeros estadios de la EA.
■ La memantina, un antagonista no competitivo del receptor *N*-metil-D-aspartato (NMDA), puede considerarse para la demencia moderada a grave.
■ En pacientes con EA más avanzada en ocasiones se usa una combinación de los fármacos anteriores. Se están investigando otras terapias (entre ellas, antiamiloides).

Crisis comiciales

PRINCIPIOS GENERALES

Definición

- Crisis comicial: episodios estereotipados causados por actividad eléctrica cerebral anómala. Una definición más compleja sería la de descargas eléctricas excesivas e incontroladas en el cerebro que pueden producir un cambio súbito en la función cerebral, causando convulsión física, signos físicos leves, alteraciones del pensamiento o una combinación de síntomas.
- La epilepsia es un estado de crisis comiciales recurrentes.
- El estado epiléptico se define por > 30 min de actividad comicial continua o recurrente sin recuperación completa entre episodios. Sin embargo, en la práctica, una crisis que dura > 5 min en los adultos (> 10 min en los niños) debe tratarse como estado epiléptico. El estado epiléptico convulsivo generalizado es una urgencia médica.
- El estado epiléptico no convulsivo se define por la presencia de actividad comicial electrográfica con ausencia o sutilidad clínica de la actividad motora, y alteración o pérdida de la conciencia. Debe tratarse rápidamente para evitar una lesión cerebral irreversible.
- Aura: crisis comicial parcial simple que causa síntomas sensitivos, autónomos o psíquicos.
- Un pródromo es una sensación de que una crisis comicial se producirá de forma inminente. Puede resultar difícil distinguir clínicamente un pródromo de un aura.

Clasificación

- Las crisis comiciales parciales son de comienzo focal. Se proporciona tanto la nomenclatura clásica como, entre paréntesis, la nomenclatura actualizada en 2010 de la International League Against Epilepsy.
  - **Parciales simples (crisis comicial focal sin alteración de la conciencia):** la conciencia no se ve alterada. Los síntomas pueden ser motores (sacudidas de las manos), sensitivos (hormigueos focales, visuales, auditivos), autónomos (sensación de plenitud epigástrica) o psíquicos *(déjà vu)*.
  - **Parciales complejas (crisis comicial focal con alteración de la conciencia o crisis comiciales focales «discognitivas»):** la conciencia se halla alterada. Los síntomas varían según la afectación sea temporal (automatismos como relamerse o pellizcarse la ropa, fijación de la mirada, detención del comportamiento), frontal (conductas hipermotoras, pedaleo, propulsión de la pelvis y automatismos) u occipital (imágenes deformadas, alucinaciones visuales). Las crisis frontales a veces se diagnostican de forma equivocada como crisis no epilépticas (pseudoconvulsiones) debido a su semiología a menudo compleja y en ocasiones extraña, y la frecuente ausencia de actividad comicial electrográfica en un EEG estándar.
- Las crisis comiciales generalizadas se originan desde los hemisferios bilaterales y, por definición, se pierde la conciencia.
  - Pueden comenzar como crisis generalizada o como crisis parcial con generalización secundaria.
  - Pueden ser tónicas, clónicas, tónico-clónicas, atónicas, mioclónicas y de ausencia.

Epidemiología

- Se calcula que la epilepsia afecta aproximadamente a 70 millones de personas en todo el mundo, con una prevalencia doble en países con capacidad socioeconómica baja en comparación con los países de economía solvente.
- La mediana de la incidencia mundial de la epilepsia es de ~50/100 000 por año *(Neurology 2011;77(10):1005).*

Etiología

Entre las causas de las crisis comiciales se encuentran las enumeradas en la tabla 27-3. En pacientes diagnosticados de epilepsia que presentan un aumento de la frecuencia de la crisis,

| **TABLA 27-3** | **Causas de crisis comiciales** |

- Infecciones del SNC
- Fiebre
- Lesión cerebral hipóxica
- Ictus (isquémico o hemorrágico)
- Trombosis venosa central
- Malformaciones vasculares
- Tumores/meningitis carcinomatosa
- Lesiones craneoencefálicas
- Eclampsia
- Encefalopatía hipertensiva/leucoencefalopatía posterior reversible
- Hipertiroidismo
- Malformaciones congénitas cerebrales
- Enfermedades hereditarias (Sturge-Weber, esclerosis tuberosa, síndrome de Dravet y otras canalopatías)
- Toxicometabólica (porfiria, uremia, insuficiencia hepática)
- Abstinencia de drogas o fármacos (alcohol, barbitúricos, benzodiazepinas, antiepilépticos)
- Intoxicación por drogas o fármacos (ATC, bupropión, clozapina, tramadol, cocaína, anfetamina)
- Alteraciones electrolíticas/metabólicas
  - Hiponatremia o hipernatremia
  - Hipocalcemia
  - Hipomagnesemia
  - Hipofosfatemia
  - Hipoglucemia/hiperglucemia

ATC, antidepresivos tricíclicos.

las causas más habituales son el incumplimiento del tratamiento anticonvulsivo, las concentraciones subterapéuticas de los anticonvulsivos o la existencia de una infección.

DIAGNÓSTICO

Presentación clínica

Anamnesis

■ Se investigará la existencia de antecedentes familiares de epilepsia, retraso del desarrollo, traumatismos, información médica que incluya enfermedades preexistentes, medicamentos actuales o retirados recientemente, alergias farmacológicas, consumo de drogas y posibles sucesos desencadenantes.

■ Se preguntará al paciente sobre la aparición de pródromos o aura. Obtenga información fidedigna de las crisis. Pregunte sobre las características temporales (inicio agudo con *crescendo* rápido), la existencia de **incontinencia, mordedura de la lengua** y cómo el paciente se comportó cuando la crisis terminó (p. ej., ¿confuso?, ¿somnoliento?, y si fue así, ¿durante cuánto tiempo?).

Exploración física

■ En todos los pacientes, deben determinarse inmediatamente las constantes vitales y la glucemia. Como se comentó anteriormente, se administrará tiamina de forma empírica al tratar la hipoglucemia. Puede aparecer fiebre durante y después de la crisis.

■ Buscar la posible presencia de rigidez de nuca, exantema, asterixis (*flapping tremor*) o signos de traumatismo.

■ Las crisis convulsivas suelen ser fáciles de identificar.

■ Las características de las crisis pueden ayudar a identificar el foco (p. ej., automatismos complejos en las crisis del lóbulo frontal, relamerse los labios y limpiarse la nariz tras la crisis en las crisis del lóbulo temporal, risa ictal en las crisis hipotalámicas).

■ Observar rigurosamente la existencia de signos sutiles de crisis no convulsivas, como automatismos, sacudidas faciales o de las extremidades, desviación ocular, así como períodos de estado mental relativamente preservado que alternan con períodos de alteración de la conciencia.

■ Los pacientes pueden acudir en el período postictal, definido como el tiempo comprendido entre el final de la crisis y el retorno al estado mental basal. Durante este período, los pacientes pueden actuar de forma confusa, responder lentamente a los estímulos y presentar amnesia para sucesos ocurridos desde el momento de la crisis. Este período puede durar generalmente desde minutos hasta horas o, en raras ocasiones, días en el anciano y en aquellos con lesión previa del SNC.

■ La paresia postictal (también llamada parálisis de Todd) es un déficit neurológico transitorio que puede durar desde horas hasta, casi nunca, días tras una crisis epiléptica.

Diagnóstico diferencial

Otros diagnósticos que pueden parecer crisis convulsivas son:

■ Síncope, especialmente el síncope convulsivo en el que se produce actividad motora que simula una crisis epiléptica. La escala Calgary Seizure Syncope es una herramienta clínica útil y fiable para distinguir ambas entidades (*J Am Coll Cardiol 2002;40(1):142*).

■ Crisis no epilépticas («pseudoepilepsia») (v. a continuación).

■ Ataque isquémico transitorio.

■ Migraña con complicaciones.

■ Encefalopatía toxicometabólica.

■ Temblor, discinesias (trastornos episódicos del movimiento).

■ Mioclonía no epiléptica tras un episodio hipóxico.

■ Trastornos del sueño.

■ Rigidez.

Pruebas diagnósticas

Pruebas de laboratorio

Los estudios de laboratorio iniciales deben incluir: glucemia, electrólitos (sodio, calcio, magnesio y fósforo), hemograma completo, análisis de orina, detección de drogas en orina y determinación de concentraciones de antiepilépticos, si está indicado.

Diagnóstico por la imagen

Los diagnósticos por neuroimagen suelen estar indicados para identificar etiologías estructurales.

■ Se empezará con una TC craneal en el servicio de urgencias. La administración de contraste puede ayudar en el diagnóstico de posibles tumores.

■ La RM cerebral con y sin contraste, para evaluar un foco epiléptico, casi siempre está indicada en la evaluación de convulsiones de reciente aparición, y está indicada sin duda en los pacientes con crisis comiciales recurrentes sin estímulos que las provoquen.

Procedimientos diagnósticos

■ Debe realizarse una punción lumbar (PL) ante la sospecha de infección del SNC. Se enviará el LCR al laboratorio para la realización de estudios sistemáticos, incluida la determinación de VHS mediante la reacción en cadena de la polimerasa (PCR). Se guardará parte del LCR por si, más adelante, está indicada la realización de alguna otra prueba adicional.

■ No se requiere un EEG para el diagnóstico inicial y el tratamiento del estado epiléptico convulsivo generalizado. Si el estado mental no mejora como se espera una vez cesan las convulsiones, puede que sea necesario practicar un EEG para descartar la progresión del paciente a un estado epiléptico no convulsivo. Salvo que ya se conozca que el paciente suele presentar un período postictal extraordinariamente prolongado, se debe considerar un estado epiléptico no convulsivo en cualquier paciente que no regrese a la situación basal en un período de una hora. Aproximadamente el 50 % de los pacientes que acuden con un estado epiléptico convulsivo generalizado desarrollarán un estado epiléptico no convulsivo en las 24 h siguientes al cese de la actividad convulsiva clínica.

- Está indicado realizar EEG sistemáticas para las convulsiones de reciente aparición *(Neurology 2007;69(18):1772)*.
- La EEG con vídeo es la prueba de referencia para la evaluación de presuntas crisis no epilépticas. Un número importante (30-50% en algunos estudios) de pacientes con crisis no epilépticas («pseudoepilepsia») también tendrá crisis epilépticas.

TRATAMIENTO

- **No se recomienda iniciar tratamiento con fármacos antiepilépticos (AE) tras un único episodio convulsivo no provocado,** ya que dos tercios de los pacientes que presentaron una única crisis no presentarán recurrencias *(N Engl J Med 1998;338(7):429)*. Sin embargo, en los pacientes con una sola crisis no provocada y EEG anómalo o signos de un foco epiléptico en la TC craneal o la RM encefálica, está justificado iniciar el tratamiento antiepiléptico, debido a la mayor probabilidad de recurrencia de las crisis.
- En general, no debe iniciarse tratamiento antiepiléptico en pacientes con crisis provocadas.
- El diagnóstico de epilepsia se establece tras dos o más crisis no provocadas. El tratamiento con AE se inicia generalmente tras la segunda crisis, ya que en ese momento el paciente presenta un riesgo considerablemente aumentado (aproximadamente el 75%) de recurrencia.
- El tratamiento del estado epiléptico debe ser precoz, ya que su eficacia disminuye con el aumento de la duración de las crisis *(Semin Neurol 2008;28(3):342)* y el estado convulsivo generalizado conlleva una mortalidad por todas las causas del 30%. (En la fig. 27-1 se muestra el tratamiento del estado epiléptico). A los 3-5 min del inicio del estado epiléptico convulsivo generalizado, los mecanismos de la homeostasis corporal empiezan a fallar, y aumenta el riesgo de producción de una lesión cerebral permanente, así como el riesgo de complicaciones generales, como hipertermia, embolia pulmonar, insuficiencia cardiovascular y respiratoria, y otras complicaciones potencialmente mortales. El estado epiléptico no convulsivo también causará lesión cerebral, pero en un período de días en lugar de en minutos (v. fig. 27-2).

Medicamentos

- La selección de un AE específico en cada paciente debe ser individualizada según la eficacia del fármaco para cada tipo de crisis epiléptica, sus posibles efectos adversos, las interacciones con otros fármacos, el coste y los mecanismos de acción *(Epilepsia 2006;47:1094)*.
- Aproximadamente la mitad de los pacientes con un diagnóstico reciente de epilepsia no presentarán crisis con el primer AE prescrito *(Epilepsia 2001;42:1255)*.
- El tratamiento debe iniciarse con un solo fármaco, que puede aumentarse hasta que se consiga un control adecuado o hasta que se presenten efectos secundarios.
- **La terapia combinada (politerapia) debe iniciarse sólo tras al menos dos intentos secuenciales adecuados y fallidos con fármacos individuales.** El fracaso del control de la epilepsia con ensayos adecuados con dos fármacos cumple los criterios de epilepsia resistente al tratamiento y debe plantearse la derivación para una evaluación prequirúrgica *(Epilepsia 2010;51(6)1069)*.

Modificación del estilo de vida/riesgo

- Los pacientes no deben empezar a tomar otros medicamentos (fármacos sin receta o remedios de herbolario) sin contactar con su médico, ya que pueden existir interacciones farmacológicas.
- Es importante que los pacientes lleven un registro en el calendario de las crisis para identificar posibles desencadenantes de éstas. Los pacientes deben mantener un régimen de sueño adecuado. Las mujeres pueden presentar crisis perimenstruales.
- Las mujeres deben anticipar a su médico de sus intenciones sobre un posible embarazo o inmediatamente después de detectar que están embarazadas, debido a la teratogenia asociada a algunos antiepilépticos, el mayor riesgo de teratogenia de la politerapia en comparación con la monoterapia, y la posible necesidad de un ajuste de la medicación durante la gestación.

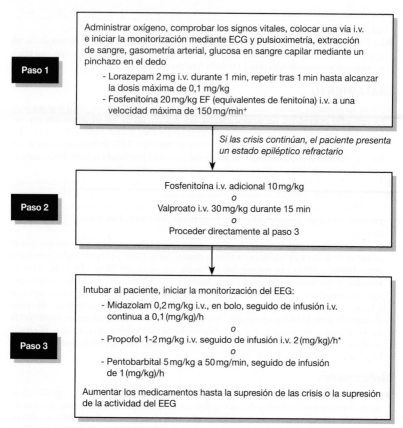

Paso 1

Administrar oxígeno, comprobar los signos vitales, colocar una vía i.v. e iniciar la monitorización mediante ECG y pulsioximetría, extracción de sangre, gasometría arterial, glucosa en sangre capilar mediante un pinchazo en el dedo

- Lorazepam 2 mg i.v. durante 1 min, repetir tras 1 min hasta alcanzar la dosis máxima de 0,1 mg/kg
- Fosfenitoína 20 mg/kg EF (equivalentes de fenitoína) i.v. a una velocidad máxima de 150 mg/min+

Si las crisis continúan, el paciente presenta un estado epiléptico refractario

Paso 2

Fosfenitoína i.v. adicional 10 mg/kg
o
Valproato i.v. 30 mg/kg durante 15 min
o
Proceder directamente al paso 3

Paso 3

Intubar al paciente, iniciar la monitorización del EEG:

- Midazolam 0,2 mg/kg i.v., en bolo, seguido de infusión i.v. continua a 0,1 (mg/kg)/h
o
- Propofol 1-2 mg/kg i.v. seguido de infusión i.v. 2 (mg/kg)/h*
o
- Pentobarbital 5 mg/kg a 50 mg/min, seguido de infusión de 1 (mg/kg)/h

Aumentar los medicamentos hasta la supresión de las crisis o la supresión de la actividad del EEG

+Comprobar el nivel de fenitoína 2 h después de la carga. El nivel debe ser de 20-25.
*El uso de propofol en dosis elevadas durante >2 días puede desembocar en una toxicidad potencialmente mortal.

Figura 27-1. Tratamiento del estado epiléptico. (Modificado de Arif H, Hirsch LJ. Treatment of status epilepticus. *Semin Neurol 2008;28(3):342.*)

■ Los pacientes deben reducir la ingesta de alcohol, ya que el consumo excesivo (tres o más bebidas al día) se asocia a un aumento del riesgo de convulsiones.

DERIVACIÓN

Puede ser útil la consulta neurológica para el control del estado epiléptico y para la evaluación y el tratamiento de las crisis de reciente aparición.

EDUCACIÓN DEL PACIENTE

Los pacientes con epilepsia, especialmente los que no reciben tratamiento, presentan un pequeño riesgo de muerte súbita durante la epilepsia *(Lancet Neurology 2011;10(11)961).* Estos pacientes no deben nadar sin supervisión, ni bañarse en bañeras, usar herramientas con motor o estar en posición de caer desde alturas durante una crisis (es decir, los pacientes

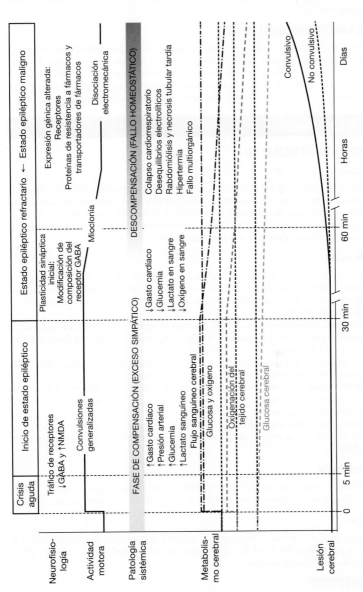

Figura 27-2. Patología cerebral y sistémica en el estado epiléptico convulsivo y no convulsivo prolongado. (De Hirsch LJ, Gaspard N. Status epilepticus. *Continuum 2013;19(3):767.*

deben evitar situaciones en las que podrían dañarse ellos mismos o a otros si tuvieran una crisis). Las exigencias para la licencia de conducción en pacientes con epilepsia varían según los distintos estados. Puede encontrarse un listado completo de leyes en *https://www.epilepsy.com/driving-laws.*

OBSERVACIÓN/SEGUIMIENTO

■ Las visitas periódicas de seguimiento deben aprovecharse para monitorizar las concentraciones de fármacos, el hemograma, y la evaluación de la función renal y hepática. Hay que controlar los posibles efectos secundarios tras el inicio del tratamiento con AE.

■ Las causas corregibles de crisis epilépticas (p. ej., hiponatremia, efectos adversos de fármacos, abstinencia de alcohol) no requieren tratamiento anticonvulsivo prolongado.

Esclerosis múltiple

PRINCIPIOS GENERALES

Definición

■ La esclerosis múltiple (EM) es una enfermedad crónica y progresiva del SNC, mediada inmunológicamente, que se caracteriza inicialmente por desmielinización inflamatoria seguida posteriormente, en el curso de la enfermedad, de neurodegeneración.

■ Aunque se supone que tiene una naturaleza autoinmunitaria, siguen sin conocerse el antígeno o antígenos que dirigen la respuesta inmunitaria.

Clasificación

■ Las formas de esclerosis múltiple comprenden la forma más común, la EM remitente-recurrente (EMRR), asociada a disfunción neurológica episódica seguida por una recuperación completa o parcial entre los episodios. La mayoría de los pacientes se diagnostican inicialmente de EMRR.

■ Una variante menos habitual es la EM primaria progresiva (EMPP), una forma de la enfermedad que se caracteriza por una disfunción neurológica progresiva desde el inicio, con recidivas y remisiones.

■ La EM secundaria progresiva (EMSP) también se caracteriza por una disfunción neurológica, pero sigue a una evolución inicial remitente-recurrente.

■ La forma menos frecuente presenta una evolución recurrente progresiva en la que los pacientes muestran un declive progresivo y constante desde el momento del inicio, con empeoramientos superpuestos.

■ La clasificación es importante dado que las formas progresivas de la enfermedad, en general, no responden a las terapias modificadoras de la enfermedad (TME) que son eficaces en la EMRR.

Epidemiología

■ En Estados Unidos, aproximadamente 400 000 pacientes están diagnosticados de EM.

■ Se calcula que la prevalencia a nivel mundial es de más de 1,25 millones y va en aumento.

Etiología

La etiología exacta de la EM se desconoce. El patrón fisiopatológico de esta enfermedad se caracteriza por infiltración de células inflamatorias, desmielinización, lesión axonal y gliosis que culmina en neurodegeneración.

DIAGNÓSTICO

Presentación clínica

■ Al inicio de la enfermedad, los síntomas son variables y pueden incluir: disfunción visual (neuritis óptica), alteraciones sensitivas, disfunción motora, ataxia, fatiga y disfunción intestinal/vesical.

■ En la mayoría de los pacientes, se produce una remisión tras el episodio inicial, pero brotes repetidos conducen a la EMRR.

■ Finalmente, los pacientes pueden progresar hacia una EMSP (v. anteriormente).

Diagnóstico diferencial

■ El diagnóstico diferencial de EM es demasiado amplio para exponerlo aquí, pero existe una revisión con gran detalle realizada por Sand y Lublin *(Continuum 2013;19(4):922).*

■ En este diagnóstico diferencial, merece una mención importante la neuromielitis óptica (NMO), otro trastorno desmielinizante del SNC mediado inmunológicamente. En la mayor parte de los casos, se asocia a anticuerpos contra el antígeno acuaporina 4.

Pruebas diagnósticas

■ Un elemento esencial de las pruebas diagnósticas y la observación/seguimiento de la enfermedad es la RM cerebral y de la médula espinal (en muchos casos).

■ El análisis del LCR sigue a la RM en cuanto al valor como marcador diagnóstico de la EM. El 95 % de los pacientes con EM presentará bandas oligoclonales específicas para el LCR (en comparación con el suero).

TRATAMIENTO

■ Las recidivas agudas suelen tratarse con glucocorticoides.

■ La EM es una enfermedad que no tiene curación. Los TME sigue siendo el elemento terapéutico esencial, pero ningún tratamiento detiene definitivamente la enfermedad.

■ Los TME inyectables aprobados para el tratamiento de la EMRR son: preparados de interferón β (IFN-β), el acetato de glatiramer, la mitoxantrona y el natalizumab.

■ Los fármacos orales que están actualmente aprobados son el fingolimod, la teriflunomida y el dimetilfumarato.

■ En los últimos años ha aumentado considerablemente el número de TME disponibles para tratar la EM. En la tabla 27-4 se muestran más detalles.

DERIVACIÓN

En general, todos los pacientes con EM diagnosticada o presunta deben ser derivados a un neurólogo para realizar pruebas diagnósticas formales y se inicie el TME, si está indicado.

Enfermedad cerebrovascular

PRINCIPIOS GENERALES

■ El accidente cerebrovascular (ACV) es una urgencia médica que requiere diagnóstico y tratamiento rápidos.

■ El ACV se caracteriza por la interrupción brusca del flujo sanguíneo hacia una región específica del cerebro, lo que produce déficits neurológicos.

■ La fluctuación del déficit funcional tras el inicio del ACV o un déficit breve, conocido como accidente isquémico transitorio (AIT), indica que el tejido en riesgo de infarto puede ser rescatado restableciendo la perfusión.

Epidemiología

Se producen más de 750 000 ACV cada año en Estados Unidos (uno cada 40 s en la población estadounidense) y es la cuarta causa de muerte en este país (una cada 4 min).

Etiología

■ Los **ACV isquémicos** pueden clasificarse en aterotrombóticos, embólicos, por hipoperfusión o estado hipercoagulable (relativamente poco frecuente).

• La **aterotrombosis** se produce por la reducción del flujo dentro de una arteria o embolia por trombos en el segmento distal de una arteria.

TABLA 27-4	Terapias modificadoras de enfermedad autorizadas para su uso en la esclerosis múltiple remitente-recurrente		
Fármaco	**Mecanismo de acción**	**Eficacia**	**Efectos secundarios**
Inyectables			
Preparaciones de interferón β: i.m. o s.c.	Modula la acción de los linfocitos B y T Revierte la rotura de la barrera hematoencefálica Modulación de la expresión de citocinas	Reducción del 30 % de las recidivas Reducción de la discapacidad Reducción de las lesiones en RM	Síntomas pseudogripales Reacciones en la zona de inyección Transaminitis
Acetato de glatiramer	Estimula los linfocitos T reguladores Neuroprotección y reparación (?)	Reducción del 30 % de las recidivas Reducción de la discapacidad Reducción de las lesiones en RM	Reacciones en la zona de inyección
Natalizumab	Anticuerpo monoclonal humanizado que bloquea la interacción de la integrina α4β1 en leucocitos con moléculas de adhesión celular vascular para evitar la migración de leucocitos desde la sangre al SNC	Reducción del 68 % de las recidivas Reducción de la discapacidad Reducción de las lesiones en RM del 92 % con respecto al placebo	Reacciones a la infusión, entre ellas anafilaxia Leucoencefalopatía multifocal progresiva
Alemtuzumab	Anticuerpo monoclonal humanizado contra CD52 Depleción de linfocitos y monocitos circulantes	Reducción del 50 % de recidivas con respecto al interferón β Reducción de las lesiones en RM con respecto al interferón β	Reacciones a la infusión Infecciones (vías respiratorias superiores, IVU, herpes oral) Trastornos autoinmunitarios secundarios
Orales			
Fingolimod	Modulador del receptor de esfingosina-1-fosfato Inhibe la salida de linfocitos desde los ganglios linfáticos hacia el SNC	Reduce la cifra anual de recidivas y lesiones en RM Reduce el riesgo de progresión de la discapacidad	Bradicardia con la primera dosis Neoplasias malignas cutáneas Infección herpética Arritmia cardíaca Edema macular Linfopenia
Teriflunomida	Disminución de la proliferación de linfocitos T y B a través de la síntesis *de novo* de pirimidinas (fármaco derivado directamente de leflunomida)	Reduce la cifra anual de recidivas y lesiones en RM Reduce el riesgo de progresión de la discapacidad	Linfopenia Infecciones de vías urinarias Elevación de enzimas hepáticas Teratogenia (lavado necesario)

(Continúa)

TABLA 27-4	Terapias modificadoras de enfermedad autorizadas para su uso en la esclerosis múltiple remitente-recurrente *(Continuación)*			

Fármaco	Mecanismo de acción	Eficacia	Efectos secundarios
Dimetilfumarato	Modifica la diferenciación a células dendríticas Suprime la producción de citocinas inflamatorias	Reduce la cifra anual de recidivas y lesiones en RM Reduce el riesgo de progresión de la discapacidad	Linfopenia Dolor abdominal Diarrea

SNC, sistema nervioso central; IVU, infección de vías urinarias.

- La ateroesclerosis es la causa más habitual de la formación de trombos en grandes vasos.
- Otras causas menos frecuentes son: disección, displasia fibromuscular, moyamoya y arteritis de células gigantes.
- La lipohialinosis, normalmente debida a hipertensión, es la causa más frecuente de enfermedad de los pequeños vasos.
- Los ACV **cardioembólicos** suponen el 20 % de todos los infartos isquémicos. Los orígenes de trombos de origen cardíaco de alto riesgo son: fibrilación auricular, flúter (aleteo) auricular sostenido, valvulopatía reumática, trombos auriculares o ventriculares, miocardiopatía dilatada, prótesis valvular, endocarditis bacteriana, endocarditis no bacteriana (síndrome de anticuerpos antifosfolipídicos, endocarditis maránica (trombótica no bacteriana), endocarditis de Libman-Sachs), síndrome del seno enfermo y cirugía de derivación coronaria.
- La **hipoperfusión** se produce como consecuencia de alteraciones circulatorias generales y a menudo provoca síntomas bilaterales. El infarto se produce frecuentemente en zonas fronterizas entre grandes vasos, causando infartos en sus zonas de irrigación.
- Los estados de hipercoagulabilidad pueden predisponer a la aparición de trombosis arterial. Entre ellos se encuentran: drepanocitosis, policitemia vera, trombocitemia esencial, púrpura trombocitopénica trombótica (PTT), síndrome de anticuerpos antifosfolipídicos, hiperhomocisteinemia y otros.
- Las deficiencias del factor V Leiden, de proteínas C y S, y de antitrombina III generalmente causan infartos venosos, no arteriales.
- ■ Los **ACV hemorrágicos** se producen en el 20 % de los casos.
  - La localización de una **hemorragia intraparenquimatosa (HIP)** puede sugerir su causa.
    - Las hemorragias en los ganglios basales, el tálamo o la protuberancia suelen deberse a hipertensión sistémica crónica.
    - La angiopatía arterial amiloide generalmente produce hemorragias lobulares y es una etiología frecuente en el paciente anciano.
    - Otras posibles causas de ACV hemorrágico son: traumatismos craneales, tratamiento con anticoagulantes, consumo de drogas (cocaína o anfetaminas), malformación arteriovenosa (MAV), tumores, discrasias sanguíneas, conversión hemorrágica de un ACV isquémico y vasculitis.
  - La **hemorragia subaracnoidea por aneurisma** (en esta sección, la HSA se referirá a la debida a aneurisma, salvo que se indique otra cosa) está causada por la rotura de un aneurisma arterial que produce hemorragia en el espacio subaracnoideo (que contiene LCR). La hipertensión, el tabaquismo, los factores genéticos y la embolia séptica (que provoca aneurismas micóticos) pueden contribuir a la formación de aneurismas.
- ■ La **trombosis del seno venoso cerebral** es la oclusión de los senos venosos por un trombo. Se produce en estados de hipercoagulabilidad, como el final del embarazo, el puerperio, el cáncer y las trombofilias, así como con traumatismos e inflamación/infección adyacente. Puede provocar infartos y/o hemorragia.

Factores de riesgo

Los principales factores de riesgo de ACV isquémico son: hipertensión, accidente isquémico transitorio (AIT), antecedentes de otro episodio similar, estenosis carotídea, diabetes mellitus, dislipidemia, insuficiencia cardíaca, tabaquismo, consumo de alcohol, anticonceptivos orales, obesidad, factores genéticos y edad.

DIAGNÓSTICO

Presentación clínica

Anamnesis

- El momento de inicio es fundamental si se administra terapia trombolítica. El momento de inicio es cuando el paciente fue observado normal por última vez y NO cuando se encontró al paciente con el déficit.
- El comienzo de los síntomas es generalmente súbito. Se preguntará sobre la progresión o la fluctuación de los síntomas, y sobre cuándo el paciente **estuvo normal por última vez.**
- Los síntomas previos de AIT (p. ej., pérdida de visión monocular transitoria, afasia, disartria, paresia o alteración sensitiva) sugieren enfermedad vascular ateroesclerótica, la causa más frecuente de ACV
- Se preguntará sobre arritmias cardíacas y factores de riesgo de ateroesclerosis.
- Los antecedentes de traumatismo cervical o de maniobras quiroprácticas recientes justifican la evaluación de una posible disección arterial.
- La HSA suele presentarse con el inicio repentino de una cefalea intensa («el peor dolor de cabeza de mi vida»). También pueden observarse letargo o coma, fiebre, vómitos, convulsiones y dolor lumbar.
- La HIP se manifiesta con déficits neurológicos acompañados de cefalea, vómitos y posible letargo.
- La trombosis del seno venoso cerebral a menudo se manifiesta con signos y síntomas de aumento de la presión intracraneal, como cefalea postural con variabilidad diurna (despierta al paciente, es peor por la mañana), parálisis bilateral del sexto par craneal, visión borrosa (típicamente periférica con conservación de la visión central inicialmente) y papiledema.

Exploración física

- La exploración neurológica exhaustiva puede localizar anatómicamente la lesión de manera fiable en la mayor parte de los casos.
- En general, los ictus en la distribución de la arteria carótida (circulación anterior) producen combinaciones de déficits funcionales (hemiparesia, hemianopsia, pérdida sensorial cortical, con frecuencia con afasias o agnosias) contralaterales al hemisferio afectado.
- Los accidentes vertebrobasilares (circulación posterior) producen déficits motores/sensitivos unilaterales o bilaterales, normalmente acompañados de signos relacionados con los pares craneales y el tronco encefálico (vértigo, diplopía, ataxia).
- El síndrome de Horner (ptosis, miosis, anhidrosis) contralateral a una hemiparesia aguda indica disección carotídea. Un síndrome de Horner con nistagmo y pérdida ipsilateral de sensación dolorosa y térmica facial con pérdida contralateral de la sensación dolorosa y térmica corporal es diagnóstico de un infarto medular lateral (arteria cerebelosa posteroinferior), es decir, un síndrome de Wallenberg.
- La exploración física general debe centrarse en posibles factores etiológicos. Se examinará la posible alteración de los pulsos, arritmias, soplos, soplos carotídeos y fenómenos embólicos.

Diagnóstico diferencial

Otras situaciones que pueden simular un ACV son la parálisis tras una crisis comicial (parálisis de Todd), la migraña con déficit neurológico, y la hipoglucemia o la hiperglucemia.

Pruebas diagnósticas

Pruebas de laboratorio

■ En el contexto agudo (p. ej., evaluación aguda para tratamiento trombolítico) se debe incluir el hemograma completo con recuento de plaquetas, tiempo de protrombina, índice internacional normalizado (INR), tiempo de tromboplastina parcial activada (TTPa) y glucemia.

■ También está indicado, pero no es urgente: panel metabólico básico (PMB), troponina, perfil lipídico y Hb A1c. Las pruebas como velocidad de sedimentación, proteína C reactiva y hemocultivos (si se sospecha endocarditis), prueba de la reagina plasmática rápida [RPR], anticuerpos antinucleares, anticuerpos anticardiolipina, cribado toxicológico de drogas y detección del virus de la inmunodeficiencia humana (VIH) no forman parte de un «cribado sistemático», pero pueden estar indicadas en contextos clínicos adecuados.

Electrocardiografía

El ECG debe realizarse para descartar fibrilación auricular o alteraciones isquémicas.

Diagnóstico por la imagen

■ En el momento agudo, se debe realizar una **TC craneal sin contraste** para diferenciar rápidamente los accidentes isquémicos y hemorrágicos. Puede identificar las hemorragias agudas en la mayoría de los casos. Sin embargo, no es sensible para los ACV isquémicos agudos. Este hecho suele limitar la velocidad en la toma de decisiones sobre el tratamiento trombolítico. La TC craneal proporciona el diagnóstico de HSA en el 90 % de los pacientes con HSA en las primeras 24 h.

■ En los centros con la infraestructura necesaria, se realizan actualmente pruebas de imagen vascular urgentes (típicamente angiografía con TC) en todos los pacientes que acuden con una presunta oclusión arterial intracraneal proximal, con el fin de detectar lesiones que pueden tratarse con terapia endovascular.

■ La **RM** es la prueba más sensible para el diagnóstico de los ACV. Las imágenes de RM por difusión permiten detectar las lesiones rápidamente. Si el diagnóstico de ACV está claro a partir de la exploración clínica, la RM no siempre es necesaria porque no es probable que afecte al tratamiento en la gran mayoría de los casos.

■ La angiografía con RM (ARM) y la flebografía son técnicas no invasivas que resultan útiles para evaluar las grandes arterias y venas, respectivamente. La ARM cervical con contraste puede servir de sistema de cribado de estenosis carotídeas.

■ El **Doppler carotídeo** posibilita la estimación no invasiva de la estenosis carotídea y debe realizarse en los ACV de la circulación anterior, salvo que ya se haya efectuado algún tipo de angiografía por otra indicación.

■ La **ecocardiografía transtorácica bidimensional** es útil para demostrar la existencia de trombos intracardíacos, vegetaciones valvulares, estenosis o insuficiencia valvular, y derivaciones derecha-izquierda (ecocardiografía con contraste). En algunos pacientes, es necesario realizar una ecocardiografía transesofágica para evaluar la aurícula izquierda en busca de trombos.

Procedimientos diagnósticos

■ La **angiografía cerebral** es el estudio definitivo para identificar malformaciones vasculares, pero puede pasar por alto pequeños aneurismas. Algunos cirujanos prefieren haber realizado este procedimiento antes de efectuar una endarterectomía carotídea (EDC).

■ Si la sospecha de la presencia de una HSA es elevada y la TC craneal es negativa, debe realizarse una **PL.**

• Los tubos 1 y 4 deben enviarse para recuento celular. Si el número de eritrocitos disminuye espectacularmente desde el tubo 1 al 4, es más probable que se deba a PL traumática que a HSA.

• El LCR sanguinolento debe centrifugarse y examinarse por si presenta xantocromía (color amarillo). La xantocromía se produce como resultado de la lisis eritrocitaria y se desarrolla tras varias horas, lo que indica HSA en lugar de una PL traumática.

TRATAMIENTO

■ Deben controlarse los signos vitales, incluyendo oximetría y telemetría continua.

■ Control de la hipertensión tras los ACV isquémicos:
- La presión de perfusión en áreas del cerebro distales a la oclusión arterial puede ser baja. La perfusión cerebral depende en parte de la presión arterial sistémica media, por lo que puede ser necesario cierto grado de hipertensión para mantener una perfusión adecuada en las zonas afectadas.
- La disminución agresiva de la presión arterial se ha asociado a deterioro neurológico *(Neurology 2003;61(8):1047)*, aunque sigue sin existir acuerdo sobre este tema (v. a continuación).
- Los pacientes con ACV agudo suelen presentar hipertensión. La presión arterial tiende a disminuir por sí sola en los días siguientes a un ACV.
- Aunque el control de la hipertensión en el contexto de un ACV agudo es controvertido, la presión arterial no debe reducirse rápidamente, salvo que sea necesario para el tratamiento del síndrome coronario agudo, la insuficiencia cardíaca congestiva, las crisis hipertensivas con afectación de órganos o PA sistólica > 220 mm Hg o PA diastólica > 120 mm Hg *(Stroke 2007;38(5):1655)*. La disminución de la PA debe realizarse con precaución, y un objetivo razonable es disminuir el 15 % durante las primeras 24 h.

■ El tratamiento de la hemorragia intracraneal consiste en tratamiento de soporte, reducción gradual de la PA y elevación de la cabecera de la cama unos 15 grados.

■ El tratamiento de la HSA depende de la etiología (grapado quirúrgico o espirales intravasculares).
- Las medidas de soporte son: reposo en cama, sedación, analgesia y laxantes para prevenir el aumento repentino de la presión intracraneal.
- Los pacientes con HSA tienden a la contracción volumétrica, y aunque no hay datos suficientes a favor del beneficio de la expansión de volumen, las directrices destacan la importancia de mantener la euvolemia para evitar una isquemia cerebral tardía.
- La hipertensión inducida (salvo que esté contraindicada por comorbilidades cardíacas o en pacientes con PA basal elevada) sigue recomendándose en pacientes con vasoespasmo/CID, porque se ha demostrado que mejora el flujo sanguíneo cerebral en estos pacientes.
- Se recomienda la angioplastia endovascular en los pacientes con vasoespasmo sintomático de arterias cerebrales proximales que no responden a la hipertensión inducida. En muchos casos, los tratamientos endovasculares se combinan con tratamientos vasodilatadores intraarteriales (p. ej., antagonistas del calcio).
- Otros tratamientos no farmacológicos (hemodilución) y farmacológicos (estatinas, antagonistas del receptor de endotelina, magnesio) no han logrado demostrar un efecto beneficioso definitivo en los pacientes con HSA.
- Los tratamientos futuros para prevenir y tratar el vasoespasmo cerebral dependen de la consecución de un mayor conocimiento sobre los mecanismos de la CID y el vasoespasmo cerebral subyacente.

Medicamentos

■ La alteplasa (activador del plasminógeno tisular) recombinante (rt-PA) sigue siendo el único tratamiento farmacológico autorizado por la FDA para el ACV agudo de tipo isquémico.
- La administración de rt-PA debe comenzar en las primeras 4,5 h del inicio del episodio *(N Engl J Med 2008;359(13):1317)*, pero debe iniciarse lo antes posible (no hay que esperar para ver si el paciente «mejora» por sí solo).
- El tratamiento con rt-PA aumenta el riesgo de hemorragia cerebral sintomática, en comparación con el placebo, pero sin efecto significativo sobre la mortalidad a los 3 y 12 meses.
- Los criterios de exclusión para los intervalos de 0-3 h y 3-4,5 h se muestran en las tablas 27-5 y 27-6. Sin embargo, hay que contactar urgentemente con el equipo de AVC agudos para evaluar **todos** los ictus agudos, ya que algunos pacientes descartados para

el tratamiento con t-PA i.v. pueden ser candidatos para otras intervenciones, como t-PA intraarterial o intervenciones con catéteres intraarteriales. Debido a los resultados de algunos estudios clínicos recientes (que se exponen con más detalle más adelante), algunos pacientes con oclusiones de grandes vasos pueden beneficiarse de una combinación del tratamiento endovascular y con t-PA i.v.

- No debe administrarse ácido acetilsalicílico (AAS), heparina ni warfarina durante las primeras 24 h tras el tratamiento con rt-PA.

■ El AAS disminuye la morbilidad y la mortalidad por ACV ateroesclerótico, y se administra en una dosis inicial de 325 mg en las primeras 24-48 h del inicio del episodio. La dosis puede reducirse hasta 81 mg después del período agudo.

■ Se dispone de otros antiagregantes plaquetarios (clopidogrel, AAS/dipiridamol), y pueden ser beneficiosos para algunos pacientes. Estos fármacos tienen una ventaja importante sobre el AAS en la prevención secundaria del ictus. Sin embargo, no existen datos que indiquen que el tratamiento antiagregante doble sea mejor para la prevención secundaria del ictus.

■ La heparina, la heparina de bajo peso molecular (HBPM) y la warfarina **no** se recomiendan como anticoagulantes en el ACV isquémico agudo.

■ La anticoagulación con warfarina, dabigatrán, rivaroxabán o apixabán está indicada para prevenir los ictus embólicos recurrentes debidos a fibrilación auricular. El INR objetivo con tratamiento con warfarina es de 2-3 *(Stroke 2007;38(5):1655).*

■ El nimodipino, un antagonista del calcio, mejora el resultado de los pacientes con HSA y puede reducir la incidencia de infarto cerebral asociado con pocos efectos adversos. Sin embargo, sigue sin conocerse bien el mecanismo por el que el nimodipino proporciona neuroprotección (no hay datos que indiquen que evita el vasoespasmo). La anticoagulación con heparina/HBPM seguida de warfarina está indicada en la trombosis del seno venoso con y sin infartos hemorrágicos. Si existe hemorragia, hay que evitar los bolos de heparina para corregir el TTPa. Éste debe controlarse rigurosamente y mantenerse entre 60 s y 80 s.

Otras terapias no farmacológicas

■ En cuatro estudios clínicos que se han publicado recientemente (MR CLEAN, ESCAPE, EXTEND-IA y SWIFT PRIME) se ha demostrado un claro beneficio del tratamiento endovascular en determinados pacientes con ACV isquémico agudo, típicamente en combinación con rt-PA i.v. *(N Engl J Med 2015;372(1):11; N Engl J Med February 11, 2015; N Engl J Med 2015 Mar 12;372(11):1019-30; N Engl J Med 2015 Jun 11;372(24):2365-6; N Engl J Med 2015 Jun 11;372(24):2285-95 [Epub]).*

■ Estos cuatro estudios representan el primer avance importante en el tratamiento del AVC isquémico agudo desde la introducción de la rt-PT i.v. en 1996. El siguiente importante reto en este ámbito consiste en determinar la mejor forma para que estos tratamientos sean accesibles a toda la población afectada por AVC.

■ La fisioterapia, la ergoterapia (terapia ocupacional) y la logopedia son extremadamente importantes en la rehabilitación de un ACV, y tienen un claro efecto beneficioso en la evolución tras estos episodios.

■ Los pacientes con AVC que presenten disfagia evidente, disartria y parálisis facial deben mantenerse con dieta absoluta hasta que un médico con experiencia pueda determinar que han adquirido la capacidad de tragar.

Tratamiento quirúrgico

■ La EAC disminuye el riesgo de ACV y muerte en pacientes con episodios isquémicos transitorios o ictus no invalidantes y estenosis carotídea ipsilateral de alto grado (70-99 %) *(N Engl J Med 1991;325(7):445).*

- El estudio clínico CREST (Carotid Revascularization Endarterectomy Versus Stenting) proporciona datos que sugieren que la endoprótesis (*stent*) carotídea es tan eficaz como la EAC *(N Engl J Med 2010;363:11).*

TABLA 27-5	Criterios de inclusión/exclusión para t-PA intravenosa para el intervalo de 0-3 h en el accidente cerebrovascular agudo

Elegibilidad de t-PA

1. Edad ≥18 años
2. Diagnóstico clínico de ictus isquémico que produce un déficit neurológico mensurable y no se observa hemorragia en la TC craneal sin contraste
3. Inicio de los síntomas del ictus bien establecidos como máximo 180 min (3 h) antes del momento para iniciar el tratamiento

Contraindicaciones

1. Síntomas leves o que mejoran rápidamente
2. Otro ictus o traumatismo craneoencefálico grave en los 3 meses anteriores
3. Cirugía mayor en los últimos 14 días
4. Antecedente de hemorragia intracraneal
5. Presión arterial sistólica sostenida > 185 mm Hg
6. Presión arterial diastólica sostenida > 110 mm Hg
7. Tratamiento agresivo necesario para reducir la presión arterial
8. Síntomas que sugieren hemorragia subaracnoidea
9. Heparina recibida en las 48 h antes y elevado TTP[a]
10. El paciente ha recibido dosis terapéuticas (no profilácticas) de anticoagulantes inyectables (p. ej., enoxaparina) en las últimas 48 h[a]
11. No se ha establecido la seguridad del uso de t-PA en pacientes que nunca han tomado anticoagulantes orales (dabigatrán, rivaroxabán, apixabán). Hay que consultar los protocolos establecidos por cada centro con respecto a las pruebas sanguíneas (ensayo anti-factor Xa, tiempo de trombina, TP) utilizadas para evaluar la elegibilidad para el tratamiento i.v. con t-PA.[b]
12. Punción arterial en lugar no compresible en los 7 días anteriores
13. Hemorragia digestiva o genitourinaria en los últimos 21 días
14. Índice internacional normalizado (INR) > 1,7[a]
15. Recuento de plaquetas < 100 000/ml
16. Crisis convulsiva al inicio del ictus (con déficits probablemente relacionados con el estado ictal o postictal y no con un nuevo ictus)
17. Glucemia < 50 mg/dl. (Si la glucosa es > 400 mg/dl, se considerará otra etiología como desenmascaramiento de antiguos déficits o un nuevo ictus)

TC, tomografía computarizada; TP, tiempo de protrombina; t-PA, activador del plasminógeno tisular; TTP, tiempo de tromboplastina parcial.

[a]Como el tiempo es esencial, no debe demorarse el tratamiento trombolítico mientras se esperan los resultados del TP, el TTP o el recuento de plaquetas, salvo que se sospeche una alteración hemorrágica o trombocitopenia, el paciente esté recibiendo warfarina, heparina, dabigatrán, rivaroxabán o apixabán, o el uso de anticoagulación sea dudoso.

[b]**Debido a que la seguridad de la administración de t-PA i.v. a pacientes que toman anticoagulantes orales aparte de warfarina no se ha evaluado formalmente, muchos centros (entre ellos el de los autores de este capítulo) exigen el consentimiento informado antes de administrarlo en esta población de pacientes.**
Datos de Adams HP Jr, del Zoppo G, Alberts MJ, et al. Guidelines for the early management od adults with ischemic stroke: a guideline from the American Heart Association/American Stroke Association Stroke Council, Clinical Cardiology Council, Cardiovascular Radiology and Intervention Council, and the Atherosclerotic Peripheral Vascular Disease and Quality of Care Outcomes in Research Interdisciplinary Working Groups: the American Academy of Neurology affirms the value of this guideline as an educational tool for neurologists. *Stroke* 2007;38(5):1655.

TABLA 27-6 | **Criterios de inclusión/exclusión para el t-PA intravenoso en el intervalo de 3-4,5 h en el ictus agudo**

Elegibilidad para t-PA

1. Edad entre 18 y **80 años**
2. Diagnóstico clínico de ictus iquémico que produce un déficit neurológico mensurable y no se observa hemorragia en la TC craneal sin contraste
3. Inicio de los síntomas del ictus bien establecidos entre **3 h y 4,5 h** antes del momento para iniciar el tratamiento

Contraindicaciones

1. Síntomas leves o que mejoran rápidamente
2. Crisis convulsiva al inicio del ictus
3. Cirugía mayor o traumatismo importante **en los últimos 3 meses**
4. Glucemia <50 o **>400 mg/dl**
5. Ictus anterior en los últimos 3 meses
6. Antecedentes de o presunta HIC
7. Presión arterial sistólica >185 mm Hg o presión arterial diastólica >110 mm Hg o tratamiento agresivo **(más de una sola dosis de medicación i.v.)** necesario para reducir la PA a estos límites
8. Síntomas que sugieren HSA
9. Punción reciente **(<10 días)** de un vaso no compresible, masaje cardíaco externo o parto obstétrico
10. Heparina en las 48 h anteriores y TTP elevado
11. **Pacientes tratados con warfarina incluso con TP/INR normal**
12. **Antecedente de lesión en el SNC** (p. ej., neoplasia, aneurisma, cirugía intracraneal o raquídea)
13. El paciente ha recibido tratamiento (no profilaxis) con anticoagulantes inyectables (p. ej., enoxaparina) en las últimas 48 h
14. No se ha establecido la seguridad del uso de t-PA en pacientes que nunca han tomado anticoagulantes orales (dabigatrán, rivaroxabán, apixabán). Hay que consultar los protocolos establecidos por cada centro con respecto a las pruebas sanguíneas (ensayo anti-factor Xa, tiempo de trombina, TP) utilizadas para evaluar la eligibilidad para el tratamiento i.v. con t-PA.[a]
15. Recuento de plaquetas <100000/ml
16. Ictus grave clínicamente evaluado **(NIHSS >25)** o mediante imagen **(>1/3 de afectación de la ACM)**
17. Antecedente de ictus **discapacitante (MRS ≥2) y diabetes que requiere tratamiento**
18. Diátesis hemorrágica diagnosticada
19. Hemorragia grave/peligrosa reciente
20. **Retinopatía hemorrágica** (p. ej., en diabetes, la alteración de la visión puede indicar retinopatía hemorrágica)
21. **Pancreatitis aguda, hemorragia digestiva ulcerosa documentada durante los últimos 3 meses, varices esofágicas, aneurisma arterial o MAV**
22. **Otras afecciones importantes asociadas a riesgo de hemorragia,** como endocarditis bacteriana diagnosticada, pericarditis o hepatopatía grave

---

ACM, arteria cerebral media; HIC, hemorragia intracraneal; HSA, hemorragia subaracnoidea; MAV, malformación arteriovenosa; MRS, Rankin Scale modificada; NIHSS, National Institute of Health Stroke Scale; PA, presión arterial; SNC, sistema nervioso central; TC, tomografía computarizada; TP/INR, tiempo de protrombina/índice internacional normalizado; t-PA, activador del plasminógeno tisular; TTP, tiempo de tromboplastina parcial; i.v., intravenoso.

Lo señalado en **negrita** es diferente de los criterios de 0-3 h (v. tabla 27-5).

[a]**Debido a que la seguridad de la administración de t-PA i.v. a pacientes que toman anticoagulantes orales aparte de warfarina no se ha evaluado formalmente, muchos centros (entre ellos el de los autores de este capítulo) exigen el consentimiento informado antes de administrarlo en esta población de pacientes.**

- Antes de decidir cuál de los métodos es el indicado hay que solicitar la opinión de un neurólogo.
■ La EAC en la estenosis carotídea de alto grado (≥60%) asintomática reduce el riesgo durante 5 años de sufrir ACV ipsilateral en los hombres, siempre que la tasa de complicaciones quirúrgicas y de la angiografía sea <3% *(JAMA 1995;273(18):1421; Stroke 2004;35(10):2425).*
■ La información sobre tratamientos endovasculares en el ictus isquémico agudo se ofrece en la sección anterior sobre tratamientos no farmacológicos.
■ La hemicranectomía aumenta la supervivencia y puede mejorar la evolución funcional en determinados pacientes con grandes infartos hemisféricos y edema grave (p. ej., infartos «malignos» de la arteria cerebral media). En estos casos, la consulta con neurocirugía debe ser rápida.
■ El infarto o los hematomas cerebelosos pueden causar compresión del tronco encefálico o hidrocefalia obstructiva, y también pueden justificar la intervención neuroquirúrgica urgente.

Modificación del estilo de vida/riesgo

Los factores de riesgo modificables (tabla 27-7) son:
■ La reducción de la presión arterial, incluso en pacientes con ACV normotenso, es beneficiosa *(Lancet 2001:358(9287):1033).*
■ Es importante el control de la diabetes, procurando evitar la hipoglucemia y la hiperglucemia.
■ Abandono del tabaquismo.
■ En los pacientes de edad inferior a 75 años y sin problemas de seguridad con el tratamiento con estatinas, debe iniciarse un tratamiento «intensivo» con estatinas (p. ej., 40-80 mg de atorvastatina o 20-40 mg de rosuvastatina), mientras que en los pacientes de más de 75 años o en los que existe un problema de seguridad con el tratamiento con estos fármacos debe instaurarse un tratamiento con estatinas de «intensidad moderada» (p. ej., 10-20 mg de atorvastatina, 5-10 mg de rosuvastatina, 20-40 mg de simvastatina, 40-80 mg de pravastatina) *(J Am Coll Cardiol 2014;64(6):601).*
■ Hay que tratar la apnea obstructiva del sueño.
■ Es posible que deba interrumpirse la administración de anticonceptivos orales en mujeres con ACV.

COMPLICACIONES

■ El edema cerebral secundario a un accidente isquémico se produce con más frecuencia entre 48 h y 72 h después de éste, y los pacientes deben controlarse rigurosamente durante este período.

TABLA 27-7	**Prevención secundaria del ictus**

- Presión arterial
- LDL
- AAS (antiagregante), A1c
- Tratamiento del ictus y equipo de rehabilitación (varía según el centro)
  - Fisioterapia, ergoterapia, logopedia, educador en accidentes cerebrovasculares, educador en diabetes, ayuda para dejar de fumar
- Telemetría
- Ecocardiografía
- Doppler, diabetes (A1c, educador, etc.)

ASA, ácido acetilsalicílico; LDL, lipoproteínas de baja densidad.

■ La conversión hemorrágica de un accidente isquémico es más probable en pacientes sometidos a tratamientos anticoagulantes o en pacientes con amplias zonas afectadas, sobre todo los que tienen infartos isquémicos embólicos.

Cefalea

PRINCIPIOS GENERALES

Clasificación

■ Los **síndromes de cefalea primaria** son las migrañas con (clásica) o sin (común) aura, las hemicráneas y las cefaleas que responden a la indometacina, las cefaleas tensionales, las cefaleas diarias crónicas y las cefaleas en brotes (en racimos).

■ Las **cefaleas secundarias** tienen causas específicas, y las características sintomáticas varían según la patología subyacente (p. ej., HSA, tumor, hipertensión, síndrome de encefalopatía reversible posterior o leucoencefalopatía posterior reversible, síndrome de vasoconstricción cerebral reversible, uso excesivo de analgésicos, iatrogénica).

■ **Migraña sin aura (común):** normalmente cinco episodios de 4-72 h de duración. Los síntomas deben incluir al menos dos de los siguientes: localización unilateral, sensación de latido o golpeteo, intensidad moderada a grave, empeoramiento por la actividad, y al menos uno de estos signos asociados: náuseas/vómitos, fotofobia y fonofobia.

■ **Migraña con aura (clásica):** igual que la anterior, salvo al menos dos crisis con un aura asociada que dura entre 4 min y 1 h (más de 60 min es un signo de alarma). El aura debe ser de inicio gradual, totalmente reversible y puede producirse antes, con o después del inicio de la cefalea.

■ **Cefalea en brotes:** dolor unilateral orbitario o temporal con lagrimeo, inyección conjuntival, congestión nasal, rinorrea, tumefacción facial, miosis, ptosis y edema palpebral.

■ **Cefalea de rebote** (por uso excesivo de analgésicos): se produce por el uso crónico de analgésicos o narcóticos.

■ **Neuralgia del trigémino:** se presenta como un episodio agudo de dolor unilateral muy fuerte. Se debe descartar la esclerosis múltiple u otra etiología mediante RM.

■ **Arteritis de la temporal:** aparece como cefalea unilateral sorda con observación de una arteria gruesa y tortuosa sobre la región temporal. Casi se limita exclusivamente a personas de más de 60 años de edad con claudicación mandibular, febrícula, y elevación de la VSG y la proteína C reactiva.

Etiología

Las causas de la cefalea secundaria son las siguientes:

■ Hematoma subdural (HSD), hematoma intracerebral, HSA, malformación arteriovenosa, abscesos cerebrales, meningitis, encefalitis, vasculitis, hidrocefalia obstructiva, e isquemia o infarto cerebral.

■ La hipertensión intracraneal idiopática (pseudotumor cerebral) se presenta con cefalea, edema de papila, diplopía y aumento de la presión del LCR (> 20 cm H_2O en posición relajada de decúbito lateral). Hay que descartar una trombosis del seno venoso cerebral (TSVC) en todos los pacientes que acuden con una presunta hipertensión intracraneal idiopática.

■ Las causas extracraneales son: arteritis de células gigantes, sinusitis, glaucoma, neuritis óptica, enfermedad dental (incluido el síndrome de la articulación temporomandibular) y trastornos de la columna vertebral cervical.

■ Las causas sistémicas son: fiebre, viremia, hipoxia, intoxicación por monóxido de carbono, hipercapnia, hipertensión sistémica, alergia, anemia, privación de cafeína y sustancias químicas vasoactivas o tóxicas (nitritos).

■ La depresión es una causa frecuente de cefaleas de larga duración y resistentes al tratamiento. Se preguntará específicamente sobre signos vegetativos de depresión, mientras que la exclusión de otras causas ayuda a apoyar este diagnóstico.

DIAGNÓSTICO

Presentación clínica

Anamnesis

■ El inicio súbito de la cefalea grave («**el peor dolor de cabeza de mi vida**») o una cefalea grave y persistente que alcanza su intensidad máxima en unos segundos o minutos requiere un estudio inmediato para descartar una HSA.

■ Otros síndromes que pueden manifestarse con una cefalea de este tipo son el síndrome de cefalea cerebral reversible, los infartos de la arteria cerebral posterior, TSVC, vasculitis del SNC, apoplejía hipofisaria, hemorragia intracerebral y algunos de los síndromes con cefaleas que responden a la indometacina.

■ La anamnesis debe centrarse en:
- Edad de inicio.
- Frecuencia, intensidad y duración de los episodios.
- Factores desencadenantes, asociaciones (ciclo menstrual), síntomas asociados (fotofobia, fonofobia, náuseas, vómitos, etc.) y factores que alivian los síntomas.
- Localización y características del dolor (p. ej., agudo, sordo).
- Número de episodios mensuales, incluyendo el número de cefaleas invalidantes.
- Antecedentes familiares de migrañas.
- Sueño y dieta (ingesta de cafeína).
- Uso de analgésicos, incluyendo los de venta sin receta.

Exploración física

■ En la exploración general, se determinará la presión arterial y el pulso, escuchando posibles soplos, y se palparán los músculos de cuello y cabeza, y las arterias temporales.

■ Si existe rigidez de cuello y meningismo (resistencia a la flexión pasiva del cuello), debe considerarse la posibilidad de que se trate de meningitis.

■ Si se observa papiledema, se considerará la posible existencia de una masa intracraneal, meningitis, TSVC o hipertensión intracraneal idiopática.

Pruebas diagnósticas

Diagnóstico por la imagen

En general no están indicados los estudios de neuroimagen en los síndromes de cefalea primarios, pero pueden requerirse para descartar causas secundarias en casos no diagnosticados previamente o en pacientes que acuden con nuevas cefaleas, especialmente los que se presentan con características atípicas o hallazgos anómalos.

Procedimientos diagnósticos

La punción lumbar está indicada en pacientes con cefalea grave con sospecha de HSA incluso si la TC craneal es negativa. Sin embargo, la TC craneal tiene una sensibilidad superior al 99 % en la detección de la HSA si se realiza en las 6 h siguientes al inicio de la cefalea.

TRATAMIENTO

■ El **tratamiento agudo de la migraña,** el síndrome de cefalea primario más frecuente, va dirigido a detener la cefalea. Es más fácil al inicio y a menudo muy difícil cuando la crisis ya ha empezado, por lo que el umbral para tratar ante el primer signo de cefalea debe ser bajo. Los pacientes suelen tomar analgésicos sin receta (AAS, paracetamol, antiinflamatorios no esteroideos [AINE]) y medicamentos prescritos por vía oral (butalbital con AAS o paracetamol), que son los tratamientos de primera línea y los más eficaces al inicio de un episodio. Los agonistas de la serotonina y otros fármacos administrados por vía parenteral constituyen tratamientos emergentes.

■ En muchos casos, los AINE i.v. pautados (p. ej., ketorolaco) en combinación con antieméticos (típicamente, proclorperazina) y líquidos i.v. constituyen un tratamiento de primera línea eficaz.

■ El tratamiento antidopaminérgico, incluyendo haloperidol y droperidol, también es de primera línea. Debe realizarse un ECG basal para evaluar un posible QTc prolongado.

■ Los **triptanos** (agonistas del receptor de serotonina $5HT_{1B}$ y $5HT_{1D}$) son fármacos eficaces para detener las crisis disponibles en varias formulaciones y pueden ser efectivos incluso en crisis prolongadas. Los triptanos no deben usarse en pacientes con enfermedad arterial coronaria, enfermedad cerebrovascular, hipertensión no controlada, migraña hemipléjica o migraña vertebrobasilar.

■ La **dihidroergotamina** (DHE) es un potente venoconstrictor con mínima constricción arterial periférica. Las precauciones cardíacas y la realización de un ECG basal están indicadas en todos los pacientes. Es un fármaco que está contraindicado cuando existen antecedentes de angina de pecho, infarto de miocardio o enfermedad vascular periférica. También deben considerarse otros tratamientos en los pacientes ancianos.

■ La **ergotamina** es un fármaco vasoconstrictor eficaz para detener las cefaleas migrañosas, sobre todo si se administra durante la fase prodrómica. Se debe tomar al inicio de los síntomas en la máxima dosis tolerada por el paciente; las náuseas suelen limitar la dosis. Las preparaciones rectales se absorben mejor que los fármacos orales. Este fármaco también está contraindicado en pacientes con antecedente de angina de pecho, infarto de miocardio o vasculopatía periférica.

■ Otros fármacos que detienen la cefalea, pero con menos evidencias que apoyen su uso, son el ácido valproico i.v., la metilprednisolona i.v., la ziprasidona i.v. y el magnesio i.v.

■ Las cefaleas crónicas diarias no deben tratarse con analgésicos narcóticos para prevenir la adicción, las cefaleas de rebote y la taquifilaxia.

■ El tratamiento de las cefaleas secundarias se centra en su etiología primaria, como el tratamiento quirúrgico de un aneurisma cerebral causante de una HSA, la evacuación de un hematoma subdural, los antagonistas del calcio en el SVCR o la derivación de una hidrocefalia obstructiva.

■ Los **medicamentos profilácticos** deben considerarse en un paciente que presente al menos tres episodios invalidantes de cefalea al mes.

• Es importante revisar el uso por parte del paciente de todos los fármacos y las posibles enfermedades simultáneas, ya que pueden influir en la elección de la medicación y proporcionar factores adicionales que contribuyen al síndrome de la cefalea.

• Entre los posibles fármacos de uso profiláctico, se encuentran el propranolol, el topiramato, los antidepresivos tricíclicos (ATC) (amitriptilina, nortriptilina) y, ahora con menos frecuencia, el ácido valproico. Como fármacos de segunda línea: verapamilo, inhibidores selectivos de la recaptación de serotonina (ISRS), inhibidores de la recaptación de serotonina-norepinefrina (IRSN). Se dispone de menos datos sobre otros antiepilépticos y los antagonistas del calcio.

• Otros tratamientos (sin necesidad de prescripción) para la profilaxis de la migraña son la hierba petasita, la riboflavina, el magnesio y la acupuntura.

• La toxina botulínica de tipo A (Botox®) está autorizada por la FDA para su uso en la profilaxis de la migraña en pacientes adultos con migraña crónica (definida como ≥ 15 días de cefalea al mes).

Modificación del estilo de vida

■ Los pacientes deben mantener un calendario en el que registren los episodios de cefalea para identificar posibles factores desencadenantes.

■ Es necesario que los pacientes reduzcan la ingesta de alcohol, la cafeína y otros factores desencadenantes que pueden aumentar el riesgo de sufrir migrañas.

DERIVACIÓN

Para el tratamiento de la HSA, el HSD, las malformaciones vasculares, los tumores y otras lesiones expansivas, está indicada la consulta con el neurocirujano. Estará indicada la consulta con el neurólogo si un paciente no está bien controlado con un fármaco profiláctico de primera línea con el uso adecuado de un tratamiento abortivo.

Traumatismo craneoencefálico

PRINCIPIOS GENERALES

Definición

- Las **lesiones craneoencefálicas traumáticas (LCT)** pueden producirse por golpes en la cabeza por contacto y/o por fuerzas de aceleración/deceleración.
- **Conmoción:** alteración del estado mental inducida por traumatismo con estudios radiográficos normales que pueden o no implicar una pérdida de conciencia.
- **Contusión:** lesión inducida por un traumatismo que consiste en hemorragias puntiformes con edema circundante.

Clasificación

- Las lesiones craneales cerradas pueden producir lesión axonal.
- La contusión o la hemorragia pueden producirse en el lugar del impacto inicial («lesión por golpe») o en el lado opuesto al impacto («lesión por contragolpe»).
- Las lesiones penetrantes (incluida la fractura con depresión del cráneo) o los objetos extraños causan lesión cerebral directamente.
- Los aumentos secundarios de la presión intracraneal pueden afectar a la perfusión cerebral.

Epidemiología

- El traumatismo craneoencefálico es la causa más frecuente de afección neurológica en los jóvenes.
- Se calcula que la incidencia global de LCT en Estados Unidos es de ~550 por 100 000 personas (aproximadamente 2 millones al año, de las que alrededor del 25 % requieren hospitalización).
- Dos tercios de las LCT se consideran «leves», mientras que el 20 % son graves y el 10 % son mortales. Obsérvese que aunque se denominan «leves», una LCT leve puede llegar a traducirse en una discapacidad importante (permanente en el 15 % de los casos).
- Los índices de LCT son mayores en los niños muy pequeños, los adolescentes y los ancianos.

DIAGNÓSTICO

Presentación clínica

- Los pacientes suelen presentar confusión y amnesia, incluida la pérdida de memoria del acontecimiento traumático, así como la incapacidad para recordar los sucesos tanto inmediatamente anteriores como posteriores al traumatismo.
- Los pacientes pueden quejarse de signos inespecíficos, entre ellos cefalea, vértigo, náuseas y vómitos, y cambios de personalidad.
- Los hematomas intracerebrales pueden hallarse inicialmente o desarrollarse tras una contusión.
- Los hematomas epidurales suelen asociarse a fracturas craneales a través de la arteria meníngea y pueden causar un deterioro muy rápido tras un **intervalo lúcido.**
- El hematoma subdural es más frecuente en personas alcohólicas, debilitadas y de edad avanzada, y en pacientes anticoagulados. Los antecedentes de traumatismo pueden ser mínimos o faltar.

Exploración física

- Exploración exhaustiva de posibles heridas penetrantes u otras lesiones.
- Los signos indicativos de una fractura craneal a nivel basilar son el hemotímpano, la equimosis mastoidea (signo de Battle), la equimosis periorbitaria («ojos de mapache») y la otorrea/rinorrea de LCR.

■ La exploración neurológica debe centrarse en el nivel de conciencia, los déficits focales y los signos de herniación. Hay que usar la escala de coma de Glasgow (GCS) para la valoración, y se deben realizar exploraciones seriadas, documentando todos los hallazgos para identificar un posible deterioro neurológico.

■ El grado de alteración debido a traumatismo puede clasificarse con escalas de gravedad de la lesión, siendo la más habitual la GCS.

■ La valoración del diagnóstico y el tratamiento de los pacientes con lesión craneal grave en el momento del ingreso se realiza según el protocolo Advanced Trauma Life Support (ATLS).

■ La Standardized Assessment of Concussion (SAC) es una herramienta normalizada para la evaluación de deportistas que sufren una lesión craneoencefálica.

Pruebas diagnósticas

■ Se debe considerar la realización de una TC craneal en pacientes con GCS < 15 dos horas después del traumatismo, sospecha de fractura craneal, episodios repetidos de vómitos tras un traumatismo, en mayores de 65 años, si están implicados mecanismos peligrosos (p. ej., atropello de peatón por automóvil, ocupante de un vehículo a motor que sale despedido, caída desde ≥ 1 m o ≥ 5 escaleras), intoxicación por drogas o alcohol, o amnesia anterógrada persistente.

■ La TC craneal sin contraste en el servicio de urgencias puede identificar la hemorragia intracraneal y la contusión.
  • Un hematoma extraaxial de forma lenticular es característico de hematoma epidural.
  • Las imágenes en intervalos óseos pueden localizar fracturas, si existen.

■ Hay que realizar radiografías cervicales ± TC del cuello para descartar fracturas o luxaciones.

■ La RM puede ayudar en la evaluación de pacientes con LCT que presentan secuelas persistentes, ya que es más sensible para demostrar áreas de contusión o hemorragias petequiales, lesiones axonales y hematomas extraaxiales pequeños.

TRATAMIENTO

■ Se recomienda hospitalización de los pacientes con riesgo de complicaciones inmediatas de la lesión craneal. Estos pacientes son los que presentan GCS < 15, alteraciones en la TC, hemorragia intracraneal, edema cerebral, crisis comiciales o alteración de los parámetros de la coagulación.

■ Cuando se ingresa al paciente, se deben monitorizar los signos vitales y la oximetría de forma continua, y hay que realizar un ECG. Puede estar indicada la monitorización de la presión arterial junto con la intracraneal.

■ Se inmovilizará el cuello con un collarín cervical rígido para evitar lesiones de la médula espinal por la manipulación de una columna inestable o fracturada.

■ **Se evitarán los líquidos hipotónicos** para limitar el edema cerebral.

■ No están indicados los glucocorticoides para las lesiones craneales.

■ Hay que evitar la hipoventilación y la hipotensión sistémica, ya que pueden reducir la perfusión cerebral.

■ Se anticipará y se tratará de forma conservadora el aumento de la presión intracraneal:
  • Elevar 30 grados la mitad superior del paciente.
  • En el paciente con ventilación mecánica, la hiperventilación moderada (PCO_2 ∼ 35 mm Hg) reduce la presión intracraneal por vasoconstricción cerebral; la hiperventilación excesiva puede reducir la perfusión cerebral. Hay que recordar que se trata de medidas meramente temporales, y que la consulta con neurocirugía está siempre justificada si existe la posibilidad de un aumento de presión intracraneal por la lesión craneoencefálica.

■ El deterioro neurológico tras una lesión craneal de cualquier gravedad requiere la repetición inmediata de la TC craneal para diferenciar entre un hematoma que se expande y requiere cirugía de un edema cerebral difuso que requiere monitorización y reducción de la presión intracraneal.

■ El uso de antiepilépticos en el tratamiento agudo de la LCT puede reducir la incidencia de crisis convulsivas tempranas, pero no evita la aparición de epilepsia más adelante. Además, determinados antiepilépticos pueden tener efectos adversos sobre la cognición, por lo que sólo deben usarse cuando exista indicación clínica, considerando cuidadosamente el fármaco que se elige. No hay datos que apoyen el uso de antiepilépticos para la profilaxis de las crisis epilépticas.

■ Debido al riesgo de que una segunda lesión, lo que se denomina «síndrome del segundo impacto», pueda causar complicaciones graves, se han propuesto algunas normas sobre cuándo los pacientes pueden volver a jugar *(J Athl Train 2013;48:554).*

Tratamiento quirúrgico

■ La consulta con el neurocirujano está indicada en pacientes con contusión, hematoma intracraneal, fractura cervical, fracturas craneales, heridas penetrantes o déficits neurológicos focales.

■ En algunos casos de lesiones craneales cerradas complicadas con aumento de la presión intracraneal, el control de ésta contribuye al tratamiento médico.

■ La evacuación de un hematoma subdural crónico depende de los síntomas y del grado del efecto expansivo (efecto de masa).

Disfunción aguda de la médula espinal

PRINCIPIOS GENERALES

■ La disfunción de la médula espinal se caracteriza por la existencia de un nivel por debajo del cual se interrumpen las funciones motora, sensitiva y autónoma.

■ La **lesión traumática de la médula espinal** (LTME) puede ser evidente por los antecedentes o la exploración, pero también debe considerarse en pacientes inconscientes, confusos o ebrios que han sufrido un traumatismo.

■ La **conmoción de la médula espinal** consiste en síntomas y signos medulares postraumáticos que se resuelven con rapidez (horas o días).

Etiología

Véase la tabla 27-8.

DIAGNÓSTICO

Presentación clínica

■ La **compresión de la médula espinal** suele manifestarse como dolor de espalda a la altura de la compresión, dificultades progresivas de la marcha, alteración sensitiva, retención urinaria con incontinencia por rebosamiento y disminución del tono rectal. Puede producirse un deterioro rápido.

■ La **mielitis transversa o mielopatía** puede manifestarse con signos y síntomas similares a los de la compresión medular.

■ El **shock espinal** con hipotonía y arreflexia puede estar presente precozmente tras el episodio traumático.

■ Las presentaciones agudas sugieren un traumatismo o lesión vascular, mientras que la evolución subaguda sugiere una infección o una lesión expansiva que aumenta de tamaño. En ambos casos pueden existir trastornos autoinmunitarios/antiinflamatorios.

■ Los **signos radiculares** (dolor lancinante, parestesias y hormigueos en el dermatoma de distribución de la raíz nerviosa implicada, con debilidad y disminución del tono y reflejos en músculos inervados por la raíz) sugieren inflamación o compresión de la raíz nerviosa correspondiente. También puede existir dolor con la percusión vertebral sobre la lesión.

■ **Síndromes medulares:**
  • **Síndrome de sección medular completa:** parálisis flácida bilateral (tetraplejía o paraplejía) y pérdida de todas las sensaciones (anestesia) por debajo del nivel del dermatoma, inicialmente con arreflexia y disfunción de esfínteres (retención urinaria/pérdida del tono

| **TABLA 27-8** | **Causas de disfunción aguda de la médula espinal** |

Estructurales
- Tumor (primario o metastásico)
- Hernia discal
- Absceso o hematoma epidural
- Osteomielitis
- Traumatismo ± fractura de elementos óseos
- Inestabilidad atloatxoidea (p. ej., artritis reumatoide)
- Fibrocartilaginosas

Isquemia/infarto (sobre todo tras cirugía de la aorta)
- Disección o cirugía aórtica
- Embólica (cardiogénica, embolia gaseosa)
- Hipotensión prolongada con vasculopatía subyacente
- Linfoma intravascular

Tóxicas
- Óxido nitroso (típicamente en el contexto de un déficit de vitamina B_{12})
- Heroína

Malformaciones vasculares (p. ej., MAV)
Inflamatoria/infecciosa (mielitis transversa)
- Esclerosis múltiple
- Neuromielitis óptica (clásicamente longitudinalmente extensa, > de tres segmentos medulares)
- Encefalomielitis diseminada aguda
- Procesos parainfecciosos (p. ej., tras *Mycoplasma pneumoniae*)
- Sarcoidosis
- Paraneoplásicos (anfisina y CRMP-5)
- Lupus eritematoso sistémico
- Síndrome de Sjögren
- Enfermedad de Beçet
- Virus (p. ej., enterovirus, VHS, VIH, VVZ, CMV, virus del Nilo occidental)
- Hongos (extremadamente inusual)
- Enfermedad de Lyme
- Tuberculosis
- Sífilis

CMV, citomegalovirus; CRMP-5, proteína mediadora de respuesta a colapsina 2; MAV, malformación arteriovenosa; VHS, virus del herpes simple; VVZ, virus de la varicela-zóster.

rectal). Con el tiempo, los pacientes presentan espasticidad e hiperreflexia por debajo de la lesión, con posibles signos de lesión de la motoneurona inferior (arreflexia y parálisis flácida) en el nivel de la lesión y respuestas en extensión plantar (signo de Babinski).

- **Síndrome de Brown-Séquard:** lesión medular unilateral que causa pérdida contralateral de sensibilidad térmica y dolorosa, con debilidad ipsilateral y pérdida propioceptiva.
- El **síndrome medular anterior** suele producirse como consecuencia de la lesión de la arteria espinal anterior, y provoca pérdida bilateral de sensibilidad térmica y dolorosa, así como debilidad por debajo del lugar de la lesión, con propiocepción y sensibilidad vibratoria (palestesia) preservadas.
- El **síndrome de la cola de caballo** es consecuencia de la compresión de las raíces nerviosas inferiores a nivel lumbar y sacro, y produce pérdida sensitiva de distribución en silla de montar, flacidez y debilidad asimétrica de las extremidades inferiores, disminución de los reflejos e incontinencia urinaria/intestinal, debida a arreflexia vesical y pérdida de tono rectal.

- El **síndrome del cono medular** presenta manifestaciones similares al síndrome de la cauda equina con una importante diferencia: la presencia de signos mixtos de motoneurona superior e inferior debido a la afectación de la parte caudal de la médula espinal.
- El **síndrome medular central** suele caracterizarse por alteración motora en las extremidades superiores, más que en las inferiores, disfunción vesical y un grado variable de pérdida sensitiva en el lugar de la lesión. Los traumatismos son una causa habitual.

Pruebas diagnósticas

Diagnóstico por la imagen

■ La presencia y la extensión de las lesiones medulares debe confirmarse mediante neuroimagen.

■ Las radiografías simples de la columna vertebral pueden identificar enfermedad metastásica, osteomielitis, discitis, fracturas o luxación.

■ La RM o la TC urgentes de toda la médula pueden confirmar el nivel exacto y la extensión de la lesión o lesiones. Puede necesitarse una mielografía con TC en pacientes en los que no se puede realizar una RM.

■ La TC de la columna vertebral, con o sin contraste, también puede usarse para evaluar la presencia de absceso epidural, osteomielitis y/o discitis en pacientes en los que no se puede realizar una RM.

Procedimientos diagnósticos

■ Punción lumbar: las causas inflamatorias e infecciosas suelen requerir el análisis del LCR en busca de pleocitosis, células neoplásicas, concentraciones anómalas de proteínas/glucosa, bandas oligoclonales e índice de inmunoglobulina G (IgG); si está indicado, pueden considerarse pruebas para patógenos específicos y citología/citometría de flujo. Si es posible, se deben realizar pruebas de imagen antes de efectuar la punción lumbar para descartar un absceso, un tumor u otra contraindicación estructural para la realización de la punción. No hay que olvidar comprobar siempre una presión de apertura, si es posible, y conservar parte del LCR para estudios adicionales que pueden considerarse indicados una vez que se han obtenido otros datos clínicos.

■ La angiografía espinal es la prueba diagnóstica de referencia para evaluar una MAV espinal. Sin embargo, con una RM normal (con y sin contraste) de adecuada calidad, la probabilidad de encontrar una alteración en la angiografía espinal es escasa.

TRATAMIENTO

■ Es importante monitorizar continuamente los signos vitales y mantener una oxigenación y una perfusión adecuadas.

■ La insuficiencia respiratoria secundaria a lesiones medulares cervicales altas requiere control inmediato de la vía aérea y asistencia ventilatoria, sin manipulación del cuello.

■ La inmovilización, sobre todo del cuello, es esencial para evitar daños mientras la situación del paciente se estabiliza y se realiza la valoración radiológica y neuroquirúrgica de las lesiones.

■ Puede producirse una disfunción del sistema autónomo que provoque la fluctuación de los signos vitales y de la presión arterial. La distensión vesical puede causar hiperactividad simpática (cefalea, taquicardia, sudoración e hipertensión) a causa de la disrreflexia autónoma.

- El tratamiento de la disrreflexia autónoma debe incorporar la ayuda de un especialista en rehabilitación de lesiones de la médula espinal. Estos pacientes necesitan un cuidado estricto de las funciones vesical e intestinal (p. ej., retirada manual, agentes que promuevan la motilidad intestinal, sondaje directo como medios para evitar una crisis vegetativa.

- No hay que tratar a ciegas las fluctuaciones de los signos vitales, ya que pueden producirse cambios de forma precipitada que pueden causar lesiones iatrogénicas. Se buscará siempre la causa primero, y se tratarán con precaución las fluctuaciones de la frecuencia cardíaca y la presión arterial.

Medicamentos

■ Las infecciones tratables requieren antibióticos adecuados (p. ej., aciclovir para la mielitis por varicela-zóster).

■ La **dexametasona,** 10-20 mg i.v. en bolo, seguidos de 2-4 mg i.v. cada 6-8 h, suele administrarse en las lesiones compresivas, los tumores o el infarto de la médula espinal, aunque sus beneficios no se han probado para todas las causas.

■ En las lesiones traumáticas de la médula espinal, puede mejorarse la recuperación neurológica mediante el uso de **metilprednisolona,** 30 mg/kg i.v. en bolo, seguidos de una infusión de 5,4 (mg/kg)/h durante 24 h cuando se inicia en las 3 h posteriores al traumatismo, e infusión durante 48 h cuando se ha iniciado entre las 3 h y las 8 h posteriores al traumatismo.

■ La profilaxis farmacológica de la trombosis venosa profunda es de extrema importancia. La heparina de bajo peso molecular es mejor que la heparina no fraccionada para la prevención de la tromboembolia venosa y la embolia pulmonar. En pacientes encamados se deben considerar los filtros de vena cava inferior.

Tratamiento quirúrgico

Se debe consultar con los neurocirujanos ya que, en muchos casos, la compresión de la médula puede descomprimirse y estabilizarse. Las lesiones penetrantes, cuerpos extraños, fracturas conminutas, pérdida de alineamientos y hematomas pueden requerir tratamiento quirúrgico.

CONSIDERACIONES ESPECIALES

La **radioterapia urgente** combinada con glucocorticoides en dosis elevadas suele estar indicada en el tratamiento de la compresión medular por tumores y suele requerir diagnóstico histológico.

OBSERVACIÓN/SEGUIMIENTO

El tratamiento de soporte a largo plazo es importante en pacientes con disfunción de la médula espinal. Algunos problemas frecuentes a largo plazo son infecciones pulmonares y urinarias, úlceras cutáneas, espasticidad y alteración de la eliminación intestinal y vesical.

Enfermedad de Parkinson

PRINCIPIOS GENERALES

■ La enfermedad de Parkinson (EP) es una enfermedad neurodegenerativa crónica progresiva, caracterizada por al menos dos de estas tres características cardinales: temblor en reposo, bradicinesia y rigidez. Al final de la enfermedad suele aparecer inestabilidad postural.

■ La exploración neurológica sigue siendo la prueba diagnóstica de referencia en la EP.

■ La disfunción cognitiva y la demencia son frecuentes en esta enfermedad (un tercio de los pacientes de la mayoría de los estudios, seis veces más que en los controles de la misma edad). Se puede producir una considerable superposición entre la EA y la EP.

• Un tercio de los pacientes sufre depresión.

• La disfunción olfativa, la disfunción vegetativa y los trastornos del sueño también son frecuentes en la EP, y su efecto sobre la calidad de vida es importante.

Epidemiología

Entre 0,5 y 1,5 millones de personas en Estados Unidos han sido diagnosticadas de EP. El diagnóstico suele realizarse después de los 50 años. Alrededor del 1 % de la población de > 50 años sufre la enfermedad.

DIAGNÓSTICO

Presentación clínica

■ El temblor parkinsoniano es un temblor de reposo, «de contar monedas» (3-7 Hz), con frecuencia asimétrico *(Lancet Neurol 2006;5(1):75).*

■ La bradicinesia se caracteriza por lentitud generalizada del movimiento, en especial en el movimiento de la destreza de los dedos y en la marcha (habitualmente arrastrando los pies).

■ Suele observarse rigidez en rueda dentada con patrón de avance de resistencia y relajación a medida que el explorador mueve las extremidades (la «rueda dentada» se debe a la rigidez con temblor superpuesto).

■ La inestabilidad postural puede valorarse mediante la prueba de «empujar», en la que el explorador empuja al paciente a la altura de los hombros por detrás.

■ Otros signos que suelen asociarse, pero que no son indispensables para el diagnóstico, son: facies inexpresiva, disminución del parpadeo, aumento de la salivación, disartria hipocinética, micrografía y trastornos del sueño (alteración del sueño durante la fase de movimiento ocular rápido [REM]).

■ La demencia asociada a la EP es generalmente subcortical, con retraso psicomotor, dificultades de memoria y alteración de la personalidad. En consecuencia, una breve valoración cognitiva (p. ej., MoCA) podría considerarse como una prueba de cribado de disfunción cognitiva.

Diagnóstico diferencial

Véase la tabla 27-9.

Pruebas diagnósticas

Hay que realizar una RM encefálica (o TC craneal con contraste en pacientes en los que no pueda realizarse una RM) para descartar anomalías estructurales específicas.

TRATAMIENTO

Medicamentos

■ **Los pacientes con enfermedad de Parkinson no deben tratarse con neurolépticos ni fármacos bloqueantes de dopamina en ningún caso** (proclorperazina, metoclopramida), ya que pueden dar lugar a consecuencias devastadoras, desde empeorar y prolongar los síntomas del Parkinson hasta la muerte *(Expert Opin Drug Saf 2006;5(6):759)*. Si es absolutamente necesario utilizar un neuroléptico, la quetiapina y la clozapina son los más seguros, pero hay que sopesar los riesgos y ventajas.

■ El tratamiento de la EP puede dividirse en neuroprotector y terapia sintomática.

TABLA 27-9	Diagnóstico diferencial de la enfermedad de Parkinson

- Temblor esencial
  - Temblor de acción
- Demencia con cuerpos de Lewy
  - Alucinaciones visuales, cognición fluctuante, sensibilidad a neurolépticos
- Degeneración corticobasal
- Atrofia múltiple
- Enfermedad de Alzheimer
- Demencia frontotemporal
  - Cambios de personalidad
- Enfermedad de Huntington
- Enfermedad de Wilson y otros trastornos neurodegenerativos con acumulación de metales
- Tóxica/iatrogénica
  - Monóxido de carbono, manganeso, neurolépticos, otros antagonistas del receptor de dopamina

■ El inicio del tratamiento sintomático en la EP viene determinado por el grado de afectación funcional del paciente.

Primera línea

■ La combinación de carbidopa y levodopa constituye el tratamiento sintomático más eficaz para la EP, y suele considerarse cuando tanto el paciente como el médico deciden que la calidad de vida del primero está empezando a deteriorarse por la enfermedad.

■ Los agonistas de la dopamina (pramipexol, ropinirol) pueden utilizarse como monoterapia o en combinación con otros fármacos antiparkinsonianos. No son eficaces en pacientes que no responden a la levodopa. Se usan con frecuencia en pacientes que presentan discinesias importantes o fluctuaciones motoras asociadas a la carbidopa-levodopa, pero son menos eficaces y tienen más efectos adversos.

■ Muchos pacientes pueden tratarse sólo con carbidopa-levodopa, sin necesitar tratamiento con agonistas.

Segunda línea

■ La amantadina y los inhibidores de la catecol-*O*-metil-transferasa (COMT) pueden ayudar a complementar los efectos del tratamiento de reposición de dopamina y son, respectivamente, eficaces en cuanto a las discinesias y las fluctuaciones que suelen sufrir los pacientes.

■ Los fármacos anticolinérgicos se utilizan sólo en pacientes jóvenes en quienes el temblor es el síntoma predominante.

Tercera línea

La estimulación cerebral profunda ha logrado un efecto beneficioso notable en los pacientes con EP que finalmente presentan fluctuaciones motoras profundas y discinesias que no responden a los fármacos orales. Es importante señalar que no se trata de un método curativo y que la enfermedad seguirá avanzando.

COMPLICACIONES

■ Los pacientes pueden presentar un síndrome neuroléptico maligno (SNM) tras la retirada súbita de la levodopa o de los agonistas de dopamina, y tras la exposición a neurolépticos u otros antidopaminérgicos.

■ El síndrome de serotonina puede producirse cuando los inhibidores de la monoaminooxidasa (IMAO) se combinan con antidepresivos tricíclicos (ATC) o inhibidores selectivos de la recaptación de serotonina (ISRS).

ENFERMEDAD NEUROMUSCULAR

Síndrome de Guillain-Barré

PRINCIPIOS GENERALES

Definición

El síndrome de Guillan-Barré (SGB) es un síndrome de polineuropatia/radiculopatía aguda y una causa habitual de parálisis flácida aguda. Existen muchos subtipos de la enfermedad con una marcada variabilidad geográfica en lo que respecta a su prevalencia. El síndrome clínico se caracteriza por debilidad ascendente, parestesias distales y arreflexia. Generalmente, el SGB aparece tras una infección vírica, vacunación o cirugía, pero en muchos casos no se identifican pródromos.

Clasificación

■ La polineuropatía desmielinizante inmunitaria/inflamatoria aguda (PDIA) es la variante más común de la enfermedad en Norteamérica. Es una polineuropatía/radiculopatía aguda mediada inmunológicamente con presuntos autoanticuerpos (hasta ahora identificados) dirigidos contra antígenos de mielina.

■ Las neuropatías axonales comprenden la neuropatía motora axonal aguda (NMAA), la neuropatía sensitivomotora axonal aguda (NSMAA), la neuropatía aguda con bloqueo de la conducción motora (NABCM), el síndrome de Miller Fisher (SMF) y la debilidad faringo-cervico-braquial (FCB). Muchos de estos síndromes se asocian a anticuerpos antigangliósidos dirigidos contra gangliósidos localizados en el axolema cerca de los nódulos de Ranvier. Estas variantes axonales son mucho más frecuentes en Japón, China y países del tercer mundo que en Estados Unidos. Las asociaciones de anticuerpos incluyen:

• Anticuerpos IgG anti-GM1 en NMAA y NABCM.
• IgG anti-GQ1b y, con menos frecuencia, IgG anti-GT1 en el SMF, un síndrome que consiste en oftalmoparesia, ataxia y arreflexia.
• IgG anti-GT1 y, con menos frecuencia, IgG anti-GQ1b en el síndrome de debilidad FCB.

Fisiopatología

■ Se cree que el SGB se produce como resultado de un ataque de los axones y la mielina periférica, mediado por autoanticuerpos generados originalmente en respuesta a una infección que típicamente antecede al inicio de síntomas neuropáticos en días a semanas. Estos anticuerpos presentan una reacción cruzada con antígenos de la mielina o el axolema por mimetismo molecular.

■ Este concepto está bien establecido en las variantes axonales en las que existe evidencia clara de mimetismo molecular entre lipo-oligosacáridos de *Campylobacter jejuni* y los antígenos de gangliósidos mencionados anteriormente. De hecho, el SGB fue la primera enfermedad que ilustró el concepto de mimetismo molecular y cumple los cuatro criterios («postulados de Witebsky») para la designación de una enfermedad como autoinmunitaria.

■ Este concepto está peor establecido en la PDIA, debido a la ausencia de un autoanticuerpo/antígeno de mielina conocido. Las infecciones prodrómicas que se asocian frecuentemente a PDIA son las causadas por citomegalovirus y por el virus de Epstein-Barr.

DIAGNÓSTICO

Presentación clínica

■ La PDIA generalmente se presenta como parálisis progresiva, simétrica y ascendente.

■ Las ligeras asimetrías son frecuentes, aunque las asimetrías importantes son un signo de alarma que sugieren otro diagnóstico.

■ Los reflejos son casi siempre hipoactivos o están ausentes. Hay excepciones, sobre todo en las variantes axonales (en particular en el síndrome de Fisher-Bickerstaff, que tiene elementos del SMF junto con hipersomnolencia en el contexto de una encefalitis del tronco encefálico simultánea).

■ Suelen manifestarse síntomas sensitivos, como parestesias en las manos y en los pies, pero es infrecuente la aparición de una pérdida sensitiva objetiva.

■ En alrededor del 70 % de los pacientes afectados con PDIA se produce debilidad facial y bucofaríngea.

■ En el 25-30 % de los pacientes se observa una insuficiencia respiratoria que requiere intubación *(Lancet Neurol 2008;7(10):939)*.

■ Es habitual la aparición de dolor de espalda, caderas y muslos. El dolor es uno de los síntomas iniciales del SGB más frecuentes en los niños.

■ La inestabilidad autónoma es frecuente (~ 60 %) y puede llegar a causar la muerte. Las manifestaciones habituales son: taquicardia/bradicardia, hipotensión que alterna con hipertensión, e íleo.

Diagnóstico diferencial

Véase la tabla 27-10.

TABLA 27-10	Diagnóstico diferencial de la polineuropatía desmielinizante inmunológica aguda

- Presentación aguda/inicial de polineuropatía desmielinizante inflamatoria crónica
- Polirradiculopatía/polineuropatía paraproteinémica/paraneoplásica
- Radiculoplexopatías lumbosacras diabéticas/no diabéticas
- Sarcoidosis
- Mononeuritis múltiple (confluente)
- Virus del Nilo oriental y poliovirus (generalmente con fiebre, pleocitosis en LCR y con frecuencia parálisis asimétrica)
- VIH
- Enfermedad de Lyme (si está en área endémica)
- Parálisis tras difteria
- Parálisis por garrapatas y otras neurotoxinas
- Miastenia grave (variante SMF)
- Miopatía por enfermedad grave
- Bloqueo prolongado de la unión neuromuscular
- Parálisis periódica
- Déficit de tiamina (en particular, variante SMF)
- Botulismo
- Arsénico
- Plomo
- Quimioterapia
- Porfiria aguda intermitente
- Meningitis carcinomatosa o linfomatosa con afectación radicular
- Debilidad funcional/trastorno de conversión

Véase *http://neuromuscular.wustl.edu/time/nmacute.htm* para más información.

LCR, líquido cefalorraquídeo; SMF, síndrome de Miller Fisher variante del síndrome de Guillain Barré (asociado a ataxia, arreflexia y oftalmoparesia); VIH, virus de la inmunodeficiencia humana.

Pruebas diagnósticas

Diagnóstico por la imagen

La RM de la columna vertebral está indicada en casos atípicos o en los que preocupa uno de los diagnósticos diferenciales enumerados que podría producir una mielorradiculopatía. En el SGB puede verse un engrosamiento o un realce con gadolinio de las raíces nerviosas.

Procedimientos diagnósticos

- **Debe realizarse una punción lumbar (PL) para acotar el diagnóstico diferencial y evaluarse la posible presencia de disociación albuminocitológica.**
- Las proteínas del LCR suelen elevarse aproximadamente 1 semana tras el inicio de los síntomas. Si se determinan antes, pueden encontrarse normales (p. ej., 85% de los pacientes con LCR normal en los primeros 2 días).
- La leucocitosis en LCR es infrecuente, y si existe (especialmente > 50 células/mm³), debe considerarse un diagnóstico alternativo.
- Los estudios de conducción nerviosa (ECN) y la electromiografía (EMG) son una parte muy importante de la evaluación, pero no deben demorar el inicio del tratamiento, sobre todo en casos graves. Los ECN deben incluir la evaluación de los segmentos nerviosos proximales. Los EMG-ECN realizados al principio de la enfermedad pueden mostrar muy pocas alteraciones e incluso ser normales. Repetir el estudio a las pocas semanas puede ser extremadamente útil para la clasificación y el pronóstico.

TRATAMIENTO

■ Se realizará un **seguimiento constante de la función respiratoria,** con oximetría y determinaciones frecuentes a pie de cama de la capacidad vital (CV) y la fuerza inspiratoria negativa (FIN).

■ Se usa la regla de «20/30» para identificar pacientes que probablemente necesitarán soporte ventilatorio: < 20 ml/kg de CV forzada (CVF) (aproximadamente 1,5 l para un adulto de tamaño promedio) y una FIN > −30 cm H_2O. Estos parámetros proporcionan una medida más sensible de insuficiencia respiratoria inminente que la presencia de hipoxia, disnea y acidosis. El umbral para la intubación programada debe ser bajo.

■ Si no se dispone de pruebas de FIN/capacidad vital forzada (CVF) a pie de cama, una medida rápida e indirecta consiste en pedir al paciente que cuente lo más posible en una respiración. Cada número = 100 ml de CV (es decir, contar hasta 10 = 1 litro).

■ La hipertensión paroxística no debe tratarse con antihipertensores, salvo que sea absolutamente necesario (p. ej., signos de lesión orgánica o arteriopatía coronaria coincidente). Si está indicado, se prefieren dosis extremadamente bajas de fármacos de acción breve titulables.

■ La hipotensión suele deberse a disminución del retorno venoso y vasodilatación periférica. Los pacientes sometidos a ventilación mecánica son particularmente propensos a sufrir hipotensión. El tratamiento consiste en expansión del volumen intravascular; en ocasiones, pueden requerirse vasopresores (v. capítulo 8, *Cuidados intensivos*).

■ La monitorización con telemetría continua es necesaria para controlar las arritmias cardíacas.

■ Se considera prioritaria la prevención de la queratitis de exposición, la trombosis venosa y la vigilancia de la posible hiponatremia (incluido el síndrome de secreción inadecuada de vasopresina).

Medicamentos

■ La **plasmaféresis** y las **inmunoglobulinas i.v. (IGIV)** presentan una eficacia comparable en la mejora de resultados y en la disminución de la duración cuando se administran precozmente a pacientes que no pueden andar o que presentan insuficiencia respiratoria *(Brain 2007;130(pt 9):2245)*. La decisión entre una u otra depende de las comorbilidades y la anamnesis del paciente.

■ No están indicados los glucocorticoides y pueden retrasar la recuperación.

■ El dolor neuropático puede requerir control farmacológico.

Otros tratamientos no farmacológicos

Debe iniciarse precozmente la fisioterapia para evitar la aparición de contracturas y mejorar la fuerza y la función.

COMPLICACIONES

Pueden aparecer complicaciones por la hospitalización prolongada y la ventilación: neumonía por aspiración, sepsis, úlceras por presión (úlceras de decúbito) y embolia pulmonar.

PRONÓSTICO

■ La enfermedad generalmente progresa durante 2-4 semanas, y casi todos los pacientes alcanzan el máximo hacia las 4 semanas.

■ A continuación, se produce una meseta de varias semanas de duración.

■ La recuperación tiene lugar a lo largo de varios meses.

• En general, aproximadamente un 80 % de los pacientes se recupera completamente o sólo presenta déficits leves *(Lancet 2005;366(9497):1653)*.

• Entre un 5 % y un 10 % de los pacientes (generalmente, pacientes ancianos y los que presentan enfermedad más grave), tienen déficits discapacitantes y el 3 % queda confinado en una silla de ruedas.

■ Evidentemente, existen numerosas excepciones, y muchos pacientes presentan una evolución más breve o una recuperación más rápida, o ambas cosas.

■ En torno al 5 % de los pacientes fallece por complicaciones respiratorias o vegetativas a pesar de recibir tratamiento médico óptimo.

■ Por definición, el SGB es una enfermedad monofásica, y la reaparición de los síntomas debe llevar a la revisión del diagnóstico original (p. ej., considerar una polineuropatía desmielinizante inflamatoria crónica). Es esencial repetir los estudios electrodiagnósticos para determinar la etiología de un aparente «SGB recurrente»

Miastenia grave

PRINCIPIOS GENERALES

Definición

La miastenia grave (MG) es una enfermedad autoinmunitaria que conlleva la disfunción postsináptica, mediada por anticuerpos, de la unión neuromuscular del músculo esquelético, provocando debilidad y fatiga.

Clasificación

■ La enfermedad generalizada es más frecuente y afecta a una combinación variable de músculos esqueléticos, oculares, bulbares y respiratorios.

■ La MG ocular está confinada al párpado y a la función oculomotora. Supone el 10 % al 40 % de todos los casos de MG. Cuanto más tiempo permanece un paciente con MG ocular sin signos de generalización, menos probable es que llegue a presentar una MG generalizada (< 5 % evolucionará a MG generalizada si no aparecen síntomas en 2 años).

Epidemiología

Presenta distribución bimodal, con un máximo de incidencia en mujeres entre la segunda y la tercera décadas y en hombres en la sexta y la séptima décadas.

Fisiopatología

La MG es una enfermedad autoinmunitaria adquirida que se debe a la producción de autoanticuerpos contra el receptor de la acetilcolina (AChR) postsináptico o, con menos frecuencia, frente a proteínas asociadas al receptor, entre ellas la tirosina-cinasa musculoespecífica (MuSK) o la proteína relacionada con el receptor de lipoproteínas de baja densidad 4 (LRP4). Sin embargo, a pesar de la identificación de estos antígenos adicionales, las formas «seronegativas» suponen todavía hasta el 10 % de los pacientes con MG. Hay que considerar las formas hereditarias/congénitas de MG, y evitar englobar erróneamente estos pacientes o los pacientes anti-LRP4 o anti-MuSK en este grupo.

Enfermedades asociadas

■ La MG suele asociarse a hiperplasia del timo; el 10 % puede tener un timoma maligno. La hiperplasia es más frecuente en menores de 40 años. El timoma es más habitual en pacientes con MG y más de 30 años. La timectomía suele recomendarse en todos los pacientes con MG en los que se inicia la enfermedad antes de los 55 años, independientemente de la presencia de hiperplasia tímica o timoma.

■ La tiroiditis autoinmunitaria (más frecuente hiper que hipo) se encuentra en ~ 15 % de los pacientes con MG. Los pacientes con MG también tienen un mayor riesgo de otras enfermedades autoinmunitarias, entre ellas el lupus, la artritis reumatoide, la polimiositis y la anemia perniciosa.

DIAGNÓSTICO

Presentación clínica

Anamnesis

■ La característica cardinal de la MG es la debilidad fluctuante que empeora tras el ejercicio o la actividad prolongada y mejora tras el reposo.

■ Más del 50 % de los pacientes acude por ptosis palpebral, que puede ser asimétrica.
■ Otros síntomas comunes son: visión borrosa o diplopía, dificultad para sonreír y para masticar, tragar y hablar (p. ej., suspiros al final de las frases, discurso entrecortado «en *staccato*», voz nasal o voz débil).
■ Es habitual la debilidad de los músculos flexores y extensores del cuello, y de la parte proximal de los brazos. La MG es una de los pocos trastornos neuromusculares que causan una debilidad importante de los extensores del cuello y provocan la «caída de la cabeza».
■ La **crisis miasténica** consiste en insuficiencia respiratoria o en la necesidad de protección de la vía aérea, y se produce aproximadamente en el 15-20 % de los pacientes con MG *(Neurology 2009;72:1548)*. Los que tienen debilidad muscular bulbar y respiratoria son particularmente propensos a sufrir insuficiencia respiratoria, que puede desarrollarse rápida e inesperadamente. Necesitan tanta vigilancia y control como los pacientes con SGB.
■ La infección respiratoria, la cirugía (p. ej. timectomía), los medicamentos (p. ej. aminoglucósidos, quinina, quinolonas, bloqueantes β, litio, sulfato de magnesio), el embarazo y la disfunción tiroidea pueden precipitar las crisis o exacerbar los síntomas. Sin embargo, es importante señalar que ninguno de estos fármacos debe retirarse si se requiere para tratar enfermedades coincidentes. Los anticolinérgicos son una excepción notable a esta norma por razones obvias, y si no existe una indicación potencialmente mortal debe evitarse su uso.

Exploración física
■ Los signos iniciales, de presentación, son: ptosis, diplopía, disartria, disfagia, debilidad de las extremidades y dificultad respiratoria.
■ La fatigabilidad en la exploración se utiliza como característica diagnóstica.
■ La ptosis puede empeorar tras mantenimiento prolongado (habitualmente 60 s) de la mirada hacia arriba. Los pacientes pueden empezar también a desarrollar diplopía tras la mirada sostenida en una dirección.
■ Se evaluará detalladamente la vía aérea, la eliminación de las secreciones, la ventilación y el trabajo respiratorio.
■ La FIN y la capacidad vital forzada (CVF) facilitan la estimación de debilidad muscular respiratoria a pie de cama. La prueba de contar con la respiración descrita anteriormente en el SGB también es útil en estos pacientes. Se aplicarán las mismas pautas generales de soporte ventilatorio (incapacidad de proteger la vía aérea o de ventilar de forma adecuada).

Diagnóstico diferencial

■ El síndrome miasténico de Lambert-Eaton (SMLE) es una enfermedad autoinmunitaria que afecta a los canales de calcio presinápticos regulados por voltaje en la unión neuromuscular. Suele asociarse a tumores malignos (cáncer microcítico de pulmón). El SMLE también se manifiesta con debilidad fluctuante, pero la debilidad mejora tras un breve período de ejercicio. Una comprobación rápida consiste en observar los reflejos, que están ausentes o disminuidos en reposo, pero que se observan o aumentan tras 10 segundos de ejercicio isométrico.
■ La esclerosis lateral amiotrófica (ELA) puede manifestarse con debilidad bulbar y «caída de la cabeza». Sin embargo, la ELA puede diferenciarse de la MG por la presencia de signos de las neuronas motoras superiores en la primera. Los estudios electrodiagnósticos también son muy útiles para distinguirlas.
■ En el diagnóstico diferencial también se incluyen formas congénitas de miastenia, trastornos mitocondriales (p. ej., oftalmoplejía externa progresiva crónica), y miopatías adquiridas y hereditarias u otras neuronopatías motoras (aparte de la ELA).

Pruebas diagnósticas

Para establecer un diagnóstico de MG autoinmunitaria, una buena norma es contar con dos líneas de evidencias diagnósticas (generalmente, serológicas y electrodiagnósticas) en el contexto clínico adecuado.

Pruebas de laboratorio

■ En el 85 % al 90 % de los pacientes adultos con MG generalizada, y el 50 % al 70 % de los casos de MG ocular se detectan **anticuerpos AChR** séricos.

■ En el 30 % al 70 % de los pacientes con MG AChR negativos se observan **anticuerpos MuSK.**

■ Debe monitorizarse la función tiroidea para evaluar la posible existencia de una tiroiditis autoinmunitaria.

Diagnóstico por la imagen

Está indicada la realización de TC torácica para identificar un **timoma.**

Procedimientos diagnósticos

Los **estudios electrodiagnósticos constituyen un paso importante** en el diagnóstico de la MG.

■ La estimulación nerviosa repetida (ENR) a 2-5 Hz generalmente muestra una disminución > 10 % en la amplitud del potencial de acción de componente muscular (PACM) en la MG. Si el paciente está tomando piridostigmina, debe interrumpirse (si es posible) ya que puede enmascarar una disminución. La ENR tiene un mayor rendimiento cuando se realiza en la parte proximal de los músculos **débiles.** Según esto, sólo es positiva en el 50 % de los pacientes con MG ocular.

■ Hay que señalar que una disminución en una ENR lenta no es 100 % específica de MG y también puede verse en el SMLE, neuronopatías/neuropatías motoras y en miopatías.

■ En el SMLE, la respuesta es incremental con ERN rápida (20-50 Hz). Como la ENR rápida es muy dolorosa, un complemento adecuado es buscar un incremento en la amplitud del PACM tras 10 s de ejercicio tetánico (PACM antes y después de ejercicio).

■ La EMG de fibras únicas tiene una sensibilidad > 95 % tanto en la MG ocular como en la generalizada cuando se realiza en músculos faciales. Sin embargo, la especificidad es mucho menor (también se observan alteraciones en el SMLE, neuronopatías/neuropatías motoras y miopatías). Suele reservarse para los casos en los que se sospeche la enfermedad (según los síntomas clínicos) pero en los que los anticuerpos y la ENR son negativos.

■ La prueba con edrofonio ya no suele realizarse de forma sistemática.

■ La debilidad miasténica suele mejorar con el frío. Aunque la anamnesis proporcionada por el paciente puede sugerir este fenómeno, la «prueba de la bolsa de hielo» es una prueba objetiva, fácil y cómoda, a pie de cama de este fenómeno y con frecuencia útil en la evaluación de la MG ocular.

TRATAMIENTO

■ El tratamiento de la MG es individualizado y depende de la gravedad de la enfermedad, la edad, la existencia de comorbilidad y la respuesta al tratamiento.

■ Las **crisis miasténicas** requieren diagnóstico precoz y tratamiento agresivo.

• Se considerará la asistencia en la UCI, así como la intubación electiva para CVF < 20 ml/kg o FIN > −30 cm H_2O (parámetros similares a la norma de «20/30» usada en el SGB).

• Se tratarán las infecciones sobreañadidas y las alteraciones metabólicas.

• La **plasmaféresis** y las **IGIV** se usan para tratar crisis/reagudizaciones de MG, y tienen la misma eficacia con una misma incidencia de efectos adversos. Como en el SGB, la decisión entre ambas depende de la comorbilidad y la anamnesis médica del paciente *(Neurology 2011;76:2017).*

• Ya que el efecto de la plasmaféresis o de la IGIV es relativamente rápido, pero de semivida corta, los glucocorticoides se suelen iniciar inmediatamente después del inicio de la plasmaféresis, generalmente en dosis de 10-20 mg/día y se aumentan lentamente hasta una dosis de 50 mg/día.

• Las anticolinesterasas deben retirarse temporalmente en pacientes que están recibiendo apoyo ventilatorio, para evitar la estimulación colinérgica de las secreciones pulmonares.

• Se debe evitar el uso de fármacos con efecto bloqueante neuromuscular.

Medicamentos

Primera línea

Los anticolinesterásicos pueden producir mejora sintomática en todas las formas de MG. La administración de **piridostigmina** debe iniciarse en dosis de 30-60 mg v.o. tres o cuatro veces al día, y ajustarse para el alivio de los síntomas.

Segunda línea

■ Los inmunodepresores se utilizan generalmente cuando se necesita un beneficio adicional tras los inhibidores de la colinesterasa.

■ Pueden emplearse dosis altas de **prednisona** para conseguir una mejoría rápida. **Sin embargo, hasta el 50 % de los pacientes sufren un empeoramiento transitorio de la debilidad al iniciar el tratamiento con prednisona.** Por lo tanto, es importante empezar e ir aumentando de forma lenta (v. anteriormente), sobre todo en el paciente en el que no se ha realizado o no se realiza plasmaféresis.

■ La azatioprina, el micofenolato mofetilo, la ciclosporina A, el tacrolimús y la ciclofosfamida son inmunomoduladores que permiten disminuir las dosis de los esteroides (ahorradores de esteroides) que se han usado para tratar la MG, con grados variables de evidencias a favor de su eficacia.

■ Cada vez son más los datos que indican que el rituximab (anticuerpo monoclonal quimérico anti-CD20) tiene una gran eficacia en el tratamiento de la MG anti-MuSK, y también puede usarse en pacientes con anti-AChR que no han respondido al resto de medicamentos inmunomoduladores mencionados.

Tratamiento quirúrgico

■ La timectomía puede inducir la remisión o reducir la dependencia de la medicación *(Neurology 2000;55(1):7).*

■ La timectomía en pacientes con MG está indicada cuando existe un timoma y generalmente en pacientes menores de 55 años, con o sin timoma.

Otras enfermedades neuromusculares

PRINCIPIOS GENERALES

■ **Miopatías:** debilidad muscular proximal rápidamente progresiva que puede estar causada por muchos fármacos y drogas, entre ellos etanol, glucocorticoides, colchicina, ciclosporina y fármacos hipocolesterolémicos (sobre todo, en combinación). Otras causas habituales son la infección por VIH y su tratamiento, particularmente la zidovudina, y el hipotiroidismo.

• La **miopatía de las enfermedades graves** se diagnostica cada vez con más frecuencia en pacientes con enfermedad grave, y suele asociarse al uso de glucocorticoides y fármacos bloqueantes neuromusculares.

• La **polimiositis (PM)** y la **dermatomiositis (DM)** se ubican dentro de una clase de enfermedades denominadas actualmente miopatías inflamatorias idiopáticas. La mayoría de las formas responden bien al tratamiento inmunomodulador, con la importante excepción de las miopatías por cuerpos de inclusión (MCI). La DM y la PM también pueden ser un componente de un síndrome que afecta a múltiples sistemas orgánicos diferentes. Quizá los mejores ejemplos son los síndromes antisintetasa, como la miositis Jo-1, que afecta a la piel, las articulaciones, los pulmones y los músculos. En los pacientes con presunta DM o PM se comprobarán los autoanticuerpos específicos de la miositis y los asociados a ésta, y se realizará un cribado de neumopatía intersticial, que tiene un grado elevado de morbilidad si no se trata (v. capítulo 25, *Artritis y enfermedades reumatológicas*).

■ La **rabdomiólisis** puede producir debilidad muscular rápida con hiperpotasemia, mioglobinuria (por definición, la rabdomiólisis verdadera causa mioglobinuria) e insuficiencia renal (para el tratamiento, v. capítulo 12, *Tratamiento hidroelectrolítico,* y capítulo 13, *Nefropatías*). Entre las posibles causas se encuentran las metabólicas (déficits del metabolismo lipídico o de los carbohidratos), el ejercicio físico excesivo (incluyendo convulsiones/distonía), fármacos y drogas (recetados y abuso), la isquemia, compresión/aplastamiento (traumatismo), infección/inflamación, agentes nocivos (toxinas) y alteraciones electrolíticas (cetoacidosis diabética, síndrome no cetósico hiperglucémico hiperosmolar, hipopotasemia).

■ El **botulismo** es un trastorno de la **unión neuromuscular** causado por la ingestión de una exotoxina producida por *Clostridium botulinum,* adquirida a través de una herida o por vía iatrogénica.

• La exotoxina interfiere en la liberación de acetilcolina desde las terminaciones presinápticas en la unión neuromuscular.

• En los lactantes, suele atribuirse a colonización gastrointestinal en los primeros 6 meses de vida cuando no existe todavía microflora intestinal. Se asocia clásicamente a la ingesta de miel cruda, aunque la inhalación/ingestión de esporas del suelo es probablemente una forma más habitual de absorción.

• Los síntomas empiezan entre 12 h y 36 h después de la ingestión, en el botulismo de origen alimentario, y en los 10 días posteriores a la producción de la herida, si es éste el mecanismo de transmisión.

• Los síntomas son: **disfunción vegetativa** (xerostomía, visión borrosa, retención urinaria y estreñimiento), seguidos por **parálisis de los pares craneales, debilidad descendente** y **posible dificultad respiratoria.**

• **La determinación de toxina botulínica en suero** puede ayudar al diagnóstico en los adultos.

• El tratamiento incluye la retirada de la toxina no absorbida mediante **laxantes,** los **cuidados de soporte** y la neutralización de la toxina absorbida con **antitoxina equina trivalente (A, B, E)** (más inmunógena porque contiene tanto la porción Fab como la Fc) o **antitoxina heptavalente (A, B, C, D, E, F, G)** (menos inmunógena, ya que la porción Fc se ha escindido y tiene porciones $F(ab)_2$). Suele administrarse bencilpenicilina (penicilina G), pero no se han realizado ensayos clínicos formales. Algunos datos señalan que la inmunoglobulina botulínica puede acortar la estancia hospitalaria unas 2 semanas *(N Engl J Med 2006;354;462).*

• La recuperación es lenta y espontánea, pero con los cuidados de soporte y ventilatorios adecuados, la mayoría se recupera por completo.

Enfermedades neuromusculares con rigidez

PRINCIPIOS GENERALES

■ El **síndrome neuroléptico maligno (SNM)** está asociado al uso de fármacos neurolépticos, ciertos fármacos antieméticos (p. ej., metoclopramida, prometazina) y a la retirada repentina de los agonistas de dopamina (levodopa en la enfermedad de Parkinson), e incluso puede aparecer como un fenómeno «off» en pacientes con EP que presentan fluctuaciones *«on-off»* graves.

• Las características son: hipertermia, alteración del estado mental, rigidez muscular y disautonomía.

• Las alteraciones de laboratorio son: leucocitosis y una considerable elevación de la creatina-cinasa con mioglobinuria.

• El tratamiento consiste en la retirada del fármaco o fármacos precipitantes, el reinicio de fármacos que se hayan interrumpido (en el caso de un paciente con EP), enfriamiento y paralizantes (si es necesario); monitorización y soporte de las funciones vitales (arritmias, shock, hiperpotasemia, acidosis, insuficiencia renal y tratamiento de la rabdomiólisis), y administración de dantroleno y/o bromocriptina. El tratamiento es esencialmente idéntico al que se usa en la hipertermia maligna (v. a continuación).

■ El **síndrome serotoninérgico** se produce como resultado de una actividad serotoninérgica excesiva, especialmente tras cambios recientes de dosis de ISRS, inhibidores de la monoaminooxidasa (IMAO) y ATC.

- Se presenta como una **tríada de alteración del estado mental, hiperactividad del sistema vegetativo (autónomo)** y **alteraciones neuromusculares.** Las características que lo distinguen del SNM son el grado de alteración del estado mental, las convulsiones y la intensa hiperrreflexia. Sin embargo, en determinadas circunstancias, ambas afecciones pueden ser difíciles de distinguir.
- Algunos signos habituales son hipertermia, temblor, náuseas, vómitos y clono.
- El tratamiento consiste en la retirada de los fármacos causantes, tratamiento de soporte agresivo, ciproheptadina y benzodiazepinas *(N Engl J Med 2005:352(11):1112).*

■ La **hipertermia maligna** es el desarrollo agudo de fiebre alta, confusión y rigidez muscular tras los factores desencadenantes (p. ej., anestesia con halotano, suxametonio).

- La etiología más frecuente es una mutación autosómica dominante en el receptor de rianodina (RyR1), lo que hace que el cribado familiar sea una parte esencial de la evaluación preoperatoria. Las alteraciones en este canal del calcio predisponen al paciente a una elevación anómala del calcio intracitoplásmico desencadenada por algunos anestésicos. También pueden identificarse otros canales iónicos, y se ha observado que los niños con distrofinopatías también tienen un mayor riesgo.
- **La creatina-cinasa está muy elevada.** La insuficiencia renal secundaria a la mioglobinuria y las arritmias cardíacas por la alteración electrolítica pueden ser potencialmente mortales.
- El tratamiento adecuado requiere el diagnóstico precoz de los indicadores del síndrome (aumento del CO_2 al final de la espiración, taquicardia, acidosis y/o rigidez muscular; la hipertermia aparece más tarde, si lo hace), la retirada del fármaco anestésico desencadenante, un tratamiento de soporte agresivo centrado en la oxigenación/ventilación, la circulación, la corrección de las alteraciones del equilibrio acidobásico y electrolítico, y el uso de **dantroleno sódico,** 1-10 (mg/kg)/día durante al menos 48-96 h, para reducir la rigidez muscular.

■ El **tétanos** generalmente se manifiesta con espasmo muscular generalizado (especialmente trismo) causado por la exotoxina (tetanoespasmina) de *Clostridium tetani,* un bacilo grampositivo que se encuentra habitualmente en la microflora intestinal y en el suelo.

- El microorganismo suele penetrar a través de las heridas. El inicio de los síntomas se produce en 7-21 días después de la lesión *(Expert Rev Anti Infect Ther 2008;6(3):327).*
- Los pacientes **no vacunados o inmunodeprimidos** están en situación de riesgo, lo que subraya la importancia de la prevención con toxoide tetánico de refuerzo en los pacientes que han sufrido heridas. Puede producirse tétanos en los **consumidores de drogas inyectadas por vía subcutánea.**
- El tratamiento es de soporte, particularmente control de la vía aérea (laringoespasmo) y tratamiento del espasmo muscular (benzodiazepinas, barbitúricos, analgésicos y en ocasiones bloqueo neuromuscular). Pueden producirse arritmias cardíacas y fluctuaciones en la presión arterial. La recuperación tarda meses. Los períodos de incubación más cortos (≤ 7 días) conllevan evoluciones más graves y un pronóstico peor.
- Es preciso mantener tranquilo al paciente, en aislamiento, sedado pero consciente.
- Las medidas específicas son el desbridamiento de la herida, el uso de **bencilpenicilina o metronidazol** e **inmunoglobulina tetánica humana** (3 000-6 000 unidades i.m.).
- Se requiere **inmunización activa** tras la recuperación (un total de tres dosis de toxoide de tétanos y difteria, espaciados al menos 2 semanas entre sí).

28 Toxicología

S. Eliza Halcomb, Evan S. Schwarz y Michael E. Mullins

SOBREDOSIS

Sobredosis, información general

PRINCIPIOS GENERALES

- Según los American Association of Poison Control Centers (AAPCC), en 2013 se registraron más de 2 millones de exposiciones y 2 113 muertes relacionadas con sustancias tóxicas *(Clin Toxicol 2014;52(10):1032)*. Las sobredosis son frecuentes en el servicio de urgencias y, aunque rara vez son mortales, es importante seguir algunas directrices generales para el tratamiento de la persona intoxicada.

- Los pacientes que acuden al hospital con una sobredosis pueden suponer un reto para el médico. Esta sección empezará con una revisión del tratamiento general del paciente intoxicado, que irá seguida de una exposición sobre las ingestiones específicas.

- Al igual que con todos los pacientes, cuando se trata a un paciente intoxicado es vital asegurarse de que no hay compromiso de la vía aérea, de que la respiración está intacta y de que los pulsos son palpables. Al margen de los aspectos básicos del tratamiento urgente general, es importante recordar los principios fisiológicos al tratar a este tipo de pacientes. Con bastante frecuencia, los pacientes pueden englobarse en uno de cinco síndromes tóxicos basándose en los hallazgos de la exploración clínica. Sin embargo, son más de cinco los síndromes tóxicos que existen.

Definición

Un **síndrome tóxico** es una constelación de hallazgos en la exploración clínica que ayuda al diagnóstico y el tratamiento del paciente que acude tras una exposición a un agente desconocido. La exploración física toxicológica debe incluir la documentación de los **signos vitales, diámetro pupilar** y **hallazgos cutáneos** (sequedad, enrojecimiento o sudoración), así como la presencia o ausencia de **ruidos intestinales** y **retención urinaria.**

Clasificación

Se distinguen **cinco síndromes tóxicos generales** que engloban distintas exposiciones xenobióticas. Son los siguientes:

- **Simpaticomimético:** este síndrome tóxico se caracteriza por la activación difusa del sistema nervioso simpático. Las alteraciones de los signos vitales son **hipertensión,** debida a estimulación adrenérgica α, y **taquicardia,** por aumento del tono adrenérgico β. Los pacientes también pueden presentar fiebre. La exploración física mostrará: **dilatación pupilar, sudoración** y, en ocasiones, alteración del estado mental. Sustancias que pueden provocar este tipo de síndrome son la cocaína, las anfetaminas y los nuevos análogos sintéticos (tanto los cannabinoides como las catininas). Igualmente, los vasopresores y los agonistas adrenérgicos β pueden provocar un síndrome parcial, dependiendo del fármaco que se esté usando.

- **Colinérgico:** este síndrome tóxico se caracteriza por la activación difusa del sistema nervioso parasimpático. Por lo general, los signos vitales asociados a un síndrome colinérgico son: **bradicardia** debida a aumento del tono vagal, **depresión respiratoria** por parálisis y **disminución de la saturación de oxígeno** en pulsioximetría, debido a **broncoconstricción** y **broncorrea.** El exceso de acetilcolina (ACh) afecta a los receptores muscarínicos, haciendo que se observen pupilas puntiformes y el síndrome SLUDGE de **salivación, la-**

grimeo, micción (*urination*), defecación, alteración gastrointestinal y emesis. El exceso de ACh en la unión neuromuscular (UNM) provoca un bloqueo despolarizante en los músculos, que produce **fasciculaciones** y **parálisis.** En el SNC, la sobrecarga colinérgica se asocia al desarrollo de **convulsiones** y **coma.** Las sustancias asociadas a la aparición de este síndrome bloquean la función de la acetilcolinesterasa (AChE), causando acumulación de ACh en la sinapsis. Estos agentes son insecticidas organofosforados y gases nerviosos, como los pesticidas carbamatos. Los carbamatos también se utilizan terapéuticamente en la anestesia, la miastenia grave y el tratamiento de los síndromes anticolinérgicos. Ciertos tipos de setas (hongos) también pueden producir síntomas colinérgicos.

■ **Anticolinérgico:** quizá sea más apropiado describir este síndrome tóxico como síndrome antimuscarínico. Sus características son: **taquicardia** por bloqueo vagal e **hipertermia** (que puede ser leve o grave). Entre los efectos del SNC se encuentran la **agitación,** la **confusión** y, en casos graves, crisis comiciales. Otros efectos periféricos son: **midriasis, sequedad,** enrojecimiento de la piel, **retención urinaria** y **disminución de la motilidad intestinal.** Entre los agentes terapéuticos que producen este síndrome tóxico se encuentran la atropina, la escopolamina y antihistamínicos como la difenhidramina.

■ **Opiáceo:** los opioides producen una combinación clásica en los signos vitales de: **depresión respiratoria** y desaturación de oxígeno, junto con **miosis, disminución de la motilidad gastrointestinal** y **coma.** Los opioides causan este síndrome tóxico por su unión a uno de los cuatro receptores de la proteína G en la membrana celular, produciendo analgesia. Sin embargo, presentan efectos secundarios adversos, como depresión respiratoria, miosis y dependencia física. Otros fármacos que producen un síndrome tóxico similar son las imidazolinas, entre ellas la clonidina, la dexmedetomidina, la tetrahidrozolina y la oximetazolina.

■ **Hipnótico sedante:** las benzodiazepinas se unen a los receptores GABA (ácido γ-aminobutírico) en el cerebro y producen un cuadro clínico de **sedación** o **coma** en un contexto de signos vitales **normales.** Se cree habitualmente y de forma errónea que la ingesta de benzodiazepinas produce depresión respiratoria. Aunque puede ser cierto cuando se administran por vía i.v., **en la ingestión de benzodiazepinas no suele producirse alteración respiratoria.** Otros sedantes pueden causar una sedación similar o coma con depresión respiratoria.

DIAGNÓSTICO

Pruebas diagnósticas

Si los pacientes no encajan en ninguna de las categorías anteriormente mencionadas, se sospechará una exposición mixta o no diferenciada, y deberán solicitarse varias pruebas diagnósticas.

Pruebas de laboratorio

■ **Glucemia capilar por punción en el dedo:** esta prueba debe considerarse como uno de los signos vitales cuando existe alteración del estado mental.

■ **Bioquímica:** debe solicitarse un perfil metabólico básico ante cualquier paciente con exposición a tóxicos. La información más importante que puede obtenerse del panel metabólico básico (PMB) es la presencia o ausencia de bicarbonato bajo y la creatinina. Si el paciente tiene un bicarbonato bajo, presenta acidosis metabólica y se debe calcular el **hiato aniónico (*anion gap*).** Los pacientes con acidosis y elevado hiato aniónico suelen someterse a una batería de estudios innecesarios, ya que el diagnóstico diferencial es enorme. Para ajustar el diagnóstico, el médico debe centrarse en un abordaje sistemático y comprobar la concentración de **cetonas** y **lactato** séricos. Si son negativos y la **creatinina** es normal, deberá sospecharse la presencia de una intoxicación etílica y solicitar los estudios apropiados.

■ **Gasometría:** en la mayoría de los casos de intoxicación, la oxigenación no es un dato de gran relevancia. Por tanto, es razonable solicitar una **gasometría venosa (GV)** más que una GA en los casos sistemáticos de intoxicación. No obstante, si la oxigenación adecuada es un problema (p. ej., cianuro, intoxicación por CO, metahemoglobinemia), sí debe solicitarse una GA. Puede enviarse cooximetría de muestras arteriales o venosas.

■ **Cribado de tóxicos en suero:** en general, los estudios incluidos en este panel son las concentraciones de paracetamol, salicilatos y etanol. Algunos laboratorios también incluyen los antidepresivos tricíclicos (ATC).

• En la práctica, la información más importante de este panel es el **paracetamol** (*N*-acetil-para-aminofenol) [APAP]) en suero, ya que los pacientes con esta ingestión suelen encontrarse asintomáticos hasta que acuden a urgencias y, se ha observado que aproximadamente 1/500 sobredosis presentan una [APAP] no sospechada y tratable *(Ann Emerg Med 1985;14:562)*.

• La ingestión aguda por **salicilatos,** aunque es grave, provoca un síndrome clínico que es fácilmente identificable junto al paciente. La intoxicación crónica por salicilatos debe sospecharse en pacientes ancianos que toman ácido acetilsalicílico y presentan alteración del estado mental y taquipnea, o en pacientes con una acidosis metabólica con *anion gap* sin causa aparente.

• Las concentraciones de **etanol** NO son predictivas de la intoxicación, a pesar de la definición forense de 80 mg/dl como el límite legal para conducir. La intoxicación es un diagnóstico clínico. Uno de los inconvenientes de determinar sistemáticamente las concentraciones de etanol es que pueden coexistir serias afecciones médicas en estos pacientes, que suelen ser frágiles. Estos trastornos suelen pasarse por alto cuando se etiqueta al paciente como que está bebido. La prueba es útil para descartar el etanol como la causa de la alteración del estado mental.

• Las determinaciones de **ATC** son notoriamente no fiables, y presentan reacciones cruzadas con un gran número de agentes terapéuticos. Si no existen hallazgos característicos en el ECG y alteraciones de los signos vitales, un resultado positivo no tiene significado y es fuente de confusión, llevando a un tratamiento innecesario.

■ **Cribado de tóxicos en orina:** casi nunca contribuye al tratamiento del paciente. Muchos de los análisis producen positivos falsos o negativos falsos, y pueden, de hecho, causar perjuicios, porque llevan al médico a atribuir la enfermedad del paciente a una intoxicación en lugar de considerarlo una urgencia médica. Además, estas pruebas son caras de realizar y, por lo tanto, tienen un valor limitado en el tratamiento del paciente intoxicado. El cribado de tóxicos en orina varía entre los hospitales, pero suele incluir pruebas para las siguientes sustancias:

• **Anfetaminas:** el análisis de anfetaminas suele presentar reacciones cruzadas con fármacos obtenidos sin receta médica.

• **Opioides:** este análisis suele pasar por alto la presencia de opioides sintéticos como el fentanilo, la metadona y la petidina (meperidina); por tanto, es importante fiarse del síndrome tóxico para establecer el diagnóstico.

• **Cocaína:** este estudio no está dirigido al compuesto inicial, sino que detecta el metabolito benzoilecgonina. Dado que el compuesto inicial tiene una semivida corta, esta prueba es muy fiable para la identificación del consumo reciente, pero no confirma la intoxicación.

• **Cannabinoides:** al igual que la cocaína, la detección del metabolito ácido tetrahidrocannabinólico (ATHC) es un indicador fiable del consumo; sin embargo, su presencia no confirma el diagnóstico de intoxicación. En general, los cannabinoides sintéticos *no* darán un resultado positivo en la prueba.

• **Benzodiazepinas:** la detección de benzodiazepinas suele basarse en la detección de oxazepam; sin embargo, algunas benzodiazepinas de uso habitual (como el lorazepam) no suelen incluirse en este cribado *(Clin Chem 2003;49:357)*. Dado que las sobredosis de benzodiazepinas suelen ser benignas, la utilidad de este componente es, como mucho, cuestionable.

• **Fenciclidina (PCP):** los análisis de cribado pueden tener reacciones cruzadas con el dextrometorfano, la ketamina y la difenhidramina para producir resultados falsos positivos. Una vez más, el cuadro clínico es más importante en el diagnóstico de la intoxicación por PCP, y la presencia de PCP en un cribado toxicológico, y no altera el tratamiento del paciente.

■ Las pruebas específicas de laboratorio se comentarán más adelante.

Electrocardiograma

■ El ECG constituye una parte fundamental de la evaluación toxicológica, y ciertas sobredosis producen alteraciones del ECG características que orientan el diagnóstico y los planes de tratamiento.

■ En general, los tóxicos cardíacos importantes tienden a prolongar el intervalo PR (que refleja bloqueo nodal), el intervalo QRS (que refleja bloqueo del canal de sodio) o el intervalo QT (bloqueo del canal de potasio).

■ Las alteraciones del electrocardiograma que son específicas de ciertas sustancias tóxicas se exponen más adelante.

Diagnóstico por la imagen

■ En general, el papel del diagnóstico por la imagen en toxicología es limitado. No obstante, hay algunos casos en los que puede ser útil para contribuir al diagnóstico y tratamiento del paciente intoxicado. El estudio más útil en la sobredosis es la radiografía abdominal, que puede revelar material radiodenso en el estómago o en el intestino en las siguientes ingestiones *(Goldfrank's Toxicologic Emergencies. 8th Ed. New York: McGraw-Hill, 2006:62):*
  • Hidrato de cloral.
  • Metales pesados.
  • Hierro.
  • Fenotiazinas.
  • Preparaciones con cubierta entérica.
  • Preparaciones de liberación sostenida.

■ En ocasiones, anomalías sutiles en la placa abdominal revelan la presencia de «rosetas» o paquetes alargados en el aparato digestivo de personas que transportan en su cuerpo sustancias ilícitas (pacientes que han ingerido paquetes de droga en un intento de pasarlo de contrabando). La placa abdominal es de uso limitado en los individuos que, para evitar ser descubiertos, ingieren o se introducen tóxicos en las cavidades corporales *(Ann Emerg Med 1997;29:596).*

TRATAMIENTO

Como en cualquier paciente, en todo aquel que presente alteración del estado mental o coma, es crucial comprobar la respiración, la circulación y la glucemia capilar con tira reactiva.

■ **Prevención de la absorción:** tradicionalmente, el vaciado gástrico mediante inducción de **emesis** o **lavado** han sido fundamentales en el tratamiento del paciente con sobredosis aguda. Sin embargo, la bibliografía médica sobre estos métodos de descontaminación sugiere que proporcionan escasos beneficios *(Med J Aust 1995;163:345).* Además, numerosos estudios han sugerido que los pacientes acuden aproximadamente entre 3 h y 4 h (en promedio) después de la ingestión, lo que tiende a hacer menos probable que pudiera recuperarse gran cantidad de la sustancia ingerida *(Ann Emerg Med 1985;14:562).* Por tanto, no se recomienda la administración sistemática de **ipecacuana** a niños y el «bombeo gástrico», excepto en circunstancias muy específicas.
  • El **carbón activado (CA)** ha reemplazado ampliamente a estos métodos de vaciado gástrico *(Ann Emerg Med 2002;39:273).* Sin embargo, la utilidad clínica de este método de descontaminación es limitado si la ingestión ha sido 1 h antes de acudir al servicio de urgencias *(J Toxicol Clin Toxicol 1997;35:721).* Pocos toxicólogos recomiendan la administración de carbón activado de forma sistemática *(Int J Emerg Med 2014;4:65).* Además, no se debe administrar CA a los pacientes con riesgo de presentar un deterioro del estado mental o crisis comiciales, debido a la posible aspiración. Algunas ingestiones se benefician de multidosis de CA, ya que se unen a agregados en el estómago (ácido acetilsalicílico) o disminuyen la reabsorción enterohepática o enteroentérica (fenobarbital, fenitoína, teofilina). La dosis de CA debe ser de 1 g/kg de peso corporal.
  • La **irrigación intestinal total** es una modalidad adecuada en pacientes que han ingerido medicamentos de liberación sostenida, personas que transportan en su cuerpo drogas empaquetadas, o metales que no se unen al CA. La dosis óptima de polietilenglicol es de 1-2 l/h hasta que el contenido rectal expulsado sea claro. Esta dosis constituye una gran cantidad de líquido para ingerir, por lo que suele ser necesario colocar una sonda nasogástrica para conseguir este vaciado.

- En casos en los que la ingestión sea **potencialmente mortal,** como cuando se ingiere colchicina o un antagonista del calcio no dihidropiridínico, se considerará el **lavado,** así como el **CA.**
- Los **laxantes** no desempeñan papel alguno en el control de la sobredosis. Suelen encontrarse en las soluciones de CA premezcladas. Si es así, sólo debe administrarse una dosis.
- Todas estas intervenciones están **contraindicadas** si existe afectación de la vía aérea, vómitos persistentes, y en presencia de íleo, obstrucción intestinal o perforación gastrointestinal.

■ **Aumento de la eliminación**

- La **diuresis forzada** con suero salino normal y lactato de Ringer fomenta la eliminación de fármacos de bajo peso molecular, como el litio, en pacientes deshidratados. Esto debe controlarse rigurosamente y en estos pacientes deben evitarse los diuréticos.
- La **alcalinización de la orina** con bicarbonato sódico i.v. aumenta la eliminación de ácidos débiles y es útil en la sobredosis de salicilatos. Las dosis típicas son de 1-2 mEq/kg, con el objetivo de mantener el pH urinario entre 7 y 8, aproximadamente. Las recomendaciones específicas al respecto se exponen más adelante.
- La **acidificación de la orina** carece de utilidad en el tratamiento de las sobredosis.
- La **hemodiálisis** y la **hemoperfusión** se reservan para ingestiones potencialmente mortales de sustancias con escaso volumen de distribución, peso molecular < 500 Da, aclaramientos endógenos bajos, hidrosolubilidad y con escasa fijación a proteínas. Esta modalidad terapéutica se comentará más adelante para sustancias específicas.

■ Los **antídotos** se comentarán en cada una de las intoxicaciones específicas. Debe contactarse con el centro regional de toxicología para recibir directrices específicas para el tratamiento.

■ **Disposición**

- Los pacientes que han ingerido una sobredosis como intento de suicidio deben recibir evaluación psiquiátrica antes del alta.
- En la mayoría de los casos, la sobredosis no intencionada no produce morbilidad significativa, y en los casos en los que el paciente se encuentra estable y asintomático, un breve período de observación puede que sea lo único necesario.
- En casos en que los agentes ingeridos sean potencialmente tóxicos, los pacientes deben mantenerse en observación durante 4-6 h antes del alta.

Paracetamol

PRINCIPIOS GENERALES

El *N*-acetil-para-aminofenol (APAP) está disponible en todo el mundo como analgésico y antipirético de libre disposición (venta sin receta). En Estados Unidos es la causa más frecuente de fallecimientos e insuficiencia hepática por intoxicación *(Am J Emerg Med 2005;23(5):589).* La dosis máxima recomendada en los adultos es de 4 g/día.

Clasificación

■ Analgésico. En Estados Unidos, el APAP se vende bajo diferentes nombres comerciales (Tylenol el más habitual). El nombre más común para este fármaco fuera de este país es paracetamol.
■ Por su uso analgésico y antipirético, el APAP se ha convertido en un ingrediente común en distintos medicamentos anticatarrales y antigripales. También se utiliza en el tratamiento de la fiebre, la cefalea, y el dolor agudo y crónico.
■ El APAP suele venderse en preparaciones combinadas con antiinflamatorios no esteroideos (AINE), analgésicos opiáceos o sedantes.

Epidemiología

El APAP es la principal causa de muerte por intoxicación cada año en Estados Unidos, y la hepatotoxicidad inducida por este fármaco es la causa más frecuente de insuficiencia hepática aguda *(Med Clin North Am 2008;92(4)761).*

Etiología

■ El APAP está disponible en comprimidos, cápsulas, líquidos y supositorios. Además de la forma común de liberación inmediata, existe también una preparación de liberación prolongada.

■ La sobredosis no intencionada es mucho más frecuente que la intencionada en intentos de suicidio, especialmente en pacientes ancianos con pautas terapéuticas crónicas para el dolor con algunos analgésicos que contienen APAP *(Hepatol Res 2008;38:3)*.

■ Todos los pacientes con una presunta sobredosis de APAP deben ser valorados, evaluados y tratados adecuadamente. Sin embargo, sólo una minoría de los pacientes intoxicados requieren tratamiento hospitalario *(Acad Emerg Med 1999;6(11):1115)*.

Fisiopatología

■ **Absorción:** las concentraciones séricas de APAP alcanzan un máximo a los 30-60 min después de la ingestión oral; las preparaciones de liberación prolongada lo alcanzan entre 1 h y 2 h después de la ingestión oral. La absorción suele retrasarse en la sobredosis, y las concentraciones máximas se alcanzan entre las 2 h y las 8 h. La cinética de la sobredosis por APAP de liberación prolongada aún no está completamente establecida.

■ **Sobredosis:** las vías de conjugación hepática se saturan en la sobredosis. Se produce una cascada de alteraciones bioquímicas en el hígado junto con necrosis celular centrolobulillar *(Clin Pharmacol Ther 1974;16(4):676)*.

• El paracetamol se metaboliza fundamentalmente por glucuronización (47-62 %) y sulfatación (25-36 %) por metabolismo de fase II en el hígado como productos conjugados no tóxicos. Sin embargo, un pequeño porcentaje se metaboliza por oxidación (5-8 %), a través de la vía del citocromo P450 (2E1), a un metabolito tóxico, la *N*-acetil-*p*-benzoquinona imina (NAPQI), que se conjuga, por el glutatión, a conjugados no tóxicos de cisteína y ácido mercaptúrico.

• En casos de intoxicación por paracetamol, las enzimas de conjugación de fase II se saturan, y una fracción mayor de paracetamol se conjuga por oxidación a NAPQI. La conjugación de NAPQI por glutatión se produce hasta la depleción de este último de las reservas hepáticas, tras lo cual el NAPQI y otros radicales libres tóxicos se acumulan y pueden dañar los hepatocitos.

Factores de riesgo

■ Disminución de las reservas de glutatión (ayuno, malnutrición, anorexia nerviosa, alcoholismo crónico, enfermedad febril, enfermedad crónica).

■ Inductores de la enzima P450 (etanol, isoniazida [INH], fenitoína y otros anticonvulsivos, barbitúricos, tabaquismo).

DIAGNÓSTICO

Presentación clínica

■ **Primeras 2 h:** fase asintomática (fase 1):

• Los primeros síntomas son muy inespecíficos y relacionados principalmente con el aparato digestivo (náuseas, vómitos, anorexia).

• Las dosis elevadas de APAP pueden causar palidez o letargo en algunos pacientes. Raras veces, dosis muy altas pueden inhibir el metabolismo aeróbico.

• Esta fase inicial tiene escasos síntomas y los pacientes parecen relativamente sanos. Por tanto, hay que pensar en otras sustancias coingeridas si un paciente muestra alteraciones muy importantes de los signos vitales u otros síntomas importantes durante las primeras 24 h.

■ **24-48 h:** fase hepatotóxica (fase 2):

• El síntoma más frecuente es el dolor con la palpación en el hipocondrio derecho.

• Durante esta segunda fase también son hallazgos frecuentes: transaminitis, bilirrubinemia y elevación de tiempo de protrombina (TP)/índice internacional normalizado (INR).

■ **2-4 días:** fase de insuficiencia hepática fulminante (fase 3): aparece disfunción hepática importante (un pico de elevación de las enzimas hepáticas junto con ictericia, coagulopatía con alto riesgo de hemorragia espontánea, hipoglucemia, anuria, y edema cerebral con coma o incluso muerte).

■ **4-14 días:** fase de recuperación (fase 4): si se sobrevive a la fase 3, la disfunción hepática suele resolverse en los siguientes días/semanas.

Anamnesis

■ Para predecir el riesgo de hepatotoxicidad tras una sobredosis aguda, debe calcularse una hora fiable de la ingestión preguntando al paciente o a sus familiares/amigos.

■ Se obtendrá también información sobre la cantidad de APAP que se ha ingerido, la forma (p. ej., preparaciones en combinación, forma de liberación prolongada) y durante qué período de tiempo.

■ Se preguntará sobre otras posibles sustancias también ingeridas (alcohol, otros fármacos, otras drogas).

Exploración física

Se valorará la vía aérea, la respiración y la circulación (ABC), así como el estado mental. Especialmente en pacientes con náuseas o vómitos, la valoración del estado mental es crucial para intervenir a tiempo con protección de la vía aérea.

Criterios para el diagnóstico

■ En general, una dosis de APAP de 150 mg/kg es el límite potencialmente tóxico que requiere intervención terapéutica. Esto incluye un margen de seguridad del 25 %, que fue añadido por la Food and Drug Administration (FDA) para ajustar a pacientes con múltiples factores de riesgo de mayor hepatotoxicidad *(BMJ 1998;316(7146):1724).*

■ Si la cantidad total de APAP ingerida es > 150 mg/kg o no puede determinarse a partir de la anamnesis del paciente, es esencial prever el riesgo de toxicidad.

■ Se determinará la concentración de APAP en suero a las 4 h de la ingestión o más tarde.

■ Se registrará la concentración de APAP en el **nomograma de Rumack-Matthew** (concentración sérica de APAP frente al tiempo tras la ingestión) para valorar la posibilidad de hepatotoxicidad. NOTA: el nomograma debe utilizarse sólo en las ingestiones agudas y no puede usarse hasta 4 h tras la ingestión.

■ Durante el tratamiento de sobredosis de APAP, es importante valorar el riesgo de insuficiencia hepática progresiva. Los criterios del King's College Hospital (KCH) proporcionan marcadores ponósticos que ayudan a predecir la probabilidad de desarrollar lesión hepática grave *(Gastroenterology 1989;97(2):439):*
  • pH < 7,3 dos días tras la ingestión.
  • Todo lo siguiente: TP > 100 (INR > 6), creatinina sérica > 3,2 mmol/l, encefalopatía hepática grave (grado III o IV).

■ Niveles séricos de fosfato elevados > 1,2 mmol/l (> 3,72 mg/dl) los días 2-4) criterios adicionales, no parte originalmente de los criterios de KCH) *(Hepatology 2002;36(3):659).*

■ Lactato arterial > 3 mmol/l (> 27 mg/dl) tras la reposición de líquidos (criterio adional, no parte originalmente de los criterios de KCH) *(Lancet 2002;359(9306):558).*

Pruebas diagnósticas

■ **Concentración sérica de APAP al cabo de 4 h** o más tras la ingestión (v. anteriormente).

■ **Pruebas de función hepática (PFH):** la aspartato-aminotransferasa (AST) es un marcador no pronóstico relativamente sensible de lesión hepática.

■ **TP/INR, bicarbonato sérico, pH sanguíneo, lactato sérico, panel de función renal y fosfato sérico:** son los marcadores pronósticos de lesión hepática.

■ APAP puede interferir en algunos dispositivos de determinación de glucemia produciendo mediciones mayores o menores que las reales; durante la hospitalización, siempre hay que volver a comprobar las glucemias capilares por punción en el dedo *(Am J Clin Pathol 2000;113(1):75).*

TRATAMIENTO

El lavado gástrico no es eficaz en la sobredosis de APAP; sin embargo, puede estar indicado en presencia de otras sustancias ingeridas.

Medicamentos

■ **Carbón activado (CA):** sólo está indicado en pacientes con exposición aislada al APAP (sin otros signos de sustancias que alteren el estado mental) que acuden a urgencias antes de las 4 h tras la ingestión). Se administrará **1 g/kg v.o.**

■ *N*-acetilcisteína (NAC): la NAC es el antídoto para evitar la hepatotoxicidad relacionada con el APAP *(Toxicol Sci 2004;80(2):343)*. Repone las reservas disminuidas de glutatión. Debe administrarse precozmente (en las 8 h siguientes a la ingestión) para evitar lesiones hepáticas. La NAC es un antioxidante inespecífico, aunque sigue proporcionando algún grado de protección si se demora su administración *(J Clin Invest 1983;71(4)980)*.

• **Dosificación oral:** dosis de carga de 140 mg/kg v.o.; a continuación, 70 mg/kg v.o. cada 4 h hasta un total de 17 dosis (1 330 mg/kg en 72 h) *(N Engl J Med 1988;319(24):1557)*.

• **Dosificación i.v.:** se prepara la infusión añadiendo 30 g de una solución de NAC al 20 % (150 ml) en 1 litro de solución glucosada al 5 %, lo que dará una concentración final de 30 mg/ml. Se inicia con una dosis de 150 mg/kg de NAC i.v. durante 1 h. A continuación, se sigue administrando 14 (mg/kg)/h i.v. durante 20 h (430 mg/kg durante 21 h) (según el protocolo de tratamiento con NAC i.v. usado por el Servicio de Toxicología del Barnes-Jewish Hospital). (V. también *Ann Pharmacother 2011; 45(6)713.*) Es una estrategia de dosificación diferente de la que se recomienda en el prospecto. Numerosos hospitales han modificado su estrategia de dosificación para disminuir los errores de administración.

• La **administración de NAC** puede ser interrumpida con seguridad antes de completarse el régimen si las concentraciones de APAP vuelven a 0, el INR es < 2 y la AST se normaliza (o llega a menos de la mitad de su nivel máximo durante la intoxicación aguda).

■ **Indicaciones de la NAC:** el tratamiento con NAC debe iniciarse en estas situaciones:

• En cualquier paciente tras una intoxicación aguda con una concentración tóxica de APAP según el nomograma.

• En pacientes que acuden después de las 8 h siguientes a la ingestión. Se empezará el tratamiento con NAC mientras se esperan las concentraciones iniciales de APAP y las PFH. Se seguirá el tratamiento si la concentración sérica muestra valores tóxicos según el nomograma o los resultados de las PFH están elevados.

• En pacientes que acuden al hospital más de 24 h después de la ingestión aguda y sigue detectándose APAP en suero o los niveles de AST están elevados.

• En pacientes con exposición crónica a APAP (> 4 g/día en adultos, > 120 [mg/kg]/día en niños) que presentan elevación de la concentración de paracetamol y de transaminasas, o unos antecedentes dudosos.

• En pacientes con signos de insuficiencia hepática fulminante. El tratamiento con NAC debe iniciarse inmediatamente y hay que trasladar al paciente a un centro de trasplantes concertado. Se ha demostrado que la NAC mejora la supervivencia de los pacientes en la insuficiencia hepática fulminante *(Lancet 1990;335(8705):1572; N Engl J Med 1991;324(26):1852; BMJ 1991;303(6809):1026)*.

■ **NAC oral o i.v.:**

• Se prefiere la administración de NAC por vía i.v., ya que se ha utilizado en todos los estudios de pacientes con insuficiencia hepática fulminante.

• La administración oral puede ser algo más segura que la forma i.v.; sin embargo, la NAC tiene un olor y un sabor desagradables. Tras la administración i.v. se han comunicado eritema, enrojecimiento, urticaria, náuseas/vómitos, angioedema, broncoespasmo, taquicardia e hipotensión *(BMJ 1984;289(6439):217)*.

• Si la NAC se administra por vía oral, se diluirá el fármaco en zumo, se proporcionará una pajita al paciente y se administrarán antieméticos i.v. (p. ej., metoclopramida, ondansetrón).

• Se considerará la administración oral de NAC a la i.v. en pacientes propensos a reacciones anafilactoides (p. ej., asmáticos graves).

- La NAC es eficaz independientemente de la vía de administración si se administra en las primeras 8 h tras la ingestión *(N Engl J Med 1988;319(24):1557)*.
- El CA absorbe la NAC administrada por vía oral. Las pautas oral e i.v. de NAC proporcionan fármaco suficiente para asegurar unos efectos terapéuticos adecuados. No obstante, se recomienda administrar CA separado 2 h de la NAC cuando se administre por vía oral.

COMPLICACIONES

■ Sobredosis con APAP de liberación prolongada *(Ann Emerg Med 1997;30(1):104)*:
  - Se determinarán las concentraciones séricas de APAP 4 h tras la ingestión.
  - Si las concentraciones son tóxicas según el nomograma, se administrará un ciclo completo de NAC.
  - Si se encuentran por debajo de la concentración tóxica según el nomograma, se repetirán las concentraciones de APAP 8 h después de la ingestión.
  - Si está en concentraciones tóxicas, se tratará con el ciclo completo. Si permanecen bajas, no es necesario el tratamiento.
■ Los pacientes con insuficiencia hepática progresiva requieren ingreso en UCI con monitorización constante de la hiperglucemia, las alteraciones electrolíticas, la hemorragia digestiva, las alteraciones del equilibrio acidobásico, el edema cerebral, las infecciones y la insuficiencia renal.

DERIVACIÓN

■ Cuando se documenten niveles tóxicos de APAP, se hará intervenir a un especialista en toxicología en todos los casos. Siempre que sea posible, se comentará el inicio del tratamiento con NAC con el servicio de toxicología.
■ Se informará al centro regional de toxicología.
■ Se avisará de forma temprana al departamento de hepatología o trasplantes cuando los pacientes presenten mal pronóstico por la insuficiencia hepática.
■ Los pacientes con insuficiencia hepática tóxica deben ser transferidos a un centro de trasplantes cuanto antes *(BMJ 1991;303(6796):221; J R Soc Med 1997;90(7):368)*.

Colchicina

PRINCIPIOS GENERALES

Definición

La colchicina es el alcaloide activo extraído de dos plantas de la familia Liliaceae: *Colchicum autumnale* (crocus de otoño) y *Gloriosa superba* o gloriosa. Se ha utilizado en el tratamiento de la gota desde hace cientos de años.

Etiología

La colchicina presenta un índice terapéutico muy estrecho. Puede producirse intoxicación grave y muerte tras la ingestión de sólo 0,8 mg/kg del peso corporal *(Nouv Presse Med 1977;6:1625)*.

Fisiopatología

La colchicina es un inhibidor efectivo de la formación intracelular de microtúbulos, y produce la alteración de la quimiotaxis leucocítica y de la fagocitosis, lo que provoca una disminución de la cascada inflamatoria *(JAMA 2003;289:2857)*. Tras la sobredosis, la colchicina produce una parada mitótica, y posterior disfunción y muerte celular *(J Emerg Med 1994;12:171)*.

Prevención

Los pacientes que inician el tratamiento con colchicina por síntomas de gota deben ser informados explícitamente de que tienen que interrumpir la administración del fármaco inmediatamente cuando se produzca diarrea. También se les debe comunicar que aumentar la dosis en un episodio agudo puede provocar toxicidad significativa; por tanto, si no pueden controlar los síntomas en el domicilio, es preciso que acudan rápidamente al hospital.

DIAGNÓSTICO

Presentación clínica

Los pacientes con sobredosis de colchicina tienden a desarrollar un síndrome que progresa en tres fases. La fase inicial suele empezar varias horas después de la sobredosis, y se caracteriza por náuseas, vómitos y diarrea. En los siguientes 1-7 días, los pacientes pueden sufrir fallo multiorgánico, por lo que requieren soporte intensivo; es frecuente la muerte en esta fase. En la fase final, los pacientes pueden presentar alopecia y mioneuropatías.

Anamnesis

Los pacientes con sobredosis inadvertidas acudirán con un antecedente reciente de brote de gota agudo seguido por la aparición de náuseas, vómitos y diarrea unas horas después de la sobredosis. Las sobredosis intencionadas pueden acudir más tarde y deberán sospecharse en pacientes con síndrome digestivo seguido de fallo multiorgánico.

Exploración física

La exploración tiende a ser poco destacable en estos pacientes. Pueden mostrar signos de deshidratación con taquicardia y sequedad de mucosas. También pueden presentar disminución de la diuresis. A medida que los efectos tóxicos progresan, pueden desarrollar signos de empeoramiento y confusión que requieran maniobras agresivas de reanimación. A medida que la enfermedad evoluciona, pueden producirse arritmias cardíacas mortales y colapso cardiovascular refractario, fundamentalmente en la semana siguiente a la sobredosis (*J Forensic Sci 1994;39:280*). En los supervivientes, se ha documentado la aparición de alopecia reversible (*J Emerg Med 1994;12:171*).

Diagnóstico diferencial

Como en cualquier otra ingestión, el diagnóstico diferencial es amplio. Sin embargo, los síntomas digestivos son frecuentes en pacientes con sobredosis de metilxantinas, podofilina, digoxina y otros esteroides cardioactivos, agentes quimioterápicos, metales pesados y salicilatos.

Pruebas diagnósticas

Existe una secuencia de hallazgos de laboratorio muy interesante que deben llevar a considerar la intoxicación por colchicina en los pacientes.

Pruebas de laboratorio

- **Hemograma completo (HC):** en la fase inicial de la intoxicación, que dura aproximadamente 12-24 h, los pacientes presentan leucocitosis. En las siguientes 48-72 h, empiezan a evolucionar signos de depresión medular, que se inicia con una profunda disminución de los leucocitos y posterior pancitopenia.
- **PMB:** la intoxicación por colchicina también se ha asociado a insuficiencia renal y hemorragia suprarrenal (*J Anal Toxicol 1991;15:151*); por tanto, se deben controlar los electrólitos.
- **PFH:** la sobredosis de colchicina se ha asociado a hepatotoxicidad, por lo que debe monitorizarse la función hepática.
- **Estudios de coagulación:** a veces se produce CID, por lo que se debe realizar un panel completo de coagulación, incluyendo el fibrinógeno y los productos de degradación de la fibrina.
- **Concentraciones de colchicina:** la colchicina presenta un índice terapéutico estrecho, y las concentraciones plasmáticas > 3 ng/ml pueden producir efectos tóxicos significativos. Sin embargo, no se dispone fácilmente de esta prueba de laboratorio, por lo que la toxicidad debe sospecharse según la constelación de los síntomas clínicos y las pruebas de laboratorio. Esta prueba debe considerarse como una prueba de confirmación.
- **Otros estudios:** según los síntomas clínicos, deberá solicitarse la determinación de creatina-cinasa (CK; o creatina-fosfocinasa [CPK]), troponina, lipasa y otros electrólitos.

Electrocardiograma

Debe realizarse un ECG en el momento del ingreso, dedido a la posible asociación de arritmias cardíacas, y posteriormente el paciente debe ser sometido a monitorización cardíaca continua.

Diagnóstico por la imagen

La toxicidad por colchicina se ha asociado a la aparición de síndrome de dificultad respiratoria del adulto (SDRA), por lo que debe realizarse una radiografía de tórax.

TRATAMIENTO

Las sobredosis de colchicina a menudo son mortales y requieren medidas de soporte agresivas. Como siempre, la protección de la vía aérea es de capital importancia, seguido de una respiración adecuada y el soporte circulatorio.

Medicamentos

En casos de neutropenia grave, se considerará la administración de **factor estimulador de las colonias de granulocitos (G-CSF)**.

Otros tratamientos no farmacológicos

- Si el paciente **no** está vomitando, se considerará el **lavado gástrico** y el **CA.** Si el paciente está alterado y con vómitos, se planteará la **intubación endotraqueal** precoz. Los **líquidos** y los **vasopresores** de acción directa deben emplearse en casos de hipotensión. La **hemodiálisis** no es útil para eliminar la colchicina debido a su gran volumen de distribución; sin embargo, debe utilizarse en la insuficiencia renal inducida por colchicina.
- Todos los pacientes sintomáticos deben ingresar en la UCI. Es preciso que los pacientes sin síntomas permanezcan en observación durante 8-12 h antes de ser dados de alta.

CONSIDERACIONES ESPECIALES

Dado el reducido intervalo terapéutico y su farmacocinética, la colchicina debe utilizarse con precaución en pacientes con disfunción renal o hepática subyacente. La colchicina es un fármaco P450 y presenta múltiples interacciones con otros fármacos *(Biochem Pharmacol 1997;10:111)*. Hay que realizar una revisión exhaustiva de la medicación del paciente antes de iniciar el tratamiento con colchicina, ya que pueden acumularse concentraciones tóxicas rápidamente. En este contexto, se considerará el uso de terapias alternativas para el control de los brotes agudos de gota.

Fármacos antiinflamatorios no esteroideos

PRINCIPIOS GENERALES

- Los fármacos antiinflamatorios no esteroideos (AINE) se prescriben ampliamente como analgésicos para el tratamiento de enfermedades inflamatorias. Existen numerosas clases de fármacos disponibles; sin embargo, la exposición siguiente se relaciona con preparaciones que se venden sin receta médica en Estados Unidos, entre las que se encuentran el ibuprofeno, el ketoprofeno y el naproxeno, así como los inhibidores selectivos de la ciclooxigenasa 2 (COX-2).
- Los AINE ejercen sus efectos terapéuticos inhibiendo la COX y, de esta forma, evitando la formación de prostaglandinas. Este mecanismo es responsable tanto de los efectos terapéuticos como de los efectos adversos, entre los que figuran la ulceración de la mucosa digestiva y la disfunción renal. En la gran mayoría de los casos, la sobredosis no es grave.

DIAGNÓSTICO

Presentación clínica

Los antecedentes de sobredosis suelen ser poco fiables. Se considerará la posibilidad de sobredosis de AINE en pacientes que acuden con **alteraciones digestivas. La sobredosis masiva** con ibuprofeno puede producir **coma, acidosis metabólica** y **convulsiones.**

Pruebas diagnósticas

Se realizará un **PMB** para evaluar la función renal y el estado de hidratación. Deben determinarse las concentraciones de **APAP,** ya que muchos pacientes confunden los analgésicos sin receta médica.

TRATAMIENTO

Generalmente, sólo se requiere tratamiento de soporte para el control de esta sobredosis. Los líquidos i.v. son útiles para mantener la hidratación en los pacientes con vómitos.

Medicamentos

■ Los **antieméticos y** los **antiácidos** son eficaces en los pacientes con una alteración significativa.

■ Deben utilizarse **benzodiazepinas** para el control de las convulsiones asociadas a sobredosis masiva de ibuprofeno.

Opioides

DIAGNÓSTICO

Presentación clínica

Los síntomas de la sobredosis de opioides son: depresión respiratoria, disminución del nivel de conciencia y **miosis.** Sin embargo, las pupilas pueden encontrarse dilatadas con la acidosis o la hipoxia, o tras la sobredosis con petidina (meperidina) o difenoxilato más atropina. La sobredosis con fentanilo o derivados como el α-metilfentanilo («blanco de China») puede producir resultados negativos en las pruebas toxicológicas de cribado en orina.

Pruebas diagnósticas

Pruebas de laboratorio

La concentración de fármacos y otras pruebas estándar de laboratorio tienen escasa utilidad. La pulsioximetría y la **gasometría arterial (GA)** son útiles para monitorizar el estado respiratorio. La determinación de CO_2 al final de la espiración mediante capnografía es más sensible para detectar la parada respiratoria inminente, ya que la hipercapnia precede a la hipoxemia.

Electrocardiografía

■ La **metadona** se ha asociado a **prolongación del QT_c.** Ante una presunta sobredosis, se realizará un ECG.

■ El **dextropropoxifeno** presenta efectos antiarrítmicos de tipo IA por el bloqueo de los canales del sodio, y puede asociarse a un **complejo QRS ancho** en el ECG *(Acta Pharmacol Toxicol 1978;42:171).*

Diagnóstico por la imagen

Se debe realizar una radiografía de tórax si el paciente presenta síntomas pulmonares.

TRATAMIENTO

■ El tratamiento comprende: mantenimiento de la vía aérea, soporte ventilatorio y uso prudente de los antagonistas de opioides.

■ No debe realizarse lavado gástrico.

■ Se limitará el uso de irrigación intestinal total en las personas que transportan sustancias ilícitas en el interior del cuerpo. Estos pacientes casi nunca requieren cirugía, excepto en los casos de obstrucción intestinal.

■ La retirada endoscópica de los paquetes no debe intentarse por el riesgo de rotura.

Medicamentos

■ El **clorhidrato de naloxona** revierte específicamente la depresión del SNC y respiratoria inducida por los opioides y la hipotensión.

• Se debe utilizar la menor dosis eficaz. El objetivo terapéutico es la recuperación de la respiración espontánea adecuada y no necesariamente la alerta. La dosis inicial es de 0,04-2 mg i.v., aunque debe utilizarse la menor dosis eficaz.

• Pueden necesitarse dosis mayores (hasta 10 mg i.v.) para revertir los efectos del dextropropoxifeno, el difenoxilato, la buprenorfina o la pentazocina. Curiosamente, la administración de grandes dosis de naloxona tras una sobredosis de buprenorfina puede causar una depresón respiratoria paradójica.

- Si no se cuenta con una vía i.v., la naloxona puede administrarse por vía sublingual *(Ann Emerg Med 1987;16:572)*, a través del tubo endotraqueal, por vía i.m. o por vía intranasal *(Emerg Med J 2006;23:221)*. Si no se produce respuesta a un total de 10 mg de naloxona, no es probable que el paciente presente sólo sobredosis por opioides. Pueden requerirse dosis reiteradas (la duración de la acción es de 45 min), y por ello el paciente debe ser hospitalizado, aunque recobre la conciencia.
- La sobredosis de metadona puede requerir tratamiento durante 24-48 h, mientras que en el caso del levo-α-acetilmetadol puede prolongarse hasta 72 h. Es posible que se precise un goteo continuo i.v. que proporcione dos tercios de la dosis inicial de naloxona cada hora, diluida en solución glucosada al 5 %, para mantener el estado de alerta *(Ann Emerg Med 1986;15:566)*.
- En el paciente que no responda a la naloxona y en los que presenten edema pulmonar, debe proporcionarse soporte ventilatorio.

■ **Disposición**

- Si el paciente se encuentra consciente y asintomático durante 4-6 h tras una sola dosis de naloxona o durante 4 h tras un solo tratamiento para una sobredosis i.v., puede recibir el alta con seguridad *(N Engl J Med 2012;367(2):146)*.
- Las personas que transportan drogas dentro de su cuerpo deben ingresar en la UCI para la monitorización constante de la frecuencia respiratoria y el nivel de conciencia, y permanecer allí hasta que todos los paquetes hayan sido expulsados, lo que debe documentarse con una TC.

CONSIDERACIONES ESPECIALES

■ La heroína puede estar adulterada con escopolamina, cocaína, clenbuterol o cafeína, lo que complica el cuadro clínico. Otras complicaciones menos frecuentes son la hipotensión, la bradicardia y el edema pulmonar.

■ Hay que vigilar a las personas portadoras de paquetes de heroína en el intestino. El deterioro del látex o el plástico de los paquetes puede hacer que se libere la droga y el paciente muera *(Am J Forensic Med Pathol 1997;18:312)*.

Salicilatos

PRINCIPIOS GENERALES

■ La toxicidad por salicilatos puede producirse por la ingestión **aguda o crónica** de ácido acetilsalicílico (aspirina es un nombre genérico en Estados Unidos, pero un nombre comercial en el resto del mundo). La toxicidad suele ser leve tras la ingestión aguda de < 150 mg/kg, moderada tras la ingesta de 150-300 mg/kg, y grave con sobredosis 300-500 mg/kg.

■ Los efectos tóxicos por la ingestión crónica suele deberse a la toma de > 100 (mg/kg)/día durante un período de varios días, y se observa en pacientes ancianos con enfermedad crónica subyacente. El diagnóstico suele retrasarse en este grupo de pacientes y la mortalidad es de aproximadamente el 25 %. Puede producirse toxicidad significativa por la ingestión crónica y concentraciones sanguíneas menores que las asociadas a toxicidad aguda.

■ Las preparaciones tópicas que contienen salicilato de metilo o aceite de gaulteria pueden causar efectos tóxicos con el uso tópico excesivo o si son ingeridas.

DIAGNÓSTICO

Presentación clínica

■ Son frecuentes las náuseas, los vómitos, los acúfenos, la taquipnea, la hiperpnea y el malestar. La hipertermia se produce por fosforilación oxidativa mitocondrial desacoplada y sugiere un pronóstico desfavorable.

■ La intoxicación grave puede incluir letargo, convulsiones y coma, que puede ser secundario a edema cerebral y depleción energética en el SNC.

■ Puede producirse edema pulmonar no cardiogénico, y es más frecuente con ingestión crónica, tabaquismo, síntomas neurológicos y edad avanzada.

■ La sobredosis grave (> 300 mg/kg) puede incluir taquipnea, deshidratación, edema pulmonar, alteración del estado mental, convulsiones o coma.

Pruebas diagnósticas

Pruebas de laboratorio

■ Se determinarán: electrólitos, BUN, creatinina, glucosa y concentración de salicilatos.

■ Se realizará tanto una GA como una GV.

■ La GA puede mosrar una alcalosis respiratoria precoz seguida de acidosis metabólica.
- Aproximadamente el 20 % de los pacientes sólo presenta alcalosis respiratoria o acidosis metabólica únicas *(J Crit Illness 1986;1:77)*.
- La mayoría de los adultos con sobredosis de salicilatos pura tienen acidosis metabólica primaria y alcalosis respiratoria primaria.
- Tras una sobredosis mixta, puede predominar la acidosis respiratoria *(Arch Intern Med 1978;138:1481)*.

■ Las concentraciones séricas de salicilatos tras la ingestión aguda ayudan en la predicción de la gravedad de la intoxicación y en la disposición del paciente. A pesar de ello, **no hay que confiar en el nomograma de Done.**
- Unas concentraciones de salicilato > 70 mg/dl en cualquier momento representan una intoxicación moderada o grave.
- Unas concentraciones de salicilato > 100 mg/dl son muy graves, con frecuencia mortales. Esta información es útil sólo en la sobredosis aguda con ácido acetilsalicílico sin recubrimiento entérico.
- El ácido acetilsalicílico con recubrimiento entérico puede tener una absorción retardada y tardar más en alcanzar el máximo de concentración.
- La ingestión crónica puede producir toxicidad con concentraciones de salicilatos menores.
- La concentración de bicarbonato y el pH son más útiles que la concentración de salicilatos como indicadores pronósticos en la intoxicación crónica.
- Hay que tener cuidado con las unidades. La mayoría de los hospitales proporcionan las concentraciones de salicilatos en mg/dl. Sin embargo, en algunos se siguen proporcionando en mg/l, lo que ha causado numerosos errores de interpretación.

Diagnóstico por la imagen

■ Las concentraciones repetidas de salicilatos en sangre que no disminuyen pueden indicar la formación de un bezoar o concreción, y pueden requerir pruebas de imagen. Las concreciones de salicilatos pueden requerir endoscopia, dosis múltiples de CA o lavado con bicarbonato.

■ Se considerará la irrigación intestinal total con polietilenglicol.

TRATAMIENTO

Medicamentos

■ Se administrará entre 50 g y 100 g de **CA** si la ingestión se ha producido menos de 1 h antes.

■ El **carbón activado en multidosis (CAMD)** puede ser útil en una sobredosis grave *(Pediatrics 1990;85:594)* o cuando las concentraciones de salicilatos no disminuyan (debido a la posible formación de un bezoar gástrico).

■ En una sobredosis aguda, la mayoría de los pacientes presentarán hipovolemia, y será útil la administración de 1-2 litros de solución salina. Hay que tener precaución en pacientes con insuficiencia renal o insuficiencia cardíaca congestiva.

■ La **diuresis alcalina** está indicada en pacientes sintomáticos con concentraciones sanguíneas de salicilatos > 30-40 mg/dl.
- Se administrarán 150 mEq (tres viales) de bicarbonato sódico en 1 000 ml de solución glucosada al 5 % a una velocidad de 10-15 (ml/kg)/h si el paciente se encuentra clínicamente hipovolémico hasta que se consiga diuresis.

- Se mantendrá la alcalinización con la misma solución a 2-3 (ml/kg)/h y se monitorizará la diuresis, el pH de la orina (objetivo entre 7 y 8) y el potasio sérico. Para lograr una diuresis alcalina se requiere la administración de cloruro potásico. La hipopotasemia impedirá la alcalinización adecuada.
- Se administrarán **40 mEq de cloruro potásico** en i.v. en Y, durante 4-5 h. Se administrará cloruro potásico adicional oral o intravenoso, según las necesidades, para mantener la concentración de potasio sérico por encima de 4 mEq/l.
- **Se usará la diuresis alcalina con precaución en pacientes ancianos,** que pueden tener comorbilidad cardíaca, renal o pulmonar, ya que en estos pacientes es más probable que se produzca edema pulmonar.

■ **No se usará acetazolamida** (inhibidor de la anhidrasa carbónica). Si bien la acetazolamida alcaliniza la orina, aumenta la toxicidad de los salicilatos porque también alcaliniza el SNC (retención de más salicilato en el cerebro) y empeora la acidemia.

■ **Se hiperventilará a cualquier paciente que requiera intubación endotraqueal.** En pacientes intoxicados con salicilatos que presentan taquipnea e hiperpnea, la alcalosis respiratoria compensa parcialmente la acidosis metabólica. La ventilación mecánica con parálisis neuromuscular, sedación y ritmos de ventilación «normales» resolverán la alcalosis respiratoria, empeorarán la acidosis y producirán deterioro rápido o muerte. Hay que considerar la administración de uno o dos viales de bicarbonato sódico (50-100 mEq) inmediatamente antes de la intubación. En los pacientes que requieren intubación es más probable que se requiera también hemodiálisis.

■ **Se tratará la alteración del estado mental con glucosa intravenosa** aunque la glucemia sea normal.

■ El edema cerebral se tratará con hiperventilación y diuresis osmótica.

■ Las **convulsiones** se tratarán con **benzodiazepinas** (diazepam, 5-10 mg i.v. cada 15 min hasta 50 mg), seguido de **fenobarbital,** 15 mg/kg i.v. Se administrará **glucosa,** 25 g i.v., inmediatamente después del control de la crisis.

Otros tratamientos no farmacológicos

■ La **hemodiálisis** está indicada para concentraciones sanguíneas > 100 mg/dl tras la intoxicación aguda. Sin embargo, los pacientes en quienes las concentraciones aumentan a pesar del tratamiento, y que presentan acidosis, edema pulmonar o edema cerebral, y en los pacientes que no pueden recibir gran cantidad de líquido, también puede ser necesaria la hemodiálisis incluso con concentraciones inferiores a 100 mg/dl. La hemodiálisis elimina rápidamente el salicilato y corrige la acidosis. La hemodiálisis puede ser útil en la toxicidad crónica cuando las concentraciones de salicilatos son bajas, hasta de 40 mg/dl, en pacientes con cualquiera de las siguientes situaciones: acidosis persistente, síntomas graves del SNC, deterioro clínico progresivo, edema pulmonar o insuficiencia renal.

■ El tratamiento del edema pulmonar también puede requerir ventilación mecánica con una elevada fracción de concentración de oxígeno inspirado y presión teleespiratoria positiva (PEEP) (además de una frecuencia respiratoria elevada).

CONSIDERACIONES ESPECIALES

■ Se ingresará a los pacientes moderadamente sintomáticos durante al menos 24 h. Se repetirá la determinación de salicilato sérico, electrólitos, BUN, creatinina y glucosa al menos cada 6 h para confirmar la disminución de la concentración de salicilatos, la mejora de la concentración de bicarbonato y la estabilidad de la concentración de potasio. Se medirá el pH de la orina al menos cada 6 h (si el paciente lleva sonda urinaria) o en cada micción espontánea, para confirmar la alcalinización de la orina.

■ Se ingresará a los pacientes con sobredosis graves en la UCI. Incluso en los pacientes con estabilidad hemodinámica, los cuidados de enfermería pueden ser demasiado intensos para ser efectuados en planta. Los estudios de laboratorio se controlan como en los enfermos con afectación moderada. Se controlará rigurosamente la GA. Se dispondrá lo necesario para una hemodiálisis inmediata. Se usará con gran precaución la ventilación mecánica y se hiperventilará a cualquier paciente que requiera ventilación mecánica.

ANTICONVULSIVOS

Fenitoína y fosfenitoína

PRINCIPIOS GENERALES

Clasificación

Hay cuatro mecanismos principales por los que los anticonvulsivos ejercen actividad terapéutica: bloqueo de los canales de sodio, agonismo GABA, antagonismo de los canales del calcio e inhibición de los aminoácidos excitadores. En la sobredosis, estas características se potencian.

Fisiopatología

■ Desde que se introdujo, la fenitoína ha sido un tratamiento de primera línea para las crisis epilépticas. La fosfenitoína se desarrolló como respuesta a alguna de las toxicidades asociadas a la administración i.v. de fenitoína, es un profármaco que se convierte en fenitoína tras la inyección i.v. o i.m. y, por tanto, los autores se refieren a ella como fenitoína a partir de este momento.

■ **Ninguno de estos dos fármacos está indicado en el tratamiento de las convulsiones inducidas por tóxicos** *(N Engl J Med 1985;313:145)*, **incluidas las convulsiones por abstinencia de etanol** *(Ann Emerg Med 1991;20:520)*.

■ La fenitoína ejerce la actividad terapéutica mediante la unión a los canales de sodio e inhibiendo la reactivación *(J Neural Transm 1988;72:173)*. La fenitoína muestra una cinética de saturación y, con niveles plasmáticos > 20 μg/ml, los efectos tóxicos se vuelven rápidamente aparentes.

■ La toxicidad aguda se asocia al desarrollo de un **síndrome neurológico** que parece ser de origen cerebeloso. La **cardiotoxicidad no** se asocia a la **ingestión** de fenitoína *(Heart Lung 1997;26:325)*; sin embargo, **sí se ha notificado en relación con la administración i.v.** de fenitoína. La administración i.v. rápida ralentiza la conducción cardíaca, y disminuye la resistencia vascular sistémica y la contractilidad miocárdica. La toxicidad cardíaca asociada a la administración i.v. de fenitoína se debe en parte a la presencia en el diluyente de propilenglicol y etanol, que son depresores miocárdicos y vasodilatadores conocidos *(Am J Cardiol 1966;17:332)*. La introducción de fosfenitoína ha disminuido la incidencia de complicaciones cardíacas.

Factores de riesgo

Además de las sobredosis, los factores de riesgo para presentar efectos tóxicos por fenitoína se asocian a la administración simultánea de fármacos que afecten al sistema **citocromo P450.**

DIAGNÓSTICO

Algunos hallazgos clínicos clásicos orientan hacia el diagnóstico de toxicidad por fenitoína.

Presentación clínica

Anamnesis

Los pacientes con toxicidad por fenitoína suelen acudir llevados por los familiares, que describen a un paciente **atáxico** y con **confusión** creciente. Normalmente, existen antecedentes de trastorno convulsivo y la lista de medicamentos incluye la fenitoína. En la sobredosis intencionada, el paciente puede estar letárgico, con discurso titubeante y un trastorno del movimiento extrapiramidal *(Ann Emerg Med 1989;7:61)*.

Exploración física

■ Con una concentración plasmática > 15 μg/ml, los pacientes presentarán **nistagmo.** La **ataxia** aparece con concentraciones de 30 μg/ml. La **confusión** y los **trastornos del movimiento evidentes,** con concentraciones de 50 μg/ml o mayores. La ingestión de fenitoína crónica también se asocia a **hiperplasia gingival,** que es un hallazgo clínico muy útil si el diagnóstico es dudoso. La **ingestión no** se asocia a **cardiotoxicidad** ni a alteraciones de los signos vitales *(Ann EmergMed 1991;20:508)*. La administración **intravenosa** rápida de fenitoína provoca **hipotensión** y **bradicardia.** Se han comunicado casos de **fallecimiento** *(JAMA 1968;20:2118)*.

■ La lesión por **extravasación** es una afectación grave de la administración intravenosa de fenitoína y puede causar lesión tisular grave, como el **síndrome del guante morado.** Esta lesión puede requerir en ocasiones desbridamiento quirúrgico *(Neurology 1998;51(4):1034)*.

■ **Debido a la posibilidad de aparición de estas complicaciones,** salvo que un paciente no pueda tolerar la administración por v.o., es preferible administrar la fenitoína por esta vía.

Diagnóstico diferencial

La toxicidad por fenitoína tiene una presentación similar a la intoxicación por carbamazepina; sin embargo, la carbamazepina tiende a producir cardiotoxicidad. Otras consideraciones son un estado epiléptico convulsivo, meningitis, encefalitis u otras lesiones intracerebrales.

Pruebas diagnósticas

Pruebas de laboratorio

■ Deben obtenerse **concentraciones seriadas de fenitoína** (corregidas para la albúmina, ya que la fenitoína se fija intensamente a las proteínas) en cualquier paciente con antecedentes de posible exposición a la fenitoína.

■ HC: la fenitoína puede producir, a veces, agranulocitosis.

■ PFH: la fenitoína se ha asociado a un ocasional desarrollo de hepatotoxicidad.

Electrocardiograma

El ECG y la telemetría no suelen ser necesarios en las sobredosis orales *(Ann Emerg Med 1991;20:508)*, no obstante, en infusiones i.v. es necesario mantener al paciente con monitorización constante.

TRATAMIENTO

■ El ingreso está justificado en pacientes con ataxia, y deben obtenerse concentraciones seriadas mientras estén en el hospital.

■ El fundamento del tratamiento es el control de soporte en la intoxicación aguda o crónica por fenitoína. El **carbón activado en multidosis (CAMD)** es útil para la disminución de la semivida sérica; sin embargo, dado el perfil farmacocinético de este fármaco, es posible disminuir rápidamente la concentración sérica por debajo de las concentraciones terapéuticas y precipitar una crisis comicial.

■ Las **benzodiazepinas** constituyen el principal tratamiento para las crisis comiciales.

■ La hipotensión y la bradicardia en el contexto de la administración i.v. suelen ser autolimitadas, y se resolverán con tratamiento de soporte. En la bradicardia o la hipotensión que no responden se aplican los principios de soporte vital cardíaco avanzado (SVCA).

■ En casos de agranulocitosis, los pacientes responden a la administración de **G-CSF.**

■ La hepatotoxicidad suele resolverse con la **interrupción** de la administración del fármaco.

Tratamiento quirúrgico

En casos de extravasación, es importante obtener una evaluación quirúrgica para determinar la necesidad de desbridamiento quirúrgico.

CONSIDERACIONES ESPECIALES

En general, la fenitoína tiene uso limitado en el tratamiento de las convulsiones activas. Ya que el tratamiento se basa en el uso de benzodiazepinas y la administración i.v. de fenitoína se asocia a efectos tóxicos significativos, es mejor administrarla a los pacientes por vía oral.

EVOLUCIÓN/PRONÓSTICO

Las sobredosis de fenitoína tienden a ser leves y resolverse espontáneamente con tratamiento de soporte. Las muertes son inusuales, incluso en el contexto de sobredosis masivas.

Carbamazepina/oxcarbazepina

PRINCIPIOS GENERALES

Definición

La carbamazepina y la oxcarbazepina están relacionadas estructuralmente con los ATC. Al igual que la fosfenitoína, la oxcarbazepina es un profármaco que se metaboliza en un metabolito activo. La carbamazepina y la oxcarbazepina son anticonvulsivos.

Fisiopatología

■ La eficacia terapéutica de la carbamazepina y la oxcarbazepina se debe al **bloqueo del canal del sodio,** que evita la propagación de un foco anómalo. La concentración sérica terapéutica de carbamazepina se sitúa entre 4 mg/l y 12 mg/l. No hay prueba sistemática alguna para la determinación de oxcarbazepina; sin embargo, el análisis de carbamazepina detectará la presencia de oxcarbazepina.

■ La toxicidad asociada a carbamazepina se debe probablemente a la estructura química. Los efectos similares a los ATC son: bloqueo del canal del sodio, prolongación de QT y manifestaciones anticolinérgicas.

■ En la sobredosis, la carbamazepina se absorbe de manera errática y puede formar concreciones en el aparato digestivo, provocando toxicidad prolongada.

■ Las concentraciones persistentemente altas de carbamazepina se han relacionado con un aumento de la secreción de hormona antidiurética (vasopresina), que provoca un síndrome de secreción inapropiada de ésta (SIADH) *(Prog Neuropsychopharmacol Biol Psychiatry 1994;18:211).*

Factores de riesgo

La toxicidad de la carbamazepina puede verse potenciada por el uso simultáneo de fármacos que son metabolizados por el sistema CYP450.

DIAGNÓSTICO

Existen varias características clave relativas a la toxicidad de la carbamazepina.

Presentación clínica

Anamnesis

Debe sospecharse toxicidad en pacientes que acuden a urgencias con antecedentes de trastorno convulsivo y alteración del estado mental. Se ha descrito **toxicidad retardada** tras una sobredosis aguda, debido a la variabilidad en la absorción digestiva *(J Toxicol Clin Toxicol 1979;14:263).* Los pacientes pueden mostrar un síndrome recidivante de coma y alteración de la conciencia, a causa de la formación de un bezoar y por recirculación enterohepática.

Exploración física

■ Los principales hallazgos clínicos en la toxicidad por carbamazepina son los efectos neurológicos y cardiovasculares. En casos leves o moderados, los pacientes presentan ataxia, nistagmo y midriasis. En la sobredosis grave, los pacientes pueden presentar **coma** y **convulsiones,** incluido el estado epiléptico. Entre las alteraciones de los signos vitales se hallan la **taquicardia,** por los efectos anticolinérgicos del fármaco, así como la **hipotensión** y la **bradicardia,** por los efectos directos de depresión miocárdica.

■ La combinación de hallazgos cerebelosos en la exploración y el síndrome tóxico anticolinérgico deben llevar al médico a considerar la carbamazepina como un tóxico potencial.

Diagnóstico diferencial

La intoxicación leve o moderada por carbamazepina se asemeja a la intoxicación por fenitoína. Otras consideraciones son el estado epiléptico convulsivo, la meningitis, la encefalitis u otras lesiones intracerebrales.

Pruebas diagnósticas

■ Debe determinarse la concentración de carbamazepina en todos los pacientes con antecedente de ingestión. El intervalo terapéutico es de 4-12 mg/l. Hay que obtener concentraciones seriadas cada 4-6 h para evaluar la toxicidad retardada o la absorción prolongada. Las concentraciones > 40 mg/l se asocian al desarrollo de cardiotoxicidad *(J Toxicol Clin Toxicol 1993;31:449).*

■ Los pacientes con sobredosis de carbamazepina suelen presentar signos de cardiotoxicidad. Entre los hallazgos del ECG se encuentran prolongaciones del QRS y del QT_c y retraso en la conducción auriculoventricular (AV). La cardiotoxicidad puede estar ocasionalmente retardada, por lo que todos los pacientes deben ser sometidos a telemetría.

TRATAMIENTO

Medicamentos

Se debe mantener la protección de la vía aérea en todo momento, y tratar las convulsiones con **benzodiazepinas.** A pesar de los pocos datos sobre la eficacia del **bicarbonato sódico** en este tipo de intoxicación, su uso se debe tener en cuenta en pacientes con duración del QRS > 100 ms, dada la semejanza estructural con los ATC.

Otros tratamientos no farmacológicos

Al igual que la fenitoína, la semivida de la carbamazepina se reduce mediante la administración de **dosis múltiples de CA,** que producen la disminución de la recirculación enterohepática del fármaco *(Eur J Clin Pharmacol 1980;17:51).* Se debe tener precaución con la administración de dosis múltiples de CA en esta sobredosis ya que los pacientes pueden desarrollar convulsiones y coma, lo que constituye un importante riesgo de aspiración.

Lamotrigina

PRINCIPIOS GENERALES

Definición

La lamotrigina, un fármaco anticonvulsivo, se prescribe frecuentemente como estabilizador del estado de ánimo, así como para el tratamiento de las crisis epilépticas parciales complejas.

Fisiopatología

Este fármaco ejerce su efecto terapéutico bloqueando los canales del sodio presinápticos y postsinápticos. En la sobredosis, el exceso de bloqueo de los canales del sodio puede causar un ensanchamiento del complejo QRS en el ECG y bloqueos de la conducción. Se han descrito casos de trastornos cutáneos idiopáticos, como el síndrome de Steven-Johnson y la necrólisis epidérmica tóxica, asociados a la administración terapéutica de lamotrigina.

DIAGNÓSTICO

Presentación clínica

Anamnesis

Sa sospechará intoxicación por lamotrigina en pacientes con un trastorno convulsivo y alteración del estado mental.

Exploración física

Los pacientes con intoxicación por lamotrigina presentan letargo, ataxia y nistagmo. En la sobredosis también se pueden producir convulsiones.

Diagnóstico diferencial

La intoxicación por lamotrigina es similar a la producida por otros fármacos anticonvulsivos bloqueantes de los canales del sodio.

Pruebas diagnósticas

Pruebas de laboratorio

Las concentraciones terapéuticas oscilan entre 3 mg/ml y 14 mg/ml; las concentraciones > 15 mg/ml se asocian al desarrollo de toxicidad.

Electrocardiograma

La sobredosis de lamotrigina se ha asociado a la aparición de retrasos de la conducción y ensanchamiento del QRS. Los pacientes deben ser monitorizados mediante telemetría.

TRATAMIENTO

El **CA** debe administrarse a pacientes conscientes con una vía aérea intacta. Se deben tratar las convulsiones con **benzodiazepinas.** Se producen beneficios teóricos con la administración de **bicarbonato sódico,** 150 mEq en 1 litro de solución glucosada al 5 %, en pacientes con QRS > 100 ms; sin embargo, son pocos los datos experimentales que apoyan esta práctica. En cuanto a la administración de bicarbonato, es fundamental la monitorización de las concentraciones del **potasio sérico** para evitar una hipopotasemia que pudiera poner en riesgo la vida del paciente.

Levetiracetam

PRINCIPIOS GENERALES

- El anticonvulsivo levetiracetam se usa cada vez más para el tratamiento de distintos subtipos de epilepsia.
- El mecanismo por el que el levetiracetam ejerce su efecto terapéutico no se ha descrito totalmente; sin embargo, se sabe que bloquea los canales de calcio de tipo N en las terminaciones presinápticas de las neuronas.

DIAGNÓSTICO

Presentación clínica

Existen muy pocos datos sobre la sobredosis por levetiracetam, aunque se ha comunicado la aparición de letargo y depresión respiratoria.

Diagnóstico diferencial

En pacientes con trastorno convulsivo y letargo, debe considerarse la posibilidad de intoxicación, infecciones y trastornos metabólicos.

Pruebas diagnósticas

Si bien se cuenta con una prueba de laboratorio para la determinación de las concentraciones séricas, no suele estar disponible.

TRATAMIENTO

Generalmente, se requiere **tratamiento de soporte.** En los casos en los que es evidente la depresión respiratoria, el paciente debe ser intubado y ventilado. Se evitará el CA en los pacientes con alteración del estado mental y una vía aérea sin protección.

Ácido valproico

PRINCIPIOS GENERALES

El ácido valproico (AVP) es un anticonvulsivo que se usa ampliamente para el tratamiento de las crisis comiciales y de los trastornos del estado de ánimo, y ejerce sus efectos gracias a la inhibición de la función de los canales de sodio y calcio regulados por voltaje y de la mejora de la función del GABA.

Fisiopatología

El AVP es metabolizado por los hepatocitos a través de un proceso bioquímico complejo que conlleva la β-oxidación en las mitocondrias. Este fármaco puede producir infiltrados grasos en el hígado y acumulación de amoníaco.

Factores de riesgo

Puede producirse una disfunción hepática incluso con concentraciones terapéuticas, por lo que el fármaco tiene que ser controlado. El intervalo terapéutico oscila entre 50 mg/l y 100 mg/l. En la sobredosis, aumenta el riesgo de disfunción hepática e hiperamoniemia.

DIAGNÓSTICO

Presentación clínica

Los pacientes con sobredosis de valproato pueden presentar temblor, ataxia, sedación, alteración del sensorio o coma. En ocasiones, pueden presentar dolor abdominal.

Pruebas diagnósticas

■ Las concentraciones terapéuticas oscilan desde 50 mg/l a 100 mg/l. Los pacientes con sobredosis deben tener un **PMB** para evaluar la existencia de hiponatremia y acidosis metabólica.

■ En casos de sobredosis masiva, debe realizarse un **hemograma completo,** ya que se han descrito en la bibliografía médica casos de pancitopenia *(Scott Med J 1987;32:85)*. Pueden producirse alteraciones hematopoyéticas hasta 5 días después de la sobredosis.

■ La terapia crónica con AVP se ha asociado al desarrollo de hepatotoxicidad y puede provocar hepatitis mortal. En casos de toxicidad crónica, es preciso realizar **pruebas de función hepática** para descartar una elevación de transaminasas. Del mismo modo, en cualquier paciente con toxicidad por AVP, debe valorarse el nivel de **amoníaco.**

■ En ocasiones, se ha comunicado la aparición de pancreatitis *(J Toxicol Clin Toxicol 1995; 33:279);* por lo tanto, en la sobredosis masivas se considerará la determinación de **lipasa.**

TRATAMIENTO

■ La mayoría de los casos de toxicidad se resuelven con tratamiento de soporte. En pacientes conscientes con protección de la vía aérea debe utilizarse **CA.**

■ En pacientes con hiperamoniemia > 35 mmol/l (> 80 µg/dl) se debe instaurar tratamiento con L-**carnitina.** Si están conscientes, mejor la carnitina por vía oral, 50-100 (mg/kg)/día divididos cada 6 h hasta 3 g/día. Si no toleran la vía oral, puede administrarse L-carnitina i.v. 100 mg/kg hasta 6 g como dosis de inicio, y después 15 mg/kg cada 4 h. Debe interrumpirse si la concentración de amoníaco del paciente disminuye por debajo de 35 mmol/l.

ANTIDEPRESIVOS

Inhibidores de la monoaminooxidasa

PRINCIPIOS GENERALES

Aunque existen varias clases diferentes de inhibidores de la monoaminooxidasa (IMAO), los fármacos implicados con mayor frecuencia en la toxicidad son los de primera generación: **fenelzina, isocarboxazida** y **tranilcipromina.** La **clorgilina,** un fármaco de una generación posterior, se ha asociado a un perfil tóxico similar. Los de tercera generación, entre ellos la **moclobemida,** presentan un mejor perfil de seguridad.

Fisiopatología

La monoaminooxidasa es una enzima responsable de la inactivación de aminas biógenas, como **adrenalina, noradrenalina, tiramina, dopamina** y **serotonina.** La inhibición de esta enzima produce un aumento de las concentraciones sinápticas de las aminas biógenas. Se cree que el aumento de noradrenalina y serotonina, en particular, es responsable de la elevación del estado de ánimo. Los IMAO son estructuralmente similares a la anfetamina. En la sobredosis, se libera una cantidad significativa de neurotransmisor, produciendo un síndrome tóxico **simpaticomimético.** La fenelzina y la isocarboxazida también son derivados de la hidrazina y, en sobredosis, se han asociado al desarrollo de **actividad convulsiva.** A medida que se agotan los neurotransmisores, los pacientes desarrollan colapso cardiovascular, que a menudo no responde al tratamiento. Puesto que los IMAO afectan a una vía enzimática, con frecuencia se produce un **retraso significativo** en el desarrollo de toxicidad tras la sobredosis, y la mayoría de los casos se producen en el período de **24 h** tras la ingestión, si bien hay casos en que la toxicidad se produce **hasta 32 h** después de la sobredosis *(Ann Emerg Med 1984;13:1137).* Este efecto puede producirse con dosis aparentemente pequeñas de cinco o seis pastillas *(J Clin Psychiatry 1983;44:280).*

Factores de riesgo

Los factores de riesgo clásicos para el desarrollo de toxicidad son el aumento de la dosis prescrita o la ingesta de alimentos ricos en **tiramina,** como el queso curado o el vino tinto. Las interacciones fármaco-fármaco se producen cuando un nuevo antidepresivo (con frecuencia un inhibidor selectivo de la recaptación de serotonina [ISRS]) se introduce sin un **período de aclarado** adecuado de varias semanas tras retirar los IMAO.

Prevención

Se debe indicar e instruir a los pacientes sobre el riesgo asociado a estos fármacos. La **duración de la acción de estos fármacos aumenta significativamente la duración de las semividas;** por tanto, los médicos deben utilizar siempre una guía de referencia o consultar a un farmacólogo antes de prescribir un nuevo fármaco añadido o como sustituto de un IMAO.

Enfermedades asociadas

■ Los IMAO se han asociado a **crisis hipertensivas** graves en el contexto de coingestiones de alimentos ricos en **tiramina,** como **queso curado** y **vino tinto.** Del mismo modo, la coingestión de **simpaticomiméticos de acción indirecta,** que producen liberación presináptica de noradrenalina, puede precipitar una crisis hipertensiva. Los agentes incluidos en esta categoría son los **fármacos de base anfetamínica, dopamina y pseudoefedrina.**

■ El **síndrome serotoninérgico** también se asocia a coingestión de **ISRS, hipérico (hierba de San Juan), petidina (meperidina)** y **dextrometorfano.**

DIAGNÓSTICO

Presentación clínica

La sobredosis de IMAO se asocia a un riesgo considerable de morbilidad y mortalidad.

Anamnesis

■ Cuando hay sobredosis, puede originarse un **retraso significativo** en el desarrollo de los síntomas. Cualquier paciente que acuda a urgencias con signos vitales normales y antecedentes de sobredosis de IMAO debe ser **ingresado y monitorizado** durante al menos 24 h.

■ La sobredosis debe sospecharse en pacientes en tratamiento con IMAO que acudan a urgencias con un síndrome tóxico **simpaticomimético.**

Exploración física

Los pacientes pueden presentar inicialmente signos mínimos de toxicidad. A continuación, presentarán **agitación, sudoración, taquicardia, hipertensión grave, dilatación pupilar** y **cefalea.** A medida que la enfermedad progresa, pueden mostrar **hipertermia, rigidez y convulsiones.** Finalmente, se produce depleción de las reservas de neurotransmisores y el paciente desarrolla colapso cardiovascular que no responde al tratamiento.

Diagnóstico diferencial

La sobredosis de IMAO provoca un cuadro clínico similar al síndrome serotoninérgico grave y a la toxicidad simpaticomimética grave. El síndrome de serotonina presenta un inicio relativamente más rápido y se produce en minutos u horas desde la ingestión.

Pruebas diagnósticas

Pruebas de laboratorio

Deben incluirse pruebas de laboratorio sistemáticas, como **PMB,** para descartar acidosis metabólica, hiperpotasemia e insuficiencia renal. Es útil la determinación de **CK,** ya que los pacientes pueden presentar rabdomiólisis, y en casos graves deben determinarse las **troponinas** para valorar la existencia de infarto miocárdico. Las **pruebas de coagulación** son importantes, puesto que estos pacientes pueden desarrollar coagulación intravascular diseminada (CID).

Electrocardiograma

El ECG puede mostrar diversas alteraciones, desde una simple taquicardia sinusal hasta arritmia de complejos anchos.

Diagnóstico por la imagen

Debe realizarse una **TC craneal** en los pacientes alterados y en los pacientes con cefalea para evaluar la existencia de hemorragia intracraneal.

TRATAMIENTO

- El tratamiento de una sobredosis de IMAO de primera generación puede ser muy difícil, dado que el paciente puede presentar constantes vitales enormemente variables. Los pacientes con sobredosis de IMAO deben ser tratados intensivamente con **lavado bucogástrico,** aunque se encuentren asintomáticos a su llegada al hospital.
- En pacientes con hipertermia, es preciso instaurar **medidas de enfriamiento rápido.**

Medicamentos

Primera línea

- Debe administrarse **CA** (1 g/kg) tras asegurar la vía aérea. Muchos pacientes están conscientes y alerta, y pueden no requerir intubación inmediata; sin embargo, deben recibir además CA.
- Dada la tendencia a la amplia fluctuación de la PA, es esencial el tratamiento con fármacos titulables de acción corta. Se debe controlar la hipertensión con **nitroglicerina, nitroprusiato o fentolamina.** Si el paciente presenta hipotensión, debe usarse un agonista α de acción directa como la **norepinefrina. Se evitará el uso de dopamina** en la sobredosis de IMAO, ya que no suele mejorar la PA debido a la depleción de catecolaminas.
- Deben utilizarse **benzodiazepinas** si aparecen convulsiones y agitación. La rigidez no responde a la administración de benzodiazepinas y debe ser controlada mediante paralíticos **no despolarizantes.** Se ha descrito la resolución de la rigidez mediante la administración de **ciproheptadina** (*J Clin Psychopharmacol 1993;13:312*).

Segunda línea

En pacientes con convulsiones que no responden al tratamiento, se recomienda la administración precoz de **piridoxina,** porque los IMAO pueden disminuir las concentraciones de ésta. Son adecuadas las dosis de 70 mg/kg, sin exceder los 5 g administrados precozmente en infusión i.v. de 0,5 g/min.

CONSIDERACIONES ESPECIALES

- Los pacientes con sobredosis de IMAO requieren ingreso con monitorización durante al menos 24 h, ya que los efectos tóxicos tienden a ser retardados. Deben adoptarse medidas agresivas de descontaminación, incluso si el paciente parece estar asintomático, ya que la descompensación es rápida y con frecuencia mortal.

■ La **excepción** la constituye la sobredosis de **moclobemida,** que tiene un perfil de seguridad mejor y tiende a tener un curso benigno, por la corta duración de la inhibición de la MAO.

EDUCACIÓN DEL PACIENTE

■ Los pacientes en tratamiento con IMAO deben informarse sobre las interacciones alimentarias y farmacológicas, así como ser advertidos del riesgo de interacciones con suplementos herbarios, incluyendo el hipérico.
■ Antes de la retirada de los IMAO y el inicio de otro antidepresivo, debe mantenerse un período de aclaramiento de al menos 2 semanas.

Antidepresivos tricíclicos

PRINCIPIOS GENERALES

■ Existen distintos ATC comercializados, entre ellos la amitriptilina, la clomipramina, la doxepina, la imipramina, la trimipramina, la desipramina, la nortriptilina y la amoxapina.
■ Los ATC interactúan con distintos receptores, produciendo muchos efectos en el contexto de una sobredosis. El efecto antidepresivo fundamental se debe a la inhibición de la recaptación de la serotonina y la noradrenalina. Además, los ATC modulan la función de los receptores centrales del sistema simpático y serotoninérgicos, lo que se cree que contribuye a sus efectos antidepresivos.
■ Los ATC tienen efectos antimuscarínicos, que producen taquicardia, sequedad de las mucosas y de la piel, retención urinaria y disminución de la motilidad digestiva. Los pacientes también presentarán dilatación pupilar *(Psychopharmacology 1994;114:559).* Probablemente la sedación se deba a los efectos antihistamínicos. Además, estos fármacos son potentes antagonistas α_1, por lo que inducen el desarrollo de hipotensión y taquicardia refleja. La toxicidad cardíaca se debe al bloqueo de los canales del sodio, produciendo un ritmo de complejos anchos en el ECG *(Annu Rev Med 1984;35:503).* Los ATC también presentan interacciones complejas con el receptor del GABA, que en sobredosis probablemente contribuye a la actividad convulsiva *(Life Sci 1988;43:303).*

DIAGNÓSTICO

La sobredosis de ATC muestra su propio síndrome tóxico. Los pacientes con sobredosis aguda pueden acudir a urgencias con estado mental y signos vitales normales, para descompensarse después rápidamente.

Presentación clínica

Anamnesis

Como en cualquier sobredosis, con frecuencia no es posible realizar una anamnesis. El cuadro clínico en la toxicidad grave es bastante característico, y la exploración física exhaustiva puede ayudar a establecer el diagnóstico.

Exploración física

■ Suele manifescatrse con **depresión del SNC** de inicio rápido.
■ Existe **taquicardia** e **hipotensión** por vasodilatación.
■ Los pacientes presentan **pupilas dilatadas, sequedad de mucosas** y **retención urinaria** debido a los efectos antimuscarínicos.
■ Si las sobredosis son significativas, pueden manifestar actividad **convulsiva.**

Criterios diagnósticos

El síndrome tóxico de los ATC es una constelación de signos característica que consta de hipotensión, taquicardia, coma y convulsiones.

Pruebas diagnósticas

Pruebas de laboratorio

■ Las **concentraciones séricas de ATC** tienen un **valor limitado** en el control de la toxicidad aguda por ATC, ya que no **son predictivas de la gravedad de la enfermedad** *(N Engl J Med 1985;313:474)*. La determinación cualitativa de ATC en orina es imprecisa, ya que muchos fármacos de uso común presentan reacciones cruzadas en el análisis, entre ellos la difenhidramina y la ciclobenzaprina.

■ Debe monitorizarse la alcalinización de los pacientes mediante **gasometrías venosas seriadas.** Es posible que el tratamiento con bicarbonato produzca profunda hipopotasemia, por lo que debe monitorizarse y corregirse la concentración de **K⁺.**

■ En los pacientes con alteración del estado mental debe determinarse la **glucosa.**

Electrocardiograma

El ECG es una herramienta valiosa en la predicción del grado de morbilidad en la sobredosis de ATC. En un estudio clásico, un tercio de los pacientes con un **QRS ≥ 100 ms** desarrollaron **convulsiones.** El 50 % con un QRS ≥ 160 ms desarrollaron **arritmias ventriculares** *(N Engl J Med 1985;313:474)*. En pacientes tratados con ATC se observa un eje terminal de 40 ms de > 120 grados, y puede ayudar a acotar el diagnóstico en pacientes con alteración del estado mental de causa desconocida. Simplemente, el ECG mostrará una **R' en aVR,** y una onda S en las derivaciones I y aVL. Una R' en aVR de > 3 mm es predictiva de aparición de complicaciones cardíacas y neurológicas en pacientes con sobredosis de ATC *(Ann Emerg Med 1995;26(2):195)*.

TRATAMIENTO

■ Los pacientes con sobredosis de ATC requieren intervención intensiva precoz.

■ En pacientes con alteración del estado mental, debe realizarse **intubación, reanimación** y **descontaminación digestiva.**

■ El lavado orogástrico puede ser beneficioso en los pacientes intubados y con grandes ingestiones, por la disminución de la motilidad digestiva. Hay que evitarlo en los niños pequeños, ya que suelen tomar sólo una o dos pastillas.

■ Puede utilizarse la **hiperventilación** para conseguir la alcalinización rápida del suero, como paso intermedio hasta que se inicia la terapia con bicarbonato.

Medicamentos

Primera línea

■ **Tras la protección de la vía aérea del paciente,** se administra una dosis de **CA** de 1 g/kg incluso cuando ha transcurrido tiempo desde la ingestión.

■ Se ha demostrado que el tratamiento con **bicarbonato sódico** estrecha el QRS, disminuye la incidencia de arritmias ventriculares y mejora la hipotensión *(Emerg Med 2001;13:204)*. Debe administrarse un bolo de 1-2 mEq/kg cada 3-5 min con monitorización electrocardiográfica continua hasta que el QRS se estreche o la presión arterial mejore. Deben efectuarse gasometrías venosas seriadas con el objetivo de mantener el pH sanguíneo entre 7,50 y 7,55.

• Se debe ajustar el bicarbonato mediante goteo hasta que se estreche el QRS y se resuelva la hipotensión. El paciente debe ser monitorizado en una UCI con determinación seriada de pH y potasio sérico, así como monitorización de sobrecarga de líquidos.

• La alcalinización debe continuar durante 12-24 h, hasta que el cuadro clínico y el ECG mejoren.

■ La **norepinefrina** es el fármaco de elección en los pacientes hipotensos que no responden a la alcalinización, por sus efectos directos sobre el sistema vascular.

■ Puede considerarse el empleo de **lidocaína** en presencia de arritmias ventriculares precipitadas por los efectos tóxicos de los ATC. Sin embargo, **están contraindicados los antiarrítmicos de clase Ia y Ic para el control de la intoxicación por ATC.**

■ Las **benzodiazepinas** son los fármacos de elección para el tratamiento de las convulsiones. **Debe evitarse el uso de fenitoína.**

Segunda línea

En las convulsiones que no responden, puede ser beneficioso el tratamiento con **propofol** y **barbitúricos.**

Otros tratamientos no farmacológicos

Se ha usado la derivación cardiopulmonar y la oxigenación con membrana extracorpórea en pacientes graves con hipotensión refractaria *(Ann Emerg Med 1994;23:480; Am J Emerg Med 1994;12:456).*

Inhibidores selectivos de la recaptación de serotonina

PRINCIPIOS GENERALES

Clasificación

En esta clase de fármacos se encuentran la **fluoxetina,** la **fluvoxamina,** la **paroxetina,** la **sertralina,** el **citalopram** y el **escitalopram.** Estos fármacos presentan un perfil de seguridad mucho mejor que los anteriormente utilizados en el tratamiento de los trastornos depresivos y, por lo tanto, han suplantado ampliamente a los IMAO y los ATC en el tratamiento de la depresión.

Fisiopatología

Estos fármacos mejoran la actividad serotoninérgica evitando su recaptación en la terminación presináptica de la neurona, lo que puede explicar parcialmente sus efectos antidepresivos. A diferencia de otros antidepresivos, los ISRS presentan efectos limitados sobre otros receptores y, por tanto, tienden a ser menos tóxicos en la sobredosis.

DIAGNÓSTICO

Presentación clínica

La gran mayoría de estas sobredosis presentan un curso clínico benigno. Sin embargo, los pacientes pueden mostrar signos de exceso de serotonina. Es posible que los pacientes que hayan ingerido **citalopram** o **escitalopram** presenten efectos tóxicos tardíos.

Anamnesis

Los antecedentes de sobredosis son poco fiables. Muchos pacientes que comentan que han ingerido una sobredosis de ISRS de hecho parecen encontrarse bien.

Exploración física

Los signos de toxicidad suelen faltar salvo que el paciente haya tomado una sobredosis masiva. En estos casos, los pacientes pueden presentar náuseas, vómitos y taquicardia. Los pacientes con ingestiones de **citalopram** o **escitalopram** pueden sufrir **convulsiones.**

Pruebas diagnósticas

Pruebas de laboratorio

- Se realizará un **PMB** dado que los ISRS se han implicado en el desarrollo de **SIADH.**
- Es importante comprobar la **glucemia capilar** en pacientes con alteración del estado mental o convulsiones.
- En pacientes con **síndrome serotoninérgico,** se comprobará la **CK,** el **lactato** y el **perfil de coagulación.**

Electrocardiograma

En ocasiones, se observará una taquicardia sinusal. En los pacientes que han ingerido citalopram o escitalopram puede producirse prolongación del QT_c hasta 24 h después de la sobredosis *(J Toxicol Clin Toxicol 1997;35:237).*

TRATAMIENTO

- La gran mayoría de las sobredosis requieren sólo 6 h de observación y tratamiento de soporte. Los pacientes con sobredosis intencionadas de **citalopram** y **escitalopram** deben ser ingresados en planta con telemetría durante 24 h para vigilar la posible aparición de prolongación del QT$_c$.
- En los pacientes conscientes y alerta, puede administrarse 1 g/kg de **CA.**
- Las convulsiones se tratarán con **benzodiazepinas.**
- La *torsades de pointes* debe tratarse con **magnesio,** corrección de electrólitos, **lidocaína** y **estimulación auricular rápida.**

Síndrome serotoninérgico

PRINCIPIOS GENERALES

Definición

El síndrome serotoninérgico o de serotonina es un trastorno que puede estar precipitado por la introducción de un fármaco serotoninérgico, y se ha descrito su aparición tras la ingestión de una única pastilla *(Ann Emerg Med 1999;33:457).*

Fisiopatología

Se cree que el síndrome de serotonina se produce secundariamente al exceso de estimulación de los receptores 5HT$_{2A}$ *(J Psychopharmacol 1999;13:100).* Este síndrome puede producirse como resultado de la administración simultánea de dos o más agentes serotoninérgicos, entre ellos los ISRS, los IMAO, la petidina (meperidina), las anfetaminas, la cocaína, los ATC y otros.

DIAGNÓSTICO

Presentación clínica

Anamnesis

Se sospechará un síndrome de serotonina en cualquier paciente que presente temblor y clono de inicio rápido tras la administración de un agente serotoninérgico. Es importante evitar la adición de otros agentes serotoninérgicos en el control de estos pacientes.

Exploración física

- Los pacientes presentan signos de exceso de actividad serotoninérgica, entre ellos agitación, temblor, sudoración y diarrea.
- Cuando el síndrome progresa, el paciente puede llegar a presentar mioclonías, clono ocular y rigidez muscular.
- Las alteraciones de los signos vitales son: taquicardia e hiperpirexia (fiebre muy alta).

Criterios diagnósticos

- El síndrome de serotonina se diagnostica por la presencia de cuatro de los siguientes criterios mayores: alteración de la conciencia, coma o elevación del estado de ánimo; temblor, mioclonía, rigidez o hiperreflexia; fiebre o sudoración.
- Los criterios menores adicionales son: agitación o insomnio; midriasis o acatisia; taquicardia, diarrea, y alteraciones respiratorias o de la presión arterial *(Med Hypotheses 2000;55:218).*

Diagnóstico diferencial

Los pacientes que presentan alteración del estado mental, rigidez e hiperpirexia pueden diagnosticarse erróneamente de síndrome neuroléptico maligno (SNM). El SNM tiende a desarrollarse durante días o semanas, mientras que el síndrome serotoninérgico presenta un inicio rápido, y suele manifestarse en un período de 24 h.

Pruebas diagnósticas

El síndrome de serotonina se diagnostica por una constelación de síntomas y signos más que por un solo hallazgo específico de laboratorio; sin embargo, a medida que la enfermedad evoluciona, aparecen las alteraciones analíticas.

Pruebas de laboratorio

- Como en las enfermedades graves, los pacientes pueden sufrir fallo multiorgánico y, por tanto, los estudios de laboratorio deben realizarse según la presentación.
- Los pacientes estudiados precozmente con una forma leve del síndrome pueden no presentar alteraciones analíticas.
- Por otro lado, las formas más graves pueden desarrollar complicaciones como la agitación psicomotora y la rigidez muscular, asociadas a aumento de la **CK, acidosis metabólica** y **elevación de lactato.**
- Hay que comprobar el **PMB,** ya que puede producirse **insuficiencia renal** en presencia de rabdomiólisis.
- Los pacientes con hipertermia pueden desarrollar una **coagulopatía,** por lo que es preciso realizar **estudios** de **coagulación.**

Electrocardiograma

El ECG típico mostrará una taquicardia sinusal; sin embargo, no hay criterios electrocardiográficos específicos asociados a este síndrome.

TRATAMIENTO

- El tratamiento del síndrome serotoninérgico es de soporte y requiere la retirada de los agentes causantes. El enfriamiento agresivo y la hidratación son necesarios en el paciente hipertérmico.
- Las **benzodiazepinas** deben usarse con libertad para tratar la agitación psicomotora y la mioclonía. En los casos graves, deben utilizarse **paralíticos no despolarizantes** para limitar el grado de rabdomiólisis.
- En los pacientes con síntomas leves o moderados, debe considerarse el uso de **ciproheptadina,** un antihistamínico con antagonismo $5HT_{1A}$ y $5HT_{2A}$. Se administra por vía oral una dosis inicial de **4-8 mg,** que suele causar una rápida reversión de los síntomas. Si no se produce respuesta, la dosis puede repetirse en 2 h. La dosificación posterior es de 2-4 mg por vía oral cada 6 h hasta que el paciente mejora o se alcanza un máximo de 32 mg/día.

Litio

PRINCIPIOS GENERALES

Clasificación

La toxicidad se clasifica como **aguda, crónica** o **crónica con agudización.** El litio es un antidepresivo con un reducido índice terapéutico y, por tanto, el riesgo de toxicidad es alto en pacientes en tratamiento crónico. El rango terapéutico está aproximadamente entre 0,6 mmol/l y 1,2 mmol/l.

Fisiopatología

- El mecanismo por el que el litio ejerce sus propiedades antimaníacas no se conoce bien. Existen algunas evidencias de que el litio mejora la función de la serotonina, lo que puede contribuir a sus propiedades estabilizantes del estado de ánimo *(Science 1981;213:1529).*
- La toxicidad aguda se asocia al desarrollo de una enfermedad gastrointestinal, puesto que el litio es un metal.
- Por otro lado, la toxicidad crónica se asocia fundamentalmente a disfunción neurológica.
- Aunque las concentraciones séricas son útiles en el control de estos pacientes, el cuadro clínico debe ser la base del tratamiento.

- En general, en los pacientes con **exposición crónica,** las concentraciones de menos de 2,5 mEq/l se asocian a temblor, ataxia y nistagmo.
- Las concentraciones >2,5 mEq/l se relacionan con un síndrome de deterioro neurológico y constituyen una indicación de una intervención intensiva que incluya la diálisis.
- Una concentración sérica de 4 mEq/l en una sobredosis **aguda** también es indicación de diálisis *(Q J Med 1978;47:123).*

Factores de riesgo

El litio presenta efectos periféricos que pueden favorecer sus efectos tóxicos, incluido el desarrollo de diabetes insípida nefrogénica. Se cree que este fenómeno se produce por la reducción de la unión de las acuaporinas en el túbulo colector del riñón *(Annu Rev Physiol 1996;58:619).* Este desarrollo aumenta la toxicidad, produciendo deshidratación, que provoca el aumento de la reabsorción tubular proximal del litio *(J Physiol 1991;437:377).* Otros estados de deshidratación también pueden aumentar la toxicidad.

Prevención

En los pacientes en tratamiento crónico con litio hay que monitorizar regularmente las concentraciones séricas, y debe realizarse seguimiento por el psiquiatra, lo que debe incluir la evaluación de signos clínicos de toxicidad.

Afecciones asociadas

El tratamiento con litio se ha asociado al desarrollo de nefropatía tubulointersticial crónica *(J Am Soc Nephrol 2000;11:1439),* disfunción tiroidea *(J Toxicol Clin Toxicol 2000;38:333),* síndrome de serotonina *(Medicine 2000;79:201)* y otros efectos endocrinos.

DIAGNÓSTICO

Presentación clínica

Anamnesis

Aunque los antecedentes suelen ser difíciles de obtener en los pacientes con sobredosis, los pacientes con intoxicación aguda pueden referir náuseas y malestar abdominal. Los pacientes con toxicidad crónica es posible que presenten confusión creciente.

Exploración física

- ■ La **sobredosis aguda** se manifiesta con un síndrome predominantemente digestivo de náuseas, vómitos, diarrea y dolor abdominal. A medida que la enfermedad progresa, los pacientes pueden desarrollar signos de depleción de volumen con taquicardia e hipotensión. La toxicidad grave se asocia a disfunción neurológica, con alteración del estado mental, nistagmo, ataxia o coma.
- ■ La **toxicidad crónica** se asocia a temblor, nistagmo y ataxia. También son frecuentes la confusión, la disartria, las fasciculaciones y la mioclonía. Además, en la bibliografía médica se ha descrito la aparición de convulsiones *(Biol Psychiatry 1987;22:1184).*

Pruebas diagnósticas

Pruebas de laboratorio

- ■ Se obtendrán concentraciones seriadas de litio en los pacientes con signos de toxicidad.
  - Una concentración inicial alta puede deberse a que ha pasado poco tiempo desde la última dosis, por lo que el cuadro clínico debe guiar el tratamiento.
  - **Se obtendrá la muestra de suero en un tubo sin litio.**
- ■ Otras pruebas de laboratorio son el **PMB** para evaluar las concentraciones de electrólitos, la función renal y el estado de hidratación.
- ■ El litio induce una elevación del **recuento de leucocitos (leucocitosis).**

Electrocardiograma

El ECG puede mostrar aplanamiento de las ondas T o prolongación del QT_c inespecíficos; sin embargo, es inusual la disfunción cardíaca tras esta sobredosis.

TRATAMIENTO

■ El CA no se une al litio, por lo que carece de utilidad en el tratamiento de estas sobredosis.

■ Está indicada la irrigación intestinal total con **polietilenglicol** a una velocidad de 2 litros/h en las sobredosis de preparación de liberación sostenida *(Ann Emerg Med 1991;20:536)*.

■ El tratamiento se basa en la infusión de **solución salina al 0,9 %** a un ritmo que duplica el de mantenimiento. Hay que monitorizar constantemente el estado de los líquidos en estos pacientes para evitar sobrecargas.

Otros tratamientos no farmacológicos

Se debe considerar la realización de **diálisis** en pacientes con signos de toxicidad grave, con alteración del estado mental o con otras alteraciones neurológicas, pero incapaces de tolerar la carga de líquidos necesaria para favorecer la eliminación. En los pacientes con sobredosis aguda y concentración de litio sérico > 4 mEq/l o sobredosis crónica y nivel sérico > 2,5 mEq/l, también se debe considerar la realización de diálisis.

Bupropión

PRINCIPIOS GENERALES

El bupropión es un antidepresivo atípico de la clase de aminocetonas monocíclicas y estructuralmente relacionado con las anfetaminas. Acúa inhibiendo de forma selectiva la recaptación de dopamina y de noradrenalina.

DIAGNÓSTICO

El bupropión se ha asociado a síntomas más graves que otros agentes atípicos. Las manifestaciones habituales de toxicidad son: taquicardia, somnolencia, alucinaciones y convulsiones. Se han documentado **convulsiones** con dosis terapéuticas *(J Clin Psychiatry 1991;52:450)*. La **prolongación del QRS** también se ha asociado a sobredosis. Los síntomas pueden **retardarse hasta 10 h después** de la ingestión de comprimidos de liberación sostenida.

TRATAMIENTO

El tratamiento de la sobredosis de bupropión incluye la protección de la vía aérea. Debe considerarse la **irrigación intestinal total** y **dosis múltiples de CA** en pacientes que acuden pronto con estado mental normal e ingestión de una preparación de liberación sostenida. Esta modalidad está **contraindicada** en pacientes con crisis comiciales. Las convulsiones deben tratarse con **benzodiazepinas**, barbitúricos y propofol en pacientes con estado epiléptico.

Antipsicóticos, información general

PRINCIPIOS GENERALES

Epidemiología

De acuerdo con el informe de la AAPCC en 2007, los fármacos antipsicóticos/hipnóticos sedantes constituyeron la cuarta causa de sobredosis mortal en Estados Unidos *(Clin Toxicol 2008;46:927)*.

Fisiopatología

Los antipsicóticos ejercen su efecto terapéutico por la unión a los receptores de dopamina en el SNC, lo que tiende a mitigar los síntomas positivos de la esquizofrenia. El bloqueo del receptor de dopamina también se asocia al desarrollo de alteraciones del movimiento, y los nuevos agentes neurolépticos intentan evitarlos mediante la modulación del tono serotoninérgico. La mayoría de los antipsicóticos afectan a múltiples receptores en los sistemas nervioso, endocrino y cardiovascular, lo que produce un amplio conjunto de síntomas tóxicos. En términos generales, los antiguos agentes «típicos» de la clase de la fenotiazina tienden a presentar más toxicidad cardíaca, con distintos grados de bloqueo del canal de sodio (QRS ancho) y bloqueo del canal de potasio (prolongación del QT_c). Además, estos fármacos tienden a presentar más efectos extrapiramidales. Los antipsicóticos nuevos o «atípicos» tienden a mostrar menos toxicidad cardíaca, pero suelen presentar un antagonismo α_1 pronunciado que produce hipotensión. Los atípicos también se asocian al desarrollo individual de otros problemas médicos. Por ejemplo, la olanzapina se ha asociado al desarrollo de cetoacidosis diabética mortal *(Am J Psychiatry 2003;160(12):2241)* y la clozapina fue brevemente retirada del mercado porque un pequeño porcentaje de pacientes presentaron agranulocitosis *(J Clin Psychiatry 2000;61:14)*.

Fenotiazinas

PRINCIPIOS GENERALES

Son los antipsicóticos prototípicos: clorpromazina, tioridazina, proclorperazina, perfenazina, trifluoperazina, flupenazina, mesoridazina, haloperidol (una butirofenona) y tiotixeno.

DIAGNÓSTICO

Presentación clínica

Anamnesis

En estos pacientes suele ser difícil obtener la anamnesis.

Exploración física

■ La sobredosis se caracteriza por agitación o confusión, que puede progresar rápidamente a coma. Las pupilas pueden estar midriáticas y los reflejos osteotendinosos se encuentran deprimidos. Pueden producirse convulsiones.

■ Las alteraciones de los signos vitales son: hipertermia, hipotensión (debido a un fuerte antagonismo adrenérgico α), taquicardia, arritmias (incluida la *torsades de pointes*) y depresión de la conducción cardíaca.

Pruebas diagnósticas

Pruebas de laboratorio

■ Las concentraciones séricas no suelen estar disponibles ni ser útiles.

■ Debe monitorizarse la glucemia capilar y un PMB en todos los pacientes con alteración mental.

Diagnóstico por la imagen

Las radiografías abdominales pueden demostrar la presencia de concreciones de píldoras.

TRATAMIENTO

■ Se valorará la vía aérea y la respiración, se colocará una vía i.v. y se instaurará monitorización cardíaca.

■ Los pacientes hipotensos deben recibir un bolo de 20 ml/kg de solución salina normal.

■ Se considerará la irrigación intestinal completa en los casos de ingestión de formulaciones de liberación prolongada.

■ Se tratarán las arritmias ventriculares con lidocaína. Los fármacos de clase Ia (p. ej., procainamida, quinidina, disopiramida) están contraindicados; se evitará el uso de sotalol.

■ Se tratará la hipotensión con administración de líquidos i.v. y agentes vasopresores adrenérgicos α (norepinefrina o fenilefrina). **Se evitará la epinefrina,** ya que puede producir vasodilatación debido a la falta de oposición de respuesta adrenérgica β en el contexto de un intenso antagonismo adrenérgico α.

■ La aparición de *torsades de pointes* puede requerir tratamiento con magnesio, isoprenalina o electroestimulación (v. capítulo 7, *Arritmias cardíacas*).

■ Las convulsiones se tratarán con benzodiazepinas.

- Las reacciones distónicas se tratarán con benzatropina, 1-4 mg, o difenhidramina, 25-50 mg i.m. o i.v.
- La hipertermia se tratará con enfriamiento.

CONSIDERACIONES ESPECIALES

- El SNM, que puede complicar el tratamiento con estos fármacos, se caracteriza por rigidez, hipertermia, alteración del estado mental y aumento de la CPK. El SNM debe tratarse con medidas agresivas de enfriamiento, benzodiazepinas y bromocriptina, 2,5-10 mg i.v. tres veces al día hasta que el paciente mejore y, a continuación, se disminuye la dosis durante varios días para evitar el recrudecimiento de los síntomas.
- Se ingresará a los pacientes que hayan ingerido una sobredosis significativa para realizar monitorización cardíaca durante al menos 48 h.

Clozapina

PRINCIPIOS GENERALES

Se trata de un neuroléptico atípico.

DIAGNÓSTICO

Presentación clínica

- La sobredosis se caracteriza por alteración del estado mental, que oscila desde la somnolencia hasta el coma.
- Se producen efectos anticolinérgicos, como visión borrosa, sequedad bucal (aunque en la sobredosis puede producirse hipersalivación), letargo, delirio y estreñimiento. En una minoría de los casos se producen convulsiones. Puede presentarse coma.
- Las alteraciones de los signos vitales son hipotensión, taquicardia, fasciculaciones, temblor y mioclonía.

Pruebas diagnósticas

- Se solicitará recuento de leucocitos y PFH; se seguirá el recuento de leucocitos durante 4 semanas.
- Las concentraciones de clozapina no son útiles.

TRATAMIENTO

- Como siempre, soporte ABC (protección de vía aérea, respiración y circulación). Se colocará una vía i.v. y se instaurará monitorización cardíaca.
- Considerar el tratamiento con CA, 1 g/kg, si el paciente acude a urgencias en la hora siguiente a la ingestión.
- Se tratará la hipotensión con 20 ml/kg de líquido i.v.; si no responde, se tratará con norepinefrina o dopamina.
- Las convulsiones se tratarán con benzodiazepinas.
- Se considerará el tratamiento con filgrastim para la agranulocitosis.
- La diuresis forzada, la hemodiálisis o la hemoperfusión no proporcionan beneficios.
- Se ingresará y monitorizará al paciente con sobredosis con síntomas graves durante al menos 24 h.

Olanzapina

PRINCIPIOS GENERALES

Definición

Se trata de un neuroléptico atípico.

DIAGNÓSTICO

Presentación clínica

- La sobredosis se caracteriza por somnolencia, discurso titubeante, ataxia, vértigo, náuseas y vómitos *(Ann Emerg Med 1999;34:279)*.
- Se producen efectos anticolinérgicos, entre ellos visión borrosa, sequedad de boca y taquicardia.
- Las convulsiones son infrecuentes. Puede producirse coma.
- Entre las alteraciones de los signos vitales se encuentran la hipotensión y la taquicardia. Casi nunca se producen arritmias graves.
- **Las pupilas puntiformes no responden a naloxona.**

TRATAMIENTO

- Hay que prestar atención al ABC, colocar una vía i.v. e instaurar monitorización cardíaca.
- Si el paciente acude a urgencias en la hora siguiente a la ingestión, se administrará CA.
- Se tratará la hipotensión con líquidos y, si es ineficaz, con norepinefrina.
- Se administrarán benzodiazepinas para las convulsiones.
- Si se produce, se tratará la CAD de forma enérgica.

Risperidona, ziprasidona y quetiapina

PRINCIPIOS GENERALES

Son los nuevos neurolépticos, y las sobredosis comunicadas han aumentado significativamente. Las sobredosis de quetiapina se asocian a más resultados adversos que otros agentes neurolépticos *(Ann Emerg Med 2008;52:541)*, por lo que requiere tratamiento agresivo.

DIAGNÓSTICO

Presentación clínica

- Los efectos clínicos son: depresión del SNC, taquicardia, hipotensión y alteraciones electrolíticas.
- Las arritmias ventriculares clínicamente significativas son infrecuentes.
- La sobredosis de quetiapina se asocia a depresión respiratoria *(Ann Emerg Med 2008; 52:541)*.
- Es frecuente la aparición de miosis.

Pruebas diagnósticas

Se ha descrito prolongación del QRS y QT_c *(Ann Emerg Med 2003:42:751)*.

TRATAMIENTO

- Debe prestarse atención rigurosa al soporte ventilatorio y circulatorio.
- Se tratará la hipotensión con 20 ml/kg de líquido en bolos y, si es grave y persistente, se considerará el uso de un vasopresor de acción directa, como la norepinefrina.
- Se administran electrólitos si es necesario.
- La diuresis, la hemodiálisis y la hemoperfusión no parecen ser útiles.

Antagonistas adrenérgicos β

PRINCIPIOS GENERALES

Definición

De todos los fármacos disponibles, el propranolol tiende a mostrar la mayor toxicidad, ya que es lipófilo y está ampliamente distribuido por todo el cuerpo, y posee actividad estabilizadora de membrana significativa. El sotalol, que se consideraba clásicamente un antiarrítmico de clase III, presenta también cierta actividad antagonista adrenérgica β, y en dosis tóxicas puede causar prolongación del QT_c y *torsades de pointes*.

Clasificación

Los fármacos cardiovasculares son una causa frecuente de intoxicación grave y, según el informe anual de 2007 del National Poison Data System, constituyeron la quinta causa de muerte por exposición a fármacos *(Clin Toxicol 2008;46:927)*. Los pacientes con estas sobredosis requieren intervención intensiva y monitorización constante.

Fisiopatología

La toxicidad asociada a una sobredosis de bloqueantes β se debe fundamentalmente a los efectos de antagonismo en los receptores de catecolaminas. En general, se pierde selectividad en la sobredosis, por lo que puede producirse broncoespasmo en el contexto de antagonistas selectivos β_1.

DIAGNÓSTICO

Presentación clínica

■ Los pacientes con ingestión significativa de un producto de liberación inmediata mostrarán signos de toxicidad en 6 h. La excepción a esta regla es el sotalol, que en sobredosis puede tener toxicidad retardada y efectos prolongados con una comunicación de prolongación del QT_c que persistió hasta durante 100 h tras la ingestión *(Eur Clin J Pharmacol 1981;20:85)*.

■ Con la excepción del propranolol y el sotalol, la sobredosis de bloqueantes β en personas sanas tiende a ser benigna, con un número significativo de pacientes asintomáticos tras la ingestión *(J Toxicol Clin Toxicol 1993;31:531)*.

Anamnesis

Sa sospechará una sobredosis de antagonistas β en pacientes con alteración del estado mental, bradicardia e hipotensión.

Exploración física

Los pacientes con ingestiones significativas presentan bradicardia e insuficiencia cardíaca congestiva. Los pacientes con ingestiones de propranolol pueden llegar a presentar coma, convulsiones e hipotensión. Las sobredosis de propranolol presentan una alta mortalidad *(J Toxicol Clin Toxicol 1997;35:353)*.

Diagnóstico diferencial

En los pacientes con bradicardia sintomática, se considerará también la sobredosis de AC, clonidina o digoxina.

Pruebas diagnósticas

Pruebas de laboratorio

Los pacientes con sobredosis de antagonistas β presentan a veces hipoglucemia, por lo que debe realizarse una **determinación de glucemia capilar por punción en el dedo.** Al igual que en cualquier paciente con alteración del estado mental, es preciso realizar un **PMB.** Se considerará la determinación de **lactato,** ya que los pacientes con hipotensión profunda pueden sufrir isquemia mesentérica.

Electrocardiograma

El ECG puede revelar bradicardia sinusal o bloqueo auriculoventricular. En la ingestión de propranolol puede existir un QRS ancho como resultado del bloqueo del canal de sodio. Con el sotalol, la prolongación del QT_c puede presentarse de forma retardada y pueden desarrollarse *torsades de pointes.*

TRATAMIENTO

El tratamiento de la sobredosis de bloqueantes β es fundamentalmente de soporte en los casos leves y moderados. El paciente debe tener colocada una vía i.v. y debe instaurarse monitorización cardíaca continua. La **hipoglucemia** debe tratarse con 50 ml de **glucosa al 50%.** Se considerará el uso de **CA** si ha transcurrido < 1 h tras la ingestión. En pacientes con alteración del estado mental, debe instaurarse intubación y ventilación. En pacientes que tienen una posible toxicidad grave, como las sobredosis de propranolol, se considerará el **lavado gástrico.**

Medicamentos

■ Los pacientes con efectos tóxicos significativos e ingestión de propranolol o sotalol deben ser tratados más agresivamente.

■ Puede administrarse **atropina,** 1 mg i.v. hasta 3 mg en caso de bradicardia sintomática; no obstante, este tratamiento no suele ser eficaz si la bradicardia no se produce por mediación vagal.

■ Debe administrarse un **bolo de líquido** de 20 ml/kg, que puede repetirse; se vigilará la posible aparición de sobrecarga de líquidos.

■ Puede administrarse **glucagón,** 2-4 mg i.v. durante 1-2 min. A continuación, se iniciará la infusión de 2-5 mg/h; no deben superrse los 10 mg/h. Uno de los efectos adversos significativos de la administración de glucagón es la aparición de náuseas y vómitos; se observará la aparición de bradicardia de mediación vagal.

■ Puede administrarse **gluconato cálcico,** 3-9 g i.v., a través de una vía periférica en pacientes con hipotensión. Como alternativa, se considerará el uso de **cloruro cálcico,** 1-3 g, a través de una vía central i.v. lentamente durante 10 min. El cloruro cálcico es esclerosante y puede causar lesión grave por extravasación.

■ Cualquier paciente con hipotensión es un candidato para recibir **terapia de euglucemia con altas dosis de insulina.** Aunque el mecanismo de mejoría no está claro, este tratamiento se usa de forma sistemática en el control de la sobredosis grave de AC (*J Toxicol Clin Toxicol 1999;37:463*). Los estudios realizados en animales con sobredosis grave de propranolol han demostrado un beneficio en la supervivencia (*Ann Emerg Med 1997;29:748*). Esto supone el tratamiento con un bolo de **1 U/kg de insulina regular, seguido de una infusión de 0,5-1 (U/kg)/h de insulina regular.** El tratamiento debe acompañarse por una dosis de **50 ml de solución glucosada al 50 %, así como un goteo de glucosa a 1 (g/kg)/h.** En caso de glucosa al 10 %, se calcularía 10 (mg/kg)/h o, si se utiliza glucosa al 50 %, 2 (ml/kg)/h (*Goldfrank's Toxicologic Emergencis. 8th ed. New York: McGraw-Hill, 2006:933*). Debe determinarse la glucemia capilar cada 30 min, y las concentraciones de potasio cada 2 h y la administración de éste según se requiera, ya que la **hipopotasemia intensa** puede complicar esta modalidad de tratamiento. La respuesta de la presión arterial tiende a retrasarse unos 15-30 min.

■ El **tratamiento lipídico** está surgiendo como modalidad terapéutica prometedora en estas intoxicaciones con frecuencia mortales. Teóricamente, la administración de lípidos provoca la división de los fármacos lipófilos en el plasma y lejos del corazón. El protocolo actual, que puede encontrarse en *http://www.lipidrescue.org,* empieza con **1,5 ml/kg de administración intralipídica del 20 % durante 1 min, seguida por una velocidad de infusión de 0,25 (ml/kg)/min.** Si no existe respuesta, se pueden administrar bolos repetidos cada 3-5 min hasta una dosis total de **3 ml/kg,** y la velocidad de infusión puede aumentarse a **0,5 (ml/kg)/min. La dosis máxima total recomendada es de 8 ml/kg** (*J Med Toxicol 2011;7(2):151*).

■ Las **catecolaminas** se deben administrar con precaución en estos pacientes, ya que la estimulación α junto con el bloqueo β pueden precipitar una insuficiencia cardíaca aguda. Por tanto, la **monitorización hemodinámica** debe instaurarse con el ajuste cuidadoso de **epinefrina a 0,02 (µg/kg)/min o norepinefrina a 0,1 (µg/kg)/min.** La **isoprenalina a 0,1 (µg/kg)/min** puede ser útil; sin embargo, se vigilará constantemente la aparición de hipotensión. Es importante señalar que pueden ser necesarias altas dosis de estos fármacos.

Otros tratamientos no farmacológicos

■ En caso de hipotensión resistente y bradicardia, es razonable considerar la bomba con globo intraaórtico (*Ann Emerg Med 1987;16:1381*) y la oxigenación con membrana extracorpórea (*Arch Mal Coeur Vaiss 2001;94:1386*).

■ Hay que intentar instalar un marcapasos transvenoso, pero generalmente es difícil conseguir la captura, dado el grado de depresión miocárdica.

Antagonistas del calcio (bloqueantes de canales del calcio)

PRINCIPIOS GENERALES

Definición

Los antagonistas del calcio (AC) se usan ampliamente para el tratamiento de las taquiarritmias y la hipertensión. Por lo general, la sobredosis de dihidropiridinas, como amlodipino, nimodipino y nifedipino, tiende a ser más benigna, aunque si la sobredosis es masiva, puede perderse la selectividad y producirse síntomas significativos. El verapamilo y el diltiazem (no dihidropiridinas) pueden provocar toxicidad grave, incluso en casos de pequeñas sobredosis.

Fisiopatología

Los AC ejercen sus efectos mediante el bloqueo de los canales del calcio tipo L en el músculo liso de los vasos sanguíneos y del miocardio. Esta acción disminuye la inotropía y la cronotropía, y causa un descenso de la presión arterial y de la frecuencia cardíaca. En las sobredosis, estos efectos se acentúan. Los canales del calcio de tipo L también intervienen en la liberación de insulina desde las células β de los islotes del páncreas. En la sobredosis de AC, los pacientes suelen presentar hiperglucemia.

DIAGNÓSTICO

Presentación clínica

Los pacientes con sobredosis de diltiazem o verapamilo deben considerarse enfermos graves y requieren una intervención intensiva.

Anamnesis

Los pacientes suelen presentar una ingestión no intencionada, porque olvidan una dosis y duplican la dosis siguiente. Las ingestiones intencionadas no suelen comunicarse correctamente.

Exploración física

Los pacientes con sobredosis de verapamilo o diltiazem presentarán **hipotensión** profunda, **bradicardia y, en general, mostrarán un estado mental normal hasta que sufran una parada cardíaca.** Se cree que los AC tienen cierto efecto neuroprotector que puede explicar la preservación del estado mental. En el contexto de la sobredosis de dihidropiridina, los pacientes suelen presentar hipotensión y taquicardia refleja.

Diagnóstico diferencial

La toxicidad por AC puede simular la sobredosis de antagonistas β o de clonidina.

Pruebas diagnósticas

Se realiza diagnóstico clínico; las concentraciones en suero no son útiles en el control de la sobredosis de AC.

Pruebas de laboratorio

■ Debe monitorizarse la **glucemia capilar,** que se eleva durante la toxicidad por AC. Este hecho es parte del síndrome tóxico asociado a esta sobredosis concreta.

■ También se debe obtener el **PMB** para realizar seguimiento de las concentraciones de calcio. En pacientes con goteo de calcio debe realizarse seguimiento del calcio iónico.

Electrocardiograma

El ECG puede mostrar taquicardia sinusal, retrasos de la conducción o incluso bloqueo cardíaco completo. Con la sobredosis de dihidropiridina, puede estar presente taquicardia sinusal.

TRATAMIENTO

El tratamiento de la sobredosis por el AC dihidropiridina es fundamentalmente de soporte en los casos leves o moderados. El paciente debe tener colocada una vía i.v. y debe contar con una monitorización cardíaca continua. Se considerará el uso de CA si los pacientes han ingerido el fármaco hace menos de 1 h. En pacientes inestables, es necesario realizar intubación y ventilación. Del mismo modo, se considerará el **lavado orogástrico** en pacientes con intoxicación potencialmente grave. En preparaciones de liberación prolongada debe practicarse **irrigación intestinal completa** con polietilenglicol.

Medicamentos

Los pacientes con toxicidad significativa, ingestiones de verapamilo o diltiazem deben tratarse más intensamente.

- Es posible administrar **atropina**, 1 mg i.v. hasta 3 mg, en la bradicardia sintomática; pero este tratamiento no suele ser eficaz, ya que la bradicardia no está mediada vagalmente.
- Debe administrarse **un bolo de líquido** de 20 ml/kg, que puede repetirse. Hay que vigilar el desarrollo de la sobrecarga de líquidos.
- Puede suministrarse **gluconato cálcico** o **cloruro cálcico** somo se describe en el tratamiento de la sobredosis por bloqueantes β. Además, puede iniciarse un goteo de gluconato cálcico a 2 g/h. Se requiere monitorización constante del calcio.
- Cualquier paciente con hipotensión es un candidato para recibir **terapia de euglucemia con altas dosis de insulina.** Puede consultarse el comentario de este aspecto en el tratamiento de la sobredosis por bloqueantes β.
- Debe iniciarse pronto el **tratamiento lipídico** descrito en la sobredosis de bloqueantes β.
- El tratamiento con **catecolaminas** debe abordarse con precaución en estos pacientes, ya que la estimulación α puede precipitar insuficiencia cardíaca aguda. Por lo tanto, debe instaurarse **monitorización hemodinámica** con ajuste cuidadoso de la **epinefrina, comenzando con 0,02 (μg/kg)/min, o norepinefrina, 0,1 (μg/kg)/min.**
- **Es importante señalar que el calcio y las catecolaminas suele ser ineficaces en el tratamiento de esta sobredosis, porque se bloquea el canal de calcio de tipo L, lo que impide que el calcio entre en la célula. Por tanto, en estos pacientes el tratamiento lipídico o insulínico debe considerarse de primera línea.**

Otros tratamientos no farmacológicos

- En casos de hipotensión y bradicardia resistentes, es razonable considerar el uso de una bomba con globo intraaórtico *(Clin Cardiol 1991;14:933)* y derivación cardiopulmonar *(Ann Emerg Med 1989;18:984).*
- Puede intentarse la electroestimulación transvenosa, pero en general es difícil de conseguir, dado el grado de depresión miocárdica.

CONSIDERACIONES ESPECIALES

Los pacientes con ingestión de preparación de liberación prolongada deben controlarse en una unidad de cuidados intensivos. Las preparaciones de liberación inmediata deben monitorizarse durante 6-8 h antes del alta o de la evaluación psiquiátrica.

Clonidina

PRINCIPIOS GENERALES

- La clonidina es un fármaco de administración oral que se usa en el tratamiento de la hipertensión.

■ La clonidina es una imidazolina con acción antihipertensora central relacionada con el agonismo α_2, que disminuye el flujo simpático desde el SNC *(N Engl J Med 1975;293:1179)*. Otros fármacos de esta familia son la oximetazolina y la tetrahidrozolina, descongestionantes nasales que muestran toxicidad similar cuando se administra por vía oral. En la sobredosis, los posibles efectos periféricos son la liberación inicial de norepinefrina con un **aumento transitorio** de la presión arterial, seguido de hipotensión *(Clin Pharmacol Ther 1976;21:593)*.

DIAGNÓSTICO

Presentación clínica

Aunque la presentación clínica de estas sobredosis puede ser bastante preocupante, la mayoría de los pacientes se recuperan con tratamiento de soporte. Los pacientes tienden a desarrollar síntomas en 30 min a 1 h tras la sobredosis.

Anamnesis

Los antecedentes son difíciles de conseguir en estos pacientes, ya que con frecuencia se encuentran somnolientos o comatosos.

Exploración física

Se sospecha una sobredosis de clonidina en pacientes con hipotensión, bradicardia y depresión del SNC. En ocasiones, los pacientes pueden mostrar hipoventilación, que suele responder a estimulación vocal o táctil *(Ann Emerg Med 1981;10:107)*. La exploración pupilar revela miosis, y este hallazgo en el contexto de la hipotensión y bradicardia es muy indicativo de sobredosis de clonidina.

Diagnóstico diferencial

Deben incluirse en el diagnóstico diferencial la sobredosis de antagonistas β, digoxina y AC.

Pruebas diagnósticas

Pruebas de laboratorio

Las concentraciones séricas de clonidina no se utilizan de forma sistemática en el tratamiento de estos pacientes. Debe realizarse determinación de **glucosa capilar** y **PMB** en cualquier paciente con alteración del estado mental.

Electrocardiograma

El ECG muestra generalmente bradicardia sinusal.

TRATAMIENTO

■ Los pacientes suelen responder al tratamiento de soporte. En los pacientes con intoxicación grave, se considerará la posibilidad de intubación y ventilación; sin embargo, casi nunca es necesario.

■ **Se evitará la descontaminación digestiva y el CA en estos pacientes, ya que tienden a desarrollar alteración del estado mental rápidamente.**

■ En la bradicardia sintomática, pueden administrarse desde 1 mg i.v. hasta 3 mg de **atropina;** sin embargo, no suele ser necesario, ya que la bradicardia tiende a resolverse por sí misma.

■ Debe administrarse un **bolo de líquido** de 20 ml/kg e incluso repetirse; se controlará la posible sobrecarga de líquidos.

■ Puede ser útil una dosis inicial de **naloxona** de 0,4 mg para revertir la hipotensión y la bradicardia asociadas a la sobredosis de clonidina *(Hypertension 1984;69:461)*. En ocasiones, pueden requerirse dosis elevadas con nueva dosificación cada 2 a 3 h, ya que la naloxona tiene una duración de acción más corta que la clonidina.

CONSIDERACIONES ESPECIALES

Se han descrito síndromes de abstinencia en pacientes que interrumpieron el tratamiento con clonidina. Normalmente, se manifiesta como hipertensión grave de rebote, agitación y palpitaciones. El tratamiento consiste en la administración de clonidina y disminución gradual de la dosis. En esta situación también resultan útiles las benzodiazepinas.

Otros antihipertensores

PRINCIPIOS GENERALES

■ Estos agentes son los **diuréticos**, los **antagonistas** α_1, los **inhibidores de la enzima conversora de angiotensina (ECA)** y los **bloqueantes de los receptores de la angiotensina (BRA) II.**

■ La sobredosis por **diuréticos** tiende a ser benigna. En ocasiones, provocan deshidratación y alteraciones electrolíticas. Los estudios de laboratorio deben incluir un PMB. Normalmente, el tratamiento suele requerir sólo hidratación moderada con líquidos.

■ Los **antagonistas** α_1 causan vasodilatación periférica, que suele responder a la hidratación. En ocasiones, producen suficiente hipotensión para requerir la administración de vasopresores. En estos casos, se administrará norepinefrina.

■ Los **inhibidores de la ECA** rara vez provocan toxicidad significativa, aunque hay casos descritos de sobredosis mortal. El tratamiento es de soporte. En pacientes con hipotensión, la naloxona puede resultar útil *(Clin Pharmacol Ther 1985;38:560)*.

■ Los **BRA** pueden causar hipotensión en sobredosis. El tratamiento es de soporte.

Agentes parasimpáticos

PRINCIPIOS GENERALES

La **acetilcolina (ACh)** es un neurotransmisor del SNC y del sistema nervioso periférico, que actúa sobre los receptores nicotínicos y muscarínicos.

Anticolinérgicos

PRINCIPIOS GENERALES

Los efectos anticolinérgicos suelen deberse al bloqueo de los receptores muscarínicos (efectos antimuscarínicos) y, por tanto, afectan sobre todo a las funciones parasimpáticas.

Epidemiología

Las intoxicaciones por anticolinérgicos se producen tanto de forma intencionada por ingestión de determinadas plantas o medicamentos sin receta médica (p. ej., hierba de Jimson, difenhidramina) *(Can J Emerg Med 2007;9(6):467)*, como por sobredosificación accidental (p. ej., incumplimiento médico, tratamientos con muchos fármacos) *(Rev Neurol 2006;43(10):603)*.

Etiología

Los fármacos y sustancias tóxicas con efectos anticolinérgicos son:
■ **Anticolinérgicos:** atropina, escopolamina, benzatropina, glicopirrolato, ipratropio.
■ **Antihistamínicos:** difenhidramina, prometazina, doxilamina.
■ **Antipsicóticos:** clorpromazina, clozapina, olanzapina, quetiapina.
■ **Antidepresivos:** amitriptilina, nortriptilina, imipramina, desipramina.
■ **Fármacos antiparkinsonianos:** benzatropina, trihexifenidilo.
■ **Midriáticos:** ciclopentolato, homatropina, tropicamida.
■ **Relajantes musculares:** ciclobenzaprina.
■ **Plantas:** belladona, hierba de Jimson, setas *Amanita*.

Fisiopatología

■ El bloqueo de los receptores muscarínicos (sistema nervioso autónomo parasimpático, excepto para las glándulas sudoríparas inervadas por vía simpática) provoca el llamado **síndrome tóxico anticolinérgico.**

■ La **taquicardia** es uno de los principales síntomas asociados a la intoxicación por anticolinérgicos. El bloqueo vagal de los receptores muscarínicos cardíacos causa estimulación simpática del miocardio sin oposición.

■ Algunos anticolinérgicos también pueden atravesar la barrera hematoencefálica e interactuar con receptores muscarínicos en la corteza cerebral y en regiones subcorticales, produciendo **síntomas** anticolinérgicos **del SNC.**

Enfermedades asociadas

■ Los antihistamínicos y los antidepresivos cíclicos también bloquean los canales de sodio y producen síntomas cardíacos adicionales, como arritmias y prolongaciones del QRS.

■ El bloqueo de los canales de potasio puede causar prolongación del QT_C y *torsades de pointes.*

DIAGNÓSTICO

Presentación clínica

Síndrome tóxico anticolinérgico

■ **Efectos centrales:** confusión, agitación, euforia/disforia, alucinaciones, pensamientos y habla incoherentes, letargo, ataxia, movimientos coreoatetoides y, rara vez, convulsiones o coma.

■ **Efectos periféricos:** taquicardia, sequedad bucal, disminución de la sudoración con piel enrojecida e hipertermia, dilatación pupilar con fotofobia y visión borrosa, disminución de ruidos intestinales y retención urinaria.

■ Los efectos antimuscarínicos pueden recordarse nemotécnicamente como «RED (rojo) como una remolacha, DRY (seco) como un hueso, BLIND (ciego) como un murciélago, MAD (loco) como un sombrerero y HOT (caliente) como una liebre».

TRATAMIENTO

■ Los pacientes con síndrome tóxico anticolinérgico requieren **monitorización cardiovascular.** Es esencial la evaluación seriada de los signos vitales y de la exploración física, con el fin de detectar el empeoramiento repentino de la situación del paciente (arritmia, convulsiones).

■ La descontaminación digestiva sólo está indicada si el paciente se encuentra completamente despierto y colabora, ya que si el paciente está inconsciente o no colabora, existe alto riesgo de aspiración o pérdida del control de la vía aérea. Puede estar indicado el **lavado gástrico** para la descontaminación digestiva, dada la disminución del vaciado gástrico y el enlentecimiento de la motilidad digestiva por el efecto anticolinérgico.

■ Los pacientes con hipertermia pueden beneficiarse de medidas de enfriamiento.

Medicamentos

■ La **fisostigmina** es un **anticolinesterásico** reversible que produce aumento de la ACh en las sinapsis para vencer el bloqueo del receptor. Es útil en el control de la intoxicación anticolinérgica grave con confusión, alucinaciones y convulsiones *(Int J Clin Pharmacol Ther Toxicol 1980;18(12):523).*

• En el servicio de urgencias, el uso de fisostigmina como herramienta diagnóstica en pacientes con elevada sospecha de agitación o confusión anticolinérgica ha demostrado ser relativamente seguro *(Ann Emerg Med 2003;42(1):14).*

• **Contraindicaciones:** enfermedad cardiovascular subyacente, complejo QRS ancho o bloqueo auriculoventricular en el ECG, asma, obstrucción intestinal o vesical, vasculopatía periférica o gangrena. También en la sobredosis de antidepresivos tricíclicos.

- **Dosificación en el adulto:** 0,5 mg i.v. durante 5 min cada 5 min hasta un total de 2 mg o hasta que mejore el nivel de conciencia.
- La fisostigmina presenta una corta duración de acción (entre 20 y 60 min) y puede ser necesaria una nueva dosificación si la agitación reaparece.
- NOTA: Hay que tener siempre a mano **atropina** para revertir los efectos si fuera necesario, por ejemplo, en caso de bradicardia grave o asistolia por la estimulación colinérgica sin oposición u otras arritmias del bloqueo de los canales de sodio (p. ej., en la sobredosis por ATC) *(J Emerg Med 2003;25(2):185).*

■ Las **benzodiazepinas** deben utilizarse como ayuda para tratar la agitación anticolinérgica o la confusión. No se producen beneficios en la monoterapia con benzodiazepinas para los síntomas anticolinérgicos centrales *(Ann Emerg Med 2000;35(4):374).*

Inhibidores de la colinesterasa

■ Los inhibidores de la colinesterasa son compuestos químicos que inhiben la enzima colinesterasa. El bloqueo de la función de la **AChE** produce exceso de ACh en la sinapsis del SNA y del sistema nervioso simpático (SNS).
■ Los inhibidores de la colinesterasa se dividen en dos clases:
- Organofosforados.
- Carbamatos.

Organofosforados

PRINCIPIOS GENERALES

Epidemiología

■ Los organofosforados (OF) son sustancias de uso frecuente como pesticidas e insecticidas. Algunos de ellos tienen también indicaciones médicas (p. ej., el malatión como champú pediculicida).
■ En el mundo desarrollado, las intoxicaciones por OF y otros pesticidas representan la causa más frecuente de muerte por intoxicación *(BMC Public Health 2007;7:357).*
■ Los OF son también potentes agentes químicos terroristas y de guerra («gas nervioso») y se han utilizado en el pasado en distintas ocasiones (p. ej., sarín en un ataque en el metro de Tokio, tabun en la guerra de Irán-Irak) *(Anesthesiology 2002;97(4):989).*
■ Aunque se puede producir intoxicación por OF autoinducida con intento de suicidio, la exposición es fundamentalmente laboral o accidental *(Intern Med 2007;46(13):965).* Puesto que la absorción se produce a través de la piel y de la vía aérea, la manipulación de organofosforados requiere el uso de mascarilla protectora adecuada.

Fisiopatología

■ La inhibición de la AChE provoca la acumulación de ACh en los receptores nicotínicos y muscarínicos, produciendo como resultado una **estimulación colinérgica excesiva.**
■ La gravedad de los síntomas varía dependiendo de la vía de exposición (dérmica, por inhalación, oral o parenteral), la dosis, la liposolubilidad de los OF y la afinidad enzimática *(Lancet 2008;371(9612):597).*
■ La mayoría de los OF se unen inicialmente a la AChE de forma reversible. Sin embargo, algunos OF se unen de forma permanente a lo largo del tiempo, fenómeno conocido como **«envejecimiento».** Si se produce envejecimiento, la única forma de superar el efecto inhibitorio es que el cuerpo sintetice nueva enzima.
■ Los OF se metabolizan en el hígado. Algunos se convierten en tóxicos activos tras el metabolismo hepático (p. ej., paratión) *(Bull World Health Organ 1971;44(1):289).*

DIAGNÓSTICO

Presentación clínica

El síndrome tóxico colinérgico es el resultado de la hiperestimulación de los receptores nicotínicos y muscarínicos *(Bull World Health Organ 1971;44(1):289; Lancet 2008;371(9612)597)*. Aunque los pacientes suelen presentarse con síntomas muscarínicos, como se estimulan ambos tipos de receptores pueden presentarse con una mezcla de efectos muscarínicos y nicotínicos.

■ **Efectos muscarínicos:**
- **Síndrome SLUDGE: S**alivación, **L**agrimeo, micción *(Urination),* **D**iarrea, calambres di**g**estivos, **E**mesis.
- **Bradicardia, broncorrea, broncoconstricción** (NOTA: la asfixia y el colapso cardiovascular son características letales de la intoxicación por OF).
- **Otros efectos:** miosis, diaforesis.
- NOTA: los pacientes intoxicados pueden presentar taquicardia en lugar de bradicardia, debido a la hipoxia (broncoconstricción, broncorrea).

■ **Efectos nicotínicos:**
- **Ganglionares:** taquicardia, hipertensión, sudoración, midriasis.
- **Neuromusculares:** despolarización neuromuscular, fasciculaciones, debilidad motora, parálisis con insuficiencia respiratoria (análogos de suxametonio, que está relacionado con la ACh).
- **Centrales:** confusión, agitación, letargo, convulsiones, coma.

Pruebas diagnósticas

■ **Niveles de colinesterasa:** hay dos colinesterasas diferentes que se miden de forma sistemática en los eritrocitos y en el plasma *(Bull World Health Organ 1971;44(1):289)*.

■ Ambos análisis son relativamente ineficaces para valorar la gravedad de la exposición en las intoxicaciones agudas, debido a sus amplios rangos en los valores normales.

■ Se utilizan fundamentalmente como marcadores de sensibilidad para comparar cambios desde el nivel de actividad enzimática basal (p. ej., en la exposición laboral crónica o tras eliminación de OF) *(Lancet 2008;371(9612):597)*.

TRATAMIENTO

■ **Protección:** los pacientes intoxicados por OF tienen un alto riesgo de sufrir posteriores contaminaciones de otros con los que están en contacto directo. Es importante que el personal sanitario utilice **equipo de protección personal** (EPP) (batas, guantes, mascarillas), hasta que el paciente esté adecuadamente descontaminado *(Lancet 2008;371(9612):597)*. Si el OF ha sido ingerido, puede necesitarse el EPP hasta producirse cualquier vómito porque la emisión de gases del vómito puede afectar a quienes están alrededor. El EPP no debe ser de látex ni de vinilo, puesto que los OF son lipófilos y pueden penetrar en estos materiales.

■ **Descontaminación:**
- Debe apartarse al paciente de la posible fuente del tóxico *(Crit Care Med 2002;30(10):2346)*.
- Todas las ropas, especialmente las de cuero, deben retirarse del paciente y dejarse en un área ventilada *(Crit Care Med 2002;30(10):2346)*. La descontaminación de la piel y el pelo requiere la irrigación abundante con agua, y puede mejorarse mediante el uso de jabones de base alcohólica *(Crit Care Med 2002;30(10):2346)*. La descontaminación ocular debe realizarse mediante irrigación únicamente con agua *(Crit Care Med 2002;30(10):2346)*.
- El lavado gástrico puede estar indicado en pacientes estables que hayan ingerido líquidos contaminados *(Clin Toxicol 2009;47(3):179)*.
- NOTA: todos los líquidos de lavado/aspirado deben ser desechados de forma segura.

■ **Estabilización:**
- ABC: se considerará un bajo umbral para la intubación precoz y poder proteger la vía aérea. NOTA: la intubación sólo puede no mejorar la hipoxia debido a la gran cantidad de edema pulmonar y broncoespasmo.
- **Se evitará** la reanimación boca a boca, por el riesgo de contaminación.

- Se iniciará la administración i.v. de líquidos como un bolo inicial de 20 ml/kg *(Crit Care 2004;8(6):R391)*.
- La **atropina** es un agente antimuscarínico que compite con la ACh por la unión al receptor.
  - **Objetivo: atropinización,** es decir, secado de las secreciones bronquiales con saturación de oxígeno normalizada (puede requerir entre 10 y 100 veces las dosis de atropina normalmente requeridas), una frecuencia cardíaca > 80 lpm y una PA sistólica > 80 mm Hg *(Lancet 2008;371(9612):597)*.
  - La **dosis** inicial **del adulto** es de 1-3 mg i.v. en bolo. Se ajustará después según la persistencia de la broncorrea administrando el doble de la dosis previamente empleada cada 5 min hasta que se consiga la atropinización *(Lancet 2008;371(9612):597)*.
  - La **dosis** inicial **pediátrica** es de 0,02 mg/kg i.v. Se ajustará la dosis como en los adultos *(BMJ 2007;334(7594):629)*.
  - Una vez que el paciente ha sido estabilizado, se debe iniciar la infusión de atropina con el 10-20 % de la dosis inicial de atropinización por hora, y debe mantenerse una vez que se producen los efectos anticolinérgicos (ausencia de ruidos intestinales, retención urinaria, agitación) *(Lancet 2008;371(9612):597)*. Las infusiones pueden mantenerse hasta 32 días tras la exposición OF liposolubles *(Vet Hum Toxicol 1987;29:483)*.
  - Si se agota la atropina, se pueden administrar otros antimuscarínicos (p. ej., difenhidramina, glicopirrolato) *(Crit Care Med 1990;18:956)*.
- **Pralidoxima** (2-PAM): forma un complejo con los OF que se unen a la AChE. El complejo pralidoxima-OF se libera entonces de la enzima y regenera la función de la AChE. Su uso es controvertido, pero la mejor evidencia disponible sugiere que deben administrarse oximas.
  - Una vez que la AChE unida a los OF comienza el envejecimiento, la pralidoxima se vuelve ineficaz. Por tanto, es crucial iniciar la terapia con pralidoxima precozmente.
  - La pralidoxima también se une en cierto grado a los OF libres y así evita la posterior unión a la AChE.
  - **Dosificación del adulto:** nuevos datos indican que es mejor un régimen de infusión de 1-2 g de pralidoxima en 100 ml de SN i.v. durante 20 min, y después una infusión de 500 mg/h *(Lancet 2008;371(9612):597)*. En un estudio se observó que una pauta con dosis elevada (dosis de 2 g de carga seguida por una infusión de 1 g/h durante 48 h) mejora la tasa de mortalidad *(Lancet 2006;368:2136)*.
  - NOTA: el uso de pralidoxima durante más de 24 h puede estar indicado en caso de OF no envejecidos y redistribuidos hacia el tejido graso. En estos casos, las infusiones deben continuarse hasta que el paciente no presente síntomas durante al menos 12 h sin atropina adicional o hasta que el paciente sea extubado *(Lancet 2008;371(9612):597)*.
  - Se ha descrito insuficiencia cardíaca y respiratoria tras la administración de pralidoxima *(Crit Care Med 2006;34(2):502)*.
- Las **benzodiazepinas** son los fármacos de primera línea en el caso de convulsiones asociadas a los OF *(BMJ 2007;334:629)*.

COMPLICACIONES

Síndrome intermedio (SIM)
- Este síndrome consiste en una parálisis postaguda producida por el exceso de ACh persistente después de que la fase colinérgica aguda ha sido controlada, y no se relaciona con la gravedad de la fase aguda. Hay quien cree que el tratamiento incompleto o insuficiente con oximas explica este síndrome *(J Toxicol Clin Toxicol 1992;30:347)*.
- Se caracteriza por debilidad de los músculos de la parte proximal de las extremidades y de los músculos inervados por los pares craneales, que se produce entre horas o días tras el tratamiento de la intoxicación aguda con OF y puede causar insuficiencia respiratoria si no se detecta a tiempo *(PLoS Med 2008;5(7):e147)*.

Neurotoxicidad retardada inducida por OF:
- Además de la AChE, algunos OF inhiben otras esterasas neurotóxicas, causando polineuropatía o lesión de la médula espinal por desmielinización de las fibras nerviosas largas.
- Esta neurotoxicidad suele producirse varios días o semanas después de la intoxicación aguda por organofosforados, provocando alteraciones motoras o sensitivas temporales, crónicas o recurrentes *(Annu Rev Pharmacol Toxicol 1990;30:405)*.

OBSERVACIÓN/SEGUIMIENTO

■ Los pacientes con intoxicación moderada o grave deben ser ingresados en la UCI tras la estabilización inicial para su monitorización y tratamiento *(Crit Care 2004;8(6):R391).*

■ Los pacientes asintomáticos con antecedentes de intoxicación no intencionada o con síntomas leves no siempre requieren ingreso, pero deben estar en observación durante 6 a 12 h *(BMJ 2007;334:629).*

Carbamatos

PRINCIPIOS GENERALES

Epidemiología

Los carbamatos son inhibidores reversibles de la AChE que también producen un exceso de ACh en la unión sináptica. A veces se hallan en pesticidas, pero su uso más común en este país es medicinal.

■ La **físostigmina** es un metilcarbamato natural que se encuentra en la judía Calabar. Otros carbamatos frecuentes son la piridostigmina y la neostigmina.

■ La **piridostigmina** se ha usado en el tratamiento de la miastenia grave.

Fisiopatología

■ La inhibición de la degradación de la ACh por bloqueo de la AChE provoca su acumulación en los receptores nicotínicos y muscarínicos con **exceso de estimulación colinérgica.**

■ Los carbamatos son inhibidores enzimáticos reversibles, que liberan AChE espontáneamente. En el caso de estos fármacos, no se produce el fenómeno de «envejecimiento».

DIAGNÓSTICO

Presentación clínica

El cuadro clínico del síndrome tóxico colinérgico inducido por carbamato es análogo al que se observa en la intoxicación por OF porque se estimulan receptores nicotínicos y muscarínicos del SNA y SNS.

■ Hay que atender a la posible aparición del síndrome **SLUDGE, bradicardia, broncorrea** y **broncoconstricción,** así como despolarización neuromuscular, y se estará alerta ante el riesgo de insuficiencia cardíaca y respiratoria.

■ En general, los síntomas de la intoxicación por carbamatos son más leves comparados con los producidos por los OF, y de duración más breve.

Pruebas diagnósticas

Las **concentraciones de colinesterasa** se utilizan para comparar cambios desde la actividad enzimática basal en exposiciones, pero no son útiles en la intoxicación aguda *(Clin Chem 1995;41:1814).*

TRATAMIENTO

■ Se usarán medidas de **protección y descontaminación** similares a las de la intoxicación por OF.

■ **Estabilización:**
  • ABC: se mantendrá un bajo umbral para la intubación precoz, para proteger la vía aérea.
  • Se evitará la reanimación boca a boca, por el riesgo de contaminación.

Medicamentos

Primera línea

La **atropina** es un antimuscarínico que compite con la ACh por la unión al receptor. **Objetivo: atropinización.** V. las pautas de dosificación en «Tratamiento de la intoxicación por oganofosforados».

Segunda línea

■ Debe considerarse la pralidoxima si no se observa evidencia clara de intoxicación única por carbamatos, ya que siempre es necesario sospechar exposición adicional a OF.

■ Las **benzodiazepinas** son los fármacos de primera línea para las convulsiones inducidas por carbamatos.

Barbitúricos

PRINCIPIOS GENERALES

El uso de barbitúricos ha descendido drásticamente por la disponibilidad de fármacos más seguros. Los barbitúricos se siguen utilizando como inductores de la anestesia y como fármacos de segunda línea en el control de las convulsiones.

DIAGNÓSTICO

Se sospechará sobredosis de barbitúricos en pacientes con depresión del SNC y respiratoria.

Presentación clínica

Anamnesis

Con frecuencia es difícil obtener la anamnesis en estos pacientes, ya que suelen encontrarse sedados o comatosos cuando llegan al hospital.

Exploración física

Los hallazgos típicos de la exploración son la **depresión respiratoria** y el **coma.** Otras alteraciones de los signos vitales pueden incluir hipotermia. Los pacientes pueden desarrollar ampollas cutáneas de tipo hemorrágico *(Cutis 1990;45:43),* que es más probable que se deban a permanecer en el suelo durante un tiempo prolongado que al efecto directo de los barbitúricos. Puede observarse también **miosis.**

Diagnóstico diferencial

El diagnóstico diferencial incluye: sobredosis de benzodiazepinas, sobredosis de opiáceos, hipoglucemia, intoxicación por etanol, otros sedantes (p. ej., zolpidem, ácido γ-hidroxibutírico), antidepresivos del SNC y otras causas metabólicas de coma.

Pruebas diagnósticas

Pruebas de laboratorio

Se deben efectuar pruebas sistemáticas relacionadas con cualquier presentación de coma: **glucosa, PMB, pruebas de función hepática y tiroidea.**

Electroencefalografía

En la sobredosis de barbitúricos, los registros del EEG pueden mostrar ausencia de actividad eléctrica.

Diagnóstico por la imagen

■ Debe realizarse una **radiografía de tórax** en todos los pacientes para evaluar una posible aspiración.

■ La **TC craneal** puede ayudar a evaluar la presencia de lesiones del SNC que pudieran estar contribuyendo al coma.

Procedimientos diagnósticos

Se planteará la realización de una **punción lumbar** en los pacientes con coma no identificado, para evaluar la existencia de meningitis o hemorragia subaracnoidea.

TRATAMIENTO

La estrategia de control más importante en la sobredosis de barbitúricos es la protección de la vía aérea y de la respiración. Los pacientes con depresión respiratoria deben ser intubados.

Medicamentos

Primera línea

- Se considerará el **CA en múltiples dosis** en pacientes con protección de la vía aérea y ruidos intestinales.
- La hipotensión debe tratarse con líquidos i.v. Si esto falla, se considerará un vasopresor de acción directa como la norepinefrina.

Segunda línea

La **alcalinización de la orina** con bicarbonato sódico se reserva para las sobredosis de fenobarbital que no responden a las dosis de CA. Su eficacia es inferior a la de las múltiples dosis de CA (*J Toxicol Clin Toxicol 2004;42:1*).

Otros tratamientos no farmacológicos

Se considerará la **hemoperfusión** en los casos de sobredosis de fenobarbital que pongan en riesgo la vida y que no responden al tratamiento convencional (*Chest 2003;123:897*). También se ha documentado que la **hemodiálisis** resulta útil (*Am J Kidney 2000;36:640*). Sin embargo, no suelen necesitarse terapias de reposición renal porque la mayoría de los pacientes evolucionan bien con el tratamiento general de soporte.

Benzodiazepinas

PRINCIPIOS GENERALES

En términos generales, las benzodiazepinas presentan un amplio margen de seguridad. Las muertes asociadas suelen estar relacionadas con una ingestión conjunta de etanol.

DIAGNÓSTICO

Presentación clínica

Anamnesis

Con frecuencia es difícil de obtener, ya que el paciente suele encontrarse sedado o comatoso.

Exploración física

La presentación típica de una sobredosis pura de benzodiazepinas por vía oral es el **coma con normalidad de los signos vitales.** La depresión respiratoria es extremadamente inusual en las sobredosis orales por benzodiazepinas.

Diagnóstico diferencial

El diagnóstico diferencial incluye sobredosis por barbitúricos, hipoglucemia, intoxicación por etanol, depresores del SNC, otros sedantes (p. ej., zolpidem, ácido γ-hidroxibutírico) y otras causas metabólicas de coma.

Pruebas diagnósticas

Pruebas de laboratorio

- Deben realizarse pruebas sistemáticas como en cualquier caso de coma: **glucemia, PMB, pruebas de función hepática y pruebas de función tiroidea.** Se considerará la **punción lumbar** en pacientes con coma no diferenciado para evaluar la existencia de meningitis o hemorragia subaracnoidea.
- En caso de sobredosis por benzodiazepinas, el **cribado de fármacos en orina** no es fiable, ya que el metabolito diana, el oxazepam o desmetildiazepam, no es producido por el metabolismo de muchas benzodiazepinas. Por lo general, el clonazepam, el flunitrazepam,

el alprazolam y el lorazepam no pueden ser detectados con estos análisis, y por ello, no se recomienda el cribado rutinario *(Clin Chem 2003;49:357)*.

Diagnóstico por la imagen

▓ Debe realizarse **una radiografía de tórax** en todos los pacientes para evaluar una posible aspiración.

▓ La **TC craneal** puede ayudar a evaluar la presencia de lesiones del SNC que pudieran estar contribuyendo al coma.

TRATAMIENTO

El tratamiento fundamental consiste en observación y tratamiento de soporte. En los pacientes en los que se asocia ingestión de varios tóxicos y depresión respiratoria, pueden estar indicadas la intubación y la ventilación. Ya que es una sobredosis benigna, **no es necesario utilizar lavado gástrico y CA.** Estas intervenciones pueden producir aspiración en pacientes estables.

Medicamentos

▓ Una recomendación tradicional es el **flumazenilo;** sin embargo, dada la tendencia a precipitar convulsiones y al síndrome de abstinencia a benzodiazepinas en pacientes con tratamiento crónico de larga duración con benzodiazepinas, deberá **evitarse.** Otras **contraindicaciones** son: antecedentes de convulsiones, ingestión simultánea de fármaco epileptógeno o cardiotóxico, o signos en el ECG de ingestión de antidepresivos tricíclicos.

▓ En **casos especiales,** como reversión de depresión respiratoria iatrógenamente inducida, reversión de la sedación o ingestión de benzodiazepinas en niños, puede administrarse flumazenilo a un ritmo de 0,1 mg/min i.v. Se pueden repetir las inyecciones, porque en ocasiones se produce nueva sedación. Si el paciente llega a presentar insuficiencia respiratoria, también puede considerarse el flumazenilo.

Simpaticomiméticos, información general

PRINCIPIOS GENERALES

Definición

Los pacientes con sobredosis de simpaticomiméticos muestran un síndrome de exceso de tono adrenérgico por estimulación directa de los receptores adrenérgicos o los efectos de la norepinefrina y epinefrina. Muchos de los tóxicos en esta categoría son drogas, aunque también algunos fármacos terapéuticos pueden producir un síndrome tóxico similar.

Clasificación

Entre los agentes de esta categoría se encuentran: anfetaminas, cocaína, vasopresores, metilxantinas, catinonas y cannabinoides sintéticos, y agonistas β.

Epidemiología

En 2013, los estimulantes y las drogas fueron la decimocuarta exposición humana más frecuente, pero la cuarta causa de exposición mortal de acuerdo con la AAPCC *(Clin Toxicol 2014;52:1032)*.

Fisiopatología

▓ Los agentes que estimulan el sistema nervioso simpático generalmente lo hacen causando liberación o evitando la recaptación de **catecolaminas endógenas** o por **estímulo directo** de los **receptores** α, β **o ambos.**

▓ Las **metilxantinas** (teofilina, cafeína) y los **agonistas** β (salbutamol, dobutamina, isoprenalina) reducen la cronotropía y la inotropía, **facilitando la entrada de calcio al miocardio.** Además, mejoran la función de los receptores β_2, causando **broncodilatación.** La estimulación de los lechos vasculares ricos en β_2 del músculo esquelético también produce **vasodilatación.** Por tanto, en una sobredosis pura de agonistas β predominan la **hipotensión y** la **taquicardia.**

■ La **epinefrina,** la **norepinefrina,** la **cocaína y** las **anfetaminas** presentan efectos tanto α como β, con **hipertensión y taquicardia.**

■ Otros receptores α están en el **iris,** y cuando son estimulados producen **dilatación pupilar.**

■ La estimulación simpática de las **glándulas sudoríparas** es un efecto **colinérgico.**

Anfetaminas

PRINCIPIOS GENERALES

Las drogas de este tipo son la **anfetamina,** la **metanfetamina,** la **3,4 metilenodioximetanfetamina (MDMA) y** las **catinonas sintéticas (sales de baño).** La MDMA es un potente inductor y/o inhibidor de la recaptación de serotonina, dopamina y noradrenalina presinápticas.

DIAGNÓSTICO

Presentación clínica

■ Se sospechará sobredosis de anfetaminas en cualquier paciente con síndrome tóxico simpaticomimético de **hipertensión, taquicardia, dilatación pupilar y diaforesis.**

■ Los pacientes con intoxicaciones graves pueden desarrollar **hipertermia, convulsiones, coma y colapso cardiovascular.**

Anamnesis

Los consumidores de drogas suelen negar su uso ilícito, por lo que la anamnesis no suele ser útil.

Exploración física

Los pacientes pueden presentar **agitación y alteración del estado mental,** dependiendo del grado de intoxicación.

Diagnóstico diferencial

El diagnóstico diferencial abarca cualquier sustancia que cause un síndrome tóxico simpaticomimético, como cocaína, efedrina, pseudoefedrina y drogas de diseño derivadas de anfetaminas.

Pruebas diagnósticas

Pruebas de laboratorio

Los pacientes con un síndrome tóxico simpaticomimético deben ser evaluados para descartar una disfunción de órganos periféricos.

■ El **PMB** sirve para evaluar el grado de hidratación y la función renal. La MDMA también se asocia al desarrollo de hiponatremia debido a la secreción inadecuada de vasopresina o a la ingestión de una gran cantidad de agua.

■ Debe determinarse la **CK** para evaluar la rabdomiólisis en pacientes agitados.

■ En los pacientes aquejados de dolor torácico debe determinarse la **troponina.**

■ Las pruebas de **cribado de drogas en orina** suelen producir resultados negativos falsos y positivos falsos, son caras y **no contribuyen al tratamiento de este síndrome.**

Electrocardiograma

Debe realizarse ECG para evaluar la posible isquemia y alteraciones electrolíticas.

Diagnóstico por la imagen

En casos seleccionados, el diagnóstico por la imagen puede resultar útil.

■ Se realizará una **TC craneal** en pacientes con cefalea o alteración del estado mental, para evaluar una posible hemorragia intracraneal.

■ Se practicará una **radiografía** de tórax en los pacientes con dolor torácico.

■ En los pacientes con dolor torácico grave que irradia hacia la espalda o se asocia a una intensa agitación, se considerará la realización de una **TC torácica** para evaluar una posible disección aórtica.

TRATAMIENTO

Los casos leves a moderados suelen responder a tratamiento de soporte que incluya hidratación i.v. y benzodiacepinas. En casos con hipertermia asociada, deben adoptarse medidas de enfriamiento agresivas, que pueden incluir la intubación y la parálisis. Como siempre, debe darse prioridad a la protección de la vía aérea, a la respiración y a la circulación.

Medicamentos

Primera línea

■ Se tratará la agitación y las convulsiones con **benzodiazepinas**. En las convulsiones que no responden se considerará el uso de **barbitúricos y propofol**.

■ La hipertensión y la taquicardia pueden controlarse con AC. *Se evitarán* los antagonistas β, *ya que pueden asociarse al desarrollo de crisis hipertensivas*.

■ Para el tratamiento de la hipertensión grave pueden usarse la **nitroglicerina**, el **nitroprusiato y** la **fentolamina**.

■ Las arritmias ventriculares deben tratarse con **lidocaína** o **amiodarona**.

Segunda línea

■ Aunque las benzodiazepinas siguen siendo el tratamiento de elección, algunos datos sugieren que los antipsicóticos son útiles para el tratamiento de la confusión agitada en estos pacientes *(N Engl J Med 1968;278:1361)*. Se considerará la administración de **haloperidol, 5 mg i.v., o droperidol, 2,5 mg i.v.,** en pacientes con alucinaciones *(Eur J Emerg Med 1997;4:130)*. En particular, los antipsicóticos pueden ser útiles en pacientes con estado confusional causado por sales de baño.

■ En pacientes hipertérmicos agitados, se tendrá en cuenta la inducción de **parálisis** con un fármaco no despolarizante para evitar la rabdomiólisis.

Otros tratamientos no farmacológicos

Es posible que los pacientes con insuficiencia renal y rabdomiólisis necesiten **hemodiálisis**.

CONSIDERACIONES ESPECIALES

La MDMA puede producir hiponatremia y síndrome de serotonina (v. anteriormente).

DERIVACIÓN

Como resultado del abuso de sustancias, se produce dependencia química de los pacientes hospitalizados, por lo que debe derivarse al especialista.

Cocaína

PRINCIPIOS GENERALES

■ La cocaína ejerce sus efectos por la inhibición de la recaptación de noradrenalina, serotonina, adrenalina y dopamina. El exceso del tono adrenérgico en una intoxicación se refleja por el desarrollo de hipertensión y taquicardia. Los comportamientos de búsqueda de la droga probablemente están regulados por los efectos dopaminérgicos en el área tegmentaria ventral encefálica.

■ La cocaína también se ha implicado en el desarrollo de enfermedad cardiovascular precoz *(Circulation 2001;103:502)*, probablemente debido a la combinación de efectos vasoespásticos *(N Engl J Med 1989;321:1557)*, protrombóticos *(Heart 2000;83:688)* y aterógenos *(J Am Coll Cardiol 2006;47:2120)*.

DIAGNÓSTICO
Presentación clínica
■ Los pacientes con intoxicación por cocaína suelen presentar dolor torácico isquémico.
■ Debe pensarse en la cocaína en cualquier paciente que presente un síndrome tóxico simpaticomimético con **hipertensión, taquicardia, dilatación pupilar** y **diaforesis.**
■ Los pacientes con intoxicación grave pueden desarrollar **hipertermia, convulsiones, coma** y **colapso cardiovascular.**

Anamnesis

Los drogadictos suelen negar el consumo, por lo que la anamnesis no suele ser fiable.

Exploración física

Los pacientes pueden presentar **agitación** y **alteración del estado mental,** dependiendo del grado de intoxicación.

Diagnóstico diferencial
El diagnóstico diferencial incluye cualquier sustancia que pueda producir un síndrome tóxico simpaticomimético, como las anfetaminas, la efedrina, la pseudoefedrina y varias drogas de diseño derivadas de anfetaminas.

Pruebas diagnósticas
Pruebas de laboratorio

Los pacientes con síndrome tóxico simpaticomimético deben ser evaluados para descartar disfunción de órganos periféricos.
■ El **PMB** es útil para valorar el grado de hidratación y la función renal.
■ Debe determinarse la **CK** para evaluar la rabdomiólisis en pacientes agitados.
■ En los pacientes aquejados de dolor torácico es importante determinar la **troponina.**
■ Las pruebas de **cribado de drogas en orina,** aunque fiables en la determinación del consumo reciente, no deben modificar el tratamiento agudo de estos pacientes.

Electrocardiografía

■ Hay que realizar un ECG para evaluar la posible isquemia y las alteraciones electrolíticas.
■ La cocaína es un conocido bloqueante de los canales de sodio, que puede reflejarse como un ritmo de complejos anchos *(J Pharmacol Exp Ther 1992;261:910)* o un patrón de Brugada *(Heart 2010;96:643)* en el ECG.
■ Se ha comunicado que la cocaína aumenta el QT_C *(Emerg Med J 2004;21:252).*

Diagnóstico por la imagen

En casos seleccionados, el diagnóstico por la imagen puede resultar útil.
■ Se realizará una **TC craneal** en los pacientes con cefalea o alteración del estado mental.
■ Se efectuará una **radiografía de tórax** en los pacientes con dolor torácico.
■ En los pacientes con dolor torácico grave que irradia hacia la espalda o se asocia a intensa agitación, se considerará la realización de una **TC torácica** para evaluar una posible disección aórtica.

TRATAMIENTO
Los casos leves a moderados suelen responder a un tratamiento de soporte que incluya hidratación i.v. En los casos con hipertermia asociada, deben adoptarse medidas de enfriamiento intensivas. Como siempre, debe darse prioridad a la protección de la vía aérea, la respiración y la circulación.

Medicamentos
Primera línea

■ Se tratará la agitación y las convulsiones con **benzodiazepinas.** En las convulsiones que no responden, se considerará el uso de **barbitúricos** y **propofol.**

■ La hipertensión y la taquicardia pueden ser controladas con **AC,** benzodiacepinas y vaso-dilatadores (p. ej., nitroglicerina, nitroprusiato, fentolamina).

■ *Se evitarán* **los antagonistas** β**, ya que pueden asociarse al desarrollo de crisis hipertensivas y vasoespasmo.**

■ Se debe tratar el bloqueo de los canales de sodio con **bicarbonato sódico** *(Circulation 1991;83:1799).* Se administrarán **1-2 mEq/kg** en bolo i.v.; puede repetirse. Se controlará el posible estrechamiento del QRS.

■ Las arritmias ventriculares deben tratarse con **lidocaína.**

Segunda línea

En pacientes hipertérmicos agitados, se considerará la inducción de **parálisis** con un fármaco no despolarizante, para evitar la rabdomiólisis.

Otros tratamientos no farmacológicos

Es posible que los pacientes con insuficiencia renal y rabdomiólisis requieran **hemodiálisis.**

CONSIDERACIONES ESPECIALES

■ Las personas que transportan drogas en su propio cuerpo y en quienes se sospecha una intoxicación por cocaína o síntomas obstructivos deben ser sometidas urgentemente a una intervención quirúrgica. Un paciente que huye de la policía y se traga la droga es improbabbl que requiera una intervención quirúrgica. Se considerará la irrigación intestinal total en los pacientes que lleguen sin signos de toxicidad.

■ Cada vez es más frecuente detectar la adulteración de la cocaína con **levamisol,** un antiparaditario usado en veterinaria que se ha demostrado que causa agranulocitosis y vasculitis, que se resuelven con el cese del consumo de cocaína. Cualquier paciente que acuda con una disminución de la cifra de leucocitos sin causa aparente o un exantema cutáneo necrótico debe interrumpir el consumo de cocaína. Para tratar la neutropenia grave puede usarse G-CSF *(Semin Arthritis Rheum 2011;41(3):445).*

Teofilina

PRINCIPIOS GENERALES

Definición

La teofilina es una metilxantina utilizada en el tratamiento de enfermedades pulmonares obstructivas, como el asma y el enfisema. Su uso ha disminuido enormemente por la aparición de fármacos alternativos con menores efectos adversos. Sin embargo, en pacientes con enfermedad pulmonar resistente aún puede prescribirse este fármaco.

Clasificación

La toxicidad se clasifica como **aguda** o **crónica.** La estrategia de control es diferente, dependiendo de si el fármaco es una preparación de **liberación inmediata** o **sostenida.**

Fisiopatología

La teofilina ejerce sus efectos terapéuticos promoviendo la liberación de catecolaminas, que estimulan el agonismo β *(Circulation 1983;67:162).* Además, en dosis elevadas, la teofilina es un inhibidor de la fosfodiesterasa, lo que prolonga los efectos de agonismo β, evitando la degradación de AMPc. Asimismo, la teofilina es un antagonista de la adenosina, que en dosis terapéuticas mejora la broncodilatación. Sin embargo, en dosis tóxicas el antagonismo de adenosina se asocia al desarrollo de taquiarritmias y convulsiones.

DIAGNÓSTICO

Presentación clínica

- **Toxicidad aguda:** los pacientes con concentraciones en suero **> 20 ug/ml** presentan **náuseas** y múltiples episodios de **vómitos, que puden ser muy difíciles de controlar.** En la exploración, el paciente se encontrará **tembloroso** y **taquicárdico.** Con frecuencia se produce **hiperventilación;** en casos más graves, se observa **hipotensión** y **convulsiones.** El **estado epiléptico resistente** se debe al antagonismo de adenosina en el SNC *(Neuroscience 1994;58:245).* Estos efectos son más frecuentes con concentraciones séricas **> 90 μg/ml** en el paciente con intoxicación aguda.
- **La toxicidad crónica** suele producirse en pacientes con grandes cargas corporales de teofilina que desarrollan una enfermedad concurrente o que se administran junto con una sustancia que retrasa el metabolismo P450 y el aclaramiento de teofilina. Pueden apreciarse síntomas leves, como náuseas y anorexia; a menudo se produce taquicardia. La toxicidad grave puede producirse con niveles séricos de **40 a 60 μg/ml.** Los pacientes con estas concentraciones séricas pueden presentar convulsiones.

Pruebas diagnósticas

Pruebas de laboratorio

- Las concentraciones terapéuticas son de 5-15 μg/ml.
- La **toxicidad aguda** se asocia al desarrollo de **hipopotasemia** e **hiperglucemia.** En casos graves, puede esperarse la aparición de **acidosis metabólica.** Se determinarán el **PMB** y la **glucosa.**
- Deben obtenerse **concentraciones seriadas de teofilina** cada 1-2 h hasta que se observe una tendencia decreciente; hay que recordar que, en el caso de preparaciones de liberación sostenida, el pico de concentración puede no ser evidente hasta 16 h después de la ingestión.
- También deben vigilarse las concentraciones de **calcio, magnesio** y **CK.**
- La **toxicidad crónica** puede producirse con dosis menores a las de la toxicidad aguda. Muchas determinaciones analíticas (p. ej., potasio, glucosa) pueden ser normales, salvo que se asocien convulsiones, pero también deben obtenerse. En estos pacientes también deben obtenerse concentraciones **seriadas de teofilina.**

Electrocardiograma

El antagonismo de adenosina y el aumento de catecolaminas pueden dar lugar a taquicardia sinusal o taquicardia supraventricular (TSV) en el ECG. En la sobredosis, es posible que provoque extrasístoles ventriculares.

TRATAMIENTO

Los pacientes con intoxicación por teofilina no requieren lavado gástrico, ya que tienden a vomitar. Las preparaciones de liberación sostenida ocasionalmente forman bezoares. Los pacientes con intoxicación grave requieren intubación y ventilación. Las formulaciones de liberación sostenida deben tratarse con **irrigación completa del intestino.** Se repondrán el potasio y los electrólitos si es necesario.

Medicamentos

- Se administrará **CA, 1 g/kg.** Se considerará el **CA en dosis multiples,** ya que así se aumenta el aclaramiento de teofilina *(Clin Pharmacol Ther 1983;33:351).* Hay que asegurarse de que los pacientes presentan una protección de la vía aérea adecuada, ya que pueden producirse vómitos y aspiración.
- Los **vómitos** deben controlarse mediante **ondansetrón** o **metoclopramida. Las fenotiazinas están contraindicadas,** puesto que disminuyen el umbral de convulsiones.
- Las **convulsiones** con frecuencia no responden y deben ser tratadas inicialmente con benzodiazepinas. Si esta modalidad falla, se considera cambiar el tratamiento a **fenobarbital** con 10 mg/kg de dosis de carga a una velocidad de 50 mg/min, seguida de un aumento hasta

un total de 30 mg/kg a una velocidad de 50 mg/min, seguida por 1 a 5 (mg/kg)/día para mantener las concentraciones terapéuticas en plasma. El **propofol** constituye una alternativa razonable si las anteriores fallan. Hay que vigilar la posible aparición de hipotensión.

■ La **hipotensión** debe tratarse mediante bolo de 20 ml/kg de líquido i.v., que puede repetirse. Los presores directos, como la **fenilefrina** y la **norepinefrina,** pueden añadirse si los bolos de líquido no son suficientes. Ya que gran parte de la hipotensión está mediada por el agonismo β_2, **se evitará la epinefrina.** Considere el uso de antagonistas β de acción corta, como el **esmolol,** que aunque pueda parecer lo contrario, es capaz de revertir la vasodilatación mediada por β_2. Se vigilará la posible aparición de broncoespasmo.

■ Las **arritmias** deben tratarse con antagonistas β. Se usarán fármacos de acción corta, como el **esmolol,** y se vigilará la posible aparición de broncoespasmo.

Otros tratamientos no farmacológicos

La **hemoperfusión** (carbón o resina) o la **hemodiálisis** están indicadas en estos casos:

■ Convulsiones intratables o complicaciones cardiovasculares que amenazan la vida, independientemente de la concentración de fármaco.

■ Nivel de teofilina ≥ 100 mg/ml tras una sobredosis **aguda.**

■ Nivel de teofilina > 60 mg/ml en la intoxicación aguda, con empeoramiento de los síntomas o incapacidad de tolerar la administración de carbón activado oral.

■ Nivel de teofilina > 60 mg/ml en intoxicación **crónica** sin síntomas que comprometan la vida.

■ Nivel de teofilina > 40 mg/ml en un paciente con intoxicación crónica e insuficiencia cardíaca congestiva, insuficiencia respiratoria, insuficiencia hepática o edad mayor de 60 años *(J Emerg Med 1993;11:415).*

Intoxicación por alcohol, información general

PRINCIPIOS GENERALES

■ Las concentraciones altas de alcohol incrementan la osmolalidad plasmática y, por tanto, aumentan el hiato osmolar. Se considera hiato normal si es < 10 mmol/dl, y varía entre -14 y +10 mmol/dl *(J Toxicol Clin Toxicol 1993;31:81).*

■ Con un hiato aumentado, el nivel real de alcohol en suero puede calcularse si se realiza precozmente tras la ingestión *(BMC Emerg Med 2008;8:5)* con la siguiente fórmula:

$$\text{Hiato osmolar} \times \frac{\text{Peso molecular del alcohol}}{10} = [\text{Alcohol en suero}]\ (\text{mg/dl})$$

■ Xomo el alcohol se metaboliza, el hiato osmolar desciende y el hiato aniónico aumenta *(Clin J Am Soc Nephrol 2008;3(1):208).* Por tanto, el hiato osmolar debe ser utilizado solamente para apoyar el diagnóstico de intoxicación por alcohol tóxico, y no para sacar conclusiones sobre la cantidad de toxina ingerida.

$$\text{Osmolalidad calculada} = 2Na^+ + \frac{\text{BUN}}{2,8} + \frac{\text{Glucosa}}{18}$$
$$+ \frac{\text{Alcohol/Peso molecular de alcohol}}{10}$$

■ Los pesos moleculares específicos para cada alcohol se detallan en los apartados siguientes.

■ A diferencia del metanol y el etilenglicol, el isopropanol (alcohol isopropílico) no forma un metabolito tóxico.

TRATAMIENTO

El abordaje general del tratamiento de las ingestiones por alcohol tóxico *(Clin Toxicol 2002;40(4):415):*

■ Evita la formación de metabolitos tóxicos inhibiendo la alcohol-deshidrogenasa (sólo en las intoxicaciones por etilenglicol y metanol).

■ Elimina el alcohol tóxico y los metabolitos tóxicos de la sangre.
■ Corrige el desequilibrio acidobásico.
■ Repone cofactores.

Metanol

PRINCIPIOS GENERALES

Definición

El metanol se utiliza como anticongelante de la gasolina, descongelante, líquido de lavado de los parabrisas, para retirar pintura y barnices, combustible, líquido de fotocopiadora y para embalsamar. Se encuentra en el licor destilado ilegalmente y se emplea como desnaturalizante del etanol.

Etiología

■ Las ingestiones son fundamentalmente intencionadas, como intentos de suicidio.

Fisiopatología

Al oxidarse, el metanol se convierte en ácido fórmico, que es tóxico. Este producto es el responsable de la acidosis metabólica con hiato aniónico en la intoxicación por metanol *(Intern Med 2004;43(8):750).*

DIAGNÓSTICO

Presentación clínica

■ **Estadio precoz**
  • Poco después de la ingestión, se produce una leve depresión del SNC o cefalea, aunque también puede observarse aturdimiento profundo o embriaguez.
  • Estos síntomas iniciales están causados directamente por el metanol antes de su metabolización.
■ **Estadio tardío**
  • Tras un período de latencia de entre 14 h y 18 h, se desarrolla acidosis metabólica grave con hiato aniónico, sin concentraciones significativas de lactato o cetonas.
  • La acumulación de ácido fórmico en la retina y el nervio óptico produce «campo de visión blanquecino», visión borrosa, defectos del campo visual o ceguera *(Arch Ophthalmol 1991;109(7):1012).*
  • Otros síntomas del SNC durante la fase tardía son letargo, convulsión, confusión y coma. Se ha descrito hemorragia en los ganglios basales con discinesia o hipocinesia *(Int J Clin Pract 2004;58(11):1042).*
  • Se producen síntomas digestivos, como náuseas, vómitos, dolor y pancreatitis aguda *(Clin Toxicol 2000;38(3):297).*

Anamnesis

Hay que preguntar qué, cuándo, cómo y cuánta sustancia tóxica ha sido ingerida.

Exploración física

  • Se valorará el estado mental y la estabilidad respiratoria y cardiovascular.
  • La respiración de Kussmaul puede indicar acidosis metabólica subyacente.
  • La campimetría puede mostrar escotoma central u otros defectos del campo visual. El examen del fondo de ojo puede revelar hiperemia, edema de papila o atrofia *(Med J Aust 1978;2(10):483).*

Pruebas diagnósticas

Pruebas de laboratorio

■ Se evaluarán las posibles causas de acidosis con hiato aniónico:

- Perfil metabólico sanguíneo: acidosis, hiato aniónico, función renal.
- Análisis de orina: cetonas.
- Lactato sérico.
■ Sistemas de monitorización de la glucosa.
■ Osmolalidad sérica: si se sospecha ingestión de alcohol. El peso molecular del metanol es 32,04 g/mol.
■ Gasometría arterial o venosa: para valorar el estado acidobásico y el éxito del tratamiento.
■ Concentración de etanol: si es elevada, los síntomas del metanol tóxico pueden encontrarse retardados; si está elevada en presencia de acidosis, no es probable que la acidosis se deba a ingestión de alcohol tóxico, ya que el etanol bloquea el metabolismo del compuesto original (salvo que la ingestión de alcohol tóxico se produzca horas antes de la ingestión de etanol).
■ Concentración sérica de metanol: en general, no suele estar disponible; por tanto, clínicamente no es útil.

TRATAMIENTO

■ ABC y tratamiento general de soporte.
■ Descontaminación digestiva: el lavado nasogástrico sólo está indicado en pacientes que han ingerido el tóxico en los últimos 30 min o que ingirieron grandes cantidades de metanol manteniendo un estado mental normal.
■ **No se usará CA,** dado que el aparato digestivo absorbe rápidamente el metanol. El CA produce un alto riesgo de aspiración en pacientes con intoxicación aguda.
■ Bicarbonato sódico: se administrarán 50 mg i.v. cada 4 h si el pH arterial es <7,3 *(N Engl J Med 2009;360(21):2216).*
  - La alcalinización sérica limita la cantidad de ácido fórmico no disociado, lo que previene la toxicidad del SNC
  - La alcalinización de la orina mejora el aclaramiento del fórmico. ADVERTENCIA: hay que vigilar la aparición de sobrecarga de líquidos si se están administrando grandes cantidades de bicarbonato.
■ Terapia con etanol: el EtOH en concentraciones séricas de 100 mg/dl bloquea la vasopresina lo suficiente como para inhibir la formación de metabolitos tóxicos.
  - La dosis inicial es de **7,6 ml/kg de** solución i.v. de **etanol al 10 %** (se correlaciona con un nivel sérico de EtOH de entre 100 y 200 mg/dl).
  - La dosis de mantenimiento es de **0,8 (ml/kg)/h (persona no bebedora) o 2 (ml/kg)/h (bebedora), o de 2-3,3 (ml/kg)/h (en hemodiálisis)** de la solución i.v. de etanol al 10 % *(Clin J Am Soc Nephrol 2008;3(1):208).*
■ Terapia con **fomepizol:** el 4-metilpirazol es un inhibidor competitivo de la vasopresina aprobado por la FDA para el tratamiento de la intoxicación por metanol *(Intensive Care Med 2005;31(2):189).*
  - La dosis inicial es de **15 mg/kg i.v.,** la de mantenimiento es de **10 mg/kg i.v.** cada 12 h durante 48 h, después 15 mg/kg i.v. cada 12 h hasta que el metanol disminuya <20 mg/dl.
  - Puede requerirse una dosis de ajuste para pacientes en hemodiálisis *(N Engl J Med 2009;360(21):2216).* Si se encuentra en hemólisis intermitente, puede redosificar tras completar la hemólisis y no necesitar otros ajustes de dosis.
  - Se continuará el tratamiento hasta que las concentraciones de metanol disminuyan a <20 mg/dl y se resuelva la acidosis *(Curr Opin Nephrol Hypertens 2000;9(6):695).*
■ Indicación: debe iniciarse inmediatamente la terapia con etanol o fomepizol si:
  - Existe una importante evidencia de ingestión de metanol.
  - Las concentraciones de metanol en suero son >20 mg/dl.
  - El hiato osmolar es >10 mmol/dl.
  - El pH arterial es <7,3.
  - El CO_2 en suero es <20 mmol/l.
  - Existe acidosis metabólica con hiato aniónico sin causa aparente *(N Engl J Med 2009;360(21):2216).*

Otros tratamientos no farmacológicos

■ Debe practicarse **hemodiálisis** además de las terapias anteriores para evitar la toxicidad de órganos periféricos.

■ La **hemodiálisis** corrige las alteraciones metabólicas y elimina el metanol no metabolizado. Las indicaciones para hemodiálisis son un nivel de metanol > 50 mg/dl, acidosis grave (bicarbonato < 15 mmol/l, pH < 7,3), y/o lesión óptica por la toxicidad *(Hum Exp Toxicol 2005;24(2):55)*. Si la concentración de etaol está muy elevada, también debe considerarse la hemodiálisis incluso si el paciente no está acidótico, debido a la prolongada semivida del metanol y gasto de fomepizol.

■ Debe administrarse ácido fólico, 1 mg/kg (hasta 50 mg) i.v. cada 4 a 6 h, y ácido folínico, 1 mg/kg (hasta 50 mg) i.v. cada 4 a 6 h, con el fin de mejorar el metabolismo del fórmico, hasta que se resuelva la acidosis metabólica *(Alcoholism 1980;4(4):378)*.

CONSIDERACIONES ESPECIALES

■ La terapia con etanol presenta inconvenientes significativos, por ejemplo, un régimen de dosificación complejo, dificultad de ajustar concentraciones terapéuticas, necesidad de tratamiento intensivo y perfil de efectos adversos grave. Aunque es muy caro (500 USD/dosis), el fomepizol es actualmente el fármaco de elección en el tratamiento de la intoxicación por metanol *(Ann Emerg Med 2009;53(4):451)*.

■ Se ingresará a todos los pacientes con infusiones de etanol en la UCI (riesgo de hipotensión, taquicardia, hipoglucemia, depresión del SNC y respiratoria).

■ Los pacientes estables con infusión de fomepizol pueden ingresarse en planta. Los efectos adversos del fomemizol suelen ser leves, como cefalea, náuseas, mareos, pero no sedación *(Alcoholism 1988;12(4):516; Lancet 1999;354(9181):831)*.

■ Hay que comunicar los casos de intoxicación por metanol al centro de toxicología local.

■ Debe intervenir inmediatamente un experto clínico en toxicología.

■ Se consultará al servicio de oftalmología o neurología si aparecen signos de lesión óptica u otros déficits neurológicos.

Etilenglicol

PRINCIPIOS GENERALES

Etiología

Las ingestiones suelen ser fundamentalmente intentos de suicidio.

Fisiopatología

■ El etilenglicol se oxida, convirtiéndose en ácido glicólico y ácido oxálico.

■ En la intoxicación por etilenglicol, la acumulación de glucolato produce acidosis metabólica con hiato aniónico.

■ La acumulación de oxalato produce insuficiencia renal aguda en la intoxicación por etilenglicol *(Clin Toxicol 1986;24(5):389)*.

DIAGNÓSTICO

Presentación clínica

■ Estado neurológico:
  • La depresión del SNC con alteración del estado mental, alucinaciones, ataxia, discurso titubeante y parálisis de los pares craneales está causada directamente por el etilenglicol antes de su metabolización.
  • En intoxicaciones graves pueden producirse convulsiones, coma y depresión respiratoria.

■ Estado cardiovascular (entre 12 y 24 h): el glucolato afecta al sistema cardiopulmonar y provoca taquicardia, hipotensión, insuficiencia cardíaca, edema pulmonar y SDRA.

■ Estado renal:
- El ácido glicólico es metabolizado a ácido oxálico. El oxalato es un quelante del calcio y la acumulación de oxalato produce **hipocalcemia.**
- El oxalato calcico puede precipitarse en los túbulos renales, causando necrosis tubular con dolor en la fosa renal e insuficiencia renal aguda *(Acta Clin Belg 1999;54(6):351).*

■ En 4 o 6 h tras la ingestión, se desarrolla acidosis metabólica con hiato aniónico por formación de ácido glicólico en ausencia de concentración significativa de lactato o cetonas.

■ También es frecuente la aparición de síntomas gastrointestinales (náuseas, vómitos, dolor).

Anamnesis

Se obtendrán datos sobre qué, cuándo, cómo y qué cantidad de la sustancia tóxica fue ingerida.

Exploración física

■ Se evaluará el estado mental y respiratorio, así como la estabilidad cardiovascular.

■ La respiración de Kussmaul puede indicar acidosis metabólica grave.

Pruebas diagnósticas

■ Se valorarán las causas de acidosis metabólica con elevado hiato aniónico:
- Perfil metabólico sanguíneo: acidosis, hiato aniónico, función renal.
- Análisis de orina: cetonas, cristales de oxalato (habitualmente, un signo tardío durante la intoxicación).
- Lactato sérico.
- **El ácido glicólico también puede ser confundido con ácido láctico elevado en un gasómetro de los utilizados en la atención cercana del paciente.** Las concentraciones séricas deben determinarse en estos casos.

■ Osmolalidad sérica, si se sospecha ingestión de alcohol. El peso molecular del etilenglicol es 62,07 g/mol.

■ Gasometría arterial o venosa, para valorar el estado acidobásico y el éxito del tratamiento.

■ Concentración de etanol: si está elevada, las manifestaciones tóxicas del etilenglicol pueden demorarse; si está elevada en presencia de acidosis, no es probable que se trate de ingestión tóxica de alcohol (salvo que se produzca ingestión de alcohol tóxica horas antes de la ingestión de etanol).

■ Las concentraciones séricas de etilenglicol no suelen estar fácilmente disponibles; por tanto, no suelen ser clínicamente útiles.

■ Las concentraciones de calcio se encuentran bajas si está aumentada la formación de oxalato cálcico.

■ Pruebas de función renal repetidas, por el aumento del riesgo de insuficiencia renal aguda.

■ Observación microscópica del sedimento urinario: el oxalato cálcico puede ser visible como cristales en forma de sobre *(Emerg Med J 2007;24(4):310).*

■ El examen con lámpara de Wood de la orina para detectar fluorescencia tras la supuesta ingestión de anticongelante no es una herramienta de cribado fiable *(Am J Emerg Med 2005;23(6):787).*

TRATAMIENTO

■ ABC y tratamiento de soporte, control de la diuresis.

■ Descontaminación digestiva: el lavado nasogástrico sólo está indicado en pacientes que han ingerido el tóxico en los últimos 30 min o que ingirieron grandes cantidades de etilenglicol manteniendo un estado mental normal.

■ **No se usará CA,** ya que el etilenglicol se absorbe rápidamente en el aparato digestivo. El CA presenta alto riesgo de aspiración en pacientes intoxicados agudos.

■ **Tiamina** (vitamina B_1, 100 mg i.v. cada 4 a 6 h, y **piridoxina** (vitamina B_6), 50 mg i.v. cada 6 a 12 h, que mejora el metabolismo del glicolato y debe administrarse hasta que se resuelva la acidosis respiratoria *(Eur J Emerg Med 2005;12(2):78).*

■ Bicarbonato sódico: administrar 50 mg i.v. cada 4 h en pacientes con pH < 7,3 *(N Engl J Med 2009;360(21):2216)*.
  • La alcalinización del suero limita la cantidad de ácido glicólico no disociado, por lo que se evita la toxicidad del SNC.
  • Alcalinización de la orina para mejorar el aclaramiento de glicolato. ADVERTENCIA: se vigilará la posible sobrecarga de líquido si se administran grandes cantidades de bicarbonato.

■ Terapia con etanol: las concentraciones de EtOH sérico de 100 mg/dl bloquean la vasopresina lo suficiente como para inhibir la formación de metabolitos tóxicos. Véanse en el comentario sobre el tratamiento de la sobredosis por metanol los detalles sobre su dosificación.

■ Terapia con **fomepizol:** véase la dosificación en la exposición del tratamiento de la sobredosis de metanol.

■ **Indicaciones:** debe iniciarse inmediatamente la terapia con etanol o fomepizol si:
  • Existe una fuerte evidencia de ingestión de etilenglicol.
  • Las concentraciones de etilenglicol en suero son > 20 mg/dl.
  • El hiato osmolar es > 10 mmol/dl.
  • El pH arterial es < 7,3.
  • El CO_2 en suero es < 20 mmol/l.
  • Existe acidosis metabólica con hiato aniónico no explicada *(N Engl J Med 2009:360(21): 2216)*.

Otros tratamientos no farmacológicos

■ Debe utilizarse **hemodiálisis** además de las terapias anteriores para prevenir la toxicidad de órganos periféricos.

■ La **hemodiálisis** corrige las alteraciones metabólicas y elimina el etilenglicol no metabolizado. Las indicaciones para hemodiálisis son un nivel de etilenglicol > 50 mg/dl, acidosis grave (bicarbonato < 15 mmol/l, pH < 7,30), hiperviscosidad por concentraciones muy elevadas y/o lesión óptica por la toxicidad *(Hum Exp Toxicol 2005;24(2):55)*. En la bibliografía reciente se demuestra que en pacientes que, por lo demás, están bien, puede no requerirse hemodiálisis incluso con concentraciones de etilenglicol considerablemente elevadas *(J. Med Toxicol 2007;3(3):125)*.

Etanol

PRINCIPIOS GENERALES

■ La velocidad de eliminación es de 20 a 25 (mg/dl)/h (cinética de orden cero, más rápida en pacientes alcohólicos crónicos).

■ El etanol se encuentra en todas las bebidas alcohólicas, algunos extractos de alimentos, colutorios, sirope frío, pero también se utiliza industrialmente como disolvente en su forma desnaturalizada.

Fisiopatología

El alcohol se oxida, convirtiéndose en ácido acético (acetato), que posteriormente se metaboliza a intermediarios no tóxicos.

DIAGNÓSTICO

Presentación clínica

■ Entre los síntomas frecuentes se encuentran la depresión del SNC con ataxia, la somnolencia y la confusión, cuando las concentraciones sanguíneas son > 100 mg/dl. Con concentraciones mayores puede producirse depresión respiratoria *(Emerg Med 1984;2(1):47)*.

■ El consumo crónico del alcohol induce tolerancia, y los pacientes se encuentran asintomáticos incluso con concentraciones sanguíneas altas *(J Emerg Med 1997;15(5):687)*.

■ La hipoglucemia se debe a la alteración del cociente NADH/NAD⁺, con el desarrollo de un potencial redox reducido. El piruvato se desvía a la vía de la gluconeogénesis y se favorece la formación de lactato por el aumento de NADH. La aparición de hipoglucemia grave en pacientes alcohólicos crónicos y en niños es frecuente.

■ La intoxicación crónica produce alteraciones de la gluconeogénesis, aumento de la cetogénesis (β-hidroxibutirato) y, finalmente, desarrollo de cetoacidosis alcohólica (CAD) *(Hum Exp Toxicol 1996;15(6):482).*

Pruebas diagnósticas

■ Se obtendrán las concentraciones de glucosa, pruebas de función hepática y un PMB (sobre todo en alcohólicos crónicos).

■ Las concentraciones de etanol sérico sólo son relevantes para descartar la intoxicación con otros alcoholes, en presencia de coma o alteración del estado mental.

■ La osmolalidad sérica (si existe coingestión con otros alcoholes sospechosos). El peso molecular del etanol es 46,07 g/mol.

■ Puede existir también una acidosis láctica leve, si el paciente presenta deshidratación o tiene disfunción hepática.

TRATAMIENTO

El tratamiento es fundamentalmente de soporte; sin embargo, puede estar indicada la hemodiálisis en los casos de intoxicación grave. En todo **paciente alcóholico comatoso** con hipoglucemia se administrarán 100 mg de **tiamina** i.v. seguidos de 50 ml de solución glucosada al 50% i.v. Hay que administrar tiamina a todos los pacientes alcohólicos. Los pacientes pueden requerir intubación por depresión respiratoria o por protección de la vía aérea.

CONSIDERACIONES ESPECIALES

■ El aumento de la morbilidad y mortalidad se producen como resultado de la toxicidad crónica (afectación hepática y digestiva) y en la cetoacidosis alcohólica.

■ Las lesiones traumáticas y la hipotermia grave son hallazgos frecuentes, por el comportamiento de riesgo o la disminución de la capacidad de juicio durante la intoxicación aguda.

■ La retirada de etanol puede producir síndrome de abstinencia potencialmente mortal, que requiere atención especial.

■ Los pacientes deben mantenerse en observación hasta que los signos de intoxicación clínica se resuelvan.

Cianuro

PRINCIPIOS GENERALES

El cianuro es uno de los venenos más letales y de acción más rápida que existen. Aunque tiene un olor característico a almendras amargas, sólo el 50% de las personas es capaz de detectarlo *(Clin Toxicol 1981;18(3):367).*

Etiología

■ La inhalación de humo de fuegos de estructuras es la fuente más habitual de la exposición a cianuro en Estados Unidos y los países occidentales.

■ Otras etiologías son: quitaesmaltes de uñas, raticidas más antiguos, soluciones galvánicas, soluciones fotográficas, reactivos de laboratorio, laetrilo, plantas (p. ej., especies *Prunus*), alimentos como la mandioca y a partir del metabolismo del nitroprusiato sódico.

Fisiopatología

■ El cianuro es un asfixiante químico, que induce hipoxia celular al inhibir el complejo IV (conocido como citocromo c oxidasa o citocromo oxidasa aa₃) en la cadena de transporte de electrones, y evitando así la formación de trifosfato de adenosina (ATP).

■ Se produce hiperlactemia por inhibición del metabolismo aeróbico.

DIAGNÓSTICO

Presentación clínica

■ La dosis, la duración y la vía de exposición, y la etiología de la exposición contribuyen a la gravedad de la afección. Los signos y síntomas pueden ser inespecíficos, por lo que los médicos deben mantener un gran nivel de sospecha para evitar pasar por alto el diagnóstico (*Hum Exp Toxicol 2007;26:191*).

■ Los aumentos transitorios de la frecuencia cardíaca, la PA y la frecuencia respiratoria pueden ir seguidos de colapso cardiovascular e insuficiencia respiratoria. Inicialmente, los pacientes pueden mostrar bradicardia e hipertensión, que va seguido de taquicardia e hipotensión antes de la aparición del colapso cardiovascular.

■ El corazón y el SNC tienen grandes demandas de oxígeno y suelen verse afectados. Los signos y síntomas son: cefalea, ansiedad, letargo, convulsiones, coma, insuficiencia respiratoria y colapso cardiovascular. El cianuro no causa cianosis.

■ La piel de color rojo cereza que se asocia clásicamente a la intoxicación por cianuro es un hallazgo inusual. Las venas de la retina pueden tener un color rojo brillante.

Pruebas de laboratorio

■ Se dispone de niveles séricos y sanguíneos. Sin embargo, debido a las demoras en la obtención, no son clínicamente útiles para tratar la afectación aguda. Los fumadores pueden tener una concentración basal ligeramente elevada en comparación con las personas que no fuman.

■ Debido a la inhibición del metabolismo aerobio, los pacientes pueden tener concentraciones elevadas de lactato. En las intoxicaciones por inhalación de humo, una concentración de lactato > 10 mmol/l sugiere intoxicación por cianuro (*N Engl J Med 2007;26(3):191*).

■ Los pacientes pueden tener una «arterialización» de la sangre venosa, ya que la saturación venosa de oxígeno puede estar elevada debido a la inhibición del metabolismo aerobio. Esto puede observarse al comparar las gasometrías arterial y venosa obtenidas al mismo tiempo.

TRATAMIENTO

Existen dos antídotos para la intoxicación por cianuro:

■ El kit de antídoto para el cianuro contiene **perlas de nitrito de amilo** y **nitrito sódico.** Las perlas pueden romperse y colocarse bajo la nariz del paciente mientras se obtiene una vía i.v. El nitrito sódico (300 mg) se administra como una solución al 3 % durante 2-4 min por vía i.v. en los adultos. Los nitritos se administran para inducir metahemoglobinemia, de modo que el cianuro se una preferentemente a ellos en lugar de a la cadena de transporte de electrones. Sin embargo, en pacientes con inhalación de humo, esto puede ser peligroso ya que puede que ya tengan niveles elevados de carboxihemoglobina, y la combinación puede causar una anemia funcional muy grave. Los nitritos también pueden causar o empeorar la hipotensión. La segunda parte del antídoto es **tiosulfato sódico,** que se administra en forma de 12,5 g i.v. en los adultos. Su inicio es más lento que el de los nitritos; a veces, se administra de forma profiláctica a pacientes con infusiones de nitroprusiato (*Ann Pharmacother 1992;26(4):515*).

■ La **hidroxicobalamina** (5 g i.v.) es otro antídoto. Se combina con el cianuro para formar cianocobalamina (vitamina B_{12}). Tiene pocos efectos secundarios. Vuelve la orina de color rojo y causa decoloración de la piel, lo que interfiere negativamente en la cooximetría. También interfiere en algunas pruebas analíticas, como la determinación de bilirrubina, creatinina y glucosa sérica (*Crit Rev Toxicol 2009;39(7):541*). Aunque es más cara, suele ser al antídoto de elección.

■ El resto del tratamiento es de soporte, e incluye la reposición adecuada de la volemia, el apoyo respiratorio, y el uso de vasopresores e inotrópicos a demanda (*Hum Exp Toxicol 2007;26:191*).

Monóxido de carbono

PRINCIPIOS GENERALES

El monóxido de carbono (CO) es un gas incoloro, inodoro e insípido que se produce durante la combustión incompleta de combustibles que contienen carbono. Es la principal causa de morbilidad y mortalidad tóxica en Estados Unidos *(JAMA 1991;266:659)*.

Etiología

Las fuentes habituales de exposición son la inhalación de humo en incendios, el mal funcionamiento de estufas y generadores eléctricos, los escapes de automóviles, el tabaquismo y los productos químicos como el cloruro de metileno *(Emerg Med Clin N Am 2004;22:985)*.

Fisiopatología

■ El CO se fija a la hemoglobina para formar carboxihemoglobina, lo que causa una anemia funcional y desplaza la curva de disociación de la oxihemoglobina hacia la izquierda.

■ El CO inhibe la respiración celular al fijarse a la citocromooxidasa mitocondrial y alterando la cadena de transporte de electrones *(J Toxicol Clin Toxicol 1989;27(3):141)*.

■ También están aumentadas las concentraciones de óxido nítrico (probablemente por la activación de la sintasa del óxido nítrico) *(Emerg Med Clin N Am 2004;22:985)*.

DIAGNÓSTICO

El diagnóstico de la intoxicación por CO es problemático debido a sus signos y síntomas tan inespecíficos, que pueden aumentar y disminuir dependiendo de la fuente de exposición del paciente.

Presentación clínica

■ Los pacientes pueden acudir con síntomas pseudogripales, como cefalea, mialgias, astenia, letargo, náuseas, vómitos y mareo. Si se retiran ellos mismos de la exposición, como al abandonar el domicilio para solicitar asistencia médica, los síntomas pueden mejorar antes de ser evaluados por un médico.

■ El corazón y el SNC tienen mayores demandas de oxígeno, por lo que los pacientes pueden acudir con dolor torácico, infartos de miocardio, arritmias cardíacas, síncope, síntomas seudoictales, convulsiones, coma y otros síntomas psiconeurológicos.

■ Los pacientes pueden acudir con secuelas neurológicas persistentes, que se producen en el momento de la exposición, o con secuelas neurológicas tardías, que puden aparecer en cualquier momento entre 2 y 40 días después de la exposición *(Ann Emerg Med 1995;25:474)*.

Pruebas diagnósticas

■ Pueden medirse fácilmente las concentraciones de carboxihemoglobina (CO-Hb). Pueden obtenerse de muestras arteriales o venosas *(Ann Emerg med 1995;25:4813)*. Concentraciones superiores al 5 % en personas no fumadoras y mayores del 10 % en fumadores suelen confirmar una exposición exógena. Sin embargo, las concentraciones no se correlacionan bien con los síntomas ni el pronóstico de los pacientes.

■ Pueden usarse nuevos cooxímetros de pulso manuales para una medición no invasiva de la CO-Hb. Los pulsioxímetros habituales pueden tranquilizar erróneamente, ya que no pueden detectar una diferencia entre la oxihemoglobina y la CO-Hb. Esto produce un «espacio» entre la pulsioximetría de uso digital y el valor real encontrado con una cooximetría.

■ Las concentraciones deben interpretarse en el contexto del tiempo transcurrido desde la exposición y el inicio del tratamiento. Ambos factores harán que el nivel pueda ser «falsamente bajo».

■ Una TC craneal puede mostrar lesiones bilaterales en el globo pálido.

■ Puede existir acidosis láctica debida a la alteración de la respiración aerobia.

TRATAMIENTO

■ El tratamiento consiste en administrar oxígeno. La administración de oxígeno al 100 % a través de una mascarilla con reservorio disminuirá la semivida del CO de 60 min a 90 min. El oxígeno hiperbárico (HBO) la disminuirá a 20-30 min. La mayoría de los pacientes necesitarán traslado a centros terciarios para tratarse con HBO, por lo que mejorar las secuelas persistentes o evitar las tardías y no sólo reducir la semivida del CO es el fundamento para el uso del HBO.

• Estudios aleatorizados apoyaron el uso de HBO para la intoxicación por CO *(Ann Emerg Med 1995;25:474; N Engl J Med 2002;347(14)1057)* y concluyeron que es ineficaz *(Lancet 1989;334:414; Med J Aust 1999;170(5):203)*. Los estudios diferían en criterios de inclusión, protocolos terapéutios y evaluación de resultados.

• Las indicaciones y los beneficios del HBO son polémicos y se requieren más estudios *(Cochrane Database Syst Rev 2011;(4):CD002041)*. Las indicaciones que se sugieren son: síncope, coma, déficits neurológicos, secuelas persistentes, isquemia cardíaca, acidosis metabólica grave, embarazo y CO > 25 %. Debido a la controversia, se recomienda tomar decisiones conjuntas en cuanto a enfoque terapéutico.

• El uso de HBO conlleva riesgos como: convulsiones inducidas por el oxígeno, barotraumatismos, claustrofobia y rotura de la membrana timpánica. Además, una vez en la cámara, el acceso al paciente es limitado y no puede realizarse una cardioversión y desfibrilación.

COMPLICACIONES

■ Si el paciente sobrevive a la exposición, las secuelas neurológicas persistentes y tardías son las complicaciones más temidas tras la intoxicación por CO.

■ Los signos y síntomas de secuelas neurológicas tardías son variables, y no existe una definición normalizada. Pueden ser: malestar, astenia, cefalea, problemas de memoria, parálisis, demencia, neuropatía, psicosis y ceguera cortical *(Ann Emerg Med 1995;25:474)*. Los métodos usados para comprobar las secualas neurológicas tardías y la definición de éstas variaban entre los diferentes estudios clínicos aleatorizados citados anteriormente.

Apéndice A

Inmunizaciones y tratamientos tras la exposición

Abigail L. Carlson y Carlos A. Q. Santos

- La **inmunización activa** promueve el desarrollo de una respuesta inmunitaria primaria duradera (proliferación de linfocitos B, respuesta de anticuerpos, sensibilización de linfocitos T) de forma que la posterior exposición al patógeno provoca una respuesta secundaria que protege frente al desarrollo de la enfermedad (tabla A-1).

- La **inmunización pasiva** consiste en la administración de inmunogobulina que da lugar a una protección transitoria contra la infección. Suele usarse en un huésped con capacidad limitada para mostrar una respuesta inmunitaria primaria, cuando la exposición al patógeno se produce en un individuo previamente no vacunado, o para proteger frente a enfermedad mediada por toxinas.

- La **profilaxis tras la exposición** es el tratamiento que se administra tras la exposición a un patógeno, con el fin de evitar el desarrollo de la enfermedad. Puede incluir la inmunización activa, la inmunización pasiva y/o el tratamiento antimicrobiano (tablas A-2 y A3).

- Los **efectos adversos potencialmente relacionados con la vacunación** deben comunicarse a través del Adverse Event Reporting System (VAERS) en *http://vaers.hhs.gov/* o el teléfono 1-800-822-7967 (Estados Unidos).

- Se puede encontrar **más información,** como pautas de vacunación en el adulto, recomendaciones sobre viajes y directrices actualizadas, en la página web de los Centers for Disease Control and Prevention (CDC), *http://www.cdc.gov/.* Se puede obtener información adicional sobre cuestiones específicas contactando con los CDC en el teléfono 1-800-232-4636 o el e-mail NIPINFO@cdc.gov.

TABLA A-1 Recomendaciones de inmunizaciones de adultos en Estados Unidos

Vacuna-Dosis	Indicaciones	Contraindicaciones	Precauciones
Haemophilus influenzae tipo b (Hib) 0,5 ml i.m.	**1 dosis:** adultos no vacunados previamente con asplenia anatómica o funcional, con anemia de células falciformes o sometidos a esplenectomía electiva **3 dosis:** receptores de trasplantes de células madre hematopoyéticas 6-12 meses tras el trasplante con buen resultado (dosis separadas por ≥4 semanas)	Reacción alérgica grave a cualquier componente de la vacuna o tras una dosis previa	Enfermedad aguda moderada o grave con o sin fiebre
Hepatitis A Vacuna de un solo antígeno (Havrix, Vaqta): 1 ml i.m. Vacuna combinada de hepatitis A/hepatitis B (Twinrix): 1 ml i.m.	**Cualquier adulto que desea protección frente al virus de la hepatitis A (VHA)** **Indicaciones específicas:** hombres que tienen relaciones homosexuales, consumo de drogas, trabajadores de laboratorios expuestos a VHA; hepatopatía crónica; receptor de concentrados de factores de la coagulación; viajantes a países con endemicidad alta o intermedia de VHA; personas que prevén un contacto personal estrecho con un adoptado de un país con endemicidad alta o intermedia durante los primeros 60 días de la llegada **Dosis:** Havrix: 2 dosis a los 0 y 6-12 meses Vaqta: 2 dosis a los 0 y 6-18 meses Combinada (Twinrix): 3 dosis a los 0, 1 y 6 meses	Reacción alérgica grave a cualquier componente de la vacuna o tras una dosis previa	Enfermedad aguda moderada o grave con o sin fiebre

Hepatitis B	**Cualquier adulto que desea protección frente al virus de la hepatitis B (VHB)**	Reacción alérgica grave a cualquier componente de la vacuna o tras una dosis previa	Enfermedad aguda moderada o grave con o sin fiebre
Recombivax HB Vacuna de antígeno único, habitual (10 μg/ml) Formulación: 1ml i.m. Recombivax HB, vacuna de antígeno único, dosis alta (40 μg/ml) Formulación: 1 ml i.m. Engerix, vacuna de antígeno único (20 μg/ml): 1 ml i.m. Twinrix: v. Hepatitis A	**Indicaciones específicas:** personas sexualmente activas no de forma prolongada, relación mutuamente monógama; personas que solicitan estudio o tratamiento por una enfermedad de transmisión sexual (ETS); consumidores de drogas i.v.; hombres con relaciones sexuales homosexuales; **personal sanitario:** miembros de servicios de seguridad pública que pueden exponerse a sangre o líquidos corporales; personas de <60 años con diabetes (y los de ≥60 años según el criterio del médico que les trate); nefropatías terminales; infección por el VIH; hepatopatía crónica; contactos domiciliarios y parejas sexuales de personas con infección crónica por el VHB; viajeros a países con prevalencia alta o intermedia del VHB; clientes y personal de centros para personas con discapacidades del desarrollo **Se vacunará a todos los adultos en los siguientes entornos:** centros que tratan ETS, realizan pruebas de VIH y tratan esta infección, o proporcionan servicios de prevención y tratamiento de consumo de drogas; entornos sanitarios que realizan servicios para consumidores de drogas i.v. o varones homosexuales; programas para nefropatías crónicas y centros para pacientes en hemodiálisis (HD) crónica; centros y centros de día para personas con discapacidades del desarrollo **Dosis habitual:** 3 dosis de Recombivax HB o Engerix-B los meses 0, 1 y 4 **Pacientes en HD u otros pacientes inmunodeprimidos:** 3 dosis de dosis alta de Recombivax HB los meses 0, 1 y 6, u 8 dosis de Engerix-B administrada como cuatro inyecciones de dos dosis (2 ml) los meses 0, 1, 2 y 6 **Twinrix:** v. Hepatitis A		

(Continúa)

TABLA A-1	Recomendaciones de inmunizaciones de adultos en Estados Unidos *(Continuación)*		
Vacuna-Dosis	**Indicaciones**	**Contraindicaciones**	**Precauciones**
Virus del papiloma humano (VPH) Tetravalente (VPH4) o bivalente (VPH2): 0,5 ml i.m.	**Mujeres (VPH4 o VPH2):** adultas (incluidas mujeres **inmunodeprimidas**) hasta 26 años si no han sido vacunadas previamente **Hombres (sólo VPH4):** adultos hasta 21 años si no han sido previamente vacunados; hasta 26 años si tienen relaciones sexuales con hombres o están **inmunodeprimidos** Administrar series de 3 dosis, con la segunda dosis a las 4-8 semanas y la tercera dosis a las 24 semanas (16 semanas tras la segunda dosis)	Reacción alérgica grave a cualquier componente de la vacuna o tras una dosis previa	Enfermedad aguda moderada o grave con o sin fiebre; **embarazo**
Gripe (influenza) Vacuna intramuscular de la gripe inactivada o recombinante (VII o VIR): 0,5 ml i.m. Intradérmica VII: 0,1 ml ID Vacuna de la gripe con virus vivos atenuados: 0,2 ml intranasal	**Todas las personas** Una dosis anualmente antes de la temporada de la gripe; en el anciano, se considerará una dosis superior Dosis habitual de VII tetravalente y trivalente: todas las personas VII trivalente intradérmica: 16-64 años VII en dosis alta: edad ≥ 65 años VII basada en cultivo celular: edad ≥ 18 años VIR: edad ≥ 18 años, **segura en personas con alergia al huevo** Vacuna con virus vivos atenuados: 2-49 años sin contraindicaciones El **personal sanitario** que recibe virus vivos atenuados debe evitar atender a personas con inmunodepresión grave (que requieren entorno protector) en los 7 días siguientes a la vacunación	Reacción alérgica grave a cualquier componente de la vacuna o tras una dosis previa Todos salvo la VIR: reacción alérgica grave a la proteína del huevo Virus vivos atenuados sólo: **embarazo, inmunodepresión,** personas que han tomado antigripales en las 48 h previas	Enfermedad moderada o grave con o sin fiebre; antecedente de síndrome de Guillain-Barré (SGB) en las 6 semanas siguientes a la vacunación previa antigripal Sólo con virus vivos atenuados: asma, afecciones médicas crónicas que pueden predisponer a un mayor riesgo de complicaciones relacionadas con la gripe (p. ej., neumopatía, enfermedad cardiovascular, diabetes, nefropatía o hepatopatía)

Sarampión, parotiditis, rubéola (SPR)
0,5 ml s.c.

Adultos nacidos antes de 1957: 1 dosis si no hay documentación de vacunación previa (p. ej., en la infancia) o confirmación analítica de inmunidad a tres componentes víricos; para pacientes no inmunes a sarampión/parotiditis, se recomienda una segunda dosis de la SPR, administrada ≥28 días después de la primera, en estudiantes que han pasado la enseñanza secundaria, **personal sanitario** y para viajes internacionales.

Las personas que recibieron vacuna de parotiditis inactivada (virus muertos) o vacuna de parotiditis de tipo desconocido desde 1963 a 1967, o las personas vacunadas antes de 1979 con vacuna de parotiditis de virus muertos o de tipo desconocido y que tienen riesgo elevado de infección por el virus de la parotiditis (p. ej., **personal sanitario**) deben considerarse para nueva vacunación con dos dosis de vacuna de SPR

Mujeres en edad fértil: hay que determinar la inmunidad frente a la rubéola. Si no existe inmunidad en mujeres no embarazadas, se administra una dosis de la vacuna SPR, en **mujeres gestantes sin inmunidad frente a la rubéola:** 1 dosis al finalizar el embarazo y antes del alta del centro sanitario

Personal sanitario nacido después de 1957: si no existe documentación de vacunación ni confirmación analítica de inmunidad o enfermedad, considerar la vacunación (dos dosis si no hay inmunidad para sarampión o parotiditis, una dosis si no hay inmunidad para rubéola)

Reacción alérgica grave a cualquier componente de la vacuna o tras una dosis previa; **inmunodeficiencia grave** diagnosticada (p. ej., tumores sólidos o hematológicos, quimioterapia, inmunodeficiencia congénita, tratamiento inmunosupresor prolongado, infección por el VIH con CD4+ <200/µl; **gestación**

Enfermedad aguda moderada o grave con o sin fiebre; reciente (≤11 meses) tratamiento con hemoderivados que contienen anticuerpos; antecedente de púrpura trombocitopénica; necesidad de prueba de tuberculina en las 4 semanas siguientes a la vacunación (el componente del sarampión puede suprimir temporalmente la reactividad)

(Continúa)

TABLA A-1 Recomendaciones de inmunizaciones de adultos en Estados Unidos *(Continuación)*

Vacuna-Dosis	Indicaciones	Contraindicaciones	Precauciones
Meningocócica (*Neisseria meningitidis*) Vacuna conjugada teravalente (MenACWY) o vacuna polisacárida meningocócica (MPSV4): 0,5 ml s.c.	**Adultos con alto riesgo de infección** **1 dosis MenACWY:** microbiólogos habitualmente expuestos a aislados de *N. meningitidis*, reclutas militares, personas que viajan a o viven en países donde la enfermedad meningocócica es hiperendémica o epidémica, universitarios de primer año de edad ≤21 años que viven en residencias universitarias si no se vacunaron desde los 16 años **2 dosis de MenACWY:** asplenia anatómica o funcional, déficit persistente de componentes del complemento, infectados por el VIH con otra indicación para vacunación **Revacunación cada 5 años:** si persisten condiciones de alto riesgo (p. ej., asplenia, microbiólogos) **MPSV4:** usar sólo si la edad es ≥56 años, nunca han recibido vacuna MenACWY y sólo necesitan una dosis	Reacción alérgica grave a cualquier componente de la vacuna o tras una dosis previa	Enfermedad aguda moderada o grave con o sin fiebre

Neumocócica (*Streptococcus pneumoniae*)
Vacuna neumocócica conjugada 13-valente (PVC13): 0,5 ml i.m.
Vacuna neumocócica polisacárida 23-valente (PPV23): 0,5 ml i.m. o s.c.

Adultos ≥65 años de edad: 1 dosis PCV13, seguida de 1 dosis de PPV23 a los 6-12 meses
- Si se administró PPV23 previa a la edad ≥65 años: administrar 1 dosis de PCV13 al menos 1 año después de la última PPV23
- Si se administró PPV23 previa a la edad <65 años: administrar 1 dosis de PCV13 al menos 1 año después de la última PPV23, seguido por 1 dosis de PPV23 a los 6-12 meses
- Si se administró PVC13 a una edad <65 años: 1 dosis de PPV23 al menos 6-12 meses después de la última PCV13
- Si se administró PCV13 y PPV23 previas a una edad <65 años: 1 dosis de PPV23 al menos 6-12 meses tras la última PCV13 y 5 años tras la última PPV23

Adultos de 19-64 años Y:
- Inmunodepresión, asplenia anatómica o funcional: 1 dosis PCV13, seguida por 1 dosis de PPV23 después de 8 o más semanas y segunda dosis ≥5 años después de la primera dosis de PPV23
  - Si se administró una dosis previa de PPV23: administrar 1 dosis de PCV13 ≥1 año después de PPV23, y dar la segunda dosis de PPV23 una vez 8 o más semanas después de la PPV13 y ≥5 años después de PPV23
  - Si se administraron 2 dosis previas de PPV23: 1 dosis de PCV13 ≥1 año después de la última dosis de PPV23
  - Si se administró PCV13 antes: 1 dosis de PPV23 8 o más semanas después de PCV13 y la segunda dosis 5 o más años después de la primera PPV23
  - Si se administró OCV13 y una dosis previa de PPV23: 1 dosis de PPV23 5 o más años después de la primera dosis de PPV23
- Pérdida de líquido cefalorraquídeo o implante coclear: 1 dosis de PCV13, seguida por 1 dosis de PPV23 8 o más semanas después
- Cardiopatía, neumopatía o hepatopatía crónicas, alcoholismo, diabetes mellitus, tabaquismo o residente en una residencia o centro para enfermedades crónicas: 1 dosis de PPV23

Reacción alérgica grave a cualquier componente de la vacuna o tras una dosis previa
Sólo PCV13: reacción alérgica grave a cualquier componente de la vacuna que contenga toxoide diftérico

Enfermedad aguda moderada o grave con o sin fiebre

(Continúa)

TABLA A-1	Recomendaciones de inmunizaciones de adultos en Estados Unidos *(Continuación)*

Vacuna-Dosis	Indicaciones	Contraindicaciones	Precauciones
Tétanos, difteria (Td)/ tétanos, difteria, tos ferina (Tdap) 0,5 ml i.m. (otras formulaciones, p. ej., difteria y toxoides tetánicos y tos ferina acelular (DTaP), no se recomiendan para adultos	**Todas las personas** Td: cada 10 años Tdap: una dosis después de los 18 aos como sustituta de un refuerzo de Td; **mujeres gestantes:** una dosis en cada embarazo (preferiblemente en las semanas 27-36 de gestación) Adultos con antecedentes desconocidos o incompletos (<3 dosis) de series de vacunación primaria con vacunas que contengan Td: empezar o completar la serie de vacunación primaria incluyendo al menos 1 dosis de Tdap Profilaxis tras la exposición. v. tabla A-2	Reacción alérgica grave a cualquier componente de la vacuna o tras una dosis previa Tdap solo: encefalopatía (p. ej., coma, convulsiones prolongadas) no atribuible a otra causa en los 7 días siguientes a la administración de dosis previa de Tdap, DTaP, o toxoides de difteria y tétanos y vacuna de tos ferina (DTP)	Enfermedad moderada o grave con o sin fiebre; síndrome de Guillain-Barré en las 6 semanas siguientes a dosis previa de vacuna que contenga toxoide tetánico; antecedente de reacción de hipersensibilidad tipo Arthus (tipo III) tras dosis previa de vacuna que contenga toxoide diftérico Tdap solo: trastorno neurológico progresivo o inestable, crisis comiciales no controladas o encefalopatía progresiva hasta establecer pauta terapéutica y estabilizar la afección

Varicela 0,5 ml s.c. Para la vacuna del herpes zóster, véase Herpes zóster	**Todo el que no tenga evidencia de inmunidad** 2 dosis, separadas 4-8 semanas; si se administró 1 dosis antes, sólo se administrará la segunda dosis Evidencia de inmunidad: • Vacunación documentada (2 dosis separadas >4 semanas) • Nacido en Estados Unidos antes de 1980 **salvo** las gestantes o el personal sanitario • Infección por varicela o herpes zóster documentada por un profesional sanitario • Confirmación de laboratorio de inmunidad o enfermedad	Reacción alérgica grave a cualquier componente de la vacuna o tras dosis previa; **inmunodeficiencia grave** conocida (p. ej., tumores sólidos y hematológicos, quimioterapia, inmunodeficiencia congénita, tratamiento inmunodepresor prolongado, infección por el VIH con CD4* <200/µl); **embarazo**	Tratado recientemente (≤11 meses) con hemoderivado que contenía anticuerpos; enfermedad aguda moderada o grave con o sin fiebre; receptor de antivíricos específicos (aciclovir, famciclovir, valaciclovir) 24 h antes de la vacunación, evitar el uso durante 14 días después de la vacunación
Herpes zóster 0,65 mg s.c. Para la vacuna de la varicela, véase Varicela	**Adultos ≥ 60 años de edad** 1 dosis independientemente de episodios previos de herpes zóster	Reacción alérgica grave a un componente de la vacuna; **inmunodeficiencia grave** conocida (p. ej, tumores sólidos y hematológicos, quimioterapia, inmunodeficiencia congénita, tratamiento inmunodepresor prolongado, infección por el VIH con CD4* <200/µl); **embarazo**	Enfermedad aguda moderada o grave con o sin fiebre; receptor de antivíricos específicos (aciclovir, famciclovir, valaciclovir) 24 h antes de la vacunación, evitar el uso durante 14 días después de la vacunación

Adaptado de Centers for Disease Control and Prevention. Advisory Committee on Immunization Practices Recommended Immunization Schedule for Adults Aged 19 Years or Older – Estados Unidos, 2015. *MMWR Morb Mortal Rep* 2015;64(4):91-92; *http://www.cdc.gov/vaccines/schedules/downloads/adult/adult-combined-schedule.pdf.*

TABLA A-2	Algunas recomendaciones para la profilaxis tras exposición en adultos

Enfermedad	Indicaciones y tratamiento
Carbunco	Indicado para todos los contactos. Ciprofloxacino 500 mg v.o. 2 veces al día (de elección en las **mujeres gestantes**) o doxiciclina 100 mg v.o. 2 veces al día durante 60 días y series de vacuna s.c. absorbida contra el carbunco (obtenidas de los CDC): primera dosis administrada lo antes posible, la segunda y la tercera dosis administradas 2 y 4 semanas después de la primera dosis. (Existen pautas de antibióticos alternativas; consultar la web de los CDC.)
Toxina botulínica	Observación estrecha de la persona expuesta; tratar con antitoxina botulínica heptavalente (inmunoglobulina equina) ante el primer signo de enfermedad (obtenida mediante consulta con el departamento de salud estatal)
Difteria	Indicada para contactos estrechos (p. ej., domiciliarios): bencilpenicilina benzatina, 1,2 millones de unidades i.m. una vez o eritromicina (base) 500 mg v.o. dos veces al día durante 7-10 días, y vacuna de refuerzo de tétanos y difteria (Td) (v. tabla A-1). La antitoxina diftérica (DAT) 10 000 unidades i.m./i.v. (tras pruebas de sensibilidad adecuadas) se usa como profilaxis sólo en circunstancias excepcionales; se obtiene mediante consulta con los CDC
Hepatitis A	Personas sanas **<40 años:** vacuna de la hepatitis A de un solo antígeno (v. tabla A-1). **Personas ≥40 años, inmunodeprimidas** o con hepatopatía crónica: inmunoglobulina (IG), 0,02 ml/kg i.m. una vez. Administrar en **los 14 días siguientes** a la exposición. Indicada para contactos sexuales y domiciliarios no vacunados o personas infectadas; compañeros de trabajo de manipuladores de alimentos infectados; todo el personal y niños de guarderías an las que hay niños con pañales y en las que se han producido ≥ 1 casos o cuando aparecen casos en ≥2 cuidadores; en los centros en los que los niños no llevan pañales, sólo los compañeros de clase
Hepatitis B	**No laboral:** si se conoce que la fuente de exposición es positiva para antígeno de superficie, las personas no vacunadas o incompletamente vacunadas deben vacunarse (v. tabla A-1) y recibir inmunoglobulina para hepatitis B (IGHB) 0,06 ml/kg i.m. una vez. Las personas vacunadas sin confirmación serológica de inmunidad deben recibir una dosis de vacuna. Si se desconoce el estado antigénico de la fuente de exposición, las personas no vacunadas deben recibir series de vacuna, y las vacunadas de forma incompleta deben recibir las dosis restantes. Las personas vacunadas no requieren tratamiento adicional. **Laboral:** v. tabla A-3

(Continúa)

TABLA A-2	**Algunas recomendaciones para la profilaxis tras exposición en adultos (Continuación)**

Enfermedad	Indicaciones y tratamiento
VIH	**No laboral:** indicada en las 72 h siguientes a la exposición a sangre, secreciones urogenitales u otros líquidos corporales infectados por el VIH (p. ej., coito sin preservativo, agujas compartidas). Administrar tenofovir-emtricitabina 300 mg/200 mg (1 comprimido) v.o. al día y raltegravir 400 mg v.o. dos veces al día durante 28 días. Prueba de VIH al llegar y asegurar seguimiento para repetir la prueba a las 6 semanas. Si se desean otras pautas, se recomienda consultar con un especialista en VIH **Laboral:** v. tabla A-3
Sarampión	**No laboral:** sin inmunidad (v. tabla A-1), administrar vacuna frente a sarampión, parotiditis y rubéola en las 72 h siguientes a la exposición inicial. En las mujeres gestantes (sin inmunidad) o en casos de inmunodepresión grave (independientemente de la inmunidad anterior), administrar inmunoglobulina 400 mg/kg i.v. (IGIV) una vez en los 6 días siguientes a la exposición. Controlar los signos y síntomas durante al menos 1 período de incubación **Laboral:** v. tabla A-3
Maningococo *(Neisseria meningitidis)*	Indicada en contactos estrechos de pacientes con enfermedad meningocócica invasiva, entre ellos contactos domiciliarios, contactos en guarderías y personas directamente expuestas a las secreciones bucales del paciente. Administrar cicprofloxacino 500 mg v.o. una vez, rifampicina 600 mg v.o. dos veces al día durante 2 días o ceftriaxona 250 mg i.m. una vez (de elección en el **embarazo**)
Tos ferina *(Bordetella pertussis,* tos convulsiva)	Indicada en todos los contactos domiciliarios, personas con alto riesgo de enfermedad grave (p. ej., **inmunodeprimidos,** tercer trimestre del **embarazo,** asma), o los que han tenido contacto con personas de alto riesgo (incluyendo lactantes < 12 meses). Administrar un antibiótico macrólido (azitromicina 500 mg v.o. el día 1, 250 mg v.o. al día los días 2-5; eritromicina, 500 mg v.o. cada 6 h durante 14 días; claritromicina, 500 mg v.o. dos veces al día durante 7 días) en los 21 días siguientes al inicio de los síntomas en la fuente de exposición
Peste	Indicada en contactos estrechos de pacientes con peste neumónica o personas con contacto directo con líquidos corporales o tejidos infectados (en **mujeres gestantes,** sopesar los beneficios con los riesgos de los antibióticos): doxiciclina 100 mg v.o. dos veces al día o ciprofloxacino 500 mg v.o. dos veces al día durante 10 días
Rabia	V. la sección sobre Profilaxis tras la exposición a la rabia en este mismo apéndice

(Continúa)

TABLA A-2	Algunas recomendaciones para la profilaxis tras exposición en adultos *(Continuación)*

Enfermedad	Indicaciones y tratamiento
Tétanos	**En heridas leves y limpias:** si se desconocen los antecedentes de vacunación o se han administrado menos de 3 dosis de vacuna con toxoide tetánico, administrar Tdap y completar la vacunación (v. tabla A-1). Si se administraron ≥3 dosis y han pasado >10 años desde la última dosis, administrar Tdap (si no se ha recibido ya) o Td **Resto de heridas:** si se desconocen los antecedentes de vacunación o se han administrado menos de 3 dosis de vacuna con toxoide tetánico, administrar inmunoglobulina tetánica 250 unidades i.m. una vez, así como Tdap (en zonas separadas) y completar la vacunación. Si se administraron ≥3 dosis y han pasado >5 años desde la última dosis, administrar Tdap (si no se ha recibido ya) o Td
Tularemia	No se recomienda la profilaxis sistemática. Si es exposición por bioterrorismo o con gran número de afectados, administrar doxiciclina 100 mg v.o. dos veces al día o cicprofloxacino 500 mg v.o. dos veces al día (de elección en la **mujer gestante)** durante 14 días
Viruela	Indicada en caso de liberación intencional del virus de la viruela para personas expuestas y personas con contacto con materiales infecciosos de pacientes afectados, sopesando los riesgos y los beneficios en los que presentan contraindicaciones relativas. Vacunar con la vacuna vaccinia (disponible en el Servicio de fármacos de los CDC) en los 3 días siguientes a la exposición; la vacunación 4-7 días después de la exposición puede proporcionar cierta protección
Varicela	Indicada para personas expuestas sin evidencia de inmunidad. Vacunar (v. tabla A-1) en los 3 días siguientes a la exposición (posiblemente efectiva hasta 5 días tras la exposición). Si existen contraindicaciones para la vacunación y riesgo elevado de infección grave (p. ej., **mujer gestante, inmunodepresión**), administrar inmunoglobulina para varicela-zóster, 12,5 UI/kg i.m. una vez (mínimo, 125 UI; máximo, 625 UI) en los 10 días siguientes a la exposición; puede obtenerse de FFF Interprises (800-843-7477, *http://www.fffenterprises.com*)

CDC, Centers for Disease Control and Prevention; Tdap, tétanos, difteria, tos ferina.

TABLA A-3	Algunas directrices tras la exposición para personal sanitario[a]

Patógeno **Tratamiento**

Patógeno	Tratamiento
VIH	Indicado para la exposición a sangre, tejidos o líquidos corporales infectados por el VIH (p. ej., semen, secreciones vaginales, líquido amniótico)[b] por lesión percutánea, contacto con mucosas o contacto con piel no intacta. Administrar lo antes posible en las 72 h siguientes a la exposición (se puede considerar hasta 1 semana en casos de riesgo muy alto). La pauta de elección es: tenofovir-emtricitabina 300 mg/200 mg (1 comprimido) v.o. al día y raltegravir 400 mg v.o. dos veces al día durante 28 días o hasta que la fuente de exposición tenga resultado negativo en la prueba para VIH (salvo que se sospeche seroconversión aguda).[c] Hacer prueba basal a los trabajadores expuestos y a las 6 semanas, 12 semanas y 6 meses (basal, 6 semanas y 4 meses si se usa una prueba de cuarta generación). Puede obtenerse ayuda para la elección de una pauta terapéutica telefoneando a la National Clinicians' Post-Exposure Prophylaxis Hotline (PEPline), 1-888-448-4911 (Estados Unidos) o consultando a un especialista en infección por el VIH
Hepatitis B	Para lesión percutánea con sangre o líquidos contaminados con sangre de una fuente con antígeno de superficie positivo Profesional sanitario no vacunado: administrar inmunoglobulina para hepatitis B (IGHB), 0,06 ml/kg i.m., en las 96 h siguientes a la exposición Y empezar la serie de la vacuna (v. tabla A-1) Profesional sanitario vacunado: Cuando se sabe que no responde: ningún tratamiento No responde tras vacunación inicial: IGHB × 1 y revacunar No responde tras nueva vacunación; IGHB × 2 dosis separadas entre sí 1 mes Respuesta desconocida a anticuerpos: comprobar título de anti-HBs; si es ≥ 10 UI/ml, ningún tratamiento; si es < 10 UI/ml, IGHB × 1 y refuerzo de vacuna
Hepatitis C	La inmunoglobulina y la profilaxis tras la exposición no son eficaces. Asegurar el seguimiento laboral para pruebas basales y de seguimiento
Sarampión	Si no existe evidencia documentada de inmunidad, administrar vacuna para sarampión, parotiditis y rubéola en las 72 h siguientes a la exposición. En las **mujeres gestantes** (si no son inmunes) o en **inmunodeprimidos** graves (independientemente de la inmunidad previa), se administrará inmunoglobulina 400 mg/kg i.v. (IGIV) una vez en los 6 días siguientes a la exposición. Se controlará la aparición de signos/síntomas durante al menos un período de incubación. El personal sanitario sin evidencia de inmunidad debe estar sin trabajar desde el día 5 tras la primera exposición hasta el día 21 tras la última exposición, independientemente de si se proporcionó profilaxis

[a]Todas las exposiciones a sangre y líquidos corporales deben comunicarse al departamento de salud laboral. En los pacientes fuente de la exposición debe realizarse pruebas para detectar: VIH (con consentimiento), antígeno de superficie de hepatitis B (HBsAg) y anticuerpo frente a virus de hepatitis C (anti-VHC).
[b]Los fluidos corporales que no se consideran infecciosos son: heces, orina, vómito, saliva y lágrimas, salvo que estén visiblemente contaminados con sangre.
[c]Se dispone de múltiples pautas antirretrovirales alternativas si el trabajador expuesto tiene contraindicaciones para usar el tratamiento de elección o no puede, o si se conoce que la fuente de exposición tiene un virus resistente. Véase *Control Hosp Epidemiol 2013;34:875.* En estos casos se recomienda consultar con un especialista.

Profilaxis tras la exposición a la rabia

- En todas las presuntas exposiciones a la rabia, se recomienda consultar con las autoridades sanitarias locales o estatales. Puede encontrarse información de contacto en *http://www. cdc.gov/rabies/resources/contacts.html*.
- La profilaxis tras la exposición suele estar indicada sólo en casos de heridas por mordeduras de mamíferos (*MMWR Recomm Rep 2008;57:1*).
  - Las mordeduras de murciélagos, mofetas, mapaches, zorros y la mayoría de otros carnívoros justifican la profilaxis inmediata salvo que se confirme que el animal no presenta rabia mediante pruebas de laboratorio. Los animales no deben mantenerse en observación, sino que deben sacrificarse lo antes posible.
  - Las mordeduras de perros, gatos y hurones con rabia o en los que se sospecha la rabia también justifican la profilaxis inmediata. Si el animal está sano y puede mantenerse en observación durante 10 días, no se inicia la profilaxis, sino que se observa. Si el animal desarrolla signos o síntomas de rabia, debe iniciarse la profilaxis inmediatamente. En caso de mordeduras de animales cuyo estado se desconoce, se consultará con las autoridades sanitarias oficiales.
  - Las mordeduras de otras fuentes (p. ej., roedores, liebres, ganado) deben considerarse de forma individualizada, y la profilaxis se iniciará tras consultar con las autoridades sanitarias oficiales.
- La profilaxis tras la exposición consiste en el cuidado de la herida, una serie de vacunación y, en determinadas situaciones, la administración de inmunoglobulina humana antirrábica (IGHR) (tabla A-4) (*MMWR Recomm Rep 2010;59(RR02):1-9*).
  - Todas las heridas deben limpiarse exhaustivamente con agua y jabón e irrigarse con una solución virucida como la povidona yodada.
  - Debe administrarse la vacuna con células diploides humanas o la vacuna con células de embrión de pollo purificada, 1 ml i.m., en el deltoides, que es la única localización aceptable para la vacunación en los adultos.
  - Si está indicada la IGHR, se administrarán 20 UI/kg una vez. No se debe administrar en la misma jeringa que la vacuna. Cuando sea posible, se infiltrará la mayor cantidad de producto posible alrededor de la herida y en su interior. El volumen restante puede administrarse por vía i.m. en cualquier punto anatómicamente distante al lugar de la vacuna. Sin embargo, pueden administrarse dosis de vacuna en días siguientes en el mismo lugar que la IGHR previa.

TABLA A-4	Recomendaciones para la profilaxis tras la exposición a la rabia	
	Tratamiento	
Estado de vacunación	**Vacuna**	**IGHR**
No vacunado anteriormente	Sí, los días 0, 3, 7 y 14	Sí, una vez el día 0
Vacunado anteriormente	Sí, los días 0 y 3	No

IGHR, inmunoglobulina humana contra la rabia.

Apéndice B

Recomendaciones para el control de las infecciones y el aislamiento

Abigail L. Carlson y Carlos A. Q. Santos

■ Las **precauciones estándar** se deben practicar **en todos los pacientes y en todas las ocasiones** para minimizar el riesgo de infección nosocomial.

- **Se procurará la higiene de las manos** con una solución de base alcohólica antes y después del contacto directo con el paciente (incluso después de quitarse los guantes), después del contacto con el entorno y entre la asistencia a diferentes pacientes. Es necesario utilizar agua y jabón para lavarse las manos con contaminación visible y tras el contacto con pacientes con infección confirmada o presunta por *Clostridium difficile* si la preparación de base alcohólica usada no es activa contra las esporas de este microorganismo.
- Hay que **llevar guantes** cuando se prevé el contacto directo con sangre o secreciones corporales.
- **Se usará una bata** cuando sea probable que la ropa se manche con un líquido corporal.
- **Se utilizará una mascarilla** cuando se realicen procedimientos prolongados, como la punción del canal raquídeo (p. ej., mielografía, anestesia epidural, quimioterapia intratecal).
- **Se usará una mascarilla y protección ocular** cuando puedan producirse salpicaduras de líquidos corporales.
- **Se usarán las pautas adecuadas de higiene respiratoria** (se aplica a los profesionales sanitarios, así como a los pacientes y familiares o amigos que les visiten). Hay que cubrir la boca y la nariz al toser, y debe disponerse adecuadamente de pañuelos. Tras contactar con secreciones respiratorias, se realizará higiene de las manos.
- **Se manejarán con seguridad** los instrumentos punzantes, las agujas, los vendajes de heridas y los guantes desechables.

■ Además de las precauciones habituales, se necesitan precauciones de **aislamiento específicas** dependiendo del principal mecanismo de transmisión de los microorganismos en el entorno sanitario

- Las **precauciones de contacto** se usan cuando los microorganismos pueden transmitirse por contacto directo entre pacientes y trabajadores sanitarios, o por contacto entre pacientes y objetos contaminados. Además de las precauciones habituales, hay que:
  - Asignar al paciente una **habitación privada,** si es posible. Se permite acompañamiento, si es necesario.
  - **Usar guantes y bata** para entrar en la habitación; se quitarán antes de abandonar ésta.
  - Usar **un estetoscopio y un termómetro específicos.**
  - Minimizar la contaminación ambiental durante el traslado del paciente (p. ej., poner una bata al paciente).
- Las **precauciones para la transmisión por gotículas** se usan cuando los microorganismos pueden transmitirse por partículas de secreción respiratoria de más de 5 μm. Las gotículas permanecen suspendidas en el aire durante un tiempo limitado, y suele necesitarse una exposición de menos de 1 m para la transmisión entre humanos. Además de las precauciones habituales, hay que:
  - Asignar al paciente una **habitación privada.** La puerta debe mantenerse cerrada el mayor tiempo posible. **No** se precisan habitaciones con sistemas especiales de manejo de aire.

- Llevar una **mascarilla quirúrgica** si se está a una distancia de 2 a 3 metros del paciente.
- Limitar el traslado y la actividad del paciente fuera de la habitación. Si es necesario desplazarlo fuera de la habitación, el paciente debe llevar puesta una mascarilla quirúrgica.
- Las **precauciones para la transmisión por vía aérea** deben emplearse cuando los microorganismos pueden transmitirse por partículas de secreción respiratoria de < 5 μm. Estas partículas transportadas por el aire permanecen suspendidas en éste durante períodos prolongados. Además de las precauciones habituales, hay que
  - Asignar al paciente una **habitación con presión negativa.** Las puertas deben permanecer cerradas.
  - Llevar un **respirador ajustado** que cubra la nariz y la boca con una capacidad de filtración del 95% (p. ej., mascarilla N95) para entrar en la habitación. No deben entrar en la habitación de un paciente con varicela o sarampión (confirmados o presuntos) las personas que puedan resultar infectadas.
  - Limitar el desplazamiento y la actividad del paciente fuera de la habitación. Si es necesario desplazar al paciente, debe llevar puesta una mascarilla quirúrgica. **No** se necesitan para el paciente mascarillas con mayor nivel de respirador (p. ej., N95).

TABLA B-1	Recomendaciones de aislamiento para infecciones específicas	
Infección/afección	**Tipo**	**Duración, comentarios**
Adenovirus, neumonía	Gotículas, contacto	Duración de la enfermedad En pacientes inmunodeprimidos, extender la duración de las precauciones debido a la diseminación vírica prolongada
Carbunco	Habitual	Duración de la enfermedad Están indicadas precauciones de contacto si hay heridas con drenaje copioso no contenido. El frote de las manos con alcohol no es eficaz contra las esporas; se usará agua y jabón o solución de gluconato de clorhexidina al 2 % para la higiene de las manos. Si existe material (p. ej., polvo) que contenga esporas y se puede diseminar en aerosol, llevar respirador y prendas de ropa protectoras hasta la descontaminación completa
Botulismo	Habitual	Duración de la enfermedad
Burkholderia cepacia, neumonía o colonización	Contacto	Desconocida Las recomendaciones variarán según el centro. Se evitará la exposición de las personas con fibrosis quística. Se prefiere habitación privada
Clostridium difficile	Contacto	Duración de la hospitalización y futuras hospitalizaciones Las recomendaciones de inicio e interrupción de las precauciones variarán según el centro
Conjuntivitis, vírica aguda	Contacto	Duración de la enfermedad

(Continúa)

| TABLA B-1 | Recomendaciones de aislamiento para infecciones específicas *(Continuación)* | |

Infección/afección	Tipo	Duración, comentarios
Difteria		
Cutánea	Contacto	Hasta retirar el tratamiento antimicrobiano y obtener dos cultivos negativos separados 24 h
Faríngea	Gotículas	Igual que la difteria cutánea
Enfermedad por virus Ébola		V. Fiebres hemorrágicas víricas
Hepatitis, vírica	Habitual	Duración de la enfermedad En hepatitis A y E, están indicadas precauciones de contacto en pacientes incontinentes o que llevan pañales
Virus del herpes simple		
Encefalitis	Habitual	Duración de la enfermedad
Mucocutánea, recurrente (piel, bucal, genital)	Habitual	Duración de la enfermedad
Mucocutánea, grave (diseminada o primaria)	Contacto	Hasta que las lesiones curen y tengan costra
Herpes zóster		V. Varicela
Metaneumovirus humano	Contacto	Duración de la enfermedad
Gripe (influenza)	Gotículas	Inmunocompetente: 7 días tras el inicio de la enfermedad o hasta 24 h tras la resolución de los síntomas, el período que sea más extenso Inmunodeprimido: duración de la enfermedad Se recomienda protección respiratoria equivalente a un respirador N95 durante procedimientos que generen aerosol
Piojos		
Cabeza (pediculosis)	Contacto	Hasta 24 h después de iniciar el tratamiento
Cuerpo	Habitual	Duración de la enfermedad Puede transmitirse por la ropa infestada. Usar guantes y bata cuando se manipule ropa
Púbico	Habitual	Duración de la enfermedad
Sarampión	Transmisión aérea	Inmunocompetente: 4 días después del inicio del exantema Inmunodeprimido: duración de la enfermedad[a]
Coronavirus del síndrome respiratorio de Oriente medio (MERS-CoV)	Transmisión aérea, contacto	Determinar caso por caso consultando con las autoridades sanitarias públicas locales y estatales

(Continúa)

TABLA B-1	Recomendaciones de aislamiento para infecciones específicas *(Continuación)*

Infección/afección	Tipo	Duración, comentarios
Meningitis, *Haemophilus influenzae* tipo B o *Neisseria meningitidis*	Gotículas	Hasta 24 h después de iniciar el tratamiento Para otras etiologías de meningitis, pueden usarse precauciones estándar,
Enfermedad meningocócica *(N. meningitidis)*	Gotículas	Hasta 24 h después de iniciar el tratamiento Si existe colonización sin enfermedad activa, pueden usarse precauciones estándar
Viruela del simio	Transmisión aérea, contacto	Transmisión aérea: hasta confirmar viruela del simio y descartar viruela
Microorganismos resistentes a múltiples fármacos, infección o colonización (p. ej., SARM, ERV, BLEA)	Contacto	Duración de hospitalización y hospitalizaciones futuras Las recomendaciones para iniciar e interrumpir las precauciones variarán según el centro y el microorganismo
Parotiditis (parotiditis infecciosa)	Gotículas	Hasta 5 días desde el inicio de los síntomas[a]
Mycoplasma, neumonía	Gotículas	Duración de la enfermedad
Parvovirus B19 (eritema infeccioso)	Gotículas	Paciente inmunocomprometido: duración de la hospitalización Crisis eritrocitaria o crisis aplásica transitoria: 7 días
Tos ferina (*Bordetella pertussis,* tos convulsiva)	Gotículas	Hasta 5 días después del inicio de los síntomas
Peste (*Yersinia pestis*)		
Bubónica	Habitual	Duración de la enfermedad
Neumónica	Gotículas	Hasta 48 h después del inicio del tratamiento
Poliomielitis	Contacto	Duración de la enfermedad
Virus respiratorio sincitial	Contacto	Duración de la enfermedad En pacientes inmunodeprimidos, extender la duración de las precauciones debido a la diseminación vírica prolongada
Rinovirus	Gotículas	Duración de la enfermedad Añadir precauciones de contacto si existen abundantes secreciones húmedas

(Continúa)

TABLA B-1	Recomendaciones de aislamiento para infecciones específicas *(Continuación)*

Infección/afección	Tipo	Duración, comentarios
Rubéola	Gotículas	Hasta 7 días después del inicio del exantema[a] Las mujeres gestantes no inmunes no deben atender a estos pacientes
Sarna	Contacto	Hasta 24 h después de iniciar el tratamiento En la sarna noruega: 8 días o 24 h después del segundo tratamiento con escabicida
Síndrome respiratorio agudo grave (SRAG) por coronavirus	Transmisión aérea, gotículas, contacto	Duración de la enfermedad más 10 días tras la resolución de la fiebre si no existen síntomas respiratorios o éstos mejoran También se recomienda protección ocular (gafas, protector facial)
Viruela	Transmisión aérea, contacto	Duración de la enfermedad; hasta que todas las lesiones hayan perdido la costra (3-4 semanas)[a] Para las complicaciones de la vacuna, véase Vaccinia (variolovacuna)
Streptococcus grupo A	Gotículas	Hasta 24 h tras el inicio del tratamiento En endometritis o infección limitada a la piel, heridas o quemaduras, pueden usarse precauciones estándar
Tuberculosis (*Mycobacterium tuberculosis*)		Las recomendaciones sobre el inicio y la suspensión de las precauciones variará según el centro
Lesión estrapulmonar, que drena	Transmisión aérea, contacto	Hasta que el paciente mejore clínicamente y cese el drenaje o se obtengan tres cultivos consecutivos negativos del drenaje. Descartar enfermedad pulmonar activa
Lesión extrapulmonar, sin drenaje	Habitual	Duración de la enfermedad Descartar enfermedad pulmonar activa

(Continúa)

TABLA B-1	Recomendaciones de aislamiento para infecciones específicas *(Continuación)*

Inicio/afección	Tipo	Duración, comentarios
Enfermedad pulmonar o laríngea, confirmada	Transmisión aérea	Hasta que el paciente esté con tratamiento eficaz, esté mejorando clínicamente y tenga tres frotis de esputo consecutivos negativos para bacilos acidorresistentes obtenidos en días separados
Enfermedad pulmonar o laríngea, presunta	Transmisión aérea	Hasta que la probabilidad de tuberculosis infecciosa se considere insignificante y, o bien exista otro diagnóstico que explique el síndrome clínico o bien se cuente con tres frotis de esputo negativos para bacilos acidorresistentes Cada una de las muestras de esputo debe obtenerse a intervalos de 8-24 h, y al menos una debe tomarse a primera hora de la mañana
Tularemia	Habitual	Duración de la enfermedad
Vaccinia (variolovacuna)	Habitual	Duración de la enfermedad[a] Se recomiendan precauciones de contacto para eczema vaccinatum, vaccinia fetal, vaccinia generalizada, vaccinia progresiva, y blefaritis o conjuntivitis con drenaje importante. Si no está vacunado, sólo deben atender al paciente los profesionales sanitarios sin contraindicaciones para la vacuna
Varicela		
Varicela, enfermedad	Transmisión aérea, contacto	Hasta que las lesiones sequen y formen costra[a] En pacientes inmunodeprimidos, prolongar la duración de las precauciones mientras dure la enfermedad
Herpes zóster (localizado)	Habitual	Duración de la enfermedad[a] En pacientes inmunodeprimidos, usar precauciones de contacto y transmisión aérea hasta descartar la enfermedad diseminada
Herpes zóster, diseminado	Transmisión aérea, contacto	Duración de la enfermedad[a]

(Continúa)

TABLA B-1	Recomendaciones de aislamiento para infecciones específicas *(Continuación)*

Infección/afección	Tipo	Duración, comentarios
Fiebres hemorrágicas víricas		
Enfermedad por el virus Ébola	Gotículas, contacto	Interrumpir sólo tras consultar con las autoridades sanitarias locales y estatales. Además de la precauciones para las gotículas y de contacto, se recomienda un respirador con purificador de aire o respirador N95, guantes de exploración con manguitos ampliados, y batas, delantales y botas impermeables y resistente a fluidos. Se puede encontrar información detallada y actualizada en *http://www.cdc.gov/ vhf/ebola/healthcare-us/hospitals/ infection-contrl.html*
Virus de Marburg, de la fiebre de Lassa y de la fiebre de Crimea-Congo	Gotículas, contacto	Duración de la enfermedad Preferible una habitación privada. Insistir en el uso de dispositivos de seguridad y prácticas seguras, higiene de las manos, protección de barrera frente a sangre y fluidos corporales, incluyendo gafas o protectores faciales y una manipulación adecuada de los desechos. Cuando se realicen procedimientos que generen partículas en aerosol, usar respiradores N95 o superiores

BLEA, betalactamasa de espectro ampliado, SARM, *Staphylococcus aureus* resistente a meticilina; ERV, enterococos resistentes a vancomicina.

[a]Los profesionales sanitarios susceptibles de verse afectados no deben entrar en la habitación si se cuenta con cuidadores inmunes.

Adaptado de Siegel JD, Rhinehart E, Jackson m, et al. 2007 Guideline for isolation precautions: Preventing transmission of infectious agents in healthcare settings. *Am J Infect Control* 2007;35:S65-S164

Apéndice C

Algoritmos de soporte vital cardíaco avanzado
Mark Gdowski

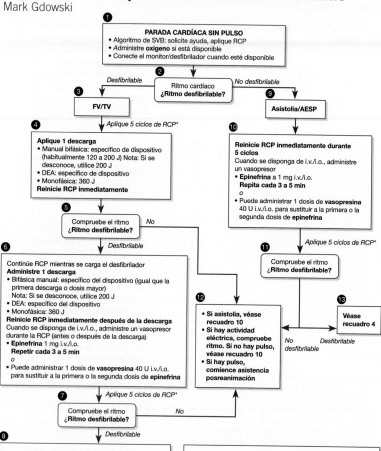

❶ PARADA CARDÍACA SIN PULSO
- Algoritmo de SVB: solicite ayuda, aplique RCP
- Administre **oxígeno** si está disponible
- Conecte el monitor/desfibrilador cuando esté disponible

❷ Ritmo cardíaco
¿Ritmo desfibrilable?

Desfibrilable ← → *No desfibrilable*

❸ **FV/TV**

❾ **Asistolia/AESP**

Aplique 5 ciclos de RCP*

❹ **Aplique 1 descarga**
- Manual bifásica: específico de dispositivo (habitualmente 120 a 200 J) Nota: Si se desconoce, utilice 200 J
- DEA: específico de dispositivo
- Monofásica: 360 J
Reinicie RCP inmediatamente

❿ **Reinicie RCP inmediatamente durante 5 ciclos**
Cuando se disponga de i.v./i.o., administre un vasopresor
- **Epinefrina** a 1 mg i.v./i.o.
Repita cada 3 a 5 min
o
- Puede administrar 1 dosis de **vasopresina** 40 U i.v./i.o. para sustituir a la primera o la segunda dosis de **epinefrina**

❺ Compruebe el ritmo ¿Ritmo desfibrilable?

No →

Aplique 5 ciclos de RCP*

Desfibrilable

⓫ Compruebe el ritmo ¿Ritmo desfibrilable?

❻ Continúe RCP mientras se carga el desfibrilador
Administre 1 descarga
- Bifásica manual: específico del dispositivo (igual que la primera descarga o dosis mayor)
Nota: Si se desconoce, utilice 200 J
- DEA: específico del dispositivo
- Monofásica: 360 J
Reinicie RCP inmediatamente después de la descarga
Cuando se disponga de i.v./i.o., administre un vasopresor durante la RCP (antes o después de la descarga)
- **Epinefrina** 1 mg i.v./i.o.
Repetir cada 3 a 5 min
o
- Puede administrar 1 dosis de **vasopresina** 40 U i.v./i.o. para sustituir a la primera o la segunda dosis de **epinefrina**

⓬
- Si asistolia, véase recuadro 10
- Si hay actividad eléctrica, compruebe ritmo. Si no hay pulso, véase recuadro 10
- Si hay pulso, comience asistencia posreanimación

⓭ **Véase recuadro 4**

No desfibrilable / *Desfibrilable*

Aplique 5 ciclos de RCP*

❼ Compruebe el ritmo ¿Ritmo desfibrilable?

No →

Desfibrilable

❽ Continúe RCP mientras se carga el desfibrilador
Administre 1 descarga
- Bifásica manual: específico del dispositivo (igual que la primera descarga o dosis mayor)
Nota: Si se desconoce, utilice 200 J
- DEA: específico del dispositivo
- Monofásica: 360 J
Reinicie RCP inmediatamente tras la descarga
Considere **antiarrítmicos**, administre durante la RCP (antes o después de la descarga) **amiodarona** (300 mg i.v./i.o. una vez, después plantear otros 150 mg i.v./i.o. una vez) o **lidocaína** (1 a 1,5 mg/kg la primera dosis y después 0,5 a 0,75 mg/kg i.v./i.o., máximo 3 dosis o 3 mg/kg)
Considere **magnesio**, dosis de carga de 1 a 2 g i.v./i.o. en la taquicardia ventricular polimorfa en entorchado (*torsades de pointes*)
Después de 5 ciclos de RCP*, véase el recuadro 5

Durante la RCP
- **Apriete fuerte y deprisa (100/min)**
- **Permita que el tórax retroceda por completo**
- **Minimice las interrupciones de la compresión torácica**
- Un ciclo de RCP; 30 compresiones y después 2 respiraciones; 5 ciclos = 2 min
- Evite la hiperventilación
- Asegure la vía aérea y confirme su colocación
- *Después de colocar una vía aérea avanzada, los reanimadores ya no aplican «ciclos» de RCP. Aplique compresiones torácicas continuas sin pausas para las respiraciones. Aplique 8 a 10 respiraciones/min. Compruebe el ritmo cada 2 min
- Rote las compresiones cada 2 min con comprobaciones del ritmo
- Busque y trate posibles factores responsables:
  - Hipovolemia
  - Hipoxia
  - Hidrogeniones (acidosis)
  - Hipo-/hiperpotasemia
  - Hipoglucemia
  - Hipotermia
  - Toxinas
  - Taponamiento cardíaco
  - Neumotórax a tensión
  - Trombosis (coronaria o pulmonar)
  - Traumatismo

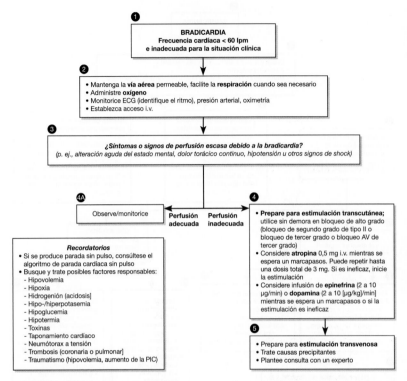

Figura C-2. Algoritmo para la bradicardia. AV, auriculoventricular; ECG, electrocardiograma; lpm, latidos por min; i.v., vía intravenosa; PIC, presión intracraneal. (De American Heart Association in collaboration with the International Liaison Committee on Resuscitation. Guidelines 2010 for cardiopulmonary resuscitation and emergency cardiovascular care. *Circulation* 2010;122:S729-S767.)

Figura C-1. Algoritmo del soporte vital cardíaco avanzado en la parada cardíaca sin pulso. AESP, actividad eléctrica sin pulso; DEA, desfibrilador externo automático; FV, fibrilación ventricular; i.v., vía intravenosa; i.o., vía intraósea; RCP, reanimación cardiopulmonar; SVB, soporte vital básico; TV, taquicardia ventricular. (De American Heart Association in collaboration with the International Liaison Committee on Resuscitation. Guidelines 2010 for cardiopulmonary resuscitation and emergency cardiovascular care. *Circulation* 2010;122:S729-S767.)

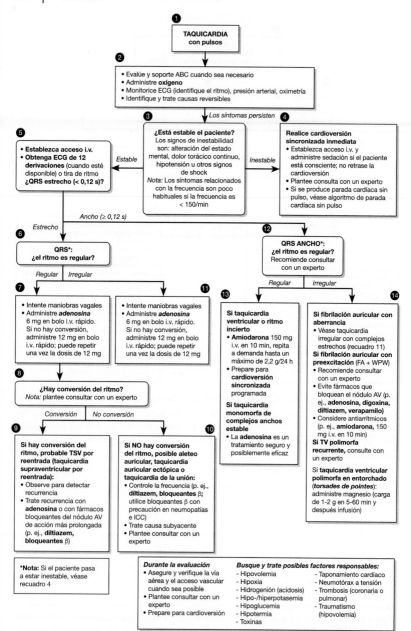

Figura C-3. Algoritmo de soporte vital avanzado en una taquicardia. AV, auriculoventricular; ECG, electrocardiograma; FA, fibrilación auricular; i.v., vía intravenosa; TSV, taquicardia supraventricular; WPW, síndrome de Wolff-Parkinson-White. (De American Heart Association in collaboration with the International Liaison Committee on Resuscitation. Guidelines 2010 for cardiopulmonary resuscitation and emergency cardiovascular care. *Circulation* 2010;122:S729-S767.)

Índice alfabético de materias

Los números de página seguidos por una f o una t indican figuras y tablas, respectivamente.

A

A1c, 29, 731t, 732, 734
Abacavir, 335, 516
Abatacept, 792
Abciximab, 113t, 114, 538, 619, 628
Abiraterona, 698
Ablación
  radiofrecuencia, 191, 210
  septal con alcohol, 161
Abrasión pleural, 317
Absceso
  cerebral, 428-429
  intraabdominal, 445
  pancreático, 567
  periamigdalino, 436
  perirrectal, 571
  piel y tejidos blandos, 421-422
  pulmonar, 321t, 441-442
  renal, 395
  retrofaríngeo, 436
ABVD, 713
Acalasia, 553-554
Acarbosa, 745t
Accidente cerebrovascular agudo. V. *Ictus*
Acebutolol, 63t, 101t
Aceite
  mineral, 548
  de ricino, 548
Acetazolamida, 387
N-Acetilcisteína (NAC), 820, 876-877
Acetilcolina (ACh), 907
Aciclovir, 393, 395, 427, 428, 468, 497,
  504t, 523, 530, 551, 781, 857
Acidemia, 382
Ácido/s
  acetilsalicílico (AAS)
    cefaleas, 851
    disfunción plaquetaria, 627-628
    dolor, 6
    fibrilación auricular, 195
    fiebre, 5
    hemorragia digestiva, 538
    ictus, 845
    infarto de miocardio con elevación del
      segmento ST, 123, 131
    pacientes con prótesis valvulares, 184
    pacientes diabéticos, 732
    pericarditis aguda, 134, 166

    perioperatorio, 19
    riesgo cardiovascular, 98
    síndromes coronarios agudos, 111-113,
      112t
    sobredosis, 822-823, 881-883
    úlceras pépticas, 555
  aminocaproico, 323
  ascórbico, 42t
  docosahexaenoico (DHA), 87-88
  eicosapentaenoico, 88
  etacrínico, 65t, 66, 148
  fíbrico, derivados, 87
  folínico, 519t, 522, 692, 694
  grasos
    esenciales, 34
    omega-3, 88, 195, 628
  metilmalónico, 655
  micofenólico, 528
  nicotínico, 86-87
  obeticólico, 595
  pantoténico, 40t
  tetrahidrocanabinólico (THCA), 871
  todo-*trans*-retinoico, 708
  ursodesoxicólico, 569-570, 595, 596
  valproico, 619, 888-889
  zoledrónico, 723, 727, 778
Acidosis, 382-383
  AINE, 780
  láctica 385, 515, 517, 738, 870
  metabólica, 382, 383t, 384-386, 384t,
    396, 410-411, 780
    AINE, 780
    nefropatía, 396, 410-411
    preoperatoria, 31
  respiratoria, 382, 383t, 384t, 387-388
  tubular renal (ATR), 384-386
    hiperpotasémica, 384-385
Aclidinio, 256t
Acromegalia, 772, 775-776
Acropaquia, 251
Actinomicosis (*Actinomyces*), 441, 456t, 460
Activación plaquetaria inducida por la
  heparina (HIPA), 624
Activador del plasminógeno tisular (t-PA),
  129, 129t, 845, 846t, 847t
  recombinante (rt-PA), 129, 129t, 845,
    846t, 847t
Adalimumab, 560-561, 791
Adamantanos, 439